TRAITÉ

DE

PHYSIOLOGIE COMPARÉE

DES ANIMAUX

CONSIDÉRÉE DANS SES RAPPORTS

AVEC LES SCIENCES NATURELLES, LA MÉDECINE, LA ZOOTECHNIE
ET L'ÉCONOMIE RURALE

PAR

G. COLIN

PROFESSEUR A L'ÉCOLE VÉTÉRINAIRE D'ALFORT
MEMBRE DE L'ACADÉMIE DE MÉDECINE

Sans les animaux la nature de l'homme serait
encore plus incompréhensible.   (BUFFON.)

TROISIÈME ÉDITION CONSIDÉRABLEMENT AUGMENTÉE

TOME SECOND

Avec 134 figures intercalées dans le texte

PARIS

LIBRAIRIE J.-B. BAILLIÈRE ET FILS

19, rue Hautefeuille, près du boulevard Saint-Germain

1858

TRAITÉ

DE

PHYSIOLOGIE COMPARÉE

DES ANIMAUX

II

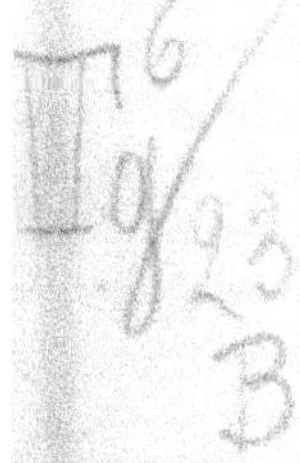

PARIS. — IMPRIMERIE E. CAPIOMONT ET Cie

6, RUE DES POITEVINS, 6

TRAITÉ

DE

PHYSIOLOGIE COMPARÉE

DES ANIMAUX

CONSIDÉRÉE DANS SES RAPPORTS

AVEC LES SCIENCES NATURELLES, LA MÉDECINE, LA ZOOTECHNIE
ET L'ÉCONOMIE RURALE

PAR

G. COLIN

PROFESSEUR A L'ÉCOLE VÉTÉRINAIRE D'ALFORT
MEMBRE DE L'ACADÉMIE DE MÉDECINE

« Sous les animaux la nature de l'homme serait
encore plus incompréhensible. »   (BUFFON.)

TROISIÈME ÉDITION CONSIDÉRABLEMENT AUGMENTÉE

TOME SECOND

Avec 130 figures intercalées dans le texte

PARIS

LIBRAIRIE J.-B. BAILLIÈRE ET FILS
19, rue Hautefeuille, près du boulevard Saint-Germain

1888

TRAITÉ

DE

PHYSIOLOGIE COMPARÉE

DES ANIMAUX

LIVRE CINQUIÈME

DE L'ABSORPTION

On donne ce nom au phénomène très général qui consiste dans la pénétration des fluides ou des matières dissoutes à travers les tissus, pénétration qui a pour résultat de les associer momentanément au sang, à la lymphe ou au chyle.

C'est la fonction qui, d'une part, fait entrer dans l'organisme la matière destinée à vivre ou à être utilisée d'une manière quelconque, et qui, d'autre part, reprend celle qui doit être expulsée. Elle est l'acte initial de l'importation et de l'exportation du matériel organique.

L'absorption n'a pas, comme les autres fonctions, un appareil spécial. C'est une action disséminée qui peut être effectuée par toute la substance solide de l'organisme, par tous les tissus et par leurs divers éléments anatomiques, sauf ceux qui sont à peu près imperméables. Les vaisseaux appelés absorbants, les chylifères, les lymphatiques, les veines, destinés à la réception et au transport des matériaux recueillis ne sont pas les agents spéciaux, immédiats de l'absorption. C'est par leurs éléments anatomiques qu'ils possèdent la faculté absorbante, et leurs parois en jouissent seulement au même titre que les autres tissus.

Cette fonction s'exerce aussi bien sur les éléments de l'organisme que sur les matières étrangères. Elle est le complément de la digestion, la condition préliminaire de la constitution des fluides nutritifs, l'un des deux actes essentiels de la nutrition. Elle ouvre les portes de l'économie à toutes les substances réparatrices préalablement fluidifiées, comme à tous les éléments des tissus qui rentrent momentanément dans la masse des liquides en circulation.

Son étude comporte un grand nombre de points. Il faut examiner l'acte dans son expression la plus générale, ses caractères, ses conditions, les forces qui y président, sa nature intime, puis les particularités de l'absorption veineuse, lymphatique, effectuée sur la peau, les diverses muqueuses, dans les séreuses, le parenchyme des organes, etc.

CHAPITRE XXVIII

DE L'ABSORPTION EN GÉNÉRAL ET DE SON MÉCANISME

Les substances fluides ou solubles déposées à la surface des muqueuses, dans les séreuses, ou dans le tissu cellulaire, y disparaissent avec une certaine rapidité. Les molécules de ces corps traversent les tissus, entrent dans les vaisseaux de divers ordres, se mêlent aux liquides en circulation et sont entraînés avec eux dans toute l'économie. L'acte de la pénétration ou de l'introduction des particules étrangères dans les tissus, puis dans les vaisseaux, constitue ce que le physiologiste appelle l'absorption.

C'est un phénomène complexe : 1° les matières étrangères pénètrent dans la substance des tissus ; 2° elles sont versées dans les vaisseaux ; 3° mêlées au sang, au chyle ou à la lymphe ; 4° entraînées, à mesure qu'elles pénètrent, dans les voies de la circulation ; 5° enfin elles sont souvent modifiées dans leur état moléculaire ou leurs propriétés. Ces divers actes, effectués successivement, sont susceptibles d'une analyse rigoureuse qu'il importe de faire avec soin.

Aux yeux des anciens physiologistes, l'absorption n'était pas le résultat d'une propriété du tissu ou de l'élément anatomique ; c'était une action opérée par les vaisseaux. On supposait à l'extrémité des radicules lymphatiques ou veineuses de petites ouvertures, des bouches douées d'une sensibilité spéciale, aptes à choisir parmi les substances offertes, à en saisir quelques-unes, et à en repousser d'autres. Mais l'existence de ces bouches absorbantes, sensibles, contractiles, jouissant d'une faculté élective, n'a jamais été démontrée. C'est une fiction ingénieuse de Hunter et de Bichat, sur laquelle il est inutile de s'arrêter.

L'absorption est en réalité un phénomène plus simple, d'ordre physique, résultant des propriétés des tissus et des attractions moléculaires, qui se complique seulement en s'associant à d'autres actes de mutation et de transport.

En effet, étant donné un tissu perméable quelconque et une substance soluble, il est facile de constater que le phénomène de l'absorption ou de la pénétration de la substance soluble dans le tissu peut s'accomplir sans l'intervention d'aucune autre action physiologique. La matière soluble pénétrera le tissu mort comme le tissu vivant, le tissu inerte comme le tissu sensible et contractile. Dans l'un et l'autre cas, il y aura imbibition, diffusion, osmose. Seulement, dans le tissu mort la matière absorbée demeurera au point où elle aura été apportée, et dans le tissu vivant elle sera entraînée par les courants vasculaires.

Voyons donc d'abord ce qu'il y a de purement physique dans l'absorption, nous rechercherons ensuite ce que les conditions physiologiques ou vitales ajoutent au phénomène.

I. — IMBIBITION, CAPILLARITÉ, OSMOSE, DIFFUSION.

Au premier abord, il semble que la pénétration des fluides à travers les tissus soit un simple phénomène d'imbibition. Tous les tissus animaux sont plus ou moins perméables ; ils absorbent l'humidité, se gonflent d'eau, même sans avoir été desséchés ; en un mot, il se comporte comme les substances hygrométriques et les substances poreuses.

Le fait de la perméabilité des tissus, qui est rendu manifeste par divers phénomènes de transsudation, est mis en évidence par les expériences de Lebkuchner. Des lambeaux de peau pris sur l'homme ou sur divers animaux, et arrosés d'une solution de prussiate de potasse, ont été traversés plus ou moins vite suivant leur épaisseur et en quelques heures. Des anses intestinales de lapin remplies de cette solution ont eu leurs trois tuniques traversées par le sel en huit ou dix minutes. Les membranes séreuses dans la cavité desquelles elle était versée bleuissaient à la surface externe, par le sulfate de fer, après un temps de même durée. De même, en lotionnant la peau de l'animal vivant avec cette solution, on la fait passer dans le tissu cellulaire sous-cutané ; en appliquant des sels divers, des poisons, sur les parois des artères ou des veines, on les fait parvenir dans le sang. La pénétration s'effectue indifféremment dans le tissu vivant et dans le tissu mort.

Magendie, dans une série d'expériences qui ont paru très concluantes, s'était attaché à démontrer que cette pénétration est une imbibition, et que l'absorption n'est rien de plus que ce phénomène physique. Il a vu qu'elle s'opérait sur le tissu vivant comme sur le tissu privé de vie.

D'abord, dans les tissus privés de vie, l'imbibition est incontestable. Magendie [1], ayant fixé un tube de verre à chaque extrémité d'un segment de jugulaire dépourvu de branches collatérales, fit passer dans l'intérieur de cette portion de veine un courant d'eau tiède pendant qu'elle plongeait à l'extérieur dans un liquide légèrement acide. Au bout de cinq à six minutes, l'eau du courant, qui passait dans la veine, avait acquis une acidité très sensible. L'acide avait donc pénétré par imbibition à travers les parois de la veine pour venir se mêler au liquide que celle-ci contenait.

La même expérience fut faite avec un segment de la carotide d'un chien. L'imbibition eut lieu également à travers les parois artérielles ; mais elle fut beaucoup plus lente que celle des veines, dont les parois, plus minces, jouissent conséquemment d'une plus grande perméabilité.

L'imbibition eut lieu aussi sur l'animal vivant. Magendie mit à découvert, sur toute sa longueur, la jugulaire d'un jeune chien, et après l'avoir complètement isolée des parties voisines et dépouillée des petits vaisseaux qui rampaient sur ses parois, il glissa une carte au-dessous d'elle et étendit à la surface de la veine dénudée une dissolution concentrée d'extrait alcoolique de noix vomique. Quatre minutes s'étaient à peine écoulées depuis l'application de la substance vénéneuse, que les premiers effets de l'empoisonnement se manifestèrent. Le même résultat fut obtenu, mais seulement au bout de dix minutes, sur un gros chien, dont les parois veineuses étaient beaucoup plus épaisses. Enfin l'imbibition eut encore lieu à travers les parois des grosses artères. La noix vomique, appliquée sur la carotide d'un lapin, produisit des effets d'intoxication au bout d'un quart d'heure, et le sang qui se trouvait en contact avec la face interne de l'artère avait acquis l'amertume caractéristique de la noix vomique.

---

1. Magendie, *Journal de phys.*, t. II, p. 277.

Fodéra ayant injecté sur l'animal vivant de la noix vomique dans un segment de la carotide compris entre deux ligatures, a vu l'empoisonnement se produire à la suite d'une imbibition de l'intérieur vers l'extérieur du vaisseau. Il a constaté que le cyanure de fer et de potassium déposé dans les plèvres venait colorer en bleu le sulfate de fer injecté dans le péritoine, et réciproquement. Le même résultat a été obtenu à travers les parois de la vessie, lorsque l'un de ces sels avait été injecté dans ce réservoir et l'autre dans la cavité péritonéale. L'encre introduite dans la plèvre a bientôt teint en noir le tissu de cette séreuse, celui du péricarde, des lames fibreuses intercostales. Les substances employées en frictions se retrouvent en plus fortes proportions dans le tissu cellulaire sous-cutané que dans le sang. La flèche de Java, enfoncée dans les chairs, a bientôt communiqué à toutes les parties molles entourant la blessure, sur une épaisseur de plusieurs lignes, la teinte jaune brunâtre et la saveur amère du poison.

Les tissus vivants ou morts sont également susceptibles d'être traversés par les gaz. A la longue, l'oxygène rougit le sang enfermé dans une mince vessie et l'acide carbonique le noircit. C'est, comme nous le verrons, à travers les minces vaisseaux du poumon et les membranes des vésicules pulmonaires, que, dans la respiration, l'oxygène atmosphérique vient agir sur le sang noir.

Après leur dessiccation les tissus animaux jouissent également de la faculté de s'imprégner, de s'imbiber de liquides et de gaz. Les recherches de MM. Chevreul et Liebig le prouvent. Les cartilages, les tendons, le tissu jaune élastique desséchés absorbent 1, 2, 3 fois leur poids d'eau, un peu moins de solution saline, d'alcool, etc., et cela avec une rapidité variable suivant la nature du tissu et celle du liquide.

La pénétration des liquides, des solutions salines, des gaz, dans les tissus, par simple imbibition, explique différents phénomènes qu'on a l'occasion d'observer tous les jours. Les émollients, appliqués sur les tumeurs extérieures, arrivent de proche en proche à travers l'épiderme et le tissu de la peau à une grande profondeur dans les tissus enflammés. Les fomentations sur les parois abdominales, les cataplasmes sur les lombes envoient certainement des particules médicamenteuses à travers les couches musculaires jusqu'au péritoine et aux organes qu'il enveloppe. Dans le cadavre, les courants qui s'établissent du centre à la périphérie, notamment ceux qui ont pour point de départ le tube intestinal entraînent les produits fétides de la putréfaction commençante, d'abord dans les parties voisines, puis insensiblement dans les masses musculaires les plus éloignées, et avec ces produits liquides ou gazeux, les vibrions septiques et autres organismes microscopiques. Ces courants d'imbibition et de diffusion emportent par toute la masse du corps l'éther, les principes volatils de l'asa fœtida. Ils envoient le sel marin, le nitrate de potasse jusqu'au centre des masses soumises à la salaison.

La pénétration des liquides, des gaz à travers les tissus animaux est donc un fait incontestable. Mais en quoi consiste cette pénétration? Est-ce un phénomène de capillarité, d'endosmose, de diffusion, ou une résultante de ces divers phénomènes associés? C'est ce qu'il importe d'examiner.

D'abord y a-t-il des actions capillaires dans l'absorption?

On sait que tous les corps poreux, ou ceux dont les particules sont séparées par des espaces étroits, laissent, comme le font les tubes très fins, l'eau s'élever dans leur intérieur. Ce liquide monte dans le sucre, dans le tissu de l'éponge, dans l'argile sèche; l'huile s'élève dans la mèche de coton par capillarité. L'ascension dans le tube est en raison de son étroitesse ou en raison inverse du diamètre. Pendant que l'eau ne monte qu'à 30 centimètres dans un tube de $1/10^e$ de millimètre, elle pourrait s'élever à 3 mètres dans un tube de 1 centième de millimètre, c'est-à-dire franchir le plus grand trajet qui existe entre les deux extrémités du corps, sur un animal de la stature du cheval ou du bœuf.

La capillarité est favorisée par certains sels, diminuée par d'autres. L'eau chargée, par exemple, de chlorhydrate d'ammoniaque, de sulfhydrate de potasse, monte plus que l'eau pure. L'action capillaire décroît en général avec le degré de concentration des solutions salines : les solutions faibles de chlorure de sodium s'élèvent moins que l'eau distillée, les solutions concentrées du même sel moins que les solutions faibles. Tous les liquides capables de mouiller les tubes ne s'élèvent pas également; l'alcool monte moins que l'eau, l'éther sulfurique moins que l'alcool. Cette action est influencée par la température. Ainsi, à une chaleur un peu forte, l'eau monte plus rapidement et plus haut dans les corps poreux qu'à une basse température, corps dans lesquels les phénomènes se passent comme dans les tubes capillaires. On sait que les liquides aptes à s'élever sont ceux qui mouillent les particules du solide et dont la surface, dans les tubes, forme un ménisque concave.

Ces actions capillaires sont dues aux attractions moléculaires. Le liquide s'élève dans un corps poreux ou dans un tube fin quand l'attraction adhésive exercée par le solide sur le liquide est supérieure à l'attraction cohésive des molécules liquides les unes sur les autres.

La pénétration des liquides dans les tissus qui absorbent ne peut être attribuée à des actions capillaires, car, au point de vue histologique, les tissus n'offrent pas, si perméables qu'ils soient, la constitution des corps poreux. Les membranes ont des épithéliums dont les cellules se touchent exactement ou sont enduites de liquides visqueux formant revêtement continu. Il n'y a au microscope et à de forts grossissements ni espaces entre les cellules, ni pores ou fentes à ces cellules. Les substances à absorber doivent traverser des membranes dépourvues de pertuis; elles doivent entrer dans ces cellules fermées, puis en sortir pour passer successivement dans une série d'autres. Il n'y a là rien de comparable à ce qui se passe dans les tubes fins, dans les sables, le grès, la mèche de coton ou dans un corps poreux quelconque. Aussi est-il sans intérêt de rechercher si la capillarité aurait assez d'étendue pour amener dans les vaisseaux la substance à absorber et si elle pourrait établir à elle seule des courants dans la substance des tissus.

La capillarité peut, sans aucun doute, favoriser le mouvement des liquides dans les vaisseaux fins, et surtout dans ceux du système lymphatique; mais lorsque son action se fait sentir dans les vaisseaux, l'absorption est effectuée, la substance étrangère a pénétré le tissu; elle a franchi les parois vasculaires; il ne lui reste plus qu'à suivre les courants lymphatiques ou sanguins.

La pénétration des fluides ou des substances dissoutes dans les tissus paraît mieux se rapporter à un phénomène d'osmose, dû lui-même à ce qu'on appelle la diffusion.

On sait, depuis les ingénieuses recherches de Dutrochet, que si deux liquides de nature différente ou d'inégale densité sont séparés par une cloison animale, ils se mêlent en s'envoyant réciproquement des particules à travers le diaphragme intermédiaire. Si le liquide le plus dense se trouve placé dans un tube fermé inférieurement par une membrane, et si ce tube est plongé dans un bain de liquide moins dense, de manière à ce que les deux niveaux soient sur la même ligne, on voit bientôt le niveau du liquide du tube s'élever au-dessus de celui du bain. Le liquide extérieur a donc pénétré dans l'osmomètre, et, d'un autre côté, le liquide de l'osmomètre a, en petite quantité, passé dans le bain extérieur. Il s'est établi conséquemment deux courants d'inégale intensité, l'un, plus fort, de l'extérieur vers l'intérieur appelé courant d'endosmose, l'autre, plus faible, en sens inverse, ou courant d'exosmose. Le premier sera traduit par l'élévation du niveau dans l'osmomètre, le second par le passage, de l'osmomètre dans le bain, d'une certaine quantité de prussiate de potasse, de gomme ou de sucre que l'on a ajoutés à l'eau de cet instrument.

Or, dans l'économie, des conditions analogues à celle-là sont réalisées. Deux sortes de liquides : d'une part, du sang, du chyle ou de la lymphe enfermés dans des vaisseaux, et d'autre part des fluides divers séparés des premiers par les membranes et par les parois vasculaires. Chaque vaisseau sanguin ou lymphatique est un petit osmomètre ; l'ensemble des vaisseaux est lui-même un osmomètre ramifié membraneux et perméable, non pas seulement par une extrémité, mais par toute son étendue ; chaque lacune à parois membraneuses pleine de liquide, chaque cellule même prise isolément est un petit osmomètre microscopique.

Analysons donc l'osmose telle qu'elle s'effectue dans les expériences du physicien, puis nous verrons si et comment elle s'opère dans l'organisme.

Il y a osmose toutes les fois qu'il s'établit un échange de particules entre deux liquides séparés par une cloison perméable.

Si donc dans le tube appelé osmomètre, fermé inférieurement par une membrane, se trouve une dissolution saline, et si ce tube est plongé par son bout inférieur dans un bain d'eau pure, l'eau, attirée vers la solution, pénétrera dans le tube, et élèvera le niveau de son contenu pendant qu'une petite partie de la solution s'échappera dans le bain extérieur. On appellera agent osmogène la substance vers laquelle se fait le plus fort courant. Le courant de l'extérieur vers l'intérieur sera le courant d'endosmose, le courant inverse sera appelé d'exosmose.

Pour que les phénomènes osmotiques se réalisent, les deux liquides doivent être de nature différente, ou contenir des substances différentes, ou, si ces substances sont de même nature, les contenir en proportions inégales. En outre, les deux liquides, ou au moins l'un d'eux, doivent pouvoir adhérer à la cloison, la mouiller et être miscibles l'un à l'autre ou susceptibles de se mélanger.

Il y a un simple courant quand l'un des liquides seulement peut traverser la membrane, et deux courants quand la cloison est perméable aux deux liquides. C'est le cas le plus ordinaire.

En général, le courant le plus fort a lieu du liquide le moins dense vers le liquide le plus dense, de l'eau vers les autres liquides, de l'eau vers l'alcool, vers les dissolutions salines, gommeuses ; c'est le liquide dont la membrane absorbe la plus grande quantité qui marche vers l'autre; ainsi l'eau acidulée par l'acide chlorhydrique marche vers l'eau pure parce que la première imprègne plus facilement et plus fortement les membranes que la seconde.

Le sens du courant unique et du courant le plus fort, lorsqu'il y en a deux, dépend de la nature des liquides et de l'état des cloisons qui les séparent. Les liquides très diffusibles se portent du côté de ceux qui le sont peu; l'eau pure vers l'eau chargée de sels, l'eau pure vers l'eau gommeuse, sucrée, albumineuse, l'eau vers les acides étendus. C'est toujours le liquide pour lequel le tissu du diaphragme a le plus d'affinité, qui se porte vers le liquide pour lequel ce tissu en a le moins. Ainsi, comme les membranes ont plus d'affinité pour l'eau pure que pour l'alcool, pour l'eau pure que pour l'eau chargée de sel marin, c'est toujours l'eau qui se porte vers l'alcool ou vers la solution saline. D'après M. Béclard [1], le sens du courant est déterminé par la différence de chaleur spécifique existant entre les deux liquides. Si cela est, on ne s'explique pas comment, en changeant la cloison, on intervertit le sens du courant.

Le sens des courants peut changer par le fait de la membrane ou de la cloison qui sépare les deux liquides. Ainsi, à travers une membrane végétale, l'eau se porte vers les acides; — à travers une membrane animale, c'est l'acide qui se porte vers l'eau; — avec la membrane interne du gésier d'un gallinacé, l'alcool se porte vers l'eau; — avec la plupart des autres, c'est l'eau qui se porte vers l'alcool. Cela tient évidemment à ce que telle membrane est plus perméable à l'un des liquides qu'à l'autre, et même perméable à l'un d'eux seulement, et aussi à ce qu'elle a plus d'affinité pour celui-ci que pour celui-là. Ainsi, la membrane interne de l'œuf laisse entrer l'eau et point sortir l'albumine, quoiqu'elle laisse sortir le sucre, le sel marin. La direction de ces courants est aussi modifiée quelquefois par le liquide qui peut mouiller la cloison ou en imbiber le tissu.

La rapidité de l'osmose, ou l'activité, l'intensité des courants, est, comme le dit M. Milne Edwards [2], dans une savante analyse du mécanisme de l'absorption, subordonnée à l'intensité des puissances attractives qui déterminent le mélange des liquides réagissants et au degré de résistance que ces forces ont à vaincre pour faire passer ces liquides à travers la cloison.

La nature du diaphragme séparant les deux liquides a une grande influence sur l'activité de ces courants. On a constaté qu'en général le courant est d'autant plus rapide que les membranes sont plus perméables, plus minces, et, au point de vue chimique, plus indifférentes pour les liquides. Cela résulte des expériences de Matteucci et Cima. Les courants sont plus actifs dans les membranes animales que dans toutes les autres; ils le sont, dans la peau et les muqueuses, par exemple, plus de la face adhérente à la face libre qu'en sens inverse.

La nature de la cloison peut même changer le sens des courants; si l'osmomètre est fermé par une vessie, l'eau se porte vers l'alcool; s'il l'est par une lame de caoutchouc, c'est l'alcool qui se porte vers l'eau. Si l'alcool hydraté est enfermé dans une ampoule animale exposée à l'air, l'eau s'évapore et l'alcool se

---

1. Béclard. *Physiologie humaine*, 6ᵉ édition, Paris 1869.
2. Milne Edwards, *Leçons sur la physiologie et l'anatomie comparée*, t. X, p. 1 à 200.

concentre ; s'il l'est dans une vessie de caoutchouc, l'eau y reste et l'alcool s'évapore.

D'ailleurs, à travers des membranes données, les courants sont plus ou moins actifs, suivant le degré de perméabilité des membranes. Ils le sont peu si la perméabilité de ces cloisons est diminuée, si leurs pores, leurs pertuis sont resserrés par des matières astringentes comme le tanin, l'acide chromique, l'alcool, le sel marin. Il suffit que leur surface soit enduite ou leur tissu imprégné de certains liquides pour que la rapidité du courant en soit modifiée. L'acide sulfhydrique sur les membranes ou dans les liquides donne lieu à un ralentissement marqué ; le carbonate de soude rend plus actif le courant de la même base. Au contraire, si le tissu est gonflé par l'acide chlorhydrique, le courant acquiert de la rapidité. La dessiccation, et surtout l'altération putride des membranes animales, ralentit les courants ou même les suspend d'une manière à peu près complète.

L'inégalité dans la force des courants paraît d'une explication facile. D'après les physiciens, le liquide du fort courant est celui qui est attiré avec le plus d'énergie, soit par l'autre liquide, soit par son agent osmogène ou par les particules constituantes de la cloison, ou, en d'autres termes, le liquide du fort courant est celui dont le pouvoir diffusif est le plus considérable. Il en résulte que, si d'un côté de la cloison on a de l'eau ou un liquide très diffusible, de l'autre des solutions concentrées d'albumine, de gomme ou de sucre, le courant d'eau vers les solutions sera fort, tandis que les solutions ne donneront vers l'eau qu'un courant insignifiant, presque nul.

En un temps donné, les quantités de liquide attirées vers la substance dite osmogène croissent proportionnellement à la concentration de cette substance. Le pouvoir osmogène d'un liquide ou d'un corps quelconque n'est pas exactement en rapport avec sa densité ; néanmoins il croît, en général, avec elle comme avec la concentration des dissolutions salines.

Le courant faible, effectué en sens inverse du premier, dure autant que celui-ci. Les deux continuent jusqu'à ce que les mélanges en deçà et au delà de la cloison soient devenus homogènes ou semblables l'un à l'autre, résultat qui peut n'être obtenu qu'après un laps de temps fort long.

Dans le cas où des deux côtés se trouvent des substances très diffusibles, comme de l'eau et des acides, il y a deux courants très forts. L'eau attire fortement l'acide et l'appelle en grande quantité ; l'acide attire de son côté une grande quantité d'eau ; il y a presque égalité dans les échanges.

Les agents physiques et les affinités chimiques peuvent exercer une grande influence sur l'activité des courants et sur l'ensemble des phénomènes osmotiques, particulièrement : la pression, le mouvement, la chaleur, l'électricité.

La pression exercée sur l'un des liquides contribue beaucoup à le faire pénétrer à travers la cloison ; elle fait passer à travers celle-ci des substances qui ne peuvent la pénétrer dans les conditions ordinaires. Cima a vu, par exemple, la quantité de liquide qui traversait une membrane animale doubler, quadrupler, décupler même par la pression de 30 à 40 centimètres de mercure. Toutefois l'accroissement de pression n'augmente pas d'une égale quantité la filtration de tous les liquides et sur toutes les membranes. Ainsi, la même augmentation agit plus fortement sur l'eau que sur l'alcool, sur les membranes extensibles que sur les résistantes.

Le mouvement des liquides rend l'osmose plus rapide, soit le mouvement du liquide extérieur, soit celui du liquide intérieur. Aussi, l'eau d'une vessie ou d'une anse intestinale en sort plus vite pour passer dans le bain, si l'eau salée de ce bain est agitée ou renouvelée par un courant de solution au même degré. Ce mouvement, en renouvelant le liquide, maintient la différence initiale qui existait entre eux, et, par conséquent, laisse intact le pouvoir osmogène de celui vers lequel a lieu le courant le plus énergique.

La chaleur accélère, en général, les courants osmotiques. Une solution de gomme, par exemple, qui, en un temps donné, appelle un volume d'eau à zéro, en appelle trois à + 34. Elle accélère les courants d'eau vers les acides ; l'abaissement favorise le courant d'acide vers l'eau. Elle produit aussi le même effet sur la diffusion des sels. Ainsi, pendant que, à la température de + 4, 10 parties de chlorure de sodium passent dans l'eau, il en passe plus de 13 1/2 à la température de + 19. Il peut même se faire qu'avec des solutions d'égale densité, le sens des courants soit interverti sous l'influence de l'élévation ou de l'abaissement de température.

L'électricité a, sur ces phénomènes, une action des plus marquées ; elle leur imprime le plus souvent une grande énergie, elle porte les substances dans le sens de ses propres courants ; elle fait passer à travers les membranes animales des matières qui ne peuvent les traverser dans les conditions ordinaires. Ainsi, dans les expériences de Morin, les graisses, le caséum, les gommes passent à travers la muqueuse intestinale sous l'influence d'un faible courant galvanique.

Ce sont surtout les affinités chimiques entre les liquides hétérogènes ou entre ces liquides et la substance de la cloison qui, d'après Graham, jouent un grand rôle dans les phénomènes de l'osmose. Ces affinités, par les actions chimiques auxquelles elles donnent lieu, seraient même, selon lui, une condition essentielle, indispensable à l'accomplissement des actions osmotiques. En effet, les sels attaquent les tissus, l'eau modifie l'état des substances albuminoïdes ; dans les expériences, les cloisons animales, les diaphragmes de matières inorganiques sont plus ou moins attaqués et plus ou moins profondément altérés ; en outre, les liquides facilement décomposables jouissent d'un grand pouvoir osmotique. Quoique les actions chimiques accompagnent le plus souvent, peut-être même toujours, les phénomènes d'osmose, il n'est pas certain qu'elles en soient la cause. Dans tous les cas, parmi les sels, ceux qui, comme le sulfate de magnésie, le sulfate de fer, sont très stables, ont un faible pouvoir osmogène, tandis que les sels très décomposables et susceptibles de se combiner aux matières albuminoïdes des cloisons, comme l'acétate d'alumine, le sesquiazotate de fer, le chlorure de mercure, possèdent ce pouvoir au plus haut degré.

On appelle pouvoir osmogène ou osmogénique la faculté que possèdent certains corps d'appeler à eux les courants liquides. L'albumine, la gomme, le sucre, toutes les substances que Graham appelle colloïdes, le possèdent à un haut degré. Nous verrons bientôt quel sens il convient d'attacher à cette expression.

Le pouvoir osmogène des corps ayant de nombreux degrés s'exprime par des chiffres qui en montrent l'énergie relative et qui permettent de classer ces corps en séries.

Graham[1], expérimentant sur des solutions au centième de la substance à essayer, et avec des membranes de même nature, a pris le chiffre de la dépression ou de l'élévation du liquide dans l'osmomètre pour représenter le pouvoir osmogène de la matière contenue dans l'instrument. La dépression a été, pour :

L'acide oxalique, de	118	millim.
L'acide chlorhydrique	92	—

L'élévation a été, pour :

Le chlorure de sodium, de		12	millim.
Le nitrate de soude		14	—
Le sulfate de fer	20 à	25	—
Le sulfate de potasse, de	21 à	60	—
Le chlorure de mercure		121	—
Le phosphate de soude		311	—
Le protonitrate de mercure		350	
Le carbonate de potasse		189	—

On désigne, dans les expériences, sous le nom d'équivalents endosmotiques, les quantités d'une substance quelconque qui se substituent à une quantité donnée d'une autre. On les détermine par des expériences comparatives qui consistent à placer la matière à essayer, en quantité connue et toujours la même, dans un osmomètre, lequel est ensuite plongé dans un vaste bain d'eau distillée. Lorsque la totalité de la substance osmogène que renferme l'instrument s'est répandue dans le bain, on note la quantité d'eau qui est venue la remplacer. Le poids de cette eau, s'il est deux, trois, quatre fois celui de la substance essayée, donne pour elle son équivalent, qui s'exprime par les chiffres 2, 3, 4, etc. M. Jolly a obtenu les résultats moyens suivants :

Alcool	1,1
Chlorure de sodium	1,2
Sucre	7,1
Sulfate de soude	11,6
Sulfate de magnésie	11,6
Sulfate de potasse	12,2
Potasse hydratée	215,7

La détermination des équivalents endosmotiques ne doit pas être considérée comme susceptible d'une précision rigoureuse, car, suivant l'épaisseur des membranes, leur degré de perméabilité, qui change même du commencement à la fin de l'expérience, ou qui peut être modifié par certains agents, suivant aussi le degré de concentration des dissolutions, la pression, etc., le nombre des volumes d'eau venant remplacer un volume de substance osmogène varie notablement. Ainsi, la vessie natatoire d'un poisson, pendant qu'elle laisse entrer 3 volumes

1. Graham, *On osmotic force* (*Philos. transact.*, 1854).

d'eau, laisse sortir 1 volume de sel ; — le péricarde du bœuf, plus épais, en laisse entrer 4, pendant qu'un volume de sel sort ; — la vessie du même animal, en admet 6 ; une lame de collodion, 10. La même membrane, à l'état normal, laisse échapper 1 volume de sel pendant l'entrée de 5 volumes d'eau. Après avoir été soumise à l'action du tanin, elle réclame, pour laisser sortir ce volume de sel, le temps employé à l'entrée de 7 volumes d'eau ; et, durcie par l'acide chromique, elle exige le temps de l'entrée de 25 volumes de liquide ; d'où il suit que l'équivalent osmotique croît avec la diminution de la perméabilité des membranes ; il croît également avec la concentration des solutions salines ou avec la densité de la matière osmogène. En outre, comme dans les expériences, la turgescence ou la densité de la membrane employée peut changer du commencement à la fin, l'équivalent obtenu n'est pas invariable à tous les moments.

Dans l'économie, le pouvoir osmogène des fluides qui imprègnent les tissus ou qui coulent dans les vaisseaux doit influer notablement sur l'activité de l'absorption. On ne le connaît pas exactement. D'après Graham, celui du sérum est faible et inférieur au pouvoir d'une solution de carbonate de soude au centième. Comme il dépend en grande partie de l'albumine, il s'accroît à mesure que le sang s'épaissit par la perte de l'eau à laquelle donnent lieu la transpiration et les sécrétions diverses. Il serait très grand en présence des acides étendus, et, du reste, il peut varier encore relativement à une même substance offerte à l'absorption. Il est d'autant plus considérable que le sang contient moins de la substance à absorber, d'où il suit que celles qui ne se trouvent pas encore dans ce fluide, ou qui y sont en faible quantité, y arrivent plus rapidement que celles dont il est déjà plus ou moins chargé. D'où encore la conséquence que le passage d'une matière dans le sang doit se ralentir proportionnellement à la quantité déjà recueillie par l'absorption. Tout cela est parfaitement en rapport avec les particularités connues de la fonction, et ne doit pas être oublié en thérapeutique.

Maintenant que nous avons une suffisante idée des phénomènes osmotiques, recherchons quel est le mécanisme de l'osmose, et voyons si les phénomènes de l'absorption sont des phénomènes de cet ordre.

Il y a, comme nous l'avons vu, osmose lorsque deux liquides, séparés par une cloison perméable, membraneuse ou autre, se portent l'un vers l'autre à travers cette cloison. La forme donnée aux appareils d'expérimentation n'influe en rien sur la nature du phénomène ; elle ne fait que montrer ses caractères, son activité, etc.

Dans les conditions où se place l'expérimentateur, l'un des liquides est contenu dans le tube appelé osmomètre, fermé inférieurement par la membrane, et l'autre liquide constitue un bain où plonge la partie inférieure de l'osmomètre : alors le liquide extérieur se porte vers celui du tube dont le niveau monte, et le liquide intérieur se rend en certaine quantité vers celui du bain. Il semble donc qu'il y ait deux courants inverses. Y a-t-il réellement et toujours deux courants ? sont-ils inégaux ? pourquoi le sont-ils ?

D'après Dutrochet et la plupart des physiciens, il y aurait, sans aucun doute, deux courants simultanés et contraires dans les espaces capillaires ou dans les pores de la cloison. Pour M. Milne Edwards, il n'y a qu'un seul courant dans lequel les molécules du liquide intérieur et celles du liquide extérieur marchent en sens inverse. Cela est assez vraisemblable, les voies de passage sont si étroites qu'elles ne permettent pas de concevoir de véritables courants distincts et inverses. Ces voies n'étant pas comparables à des tubes, à des fentes, à des espaces capillaires quelconques, rendent impossible l'établissement de courants ou de filets liquides continus, marchant parallèlement en sens inverse : ce ne sont point des filets liquides qui les parcourent, ce sont des molécules isolées qui forment des courants par le sens de leur mouvement. S'il y avait réellement des voies comparables à celles des tubes, lors de l'établissement de l'osmose, chaque courant s'engagerait à une extrémité de la voie et les deux viendraient à se rencontrer, à supposer que la voie ne renferme ni gaz ni liquide capable de mettre obstacle à leur rencontre. Dans cette hypothèse, l'égalité d'impulsion des deux côtés rendrait immobiles les deux courants à leur rencontre, ou les ferait se pénétrer en sens inverse. Dans le cas d'inégalité d'impulsion, le courant fort devrait faire rebrousser chemin au plus faible.

Ce que nous verrons bientôt indique qu'alors les liquides se mêlent, se pénètrent réciproquement, en vertu des lois de la diffusion, et que leurs molécules seules, au sein de la masse, marchent en sens inverse les unes des autres, et qu'enfin ces molécules, arrivées en dehors de la cloison, se répandent dans la masse fluide.

Ces courants sont dus aux attractions de la substance de la cloison pour le liquide et d'un liquide pour l'autre, par conséquent à deux forces de même nature. L'attraction est très forte entre la cloison et le liquide qui peut la mouiller ; elle est faible entre elle et le liquide qui n'y adhère pas ; celle que l'un des liquides exerce sur l'autre peut être très énergique pendant que l'attraction du dernier sur le premier est faible. Il n'en faut pas plus pour que les deux courants n'aient pas une force semblable. Il suffit d'ailleurs, pour que l'inégalité surgisse, que la cloison soit plus perméable à l'un des liquides qu'à l'autre.

Quelles sont maintenant les causes et la nature des phénomènes osmotiques, ou des échanges de particules entre deux liquides séparés soit par des membranes, soit par d'autres cloisons perméables quelconques ?

Poisson attribue les actions osmotiques à l'attraction capillaire et à l'affinité des liquides hétérogènes. Mais, il n'y a pas de pores, d'interstices capillaires dans les tissus animaux, et, d'ailleurs, à travers certaines cloisons, les siliceuses par exemple, les échanges osmotiques ne s'effectuent pas, quoique ces cloisons, par leurs porosités, puissent attirer les liquides et ceux-ci s'attirer réciproquement, comme cela a lieu à travers les cloisons argileuses et celles de nature animale.

Dans cette théorie, qui est vaguement formulée, les échanges entre les liquides séparés par une membrane tiendraient donc aux attractions de la cloison pour ces liquides et des deux liquides l'un pour l'autre. L'inégalité des produits des échanges résulterait de l'inégale facilité avec laquelle les molécules liquides s'engageraient dans les espaces capillaires comme de l'inégale énergie des attractions.

D'après Buckheim, le courant vers la substance osmogène serait dû aux affinités de celle-ci pour l'eau. La substance osmogène enlèverait l'eau de la couche la plus voisine du tissu : celle-ci reprendrait l'eau de la couche adjacente, et ainsi de suite jusqu'à la dernière qui se réhydraterait aux dépens du liquide libre offert à l'absorption. Le courant inverse aurait lieu par les porosités ou par les espaces capillaires réels ou supposés de la membrane. Cette explication ne me paraît pas rendre un compte satisfaisant de l'absorption des sels et de toutes les substances dissoutes dans l'eau.

L'osmose est en réalité un phénomène plus simple, intelligible, surtout depuis les recherches de Brücke et de Graham.

On sait que les gaz en petite quantité tendent à disséminer leurs molécules dans un très grand espace ; ils ne possèdent pas seuls cette propriété. Les liquides et les corps solubles sont aussi, comme les gaz, diffusibles à divers degrés.

En effet, lorsqu'un vase, plein d'une dissolution saline et ouvert supérieurement, est plongé dans un bain d'un autre liquide, il arrive, au bout d'un certain temps, que la dissolution saline du petit vase s'est dispersée dans le bain pendant que l'eau du bain s'est répandue dans le petit vase. Un premier courant s'est donc établi de la dissolution vers le liquide ambiant, et un second courant de celui-ci vers la dissolution. Par suite de ces échanges, les deux liquides se sont mêlés : l'intérieur et l'extérieur sont devenus semblables, parfaitement homogènes. Il y a eu là diffusion. Ce phénomène est rendu ostensible par l'expérience si simple qui consiste à verser dans une capsule pleine d'eau une goutte de liquide coloré par la murexide. Aussitôt que la goutte est tombée dans le bain, elle se disperse, sous les yeux de l'observateur, dans la masse incolore.

La diffusion n'est point entravée par l'interposition d'une cloison perméable ou d'une membrane entre les deux liquides ; car si, au lieu de laisser ouvert dans le bain le flacon contenant la dissolution saline, on le ferme par un morceau de vessie ou de paroi intestinale, la solution se répand dans le bain presque avec la même rapidité que dans le cas où le flacon est débouché, et l'eau du bain se mêle à la solution.

Mais ce pouvoir ou cette faculté de diffusion n'appartient pas au même degré à tous les liquides et à tous les corps solubles. Il a été déterminé par Graham d'après le temps qu'emploie la dissolution pour monter du petit vase dans les couches supérieures du bain, car la dispersion est progressive et assez lente. Il faut quatorze jours à une solution de un dixième de chlorure de sodium pour répartir le sel de manière à ce que la zone liquide la plus élevée arrive à recevoir environ un vingtième de la quantité de sel contenu dans la couche inférieure. Celle-ci est la plus chargée et les supérieures le sont de moins en moins jusqu'à la surface du bain. À l'aide du siphon on peut les obtenir isolément et déterminer, par l'évaporation, la proportion exacte de sel que chacune d'elles a reçue.

Par ce procédé, Graham a vu que les acides et les corps cristallisables sont les plus diffusibles, tandis que les substances amorphes, gélatineuses, colloïdes, comme l'albumine, le sont à un très faible degré. Il a constaté que si, par exemple, l'acide chlorhydrique met un temps égal à 1 pour arriver du fond du bain à sa surface, le chlorure de sodium en emploie un égal à 2, le sulfate de magnésie et le sucre un égal à 7, l'albumine un égal à 40. Il a trouvé ainsi que l'eau est 4 fois plus diffusible que l'alcool, 5 à 6 fois plus que le sucre et le sulfate de magnésie, 10 fois plus que le chlorure de sodium. D'autres chimistes ont comparé entre eux différents sels, et trouvé le nitrate de potasse, le chlorure de potassium plus diffusibles encore que le sel marin. Les sulfates de soude, de magnésie, de cuivre, ont montré une diffusibilité bien moindre que celle des chlorures de sodium et de potassium.

Il est à remarquer ici, à cause de l'importance du fait, que l'albumine forme un milieu où les autres substances se diffusent avec facilité. Or, elle donne cette propriété au sérum du sang, à la lymphe et au chyle contenus dans des vaisseaux qui, tous, jouissent d'une faculté absorbante plus ou moins prononcée; mais cette albumine est elle-même peu diffusible soit directement de liquide à liquide, soit à travers les membranes.

Si plusieurs substances à divers degrés de diffusibilité se trouvent associées dans la même matière, elles diffusent ensemble, mais inégalement, chacune suivant son pouvoir respectif. Ainsi, dans un cas où l'on avait rempli le petit flacon, au fond du bain, d'une dissolution, à parties égales, de carbonate de potasse et de carbonate de soude, l'eau de ce bain, après dix-neuf jours, contenait 36 pour 100 du premier sel et 63 pour 100 du second. Comme les deux sels ne montent pas également vite dans les couches supérieures, il peut se faire que, si l'on examine à un certain moment la couche la plus rapprochée de la surface, on y trouve le sel le plus diffusible sans trace sensible de celui qui l'est moins.

Si le diaphragme qui sépare les deux liquides est perméable à l'un d'eux seulement, le premier se porte vers le second, mais non le second vers le premier : il n'y a plus qu'un seul courant possible. En imprégnant d'huile, comme l'a fait M. Lhermite, la cloison qui sépare l'alcool de l'eau, l'alcool la traverse pour se porter vers l'eau ; mais l'eau, qui n'est pas miscible à l'huile dont la cloison est imbibée, cesse de se porter vers l'alcool. Le même effet se produit encore dans une éprouvette où l'on a versé successivement à la partie inférieure de l'eau, audessus de l'huile, et sur l'huile une couche d'alcool. Les trois liquides demeurent dans leur situation, en raison de leur densité, et c'est la couche intermédiaire, celle de l'huile, qui forme diaphragme : l'alcool, qui est miscible à l'huile, diffuse et descend vers l'eau ; mais l'eau ne peut diffuser et monter vers l'alcool.

La diffusion peut être activée ou ralentie par diverses causes.

En général, sa rapidité est proportionnelle à la richesse de la solution saline : elle est dans les rapports de 1, 2, 3, 4, suivant que la dissolution contient 1, 2, 3, 4 parties de sel diffusible.

Cette rapidité décroît à mesure que la quantité de sel qui passe dans l'eau devient plus considérable, ou, en d'autres termes, à mesure que l'équilibre tend à s'établir entre les deux liquides.

La diffusion est accélérée par la chaleur, et d'autant plus que le pouvoir de diffusion des substances est plus prononcé. Ainsi il se diffuse à $+ 3°,12$ parties, et à $+ 15°, 15$ parties de sulfate de zinc, à $+ 3°, 22$ parties, et à $+ 15°, 32$ parties de chlorure de sodium.

La diffusion a des effets remarquables qui peuvent se produire dans l'organisme comme dans les conditions ordinaires.

Si, par exemple, ce qui est un cas fort ordinaire, un liquide tient simultanément en dissolution plusieurs sels d'inégale diffusibilité, l'un d'eux s'en échappera, en un temps donné, en plus forte proportion que l'autre, et bientôt, par
conséquent, la dissolution restante ne contiendra plus les sels suivant leur proportion initiale. Elle pourra se dépouiller de la plus grande partie de l'un d'eux,
en conservant la presque totalité des autres. Il se fera de la sorte une véritable
séparation. Dans ce cas, il peut arriver que si le liquide où se portent les sels
est pris à un certain moment il n'en renferme encore qu'un seul. De plus, quelquefois, les corps de diffusibilité inégale peuvent alors se décomposer. Graham
en a cité des exemples. Le bisulfate de potasse se décompose en sulfate de potasse et acide sulfurique, en abandonnant une partie de son acide; le sulfate
de cuivre ammoniacal se dédouble en sulfate de cuivre et sulfate d'ammoniaque, etc.

La diffusion, dans ce qu'elle a de plus simple, constitue le phénomène essentiel
de l'osmose. C'est une pénétration réciproque de deux liquides, un échange de
particules qui se fait soit directement, soit à travers des membranes. Elle paraît
due à deux forces. L'une est la force de répulsion qui tend à dissémmer les molécules liquides comme celles des corps gazeux, force de répulsion qui développe
ses effets lorsque la force de cohésion qui les tient adhérentes les unes aux autres
vient à être vaincue par suite de l'écartement qu'elles éprouvent une fois que des
molécules nouvelles pénètrent dans leurs interstices; l'autre force est l'attraction
ou l'affinité exercée entre les molécules hétérogènes, entre celles d'un liquide et
celles d'un autre liquide, entre les molécules d'un liquide et celles d'un solide
soluble ou déjà dissous.

Cette diffusion, dans beaucoup de cas, s'opère à la suite de la dissolution et
peut-être sous l'influence des mêmes forces. Lors de la dissolution, les molécules liquides se sont disséminées dans les interstices des corps solubles; elles
en ont vaincu la cohésion en les écartant, et, une fois le corps liquéfié, ses molécules, écartées par l'interposition des autres, acquièrent, comme celles des gaz,
une tendance à s'éloigner indéfiniment les unes des autres, tendance à laquelle
s'ajoute l'affinité des autres molécules qui les appellent.

L'osmose est donc, en somme, une diffusion qui, au lieu de s'effectuer directement entre deux liquides miscibles, s'opère à travers les membranes ou les
cloisons perméables qui séparent ces liquides; les deux courants représentent les
déplacements, en sens opposés, des molécules des deux liquides. L'endosmose
est la diffusion de l'eau dans le liquide dense que renferme l'appareil; l'exosmose
est la diffusion plus faible du liquide dense dans celui du bain extérieur. Nous
allons voir ce qui caractérise essentiellement l'absorption physiologique, par conséquent, ce en quoi elle ressemble aux phénomènes précédemment exposés, et
par quels côtés elle en diffère.

Il est clair que, dans l'organisme, les conditions expérimentales de l'osmose se
réalisent. Chaque cellule concourant à la formation du revêtement épithélial
d'une muqueuse ou d'une séreuse est un osmomètre microscopique à parois humides ou pleines de liquide. Chaque vaisseau capillaire, chaque veinule, chaque
radicale de lymphatique est également un petit osmomètre à parois totalement

membraneuses, chargé d'un liquide albumineux, et susceptible d'absorber par l'ensemble de ses parois ; le système vasculaire lui-même en entier est, comme on l'a dit, un vaste osmomètre ramifié rempli d'un fluide albumineux, absorbant, par ses ramifications dans les tissus et dans les membranes en contact avec les éléments de l'organisme ou avec les matières étrangères.

Mais ce qui distingue le phénomène physiologique de l'absorption des phénomènes osmotiques constatés dans les conditions expérimentales, c'est qu'il y a un seul courant dirigé de l'extérieur vers l'intérieur, de la matière étrangère vers les tissus ou les vaisseaux. L'absorption est une capture et non un échange. La différence est capitale : elle tient sans doute aux conditions spéciales de l'organisme réglées en vue d'une prise de matière sans échange.

Ceci établi comme préliminaire indispensable, cherchons à analyser le phénomène de l'absorption.

II. — CONDITIONS DE L'ABSORPTION.

L'absorption ne peut s'effectuer dans l'organisme si les matières sur lesquelles elle opère ne se présentent sous certaines formes, à certains états, et si elles ne sont offertes à certains tissus.

Conditions relatives aux matières à absorber. — Les corps gazeux, les liquides et les solides solubles ou capables de se transformer en composés solubles peuvent être absorbés avec une plus ou moins grande facilité dans l'organisme.

Les gaz, comme on le sait, traversent aisément les membranes mêmes, pour se dissoudre dans les fluides en circulation. L'oxygène est absorbé par la muqueuse pulmonaire chez tous les animaux à respiration aérienne, par la membrane interne des trachées chez les insectes ; il l'est par la peau chez les reptiles nus et beaucoup d'espèces inférieures. D'autres gaz indifférents ou toxiques, ceux des miasmes et des effluves, le sont également dans les voies respiratoires ; l'hydrogène sulfuré l'est même par la peau ; divers gaz le sont par la muqueuse gastro-intestinale, par le tissu cellulaire sous-cutané, par les surfaces traumatiques, etc. L'absorption des gaz n'est, en général, facile que dans les voies respiratoires en raison de dispositions organiques spéciales. Hors de cet appareil elle ne peut porter que sur les gaz solubles, sur ceux qui ont une grande affinité chimique pour les matières constitutives des tissus ou des liquides, et encore sur de faibles quantités. D'ailleurs, elle éprouve des obstacles mécaniques et ne joue qu'un rôle physiologique peu important.

Les liquides sont, de tous les corps, ceux qui réunissent les conditions les plus favorables à l'absorption. Les plus absorbables sont les liquides non visqueux, capables de mouiller les tissus, ceux dont, par conséquent, les molécules ont entre elles une cohésion moins prononcée que la force d'adhésion des solides pour elles. Ce sont les liquides miscibles en toute proportion à ceux qui imprègnent les tissus, à ceux qui baignent les surfaces membraneuses et coulent dans les vaisseaux ; ce sont enfin les liquides très diffusibles comme l'eau, l'éther, l'alcool, les acides dilués, etc. Ceux dont les molécules ont une grande cohésion ;

ceux qui ne mouillent pas les tissus, qui ne peuvent y adhérer ni les imbiber ; les liquides non miscibles à ceux de l'organisme et peu ou point diffusibles, comme les huiles grasses, le mucilage, les gommes, sont pris avec difficulté ; néanmoins l'absorption en est facilitée, dans une certaine mesure, tantôt par des dispositions anatomiques spéciales des membranes, tantôt par des liquides qui les étendent, les délayent. Celle des graisses l'est par des liquides qui émulsionnent, par d'autres qui saponifient, par des matières qui, comme la bile, les sucs alcalins, favorisent l'adhérence de la graisse aux surfaces, et rendent les membranes plus perméables. Il en est de nature organique, comme les venins, le curare, qui peuvent être absorbés par certaines membranes seulement et non par d'autres, comme nous le verrons plus tard.

Il est certains liquides visqueux dont l'absorption est très ralentie ou même entravée complètement par suite de la difficulté avec laquelle ils se mêlent au sang ou à la sérosité. Aussi la salive épaisse, la bave du chien enragé peut-elle être souvent portée impunément à l'aide de la lancette dans des scarifications de la peau et des tissus sous-jacents.

La forme liquide est la véritable forme sous laquelle les matières étrangères doivent s'offrir pour pénétrer dans l'organisme et celle aussi que les matières vivantes doivent reprendre pour en sortir. Aussi les élaborations si compliquées de la digestion ont-elles pour but essentiel la liquéfaction ou la dissolution des principes constitutifs de l'aliment, et ne sont-elles, en définitive, qu'un travail préparatoire de l'absorption. Il y a plus, ces élaborations ont encore pour but de donner à ces fluides un état moléculaire tel qu'ils soient osmotiques, aptes à traverser les parois des cellules, les parois vasculaires et les membranes diverses, état qui n'est pas nécessairement la conséquence de la forme liquide.

Du reste, si l'état liquide donne aux corps une grande aptitude à être absorbés, les propriétés des divers liquides : miscibilité, diffusibilité, créent entre eux des différences énormes. Il y a loin, en effet, entre l'absorption si prompte de l'acide cyanhydrique et l'absorption lente des huiles à la surface de la muqueuse intestinale.

Les substances solubles s'absorbent, pour la plupart, sans grande difficulté, à la condition que les dissolutions puissent mouiller les tissus, adhérer à leur surface et les imbiber comme le font les liquides. Les substances très diffusibles, les salines surtout s'absorbent très vite : le prussiate de potasse, par exemple, plus promptement encore que les sels de strychnine ; les solutions faibles plus facilement que les concentrées. Mais ces solutions ne s'absorbent pas toujours intégralement. Si, quand elles passent, les éléments du tissu ou les fluides qui les imprègnent exercent une attraction plus forte sur les molécules du menstrue que sur celles de la substance dissoute, c'est une solution affaiblie qui entre dans les vaisseaux, et la partie restante se trouve plus ou moins concentrée. Il y a, dans certaines limites, indépendance de l'eau par rapport au sel, d'un sel par rapport à un autre ; l'eau peut se mouvoir indépendamment du sel, et le sel indépendamment de l'eau.

Les corps offerts à un état insoluble, mais susceptibles de devenir solubles en présence des éléments de l'organisme, s'absorbent aussi. La magnésie introduite dans les voies digestives s'absorbe après avoir été dissoute par le suc gastrique, les substances résineuses s'absorbent lorsqu'elles ont subi l'action des alcalis de la bile et des fluides intestinaux ; les composés insolubles de plomb et de mercure, transformés en chlorures, passent après cette modification ; l'albumine, la gélatine et d'autres matières que Graham appelle colloïdes, ne s'absorbent qu'après avoir subi des modifications.

Quant aux solides non solubles et non susceptibles de donner des composés solubles, la théorie indique qu'ils ne sont pas absorbables même à l'état d'extrême division ; cependant, quelques faits semblent indiquer la possibilité de leur pénétration. Nous devons les examiner rapidement.

OEsterlen, il y a déjà longtemps, ayant fait avaler à des lapins, à des chiens et à des oiseaux du charbon très divisé, en a retrouvé les particules anguleuses à forme variée dans le sang de la veine porte et dans celui de la circulation générale. Il a également retrouvé dans le sang le bleu de Prusse avalé par les mêmes animaux, sans qu'il y eût chez eux de lésions apparentes à la muqueuse intestinale. Après lui, Eberhard a cru également voir passer le charbon et le soufre, non seulement dans le sang, mais encore dans la lymphe. Brücke et Cl. Bernard sont arrivés aux mêmes résultats. Mais d'autres observateurs ne les ont pas confirmés. Donders et Mensonides n'ont retrouvé, d'une manière nette, que quelques granules d'amidon dans le sang des mésaraïques. Funcke n'a pas vu passer dans les cellules épithéliales des villosités les graisses solides réduites en fine émulsion. MM. Mialhe et Bérard n'ont retrouvé dans le sang ni le mercure ni le charbon administrés, le premier en frictions, le second associé aux aliments.

Les mêmes résultats contradictoires ont été obtenus en ce qui concerne d'autres corps solides offerts à l'absorption, par exemple, des éléments figurés, tels que les globules du sang. Moleschott et Marfels ayant injecté dans l'estomac des grenouilles du sang de brebis ou de veau, ou du pigment choroïdien, ont retrouvé les globules sphériques des mammifères dans le sang du cœur, où ils se distinguent très aisément des globules elliptiques des batraciens ; ils ont également retrouvé le pigment choroïdien dans les chylifères mésentériques. On a dit, tout récemment, que le sang, avec ses globules, pouvait être absorbé même par les séreuses et à cause de cela on a cru pouvoir remplacer la transfusion par les injections sanguines dans le péritoine. Mais ces faits n'ont pas été confirmés. Donders, Bidder n'ont reconnu dans le sang de la grenouille ni un globule de mammifère ni un seul granule de pigment. Il est probable que, dans les cas où l'on a vu diminuer la quantité de sang injectée dans le péritoine, c'était par suite d'une résorption de sa partie aqueuse ou même d'une simple dispersion de ce liquide sur l'immense surface de la séreuse pariétale et viscérale.

Dès l'instant que le fait de l'absorption des particules solides n'est pas établi, il n'y a pas lieu d'en chercher l'explication ; mais s'il l'était, on devrait, selon toute apparence, l'expliquer par une pénétration mécanique. Les particules solides peuvent entrer : 1° soit en lésant par leurs pointes ou leurs angles les tissus et les vaisseaux superficiels ; soit en profitant d'ouvertures béantes accidentelles, comme le font les particules du cinabre dans le cas de tatouage ; 2° ou bien elles pénètrent la substance organique comme le font les substances diverses qui entrent dans la matière sarcodique des infusoires. Il peut se trouver, en effet, sur la muqueuse intestinale, à un moment donné, un grand nombre de villosités dépouillées totalement ou partiellement de leur épithélium, villosités où la substance homogène mise à nu laisse entrer les fines particules, comme une glu laisse entrer dans sa masse, et à une certaine profondeur, les grains de poussière tombés à sa surface. La pénétration des particules solides dans les tissus et les vaisseaux n'est donc pas, selon toute apparence, un résultat normal de l'absorption, comme le dit M. Milne-Edwards qui a analysé avec tant de talent les phénomènes dont nous nous occupons en ce moment. Elle est un véritable accident dont l'étude mérite d'être reprise.

En somme, et sauf ces exceptions à sens équivoque, la condition générale, essentielle qui rend les corps aptes à être absorbés, c'est qu'ils soient fluides, dissous ou susceptibles de se dissoudre en présence des éléments de l'organisme.

État des parties absorbantes. — Du côté de l'organisme, les conditions de l'absorption sont extrêmement variées.

En thèse générale, on peut dire que toutes les parties de l'organisme sont capables d'absorber. Toutes, en effet, sont perméables, toutes sont susceptibles d'imbibition.

Les tissus vivants chargés de l'absorption, ceux de la peau, des muqueuses, des séreuses, les parois des vaisseaux ne sont point perméables à la manière des substances inertes par des porosités plus ou moins grandes ou par des interstices capillaires. Ce sont des expansions sans ouvertures, comme les lamelles ou les ampoules que peuvent donner les liquides visqueux.

Le degré de perméabilité des tissus et particulièrement des membranes est très variable. Il est proportionné, dans chaque organe, à l'activité que l'absorption doit y posséder, à l'état et à la nature des matières qu'elle doit y recueillir. Dans certaines parties, la perméabilité est très grande; dans d'autres, elle est à peine marquée; ici elle favorise la pénétration des gaz, là celle des liquides et de certains liquides. En quelques points, elle est presque nulle, comme si des précautions avaient été prises pour mettre obstacle à toute espèce d'absorption.

C'est dans la trame des organes, dans la partie cellulaire et vasculaire des tissus, que la perméabilité est à son maximum, car là rien ne protège les petites surfaces absorbantes, ni ne les soustrait au contact immédiat des substances offertes à l'absorption. Si celles-ci n'y sont pas toujours prises aussi vite qu'ailleurs, c'est que les surfaces qui les recueillent sont restreintes, et que souvent il y a peu de vaisseaux pour les enlever.

Mais sur les membranes qui, toutes, doivent être le siège d'une absorption plus ou moins active, celle des voies aériennes, de l'appareil digestif, des organes génito-urinaires, sur les synoviales articulaires, les séreuses splanchniques, enfin sur la peau, s'étale un revêtement épithélial ou un enduit visqueux, sorte de diaphragme destiné, suivant son épaisseur et ses propriétés, à régler, à graduer l'activité de l'absorption. Tantôt ce revêtement est si mince, si facile à traverser, comme à la conjonctive, au fond des dernières divisions bronchiques et dans les vésicules pulmonaires, qu'il ne met pas d'obstacle sensible à la pénétration des gaz et des matières liquides. D'autres fois, il est si épais, si dense, qu'il semble constituer une barrière presque infranchissable au passage de toutes sortes de matières. Et entre les deux extrêmes il y a une foule d'intermédiaires.

Ainsi l'épithélium pavimenteux simple des membranes séreuses et des fins canaux excréteurs laisse passer, avec une extrême facilité, les fluides mis en rapport avec les surfaces qu'il tapisse.

L'épithélium à cellules cylindriques disposées en une seule couche sur les membranes muqueuses de l'intestin grêle et du gros intestin, comme celui des voies respiratoires profondes, est extrêmement perméable ; il ne s'oppose même pas au passage des graisses, pour peu qu'elles soient divisées et associées à quelques liquides alcalins.

Mais l'épithélium pavimenteux stratifié de la muqueuse buccale, du pharynx, de l'œsophage, celui des premiers estomacs des ruminants et des tardigrades, celui du gésier des oiseaux, n'a qu'une perméabilité obscure. Il se laisse bien pénétrer, à la longue, et laisse passer quelque peu de liquide dans les expériences endosmométriques. Néanmoins sur l'animal vivant il constitue un obstacle réel, presque insurmontable à l'absorption ; aussi les liquides et les poisons, à moins qu'ils ne soient très diffusibles, ne sont pas absorbés d'une manière sensible par les membranes pourvues d'un pareil revêtement.

C'est surtout à la surface extérieure du tégument cutané que les couches épithéliales ont peu de perméabilité. L'épiderme de la peau, si épais et si dense chez certains animaux et dans plusieurs régions, se laisse difficilement traverser par les liquides. Les cellules qui le constituent forment plusieurs couches superposées : celles des couches profondes sont sphéroïdes ou polygonales, pourvues d'un noyau et pleines de liquide ; celles des couches superficielles se déforment, s'aplatissent, perdent leur fluide intérieur, leur noyau, prennent l'aspect de petites écailles unies entre elles par une matière amorphe. Par suite de cette stratification des cellules pavimenteuses, l'épiderme n'offre qu'une perméabilité très bornée ; néanmoins il s'imbibe lentement des liquides non visqueux appliqués à sa surface ; ses cellules se gonflent de proche en proche, les plus superficielles se disjoignent, enfin la substance à absorber vient se mettre en rapport avec les vaisseaux du derme. Nous verrons, en effet, que la peau des batraciens et celle des oiseaux, dont l'épiderme est mince, absorbe avec rapidité ; que celle du chat, du cheval, absorbe encore, mais avec plus de lenteur ; qu'enfin la peau si bien cuirassée des lézards et des serpents finit par recevoir à travers ses écailles épidermiques les poisons que l'on met en contact avec elle.

Les revêtements épithéliaux ou épidermiques sont des obstacles, non seulement en raison de leur épaisseur, de leur densité, mais encore à cause des matières étrangères ou des produits onctueux de sécrétion auxquels leurs couches superficielles s'associent ; aussi doit-on chercher à les amincir, à les débarrasser des matières visqueuses ou grasses, et même quelquefois à les enlever quand il s'agit, en thérapeutique, de faire absorber des médicaments par la peau.

Les épithéliums ainsi interposés entre les matières à absorber et les parties vasculaires et vivantes des tissus font l'office d'un filtre qui, en laissant passer ce qui est apte à entrer dans les voies de la circulation, retient les particules grossières ou insolubles. Ces épithéliums laissent probablement passer, à la fois, les fluides à travers les parois de leurs cellules et dans les espaces que ces cellules laissent entre elles. Les cellules épithéliales, étant déjà, pour la plupart, pleines de liquide, deviennent le siège de courants analogues à ceux de toutes les membranes dans les phénomènes ordinaires de l'endosmose. Les fluides mis en contact avec elles les traversent, les gonflent et s'en échappent pour se propager dans les parties vivantes et vasculaires des tissus. Peut-être leur mode d'action est-il identique à celui des spongioles radiculaires des plantes, dont la faculté absorbante est portée à un degré si remarquable. Leurs propriétés assez variables semblent donner une sorte d'action élective aux membranes qu'elles recouvrent. On sait que les épithéliums sur la muqueuse des voies respiratoires laissent passer les venins et le curare, tandis qu'ils les arrêtent à la muqueuse intestinale.

Le mucus est aussi, dans certaines limites, un obstacle à l'absorption. Il forme une couche de vernis liquide qui éloigne la matière à absorber du tissu absorbant. Le plus souvent il n'est que très difficilement miscible à l'eau, et parfois même il ne l'est pas à certaines matières. Aussi les membranes où le mucus est peu abondant sont, toutes choses égales d'ailleurs, celles dont le pouvoir absorbant est le plus énergique, et les muqueuses où il est en couches denses et épaisses, comme celles de l'estomac des solipèdes, n'ont ce pouvoir qu'à un degré faible ou nul. Les expériences endosmométriques ont montré qu'un venin liquide qui ne passe pas dans l'eau sucrée de l'instrument, tant que la muqueuse qui le ferme conserve intacte sa couche de mucus, s'y répand dès que cette couche vient à être enlevée.

Les enduits muqueux sont évidemment destinés à restreindre l'absorption tout en protégeant les surfaces du contact trop immédiat des matières étrangères. Comme ils se gonflent, se délayent et sont insensiblement entraînés, ils se renouvellent sans cesse avec plus ou moins de rapidité. Leur rôle limitatif n'a pas moins d'importance à la surface de la peau des animaux aquatiques qu'à la généralité des membranes muqueuses. Toutefois il faut se rappeler que tous les mucus ne se ressemblent pas. Celui de l'intestin grêle, très miscible aux liquides, laisse à l'absorption une grande activité; mais le mucus de quelques autres membranes, comme celui de l'estomac des solipèdes, constitue une couche fort peu perméable. Dans certains cas, il semble donner aux membranes, comme le fait l'épithélium, une apparence d'action élective. La plupart des tissus animaux, qu'ils soient ou non vasculaires, peuvent, à titre de corps perméables, absorber avec plus ou moins d'activité. Ils le font d'autant plus énergiquement qu'ils se trouvent plus loin de leur point de saturation. Les expériences de M. Chevreul, celles de Liebig le montrent nettement. Les tissus desséchés reprennent vite, par l'immersion dans l'eau, tout ce qu'ils avaient perdu, et même plus, 100 de cartilage reprennent en vingt-quatre heures 231 d'eau pure; — 100 de tendon en reprennent 178; — 100 de tissu corné, 451. — Cent parties en poids de vessie de bœuf absorbent; 268 volumes d'eau pure, 133 volumes de dissolution concentrée de sel marin, 38 volumes seulement d'alcool.

Ces tissus, sans distinction de nature, absorbent beaucoup plus d'eau que de tout autre liquide; ils absorbent moins de solutions salines que d'eau, et d'autant moins qu'elles sont plus concentrées. D'ailleurs, ils n'absorbent pas les dissolutions telles qu'elles se trouvent. En y prenant plus d'eau que de sel et souvent plus d'un sel que d'un autre, si la solution en renferme plusieurs en égale quantité, ils absorbent réellement des solutions plus faibles que celles qui leur sont offertes; aussi les restes de ces solutions sont très concentrés et les matières dissoutes ne s'y retrouvent plus à leurs proportions initiales. C'est ce que démontrent les expériences de Brücke, de Ludwig, faites sur les tissus privés de la vie. Il est probable que les tissus vivants agissent ainsi et modifient la concentration de toutes les dissolutions salines qui leur sont présentées.

Dans l'organisme animal, ce sont les tissus membraneux qui se trouvent particulièrement disposés pour absorber. Les membranes sont des expansions le plus souvent très minces, molles, d'une grande perméabilité et d'une surface très étendue.

Elles constituent, presque partout, les parties absorbantes pour les matériaux du dehors. Leur texture, leurs propriétés physiques sont modifiées à l'infini pour adapter leur perméabilité à la fonction qu'elles remplissent et à la nature des substances qu'elles sont chargées de recueillir. D'un animal à un autre animal, d'une partie d'organe à une autre partie, elles présentent des nuances anatomiques et fonctionnelles considérables qui se révèlent déjà dans les expériences osmométriques; car on voit dans ces sortes de recherches les muqueuses gastriques du veau, de l'agneau, ne point se comporter comme celles du chien et du chat.

Une particularité de structure qui crée d'énormes différences entre les tissus, quant à l'activité de leur pouvoir absorbant, c'est leur plus ou moins grande vascularité. Le vaisseau sanguin et le vaisseau lymphatique ajoutés à un tissu agissent de trois manières : 1° par leurs parois qui sont perméables et endosmotiques au même titre que le reste du tissu et qui multiplient les surfaces absorbantes; 2° par le liquide albumineux qu'ils renferment et dont le pouvoir osmogène plus ou moins grand a pour effet d'attirer les matières du dehors; enfin par les courants qui emportent continuellement les matières introduites et ramènent sans cesse de nouveaux liquides dont le pouvoir osmogène n'est pas affaibli, courants qui, en emportant ce qui a pénétré, rendent à la diffusion une activité toujours renaissante. Ces vaisseaux se laissent pénétrer avec une grande facilité et très rapidement, car leurs parois ont de 1 millième à 1 centième de millimètre d'épaisseur, et les courants qui les parcourent emportent très vite les matières absorbées.

La vascularité d'une partie règle, en général, son pouvoir absorbant, et toutes les fois que les épithéliums, les couches de mucus, ne sont pas disposés pour entraver la fonction, ce pouvoir est directement proportionnel à la vascularité.

En somme, tous les tissus, qu'ils soient ou non vasculaires, peuvent absorber à la condition d'être aptes à s'imbiber des matières offertes. Mais s'ils ont une perméabilité très faible et s'ils ne possèdent pas de vaisseaux pour emporter ce qui les pénètre, leur faculté absorbante devient insignifiante.

Voyons maintenant comment s'opère l'introduction des matières étrangères dans les tissus et les vaisseaux. Il nous sera facile de nous en rendre compte d'après ce que nous savons des phénomènes de la capillarité, de l'osmose et de la diffusion.

III. — ANALYSE DU MÉCANISME DE L'ABSORPTION.

Le premier acte ou le premier élément du phénomène complexe de l'absorption physiologique est un acte physique subordonné à l'état liquide des matières à saisir et à la perméabilité des parties. C'est la pénétration de ces matières dans la substance molle et humide du tissu.

A première vue, cet acte initial est un simple phénomène d'imbibition qui paraît dû au jeu des forces moléculaires, savoir : 1° à l'attraction adhésive de la matière étrangère pour le tissu et du tissu pour la matière étrangère ; 2° aux forces moléculaires qui donnent lieu à la diffusion du liquide étranger dans le liquide qui imprègne le tissu ou qui remplit les vaisseaux. L'appeler un phénomène capillaire n'est point en donner une idée vraie, puisque la substance du tissu n'a pas d'interstices et de pores comme les corps inertes dans lesquels la capillarité s'exerce manifestement ; lui donner le nom d'imbibition n'est pas en exprimer nettement la nature, puisque l'imbibition est le résultat des actions capillaires, d'un commencement d'osmose ou de diffusion ; enfin le qualifier de phénomène osmotique, c'est dire plus qu'il n'est en réalité, sans en bien définir la nature, puisque l'osmose est une action compliquée à causes multiples. Disons seulement que c'est une pénétration du liquide ou de la matière dissoute, soit à travers les parois des cellules closes, soit dans la substance des fibres, dans leurs interstices, et enfin à travers les tuniques des vaisseaux.

Ce premier acte, considéré attentivement, ne paraît pas devoir être toujours de même nature. Il est, si la substance doit pénétrer dans une muqueuse, d'abord un phénomène de diffusion, puisque cette substance doit, avant d'arriver au tissu membraneux, se mêler au liquide visqueux qui lui forme un revêtement plus ou moins épais. Il est un acte d'osmose, si la substance doit passer, en commençant, dans des cellules épithéliales pleines de liquide ; il est un phénomène capillaire, quand la substance s'introduit dans les interstices des fibrilles et des lamelles du tissu conjonctif, du derme des membranes ; il redevient acte d'osmose, une fois que la matière a accès dans les vaisseaux. La pénétration, si simple qu'elle paraisse, peut donc être, suivant les cas, un seul acte ou une série d'actes enchaînés. D'habitude, elle se fait en deux temps : un premier, pendant lequel la matière étrangère pénètre les éléments anatomiques du tissu, un second qui correspond à son entrée dans les vaisseaux. En outre, elle en a un complémentaire qui est celui de l'enlèvement de la matière par les courants sanguins ou lymphatiques. En d'autres termes, il y a d'abord absorption par les éléments anatomiques, puis absorption par les vaisseaux, enfin exportation des produits absorbés. Ces actes successifs ne sont pas si intimement liés qu'ils ne soient séparables. Le dernier est supprimé dans l'abdomen et dans les parties postérieures du corps par le fait de la ligature de l'aorte qui y suspend la circulation sanguine, et par celle du canal thoracique qui arrête les courants lymphatiques. Le dernier et l'avant-dernier le sont chez les animaux inférieurs, sans système circulatoire ; aussi chez eux les produits absorbés ne font-ils que passer, de cellule en cellule, d'espace en espace, comme dans les végétaux les plus simples.

Dans la généralité des cas, la pénétration de la substance étrangère à travers les tissus a ce caractère de complexité. Sur les muqueuses, les fluides traversent la couche de mucus, puis la couche d'épithélium, la substance conjonctive du derme, et enfin les parois vasculaires. Cette pénétration est rapide et s'opère avec facilité aux muqueuses fines telles que la conjonctive, et la muqueuse des divisions bronchiques ténues ou des cellules pulmonaires, aux séreuses splanchniques, etc. ; elle est lente aux muqueuses enduites d'un mucus épais et d'un épithélium pavimenteux stratifié ; très lente aux tissus fibreux, aux cartilages et aux tissus cornés.

Une fois que la pénétration de la matière étrangère dans le tissu de la membrane et du vaisseau est accomplie, l'absorption est effectuée à vrai dire. La matière est introduite dans les voies de la circulation et mélangée au sang, au chyle ou à la lymphe. Son enlèvement, dû à la circulation, est un acte complémentaire qui, en réalité, ne fait plus partie de l'absorption. Mais, parce qu'il lui imprime une activité graduée, et qu'il rend ostensibles la marche et les effets de la fonction, il en est regardé comme un élément, en physiologie animale comme en physiologie végétale.

Par le fait de la diffusion de la matière absorbée dans le liquide des vaisseaux, supposé immobile, la matière serait insensiblement déplacée ; elle se disperserait dans toute l'étendue de la masse fluide, comme la gouttelette de matière colorante versée au milieu d'une nappe de liquide incolore. Mais la circulation opère ce déplacement, cette dissémination, avec une grande rapidité, sans d'ailleurs porter préjudice à la diffusion. Elle l'opère avec une vélocité excessive dans les vaisseaux sanguins et avec lenteur dans les lymphatiques. Aussi elle en subordonne la vitesse, et, par conséquent, l'activité, à sa propre rapidité.

L'enlèvement des matières par la circulation, à mesure qu'elles entrent dans les vaisseaux, a pour effet de laisser au sérum du sang son pouvoir osmogène intact, et à la diffusion une activité toujours renaissante. Il est hors de doute que si le sérum restait sur place chargé des matières que son pouvoir osmogène a appelées, ce pouvoir d'attraction serait bientôt très affaibli, et que la tendance à la diffusion s'y atténuerait en raison des quantités de substances déjà diffusées, puisque le mouvement d'expansion du liquide introduit dans les vaisseaux perd de son intensité en raison directe de la masse admise.

Lorsque cet acte complémentaire cesse de s'accomplir pendant la vie, dans les parties postérieures du corps, après la ligature de l'aorte abdominale, comme il cesse partout après la mort, l'absorption se réduit à une simple imbibition ou à une simple action, soit d'osmose, soit de diffusion. Mais, en s'effectuant pendant la vie, il ôte à l'imbibition le caractère qu'elle revêt sur le cadavre. C'est ce que Magendie a parfaitement remarqué en réfutant les objections faites à sa doctrine de l'absorption par une pénétration toute physique des fluides à travers les parties vivantes. On conçoit fort bien, en effet, que les fluides que l'imbibition a fait entrer dans les tissus se trouvant emportés progressivement par les courants vasculaires ne puissent ni gonfler ni ramollir ces tissus comme ils le font sur le cadavre. Dans tous les cas, les choses, à leur point de départ, se passent de la même manière. Pendant la vie comme sur le cadavre, la sérosité de l'arachnoïde, des plèvres, du péritoine, s'échappe de la cavité de ces membranes. Dans le premier cas, les fluides en circulation l'emportent à mesure qu'elle sort ; dans le second, les quantités sorties demeurent au milieu des tissus voisins, et se dispersent au loin. Pendant la vie, les liquides que l'appareil digestif reçoit : boissons, salive, suc gastrique, suc pancréatique et suc intestinal, s'échappent en partie et sont recueillis dans le torrent de la circulation. Si la résorption de certains liquides doit avoir, par son mélange avec le sang, quelques inconvénients, la nature, grâce à des précautions spéciales, la restreint autant que possible. Elle confine la bile, l'urine, les venins, dans des réservoirs étroits dont la surface est tapissée par une couche de mucus épaisse, isolante et continuellement régénérée. Aussi, par le fait de ces artifices, ces fluides ne sont pas, sauf dans quelques conditions morbides, résorbés en quantité assez grande pour devenir nuisibles.

Enfin, l'absorption comprend, le plus souvent, un troisième acte consistant, soit en une modification de forme, d'état moléculaire, soit en des changements dans la composition chimique des substances saisies. C'est aussi un acte éventuel, extrinsèque, qui manque dans une foule de cas. Beaucoup de substances, en effet, sont absorbées sans modifications appréciables dans leur état physique ni dans leur constitution moléculaire. L'eau, l'alcool étendu, les acides minéraux, la plupart des sels, les agents médicamenteux, les poisons, figurent dans cette catégorie ; et c'est à cause de ce privilège même d'entrer sans modifications qu'ils jouissent d'une action spéciale, définie. Au contraire, les matières organiques, la fibrine, l'albumine, éprouvent des changements notables dans leur constitution moléculaire et leurs propriétés, et elles tendent à subir la transformation globulaire. Les attractions moléculaires, les affinités qui déterminent les phénomènes capillaires, osmotiques, et de diffusion, toutes ces forces qui agissent, lors du rapprochement, entre les molécules saisies et la substance du tissu ou des fluides, peuvent donner lieu à des actions chimiques analogues à celles que Graham a constatées dans ses études. Ainsi, par exemple, elles déterminent la réduction du bisulfate de potasse en sulfate neutre et acide sulfurique ; — la décomposition du sesquiazotate de fer en azotate basique et en azotate acide ; — la décomposition de l'acétate d'alumine ; — la combinaison des carbonates alcalins avec les matières albuminoïdes des tissus ou des liquides de l'organisme, etc. Il y a certainement au sein des tissus des actions moléculaires résultant des conditions nouvelles plus ou moins prolongées dans lesquelles se trouvent les substances absorbées particule à particule, actions analogues à celles qu'on appelle catalytiques.

L'absorption est donc un phénomène à la fois simple et complexe, suivant qu'on l'envisage réduit à son expression dernière ou associé à des actions connexes. Il s'offre, chez les plantes, dans sa plus grande simplicité.

En effet, les radicelles sont plongées dans l'eau ou dans la terre imprégnée d'eau, tenant en dissolution les sels et les autres matières offertes à l'absorption. L'eau pénètre dans la cavité des cellules, à travers leurs parois parfaitement closes, et enduites d'une matière azotée, albuminoïde, douée, par conséquent, d'un certain pouvoir osmogène, cellules dont la cavité renferme des sucs épais, colloïdes : elle passe de cellule à cellule, ou, en d'autres termes, après être entrée dans une première, elle en sort pour entrer dans une seconde, et ainsi de proche en proche.

Dans l'animal, il en est à peu près de même. L'eau ou les matières absorbées aux surfaces rencontrent des cellules épithéliales en une ou plusieurs couches, cellules dans lesquelles elles entrent et desquelles elles sortent pour franchir finalement les membranes des vaisseaux et s'associer aux courants sanguins ou lymphatiques.

Tout cela se réduit plutôt à un phénomène d'osmose et de diffusion qu'à des phénomènes d'imbibition et de capillarité ; car toujours les liquides, au lieu de passer dans des pores ou des interstices de forme quelconque, entrent dans des cellules à parois pleines, continues, les gonflent, puis s'en échappent pour passer dans d'autres, et ainsi successivement, jusqu'au moment de leur entrée dans les vaisseaux, qui en effectuent finalement le transport rapide et la dispersion.

Ce phénomène d'osmose est analogue, par un côté, à ceux qu'on reproduit dans les conditions expérimentales. Il y a un courant de l'extérieur vers l'intérieur ; le liquide du dehors monte vers celui du dedans, dont il est séparé par une membrane perméable ; il la traverse, et se mêle au liquide intérieur qui, en raison de ses sels, de ses éléments albumineux, colloïdes, possède un pouvoir osmogène assez marqué. Mais cette osmose physiologique a deux caractères spéciaux : d'une part, elle n'a qu'un seul courant sans contre-courant appréciable ; d'autre part, elle s'accompagne d'une élaboration, d'une modification des matières absorbées. Ces deux caractères tiennent aux conditions dans lesquelles l'organisme place les parties à traverser et à la nature des matières saisies.

Les forces moléculaires qui donnent lieu à la capillarité, à l'osmose, à la diffusion, agissent ici et deviennent les causes efficientes de la pénétration de la matière étrangère à travers les tissus ; mais les puissances vitales règlent l'introduction, la dirigent, en déterminent la vitesse par les conditions et les limites qu'elles assignent à l'action des premières. C'est par là que l'absorption, tout en restant phénomène physique, est, jusqu'à un certain point, sous la dépendance des influences vitales.

IV. — VITESSE DE L'ABSORPTION, DIVERS DEGRÉS D'ACTIVITÉ.

La vitesse de l'absorption dépend de diverses conditions anatomiques et physiologiques qu'il importe de préciser : 1° du degré de perméabilité des parties qui absorbent, soit qu'elles se trouvent tout à fait dénudées, soit qu'un épithélium ou une couche de mucus en recouvre la surface ; 2° du degré de miscibilité de la substance avec les fluides qui imprègnent les tissus ou qui remplissent les vaisseaux ; 3° de sa diffusibilité plus ou moins grande ; 4° enfin de la vélocité des courants qui l'emportent après son absorption.

La perméabilité du tissu est la circonstance qui influe le plus sur la rapidité de l'absorption. Nous avons vu, en effet, avec quelle lenteur les fluides traversent le tissu de la peau recouvert de son épiderme, et avec quelle promptitude, au contraire, ils pénètrent les membranes séreuses et les muqueuses minces, comme celles des bronches et des vésicules pulmonaires. Pour apprécier exactement le temps nécessaire à l'imbibition d'une membrane mince, Müller tendit sur le col d'un flacon, contenant une solution de cyanure potassique, la vessie d'une grenouille, et sur un autre la membrane rétienlée du poumon de cet animal. Ayant appliqué sur la face libre de ces membranes une goutte de chlorure de fer, et renversé au même instant les deux flacons, il vit en moins d'une seconde se former une tache bleue dans le point touché par le sel de fer. Il n'avait donc fallu qu'une seconde pour que le cyanure traversât le tissu membraneux et vînt se combiner avec le sel ferrique. Or la couche mince qui sépare les réseaux vasculaires de la surface libre d'une villosité ayant une épaisseur moindre que celle de la membrane pulmonaire des batraciens, les villosités doivent s'imprégner pour ainsi dire instantanément des fluides mis en contact avec elles. Puis les courants sanguins peuvent, en les saisissant immédiatement, leur faire décrire un tour complet de circulation en moins d'une minute.

Le degré de miscibilité de la substance à absorber avec l'eau, avec le mucus et les produits de sécrétion influe beaucoup aussi sur l'absorption. Les graisses non miscibles à l'eau sont absolument réfractaires. Ces graisses émulsionnées entrent plus facilement, parce qu'elles se mêlent mieux aux liquides qui mouillent les membranes ; elles passent mieux aussi dans les expériences lorsque les membranes sont imprégnées de bile ou d'une solution alcaline. D'ailleurs, l'osmose n'a lieu qu'entre les matières miscibles et capables de mouiller les cloisons qui les séparent.

La diffusibilité crée des différences énormes dans la rapidité de la fonction. Les substances peu diffusibles, comme les albuminoïdes, sont peu aptes à l'absorption. L'albumine soluble, qui a un pouvoir diffusif 8 fois 1/2 moindre que le sucre, 19 fois moindre que le chlorure de sodium, emploie à se diffuser un temps qui est à celui du sel marin : : 40 : 2,3. L'albumine non modifiée, qui, d'après Funke, est 10 fois moins diffusible que l'albuminose, doit s'absorber moins vite que celle-ci. La gomme, le mucilage, qui se diffusent moitié moins vite que le sucre, s'absorbent aussi plus lentement que ce principe. La gomme arabique, par exemple, dont le pouvoir de diffusion est à celui du chlorure de sodium : : 0,004 : 1, passe probablement suivant un rapport analogue. Les substances dont la diffusibilité est très grande, comme l'ether, la nicotine, l'acide cyanhydrique, sont absorbées avec une rapidité extrême et produisent des effets foudroyants.

La vélocité des courants a aussi une influence notable. Les substances qui passent surtout par les vaisseaux sanguins agissent très vite, et moins celles qui suivent la voie des lymphatiques.

La rapidité de l'absorption ne se mesure pas très facilement. On la détermine par divers moyens. S'il s'agit d'un poison, c'est par le temps qui s'écoule entre l'instant de l'administration et le développement des premiers symptômes d'intoxication. Si on a affaire à une substance reconnaissable dans le sang, le chyle, la lymphe ou les produits de sécrétion, c'est par le temps que cette substance met à devenir sensible dans ces liquides, dans l'urine, la salive, etc. Mais dans ces deux cas, la vitesse réelle est plus grande que celle qu'indiquent les symptômes ou les réactions ; car, sauf pour les poisons énergiques, comme l'acide prussique, dont les premières quantités suffisent au développement des effets toxiques, ceux-ci apparaissent seulement à compter du moment où les quantités absorbées se sont additionnées dans des limites plus ou moins étendues. En ce qui concerne les substances à déceler par les réactifs, leur présence n'est appréciable qu'à partir de l'instant où les fractions reçues successivement et disséminées dans une masse énorme de liquide forment un total assez considérable. Il faut donc, dans les deux cas, déduire du temps qui indique la vitesse apparente de l'absorption, celui qui est employé pour ajouter aux premières quantités de poison prises les quantités nécessaires au développement des effets toxiques, ou le temps qui s'écoule entre l'admission des premières molécules d'un sel et l'instant où la masse de ces molécules devient assez grande pour être sensible aux réactifs. De plus, s'il s'agit de substances à éliminer, il faut défalquer encore le temps employé par le travail d'élimination.

Mais en négligeant ces corrections et en prenant les faits tels qu'ils s'observent, la vitesse de l'absorption se montre le plus souvent très grande, souvent prodigieuse.

En effet, Fontana a constaté depuis longtemps qu'un pigeon mordu par une vipère, meurt si l'amputation du membre sur lequel le venin a été déposé n'est pas pratiquée au moins quinze secondes après la morsure ; passé ce temps, l'amputation ne peut sauver l'animal. Donc en quinze secondes le venin est absorbé et répandu dans les voies de la circulation. Ségalas a vu l'extrait alcoolique de noix vomique injecté dans les voies aériennes produire ses effets ordinaires en un espace de quinze secondes. Le sulfate de strychnine en dissolution, versé dans le bec de petits oiseaux, leur donne le tétanos en moins de vingt-cinq secondes, d'après mes propres observations. Le même sel, à la dose de 25 centigrammes dissous dans 15 grammes d'eau et injecté brusquement dans les bronches d'un chien, détermine un tétanos violent en quarante secondes, comme je l'ai constaté sur un animal très vigoureux. Nous avons vu l'acide cyanhydrique, injecté dans l'intestin grêle du cheval, déterminer la chute de l'animal au bout d'une minute à une minute et demie ; il tue en 10 à 20 secondes, presque d'une manière foudroyante, s'il est versé sur la conjonctive d'un petit animal. Mayer a retrouvé dans le sang, après deux à cinq minutes, le cyanure ferrico-potassique injecté dans les bronches d'un chien. J'ai constaté la présence du même sel dans ce liquide à la quatrième minute qui suivit son injection à la dose de 50 grammes dans la trachée d'un cheval. La noix vomique injectée en dissolution à la dose de 32 grammes dans la plèvre du cheval développe le tétanos en trois minutes. Dans ces dernières circonstances, si l'absorption paraît plus lente que dans les premières, c'est qu'une quantité un peu considérable de poison ou de sel doit s'accumuler dans le sang pour y devenir sensible et déterminer sur l'organisme des effets appréciables. Or, en moins d'une minute, il entre dans le torrent circulatoire une somme de strychnine suffisante pour donner le tétanos ; en trois à quatre minutes, il pénètre dans la masse du sang assez de prussiate de potasse pour y être reconnaissable, quoique mêlé à vingt ou vingt-cinq litres de ce fluide. Sans doute au bout de quelques secondes il s'en trouve déjà dans les vaisseaux, mais en proportions trop minimes pour y être retrouvé.

Partant de ces données parfaitement établies, il ne faut point s'étonner de l'inefficacité des cautérisations employées au bout de cinq à six minutes pour prévenir les effets des virus inoculés dans les plaies. Il ne faut pas une période aussi longue que celle-là pour qu'une partie du principe virulent soit absorbée et fasse plusieurs fois le tour de l'arbre circulatoire. Néanmoins la logique indique qu'il ne faut pas négliger l'usage de ces moyens, même au bout d'un temps bien plus considérable ; car les virus mêlés à des mucosités épaisses, comme celui de la morve, ou à une salive visqueuse, comme celui de la rage, ne sont pas dans les meilleures conditions pour être totalement et rapidement absorbés, d'autant qu'ils peuvent être enveloppés de sang extravasé et en rapport avec des parties contuses dans lesquelles les courants vasculaires sont ralentis ou momentanément suspendus. Du reste l'application du feu, celle des caustiques sur les parties dans lesquelles les virus ont été portés, l'excision de celles qui sont imprégnées de ces principes morbides, peuvent encore être utiles en enlevant ou en détruisant ce qui n'a pu être saisi dès les premiers moments de l'inoculation. Mais ce sont là des points sur lesquels je ne dois pas insister ici.

La vitesse de l'absorption, telle que les expériences la mettent en évidence, suffit à peine à expliquer l'extrême promptitude des effets produits par certains poisons, l'acide cyanhydrique par exemple. Comme cet agent subtil déposé sur la conjonctive tue en quelques secondes, ou en un espace moindre que celui qui serait nécessaire pour lui faire parcourir le cercle circulatoire, on est porté à penser qu'il peut aller frapper le système nerveux par une autre voie. Peut-être est-il porté au cerveau, ainsi que le croyait Bérard, par un reflux du sang de la conjonctive dans la veine ophthalmique, et de là dans les sinus caverneux de la dure-mère, reflux déterminé par les mouvements respiratoires.

L'activité de l'absorption peut être influencée par la circulation plus ou moins rapide, par le degré de plénitude du système vasculaire, par les sécrétions et l'état de leurs produits, par la pression, la chaleur, l'électricité.

L'imbibition par capillarité, l'osmose, la diffusion, ne déterminent que des courants d'une extrême lenteur. Au moins c'est ce qui peut être facilement constaté sur les plantes qui ont les radicules plongées dans les liquides colorés dont l'ascension se suit à l'œil nu et se mesure exactement. Il faut le concours de la circulation pour imprimer un mouvement rapide aux matières saisies, pour les transporter vite et très loin des points où elles ont pénétré.

La circulation agit d'abord en maintenant à un degré constant le pouvoir osmogène du sang dans les parties qui absorbent, car ce pouvoir diminue à mesure que ce fluide se charge de la matière étrangère.

Elle conserve à la diffusion son énergie initiale, énergie qui tend à s'affaiblir à mesure qu'augmente dans le sang la quantité du liquide diffusé ; par conséquent elle tend à maintenir intacte, comme le dit Milne-Edwards, la puissance de réception du liquide[1].

Tout ce qui accélère le cours des liquides dans l'ensemble de l'appareil circulatoire, et particulièrement dans les systèmes capillaires des parties où s'effectue l'absorption, les stimulations générales ou partielles, les frictions sur certaines parties du corps, telles que celles employées pour faire disparaître la graisse des

1. Milne-Edwards, *Leçons de physiol. et d'anat. comp.*, t. V, p. 198.

régions musculaires chez les athlètes et les chevaux de course ; l'application des
huiles essentielles ou de certains liniments, agissent favorablement en activant
la circulation capillaire. Tout ce qui, au contraire, ralentit la circulation dans
une partie, l'oblitération de quelques artères, les liens compressifs sur le trajet
des veines, affaiblit l'absorption. Aussi l'application momentanée de liens circulaires autour d'un doigt ou d'un membre peut-elle prévenir l'absorption des
venins et des virus en attendant la cautérisation. Les lotions astringentes, les
aspersions de liquides coagulants sur les plaies, tout en diminuant la perméabilité des tissus et en ralentissant la circulation capillaire, apportent des entraves
à l'absorption.

La suspension totale de la circulation rend l'absorption extrêmement lente.
A la suite de la ligature de l'aorte postérieure qui arrête à peu près la circulation dans le train postérieur, l'antiar mis dans une plaie de la cuisse ne produit
ses effets qu'après plusieurs heures, au lieu de les produire après quelques minutes comme dans les conditions ordinaires.

Le degré de plénitude du système vasculaire exerce sur cette fonction une action
des plus remarquables, que les expériences de Magendie ont mise en évidence.

Le savant physiologiste ayant injecté près d'un litre d'eau dans les veines d'un
chien, mit dans la plèvre une faible dose d'une substance vénéneuse. Les effets
du poison ne se manifestèrent que plusieurs minutes après l'époque à laquelle
ils se montrent ordinairement.

Dans une autre expérience, on injecta par les veines autant d'eau tiède que
l'animal en put supporter, c'est-à-dire environ deux litres. Le poison resta sans
effet. Au bout d'une demi-heure, aucun des symptômes qui, dans les circonstances
ordinaires, apparaissent en deux minutes ne s'était encore fait remarquer. Une
large saignée fut alors pratiquée, et les effets de l'agent toxique se développèrent
à mesure que le sang coulait.

Dans une troisième expérience, l'animal fut privé d'une demi-livre de sang,
puis reçut le poison comme précédemment. Cette fois les effets, qui n'auraient dû
se produire qu'au bout de deux minutes, se firent remarquer avant la trentième
seconde.

Enfin, pour montrer que c'était bien la distension des vaisseaux et non le
changement d'état du sang qui ralentissait l'absorption, Magendie fit une saignée
à un chien, et lui rendit par les veines une quantité d'eau tiède égale au sang
retiré des vaisseaux. Les effets de l'agent toxique furent aussi prompts et aussi
intenses que dans les circonstances ordinaires.

On conçoit, d'après cela, comment l'absorption cutanée devient d'autant plus
active chez les batraciens plongés dans l'eau que ces reptiles ont perdu davantage
par la transpiration à l'air libre. On comprend de même comment l'absorption
est plus active par l'estomac, l'intestin, les voies respiratoires, chez les animaux
à jeun et débilités par des pertes de diverse nature ; comment cette absorption
s'active par le fait de la diète, de l'abstinence, de l'exercice, de la transpiration
abondante, des émissions sanguines, etc. C'est sur la connaissance de ces faits
importants qu'est basé l'emploi des saignées et des moyens qui excitent les sécrétions cutanées, intestinales, urinaires, pour obtenir la résolution des œdèmes,

des hydropisies, des infiltrations considérables, moyens dont les effets doivent être salutaires, s'ils sont appliqués avec assez de mesure pour ne pas trop débiliter l'organisme.

Les divers états du sang, les modifications de sa composition chimique ont aussi une action incontestable. Le sang a d'autant plus d'aptitude à se charger d'une substance qu'il en contient moins. S'il est épais, il devient très avide d'eau ; s'il manque de chlorure de sodium ou d'une autre matière minérale, il l'absorbe très activement. Au contraire il prend difficilement les substances qu'il possède déjà en grande quantité et dont il est saturé, car alors son pouvoir osmogène est affaibli, ainsi que son aptitude à faciliter la diffusion de ces mêmes substances, particularité d'où découle, en thérapeutique, l'utilité de changer, au bout d'un certain temps, les agents médicamenteux. Dans certains cas, ses altérations lui font perdre la faculté de se charger d'oxygène. Nous verrons plus tard, en effet, que les globules du sang se comportent en raison de leur enveloppe membraneuse, comme les autres cellules à pouvoir osmotique variable.

Les sécrétions peuvent, par elles-mêmes et par leurs produits, activer ou ralentir l'absorption. Le travail sécréteur déterminant un courant liquide de l'intérieur à l'extérieur est, par lui-même, une cause de ralentissement ; mais comme il coïncide avec l'expansion des vaisseaux, avec l'accélération de la circulation, il peut l'activer comme cela paraît arriver à la peau. Toutefois par ses produits il entrave généralement les actes d'absorption. Il est clair que les matières sébacées de la peau, surtout dans certaines régions, celles de l'entrée des cavités muqueuses, le mucus épais de l'estomac, le mucus intestinal des animaux à jeun, sont des obstacles à la pénétration des matières étrangères. Quelques produits seulement, comme la bile pour la muqueuse intestinale, favorisent l'absorption ; d'autres, comme le suc intestinal, rendent solubles les huiles, les résines, le phosphore, l'iode ; quelques-uns, et notamment le suc gastrique, rendent solubles les bases, telles que la chaux, la magnésie, les alcaloïdes ; enfin, les produits de la transpiration cutanée, par les chlorures qu'ils contiennent, rendent possible, d'après M. Mialhe, l'absorption du mercure en le convertissant en deuto-chlorure, etc.

La pression atmosphérique et celles des corps extérieurs peuvent exercer une influence très marquée sur l'absorption.

On sait que le mercure, qui ne passe pas à travers la peau tannée, la traverse si la pression exercée sur le métal est un peu forte. La filtration, qui est lente à la pression ordinaire, s'accélère beaucoup quand cette pression s'accroît ; celle de certains liquides ne peut être obtenue même que par une pression exagérée : ainsi, la filtration de l'huile à travers les parois de la vessie, celle de l'eau à travers les mêmes parois sous une pression de 12 pouces de mercure, celle d'une solution concentrée de sel marin sous une pression de 18 à 20 pouces, d'après les recherches de Cima.

La pression exercée sur les liquides par les contractions intestinales devient très utile à l'absorption des substances peu endosmotiques, ce serait même sous son influence que, suivant plusieurs physiologistes, M. Béclard entre autres, aurait lieu l'absorption des matières grasses. Celle que développent les mouvements du diaphragme par rapport à l'abdomen, les contractions musculaires, la pression des gaines aponévrotiques de la peau, devient favorable à la résorption des infiltrations sous-cutanées et des épanchements divers.

Tout ce qui augmente cette pression active plus ou moins la fonction qui nous occupe. Les frictions exercées lors de l'application des médicaments sur la peau deviennent très utiles sous ce rapport : sans compter qu'elles agissent encore, comme nous venons de le dire, en accélérant la circulation capillaire, en détachant les couches superficielles de l'épiderme et en appliquant plus exactement la substance à la surface tégumentaire. On sait que les bandages sur les dilatations synoviales, sur les tumeurs molles, en activent la fonte. L'appareil à l'aide duquel Murray augmentait la pression extérieure favorisait ainsi l'absorption des médicaments.

La diminution de pression retarde et peut même suspendre l'absorption. Les expériences de Barry ont fait voir que le vide incomplet des ventouses sur les plaies empêche l'absorption du venin de la vipère, de la strychnine, de l'upas, de l'acide cyanhydrique, tant que ces ventouses restent en place ; elles ont fait voir de plus qu'après l'enlèvement de ces ventouses l'absorption du poison peut encore demeurer suspendue pendant une demi-heure, une heure même et davantage. On conçoit, d'après cela, les avantages qu'on pourrait retirer de l'emploi d'un tel moyen pour prévenir les suites de la morsure du chien enragé, de l'inoculation des virus et des matières septiques. D'ailleurs, la succion, l'aspiration exercée sur les morsures des reptiles venimeux, agit de cette manière, et plus efficacement encore, en retirant au moins une partie de l'agent nuisible. Les bons effets de ce moyen, employé par les psylles égyptiens et les guérisseurs vulgaires, trouvent ici leur explication.

La chaleur, dans certaines limites, favorise l'absorption en dilatant les tissus, en rendant les liquides étrangers plus miscibles à ceux de l'organisme et aux produits des sécrétions tégumentaires, en facilitant la diffusion ; elle rend l'imbibition et l'osmose plus active, au point que, dans les expériences, on a vu doubler et tripler de 0 à 30 degrés les quantités d'eau qui pénètrent dans un osmomètre plein d'une solution de gomme. Les corps gras appliqués sur la peau, les fomentations, les applications émollientes agissent beaucoup plus vite à une température un peu élevée qu'à une basse température.

L'électricité influence aussi manifestement l'absorption. Bien que le galvanomètre le plus sensible n'indique l'existence d'aucun courant dans les liquides de l'osmomètre ou du bain dans lequel l'instrument est plongé, les courants électriques favorisent l'imbibition et l'osmose. On sait que ceux de la pile entraînent souvent avec eux des particules d'eau avec des gaz résultant de la décomposition du liquide, et que, dans les expériences de Morin, ils font passer à travers les membranes des fluides qui ne peuvent point spontanément les traverser. Au reste, les phénomènes de l'osmose seraient dus en partie à l'électricité, d'après M. Becquerel. Mais jusqu'ici on n'a point tenté d'appliquer l'électricité à l'absorption des agents médicamenteux.

Diverses substances appliquées sur les tissus ou associées aux matières à absorber influencent l'absorption. Tous les sels qui resserrent les tissus, tous ceux qui en coagulent les éléments et les produits de sécrétion la ralentissent : les sels de fer, le tanin, l'acide chromique, les divers astringents : ils en modifient les conditions, resserrent les vaisseaux, les orifices des glandes, tous les passages accessibles aux matières étrangères. Les substances fluidifiantes la rendent au contraire plus prompte et plus facile. Ce sont là des notions connues qu'il est inutile d'étayer sur des expériences faites avec l'endosmomètre ou avec de simples portions de membranes prises sur le cadavre.

L'activité de l'absorption, indépendamment des influences qui peuvent l'accélérer ou la ralentir, offre des variations notables qui paraissent dépendre de conditions purement anatomiques.

Elle est portée au plus haut degré dans les voies aériennes, puis dans l'intestin grêle, le tissu cellulaire, les membranes séreuses. Elle est à peine sensible dans le tissu des cartilages, des tendons, des ligaments ; elle l'est même très peu dans le tissu des nerfs et dans la substance assez vasculaire des centres nerveux, car il a été démontré que l'opium, la strychnine, l'upas, l'acide cyanhydrique, déposés sur de gros cordons nerveux et sur la substance cérébrale, y restaient sans effet, ou ne déterminaient de faibles symptômes d'empoisonnement qu'après de longues périodes.

L'activité de l'absorption est telle sur certaines membranes muqueuses, que plusieurs litres d'eau disparaissent des bronches d'un cheval en moins d'une heure. Quoique un peu moins prononcée dans l'intestin, elle enlève, dans une période de vingt-quatre heures, chez le cheval, plus de 60 litres de liquides, provenant soit des boissons, soit des sucs digestifs. Dans tous les cas, elle n'entraîne pas la disparition complète des poisons pendant le temps qui s'écoule entre leur ingestion et le moment où ils tuent. Aussi quand un chien meurt vingt à vingt-cinq minutes après qu'on a injecté dans son estomac 6 à 7 grammes d'extrait de noix vomique délayée, le viscère garde encore de quoi empoisonner un autre chien de même taille. L'acide cyanhydrique, qui, injecté dans une anse d'intestin grêle, tue en quatre à cinq minutes, se retrouve encore après la mort en quantité appréciable dans cette anse. La noix vomique, introduite dans l'une des plèvres du cheval à la dose de 32 grammes et sous forme de dissolution aqueuse, se retrouve encore après la mort en proportion très notable dans ce sac séreux, et s'y fait reconnaître à son extrême amertume et à sa couleur.

Il est une foule de conditions pathologiques qui peuvent influencer, très diversement, l'activité de l'absorption. On en connaît un certain nombre.

Sur les sujets malades qui ne mangent pas, l'absorption est active partout, à l'exception de l'absorption gastro-intestinale, laquelle est manifestement affaiblie tant par suite du resserrement, de l'inertie de l'intestin, que de l'épaisseur et de la densité de la couche de mucus étalée sur la membrane absorbante. S'il y a de la fièvre, elle peut activer l'absorption, et, notamment, celle de l'eau, en raison de l'épaississement du sang. Elle doit l'accélérer à la peau pendant la période de réaction et l'affaiblir à celle du frisson. S'il y a adynamie, affaissement extrême, comme dans les maladies où le système nerveux est gravement atteint, elle peut languir par le fait du ralentissement de la circulation, ou paraître ralentie faute de la réaction nerveuse capable de révéler les effets de l'introduction des médicaments dans le système sanguin. Enfin, dans le cas d'altération du sang, elle peut être également entravée et rendre inefficaces les médications les plus rationnelles et les plus énergiques. On sait que, par exemple, dans le choléra elle est à peu près nulle aux voies digestives.

V. — INFLUENCE DU SYSTÈME NERVEUX SUR L'ABSORPTION.

Jusqu'ici les physiologistes ont été partagés sur la question de savoir si l'absorption est, dans certaines limites, subordonnée à l'influence du système nerveux. Les uns ont prétendu que les nerfs n'ont pas d'action sensible sur cette fonction, les autres ont avancé qu'elle ne peut s'opérer en dehors de l'intervention nerveuse. Ces deux opinions contradictoires sont également fausses : elles ne reposent que sur des expériences mal exécutées et mal interprétées.

Il est clair que l'imbibition, la capillarité, l'osmose, la diffusion, qui sont des phénomènes purement physiques, ne dépendent pas de l'influence nerveuse, puisqu'ils s'accomplissent sur le cadavre comme dans les osmomètres inertes, fermés par des cloisons inorganiques ou par des membranes mortes ; mais les conditions de ces phénomènes : la perméabilité plus ou moins grande des membranes, l'état de leurs revêtements épithéliques, l'abondance de leur mucus, l'activité des courants sanguins ou lymphatiques qui les parcourent dépendent incontestablement d'actions vitales réglées par le système nerveux. Tout ce que nous verrons plus tard nous prouvera que le système nerveux, étranger aux actes physiques de l'absorption, tient néanmoins cette fonction sous sa dépendance, en réglant les diverses conditions de son activité.

Voyons les faits.

Christison et Coindet ont remarqué les premiers que l'acide oxalique injecté dans l'estomac agit moins vite après la section des nerfs vagues, que dans le cas où les nerfs sont intacts. Dupuy a constaté que la noix vomique, injectée dans l'estomac du cheval, après la section des nerfs vagues, ne produit plus d'empoisonnement. Les premiers ont conclu de faits observés sur le chien, qu'à défaut d'influence nerveuse, l'absorption gastrique est ralentie ; et le second, que, dans les mêmes circonstances, elle ne s'effectue pas chez les solipèdes. Or, ces deux conclusions, en apparence fort logiques, ne sont nullement fondées. Voici ce qui se passe réellement sur le chien et sur le cheval.

Après l'injection d'un poison dans l'estomac du chien ou d'un autre carnivore, si la section des pneumo-gastriques a été faite préalablement, l'absorption s'effectue encore, mais elle peut être ralentie parce que le viscère paralysé, au lieu de chasser une partie de l'agent toxique dans l'intestin, le garde tout entier : l'absorption demeure donc alors limitée à l'estomac au lieu de s'étendre en même temps à l'intestin, comme cela a lieu dans les circonstances ordinaires.

Mais, à la suite de l'ingestion du poison dans l'estomac du cheval dont les nerfs vagues sont coupés, les choses se passent tout autrement. Comme, d'une part, ce viscère paralysé ne pousse rien dans l'intestin, et que, d'autre part, sa muqueuse ne peut absorber d'une manière sensible, il garde intacte la totalité de la substance délétère et aucun symptôme d'empoisonnement ne se manifeste.

En effet, comme on le verra plus complètement au chapitre de l'absorption gastrique, les substances toxiques ingérées dans l'estomac du chien, et retenues dans sa cavité par la ligature du pylore, tuent très rapidement, que les nerfs soient coupés ou qu'ils restent intacts, tandis que les mêmes substances restent sans effet dans l'estomac du cheval dont le pylore est également lié, que les nerfs soient intacts ou qu'ils aient été préalablement réséqués. Si ces substances tuent le cheval dans les circonstances ordinaires, c'est que l'estomac, après les avoir reçues, les pousse par ses contractions dans l'intestin, où leur absorption s'effectue. Si, au contraire, elles ne tuent pas après la section des vagues, c'est que le viscère paralysé, ne pouvant les chasser dans l'intestin, les conserve dans sa cavité, où l'absorption n'a pas lieu normalement d'une manière sensible.

Il est donc évident, d'après ce qui se passe chez les carnivores, que les nerfs vagues n'exercent pas d'influence marquée sur l'absorption gastrique, mais il ne faut point inférer de ce fait que les nerfs soient sans action sur les phénomènes de l'absorption dans tous les autres cas. Après la section des vagues, les nerfs ganglionnaires nombreux qui arrivent à l'estomac, en serpentant autour des artères gastriques, peuvent suffire à exercer l'influence dont nous parlons. Il faudrait comper ces derniers avec les autres pour arriver à un résultat concluant ; or la chose n'est possible que pour un moment, en divisant transversalement les artères et en rétablissant la continuité entre les deux extrémités de chacune d'elles par un tube de verre ou un tube métallique dans lequel le sang continuerait à circuler.

Les autres expériences tentées pour mettre en évidence le rôle du système nerveux dans l'absorption ne sont pas plus concluantes que celles de Dupuy ; il est facile de s'en convaincre, même par un examen très superficiel.

Brodie ayant versé sur une patte antérieure d'un lapin un poison violent, après la section de tous les nerfs de cette extrémité, vit néanmoins l'empoisonnement se produire. Collard de Martigny, après la section des nerfs et de toutes les parties molles d'un membre dont les artères et les veines étaient intactes, obtint le même résultat. Enfin Panizza, après la section de tous les nerfs de la langue et des lèvres, a constaté que l'acide cyanhydrique, appliqué sur ces parties, tue comme dans les circonstances ordinaires. Mais dans toutes ces expériences les nerfs des parois artérielles n'étaient point détruits. Quant à l'expérience tant vantée de l'émulsine et de l'amygdaline, elle ne prouve rien en ce qui concerne l'absorption.

Quelque incomplètes que soient les tentatives faites pour apprécier l'influence nerveuse sur l'absorption, elles prouvent cependant que les nerfs cérébro-spinaux ne sont pas nécessaires à l'accomplissement de cette fonction ; mais elles ne jettent aucun jour sur la part d'action qui peut revenir aux nerfs ganglionnaires.

Dans le but de supprimer à la fois l'influence possible des nerfs cérébro-spinaux et des ganglionnaires sur l'absorption, j'ai fait les trois expériences suivantes :

Sur un premier lapin j'ai sectionné les nerfs du plexus lombo-sacré à leurs racines dans le canal rachidien et les deux splanchniques dans la cavité abdomi-

nale, puis j'ai injecté dans le tissu cellulaire de l'une des pattes postérieures une
solution de sulfate de strychnine. Les effets du poison se sont manifestés dans les
délais ordinaires, c'est-à-dire les convulsions au bout de 8 à 10 minutes, et la
mort en moins d'une demi-heure.

Sur un second la moelle a été coupée, ainsi que les deux splanchniques au
milieu de la région lombaire. Le curare introduit sous la peau d'un des membres
postérieurs a tué au bout d'une heure.

Enfin sur un troisième, après avoir isolé par des ligatures très serrées une
anse d'intestin grêle, j'ai coupé tous les nerfs apparents dans son mésentère, puis
serré fortement pour quelques minutes l'artère et la veine de cette anse dans une
ligature, afin de supprimer momentanément le rôle de conduction de ces nerfs,
après quoi la noix vomique a été injectée dans l'anse. L'intoxication a eu lieu
comme dans les conditions normales.

Pour peu qu'on réfléchisse à la nature intime des actes de l'absorption, on
voit que l'intervention du système nerveux à leur égard doit être infiniment restreinte. Cette intervention n'est nécessaire ni à la pénétration des substances étrangères à travers les tissus, ni à leur entraînement par les courants vasculaires, la
première action étant toute physique, et la seconde résultant du fait même de la
circulation. Seulement les nerfs, en activant ou en ralentissant la circulation, et
de plus en réglant la vitalité des parties organiques, influencent indubitablement
l'absorption et lui imprimant des modifications que les expériences ne peuvent
mettre en relief, mais qui se traduisent par mille résultats divers dans les actes
régulateurs de la résorption, soit des fluides exhalés, soit des éléments constitutifs
des organes.

CHAPITRE XXIX

DE L'ABSORPTION VEINEUSE

L'introduction des matières étrangères dans les tissus vivants est l'acte initial
de l'absorption. A ce premier acte s'ajoute une impulsion. Les molécules admises
dans les tissus doivent être déplacées, enlevées, pour faire place à des molécules
nouvelles. Les forces qui président à leur introduction déterminent un déplacement lent ; mais c'est par suite de l'entrée des molécules dans les vaisseaux, et
par conséquent, de leur admission dans les courants sanguins et lymphatiques,
qu'elles reçoivent la grande et définitive impulsion qui les dissémine dans toute
l'économie.

Sans doute, l'impulsion que les matières saisies reçoivent des forces moléculaires, d'où résultent l'osmose, la diffusion, pourrait, à la rigueur, déterminer
l'enlèvement, l'exportation et la dispersion de la matière. Elle y suffit dans les
espèces inférieures, toutes de petite taille, aussi bien que dans les végétaux cellulaires, où les produits absorbés passent d'utricule en utricule, de lacune en lacune ; mais elle devient insuffisante dans les organismes plus élevés, et surtout
dans les types supérieurs, où tous les transports de liquides se font à grande
vitesse.

Les vaisseaux chargés de l'exportation des produits absorbés ne peuvent donc être considérés comme les agents immédiats de l'absorption : ils en sont seulement les auxiliaires, les organes complémentaires. L'absorption est effectuée par les éléments anatomiques avant que les vaisseaux interviennent ; mais, dès qu'ils y participent, c'est à des titres divers. En effet, les vaisseaux agissent : 1° au même titre que les tissus dont ils sont formés, et par les éléments anatomiques de ces tissus ; 2° par l'attraction de leur contenu, doué d'un certain pouvoir osmogène ; et, sous ce rapport, ils font l'office de petits osmomètres dispersés en nombre infini dans la substance des membranes et dans l'épaisseur des organes, osmomètres membraneux et perméables dans une grande partie de leur étendue comme à leurs extrémités radiculaires ; 3° enfin, ils agissent en enlevant rapidement les molécules saisies, et, par conséquent, en maintenant constante la différence initiale entre le liquide intravasculaire et le liquide extérieur, différence qui facilite une diffusion toujours active du second dans le premier. Les vaisseaux sont ainsi des organes d'absorption, de réception et de transport des matières destinées à entrer momentanément dans le torrent circulatoire.

D'après ce qui a été dit plus haut du mécanisme de la pénétration des matières étrangères dans les tissus, il est clair que tous les vaisseaux à parois minces doivent, quels qu'ils soient, jouir de l'aptitude à absorber, et l'expérimentation directe va bientôt en donner la preuve. Mais c'est surtout à leur origine et à cause même de la perméabilité extrême que leurs minces parois y présentent, que les vaisseaux remplissent ce rôle. A ce point de vue, les veines et les lymphatiques se ressemblent. Toutefois, l'activité de l'absorption ne saurait être égale dans les deux ordres de vaisseaux. En admettant, des deux côtés, une égale perméabilité de parois, on peut, *a priori*, supposer que chaque ordre de vaisseaux absorbe en raison directe de l'étendue de sa surface radiculaire, de la masse du contenu et de la rapidité des courants. Pour toutes ces raisons, la prééminence semble appartenir aux vaisseaux sanguins, ainsi que l'expérimentation va le prouver.

Il est clair que chez les animaux invertébrés dépourvus de lymphatiques, et chez les animaux supérieurs, dans les parties où les vaisseaux blancs font défaut, l'absorption est dévolue tout entière aux vaisseaux sanguins. L'absorption veineuse est donc une action plus générale que l'absorption lymphatique.

En qualifiant d'absorption veineuse celle qui est effectuée par les vaisseaux sanguins, les physiologistes emploient une formule qui n'est pas suffisamment rigoureuse. Toutes les parties du système sanguin peuvent admettre, proportionnellement à leur perméabilité, les diverses substances absorbables, quelle que soit la direction des courants sanguins. Dès que les artères sont suffisamment divisées pour présenter de minces parois, elles absorbent, et le produit de leur absorption est poussé avec le sang vers les capillaires, puis vers les veines. Les capillaires, qui représentent un système d'une immense étendue de surface, absorbent mieux encore : ils peuvent être considérés comme la partie essentiellement absorbante du système vasculaire sanguin ; aussi les petites veines ou les radicules veineuses continuent cette fonction jusqu'au moment où l'épaississement de leurs parois en annule la perméabilité.

Tant que les anciens ne connurent pas les vaisseaux blancs, ils attribuèrent nécessairement l'absorption aux veines ; et, à cet égard, il ne pouvait alors s'élever aucune contestation ; mais les physiologistes commencèrent à disputer sur la réalité de l'absorption veineuse lorsqu'ils eurent établi l'office des vaisseaux blancs ; ils finirent par la nier à peu près jusqu'au moment où Magendie et Delille la prouvèrent par des expériences décisives. Ce sont les suivantes :

1° Ces deux expérimentateurs, après avoir lié le canal thoracique à un chien, lui ont fait avaler une certaine quantité de noix vomique. L'empoisonnement a eu lieu dans les délais ordinaires, donc le poison a été pris par les veines et porté par elles seules dans le torrent de la circulation. Déjà Fontana avait vu le venin de la vipère causer la mort, bien que le canal thoracique eût été lié sur les animaux mordus ; et E. Home avait constaté que, dans le cas où le canal thoracique est lié, la rhubarbe introduite dans les voies digestives s'élimine très bien par les urines. L'objection faite à cette expérience : que le système lymphatique a pu verser le poison dans les veines par quelque communication avec la sous-clavière autre que celle de l'insertion du canal thoracique, est sans valeur, puisque les communications supposées n'existent pas.

2° Ils ont mis à découvert une anse intestinale qu'ils ont liée à ses deux extrémités et appliqué des ligatures sur tous les lymphatiques, puis les ont coupés en travers. Enfin, après avoir également lié et coupé les vaisseaux sanguins, à l'exception d'une artère et d'une veine, ils ont injecté dans cette anse de la noix vomique délayée. Au bout de six minutes, les effets de l'agent toxique se sont manifestés avec leur intensité ordinaire. Évidemment, dans cette circonstance, l'absorption a eu lieu par les veines et par les veines seules, car tous les lymphatiques étaient liés et coupés ; il ne pouvait en subsister aucun, puisque la tunique celluleuse des deux vaisseaux sanguins laissés intacts avait été enlevée.

3° Les mêmes expérimentateurs ont séparé du tronc le membre postérieur d'un chien, au niveau de la cuisse, en laissant intactes l'artère et la veine crurales, dont la tunique celluleuse était enlevée, afin de détruire les lymphatiques qui pouvaient ramper autour de ces vaisseaux. Deux grains d'un poison très subtil, l'upas tieuté, furent enfoncés dans la patte. L'empoisonnement fut aussi prompt que si la cuisse n'eût point été séparée du tronc. Pour mieux s'assurer qu'il ne restait plus de lymphatiques autour des vaisseaux conservés, l'artère et la veine furent coupées en travers et leurs extrémités réunies par des tuyaux de plume. L'intoxication eut lieu comme dans les circonstances ordinaires. Si l'on comprimait la veine lorsque les premiers effets de l'upas commençaient à se montrer, ils cessaient bientôt, puis ils réapparaissaient dès que les vaisseaux devenaient libres.

De ces trois expériences, la dernière est passible d'une objection grave, à savoir : que le poison inséré dans une plaie peut être porté dans les veines blessées par les solutions de continuité nécessairement nombreuses, et non pas absorbé à la manière ordinaire. Les deux premières sont démonstratives à la condition d'être exécutées avec intelligence. Je les ai faites sur le cheval, où elles ne présentent pas de difficultés sérieuses.

Après avoir lié le canal thoracique à un cheval et compris une anse intestinale entre deux ligatures très serrées, éloignées l'une de l'autre d'environ 1 mètre et demi, j'ai lié en masse les lymphatiques de cette anse et injecté dans son intérieur une dissolution de 25 grammes de cyanure de fer et de potassium. Au bout de six minutes, le sérum du sang des veines de l'anse interceptée prenait une teinte bleuâtre par son contact avec le persulfate de fer. Évidemment, dans cette circonstance, le cyanure indiqué par le réactif avait été absorbé par les veines, car si quelques atomes de ce sel avaient été saisis par les chylifères restés libres autour des vaisseaux sanguins, ils n'auraient pu parvenir dans le système sanguin, puisque le canal qui devait les y verser était intercepté.

J'ai lié une anse intestinale à ses deux extrémités, et coupé en travers les lymphatiques de cette anse, dans laquelle j'ai injecté ensuite 40 grammes d'extrait alcoolique de noix vomique délayée. Le sang de la veine demeurée libre a été recueilli au moyen d'un ajutage prolongé par un tube de caoutchouc qui versait ce sang à l'extérieur; il avait l'amertume caractéristique de la noix vomique, et les grenouilles qui y furent baignées pendant une demi-heure moururent empoisonnées avec tous les symptômes que détermine la strychnine.

Ces diverses expériences établissent clairement que l'absorption s'opère, et très vite, par les veines. Il en est d'autres moins concluantes, qui conduisent à la même démonstration.

Mayer ayant injecté du prussiate de potasse dans la trachée, retrouva ce sel dans le sang au bout de deux à cinq minutes. Le prussiate apparut dans le sang avant d'être reconnaissable dans le chyle; sa présence fut constatée dans le cœur gauche avant de l'être dans le cœur droit. Panizza trouva également le sel dans le sang avant de le voir dans le chyle du canal thoracique et dans les lymphatiques du poumon. La promptitude avec laquelle la substance saline a passé dans les voies de la circulation fait supposer que celle-ci y est arrivée par les veines. La question de temps est ici extrêmement importante; car, d'après Mayer, on retrouverait, huit minutes après l'injection, le cyanure dans l'urine, dans la sérosité du péritoine, des plèvres, dans la synovie des articulations, etc.

Ségalas sépare par deux sections une anse intestinale du reste de l'organe; il lie les artères et les veines, en laissant libres les vaisseaux lymphatiques, puis il injecte dans cette anse une dissolution d'extrait alcoolique de noix vomique. La substance vénéneuse y demeure pendant une heure sans déterminer d'empoisonnement; résultat qui n'a rien d'étonnant, puisque l'anse dont les vaisseaux sanguins sont liés est frappée d'inertie et de mort. Dans une autre expérience, il laisse à l'anse une artère libre, et fait couler à l'extérieur le sang de la veine qui peut charrier le produit de l'absorption. Le poison reste également sans effet. On conclut de ce fait que non seulement les veines absorbent, puisque leur ligature empêche l'empoisonnement, mais encore qu'elles absorbent seules, puisque les lymphatiques restés libres n'ont pu se charger de la quantité de noix vomique suffisante pour tuer l'animal. Cette déduction n'est pas, comme on a pu le voir déjà, très rigoureuse; car, d'une part, les vaisseaux sanguins du mesentère sont tellement rapprochés chez le chien, qu'en les liant on lie en même temps les lymphatiques les plus considérables; d'autre part, il peut arriver qu'une petite quantité de poison soit absorbée par les vaisseaux demeurés libres, tout en restant insuffisante pour tuer en une heure. En attendant plus longtemps et en opérant sur le cheval, par exemple, où il y a une très grande quantité de lymphatiques dans un seul espace intervasculaire, on arrive à observer des phénomènes d'intoxication qui mettent en évidence l'absorption des lymphatiques. D'ailleurs, en expérimentant ainsi, même sur le chien, avec un poison plus actif que la noix vomique, comme l'acide cyanhydrique, par exemple, on tue les animaux. Du moins c'est ce que j'ai eu l'occasion de noter.

On a constaté ce passage des substances salines dans les veines par un grand nombre d'expériences dues à Tiedemann et Gmelin, Magendie, Panizza et d'autres. Mais comme dans ces expériences on n'a pas toujours tenu compte du temps qui s'est écoulé entre le moment où le sel a été mis en contact avec la surface absorbante et celui où il a été retrouvé, on est en droit d'objecter que, dans ces divers cas, la substance pouvait être absorbée par les lymphatiques, qui l'auraient ensuite versée dans le sang. Le résultat est ici entouré de trop de causes de complications pour qu'on puisse considérer ces dernières expériences comme rigoureuses.

L'absorption de certaines matières colorantes dont on n'a pas reconnu la présence dans les lymphatiques est généralement attribuée aux veines : ainsi, celle de l'indigo, qui, à la longue, bleuit le lait et l'urine ; celle de la garance, qui rougit les os, l'ivoire dentaire et d'autres tissus. Mais de ce que ces substances ne sont point vues dans le chyle ou dans la lymphe, il ne faut pas conclure que les veines seules les ont absorbées. Il peut très bien se faire qu'elles soient prises aussi par les vaisseaux blancs, mais en proportions trop minimes pour y être facilement reconnaissables.

Les matières colorantes passent très vite dans les veines, sans qu'on puisse le plus souvent les reconnaître dans le chyle. Divers observateurs ont trouvé au sang l'odeur du musc, du camphre, de l'asa fœtida, de l'alcool, lorsque ces substances avaient été ingérées dans l'estomac et l'intestin. On s'assure de ce fait de la manière la plus évidente en injectant, dans une anse intestinale fermée, de l'acide cyanhydrique, après avoir adapté à une veine de cette anse un long tube de caoutchouc, qui sort de l'abdomen et conduit le sang à l'extérieur. Ce sang répand alors, et pendant longtemps, une très forte odeur d'amandes amères. Cette odeur est encore très sensible lorsque l'acide est disséminé dans toute la masse du sang, car elle est déjà très prononcée dans celui de la jugulaire deux à trois minutes après qu'on a injecté l'acide dans l'intestin du cheval. Il en est ainsi de l'éther, de quelques essences et autres liquides d'une extrême diffusibilité. Flandrin, qui a tant contribué à rendre aux veines le rôle qui leur appartient dans l'absorption, trouvait au sang de l'intestin grêle une odeur légèrement herbacée ; à celui du cæcum, un goût piquant, une odeur urineuse faible ; enfin au sang des veines du côlon, ces derniers caractères au plus haut degré. Il était parvenu à distinguer parfaitement ces diverses espèces de sang qu'on recueillait dans des vases séparés. En examinant attentivement le contenu des veines intestinales, on croit reconnaître que le sang de l'intestin grêle n'a ni la même odeur, ni la même saveur que celui du cæcum et du côlon, et l'on s'explique cette différence en se rappelant que les principes aromatiques, certaines substances sapides, sont absorbés par les veines, et que les sucs versés dans le tube digestif sont eux-mêmes résorbés en plus ou moins grande partie. Mais il faut noter aussi qu'aussitôt après la mort les gaz intestinaux et les liquides transsudent à travers les membranes, et viennent imprégner le sang accumulé dans les veines. Enfin ces gaz et ces liquides peuvent encore se mêler au sang au moment où on le recueille, s'il coule à la surface des viscères.

La présence du sucre dans le sang de la veine porte, observée par Tiedemann et Gmelin sur des animaux nourris de principes sucrés ou féculents, et par d'autres expérimentateurs, en différentes circonstances, est aussi une preuve de l'absorption veineuse.

Enfin, il est encore une foule d'arguments que les physiologistes invoquent pour démontrer la part que les veines prennent à l'absorption, arguments pour la plupart équivoques ou sans valeur réelle, que l'on peut citer pour mémoire.

Ainsi, la présence du chyle dans le sang, sous l'aspect de stries blanchâtres, que Swammerdam, Glisson, Tiedemann, Gmelin et d'autres ont cru reconnaître, n'est qu'une illusion. Il n'y a pas de stries blanches dans le sang de la veine porte, et les globules blancs qui s'y trouvent en certaine proportion, comme dans le sang des autres veines et des artères, ont leur origine dans le système lymphatique qui les verse dans le système sanguin par le canal thoracique. Plus tard, il y aura à rechercher si une partie de ces globules blancs peuvent naître dans les radicules de la veine porte ou se former dans la rate.

L'augmentation de la partie aqueuse du sang, constatée quelques heures après l'ingestion d'une grande quantité de boissons, n'est pas une preuve que l'eau est absorbée par les veines seules en dehors du concours des chylifères. Cette augmentation montre que l'hydratation du sang s'accroît, sans rien faire préjuger sur les voies de l'entrée ou de l'apport de l'eau.

La présence dans le foie d'une forte proportion des substances minérales ou des poisons administrés par les voies digestives n'implique nullement que ces matières aient été absorbées par les veines et portées par elles dans la glande. Les poisons se trouvent là en très grande quantité, comme ils se trouvent dans tous les organes très vasculaires ; et ils s'y accumulent en grande masse, parce que le foie, de même que les reins, se charge de leur élimination. Lorsque le cyanure de fer et de potassium, par exemple, est ingéré en très petite quantité dans l'intestin, il se retrouve bientôt dans la bile et le mucus des canaux excréteurs du foie, dans l'urine des reins et de la vessie.

L'exiguïté, l'étroitesse du canal thoracique, que tant d'auteurs, depuis Haller, regardent comme un argument en faveur de l'absorption par les veines, ne prouve absolument rien. Le canal thoracique, si petit qu'il soit, peut, s'il est simple, donner passage chez le bœuf, en une période de vingt-quatre heures, à une centaine de litres de liquide, c'est-à-dire à une masse de chyle et de lymphe qui représente quatre à cinq fois celle du sang. L'illustre physiologiste du dernier siècle se fût moins inquiété de rechercher une autre voie pour le passage des boissons, s'il eût connu l'énorme quantité de liquide qui traverse en un jour la veine blanche du thorax.

La prétendue incoagulabilité du sang de la veine porte, l'excédent du diamètre des veines comparées aux artères, l'absence des lymphatiques chez les invertébrés, l'induration si fréquente des ganglions mésentériques, sont des arguments qui ne prouvent rien en faveur de l'absorption exercée exclusivement par les veines.

Ainsi, les veines absorbent, il n'y a pas à en douter. Les expériences rendent sensible, palpable leur action, en mesurent l'énergie et la rapidité. Il suffit de se rappeler la richesse des réseaux sanguins que les injections montrent si grande, pour se faire une idée de l'immensité des surfaces vasculaires qui concourent à rendre cette absorption active; il suffit de considérer la situation superficielle des lacis dans les muqueuses sans épithélium ou à épithélium très mince comme aux petites bronches, aux vésicules pulmonaires, à la conjonctive, pour pressentir la facilité avec laquelle les liquides doivent y arriver. En raison de la rapidité de la circulation sanguine, elles enlèvent promptement et apportent au cœur, en quelques secondes, les matériaux qu'elles saisissent. Ce sont elles surtout qui portent dans la masse du sang ces poisons qui tuent presque aussitôt après leur application aux surfaces perméables. On suspend, en les liant, les phénomènes de l'empoisonnement. Elles absorbent partout, dans l'intestin comme dans le reste du corps, bien qu'aux voies digestives un système chylifère très développé jouisse d'une activité que ne possèdent pas au même degré les autres vaisseaux lymphatiques.

Les veines prennent part aux absorptions intestinales et nutritives comme les lymphatiques, quoique dans des limites moins bien déterminées. Elles paraissent servir seules à la résorption des produits épanchés dans la substance cérébrale et dans l'œil; elles concourent à la résorption du cal, à celle des tumeurs osseuses, des tumeurs molles dans lesquelles on voit peu de vaisseaux lymphatiques. Mais on conçoit que, dans ces circonstances, il est impossible de donner la preuve directe et indéniable de la participation des veines au travail de la résorption, puisque les matières résorbées ne se distinguent pas des éléments constitutifs du sang.

CHAPITRE XXX

DE L'ABSORPTION PAR LES LYMPHATIQUES.

L'absorption lymphatique, au point de vue de la physiologie comparée, est un phénomène moins général que l'absorption veineuse, puisque, d'une part, les vaisseaux de ce nom manquent dans les trois embranchements d'invertébrés, et que, d'autre part, chez les vertébrés, divers tissus, divers organes même en paraissent dépourvus.

Mais, une fois que les vaisseaux blancs apparaissent, ils ne sont pas, comme les veines, chargés à titre accessoire de l'absorption : leur rôle devient spécialement et exclusivement un rôle d'absorption. Annexe et affluent du système veineux, l'ensemble des vaisseaux blancs est construit tout exprès pour exécuter une fonction à laquelle le premier ne peut suffire.

Les lymphatiques ont, comme les chylifères, un rôle complexe : ils absorbent d'abord la lymphe ou les matériaux à l'aide desquels ils constituent la lymphe, et, en même temps, ils prennent dans les tissus ou aux surfaces les substances étrangères éventuellement offertes à leur action. Comme les chylifères, ils apportent au sang des éléments réparateurs, sous la forme d'un liquide de transition qui doit être sanguifié par le fait de l'oxydation respiratoire.

Examinons donc en premier lieu l'absorption de la lymphe, puis nous rechercherons celle des autres matières qui peuvent être offertes à l'action des lymphatiques.

I. — ABSORPTION DE LA LYMPHE.

Les vaisseaux lymphatiques, découverts d'abord dans le foie par Veslingius, plus tard par Rudbeck et enfin par Bartholin dans les diverses parties de l'organisme, forment un vaste système propre à tous les vertébrés (mammifères, oiseaux, reptiles et poissons), constitué par des réseaux fins ou des radicules d'origine, des collecteurs, des ganglions, et enfin par un ou deux troncs pour le déversement des liquides dans les veines.

De ces diverses parties, les réseaux d'origine doivent seuls nous occuper ici, puisqu'ils sont les parties absorbantes du système, les autres demeurant affectées au transport et à l'élaboration des produits absorbés.

Les réseaux qui paraissent la forme initiale la plus commune des lymphatiques, considérés au point de vue fonctionnel, simulent un immense épervier déployé dans l'eau et s'imprégnant partout du liquide où il est baigné. Ils sont formés par de larges canaux anastomosés entre eux, de manière à circonscrire des mailles irrégulières, occupées par les vaisseaux sanguins et par les éléments des tissus. Presque partout ils paraissent avoir des parois distinctes, sauf peut-être chez les reptiles où ils semblent constituer des cavités lacunaires, au milieu du tissu conjonctif. Mais ces parois, qu'elles soient simplement épithéliales ou conjonctives, ont deux caractères importants. Elles sont closes de toutes parts et jouissent, en raison de leur minceur, d'une très grande perméabilité.

En ce qui concerne le premier point, il y a bien quelques doutes, car divers anatomistes habiles, Brücke entre autres, prétendent qu'à l'origine les parois propres manquent à ces vaisseaux qui, par conséquent, ne seraient à leur point de départ que de simples trajets : mais l'hypothèse de Brücke, par cela seul qu'elle implique l'entrée possible dans les vaisseaux blancs de toutes les matières extravasées et des substances simplement divisées, est peu admissible. L'occlusion oblige toutes les matières à entrer, d'après les lois physiques de l'osmose et de la diffusion.

Quant au second, il n'y en a aucun : la perméabilité des réseaux doit être très grande, que leur paroi soit amorphe, transparente, semée de noyaux, comme le dit Kölliker, ou qu'elle résulte, ainsi que le soutient M. Robin [1], de la juxtaposition de cellules épithéliales déformées par leur pression réciproque. Dans les deux cas, la paroi a une minceur extrême qu'on évalue à un millième de millimètre, soit le quart ou le sixième du diamètre d'un globule blanc. Elles restent encore très minces dans les vaisseaux qui naissent de parties réticulées, vaisseaux où le tissu conjonctif, les fibres élastiques et musculaires s'ajoutent à la paroi primitive.

1. Ch. Robin, *Dictionnaire encyclop. des sciences médicales*, art. LYMPHATIQUE, Paris, 1870, 2ᵉ série, t. III, p. 387.

Enfin une troisième condition anatomique donne aux réseaux une grande aptitude à l'absorption. Ils sont extrêmement rapprochés des surfaces où les matières à absorber leur sont offertes. D'après M. Robin, les plus nombreux, dans les muqueuses, se trouveraient à deux centièmes de millimètre de l'épithélium, et, suivant Bélajeff, ceux de la muqueuse uréthrale, dont le pouvoir absorbant est remarquable, arriveraient à peu près au contact des cellules épithéliales.

D'où vient la lymphe, et comment entre-t-elle dans les vaisseaux lymphatiques ?

Il y a à peine un siècle, les physiologistes pensaient que les artères se terminaient dans les tissus par deux espèces de branches : les unes assez larges pour admettre les globules rouges, formaient les capillaires sanguins et se continuaient avec les veines ; les autres plus étroites, ne laissant passer que le sérum, constituaient les vaisseaux séreux ou les origines du système lymphatique. Dans cette hypothèse, la lymphe était simplement le sérum du sang, et elle passait directement, par le fait de l'impulsion circulatoire, dans le système lymphatique. Il n'en est rien. La lymphe ou ses matériaux sortent bien en partie des vaisseaux sanguins, mais ces matériaux en sortent à travers les parois vasculaires, et c'est par absorption qu'ils rentrent dans les lymphatiques.

Des deux parties du sang, celle qui est représentée par les éléments figurés ou par les globules demeure constamment intravasculaire ; l'autre s'échappe en partie par diffusion, à travers les parois vasculaires, dans la trame des tissus, comme on le voit lors du développement de l'œdème ou de l'anasarque ; cette partie plasmatique s'échappe d'autant plus abondamment que la quantité de sang est plus grande, sa tension plus forte et sa fluidité plus prononcée. Aussi, dans les expériences de Herbst, la quantité de lymphe s'accroissait en raison de l'augmentation de la masse liquide résultant de la transfusion du sang ou de l'injection de l'eau dans les veines. Le même effet s'est produit dans les miennes par suite de l'injection de grandes masses d'eau dans la trachée. Il se manifeste localement dans les organes sécréteurs qui appellent une grande quantité de sang, dans l'utérus pendant la gestation, autour des œdèmes, dans l'infiltration des membres, dans les engorgements farcineux de ces parties, dans celui du testicule, etc. Partout la quantité de lymphe est proportionnelle à la masse plasmatique extravasée.

L'augmentation de la lymphe a lieu alors dans des proportions qu'on ne saurait calculer sans données expérimentales, mais elle est grande si on en juge par la turgescence des ganglions où arrivent les vaisseaux lymphatiques des régions malades et par la distension de ces vaisseaux. Elle est si abondante lors de l'infiltration d'un membre postérieur, qu'on la voit couler en jet par la piqûre faite à leurs parois vers le milieu de la hauteur de la jambe.

Les matériaux plasmatiques qui s'échappent par transsudation des vaisseaux sont destinés, en rentrant par osmose dans les vaisseaux blancs, à constituer la lymphe. Les deux actes de sortie et d'entrée sont corrélatifs, et ils peuvent être simulés sur le cadavre par l'injection hydrotomique du système sanguin qu'on voit suivie d'une extrême réplétion des lymphatiques. Sur un organe isolé, cette injection d'eau par les artères, après avoir rempli les lymphatiques, fait couler la lymphe par les extrémités ouvertes des vaisseaux, absolument comme s'ils portaient des fistules.

Si, dans les conditions physiologiques, il ne sort des vaisseaux sanguins que des éléments plasmatiques non figurés, on ne voit entrer dans les lymphatiques que des éléments dissous, de même que, sur le cadavre, les injections colorées poussées dans les vaisseaux sanguins reviennent décolorées par les lymphatiques. Mais si, par le fait d'une pression capable de dilacérer les vaisseaux sanguins, les globules rouges en sortent, ils rentrent aussi en certaine proportion dans les vaisseaux blancs. Kölliker les a vus passer dans les lymphatiques de la queue des têtards de grenouille, lorsque la circulation s'embarrassait, et Herbst a produit cet effet à un certain degré, en augmentant la pression sanguine par la transfusion. La congestion intestinale, l'hémorrhagie, le froissement de la rate produisent le même effet partiel.

Le plasma sanguin ne sortant pas de ses vaisseaux avec les proportions de ses divers éléments, la lymphe ne doit pas lui être chimiquement identique. Ce qui s'échappe des capillaires est moins chargé d'albumine que ce qui y reste, aussi la lymphe est-elle moins coagulable que le plasma.

A ce plasma s'ajoutent des matériaux pris dans les tissus, dans les organes sécréteurs, dans les produits de sécrétion, ou des matières étrangères recueillies sur la peau, sur certaines muqueuses, etc.

Tout cela est modifié en entrant dans les réseaux. Des globules s'y forment comme dans le chyle que la villosité pompe. La plasmine acquiert la propriété de se dédoubler en donnant de la fibrine, etc.

Dès que les matériaux plasmatiques sont entrés par osmose dans les réseaux lymphatiques, la lymphe est constituée à leurs dépens, elle a, à compter de ce moment, sa fibrine qui la rend coagulable, son albumine, ses graisses saponifiées et enfin ses globules blancs de trois espèces qui seront décrits plus loin ; car si on la recueille, comme je l'ai fait sur le cheval, au-dessous des ganglions inguinaux, elle est déjà coagulable et chargée de globules.

De ce que la lymphe a des sources multiples, savoir : le plasma extravasé, les produits de sécrétion, les produits de désassimilation, les matières du dehors, il s'ensuit qu'elle ne doit pas offrir partout exactement la même composition. Celle de la séreuse ne doit pas être en tout semblable à celle de la muqueuse, celle du muscle à celle du foie, etc. ; c'est un produit dont les variations sont subordonnées aux variations de ses facteurs. Mais elles sont si peu considérables qu'elles ne frappent pas, et l'homogénéité apparente se maintient en raison de l'uniformité du plasma qui est le facteur essentiel.

Les ganglions que la lymphe doit, suivant la remarque de Mascagni, traverser au moins une fois avant d'arriver au canal, sont des organes à rôle très complexe, qui reçoivent la totalité de la lymphe, la filtrent, en ralentissent le cours, et lui permettent, par de nouveaux échanges entre ses éléments et ceux du sang, de se modifier à la fois dans sa constitution physique et ses propriétés chimiques.

D'abord les afférents la répartissent dans toute l'étendue de la glande, soit qu'ils aillent la verser directement dans les efférents nés sur la limite des deux substances, soit qu'ils l'épanchent dans les alvéoles de la corticale servant de corps caverneux intermédiaire aux vaisseaux de l'importation et à ceux de l'exportation. Là elle peut se modifier en raison de trois conditions nouvelles : 1° par suite de sa dispersion au milieu d'une foule de canaux fins, véritables filières où ses éléments sont en rapport avec d'immenses surfaces ; 2° par le fait de son contact avec les éléments propres des alvéoles qui sont ou des noyaux épithéliaux fixes capables de modifier la lymphe, comme le font les éléments analogues dans les glandes, ou des globules dont la lymphe s'empare peu à peu en les entraînant dans ses courants ; 3° enfin elle peut s'élaborer en empruntant au sang, dont elle est si rapprochée, des éléments qu'elle ne possède pas encore, éléments qui doivent sortir des capillaires sanguins avec une grande facilité et rentrer non moins aisément dans les lymphatiques ; car, comme nous l'avons vu, ces deux ordres de vaisseaux se touchent, le lymphatique même engaine souvent le sanguin, et dans leurs points de contact leurs parois sont réduites à une extrême minceur.

On conçoit qu'il est fort difficile, sur un point si délicat, de présenter des formules à l'abri de toute contestation ; cependant il en est un certain nombre qui me paraissent actuellement incontestables.

En premier lieu, les ganglions ajoutent à la lymphe des principes fixes, un peu de fibrine, d'albumine et des sels, et ils lui enlèvent de son eau, car elle est plus chargée des premiers éléments en sortant de ces organes qu'elle ne l'était en y entrant.

En second lieu, ils lui donnent une certaine quantité de globules, car elle en contient un peu plus au delà de ces glandes qu'elle n'en avait en deçà. Les dissidences, à cet égard, ne peuvent porter que sur la question de savoir si les globules sont formés dans les vaisseaux de la lymphe, comme ils le sont sans aucun doute dans les réseaux d'origine, ou s'ils naissent dans les alvéoles, et en sont simplement détachés et entraînés par les courants lymphatiques, à moins cependant qu'on n'admette les deux modes en même temps, ce à quoi je suis, pour mon compte, très disposé.

Il est facile, dans les conditions physiologiques, de voir que la turgescence des ganglions est en rapport avec l'activité des lymphatiques, et que l'état du sang de la circulation générale se ressent de la surexcitation des ganglions. Toutes les fois, en effet, que les parties d'où viennent les lymphatiques, tributaires d'un groupe de ganglions, fonctionnent très activement et fournissent une grande somme de matériaux, le groupe ganglionnaire se tuméfie, et, s'il est considérable, la quantité de globules ajoutés au sang devient très sensible. Ainsi, cela arrive, dit-on, sur la femme, vers la fin de la gestation, pour les ganglions pelviens et lombaires. De cette excitation physiologique qui résulte d'un apport plus considérable de lymphe à une véritable irritation, il n'y a pas loin ; et des effets de la première à ceux de la seconde il n'y a que des degrés dans la quantité de globules blancs produits et entraînés par la lymphe. Aussi, quand l'irritation ganglionnaire est vive, elle donne lieu à la leucocytose, comme Virchow[1] l'a très bien établi.

Dans les maladies, et au moment où il y a simple tuméfaction des ganglions, comme dans les affections farcino-morveuses, la leucocytose se produit vite et persiste à un degré variable, mais elle dépend autant de l'hypergenèse globulaire

1. Virchow, *Pathol. cellulaire*, 1ᵉ édition. Paris, 1874.

dans les vaisseaux des testicules ou des membres engorgés, que de celle qui a son siège dans les ganglions. On conçoit que la formation globulaire prenne une activité proportionnelle à l'augmentation de volume des ganglions, augmentation qui s'élève au double, au triple du poids normal, et même plus, car j'ai vu les ganglions sous-glossiens, qui pèsent d'habitude 5 à 6 grammes, arriver à 120 sur le cheval morveux.

A cette addition de globules et de principes fixes paraissent se borner les acquisitions de la lymphe dans les ganglions. Rien n'indique que dans les conditions normales elle y reçoive de la matière colorante du sang, comme l'ont dit un grand nombre d'observateurs. Mais il est évident que si les ganglions ont subi quelques violences physiques, l'hématine et les globules rouges peuvent passer dans la lymphe.

La quantité de lymphe absorbée par l'ensemble du système peut être déterminée par la méthode des fistules appliquées, tout à la fois, au canal thoracique et au tronc lymphatique droit, dans les moments où l'absorption intestinale est à peu près suspendue faute de matériaux. Elle peut l'être encore en recueillant ces produits pendant la digestion, et en déduisant du chiffre total celui qui représente approximativement la masse du chyle d'après les bases posées plus loin. W. Krause l'a évalué à plus du tiers du poids de l'animal. Mais, d'après de nombreuses déterminations expérimentales qui me sont propres, je crois qu'il se trompe de plus de moitié, car la somme de lymphe que l'expérimentation indique représente au plus un septième du poids du corps.

Dans diverses régions on arriverait à quelques estimations partielles si on mesurait l'aire de tous les vaisseaux dont le produit peut être déterminé.

Voici pour quelques animaux, d'après mes recherches, le produit versé par un lymphatique du cou en une heure. Sur le mouton et le bœuf la fistule est établie à l'abouchement du vaisseau dans le tronc lymphatique droit :

1er cheval............................	22 grammes pour 24 h....		528
2e cheval............................	40	—	960
3e cheval............................	50	—	1200
4e cheval............................	16	—	384
5e cheval............................	40	—	960
6e cheval............................	55	—	1320
7e cheval............................	88	—	2112
Bœuf............................	60	—	1440
Mouton............................	12	—	288
Chien,............................	9	—	216

Les variations dans la quantité de lymphe absorbée sont énormes suivant les espèces, le tempérament des individus et les conditions physiologiques ou pathologiques. L'herbivore me paraît plus producteur de fluides blancs que le carnassier, le jeune sujet que l'adulte. Le lymphatique, qui justifie pleinement cette qualification, en a les vaisseaux pleins, les ganglions gonflés, et son sang retient le plasma et les globules lymphatiques en grande quantité. L'œdémateux, l'hydropique, le cheval à anasarque, le morveux, le farcineux, en ont aussi les vaisseaux très remplis et leur sang est plus ou moins leucémique.

L'absorption de la lymphe, considérée au point de vue de sa destination ultime a plus d'une analogie avec celle du chyle ; elle doit, comme celle-ci, recueillir des matériaux propres à la reconstitution du fluide nutritif. Mais au lieu de les prendre dans les matières étrangères, elle les recueille dans la propre substance de l'être ; l'une prend les produits des mutations de l'aliment, l'autre ceux des mutations des tissus et des humeurs de l'organisme.

En raison des matériaux divers sur lesquels elle s'exerce, et de sa destination, elle n'a pas d'uniformité. Ici où le plasma et les produits de sécrétion abondent, elle est extrêmement active, là elle se réduit presque à rien. Les parties du système lymphatique sont si complétement indépendantes les unes des autres que le repos de certaines d'entre elles n'a aucune influence sur l'activité du reste.

Il ne me paraît pas certain que les conditions générales autres que celles résultant de la somme des matériaux offerts puissent influer manifestement sur l'activité absorbante du système lymphatique. On répète, depuis longtemps, d'après Collard de Martigny, que l'abstinence, à son début, rend l'appareil lymphatique turgide. Cependant j'ai examiné un très grand nombre de fois le canal thoracique, la citerne, les gros vaisseaux lombaires et les principaux lymphatiques des animaux à diverses périodes de l'abstinence ; souvent alors des fistules ont été faites tant sur les carnassiers que sur les herbivores, sans que j'aie vu, dans les premiers jours d'une diète absolue, plus de lymphe que dans les intervalles ordinaires de la digestion. Alors il y en avait beaucoup, sans doute, mais la quantité en diminuait progressivement jusqu'au terme de l'inanition et parallèlement à la réduction de la masse sanguine.

II. — ABSORPTIONS DIVERSES EFFECTUÉES PAR LES LYMPHATIQUES

Les vaisseaux blancs peuvent-ils absorber autre chose que de la lymphe ? D'après les anciens physiologistes qui ont écrit postérieurement à la découverte de Veslingius et de Rudbeck, ils seraient à eux seuls chargés de toutes les absorptions. C'était en particulier l'opinion de F. Hoffmann. Aussi, à cette époque, leur donnait-on le titre de vaisseaux absorbants qu'ils ont conservé dans les écrits de Bichat. Mais, après avoir été revêtus d'un immense privilège, ils ont été à peu près destitués, par Magendie et son école, de toute participation à l'absorption. De quel côté est la vérité ? Ni de l'un ni de l'autre ; elle se trouve dans un intermédiaire qu'il s'agit de déterminer.

Il semble, au premier abord, qu'il soit très facile de démontrer expérimentalement la faculté absorbante des vaisseaux blancs dont mille considérations font pressentir la réalité. Cependant cette tâche est quelque peu épineuse ; elle l'est même tant que des expérimentateurs habiles y ont échoué, au point qu'en cherchant à reconnaître l'absorption par les lymphatiques, ils ont cru trouver les preuves de sa non-existence.

Les physiologistes se sont servis de moyens très divers pour arriver à cette démonstration.

1° Les uns, avec J. Hunter, se sont imaginé qu'en prouvant que les veines n'absorbent point on démontrait nécessairement l'absorption par les lymphatiques. Le raisonnement du savant observateur était juste, malheureusement ses expériences assez défectueuses. Après avoir injecté dans l'intestin du lait sur un animal, de l'amidon bleui par l'indigo sur un autre, de l'eau musquée sur un troisième, il ne retrouve ni lait dans les veines, ni couleur bleue, ni odeur musquée, soit au sang en masse, soit à son sérum, pendant que le chyle semblait blanchi par le lait, bleui par l'indigo et imprégné de l'odeur du musc.

Une méthode non moins défectueuse que celle de Hunter, quoiqu'elle ait paru plus exacte et plus savante, a été employée par Magendie dès 1809. Cet habile expérimentateur a injecté de la noix vomique dans une anse intestinale interceptée aux deux bouts. La veine de cette anse était ouverte pour verser à l'extérieur le poison qu'elle absorbait, et les lymphatiques restaient libres pour conduire leur part d'agent toxique dans le torrent de la circulation. Il n'y eut pas d'empoisonnement. En second lieu, sur les animaux auxquels de l'upas était injecté dans la plèvre, dans le péritoine et dans le tube digestif, il liait le canal thoracique, ce qui n'empêchait pas l'intoxication de se produire. Enfin, en insérant le poison dans une patte qui ne tenait plus au corps que par une artère et une veine, les lymphatiques étant coupés avec tout le reste, il a vu l'empoisonnement se manifester comme d'habitude. Tout cela se réduit cependant à une démonstration du rôle des veines. L'empoisonnement a eu lieu malgré la destruction des lymphatiques, la ligature du canal thoracique, parce que les veines, dont l'absorption est très active, ont suffi à prendre la quantité voulue de poison pour tuer. Cet empoisonnement a manqué dans le cas où les lymphatiques demeuraient libres, soit parce que ces vaisseaux n'ont pas pris la dose suffisante, soit parce que leur fonction absorbante a été entravée par des combinaisons expérimentales défectueuses.

2° D'autres, avec Cruikshank, se contentent d'observations dans des cas pathologiques. La coloration rouge de la lymphe des vaisseaux blancs du poumon chez l'individu mort d'hémoptysie, indiquerait l'absorption du sang par ces vaisseaux. La coloration jaune des lymphatiques, voisins de la vésicule du fiel, chez les individus calculeux, prouverait l'absorption de la bile. Mais, dans les deux cas, la matière colorante seule peut avoir passé dans les lymphatiques et par simple transsudation cadavérique, puisque ces particularités sont constatées longtemps après la mort.

3° Quelques-uns, avec Mascagni, Collard de Martigny, établissent cette absorption sur des indices vagues, tels que le gonflement des ganglions inguinaux, des ganglions axillaires à la suite de l'immersion des pieds ou des mains dans l'eau tiède pendant plusieurs heures. La preuve est bonne, mais elle n'est pas assez frappante, et d'ailleurs elle ne résout pas la question pour les sels, les poisons, les matières colorantes.

4° D'autres cherchent directement dans la lymphe les matières déposées à la surface de la peau. Ainsi, Seiler et Ficinus y découvrent, de même que dans le sang, les sels de plomb employés en cataplasme sur les membres du cheval. Westrumb reconnaît aussi, dans les deux liquides, le cyano-ferrure de potassium dans lequel il avait tenu plongée une patte de chien. Muller retrouve également ce sel dans la lymphe, après avoir tenu les pattes de la grenouille plongées dans la même solution. Mais cette méthode prête le flanc à cette objection, que les sels trouvés dans la lymphe peuvent avoir été absorbés d'abord par les veines, puis versés dans les tissus en même temps que le plasma avec lequel ils seraient ensuite repris par les lymphatiques.

On peut encore, à l'exemple d'Emmert, suivi par Bischoff, Ludwig, déposer sous la peau des membres abdominaux d'un animal dont l'aorte postérieure est liée et la circulation sanguine suspendue dans ces membres, soit de la strychnine, soit du ferro-cyanure de potassium. Si alors la strychnine donne des convulsions aux parties antérieures du corps, et si le cyanure se retrouve dans l'urine, c'est que les lymphatiques du train de derrière ont absorbé ces deux substances et les ont versées dans la circulation générale. Seulement, comme ces résultats mettent un temps très long à se produire, ils peuvent être en partie rapportés à une diffusion des deux substances à travers le tissu cellulaire.

Les méthodes d'investigation qui commencent à donner des résultats nets et concluants sont les suivantes :

Celle de Fodéra qui consiste à injecter, dans des cavités distinctes, des matières qui, absorbées et transportées séparément, comme le persulfate de fer dans le péritoine, le cyano-ferrure de potassium dans la plèvre, viennent à donner un précipité au moment où elles se rencontrent dans le canal thoracique.

Le procédé de Mayer consiste à chercher rapidement, après l'occision de l'animal, le ferro-cyanure de potassium qu'on a injecté avant la mort dans les voies aériennes, substance dont l'arrivée dans le sang, au bout de quelques minutes, exclut l'idée d'une importation par la voie des lymphatiques. Mais ce moyen exige le sacrifice d'un animal pour chaque tentative ; en outre, il donne des résultats négatifs si l'on tue la victime trop tôt, et des résultats sujets à contestation si on la tue trop tard ; puis, comme le canal fournit peu de liquide, on n'y trouve pas la substance cherchée dès qu'il faut opérer sur des masses un peu considérables. Aussi, à l'aide de ce moyen, et souvent avec le même sel, les expérimentateurs sont arrivés à des résultats opposés, prouvant pour les uns la participation des lymphatiques et l'excluant pour les autres. Ainsi, pendant que Mayer reconnaît dans le canal thoracique le ferro-cyanure de potassium quelques minutes après son injection dans la trachée, il n'y trouve pas le fer ; tandis que Tiedemann et Gmelin voient le sulfate de fer et le sulfate de potasse passer dans le canal du cheval, le cyanure, le sulfo-cyanure de cuivre dans celui du chien, Vestrumb le sulfate de potasse, Lawrence, Coates, les médecins du comité de Philadelphie, le ferro-cyanure de potassium ; Panizza n'y voit que des traces d'iode, et quelques jours seulement après l'injection de l'iodure de potassium ; M. Chatin n'y trouve ni l'acide arsénieux, ni l'antimoine de l'émétique, Home, Flandrin, Hallé, Magendie, Tiedemann, Gmelin n'y voient ni les matières colorantes telles que la cochenille, la gomme-gutte, l'indigo, ni les matières odorantes telles que le camphre, le musc, les essences.

Les résultats incertains, même opposés, aussi souvent positifs que négatifs, donnés par ces méthodes d'expérimentation, et surtout les faits constatés par Magendie, faits dont la valeur a été exagérée par lui et ses disciples, ont porté les physiologistes, depuis un demi-siècle, à regarder la participation des lymphatiques à l'absorption comme très douteuse. On l'a admise ou rejetée suivant qu'on estimait plus tels résultats que tels autres, et ceux qui l'ont admise l'ont considérée comme obscure, irrégulière, non constante, tout à fait accessoire, presque insignifiante. Il faut donc une autre méthode pour trancher la question sans la moindre incertitude. Je crois l'avoir trouvée.

Elle consiste à insérer, suivant les cas, un tube d'argent soit à la partie terminale du canal thoracique, soit au canal chylifère du mésentère des ruminants, soit aux gros troncs lymphatiques du cou ou des membres, et à recueillir continuellement la lymphe, où l'on cherche de minute en minute la substance qui a été introduite dans l'appareil digestif, les séreuses, le tissu cellulaire, etc. De cette manière, on voit à quel moment précis la substance apparaît, on suit les progrès et les oscillations de son absorption, on en voit le déclin et le terme. Si on a administré plusieurs matières à la fois, on reconnaît la simultanéité ou l'ordre successif de leur apparition ; enfin, dans les cas où il faut, comme pour l'antimoine, l'arsenic, opérer sur d'assez grandes masses de liquide, on les obtient facilement et, en les divisant, on a les moyens de faire les contre-épreuves et les vérifications nécessaires. C'est cette méthode que j'ai employée dans toutes mes expériences, à compter de 1856. Elle m'a donné des résultats extrêmement nets. Voici quelques-unes des principales expériences[1].

J'injecte dans la cavité péritonéale d'un mouton, au canal thoracique duquel a été préalablement fixé un tube métallique, une solution de 10 grammes d'iodure de potassium dans 200 grammes d'eau. Cinq à huit minutes après l'injection, le chyle commence à bleuir au contact de l'amidon et du solutum de chlore. La teinte bleue augmente progressivement dans les quantités recueillies plus tard, puis elle s'affaiblit et disparaît.

Sur un autre, porteur d'une fistule semblable, j'injecte la solution, partie dans le péritoine, partie dans la plèvre : le liquide du canal présente un peu plus tôt l'iode que dans l'expérience précédente, puisqu'il est répandu sur une plus grande surface absorbante.

Sur un troisième, toujours porteur d'une fistule dont les produits sont recueillis par portions isolées, de minute en minute, l'injection est faite dans la trachée sur une surface plus grande que celle des deux séreuses : l'iode apparaît plus vite, et en quelques heures il a été complètement absorbé, car, après ce délai, la lymphe n'en montre plus de traces très appréciables ou seulement l'équivalent de ce qui est disséminé dans tous les autres liquides de l'économie.

Voilà pour l'absorption lymphatique à la surface des séreuses et des muqueuses. Il en sera de même pour le tissu cellulaire.

Sur un premier cheval de très petite taille, j'injecte dans le tissu cellulaire de la moitié droite de la face 100 grammes d'eau tenant en dissolution 3 grammes 1/2 de ferro-cyanure de potassium, après avoir établi une fistule du même côté à un lymphatique accolé à la carotide. Dès la neuvième minute, le persulfate de fer commence à bleuir la lymphe dont la coloration continue à augmenter pendant longtemps. Cette coloration arrive à son maximum dans la première demi-heure,

---

1. Elles sont relatées dans mon Mémoire intitulé : *Recherches expérimentales sur les fonctions du système lymphatique*, adressé à l'Institut en 1858.

se maintient sans variations pendant une heure, puis diminue d'une manière insensible ; le sel a été absorbé ici comme il l'a été dans l'intestin.

Sur un second cheval, j'établis une fistule à un lymphatique voisin de la carotide, vers le milieu du cou, et j'injecte dans le tissu cellulaire de la face, par une petite ouverture de la peau, 5 grammes de ferro-cyanure dissous dans 200 grammes d'eau ; une partie de la solution est poussée sous la parotide, et, pour accélérer la progression de la lymphe, on donne du foin à l'animal. A compter de la septième minute, le liquide recueilli par le tube prend, par le persulfate de fer, une belle teinte vert d'émeraude. Dès la quinzième minute, la teinte bleue devient très foncée ; elle conserve toute son intensité pendant la première heure, puis elle décroît, et à la fin de la troisième heure elle disparaît. A ce moment, la totalité de la dissolution a été absorbée.

Ainsi, en sept minutes, le sel que nous avons déposé dans le tissu cellulaire facial, près des lèvres et des narines, a été absorbé, puis porté dans les ganglions sous-glossiens, de là dans les ganglions parotidiens et pharyngiens, de ceux-ci dans les petits, qui sont échelonnés sur les côtés de la trachée, enfin il est arrivé vers le milieu de l'encolure. Ce court délai lui a suffi pour effectuer un si long trajet.

Ici, comme à l'intestin, nous avons deux temps confondus, celui de l'absorption et celui du transport des produits absorbés. Quelle est leur durée respective ? Est-il possible de dire combien il a fallu de minutes aux lymphatiques pour prendre le cyanure, et combien pour l'amener de la région des lèvres à la partie moyenne du cou ? Il est évident, d'une part, que, si nous déposons le sel très près de l'endroit où il doit être amené, et que si, d'autre part, nous activons la marche de la lymphe par les mouvements musculaires, nous réduirons considérablement la durée du transport. Les expériences suivantes vont, en effet, nous montrer que les deux phases du phénomène sont assez courtes.

J'injecte sous la parotide d'un cheval et aussi en partie sous la peau de la face une solution de 4 grammes de ferro-cyanure pendant que l'animal mange. Cela fait, le sel paraît déjà très nettement, dès la cinquième minute, dans la lymphe, qui coule au milieu du cou. Les parties absorbées sont arrivées plus vite que dans l'expérience précédente, car leur trajet était réduit d'une étendue presque égale à la longueur de la tête, et elles n'avaient point à traverser le groupe des ganglions sous-glossiens.

Sur un autre, où l'injection de 7 grammes de cyanure dans 150 grammes d'eau fut faite au même point, le sel paraît plus vite encore, au bout de quatre minutes seulement. M. Milne Edwards fut témoin de cette expérience. Dans aucune de celles que j'ai faites depuis, le sel ne s'est montré avec plus de promptitude.

Dans d'autres expériences, j'ai remplacé le prussiate de potasse par l'iodure de potassium, et les résultats ont été les mêmes. L'émétique et l'acide arsénieux, le sulfo-cyanure de potassium, que les chylifères avaient absorbés, ont été pris également par les vaisseaux blancs. Voilà pour l'absorption lymphatique dans le tissu cellulaire. Elle n'est pas moins évidente à la surface des plaies.

Ainsi, sur un cheval portant vers le sabot, au bourrelet et au paturon, une plaie vaste avec chute de peau, j'établis une fistule à un lymphatique satellite de la saphène, vers le milieu du plat de la cuisse, puis le pied fut plongé dans un baquet contenant une solution étendue de ferro-cyanure de potassium; le sel apparut dans la lymphe à la vingtième minute.

De tout ce qui précède, il résulte clairement que les lymphatiques, bien qu'ils soient, dans les circonstances ordinaires, seulement chargés de recueillir le plasma du sang, peuvent cependant, comme les chylifères, admettre les substances solubles qui leur sont offertes, les admettre rapidement et en grande quantité. Aucun doute ne peut plus subsister à ce sujet.

Pour réfuter l'hypothèse d'après laquelle les lymphatiques n'absorberaient que secondairement, et dans le plasma épanché, les sels qu'ils contiennent, je fais l'expérience suivante :

J'insère deux tubes métalliques dans les vaisseaux blancs de l'encolure, l'un du côté droit, l'autre du côté gauche; je mets à découvert la carotide et la jugulaire, de manière à recueillir du sang très rapidement et de minute en minute, puis j'injecte dans le tissu cellulaire de la moitié droite de la face une solution de prussiate de potasse. A la septième minute, je vois apparaître le sel dans la lymphe du côté droit, où l'injection a été faite, et aussitôt je recueille un échantillon de sang de la jugulaire droite, de la carotide, et enfin de la lymphe du côté gauche du cou. Or, le sérum du sang de la jugulaire droite venant des parties où le sel a été déposé ne contient que des traces presque insaisissables de prussiate. Le sang artériel et la lymphe du côté gauche n'en montrent pas du tout. Évidemment le sang artériel n'a pu donner au plasma le sel qu'il ne contient pas encore, et, s'il eût pu en donner, il l'eût fait à la lymphe du côté gauche comme à celle du côté droit. Si nous continuons à suivre notre expérience, nous verrons qu'à la dixième, à la douzième, à la quinzième minute, la lymphe provenant du côté de l'injection prendra une teinte de plus en plus bleue. La lymphe de l'autre côté sera toujours dépourvue de prussiate, et le sang de la jugulaire droite n'en contiendra ni plus ni moins qu'au début. Cela est très concluant.

Les matières colorantes sont aussi absorbées par les lymphatiques. L'indigo traité par l'acide sulfurique est, dans mes expériences, arrivé du chanfrein aux ganglions sous-maxillaires. La murexide, l'une des plus belles matières rouges que l'on puisse employer, a été parfaitement absorbée et son absorption a pu être suivie dans toutes les phases de son activité. 2 grammes de cette matière colorante en dissolution dans 390 grammes d'eau ont été injectés dans le tissu cellulaire de la face. La lymphe versée par la fistule a changé de teinte à partir de la dix-septième minute ; de la teinte normale jaune d'ambre elle a passé à une couleur de plus en plus rougeâtre jusqu'à la fin de la première heure, puis elle est revenue à sa nuance primitive.

Toutes les matières colorantes ne passent pas avec autant de facilité, même dans les lymphatiques de l'intestin, car on se rappelle que la plupart des observateurs n'ont pas trouvé dans ces vaisseaux la rhubarbe, la gomme gutte, la cochenille ; mais il est probable qu'elles passent en quantité faible, trop faible pour faire changer la teinte du liquide. Comme le sujet a peu d'importance, je n'ai pas cru devoir étendre mes recherches à un grand nombre de matières tinctoriales différentes.

Ainsi voilà réhabilités les vaisseaux blancs que des expériences défectueuses et de fausses déductions avaient voulu déposséder d'une partie considérable de leurs attributions. Ils sont bien et dûment remis sur la même ligne que les veines, avec lesquelles ils partagent, sans aucun doute, la fonction de recueillir les matières diverses offertes à l'absorption.

Maintenant, une autre question se présente. Les lymphatiques peuvent-ils, dans quelques conditions et dans certaines limites, absorber les substances, non dissoutes, simplement divisées en particules ténues?

Quelques faits bien observés montrent que des corpuscules solides peuvent être admis dans les lymphatiques, par exemple, le charbon porphyrisé, les particules qui vont dans les ganglions bronchiques s'associer à des sels calcaires et y former des dépôts considérables, et enfin celles de cinabre insérées dans les couches superficielles du derme, lors de l'opération du tatouage. Mais, dans tous ces cas, il est probable que les particules anguleuses se sont frayé des voies, des solutions de continuité microscopiques. Cela n'est pas douteux pour les parcelles de cinabre retrouvées dans les ganglions axillaires des individus tatoués au bras : elles ont été aussi insérées directement dans les vaisseaux piqués, comme le mercure l'est par la petite canule implantée au hasard dans la couche dermique la plus superficielle.

Dans les conditions pathologiques, les vaisseaux blancs prennent à diverses absorptions une part aussi considérable et aussi évidente que dans les cas ordinaires ; car, d'ailleurs, leur action pathologique n'est le plus souvent qu'une action physiologique exagérée. Ainsi, ceux du tissu cellulaire reprennent des masses de liquides albumineux dans les œdèmes, dans l'anasarque, l'infiltration des membres, dans les hydropisies de la gaine vaginale, des plèvres, du péritoine, dans les kystes volumineux de l'ovaire, les grandes dilatations synoviales. On les voit alors arriver à un volume énorme, et demeurer pleins de liquide. La grande quantité qu'ils en amènent aux ganglions les met dans un état de turgescence remarquable et plus ou moins persistante.

Leur action est aveugle et fatale : elle s'exerce sur les matières virulentes, septiques, qui sont produites en quelques points de l'organisme ou qui viennent de l'extérieur, et elle les dissémine partout. Ils prennent dans l'intestin du typhoïde, dans le poumon à inflammation gangréneuse, dans les plaies de mauvais caractère, des matières septiques qui vont, avec celles que les veines ont recueillies, développer les accidents de l'infection putride. Lors du coït impur, ils prennent le virus syphilitique et vont le déposer dans les ganglions inguinaux. Dans le cas de piqûre anatomique à la main ou de morsure envenimée, ils transportent visiblement un agent nuisible ; car ils se tuméfient, deviennent sensibles, et vont bientôt provoquer une tuméfaction douloureuse de la glande où ils déposent la matière irritante. Ces modifications résultent, soit de l'action directe du virus, de la matière septique sur les vaisseaux qui l'ont saisi ou charrié, soit du travail de sécrétion qui engendre dans le vaisseau ou dans le ganglion les produits d'une irritation subséquente.

Ils prennent, dans un grand nombre de cas, la partie séreuse du pus, et peut-être, avec elle, ses globules. Aussi les ganglions bronchiques se tuméfient dans le cas d'abcès, de vomique, de suppuration pulmonaire. Il en est de même des mésentériques, dans les affections typhoïdes de l'homme; — des sous-glossiens dans le cas de morve ou de collections des sinus; — de ceux de l'ars, de l'aine, dans les maladies du pied, les caries des fibro-cartilages de la troisième phalange; — de ceux du bassin, dans la métrite septique ou purulente; — des sous-lombaires, dans le cas de champignon ou cordon testiculaire; — des sous-scapulaires, des prépectoraux dans le phlegmon de la région du garrot. Le pus qu'on trouve alors quelquefois dans les lymphatiques qui ont charrié et dans les ganglions qui ont reçu les produits de la suppuration, peut avoir été puisé dans les foyers, ou bien résulter du travail inflammatoire des parois vasculaires et de la substance ganglionnaire. Dans tous les cas, il produit ultérieurement, par son déversement dans le sang et sa dispersion dans l'organisme, divers accidents graves.

La matière tuberculeuse insérée dans les plaies ou dans le tissu cellulaire sous-cutané paraît aussi prise par les lymphatiques, non seulement ses parties séreuses et dissoutes, mais encore ses éléments figurés. Elle irrite tous les vaisseaux qui la recueillent, tuméfie tous les ganglions où elle se dépose; aussi son itinéraire est-il dessiné très nettement sans qu'aucune altération ne s'étende aux parties du système étrangères au transport du produit pathologique; c'est ce que je crois avoir suffisamment établi ailleurs [1].

Les sucs cancéreux sont aussi, suivant Virchow, charriés de proche en proche, loin du foyer primitif, et ce serait par les lymphatiques qu'ils généraliseraient à la longue leur action envahissante.

Enfin, dans une foule de cas, les globules du sang, et même une certaine quantité de sang en nature, peuvent passer dans les lymphatiques, soit aux réseaux d'origine, soit dans les ganglions ou dans la trame de quelques organes. Et ici il faut éliminer ceux où la présence du sang tient au reflux opéré à l'embouchure du canal thoracique ou du tronc lymphatique droit. Les cas les plus ordinaires de l'admission du sang dans les lymphatiques sont les suivants :

Il y a fort souvent, comme divers observateurs l'ont noté, mais non toujours, une lymphe rosée dans les vaisseaux blancs et les ganglions de la rate, sans que l'organe paraisse avoir éprouvé de froissements ou de contusions; et la teinte carminée de cette lymphe est due non à l'hématine dissoute, mais aux globules rouges.

Dans le cas de déchirures musculaires, d'ecchymoses, de suffusions sanguines plus ou moins étendues dans les membres postérieurs, on trouve la lymphe des ganglions sous-lombaires plus ou moins rosée; elle contient alors des globules rouges qui ont pénétré dans les vaisseaux blancs, probablement par des solutions de continuité à leurs parois. En tuant le cheval par la section de l'artère fémorale, on donne lieu à une coloration rosée des ganglions lombaires du côté de l'artère blessée. En froissant une anse intestinale entre les doigts, en appliquant seulement une ligature sur cette anse, on provoque une injection rosée des chylifères de cette anse et des ganglions auxquels ils se rendent. C'est d'ailleurs ce qui arrive dans le cas de hernie étranglée. L'injection est diffuse, et tous les gan-

---

1. G. Colin, *Rapport sur un Mém. de M. V. Penin, Cause et nature de la tuberculose.* Bulletin de l'Académie de médecine, 1886, t. XXXII, p. 807.

glions sont rougis, comme on le sait, sur les animaux qui meurent de congestion intestinale violente, d'entérorrhagie ou d'affections charbonneuses.

On voit donc, par les résultats expérimentaux les plus nets et par les faits pathologiques les plus significatifs, que les lymphatiques prennent une part évidente à l'absorption. Ils prouvent que les physiologistes de l'école de Hunter, de Cruikshank, qui leur attribuaient toute l'absorption, étaient aussi loin du vrai que Magendie et ses disciples, qui les destituaient de toute participation à cette fonction, sauf celle qui a trait à la collection des éléments de la lymphe. Les vaisseaux blancs partagent, sans aucun doute, avec les veines, ce travail si général et si important.

Mais plusieurs questions majeures se présentent ici pour donner à leur participation sa physionomie, ses caractères, montrer en quoi elle ressemble à celle des veines, en quoi elle en diffère.

D'abord, l'absorption lymphatique s'opère-t-elle avec une rapidité égale à celle des veines ?

Non, évidemment. La pénétration de la matière dans les éléments du tissu, constituant le premier stade de l'absorption, doit se faire à peu près avec la même vitesse des deux côtés ; la pénétration dans le vaisseau est probablement d'une égale facilité pour la veinule et le capillaire lymphatique ; car, dans les canaux d'un centième, d'un millième de millimètre de diamètre, les parois doivent être sensiblement, des deux côtés, d'une minceur et d'une perméabilité égales ; et des deux côtés le pouvoir osmotique des liquides, sang et lymphe, être assez semblable, de sorte que le stade de la pénétration serait parcouru avec une rapidité peu différente dans le vaisseau lymphatique et le sanguin. Seulement la différence commence au moment où les produits absorbés sont entraînés dans le système sanguin avec une vélocité extrême, mais beaucoup moindre dans le lymphatique. Toutefois, dans le dernier système, ces actions sont encore très rapides, puisque l'iodure de potassium injecté dans le tissu cellulaire de la joue du cheval ne met souvent pas plus de quatre à cinq minutes pour entrer dans les lymphatiques, traverser plusieurs ganglions, et parvenir au milieu de la longueur du cou du cheval.

Donc la rapidité de l'absorption lymphatique, quoique plus grande qu'on ne l'admet généralement, paraît bien moindre que celle des veines à cause de la différence dans la rapidité de l'enlèvement des produits absorbés. Mais, en réalité, elle peut être la même des deux côtés. La différence apparente tient à l'inégale vélocité du transport des produits absorbés. Aussi n'est-on pas en droit de dire, avec Mayer, que les veines ont l'avantage, parce que, dans certains cas, celui d'injection dans les voies aériennes, par exemple, la substance injectée apparaîtrait dans ces vaisseaux avant de se montrer dans les autres.

L'activité de l'absorption lymphatique, comparée à la veineuse, est moindre aussi d'une manière générale ; car, 1° dans un organe pris en masse ou dans une fraction d'organe, la quantité des vaisseaux sanguins, et, par conséquent, l'étendue de leurs surfaces est de beaucoup supérieure au nombre et à la surface des lymphatiques ; 2° dans cet organe aussi, le sang, emporté plus vite, est remplacé immédiatement par de nouvelles quantités dont le pouvoir osmogène se trouve maintenu intact. Aussi, dans les expériences de Magendie et dans les miennes, si du poison est injecté dans l'intestin, ses effets sont très prompts et très intenses, les veines demeurant libres, et les lymphatiques interceptés ou le canal thoracique lié, tandis que ces mêmes effets sont peu marqués et se font attendre plusieurs heures si les lymphatiques restent seuls libres, les veines étant liées ou ouvertes, ou encore à contenu immobile, comme dans le cas de ligature de l'aorte. Alors l'upas, la noix vomique, empoisonnent très lentement, comme l'ont vu Bischoff, Ludwig, etc. En d'autres termes, lorsque les veines seules prennent le poison, elles en recueillent, dans un temps très court, assez pour tuer, tandis que les lymphatiques ne peuvent recueillir l'équivalent qu'en un temps beaucoup plus considérable. Il est vrai, toutefois, que la différence est très exagérée dans les expériences où le cours de la lymphe se ralentit par le fait de l'interruption du cours du sang.

En somme, l'inégalité dans la participation des lymphatiques et des veines à l'absorption est probablement, comme le dit M. Milne Edwards[1], plus le résultat de la différence de rapidité entre la circulation sanguine et la lymphatique que celui de différences dans la perméabilité et dans les propriétés osmotiques des deux ordres de vaisseaux.

Vue dans son ensemble, la participation des lymphatiques à l'absorption que, depuis Magendie, on s'était habitué à compter presque pour rien, et que M. Milne Edwards dit encore très secondaire, est réellement fort étendue en raison de la masse liquide versée par le système des vaisseaux blancs dans le torrent de la circulation, masse dont chaque partie est, à un moment donné, beaucoup plus chargée de la substance à absorber que ne l'est une partie égale du sang lui-même.

On peut se demander encore si les deux systèmes qui agissent parallèlement prennent les mêmes substances, ou si l'un n'absorbe pas particulièrement certaines d'entre elles, en laissant les autres à son congénère. Sans doute, il ne serait pas impossible que certaines substances entrassent plus facilement dans un des ordres de vaisseaux que dans l'autre, si les conditions de perméabilité des parois n'étaient pas identiques ; mais comme, suivant toutes les apparences, ces conditions ne sont pas sensiblement différentes de part et d'autre, rien n'autorise à admettre un choix, une élection, comme on le suppose dans le système de Bichat. Mes expériences assez variées, d'après la méthode des fistules, prouvent que ce que l'un prend, l'autre le prend aussi et au même moment, que nul n'a de privilège, et que, conséquemment, le système des affinités électives est, dans son expression générale, une pure fiction. En effet, par les fistules aux lymphatiques, j'ai recueilli des liquides chargés d'un ou deux sels à la fois, de ferrocyanure, d'iodure de potassium, de sulfocyanure de potassium, d'arséniate de soude ou de potasse, de matières colorantes, etc.

Nous devons nous demander ici comment les ganglions se comportent à l'égard des matières autres que la lymphe, et notamment des matières insolubles ou des éléments organiques figurés qui peuvent éventuellement entrer dans les courants lymphatiques.

---

1. Milne Edwards, *Leçons de physiol. et d'anat. comp.*, t. V, p. 196.

Le premier effet de ces matières, quelles qu'elles soient, dès l'instant qu'elles sont étrangères, est de provoquer une stimulation qui se traduit par la tuméfaction du ganglion, par une plus grande sensibilité à la pression, un peu plus d'injection sanguine, et par une hypergenèse des éléments globulaires ou nucléaires de la substance corticale. Il paraît dû à ce que la matière étrangère s'est arrêtée en certaine proportion dans le ganglion, notamment dans sa substance périphérique. La masse granuleuse, accumulée dans les alvéoles, semble agir, comme on l'a fort bien dit, à la manière des filtres composés de substances pulvérulentes : elle retient ainsi les corpuscules de cinabre du tatouage, quoique plus fins que les globules lymphatiques ; elle arrête, à plus forte raison, les particules de charbon qui sont plus volumineuses, et les débris, les détritus emboliques qui peuvent provenir des plaies, des tissus malades ; elle arrête aussi, dit-on, au moins momentanément et partiellement, les fines particules de graisse, et les globules purulents[1].

Mais sur ce dernier point il y a des doutes. Les particules de graisse qui peuvent être en suspension dans la lymphe, comme elles le sont si abondamment dans le chyle, ne s'arrêtent ou ne stagnent momentanément dans le ganglion que parce que la lymphe s'y accumule en grande quantité, leur marche est ralentie et non suspendue ; les globules de pus, qui ne sont pas plus grands que ceux de la lymphe, ne me semblent pas devoir être arrêtés quand ils se trouvent libres au milieu des courants lymphatiques, à moins que, par instants, en raison d'une adhésion temporaire aux éléments du ganglion, comparable à celle des globules blancs dans les capillaires sanguins. D'ailleurs, je crois avoir reconnu, dans mes expériences sur le mécanisme de la tuberculisation consécutive à la résorption locale de la matière tuberculeuse, que l'arrêt est partiel et momentané. C'est parce que la quantité sortante de ces globules, dans un temps donné, est moindre que la quantité importée, qu'il y a augmentation de volume ; celle-ci peut plus tard dériver aussi de l'hypergenèse globulaire, et quelquefois de la suppuration diffuse ou de la formation de petits foyers purulents dans la substance du ganglion.

L'arrêt des globules sanguins a les mêmes caractères ; il tient à ce que l'exportation ne fait pas équilibre à l'importation ; les globules passent néanmoins en grande quantité, puisque, au delà du ganglion, la lymphe est colorée.

Les venins, les virus, les matières putrides infectieuses provenant des plaies, des inoculations, des résorptions internes spontanées, paraissent s'y arrêter aussi, et d'autant mieux qu'ils sont chargés d'éléments figurés.

Les matières colorantes, les sels, se comportent encore de la même manière : aussi les ganglions, comparables à de petits foies, peuvent-ils être médicamentés par les agents venus de loin : les sous-glossiens par les substances injectées dans les cavités nasales du cheval morveux ; les ganglions superficiels par les préparations déposées sur la peau.

Tout porte à croire que l'arrêt ou la stase des matières étrangères divisées ou dissoutes n'a pas seulement lieu mécaniquement par les masses qui remplissent

---

1. D'après Virchow, *Pathol. cellul.*, p. 152, le pus ne pourrait pas traverser les ganglions.

les alvéoles ou par les brides internes des petits lymphatiques ; car, s'il en était ainsi, les corps divisés, les éléments figurés seuls l'éprouveraient. Il est probable que cet arrêt tient aussi à ce que les éléments épithéliaux des alvéoles s'emparent des matières dissoutes suivant les lois communes à l'appropriation des matières étrangères par les cellules glandulaires. C'est à la suite de ces admissions insolites que les ganglions s'hypertrophient, s'enflamment, suppurent, s'imprègnent de matières crétacées, se tuberculisent, etc. La pathologie si obscure et si vaste du système lymphatique deviendra bientôt plus intelligible par les lumières dont l'éclairera la physiologie.

CHAPITRE XXXI

DE L'ABSORPTION DU CHYLE ET DES DIVERSES ABSORPTIONS EFFECTUÉES PAR LES CHYLIFÈRES

Les lymphatiques de l'intestin, particulièrement ceux de l'intestin grêle, outre leur rôle commun à tous les vaisseaux de cet ordre, sont chargés de recueillir une partie des produits sanguifiables de la digestion qui doivent constituer ce qu'on appelle le chyle. En raison de leur destination spéciale, ils offrent des dispositions particulières et un mode d'action qui méritent une étude attentive.

Ces vaisseaux paraissent avoir été vus des anciens. Érasistrate, l'un des plus illustres représentants de l'école d'Alexandrie, avait aperçu des artères pleines de lait dans le mésentère de jeunes chevreaux encore à la mamelle. Galien avait également signalé, après Hérophile, des veines blanches qui, de l'intestin, se portent à des corps glanduleux du mésentère. Mais ce fut Aselli[1] qui, en 1622, découvrit à Pavie, sur un chien vivant, les vaisseaux chylifères pleins d'un fluide blanc comme du lait. Il les retrouva chez le chat, l'agneau, le porc, la vache, le cheval et plusieurs autres quadrupèdes, leur assigna pour fonction de pomper le chyle et leur donna le nom de *vasa lactea*, qui fut après lui longtemps en usage parmi les anatomistes. Aselli fit aboutir ces vaisseaux d'une nouvelle espèce au foie, que l'on regardait, depuis Galien, comme l'organe de la sanguification. Cependant, dès 1563, Eustachi avait trouvé sur le cheval le canal thoracique, dont il n'avait pas vu les rapports ni soupçonné les usages. Veslingius reconnut vaguement la liaison qui existe entre les vaisseaux lactés et la veine blanche du thorax signalée par l'anatomiste romain. Enfin, en 1651, Pecquet[2], de Dieppe, établit clairement que les chylifères, au lieu de se rendre au foie, arrivent à une ampoule appelée par lui le réservoir sous-lombaire, la citerne du chyle, *cisterna chyli*, qui devient le point de départ du canal thoracique, dont l'insertion a lieu généralement dans la veine sous-clavière. Dès lors on eut des idées nettes sur l'ensemble du système chylifère et sur le cours du chyle. Peu de temps après,

---

1. Aselli, *De lactibus seu lacteis venis*. Basileæ, 1628.
2. Pecquet, *Experimenta nova anatomica quibus incognitum hactenus chyli receptaculum*, etc. Paris, 1651.

comme nous le dirons plus tard, d'autres anatomistes établirent les connexions de cet ensemble de vaisseaux avec le reste du système lymphatique.

L'ensemble des vaisseaux chylifères, sans former un appareil distinct, soit anatomiquement, soit au point de vue fonctionnel, constitue une section bien délimitée du vaste système lymphatique. Il a son point de départ dans plusieurs réseaux des parois intestinales. L'un, superficiel, sous-jacent à la tunique péritonéale de l'intestin, ressemble à celui de toutes les autres séreuses, et absorbe la lymphe des parois intestinales, la sérosité péritonéale ; c'est le réseau des lymphatiques proprement dits, rattaché aux suivants par ses connexions anatomiques. Le second réseau intra-dermique appartient à la couche adhérente de la muqueuse, et le troisième, tout à fait superficiel, villeux et glandulaire, a ses mailles autour des follicules et à la base des villosités. Ses capillaires donnent des prolongements en cæcum ou en cul-de-sac qui pénètrent dans toutes les villosités. Des trois réseaux anastomosés entre eux naissent un grand nombre de vaisseaux noueux, visibles à l'œil nu, marchant parallèlement aux vaisseaux sanguins, entre les deux lames du mésentère jusqu'aux ganglions qu'ils traversent pour donner, au delà, des conduits plus volumineux, aboutissant avec les lymphatiques sous-lombaires à la citerne de Pecquet, point de départ du canal thoracique.

I. — Absorption du chyle

Il faut, pour se faire une idée claire de l'absorption du chyle, voir comment les chylifères naissent dans les villosités, et de quelle manière les éléments anatomiques de ces petits organes sont disposés autour des vaisseaux absorbants.

Les villosités qui hérissent la vaste surface muqueuse de l'intestin grêle ne sont pas de simples prolongements de la membrane interne ; elles constituent de véritables organes spéciaux admirablement appropriés à la fonction absorbante. Le plus souvent visibles à l'œil nu, et d'une longueur de 1 à 2 millimètres, elles demeurent petites chez les herbivores et prennent leur maximum de développement chez les carnivores jusqu'à acquérir, comme chez l'ours, un tiers ou un demi-centimètre de longueur. Mais leur diamètre, variable de 1 à 5 dixièmes de millimètre, leur donne toujours un aspect grêle et filiforme, quoiqu'elles soient, suivant les espèces, cylindriques, coniques, en massue ou même foliacées. Leur nombre immense leur donne une importance que ne semble pas indiquer leur petitesse. On en compte sur l'homme, dit M. Sappey[1], une douzaine par millimètre carré, soit 10 millions pour l'ensemble de la muqueuse, dont la surface est évaluée, par cet habile anatomiste, à 1 mètre carré. D'après mes déterminations, ce nombre s'élèverait de 15 à 55 millions sur nos grands herbivores, le cheval et le bœuf, dont la muqueuse de l'intestin grêle a de 4 mètres 1/2 à 5 mètres 1/2 de surface moyenne. Elles font probablement plus que doubler la surface d'absorption, en imprimant à la fonction un surcroît d'activité.

Comme tous les organes de perfectionnement, elles n'ont pas une existence constante. On les voit, dit-on, manquer chez l'éléphant, où elles seraient remplacées

1. Sappey, *Traité d'anatomie descriptive*, t. III.

par de fines lamelles [1]. Des saillies foliacées souvent très grandes en tiennent lieu chez la plupart des oiseaux. A leur place se trouvent aussi, chez les batraciens, des plis d'une rare élégance dont je possède des préparations injectées.

Prises pendant la digestion, sur l'animal vivant, ou immédiatement après la mort, et vues à un grossissement de 100 diamètres, même moindre, elles se montrent avec tous leurs éléments distincts, gonflées par le chyle, imprégnées de gouttelettes de graisse. Souvent même alors leurs vaisseaux sanguins demeurent visiblement injectés. C'est à cet état qu'elles doivent être étudiées par les physiologistes. Sur le cadavre, elles paraissent homogènes, et sont dépouillées de leur revêtement. Leurs éléments constitutifs sont : 1° une enveloppe épithéliale ; 2° un réseau vasculaire sanguin superficiel ; 3° une gangue amorphe, sarcodique ; 4° enfin un canal chylifère central.

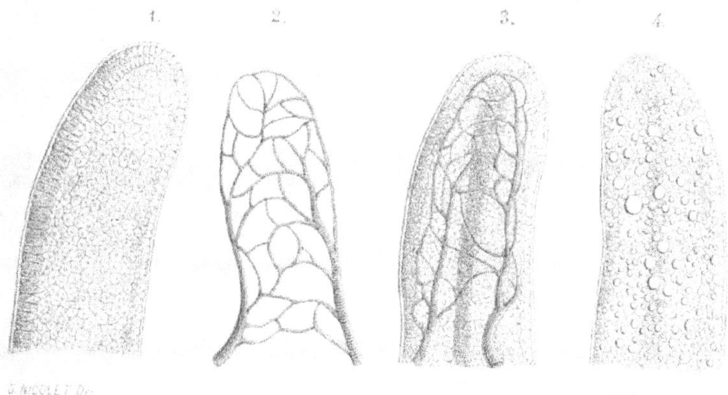

Fig. 133. — Éléments anatomiques des villosités intestinales (*).

La couche d'épithélium, qui enveloppe complétement et constamment la villosité, a environ 5 centièmes de millimètre. Elle est formée de cellules cylindriques appliquées perpendiculairement, et intimement unies de manière à ne laisser aucun espace entre elles. Cet épithélium, auquel les contours des cellules donnent quelquefois l'aspect d'une mosaïque, est encore recouvert d'une couche de matière hyaline, comparable à la cuticule des plantes herbacées. Il est persistant et non sujet à une mue qui se renouvellerait à chaque digestion, comme quelques observateurs, Goodsir entre autres, l'avaient cru. Aussi, les matières destinées à

1. C'est une erreur. J'ai eu l'occasion d'examiner la muqueuse de l'intestin grêle d'un bel éléphant des Indes mort au Muséum. Elle était couverte de villosités, mais très petites, les plus petites que j'aie jamais vues.

(*) 1. Villosité avec son revêtement épithélial, les cellules d'épithélium vues de profil sur les bords, et par leur extrémité libre dans le reste de la surface. — 2. Vaisseaux sanguins de la villosité injectés et isolés de la trame de l'organe. — 3. Villosité avec son épithélium, sa substance homogène, ses vaisseaux sanguins, son canal chylifère central (demi-schématique). — 4. Villosité pleine de gouttelettes de graisse prise à la période d'absorption.

passer dans les vaisseaux doivent d'abord traverser ce revêtement épithélial qui n'a ni pores, ni fentes, ni autres solutions de continuité.

Sous cet épithélium, dont les cellules sont pleines de mucus, se trouve la substance homogène et amorphe de la villosité, probablement sarcodique, semée de noyaux libres et de granulations graisseuses. Elle est coiffée d'un élégant lacis de vaisseaux sanguins superficiels, très nombreux et très rapprochés qui s'injectent avec une grande facilité. Il en résulte que la matière à absorber, une fois qu'elle a traversé l'épithélium, rencontre ce réseau sanguin, où elle peut entrer partiellement avant d'arriver au vaisseau chylifère.

C'est seulement au centre de la villosité, et dans le sens de son axe, que se trouve un canal chylifère simple, rarement divisé, irrégulièrement cylindrique, de 1 à 4 centièmes de millimètre de diamètre, par conséquent beaucoup plus large que les capillaires sanguins du réseau superficiel, et se terminant en cæcum ou en cul-de-sac vers l'extrémité libre de la villosité. Il est blanc s'il est plein de chyle, et à contours obscurs. On ne le distingue pas sans grande difficulté et souvent, disent les micrographes, à moins qu'on n'emploie l'acide acétique et la soude. Brücke le croit une simple vacuole, un simple trajet sans parois propres ; mais la plupart des observateurs, notamment Kölliker, y admettent une paroi propre, doublée même de fibres contractiles lisses, jouant un grand rôle dans la contraction de la villosité et dans la progression du chyle. Cette paroi ne serait, suivant quelques-uns, qu'une simple couche épithéliale, comme celle des réseaux d'origine du système lymphatique.

La villosité représente donc une radicule plongée dans les matières intestinales et en contact avec elles par toute l'étendue de sa surface. Or, comment ces matières arriveront-elles de la surface de la villosité à l'intérieur du canal chylifère, en traversant successivement l'épithélium, la substance homogène, et enfin la paroi du canal central, si tant est qu'il y en ait une ?

Il faut qu'elles passent d'abord à travers la couche épithéliale dont l'épaisseur est d'environ 5 centièmes de millimètre, couche continue, dont les cellules juxtaposées et soudées exactement ne laissent entre elles aucun passage. Tout indique que ce revêtement épithélique est semblable aux autres et que, par conséquent, il faut assimiler le phénomène de l'absorption intestinale à celui de l'absorption par les radicules des plantes chez lesquelles la matière entre évidemment dans les cellules, à travers leurs parois closes de toutes parts. Ici, après avoir pénétré dans les cellules, elle en sort avant de s'engager dans la substance amorphe de la villosité. C'est ce qui arrive pour les liquides, les matières dissoutes, et pour la graisse qu'on voit très distinctement pendant la digestion, et en globules assez volumineux dans les cellules. Comme chaque cellule est pleine d'un fluide épais, visqueux, dont le pouvoir osmogène est considérable, elle appelle fortement les matières en solution dans le chyme. La matière, en traversant le revêtement épithélial de la villosité, parcourt donc déjà, à la rencontre du chylifère, un trajet de 5 centièmes de millimètre, soit la moitié ou le tiers de sa route.

De ce revêtement, la matière à absorber passe dans la couche homogène ou sarcodique qui a, de la surface au centre de la villosité, de 3 à 5 centièmes de millimètre d'épaisseur ; elle rencontre les divisions capillaires où elle entre, en certaine quantité, puisque les radicules de la veine-porte absorbent comme les chylifères, ou bien elle passe en partie dans les mailles de ce réseau sanguin et arrive bientôt à la paroi du canal chylifère qu'elle traverse. Elle a parcouru, en somme, un trajet total de 1 à 2 dixièmes de millimètre, représentant le rayon de la villosité de grandeur moyenne.

Au sein de ce petit appendice, la matière absorbée fait donc trois étapes. Dans la première, elle traverse l'épithélium ; dans la seconde, la couche amorphe ; dans la troisième, la paroi du chylifère. Le premier de ces stades serait encore subdivisible, car il faut que le liquide traverse la paroi de l'extrémité libre de la cellule épithéliale pour entrer dans sa cavité ; 2° qu'il se mêle au contenu ; 3° qu'il s'en dégage en sortant à travers la paroi de l'extrémité adhérente.

Ce passage successif des matières étrangères à travers les cellules épithéliales, la substance homogène et les parois du chylifère ou des radicules veineuses, n'offre aucune difficulté si ces matières sont liquides, dissoutes, diffusibles. Mais il est peu intelligible, inexplicable même, de l'aveu des physiciens et des chimistes, Lehmann entre autres, en ce qui concerne les matières non diffusibles, comme le sont les graisses, les substances simplement divisées et non dissoutes.

On sait déjà que l'absorption des graisses ne se fait pas dans les séreuses ni dans le tissu cellulaire. Elle ne peut s'opérer que dans des conditions spéciales, déterminées, comme dans l'intestin grêle où les villosités de l'appareil chylifère semblent particulièrement affectées à sa réalisation. Encore n'y a-t-elle lieu que lentement, en quantité limitée, et avec le concours préalable de la bile, du fluide pancréatique, des divers sucs intestinaux.

En effet, les graisses qui ne sont pas miscibles à l'eau ne peuvent adhérer à la muqueuse qui est hydratée et mouillée, si elles ne sont associées à des liquides alcalins ; elles ne peuvent s'introduire dans les interstices capillaires des villosités ni y attacher leurs particules si elles ne sont préalablement émulsionnées ou transformées en matière crémeuse. Mais ce n'est là qu'un préliminaire. L'émulsion renferme de grosses gouttelettes et de très fines particules. Les plus ténues peuvent-elles entrer seules, ou les plus grosses aussi bien que les premières ? Gruby et Delafond ont admis avec raison que les particules les plus ténues, dont le diamètre est estimé à 1 millième de millimètre, entraient seules. Brücke et Kölliker ont adopté leur opinion qui me paraît très logique, car ces mêmes particules se retrouvent dans le chyle avec les mêmes dimensions, et, d'ailleurs, avant d'arriver au chyle, elles se répandent à travers les cellules et au milieu de la substance amorphe de la villosité. Elles s'y accumulent dès le début de la digestion, et plus tard s'y trouvent accompagnées de gouttelettes inégales très volumineuses, résultant probablement de la fusion ou de la coalescence des premières, à compter du moment où elles sont très rapprochées et soumises à une pression considérable.

Quelque attention qu'on mette à observer la villosité prise sur l'animal vivant en flagrant délit d'absorption, et j'ai fait souvent cette étude sur des lapins à la mamelle, il est impossible de voir la graisse s'engager dans l'épithélium du petit organe et marcher à travers sa substance homogène. On l'aperçoit dans le chyme en fines particules ; on la voit dégagée du chyme, associée au mucus et adhérente à la villosité, puis dans les cellules épithéliales et dans tout le reste de l'organe, en deçà, puis au delà de la cloison, mais jamais on ne la voit passer à travers cette cloison.

Il est certain que les graisses pénètrent dans la villosité, non comme matières dissoutes et diffusibles, mais à titre de corps réduits en fines particules, comme les substances solides porphyrisées. Leur pénétration se fait donc suivant un mode spécial, exceptionnel, sans qu'il soit possible, comme le dit Lehmann, de dire d'après quelle loi physique.

Sans doute, ce mécanisme serait intelligible si les dispositions insolites attribuées par divers micrographes aux cellules épithéliales étaient réelles. Les particules graisseuses entreraient aisément si les cellules avaient une ouverture en entonnoir à leur extrémité, comme le croyaient Gruby et Delafond, ou si, comme l'a prétendu Brücke, les cellules étaient largement ouvertes aux deux bouts, ou tout au moins du côté de l'intestin, par suite de la destruction de leur paroi dans ces points, l'ouverture étant remplie par un bouchon muqueux ou sarcodique perméable aux particules solides. Elles pénétreraient encore sans trop de difficultés si l'extrémité libre des cellules avait seulement, comme le disait Kölliker, des pores aboutissant à des canalicules qui se rendraient à l'autre extrémité ; mais ces ouvertures larges ou étroites sont considérées comme fictives par beaucoup d'autres micrographes très habiles ; la constitution générale de la cellule close partout porte à les rejeter. D'ailleurs, dans l'hypothèse de leur existence, une foule de matières non solubles, seulement divisées, devraient être admises au même titre que la graisse, et alors on s'expliquerait difficilement comment, suivant la remarque de Donders, ces cellules supposées ouvertes pourraient se gonfler dans les dissolutions salines.

L'occlusion de la cellule épithéliale admise, et elle me paraît incontestable, c'est dans la nature et les propriétés particulières de ses parois qu'il faut chercher l'explication du passage des graisses réduites à l'état de fines particules. Or, la cellule, parois et contenu, peut bien se comporter comme une matière visqueuse dans laquelle les grains de poussière entrent en se frayant des voies qui se referment à mesure, matière sarcodique, comme Milne Edwards[1] incline à le croire, ou d'une nature analogue, peu importe, si les propriétés sont les mêmes. Sous ce rapport, les cellules du revêtement de la villosité se trouveraient dans le même cas que les cellules du foie, aussi d'apparence épithéliale, qui s'infiltrent de graisse en particules et en gouttelettes amenées par la veine-porte pendant la digestion, et même comme les cellules adipeuses où l'entrée de la graisse a lieu d'une façon successive et prolongée.

Quoi qu'il en soit du mécanisme de leur pénétration à travers les parois épithéliales, les particules de graisse, une fois admises, marchent peu à peu de l'extrémité libre vers l'extrémité adhérente ; elles semblent, dit Virchow, suivre des lignes ou des voies frayées, et, chemin faisant, se réunissent en gouttelettes de dimensions variées si elles sont nombreuses et pressées. Bientôt elles passent dans la substance homogène et sarcodique du petit organe, et de là parviennent

---

1. Milne Edwards, *Leçons sur l'anatomie et la physiologie comparées*, t. V.

dans le canal chylifère central qui s'en remplit, poussées de proche en proche tant par des particules de même nature et par d'autres matières absorbées que par les contractions de la villosité. L'infiltration graisseuse de la villosité, qui commence avec la digestion intestinale, arrive bientôt à son maximum et rend l'organe turgide et opaque ; elle se prolonge tant qu'il reste des traces de graisse dans les résidus digestifs ; puis elle diminue, et, à un certain moment, tout a passé des cellules et de la substance amorphe dans les vaisseaux lactés.

C'est une question non encore résolue que celle de savoir si la graisse, qui est en gouttelettes dans les cellules épithéliales et dans la substance homogène de la villosité, passe à cet état dans le canal chylifère. La plupart des observateurs le croient, en se fondant sur ce que les gouttelettes se voient dans l'axe de la villosité avec les fines particules, et sur ce que même la pression les ferait mouvoir dans le canal. Je pense que c'est là une pure illusion d'optique, et que ces gouttelettes, qui paraissent dans le canal, sont réellement en dehors et autour de lui. Pour moi, il ne pénètre dans celui-ci que les très fines particules, car celles-là seules se retrouvent dans le chyle recueilli peu après son émergence des villosités comme dans le reste des lactés. S'il en pénétrait de volumineuses, elles devraient se fractionner promptement, à supposer qu'elles en aient le temps, avant d'être entraînées dans le courant lacté.

En même temps que les graisses, préalablement fluidifiées sous l'influence de la chaleur interne, associées à la bile et aux autres fluides alcalins, et enfin émulsionnées, pénètrent dans les chylifères, elles entrent aussi, en certaine proportion, dans les veinules de la villosité. C'est une grave erreur de croire que, dans les divers éléments de la villosité, elles suivent un chemin différent de celui des autres produits de la digestion. Les chylifères ne sont pas faits tout exprès pour l'absorption exclusive des graisses, comme le croit Lehmann : ils admettent les substances diffusibles, comme le font les veines, et celles-ci prennent parfaitement la graisse qui ne l'est pas : seulement l'admission se fait suivant des proportions qui ne paraissent pas les mêmes pour les deux ordres de vaisseaux, l'avantage demeurant aux chylifères en ce qui concerne les graisses. Dès lors, il est inutile de rechercher si les graisses entrent seulement par le fait de la pression, tandis que les autres matières entreraient par osmose ou par diffusion ; car, à supposer que ces deux modes d'entrée soient distincts au fond, la pénétration exclusive des graisses dans les chylifères, et celle des substances diffusibles dans les veines n'en resteraient pas moins hypothétiques. On ne voit, en effet, pas bien pourquoi les graisses qui entreraient dans les chylifères par pression ne pénétreraient pas en même temps dans les veines par la même cause, ni pourquoi la diffusion, qui porte les autres matières dans les veines, les laisserait à la porte des chylifères. Du reste, à supposer que l'explication s'applique aux mammifères, elle ne va plus guère aux oiseaux chez lesquels, à raison du peu de développement des chylifères, les veines doivent absorber activement les graisses et la plus grande partie des produits utiles de la digestion, et elle ne va pas du tout aux invertébrés chez lesquels il ne reste que les veines pour recueillir la totalité de ces produits.

Toutes les matières grasses animales et végétales sont absorbées sans distinction avec plus ou moins de facilité, à la condition de pouvoir se liquéfier au-dessous

de 40 centigrades. Les principes gras tels que la stéarine pure, fusible seulement
à une température plus élevée, sont réfractaires à l'absorption ; ils ne sont pris
que par le fait de leur association à l'oléine et à d'autres principes qui abaissent
le point de fusion des mélanges. Dans tous les cas, l'absorption en est limitée à
une petite quantité au delà de laquelle elles sont éliminées en produisant quelquefois la purgation. Ce sont elles qui communiquent au chyle tous les degrés
de l'opalinité et qui finissent par lui donner, chez les carnassiers, l'opacité et la
blancheur du lait.

Avec les graisses, les chylifères peuvent-ils prendre les matières albuminoïdes,
le sucre, l'eau, les sels, en un mot les autres principes absorbables des aliments?
Autrefois, personne ne songeait à en douter ; mais, aujourd'hui, l'esprit de système est allé au delà du doute : à la négation et à la négation sans preuves.

Ce que nous avons vu du mécanisme de l'absorption ne nous permet pas, en
bonne logique, de supposer que les matières albuminoïdes, le sucre, l'eau, les
sels qui entrent avec les graisses dans les cellules épithéliales des villosités, dans
leur substance amorphe, s'en séparent juste à la surface des parois vasculaires,
pour entrer, les unes dans le chylifère, les autres dans les veinules mésaraïques.
Pourquoi un tel départ s'opérerait-il ? Comment les matières qui sont entrées et
qui ont marché ensemble intimement mêlées, seraient-elles obligées de se séparer
au bout de leur route? Qu'est-ce qui peut faire croire que le chylifère, doué de
la faculté de prendre la graisse, le principe le plus difficile à saisir, ne saurait
admettre les matières les mieux dissoutes et les plus diffusibles? Que le chylifère
prenne ces dernières en quantité moindre que les veines, parce qu'il est simple
alors que le réseau vasculaire a de nombreuses branches, cela peut-être. La
question se réduit à une affaire de proportion et non d'antagonisme. Il n'y a
d'action élective ni de la part des chylifères ni de la part des veines, comme
j'en donnerai ultérieurement la preuve. C'est très gratuitement que Bernard,
Bouisson, Béclard, et leurs partisans sur parole, soutiennent que ces matières
sont prises en majeure partie ou en totalité par les veines mésaraïques. La doctrine des affinités électives, qu'ils font revivre, sans aucune preuve à l'appui et
même contre toutes les preuves, doit être écartée en ce moment en attendant
plus complète réfutation.

Le sucre est très manifestement absorbé par les vaisseaux chylifères, et il
compte au nombre des éléments normaux du chyle, comme je l'ai établi dès 1856,
contrairement aux assertions de Bernard, qui, à cette époque, soutenait que le
sang des veines sus-hépatiques était le seul liquide sucré de l'organisme.

D'abord, il n'est pas étonnant que le sucre existe dans le chyle des herbivores,
puisque ce principe immédiat est tout formé dans les aliments de ces animaux, et
qu'il se produit en abondance dans leur intestin aux dépens des matières féculentes dont la quantité totale peut s'élever à près de 6 kilogrammes par jour pour
un cheval rationné avec 5 kilogrammes de foin et 3ᵏ,500 d'avoine. Le chyle de
ces animaux en offre aussi, terme moyen, de 130 à 160 milligrammes pour 100
grammes, d'après les dosages que j'ai effectués à l'aide de la liqueur de Fehling.

En outre, chez les carnassiers et les autres animaux exclusivement nourris de
chair, le chyle, à toutes les phases de la digestion, contient du sucre dans la

proportion moyenne de 120 à 140 milligrammes pour 100 grammes, dans tous les points où il est possible de le recueillir, au mésentère, à la citerne de Pecquet et au canal thoracique. Il résulte, chez eux, de la métamorphose de quelques principes de la chair, peut-être de l'inosite.

D'ailleurs, si l'on ajoute du sucre aux aliments d'un herbivore ou d'un carnassier porteur d'une fistule qui a donné du chyle où l'on a dosé préalablement ce principe, on voit la quantité de sucre dont se charge le chyle augmenter progressivement dans des proportions considérables [1]. Ainsi, chez un chien nourri de chair, la quantité de matière saccharine s'éleva de 107 à 205 milligrammes deux heures après que l'animal eut avalé 1 litre de lait tenant en dissolution 40 grammes de glycose, puis elle revint insensiblement, sur la fin de la digestion, au chiffre initial. Sur un cheval nourri de foin et de paille, elle passa de 150 à 214 milligrammes pour 100 grammes, une heure après l'ingestion de 200 grammes de glycose dans l'appareil digestif, et à 239 milligrammes deux heures plus tard; après quoi elle revint aussi graduellement à son chiffre primitif.

Il n'est pas inutile d'ajouter que l'activité, le ralentissement ou la suspension du travail digestif font considérablement varier la quantité de glycose dans le chyle. J'en citerai un exemple entre plusieurs. Un taureau sur lequel j'avais établi des fistules au canal thoracique, aux chylifères du mésentère et aux lymphatiques du cou, dans un but de comparaison, présentait d'abord, dans le chyle, de 104 à 110 milligrammes pour 100: la quantité se réduisit à 84, puis à 66 milligrammes, lorsque l'affaiblissement fut extrême et la digestion très ralentie; enfin, au moment de la mort, il y en avait moins encore.

Pour sauver la doctrine sans fondements que je combats, on me fit une série d'objections : d'abord, on nia l'existence du sucre dans le chyle; quand il ne fut plus possible de la nier, on dit qu'il y en avait seulement des traces; quand la quantité parut considérable, on prétendit que ce sucre était équivoque, non fermentescible, une matière réduisant simplement les liqueurs cuivriques. Enfin, lorsque j'eus établi qu'il fermentait très bien en donnant comme les autres de l'acide carbonique et de l'alcool, on m'objecta qu'il venait du foie, du sang; et, pour donner quelque sérieux à cette objection, on fut obligé de soutenir, en fin de compte, que le chyle n'était qu'une lymphe intestinale provenant non des aliments, mais des tissus de l'intestin, lymphe à laquelle s'ajoutait uniquement un peu de graisse émulsionnée.

De tels paradoxes ne demandent pas à être réfutés ici comme ils l'ont été dans mes publications sur la glycogénie. Il me suffit, pour en faire justice, de dire que, si dans le chyle il n'y avait pas de sucre, et que ce liquide fût mêlé, dans les parois intestinales, à une moitié, à un quart, à un dixième de lymphe sucrée, ce mélange ne renfermerait plus que la moitié, le quart, le dixième de la quantité offerte par la lymphe. Or, il en contient toujours au moins autant que ce dernier

1. G. Colin, *De la formation du sucre dans l'organisme* (*Comptes rendus de l'Académie des sciences*, 11 juin 1855). — *De la formation du sucre dans l'intestin et de son absorption par les chylifères* (*Bull. de l'Acad. de méd.*, 1ᵉʳ avril 1856, t. XXI, p. 581). — *De l'origine du sucre contenu dans le chyle* (*Comptes rendus de l'Acad. des sciences*, 28 juin 1858, et *Journal de la physiologie de l'homme et des animaux*).

liquide et souvent davantage. Nous verrons ailleurs quelle peut être l'origine du sucre contenu dans la lymphe des diverses parties du corps.

Il est clair que les chylifères, absorbant les sels des dissolutions, doivent, à plus forte raison, absorber l'eau qui leur sert de véhicule, même en plus forte proportion que les sels; en d'autres termes, ils doivent en prendre une solution moins concentrée.

L'eau seule est absorbée assez vite. Il peut en disparaître, par jour, chez les solipèdes et les ruminants de forte taille, jusqu'à 80 kilogrammes, mais qui passent en partie seulement par les chylifères. L'absorption, quand elle porte sur de très grandes quantités de ce liquide, délaye outre mesure le chyle, le rend transparent, presque incoagulable, comme je l'ai vu souvent sur les vaches abondamment abreuvées, dont la digestion était troublée ou suspendue à la suite de souffrances causées par des opérations chirurgicales.

L'aptitude des chylifères à absorber les divers éléments que nous venons d'énumérer se déduit de la présence de ces éléments dans le chyle; elle se prouve péremptoirement par ce fait même. Mais à quelle source sont-ils puisés? La logique indique qu'ils doivent venir, d'une part, en grande partie des aliments, quoique divers observateurs disent le contraire, et dériver, d'autre part, des tissus intestinaux, puisque les vaisseaux blancs de l'intestin sont tout à la fois chylifères à titre spécial, et lymphatiques comme tous les autres vaisseaux du système de ce nom. C'est ce qu'il s'agit de démontrer avant de rechercher suivant quelles proportions les éléments du chyle sont puisés à ces deux sources.

Je dis d'abord que les matériaux du chyle viennent des aliments et en viennent pour la très grande partie, car le chyle renferme tous ceux qui se trouvent dans ces aliments; il les renferme en raison de leur abondance.

En effet, de quoi se compose l'aliment complet de nature végétale ou animale, l'œuf, le lait, la chair, le grain, le fourrage: 1° de matières azotées, fibrine, albumine, gluten; 2° de principes féculents et sucrés; 3° de corps gras; 4° enfin de matières minérales et salines. Or, on retrouve tout cela dans le chyle, sous des formes nouvelles résultant et des élaborations digestives et des actes intimes accomplis concurremment avec l'absorption. On y retrouve l'albumine, qui le rend coagulable par l'action de la chaleur; la fibrine, qui lui donne la propriété de se prendre spontanément en masse; le sucre qui le rend fermentescible et apte à réduire les liqueurs cupriques, les graisses, le fer, le soufre, les alcalis, les sels divers dissous dans une plus ou moins grande quantité d'eau; et, de même qu'il n'y a pas de différence radicale entre la chair et l'herbe, il n'y en a pas entre le chyle du carnassier et celui de l'herbivore: l'un et l'autre reproduisent un aliment identique quant à ses caractères essentiels et varié seulement quant à sa forme. C'est l'aliment métamorphosé et en voie de se sanguifier autant qu'il peut l'être avant l'oxydation pulmonaire.

En mettant en parallèle l'espèce d'alimentation avec le chyle qu'elle donne, on peut aisément s'assurer qu'il y a entre ces deux termes, dont l'un est facteur et l'autre produit, une corrélation frappante. L'expérimentation démontre que ce liquide se présente sous trois formes ou sous trois aspects en rapport avec le contenu de l'intestin. Ainsi :

1° Le chyle des carnassiers, à leur régime ordinaire, des herbivores à la mamelle ou de ceux qui usent d'aliments très riches en graisse, est épais, opaque, et d'une blancheur qui ne le cède pas à celle du lait ;

2° Celui des herbivores, dans les conditions habituelles, est jaunâtre, jaune verdâtre, très légèrement opalin, et a beaucoup d'analogie avec la lymphe un peu trouble.

3° Enfin, le chyle des animaux dont la digestion est depuis longtemps suspendue et dans l'intestin desquels il ne reste plus guère que des liquides, est limpide, transparent ; il a presque perdu sa coagulabilité en perdant sa fibrine. C'est une espèce de solution saline un peu albumineuse, que l'on peut recueillir dans le canal mésentérique des ruminants affaiblis par des mutilations graves et des pertes sanguines abondantes.

Ces trois espèces de chyle peuvent se voir successivement, à de courts intervalles, sur le même animal herbivore ou carnassier, s'il est placé tour à tour dans les trois conditions susdites. Au moment où l'intestin reçoit beaucoup de graisse, le chyle prend très vite l'apparence laiteuse ; lorsque la graisse diminue, l'opacité s'efface ; et, dès que les corps gras et la matière protéique manquent ensemble, le contenu des chylifères n'est plus qu'une sérosité transparente peu ou point coagulable. Cela prouve assez nettement que la constitution du chyle se fait surtout aux dépens des matériaux de provenance alimentaire. La part, d'origine plasmatique, recueillie dans les fluides extravasculaires des parois intestinales, ne peut qu'être très faible, et, dans aucun cas, elle ne semble assez forte pour modifier sensiblement la constitution de la première.

On s'est avisé récemment de dire, car de quoi ne s'avise-t-on pas pour innover : Le chyle n'est qu'une émulsion de matières grasses mêlées à la lymphe recueillie dans la trame des parois intestinales ; il n'a pris aux aliments que des particules de graisse, tout le reste de ces aliments, fibrine, albumine, gluten, caséine, dextrine, glycose, matières extractives, eau, sels, a été laissé aux mésaraïques ; et si ce chyle a néanmoins tout cela, ce n'est pas aux aliments qu'il l'a emprunté, mais au plasma sanguin. On ne s'aperçoit pas que cet étrange paradoxe, qu'on énonce sans en chercher la preuve, est non moins en opposition avec les lois de la physique qu'avec les principes les plus élémentaires de la logique. Dire cela, en effet, c'est ressusciter le système des affinités électives, qui s'effondre de tous côtés, c'est supposer que les parois seules des veines sont perméables à tous les principes des aliments, sauf à la graisse. Il y a plus, c'est admettre que les chylifères ne peuvent prendre la fibrine, l'albumine, le sucre, l'eau, les sels, venant de l'intestin, tandis qu'ils prennent parfaitement ces mêmes principes venant du sang. On ne nous dit pas d'après quelle loi de physique moléculaire le chylifère, en présence d'albumine, de fibrine à double provenance, jouit de la merveilleuse faculté de faire le triage, de prendre celle venant du sang et non l'autre, le sucre du plasma, non celui de l'intestin, etc., quoique ces matières soient en même temps dans la substance de la villosité et au contact des parois vasculaires. D'ailleurs, on oublie que si le chyle était une simple émulsion de matières grasses dans le suc pancréatique, son existence serait subordonnée à celle de ces deux facteurs ; il n'y aurait plus de chyle quand le suc pancréatique ne coule plus dans l'intestin ; il n'y en aurait plus dès que la graisse serait en proportion insignifiante ou qu'elle viendrait à manquer, comme cela arrive si souvent chez l'herbivore. Or, ni l'une ni l'autre de ces deux espèces de relations ne s'observe : le chyle continue à se former et à se saturer de graisse, comme je l'ai surabondamment démontré (t. Ier, p. 880), en l'absence du fluide pancréatique, et dans le second cas il est extrêmement abondant, bien qu'il soit dépourvu de graisse. Mais n'insistons pas trop. L'erreur a, pour certains esprits, plus d'attraits que la vérité.

En somme, pour nous, les chylifères prennent tous les principes du chyle dans les aliments ; ils les y prennent à la fois, déjà métamorphosés, et ils les métamorphosent encore en les associant à une certaine quantité de matériaux plasmiques que ces vaisseaux, à titre de lymphatiques, prennent dans les tissus des parois intestinales. Conséquemment, le chyle représente l'aliment, quant au nombre et à la nature de ses principes, l'aliment en entier, dans son ensemble, comme dans ses diverses parties. Ses nuances d'aspect, de composition, ne font que reproduire celles de son facteur. Nous verrons plus tard que le sang même est encore l'aliment, à une deuxième et plus complète métamorphose. Toutefois, ce chyle ne représente pas la totalité de la masse alimentaire, puisqu'une partie de cette masse est absorbée parallèlement par les mésaraïques ; mais celle qu'il renferme, quelle qu'en soit la quantité, est chimiquement complète.

Il est actuellement inutile de se demander si le chyle, comme le croyaient les anciens physiologistes Boerhaave, et même encore Magendie, est pris tout formé dans l'intestin, et, par conséquent, simplement extrait du chyme par les vaisseaux absorbants. C'est comme si on croyait que le chyme est tout formé dans l'aliment parce que l'aliment le donne, que le sang est tout formé dans le chyle parce qu'il en est un dérivé. Ce sont là des produits de mutation. C'est par l'action des absorbants que le chyle naît des aliments absorbés, comme c'est par celle du tube digestif et de ses sucs que le chyme surgit de l'aliment. Ce sont d'autres actions, celle des capillaires, des ganglions, de certaines glandes, du poumon, qui feront sortir du chyle et de la lymphe le sang qui est la forme ultime de la matière alimentaire. Nous avons vu, en effet, que, dans l'absorption, il y a une élaboration qui commence dans les cellules où sont reçues les matières avant leur entrée dans les vaisseaux, et qui se continue dans les systèmes capillaires ; cette élaboration, qui a surtout pour but de modifier les matières protéiques et de produire des éléments figurés, a été même considérée par quelques physiologistes, Goodsir entre autres, comme un travail de sécrétion.

Le travail morphologique qui fait le chyle comme liquide spécial et défini, pendant que l'absorption en recueille les éléments, commence à la surface de la villosité et se continue jusqu'au canal thoracique à travers les ganglions. On le suit dans les cellules épithéliales où les particules graisseuses microscopiques se convertissent en gouttelettes, puis se fractionnent de nouveau avant de sortir ; on le suit dans le parenchyme de la villosité et dans les parois du chylifère, où le fractionnement s'achève si exactement que toutes les gouttelettes disparaissent, remplacées par de fines particules. Enfin, il se complète dans les ganglions où les produits de l'aliment sont mêlés à une certaine quantité de matériaux plasmiques. C'est ici le lieu d'examiner quelle part peuvent prendre ces organes à la constitution morphique et chimique du liquide, point qu'on ne peut déterminer sans savoir quel est l'état du chyle avant son entrée dans les ganglions.

Or, à ce sujet, l'histoire du chyle est encore semée d'erreurs que j'ai relevées pour la plupart[1]. Le chyle, disait-on, est incoagulable en sortant des villosités, il ne présente pas de fibrine avant son entrée dans les ganglions, d'où il suit que la fibrine qu'on y trouve au delà leur a été donnée dans ces organes ou par ces organes. Dans les ganglions il acquiert également, disait-on, des globules sanguins qui lui donnent la propriété de rougir au contact de l'air. Tout cela est erreur sur erreur. Le chyle pris dans les vaisseaux du mésentère, soit sur les solipèdes, soit sur les ruminants, par exemple, où il peut être recueilli en assez grande quantité est, dès qu'il sort de l'intestin, fibrineux, coagulable, chargé de globules blancs, argentins, dont les plus petits sont distincts des corpuscules de graisse; il ne change pas de teinte au contact de l'air. Si on n'y a pas trouvé de fibrine avant les ganglions, c'est qu'on le recueillait en fractions trop minimes pour le voir se coaguler. Si on l'a vu, avec des globules rouges, prendre une teinte rosée ou vermeille sous l'influence de l'oxygène, c'est qu'on l'avait obtenu mêlé à du sang provenant de la piqûre des petits vaisseaux du mésentère, ou pris, soit dans la citerne, soit dans le canal, où il s'opère un reflux sanguin pendant la vie et surtout au moment de la mort.

Mais si le chyle a des globules et de la fibrine avant son entrée dans les ganglions, en a-t-il autant qu'à sa sortie de ces organes, et ces globules ont-ils en deçà et au delà les mêmes dimensions et la même constitution; si le chyle est coagulable dès les réseaux, l'est-il au même degré que plus loin? Voilà en quels termes il faut poser les questions.

Or, l'examen comparatif des échantillons de chyle pris en divers points, montre que ce liquide a peu de globules et qu'il est peu coagulable en sortant de l'intestin, comme dans tout le reste de son trajet antéganglionnaire; qu'alors les globules, surtout les grands, y sont moins nombreux, que les globules s'y multiplient et s'y agrandissent, que la fibrine s'accroît et que la coagulabilité augmente pendant son passage à travers les ganglions. D'où il faut conclure que l'élaboration du chyle, commencée et réalisée dans les villosités, se continue dans tout le trajet du système chylifère et prend une nouvelle activité dans les glandes mésentériques.

Il est hors de doute actuellement que le principal rôle des ganglions mésentériques est un rôle d'élaboration, plus encore au point de vue morphologique qu'au point de vue chimique.

Ces organes, à formes et à situations variées, sont pour la plupart agglomérés chez les carnassiers, les cétacés, dispersés chez les ruminants, les pachydermes, les singes, l'homme, tantôt en série assez près de l'intestin, comme chez le bœuf, ou en haut du mésentère comme chez le cheval. Ils sont mous, à larges voies et d'une très grande expansibilité, par exemple dans les solipèdes, fermes, à tissu

---

1. Dans la première édition de ce livre (Paris, 1855-1856) et dans mes *Recherches sur les fonctions du système lymphatique*, 1858.

serré, et moins érectiles chez les ruminants. Les lymphatiques y arrivent en divers points fins et très multipliés ; ils en ressortent peu nombreux et d'un volume considérable. Aucun chylifère, sur les 1200 que j'ai comptés chez le cheval, n'arrive au delà sans les avoir traversés. La loi de Mascagni, d'après laquelle nul vaisseau blanc n'arrive au canal thoracique sans avoir traversé au moins un ganglion, leur est parfaitement applicable. Les efférents qui émergent d'un hile ou d'un bord finissent par se réunir en haut du mésentère en un ou deux gros canaux (tronc intestinal antérieur et tronc postérieur) qui se jettent dans la citerne. Exceptionnellement, comme on le voit chez les ruminants, ces branches, formées assez bas le long de la grande mésentérique, ont un trajet très grand à parcourir avant leur confluence à la citerne.

Quelle est, en définitive, la nature de ces organes élaborateurs? Les uns les disaient, autrefois, d'après Malpighi, formés de cellules intermédiaires aux afférents et aux efférents ; les autres, avec Albinus, Hewson, les supposaient de simples plexus de vaisseaux lymphatiques. Aujourd'hui, on sait qu'ils ont des éléments glandulaires annexés à un ensemble compliqué de vaisseaux comparable à un appareil érectile.

La glande mésentérique, enveloppée de tissu cellulaire, a deux parties plus ou moins distinctes, histologiquement, suivant les animaux : l'extérieure corticale et la centrale ou médullaire. L'extérieure, d'apparence grenue, est composée de cavités alvéolaires polygonales, circonscrites par des cloisons incomplètes détachées de la membrane générale d'enveloppe. Ces cavités, de 2 à 3 10es de millimètre de diamètre et se rapetissant à mesure qu'elles s'éloignent de la surface, sont traversées dans tous les sens par des prolongements trabéculaires, par des vaisseaux, et pleines de corpuscules arrondis, libres, pressés les uns contre les autres, qui ont les dimensions, les formes, l'aspect pointillé et l'ensemble des caractères propres aux globules blancs dits leucocytes. Ce sont bien des globules lymphatiques pour Kölliker, Brücke, Donders : mais ils ne sont, d'après Ch. Robin, que des épithéliums nucléaires, distincts des globules lymphatiques par certains caractères, comme l'absence d'expansions sarcodiques, la faible altérabilité, la faculté de se segmenter, de s'hypertrophier, celle de se resserrer sous l'influence de l'acide acétique, etc. Ces éléments, d'après les premiers observateurs, seraient des globules formés sur place et destinés à s'ajouter à ceux que le chyle a reçus dans les villosités, ils ne seraient, d'après Robin, que des épithéliums destinés à modifier, à élaborer, molécule à molécule, les éléments chyleux en vertu du pouvoir que possèdent les épithéliums dans les organes glanduleux. Quoiqu'il y ait quelques légères différences entre ces globules et ceux du chyle, je ne crois pas qu'elles impliquent une différence de nature, et j'adopte provisoirement la première opinion, car leur passage dans le chyle des efférents explique l'augmentation du nombre des globules dans le liquide qui sort des ganglions.

La partie centrale ou médullaire du ganglion, plus pâle que l'autre, et quelquefois blanche, très imprégnée de liquide, n'est constituée que par des vaisseaux lymphatiques formant plexus serré, par quelques vaisseaux sanguins soutenus les uns et les autres par des prolongements conjonctifs.

Le nœud de la structure du ganglion, au point de vue physiologique, est de savoir si les afférents se continuent directement avec les efférents et de quelle manière la continuation s'effectue. Il est évident pour tout le monde que les afférents se ramifient à la surface de la glande, puis de plus en plus en se rapprochant du centre ; il l'est non moins que les efférents se dégagent ou se constituent, en apparence, à la limite de la substance corticale et de la médullaire, puis se rassemblent en grosses branches pour sortir par le hile quand il existe. Sur ces points, tous les anatomistes sont d'accord. Mais y a-t-il entre les premiers vaisseaux et les seconds un abouchement simple ou une communication par l'intermédiaire d'une sorte de petit système capillaire ; Ch. Robin semble admettre la continuation, quoiqu'il ne le dise pas explicitement ; de sorte, dans cette hypothèse, que les corpuscules placés en dehors des vaisseaux ne peuvent être enlevés par les courants lymphatiques. Kölliker, au contraire, incline à laisser, entre les vaisseaux qui arrivent et ceux qui sortent, les cavités alvéolaires. Il croit, avec Ludwig et Noll, que les afférents, après s'être ramifiés, finissent par s'ouvrir dans les cavités des alvéoles. Pour lui, l'ensemble des cellules formerait une sorte de corps caverneux lymphatique, de réservoir comparable à celui des tissus érectiles dans lequel les afférents viennent verser leur apport, et les efférents puisent ce qu'ils exportent, c'est-à-dire le liquide venu de l'intestin mêlé aux corpuscules formés sur place. Et, en effet, ces alvéoles se remplissent de la matière que les injections poussent dans les afférents.

Ces deux modes de communication, qui ne s'excluent pas, me paraissent prédominer, tour à tour, suivant les animaux. Si la communication directe ne semble pas exister chez les animaux qui ont les ganglions compacts, grenus comme les ruminants, elle existe manifestement chez le cheval et les autres solipèdes où les glandes ont très peu d'éléments non vasculaires ; la continuation entre les afférents et les efférents y est presque visible à l'œil nu par des branches énormes dans lesquelles on voit passer même l'air insufflé. Dans tous les cas la communication existe. Si elle est directe, on ne voit pas comment les corpuscules, demeurés en dehors des vaisseaux, peuvent être entraînés. Si, au contraire, elle est indirecte, les cavités alvéolaires servent d'intermédiaire, et les courants doivent emporter, en les traversant, les éléments qui s'y trouvent.

Quoi qu'il en soit, les autres dispositions accessoires des vaisseaux dans le ganglion ne sont pas sans intérêt physiologique. Les sanguins qui, pour la plupart, suivent les cloisons des alvéoles, les traversent aussi en tous sens. Les lymphatiques forment à beaucoup d'artérioles des gaines complètes comme à l'encéphale. A mesure qu'ils diminuent de diamètre, ils perdent les éléments de leurs tuniques et finissent par ne plus avoir qu'une mince lamelle de tissu cellulaire tapissée par la couche épithéliale. Cette minceur de parois leur ôte toute résistance à la déchirure, et leur donne une très grande perméabilité, par conséquent, une grande aptitude à laisser échapper leur contenu, comme à admettre par osmose les matériaux extérieurs.

Ces vaisseaux offrent encore des particularités remarquables qui influent sur la marche du chyle. Près des premières ramifications superficielles, ils donnent de larges canaux ou des sinus lymphatiques et de petites branches ; ils ont, à l'intérieur, des trabécules ou des brides qui, se portant d'un côté à l'autre, divisent

les cavités vasculaires, à peu près comme le font les brides dans les tissus veineux de l'encéphale. Ces brides entrecroisées contribuent évidemment à ralentir
la marche des liquides, et à retenir les éléments figurés, les corps étrangers, à la
manière des herbes ou des roseaux dans le lit d'un fleuve.

De la structure des ganglions on peut déduire : 1° la facilité des échanges moléculaires entre les éléments plasmatiques intra et extravasculaires du sang,
échanges qui peuvent donner par exemple un peu plus de sels, d'albumine, de
plasmine au chyle, comme au sang une certaine quantité d'eau ; 2° la possibilité
d'élaborations réellement glandulaires si les corpuscules des alvéoles sont des
épithéliums nucléaires jouissant des propriétés de ceux des glandes ; 3° la formation active des globules si les corpuscules intra-alvéolaires sont bien des leucocytes, et s'ils entrent dans les vaisseaux blancs par suite d'abouchements de ceux-ci
avec les alvéoles. Cette dernière fonction serait certainement la plus importante
au point de vue de l'hématose si, comme le pensent Kölliker, Virchow et la plupart des Allemands, une certaine proportion de globules blancs sont destinés à
se transformer en corpuscules hématiques.

Dans tous les cas, il ne faut pas, ainsi qu'on l'a fait trop souvent, regarder
les ganglions comme les foyers exclusifs de la production des globules. La formation globulaire, comme le pense aussi Milne Edwards n'est pas localisée :
elle a lieu dès les réseaux d'origine, que la substance conjonctive soit ou non
doublée d'une couche épithéliale. C'est même dans les réseaux, vu leur étendue,
qu'elle semble avoir le plus d'activité, car j'ai prouvé que le chyle, comme la
lymphe, a des globules déjà fort nombreux avant d'avoir traversé les ganglions.

En attendant que tous ces points, et surtout celui de l'active formation globulaire, soient fixés avec la précision désirable, disons que le chyle, en traversant
les glandes mésentériques, s'y modifie, y devient un peu moins aqueux en cédant
un peu de son eau au sang à travers les parois vasculaires, un peu plus riche en
fibrine et par conséquent plus apte à la coagulation, un peu plus chargé de globules qui se sont formés aux dépens des matériaux plasmiques épanchés dans la
masse grenue des alvéoles et même de ceux qui circulent dans les vaisseaux.

On a voulu aussi assimiler les glandes de Peyer à des ganglions lymphatiques.
Virchow les dit des glandes lymphatiques étalées. Leurs follicules, qui correspon-
draient aux follicules ou aux alvéoles des ganglions, sont bien pleins de noyaux
et de cellules à dimensions très variées ; les vaisseaux sanguins les pénètrent
comme ils pénètrent dans les alvéoles des ganglions, et, d'après Brücke, les lymphatiques s'y aboucheraient directement du côté de la cavité intestinale ; mais,
ainsi que je l'ai déjà dit, cette assimilation paraît peu fondée. D'abord la communication directe entre les lymphatiques et les follicules est supposée plutôt que
démontrée ; les follicules sont clos et indépendants les uns des autres, au lieu de
communiquer entre eux comme les alvéoles du ganglion ; leurs corpuscules ne
sont pas identiques à ceux du chyle, et ne se comportent pas de la même manière par les réactifs. Il sort bien des lymphatiques de la glande, mais il n'y en
arrive pas qui puissent être considérées comme des afférents ; enfin, ces follicules
ne sont jamais gorgés de chyle ou de fluide laiteux comme le sont les glandes
mésentériques pendant la digestion. Leur contenu est toujours plus ou moins

épais, visqueux, sans analogie d'aspect avec le contenu des glandes lymphatiques. Pour moi, quoiqu'ils aient, par leur disposition anatomique, de l'analogie avec les ganglions, ils n'en ont point la fonction, pas plus que le pancréas n'a la fonction des glandes salivaires pour avoir une structure commune avec elles. Cela résulte d'un ensemble de données expérimentales qui, à mes yeux, tient lieu de preuves directes. Et ma conviction n'est point ébranlée par ce fait que les glandes de Peyer se tuméfient, s'imprègnent de matières crétacées et deviennent tuberculeuses à l'instar des ganglions.

Étudions maintenant les phénomènes de l'absorption du chyle, l'état des villosités, des vaisseaux, des ganglions, de la citerne et du canal, au début, à la période de grande activité et au déclin de cet important travail.

Ce qui traduit le début de l'absorption du chyle est le changement d'état des villosités. Ces petits organes se couvrent, et leurs interstices se remplissent chez les carnassiers, d'une matière pulpeuse qui est blanchâtre, crémeuse, si elle contient beaucoup de graisse. Ils se gonflent, deviennent opaques, blancs, à l'œil nu et au microscope, s'ils sont vus par réflexion. Leur substance est infiltrée de graisse sous forme de gouttelettes inégales et de particules très fines, graisse qu'on voit d'abord dans les cellules épithéliales, puis en même temps dans la substance homogène et la partie qu'occupe le chylifère. Cette turgescence s'accompagne de mouvements de totalité et de mouvements ondulatoires constatés par Gruby et Delafond, dus à la pression des fibres musculaires, autour du canal chylifère. Ils ont pour effet de froncer transversalement la villosité, de vider le petit chylifère ou au moins, d'exercer une pression favorable à la marche de son contenu. On peut le constater en examinant les villosités au moment où on les détache de la muqueuse d'un animal vivant ou venant d'être tué par effusion de sang.

A la surface externe de l'intestin, sur l'animal carnassier ou sur l'herbivore, dont les aliments sont riches en graisse, on voit, en y regardant de près, une belle injection blanche se dessiner sous la séreuse ; ce sont les chylifères du réseau superficiel déjà gorgés de chyle. Ils le sont plus ou moins suivant les anses et finissent par l'être d'une manière uniforme une fois que le chyme versé par l'estomac a pu se répandre dans toute l'étendue de l'intestin. Dans le mésentère, les vaisseaux qui, précédemment étaient affaissés ou ne contenaient qu'un peu de liquide clair, se gonflent ou deviennent blancs et opaques, comme s'ils étaient pleins de lait ; leur teinte tranche fortement sur la couleur rouge des veines et des artères ; leur dilatation rend les bosselures et les étranglements plus distincts. Les ganglions sont tuméfiés, et, à la moindre piqûre faite à leur tissu, ils laissent fluer une grande quantité de suc lactescent, les afférents se distinguent très bien dans la tunique cellulaire. Leur teinte qui a peu changé chez les ruminants, où ils sont constamment gris et opaques, est blanche ou blanc-jaunâtre chez les chiens et même chez les chevaux qui digèrent de fortes rations d'avoine ; en un mot, ils sont à l'état de turgescence, saturés de tous les éléments du chyle, et par conséquent au maximum de leur activité fonctionnelle. De leur bord supérieur ou de leur hile, les branches afférentes sont aussi très distendues et comme variqueuses. La citerne de l'ecquet, souvent invisible à l'état de non-digestion, a

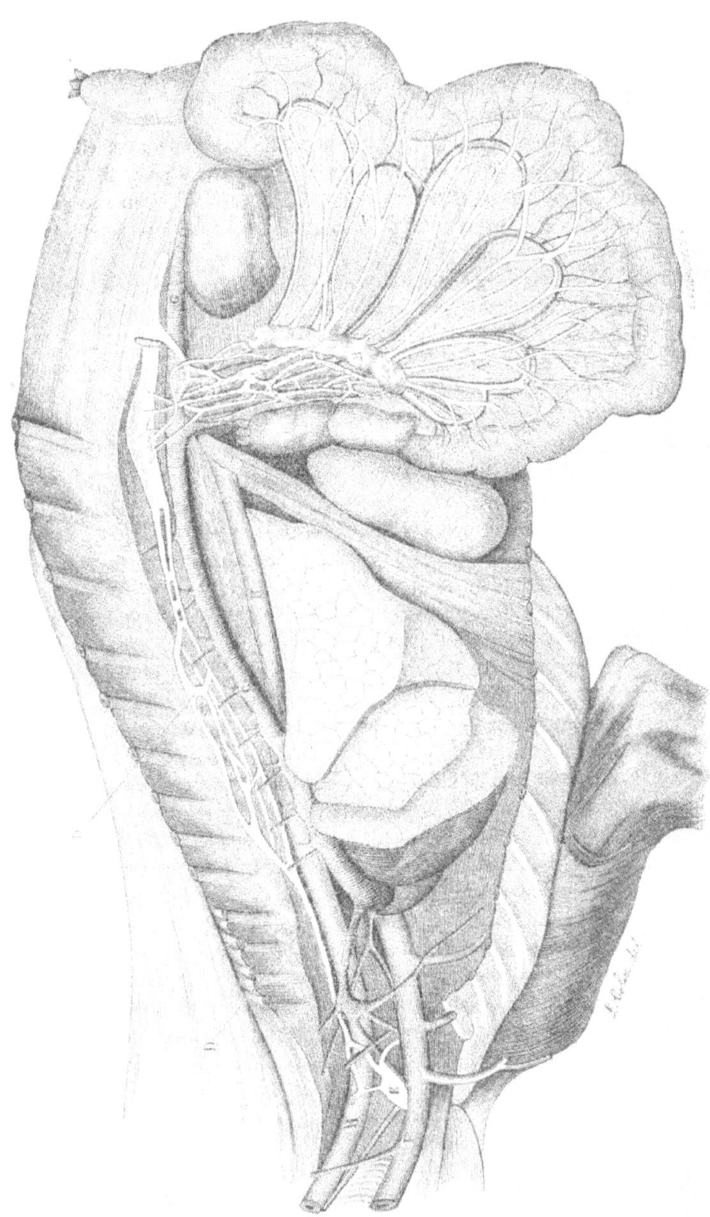

Fig. 131. — Ensemble du système chylifère du chien*.

(*) AA lactés du mésentère; BB groupe des ganglions mésentériques; C citerne de Pecquet; DD canal thoracique; E dilatation du canal à son insertion; F veine cave antérieure; G aorte; H œsophage.

ici doublé ou triplé de volume. Sa distension est énorme, surtout dans la partie antédiaphragmatique. Ses parois sont tellement distendues qu'une piqûre en laisse sortir le chyle sous forme de jet très élevé. Enfin le canal est très dilaté sur toute sa longueur, et ses affluents, dont le dégorgement est devenu difficile, présentent une dilatation exagérée. Une fistule établie à l'insertion de ce conduit, donne issue à de grandes quantités de liquide jaune opalin ou tout à fait blanc, suivant la nature des aliments que l'animal digère.

C'est dans ces conditions que l'ensemble du système chylifère se détache avec une admirable netteté et qu'il frappe l'observateur qui l'avait à peine aperçu dans les intervalles de la digestion. C'est dans cet état, dont les figures 134 et 135 donnent l'idée, que les anatomistes de l'École d'Alexandrie l'ont reconnu sur les chevreaux et Aselli sur le chien. Il s'y maintient pendant plusieurs heures, souvent pendant douze, dix-huit même. Chez les animaux à digestion très lente, on le voit persister, alors que l'estomac est depuis longtemps tout à fait vide, et parfois une heure ou deux après la mort s'il y a du chyme en abondance dans l'intestin. On peut en prolonger la durée en mettant, par une ligature sur le canal, obstacle au déversement du chyle dans les veines.

A mesure que la digestion marche vers son terme et que la quantité de principes assimilables dans le chyle se réduit, la turgescence du système chylifère diminue dans toutes ses parties, les vaisseaux mésentériques se resserrent, les ganglions s'affaissent, la citerne se désemplit, le canal thoracique est moins gonflé. Et s'il est ouvert, son produit est peu abondant, peu ou point lactescent.

L'état du système chylifère pendant la digestion contraste donc, d'une manière frappante, avec celui où il se trouve dans les intervalles de cette fonction, et ce contraste suffirait seul pour montrer le peu de fondement de l'opinion de ceux qui supposent que, pendant la digestion, il s'ajoute seulement à la lymphe un peu de graisse émulsionnée, car ce peu de graisse ne suffirait pas pour gonfler ou pour rendre turgides toutes les parties du système et augmenter dans des proportions considérables la somme des produits déversés. Toutefois le contraste est moins marqué chez les herbivores, dont la digestion intestinale est continue, que chez les carnivores où elle est intermittente, avec de longs intervalles entre les périodes d'activité.

Le travail de l'absorption du chyle chez les herbivores monogastriques s'établit aussitôt après le repas, car dès les premiers moments, l'estomac envoie des ondées de chyme dans l'intestin; et il a ceci de remarquable, si l'animal, avant le repas qui se digère, a été privé d'aliments, c'est que les chylifères entrent en activité les uns après les autres : d'abord ceux des premières anses, puis successivement de telle sorte qu'à un moment donné, à côté d'un groupe de chylifères turgides, on voit le groupe suivant encore affaissé et vide. On a alors les deux états opposés sous les yeux : au niveau d'une anse pleine, digestion et absorption actives ; au niveau de la suivante, encore état d'abstinence complète. D'ailleurs, au début, le liquide des lactés est clair, un peu opalin ; il devient de plus en plus blanc et opaque. C'est seulement quand le chyme est abondamment répandu partout, comme au bout de cinq à six heures chez le carnassier, que l'injection du système chylifère est uniforme. Elle se maintient jusqu'à la dixième, douzième, quinzième

heure et plus, après un repas dont la digestion met tout ce temps à se faire.
L'opacité du chyle peut se prolonger vingt, vingt-cinq, trente heures après le
repas, si les résidus intestinaux demeurent chargés d'une notable quantité de
graisse. Il y a plus, si l'animal est tué brusquement, en pleine digestion, l'absorption peut se continuer encore, avec une certaine activité, pendant plusieurs

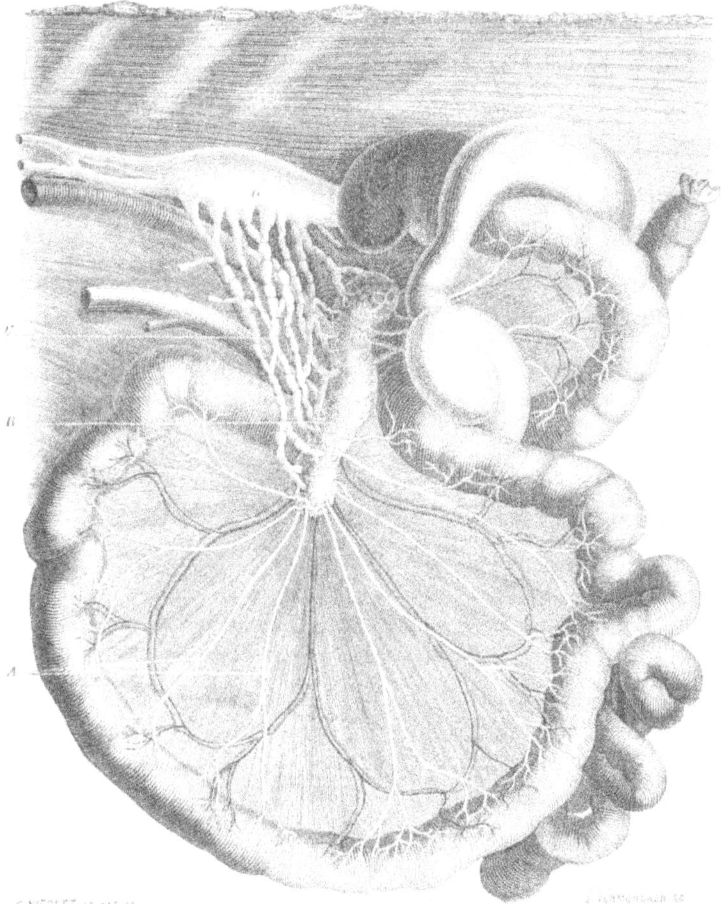

Fig. 135. — Aspect du système chylifère du chien pendant la digestion intestinale (*).

(*) L'abdomen du chien est ouvert huit heures après un repas de viande. On a appliqué préalablement
une ligature à la partie antérieure du canal thoracique pour prévenir l'affaissement des lactés au contact de
l'air. Les vaisseaux chylifères A se dessinent sous forme de lignes blanches dans le mésentère et sont déjà
visibles à la surface de l'intestin. Ils se rendent aux ganglions mésentériques B, formant la masse connue
sous le nom de pancréas d'Aselli. De celui-ci s'échappent de gros efférents C qui se rendent à la citerne D
très gonflée. On a mis la citerne complètement à découvert en enlevant le pilier gauche du diaphragme et
n déplaçant le rein du même côté.

heures, et laisser le système dans une turgescence assez prononcée. Si une fistule au canal existe à ce moment, la tension des liquides y est assez grande pour que leur écoulement persiste pendant une demi-heure, comme je l'ai vu, notamment sur le bélier.

L'aspect blanchâtre des chylifères qui, avec leur turgescence, est le signe le plus saillant du travail de l'absorption intestinale, peut persister fort longtemps après que la digestion est achevée. Tant qu'il reste dans les résidus jaunes bruns de l'intestin grêle et dans le mucus épais qui couvre les villosités, une certaine quantité de graisse, même à la vingt-cinquième et la trentième heure après le repas, l'injection blanche persiste. La graisse est l'un des principes qui demeurent attachés avec le plus de ténacité aux matières intestinales.

Il est possible de simuler l'absorption du chyle chez les carnivores, notamment par une injection d'eau et d'huile dans la première partie de l'intestin grêle. Alors, au bout de deux à trois heures, et à mesure que le mélange marche vers le cæcum, les chylifères s'injectent successivement d'une anse à l'autre, d'un liquide très blanc qui a l'aspect du chyle, sans en avoir la coagulabilité. On acquiert ainsi la preuve que l'eau entre parfaitement et en abondance dans les vaisseaux blancs en même temps que les graisses, ce que certains théoriciens déclarent impossible.

On peut se demander si l'absorption du chyle s'opère avec une égale activité sur toute la longueur de l'intestin grêle. L'observation, d'accord avec les données anatomico-physiologiques, répond négativement. C'est dans la région moyenne que le travail s'effectue dans toute son ampleur, et c'est là que les chylifères sont abondants et larges. Au duodénum et à l'iléon, ce travail est faible, soit dans le premier sur une étendue de 1 décimètre sur le chien, de 3 à 4 chez le lapin et de 5 à 6 chez le bœuf ; là, en effet, les matières ne font que passer vite et il y a peu de chylifères. A l'iléon, enfin, qui est resserré sur une longueur d'un mètre sur le cheval, sauf dans les moments où les ondées de chyme sont chassées vers le cæcum, même aspect des chylifères.

L'absorption du chyle ou de quelques-uns de ses matériaux s'opère-t-elle ailleurs que dans l'intestin grêle, c'est-à-dire dans l'estomac et le gros intestin, et cette absorption est-elle subordonnée à la présence des villosités ?

Chez les animaux dont l'intestin est tout d'une venue, comme chez les carnassiers vermiformes, le chyme peut être recueilli d'un bout à l'autre du tube dont la muqueuse a presque partout des villosités. Elle doit avoir lieu encore chez d'autres dans toute sa longueur, quoique les deux parties de l'intestin soient distinctes, si les villosités vont jusqu'à l'anus, ainsi que Cuvier le dit de la loutre.

L'absorption du chyle, à un certain degré, n'est pas douteuse dans le gros intestin. Les observations isolées d'Highmore, de Winslow, de Daubenton, peuvent se vérifier tous les jours. Les lymphatiques du côlon m'ont toujours montré, sur les chiens nourris de chair, un liquide opalin, où la quantité de graisse émulsionnée devait être considérable. Il en est de même chez ceux où l'on a poussé une injection d'huile dans l'intestin grêle. Les solipèdes qui avaient fait usage de tourteaux oléagineux ou simplement mangé beaucoup d'avoine, m'ont aussi montré, au moment où le gros intestin était chargé des résidus de ces aliments, une injection opalescente très nette des vaisseaux du cæcum et de quelques parties du côlon, surtout au niveau des scissures artérielles et des chaînes ganglionnaires. Dans les conditions où les aliments sont pauvres en graisse, la simple turgescence des lymphatiques du cæcum et du côlon n'est qu'une présomption en faveur de leur participation à l'absorption chyleuse. Néanmoins là, comme dans les autres cas, l'absorption du chyle, à un certain degré, ne me paraît pas douteuse. Elle doit même avoir une grande importance dans le volumineux cæcum des solipèdes et dans les vastes inflexions de leur côlon, qui contiennent une grande proportion d'eau, de matières sucrées, albuminoïdes, même de graisse et de sels. Il est clair que la différence d'activité, au détriment du gros intestin, tient à l'absence à peu près complète de villosités dans cette section du tube digestif, lesquelles s'arrêteraient déjà sur l'homme au niveau de la valvule iléo-cæcale. Mais il ne faut pas perdre de vue que si le pouvoir absorbant de la muqueuse du gros intestin est réduit, il reste énorme, vu l'étendue de sa surface qui dépasse 7 mètres carrés, celle de l'intestin grêle demeurant à 4 mètres et demi.

Quant à l'estomac, il doit aussi, chez les animaux où son pouvoir absorbant est considérable, prendre des matériaux du chyle, mais les graisses n'y ayant pas encore été soumises à l'action des sucs intestinaux qui favorisent leur admission, ne sauraient passer dans ses lymphatiques en quantité assez grande pour donner au contenu de ces vaisseaux l'aspect du chyle opalin. Toutefois, Veslingius dit en avoir vu de tels dans les lymphatiques du pylore, et quelques auteurs, cités par Haller, ont fait la même observation dans l'ensemble du viscère.

Le mécanisme de l'absorption du chyle ne diffère que par quelques particularités de celui de l'absorption lymphatique en général, et ces particularités dérivent des conditions spéciales où se trouvent les matières à absorber et les origines des lactés.

D'un côté, ces matières, soumises à des élaborations successives et nombreuses, ont été amenées à l'état le plus convenable à l'absorption par l'élévation de température, l'hydratation, les dissolutions, les changements moléculaires, les modifications de propriétés chimiques, puis elles sont mises en rapport avec des sucs alcalins, avec des tissus humectés de bile qui favorisent l'adhérence ; enfin, elles sont brassées dans tous les sens, et promenées à la surface des villosités comme les vagues de l'Océan le sont, par le flux et le reflux, sur les plis du rivage.

Les mouvements intestinaux sont considérés comme jouant un grand rôle dans l'absorption intestinale, par la pression qu'ils opèrent sur les matières de l'intestin, pression produisant et déterminant des étranglements qui circonscrivent de petites ampoules elliptiques, ampoules, où la pression peut, dit-on devenir équivalente à 5 ou 6 centimètres de mercure, soit à 2 pieds d'eau. Mais à supposer que la pression s'élève à ce chiffre, elle ne doit être considérée que comme une condition favorable à l'entrée des graisses, et non comme la cause déterminante et suffisante de cet acte. Il n'y a nulle comparaison à établir entre la pénétration de la graisse dans la villosité et cette expérience de physique qui consiste à faire sourdre la graisse par une forte pression à travers des membranes ; car, dans cette expérience, la pression produit des solutions de continuité, ou agrandit les pores et y engage les particules ou les gouttelettes du corps gras, double effet qu'elle ne détermine pas dans les conditions physiologiques de l'absorption intestinale.

Quelle est la masse des produits recueillis dans l'intestin pour la constitution du chyle, ou la quantité de chyle que le système lymphatique intestinal verse journellement dans le système sanguin? On a résolu cette question d'un trait de plume. Les uns ont dit, avec Vierordt : Elle est de $2^{kil},500$ pour l'homme, soit le trentième du poids du corps; d'autres prétendent, avec Lehmann[1], qui accepte une autre évaluation, qu'elle représente le cinquantième du poids du corps. Ceux qui ne voient dans le chyle que la graisse émulsionnée, sont obligés de réduire cette masse à un chiffre insignifiant. C'est à l'expérimentation qu'il faut demander ce chiffre, qu'elle seule peut donner.

Si le système chylifère prenait la totalité des produits utiles de la digestion, il serait facile, en déduisant le chiffre de l'exportation intestinale de celui des apports en aliments, boissons et produits sécrétés, d'obtenir, par différence, la masse absorbée. Si même on connaissait la quantité de ces produits digestifs afférente aux mésuraïques, l'autre serait exactement trouvée par une simple soustraction. Voyons quelle est la différence entre le poids des ingestions intestinales et celui des déjections, cette différence nous servira de base à une détermination plus exacte.

Chez un chien du poids de 20 kilogrammes, consommant généralement 1 000 grammes de chair et 300 grammes d'eau, il est rendu, terme moyen, 300 grammes de matières excrémentitielles. 1 000 grammes de ces ingesta ont donc été absorbés, et, en outre, 1 000 grammes de liquides versés par les sécrétions, soit 100 grammes par kilogramme du poids de l'animal.

Un mouton pesant 50 kilogrammes, et consommant 2 700 d'aliments avec 1 000 grammes d'eau, rend journellement 1 400 grammes de déjections intestinales; il absorbe donc 2 300, tant de principes fixes que d'eau, et, de plus, les produits de sécrétion, que nous supposerons du poids de 1 000 grammes, soit : 126 grammes par kilogramme du poids vif.

Pour faire la part afférente aux chylifères dans le produit total de l'absorption intestinale, il est nécessaire de recourir aux fistules établies aux chylifères. Sur un jeune taureau d'un an, un tube, adapté à un des chylifères satellites de la mésentérique, donnait 28 grammes par heure. En admettant que les autres vaisseaux fussent égaux à celui dans lequel était le tube, ils devaient fournir ensemble 280 grammes de chyle par heure, ou 6 720 grammes en vingt-quatre heures. L'animal ne pesant pas plus de 100 kilogrammes, ne donnait, par conséquent, que le cinquième de la somme qu'aurait donné (35 600) un bœuf adulte de poids moyen.

Un second taureau jeune du poids de 200 kilogrammes donnait, par l'une des huit branches chylifères, 80 grammes dans le même temps, soit, dans l'hypothèse de l'égalité de calibre et de débit entre elles, 640 grammes par heure pour l'ensemble, et 15 360 grammes dans une période de vingt-quatre heures.

1. Lehmann, *Chimie physiol.*, p. 156.

Un troisième, à peu près de même poids, donnait par une fistule établie très haut au canal chylifère, résultant de la jonction des diverses branches, à raison de 11 grammes par minute, ou 660 grammes par heure, soit : 15 840 grammes par vingt-quatre heures.

Enfin, une vache très affaiblie, dont l'intestin fonctionnait cependant assez bien, fournissait, par l'un des cinq troncs chylifères mésentériques à peu près égaux, 279 grammes à l'heure, soit : 1 395 pour les cinq vaisseaux, ce qui porte le débit total à 32 litres et demi par vingt-quatre heures.

L'énorme quantité de matières solides et liquides qu'ingèrent les ruminants explique cette abondance dans la production chyleuse. Notre vache, par exemple, consommait 13 kilogrammes de foin et au moins 30 kilogrammes d'eau. Son intestin recevait à peu près 52 kilogrammes de salive, 5 de suc gastrique, 5 de bile, 5 de suc pancréatique, 10 de suc entérique, le tout formant une masse de 120 kilogrammes à résorber en grande partie. Si, de cette masse ingérée, l'animal ne rendait que 12 à 15 kilogrammes en excréments, il s'ensuit que 105 kilogrammes devaient être absorbés. Les chylifères n'en ont pris que 32, d'après nos constatations, soit le tiers. Les deux autres ont dû passer par les mésaraïques. Acceptons ces résultats approximatifs en attendant que de nouvelles recherches en donnent de plus précis.

Il nous serait impossible de déterminer quels sont, dans cette masse absorbée, les tributs respectifs de l'intestin grêle et du gros intestin. Le rapport, quel qu'il soit, doit varier suivant les animaux. Chez les ruminants, la part du gros intestin est minime ; elle est beaucoup plus considérable chez divers pachydermes, les solipèdes surtout ; car la muqueuse de cet intestin y dépasse en étendue celle du grêle dans le rapport de 7 à 4 pour le cheval, par exemple. Ces 7 mètres de surface, il est vrai, sans villosités, en font une voie complémentaire d'absorption où s'engage nécessairement une grande masse de matériaux dont l'admission ne réclame pas le concours des villosités. Le développement de ses vaisseaux blancs le fait pressentir. En effet, les aires transverses de ses 50 à 60 lymphatiques, accolés aux artères, dépasse celle des 1 200 chylifères de l'intestin grêle ; car, d'après mes recherches, ce rapport serait comme 3 1/2 est à 2 1/2. D'ailleurs, il suffit, pour se faire une idée du grand compte qu'il faut tenir de l'absorption du gros intestin, de se rappeler que, chez les solipèdes, l'absorption des boissons qui y arrivent promptement y a lieu pour la plus grande partie.

Avec l'eau, qui est manifestement absorbée en grande quantité, avec les graisses, qui le sont en proportion appréciable, doivent passer des matières albuminoïdes, sucrées, des sels dont l'absorption est moins difficile que celle des graisses. C'est donc un véritable chyle que recueillent les vaisseaux blancs du gros intestin, chyle en proportion indéterminée, mais déterminable, plus aqueux et moins riche en matières fixes que le véritable chyle, celui de l'intestin grêle.

II. — ABSORPTIONS DIVERSES EFFECTUÉES PAR LES CHYLIFÈRES.

Depuis deux siècles et demi que les lactés sont connus, il y a eu, parmi les physiologistes, de nombreux revirements d'opinion sur le rôle de ces vaisseaux.

A peine Aselli les faisait-il connaître, qu'on leur donnait à eux seuls l'office d'absorber la totalité des produits utiles de la digestion. Puis, Flandrin, Magendie, s'appuyant sur des expériences incomplètes, leur laissaient la faculté d'absorber le chyle en leur retirant celle de prendre autre chose ; Bichat, sans s'expliquer très nettement, leur attribuait le pouvoir de choisir, en vertu d'une sensibilité spéciale, parmi les matières qui leur sont offertes. Naguère, on partageait entre eux et les mésaraïques le travail de l'absorption intestinale ; et, aujourd'hui, ce n'est plus la moitié du rôle qui leur est laissé : on prétend qu'ils n'absorbent pas même le liquide connu sous le nom de chyle ; que leur participation se borne à prendre quelques particules de graisse destinées à blanchir, sur certains animaux, la lymphe des tuniques intestinales. On affirme qu'ils ne prennent ni les matières azotées dissoutes dans le suc gastrique, ni la dextrine, ni le sucre, ni les sels, ni les médicaments, ni les poisons, ni les matières colorantes ou odorantes. Après avoir sapé, en principe, la théorie des affinités électives, on en crée de nouvelles plus fantastiques et poussées jusqu'à l'absurde.

Déjà j'ai montré[1] combien cette théorie est fausse en ce qui concerne la constitution du chyle proprement dit ; il me reste à prouver, comme je l'ai fait[2] en 1858 et 1862, que les chylifères, contrairement à l'opinion de Magendie et de son école, absorbent à peu près toutes les matières qu'ils étaient supposés ne pouvoir saisir ; et, chemin faisant, je signalerai les illusions dont les physiologistes ont été dupes.

En ce qui concerne l'ensemble des matières autres que les aliments, une démonstration est très nécessaire. On a douté et on doute encore généralement aujourd'hui de leur pénétration dans le système chylifère. « Les recherches les « mieux conduites, dit M. Milne Edwards[3], ont prouvé que la plupart des ma- « tières étrangères, dont l'absorption a lieu dans l'intestin, ne se montrent pas « dans le chyle, et pénètrent directement dans les veines. » « Tous les faits les « mieux observés tendent à montrer, ajoute-t-il, page 179, que les vaisseaux « chylifères admettent certaines substances de préférence à d'autres, qu'ils « exercent sur les matières contenues dans l'intestin une absorption élective et « prennent dans le chyme, les corps gras, peut-être aussi les matières albumi- « noïdes, à l'exclusion des matières salines. » En effet, Haller n'y a pas retrouvé les sels de fer, Tiedemann et Gmelin ni les mêmes sels, ni ceux de plomb et de mercure, sauf dans quelques cas où ils en ont reconnu des traces. MM. Bouchardat et Sandras n'y ont pas retrouvé non plus le cyanoferrure de potassium ; M. Chatin, ni l'acide arsénieux, ni l'émétique ; et, cependant, Fodera, Lawrence, Coates, ont reconnu le cyanoferrure dans le canal thoracique, et Panizza des traces d'iodure de potassium. Moi-même, avant 1855[4], j'avais constaté, au bout

1. G. Colin, *Recherches expériment. sur les fonct. du système lymph.*, Mémoire inédit présenté à l'Institut.

2. Id., *De l'absorption effectuée par les vaisseaux lymphatiques et du système des affinités électives*, lu à l'Académie de médecine, juin 1862 (*Bull. de l'Acad. de méd.*, Paris, 1861-62, t. XXVII, p. 198, et *Recueil de méd. vétérin.* 1863, p. 519.

3. Milne Edwards, *Leçons de physiologie et d'anatomie comparées*, t. VII, p. 177.

4. *Traité de physiologie*, première édition, Paris, 1856, t. II, p. 13.

de huit minutes, le passage dans les chylifères du cheval du cyanoferrure de potassium injecté dans l'intestin ; mais, pour m'en être tenu alors aux vieilles traditions expérimentales, je n'avais pas fait ce qu'il fallait pour rendre la démonstration complète.

Ce fut seulement en 1858 que, me révoltant contre la manière un peu mécanique dont Magendie découpait les anses d'intestin, je cherchai et trouvai un procédé plus sûr que le sien. Au lieu d'opérer comme le savant physiologiste, d'après un mode qui mène presque toujours à l'illusion et à l'erreur, je mis à découvert le canal thoracique et y insérai un tube d'argent. Lorsque le chyle vint à couler librement, j'administrai à l'animal un sel facile à reconnaître, le prussiate de potasse, l'iodure de potassium, l'émétique, l'acide arsénieux, etc., et je le cherchai, de minute en minute, dans le produit de la fistule. Voici quelques-unes de mes expériences principales :

Je fais avaler à un gros chien, dont le canal thoracique est ouvert, une solution de 20 grammes d'iodure de potassium dans 200 à 250 grammes d'eau, et je recueille toutes les minutes le chyle dans une série de vases à réactifs ; puis j'essaye chaque échantillon par le chlore et l'amidon. Si l'animal est en digestion, si le pylore laisse librement passer le liquide dans l'intestin grêle, si cet intestin imprime un mouvement un peu rapide aux ondées qu'il reçoit, la dissolution saline est bientôt mise en contact avec les villosités et saisie par les chylifères. Dès la dix-huitième ou la vingtième minute, le chyle, traité par l'amidon et le chlore, commence à offrir des stries violettes. Huit à dix minutes plus tard, la coloration devient sensiblement plus prononcée ; elle continue à augmenter d'intensité pendant une heure, une heure et demie, jusqu'au moment où le chyle prend une teinte bleue uniforme ; puis elle demeure stationnaire, s'affaiblit à la longue pour disparaître au bout de six, huit, dix, douze, quinze heures. Ainsi, on voit à quel moment précis le sel commence à passer dans le chyle en quantité appréciable ; on juge des progrès que fait l'absorption par l'intensité croissante de la teinte bleue du liquide ; on détermine le moment où cette absorption arrive à son maximum, le temps pendant lequel elle est stationnaire ; enfin, on la suit dans toutes les phases de son ralentissement jusqu'à la disparition des dernières traces appréciables du sel.

Ce résultat est constant : il se reproduit dans tous les cas, avec les mêmes caractères essentiels, sauf les variations infinies dues à l'état de l'appareil digestif. Le sel met un temps très long à se montrer si l'estomac, inerte, contracté et enduit de mucus, le conserve dans sa cavité, — si ce sel se trouve mêlé à une trop grande masse d'aliments, ou bien s'il est poussé en faibles proportions dans un intestin resserré et sans contractions péristaltiques. Au contraire, il apparaît très vite et en grande quantité si l'estomac est dilaté, — si le pylore s'ouvre souvent, — si la marche des liquides intestinaux est accélérée. Et, à cet égard, les limites des variations sont fort étendues, au point que le même sel met à se montrer, dans certains cas, un temps double, triple, quadruple de celui qu'il emploie dans les conditions ordinaires. Aussi, ne faut-il pas s'étonner de ce que, dans les maladies où mille causes peuvent modifier l'état des organes, l'absorption est si incertaine et si mal réglée.

Ce qui vient de se passer chez le chien va se reproduire de la même manière chez les herbivores, soit qu'ils aient un estomac à plusieurs compartiments de vaste capacité, comme les ruminants, ou un estomac simple et à peu près dépourvu de la faculté absorbante.

Je donne à un bélier, sous forme de breuvage, 25 grammes d'iodure de potassium dans 500 grammes d'eau, et je recueille, minute par minute, le chyle que verse le tube d'argent adapté au canal thoracique, en avant de la première côte. La dissolution saline que l'animal a avalée tombe en partie dans les trois premiers estomacs, où elle se mêle à une grande masse d'aliments, et en partie dans la caillette, qui jouit seule de la propriété d'absorber. C'est seulement cette dernière fraction qui, en passant dans l'intestin grêle, peut être absorbée dans les premiers moments. Or, dès la dix-huitième minute, le chyle offrira des traces très appréciables d'iode ; la proportion de sel augmentera très rapidement, et elle sera portée à son maximum au bout d'une heure à une heure et demie, après quoi elle demeurera longtemps stationnaire. Dix heures, quinze heures, dix-huit heures même après l'ingestion du sel, le chyle donnera, par l'amidon et le chlore, une coloration bleue très intense. Il continuera ainsi à bleuir tant que les premiers réservoirs gastriques chasseront vers l'intestin une certaine quantité de la dissolution qu'ils tenaient en réserve.

Même résultat encore chez les ruminants de haute stature, comme la vache et le taureau, quoique la dissolution se perde en partie dans les vastes estomacs et s'y mêle à une énorme quantité de matières alimentaires.

Un taureau, dont le canal thoracique porte un tube d'argent, avale 200 grammes de prussiate de potasse dans un litre et demi d'eau tiède. Au bout d'une demi-heure, le chyle, traité par le persulfate de fer, prend une légère teinte bleue, qui indique la présence du prussiate. La coloration prend une intensité croissante dans les moments qui suivent, et elle arrive à son plus haut degré en une heure et demie. Elle se maintient sans changement pendant quelques heures, puis décroît et disparaît déjà à la fin de la sixième heure.

Un autre taureau, de même taille que le premier, reçoit, au lieu de prussiate de potasse, 80 grammes d'iodure de potassium dans un litre et demi d'eau. Dès la vingt-cinquième minute, le chlore et l'amidon décèlent dans le chyle des traces d'iode. Ces traces demeurent très faibles jusqu'à la fin de la première heure, et elles n'augmentent qu'avec une extrême lenteur. C'est seulement à compter de la sixième que la coloration arrive à son plus haut degré. Elle conserve cette intensité pendant deux jours entiers, et, lorsqu'on tue l'animal, quarante-six heures après l'administration du breuvage ioduré, le chyle bleuit à peu près comme à la cinquième ou à la sixième heure.

Voilà certainement un résultat bien curieux. Ces 80 grammes d'iodure de potassium, versés dans les immenses estomacs d'un taureau, suffisent, en passant peu à peu dans l'intestin, à alimenter l'absorption pendant deux jours, et à saturer, pour ainsi dire, le chyle. Encore, au bout d'une si longue période, la totalité du sel n'a point été enlevée. Il en reste un peu dans les liquides du réseau, dans les matières de la caillette et dans la fiente du gros intestin ; de plus, une notable quantité d'iode s'est répandue dans les liquides et dans les tissus de l'économie.

On en trouve dans la sérosité de toutes les membranes séreuses, dans le liquide céphalo-rachidien et dans la plupart des produits de sécrétion. Il y en a dans le tissu cellulaire, dans les muscles, dans les diverses membranes. Le cerveau, la moelle épinière et l'œil même en sont imprégnés. L'absorption aurait donc pu encore en recueillir pendant longtemps.

Ainsi le prussiate de potasse et l'iodure de potassium passent dans chyle et y passent en forte proportion ; mais ils ne sont pas les seuls. J'ai administré de la même manière l'émétique et l'acide arsénieux, les arséniates de potasse et de soude. Le chyle recueilli pendant plusieurs heures a été évaporé, desséché, et le résidu essayé par l'appareil de Marsh ; l'antimoine et l'arsenic ont donné sur des capsules de porcelaine les taches miroitantes qui décèlent leur présence.

Dans les expériences qui précèdent, le sel ingéré en dissolution et sous forme de breuvage, a pu être absorbé, soit par les lymphatiques de l'estomac, soit par les chylifères de l'intestin grêle ou par tous à la fois. Il est bon de faire leur part respective en isolant complètement l'absorption gastrique de l'absorption intestinale, car les lymphatiques nés de réseaux fermés dans les tuniques de l'estomac ne sont pas dans les mêmes conditions physiologiques que les vaisseaux blancs émanés des villosités intestinales.

J'écarte en ce moment l'absorption lymphatique de l'estomac, afin de ne pas me heurter à des complications inévitables, et je considère seulement celle de l'intestin, qui offre infiniment plus d'intérêt.

Pour bien étudier celle-ci, avec ses caractères essentiels et ses nuances infinies, il ne faut pas s'adresser au premier animal venu. Un cheval, un chien, un porc, un lapin, ne conviendraient nullement. Chez ceux-ci, une simple incision aux parois abdominales pour atteindre une anse d'intestin et y injecter la dissolution saline appellerait l'air dans le péritoine, affaiblirait la pression qui doit être exercée sur les chylifères, et modifierait leur contractilité au point de ralentir considérablement et même de suspendre pour un certain temps le travail de l'absorption. Mais il n'en est pas ainsi chez le bœuf et le mouton ; ces ruminants ont l'intestin enfermé dans un sac épiploïque à double parois, qui le soustrait au contact de l'air lorsqu'on fait une petite ouverture aux parois abdominales. De plus, comme ils ont leur duodénum en dehors du sac, on le met seul à nu vers son origine pour y injecter, par une ouverture de trocart, la dissolution saline. Nous choisirons donc nos victimes parmi les animaux de cet ordre.

Sur un premier bélier, auquel j'ai préalablement établi une fistule au canal thoracique, je pousse dans le duodénum une dissolution de 10 grammes de prussiate de potasse pour 300 grammes d'eau. Le chyle est recueilli minute par minute dans de petits verres isolés, puis traité par le persulfate de fer et l'acide chlorhydrique. Dès la vingt-troisième minute, on y reconnaît des indices de la présence du sel. A la fin de la première demi-heure, il prend une teinte vert bleuâtre très sensible qui se fonce de plus en plus, et arrive bientôt à son maximum d'intensité. Au moment de la mort, le sang de la circulation générale contient aussi du cyanure, mais beaucoup moins que le chyle.

A un deuxième bélier, au canal thoracique duquel se trouve adapté un tube, j'injecte, dans le duodénum, 10 grammes de prussiate de potasse pour 100 grammes seulement d'eau froide. Dès la dixième minute, la teinte légèrement azurée que prend le chyle par l'action du sulfate de fer indique qu'il commence à se charger du sel injecté. A partir de la première demi-heure, la teinte bleu-ciel demeure stationnaire. Cette fois, l'absorption a marché très rapidement, car l'animal, dont la rumination était suspendue depuis vingt-quatre heures, avait l'intestin presque vide dans toute son étendue. Mais elle peut se faire encore avec plus de célérité.

J'ai injecté dans le duodénum d'un mouton, qui avait cessé de manger et de ruminer depuis deux jours, 10 grammes d'iodure de potassium dans un décilitre 1/2 d'eau, et j'ai examiné sans interruption le chyle que versait à l'extérieur le canal thoracique, comme dans les expériences précédentes. Cette fois, dès la sixième minute, le papier amidonné, plongé dans le chyle additionné de quelques gouttes de chlore, commençait à bleuir. De la septième à la dixième minute, ce chyle devenait de plus en plus violet par son contact avec les réactifs. Enfin, à compter de la vingtième minute, il paraissait saturé d'iodure, ou plutôt il prenait une teinte bleue fixe qui persista sans changement dans les échantillons recueillis aux heures suivantes.

Ainsi, six minutes peuvent suffire à l'iodure de potassium poussé dans l'intestin grêle pour pénétrer dans les villosités, franchir l'espace qui sépare l'intestin des ganglions mésentériques, traverser ces ganglions, arriver à la citerne de Pecquet, et de là, enfin, à l'abouchement du canal thoracique dans la sous-clavière ou dans la veine cave.

Un tel trajet franchi en un temps si court a lieu de nous étonner quand nous songeons à cette lenteur extrême que les physiologistes attribuent à la marche des liquides dans le système lymphatique. Et cependant cette rapidité du transport des sels absorbés est en réalité plus grande encore que les expériences ne l'indiquent ; car avant que le sel se soit accumulé dans le chyle en quantité suffisante pour devenir sensible aux réactifs, combien de particules ont été saisies et amenées à destination !

J'ai cherché aussi à déterminer plus exactement cette vitesse en isolant autant que possible le temps nécessaire à l'absorption du temps employé au transport des produits absorbés, et pour cela j'ai tenté de recueillir le chyle assez près de l'intestin en insérant un tube dans l'un des principaux lactés du mésentère ; mais l'incision faite au flanc, le contact de l'air avec l'intestin et avec une grande partie des chylifères, ont ralenti le travail de l'absorption au lieu de le précipiter. Sur le bélier, le chyle, parvenu au milieu de la hauteur du mésentère, n'a point paru chargé d'iode avant la cinquième ou la sixième minute. Une telle expérience n'a, au reste, pas une grande utilité. Vraisemblablement, la pénétration des sels dans les lymphatiques se fait aussi vite que dans les veines. Toute la différence entre les deux ordres de vaisseaux gît dans la célérité avec laquelle sont enlevées les particules absorbées. Les lymphatiques opèrent les transports à petite vitesse, car ils n'ont d'autre agent d'impulsion que la contractilité de leurs parois ; les veines effectuent les transports accélérés sous l'influence de la pompe cardiaque, qui, tout à la fois, foule le sang artériel et aspire le sang noir.

Il ne faudrait pas croire que l'absorption intestinale par les vaisseaux lactés se fasse toujours avec la rapidité que nous avons constatée dans la dernière expérience et dans plusieurs autres analogues. Elle est considérablement retardée lorsque l'intestin, au lieu d'être balayé comme l'était celui de notre bélier par une diète de quarante-huit heures, se trouve bourré d'aliments qui s'imprègnent de la dissolution et en ralentissent la marche. L'absorption est également ralentie quand l'intestin, vide et contracté depuis longtemps, a sa muqueuse collée avec elle-même, comme cela arrive souvent sur le chien. Enfin, elle l'est encore, lorsque la dissolution saline, au lieu d'être promenée promptement, s'arrête dans une portion circonscrite ou revient sur ses pas, par l'effet de contractions antipéristaltiques ; aussi, dans ces conditions, le chyle ne se montre-t-il chargé des sels introduits dans l'intestin qu'au bout d'une demi-heure et même d'une heure. C'est ce qui arriva un jour devant une réunion de savants, sur un mouton qui avait reçu, cinq à six heures avant l'expérience, une trop forte ration d'avoine. Aussi le chyle qui, d'après mes prévisions, devait contenir de l'iode de la sixième à la dixième minute, n'en offrit que vers la trente-cinquième. J'avais donné tant d'avoine au mouton pour en obtenir beaucoup de liquide, que la pâte intestinale avait soustrait la plus grande partie du sel à l'absorption.

Bien d'autres causes plus ou moins saisissables peuvent encore contribuer à ralentir ou à affaiblir l'absorption par les chylifères. Magendie a déjà admirablement démontré l'influence de la réplétion vasculaire ; d'autres ont prouvé celle de la pression. Quelque chose d'analogue se fait sentir sur les vaisseaux blancs. Il y a une pléthore lymphatique comme il y a une pléthore sanguine ; il y a un état d'atonie des vaisseaux blancs qui correspond à l'atonie des vaisseaux sanguins ; il y a des circonstances où leur contractilité diminue, d'autres où elle s'exalte. Je ne m'arrête pas sur ces points.

Quelle que soit sa rapidité, l'absorption intestinale peut être suivie pas à pas et presque de villosité à villosité, de chylifère à chylifère, tant sont variées les ressources de l'expérimentation. Si, par exemple, je viens à tuer un animal un certain temps après lui avoir fait prendre en breuvage une dissolution saline, je peux, en piquant successivement les vaisseaux du mésentère et en traitant par les réactifs les gouttelettes de chyle, voir jusqu'où le sel s'est avancé. Lorsque la solution s'est répandue dans les deux ou trois premiers mètres, tous les lactés qui s'en élèvent et tous les ganglions qui leur correspondent donnent du chyle qui bleuit ; au contraire, tous les ganglions placés en regard des parties où le sel n'est pas arrivé donnent du chyle normal.

Le même résultat sera obtenu sous une forme plus saisissante si, au lieu d'un sel ou avec ce sel, j'emploie une matière colorante susceptible d'être absorbée. En donnant, par exemple, de la murexide à un mouton, on teint en rouge toutes les glandes de Peyer et tous les ganglions des anses intestinales où elle a pénétré, pendant que les autres conservent leur aspect ordinaire.

Chez le bélier, la dissolution marche dans l'intestin grêle avec une vitesse moyenne de deux à trois décimètres par minute, ou de dix à douze mètres à l'heure, et chez le cheval plus vite encore. Chez ce dernier, qui a douze à quinze cents chylifères, on peut, à quelques-uns près, compter ceux dans lesquels le sel a pénétré. Je me suis quelquefois amusé à cette futilité, qui prendra tout à l'heure une grande importance.

Voilà donc nos chylifères qui absorbent le prussiate de potasse, l'iodure de potassium, l'émétique, l'acide arsénieux, la murexide. Peuvent-ils absorber plusieurs sels à la fois comme ils les absorbent isolément ?

J'ai donné à un fort chien, porteur d'une fistule au canal thoracique, et sur la fin de la digestion, une solution de 10 grammes de prussiate de potasse et 10 grammes d'iodure de potassium ; l'iodure s'est montré dans le chyle dès la quatorzième minute, et il a continué à y passer pendant plus de trois heures ; néanmoins, le prussiate de potasse n'y a paru à aucun moment. Il semble donc qu'à quantité égale l'un des sels empêche l'autre d'être absorbé.

J'ai donné les deux mêmes sels à un autre chien, en doublant la quantité de celui qui n'avait pas passé (10 grammes d'iodure de potassium et 20 grammes de prussiate de potasse). Cette fois les deux sels se sont montrés dans le chyle, mais plus tardivement, et l'iodure quatre minutes avant le prussiate. Ils ont continué à passer ensemble pendant plus de vingt-quatre heures, et, chose bien remarquable, sur cette bête, qui était pleine, l'iode se répandit dans les liquides du fœtus sans y être accompagné par le prussiate. Ces faits sont bien singuliers ! Lorsque l'iodure et le cyanure sont donnés en égale proportion, le premier seul est absorbé, et il semble s'opposer à l'absorption de l'autre ; mais ils sont absorbés tous les deux si je double la quantité de celui qui, tout à l'heure, ne pouvait l'être. De quoi peuvent dépendre ces curieuses particularités ?

Le physiologiste qui s'en tiendrait aux résultats bruts de l'expérience serait tenté de croire, quand il ne voit pas les deux sels arriver en même temps, que l'un a été absorbé avant l'autre. Cette interprétation pourrait n'être pas la vraie. Dans les expériences, l'iodure apparaît le plus souvent plus tôt que le cyanure, et il continue à se montrer longtemps après, toutes choses étant égales d'ailleurs sous le rapport de la quantité des sels et des conditions dans lesquelles sont placés les animaux. Cela se conçoit. L'iodure se décèle plus facilement que le cyanure. Lorsque le chyle s'est chargé des premières particules des deux sels, les unes peuvent être mises en évidence et non les autres. Cependant elles sont vraisemblablement en égale proportion. C'est pour la même raison que, sur la fin, l'un des composés paraît manquer dans le chyle, bien que l'autre persiste.

Avec deux sels, j'ai essayé de faire absorber encore autre chose. Les chylifères, qui, d'après M. Bernard, n'admettraient pas le sucre, l'absorbent à merveille. Rien n'est plus facile à constater que l'addition de ce sucre à celui qui est propre au chyle. On commence par adapter un tube métallique au canal thoracique, et à recueillir un échantillon de liquide dont on dose la matière sucrée à l'aide de la liqueur de Fehling, puis on retire un nouvel échantillon quand on suppose que l'absorption du sucre administré doit être en pleine activité. On voit alors que le second contient une quantité de glycose supérieure d'un quart, d'un tiers, d'une moitié à celle du premier.

Nos chylifères absorbent donc le cyanure ferrique, l'iodure de potassium, l'antimoine, l'arsenic, le sucre, une matière colorante, soit isolément, soit associés à deux ou à trois. Comme en même temps ils prennent, si l'animal est en digestion, des matières albumineuses, de la caséine, de l'urée, des matières grasses, des sels de différente nature, cela fait déjà un total considérable. On pourrait cependant demander quelque chose de plus.

J'ai souvent réfléchi à une belle expérience de de Saussure, aussi peu citée qu'elle mérite de l'être souvent, expérience qui met en évidence de curieuses particularités de l'absorption chez les plantes. De Saussure faisait dissoudre dans l'eau des quantités égales de dix substances diverses ; et lorsque les plantes qu'il y plongeait avaient absorbé la moitié du liquide, il déterminait ce qu'elles avaient laissé. De cette manière, il a vu que les plantes ont absorbé l'eau dans une plus forte proportion que les matières dissoutes ; qu'elles ont pris de toutes les substances sans exception, mais en proportions très inégales ; elles ont pris plus de sels alcalins, plus de sucre que de gomme. Ainsi, pendant que le polygonum absorbait 15 parties de chlorure de potassium, il en enlevait seulement 13 de chlorure de sodium, 12 de chlorhydrate d'ammoniaque, 8 d'acétate de chaux, 4 de nitrate de la même base. Les plantes paraissent donc choisir, et les deux espèces sur lesquelles il opérait ne choisissaient pas l'une comme l'autre. Après la section de leurs racines, elles ne choisissaient plus, mais prenaient les substances à plus forte dose et à peu près dans le même rapport que l'eau où elles étaient dissoutes.

J'aurais voulu répéter sur les animaux et dans des conditions physiologiques diverses l'expérience de de Saussure : enfermer dans des anses intestinales des solutions titrées de plusieurs sels, afin de voir si, au bout d'un temps donné, les sels seraient absorbés en proportions égales et dans les mêmes rapports que l'eau ; mais, pour cela, il m'eût fallu des connaissances analytiques que je n'ai pas, ou la coopération d'un habile chimiste ! J'ai quelques raisons de croire que, dans l'économie animale, l'absorption reproduirait certaines particularités observées sur les végétaux. Quand, par exemple, l'iodure de potassium est donné à un ruminant sous forme de breuvage, les parties liquides qui passent dans l'intestin semblent se dépouiller très vite de leur iode. Celui-ci paraît absorbé en plus forte proportion que son véhicule. D'autre part, quand on injecte dans l'intestin du curare très étendu, l'eau disparaît et le poison reste. Les graisses, qui blanchissent si vite le chyle dans les conditions normales, ne sont point absorbées, s'il y a une irritation inflammatoire de la muqueuse intestinale, et tous les praticiens savent combien la digestion en est difficile dans une foule de maladies.

Ces curieuses particularités de l'absorption s'expliquent jusqu'à un certain point par les divers états des muqueuses, les caractères du mucus et des épithéliums, ainsi que par les changements qui surviennent dans la contractilité des vaisseaux et dans la perméabilité de leurs parois. Elles résultent aussi en partie des propriétés inhérentes aux matières offertes à l'absorption, et de leur manière d'agir sur les tissus. Aussi n'y a-t-il pas lieu, pour en rendre compte, de faire intervenir ces mystérieuses affinités électives dont Bichat a tant parlé. D'ailleurs, ces prétendues affinités ne s'opposent pas à l'absorption des substances toxiques, ni sur les membranes, ni dans les tissus ; et, fort heureusement, elles ne mettent pas obstacle à celle des agents médicamenteux qui, eux aussi, sont pour la plupart des poisons, à une dose élevée. Leur intervention ne paraît pas plus réelle aux lymphatiques qu'aux veines, car les premiers vaisseaux deviennent les complices des seconds dans le délit, comme ils en sont les auxiliaires dans le travail utile. Elles ne sont pas moins en défaut devant des quantités infimes qu'en présence de grandes masses.

L'absorption des matières colorantes par les chylifères est d'une constatation moins facile que celle des sels, parce que, d'une part, beaucoup d'entre elles ne sont qu'imparfaitement dissoutes ou sont même totalement tenues en suspension, et que, d'autre part, elles passent à la fois en quantité trop minime pour changer la teinte du chyle. La commission de Philadelphie, qui a donné, par les voies digestives, l'indigo, la rhubarbe, la cochenille, n'a pas trouvé le chyle coloré par ces matières. Tiedemann et Gmelin, sur le cheval et le chien, n'ont pas vu se produire de coloration du chyle par l'indigo, la garance, la cochenille, la rhubarbe, la gomme gutte ; et Magendie a obtenu les mêmes résultats négatifs.

Deux faits suffisent pour démontrer la possibilité de cette absorption : celui de la coloration du chyle par la chlorophylle et la murexide.

Si, en effet, après avoir recueilli du chyle sur une vache nourrie de paille de blé, on vient à lui donner, pendant un ou deux jours, de la luzerne verte ou du regain desséché de la même légumineuse, on voit, en comparant sur des masses assez considérables, le sérum du premier chyle à celui du second, que leur coloration est très différente : l'un est jaune et l'autre tire sur le verdâtre ou le vert d'absinthe. On est plus vite fixé si on fait, en même temps, une fistule au canal thoracique sur une vache au régime de la paille et une autre sur une vache nourrie de luzerne. Les chyles, au moment où ils sont recueillis dans des vases de mêmes formes et dimensions, se différencient nettement par leurs nuances respectives. J'ai fait plus de dix fois cette remarque, et elle me paraît démonstrative.

En second lieu, si l'on administre en injection, dans l'intestin grêle, cette belle matière rouge que j'ai souvent employée, tant pour l'étude de l'absorption des plantes que pour celles des animaux, on voit que, le plus souvent, elle donne une légère teinte rose au chyle ; mais il faut procéder avec le plus grand soin pour la constatation du changement de couleur, et ne pas la faire sur le chyle du canal thoracique où le reflux peut amener assez de sang pour produire un changement de teinte équivalent à celui que donnerait l'absorption de la murexide. D'ailleurs, nous avons vu que cette matière passe très bien dans les lymphatiques, mieux même que dans les chylifères.

L'absorption des matières odorantes par les chylifères est moins facile à démontrer encore que celle des matières colorantes, parce que leur quantité est toujours minime dans les faibles échantillons de chyle que l'on prend dans la citerne. Aussi ne doit-on pas s'étonner que Flandrin, Magendie, Tiedemann et Gmelin, n'aient pas trouvé au chyle, pris dans la citerne, l'odeur du musc, de l'alcool, de l'essence de térébenthine administrés par les voies digestives. Je ne me suis pas occupé de ce point, persuadé que c'était poursuivre de la fumée, quoiqu'il me fût facile de chercher ces matières dans d'énormes quantités de chyle où elles se seraient très probablement trouvées : mais les partisans des vieilles idées n'auraient pas manqué de m'objecter que, vu le temps un peu long mis à recueillir ces masses de chyle, les matières odorantes avaient pu y être apportées par le sang à travers les parois vasculaires.

Diverses matières odorantes passent indubitablement dans ce liquide ; celles qui lui donnent une odeur propre à chaque espèce : odeur de bouverie, de bouc, de chien, etc., et qu'on dégage par l'action de la chaleur. Seulement, on doit se demander si elles sont absorbées dans l'intestin ou formées dans le chyle même par suite d'élaborations ou de mutations chimiques. M. Wurtz pense que ces matières sont nombreuses, et qu'elles consistent en acides gras volatils qu'on parviendra à isoler.

Ainsi, les lactés peuvent absorber autre chose que du chyle, et prendre avec ce liquide, contrairement aux déclarations des doctrinaires, la plupart des substances solubles et diffusibles introduites dans l'intestin.

Mais une grave objection se présente ici au nom des partisans exclusifs de l'absorption par les veines. Ils peuvent nous dire : Est-il bien certain que ce que vous trouvez dans les chylifères soit absorbé par eux et ne leur soit pas donné par le sang? Toutes nos démonstrations menaceraient ruine, si je n'étais en mesure de montrer que les matières absorbées pénètrent directement et de prime-saut dans les vaisseaux blancs. Il est bien vrai qu'une partie des substances absorbées par les veines et apportées dans la masse du sang s'échappent des vaisseaux avec le plasma, pour être reprises plus tard par les lymphatiques, mais cela ne saurait arriver dans nos expériences. On ne s'expliquerait guère comment, dans un espace de cinq à six minutes, un sel pourrait être absorbé par les veines, apporté au cœur, puis extravasé dans tous les tissus, et réabsorbé par les vaisseaux blancs. Il faudrait, dans cette hypothèse, faire intervenir trois actions successives : l'absorption veineuse du sel, l'extravasation de celui-ci au sein des tissus, et sa rentrée dans les lymphatiques ; conséquemment, cette absorption, qu'on voudrait rejeter comme un acte immédiat, serait admise forcément comme un acte secondaire. Il y a là un non-sens et une contradiction flagrante. Ce qui prouve mieux que tous les raisonnements imaginables que les vaisseaux blancs effectuent une absorption directe et immédiate, c'est qu'on trouve les sels comme les poisons dans le chyle et dans la lymphe en même temps que dans le sang, et souvent même avant.

En effet, lorsque j'ai poussé dans l'intestin d'un bélier une dissolution d'iodure de potassium, et que l'iode apparaît dans le chyle de la sixième à la dixième minute, il n'y en a encore aucune trace visible ni dans le sang artériel, ni dans la lymphe du cou ou des autres parties. D'un autre côté, lorsque j'ai injecté le sel dans une anse fermée aux deux bouts, le chyle de tous les vaisseaux qui s'élèvent de cette anse bleuit comme aussi le contenu de tous les ganglions placés sur leur trajet ; mais le chyle des lactés et des ganglions des autres anses ne présente pas la moindre trace de coloration.

Ainsi, l'objection s'évanouit ; les sels, les poisons, les matières colorantes que nous avons trouvés dans les chylifères ont été directement et primitivement absorbés par eux ; elle tombe devant des preuves d'une valeur incontestable. Sans doute, si on attendait des heures, des journées, avant de faire la constatation de présence de ces matières, la question serait compliquée. A la part absorbée directement pourrait s'ajouter une part plus petite provenant de la diffusion opérée par le plasma sanguin. Tout physiologiste tant soit peu judicieux se met à l'abri d'une telle complication.

Ne demandons pas trop aux lactés. Ils ne paraissent pas aptes à prendre les corpuscules solides, les corps simplement divisés, les globules résultant d'un travail organique, ceux du sang, du lait, etc. Évidemment, ils le peuvent comme les autres vaisseaux si ces corps entrent en se frayant des voies artificielles. Hors le cas de solution de continuité, on ne voit pas la possibilité d'une telle admission. Les faits qui semblent l'indiquer sont, pour la plupart, mal établis et contestés. Beaucoup même supportent si peu l'examen qu'on s'étonne de les voir pris en considération par les savants, et par exemple ceux sur lesquels Herbst se fonde pour admettre le passage des globules du lait dans le chyle : ils pourraient être acceptés si le chyle pur avait été recueilli avec soin par une fistule ; mais ils sont inacceptables dès l'instant que, pour obtenir ce liquide sur le cadavre, on a disséqué et ouvert sur place le canal thoracique ; car la dissection de ce conduit sur l'animal encore chaud a pour conséquence inévitable la lésion du tissu adipeux dont les gouttelettes se mêlent au chyle bavant de la plaie faite à ses parois, gouttelettes semblables aux globules de lait, et bien certainement confondues avec eux.

Les chylifères ne possèdent donc pas de faculté élective : ils partagent avec les veines le pouvoir d'absorber les matières étrangères, salines, médicamenteuses, toxiques, comme les produits utiles de la digestion ; aucune absorption ne paraît leur être étrangère, aucune ne semble incompatible avec celle du chyle, dont les caractères sont si remarquables. En cela, l'expérimentation, dirigée avec art, concorde parfaitement, par ses données, avec les déductions tirées des lois physiques de l'osmose et de la diffusion.

On voit maintenant, sans qu'il soit besoin d'insister sur ce point, pourquoi tant d'observateurs habiles n'ont pas réussi à constater le passage des sels, des médicaments, des poisons dans les chylifères. C'est que leurs moyens d'expérimentation étaient imparfaits, et qu'ils s'en servaient mal.

Si, en effet, Magendie n'a pas, au bout d'un quart d'heure, constaté la présence du prussiate de potasse dans le chyle du canal thoracique, c'est que l'absorption du sel avait été retardée comme elle l'est souvent dans des limites plus étendues encore.

Si, dans ses expériences, la noix vomique a tué les chiens dont le canal thoracique était lié ou les chylifères coupés, ce qui n'implique nullement la non-participation des lactés à l'absorption, c'est que la quantité de poison prise par les veines seules a été suffisante pour déterminer la mort.

S'il n'a pas vu le chyle coloré par la rhubarbe, s'il n'y a pas retrouvé l'odeur de l'alcool, cela peut tenir non à leur absence, mais à leur petite quantité dans ce liquide. Il les y eût trouvées en recueillant de grandes masses de liquide sur les animaux de haute stature.

Si Ségalas n'a pas vu la noix vomique déterminer ses effets ordinaires dans des anses intestinales dont les chylifères seuls restaient libres, c'est que, dans ces anses préparées et à vaisseaux sanguins liés, l'hyperhémie de la muqueuse est tellement forte qu'elle met obstacle à l'absorption.

Si, enfin, M. Chatin n'a pas retrouvé dans le canal thoracique l'antimoine, l'arsenic administrés par les voies digestives, c'est qu'il n'y prenait et ne pouvait y prendre, sur le cadavre, que des quantités insuffisantes pour la constatation de présence de ces substances.

En somme, ces expérimentateurs cherchaient dans des quantités minimes de chyle ce qui, le plus souvent, ne peut se trouver que dans de grandes ; ils cherchaient au hasard, souvent avant que les matières y fussent entrées, ou alors qu'elles n'y étaient plus. Il ne leur a manqué qu'une chose pour découvrir la vérité : de petits tubes insérés au canal thoracique ou aux chylifères. A l'aide de ces tubes versant au dehors de grandes quantités de chyle, ils auraient constaté, de la manière la plus nette, l'absorption par les vaisseaux lactés de toutes ces substances qu'on les croyait incapables de prendre : ils en auraient vu le début, les progrès, la décroissance et le terme.

CHAPITRE XXXII

DE L'ABSORPTION DANS LES VOIES DIGESTIVES.

La muqueuse des voies digestives constitue l'une des principales surfaces absorbantes de l'organisme et l'une des deux grandes portes d'entrée des matières étrangères. Elle donne accès aux liquides et aux matières dissoutes.

La muqueuse des voies respiratoires, la seule qui puisse lui être comparée par l'étendue de sa surface et l'importance de son rôle, n'admet normalement que les gaz et les vapeurs.

Cette membrane, dont la surface totale peut, chez les herbivores, représenter une étendue double et même triple de celle de la peau, ne présente ni uniformité de structure, ni uniformité fonctionnelle. Dans certains points, elle n'est qu'une membrane de revêtement et de protection ; dans d'autres, elle est surtout une expansion glandulaire, un organe de sécrétion ; mais, dans la plupart de ses points, elle est à la fois affectée à des sécrétions très abondantes et à une absorption des plus actives.

Sa faculté absorbante, subordonnée à sa structure, varie suivant les régions. L'échelle qui en représenterait les divers degrés d'activité est en général celle-ci, dans l'ordre ascendant :

1° La muqueuse palatine, œsophagienne, celle de la panse, du réseau et du feuillet ;

2° La muqueuse linguale, labiale, pharyngienne ;

3° La muqueuse gastrique ;

4° Celle de l'intestin.

L'absorption dans les parties de l'appareil digestif qui précèdent l'estomac est incontestable, quoiqu'elle soit peu marquée. Le fait de l'impression gustative démontre celle qui est effectuée par la muqueuse linguale tapissant certaines papilles ; les phénomènes d'intoxication observés lors de la projection sur la langue ou dans la bouche de quelques gouttes de nicotine ou de tout autre poison violent, donnent la même démonstration ; celui de l'inoculation de quelques matières virulentes, à supposer qu'il soit indépendant de dénudations ou d'excoriations, prouve encore cette absorption.

Mais la faculté absorbante de la muqueuse buccale est très faible, et elle ne s'étend pas à toutes sortes de substances ; car, dans une série d'expériences encore inédites, je n'ai pas, jusqu'à ce jour, réussi à inoculer le charbon au lapin, au mouton, au taureau et au cheval, en badigeonnant la bouche de sang charbonneux.

Considérons isolément les particularités de l'absorption dans l'estomac, puis dans l'intestin ; car elles ont une grande importance, tant au point de vue de la physiologie pure qu'à celui de la thérapeutique et de la toxicologie.

I. — ABSORPTION GASTRIQUE.

La muqueuse de l'estomac, chez tous les animaux où ce viscère est simple, semble dans de bonnes conditions de structure pour absorber. Elle est veloutée, très vasculaire, et ne possède qu'un épithélium mince. Aussi l'expérimentation y reconnaît-elle une faculté absorbante active ; pourtant, comme nous le verrons tout à l'heure, cette faculté s'affaiblit, et devient à peu près nulle, dans quelques espèces où ces conditions anatomiques sont réunies.

L'absorption gastrique a paru se déduire si naturellement d'un grand nombre de faits relatifs à la digestion, à l'action des médicaments et des poisons, qu'on a à peine songé à en donner la démonstration et à en mesurer l'activité.

Comme on avait vu que tous les animaux sont empoisonnés à la suite de l'ingestion de substances vénéneuses, on pensait que l'intoxication résultait d'une absorption de l'estomac. Cependant les substances parvenues à l'estomac pouvaient, en arrivant à l'intestin, déterminer la mort, sans que la muqueuse gastrique eût en rien contribué à leur introduction dans les voies de la circulation. Il devenait donc indispensable, pour démontrer l'absorption gastrique, en apprécier l'activité et en déterminer les limites, d'empêcher les matières ingérées dans ce viscère de passer dans l'intestin. Or, c'est ce que nous avons fait par la ligature du pylore.

Mais, avant d'employer ce moyen, nous avons voulu prendre un terme de comparaison dans les effets qui se produisent lorsque la substance toxique injectée dans l'estomac peut librement passer dans l'intestin. A cet effet, nous avons injecté, par l'œsophage, 5, 6, 7 grammes d'extrait alcoolique de noix vomique, selon la taille des chiens. Les phénomènes caractéristiques de l'empoisonnement n'ont pas tardé à se manifester, et la mort est survenue au bout de quinze, vingt, vingt-cinq, trente minutes, suivant l'état de l'estomac et diverses circonstances difficiles à apprécier. Ainsi l'empoisonnement est assez rapide lorsque l'agent toxique peut passer de l'estomac dans l'intestin. On va voir qu'il l'est presque autant lorsque cet agent ne peut sortir du réservoir gastrique.

Nous avons injecté dans l'estomac d'un chien de taille moyenne, dont le pylore venait d'être lié, 5 grammes d'extrait alcoolique de noix vomique. Douze minutes s'étaient à peine écoulées que l'animal avait l'œil fixe, se roidissait sur ses membres étendus et éprouvait des convulsions tétaniques au moindre bruit ou au contact du doigt. Vingt minutes après l'injection, il expirait. A un autre chien de taille plus forte, à jeun depuis dix-huit heures, on injecte de même par l'œsophage et après que le pylore a été lié, 7 grammes de la substance vénéneuse. Au bout d'un quart d'heure, les phénomènes d'empoisonnement apparaissent. La mort arrive vingt-cinq minutes après le moment de l'injection. Ces deux résultats montrent donc que l'absorption est très active dans l'estomac du chien, puisque la mort arrive à peu près aussi vite après la ligature du pylore que dans les circonstances ordinaires.

La ligature du pylore n'est pas le seul moyen qui puisse empêcher les liquides injectés dans l'estomac de parvenir à l'intestin : la section des nerfs vagues, qui paralyse la viscère, produit le même résultat, du moins chez certains animaux, pourvu qu'on ait donné à l'influx nerveux le temps de s'éteindre.

Deux heures et demie après la résection des deux nerfs pneumo-gastriques, on a poussé par une ouverture à l'œsophage 6 grammes de noix vomique dans l'estomac d'un chien, puis appliqué une ligature au-dessous de la petite plaie, afin d'empêcher le rejet de quelques gouttes de liquide. Le tétanos s'est bientôt manifesté, et dix minutes s'étaient à peine écoulées depuis l'injection du poison, que l'animal expirait. A l'autopsie, on retrouva dans le viscère une quantité de liquide vénéneux sensiblement égale à celle qui avait été administrée. Le pylore était resserré et l'intestin fortement revenu sur lui-même.

A un autre chien, dont les nerfs vagues étaient coupés depuis vingt-quatre heures, on injecta, de la manière précédemment indiquée, 6 grammes de noix vomique dans l'estomac. Le tétanos apparut en moins d'un quart d'heure, et la mort arriva vingt-cinq minutes après l'injection.

Les choses se passèrent de même lorsque les nerfs furent coupés et le pylore lié. Un chien, qui se trouvait dans ces conditions, mourut onze minutes après avoir reçu dans l'estomac 5 grammes de la substance toxique. Un second, dont l'estomac était excessivement rempli d'aliments, mit plus d'une heure à succomber à la suite de l'injection de la substance vénéneuse.

L'estomac simple du lapin et du porc absorbe, comme celui des carnivores, avec beaucoup d'activité ; en voici la preuve. Un lapin, à jeun depuis vingt-quatre heures, eut les deux nerfs vagues réséqués vers le milieu du cou. Au bout de quelques heures, on lui injecta dans l'estomac, par une petite ouverture œsophagienne, 2 grammes d'extrait alcoolique de noix vomique délayé dans 20 grammes d'eau tiède. Les phénomènes de l'empoisonnement se manifestèrent en moins de dix-sept minutes, et l'animal mourut vingt-sept minutes après l'administration de la substance vénéneuse. Un porc de taille moyenne, à jeun depuis dix-huit heures, reçut par l'œsophage 15 grammes d'extrait de noix vomique délayé dans 200 grammes d'eau. Il tomba comme foudroyé cinq minutes après l'injection.

Ainsi, l'estomac simple du chien, du chat, du porc, absorbe avec énergie. Il sert donc à la fois à la chymification et à l'absorption : sa grande capacité, l'organisation de sa muqueuse, les particularités diverses de son rôle dans la digestion expliquent ce fait incontestable. L'estomac simple des solipèdes est loin de ressembler sous ce rapport à celui des carnivores : il n'absorbe pas ou n'absorbe que dans de très faibles limites à l'état normal. Voici par quelle série d'expériences nous sommes arrivés, M. Barreswil et moi, à cette démonstration.

A un cheval, dont les deux nerfs vagues sont coupés vers le milieu du cou depuis douze heures, on administre par une petite ouverture œsophagienne 32 grammes d'extrait alcoolique de noix vomique, c'est-à-dire la dose qui tue le cheval en une heure ou à peu près lorsque les nerfs vagues sont intacts. L'animal éprouve quelques légers tremblements dans la journée. Au bout de vingt-quatre heures il est debout et parfaitement tranquille. On le tue, et on trouve dans son estomac des aliments délayés et une petite quantité de liquide. Le poison est donc resté sans effet lorsque l'estomac paralysé ne l'a point chassé dans l'intestin.

A un second cheval, qui jeûnait depuis deux jours, on fait la section des deux nerfs vagues avec perte de substance, et on ouvre la trachée afin de prévenir l'asphyxie. Quelques heures après, on injecte par l'œsophage 32 grammes d'extrait alcoolique de noix vomique. L'animal éprouve de légères secousses pendant la journée. Le lendemain, il est debout, dans un calme parfait, et ne présente aucun symptôme d'empoisonnement. On le tue alors, et on trouve que l'estomac, vide d'aliments, contient environ 500 grammes d'un liquide jaunâtre et alcalin. Cette fois, le viscère, étant privé d'aliments, présentait les conditions les plus favorables à l'absorption, et cependant la substance vénéneuse n'a point été absorbée. Celle-ci aurait-elle été altérée par le fait d'un si long séjour dans le viscère? L'expérience suivante va nous le dire.

Un autre cheval très vigoureux est mis à la diète pendant quarante-huit heures. Après ce laps de temps, plus que suffisant pour que l'estomac se débarrasse des aliments, on fait la section avec perte de substance des nerfs vagues. Sept heures après, on injecte dans l'œsophage la dose habituelle de poison. Le solipède n'éprouve aucune convulsion et ne présente aucun symptôme d'intoxication dans les seize heures qui suivent l'injection. On le tue pour examiner l'estomac et son contenu. Ce viscère, privé d'aliments, renferme 100 grammes d'un liquide jaunâtre, un peu trouble, tenant en suspension quelques parcelles de fourrage. Une partie de ce liquide filtré est administrée à un chien, qui succombe dans les convulsions tétaniques au bout de vingt-six minutes. Une autre partie du même liquide est donnée à un autre chien, qui meurt avant d'avoir reçu à peu près la même dose que le premier.

Il est donc évident qu'après la section des nerfs vagues, la noix vomique introduite dans l'estomac d'un cheval n'y est point absorbée. Il est non moins évident qu'elle y demeure sans altération sensible, puisque, au bout de seize heures, elle jouit encore de toute son activité toxique. C'est là, sans contredit, un résultat remarquable et tout à fait imprévu, qui ne se produit pas chez les animaux carnivores.

La paralysie de l'estomac, consécutive à la section des nerfs vagues, ne se produisant qu'au bout d'un certain temps, et demeurant toujours plus ou moins incomplète, n'est pas le meilleur moyen d'arriver à constater la non-absorption dans le réservoir gastrique, d'autant plus que la pression exercée sur le viscère par le diaphragme et les muscles abdominaux peut, à elle seule, pousser dans l'intestin, à travers le pylore à peine fermé, une certaine quantité de la substance toxique. Il est préférable, dans ce but, de pratiquer la ligature du pylore ; c'est ce que nous avons fait.

A un cheval privé d'aliments et de boissons depuis vingt-quatre heures, le pylore fut lié deux fois en avant de l'anneau musculeux qui le circonscrit, afin que les ligatures ne pussent glisser sur le duodénum et qu'une partie de la muqueuse intestinale ne vînt se mettre en rapport avec la substance vénéneuse. Cela fait, on injecta par l'œsophage la dose habituelle de noix vomique. L'animal n'éprouva aucune convulsion et ne manifesta aucun signe de tétanos pendant les dix-huit heures qui suivirent l'injection. Cette période expirée, on enleva les ligatures du pylore, et au bout de quinze minutes le cheval mourut dans les convulsions.

A un autre cheval à jeun, le pylore fut lié comme précédemment. La noix vomique fut injectée par l'œsophage, et l'animal n'éprouva aucune convulsion. Il mourut trente-cinq heures après l'injection, des suites d'une violente péritonite, sans offrir aucun symptôme d'empoisonnement. La substance vénéneuse se retrouva dans le réservoir gastrique, non altérée, car le liquide avec lequel elle était mêlée empoisonna plusieurs chiens.

Ainsi, lorsque la noix vomique a été emprisonnée dans l'estomac par la ligature du pylore, elle n'est point absorbée et a conservé ses propriétés, car elle tue, si, au bout d'un certain temps, on enlève la ligature pour lui permettre de passer dans l'intestin. Néanmoins il arrive qu'à la suite de l'application d'un lien sur le pylore celui-ci s'engorge au point de retenir encore le poison lorsqu'on enlève ce lien. Dans ce cas, on s'assure que la substance vénéneuse s'est conservée dans le viscère en l'injectant directement dans l'intestin, ou en l'administrant à d'autres animaux.

Ces premiers résultats sont décisifs ; mais comme on pouvait objecter qu'une substance très soluble, qu'un poison très actif, seraient dans des conditions plus favorables à l'absorption que l'extrait alcoolique de noix vomique, Bérard proposa de substituer à celui-ci le sulfate de strychnine. Il me fit injecter dans l'œsophage d'un cheval, dont le pylore venait d'être lié, 5 grammes de sulfate de strychnine en dissolution. L'animal resta debout et sans aucun symptôme d'empoisonnement pendant vingt-quatre heures, après lesquelles il fut sacrifié. Le liquide, séparé par expression des aliments que contenait l'estomac, fut recueilli. Il n'en fallut qu'une faible partie, la huitième à peu près, pour tuer un chien. Le reste fut injecté dans l'intestin grêle d'un cheval qui éprouva pendant toute la journée des phénomènes d'empoisonnement, et mourut pendant la nuit. Sans doute il n'eût pas survécu si longtemps à l'injection si toute la substance vénéneuse eût pu être séparée de la masse d'aliments renfermée dans l'estomac du premier cheval.

Nous injectâmes de même dans l'estomac d'une jument, à jeun depuis vingt-quatre heures et dont le pylore venait d'être lié, 3 grammes de sulfate de strychnine en dissolution dans 200 grammes d'eau. L'animal n'éprouva aucun symptôme d'empoisonnement ni le jour de l'injection, ni le lendemain. Il fut sacrifié au bout de quarante-huit heures. Le liquide retiré du viscère, et pesant 8 kilogrammes, fut filtré, puis injecté dans l'œsophage d'un autre cheval, afin de voir s'il avait conservé ses propriétés. Ce second solipède, dont le pylore était libre et les nerfs intacts, éprouva bientôt de violentes convulsions, et mourut trente-cinq minutes après l'injection. Par conséquent le sulfate de strychnine, malgré son séjour de quarante-huit heures dans l'estomac du premier cheval, avait conservé toute son activité toxique.

A un gros cheval entier, à la diète depuis deux jours, on injecte, après la ligature du pylore, 3 grammes de sulfate de strychnine dans l'œsophage. Le sel est dissous dans un litre d'eau. Le solipède n'ayant présenté aucun symptôme d'empoisonnement, est sacrifié au bout de vingt-quatre heures. On retire de l'estomac sept litres d'un liquide verdâtre, à peine visqueux et non acide, dont la dixième partie est injectée lentement par l'œsophage d'un chien qui meurt empoisonné en un quart d'heure. Enfin on reprend le liquide poussé dans l'estomac de ce chien, et on l'injecte dans l'estomac d'un second animal de la même espèce. Celui-ci vomit une partie du véhicule toxique; néanmoins il en conserve une certaine quantité, et meurt au milieu des convulsions, après une période de quatre à cinq heures.

A un autre cheval de grande taille et à jeun, on injecte par l'œsophage, le pylore étant lié, 4 grammes de sulfate de strychnine en dissolution. Le solipède, pendant les trente-neuf heures qui suivent l'administration de l'agent toxique, n'éprouve pas le plus léger symptôme d'empoisonnement. Au bout de ce temps, il meurt des suites de la péritonite, comme cela arrive par suite d'une simple ligature du pylore ou de l'intestin, sans qu'on ait rien injecté dans l'estomac. A l'autopsie, le réservoir gastrique est dilaté par dix-huit litres d'un liquide visqueux sécrété depuis l'application du lien sur l'orifice pylorique; car, après l'injection, l'œsophage avait été lié au-dessous de la ponction, de même que dans les autres expériences. Ce liquide filtré est employé aux expériences suivantes, qui montrent que le sel vénéneux en dissolution a conservé ses propriétés.

On en injecte dans la jugulaire d'un cheval cinq décilitres, c'est-à-dire la trente-sixième partie de la quantité totale. L'animal tombe bientôt sur le sol, et meurt en moins d'un quart d'heure dans de violentes convulsions. Il avait donc reçu à peu près 11 centigrammes de sel dans les jugulaires. Or, 10 centigrammes de sulfate de strychnine tuent le cheval en injection dans les veines.

Le quart du liquide primitif est injecté par l'œsophage dans l'estomac d'un chien. Celui-ci, en moins de douze minutes, expire au milieu des convulsions.

Enfin un trois-centième du même liquide est injecté lentement dans la jugulaire d'un chien de taille moyenne, qui meurt au bout de trois minutes.

M. Pérosino et ses collègues de Turin ont répété plusieurs de ces expériences avec la noix vomique et le valérianate de strychnine. Ils ont vu, comme nous, que les animaux dont le pylore est lié conservent pendant douze, vingt-quatre heures et plus, les substances toxiques dans l'estomac sans qu'il se manifeste aucun symptôme d'empoisonnement. Il n'y eut d'exception à ce résultat que dans les cas où le pylore, imparfaitement serré, laissait passer une partie de la substance dans l'intestin, et dans ceux où la ligature fut appliquée sur le duodénum, même à 14 centimètres loin de l'estomac, comme l'avaient ingénieusement les expérimentateurs italiens. En injectant dans le viscère une dissolution de cyanure de fer et de potassium, ils ont vu qu'au bout d'un temps assez long l'urine contenait de légères traces de sel, c'est-à-dire l'indice d'une absorption à peine sensible.

Nous avons aussi substitué le prussiate de potasse à la noix vomique et aux sels de strychnine, afin de voir dans quelles limites l'estomac pouvait absorber les substances qu'on force à faire un long séjour dans sa cavité. Pour arriver à des résultats concluants, il fallait : 1° lier le pylore en avant de son anneau musculeux ; 2° l'étreindre exactement par des liens non susceptibles de se relâcher ; 3° éviter, pendant les manipulations de l'expérience, de blesser la muqueuse si délicate du sac droit, à travers les parois du viscère. On conçoit qu'il suffit de laisser libre, du côté de l'estomac, un pli de la muqueuse duodénale, d'érailler la muqueuse gastrique en serrant trop le lien, ou de rendre possible le passage de quelques gouttes de liquide de l'estomac dans l'intestin grêle, pour laisser une prise suffisante à l'absorption, et par conséquent pour entacher d'erreur toutes les données de l'expérimentation.

Nous injectâmes dans l'estomac d'un cheval, à jeun depuis plus de deux jours, et dont le pylore était lié, une dissolution aqueuse de 40 grammes de cyanure de fer et de potassium. Quatre heures après l'injection, l'urine rendue, traitée par le persulfate de fer, ne montra aucune trace de cyanure. Deux heures, quatre heures plus tard, et jusqu'au moment de la mort, elle n'en présenta pas davantage. Vingt-quatre heures après le commencement de l'expérience, l'animal fut sacrifié, et l'autopsie en fut faite sur-le-champ avec beaucoup de soin.

L'estomac fut détaché et enlevé. La ligature du pylore se trouvait bien placée et encore très serrée. Ce viscère contenait huit litres et demi d'un beau liquide épais, visqueux, un peu opalin et à réaction alcaline, qui devenait d'un bleu très foncé par l'action du persulfate de fer. Le contenu du duodénum renfermait quelques traces de cyanure ; mais les liquides du reste de l'intestin grêle, du cæcum et du côlon n'en offraient aucun vestige. Le sérum du sang de la jugulaire, de la veine cave, de la veine porte, la sérosité du péritoine, celle des plèvres, du péricarde, la synovie des articulations, l'urine de la vessie, des bassinets du rein, la salive, n'en contenaient pas. La surface de l'estomac et de l'intestin, le canal thoracique, les ganglions mésentériques, les épiploons, la muqueuse de la vessie, du rein, des uretères, le tissu du poumon, des muscles et des autres organes, furent mis en contact avec du persulfate de fer sans déceler les moindres traces du cyanure qui avait été injecté dans l'estomac.

La même expérience fut faite de nouveau sur un autre cheval qui reçut dans l'estomac 50 grammes de cyanure. Le sérum du sang, extrait des veines pendant le premier jour, et l'urine des quatre premières heures, ne présentèrent pas de traces du sel injecté ; mais l'urine, à partir de la cinquième heure, commença à montrer quelques petits flocons bleuâtres lorsqu'elle était traitée par le persulfate de fer. L'animal étant mort trente et une heures après l'opération, fut examiné très attentivement. Le pylore était parfaitement lié, car le persulfate versé à l'intérieur du duodénum, près de la ligature, ne développait pas de teinte bleue. L'estomac contenait dix litres d'un liquide visqueux, opalin, donnant un précipité bleu très abondant. Sa muqueuse, à trois ou quatre travers de doigt du pylore, offrait une déchirure de 2 centimètres et demi, à rebords écartés et ecchymosés, laissant à découvert le tissu cellulaire et les vaisseaux sous-muqueux. Le sérum du sang de la veine porte, celui de la veine cave, des jugulaires, etc., la sérosité rousse du péritoine, celle des plèvres et du péricarde, la muqueuse des bassinets rénaux, des uretères, de la vessie, le tissu du poumon, des ganglions mésentériques, ne montraient pas de traces de cyanure. La muqueuse des canaux biliaires faisait seule exception : elle prenait une teinte légèrement bleuâtre par l'action du persulfate ferrique.

Ainsi, cette fois, l'estomac du cheval n'a pas été tout à fait imperméable. L'absorption y a puisé des traces de sel injecté. Mais la déchirure de la muqueuse a pu suffire pour laisser prendre aux absorbants les quelques atomes de cyanure retrouvés dans l'urine et sur la muqueuse des canaux biliaires.

Il ressort évidemment de ce qui précède que l'absorption est à peu près insensible dans l'estomac du cheval, tandis qu'elle est très active dans celui du chien. Cette différence très remarquable tient aux particularités d'organisation de la muqueuse gastrique, et se trouve en rapport avec le mode d'action du viscère dans les solipèdes et les animaux carnivores.

Chez les solipèdes, en effet, la muqueuse gastrique, dont l'étendue totale ne dépasse guère 40 décimètres carrés, est divisée en deux parties distinctes : l'une est mince, blanchâtre, peu vasculaire et recouverte d'un épithélium pavimenteux qui lui donne tous les caractères de la muqueuse œsophagienne : l'autre, qui est fort épaisse, très vasculaire et affectée à la sécrétion du suc gastrique, se trouve enduite d'une couche de mucus dense et très difficile à détacher. Or, pour la première, l'obstacle à l'absorption est incontestablement l'épithélium pavimenteux, et, pour la seconde, la couche épaisse de mucus, couche qui n'a pas, à beaucoup près, la même consistance, la même cohésion et la même épaisseur chez les autres animaux. On a vu, dans des expériences endosmométriques, que certains venins ne passent pas à travers la membrane de l'instrument si son mucus est intact, tandis qu'ils passent, à compter du moment où le mucus est enlevé.

Chez les carnassiers, au contraire, la muqueuse gastrique est partout très vasculaire, dépourvue d'épithélium pavimenteux et enduite d'une faible couche de mucus peu consistant et facile à détacher. Cette muqueuse dont la surface est, du reste, fort étendue, n'a rien dans son organisation qui mette obstacle à l'absorption.

Le but physiologique d'une telle différence n'est pas difficile à saisir. Les aliments et les liquides, séjournant très peu dans le petit réservoir gastrique du cheval, ne pourraient y céder aux absorbants qu'une faible partie de leur masse. De plus, la petite surface muqueuse, qui est chargée de la sécrétion du suc gastrique, ne saurait, en raison même de son exiguïté, sécréter et absorber activement tout à la fois, et peut-être les modifications de texture qui lui donneraient de l'aptitude à l'absorption seraient préjudiciables à l'exhalation du suc gastrique. Au contraire, chez le chien, dont l'estomac est énorme relativement à la taille de l'animal et à la capacité de l'intestin, les phénomènes les plus importants de la digestion se passent au sein de ce réservoir. Les aliments y sont déjà assez profondément modifiés pour qu'une partie de leurs principes puissent y être absorbés sans passer dans l'intestin. En outre, les liquides s'y accumulent avec les aliments, et y font un séjour prolongé. Aussi, à cause de ces diverses particularités, l'absorption devient utile dans l'estomac des carnivores.

L'absorption stomacale ne présente pas la même physionomie chez les ruminants. Leurs premiers réservoirs gastriques, en raison de l'état de leur muqueuse, ne semblent pas devoir prendre une part notable à ce phénomène. Ils sont, en effet, tapissés par un tégument très dense, à épithélium pavimenteux, stratifié, épais, adhérent, peu perméable aux liquides.

L'organisation de la membrane interne des premiers estomacs des ruminants n'est pas la seule condition indiquant que l'absorption ne doit pas être bien sensible à la surface de cette membrane ; le rôle départi à ces réservoirs implique de toute nécessité la négation d'une telle propriété. En effet, les aliments accumulés en quantité énorme dans la panse des ruminants doivent y être tenus en dépôt pendant un certain temps, puis revenir lentement à la bouche, éprouver une nouvelle trituration, et enfin passer dans la caillette et l'intestin grêle. Or, ce renvoi des aliments à la bouche ne peut se faire qu'autant que l'aliment est suffisamment délayé. Dès qu'il est desséché, il ne se fractionne plus en petites masses et n'est point susceptible de revenir à la cavité buccale. Pour prévenir la dessiccation des aliments dans des réservoirs dont l'immense surface dépasse de beaucoup celle de la peau, la nature les a tapissés d'un épithélium épais, qui engaîne les papilles et s'insinue exactement dans leurs plus petits intervalles. Sans cet enduit, presque imperméable, cette sorte d'émail, le vase immense eût insensiblement perdu la partie fluide de son contenu. Les cellules de la panse des lamas et des chameaux ne conservent si longtemps l'eau qui s'y accumule que parce qu'elles sont tapissées par cette même couche épithéliale. De plus, là, les aliments n'ont point encore été suffisamment élaborés pour qu'ils puissent céder beaucoup de principes assimilables. Rien de ce que renferment les premiers réservoirs n'a encore éprouvé l'action transformatrice du suc gastrique. Ce serait donc un contre-sens physiologique qu'une absorption dans de telles conditions.

Néanmoins, ce serait une erreur de croire que la muqueuse des premiers estomacs est, par le seul fait de la présence d'un épithélium pavimenteux, totalement dépourvue de la faculté d'absorber. Il est probable qu'elle absorbe un peu, puisque la peau elle-même, malgré l'épaisseur de son épiderme, jouit de cette propriété à un faible degré. Les lymphatiques des premiers réservoirs gastriques et les ganglions qui se trouvent dans leurs scissures pourraient bien servir à cet usage.

La caillette paraît être, à en juger par l'aspect et la nature de sa muqueuse, dans de bonnes conditions pour absorber. Cette muqueuse est épaisse, molle, très vasculaire, semblable, en tous points, à celle de l'estomac simple des carnivores et à celle du sac droit de l'estomac des solipèdes ; de plus, elle offre des lames très longues, ineffaçables par la distension, destinées à augmenter considérablement sa surface, qui est en moyenne, pour le bœuf, de 1 mètre 20 décimètres carrés, c'est-à-dire cinq fois plus grande que la muqueuse du sac droit de l'estomac du cheval. Toutefois, elle ne semble pas absorber avec une très grande activité.

Pour apprécier la faculté absorbante de cet estomac, il importait de prendre une substance dont l'introduction dans les voies circulatoires se décelât avec facilité. L'extrait alcoolique de noix vomique, par l'action qu'il exerce sur le système nerveux et sur les muscles, permet à l'expérimentateur de reconnaître les premiers instants de l'absorption, de suivre celle-ci à tous ses degrés jusqu'à celui où elle tue. Par le temps qui s'écoule, d'une part, entre le moment de l'ingestion de la substance toxique et celui de ses premiers effets ; d'autre part, entre l'apparition des premières convulsions et la mort, on a un moyen simple de mesurer la vitesse de l'absorption.

C'est ainsi que nous avons opéré, pour juger de l'activité de l'absorption dans la caillette des ruminants. Le pylore mis à découvert sur un taureau d'un an, et par une petite incision à cet orifice, nous avons injecté, dans le quatrième estomac, 32 grammes d'extrait alcoolique de noix vomique délayée dans 300 grammes d'eau tiède. L'animal, après la ligature du pylore et la suture à la plaie de la peau de l'abdomen, fut relevé. Il demeura debout et parfaitement tranquille pendant les quatre heures et demie qui suivirent l'injection. A partir de ce moment, il commença à éprouver de légères convulsions. Bientôt il devint très irritable, s'agita au moindre bruit et offrit tous les symptômes de l'empoisonnement par la noix vomique. Vers la fin de la sixième heure, il éprouva une crise violente et tomba en proie à des convulsions terribles. Les battements du cœur s'élevèrent à plus de cent par minute et devinrent tellement forts qu'ils s'entendaient à distance. L'animal mourut sept heures après l'injection.

La substance vénéneuse, bien qu'elle eût séjourné si longtemps dans la caillette du jeune taureau, n'avait pas été totalement absorbée, et ce qu'il en restait n'avait point perdu ses propriétés, car ce qu'on en recueillit après la mort suffit pour empoisonner deux chiens par les voies digestives.

Le fait de l'absorption par la membrane interne de la caillette et de la non-absorption par celle des premiers estomacs mérite d'être pris en grande considération au point de vue de la thérapeutique. Dès l'instant que les trois premiers estomacs n'absorbent pas sensiblement et que les liquides qu'ils reçoivent, s'ils ne sont en très grande quantité, ne passent dans le quatrième que très lentement, et au bout d'un temps assez long, ils restent sans effet avant de parvenir à la caillette. De plus, les fluides se mêlent avec les aliments et peuvent ainsi changer de caractère ou perdre une partie de leurs propriétés avant d'arriver au réservoir absorbant.

Étant déterminé le titre de la faculté absorbante de l'estomac, cette faculté s'étend-elle à toutes les substances absorbables ?

Plusieurs s'absorbent très vite dans ce viscère : l'eau, chez le chien, comme Magendie l'a vu après la ligature du pylore ; l'alcool, chez l'homme et divers animaux, d'après MM. Bouchardat et Sandras. La nicotine, dans une expérience, a tué rapidement un chien ; dans une autre, faite avec M. Gonbaux, cette substance, à la dose de 1 centimètre cube, n'a produit que quelques légers symptômes, et la mort en neuf heures, le pylore et l'œsophage étant liés. On sait, depuis les expériences de Claude Bernard, que le curare n'est pas plus absorbé dans ce viscère que dans l'intestin. Le fait est hors de contestation. J'ai donné, en effet, à un premier chien, 1 décigramme de ce poison associé à de la viande ; 2 décigrammes sous la même forme à un second ; 3 décigrammes dans 20 grammes d'eau à un troisième ; 5 décigrammes dans 50 grammes d'eau à un quatrième ; enfin, à un dernier, 1 gramme 1/2 dans 60 grammes de liquide, portés au moyen d'une sonde. Il y a eu vomissement sur un seul, mais sur aucun il ne s'est manifesté le moindre symptôme d'empoisonnement.

Si l'absorption gastrique présente de nombreuses variations d'activité suivant l'organisation de l'estomac des animaux, elle en offre de grandes aussi suivant les conditions physiologiques de la digestion et les cas pathologiques. Le praticien doit les étudier avec soin pour se rendre compte de l'action des médicaments qu'il administre.

Il est deux circonstances qui influent surtout sur l'activité de la fonction, la vacuité ou la plénitude du viscère, puis la persistance de ses mouvements péristaltiques ou l'inertie de son plan contractile.

Il est évident que, lors de la vacuité du viscère, les agents médicamenteux ingérés se mettent mieux en contact avec la muqueuse, et paraissent dans les conditions les plus favorables à l'absorption ; mais, à cet état, qui est celui du monogastrique à jeun, la faculté absorbante de l'organe est réduite pour trois raisons : 1° l'estomac est rapetissé, contracté ; 2° sa muqueuse est enduite d'une épaisse couche de mucus ; 3° sa vascularité est diminuée ; enfin, le pylore, resserré, retient ce qui est resté dans le réservoir ; néanmoins, l'absorption est active encore alors, et il y a avantage sur le carnassier, le porc, l'homme, à administrer le médicament à jeun.

Lorsque l'estomac est plein d'aliments, les conditions semblent moins favorables. L'agent médicamenteux est immédiatement étendu au milieu de la masse liquide, et dispersé dans la masse alimentaire, qui s'en empare comme le ferait une éponge. Mais, dans ce cas, la muqueuse est très étalée, très vasculaire, le pylore s'ouvre à tout instant, et les contractions de l'ensemble du viscère poussent dans l'intestin, avec les parties fluidifiées, des quantités plus ou moins considérables du médicament ; aussi l'absorption s'en fait-elle à la longue. C'est la condition la plus convenable pour offrir des agents dont l'absorption peut avantageusement se faire avec lenteur, comme celle des toniques. Dans les deux cas, le résultat est le même, avec cette différence que, dans le premier, il se produit vite, et, dans le second, avec lenteur. J'ai vu, dans toutes les expériences thérapeutiques ou toxicologiques faites depuis plusieurs années, que l'absorption gastrique, sur le chien, le chat, le porc, a lieu plus vite à jeun que pendant le travail de la digestion.

Pendant la digestion, l'absorption de certains médicaments peut être favorisée par l'action du suc gastrique. Le fer, par exemple, donne, en se combinant avec l'acide de ce suc, des sels solubles ; les alcaloïdes se transforment également en sels solubles et susceptibles d'être absorbés sur place ou dans l'intestin. Ce sont là des particularités d'un grand intérêt dont l'étude appartient aux ouvrages de matière médicale et de thérapeutique.

S'il y a indigestion, les choses se passent plus défavorablement que dans les cas normaux de réplétion considérable. Ici le médicament se disperse dans la masse alimentaire, et, comme les contractions du viscère sont ralenties ou suspendues, ce qui est dans l'intérieur de la masse ne vient plus se mettre en contact avec les parois gastriques, et rien ne passe dans l'intestin, puisque le pylore est resserré. Aussi les effets de l'agent ingéré se font longtemps attendre, et sont souvent à peu près nuls.

Il est clair que si le médicament est offert dans ces conditions au cheval, à l'âne, au mulet, dont l'estomac n'absorbe point sensiblement, on médicamente en vain. L'agent ingéré se conserve dans la masse pendant plusieurs jours absolument comme sur le cheval auquel on a lié le pylore. C'est ainsi qu'il faut expliquer pourquoi on administre si souvent en pure perte des médicaments aux solipèdes sous le coup d'une indigestion avec surcharge, du vertige abdominal, etc.

Chez les ruminants, dans le cas d'indigestion avec surcharge d'aliments, dans celui de toute maladie qui suspend la rumination ou qui jette l'appareil digestif dans l'inertie, l'effet du médicament est lent ; néanmoins il n'est pas indéfiniment retardé ni annulé ; car ce médicament se dissout dans les liquides et passe avec eux dans la caillette, puis dans l'intestin, en l'absence de toute rumination. Toutefois, il y passe si lentement que, au bout de plusieurs jours, d'une semaine même, on peut encore en trouver dans la panse, comme je l'ai vu sur le taureau auquel j'avais administré de l'iodure de potassium. On doit donc tenir compte de ces faits dans le traitement des maladies des ruminants, donner, en prévision des retards à l'absorption, des doses suffisantes de médicaments, et se rappeler qu'en les renouvelant elles laissent dans les premiers réservoirs des reliquats qui s'additionnent. Le vétérinaire intelligent saisira toutes ces nuances que l'empirique grossier ne peut distinguer.

Il est des matières animales virulentes dont l'absorption, dans l'estomac et le reste de l'appareil digestif, paraît s'effectuer chez certaines espèces et non chez d'autres, tantôt constamment, tantôt seulement par exception. M. Renault d'Alfort[1], que j'aime à citer, parce qu'il était un expérimentateur consciencieux, a vu que des porcs, des chiens et des poules pouvaient manger pendant longtemps, à l'état cru, sans en éprouver aucun accident, les matières virulentes de la morve aiguë et du charbon ; — que les chiens pouvaient aussi impunément avaler la salive des animaux enragés encore vivants ou venant de mourir. Au contraire les deux tiers des chevaux qui avalèrent le virus de la morve devinrent morveux ; la moitié des petits ruminants qui burent du sang charbonneux contractèrent le charbon ; — et un tiers des poules qui mangèrent des débris de poules affectées du choléra des oiseaux de basse-cour périrent de cette maladie.

Ces résultats contradictoires ne sont pas inexplicables. Certains animaux consomment impunément des matières virulentes, s'ils ont peu ou point d'aptitude à contracter les maladies dont ces matières proviennent. D'autres les contractent quand l'aptitude existe, si ces matières tombent en partie, lors de la déglutition,

---

1. Renault, *Études expérim. sur les effets de l'ingestion des matières virulentes dans les voies digestives de l'homme et des animaux. Recueil de méd. vétér.*, 1851, p. 873-2851.

forcée, dans les voies aériennes où leur absorption se fait avec une extrême facilité. Quelques-unes de ces matières peuvent devenir réfractaires à l'absorption par le fait de leurs propriétés physiques ou bien perdre leur pouvoir contagifère par l'action du suc gastrique qui les dénature. J'ai vu, en effet, d'une part, que le chien, le chat, la chèvre, la brebis, le rat peuvent consommer impunément à l'état frais et cru, même pendant longtemps, les débris les plus virulents des animaux septicémiques, d'autre part, qu'un grand nombre de lapins peuvent manger aussi des débris de même nature sans en rien éprouver, tandis que d'autres lapins en meurent[1] ; mais sur ceux-ci, j'ai cru pouvoir rapporter l'inoculation aux voies aériennes dans lesquelles s'engagent facilement des particules virulentes pendant qu'on force les animaux d'expérience à avaler des substances qu'ils refusent avec obstination. Le chien, le chat, le porc, les oiseaux de basse cour[2], quoiqu'ils jouissent d'après mes recherches, de l'aptitude à contracter à tout âge la pustule maligne, la tumeur charbonneuse et même dans la jeunesse, la fièvre charbonneuse, se repaissent sans le moindre inconvénient des muscles, du sang et de tous les autres produits des herbivores morts du charbon, produits dont la virulence se conserve très longtemps dans l'estomac en présence du suc gastrique par exemple pendant 5, 10 même 15 heures pour ceux de la septicémie.

De ce que telle ou telle matière virulente est sans action dans l'estomac il ne faut pas en conclure que toutes doivent se comporter de la même façon. Les unes peuvent n'être pas absorbables et osmotiques, pendant que les autres le sont à des degrés divers. Il est possible que la virulence des unes soit neutralisée par le suc gastrique et non celles des autres.

D'ailleurs, pour s'expliquer les différences d'action des agents virulents dans les voies digestives, il faut tenir compte de l'état de ces agents (fluide, corpusculaire, ou animé), des quantités ingérées, comme dans les cas d'ingestion de venins. Si un homme avale impunément le venin de trois vipères et un chevreuil celui de quatre de ces reptiles, d'après Redi, le pigeon peut être tué par l'ingestion du venin de huit vipères, ainsi que l'a vu Fontana dans ses célèbres expériences. De même si six grains de ticunas restent sans effet sur un lapin adulte, ces six grains avalés tuent des pigeons en une demi-heure et de jeunes lapins ou de jeunes cochons d'Inde au bout d'un quart d'heure ou d'une heure[3].

II. — ABSORPTION INTESTINALE.

L'intestin n'est pas et ne peut être, quant à la fonction qui nous occupe, dans les conditions variables où se trouve l'estomac. Il est essentiellement, malgré l'abondance de ses sécrétions, un lieu d'absorption active et continue. Aussi, pour donner à sa fonction absorbante la plus grande extension possible, il a, sur sa

1. G. Colin, *Nouvelles recherches expérim. sur l'action des matières putrides et sur la septicémie.* (*Bull. de l'Acad. de médecine.* 7, 14 et 21 octobre 1873.)

2. Id., *L'ingestion de la chair provenant des bestiaux atteints de maladies charbonneuses peut-elle communiquer ces affections à l'homme et aux animaux ?* (*Comptes rendus de l'Acad. des sciences.* t. LXVIII, p. 135.)

3. Fontana, *Traité du venin de la vipère*, t. II, p. 89 et 307.

muqueuse, des villosités en nombre infini, et un système chylifère qui agit parallèlement à ses veines.

Sans nous occuper ici des attributions dévolues à ses deux ordres de vaisseaux absorbants, nous devons rechercher : 1° si toutes ses parties absorbent ; 2° quel est le degré d'activité de chacune de ses sections ; 3° quelles sont les substances aptes à y être absorbées.

L'intestin grêle est incontestablement de toutes les parties du tube digestif celle où l'absorption s'opère avec le plus d'activité : l'organisation délicate de sa muqueuse, la présence des villosités, la multiplicité extrême de ces prolongements, facilitent la pénétration des matières susceptibles d'être absorbées et leur transport au centre de la circulation. Quand on injecte directement l'extrait alcoolique de noix vomique dans une anse de cet intestin, l'animal, au bout de trois ou quatre minutes, est pris de convulsions, et en moins d'un quart d'heure la quantité de poison absorbé suffit généralement pour donner la mort. Le cyanure de fer et de potassium, au bout de cinq à six minutes, se retrouve déjà dans le sang des veines mésentériques. L'acide cyanhydrique, qui pénètre les tissus avec tant de rapidité, tue en trois à quatre minutes, et communique son odeur au sang des diverses parties du corps en un temps égal à la moitié de ce court espace.

Le cæcum absorbe aussi, mais avec moins de rapidité que l'intestin grêle. Il acquiert, sous ce rapport, une grande importance chez les espèces où il est très développé. C'est lui qui absorbe, chez les solipèdes, une grande partie des liquides qui ne séjournent pas dans l'estomac et traversent rapidement l'intestin grêle, c'est lui qui recueille aussi très probablement les principes assimilables dont le dernier s'est dessaisi, s'ils sont suffisamment modifiés pour concourir à la reconstitution des fluides nutritifs. Sa muqueuse, fine, souple, très vasculaire, à épithélium délié, réunit la plupart des conditions favorables à l'absorption. Nous nous en sommes assuré par les expériences suivantes.

On fit, sur un cheval à jeun depuis deux jours, une toute petite incision aux parois abdominales au-dessous de l'hypochondre droit, et par cette incision on retira la pointe du cæcum, dans laquelle on injecta 32 grammes d'extrait alcoolique de noix vomique, préalablement étendu d'eau. Dix-huit minutes après l'injection, les convulsions et le tétanos commencèrent à se manifester, et huit minutes plus tard le solipède mourut. L'absorption fut cette fois très rapide, parce que le cæcum contenait seulement six litres et demi de matières alimentaires très fluides.

On injecta de même par la pointe du cæcum 32 grammes de noix vomique délayée. Vingt-deux minutes après, il se manifesta quelques convulsions : l'animal devint irritable, éprouva de violentes secousses musculaires, et mourut cinquante-quatre minutes après avoir reçu la substance vénéneuse. Le cæcum, sur ce second animal, renfermait des aliments moins délayés que celui du premier. Cette seule circonstance suffit pour expliquer le ralentissement de l'absorption.

Enfin on injecta dans le cæcum d'un autre cheval 28 grammes de la substance précédemment employée. Au bout d'une heure, l'animal éprouva les symptômes habituels de l'empoisonnement et tomba ; il mourut une heure quarante-huit minutes après l'injection, bien que le cæcum contînt dix-sept litres de liquide et de matières alimentaires.

Ainsi l'absorption est très active dans le cæcum ; mais il ne faudrait pas croire que son activité diminue lorsque le réservoir est rempli d'aliments plus ou moins délayés. L'absorption y est toujours aussi rapide ; seulement les substances qu'on y injecte passent d'autant plus vite dans les voies de la circulation qu'elles se trouvent disséminées dans une plus petite masse de matières étrangères.

Le côlon et le rectum jouissent aussi à un degré très prononcé de la faculté absorbante, car leur muqueuse a les mêmes propriétés que celle du cæcum. Un cheval, auquel nous injectâmes dans le rectum, préalablement vidé, une dissolution aqueuse de 32 grammes d'extrait de noix vomique, eut des convulsions, tomba au bout d'une heure et mourut dix-sept minutes plus tard. Une suture avait été faite à l'anus pour prévenir l'expulsion de la substance vénéneuse. On sait que le laudanum à dose un peu forte tue s'il est donné par cette voie. Demarquay prétend que l'absorption y est même plus rapide que dans l'estomac : aussi les clystères chargés de substances toxiques peuvent-ils donner lieu à des accidents mortels.

Quelles sont les substances susceptibles d'être absorbées dans l'intestin ? Les matières nutritives, les sels, les médicaments, les poisons, les matières colorantes, odorantes, etc.

Les diverses matières nutritives, azotées, sucrées, salines et autres forment une solution très étendue moins dense que le plasma sanguin et qui, en raison même de cette différence, a de la tendance à s'endosmoser facilement. Les sucs sécrétés ne modifient pas sensiblement cette densité et ne peuvent, par conséquent, changer beaucoup le degré de diffusibilité du mélange offert à l'absorption.

Ces substances absorbables se partagent entre les chylifères et les mésaraïques suivant une proportion que nous ne connaissons pas exactement. Rien ne prouve qu'il y ait, comme Lehmann, Longet et Béclard le pensent, un groupe de substances prenant la route des veines, et un autre celle des chylifères. C'est sans preuves sérieuses que les sels neutres, les acides organiques ou minéraux, les éthers, l'alcool, les huiles volatiles, les matières colorantes, les alcaloïdes, et en général toutes les substances très diffusibles, sont considérées comme le lot des mésaraïques, tandis que les substances d'une diffusion difficile entreraient dans les chylifères. Une étude attentive des faits montre que toutes ces substances entrent dans les deux ordres de vaisseaux.

Ainsi, l'eau qui est absorbée en si grande quantité et qui accroît rapidement la masse du sérum du sang doit pénétrer à la fois par les deux voies, mais il est difficile de dire exactement pour quelle part les veines et les chylifères contribuent à cette augmentation. Comme celle-ci a lieu nonobstant la ligature du canal il faut bien admettre qu'elle est en partie le fait des veines, celle des chylifères, étudiée ailleurs, étant hors de toute contestation.

Les substances très solubles dans l'eau passent à la fois dans les deux ordres de vaisseaux. Longet dit bien que le sucre et les matières albuminoïdes pénètrent en plus grande quantité dans les veines que dans les chylifères, et il appuie cette opinion, en ce qui concerne les premières, sur des dosages de M. Béclard. Je doute que les analyses faites jusqu'à ce jour justifient suffisamment cette assertion. Dans tous les cas il est certain, pour moi, que les chylifères admettent une notable quantité de sucre ingéré. Et la proportion des matières albuminoïdes contenues dans le chyle me fait croire que les lactés les absorbent non moins bien que les veines. Leur non-admission dans les vaisseaux blancs aurait pour conséquence de rendre le chyle beaucoup moins riche que la lymphe en fibrine et en albumine. Dans cette hypothèse, le premier liquide n'en contiendrait même que par la lymphe intestinale à laquelle il se mêle.

Il est un seul ordre de matières dont l'absorption ne paraît pas, au premier abord, se partager entre les deux ordres de vaisseaux, ce sont les matières grasses : mais les physiologistes qui s'en sont rapportés aux apparences n'ont donné aucune preuve de la réalité de l'absorption exclusive de ces matières par les chylifères. Outre que, au point de vue physiologique, la négation du partage est une absurdité, il est des apparences et des arguments excellents en faveur du partage contesté. Le sang des mésaraïques, pendant la digestion, est plus ou moins lactescent ; il contient de la graisse en proportion souvent très considérable. Elle s'y trouve comme dans le sang de la circulation générale, d'abord parce que le canal thoracique l'a apportée, puis parce que les radicules de ces veines l'ont en partie absorbée. La quantité qui, dans les mésaraïques, est en excès sur celle de la circulation générale, représente précisément la fraction absorbée par les veines. Elle est encore indéterminée, mais assez considérable, si on en juge par la différence de l'opacité ou de l'aspect lactescent : quelques analyses, à la vérité fort peu admissibles, donneraient à croire qu'elle dépasserait de trois ou quatre fois celle de la circulation générale. Mais, le passage du sang dans les systèmes capillaires se fait avec trop de rapidité pour que, en une fois, celui de la veine-porte se charge d'une grande quantité d'un principe dont l'absorption ne peut se faire qu'avec lenteur.

L'état du foie et les changements qu'il subit pendant la digestion montrent aussi que les mésaraïques absorbent de la graisse. Son tissu s'imprègne peu à peu de matière émulsive ; il éprouve une turgescence qui est prononcée, surtout chez les animaux à la mamelle, et que les micrographes ont, avec raison, rapproché de celle qui appartient au foie gras ; ses cellules se remplissent de particules de graisse qui se réunissent pour former des gouttelettes.

Dès l'instant que le fait du passage de la graisse dans un seul ordre de vaisseaux est fictif, il n'y a pas lieu d'en chercher l'explication. Celle qu'on en a donnée est inadmissible, comme le fait supposé qu'elle doit expliquer. Dire que c'est par une pression égale à 5 ou 6 centimètres de mercure que la graisse entre dans les chylifères, ce n'est rien dire, car cette pression contribuerait aussi bien à la faire entrer dans les mésaraïques que dans les lactés. Prétendre que ces matières ne pénètrent pas dans les vaisseaux rouges à cause de la tension du sang, c'est méconnaître que cette tension ne s'oppose pas à leur pénétration chez les oiseaux où les mésaraïques absorbent forcément vu l'insuffisance des chylifères. D'ailleurs s'il en était ainsi, pourquoi la tension du sang ne s'opposerait-elle pas à la pénétration dans les mésaraïques et dans la généralité des veines, de toutes les autres substances offertes aux absorbants.

L'absorption des médicaments et des poisons s'opère dans l'intestin, particulièrement dans le grêle, avec une grande activité par les deux ordres de vaisseaux qui se partagent le travail. Il n'y a pour ces substances aucun privilège attaché ni aux veines ni aux chylifères. C'est sans aucune espèce de fondement et de preuves que la plupart des physiologistes, et Longet entre autres, attribuent à peu près exclusivement aux veines la faculté de les prendre.

La démonstration de ce fait est très facile. Si, après avoir établi une fistule au canal thoracique, on injecte directement dans l'intestin une solution d'iodure de potassium, on peut trouver le médicament dans le chyle au bout de cinq, dix à quinze minutes, et le trouver en même temps dans le sang d'une mésaraïque.

Il en est de même de l'émétique, de l'acide arsénieux, des arséniates de soude et de potasse. Leur passage dans les veines, leur dépôt partiel dans le foie, sont des faits établis. D'autre part, leur passage dans les chylifères est, je pense, depuis mes expériences publiées en 1861 et en 1863, un fait hors de contestation.

En ce qui concerne les matières dont la présence en petite quantité dans le sang ou dans le chyle est difficile à établir, il n'y a qu'à constater leur absorption et la rapidité avec laquelle elle s'effectue.

J'en cite quelques exemples. On sait que la nicotine tue rapidement si elle est versée sur la langue ; elle tue moins vite dans l'estomac ou dans l'intestin. Sur un chien une dose de ce poison capable de tuer deux animaux de cette espèce, injectée dans l'intestin, a déterminé ses premiers effets apparents au bout de cinq minutes et la mort après trois quarts d'heure.

Il est un certain nombre de poisons qui ne s'absorbent pas dans le tube intestinal.

Redi avait déjà constaté l'innocuité du venin de la vipère introduit dans l'intestin, et celle du poison dont les Javanais se servent pour envenimer leurs flèches. La Condamine, Humboldt, avaient fait les mêmes observations en ce qui concerne le curare, observations que Bernard et d'autres ont vérifiées.

Mais à quoi tient cette innocuité ? Est-ce à l'altération du poison ou à sa non-absorption ?

Claude Bernard et Pelouze ont reconnu qu'il n'est pas altéré dans l'estomac. Il ne l'est pas davantage dans l'intestin. Le curare est sans action parce qu'il ne saurait être absorbé par la muqueuse intestinale. Il est certainement difficile d'expliquer pourquoi cette substance n'est pas endosmotique ; elle se comporte comme les matières animales, les albuminoïdes notamment, et d'ailleurs elle ne s'absorbe pas non plus sur la pituitaire, la conjonctive et d'autres muqueuses. Sous ce rapport elle ressemble au virus charbonneux qui, en certaine quantité, peut être impunément ingéré dans l'intestin, d'après les expériences de Renault et les miennes.

La nullité d'action du curare s'observe même quand on administre des doses considérables de cette substance : 1 décigramme injecté dans l'intestin d'un chien n'a rien produit ; — 3 décigrammes, avec 25 grammes d'eau, dans le duodénum d'un second chien, sont également demeurés sans effet ; — 5 décigrammes avec 20 grammes d'eau dans le duodénum d'un troisième, pendant la digestion, n'ont déterminé aucun symptôme d'empoisonnement ; — enfin 1 gramme et demi délayé dans 40 grammes d'eau, dose qui aurait suffi pour empoisonner vingt-cinq chiens, n'a déterminé ni efforts de vomissement, ni aucun symptôme d'intoxication. Cependant, d'après Fontana, comme on l'a vu tout à l'heure, de doses fortes (5 à 10 grains, c'est-à-dire 25 à 50 centigrammes), tueraient le pigeon, le cochon d'Inde et de très jeunes lapins ; mais il est probable que, dans ses expériences, la solution versée dans la bouche tombait en partie dans les voies aériennes.

Cette particularité est d'autant plus curieuse que, d'après Bernard, le curare peut s'absorber dans l'estomac de l'animal à jeun et dans le rectum. Elle paraît tenir à ce que ce poison, comme les venins, ne peut, sur l'animal vivant ainsi que sur le cadavre, traverser le tissu de la muqueuse. Et, à cet égard, les expériences faites au moyen de l'endosmomètre ne laissent aucun doute. Il reste à savoir si l'imperméabilité de la muqueuse est due au mucus, à l'épithélium ou aux éléments propres de la membrane. Déjà les expériences endosmométriques ont appris que le mucus est un obstacle, car la membrane, tant qu'elle en est recouverte, ne laisse pas passer les venins, et elle leur donne accès dès qu'il est enlevé. L'épithélium est peut-être aussi un obstacle à ce passage, mais son rôle est moins bien défini que celui du mucus.

La non-absorption d'une matière toxique ou virulente est un fait d'un haut intérêt. Elle nous porte à douter de la possibilité de l'absorption des miasmes, des effluves dissous dans la rosée, déposés sur les aliments, etc., comme de celle des ferments chargés d'éléments figurés.

L'intestin absorbe les matières colorantes : la garance, qui va teindre le lait, les os et divers tissus ; — la gomme gutte, la rhubarbe, qui foncent la couleur jaune de l'urine ; — les principes colorants du campêche, de l'airelle, de la betterave ; il absorbe les matières odorantes de l'ail, de l'oignon, de l'asperge, les huiles essentielles, etc. Ces matières qui, dit-on, suivent « spécialement et presque exclusivement les veines intestinales, » me paraissent, comme toutes les autres, devoir se partager entre les veines et les chylifères.

Enfin les gaz introduits dans l'intestin avec les aliments, les boissons, ceux qui sont développés par suite de l'altération des matières alimentaires ou qu'on injecte expérimentalement, sont absorbés avec lenteur. La disparition graduelle de l'oxygène le prouve, ainsi que l'élimination, par les voies respiratoires, de l'hydrogène sulfuré injecté dans l'intestin.

L'absorption dans l'intestin n'est pas également active pendant la digestion et dans les courts intervalles de la fonction ou pendant l'abstinence ?

Il est clair que, lors de la digestion, l'absorption des liquides et des substances nutritives jouit de toute son activité. L'état des villosités et du système chylifère le montre suffisamment. Mais si, dans ce cas, des substances salines sont associées aux aliments, elles ne sont absorbées qu'avec lenteur, car elles se délayent dans une masse liquide énorme et ne disparaissent en totalité qu'avec la masse dans laquelle elles sont étendues. Aussi, si l'intestin est très rempli, les solutions salines ne sont reconnaissables dans le sang qu'après un délai assez considérable.

Si, au contraire, la digestion intestinale est achevée depuis peu et si, par conséquent, l'intestin grêle est presque vide sans être complètement affaissé et contracté, l'absorption se fait vite. En cinq à six minutes un sel injecté dans l'intestin paraît dans le chyle du canal thoracique, au lieu de s'y montrer seulement au bout de vingt à trente minutes, comme dans le cas précédent.

Enfin, si la digestion est achevée depuis fort longtemps, si l'intestin grêle est vide, resserré, contracté, sa muqueuse sèche, collée à elle-même, la marche du liquide ingéré se trouve ralentie et son absorption est rendue très difficile.

Erichsen, en cherchant à formuler ces différences par des chiffres, est arrivé à des résultats intéressants que l'on ne doit cependant considérer que comme des approximations. C'est en utilisant un cas d'extroversion de la vessie sur un enfant, qu'il a fait la constatation suivante après l'ingestion du ferrocyanure de potassium : A jeun le sel ingéré s'est retrouvé dans l'urine une minute après cette ingestion; — au moment du repas, au bout de trente à quarante minutes; — une demi-heure après le repas, au bout de seize minutes; — une heure et demie après le repas, au bout de six à sept minutes; — quatre heures après le repas, au bout de deux minutes.

Conséquemment on peut dire que la condition la plus favorable à l'absorption d'une substance médicamenteuse, surtout si elle doit exercer, comme les purgatifs, les calmants, les astringents, une action topique sur la muqueuse, est la période de jeûne qui suit immédiatement la fin de la digestion. Néanmoins si la substance à absorber est très active, à dose faible, on ne voit pas de différence bien sensible dans la rapidité de l'absorption suivant ces divers cas. Il suit de là que, sauf dans la dernière circonstance, il y a avantage à médicamenter à jeun si l'on veut agir un peu vite, et qu'il n'y a aucun inconvénient à le faire pendant la digestion si l'on n'attend de l'agent médicamenteux que des effets lents et à longue échéance.

Le pouvoir absorbant de la muqueuse gastro-intestinale, qui porte sur tant de substances différentes, ne varie pas seulement suivant l'état de vacuité ou de plénitude et le degré de réplétion de l'appareil digestif; il se modifie sensiblement par le fait d'autres conditions, fort nombreuses, comme la vascularité de la muqueuse, son état de congestion ou d'irritation, l'abondance de ses sécrétions, la persistance des mouvements ou l'inertie des plans charnus. Il est même des cas où, comme dans les affections cholériques, ce pouvoir devient tout à fait nul. Toutes ces modifications peuvent être pressenties, prévues, calculées même, jusqu'à un certain point, d'après ce que nous avons vu sur les lois générales et le mécanisme de l'absorption.

L'absorption qui s'effectue sur une surface double de celle de la peau, pourvue de plusieurs dizaines de millions de villosités, et chez l'homme de huit à neuf cents valvules conniventes, a, par ses résultats, une très grande importance. Chez un cheval ou un bœuf qui ingère par jour 12 kilogrammes de fourrages secs, cédant à l'absorption 40 pour 100 de leur poids, puis 30 kilogrammes d'eau, et dans l'appareil digestif duquel il est versé : 42 kilogrammes de salive, 5 de suc gastrique, 5 de bile, 5 de fluide pancréatique et 10 de suc intestinal, en tout 114 kilogrammes dont 32 sont rejetés; le reste, ou 82 kilogrammes, est absorbé par la muqueuse digestive. En répartissant cette masse, qui représente trois à quatre fois celle du sang, sur la totalité de la surface, on trouve que chaque mètre recueille, en moyenne, 7 kilogrammes et demi de matières solides ou liquides en vingt-quatre heures.

Il y a nécessairement à cet égard des différences considérables suivant les espèces. Lehmann dit que chez les chevaux et les vaches il n'est absorbé que la moitié seulement de l'eau ingérée, tandis que chez le chien, le chat, l'absorption en prendrait les 17/20 de la quantité totale.

On pourrait calculer la quantité de fécule transformée, de sucre, de matières albuminoïdes, de graisse, de sels, qu'un animal d'un poids donné peut absorber par heure ou par vingt-quatre heures. Déjà Lehmann[1] a donné quelques chiffres qui me semblent très inexacts. Il dit, par exemple, qu'en une heure l'absorption gastro-intestinale, chez l'homme, peut prendre 430 grammes de sucre, 45 grammes de matières grasses et 100 grammes de matières albuminoïdes.

Cependant cette absorption, qui rassemble une si grande masse de matériaux, se fait avec une certaine lenteur pour ne pas introduire dans le sang, en un temps très court, une grande quantité de matières étrangères et ne pas changer très brusquement les proportions de ses éléments solides ou liquides. Elle est tellement réglée que, à mesure de l'apport, il y a départ de matériaux, et que, au moment où les derniers produits entrent, les premiers sont déjà sortis.

CHAPITRE XXXIII

DE L'ABSORPTION DANS LES VOIES AÉRIENNES

La muqueuse de l'appareil respiratoire est, de toutes les membranes muqueuses, celle qui jouit au plus haut degré de la faculté absorbante.

La première partie de cette muqueuse, qui tapisse les grands conduits aériens, cavités nasales, sinus, larynx et trachée, ne remplit guère qu'un rôle de sensibilité et de revêtement. C'est la seconde, étalée dans les bronches et les vésicules pulmonaires, qui jouit, grâce à sa finesse et à sa perméabilité, d'un incomparable pouvoir d'absorption.

La muqueuse broncho-pulmonaire, essentiellement affectée à l'absorption de l'oxygène qui vivifie le sang, à l'exhalation de l'acide carbonique et de la vapeur d'eau, peut prendre en même temps tout ce qui est associé à l'air : l'oxyde de carbone, l'hydrogène sulfuré, l'hydrogène arsénié, la vapeur d'eau et de divers liquides, les miasmes, les effluves, les virus volatils, les parties volatilisées d'une foule de corps, les corpuscules solubles qui se trouvent en suspension dans l'air, enfin les substances qui pénètrent accidentellement ou que l'on porte dans les voies respiratoires.

L'activité exceptionnelle et l'excessive rapidité de l'absorption dans les bronches et les vésicules pulmonaires reconnaissent quatre causes principales : 1° l'étendue immense de la muqueuse; 2° la minceur de cette membrane, dont les réseaux capillaires sont très superficiels ; 3° la disposition de l'épithélium

---

1. Lehmann, *Précis de chimie physiologique animale*, p. 342.

réduit à une seule couche de cellules cylindriques à cils vibratiles dans les petits tuyaux bronchiques, et à cellules polygonales aplaties dans les vésicules pulmonaires ; 4° enfin, le jeu de la pompe thoracique qui appelle d'un seul coup, lors de l'inspiration, les gaz, les vapeurs et les liquides à absorber dans l'ensemble des ramifications bronchiques et de leurs vésicules terminales.

C'est sur les gaz que l'absorption pulmonaire paraît s'effectuer avec le plus de rapidité : car, outre l'inspiration qui tend à les amener d'emblée jusqu'aux parties terminales de l'arbre bronchique, la tendance à la dissémination de leurs molécules, favorisée par le calorique, les répartit en un instant sur toute l'étendue de la muqueuse. Aussi, en quelques secondes, l'oxygène change la teinte du sang de l'animal asphyxié ; en deux ou trois inspirations de vapeur d'acide cyanhydrique, un petit mammifère est foudroyé ; en quelques inspirations, le chimiste exposé à l'inhalation de l'hydrogène arsénié peut en absorber une dose toxique. On sait, par des accidents nombreux, avec quelle promptitude l'acide sulfhydrique, le sulfhydrate d'ammoniaque, les gaz méphitiques des puits et des égouts, tuent les personnes qui les respirent.

Toutes les vapeurs se comportent à peu près comme les gaz. Celles de l'éther, du chloroforme, produisent l'anesthésie en quelques minutes ; celles des essences, des parfums de fleurs, témoignent, par la promptitude de leurs effets sur le système nerveux, de la rapidité de leur introduction dans le sang. Les vapeurs alcooliques dégagées du marc de raisin ou du vin transvasé peuvent produire une ivresse momentanée ; celles du sulfure de carbone déterminent des troubles digestifs et communiquent leur odeur aux déjections.

Les substances volatilisables s'absorbent aussi de la même manière par les voies aériennes. L'iode, employé sous forme de teinture, dans le traitement des plaies ou des tumeurs, entre autant avec l'air inspiré que par la peau des régions où il est appliqué. Panizza l'a retrouvé dans le sang et l'urine des chevreaux qui en respiraient les vapeurs. Le phosphore est souvent absorbé par les ouvriers qui le manipulent, au point de rendre leur haleine lumineuse dans l'obscurité. Le mercure, volatilisable à toutes les températures, détermine sur les mineurs qui le remettent les accidents caractéristiques de l'intoxication mercurielle. On a vu les marins et les animaux (moutons, porcs, chats) d'un vaisseau anglais, chargé de mercure, qui s'échappa de ses barils, être atteints de ptyalisme, d'ulcérations buccales, de convulsions et de paralysies partielles. Les anciens, qui connaissaient une partie de ces faits, proposaient, comme moyen thérapeutique, l'inspiration des vapeurs de mercure projeté sur le charbon, ou de cinabre, dans les maladies vénériennes. Tous les jours on emploie des fumigations diverses en vue d'indications variées.

Les liquides, quoiqu'ils ne doivent pas normalement pénétrer dans les voies pulmonaires, y sont aussi très promptement absorbés. Les mouvements respiratoires les soumettent à un flux et à un reflux favorables à leur dispersion et à leur mélange avec les produits de sécrétion de la muqueuse ; d'ailleurs, leur volatilisation rapide et partielle dans l'ensemble des cavités aériennes en fait absorber une partie sous forme de vapeurs.

Goodwin a vu que deux onces d'eau injectées dans la trachée d'un chien y étaient promptement absorbées. Ségalas et Mayer ont fait des observations analogues, l'un sur le chien, l'autre sur des lapins. Les élèves vétérinaires de Lyon, au rapport de Gohier, ne purent tuer un cheval qu'en lui injectant trente litres d'eau par la trachée, et ils en versèrent quarante dans celle d'un autre animal de cette espèce avant de déterminer la mort par suffocation. Mais leur expérience était très défectueuse, car l'eau, versée rapidement et en grande quantité dans la trachée, est rejetée en forte proportion à mesure qu'elle arrive. S'il en était autrement, la respiration se suspendrait, une fois les canaux aériens pleins de liquide. Il faut, pour mesurer l'activité de l'absorption dans les voies respiratoires, proportionner l'injection de l'eau, en un temps donné, à la rapidité de son passage dans les vaisseaux absorbants, en ayant soin de laisser la respiration libre. C'est ce que j'ai fait dans les expériences suivantes :

Après avoir fixé à la trachée d'un cheval, par une ouverture au centre de l'un des cerceaux, un tube de 1 centimètre de diamètre, j'ai versé dans ce conduit de l'eau tiède (de 30 à 35 degrés) : il en arrivait six litres par heure. L'animal eut le flanc agité, la respiration profonde pendant les trois heures et demie que dura l'expérience. Il fut tué alors : la trachée et les bronches étaient vides, tout le liquide injecté avait disparu.

Je versai de la même manière, dans les voies aériennes d'un second cheval, 25 litres d'eau en six heures, et je fis de deux en deux heures trois saignées qui enlevèrent 6 kilogrammes de sang. La muqueuse respiratoire absorba toute cette quantité de liquide sans que l'animal en parût très incommodé.

Lorsque l'introduction de l'eau se fait trop rapidement, il se produit des troubles respiratoires et des modifications dans l'état du sang qui ne tardent pas à déterminer la mort. Ainsi, sur un gros cheval vigoureux, debout, je versai directement dans la trachée, par une ouverture assez large pour admettre le goulot d'une bouteille, de l'eau froide sortant du puits. Les bouteilles de la capacité de 75 centilitres se succédèrent sans interruption. Jusqu'à la vingt-quatrième, il ne s'échappa rien, ni par la plaie, ni par les naseaux ou la bouche ; le flanc était agité comme sur un cheval qui vient de courir : 55 à 60 respirations par minute. A la quarantième, l'animal commença à chanceler ; à la quarante-deuxième, il tomba, laissant échapper par l'ouverture trachéale, la bouche et les naseaux, une grande quantité de liquide spumeux et roussâtre, et il mourut deux minutes après. A l'ouverture du thorax, le poumon ne subit aucune réduction de volume ; mais il était emphysémateux à un extrême degré ; il présentait un peu d'infiltration seulement dans les parties les plus déclives ; les bronches ne contenaient plus que de l'écume roussâtre et pas de liquide libre. Les quarante-deux bouteilles représentaient trente et un litres et demi.

L'absorption de l'eau dans ces conditions se ralentit suivant une proportion que l'on peut déterminer.

Ainsi, sur un cheval du poids de 450 kilogrammes, un ajutage étant adapté à la trachée, je versai dans ce conduit 16 litres d'eau froide, qui furent absorbés pendant les vingt-deux premières minutes ; mais il ne me fut possible, pendant les soixante-trois minutes suivantes, d'en faire absorber que 12 litres, total 28 litres en deux heures, y compris les cinq minutes d'intervalle entre l'admi-

nistration de la première fraction et celle de la seconde. A la suite de cette opération, qui donne lieu à une agitation considérable du flanc et à une exagération
du murmure respiratoire, il se développe une hydrohémie traduite par l'extrême
pâleur des muqueuses.

La facile absorption de l'eau par les voies respiratoires pourrait être mise à
profit dans les cas où les liquides ne peuvent être adressés aux voies digestives.
Aussi M. Dubois, en s'appuyant sur les faits dont je viens de parler, a-t-il proposé les injections aqueuses dans la trachée, pour délayer le sang épaissi des
cholériques.

Les autres liquides, tels que l'alcool faible, l'éther, l'essence de térébenthine,
le vinaigre, disparaissent très vite des voies respiratoires. J'ai injecté deux litres
d'alcool à 30 degrés centésimaux dans la trachée d'un cheval. Aussitôt l'animal
eut des battements de flancs, sa marche devint chancelante, et il tomba sur le
sol. L'essence de térébenthine, injectée en petite quantité par la trachée, donne
rapidement aux urines l'odeur qui caractérise l'élimination de cette substance.

Il y a une exception pour les huiles grasses dont l'absorption n'est, comme on
le sait, guère possible que dans l'intestin. J'ai vu une vache tomber subitement
et comme prise d'accidents asphyxiques à la suite de la chute dans les voies
aériennes par le larynx d'une très notable quantité d'huile, et j'ai pensé que cet
effet tenait à ce que le liquide, en s'étalant sur la muqueuse, mettait obstacle à
l'absorption de l'oxygène. Depuis, des élèves ayant répété sous mes yeux la même
expérience, mais en introduisant l'huile dans une ouverture de la trachée et jusqu'à la dose de 500 grammes, n'ont pas reproduit le résultat observé sur la vache :
aussi je suis maintenant porté à l'attribuer au resserrement spasmodique de la
glotte dû à la chute de l'huile dans cette cavité. Sur les chevaux, aucune gêne
de la respiration ne s'est produite, et l'huile a été rejetée lentement, tant par
l'ouverture trachéale que par le nez.

Les matières en dissolution et les sels solubles s'absorbent aussi avec rapidité
dans la trachée et les bronches. Magendie a constaté le fait depuis longtemps
pour la strychnine, et d'autres physiologistes pour plusieurs sels en dissolution.

Nous avons injecté, dans la trachée d'un cheval, et par une toute petite ouverture, 12 grammes d'extrait alcoolique de noix vomique en dissolution dans
200 grammes d'eau. En moins de six minutes l'animal tomba sur le sol, et il
mourut dix minutes après l'injection.

Nous avons injecté de même, dans la trachée d'un second cheval, 12 grammes de la substance vénéneuse en dissolution. L'animal fut pris de convulsions
et tomba lorsque les dernières portions du liquide arrivaient dans les voies
aériennes : il mourut cinq minutes et demie après le commencement de l'injection.

Enfin un troisième cheval, dont la trachée était ouverte et les nerfs vagues
réséqués depuis quarante-huit heures, reçut la dose de poison précédemment
employée : il ne tomba qu'au bout d'un quart d'heure, et mourut à la vingtième
minute qui suivit l'injection. Le ralentissement que l'action du poison a éprouvé
dans ce dernier cas doit être attribué, en grande partie, à l'engouement du poumon et à l'accumulation de mucosités dans les bronches, à la suite de la section
des nerfs pneumogastriques.

Les solutions de sulfate de strychnine s'absorbent dans la trachée et les bronches avec une telle rapidité qu'elles tuent les petits animaux d'une façon foudroyante. Un décigramme de ce sel dans 3 centimètres cubes d'eau, injecté dans la trachée d'un lapin, a déterminé la chute après 17 secondes et la mort au bout de 1 minute 15 secondes. La même quantité dans la trachée d'un lapin plus jeune a tué en moins d'une minute. Deux décigrammes, encore dans la trachée d'un jeune chien, ont déterminé la mort en une minute et quelques secondes, c'est-à-dire avec une rapidité telle que le toxique semblait agir plus par impression que consécutivement à l'absorption.

Mayer[1], ayant injecté dans les poumons une dissolution de cyanure de fer et de potassium, retrouva ce sel dans le sang au bout de deux à cinq minutes. La présence du sel devint sensible dans le cœur gauche avant de l'être dans le cœur droit, enfin elle était évidente dans l'urine au bout de huit minutes.

Lebkuchner[2] ayant poussé dans les voies respiratoires d'un chat du cuivre ammoniacal en dissolution, retrouva ce composé dans le sang de la carotide au bout de cinq minutes. Le sulfate de fer, injecté de la même manière, s'y retrouva après six minutes; enfin le prussiate de potasse ne mit que deux minutes pour apparaître dans le sang de cette artère.

J'ai injecté dans la trachée d'un cheval une dissolution aqueuse de 50 grammes de cyanure de fer et de potassium. Le sang tiré de la veine jugulaire contenait ce sel dès la quatrième minute après l'injection.

J'ai injecté de la même manière, dans la trachée d'un second cheval, 200 grammes d'eau tiède tenant en dissolution 50 grammes de cyanure. Trois minutes et demie après, le sel se retrouvait dans le sang de la jugulaire, et huit minutes plus tard il se montrait dans l'urine que l'on recueillait par un tube fixé à l'uretère droit attiré au dehors vers la partie supérieure du flanc, entre le psoas et le péritoine.

Pour porter dans les bronches des dissolutions salines, on a imaginé des appareils qui pulvérisent le liquide et le projettent dans la gorge sous forme de pluie fine. L'iodure de potassium administré de cette manière peut se retrouver dans l'urine au bout de cinq minutes, soit qu'il ait été absorbé seulement dans la bouche et l'arrière-bouche, soit qu'il ait pénétré réellement dans le larynx et la trachée[3].

L'absorption pulmonaire porte sur les matières putrides en dissolution, comme sur celles qui font partie des miasmes et des effluves. 500 grammes d'eau putride filtrée injectés dans les bronches du cheval déterminent des battements de flanc, des symptômes d'intoxication, une prostration plus ou moins marquée. Deux litres de cette eau produisent, en moins de cinq minutes, des battements de flanc très violents, un jetage d'écume sanguinolente par les naseaux, des tremblements et la mort au bout de quelques heures[4].

1. Müller, *Manuel de physiologie*, 2ᵉ édit. Paris, 1851, t. I, p. 186.
2. Bérard, *ouv. cité*, t. II, p. 616.
3. Voy. Béclard, *Rapport sur la thérapeutique respiratoire ou la voie bronchique comparée à la voie gastrique* (*Bull. de l'Acad. de méd.*, 1866-1867, t. XXXII, p. 504).
4. G. Colin, *Expériences sur l'action des matières putrides introduites dans l'organisme* (*Bull. de l'Acad. de méd.*, 16 mai 1871, t. XXXVI, p. 282).

Certaines matières peu osmotiques, d'origine animale ou végétale, réfractaires à l'absorption gastro-intestinale, sont parfaitement absorbées dans les voies aériennes. Ainsi, 1 décigramme de curare délayé dans 10 grammes d'eau, injecté par la trachée d'un chien, a déterminé la chute du corps à la dixième minute et la mort à la quarantième. La même dose, avec 5 grammes d'eau, a produit les mêmes effets à la troisième minute et la mort à la septième.

Dans ces expériences il faut, pour éviter la perte, porter directement le liquide dans la trachée. Il résulte des miennes, sur le vinaigre sternutatoire, que si le liquide est versé directement, comme on le conseille, dans les cavités nasales, il tombe presque en totalité dans l'arrière-bouche et se trouve dégluti au lieu de descendre dans les voies aériennes.

Les matières colorantes peuvent aussi être absorbées par les voies pulmonaires. Mayer, Seiler et Ficinus se sont assurés du fait en ce qui concerne l'indigo et le safran : il n'a aucune importance.

Il en est de même des matières virulentes. Bien qu'elles n'agissent pas, pour la plupart, à la suite de leur ingestion dans le tube intestinal, elles donnent lieu cependant quelquefois à la contagion, si on les fait avaler de force au mouton, au chevreau, au lapin et autres petits herbivores. C'est alors qu'elles font souvent fausse route, et c'est par la partie qui en tombe dans les voies aériennes que s'opère l'inoculation rapportée à la muqueuse digestive par les expérimentateurs inattentifs.

Toutes ces matières s'absorbent aussi très vite dans les sacs aériens du thorax et de l'abdomen des oiseaux. J'ai vu le sulfate de strychnine injecté dans ces sacs donner des convulsions aux passereaux au bout d'une minute et les tuer 30 à 40 secondes plus tard.

Les particules solides en suspension dans l'air, les poussières métalliques, celles de charbon, de grès, portées avec l'air dans les dernières ramifications bronchiques, peuvent y être absorbées, si elles se dissolvent dans les sucs muqueux ou si elles se convertissent en composés solubles. Celles même qui sont anguleuses ou acérées peuvent se frayer des passages à travers la muqueuse délicate des vésicules, se fixer dans le tissu pulmonaire, ou encore passer dans les ganglions. Les verts arsenicaux déterminent, sur les ouvriers qui les emploient, le coryza, des coliques et même un empoisonnement mortel. Les poussières de carbonate de plomb inspirées en plus ou moins grande quantité par les cérusiers, par les peintres en bâtiment, produisent souvent des coliques dites saturnines, des douleurs arthritiques, des paralysies partielles.

L'inhalation habituelle du poussier de charbon, dans les mines et dans les ateliers de mouleurs en cuivre, celle de la poussière d'émeri, des poussières siliceuses, dans les lieux où l'on polit les métaux, chez les porcelainiers, les aiguiseurs, etc., donnent lieu à des obstructions des fines divisions bronchiques et des vésicules pulmonaires, à des pneumonies caséeuses simulant la phthisie, ou elles déterminent tout au moins la dyspnée, l'asthme, etc.

Il est clair que, dans la plupart des cas, ces poussières inertes ne passent qu'en très petite quantité dans les tissus, et qu'elles demeurent en grande partie dans les cavités bronchiques les plus ténues et dans les vésicules pulmonaires où elles exercent une simple action mécanique et une irritation plus ou moins vive. Sous ce rapport, elles se comportent comme les poussières de coton et d'autres matières organiques, à la fois peu solubles et non susceptibles de se frayer des voies à travers les tissus du poumon.

Ce qui arrive aux poussières, aux corpuscules insolubles, indique suffisamment le danger de l'introduction ou de la chute dans les bronches des matières médicamenteuses insolubles ou précipitables. Ici le danger est plus grand encore, car les substances insolubles, en grande quantité, déterminent dans les points du poumon où la pesanteur les amène, des pneumonies partielles très graves, parfois avec suppuration et gangrène. De là l'indication de ne jamais injecter dans les bronches que des médicaments susceptibles d'être intégralement absorbés.

Les poussières provenant des produits morbides desséchés, des croûtes de varioleux, de moutons claveleux, etc., peuvent évidemment, en arrivant avec l'air jusqu'aux parties les plus profondes des voies respiratoires, s'y dissoudre dans les mucosités et y être absorbées. On s'explique ainsi un certain nombre de faits de contagion à distance.

Toutes les parties de la muqueuse des voies respiratoires ne jouissent pas, au même degré, de la faculté d'absorption dont nous venons de voir tant d'exemples. Les parties à l'entrée de ces voies sont certainement celles où cette faculté a le moins de puissance ; néanmoins, dans les sinus, sur les cornets, sur les volutes ethmoïdales, elles absorbent l'iodure de potassium, le cyanoferrure de la même base, le curare, etc. ; aussi devrait-on, plus souvent qu'on ne le fait, chercher à les utiliser dans le traitement des affections morvo-farcineuses, d'autant que les substances absorbées par ces membranes se rendent, par les lymphatiques, dans les ganglions sous-maxillaires plus ou moins tuméfiés.

L'expérience suivante, que j'ai faite sur le lapin, prouve la rapidité de l'absorption dans les parties supérieures des voies respiratoires. Après la ligature de la trachée, au milieu du cou et l'incision du canal au-dessous du lien pour laisser la respiration libre, une injection dans le nez de 3 centigrammes de sulfate de strychnine a déterminé des convulsions et la chute du corps après 2 minutes 30 secondes et la mort à la fin de la dixième minute.

La muqueuse des voies aériennes, dont la surface est immense, constitue donc, en raison de sa grande activité d'absorption, la principale, la plus grande des voies toujours ouvertes aux gaz, aux vapeurs et aux matières pulvérulentes suspendues dans l'air. En même temps qu'elle absorbe l'oxygène vivifiant, elle admet les gaz malfaisants, délétères, la vapeur d'eau, le miasme, l'effluve, le virus volatil, représenté soit par des matières amorphes, soit par des éléments figurés. Les voies que cette muqueuse tapisse sont un gouffre où s'engloutissent tout ensemble, et les éléments sans lesquels la vie ne peut s'entretenir, et une foule d'agents funestes qui la menacent et souvent la tuent. Ces éléments divers y trouvent un accès d'autant plus sûr qu'ils n'y sont point modifiés, comme dans les voies digestives, par l'action de divers liquides.

Il est très facile de s'assurer de l'entrée et du séjour momentané d'un grand nombre d'organismes microscopiques dans les voies aériennes, en examinant le liquide qui tapisse ces voies. Dans ce vaste réceptacle, le mucus joue le rôle des enduits visqueux dont on revêt l'intérieur d'un aéroscope : comme eux il retient les corpuscules apportés par l'air et, en outre, il offre à ceux qui sont animés un milieu apte à leur développement ou à leur culture. Les microbes de certaines bronchites, ceux de la pneumonie, du coryza, de l'angine gangréneuse, des cavernes tuberculeuses sont très probablement d'origine atmosphérique. Ils vivent dans l'appareil respiratoire parce qu'ils y trouvent un milieu favorable comme les microbes apportés avec les aliments et les boissons vivent dans l'appareil digestif. A certains moments leurs véhicules altérés peuvent, par l'inoculation, donner lieu à des affections mortelles, ainsi que je m'en suis assuré non seulement pour ceux des mammifères domestiques, mais encore pour ceux des animaux qui, comme le dauphin, respirent l'atmosphère maritime plus pure que celle des continents[1].

CHAPITRE XXXIV

DE L'ABSORPTION SUR DIVERSES MUQUEUSES ET DANS LES VOIES
GLANDULAIRES

Elle s'y fait plus ou moins facilement suivant leur vascularité, l'épaisseur de leur épithélium et les propriétés des fluides qu'elles sécrètent.

La conjonctive doit être placée en première ligne pour sa grande perméabilité. L'acide cyanhydrique qu'on y verse foudroie les animaux, les solutions de belladone qui y sont appliquées déterminent vite la dilatation de la pupille. J'ai vu le sulfate de strychnine à la dose de 5 centigrammes, à la face interne des paupières du lapin, déterminer des convulsions avec chute du corps à la quatrième minute et la mort à la septième. Néanmoins la conjonctive ne paraît pas absorber toutes sortes de substances dissoutes. Il résulte de mes expériences qu'elle n'absorbe point le virus charbonneux. J'ai, en effet, soulevé les paupières, badigeonné leur surface d'un pinceau fin imprégné de sang charbonneux, ou maintenu à leur face interne des caillots de même nature sur des porcs, des moutons, des chevaux et des lapins, sans donner lieu au moindre accident.

Il en a été de même des applications du virus septicémique et des matières tuberculeuses.

Le curare ne paraît pas non plus absorbé par cette membrane. Ayant introduit à l'angle nasal de l'œil d'un jeune chien un morceau de curare suffisant pour tuer deux animaux de cette espèce, puis maintenu les paupières rapprochées pendant plusieurs minutes, je n'ai vu se produire aucun symptôme d'empoisonnement. D'après Fontana, le venin de la vipère déposé sur les yeux ne tue pas : il donne lieu seulement, après quelques minutes, à une forte tuméfaction des paupières.

La pseudo-muqueuse qui tapisse la cavité préputiale et recouvre la verge doit à son épithélium pavimenteux et à sa matière sébacée, peu miscible à l'eau, et à

1. G. Colin, *De l'évolution des organismes microscopiques sur l'animal vivant, dans le cadavre et les produits morbides* (Mém. à l'Acad. des sc. Extrait dans les *Comptes rendus*, t. XCV, 1882, p. 1338).

d'autres liquides, de se montrer assez réfractaire à l'absorption. Un cheval auquel j'ai fait frictionner la verge avec des feuilles de Rhus toxicodendron, n'a présenté aucune trace de ces éruptions qui se produisent si souvent aux mains des personnes qui ne font que toucher à ces feuilles.

Cette muqueuse, qui est délicate et rosée chez les ruminants et les carnivores, y absorbe sans doute moins difficilement. Mais elle paraît, comme la muqueuse intestinale, se refuser à l'absorption du curare. J'ai vu un chien conserver pendant quatre heures dans la cavité préputiale, dont l'ouverture avait été liée après l'injection, 1 décigramme de curare délayé. Il ne s'est produit aucun symptôme d'empoisonnement.

Demarquay a constaté que, sur l'homme, le tégument du gland et de la face interne du prépuce n'absorbait le cyanoferrure de potassium qu'après une, quatre, huit heures, et même quelquefois pas du tout. Aussi, est-ce plutôt par la muqueuse de l'extrémité de l'urèthre que par celle-là que doit se faire l'absorption du virus syphilitique dans les cas où il n'entre pas, soit par des parties dépouillées de leur épiderme, soit par des solutions de continuité.

La muqueuse vaginale n'absorbe aussi qu'avec une certaine lenteur, car il faut attendre plusieurs heures pour retrouver dans l'urine des traces de cyanoferrure de potassium sur la jument dont le vagin a été tamponné au moyen d'une éponge chargée de la solution de ce sel. Demarquay est arrivé aux mêmes résultats en ce qui concerne la femme. Le passage du cyanoferrure dans l'urine ne s'observait qu'après trois ou quatre heures. Dans quelques cas même il n'a pas été constaté.

D'après mes expériences, une goutte de sang charbonneux portée au fond de la cavité vaginale des petites femelles herbivores, celle du lapin et du colaye, peut déterminer un charbon mortel.

La muqueuse utérine, peu après le part, est une surface douée d'une grande activité d'absorption, surtout au niveau des insertions placentaires indiquées par des ouvertures encore béantes ; aussi absorbe-t-elle les matières putrides qui résultent soit de la décomposition du délivre non éliminé, soit de ses produits de sécrétion altérés et même des miasmes répandus dans l'atmosphère, puisque l'orifice utérin, longtemps béant, leur donne un libre accès. Aussi, est-ce dans ces conditions que se développent, comme on le sait, les graves accidents de la fièvre puerpérale.

D'ailleurs, dans une foule d'autres circonstances, la muqueuse utérine opère une résorption très évidente. Lorsque le fœtus ne peut être expulsé, il se momifie par suite de la disparition de ses parties molles et de ses fluides. Le sang épanché dans l'utérus, pendant le travail de la parturition, les efforts et les manipulations de la délivrance, est aussi souvent repris, s'il n'est pas en très grande quantité. Au col, l'absorption a lieu toujours d'une manière très évidente. On sait, depuis longtemps, que la belladone peut y produire des effets généraux.

Dans les voies urinaires, l'absorption est évidente à compter du bassinet où l'urine s'épaissit, si un calcul lui barre l'entrée de l'uretère. Plus loin, l'absorption est plus manifeste encore en raison de l'accroissement des surfaces.

A la muqueuse vésicale la faculté absorbante se prouve par la concentration progressive de l'urine et par l'empoisonnement que produit la strychnine injectée dans ce réservoir. Le fait d'intoxication a été constaté par Ségalas sur le chien et sur le lapin. Sur l'homme, Demarquay[1] a noté que l'iodure de potassium, en solution très étendue, injecté dans la vessie, s'est retrouvé dans l'urine tantôt au bout d'une demi-heure seulement, d'autres fois après trois, quatre, cinq ou six heures ; encore cela n'a eu lieu que dans la moitié des cas.

Le curare injecté dans la vessie est sans action toxique. Cl. Bernard l'a constaté, et j'ai reconnu une fois l'exactitude de ce fait sur le chien en prenant la précaution de lier après l'injection, pour plusieurs heures, l'extrémité du canal de l'uréthre et l'entrée du prépuce. Le défaut d'action du poison ne tient pas à ce qu'il pourrait être altéré par l'urine, car celle-ci prend des propriétés toxiques.

Lorsque, avant l'injection d'une solution saline, la vessie a été sondée, l'absorption se fait plus vite que dans les conditions normales ; elle a lieu alors très activement dans les points que le contact de l'instrument a dépouillés de mucus et d'épithélium.

Les canaux excréteurs des glandes, et les réservoirs qui leur sont annexés, jouissent aussi d'une faculté absorbante très active, mise en évidence par un grand nombre de phénomènes normaux ou pathologiques comme par les expériences.

Lorsque les canaux salivaires sont liés ou qu'un calcul en obstrue la lumière, la partie aqueuse de la salive se résorbe et le mucus seul reste. Si on y injecte une solution d'iodure de potassium ou de cyanoferrure, ces deux sels se retrouvent bientôt, soit dans l'urine, soit dans les canaux des glandes opposées. La strychnine et le curare, d'après Cl. Bernard, y produisent des phénomènes d'intoxication plus vite pendant l'inaction des glandes que dans les périodes de sécrétion.

Dans les canaux pancréatiques liés, la partie aqueuse du suc disparaît non moins vite que dans les canaux salivaires, et on n'y trouve bientôt plus qu'un mucus très épais.

Il en est de même dans les voies biliaires. La bile qui arrive dans la vésicule est peu consistante, à peine visqueuse, peu foncée en couleur, comme on le voit en établissant des fistules sur les carnivores, les ruminants et les autres animaux pourvus d'une vésicule biliaire. Lorsque cette bile a séjourné pendant un certain temps dans son réservoir, elle se concentre, s'épaissit, devient très visqueuse, foncée en couleur, etc. Or, sa partie aqueuse a été résorbée, et peut-être avec elle ont disparu aussi quelques-uns de ses principes fixes. Quand ce liquide ne peut plus suivre son cours normal, par suite de l'obstruction de ses voies, ou de la ligature des canaux, ou enfin par l'effet d'une cause quelconque, il est résorbé en plus grande quantité ; ses sels, sa matière colorante, sont repris aussi bien que sa partie aqueuse ; alors la bile, charriée avec le sang, va teindre en jaune la peau, les membranes muqueuses, plusieurs tissus et divers produits de sécrétion. Tous les jours l'expérimentation peut reproduire ces phénomènes en suspendant l'évacuation normale du liquide.

Les mamelles sont le siège d'une résorption analogue, bien qu'elle s'opère sur des principes plus difficiles à absorber que ceux de la bile. Lorsqu'une femelle vient à être séparée brusquement de ses petits pendant que ses mamelles sont gorgées

1. Demarquay, *De l'absorption par les plaies* (*Mémoire de l'Acad. de méd.* 1867-68, t. XXXVIII, p. 124).

de lait et que ces glandes jouissent de toute leur activité fonctionnelle, il faut que
le liquide disparaisse des sinus galactophores. L'eau, les sels, le sucre, passent
aisément dans les voies de la circulation ; mais la graisse, le caséum, ne peuvent
y rentrer qu'avec lenteur. Néanmoins, à la longue, tout disparaît, et bientôt la
glande elle-même se réduit aux minces proportions qu'elle présente pendant ses
périodes de non-activité. Nul doute que beaucoup de substances médicamenteuses ou autres injectées par les mamelles y trouveraient une voie facile pour
pénétrer dans les vaisseaux.

CHAPITRE XXXV

DE L'ABSORPTION DANS LES MEMBRANES SÉREUSES

Les membranes séreuses : les plèvres, le péricarde, le péritoine, la gaine vaginale, l'arachnoïde, les synoviales tendineuses et articulaires, les bourses muqueuses
normales ou accidentelles, sont le siège d'une absorption très active qui, à l'état
physiologique, porte seulement sur des produits versés dans leur cavité et non
sur des matières étrangères.

A première vue, ces membranes ne semblent pas organisées pour absorber avec
une grande activité. Elles possèdent peu de vaisseaux sanguins, et sont tapissées
par un épithélium pavimenteux simple à cellules aplaties et serrées. Mais elles
sont fort minces ; les réseaux capillaires sanguins sont abondants dans le tissu
cellulaire sous-jacent, et elles possèdent en propre des réseaux lymphatiques fort
rapprochés du revêtement épithélial, réseaux plus serrés dans le feuillet qui couvre
les viscères que dans les lames pariétales. Les capillaires lymphatiques communiqueraient même avec la cavité de la séreuse par des orifices, des sortes de stomates que Ludwig dit avoir trouvés à la plèvre diaphragmatique du lapin, et
Recklinghausen au péritoine. Ces vaisseaux, qui probablement jouent un rôle
important dans l'absorption opérée par les séreuses, ne manquent pas dans les
plus minces ; ils peuvent s'injecter, même dans l'endocarde, qui forme les valvules
des orifices ventriculaires et artériels. Toutefois, ils manquent là où la membrane
est interrompue, comme à la surface des cartilages articulaires, et dans les points
où elle est réduite à son épithélium, comme au feuillet pariétal de l'arachnoïde.

La faculté absorbante des séreuses n'est pas très inférieure à celle des muqueuses spécialement disposées pour recueillir les matières étrangères. Elle s'exerce,
comme on va le voir, sur tous les principes solubles injectés dans leur cavité.

C'est principalement dans les grands sacs séreux que l'absorption est facile à
démontrer, et que son activité est très évidente. Divers observateurs modernes
s'en sont assurés pour la strychnine, l'acide oxalique, le prussiate de potasse,
l'opium. Lebkuchner a vu le prussiate de potasse en dissolution injecté dans le
péritoine se retrouver dans le sang artériel et dans l'urine au bout de six minutes.
Nous avons constaté que l'extrait alcoolique de noix vomique étendu d'eau et
injecté dans le péritoine détermine le tétanos et la mort beaucoup plus vite que
lorsque cette substance est introduite dans les voies digestives.

Ainsi, nous injectâmes dans le péritoine d'un premier cheval, par une petite ponction au milieu du flanc droit, 32 grammes d'extrait de noix vomique étendu d'eau. Neuf minutes après l'introduction du poison, tous les symptômes habituels de l'intoxication se manifestèrent, et l'animal tomba sur le sol ; il mourut dix-sept minutes après l'injection.

La même dose de noix vomique fut poussée, de la même manière, dans la cavité péritonéale d'un second cheval de grande taille, qui éprouva des convulsions en moins de sept à huit minutes, et mourut dix-huit minutes après l'injection.

Enfin, un troisième cheval, dans le péritoine duquel on fit pénétrer aussi 32 grammes de noix vomique délayée, mourut au bout d'un quart d'heure en proie à de violentes convulsions tétaniques.

Chez les petits animaux l'absorption du sulfate de strychnine dans les séreuses paraît encore beaucoup plus rapide que chez les grandes espèces. Cinq centigrammes de ce poison, en solution dans 3 grammes d'eau, dans le péritoine d'un lapin, ont déterminé des convulsions avec chute du corps après 2 minutes et la mort 2 minutes plus tard. Chez un animal de la même espèce, 1 décigramme de curare sec pulvérisé, en instillation dans le péritoine a produit la chute du corps au bout de 5 minutes et la mort 3 minutes plus tard. Un centigramme du même poison sec dans cette séreuse a agi plus promptement encore sur le rat : chute du corps à la troisième minute et mort à la sixième.

Quoique Haller et Flandrin aient affirmé que l'eau s'absorbe promptement dans les plèvres et le péritoine, je ne puis adopter leur opinion. De petites quantités de ce liquide peuvent disparaître assez vite de ces séreuses, mais des quantités un peu fortes ne paraissent enlevées qu'avec lenteur. En trois heures la plèvre d'un cheval n'a absorbé qu'un demi-litre d'eau sur deux litres que j'y avais injectés à la température du corps, mais il a pu arriver que, dans cette expérience, l'eau absorbée ait été remplacée par de la sérosité provenant d'une sécrétion surexcitée sous l'influence de l'injection.

Les matières colorantes sont facilement absorbées dans les séreuses, car Flandrin ayant injecté de la teinture de garance, de l'indigo en dissolution, de l'encre, dans le péritoine de plusieurs chevaux, vit ces substances disparaître en totalité ou en très grande partie ; mais il ne les trouva point dans les lymphatiques qui partaient de cette membrane séreuse. Mascagni, qui avait noté l'absorption des liquides colorés, longtemps après la mort, n'avait eu affaire qu'à un phénomène cadavérique sans importance. Recklinghausen, qui a injecté des liquides colorés dans le péritoine, dit avoir retrouvé les corpuscules colorants dans les lymphatiques, auxquels il attribue des ouvertures béantes à la surface de cette séreuse.

Le curare s'absorbe dans les séreuses. Moins de 1 décigramme de ce poison avec 6 grammes d'eau, a déterminé sur le chien les premiers symptômes d'intoxication à la sixième minute, et la mort à la dixième.

Enfin, les gaz peuvent être absorbés, mais avec une très grande lenteur, dans les cavités des membranes séreuses. Davy a noté que l'oxygène, à mesure qu'il y diminue, y est remplacé par des quantités équivalentes d'azote. La difficulté que les gaz éprouvent à y disparaître explique la persistance de certaines tympanites dues à des opérations chirurgicales.

L'absorption s'opère aussi à un certain degré dans les séreuses synoviales des articulations, comme le prouvent les injections iodées que l'on emploie dans les maladies de ces membranes.

Les phénomènes physiologiques ou morbides qui se rattachent aux fonctions des séreuses suffisent, sans le secours des expériences, pour démontrer clairement le pouvoir absorbant de ces membranes.

L'absorption dans les séreuses est une conséquence nécessaire de l'exhalation d'une certaine quantité de liquide. Il est indispensable que le fluide qui baigne leur surface libre y soit repris dans les mêmes proportions qu'il y est versé. Dès l'instant que l'équilibre entre ces deux actes, l'exhalation et l'absorption, se trouve rompu, il se développe une hydropisie; la sérosité s'accumule en quantité énorme, et exige, par la suite, un travail de résorption extrêmement actif. En effet, celui-ci doit être considérable pour faire rentrer dans les voies de la circulation les masses énormes de liquides que renferment le péritoine et les plèvres à la suite de l'inflammation.

La disparition plus ou moins complète des exsudations fibrino-albumineuses qui accompagnent la pleurite, la péritonite, donne une preuve non moins remarquable que la précédente du pouvoir absorbant des séreuses. On sait avec quelle rapidité ces dépôts plastiques diminuent d'épaisseur, s'organisent, et donnent lieu à des adhérences entre les organes et les parois de leur cavité, comme on le voit si souvent entre les poumons et les côtes, le testicule et la tunique vaginale, le foie et le diaphragme.

La résorption du sang épanché dans les cavités des séreuses s'y opère aussi sans trop de difficulté. Le chirurgien et l'expérimentateur en ont sous les yeux de nombreux exemples. A la suite de la castration de la chienne, de la truie, de la vache, il tombe dans le péritoine une quantité de sang souvent assez considérable dont il ne reste bientôt plus de traces. Après la ponction du rumen avec débridement, — à la suite de l'excision de l'épiploon hernié, — de la réduction de la hernie étranglée, ce fluide disparaît de même assez promptement. Enfin, lorsque l'expérimentateur a donné lieu à une hémorrhagie en établissant une fistule, soit au conduit pancréatique, soit au canal biliaire, ou aux vaisseaux chylifères des animaux ruminants, on voit la résorption s'opérer en peu de jours, si l'hémorrhagie n'a pas déterminé une péritonite violente avec production de fausses membranes.

Néanmoins les séreuses se refusent à l'absorption des matières grasses. Emmert et Ségalas ont retrouvé intacte, après huit à dix jours, l'huile qu'ils avaient injectée dans le péritoine ou les plèvres.

La résorption à la surface des membranes séreuses est vraisemblablement opérée à la fois par les veines et par les lymphatiques. D'après les expériences de Magendie, elle aurait pour agents principaux les veines; car la ligature du canal thoracique, et par conséquent l'interruption du cours de la lymphe, n'apportent pas de modifications très sensibles aux effets des substances mises en contact avec ces membranes.

Il importe, au point de vue pratique, de se rappeler que la grande activité absorbante des séreuses peut donner lieu à des accidents, dans le cas d'injections de matières qui deviennent toxiques à faible dose. Déjà on en a noté de graves, et même de mortels, à la suite des injections iodées dans les kystes de l'ovaire. On conçoit que les injections qu'on ferait dans les plèvres et le péritoine pourraient mieux encore avoir de funestes conséquences si la quantité d'iode injectée était très considérable.

CHAPITRE XXXVI

DE L'ABSORPTION CUTANÉE

Le tégument externe, qui a tant d'analogie d'organisation avec le tégument muqueux, est loin de se comporter comme ce dernier, par rapport aux liquides et aux substances solubles mis en contact avec sa surface libre. Son revêtement épidermique épais, stratifié, enduit de matière sébacée, peu miscible à l'eau, l'entoure d'une barrière d'un difficile accès à laquelle s'ajoutent, dans beaucoup d'animaux, des poils, des plumes, des écailles, des carapaces ou des coquilles.

Ce tégument offre, dans la série animale, des variétés d'organisation nombreuses qui ont la plus grande influence sur son aptitude à l'absorption.

Chez les animaux inférieurs dont le corps est nu, la peau diffère en général très peu des muqueuses et elle peut fonctionner comme ces membranes. Il en est ainsi chez divers helminthes, chez les vers terrestres, les mollusques, les batraciens.

Chez les articulés qui ont le corps couvert de plaques, d'étuis cornés, calcaires; chez les reptiles dont l'épiderme est écailleux; chez beaucoup de mammifères, comme le rhinocéros, l'éléphant, où l'épiderme est à la fois très épais et enduit de matières onctueuses, l'aptitude à l'absorption est réduite à son minimum ou tout à fait annulée.

Entre ces deux extrêmes il y a de nombreux intermédiaires, même parmi les animaux les plus rapprochés. Certaines espèces ont, comme celle du mouton, du lapin, la peau fine et à épiderme mince dans toute son étendue. D'autres, comme les oiseaux, l'ont plus mince encore, mais avec un épiderme que l'eau mouille difficilement. Quelques-uns ont la peau très vasculaire, comme le chien; presque nue, comme le porc; tout à fait nue, comme l'homme. Et le plus souvent sur la même espèce on trouve, de la partie inférieure des membres au dos, à l'aine, aux orifices naturels, tous les degrés d'épaisseur, de vascularité, de protection épidermique ou sébacée.

De même que parmi les muqueuses les unes jouissent au plus haut degré de la faculté absorbante, tandis que d'autres sont à peu près imperméables, la peau, suivant les propriétés physiques de ses revêtements, fonctionne tantôt comme une membrane des plus perméables, tantôt comme un tégument que rien ne traverse. Et, entre ces deux extrêmes, il y a une foule de nuances intermédiaires.

En général, la peau peut absorber les gaz, les solutions salines, diverses matières organiques solubles, même des corps gras, etc.

Il faut donc examiner séparément ces absorptions dans les principaux groupes d'animaux, en évitant de conclure d'une espèce zoologique à une autre et d'une matière à une autre matière.

Absorption des gaz. — La peau nue de la plupart des animaux ou la peau qui offre une foule de points non couverts par les poils, les plumes et autres productions de même nature, jouit de la faculté d'absorber les corps gazeux, avec lesquels elle est en contact. Elle absorbe l'oxygène, comme la muqueuse des voies aériennes, mais à un degré infiniment restreint. Sous ce rapport, elle constitue un poumon étalé dont la surface est beaucoup moindre que celle de l'organe essentiel de l'hématose, poumon qui, comme l'autre aussi, exhale de l'acide carbonique et une grande quantité de vapeur aqueuse. Ce fait complexe se prouve, comme nous le verrons au chapitre de la respiration, par l'asphyxie qui, à divers degrés, se produit consécutivement à l'application d'enduits imperméables à la surface cutanée.

La peau absorbe également et très vite, les gaz délétères, notamment l'hydrogène sulfuré. Chaussier et Collard de Martigny ont vu, en effet, que de petits mammifères, tels que des lapins, et divers oiseaux d ont le corps était enfermé dans de petits ballons pleins de ce gaz, la tête demeurant en dehors, périssaient en dix à douze minutes.

C'est surtout chez les espèces inférieures, les batraciens, les mollusques et les zoophytes, qu'elle absorbe activement les gaz en dissolution dans l'eau, comme l'étude des phénomènes respiratoires le prouve amplement. Là, elle fonctionne d'ailleurs comme la muqueuse des branchies, et quelquefois tient lieu de tout autre appareil respiratoire.

Absorption de l'eau. — La pénétration des liquides par la voie cutanée est généralement moins facile que celle des gaz, car l'épiderme, dans une foule d'espèces, est enduit de matières non miscibles ou très peu miscibles à l'eau.

C'est chez les animaux à peau nue, dans les classes inférieures, qu'elle s'opère avec la plus grande activité. La limace peut, d'après Nasse, absorber plus de 2 grammes de liquide en une demi-heure ; le limaçon en absorberait même, en somme, plus de moitié de son poids ; car, d'après Spallanzani[1], un mollusque de cette espèce pesant 17^{gr}9, arrive assez vite au poids de 31^{gr}3. Les batraciens absorbent non moins promptement de très grandes quantités de ce liquide, soit dans l'eau, soit dans l'air très humide. W. Edwards[2] a vu que des grenouilles préalablement exposées à l'air absorbent, pendant l'immersion, 1/18 de leur poids par heure, et en quatre heures une quantité d'eau égale à environ le tiers de leur poids, soit 10 grammes pour les grenouilles du poids de 32 à 33 grammes.

Il est probable que l'absorption cutanée est très active chez les animaux à peau nue, même parmi les espèces aquatiques supérieures, comme les carnassiers amphibies et les cétacés ; mais on conçoit qu'elle doive être limitée, soit par des enduits muqueux, soit par des matières sébacées difficilement miscibles à l'eau, afin que l'hydratation des tissus et des liquides de l'organisme ne dépasse pas le degré qui lui convient.

En ce qui concerne l'homme et les animaux dont le corps peut être plongé

1. Spallanzani, *Mémoires sur la respiration*, 1803, p. 137.
2. W. Edwards, *Influence des agents physiques sur la vie*, Paris, 1824, p. 98.

momentanément dans l'eau, la question n'est pas d'une solution simple, car pendant l'immersion, la transpiration cutanée et la perspiration pulmonaire continuent à s'effectuer dans une proportion que l'on ne peut déterminer exactement, d'autant plus qu'au moment de la sortie du bain l'épiderme et le pelage des animaux sont chargés d'une certaine quantité de liquide.

Pour l'homme, l'expérimentation est facile et susceptible de résultats dégagés de complications. Malheureusement, faute d'avoir expérimenté avec habileté, on n'est point encore parvenu à des données concordantes.

Seguin[1] est le premier qui ait soumis ce point à des investigations sérieuses. Dans trente-trois expériences, il a constaté que le corps plongé dans l'eau pendant un temps et à une température variables n'augmente jamais de poids, mais qu'il éprouve une diminution moindre que dans l'air. D'après lui, la moindre perte résulte non de l'absorption d'une petite quantité d'eau, mais d'une diminution de la perspiration pulmonaire et de la transpiration cutanée. Mais Dill, Madden, Berthold, Durian, ont au contraire constaté dans beaucoup de cas une augmentation de poids. Elle a été, dans les expériences de Berthold, faites à 36° centigrades, de 11 grammes après un bain d'un quart d'heure, de 27 au bout de trois quarts d'heure, de 32 au bout d'une heure. Dans les expériences mieux conduites de F. Durian[2], les résultats ont été les suivants. Dans un bain à une température de 22 à 25° centigrades, il y a eu augmentation du poids du corps : de 16 grammes après un quart d'heure d'immersion, de 35 grammes après trois quarts d'heure, de 45 grammes après cinq quarts d'heure. Dans un bain un peu au-dessous de la température du corps, le poids demeure à peu près stationnaire ; et à une température plus élevée, par exemple à 42°, il diminue dans une forte proportion et peut perdre en moyenne 378 grammes en un quart d'heure. Or, en admettant d'une part l'exactitude des pesées, et d'autre part la persistance tant de la perspiration pulmonaire qui est manifeste à toutes les températures, que de la transpiration cutanée, à des degrés divers, il faudrait conclure de ces expériences : 1° que la peau de l'homme absorbe l'eau dans le bain à une température de 20 à 25° ; 2° qu'elle l'absorbe encore à une température de 23 à 32°, à laquelle le corps est à peu près stationnaire, car alors l'équilibre ne peut tenir qu'à une compensation entre la quantité d'eau enlevée par la transpiration et la quantité absorbée ; 3° qu'enfin elle l'absorbe probablement même à une température de 40 à 42°, bien qu'il y ait une perte énorme, perte qui serait plus grande encore si une fraction n'en était compensée par l'eau absorbée.

Quelque concluantes que paraissent ces expériences, leurs résultats étant supposés parfaitement exacts, elles ne prouvent pas, avec une certitude absolue, l'absorption de l'eau par la peau. En définitive, la légère augmentation de 45 grammes au plus en cinq quarts d'heure pourrait fort bien tenir, d'une part, à une simple imprégnation de l'épiderme dont la masse, pour l'ensemble du corps, est considérable si l'on songe à l'épaisseur réelle de cet enduit dont les phlyctènes donnent l'idée, imprégnation d'ailleurs manifeste à la plante des

---

1. Seguin, *Annales de chimie*, t. XC, p. 190.
2. F. Durian, *Recherches expérimentales sur l'absorpt. et l'exhal. par le tégument externe*, Paris 1856.

pieds, aux talons, etc. Une gaze sèche de cette épaisseur et de cette étendue deviendrait très lourde si elle était imprégnée d'humidité.

Il y a donc, pour établir la quotité de l'absorption, des tentatives de ce genre à reprendre avec soin, sur l'homme, dans des conditions bien déterminées et par la méthode des pesées, car celles où l'absorption de l'eau se déduit de la diminution de la densité de l'urine ne sont pas concluantes. On ne peut espérer des résultats rigoureux sur les animaux parce que, d'une part, l'épiderme épais des grandes espèces, et leur pelage très hygroscopique, se chargent d'une quantité d'eau indéterminable, et que, d'autre part, les moyens de pesage ne sont pas, pour le cheval et le bœuf, d'une sensibilité suffisante.

S'il faut des expériences nouvelles pour déterminer la quantité d'eau que la peau est susceptible d'absorber en un temps donné, celles que nous possédons, si imparfaites qu'elles soient, établissent sans conteste la réalité de cette absorption. Dès l'instant que la perspiration pulmonaire et la transpiration cutanée persistent dans le bain, il faut nécessairement, pour que le corps y conserve son poids, que la peau absorbe une quantité d'eau équivalente à celle que les deux exhalations emportent. Et, s'il y a une augmentation de poids, elle indique que la quantité absorbée est supérieure à celle que les exhalations ont entraînée.

Toutefois, il ne faut pas oublier que l'augmentation de poids résulte, pour une certaine part, de l'imbibition de l'épiderme et des autres productions épidermiques, imbibition qui n'est point une absorption entière; mais qui en implique la possibilité.

Absorption des dissolutions salines et minérales. — On sait que les membranes peuvent remplir le rôle de dialyseurs, séparer les substances les unes des autres, admettre peu de sels, l'un d'eux seulement, alors qu'elles laissent passer une grande quantité d'eau. Conséquemment, l'absorption de l'eau n'implique pas celle des sels tenus en dissolution dans ce liquide, suivant les proportions dans lesquelles ils sont dissous. Il faut donc examiner particulièrement cette absorption.

La peau nue des animaux inférieurs, des batraciens, par exemple, qui absorbe l'eau si activement, absorbe aussi très vite les dissolutions salines.

Müller ayant maintenu les pattes de derrière d'une grenouille dans une solution de prussiate de potasse, trouva, au bout de deux heures, que la lymphe sous-cutanée devenait bleue par l'action des sels de fer.

J'appliquai sur toute l'étendue de la peau d'une grenouille, préalablement fixée sur une planchette, une dissolution aqueuse de 1 décigramme de sulfate de strychnine. Un quart d'heure s'était à peine écoulé depuis le moment de l'application de la substance vénéneuse, que l'animal éprouvait des secousses tétaniques. Au bout de vingt minutes il était mort. Cependant, il y eut encore, pendant un quart d'heure, quelques légers mouvements du diaphragme maxillaire qui n'avait pas été touché par le poison.

J'étendis, en une seule fois et en moins d'une minute, la même quantité de sulfate de strychine sur la peau d'un énorme crapaud. Les convulsions et la roideur tétanique commencèrent à se montrer au bout de quatre minutes, et dix minutes plus tard le batracien ne donnait plus aucun signe de vie.

La même quantité de sel vénéneux en dissolution fut déposée sur la peau d'une salamandre aquatique, et à trois reprises différentes, de huit en huit minutes. Les premiers signes de tétanos se manifestèrent à la sixième minute de l'expérience, mais l'animal ne mourut qu'après trois heures.

Chez les mammifères, dont la surface absorbante est réduite par les poils et couverte, dans les intervalles, d'un épiderme plus ou moins épais, l'absorption a encore lieu.

Westrumb a vu qu'un chien plongé, par le train postérieur préalablement rasé, dans un bain chargé de prussiate de potasse, absorba ce sel qui se retrouva bientôt dans le sang.

Je versai lentement sur la région dorso-lombaire d'un cheval, pendant cinq heures, une dissolution de 40 grammes de cyanure de fer et de potassium, en ayant soin de ne pas laisser dessécher la surface sur laquelle le liquide était versé. Au bout de quatre heures et demie, l'urine rendue par l'animal contenait des traces du sel, et quelques heures plus tard ces traces étaient encore plus sensibles. L'épiderme n'avait été nullement entamé, car on ne fit jamais de frictions en arrosant la surface avec la dissolution saline.

J'étendis en dix fois sous le ventre et la poitrine d'un chat, dont les pattes étaient liées sur une planchette, une dissolution de 2 grammes et demi de valérianate de strychnine. Les lotions durèrent quatre heures. Il n'éprouva de symptômes d'empoisonnement qu'après dix heures, et mourut seize heures après le commencement de l'expérience.

Dans ces derniers temps, on croit avoir donné des convulsions à un renard enfermé dans un hydrofère et soumis à des douches chargées de 1 à 2 grammes de sulfate de strychnine. Cela est possible, mais il eût mieux valu choisir un animal qui n'eût pas, autant que le renard, de propension à trembler dans un appareil tel que l'hydrofère.

La peau des oiseaux, quoiqu'elle soit mince et qu'elle paraisse très perméable, absorbe avec lenteur et souvent avec de grandes difficultés. Dans une ancienne expérience, j'ai développé des convulsions chez un pigeon seulement trois heures après lui avoir versé sous les ailes et sous le ventre une dissolution de 1 gramme de sulfate de strychnine. Tout récemment, j'ai vu que, sur de jeunes moineaux pris dans le nid, alors que le dessous du ventre, de la poitrine et des ailes, était encore dépourvu de plumes, l'application d'une solution alcoolique faible de sulfate de strychnine produisait très difficilement des convulsions. Trois, six, dix, douze gouttes de la solution, appliquées sur les parties susmentionnées, ne produisaient pas la plus faible secousse, tandis que trois gouttes de la même solution versées dans le bec en déterminaient au bout de quatre à cinq minutes, puis la mort, souvent en moins d'un quart d'heure.

Il est probable que la peau des oiseaux aquatiques est réfractaire à l'absorption de l'eau; car le plumage, enduit d'une matière onctueuse, ne laisse pas le liquide arriver à la surface; ou, s'il y arrive par places, il se trouve dans l'impossibilité de traverser l'épiderme imprégné de la même matière.

En ce qui concerne l'homme, dont la peau est nue et l'épiderme peu épais, il n'y a pas de doute. Un grand nombre de résultats établissent le fait de l'absorption des dissolutions salines, mais dans de faibles limites.

Vestrumb[1] plonge le bras dans une dissolution de cyanure de fer et de potassium et de sel de nitre. Au bout de quarante-cinq minutes, les traces de prussiate se montrent dans l'urine. Après l'immersion des jambes dans une solution concentrée de prussiate, il trouve le sel dans l'urine au bout d'une heure trois quarts. Après un bain de pieds de deux heures dans la solution de ces deux sels, ceux-ci se retrouvent tous les deux dans ce produit de sécrétion.

Mais, chose singulière, beaucoup d'observateurs qui, au lieu de plonger seulement les bras ou les jambes dans l'eau chargée de sels, y plongent le corps entier, ne constatent point la présence des sels dans l'urine.

Ainsi Duriau, après des bains de deux heures à 30°, 32°, renfermant 200 grammes d'iodure de potassium, — des bains d'une heure au cyanure de fer et de potassium, — des bains de deux heures contenant de 200 à 250 grammes de carbonate de potasse, — des bains d'une heure à deux heures avec addition de 1 kilogramme de sulfate de magnésie, ne retrouve dans le produit de la sécrétion urinaire ni l'iode, ni le cyanure, ni le nitrate de potasse, ni le sulfate de magnésie.

Homolle n'y a pas retrouvé non plus l'iodure ni le cyanoferrure de potassium après un bain d'une heure et demie tenant en dissolution 100 grammes de ces sels. Hébert, après des bains de quatre heures chargés de 200 grammes de ces mêmes sels, n'y en trouve pas de traces. Parisot arrive aux mêmes résultats négatifs avec ces deux sels et avec le chlorate de potasse.

Mais O. Henry, après des bains de trois quarts d'heure ou d'une heure, chargés seulement de 6 à 10 grammes d'iodure de potassium, dit avoir reconnu des traces d'iode dans l'urine ; mais il n'y trouve pas le cyanoferrure mis dans le bain en égale quantité.

Sereys et Reveil, dans des bains de trente-cinq minutes à une heure à l'hydrofère, qui projette l'eau avec une certaine force à la surface de la peau, ont vu l'urine présenter de l'iode, du cyanoferrure de potassium, de l'arséniate de soude. Le bain était chargé seulement de 8 grammes d'iodure de potassium, de 15 grammes de ferrocyanure et de 2 grammes d'arséniate de soude. L'iode a été retrouvé dans l'urine, à la sortie du bain, et pendant les vingt-quatre heures suivantes.

Enfin, Demarquay[2] a trouvé des traces d'iode dans les urines d'individus qui avaient pris des bains d'une à deux heures chargés de 30 à 100 et 150 grammes d'iodure de potassium.

De ce que, dans les expériences, on voit disparaître l'eau sans qu'on retrouve dans l'urine le sel que l'eau tenait en dissolution, ou bien de ce qu'on voit passer dans ce produit seulement l'un des deux sels d'une solution, on est porté à attribuer à la peau une faculté élective : c'est une erreur d'interprétation. Là, comme dans la généralité des cas, l'eau est absorbée plus facilement que les substances qu'elle tient en dissolution, et les sels passent, non pas dans les proportions où l'eau les contient, mais dans des proportions nouvelles subordonnées

1. Vestrumb, *Archives de Meckel*, t. VII, p. 528.
2. Demarquay, *Recherches sur l'absorption des médicaments* (*Mém. de l'Acad. de méd.*, Paris, 1867, t. XXVIII, p. 124).

à leur diffusibilité. Et puis, on est trompé souvent par des apparences. Quand, par exemple, on retrouve dans l'urine l'iode avant le nitrate de potasse du même bain, cela ne tient pas nécessairement à ce que l'iode y est arrivé le premier, mais à ce que sa présence s'y décèle par les premières fractions, tandis que la présence de l'autre ne peut l'être qu'après l'arrivée de fractions plus considérables. Il n'y a pas plus d'action élective à la peau qu'aux membranes muqueuses, et pourtant les phénomènes de l'absorption offrent des particularités analogues à celles-là, même chez les plantes, comme les expériences de Saussure l'ont prouvé.

La peau absorbe non moins évidemment beaucoup d'autres substances médicamenteuses en dissolution. Leur absorption se prouve aussi sûrement par les effets généraux de ces substances qu'elle pourrait se prouver par l'analyse chimique, car il est une foule de ces matières qui agissent dès qu'elles passent en très minimes proportions dans le sang. Vestrumb et R. Stuart ont vu, par exemple, la rhubarbe mise dans le bain passer dans l'urine. Le premier a retrouvé à l'air expiré l'odeur du musc et du camphre, mis dans l'eau de ce bain, ou appliqués sur la peau. Tous les jours, dans la pratique médicale, on voit le cataplasme laudanisé, la décoction de pavots, calmer non seulement les douleurs de la peau, mais celles des parties sous-jacentes. Une forte dose de laudanum a ainsi empoisonné, au rapport de M. Béclard, un auteur dramatique. L'infusion de tabac a pu, dans le bain, provoquer des vomissements et de la diarrhée.

Toutefois, ces effets ne se produisent que dans des limites étroites, et ils ne sont pas constants ; car, dans plusieurs expériences de Homolle et de Duriau, les infusions de belladone et de digitale, de 500 grammes à 2 kilogrammes de feuilles, n'ont produit aucun changement dans l'état de la pupille ni dans les caractères des battements du cœur.

Il suffit de cet ensemble de faits pour montrer que la peau absorbe les dissolutions salines. Les expériences dans lesquelles cette absorption n'a pas été constatée, prouvent qu'elles n'ont pas été faites, à ce qu'il semble, avec assez de soin : les bains ont pu être de trop courte durée, la quantité de sel employée insuffisante, la recherche du sel faite trop tôt ou trop tard, avant son apparition dans l'urine ou après son élimination complète. Elles prouvent, néanmoins, que l'absorption des sels en dissolution dans l'eau est extrêmement faible, et que, par conséquent, l'emploi des bains qui ont pour but l'introduction de ces agents médicamenteux est un moyen peu efficace, souvent même illusoire.

Il est hors de doute que la matière onctueuse qui imprègne l'épiderme et peut former un vernis à sa surface, est la grande cause qui rend difficile l'absorption de l'eau et des dissolutions aqueuses. C'est cette matière très abondante chez les phoques, l'hippopotame, qui empêche l'eau de mouiller la surface cutanée, d'y adhérer, de gonfler et de ramollir l'épiderme, comme cela arrive cependant à la plante du pied, à la paume de la main de l'homme, et à la partie inférieure des membres de nos grands animaux. Mais, cette matière n'est point une barrière absolument infranchissable ; elle laisse passer de petites quantités d'eau et de sels, surtout dans les points où elle offre son maximum d'épaisseur, car c'est là qu'elle se trouve en moindre quantité.

Ce n'est pas seulement la peau de l'homme et des mammifères, dont l'épiderme est mince, qui absorbe; la peau à épiderme corné, écailleux des reptiles tels que les lézards et les serpents, absorbe encore, comme le montrent les expériences suivantes :

J'étendis sur la peau d'un gros lézard vert, et à plusieurs reprises, une dissolution aqueuse de 25 centigrammes de sulfate de strychnine. Au bout d'une heure et demie le reptile était paralysé. Ses membres, étendus et appliqués sur les côtés du corps, n'éprouvaient que de faibles secousses convulsives, soit spontanément, soit sous l'influence d'une excitation extérieure. La respiration était suspendue et la queue complétement privée de mouvement. Cet état se prolongea pendant quinze heures et l'animal mourut.

J'appliquai de la même manière et à plusieurs reprises, pendant trois heures, une dissolution de 1 gramme de sulfate de strychnine sur la peau d'une énorme couleuvre à collier convenablement fixée. Six heures après le commencement de l'expérience, le reptile, jusqu'alors très agité, se roula en plusieurs sens sur lui-même et devint immobile ; la peau était plissée, les côtes rapprochées et la respiration ralentie. L'animal, bien qu'on l'irritât, ne faisait aucun mouvement et conservait la position que l'on donnait à son corps sans souplesse. Il demeura dans cet état tétanique pendant trois jours et mourut. Ainsi l'épiderme épais et écailleux des lézards et des serpents n'est point un obstacle invincible à l'absorption.

Absorption des sels non dissous. — Les premières expériences sur ces substances, dues à Séguin, ont permis de constater que des quantités pesées de divers sels mis à la surface de la peau, sous des verres de montre, diminuaient sensiblement de poids; mais ces expériences ne sont pas suffisamment rigoureuses, car le déchet des sels peut tenir aux changements dans la proportion d'eau dont ils sont chargés, à une température inférieure à 100°.

M. Roussin[1] a appelé de nouveau l'attention sur ce point. Il s'est frotté et saupoudré la partie supérieure du corps avec de l'iodure de potassium, et a trouvé dans l'urine, sécrétée pendant les vingt et une heures suivantes, beaucoup d'iode. Il a revêtu, après dessiccation, une chemise imprégnée de solution d'iodure de potassium. Pendant les trois jours qu'elle a été portée, l'iode se montrait dans les urines. Ces faits n'ont rien d'étonnant. À supposer que pendant les manipulations de saupoudrement aucune particule d'iodure ne se soit introduite dans les voies aériennes, l'iode mis en contact avec la peau a dû être dissous par le produit de la transpiration et absorbé, comme à l'ordinaire, sous forme de solution et non pas, comme le pense l'auteur de ces expériences, à l'état solide et pulvérulent ou associé aux matières grasses.

C'est, je pense, de la même manière qu'il faut interpréter les accidents signalés par Tardieu sur les individus porteurs de bas teints à la coralline, et par divers observateurs sur les personnes dont la peau s'est trouvée en contact avec des étoffes teintes au vert arsenical [2].

---

1. Z. Roussin, *Empoisonnement par le vert de Schweinfürth et Nouvelles expériences relatives à l'absorption* (Ann. d'hyg., Paris, 1867).

2. Ambr. Tardieu, *Mém. sur l'empoisonnement par la coralline* (Bull. de l'Acad. de méd. 1869, t. XXXIV, p. 18, et Ann. d'hyg. publ., t. XXXI, p. 273).

Il est clair que des matières diverses, virulentes ou autres, imprégnant des vêtements, ou adhérentes à des harnais, peuvent ainsi, à un moment donné, ramollies par la transpiration, par la sueur, devenir, surtout si la peau se dépouille de son épiderme par le frottement, le point de départ d'inoculations plus ou moins étendues.

Absorption des matières diverses associées aux corps gras et à des liquides susceptibles d'adhérer à la peau. — Si la peau absorbe avec quelque difficulté les corps solubles en dissolution dans l'eau qui mouille difficilement l'épiderme, elle absorbe beaucoup mieux celles qui sont associées aux graisses ou sous forme de pommade. A cet égard, les données de la pratique médicale rendent une démonstration expérimentale presque superflue. L'application de la pommade d'iodure de potassium est suivie, au bout de quelques heures, de l'apparition de l'iode dans les urines ; celle de la pommade mercurielle donne lieu à de la salivation et souvent à d'autres accidents. La pommade stibiée peut provoquer la nausée et le vomissement sans le concours des frictions ; la pommade de belladone, la pommade d'atropine, produisent assez promptement la dilatation des pupilles. La graisse qui s'applique exactement à la peau, qui pénètre l'épiderme comme elle pénètre les corps poreux, entraine avec elle l'agent médicamenteux qui, une fois arrivé profondément, se dissout dans l'humidité des tissus et laisse peut-être le corps gras en chemin. Il est possible qu'elle pénètre dans les canaux des glandes sébacées, des glandes sudoripares, et qu'ainsi elle s'offre à des surfaces très étendues, d'une plus grande puissance d'absorption que celles de l'extérieur.

L'incorporation des substances médicamenteuses aux corps gras ou aux substances miscibles à la matière sébacée, pourrait s'étendre avec avantage à d'autres agents qu'il conviendrait d'offrir à l'absorption cutanée.

Divers liquides, miscibles à la matière sébacée et très aptes à traverser l'épiderme, sont promptement absorbés. Dans cette catégorie se trouvent l'alcool, les huiles essentielles, le sulfure de carbone, la benzine, l'ammoniaque. L'éther, l'acide cyanhydrique, s'absorberaient aussi s'ils n'étaient rapidement volatilisés, et on pourrait obtenir leur absorption en les maintenant sous de petites cloches telles que celles des ventouses. Tous ces liquides sont promptement enlevés chez les animaux à peau nue comme les batraciens. Une goutte de nicotine, mise par exemple, sur le dos d'un crapaud, détermine après une minute et demie à deux minutes l'arrêt de la respiration, l'affaissement de l'abdomen, puis au bout de cinq minutes, l'extension des quatre membres et la mort apparente.

Limites de l'absorption cutanée. — La peau absorbe donc incontestablement, même dans les espèces où elle a un épiderme écailleux et corné, l'eau, les sels et autres substances tenues en dissolution ; elle absorbe aussi très facilement les substances solubles associées aux graisses et même celles qui, déposées à l'état de siccité, sont susceptibles de se dissoudre insensiblement dans les produits de la transpiration ou de se convertir en composés solubles.

Mais, cette absorption est, sauf dans les espèces inférieures à peau nue, très limitée, tant à cause de l'épaisseur et de la faible perméabilité de l'épiderme que par suite de la non-miscibilité de l'eau et des solutions salines aux matières sébacées qui ajoutent une nouvelle barrière à celle de l'épiderme même. Aussi, quand le bain est de courte durée et qu'il contient peu de substances salines, l'absorption de celles-ci est presque insensible ou nulle, d'où les résultats négatifs obtenus par un si grand nombre d'expérimentateurs, avec des matières dont l'absorption est pourtant incontestable.

En effet, cette absorption est tellement faible que les lotions très étendues à la décoction de tabac, que le bain de Gerlach, très chargé de cette décoction, et le bain de Tessier où la proportion d'acide arsénieux est considérable, ne donnent pas lieu, sur les moutons galeux qu'on y plonge entièrement, à des accidents indiquant une absorption tant soit peu sensible. Il en est de même pour les hommes qui font prendre ces bains aux animaux. J'ai vu, à l'École d'Alfort, un berger qui, pour faire prendre, sous mes yeux, le bain arsenical à un troupeau galeux, y a tenu les mains et les bras plongés pendant cinq heures, sans éprouver ultérieurement ni coliques, ni saveur alliacée. Cependant on a fait grand bruit, il y a quelques années, de l'empoisonnement d'une quarantaine de bêtes ovines par ce bain antipsorique ; mais on en avait changé la formule et le sulfate de fer ou de zinc avait été remplacé, sans doute, par un autre sel susceptible de donner avec l'acide arsénieux un composé soluble d'une absorption facile.

Dans tous les cas, cette absorption ne s'étend pas à une foule de substances telles que les venins, les virus ; car si elle pouvait en prendre les plus faibles quantités, l'inoculation de la rage, de la syphilis, de la morve, du farcin aurait lieu lorsque la peau demeure longtemps au contact de ces agents virulents. Or, à la condition que la peau n'offre ni plaie ni dénudation d'épiderme, on peut manipuler sans inconvénient les débris imprégnés de diverses matières virulentes. Magendie a, en effet, touché impunément à la salive du chien enragé, et dans le cours de mes expériences et de mes études anatomiques, j'ai plongé cent fois les mains dans le sang des animaux vivants ou des cadavres charbonneux, morveux, farcineux, etc.

Sans doute l'épiderme, la matière grasse qui l'imprègne, sont des obstacles à cette absorption, mais ils n'en sont ni les seuls ni les plus efficaces, car l'épiderme, à la longue, s'imbibe et la matière onctueuse est modifiée ou entraînée par les alcalis du sang qui demeure souvent des heures entières en contact avec la main de l'opérateur ou de l'anatomiste. Nous ne connaissons pas les raisons physiologiques ou physiques qui entravent, à la peau, mieux encore qu'à la muqueuse gastro-intestinale, la pénétration des matières virulentes.

Particularités du mécanisme de l'absorption cutanée. — La peau se trouve évidemment dans des conditions exceptionnelles par rapport aux substances à absorber. Elle est protégée par une barrière renaissante, qui est plus ou moins imprégnée de matière onctueuse dans ses couches superficielles, et c'est bien plus par cette matière non miscible à l'eau qu'elle est préservée que par l'épiderme lui-même. En effet, dans les parties où celui-ci est très épais mais sans enduit sébacé, comme à la paume des mains et à la plante des pieds de l'homme, elle absorbe mieux qu'ailleurs et elle absorbe encore chez les animaux tels que les serpents, les lézards où cet épiderme est écailleux, presque corné.

Mais, dans tous les points où existe l'enduit gras, soluble dans l'éther et le chloroforme, l'eau ne mouille pas l'épiderme ; elle glisse à sa surface, comme on le remarque aisément pendant le bain même très prolongé. Toutefois, à la longue, cet enduit laisse passer le liquide, puisque, peu à peu, l'épiderme blanchit jusqu'à une grande profondeur, même dans les parties inférieures des membres où il a une grande épaisseur, chez les animaux de la taille du bœuf ou du cheval. Les dissolutions salines le pénètrent aussi avec plus ou moins de lenteur. L'expérience du docteur Bloch rend ce fait sensible, car, si après avoir tenu soit la main, soit le pied dans une solution de sulfate de fer, on lave à grande eau et on essuie ces parties pour les immerger ensuite dans une solution de ferrocyanure de potassium, l'épiderme ne tarde pas à bleuir dans toute son épaisseur à mesure que le second sel arrive dans les strates où le premier s'est précédemment engagé. Il est visible, dans cette circonstance, que l'imbibition épidermique se fait graduellement, des couches superficielles vers les profondes ; car la coloration est limitée à la surface après le bain de courte durée, et elle n'arrive aux couches internes qu'après un bain très prolongé.

La marche de la solution saline à travers les diverses couches de l'épiderme se fait lentement et peut-être plus au début que ultérieurement, alors que ces couches sont humectées. Dans tous les cas, le second bain colore d'autant plus vite l'épiderme et avec plus d'intensité qu'il est pris à un intervalle plus rapproché du premier. Mais, la progression de la matière admise paraît se ralentir beaucoup et même se suspendre, une fois que de nouvelles quantités ne chassent plus les précédentes. En effet, douze, vingt-quatre, trente-six heures, et quelquefois même plus, après le premier bain, il reste encore de la solution dans l'épiderme. La partie la plus profonde continue probablement à avancer et à entrer dans les vaisseaux absorbants, la partie extérieure est emportée, soit avec les produits de la transpiration, soit par les progrès de l'exfoliation.

Circonstances qui favorisent l'absorption cutanée. — Parmi ces circonstances, les principales sont celles qui, en amincissant l'épiderme et en le débarrassant de la matière sébacée, ont ce double résultat de permettre un contact plus intime entre la substance à absorber et le tégument, et d'augmenter la perméabilité de son revêtement protecteur.

Les lavages, et surtout les lavages alcalins qui enlèvent les squames et les couches superficielles de l'épiderme, les produits desséchés de la transpiration, la matière onctueuse qui imbibe les couches restantes, ont une action assez frappante pour qu'il ne soit pas nécessaire de l'analyser. Cependant, ces lavages, en hydratant l'épiderme, peuvent, pour un moment, créer des difficultés à la pénétration des corps gras et des substances peu miscibles à l'eau. Aussi faut-il, quand on les emploie, attendre que la peau soit desséchée pour y appliquer des substances de cet ordre.

Les frictions qui enlèvent ou qui divisent les couches épidermiques mortes, font adhérer les matières à la surface de l'épiderme et les incorporent même à une partie de ses strates, les poussent par la pression dans les orifices des glandes sébacées, des glandes sudoripares, dilatent les vaisseaux, accélèrent la circulation dans les couches superficielles, activent beaucoup l'absorption, surtout celle des préparations dans lesquelles entrent les corps gras et les autres substances dont l'adhésion à la peau s'opère difficilement.

Lebkuchner, après avoir frictionné à plusieurs reprises la face inférieure de l'abdomen d'un lapin avec une solution de prussiate de potasse, retrouva, peu de temps après, ce sel dans le sang et dans l'urine. L'acétate de plomb, employé de la même manière sur un animal de cette espèce, détermina des convulsions mortelles en moins de vingt-quatre heures. Dans ce dernier cas, le tissu cellulaire sous-cutané, soumis à l'action de l'hydrogène sulfuré, noircit par le plomb qu'il retenait. Les frictions ont ici très visiblement accéléré l'absorption.

Dans d'autres expériences, il put constater l'absorption du chlorure de baryum, de l'ammoniure de cuivre, du camphre, de l'essence de térébenthine ; mais souvent, en se servant de substances irritantes et de frictions énergiques, il détermina certainement une pénétration physique.

Beaucoup de médicaments employés par cette méthode des frictions, dite iatraliptique, produisent une action très manifeste, et souvent même assez rapide, eu égard à la faible perméabilité de la peau. Tous les praticiens savent que les préparations mercurielles employées en frictions sur la peau déterminent, à la longue, une salivation plus ou moins abondante, une action spéciale sur les mamelles, et chez les ruminants des tremblements, une sorte d'infection mercurielle, qui peut aller, chez le mouton et la chèvre, jusqu'à l'empoisonnement. L'iode et ses composés s'absorbent également ; les frictions de pommade stibiée provoquent des efforts de vomissement sur les carnassiers ; l'essence de térébenthine, employée de la même manière, agit sur les reins ; l'huile essentielle de la moutarde passe aussi probablement dans le sang et stimule les organes génito-urinaires.

Quoique les corps gras pénètrent facilement l'épiderme et paraissent s'engager dans les conduits des glandes sudoripares, leur absorption par la peau est très restreinte. Si l'huile de croton tiglium en frictions peut purger le chien, comme on l'a prétendu, j'ai la certitude qu'elle ne produit pas ce résultat sur le cheval. Dans plusieurs expériences, des frictions de cette huile, à dose forte, sur le plat de la cuisse du cheval, continuées jusqu'à l'escharification des couches superficielles, n'ont pas même produit un commencement de purgation.

L'association des médicaments à des matières qui pénètrent promptement les tissus ou qui agissent chimiquement sur l'épiderme, accélère aussi l'absorption cutanée. Les alcalis qui le ramollissent et le dissolvent rendent les voies plus accessibles. Le chloroforme rend l'absorption de l'atropine si prompte que, quelques minutes après son application, on peut constater la dilatation de la pupille.

Quant à l'absorption par la peau dépouillée de son épiderme, elle se fait dans des conditions toutes nouvelles analogues à celles des muqueuses. Lorsque la barrière inerte est enlevée, le derme peut absorber à peu près tout ce qui lui est offert : sels, alcaloïdes, poisons, venins, matières virulentes, matières septiques, ce dont l'opérateur et l'anatomiste doivent bien se souvenir. L'emploi des médicaments, dans cette condition, qui constitue ce qu'on appelle la méthode endermique, est suivi d'effets prompts. C'est un moyen excellent auquel on peut recourir lorsque les voies digestives ne sont pas libres, et surtout lorsqu'il s'agit de faire absorber des médicaments précieux, d'un petit volume.

L'active absorption de la peau dépouillée de son épiderme peut donner lieu quelquefois à des accidents graves, comme le prouvent les effets de la cantharidine. Elle pourrait même déterminer l'intoxication dans des délais assez courts. J'ai vu, sur le lapin, une solution de cinq centigrammes de sulfate de strychnine appliquée sur la peau dénudée de son épiderme dans une étendue de 10 centimètres carrés, produire des convulsions, au bout de 30 à 45 minutes, pendant plus de deux heures.

C'est, sans aucun doute, par les dénudations de la peau, dues au frottement des harnais, souillés de matières virulentes, comme par les petites écorchures faites au contact des voitures, des rateliers et des mangeoires que s'opère souvent la contagion de la morve, du farcin et d'autres affections.

On s'est demandé, dans ces derniers temps, si la peau a une action élective sur les substances qui lui sont offertes. D'après quelques observateurs, l'eau chargée de sels serait absorbée en plus forte proportion que les sels ou même sans en être accompagnée ; et dans le cas où elle en renfermerait deux, l'on pourrait être absorbé sans l'autre. Il y aurait là, dit-on, des preuves d'une action élective. Mais cela ne me paraît pas évident. Il faut des dosages exacts, que je ne vois faits nulle part, pour établir qu'un sel n'a pas été absorbé dans la même proportion que l'eau qui le tenait en dissolution ; et, dans les cas où l'un des sels offerts n'a pas été retrouvé dans l'urine, c'est plutôt, ce me semble, en raison de sa faible quantité qu'en raison de son absence. Il est clair que si l'on a mis 2 ou 3 grammes d'arséniate de soude ou de potasse dans un bain de 100 litres d'eau et que si, en une heure, 50 grammes de cette solution ont été absorbés, ces 50 grammes, représentant 2/1000 de la solution, n'ont pu faire entrer dans l'organisme que la 2/1000 partie des 3 grammes de l'arséniate, soit 1 milligramme et demi, laquelle portion serait bien difficile à retrouver, à supposer qu'après avoir été dispersée dans toute la masse du sang et de l'organisme, elle se soit rassemblée pour être tout entière éliminée par l'urine, et dans le moment pendant lequel ce liquide est recueilli. C'est trop souvent d'expériences aussi défectueuses, qui ne supportent pas l'examen, qu'on tire des déductions en apparence acceptables.

L'action élective ne peut pas se déduire de ce que la peau se refuse à l'absorption des venins, des virus ; car ces matières sont réfractaires à l'absorption sur la muqueuse gastro-intestinale, pour des raisons encore mal déterminées, qui ne paraissent pas se concilier avec les idées qu'on se fait des prétendues actions électives.

En résumé, l'absorption cutanée est incontestable, mais elle est et elle doit être très faible, et c'est par l'épiderme et l'enduit sébacé qu'elle a ces caractères. Elle ne s'exerce sur l'eau et les substances que l'eau tient en dissolution que dans des limites très restreintes. Aussi ne faut-il pas se figurer que les bains minéralisés fassent entrer dans l'économie de bien grandes quantités de matières salines. Cette absorption peut acquérir une plus grande activité par le secours des frictions et des préparations qui augmentent la perméabilité de l'épiderme. Enfin elle devient, dans le cas de destruction du revêtement épidermique, presque aussi énergique que celle des membranes muqueuses.

CHAPITRE XXXVII

DE L'ABSORPTION DANS LE TISSU CELLULAIRE ET LES AUTRES TISSUS

Le tissu cellulaire ou conjonctif, qui est, comme les séreuses, le siège d'une sécrétion destinée à en humecter les éléments, doit aussi être apte à résorber les produits épanchés. Il absorbe ces mêmes liquides devenus abondants dans l'œdème, et son action se porte également sur le sang extravasé, comme sur une foule de matières qui peuvent être introduites dans sa substance.

Le tissu cellulaire est évidemment perméable, et il l'est en plusieurs sens. Ses fibrilles rassemblées en faisceaux onduleux forment tantôt des lacis ou des réseaux, tantôt des lamelles presque homogènes et transparentes. Conséquemment, les matières, dans sa substance, se frayent, à la fois, des chemins tant dans les interstices lacunaires qu'à travers les faisceaux et les membranules.

Les vaisseaux sanguins, rares dans certaines parties, plus abondants dans d'autres, forment dans ce tissu des sortes de treillages bien disposés pour recevoir les matières dont ils sont baignés. Les lymphatiques y constituent des réseaux fort riches, dont les parois homogènes paraissent de même nature que la substance conjonctive. Ce sont en réalité ces deux ordres de vaisseaux, baignés de toutes parts de vapeurs et de liquides, qui effectuent l'absorption. En outre, ils ont peut-être pour auxiliaires un autre ordre de canaux, s'il est vrai, comme le pense Virchow, que les prolongements des cellules plasmatiques soient creux et anastomosés avec les lymphatiques véritables.

Il s'agit maintenant de constater expérimentalement la réalité de l'absorption dans le tissu conjonctif, de juger de sa rapidité, de préciser ses agents et de voir sur quelles matières elle peut porter.

Si, par une petite incision à la peau de la face d'un cheval, on injecte dans le tissu cellulaire sous-cutané une solution de ferrocyanure de potassium, on pourra, en établissant une fistule à l'uretère, en haut du flanc, reconnaître dans l'urine, au bout de huit à dix minutes, la présence du sel injecté.

Mais pour mesurer plus exactement le temps nécessaire à l'absorption et juger de ses progrès, j'établis une fistule à un lymphatique satellite de la carotide sur les animaux destinés aux injections. Une fois que cette fistule donne bien, j'injecte dans le tissu cellulaire de la face, soit au chanfrein, soit à la joue, une solution de ferrocyanure ou d'iodure de potassium, et au bout de douze, dix, huit et même quelquefois de six minutes, le sel de la solution peut être constaté dans la lymphe versée par la fistule et recueillie de minute en minute. En injectant la dissolution dans le tissu cellulaire sous-jacent à la parotide, on voit le sel arriver plus vite à la fistule, même quelquefois au bout de quatre minutes seulement.

Indépendamment du ferrocyanure et de l'iodure de potassium, j'ai vu dans mes expériences s'absorber très vite les arséniates de soude et de potasse, le sulfocyanure de potassium, l'émétique, etc.

Cl. Bernard dit que plusieurs sels introduits dans le tissu cellulaire peuvent être absorbés, soit parallèlement, soit indépendamment les uns des autres. Il en a vu quelques-uns de solubles s'y montrer réfractaires à l'absorption, les sels de fer et particulièrement le lactate. Je ne sais jusqu'à quel point ces formules générales sont acceptables ; mais, d'après ce que j'ai vu, le tissu cellulaire me paraît se comporter comme les autres parties absorbantes ; il prend ce qui est soluble, et aussi bien plusieurs sels ensemble qu'un sel isolé, pourvu qu'ils soient indifférents les uns aux autres, sans action astringente ou corrosive.

Les matières colorantes s'y absorbent sans difficulté. J'ai vu dans mes expériences les solutions de murexide, injectées sous la peau de la face, donner à la lymphe recueillie au cou, une belle teinte rougeâtre à partir de la dix-septième minute après l'injection ; la coloration a augmenté d'intensité jusqu'à la fin de la première heure, puis elle s'est affaiblie et a disparu. L'indigo a été absorbé moins nettement, et s'est arrêté dans les ganglions sous-maxillaires.

Les substances toxiques, même celles qui, comme le curare, ne s'absorbent pas dans l'intestin, sont absorbées dans le tissu conjonctif. Bernard l'a constaté dans un grand nombre d'expériences. J'ai vu aussi que l'absorption du curare se faisait plus ou moins vite suivant l'état du poison. Ainsi, un chien à qui j'injectai dans le tissu cellulaire de l'aine 3 décigrammes de ce poison dans 16 grammes d'eau, présenta les premiers symptômes d'empoisonnement à la sixième minute et mourut à la quatorzième. Un chat qui en reçut 2 décigrammes, également délayés, à la région de la cuisse, éprouva des convulsions dès la troisième minute et mourut à la sixième. Chez ceux qui reçurent le curare à l'état solide, l'absorption fut plus lente. 2 décigrammes dans le tissu de la région costale d'un chien ne déterminèrent leurs premiers effets qu'à la seizième minute, et la mort à la trente-deuxième. 1 décigramme au même lieu, sur un autre, commença seulement à agir à la trente-deuxième minute, et détermina la mort au bout d'une heure. Toutefois ces effets sont beaucoup plus rapides sur les petits animaux, les souris, le moineau. Un grain de curare sec du volume d'une petite tête d'épingle, inséré sous la peau d'un petit oiseau, donne lieu à des effets toxiques au bout de deux minutes, et la mort en trois à quatre minutes, rarement plus tard. Un grain un peu plus gros, inséré dans le tissu cellulaire de la cuisse d'un rat a déterminé les premiers symptômes d'empoisonnement au bout de quelques secondes et la mort après trois minutes.

Les autres poisons s'y absorbent très promptement, soit en solution, soit même à l'état sec. J'ai vu souvent sur les moineaux une ou deux gouttes de solution de sulfate de strychnine donner lieu à des convulsions en une minute, et la mort à la troisième ou à la quatrième, alors que la même dose, dans le bec, ne commençait à déterminer ses premiers symptômes qu'au bout de quatre à cinq minutes.

L'absorption dans le tissu cellulaire paraît un peu lente lorsque les substances offertes à ce tissu n'agissent sensiblement qu'à compter du moment où de grandes quantités sont entrées dans la circulation. Il en est ainsi des anesthésiques employés en injections sous-cutanées. J'ai vu le chloral, par exemple, à la dose de 30, 40, 50 centigrammes par kilogramme du poids de l'animal endormir le chat seulement après 20 à 25 minutes et déterminer un sommeil de 32, 34, 36 heures et souvent la mort avant le réveil. Mais sur les petits animaux cet agent a eu des effets plus prompts. Il a endormi le lapin après 15, le rat après 10, le moineau après 2 minutes.

La rapidité avec laquelle les agents médicamenteux sont absorbés dans le tissu cellulaire paraît très grande dans une foule de cas où il suffit des plus petites quantités saisies pour produire les effets qu'on veut obtenir. Ainsi, en injectant seulement 25 centigrammes de pilocarpine dans le tissu cellulaire du cheval, j'ai vu, au bout de cinq à six minutes, les deux parotides, jusqu'alors inactives, donner 250 à 300 grammes de salive en un quart d'heure, et continuer à fonctionner pendant plus de deux heures.

Tous les virus s'absorbent dans le tissu cellulaire, comme dans les plaies superficielles de la peau.

Le virus charbonneux donne lieu à un œdème plus ou moins vaste ; — le septicémique a une irritation vive, sans œdème bien prononcé ; — celui de la péripneumonie à de vastes exsudats fibrino-albumineux. Ils peuvent s'y conserver avec leurs propriétés intactes pendant un certain temps, sans agir comme le fait celui de la septicémie sur le cheval ou l'âne, ou celui du choléra des poules sur le bœuf et sur le mouton[1]. Ces agents, s'ils trouvent dans le tissu cellulaire des conditions favorables à leur régénération, s'y reproduisent, sinon ils s'y atténuent et s'y détruisent.

Les matières insolubles, les substances finement divisées, les éléments figurés des liquides de l'organisme, peuvent y être pris, mais plutôt par une pénétration directe à travers des solutions de continuité des parois vasculaires que par une véritable absorption. M. Villemin a constaté que du tubercule inséré dans le tissu cellulaire sous-cutané provoque la tuberculisation du poumon du lapin. J'ai fait voir[2] qu'en effet ce résultat se produit sur divers animaux, non par l'absorption d'un virus associé à la substance tuberculeuse, mais par la pénétration directe des éléments de cette substance dans les vaisseaux lymphatiques, d'où ils sont ensuite transportés au poumon et à d'autres organes.

En suivant, presque jour par jour, pendant des semaines et des mois cette absorption tuberculeuse qui est très lente, j'ai constaté que les éléments du tubercule, pris par les lymphatiques, suivaient un itinéraire rigoureusement déterminé ; — qu'ils envahissaient d'abord le premier ganglion placé sur leur route, puis le second et successivement tous les autres du même côté du corps ; qu'ainsi, dans le cas d'inoculation à la jambe, le poplité devient le premier tuberculeux, puis le précrural, les pelviens, les sous-lombaires, les satellites de

---

1. J'ai démontré amplement cette conservation des agents virulents dans deux mémoires à l'Institut.

1° *Sur la localisation des virus dans les plaies et sur leur mode de dissémination dans l'organisme* (*Comptes rendus*, 1883, t. XCVI, p. 1079. — 2° *Rech. expérim. sur la conservation temporaire des virus dans l'organisme des animaux où ils sont sans action* (*Comptes rendus*, 1884, t. XCIX, p. 739).

2. *Rapport à l'Académie de médecine* (*Bull.*, 1867, t. XXXII, p. 807).

l'aorte, etc., ceux de l'autre moitié du corps demeurant parfaitement sains. Ces constatations faites d'abord sur les lapins, depuis 1867, et vérifiées un grand nombre de fois, se sont répétées depuis sur d'autres espèces. J'ai eu tout récemment l'occasion de les reproduire sur les animaux de l'espèce bovine[1].

Les huiles et les autres corps gras ne sont pas plus absorbés dans le tissu cellulaire que dans les séreuses; ou s'ils le sont en faible partie, ils ne peuvent l'être intégralement. Les huiles irritantes y produisent des engorgements énormes. Ainsi l'huile de croton tiglium que j'ai injectée dans ce tissu, jusqu'à la dose de 2 grammes sur le cheval, n'a déterminé aucune action purgative.

Les gaz s'absorbent dans le tissu cellulaire, comme on le sait depuis les expériences de Davy et de Magendie. Ceux qui y disparaissent le plus vite sont l'acide carbonique, l'oxygène et l'hydrogène; mais l'azote met des semaines à disparaître; l'air atmosphérique, même en quantité modérée, peut y résister à l'absorption pendant vingt ou trente jours. Il résulte des expériences de MM. Leconte et Demarquay[2] que cette résorption s'accompagne d'une exhalation d'acide carbonique et des autres gaz du sang. Aussi les emphysèmes produits artificiellement peuvent-ils persister pendant plusieurs semaines sans réduction notable.

Il en est de même dans les séreuses.

Il est clair que cette faculté absorbante du tissu cellulaire peut être mise à profit en thérapeutique, dans le cas où le tube intestinal obstrué se refuse à recevoir les médicaments, comme dans ceux où la déglutition est devenue impossible : mais il ne faut administrer par cette voie aucune substance irritante, insoluble ou susceptible de se précipiter, afin d'éviter l'œdème ou les suppurations souscutanées. Les alcaloïdes, les principes actifs de certains médicaments, isolés et purifiés, peuvent être avantageusement employés de cette manière et produire des effets prompts. La seringue de Pravaz permet d'en régler l'emploi avec toute la précision désirable.

Dans les autres tissus, l'activité de l'absorption est en rapport, d'une part, avec la quantité de leurs éléments conjonctifs, d'autre part avec leur vascularité.

La strychnine, le curare, introduits dans les muscles, tuent presque aussi rapidement que dans le tissu cellulaire. Ils tuent aussi très vite quand on les porte dans le tissu du foie, de la rate, ou lorsqu'on les dépose à la surface du cerveau. Le sulfate de strychnine, sur un hémisphère cérébral du lapin, a, dans une de mes expériences, déterminé des convulsions dès la première minute. Sur les tissus fibreux, il n'a agi que faiblement et avec une extrême lenteur. C'est ce qui explique pourquoi dans celles de Fontana le venin de la vipère a paru sans effet sur le péricrâne, sur la dure-mère, le périoste et même sur la moelle épinière.

Dans le tissu des os et surtout à l'intérieur du canal médullaire, l'absorption est assez active. J'ai tué le lapin en 15 minutes avec un petit grain de curare sec introduit dans le canal du tibia et maintenu par un petit obturateur.

<hr>

1. G. Colin, *Sur la transmission de la tuberculose aux grands ruminants* (Extrait dans les *Comptes rendus de l'Acad. des sciences*, t. XCIX, p. 884, p. 1057).

2. Leconte et Demarquay, *Études chimiques sur l'action des gaz injectés dans les tissus* (*Archives gén. de méd.*, octobre et novembre 1859).

CHAPITRE XXXVIII

DE L'ABSORPTION PAR LES PLAIES ET LES AUTRES SOLUTIONS DE CONTINUITÉ

Il est facile de comprendre que les surfaces tégumentaires dépouillées de leur revêtement épithélial, le tissu cellulaire, les muscles dénudés, les surfaces accidentelles produites par les piqûres ou par les incisions, absorbent avec énergie. Ces nouvelles surfaces absorbent doublement par les parois intactes des cellules et des vaisseaux, que la substance vient directement toucher, ensuite par les blessures nombreuses faites aux vaisseaux sanguins ou lymphatiques. Elles fonctionnent donc en partie comme les surfaces ordinaires qui n'ont ni épiderme ni mucus, et en partie comme des surfaces criblées d'ouvertures. Aussi les plaies absorbent-elles avec une très grande activité, non seulement les gaz, les liquides, les substances solubles, mais aussi les substances insolubles suffisamment divisées.

L'absorption dans les plaies est nécessairement un phénomène fort complexe. Les matières qui leur sont offertes se divisent forcément en plusieurs parties. Celle qui entre dans les vaisseaux ouverts y est versée par une sorte de transfusion ; c'est la première saisie et la plus sûrement absorbée. Une seconde partie entre par imbibition ou par osmose à travers les parois vasculaires. Une troisième s'attache aux tissus, aux éléments anatomiques et les imprègne pour un certain temps ; enfin une dernière part se mêle au sang ou à la lymphe extravasée pour être entraînée avec ces liquides en totalité ou en proportion variable, suivant que la plaie est plus ou moins saignante.

Le mode de partage des matières offertes à l'absorption est subordonné à une foule de conditions relatives, les unes aux propriétés physiques, les autres à l'état des solutions de continuité. D'un côté, si les matières sont très miscibles au sang ou aux fluides qui imprègnent les tissus, si elles sont très diffusibles, leur dissémination ou leur répartition est rapide et tend à devenir uniforme ; au contraire, si elles se mêlent difficilement au sang et sont peu aptes à pénétrer les tissus, comme la salive visqueuse, les divers mucus, elles demeurent longtemps dans les anfractuosités des plaies, dans le sang qui les baigne ; alors, la plus grande part peut être entraînée et la plus minime absorbée avec lenteur. D'un autre côté, suivant que la plaie a la forme d'une piqûre ou d'une fente, dont les parois se touchent, ou suivant que ses tissus sont contusionnés, elle peut retenir la totalité de ce qu'elle reçoit, tandis qu'elle peut la rejeter si elle saigne abondamment.

Toutes les surfaces accidentelles n'absorbent pas au même degré. Il faut distinguer les surfaces dénudées des plaies proprement dites, et les plaies saignantes des plaies sèches, contuses, anciennes et suppurantes.

Les surfaces dénudées par l'enlèvement de l'épiderme, tel que le provoque l'eau bouillante, le fer chaud ou le vésicatoire, se trouvent à peu près dans les conditions des muqueuses à épithélium mince, car ces surfaces conservent encore une faible couche de cellules épithéliales en voie de formation, ce qu'on appelait autrefois le corps muqueux de Malpighi. Elles prennent toutes les substances solubles, la strychnine, l'atropine, le cyanoferrure de potassium, l'iodure de potassium, les principes actifs du vésicatoire ; les faits de la pratique en ont donné mille preuves.

Les dénudations qui résultent du frottement rude, d'une usure de l'épiderme, du grattage ou de l'excision des parties superficielles du derme, absorbent beaucoup mieux encore. Ce sont des surfaces où les sommets des papilles blessées ont des vaisseaux ouverts qui suintent un peu de plasma rosé. Si elles servent à des inoculations, celles-ci réussissent mieux que par tous les autres procédés d'insertion de la matière virulente. C'est ce que j'ai constaté maintes fois pour le charbon, le cowpox et quelques autres virus.

Les incisions superficielles et obliques, telles que celles produites par la pointe de la lancette, se prêtent d'autant mieux à l'absorption qu'elles sont plus superficielles et que, par conséquent, la substance s'engage mieux entre l'épiderme et la couche papillaire du derme. C'est surtout lorsqu'elles ne saignent pas sensiblement qu'elles permettent l'absorption intégrale et rapide du virus inséré, virus retenu et en quelque sorte protégé, jusqu'à absorption complète, par l'écaille ou l'opercule épidermique que l'instrument a soulevé.

Les incisions profondes, celles qui traversent le derme ou qui arrivent dans les tissus sous-jacents, donnent lieu à une effusion de sang qui entraîne la matière virulente ou qui l'englobe et la soustrait en grande partie à l'absorption.

Les plaies contuses, irrégulières, avec écrasement, dilacération des bords, comme celles que produit la morsure d'un carnassier, ne favorisent point l'absorption rapide de la matière déposée, mais elles la retiennent longtemps et lui permettent de passer peu à peu. Aussi sont-elles très dangereuses quand la matière qu'elles reçoivent est virulente.

Les grandes plaies produites par l'instrument tranchant, pour l'excision d'une tumeur, pour une amputation, les plaies qui résultent de l'arrachement d'une partie de l'ongle, absorbent plus ou moins suivant leur âge et l'état de leur surface.

Leur pouvoir absorbant, faible dans les moments où elles saignent, arrive à son maximum une fois que l'hémorrhagie est arrêtée ; il diminue un peu dès que l'exsudat plasmatique s'épaissit et tend à se convertir en une croûte, peu favorable à la diffusion des substances dissoutes ; il s'affaiblit davantage si cette plaie suppure, et plus encore si les produits de sécrétion s'y dessèchent en la couvrant d'une couche protectrice. Dans ce dernier cas les plaies anciennes, bourgeonnantes ou granuleuses se comportent comme certaines muqueuses peu aptes ou tout à fait réfractaires à l'absorption ; elles peuvent être sans inconvénient mises en rapport avec les agents virulents ou au moins avec certains d'entre eux. Ainsi j'ai pu, à plusieurs reprises, badigeonner au sang charbonneux des lapins dont la peau portait de nombreuses plaies anciennes, à enduit moitié purulent, moitié desséché. Je cite depuis longtemps dans mes leçons ce fait remarquable.

Bonnet, en se servant de la strychnine, n'a pu découvrir de différences entre ces divers états des plaies, quant à leur activité d'absorption : elles sont pourtant réelles et se prononcent si on se sert de substances moins actives que cet alcaloïde.

Enfin les piqûres plus ou moins profondes, bien qu'elles n'offrent à l'absorption que des surfaces d'une faible étendue, l'assurent en retenant la matière introduite et en ne l'associant qu'à une petite quantité de sang ou de lymphe. L'instrument s'essuie sur les parois du trajet et y laisse la matière qui ne peut être entraînée par suite du retrait des bords du trajet creusé. Cette particularité rend dangereuses les piqûres avec insertion de matières putrides ou virulentes. On sait que celles que peuvent faire des parties microscopiques, comme les poils d'urticées, laissent cependant dans les tissus des quantités assez fortes de matières pour causer une vive irritation.

Quelles sont les substances que les plaies peuvent absorber?

Toutes les matières, gazeuses, liquides, dissoutes ou solubles, même celles qui ont la propriété de coaguler les éléments albumineux du sang ou des tissus, les gaz, les matières miasmatiques ou putrides de l'atmosphère, entrent par cette voie et contribuent d'abord à donner aux plaies un mauvais aspect, puis à déterminer les accidents de l'infection purulente. Les solutions salines, surtout si elles ne sont ni astringentes, ni coagulantes, passent promptement, car l'application d'un plumasseau imbibé de solution de ferrocyanure de potassium sur une plaie du garrot ou sur le tissu feuilleté de l'ongle, est suivie du passage prompt de ce sel dans l'urine.

Les corps insolubles réduits en fines particules peuvent être absorbés dans une foule de plaies, ou être plutôt portés directement dans les vaisseaux sanguins ou lymphatiques blessés. En effet, à la suite du tatouage on retrouve des particules colorantes dans les ganglions voisins des plaies. Après une insertion de matières tuberculeuses dans une plaie sous-cutanée, on voit la série des ganglions où se rendent les lymphatiques de cette plaie se tuméfier et bientôt s'imprégner d'éléments tuberculeux.

Les matières animales, les venins, les virus, surtout ceux qui sont pourvus d'éléments figurés, paraissent se comporter, jusqu'à un certain point, comme le font les substances simplement divisées. Une partie seulement de ces matières entre dans la circulation, l'autre demeure sur place, et détermine des effets locaux. C'est ce que démontrent très nettement mes expériences sur le charbon. En effet, si après avoir inoculé du sang charbonneux en plusieurs points différents, à l'aide de piqûres de lancette, j'excise, au bout de cinq à six minutes, les parties où l'insertion a été faite, le charbon général sans tumeurs se développe. Si, au contraire, sur un autre animal où l'inoculation a été pratiquée de la même manière, je laisse intactes les piqûres, il se développe, indépendamment des accidents généraux, autant de tumeurs charbonneuses qu'il y a eu de piqûres faites. D'où il suit qu'en cinq à six minutes, il a été pris aux points de l'inoculation assez de virus pour déterminer des accidents généraux, et que, même, après plusieurs jours, il en a été laissé assez dans ces mêmes points pour provoquer le développement des tumeurs.

D'ailleurs, à la suite de l'inoculation du cowpox, de la clavelée, les choses paraissent se passer ainsi. La plus grande partie, peut-être même la totalité du virus demeure à l'endroit de l'inoculation, car c'est à ce lieu même que se développe la pustule. Peut-être, aussi, y a-t-il partage entre les deux sortes d'éléments : les figurés demeurent au lieu de l'inoculation, et la partie entièrement liquide est la seule que l'absorption enlève et dissémine.

A la suite des piqûres d'animaux venimeux, abeilles, guêpes, frelons, moustiques, vipères, il paraît en être encore ainsi : ce qui reste du venin à l'endroit de l'inoculation détermine une tuméfaction plus ou moins considérable. La partie qui passe dans le torrent de la circulation va produire les troubles nerveux, cardiaques, les altérations du sang, qui causent quelquefois la mort dans un court délai.

Les matières absorbées dans les solutions de continuité suivent la double voie vasculaire. Une partie entre sans doute dans les veines, l'autre pénètre manifestement dans les vaisseaux blancs. Aussi, à la suite d'une piqûre anatomique avec insertion de la matière septique, les lymphatiques du bras deviennent douloureux, et les ganglions axillaires se tuméfient. Après l'inoculation syphilitique survient une tuméfaction des ganglions inguinaux qui est plus ou moins tardive, suivant la lenteur du transport et la durée de la stase momentanée de la matière saisie.

Certaines matières virulentes pourvues de microbes ou d'éléments figurés, comme celle du charbon, en pénétrant dans les lymphatiques, stationnent partiellement sur tous les points du trajet qu'elles parcourent. Les étapes de leur marche sont indiquées par une chaîne de ganglions tuméfiés qui deviennent virulents avant qu'aucune autre partie de l'organisme n'acquière cette propriété. Aussi la porte d'entrée de ces agents peut-elle se découvrir dès qu'on parvient à reconnaître l'ordre suivant lequel les ganglions lymphatiques sont envahis [1].

Les surfaces accidentelles, celles des plaies contuses ou exposées à l'air, absorbent, en même temps que les matières étrangères, leurs propres produits de sécrétion. Elles les résorbent tels qu'ils sont ou après une altération putride plus ou moins avancée. En cela elles se comportent à la manière des surfaces muqueuses. Comme elles ont des solutions de continuité nombreuses aux vaisseaux, les éléments figurés ou les globules du pus peuvent être résorbés avec les principes solubles ; les premiers entrent mécaniquement, les autres, d'après les lois ordinaires de la diffusion à travers les membranes. En outre, comme les tissus voisins des surfaces sont, surtout à la suite des contusions, imprégnés de liquides altérés ; comme il y a du pus dans ces petits canaux affectés de lymphangite, de phlébite, les accidents connus sous le nom d'infection purulente, de septicémie, ont un point de départ plus complexe qu'on ne le pense généralement.

L'absorption des matières putrides se fait assez activement par les plaies, et elle peut introduire par les plus petites une quantité suffisante de ces matières pour produire la septicémie et la mort.

Ainsi, trois ou quatre gouttes de sang putréfié, inséré avec une lancette dans la peau d'un lapin, l'ont tué en moins de vingt-quatre heures. Une quantité plus faible du sang du premier lapin tué a déterminé la mort d'un second en dix-neuf heures. Une goutte seulement du sang du second, en quatre piqûres, a tué un troisième lapin en dix-sept heures. Une ou deux gouttelettes très petites, ont tué des animaux de même espèce en onze à douze heures. Dans tous les cas, le sang putré-

---

1. G. Colin, *Sur le développement successif de foyers virulents pendant la période d'incubation des maladies charbonneuses* (*Bull. de l'Acad. de méd.*, 5 mars 1878, p. 199).

tié ou la sérosité péritonéale, ou un liquide quelconque en voie d'altération putride, a produit sur les petits animaux une altération spéciale du sang, avec septicémie mortelle, qui est devenue inoculable par le sang des animaux morts et non putréfiés. J'ai exposé ces résultats, avec détails, dans ma communication à l'Académie de médecine, sur les effets des matières putrides introduites dans l'organisme.

Quelle est la rapidité de l'absorption à la surface des plaies ? Il importe de le savoir avec précision dans le cas où il y a insertion de matière virulente.

Cette rapidité est subordonnée, d'une part, aux qualités de la matière, notamment à sa plus ou moins grande diffusibilité, d'autre part, à l'état des surfaces auxquelles elle est offerte.

Les poisons végétaux s'absorbent vite en raison de leur grande diffusibilité. On sait, d'après les récits des voyageurs, que les piqûres faites à la peau par les poils des feuilles de l'*Urtica gigas* font tomber immédiatement le cheval, et frappent de paralysie momentanée les membres de l'homme ; les sucs des strychnos, le curare, déterminent, pour cette raison, leurs effets avec une extrême promptitude.

Les matières virulentes, associées au sérum du sang ou à des produits de sécrétion très miscibles aux fluides qui baignent les tissus ou qui circulent, s'absorbent très vite. M. Renault, dans des études intéressantes, a fait voir que souvent, cinq minutes après l'inoculation, la cautérisation, l'ablation de la partie où le virus morveux, farcineux, a été déposé, n'empêche pas le développement de la morve, du farcin : preuve qu'en ce laps de temps si court l'absorption a déjà enlevé assez de virus pour engendrer la maladie.

J'ai fait aussi à ce sujet des expériences qui, pour d'autres virus, montrent une aussi grande et même quelquefois une plus grande rapidité d'absorption.

Mais l'absorption ne se fait pas toujours avec cette vitesse, et pour une même matière virulente ; car, suivant que la plaie est ou non saignante, suivant que l'exsudat de ses bords demeure liquide ou qu'il se coagule, la matière éprouve plus ou moins de difficulté à entrer.

D'ailleurs, il ne faut pas généraliser. Toutes les matières virulentes n'ont pas les mêmes propriétés osmotiques, le même degré de diffusibilité : la salive plus ou moins visqueuse du chien enragé ne peut, à cause de sa viscosité, passer aussi vite que les sérums virulents. D'un autre côté, toutes les plaies sont loin de se trouver dans des conditions également favorables à l'absorption. Celles qui sont mâchées, contuses, à bords meurtris, peuvent conserver longtemps la matière contagifère à leur surface : leurs tissus peuvent même en demeurer imprégnés plus longtemps encore sans que leurs vaisseaux froissés, à contenu coagulé, soient aptes à les prendre. Aussi peut-on, dans beaucoup de cas, cautériser avec succès un quart d'heure, une demi-heure, une heure, plusieurs heures, même un ou deux jours après l'inoculation ou la morsure ; et il ne faut pas négliger de le faire tardivement quand on ne l'a pu aussitôt après l'accident. Un grand nombre de faits pratiques démontrent qu'effectivement la cautérisation très tardive a prévenu assez souvent la contagion. Toutefois, en les comptant, il faut se rappeler que, pour quelques maladies, la rage, par exemple, tous les cas d'inoculation ne sont pas suivis de transmission rabique.

Les virus, lorsqu'ils demeurent longtemps dans le lieu de leur insertion, peuvent, comme dans le cas de pustule maligne, être atteints par les cautérisations tardives qui les détruisent avec ceux dont la régénération a eu lieu au même point. Les éléments virulents entraînés même dans une zóne plus ou moins étendue autour de leur point d'insertion peuvent être neutralisés avec les premiers, par suite de la diffusion du caustique. D'ailleurs, cette destruction du virus, demeuré dans la plaie ou à sa périphérie, a toujours une certaine utilité, car elle prive d'un renfort plus ou moins considérable, la part que l'absorption a enlevée, part qui peut se détruire, s'éliminer après sa dissémination ou être insuffisante pour déterminer des accidents. J'ai prouvé[1] qu'en effet sur divers animaux, notamment sur le chien, la bactéridie entraînée hors du rayon de la pustule maligne périt le plus souvent sans déterminer d'accidents généraux appréciables. C'est probablement aussi parce que le virus rabique absorbé en quantité minime se détruit ou s'élimine comme le virus charbonneux que, dans une foule de cas, le tiers, la moitié, ou plus, les morsures des animaux enragés ne sont suivies d'aucun accident.

Pour mesurer la vitesse de l'absorption des virus dans les plaies, je me suis servi du sang charbonneux dont l'inoculation donne des résultats à prompte échéance. Le virus était inséré sous la peau de l'oreille, en une ou plusieurs piqûres obliques, à l'aide de la lancette chargée, à chaque piqûre, d'une même quantité de liquide. Au bout d'un certain nombre de secondes ou de minutes, l'oreille était amputée transversalement d'un coup de ciseaux à 1 centimètre au-dessous des piqûres. Il résulte de ces expériences que, dans la plupart des cas, l'absorption n'a pas eu lieu avant la troisième ou la quatrième minute, ou plutôt qu'avant trois ou quatre minutes, elle n'a pas pris une quantité suffisante de matière virulente pour reproduire la maladie. Néanmoins elle a pu être effectuée dans un cas après deux minutes trente secondes.

Voici les résultats de vingt et une expériences faites dans les mêmes conditions :

NATURE du VIRUS	NOMBRE des PIQÛRES	TEMPS ÉCOULÉ entre L'INOCULATION ET L'AMPUTATION DE L'OREILLE	RÉSULTATS
V. ch.	1	Amput. après 30 secondes.	Pas d'effets.
V. sept.	»	30 secondes.	Ne meurt pas.
Id.	»	1 minute.	Meurt au bout de 17 heures.
V. ch.	2	1 minute 30 secondes.	Pas d'effets.
Id.	2	2 minutes.	Pas d'effets.
V. sept.	»	2 minutes.	Mort au bout de 18 heures.
V. ch.	2	3 minutes.	Pas d'effets.
Id.	2	3 minutes.	Pas d'effets.
Id.	2	3 minutes.	Pas d'effets.
Id.	2	3 minutes.	Mort au bout de 30 heures.
Id.	2	3 minutes 30 secondes.	Ne meurt pas.
Id.	2	3 minutes 30 secondes.	Ne meurt pas.
Id.	2	4 minutes 30 secondes.	Ne meurt pas.
Id.	2	4 minutes 30 secondes.	Ne meurt pas.
Id.	2	3 minutes 30 secondes.	Ne meurt pas.

[1] *Analyse expérimentale de la pustule maligne et de l'œdème charbonneux* (Bull. de l'Acad. de méd. 1880, p. 650).

NATURE DE VIRUS	NOMBRE DES PIQURES	TEMPS ÉCOULÉ ENTRE L'INOCULATION ET L'AMPUTATION DE L'OREILLE	RESULTATS
V. ch.	2	4 minutes.	Meurt au bout de 30 heures.
Id.	2	4 minutes 30 secondes.	Ne meurt pas.
Id.	2	4 minutes 30 secondes.	Ne meurt pas.
Id.	4	5 minutes.	Meurt au bout de 24 heures.
Id.		5 minutes.	Ne meurt pas.
Id.		5 minutes.	Meurt au bout de 30 heures.
Id.		5 minutes.	Meurt au bout de 38 heures.
Id.		10 minutes.	Mort au bout de 26 heures.
Id.		10 minutes.	Mort au bout de 29 heures.
Id.		10 minutes.	Mort au bout de 28 heures.
Id.		10 minutes.	Mort au bout de 33 heures.
Id.		10 minutes.	Mort après 21 heures.
Id.		10 minutes.	Mort après 22 heures.
Id.		10 minutes.	Mort après 23 heures.
Id.		10 minutes.	Mort après 21 heures.
Id.		10 minutes.	Mort après 31 heures 1/2.
Id.		10 minutes.	Mort après 24 heures 1/2.
Id.		10 minutes.	Mort après 30 heures.
Id.		15 minutes.	Mort après 6 jours.
Id.		30 minutes.	Ne meurt pas.
Id.		30 minutes.	Meurt après 24 heures.
Id.		1 heure.	Meurt après 24 heures.
Id.		1 heures 30 m.	Meurt après 24 heures.
Id.		3 h. excision et cautéris.	Ne meurt pas.
Id.	6	6 h. excision et cautéris.	Meurt après 48 heures.
Id.	6	7 h. 1/2 excis. et cautéris.	Meurt après 44 heures.
	3 (cheval	73 h. cautér. objective...	Charbon s'éteint.
	Anesse.	73 h. cautér. objective...	Tumeurs ch. disparaissent.

Ils montrent que l'absorption du sérum virulent n'atteint pas la rapidité maximum de l'absorption d'autres matières. On se rappelle que, sur les petits oiseaux, j'ai constaté, au bout d'une minute, des convulsions à la suite de l'insertion de quelques gouttes de solutum de sulfate de strychnine dans le tissu cellulaire. Il y a mieux encore, puisque, d'après Fontana, l'amputation de la patte de l'oiseau où a eu lieu l'insertion du venin de la vipère ne prévient pas l'effet du poison si elle est faite plus de quinze secondes après cette insertion.

CHAPITRE XXXIX

DE L'ABSORPTION INTERSTITIELLE OU DE LA RÉSORPTION

L'absorption interstitielle est celle qui s'opère dans la trame des tissus, soit sur leurs propres éléments, soit sur les fluides qui les pénètrent. Elle donne lieu, dans toutes les parties de l'économie, à un grand nombre de phénomènes variés, non moins remarquables à l'état normal que dans certaines circonstances accidentelles. Indiquons les principaux de ceux qui se manifestent dans le tissu cellulaire, le tissu adipeux, les muscles, les os, les glandes, la peau et les membranes muqueuses.

L'absorption des fluides qui remplissent les aréoles du tissu cellulaire est nécessairement liée à une exhalation continuelle avec laquelle elle doit toujours être en équilibre parfait. Elle devient très active, et par conséquent très sensible, lorsqu'elle fait disparaître rapidement les œdèmes des parties déclives, les infiltrations des membres, les engorgements produits par les sinapismes ou les frictions irritantes, l'emphysème plus ou moins étendu, le sang infiltré des ecchymoses, etc. Son activité est telle, dans ces circonstances, qu'elle réintroduit dans les vaisseaux la fibrine, l'albumine, la matière colorante du sang, aussi bien que l'eau et les sels de la sérosité.

Dans le tissu adipeux, elle n'est pas moins manifeste. Ses effets peuvent être facilement appréciés au tissu adipeux sous-cutané, à celui des interstices musculaires, des cavités des os. Lorsque l'amaigrissement survient, on voit diminuer, puis disparaître les pelotes de graisse qui existent au-dessus de la base de la queue, à la pointe des fesses, sur les côtes et au poitrail. La bosse simple du dromadaire, les deux bosses du chameau s'affaissent et deviennent flasques, la queue énorme du mouton de Barbarie s'amincit, la partie supérieure de l'encolure du cheval perd sa mollesse particulière, le panicule graisseux sous-péritonéal des ruminants perd de son épaisseur et se réduit presque à rien, les masses adipeuses qui enveloppent le rein se réduisent à de minces proportions, les mésentères deviennent transparents et montrent leurs nerfs, leurs vaisseaux à découvert. Les rubans de l'épiploon des carnassiers et des ruminants se rétrécissent ; la graisse du canal médullaire des os longs, des aréoles des os courts, disparaît en partie ; l'os acquiert de l'aptitude à blanchir et ne se laisse plus facilement traverser par ce qu'il conserve après la mort. Mais cette absorption demeure très lente en quelques points ; elle respecte une partie de la graisse des scissures du cœur, des coussinets de l'œil, de la fosse temporale, de la base de l'oreille, du pourtour de certaines articulations, de la face interne du canal rachidien.

Dans le système musculaire, elle détermine, sous l'influence d'une alimentation insuffisante, d'une abstinence prolongée, d'une maladie organique, une atrophie plus ou moins prononcée. Elle amène le même résultat après que les vaisseaux les plus considérables ont été oblitérés plus ou moins complétement par des caillots, lorsque les nerfs des muscles ont été déchirés, coupés en travers ou paralysés par une cause quelconque. On en voit des exemples frappants au larynx des solipèdes, même sans qu'il y ait une gêne marquée de la respiration ; à l'encolure, lors de certaines déviations latérales qui simulent des luxations, aux membres dont quelques nerfs lésés ont produit des paralysies partielles.

L'absorption qui s'exerce sur le système nerveux, quoique peu active, devient fort sensible dans certaines circonstances. Elle détermine fréquemment l'atrophie de la couche superficielle des corps striés, lorsqu'il existe, comme on le voit si souvent chez le cheval, de volumineuses concrétions du plexus choroïde. Elle donne lieu à une dépression au niveau des exostoses de la face interne du crâne ; elle creuse dans la substance des hémisphères, chez le mouton, dont le cerveau renferme des cœnures, une cavité d'abord très petite, puis successivement agrandie, jusqu'à atteindre les proportions de celle d'un œuf ; elle réduit à l'état d'un mince cordon grisâtre le nerf optique du cheval frappé depuis longtemps de cécité. Enfin elle fait disparaître les épanchements sanguins formés au milieu de la substance cérébrale, soit par suite de la rupture spontanée de quelques vaisseaux, soit par l'effet d'une cause traumatique.

A la peau, cette absorption reprend la matière jaune de la bile déposée pendant la durée de l'ictère ; elle détermine un amincissement, puis une perforation au niveau des abcès superficiels ; elle ulcère les parties qui correspondent aux tumeurs farcineuses ; elle rapetisse les bords renflés, calleux des crevasses et des autres solutions de continuité qui vont se cicatriser ; elle amincit les cicatrices et en réduit progressivement l'étendue.

Aux membranes muqueuses, elle se traduit par les ulcérations de la pituitaire du cheval morveux ; par celles des lames du feuillet chez les ruminants, dans quelques rares circonstances, par celle de la muqueuse intestinale dans l'entérite, qui complique chez la vache la tuberculisation avancée du poumon ou des ganglions lymphatiques. Cette absorption entraîne l'atrophie périodique des cotylédons utérins des ruminants pendant les intervalles de la gestation, et leur disparition complète à la suite de la métrite, provoquée par le séjour prolongé dans l'utérus d'un fœtus mort ou de ses annexes.

Dans les viscères, dans les glandes, elle s'exerce souvent avec activité. Elle fait passer l'induration rouge du poumon à l'état d'induration grise, puis détermine la résolution de cette dernière. Elle réduit les engorgements du foie, et produit souvent une atrophie partielle de cet organe, comme on le voit fréquemment au lobe droit du cheval. Elle creuse la substance du rein autour d'un calcul, fait disparaître le stroma de l'ovaire transformé en kyste, réduit à de minces proportions le tissu de la mamelle, lorsque la sécrétion du lait se suspend, atrophie cette glande sur les femelles que l'âge rend infécondes ; flétrit et rapetisse, consécutivement à la castration par torsion, le testicule énorme du bélier et du taureau. Elle fait disparaître le thymus, la membrane pupillaire atrophiée, un ovaire et un oviducte, chez les oiseaux, les corps de Wolf des mammifères, la queue des têtards, des batraciens, leurs branchies et leurs arcs branchiaux.

Dans les os, l'absorption interstitielle est aussi manifeste qu'au sein des parties molles et des tissus les plus vasculaires. Elle s'y exerce de plusieurs manières, dont il suffit de considérer les principales.

C'est elle qui creuse, chez le fœtus, un canal médullaire autour des vaisseaux nourriciers des os longs, qui agrandit insensiblement ce canal jusqu'à l'âge le plus avancé. Elle contribue à la formation des sinus des os du crâne et de la face, amincit et perfore quelquefois les cloisons qui les divisent. Elle enlève le diploé des os du crâne pressés de dedans en dehors par un œdème ou par une tumeur ; elle déprime les vertèbres contre lesquelles battent des dilatations anévrysmales, perfore les os du nez, longtemps soumis à une pression énergique de la muserolle du licol ; elle enlève la garance déposée dans le tissu de l'os, réduit le volume des exostoses, fait disparaître, après la consolidation des fractures, le cal intérieur et extérieur, c'est-à-dire le cylindre solide formé dans le canal médullaire, au niveau de la fracture, et la virole qui circonscrit cette dernière ; elle réduit insensiblement la masse des os anciens dans les séquestres, enlève les éléments terreux des os dans le rachitisme, l'ostéosarcome, etc.

Cette résorption s'exerce jusque sur les parties les moins vivantes. Elle aplatit la racine des dents caduques comprimées lors de l'évolution des dents nouvelles, elle les creuse en divers sens, comme on le voit aux incisives du bœuf et du cheval; elle use, de la base vers la surface libre, les molaires caduques de ces mêmes herbivores, et les réduit à l'état de disques plus ou moins minces.

Enfin, c'est elle qui détermine la résolution des tumeurs molles, ou indurées, des engorgements tendineux, des épanchements sanguins. Elle joue par là un grand rôle dans les actions médicatrices, comme dans les phénomènes réguliers de la nutrition.

L'absorption interstitielle a pour agents les veines et les lymphatiques; les premières seules dans les parties où les lymphatiques n'existent pas, les premières et les seconds à la fois dans la plupart des tissus et des organes. Mais il n'est pas possible de préciser la part qu'y prend chacune de ces deux espèces de vaisseaux.

Maintenant que nous avons passé en revue les diverses absorptions effectuées par les vaisseaux sanguins et lymphatiques, et celles des diverses surfaces ou des tissus, il faut en étudier les produits : la lymphe et le chyle.

CHAPITRE XL

DE LA LYMPHE

La lymphe est, comme le chyle, un liquide de transition dont l'histoire a été semée d'une foule d'erreurs. Pour s'en faire une idée exacte, il faut éviter de la prendre, comme on l'a fait, soit dans le canal thoracique où elle est mêlée à du chyle et souvent à du sang apporté par le reflux, soit dans les vaisseaux du cadavre où elle s'altère vite, ou enfin à la surface de certaines plaies qui la donnent plus ou moins impure. On doit la recueillir en établissant une fistule à un lymphatique superficiel.

Il est plusieurs régions où l'emploi de ce moyen, que j'ai imaginé depuis longtemps, est très facile.

C'est dans la partie moyenne du cou que les beaux lymphatiques satellites de l'artère carotide se prêtent admirablement aux études. On incise la peau, puis le mastoïdo-huméral en avant de la jugulaire, et parallèlement à cette veine, puis on attire en avant le sterno-maxillaire de manière à découvrir la face latérale de la trachée et de la carotide. Alors on passe une ligature autour des lymphatiques accolés à l'artère afin de les gonfler, on en ponctionne le plus dilaté, et on y introduit, du côté de la tête, le bout d'un tube d'argent que l'on maintient en place par un nouveau fil noué circulairement. A peine placé et tenu dans une direction convenable, ce tube se remplit et la lymphe vient perler, en belles gouttelettes, à son extrémité libre. L'écoulement devient abondant si on donne à manger à l'animal ou si, par tout autre moyen, on provoque le mouvement des mâchoires ; il se continue pendant des heures et des jours pourvu qu'on évite les déplacements du tube et la coagulation de la lymphe dans sa cavité.

On peut, de même, sur les grands animaux, établir des fistules aux lymphatiques qui sortent des ganglions préscapulaires, à ceux qui, à la cuisse, suivent le trajet de la saphène, et à quelques autres.

La lymphe donnée par ces fistules est, sauf les premières gouttes qui balayent le tube, absolument pure. On doit, si elle est destinée à des études micrographiques, l'examiner à l'instant même de son extraction, et, pour cela, on en reçoit directement les gouttes sur des lames de verre.

Il a été possible, sur l'homme, de la recueillir dans quelques circonstances. Sœmmering, Nasse, Krimer, l'ont obtenue par la ponction des dilatations variqueuses des lymphatiques superficiels ; d'autres l'ont recueillie sur des plaies de l'aine, de la cuisse ou du pied qui avaient intéressé quelques vaisseaux blancs ; mais il est probable que cette lymphe a dû être, dans la plupart des cas, altérée par l'irritation ou mêlée à des produits pathologiques.

I. — CARACTÈRES ET PROPRIÉTÉS PHYSIQUES DE LA LYMPHE.

Ce liquide, au moment de son extraction, est à peu près dépourvu de viscosité s'il coule librement ; dans le cas contraire, il prend l'aspect oléagineux, mais avec lenteur, et se prépare à la coagulation.

Sa coloration sur les animaux solipèdes est jaune citron ou jaune ambré ; sur le bœuf, le mouton, le porc et le chien, elle est très pâle, à peine citrine. Cette teinte est sensiblement uniforme dans toutes les parties du système lymphatique d'un même animal. Néanmoins, et particulièrement sur les chevaux, la lymphe de la rate et des ganglions lombaires est légèrement rougeâtre. Cela s'observe si la rate a subi quelques froissements au moment de la mort, ou s'il y a altération du sang comme dans les maladies charbonneuses. La lymphe a une teinte rosée quand elle provient de régions congestionnées, enflammées, ou qui sont le siège de contusions, de déchirures vasculaires. Cette teinte rougeâtre, toujours anormale, indique la pénétration du sang ou de sa matière colorante dans le système lymphatique.

La teinte citrine de la lymphe est, quant à son intensité, toujours en rapport avec celle du sérum sanguin ou de la sérosité des diverses membranes séreuses. Elle est plus prononcée sur les solipèdes que sur tous les autres animaux qu'il m'a été possible d'observer, et à peine jaunâtre chez les ruminants et les carnassiers dont le sérum sanguin est toujours très pâle. Elle me paraît due à la matière biliaire qui colore le sérum et toutes les autres sérosités, car la lymphe donne, par l'acide azotique, les mêmes réactions que ces liquides. L'hématine, que quelques chimistes et micrographes admettent dans la lymphe, n'a pu être trouvée que dans les cas où ce liquide était associé à une certaine quantité de sang.

La nuance de la lymphe éprouve peu de variations. Elle m'a semblé plus pâle chez les jeunes animaux qu'à l'âge adulte, plus aussi chez les sujets anémiques et infiltrés que dans les conditions normales. Je l'ai vue devenir opalescente sur un cheval gras au bout d'une très longue abstinence. Au contraire, sa teinte ambrée m'a paru exagérée sur les animaux ictériques.

Sa saveur est salée, légèrement alcaline, à peu près comme celle du chyle et du sérum du sang. Son odeur est peu marquée pendant la vie ; elle rappelle quelquefois, sur le cadavre, celle des parties d'où elle a été tirée.

Sa densité est de 1022 d'après Magendie, celle de son sérum n'est que de 1009 à 1010 d'après M. Lassaigne. Elle a été trouvée plus grande par d'autres observateurs qui ont probablement recueilli ce liquide goutte à goutte, et éprouvant par conséquent une concentration marquée.

La lymphe jouit d'une coagulabilité très prononcée : aussi ses caillots obstruent-ils bientôt les tubes adaptés aux vaisseaux si ces tubes prennent des positions capables de ralentir l'écoulement du liquide. En moyenne, elle ne met qu'un quart d'heure pour se coaguler : mais son caillot continue à prendre de la consistance jusqu'à la vingtième et la trentième minutes, quelquefois même encore après. Mais la coagulation peut s'opérer en un temps beaucoup plus court, si la lymphe est en très petite quantité ou si elle progresse lentement. Au contraire, il est des cas, sur les animaux très affaiblis, notamment sur les bêtes bovines, où je ne l'ai vue s'opérer qu'à peine en une heure. Leuret et Lassaigne disent qu'elle peut se faire dans le vide, dans l'hydrogène, l'acide carbonique, comme au contact de l'air, fait que je n'ai pas eu l'occasion de vérifier.

Elle ne s'opère pas sensiblement dans les vaisseaux, soit sur le cadavre, soit pendant la vie. La remarque en a été faite depuis longtemps, et elle est en général très juste. Les ligatures appliquées sur les lymphatiques pendant douze à vingt-quatre heures ne la produisent même pas, quoiqu'elle se fasse assez vite dans les tubes adaptés aux vaisseaux dès que l'écoulement du liquide vient à être gêné : Virchow explique cette particularité en disant que la fibrine, incomplètement formée dans la lymphe, a besoin du contact de l'air pour s'achever. On pourrait tout aussi bien l'attribuer à ce que, dans les vaisseaux, la plasmine ne subit pas les modifications qui la rendent aptes à se dédoubler en fibrine et en matière albumineuse précipitable par le sulfate de magnésie. Néanmoins, à la longue, la coagulation se produit quelquefois dans les vaisseaux. J'en ai vu un exemple dans le canal thoracique où la lymphe n'avait pas été altérée par le reflux sanguin.

La coagulabilité de la lymphe est une propriété qu'elle présente dans tous les points du système, à compter des plus petits vaisseaux d'où il est possible de la tirer. Je me suis assuré maintes fois qu'elle existe bien manifestement dans celle des lymphatiques des régions digitées, métacarpienne ou métatarsienne des solipèdes, comme aux joues, près des lèvres, où se trouvent de gros vaisseaux qui n'ont point traversé de ganglions ; cependant elle paraît un peu plus marquée dans celle qui a traversé les glandes. La lymphe rougeâtre de la rate et des ganglions lombaires la possède à un haut degré. Elle est aussi plus prononcée qu'à l'état normal dans le cas de fièvre intense, de morve aiguë, comme M. Delafond l'avait d'ailleurs très bien noté.

Lorsque la lymphe paraît coagulée, son caillot ne renferme pas tout d'abord la totalité de la fibrine ; car si l'on vient à exprimer ce caillot à la quinzième, à la vingtième et même à la vingt-cinquième minute, il s'en forme dans le sérum un second d'une faible consistance. Sous ce rapport la lymphe se comporte exactement comme le chyle.

Une fois ce caillot achevé, il conserve pendant plusieurs jours ses dimensions initiales, reste adhérent aux parois du vase et n'éprouve aucune rétraction comparable à celle des caillots sanguins ; mais pour peu que le vase soit agité, il s'en détache, devient irrégulier, filamenteux et nage dans le sérum ; il se réduit alors à de très faibles proportions.

On a dit à tort que ce caillot devenait écarlate par l'action de l'oxygène, du sel marin, du nitrate de potasse, et brun sous l'influence de l'acide carbonique. Ces changements ne se produisent que dans la lymphe chargée d'une certaine quantité de sang. Dans celle qui est pure, non seulement le caillot ne rougit pas, mais il pâlit, blanchit légèrement, car il rassemble et retient les leucocytes.

II. — CARACTÈRES MICROSCOPIQUES DE LA LYMPHE.

La lymphe prise sur le cadavre, comme sur l'animal vivant, présente une seule espèce d'éléments figurés, les globules blancs, et de très rares particules graisseuses.

Les globules blancs ou leucocytes, dont Hewson paraît avoir le premier constaté l'existence, sont semblables à ceux du chyle. Ils sont de trois grandeurs, comme ceux de ce dernier liquide. Les uns, dépassant en diamètre les globules sanguins, ont de 5 à 8 millièmes de millimètre, souvent davantage. Les plus nombreux, égaux à peu près à ceux du sang, ont 5 à 6 millièmes de millimètre, les petits ont seulement de 2 à 4 millièmes de millimètre, et même moins : c'est à ces derniers qu'on peut réserver la qualification de globulins.

Ils sont blancs et argentins comme ceux des chylifères, sphériques, d'aspect pointillé, susceptibles d'éprouver des déformations qui se produisent et disparaissent à la manière des expansions sarcodiques des infusoires. En examinant la lymphe vivante et chaude au moment même où elle sort des vaisseaux, on voit ces globules se déformer rapidement, donner un prolongement qui s'agrandit, change de figure, puis un second et souvent d'autres qui rendent le globule étoilé, hérissé, prolongements qui peuvent disparaître aussi vite qu'ils se sont formés. Ils ne se produisent pas dans la lymphe recueillie depuis un certain temps. L'addition de l'eau, tout en donnant lieu au gonflement des globules, fait cesser le développement des expansions, et même efface celles qui existaient. Pendant que ces changements s'opèrent, on voit un certain nombre de globules qui crèvent : leur contenu s'échappe et leur paroi se crispe. Du reste, ces globules soumis à l'action de l'acide acétique, des solutions alcalines et des autres réactifs, se comportent comme ceux du chyle. Il est à noter que les mouvements amiboïdes et les déformations qui en sont le résultat momentané, s'observent surtout dans les leucocytes de grandes dimensions : ces changements d'état et de formes semblent indiquer des manifestations vitales dont le but probable est la segmentation ou la reproduction par une sorte de scissiparité.

Leur constitution ne diffère pas de celle des globules du chyle. Leur enveloppe, indiquée par un contenu sombre, est susceptible de se dissoudre et de se déchirer. Elle renferme un liquide probablement visqueux dont la quantité augmente ou diminue par suite des actions osmotiques effectuées à travers la paroi. Au sein de ce liquide se trouvent des granulations inégales plus ou moins rapprochées et plus ou moins apparentes dont l'aspect se modifie avec une grande facilité. D'un côté, sous l'influence prolongée de l'eau ou de l'acide acétique, cet amas de granulations se fractionne nettement en plusieurs petites masses sphériques, assez distinctes, devenant libres dès que l'acide a dissous l'enveloppe, et se dissociant si l'on exerce sur elle une certaine compression. Comme l'acide acétique en donne un peu plus que l'eau, Ch. Robin se refuse à admettre leur préexistence. Pourtant elles semblent bien être des granulations nucléiformes simplement agglutinées et dont les réactifs facilitent la désagrégation. Je les ai toujours vues plus ou moins distinctement sur les globules encore vivants examinés dans la lymphe, non additionnée d'un liquide, et à l'instant de sa sortie des vaisseaux; elles m'ont constamment paru distinctes à la période des expansions sarcodiques comme après : aussi, quand l'enveloppe cellulaire se rompt, le contenu se trouve souvent, mais non toujours, fractionné, car ses différentes parties se tiennent agglutinées en raison de leur compression antérieure ou de leur viscosité. C'est là un point important sur lequel il faudra revenir à propos des mutations successives éprouvées par les fluides blancs.

Indépendamment de ces granulations irrégulières, il y aurait encore au centre du globule un et quelquefois deux noyaux admis par Henle, par Valentin, par Virchow, etc., niés par Bischoff, Ch. Robin et par d'autres. On les dit arrondis, réguliers. Ils seraient susceptibles de se diviser en deux ou trois noyaux secondaires. Je suis loin de mettre en doute leur existence car je les ai vus souvent : seulement ils ne m'ont point paru bien distincts des autres granulations de la cellule.

La structure des globules moyens n'a rien de particulier. Ils sont, comme les premiers, sphériques, à contours réguliers, pâles, et ils ont une enveloppe cellulaire, un contenu granuleux dont les réactifs modifient l'aspect, comme ils le font pour les grands leucocytes.

Enfin, les plus petits globules, auxquels il faut conserver le nom de globulins, sont ou de simples noyaux ou de très petites cellules en voie de développement. Un examen attentif porte à croire qu'ils sont, pour la plupart, des granules isolés, de la nature de ceux que renferment les grands leucocytes. J'ai vu tant de fois de semblables granules s'échapper à travers l'enveloppe déchirée des leucocytes, qu'il ne me reste pas de doute sur leur nature commune. Ils deviennent très nombreux dans la lymphe en voie d'altération, et semblent un résultat de la destruction des globules parfaits. Mais, d'autre part, leur existence dans la lymphe qui s'échappe des radicules donne à penser qu'un certain nombre sont des granules destinés à constituer ultérieurement des globules à enveloppe. D'où il suit que probablement, dans un échantillon donné de lymphe, une partie de ces granules n'a pas encore servi à former des globules, tandis que l'autre provient de globules détruits.

Quoi qu'il en soit, ces divers globules et granules ont les caractères de ceux que nous retrouvons dans le sang où ils sont apportés par le canal thoracique.

Néanmoins ils ne me paraissent pas avoir déjà dans la lymphe le degré de viscosité qu'ils acquièrent dans le sang, car au milieu du premier liquide ils ne se rassemblent guère en masses de 10, 15 et même plus, comme ils le font dans l'autre.

Leur quantité est indéterminée et ne peut s'évaluer que d'une manière approximative. A l'aide de l'appareil Nachet, j'ai cherché à l'apprécier sur un assez grand nombre d'animaux, dans des conditions variées. Pour cela, au lieu de prendre la lymphe sur le cadavre où ses globules sont inégalement répartis, dès qu'il y a un commencement de coagulation, je l'ai recueillie sur l'animal vivant à mesure qu'elle s'échappait des tubes d'argent adaptés aux vaisseaux lymphatiques. En la recevant parfaitement liquide et en petites gouttelettes dans une cellule de 1 dixième de millimètre de profondeur, je comptais les globules à l'aide d'un quadrillé de 2 dixièmes de millimètre de côté. J'ai constaté ainsi que la proportion des globules variait énormément suivant les animaux, et suivant les conditions physiologiques ou autres dans lesquelles se trouvaient les sujets examinés.

Sur le cheval, la lymphe des vaisseaux de fort calibre, satellites de la carotide, lymphe qui a traversé plusieurs ganglions, offre en moyenne 4, 5, 6, 8 et jusqu'à 10 mille globules par millimètre cube dans les conditions les plus communes. Parfois ce chiffre s'élevait à 15, même à 20 mille et plus ; mais dans quelques cas il descendait à 3, même à 2 mille.

Lorsque la lymphe progresse rapidement et se produit en abondance sous l'influence de l'action musculaire, comme cela arrive pour les vaisseaux venant de la tête pendant la mastication, la proportion des globules, loin de diminuer, se maintient à un chiffre élevé ou augmente considérablement. Dans ce cas, le travail musculaire et les actions chimiques qui l'accompagnent, semblent être une cause d'hypergenèse globulaire.

Toutes les causes d'excitation, soit des ganglions, soit des vaisseaux lymphatiques semblent, au bout de quelque temps, accroître le nombre des globules. Ainsi, après une injection de charbon porphyrisé, ou de cinabre dans le tissu cellulaire, j'ai vu la quantité des globules doubler et même tripler. Sur un cheval j'en ai compté, après 4 à 5 heures ou le lendemain, jusqu'à 25 et 27 mille par millimètre cube, alors que les autres vaisseaux, ceux de la rate, n'en offraient que 6 à 7 mille.

Dans le cas où une partie du système lymphatique emprunte ses matériaux à des engorgements, la lymphe est beaucoup plus chargée de globules qu'ailleurs. C'est ce que j'ai vu au liquide des lymphatiques satellites de la saphène sur un cheval dont le membre postérieur était le siège d'un empâtement de nature farcineuse.

Une forte proportion de globules dans la lymphe m'a paru coïncider avec leur abondance dans le sang. Au moins j'ai constaté nettement ce fait sur un de mes chevaux d'expérience.

Dès que leur quantité dépasse de beaucoup la normale, dans tous les points du système, il se développe, chez les animaux, comme dans l'espèce humaine, ces états qu'on appelle leucocytose, leucémie, leucocythémie, dont l'étude est surtout du ressort de la pathologie. Les états dont il s'agit sont très nombreux. L'un d'eux, fort commun sur les solipèdes, est la leucocytose morveuse, dans laquelle j'ai reconnu deux, trois, quatre, cinq fois autant de globules blancs qu'à l'état normal[1]. Ils sont dus très probablement à des causes multiples, parmi lesquelles l'irritation des vaisseaux et des ganglions tient le premier rang. En effet, j'ai vu, en injectant du charbon porphyrisé, du cinabre ou seulement de l'iodure de potassium dans le tissu cellulaire que, au bout de quelques heures, les vaisseaux provenant du lieu de l'injection charriaient une lymphe extrêmement chargée de leucocytes et qu'en outre ces leucocytes se trouvaient en abondance dans le tissu conjonctif, où la matière étrangère avait été introduite.

La détermination du nombre des globules de la lymphe ne peut se faire, avec un peu de précision, que sur l'animal vivant, par la méthode des fistules. Elle pourrait être tentée aussi sur les sujets expirants ; mais elle ne donne plus de résultats exacts sur le cadavre dont la lymphe est en voie de coagulation, car les globules qui ne s'attachent point aux parois vasculaires sont retenus, en grande quantité, dans les caillots fibrineux les plus légers. Ainsi, sur un cheval mort depuis 6 heures, pendant que la lymphe encore fluide du gros intestin montrait 8700 globules par millimètre cube, celle du trajet inguinal 4450, il n'y en avait que 1700 dans la lymphe des parois abdominales et 750 dans celle de la saphène, en grande partie coagulées.

Je résume dans le tableau suivant les résultats de la numération des globules lymphatiques sur une douzaine de chevaux. Pour chaque sujet les globules ont été comptés dans un très grand nombre d'échantillons recueillis soit le même jour, soit pendant deux, trois jours de suite, même pendant une semaine.

Quant aux rapports numériques qui peuvent exister entre les globules lymphatiques de moyennes dimensions et les petits ou les grands, ils peuvent être facilement déterminés sur le cheval. Le plus souvent les grands se trouvent dans la proportion d'un quart à un tiers ; quelquefois les premiers représentent jusqu'à une moitié des seconds ; dans certains cas seulement un sixième ou un huitième.

Les proportions des globules déformés ou pourvus de prolongements amiboïdes relativement aux réguliers sont plus variables encore. Dans certains cas on en trouve seulement de 1 à 5 pour cent, dans d'autres il y a un douzième, un dixième et assez souvent le quart ou même le tiers. Ces globules déformés abondent dans certaines maladies où le système lymphatique est intéressé, je les ai vus aux lymphatiques de la saphène sur un cheval à éléphantiasis dans la proportion de moitié, et par moment des deux tiers : leurs prolongements se trouvaient plus longs et plus nombreux que dans les conditions ordinaires ; mais leur pointillé était peu prononcé.

La proportion des globules de lymphe est indéterminée dans les maladies et ne peut s'évaluer que très approximativement. Elle s'accroît beaucoup dans quelques conditions voisines d'un état pathologique et dans certaines maladies du système lymphatique. Ainsi, on en trouve énormément dans les vaisseaux

1. Voir à ce sujet mes communications sur la leucocytose, *Bulletin de l'Académie de Médecine*, t. V, 2ᵉ série, 1870, p. 18, 92 et 115.

tuméfiés sur les chevaux atteints de farcin, comme Delafond l'a observé le premier. Toutefois, comme dans les lymphatiques des cordes farcineuses, il y a une irritation aboutissant très vite à la pyogénie, les globules lymphatiques se modifient très sensiblement, et, à un moment donné, ils sont plutôt des noyaux d'épithéliums vasculaires que de véritables globules de lymphe. Finalement, ils deviennent des globules purulents que les plus habiles micrographes allemands, Virchow[1] entre autres, trouvent exactement semblables aux globules de la lymphe, au point qu'il serait impossible de les en distinguer.

Nombre des globules de lymphe (par millimètre carré).

NUMÉROS D'ORDRE.	DÉSIGNATION DES ANIMAUX	INDICATION DES VAISSEAUX	NOMBRE MOYEN	MIN.	MAX.
1	Cheval vigoureux........	1. du cou.	5265	3850	9600
	Le même, 6 h. plus tard..	Id.	8125	»	»
	Le même, le lendemain...	Id.	6325	»	»
2	Cheval faible leucémique..	1. du cou.	13281	1500	29250
	Le même, au début........	Id.	9150	6075	12175
	Le même²	Id.	25000	»	»
	Le même, le lendemain...	Id.	27075	»	»
3	Jument................	1. du cou.	6728	5375	9175
	La même, le lendemain...	Id.	7208	»	»
4	Cheval hongre...........	1. du cou.	4927	3600	7875
	Id. 2e jour.....	Id.	10786	5500	13150
	Id. 3e jour.....	Id.	5866	1000	9750
	Id. 4e jour.....	Id.	1610	3150	7550
	Id. 5e jour.....	Id.	6912	»	7300
	Id. 6e jour.....	Id.	9837	5550	11700
	Le même, après la mort...	1. intestinale.	8075	7000	9000
5	Jument................	1. du cou.	11604	6800	23000
	La même, 2e jour........	Id.	20500	13000	23000
	La même, 3e jour........	Id.	14525	13000	16000
6	Cheval entier...........	1. du cou.	7550	5100	12800
	Le même, 2e jour........	Id.	5157	3111	6900
7	Cheval entier...........	1. du cou.	7109	2304	1011
8	Cheval hongre³	1. du cou.	17051	5500	24000
	Id. 2e jour.....		21400	20000	22000
9	Cheval hongre...........	1. du cou.	8257	6012	15350
	Le même, 2e jour........	Id.	11950	8950	16000
10	Cheval à éléphantiasis ...	1. de la saphène.	10841	7350	15150
11	Cheval hongre...........	1. du cou.	9015	6950	11450
12	Cheval mort............	lym. rég. mamm.	1150	»	7325
	Le même...............	1. trajet ing.	4250	»	»
	Le même...............	1. du colon.	8725	»	»
13	Chien................	1. de la rég. lomb.	8150	»	»

Les divers globules dont il vient d'être question ont été considérés comme des éléments produits exclusivement dans les ganglions, quoique J. Müller les ait

1. Virchow. *Pathologie cellulaire.* 1re édit., 1860 p. 125 à 127.
2. Quatre heures après une injection de cinabre et de charbon porphyrisé dans le tissu cellulaire de la face.
3. Quelques heures après une injection d'iodure de potassium sous la peau de la région faciale.

vus dans la lymphe avant son entrée dans ces organes. Ils se forment probablement dans toutes les parties du système et dès les réseaux d'origine, car je les ai trouvés déjà fort nombreux dans la lymphe de la région digitée, conséquemment bien au-dessous des ganglions brachiaux et des poplités. Mais les esprits à qui les théories plaisent plus que les faits n'en persistent pas moins dans leurs anciennes opinions.

Quant aux globules rouges admis encore tout récemment dans la lymphe par des observateurs de mérite, ils ne s'y rencontrent jamais si elle est pure, sauf dans celle de la rate, et je puis affirmer ce fait d'après des centaines d'observations. Ceux qui s'y trouvent mêlés par accident y deviennent souvent dentelés et y éprouvent une réduction de diamètre que Ch. Robin évalue à 1 ou 2 millièmes de millimètre.

Les fines particules de graisse que le chyle laiteux contient si abondamment font à peu près défaut dans la lymphe à l'état normal. On y en trouve cependant un certain nombre, surtout lorsqu'elle tend à devenir un peu trouble, sur les animaux gras, sous l'influence de la résorption adipeuse que provoque l'abstinence ou une maladie fébrile.

Les bactéries linéaires et les bactéries granuleuses peuvent se montrer dans la lymphe chez les septicémiques et les animaux atteints d'affections charbonneuses. Je les ai trouvées dans ces deux circonstances, et en assez grand nombre, sur divers animaux. Tout récemment quelques observateurs, peu familiarisés avec ces études, ont prétendu en voir dans la lymphe des chevaux affectés de la morve et du farcin. Ils ont évidemment pris des globulins et des granules disséminés pour des bactéries punctiformes, et s'ils ont réellement vu des bactéries filiformes c'est dans la lymphe altérée par la décomposition cadavérique, car sur les animaux morveux et farcineux vivants ou abattus depuis peu, la lymphe de diverses parties, notamment celle des engorgements du cordon testiculaire, de la région sous-glossienne, etc., ne m'a jamais offert la moindre trace de ces productions.

Dans certaines conditions anormales ou pathologiques, la lymphe peut éprouver quelques modifications. Je l'ai vue devenir presque incoagulable et très pauvre en globules à la suite de saignées très abondantes. Elle peut être associée à une matière blanche caséiforme, chargée de nombreux granules et de leucocytes hypertrophiés dans des vaisseaux irrités. On y a trouvé, au voisinage du cancer, des cellules épithéliales, des cellules cancéreuses. Sur les chevaux à mélanose généralisée, j'ai constaté la présence de corpuscules pigmentaires et même de grosses cellules de pigment tout à fait intactes.

III. — CARACTÈRES CHIMIQUES ET COMPOSITION DE LA LYMPHE.

La lymphe, qui provient du sang et qui y retourne, renferme la plupart des matériaux plasmatiques du liquide essentiellement nutritif.

Elle contient de 913 à 969 millièmes d'eau, soit une quantité moins variable que celle du chyle. Elle en offre le maximum dans les cas où elle marche très vite, et le minimum dans ceux où elle progresse avec lenteur.

La fibrine s'y trouve dans la proportion moyenne de 1 à 3 millièmes à l'état normal. Elle est plus élastique, plus tenace, moins soluble que celle du chyle. Sa quantité augmente dans la lymphe qui a traversé les ganglions et surtout dans celle qui est parvenue au canal thoracique où le reflux peut apporter du plasma sanguin. Elle devient énorme, d'après les études de M. Delafond[1], sur les chevaux atteints de morve aiguë, et aussi, alors, la lymphe est beaucoup plus coagulable qu'à l'état normal.

La fibrine de la lymphe, comme celle du chyle et du sang, paraît provenir du dédoublement spontané de la plasmine ou matière fibrinogène. Cette plasmine, ainsi qu'on l'a vu, se précipite quand on ajoute du chlorure de sodium pulvérulent à la lymphe recueillie sur une solution de sulfate de soude. Redissoute dans l'eau, la plasmine se divise en deux parties : l'une qui se coagule en filaments et représente la fibrine ordinaire, l'autre qui reste dissoute. Cette dernière, qualifiée du titre de fibrine soluble, se distingue de l'albumine proprement dite, avec laquelle elle est confondue, en ce qu'elle se coagule par le sulfate de magnésie qui est sans action sur la véritable albumine. La fibrine est donc, dans la lymphe, à un état semblable à celui où elle se trouve dans le sang. Elle s'y forme, après l'extraction du liquide, par le fait du dédoublement de la plasmine, dédoublement effectué surtout au contact de l'air.

L'albumine se trouve, dans la lymphe, en quantité variable de 22 à 67 millièmes, ou dans un rapport qui oscille de 1 à 3. Cette quantité s'est trouvée dans les analyses de Wurtz toujours inférieure à celle qu'a donnée le chyle d'un même animal pris au même moment ; elle représente, terme moyen, la moitié de la quantité contenue dans le plasma sanguin. Sous cette dénomination se trouvent comprises, outre l'albumine coagulable par la chaleur, l'albumine résultant du dédoublement de la plasmine, l'albumine coagulable par l'acide acétique et par l'alcool, l'albuminose ou peptone que précipitent les sels métalliques, enfin la caséine que les chimistes ne dosent pas à part. Il serait fort intéressant de connaître les proportions relatives de ces diverses variétés. Sans recourir à des pesages minutieux, il est facile de voir que l'albumine et la caséine y sont moins abondantes que dans le chyle.

L'albumine de la lymphe est toujours associée, d'après Nasse, à une notable proportion de soude.

La proportion de graisse n'y varie pas moins que celle des éléments protéiques. Parfois, elle est inférieure à 1 millième ; mais elle peut s'élever à 2, 3 millièmes et plus. Si quelquefois la lymphe en a présenté davantage, c'est qu'elle a été recueillie à un état de pureté douteux, entraînant avec elle de la graisse des tissus ou de la graisse du chyle, lorsqu'elle a été tirée du canal thoracique. Cette graisse a ceci de particulier qu'elle s'y trouve saponifiée par les alcalis et par conséquent dissoute, au lieu d'être tenue en suspension sous forme de fines particules, comme dans le chyle. Il en résulte que la lymphe peut en contenir une grande quantité tout en demeurant transparente, néanmoins la graisse n'est pas toujours saponifiée en totalité ; dans la lymphe la plus limpide, on en trouve

1. Delafond, *Traité de pathologie générale des animaux domestiques*, 2ᵉ édit. Paris, 1855, p. 582).

quelques rares et fines particules. Celles-ci deviennent fort nombreuses sur les animaux gras que l'on fait jeûner. J'ai constaté ce fait, même au trentième jour de l'abstinence, sur un cheval d'un embonpoint considérable.

La lymphe renferme aussi du sucre fermentescible dont j'ai signalé le premier la présence normale et constante, dès 1855[1], sur les carnivores comme sur les herbivores. Ce sucre s'y trouve, d'après mes recherches, dans la proportion de 1 à 1 millième et demi, ou, plus exactement, de 1 gramme à 1 gr. 60 pour 1 kilogramme de lymphe. Wurtz a confirmé ce fait qu'on s'était plu à contester dans l'intérêt d'une théorie insoutenable.

L'urée s'y trouve, d'après les analyses de Wurtz, sur le cheval, le bœuf et le chien, dans la proportion de 0,16 à 0,21 pour 1000, par conséquent supérieure à celle qui existe normalement dans le sang.

L'acide formique, l'acide lactique y ont été trouvés également par ce savant chimiste[2] dans les nombreux échantillons que je lui avais remis. Les diverses matières extractives y sont, d'après Lehmann, en quantité plus grande que dans le sang.

Les sels de la lymphe sont : le chlorure de sodium, qui est le plus abondant, 4 à 6 grammes par 1000, le chlorure et les carbonates alcalins, le phosphate de chaux, les sulfates alcalins, etc. Lehmann y indique l'existence de sels ammoniacaux. La quantité absolue et les proportions relatives de ces sels ne sont point les mêmes que dans le chyle et dans le sang.

L'alcalinité constante de la lymphe est due au carbonate de potasse, aux carbonate et phosphate de soude qu'elle renferme en petite quantité.

En somme, la composition de la lymphe que je résume dans le tableau suivant, où sont réunies la plupart des analyses données, est essentiellement mobile et variable, suivant les conditions où se trouve l'organisme, car elle tire ses matériaux du sang et des tissus, des produits de sécrétion dont la composition est également instable. Sous ce rapport, la lymphe ressemble au chyle dont les caractères sont subordonnés à la nature des aliments offerts à l'absorption intestinale. Il est hors de doute que ses variations principales doivent dépendre surtout de celles du sang et marcher parallèlement avec elles. Un certain nombre peuvent résulter de l'état général de la nutrition et des maladies. Collard de Martigny en a signalé quelques-unes dérivées de l'abstinence. Wurtz en a trouvé de très notables sur un cheval privé d'aliments pendant un mois. Des études suivies dans cette voie offriraient un très grand intérêt.

Mais, quelles que soient ses variations, la lymphe ne perd jamais ses attributs essentiels au point de vue de sa composition comme sous le rapport de ses caractères physiques et micrographiques ; elle conserve toujours ce qui en établit l'identité. D'ailleurs sa constitution demeure constamment à peu près semblable à celle du chyle, ce qui explique l'aptitude commune de ces deux liquides à renouveler le plasma sanguin ; le premier, qui dérive en grande partie du sang,

1. G. Colin, *De l'origine du sucre contenu dans le chyle* (*Comptes rendus de l'Acad. des sciences*, juin 1855, et *Journal de la physiol. de l'homme et des animaux*). — A. Wurtz. Note écrite du 22 mars 1858, citée par Longet, *Traité de physiol.*, t. 1er, p. 448, 3e édit.
2. Communication citée plus haut dans Longet, t. III.

Tableau de la composition de la lymphe.

	1	2	3	4	5	6	7	8	9	10	11	COMPOSITION MOYENNE
ESPÈCES	HOMME	HOMME	FEMME	CHIEN	CHEVAL	CHEVAL	CHEVAL	ANE	TAUREAU	VACHE	VACHE	
CONDITIONS DANS LESQUELLES LE LIQUIDE A ÉTÉ RECUEILLI	Après la mort précédée d'abstinence	Pendant la vie.	Pendant la vie.	A jeun	Vivant.	Tué après 24 heures de jeûne.	Vivant après 30 jours d'abstinence	Tué après le repas.	Vivant.	Vivante, nourrie de foin et de paille.	Vivante, régime du fourrage.	
VAISSEAUX OÙ LE LIQUIDE A ÉTÉ PRIS	Canal thoracique	Blessures aux lymphatiques du pied	Plaie aux lymphatiques de l'âme.	Canal thoracique.	Lymphatiques du cou.	Plexus lombaire.	Lymphatiques du cou	Lymphatiques des lombes	Lymphatiques du cou.	Lymphatiques du cou	Lymphatiques du cou.	
ANALYSTES	LÉCANU	MARCHAND ET COLBERT	QUEVENNE ET GRUBIER	CHEVREUL	LASSAIGNE	TIEDEMANN ET GMELIN	WURTZ	REES	WURTZ	WURTZ	WURTZ	
Eau	924.45	909.28	889.87	926.10	925.00	961.00	913.52	965.36	938.97	967.10	955.38	944.20
Fibrine	3.20	5.20	6.56	4.20	3.50	2.50	0.08	1.20	2.05	1.10	2.20	2.87
Albumine, mat. extractives	60.02	7.16	47.75	61.00	57.36	27.50	77.26	27.59	50.00	22.29	34.76	12.62
Graisse	5.10	2.64	1.82				0.08	traces.	0.12	0.61	0.21	1.22
Sels	8.25	15.44	7.30	8.40	11.34	9.00	8.45	7.85	7.04	8.87	7.41	9.17
	1000.00	1000.00	1000.00	1000.00	1000.00	1000.00	1000.00	1000.00	1000.00	1000.00	1000.00	1000.00

en redevient peu après l'un des facteurs, le second, quoique émanant de l'aliment, est un autre facteur du sang au même titre que le premier. Ils sont équivalents eu égard à la sanguification. Le tableau suivant en donne la preuve au premier coup d'œil.

Composition de la lymphe et du chyle pris simultanément sur le même animal.
(Analyses de Wurtz.)

	ÂNE tué en pleine digestion. Analyses de Rees.		TAUREAU vivant, en pleine digestion. Analyses de Wurtz.		VACHE vivante. Analyses de Wurtz.		VACHE vivante. Analyses de Wurtz.	
	Chyle.	Lymphe.	Chyle.	Lymphe.	Chyle.	Lymphe.	Chyle.	Lymphe.
Eau	902.37	965.36	929.71	938.97	962.21	967.10	951.24	955 38
Fibrine	7.70	1.29	1.96	2,05	0.93	1.10	2.82	2.20
Albumine	50.81	27.58	59.64	50.90	26.48	22.29	38.81	34.76
Graisse	36.01	traces	2 55	0.42	0.19	0.61	0.72	0,21
Sels	7.11	5.83	6 12	7.63	9.89	8 87	6.36	7.41

CHAPITRE XLI

DU CHYLE

On désigne sous ce nom le liquide puisé dans l'intestin, pendant la digestion, par les villosités, transporté par les vaisseaux lactés dans le canal thoracique et, de là, versé dans le système sanguin général.

C'est un liquide primordial, résultant des élaborations digestives, qui représente, sous une forme définie et nouvelle, une fraction de la matière alimentaire. La première métamorphose de celle-ci donne le chyme, l'albuminose, les peptones ; la seconde donne le chyle, la troisième le sang, la quatrième les tissus, et la dernière les produits de sécrétion et de désassimilation.

Le chyle est le sang en voie d'évolution, un sang transitoire.

Il est clair que, dans les espèces inférieures où il n'y a pas de cavité digestive, ni par conséquent d'élaborations alimentaires, la matière réparatrice absorbée a, tout en entrant dans l'organisme, la forme qui la rend apte à servir à la nutrition. Dans les animaux plus élevés où la cavité digestive existe, mais sans vaisseaux, les produits de l'élaboration peuvent, à leur sortie de cette cavité, prendre la forme et le nom de chyle ; enfin, dans la généralité des invertébrés pourvus seulement de vaisseaux sanguins, les produits de la digestion, quoique pris directement par ces vaisseaux et immédiatement mêlés au sang, n'en constituent pas moins, chimiquement et physiologiquement, un véritable chyle.

Chez les vertébrés ovipares pourvus de deux ordres de vaisseaux aptes à fonctionner parallèlement, les produits de la digestion entrent dans ces deux voies à la fois. Une partie de ces produits s'engage dans les veines mésaraïques, l'autre dans les chylifères. Quelles que soient leurs proportions relatives, leur forme en bloc, la figure de leurs éléments microscopiques, ils n'en sont pas moins isomères, de nature et de destination physiologique semblables.

On doit donc entendre, par cette expression de chyle, l'ensemble des produits digestifs absorbés tant par les vaisseaux sanguins que par les lymphatiques; mais pour l'étude physique et chimique, il faut considérer seulement la partie prise par les vaisseaux chylifères et complètement isolée du sang, celle, en un mot, qui se présente à l'état de liquide blanc chargé de globules spéciaux.

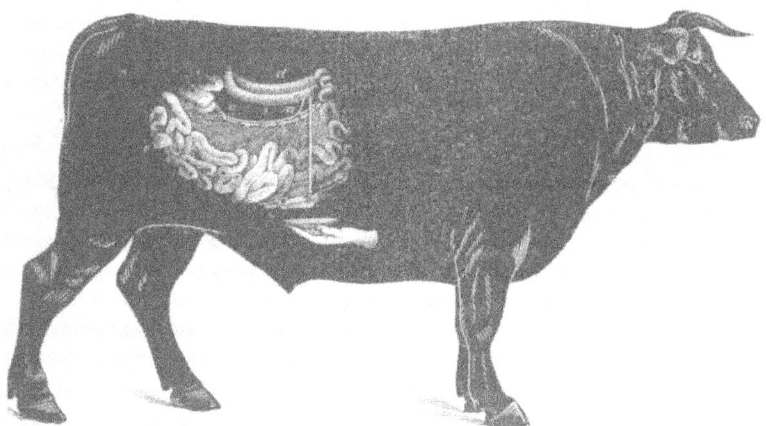

Fig. 136. — Appareil pour recueillir le chyle sur le bœuf (*).

Pour obtenir du chyle à soumettre aux études micrographiques et chimiques, il y a plusieurs moyens à employer. Le procédé ordinaire consiste à prendre le contenu de la citerne de Pecquet sur les animaux que l'on tue en pleine digestion. Un second consiste à établir une fistule au canal thoracique, dont on recueille les produits pendant le travail de la digestion intestinale; ces deux-là ne donnent que du chyle mêlé à une certaine quantité de lymphe. Enfin un troisième, que j'ai employé le premier, est celui de la fistule pratiquée au canal chylifère mésentérique des ruminants; il donne seul du chyle pur.

Lorsqu'on veut obtenir du chyle par ce moyen, on couche le ruminant (bœuf, mouton, lapin) sur le côté gauche, et après avoir incisé les parois du flanc droit sur une étendue de 10 à 20 centimètres, suivant la taille des sujets, on ouvre le

(*) L'intestin et les gros vaisseaux chylifères sont vus par transparence dans la cavité abdominale. Un tube d'argent, prolongé par une petite sonde flexible de caoutchouc, est fixé à l'étude de ces vaisseaux; au-dessous, une capsule dans laquelle tombe le chyle.

sac épiploïque qui contient l'intestin, et on cherche les gros chylifères qui longent l'artère mésentérique. Une fois qu'ils sont trouvés, on y applique une ligature qui en détermine très vite la distension. On incise alors le principal au-dessous de la ligature et on y engage un petit tube d'argent prolongé par un second de caoutchouc qui doit être amené au dehors. Le tube étant convenablement dirigé, de manière à ne pas former de coude avec le vaisseau, ne tarde pas à se remplir de liquide et à le verser à l'extérieur.

Dans le cas où l'on n'a à recueillir du chyle que pour les études microscopiques, on peut se borner à le prendre sur les animaux sacrifiés en pleine digestion, dans le canal chylifère que l'on aura fait gonfler par une ligature, ou sur les carnivores dans les gros affluents de la citerne.

I. — PROPRIÉTÉS PHYSIQUES DU CHYLE.

Si, généralement, le chyle se montre dans les vaisseaux du mésentère sous l'aspect d'un liquide blanc, opaque, lactescent, il est loin de présenter toujours les mêmes caractères. Son aspect physique n'est pas ce qu'il a de plus caractéristique.

Le chyle est d'un beau blanc, mat ou laiteux chez les carnassiers tant qu'ils se nourrissent de chair ; il l'est chez les rongeurs qui vivent de graines ou de fruits oléagineux, chez les herbivores, les carnivores et chez l'homme s'ils consomment des aliments chargés d'une forte proportion de matières grasses, et enfin chez tous les jeunes mammifères pendant la lactation. Il devient également très blanc chez les taureaux, les moutons et les boucs que l'on réussit à nourrir exclusivement de chair. J'ai constaté ce fait dans plusieurs expériences.

La lactescence du chyle s'observe encore sur les animaux carnassiers privés de pancréas, et sur les herbivores au régime des tourteaux, alors que le fluide pancréatique coule à l'extérieur. Dans les conditions ordinaires, je l'ai vue assez marquée chez les carnassiers, même un ou deux jours après la dernière digestion, tant qu'il restait un peu de graisse dans l'intestin. La couleur blanche du chyle ne dépend donc point de la nature animale, végétale ou mixte des aliments ; elle est subordonnée à la proportion de graisse qu'ils contiennent. Le chyle la prend dès qu'il se montre dans les villosités et dans les réseaux de l'intestin.

Sa couleur blanche peut présenter diverses nuances. Le blanc de lait est très pur chez la plupart des animaux à la mamelle et chez les carnivores exclusivement nourris de chair. Le blanc est moins intense quand l'opacité du liquide diminue, c'est-à-dire à mesure que la proportion de graisse se réduit et que celle de l'eau augmente ; ce blanc est légèrement safrané chez le poulain à la mamelle, et chez tous les solipèdes qui reçoivent de fortes rations d'avoine.

Chez les rongeurs, lapins, cochons d'Inde, rats, le chyle est d'ordinaire simplement opalin et sans opacité très marquée. Il prend le même aspect chez les carnassiers soumis à une alimentation végétale.

Il est à peine trouble et d'une teinte safranée, tirant sur celle du foin, ou rappelant celle du sérum du sang et de la lymphe chez les solipèdes nourris de fourrages. La paille le rend plus clair, comme le font les racines aqueuses ou les tubercules de pommes de terre. Mais l'avoine, le maïs et tous les résidus de graines oléagineuses le rendent opaque, au point de lui donner, s'ils sont consommés en grande quantité, l'aspect lactescent du chyle des carnivores. Le chyle des grands ruminants est jaune verdâtre, celui du mouton et de la chèvre ne l'est pas sensiblement.

Ces différentes nuances jaunes et verdâtres tiennent à deux causes : d'abord à ce que la lymphe intestinale, toujours plus ou moins colorée, s'est mêlée en certaine proportion au chyle dans les parois du tube digestif, ensuite au passage dans ce liquide des matières colorantes des aliments végétaux, principalement de la chlorophylle. Aussi le sérum qui tient en dissolution ces matières est-il ambré sur les animaux qui vivent du foin de prairies, et d'un vert absinthe chez ceux qui font usage de luzerne sèche, dont la teinte verte est plus foncée.

Le chyle perd son opalinité, devient limpide, transparent, tout en conservant une nuance jaune verdâtre sur les bêtes bovines dont la digestion est suspendue par défaut de rumination, ou sur celles dont la panse ne contient plus, à la suite de l'abstinence, qu'une faible quantité d'aliments délayés, ou encore sur les bêtes souffrantes qui, sans digérer, absorbent de grandes masses d'eau. Il la perd encore, à un certain degré, chez les animaux dont la muqueuse intestinale, plus ou moins phlogosée, absorbe difficilement les matières grasses.

La couleur du chyle, quelle qu'en soit la nuance, est fixe : elle ne change point au contact de l'air, ni même par le fait de la décomposition commençante; seulement l'opalinité se prononce à mesure que le liquide se refroidit et qu'il se coagule, et cela peut-être en raison de l'opacité que tend à prendre la fibrine sous l'influence de la coagulation, et de celle que les graisses acquièrent par un abaissement de température.

Dans aucun cas le chyle pur des parois intestinales, des lactés du mésentère, ne présente de teinte rosée ni n'en acquiert par son exposition ou son agitation à l'air. Tout ce que Reuss, Emmert, Tiedemann, Gmelin et la plupart des physiologistes ont dit ou répété de la coloration rosée, prise insensiblement par le chyle exposé au contact de l'air, repose sur des illusions et des erreurs d'observation. Ce qu'ils ont avancé sur les variations que cette teinte vermeille éprouverait suivant les points où ce liquide est pris et suivant la nature des aliments dont il provient, ne s'applique pas à du chyle pur. J'ai relevé ces erreurs dès la première édition de ce livre, et particulièrement dans un long travail sur le système lymphatique[1]. Si l'on trouve souvent dans le canal thoracique du chyle d'autant plus rosé qu'il se rapproche plus des sous-clavières, si on l'a vu encore un peu rosé dans le réservoir sous-lombaire, c'est que le sang reflue dans le canal, et même dans la citerne, au moment de la mort, et quelquefois pendant la vie. Si la teinte de ce chyle s'avive au contact de l'air, c'est uniquement parce qu'il contient une certaine quantité de globules sanguins dont le reflux l'a chargé. Ceux-ci peuvent être en fort grand nombre, quoique la teinte rosée soit très faible. Ils sont si bien la cause de la coloration vermeille que si l'on retire le caillot dans lequel ces globules sont emprisonnés, le chyle se retrouve blanc ou opalin. Mais

---

1. G. Colin, *Recherches expérimentales sur les fonctions du système lymphatique*, Mémoire présenté à l'Académie des sciences, avril 1858.

tel est l'empire de l'erreur dont on a été bercé, quelle peut aveugler indéfiniment même les hommes les plus éclairés ; ainsi Longet déclare qu'il se gardera bien d'abandonner ses anciennes croyances.

La lactescence et l'opacité du chyle dépendent uniquement de la présence de la graisse tenue en suspension dans ce liquide, sous forme de particules extrèmement fines ; elles sont d'autant plus prononcées, en effet, que la quantité de graisse est plus grande, et elles manquent quand l'analyse chimique n'indique pas de trace de cette substance. D'ailleurs, si l'on agite du chyle très blanc, non encore coagulé, avec deux volumes d'éther sulfurique, le mélange perd immédiatement sa lactescence. Les globules ne me paraissent contribuer en rien à la blancheur du chyle, contrairement à l'opinion de Rees et de beaucoup d'auteurs : car, d'une part, le chyle sans graisse n'a pas de teinte opaline bien qu'il conserve des globules, et, d'autre part, le chyle gras conserve son opacité sans modifications notables, bien que ses globules soient retirés avec le caillot ou précipités au fond du vase.

Chez les vertébrés ovipares le chyle ne paraît pas offrir ces variations de blancheur et d'opacité qui correspondent à la quantité de graisse offerte par les aliments. Hewson et Lauth l'ont trouvé clair chez les oiseaux, et Milne Edwards [1] pense qu'il est généralement tel chez tous les ovipares. Cependant C. Duméril l'a vu blanc sur une pie. Hewson sur le crocodile et Duvernois sur un trigonocéphale.

Quant aux teintes ambrée, safranée, verdâtre, qu'il peut offrir à un certain degré, elles paraissent avoir deux causes, savoir : la présence de la matière jaune qui colore le sérum du sang, les sérosités diverses, et celle des matières vertes des aliments végétaux. Aussi ces teintes sont-elles constamment en rapport, d'une part avec l'intensité de la teinte propre du sérum sanguin ou lymphatique, d'autre part avec la coloration des aliments végétaux.

L'odeur du chyle est peu marquée sur de petites quantités, mais très appréciable sur de grandes masses. Elle est variable suivant les animaux. Dans aucun cas elle ne m'a paru spermatique, quoi qu'en disent les auteurs. Elle rappelle l'odeur propre à l'animal ou à sa transpiration. L'action de la chaleur, portée à 50 et à 100 degrés, l'exagère et la rend toujours très sensible. C'est l'odeur du chien dans le chyle de cet animal, celle du suint et de la toison chez le mouton, de la bouverie chez les bêtes bovines. Déjà Vauquelin avait reconnu l'odeur du chyle du cheval par l'addition de quelques gouttes d'acide sulfurique, et sa remarque s'applique à tous les animaux. Cette odeur est due à la présence d'acides gras volatils, assez nombreux, que Wurtz est parvenu à isoler sur des masses énormes de chyle de divers animaux que j'ai mises à sa disposition. Les changements de régime ne m'ont pas semblé la faire varier sensiblement sur la même espèce animale.

La saveur du chyle est salée ; elle diffère un peu suivant les espèces, mais pas assez pour qu'il soit possible de bien distinguer les provenances du liquide. Elle tient surtout au chlorure de sodium et aux sels alcalins.

1. Milne Edwards, *Leçons sur la physiol. et l'anat. comp.*, t. VII, p. 173.

La fluidité et la consistance du chyle, au moment de son extraction, ne sont point invariables. En général, ce liquide, pris dans les vaisseaux, est moins épais, moins visqueux que le fluide mixte du canal thoracique. Il est plus chargé de principes salins vers la fin de la digestion qu'au début, plus sur les carnassiers que sur les herbivores. Ces différences, d'ailleurs très légères, dépendent des proportions de la fibrine et de l'albumine.

La densité de ce liquide est supérieure à celle de la lymphe, mais beaucoup plus faible que celle du sang. D'après Marcet, celle du sérum du chyle, dans le canal thoracique du chien, serait de 1021 à 1022 ; celle du chyle entier du taureau a été trouvée de 1013 par M. Lassaigne.

Il possède, comme la lymphe et le sang, la propriété de se coaguler ou de se prendre en masse après avoir été extrait des vaisseaux. Cette faculté lui appartient dans tous les points du système chylifère : entre l'intestin et les ganglions, dans les ganglions, entre ceux-ci et la citerne, comme dans la citerne même et dans le canal thoracique. Si on l'a cru incoagulable avant son passage dans les glandes mésentériques où l'on suppose qu'il prend sa fibrine, c'est qu'on n'en a pris dans ces points que des gouttelettes dont la coagulation n'est pas toujours facile à constater. Il résulte de mes expériences que, contrairement à une opinion mise en vogue par les physiologistes allemands, le chyle est coagulable avant d'avoir traversé les glandes du mésentère.

Reçu dans une éprouvette ou dans tout autre vase de faible capacité, il s'épaissit promptement sans devenir, à proprement parler, ni visqueux ni filant ; il se trouble, son opalinité augmente ; il prend l'aspect d'une gelée qui se fige. Après dix à douze minutes, la coagulation est déjà avancée ; elle est plus prononcée à la vingtième, mais c'est seulement de la vingt-cinquième à la trentième qu'elle s'achève. Alors le caillot est ferme, et il se maintient entier, bien qu'on incline le vase ou qu'on lui imprime de légers mouvements. Toutefois, à compter de ce moment, la consistance du caillot augmente, même pendant une heure ou deux, par suite de la coagulation très lente des dernières portions de la fibrine ; ce qui le prouve, c'est qu'en retirant le caillot au bout d'une demi-heure, le sérum, mis à part, donne un nouveau coagulum encore assez considérable.

Du reste, le temps nécessaire à la coagulation complète varie suivant la provenance du chyle, le volume de la masse recueillie, la rapidité de l'écoulement, celle du refroidissement, la température ambiante, etc. Ainsi, le chyle se prend d'autant plus vite qu'il coule avec plus de lenteur, que les vases de réception ont plus de surface, qu'ils sont moins agités. Tout mouvement brusque détache le caillot, en voie de formation, des parois auxquelles il adhère, et le fait flotter au sein du liquide ; il fait perdre au caillot définitif son homogénéité.

La coagulation, lente ou rapide, ne s'effectue pas uniformément dans toute la masse ; elle commence au fond, sur les parois latérales du vase et à la surface du liquide, à peu près comme la solidification de diverses substances fondues dans un creuset. Les premiers filaments fibrineux forment un lacis sur lequel se déposent des filaments nouveaux. Une fois qu'elle est achevée, le coagulum remplit complètement le vase, adhère à ses parois jusqu'au début de la décomposition putride, sans subir de retrait analogue à celui du coagulum sanguin. L'agitation seule du chyle, effectuée surtout vers la fin de la période de coagulation, détermine le détachement et le retrait du coagulum qui se réduit bientôt en une petite masse irrégulière et flottante dans le sérum. Ce que quelques observateurs ont dit de la séparation spontanée en caillot et en sérum, au bout de cinquante à soixante minutes, ne s'applique qu'au chyle pris dans les vaisseaux un certain temps après la mort, et à celui dont la coagulation est troublée par des secousses.

La coagulabilité du chyle est souvent plus prononcée chez les herbivores, dont les aliments sont cependant moins riches en matières azotées ou fibrinogènes, que chez les carnassiers. Au moins, c'est ce que j'ai vu avec étonnement en comparant le chyle du cheval, de l'âne, du taureau, de la vache à celui du chien ou du chat. Tiedemann et Gmelin, en faisant leurs observations sur le liquide mixte du canal thoracique, avaient déjà noté cette différence qui leur a paru très grande parce qu'ils prenaient, notamment sur le cheval, dans le canal thoracique, un liquide très chargé de lymphe et mêlé à une forte proportion de sang. Elle augmente parallèlement à l'activité du travail digestif et à la quantité de matières versées dans l'intestin. Au contraire, elle s'affaiblit quand la rumination est suspendue, et sur les animaux dont les matières intestinales sont très délayées, comme sur les sujets affaiblis à la suite de longues opérations chirurgicales. Alors le chyle des bêtes bovines ou ovines ne contient plus que des traces de fibrine, d'albumine, il ne semble être que de l'eau tenant en dissolution quelques sels.

La coagulation du chyle à l'intérieur des vaisseaux, où il peut être retenu exceptionnellement sous l'influence de causes mécaniques, se fait très lentement. Elle ne s'effectue pas encore dans les douze à vingt-quatre heures qui suivent la ligature du canal thoracique. Je ne l'ai jamais constatée non plus dans les chylifères, sur les cadavres d'animaux tués pendant la digestion. C'est par erreur que Cruikshank l'indique comme un phénomène ordinaire chez l'homme et les animaux. Il n'en est pas de même pour le contenu mixte de la citerne et du canal thoracique qui se coagule constamment sur le cadavre, et, d'autant mieux, qu'il s'est fait un reflux sanguin plus considérable, lors des dernières secousses de l'agonie.

Toutefois, pendant la vie, la coagulation dans le canal thoracique ne se produit pas en un ou deux jours, car si, après ce délai, on ôte la ligature placée près de l'insertion du conduit, le chyle coule comme auparavant. Si, néanmoins, un coagulum filamenteux s'y est formé, il se resserre et n'empêche pas le chyle de couler autour de lui.

La coagulabilité du chyle, d'autant plus prononcée que le chyle se rapproche plus de son point de déversement dans le système sanguin, tient évidemment, comme celle du sang, à la présence constante d'une certaine quantité de fibrine ou de matière fibrinogène. Il est probable que cette matière n'est pas différente de celle que, dans le sang, Denis[1] a appelée *plasmine*, laquelle se dédouble spontanément en donnant d'un côté de la fibrine, de l'autre une certaine quantité d'albumine. Si, en effet, on traite du chyle encore liquide par une solution de sulfate

1. Denis, *Mémoire sur le sang*, 1859.

de soude, et qu'on y ajoute ensuite du sel marin pulvérisé, la plasmine se précipite. Une fois redissoute dans l'eau, elle reprend ses propriétés primitives, donne un coagulum fibrineux et laisse une partie albuminiforme, qui diffère, du reste, de l'albumine ordinaire en ce qu'elle est précipitable par le sulfate de magnésie.

II. — CARACTÈRES MICROSCOPIQUES DU CHYLE.

Rien n'est plus vaguement déterminé par les auteurs que la constitution micrographique du chyle. On décrit généralement dans ce liquide des globules blancs, des globules rouges, des gouttelettes de graisse, de fines particules de la même substance, parce qu'on étudie le plus souvent un produit impur pris dans le canal ou dans la citerne, résultant du mélange du véritable chyle avec de la lymphe de diverses provenances et avec du sang apporté par le reflux de la sous-clavière. Le chyle pur, pris dans les vaisseaux blancs du mésentère ou versé par une fistule établie à ces vaisseaux par les procédés que j'ai fait connaître[1] dès 1853, ne contient d'autres éléments figurés que des globules blancs de diverses dimensions et de fines particules de graisse. Il faut, pour les étudier tels qu'ils sont et s'en faire une idée exacte, examiner le chyle vivant, au moment même où il sort des canaux mésentériques, car si on le prend sur le cadavre, comme on le fait d'habitude, et si on l'étudie un certain temps après l'extraction, ces éléments sont altérés et déformés; ils perdent leurs véritables caractères.

Les globules du chyle ou les leucocytes sont de dimensions variées. Les uns, plus volumineux que ceux du sang, ont un diamètre de 6, 7, 8 millièmes de millimètre chez les solipèdes et les ruminants, et un peu moins chez d'autres animaux. Les autres ont à peu près les dimensions des globules rouges du sang, ou de 5 à 6 millièmes de millimètre. Quelques-uns, plus petits, appelés globulins, ont environ le tiers ou la moitié des premiers, 2, 3, 4 millièmes de millimètre. Comme l'eau les gonfle rapidement, il faut éviter le mélange de ce liquide avec le chyle dans les études micrographiques.

Ils ont une forme sphérique régulière et une surface lisse. Mais cette forme s'altère assez vite, soit spontanément, soit par l'action de divers réactifs, et les changements qu'elle subit sont si prompts qu'ils peuvent être aisément suivis par l'observateur. En effet, quand on examine une goutte de chyle au moment de sa sortie d'un vaisseau mésentérique sur l'animal vivant, on voit les globules, d'abord à contours nets et circulaires, devenir irréguliers, bosselés à la surface. D'un point de leur périphérie se développe une saillie qui s'allonge plus ou moins et se termine en une pointe aiguë ou mousse; à côté ou à une certaine distance s'en détache une autre, puis une troisième, qui peuvent rapidement changer de dimensions et de figure. Tant que le chyle demeure liquide, comme pendant et même après sa coagulation, ce curieux phénomène se produit et donne naissance à ce qu'on a appelé les globules étoilés ou hérissés, globules dont quelques auteurs ont fait une espèce à part, et que d'autres ont assimilés à des êtres vivants, à

---

1. G. Colin, *Bulletin de la Société impériale et centrale de méd. vétérin.*, octobre 1853 et *Recueil de méd. vét.*, p. 1037.

des amibes. Ce sont là de pures modifications qu'éprouvent ou que peuvent éprouver tous les globules du chyle, et qui ressemblent à celles des éléments sarcodiques des espèces inférieures, telles que les acalèphes, les infusoires, sans impliquer aucunement l'animalité des globules. Elles cessent, en général, une demi-heure ou une heure après l'extraction du liquide et ne se produisent plus dans la lymphe recueillie sur le cadavre refroidi. L'addition d'eau s'oppose à leur formation, et les efface si elles sont déjà développées. Je les ai observées sur tous les animaux dont j'ai examiné le chyle, et dans les conditions les plus variées. Dès qu'elles cessent de surgir, les globules reprennent leur forme sphérique et leur surface lisse. Néanmoins, plusieurs d'entre eux peuvent demeurer pendant longtemps déformés, elliptiques, mamelonnés, étoilés, même polyédriques, s'ils se trouvent groupés et soumis à une certaine pression réciproque. Il est à noter que la déformation et les mouvements amiboïdes des globules portent surtout ou presque exclusivement sur les plus volumineux, comme si ces gros leucocytes jouissaient d'une vitalité supérieure à celle des autres.

Les globules du chyle sont blancs, brillants, d'un beau reflet argentin. Leur partie centrale, plus brillante que le reste, est formée par un noyau que Virchow dit quelquefois multiple. Autour de celui-ci se trouvent des granulations inégales, un peu sombres, qu'il est possible de compter, sur une face, à un fort grossissement. Elles donnent au globule un aspect pointillé, caractéristique. C'est à tort que beaucoup de micrographes très habiles les regardent comme le résultat d'une coagulation du contenu cellulaire déterminée par l'eau ou par d'autres réactifs. Je les ai toujours vues dans les globules sortant des vaisseaux lactés sur l'animal vivant, et au moment de la formation des prolongements sarcodiques; mais elles tendent à s'effacer si le globule se dilate, et à s'accentuer, au contraire, par l'action des liquides qui en coagulent le contenu, ou qui le crispent plus ou moins.

Ces globules ont évidemment une enveloppe comme toutes les cellules, et un contenu. L'enveloppe, qui est très osmotique, paraît douée d'une résistance considérable, car, si elle se déforme, elle ne se déchire pas par la compression; elle résiste à la distension, à une putréfaction même assez avancée; cependant l'eau la déchire souvent en gonflant outre mesure son contenu, et, une fois déchirée, elle se crispe comme une membrane élastique ou contractile.

Les globules de deuxième grandeur, ou d'un diamètre égal à celui des hématies, ont la même constitution que les grands leucocytes : une enveloppe transparente à surface légèrement visqueuse, un contenu pointillé, granuleux, susceptible de se désagréger si la membrane enveloppante vient à se rompre. Ils donnent moins d'expansions sarcodiques et des expansions plus petites que les globules de première grandeur.

Les petits leucocytes, ou les globulins, qui ont la moitié ou le tiers des plus grands, 2, 3 à 4 millièmes de millimètre, ont un aspect moins brillant; ils sont grisâtres, granuleux et paraissent avoir leur surface rugueuse, mais ils sont sphériques, réguliers, à contours, sans pointes ni mamelons. L'eau les gonfle comme les autres, l'acide acétique les resserre. Ce sont de simples noyaux libres pour un grand nombre d'observateurs; mais Ch. Robin les regarde comme des cellules plus petites, en se fondant sur ce que le corps de ces cellules devient souvent apparent par l'action des réactifs. Les deux opinions me paraissent acceptables. Il est un certain nombre de globulins où, effectivement, les réactifs rendent distincte une paroi cellulaire, et d'autres qui ressemblent toujours à de simples noyaux, sans qu'il soit possible d'y provoquer l'apparence d'une enveloppe. Il en est même un assez grand nombre qu'on peut regarder comme des granules semblables à ceux qui forment l'amas intérieur des leucocytes de première et de deuxième grandeur, granules qui ne seraient pas encore agglomérés ni enveloppés, ou bien qui proviendraient de la désagrégation des premiers. Dans tous les cas, ils sont visqueux comme les globules parfaits, susceptibles de s'agglutiner entre eux et de s'accoler aux parois vasculaires.

Les leucocytes sont donc des cellules à parois distinctes, dilatables, rétractiles, transparentes, à contenu granuleux, constituant une seule masse ou des fractions plus ou moins nombreuses et nécessairement agglutinées. Ils sont osmotiques, susceptibles de changements de forme, de volume. Nous aurons à revenir sur leur constitution, en étudiant la genèse des hématies.

Les globules blancs, quelles que soient leurs dimensions, ont des propriétés remarquables. Ils peuvent changer de forme sous l'influence de la pression, et, par conséquent, traverser des détroits vasculaires d'un diamètre inférieur à leur diamètre moyen. Ils ont une certaine viscosité de surface qui les retient aisément à la face interne des vaisseaux, et les y fait adhérer parfois assez pour résister momentanément à l'impulsion des courants.

Leur densité est plus grande que celle du sérum du chyle : aussi tendent-ils, quand ils ne sont pas retenus par les filaments fibrineux, à tomber au fond des éprouvettes, et ils s'y rassemblent, en effet, si l'on ajoute au chyle, au moment où on le recueille, des réactifs capables de prévenir la coagulation de la fibrine. Dans le sang, ils se comportent aussi de la même manière, mais comme ils sont moins denses que les globules rouges, ils forment au-dessus d'eux une couche grisâtre.

Sous l'influence de divers réactifs, les globules du chyle éprouvent diverses modifications dans le sérum propre de ce liquide, de même que dans celui du sang ; ils changent peu et se conservent longtemps, mais ils s'y gonflent, y acquièrent de la transparence, et leurs granulations deviennent plus distinctes. L'eau les dilate plus vite encore, rend leurs granulations plus distinctes les unes des autres, les groupe en un ou deux amas irréguliers, comparables à des noyaux, et finit par faire crever leur enveloppe. L'acide acétique les resserre d'abord en les assombrissant, puis il les dilate, rend leur partie périphérique pâle, presque transparente, donne à leur contenu l'aspect d'un croissant, d'un anneau résultant du rapprochement de trois ou quatre amas nucléiformes, et finit par dissoudre la cellule. Ces modifications, d'ailleurs assez variables, dues à l'acide acétique, prouvent, suivant Ch. Robin[1], contrairement à l'opinion générale, que les globules du chyle ont un contenu homogène, visqueux, parsemé seulement de fines granulations grisâtres, et que les noyaux s'y forment seulement par le fait des

---

1. Ch. Robin, art. LEUCOCYTES, *Dict. encycl. des sciences méd.*, Paris, 1869, 2ᵉ série, t. II, p. 235 et *Dict. de méd.* de Littré, 16ᵉ édit., 1886.

réactifs ou des altérations cadavériques. L'alcool en augmente le volume et l'aspect granuleux ; le phosphate de soude, la glycérine les resserrent et en rendent la partie centrale plus brillante ; l'ammoniaque y produit des lacunes et ne tarde pas à les dissoudre. La simple évaporation et les solutions concentrées les resserrent en leur donnant l'apparence plus ou moins dentelée.

La proportion des leucocytes dans le chyle est très faible, comme dans la lymphe. On peut aisément les compter dans une gouttelette de ce liquide pris à sa sortie des vaisseaux, et c'est seulement alors qu'il faut chercher à en déterminer le nombre, car dans le chyle du cadavre et dans celui dont l'extraction a eu lieu depuis quelques minutes, ces globules s'étant attachés aux caillots ou aux filaments fibrineux paraissent fort peu nombreux.

En établissant une fistule au canal thoracique d'un animal en digestion, fistule avec tube d'argent, on peut recueillir le chyle par petites gouttelettes et en compter les globules par le procédé Nachet, dont il a été question plus haut, à propos de la lymphe. On peut encore le prendre, soit dans la citerne, soit dans la partie antérieure du canal thoracique, sur les petites espèces, où il est presque impossible d'introduire un tube dans ce canal ; c'est ce que j'ai fait sur une vingtaine d'animaux, savoir : plusieurs vaches, chiens, chats et lapins.

Sur ces animaux, le chyle se trouvait nécessairement mêlé à la lymphe en proportion variable, suivant l'activité et les périodes du travail digestif. Il a présenté, en moyenne, par millimètre cube, de 3 à 12 000 globules sur le chien, de 4 à 8000 sur la vache, de 14 à 23 000 sur le chat et de 20 à 49 000 sur le lapin, par conséquent beaucoup plus sur ces deux dernières espèces de petite taille que sur les grandes. Voici, du reste, un tableau qui indique les nombres obtenus

Nombre de globules dans le chyle du canal thoracique (par mill. cube).

NUMÉROS D'ORDRE	DÉSIGNATION DES ANIMAUX	PROVENANCE DU LIQUIDE	NOMBRE MOY.	MIN.	MAX.
1	Cheval hongre au foin et à la paille....	Citerne.	1500	»	»
2	Vache maigre fin de la digestion......	Canal thorac.	4225	3650	5200
3	Vache maigre en digestion.............	Fist. au canal.	8824	6580	15750
	La même, 2ᵉ jour de l'expérience......	Id.	7313	5150	10881
4	Chienne vivante fin de la digestion.....	Id.	12000	7250	19350
5	Chienne vivante 8h. après un léger repas.	Id.	3380	2075	5250
6	Chienne immédiatem. après l'occision..	Canal thorac.	2927	1208	4906
7	Chien immédiatement après la mort...	»	5205	3625	6780
8	Chien tué à la fin de la digestion......	»	6479	1750	8208
9	Chat tué en pleine digestion..........	Citerne.	23062	»	»
10	Chat tué à la fin de la digestion......	Canal thorac.	14541	12250	16832
11	Lapin en digestion...................	Citerne.	40500	32250	67000
12	Lapin tué en pleine digestion.........	Canal thorac.	31000	22450	40200
13	Lapin tuberculeux tué................	Id.	37700	»	»
14	Lapin tué......................	Citerne.	42500	»	»
15	Lapin tué en pleine digestion.........	Id.	49370	»	»
16	Lapin en digestion...................	Id.	30000	22600	38000
17	Lapin tuberculeux tué en pleine digest.	Id.	49400	27600	71250
18	Lapin, digestion languissante.........	Id.	20717	13650	21850
19	Lapin tué en digestion...............	Canal thorac.	26400	23000	29950

dans mes observations, qui ont porté, comme pour la lymphe, sur un très grand nombre d'échantillons. Les écarts numériques entre les extrêmes sont énormes et d'une difficile explication.

Les leucocytes existent dans toutes les parties du système chylifère, dans le chyle tiré des très petits vaisseaux des parois intestinales comme dans celui des gros lactés du mésentère ; ils se forment donc dès l'origine du système ; mais c'est dans les ganglions que leur formation acquiert son maximum d'activité. Là les noyaux sont extrêmement nombreux dans la partie corticale ; ils se détachent des parois des vacuoles et paraissent, par leur accroissement, donner des globules identiques avec ceux qui viennent des autres points du système lymphatique. D'après Kölliker, ils se constitueraient surtout aux dépens des matériaux plasmatiques sanguins que la pression artérielle ferait transsuder dans les alvéoles du ganglion. Suivant d'autres, ils résulteraient de la prolifération des noyaux du tissu conjonctif.

Le mécanisme de leur formation dans les réseaux d'origine et dans les ganglions est encore peu connu. Il est à présumer, ainsi que le pense Kölliker, qu'ils prennent naissance, comme les autres cellules, par un noyau qui s'entoure d'une membrane. Une fois formés, la plupart ne sont pas destinés à se multiplier, ni par inclusion, ni par voie de scission. Néanmoins, le développement des expansions sarcodiques sur les globules vivants semble indiquer une tendance à la scission.

Leur destination n'est pas sûrement déterminée. On sait qu'ils vont se mêler au sang, mais on se demande s'ils s'y détruisent ou s'ils s'y transforment en globules rouges. Ces questions seront examinées au chapitre de la sanguification.

Dans le chyle des oiseaux, des reptiles, on retrouve les globules, même plus gros que ceux des mammifères, et les globulins ; ils y sont également visqueux, susceptibles de diverses déformations et de changements analogues à ceux dont il vient d'être question.

Indépendamment des globules blancs dont nous venons de parler, on a signalé dans le chyle des globules incolores ou de petites cellules qui, portées dans le sang, absorberaient les matériaux du plasma pour se transformer en globules sanguins. Quelques leucocytes paraissent, en effet, présenter les caractères que leur suppose G. Zimmermann, mais pourtant, en les examinant avec attention, on voit qu'ils ont, comme les autres, un contenu légèrement granuleux. Ils ne doivent donc pas être, selon moi, distingués des globules ordinaires. Le fait de présenter un contenu presque transparent peut tenir à leur âge, à leur degré d'évolution ou aussi aux conditions dans lesquelles on les examine.

La seconde espèce d'éléments figurés qu'on trouve dans le chyle est constituée par les fines particules de graisse en suspension dans le sérum. Ces particules, trop ténues pour être considérées comme des gouttelettes, sont extrêmement nombreuses dans le chyle laiteux des carnivores et dans celui des animaux à la mamelle ; elles le sont beaucoup moins dans le chyle simplement opalin, et deviennent rares dans le liquide presque transparent des herbivores. On les voit, à un fort grossissement, sous l'aspect d'un sablé très fin, disséminé régulièrement

Elles sont égales entre elles, arrondies, de teinte foncée sur les bords, brillantes au centre lorsque le grossissement est porté à ses dernières limites. Leur finesse est incommensurable, dit-on, ou de moins d'un millième de millimètre. Elles sont animées dans le sérum d'un mouvement brownien très rapide.

Ces particules graisseuses existent dans le chyle dès son entrée dans les réseaux. On a prétendu, sans preuves sérieuses, que leur quantité diminuait dans les ganglions mésentériques. Elles deviennent réellement moins serrées dans le canal thoracique par suite du mélange du chyle avec une proportion considérable de lymphe qui en est dépourvue. Si l'on en croit H. Müller, elles auraient une enveloppe de nature protéique, dont M. Milne Edwards admet aussi l'existence. L'acide acétique, ou les solutions alcalines ajoutées au chyle, rassemblent ces granules en gouttelettes. D'après mes observations, l'addition d'éther sulfurique les fait disparaître en tant que fines particules, en même temps qu'elle enlève au liquide son aspect lactescent. L'évaporation de l'éther n'est point suivie de leur réapparition, mais de la formation de gouttelettes inégales dont les caractères sont très différents de ceux des fines molécules.

Des particules semblables se voient en certaine quantité dans le sérum sanguin, lorsqu'il est opalescent, et même dans la lymphe un peu trouble des animaux gras soumis à une longue abstinence.

Le chyle pur n'offre jamais, parmi ces fines particules, de véritables gouttelettes. Les nombreux observateurs qui en ont admis l'existence ont été trompés en examinant du chyle recueilli sur le cadavre, chyle qui, en s'échappant à travers la citerne incisée, entraîne une notable quantité de ces gouttelettes provenant du tissu adipeux adjacent.

On peut trouver encore accidentellement, dans le contenu des chylifères, quelques autres éléments figurés, par exemple des bactéries articulées sur les animaux atteints de maladies charbonneuses, des bactéries granuleuses, des bactéries linéaires d'une seule pièce, et d'autres en chapelet sur les sujets septicémiques. C'est une observation que j'ai faite plusieurs fois, surtout chez les ruminants.

III. — PROPRIÉTÉS CHIMIQUES ET COMPOSITION DU CHYLE.

Le chyle, quel que soit le point du système lymphatique intestinal où on le prenne, est, chez les herbivores comme chez les carnassiers, à toutes les périodes de la digestion, constamment alcalin. Il doit cette réaction aux carbonates sodique et calcique, et il la conserve même au début de sa décomposition.

Ce liquide, exposé au contact de l'air ou agité dans un flacon d'une grande capacité, ne change pas sensiblement de couleur. L'oxygène n'y développe pas, contrairement à l'opinion d'Emmert, dont les partisans sont encore nombreux, de coloration rosée ou vermeille. Il rougit seulement plus ou moins lorsqu'il a été pris dans le canal thoracique où il se trouve souvent associé à une petite quantité de sang. Si le chyle jouit, à un certain degré, de la faculté d'absorber l'oxygène, il n'éprouve, à son état de pureté, aucun changement par le fait de cette absorption. Les observations contraires, dues à Tiedemann et Gmelin, s'appliquent au liquide mixte du canal ou de la citerne chargé par le reflux d'une certaine proportion de sang.

Les matières qui entrent dans sa constitution sont : l'albumine et ses différentes formes, la fibrine, la caséine, les matières grasses, la dextrine et le sucre, des acides gras volatils, l'urée, les matières extractives, le fer, des carbonates alcalins, du chlorure de sodium, etc. Elles s'y trouvent en dissolution ou en suspension dans une quantité d'eau qui oscille entre 902, 968 et 996 millièmes.

L'albumine existe dans le chyle à différents états et en proportions très variables, généralement de 20 à 70 parties pour 1000. Lorsque le chyle défibriné est porté à une température voisine de l'ébullition, il donne de petits grumeaux ou des flocons déliés qui représentent l'albumine coagulable par la chaleur. Si, après l'avoir dépouillé de ces grumeaux par la filtration, on le traite par l'acide acétique ou par deux ou trois volumes d'alcool, il donne un nouveau précipité blanc albumineux. Le liquide, séparé du précipité, étant soumis à l'ébullition, fournit des pellicules caséiformes ; enfin, traité par l'acétate de plomb, les sels de mercure et d'argent, il laisse déposer l'albuminose ou les peptones. Ce principe azoté y est donc sous trois ou quatre formes : 1° celle d'albumine coagulable par la chaleur ; 2° d'albumine coagulable par les acides ou par l'alcool ; 3° de caséine donnant une pellicule par l'évaporation ; 4° d'albumine précipitable par les sels métalliques ; celle-ci s'y trouve dans la proportion de 6 à 8 millièmes.

La quantité de ce principe varie du simple au double ou au triple suivant les périodes de la digestion et la nature des aliments. Elle est très grande quand le contenu de l'intestin est épais et riche en matières azotées, faible lorsque ce contenu est très délayé ; au moins, c'est ce que j'ai constaté en jugeant des proportions de cette substance, soit par le volume du précipité albumineux que donnent les acides ou par celui du coagulum dû à l'action de la chaleur. Si quelquefois elle est faible pendant la digestion d'aliments riches en substances protéiques, c'est que le contenu de l'intestin est très délayé ; si, enfin, la quantité d'albumine demeure assez considérable pendant la digestion des matières non azotées ou lors de l'abstinence, c'est qu'elle vient de la lymphe qui se mêle au chyle dans le canal thoracique, où la plupart des observateurs ont l'habitude de puiser le liquide employé à leurs recherches.

La fibrine du chyle, molle, gélatineuse, est peu résistante, moins rétractile et moins élastique que celle du sang. C'est surtout dans le liquide des petits vaisseaux lactés qu'elle se montre telle. Dans le chyle qui a traversé les ganglions, comme dans celui de la citerne, elle est plus ferme, plus tenace qu'elle ne l'était à l'origine du système chylifère. Mais sa rétractilité est si faible que, dans le chyle coagulé, elle ne peut pas spontanément détacher le caillot des parois de l'éprouvette ni le resserrer progressivement ; aussi, tant que le vase n'est pas agité, ce caillot conserve son volume primitif. Le lavage la débarrasse des globules et lui donne une blancheur que n'acquiert jamais la fibrine du sang. Les solutions salines la dissolvent beaucoup plus facilement que celle du sang. C'est une fibrine en voie de formation peu avancée, qui résulte du dédoublement de la plasmine.

Elle existe, sans aucun doute, d'après mes observations, dès l'origine des lactés, et non pas seulement à compter des ganglions, comme divers observateurs récents l'ont affirmé. Mais sa quantité s'accroît, en général, à mesure que le chyle s'éloigne de son point de départ, et surtout lorsqu'il arrive à la citerne de Pecquet. Cependant elle peut être quelquefois moins abondante dans le canal thoracique que dans les vaisseaux mésentériques, car M. Lassaigne en a trouvé une fois 2 millièmes dans le contenu de ceux-ci sur un taureau, ou le double de la quantité offerte par le liquide mixte du canal thoracique. Sa quantité oscille le plus souvent entre 1 et 3 millièmes. Elle descend bien au-dessous de ce chiffre si le contenu de l'intestin est délayé et pauvre en matériaux plastiques. Rarement elle le dépasse. Ceux qui l'ont vue s'élever, comme Collard de Martigny, jusqu'à 4 à 5 millièmes, ont analysé non pas le chyle pur, mais le liquide mixte du canal thoracique que le reflux avait chargé de plasma sanguin.

La caséine, dont Lehmann regarde la présence dans le chyle comme douteuse, me paraît toujours s'y rencontrer. Si, en effet, elle est autre chose que de l'albumine pauvre en alcalis et en sels, on ne saurait en nier l'existence dans le contenu des chylifères. Après la coagulation de l'albumine par la chaleur, le sérum donne un précipité par l'alcool ou par l'acide acétique, et une pellicule caséiforme par l'ébullition ; en outre, la pepsine ou l'infusion de muqueuse gastrique y produit une coagulation granuleuse. Elle manque dans la lymphe du cheval, analysée une fois par Geiger.

Tous ces principes protéiques, isomères entre eux, fibrine, matière fibrinogène, albumine, caséine, albuminose ou peptone, représentent ensemble de 20 à 60 millièmes de la masse du chyle. Leur proportion, en bloc, varie par conséquent du simple au triple suivant les espèces, l'activité de l'absorption et la richesse de l'aliment ; elle peut descendre même à 3 ou 4 millièmes lorsque l'intestin ne contient plus que des boissons, et avant le mélange du chyle avec la lymphe du canal thoracique. Quant aux proportions relatives de chacune d'elles, elles ne sont pas connues : on sait seulement que l'albuminose existe dans le chyle en quantité beaucoup plus grande que dans la lymphe.

Les matières grasses du chyle sont de deux ordres. La plus grande partie est celle qui s'y trouve en suspension ou en émulsion sous forme de fines particules ; le reste est associé à des principes fixes et à des alcalis.

Les graisses émulsives du sérum du chyle se dissolvent totalement dans l'éther qui les laisse déposer en couches plus ou moins épaisses par l'évaporation. Après leur première dissolution, elles offrent une belle teinte safranée analogue à celle du beurre. Redissoutes dans l'alcool bouillant, elles se précipitent par le refroidissement en flocons d'un beau blanc de neige, au milieu desquels se trouvent des cristaux en aiguilles. Leur point de fusion est entre 39 et 40, mais elles restent molles au-dessous de ce degré. Elles sont constamment neutres et saponifiables par les alcalis. M. Lassaigne les a trouvées telles dans les grandes masses de chyle mises par moi à sa disposition dès 1856. Wurtz est arrivé plus tard au même résultat sur des échantillons que j'avais recueillis sur divers animaux, et ce résultat est confirmé par les recherches récentes de M. Dobroslawine, de

Saint-Pétersbourg[1]. Lehmann[2] dit, à tort, qu'elles y sont en partie saponifiées, et son erreur est généralement accréditée. Ces graisses paraissent azotées. Elles renferment de la stéarine, de la palmitine, de l'oléine et de la glycérine que j'ai vues isolées. Conséquemment, elles ne changent pas de composition en se déposant ultérieurement dans les tissus animaux.

La proportion de ces matières varie dans des limites très étendues suivant la nature des aliments, les périodes et les degrés d'activité du travail digestif. Le foin et la paille n'en donnent au chyle du cheval et des grands ruminants, si la ration est faible, que 1, 2, 3 millièmes, et quelquefois moins d'un millième, comme l'a vu Wurtz. Sur les bêtes bovines rationnées passablement en fourrages, Lassaigne[3] en a trouvé 3, 4, 5 et 7 millièmes, soit, terme moyen, 4 à 5 grammes par kilogramme de chyle. Dans le chyle du cheval nourri d'avoine et analysé par Simon, leur proportion a été une fois de 3 et une autre de 10 millièmes. Dans le chyle du chien nourri de viande, chyle très blanc, saturé de graisse, elle s'est élevée à 22 millièmes ou 22 grammes par kilogramme. C'est, je pense, un chiffre bien près du maximum. Nasse en a trouvé, il est vrai, 32 millièmes dans le chyle du chat, et Rees 36 dans celui de l'âne digérant de l'avoine et des fèves, mais il est à craindre que la dissection du canal thoracique sur le cadavre ait fait tomber des gouttelettes de graisse dans le liquide recueilli. Les dosages dus à Lassaigne et à Wurtz ayant porté sur des chyles recueillis par moi sur les animaux vivants à l'aide de tubes d'argent insérés dans le canal thoracique, s'appliquent seuls à des produits très purs auxquels n'a pu s'ajouter aucune matière étrangère.

La graisse ne diminue pas dans le chyle à mesure qu'il s'éloigne de l'intestin. Rien ne prouve que, dans les ganglions, il en perde une partie destinée à être prise par les vaisseaux sanguins. Si ce liquide paraît moins émulsionné dans la citerne que dans le mésentère, c'est qu'à son arrivée dans le canal thoracique il se mêle à une grande quantité de lymphe fort pauvre en corps gras.

Les graisses ne paraissent pas tout à fait conserver dans le chyle les propriétés physiques qu'elles avaient dans les aliments. Je les ai retirées en masses très considérables du chyle de divers animaux, desséché, puis traité par l'éther. Celles des chiens nourris de viande étaient pâles, de moyenne consistance, quoiqu'elles provinssent des muscles du cheval où la graisse est jaune et semi-fluide ; celles des taureaux nourris de foin et de paille étaient jaunes et assez foncées ; enfin les graisses du chyle des mêmes herbivores nourris de tourteaux de lin ou de colza, avaient l'aspect du beurre assez ferme et jauni par le safran. Jamais, enfin, la graisse du chyle n'a reproduit exactement celle de l'aliment, aussi je ne m'explique pas comment MM. Bouchardat et Sandras[4] sont arrivés à ce résultat, que

1. Dobroslawine, *Notice sur les graisses du chyle* (*Bull. mensuel de la Société chimique de Paris*, septembre et octobre 1870, p. 180). Ce jeune chimiste a employé dans ses recherches au laboratoire de la Faculté de médecine de Paris, le chyle que j'avais recueilli sur les vaches et les taureaux.

2. Lehmann, *Précis de chimie physiol.*, p. 154.

3. Lassaigne, *Comptes rendus de l'Acad. des sciences*, juillet 1856, t. XLIII.

4. Bouchardat et Sandras, *Annuaire de thérapeutique*, 1845.

le chyle donne de l'huile ou du suif suivant que l'animal a mangé l'un ou l'autre de ces corps gras.

Le liquide des lactés compte le sucre au nombre de ses éléments normaux et constants, comme je crois l'avoir établi le premier [1] dès 1855. Tiedemann et Gmelin avaient bien déjà trouvé des traces de sucre dans le liquide mixte du canal thoracique d'un herbivore dont les aliments sont riches en fécule et en sucre tout formé, qui se transforment l'un et l'autre en glycose. Lehmann [2] avait aussi affirmé qu'il s'y trouve dans cette circonstance, mais on ne savait pas si son existence était constante et s'il se montrait dans le chyle des carnassiers dont les aliments ne contiennent ni fécule, ni sucre. Or, j'ai fait voir que le chyle de l'herbivore renferme normalement du sucre dans la proportion moyenne de 150 à 160 milligrammes pour 100 grammes de chyle, et celui des carnassiers dans la proportion de 120 à 140. Ce sucre, dont on a cessé de contester l'existence depuis que les chimistes ont confirmé mes observations, ne réduit pas seulement les liqueurs cuivriques; il fermente et donne de l'acide carbonique et de l'alcool.

Quant à la dextrine que contient le plus souvent le chyle de l'herbivore et du carnassier soumis à un régime mixte, elle se trouve dans le sérum dépouillé d'albumine et traité par l'alcool. Le précipité obtenu, repris par l'eau, donne la dextrine qui prend par l'iode une couleur violacée, et se transforme en sucre sous l'influence de la diastase salivaire.

Les matières extractives n'ont encore été ni déterminées ni isolées les unes des autres. Lehmann [2] les dit plus abondantes que celles du sang.

Les acides gras volatils qui donnent au chyle son odeur, dégagée surtout par l'ébullition, sont multiples. Wurtz, qui a eu l'occasion de les retirer des masses de chyle que j'ai mises à sa disposition, devait les faire connaître dans un travail particulier. Il y a trouvé aussi, comme dans la lymphe, de l'acide formique et de l'acide lactique.

L'urée que l'on s'était habitué à considérer comme un produit de désassimilation, est un des éléments du chyle. Wurtz l'a trouvé d'abord dans le chyle du taureau, puis dans celui du chien; sa quantité ne s'élève qu'à une fraction de millième, 0.12, 0.18. Elle provient plutôt de la lymphe mêlée au chyle que des matières absorbées dans l'intestin, car il est peu probable qu'elle se forme déjà, soit dans le chyle, soit à l'origine des lactés.

Enfin, le chyle contient des matières salines et minérales : du chlorure de sodium en très forte proportion, 5, 6, 7 millièmes, des carbonates alcalins, du carbonate calcaire, des sulfates de potasse et de soude, du phosphate de chaux en quantité beaucoup moindre, en tout 6 à 10 grammes par kilogramme. Les alcalis qui dominent parmi ces derniers sont, d'après Lehmann, combinés avec l'albumine, les acides gras, l'acide lactique, etc. Le fer y existe également, quoique divers analystes ne l'aient pas signalé. On le trouve dans le chyle mésentérique pur comme dans le liquide mixte du canal thoracique. C'est du chyle que le sang tire ses matières minérales.

1. G. Colin, *De la formation du sucre dans l'organisme* (*Comptes rendus de l'Acad. des sciences*, 11 juin 1855).
2. Lehmann, *Chimie physiologique*, p. 154.

Les autres substances signalées dans le chyle par Tiedemann et Gmelin, Nasse, etc., matière des globules rouges, hématine, etc., n'y existent pas. On les y a trouvées parce qu'on a pris, pour l'analyse, du chyle souillé par le reflux du sang des sous-clavières dans le canal thoracique.

Voici, au reste, une série d'analyses faites par Wurtz, de chyles, que j'ai recueillis, sur divers animaux, par ma méthode des fistules, dans des conditions bien déterminées. Je les fais précéder de celles données antérieurement par les observateurs qui ont opéré sur de petites quantités prises après la mort, soit dans la citerne de Pecquet, soit dans le canal thoracique. Elles font voir que la composition du liquide est très variable, et que la quantité de la plupart de ses éléments, les protéiques, et les gras en particulier, varie dans des limites très étendues.

Chyle de l'homme recueilli sur un supplicié, et analysé par Rees :

Eau	901,86	Matières grasses	9,2
Fibrine	traces.	Matières extractives	9,8
Albumine	70,8	Sels et oxyde de fer	1,4

Chyle d'un chien nourri à la viande, analysé par Wurtz :

Eau	909,94	Graisse	22,37
Fibrine	1,77	Urée	0,18
Albumine et congénères.	65,72		

Chyle d'un chat, analyse donnée par Nasse :

Eau	905,7	Graisse	32,5
Fibrine	1,3	Sels divers et fer	11,4
Albumine et mat. extract.	48,9		

Chyle de cheval nourri d'avoine, analysé par F. Simon sur deux animaux :

	1ᵉʳ	2ᵉ
Eau	928,00	916,00
Fibrine	0,80	0,90
Albumine	46,43	60,53
Hématoglobuline	traces	5,69
Graisse	10,01	3,48
Matières extractives	5,32	5,26
Sels et oxydes de fer	8,40	7,55

Chyle de l'âne pris dans la citerne, analyse de Rees :

Eau	902,17	Matières grasses	36,01
Fibrine	3,70	Matières extractives	15,65
Albumine	35,16	Sels	7,11

Chyle d'un taureau après la rumination, analyse de Wurtz :

Eau	929,71	Fibrine	1,95
Albumine et congénères,		Matières grasses	2,35
sucre, urée	59,01	Sels	6,11

Les autres analyses, faites par Wurtz, du chyle de divers herbivores, recueilli à l'aide d'une fistule établie au canal thoracique, figurent au tableau suivant. La dernière porte sur du chyle pris dans les vaisseaux du mésentère.

Tableau de la composition du chyle des animaux herbivores provenant d'une fistule au canal thoracique, analysé par WURTZ.

DÉSIGNATION	CHEVAL nourri de foin.	TAUREAU avant la rumination.	TAUREAU (le même) après la rumination.	VACHE nourrie de foin et de paille.	VACHE nourrie de luzerne et de paille.	TAUREAU, régime ordinaire.	TAUREAU, chyle du mésentère.	VACHE, chyle du canal thoracique.
Eau	963,54	950,85	929,71	941,22	962,21	968,27	996,31	965,00
Fibrine	0,59	1,76	1,96	3,52	0,53	0,93	0,16	0,50
Albumine et congénères	29,84	39,75	59,64	18,85	26,18	20,57	2,05	28,00
Matières grasses	0,29	0,84	3,55	0,75	0,59	1,27	0,14	0,50
Sels solubles dans l'alcool	3,09	2,11	2,50	2,71	1,52	8,95	»	6,70
Sels solubles dans l'eau	4,65	2,21	3,64	2,55	7,97			
Urée	indét.	indét.	indét.	indét.	indét.	indét.	0,12	»

D'après sa composition, le chyle représente donc l'aliment métamorphosé par le travail digestif. Il y a en effet dans ce liquide, comme dans l'aliment, quatre ordres de substances : 1° les matières azotées, fibrine, albumine, caséine ; 2° les matières grasses ; 3° les principes neutres hydrocarbonés, le sucre ; 4° les substances salines et minérales, telles que le chlorure de sodium, les carbonates et phosphates alcalins, le fer. Il les renferme en proportion variable, comme la chair, le lait, l'œuf, le grain, l'herbe, qui sont des aliments complets. C'est donc la partie soluble de l'aliment transformée d'abord par suite des élaborations digestives, puis par le fait du travail de l'absorption. Quelque grandes que soient les variations du chyle considéré comme produit, il reste en rapport avec ses facteurs au point de vue de la constitution. Il conserve toujours, comme l'aliment, ses caractères essentiels. Quoique le chyle de l'herbivore ne ressemble pas exactement à celui du carnassier, il n'y a pas entre les deux de différence radicale ; puisque, sauf les proportions, le bœuf tire d'une poignée d'herbe ce que le chien prend dans un morceau de viande.

Le chyle, en reproduisant l'aliment, le rend métamorphosé. Tout en lui a une forme nouvelle. Ses matières azotées, devenues fibrine et albumine, lui donnent la faculté de se coaguler spontanément, et de se prendre en masse par l'action de la chaleur ; sa graisse divisée lui donne l'aspect d'une émulsion ; son sucre est devenu fermentescible. Il y a plus, ses éléments n'ont pas seulement pris de nouvelles propriétés, ils ont revêtu de nouvelles formes. Une partie s'est constituée à l'état de cellules ou de gobules, dont on a vu plus haut les remarquables caractères.

Lorsque l'analyse chimique sera poursuivie avec plus de soin qu'on n'y en a mis jusqu'à ce jour, elle retrouvera probablement dans le chyle une foule de matières extractives, d'acides, de sels, d'alcaloïdes, d'essences, qui se trouvent dans les plantes si nombreuses que consomment les herbivores.

Mais, si peu connue que soit la composition de ce liquide, nous en savons assez pour ne conserver aucun doute sur l'origine du chyle. Les quatre ordres de substances qu'il renferme, l'analogie de nature qu'il présente avec les divers aliments dont les animaux font usage, prouvent assez qu'il dérive de cet aliment. Il en provient par sa fibrine, son albumine, comme par sa graisse, son sucre, ses matières extractives, salines, etc. Il est chyle par l'ensemble de ses principes et non par l'un d'eux. C'est pour les besoins d'une cause perdue, pour défendre des vues théoriques sur l'absorption et sur quelques autres actions obscures, qu'on a voulu le donner comme une lymphe intestinale venant du sang, et à laquelle s'ajouterait une émulsion de matières grasses.

La constitution du chyle le rapproche de celle du sang. Il est la forme intermédiaire à l'aliment et au liquide nutritif achevé. C'est un sang rudimentaire, un sang sous une forme transitoire que la respiration doit, comme nous le verrons bientôt, faire passer à sa forme définitive.

CHAPITRE XLII

DE L'ITINÉRAIRE DU CHYLE ET DE LA LYMPHE

Les fluides blancs absorbés par les lymphatiques ont un long trajet à parcourir avant de se jeter dans le système sanguin qui lui sert de réservoir commun. Ce trajet peut se diviser en quatre étapes ou sections : 1° les réseaux ou les parties radiculaires; 2° les vaisseaux collecteurs; 3° les ganglions; 4° enfin, le canal thoracique. Il s'agit de voir ici comment sont disposées ces quatre sections des voies lymphatiques.

A leur origine, les vaisseaux blancs sont constitués, comme il a été dit plus haut, soit par des réseaux fins, soit par des capillaires arborisés tout à fait indépendants du système capillaire sanguin.

Ces réseaux, dont il importe de se faire une idée très nette, existent dans la plupart des tissus. Ils sont irréguliers, à mailles de formes et de dimensions variées. Les capillaires lymphatiques qui les constituent ont, les plus petits, un diamètre de 4 centièmes de millimètre, beaucoup moins encore, dit-on, à la cornée et dans quelques autres points; les plus grands atteignent le double ou le quadruple, soit 1 à 2 dixièmes de millimètre. Conséquemment ils peuvent, dans les parties les plus rétrécies, admettre plusieurs globules de front. Ils ont déjà une forme irrégulière avec des renflements, quoiqu'ils n'aient pas encore de valvules. C'est surtout dans quelques organes, le poumon notamment, que leur aspect variqueux est très prononcé. On les voit présenter, de distance en distance, des prolongements en cul-de-sac, des sortes de cæcums analogues à ceux qui se trouvent dans l'axe des villosités intestinales.

La figure, la richesse et les dimensions des réseaux varient suivant les organes et les tissus. A la peau et aux muqueuses ils sont très superficiels et étalés à la base des papilles qu'ils ne pénètrent pas. Leurs mailles sont larges en certains points, étroites dans d'autres ; elles forment des anneaux autour des glandes comme autour des prolongements papillaires. Aux séreuses, même les plus minces, ils existent constamment en mailles étroites, arrondies, oblongues ou anguleuses en plus grande quantité dans le feuillet viscéral que dans le pariétal. Dans les muscles, ils sont à mailles larges, allongées, suivant le sens des faisceaux primitifs ; dans les glandes, ils circonscrivent les lobules et les canalicules excréteurs. Au rein, ils entourent les glomérules et les canaux urinifères. Partout ils sont entremêlés avec les capillaires sanguins, infiniment plus fins, qui pénètrent leurs mailles dans les sens les plus divers. Leur richesse est généralement proportionnée, comme le fait remarquer Ch. Robin, à celle des derniers ; car, en effet, ils ont d'autant plus de matériaux à recueillir que les parties où ils naissent reçoivent une plus forte proportion de sang.

La situation des réseaux est manifestement subordonnée aux exigences fonctionnelles. A la peau et dans diverses muqueuses, bien qu'ils se mêlent aux capillaires sanguins sous le corps de Malpighi, ils se tiennent sur un plan tout à fait externe. Leur réseau profond est fréquemment anastomosé avec le superficiel. Dans les séreuses, ils sont, pour la plupart, sous-jacents à l'épithélium, et, par conséquent, peuvent recevoir vite les matières venant de la cavité ; ceux du tissu cellulaire profond rassemblent les matières qui ont échappé aux premiers. La répartition des lymphatiques, sous la forme de plans rapprochés des surfaces, est évidemment la mieux appropriée à la fonction absorbante des membranes. Une dispersion régulière suffit au milieu des tissus où il n'y a que du plasma interstitiel à recueillir.

Lorsque les réseaux sont remplacés par des radicules arborisées, comme cela arrive, d'après les observations de Kölliker, dans la queue des têtards, ces fins canaux sont également indépendants et fermés à leurs extrémités. Au point de vue physiologique, ils ne diffèrent pas essentiellement des réseaux ordinaires.

Quoiqu'il n'y ait plus de doute sur la disposition anatomique des réseaux et des radicules arborisées au point de départ des vaisseaux blancs, on ne sait pas, d'une manière très certaine, si ces réseaux ou ces radicules sont les premières origines des lymphatiques. Divers observateurs, notamment ceux de l'école allemande, inclinent à admettre que ces réseaux commencent soit dans les prolongements des cellules plasmatiques du tissu conjonctif, soit dans les lacunes de ce tissu et même dans les grandes cavités des séreuses. Mais leur continuité avec les prolongements des cellules plasmatiques n'est pas certaine, et l'existence d'une cavité dans ces prolongements n'est pas même bien prouvée ; leur abouchement dans les lacunes du tissu cellulaire par les fentes que laissent entre elles les cellules, leur communication avec la cavité des séreuses par des stomates capables de donner passage à plusieurs globules, sont des faits très problématiques.

Il est vrai que chez les vertébrés inférieurs, les batraciens par exemple, les origines des lymphatiques sont de nature à faire croire à la possibilité de telles communications. Il y a chez eux, dit Milne Edwards [1], un vaste système de cavités irrégulières communiquant les unes avec les autres, et ressemblant plus à des méats interorganiques qu'à des vaisseaux ordinaires. Autour des veines existent aussi des méats analogues ou des sortes de gaines larges que Muller a trouvées pleines de lymphe, méats qui communiquent avec des réservoirs plus vastes et avec les cavités lymphatiques. Mais cet ensemble de lacunes qui ont d'abord simplement pour parois la substance conjonctive et plus tard une couche épithéliale et des membranes contractiles, n'est qu'un état imparfait dont, peut-être, les origines du système ne conservent que des traces chez les mammifères. S'il reste chez eux des aréoles irrégulières sans parois propres, comme paraissent l'être les vacuoles qui, dans la villosité, donnent naissance aux chylifères, elles sont limitées, circonscrites, sans communications ni avec les grandes cavités, ni avec l'extérieur ; enfin, elles constituent un ensemble clos à forme réticulée ou à forme radiculaire.

Les réseaux, ou les radicules d'origine des lymphatiques, n'ont aucune communication avec les vaisseaux sanguins. Les matières injectées à une pression modérée, par les artères ou par les veines, ne passent pas habituellement dans les lymphatiques. Mais les communications s'établissent aisément par des solutions de continuité, tant les parois vasculaires sont minces ; une pression un peu forte, une secousse les produit, et, sur l'animal vivant, les embarras de la circulation peuvent y donner lieu. Kölliker a vu, en effet, dans la queue des têtards, les globules sanguins passer sous l'influence de la gêne de la circulation, des vaisseaux sanguins dans les lymphatiques, probablement par le fait de déchirures aux parois vasculaires. R. Wagner a constaté, en examinant au microscope le mésentère de petits mammifères, que la congestion intestinale donnait lieu à l'apparition d'un grand nombre de globules rouges dans les chylifères. Herbst a aussi fait surgir ces globules en très grande quantité dans la lymphe, en augmentant la pression sanguine par la transfusion. Normalement, ce qui passe des vaisseaux sanguins dans les lymphatiques y passe en traversant leurs parois et par une transsudation régulière, sans qu'aucune communication directe soit nécessaire.

Le système lymphatique est donc, dès son origine, un système indépendant qui ne peut rien recevoir directement du système sanguin, et dans lequel les liquides doivent aussi se mouvoir indépendamment des forces qui donnent l'impulsion au sang.

Cependant comme le système lymphatique a, parmi ses rôles divers, celui de reprendre par endosmose ce que le sanguin a laissé échapper par exosmose, il a, avec ce dernier, des rapports qui méritent la plus grande attention. En effet, ses réseaux sont enlacés avec les capillaires sanguins ; ses mailles en sont traversées dans tous les sens. Il y a plus, chez les poissons et les batraciens notamment.

---

1. Milne Edwards, *Leçons sur la physiol. et l'anat. comp.*, t. IV, p. 162.

comme aussi dans le rein et dans le poumon des mammifères, les capillaires lymphatiques sont adossés aux capillaires sanguins et aux artérioles. Dans les points où ils se trouvent juxtaposés, le lymphatique entoure à demi ou aux trois quarts le vaisseau sanguin. Là il y a plus qu'adhérence intime, car les parois accolées se confondent en une seule, et c'est à l'opposé que ces parois prennent des fibres élastiques et des fibres musculaires. Il en résulte qu'une partie du plasma sanguin peut, en vertu des lois de l'osmose, passer des capillaires et des artérioles dans les lymphatiques sans s'épancher, en passant, dans la trame des tissus.

Dans les centres nerveux de l'homme, comme sur le bœuf, le mouton et les carnivores, les lymphatiques forment, d'après les observations de Ch. Robin[1], une gaine complète aux capillaires sanguins les plus petits et aux artérioles, dont le diamètre ne dépasse pas 1/2 millimètre. Le tube sanguin est là inclus dans un large tube lymphatique, et entre la paroi externe du premier et l'interne du second existe un espace plein de lymphe et de noyaux. Le tube lymphatique serait, dans ces conditions, d'abord simplement constitué par une substance homogène légèrement striée longitudinalement ; il offrirait, d'après His, une couche épithéliale à partir des points où il arrive à des dimensions considérables.

La constitution des vaisseaux lymphatiques dans les réseaux ou les radicules d'origine n'est pas établie avec une entière certitude. D'après Brucke, ils seraient là sous forme de lacunes, de simples trajets sans parois propres ; suivant Kölliker, ils auraient une paroi amorphe, transparente, semée de noyaux à sa face interne ; enfin, pour Ch. Robin, ils seraient simplement formés par une couche de cellules épithéliales exactement appliquées par leurs côtés de manière à ne laisser aucune ouverture. Mais, physiologiquement, cela importe peu ; car, dans tous les cas, la cavité est close soit par une paroi propre, soit par une condensation de la substance dans laquelle la cavité est creusée ; les trajets sont définis, délimités, ils servent à la lymphe exclusivement ; la lymphe ne peut en sortir pour entrer dans ceux du sang, et le sang ne peut s'échapper des siens pour passer dans les autres.

La lymphe dans les réseaux d'origine ne saurait être observée directement avec autant de facilité que le sang dans les capillaires. Son défaut de coloration, et la délimitation vague, souvent insaisissable des lymphatiques, rend de telles observations un peu confuses. Elle peut, sans aucun doute, se mouvoir dans les réseaux suivant les sens les plus divers, sous des impulsions extérieures changeantes ; elle doit osciller librement jusqu'au moment où elle s'engage dans les petits vaisseaux qui émergent des réseaux, vaisseaux où les valvules commencent à apparaître dès qu'ils ont, disent les micrographes, un diamètre de 5 centièmes de millimètre.

Une fois que des lymphatiques un peu volumineux se sont détachés des réseaux fins et invisibles, leur texture devient plus saisissable et plus complexe ; à la paroi amorphe ou épithéliale s'ajoutent des fibres conjonctives, des fibres élastiques et musculaires qui forment bientôt des membranes nouvelles. Dès lors,

---

1. Ch. Robin, *Recherches sur quelques particularités de la structure des capillaires de l'encéphale* (Journal de la physiol., 1859, p. 537).

leur perméabilité diminue : tout en conservant l'aptitude à l'absorption, ils prennent le caractère de tubes collecteurs chargés d'imprimer une impulsion énergique à la lymphe et de lui faire suivre une marche régulière vers les centres.

C'est à compter des points où les canaux collecteurs deviennent visibles à l'œil nu que la marche des fluides blancs peut être observée avec une certaine facilité jusqu'aux ganglions, et de ceux-ci au canal thoracique ou au tronc lymphatique droit. Nous allons suivre ces fluides chez les solipèdes et les ruminants pris pour types.

Commençons par les vaisseaux des extrémités.

Dans les membres postérieurs, les lymphatiques commencent à devenir apparents sur les côtés des articulations phalangiennes. En dehors, il existe habituellement deux vaisseaux qui s'élèvent du niveau de la première phalange, en suivant la direction de l'artère et de la veine plantaire. L'un d'eux, plus grand que l'autre, reçoit à diverses hauteurs plusieurs branches collatérales, dérivées pour la plupart, de la peau, des synoviales tendineuses et articulaires, puis il croise en avant du tarse, le tendon de l'extenseur antérieur des phalanges, la bride de renforcement de l'aponévrose tibiale, et arrive enfin se réunir aux nombreux lymphatiques du plexus de la saphène. L'autre vaisseau externe, qui devient bien visible vers la partie moyenne du métatarse, se dirige en avant de la tubérosité externe et inférieure du tibia pour longer un instant la bride de renforcement de l'extenseur antérieur des phalanges, et devenir satellite plus ou moins éloigné de la veine saphène. En dedans de la même région, on voit s'élever aussi deux lymphatiques de 2 à 3 millimètres de diamètre. Le premier, déjà visible vers les grands sésamoïdes, s'accole à la veine plantaire interne, arrive avec elle en avant du tarse, passe sous les brides aponévrotiques et gagne la face interne de la jambe et de la cuisse. Le second, assez grand et très superficiel, demeure éloigné de la veine, bien qu'il vienne concourir à la formation du remarquable plexus qui suit le trajet de cette dernière. Ces vaisseaux, parvenus à la face interne de la jambe, sont accompagnés d'autres lymphatiques plus petits et très nombreux, qui s'élèvent de diverses hauteurs parallèlement les uns aux autres, soit immédiatement au dessous de la peau, soit entre les aponévroses et les muscles les plus superficiels. Ils forment là, par leur ensemble, le plus beau plexus lymphatique sous-cutané qui existe dans l'économie. A mesure qu'ils montent à la face interne de la cuisse, on les voit augmenter de diamètre, devenir moins nombreux et se rapprocher de la saphène. Lorsque cette veine s'enfonce dans l'interstice compris entre le long et le court adducteur, ils se trouvent réduits à six ou huit branches du diamètre de plumes de corbeau, qui se glissent avec elle entre les muscles, et se ramifient bientôt dans les ganglions inguinaux profonds. Parfois il en est quelques-uns qui s'élèvent un peu plus que la veine et gagnent seuls le groupe ganglionnaire, ou accolés avec un filet détaché du nerf.

Tous les lymphatiques superficiels nés sur les côtés du jarret et de la jambe ne restent pas étalés au-dessous de la peau et des aponévroses ; il en est un certain nombre qui s'engagent dans les interstices musculaires pour suivre le trajet des veines tibiales, antérieure et postérieure. Ceux-ci se réunissent aux lymphatiques profonds, satellites de ces veines, et ne tardent pas à traverser, au-dessus des condyles du fémur et en arrière de l'origine de l'extenseur du métatarse, un groupe de quatre à cinq ganglions arrondis, brunâtres et fermes, connus sous le nom de *ganglions poplités*. Au delà de ce premier amas ganglionnaire, les vaisseaux, nés pour la plupart dans les muscles tibiaux postérieurs, le long vaste et ses congénères, se rassemblent en avant de l'artère fémorale, entre elle et la veine, de même que sur ses côtés ; ils s'élèvent, au nombre de six à huit, vers l'extrémité supérieure du fémur, et abordent les ganglions inguinaux profonds dans lesquels passent tous les satellites de la veine saphène.

Les ganglions inguinaux profonds, au nombre de quinze à vingt sur les solipèdes, forment un groupe allongé sous l'aponévrose crurale, entre les deux adducteurs de la jambe,. immédiatement en avant de la veine et de l'artère fémorales. Les lymphatiques qui les traversent ne se distribuent point individuellement dans tous : les premiers qui s'y rendent se ramifient dans les ganglions inférieurs, et ceux qui viennent ensuite en font autant dans les ganglions de plus en plus élevés sur le trajet de la veine fémorale. Les ramifications des vaisseaux blancs y sont très larges et facilement perméables aux injections, car les petits lobes ganglionnaires sont mous, jaunâtres, plexiformes à la surface et celluleux à l'intérieur ; disposition qui contraste avec celle des ganglions poplités dont la consistance, la densité et la teinte cendrée semblent indiquer une perméabilité peu prononcée, telle qu'elle existe du reste dans les ganglions placés les premiers sur le trajet des vaisseaux lymphatiques. Ils manquent chez les grands ruminants.

Les vaisseaux des parois inférieures de l'abdomen, en dehors de la tunique abdominale, ceux du fourreau, du pénis et des enveloppes testiculaires chez le mâle, des mamelles chez la femelle, se portent en décrivant des flexuosités nombreuses, vers les ganglions inguinaux superficiels rassemblés en avant du pubis et près de l'orifice inférieur du trajet inguinal. Ils les traversent, puis se rassemblent au delà du groupe en six ou huit troncs accolés les uns aux autres, et répartis inégalement en avant et en arrière des vaisseaux sanguins. Les plus petits, situés généralement en avant de ceux-ci, sont les plus nombreux. Les plus grands, du diamètre d'une plume à écrire, sont énormément développés sur les mâles entiers et les femelles qui allaitent ; ils s'engagent tous ensemble dans le trajet inguinal et, parvenus à une certaine hauteur dans ce canal, ils s'unissent aux lymphatiques qui sortent des ganglions inguinaux profonds, se ramifient en partie dans ces derniers, pour se porter ensuite dans la cavité abdominale, en suivant la direction des troncs iliaques externes.

Les lymphatiques d'une partie de la face antérieure de la cuisse, de la face externe et d'une certaine étendue de la croupe, se dirigent vers un petit amas ganglionnaire noyé dans le tissu fibro-graisseux de la partie antérieure de la cuisse, et à la surface du fascia-lata. Ce groupe, peu important chez les solipèdes, est remplacé chez le bœuf par un gros ganglion brunâtre, allongé, très dense, comme la plupart des ganglions de ce ruminant. Il correspond évidemment aux ganglions iliaques externes de l'homme, des singes et des carnassiers. Les lymphatiques qui l'ont traversé deviennent assez larges en s'accolant à une branche de la circonflexe iliaque et à sa veine satellite ; ils remontent avec ces vaisseaux à la face interne du fascia, pénètrent dans la cavité abdominale, et abordent avec la circonflexe les ganglions sous-lombaires.

Ainsi, la lymphe des extrémités postérieures, rassemblée par des vaisseaux profonds, satellites des artères et des veines et par une infinité d'autres vaisseaux superficiels répandus surtout à la face interne des membres, traverse donc plusieurs groupes de ganglions avant de parvenir dans l'abdomen. Celle des vaisseaux profonds de la partie inférieure des membres passe dans les ganglions poplités, puis de là dans les ganglions inguinaux de l'arcade crurale; celle des vaisseaux superficiels, du pied, de la jambe, d'une partie de la cuisse, se rend directement dans ces derniers ganglions; celle des organes génitaux externes, des mamelles, d'une partie des parois de l'abdomen, aborde les ganglions inguinaux superficiels; enfin la lymphe de la face antérieure de la cuisse et d'une partie de la croupe vient traverser les ganglions précruraux, pour passer de là dans l'abdomen par les ouvertures que franchissent la circonflexe iliaque et quelques autres branches du tronc pelvien. Il faut maintenant suivre cette lymphe au delà des premiers ganglions, jusque vers le point de départ du canal thoracique, et en même temps voir le trajet de celle qui émane des parties profondes de la croupe, du bassin et des parois abdominales.

Chez l'homme, les lymphatiques des membres abdominaux offrent dans leur ensemble une disposition analogue à celle qui existe chez nos grands herbivores domestiques. Le plexus superficiel de la face interne aboutit aux ganglions inguinaux qui sont multiples, comme le montre la figure 137, réduction de celle de Mascagni.

Les vaisseaux blancs, qui naissent dans les muscles profonds de la croupe, autour

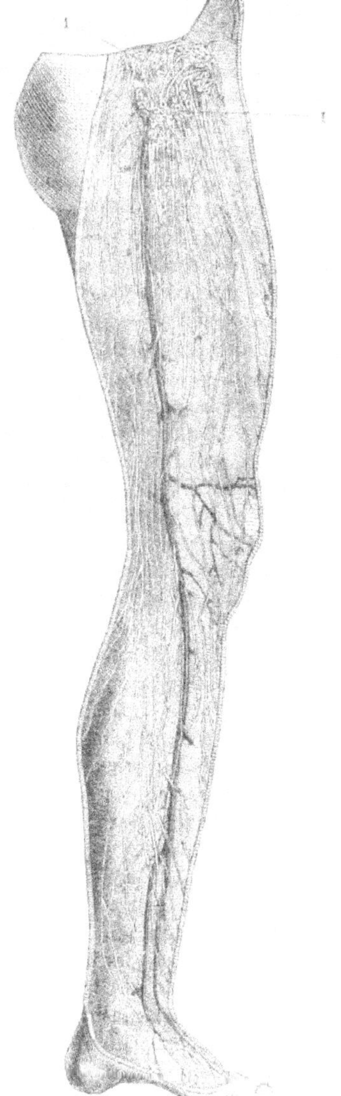

Fig. 137. — Lymphatiques superficiels du membre inférieur, d'après Mascagni (*).

de la queue, à l'extérieur du bassin, dans la cavité pelvienne, s'accolent aux artères et aux veines fessières, ischiatiques, iliaco-musculaires, ischio-sacrées, et parviennent, en suivant le même trajet que ces veines, dans les ganglions sous-lombaires ; mais ils sont fort difficiles à suivre à travers les parties qu'ils traversent ; d'autant que, n'ayant jusqu'alors rencontré aucun ganglion, ils n'atteignent pas un diamètre bien considérable.

Les lymphatiques sortant des ganglions inguinaux superficiels et profonds, après s'être rassemblés vers le haut de l'arcade crurale en deux ou trois troncs volumineux, suivent le trajet de l'artère iliaque externe et de sa veine satellite jusqu'au point où elle se jette dans le tronc de la veine cave. Là ils se divisent dans les ganglions sous-lombaires avec les lymphatiques venus directement du bassin, ceux du cordon testiculaire, de l'utérus, des ovaires, et avec les vaisseaux émanés des ganglions cruraux.

Ces ganglions sous-lombaires, très nombreux et d'un volume considérable, sont groupés sur les côtés de l'aorte et de la veine cave, et en dessous de ces vaisseaux, depuis l'extrémité antérieure du sacrum jusqu'au niveau de la grande mésentérique ; ils sont traversés par tous les lymphatiques qui viennent se terminer à la naissance du canal thoracique.

Chez les solipèdes, le premier, en commençant d'arrière en avant, c'est-à-dire en suivant le cours de la lymphe, est impair et placé sur la ligne médiane dans le sinus de l'angle formé par la séparation des deux iliaques internes ; il reçoit principalement les lymphatiques qui accompagnent les artères sous-sacrées, et quelques divisions musculaires de la croupe. Le second ganglion, pair, comme la plupart des autres, situé immédiatement sur le côté de l'aorte, entre le tronc crural et le tronc pelvien, reçoit les lymphatiques dérivés des ganglions inguinaux superficiels et profonds, et ceux des ganglions cruraux. Ces derniers vaisseaux se divisent avant de l'aborder, puis le pénètrent à son extrémité postérieure, et en sortent pour passer de là dans les ganglions plus rapprochés du réservoir sous-lombaire. Le troisième ganglion volumineux de la région accolé à l'aorte, en avant de l'iliaque externe et à l'origine de la circonflexe, reçoit les branches qui sortent du précédent et les trois ou quatre lymphatiques qui rampent autour de l'artère et de la veine circonflexe, vaisseaux dérivés des ganglions précruraux et des parois latérales de l'abdomen. Enfin, un nombre assez considérable d'autres sont disséminés sur les côtés de l'aorte, à sa face supérieure et en dessous de la veine cave. Leur volume, leur forme, leur situation respective et leur nombre n'ont rien de bien déterminé, et jamais ceux d'un côté n'affectent la même disposition que ceux du côté opposé.

Tous les ganglions, les uns jaunâtres, les autres plus ou moins rosés, sont, chez les solipèdes, excessivement mous et susceptibles de se gonfler à divers degrés. Les plus grands montrent à leur surface et dans leur épaisseur les ramifications des lymphatiques qui y arrivent et qui en sortent. Les moins grands, et surtout les plus rapprochés de la citerne, sont rosés, très mous, plexiformes au plus haut degré, et formés, à proprement parler, par des lymphatiques sinueux accolés ou pelotonnés ensemble. Aussi, quand ils sont distendus par lymphe ou par les matières à injection, ils doublent et même triplent de volume, en montrant nettement leur texture réelle.

Il est à remarquer, du reste, et ceci a une importance capitale sous le rapport de la progression de la lymphe, que les vaisseaux qui se rendent aux ganglions sous-lombaires ne s'y résolvent pas complètement en divisions ténues, desquelles naissent ensuite des branches de plus en plus grandes, comme on le voit dans la plupart des ganglions, et notamment dans ceux que les vaisseaux traversent pour la première fois. Les lymphatiques, en arrivant à ces ganglions, leur donnent des branches qui s'y divisent jusqu'à une extrême ténuité, et d'autres qui les traversent en rameaux énormes, de telle sorte qu'une partie de la lymphe charriée par ces vaisseaux passe directement des afférents dans les efférents, sans traverser le parenchyme ganglionnaire. Aussi, les matières à injections, même les plus grossières, passent-elles avec facilité des vaisseaux de l'arcade crurale, par exemple, dans le canal thoracique. De même, l'air que l'on insuffle dans ces derniers ne tarde pas à distendre les ganglions, puis à passer dans la citerne et à parvenir dans le système veineux par l'intermédiaire du canal thoracique. On conçoit, d'après cela, la possibilité de tuer les animaux en poussant de l'air par les vaisseaux qui offrent une telle disposition.

Chez les ruminants, les animaux carnassiers et les singes, les ganglions sous-lombaires ne présentent plus les mêmes caractères. Ceux du bœuf sont compacts, brunâtres, bien circonscrits. Le premier, et le plus grand de tous, est aplati, discoïde, échancré en avant, au point d'où se détachent les efférents. Il occupe l'espace triangulaire laissé entre la circonflexe iliaque et le tronc crural. Les autres, situés en avant de celui-ci, autour de l'aorte et de la veine cave, reproduisent, sous de moindres proportions, les particularités distinctives du premier.

Des ganglions sous-lombaires, de chaque côté, s'échappent deux ou trois grosses branches, qui se réunissent souvent en une seule, longue d'environ 10 à 12 centimètres, depuis son point de départ jusqu'à sa jonction avec l'origine du canal thoracique.

Le vaisseau des ganglions droits passe au-dessous de la veine cave, entre elle et l'aorte, vient s'anastomoser assez souvent avec les branches du côlon flottant, et s'ouvre dans le canal thoracique au niveau de la deuxième vertèbre des lombes, immédiatement en arrière de la veine et de l'artère rénales droites. Le vaisseau des ganglions gauches, accolé à l'aorte, passe tantôt au-dessus d'elle, tantôt au dessous, pour se terminer au même point que le précédent, avec lequel il se met en rapport dans une étendue de 2 à 3 centimètres. Parfois, les branches émanées des ganglions lombaires, au lieu de se rassembler en deux vaisseaux principaux, un de chaque côté, restent distinctes et marchent accolées en formant deux faisceaux, qui s'ouvrent dans la citerne au lieu ordinaire. Enfin, dans quelques cas, ces vaisseaux viennent s'aboucher dans une grosse branche, en arrière de la grande mésentérique, et apportent à la citerne la lymphe du côlon replié avec une partie du chyle de l'intestin grêle.

Après avoir amené à la naissance du canal thoracique la lymphe des diverses parties des membres postérieurs, du bassin, des organes génitaux et des parois abdominales, il faut aller chercher celle des viscères digestifs, puis la conduire de même à ce qu'on appelle depuis longtemps le réservoir sous-lombaire.

La lymphe des dernières parties du gros intestin, c'est-à-dire du rectum et du côlon flottant, est rassemblée par plusieurs vaisseaux qui sillonnent le mésentère de ces deux sections du tube digestif. Ceux du pourtour de l'anus passent déjà à travers deux ganglions placés à la base de la queue, de chaque côté du sphincter. Ceux de la partie antérieure du rectum se glissent, en décrivant des flexuosités, au-dessus de la branche horizontale de la petite mésentérique et viennent, au nombre de cinq ou six, traverser un petit amas ganglionnaire placé tout près du tronc de cette artère. Les lymphatiques nés des divers points du côlon flottant traversent, en sortant des tuniques intestinales, les nombreux ganglions qui se trouvent à l'insertion du mésentère, entre les arcades artérielles et veineuses et la bande charnue du bord concave de cet intestin. Ils remontent ensuite entre les deux lames du mésentère, soit en suivant les vaisseaux sanguins, soit en serpentant dans leurs intervalles. Chemin faisant, quelques-uns de ces lymphatiques se jettent encore dans des ganglions arrondis, inégalement espacés sur le trajet des divisions de la petite mésentérique. La plupart se rassemblent vers l'origine de cette artère pour se réunir en plusieurs branches anastomotiques avec les divisions des ganglions sous-lombaires. Quelques-uns, notamment les plus antérieurs, s'unissent aux vaisseaux lymphatiques du côlon replié, et concourent ainsi à la formation de l'une des grosses branches intestinales qui s'ouvrent dans la citerne du chyle.

Les lymphatiques du côlon replié et du cæcum affectent une disposition fort remarquable. Ceux du côlon replié, nés pour la plupart dans le tissu de la membrane muqueuse, se dirigent tous vers les artères et les veines coliques près desquelles ils traversent quelques petits ganglions disséminés à l'origine des branches collatérales des artères coliques droite et gauche, puis se rendent à d'autres ganglions très nombreux, rangés en une double chaîne sur le trajet des grands vaisseaux, et à l'attache du frein péritonéal qui unit l'une à l'autre les deux parties de cet intestin. Les petits lymphatiques, à mesure qu'ils sortent des ganglions, se rassemblent pour former d'abord deux ou trois troncs qui longent les artères, leurs veines satellites et leurs nerfs. Ils reçoivent, sous des angles très aigus, les branches qui émanent successivement des diverses granulations de l'une des deux chaînes. Les branches qui naissent dans des points plus rapprochés de l'origine des artères coliques augmentent graduellement de diamètre et de longueur, elles ne viennent se terminer aux grands vaisseaux lymphatiques qu'après avoir rampé près d'eux sur un trajet assez étendu. Bientôt, quelques-unes d'entre elles marchent parallèlement à ces derniers, et forment des troncs nouveaux qui, à leur tour, grossissent comme les autres par l'adjonction de ramifications collatérales. Enfin, vers la naissance des deux artères du côlon replié, les dix à douze lymphatiques qui les suivent parallèlement se plongent dans de nouveaux ganglions, et en sortent sous forme de grosses branches très courtes, dont la réunion à celles des vaisseaux de l'intestin grêle donne naissance aux deux troncs par lesquels la lymphe et le chyle sont versés dans le réservoir sous-lombaire.

Les lymphatiques du cæcum se rassemblent, comme ceux du côlon replié, sur le trajet des deux artères cæcales et de leurs veines satellites. Ils se plongent aussi dans deux chaînes ganglionnaires, et donnent naissance à de longs vaisseaux qui aboutissent au même tronc que ceux de l'intestin grêle.

Les vaisseaux blancs qui puisent dans l'intestin grêle le chyle et la lymphe sont plus multipliés que dans aucune des autres parties de l'économie. Après s'être dégagés du tissu des villosités dans lesquelles naissent, comme nous l'avons vu, leurs principales racines, ils traversent la muqueuse et la membrane charnue pour se rendre entre les deux lames du mésentère. Là, d'abord nombreux, et très petits, ils s'anastomosent les uns avec les autres, en diminuant de nombre et en prenant un diamètre plus considérable, sans jamais arriver à de grandes proportions. Parvenus à 1 ou 2 décimètres au-dessous des ganglions, ils sont réduits au nombre de quatre à cinq cents canaux rapprochés, pour la plupart parallèles entre eux et avec les vaisseaux sanguins. Dès qu'ils abordent les vingt-cinq à trente ganglions groupés vers la naissance des artères de l'intestin grêle et les quinze à vingt petits ganglions de l'iléon, ils s'y divisent, puis en sortent à l'état de grosses branches, dont l'ensemble concourt à la formation des deux troncs intestinaux dont nous avons déjà parlé. Ces chylifères ne traversent pas d'autres ganglions, car ceux que certains anatomistes décrivent au bord concave du petit intestin sont imaginaires.

Les lymphatiques de l'estomac se rassemblent vers les courbures du viscère. Il en est un grand nombre qui vont se plonger dans les gros ganglions de la petite courbure, entre le cardia et le pylore, entre l'extrémité de l'œsophage et la tubérosité gauche. Les autres se dirigent vers les petits ganglions disséminés sur la grande courbure, à l'attache de l'épiploon spléno-gastrique. Tous se rassemblent sur le trajet des artères et des veines gastriques, remontent au niveau de la grosse tubérosité, vers le tronc de la cœliaque. Là ils s'anastomosent avec ceux qui dérivent de la rate et du foie, et se réunissent en plusieurs branches flexueuses, qui s'ouvrent directement, les unes dans le canal thoracique, les autres après s'être confondues avec le tronc antérieur des lymphatiques intestinaux.

Ceux de la rate, nés les uns dans la profondeur du viscère, les autres à sa surface, se dirigent vers l'artère et la veine spléniques; ils traversent plusieurs groupes de ganglions disposés sur le trajet de ces vaisseaux, à partir du milieu de la longueur de la scissure; remontent au nombre de cinq ou six vers l'origine de l'artère en formant un peloton sinueux dont les divisions, anastomosées avec celles de l'estomac et du foie, s'abouchent, d'une part, dans le tronc antérieur des lymphatiques de l'intestin, et, d'autre part, dans un magnifique plexus communiquant directement avec le canal thoracique.

Enfin, les lymphatiques du foie, observés pour la première fois par Veslingius, forment un réseau très serré à la surface et un lacis dans l'intérieur du parenchyme. Ils se rassemblent vers la scissure postérieure, se plongent d'abord dans un premier groupe ganglionnaire fort petit, puis dans un second groupe de ganglions volumineux, arrondis, cachés entre le tronc de la veine porte et le pancréas. Ruysch en a donné, pour le cheval, une figure que Blasius et d'autres auteurs ont reproduite. Leur abouchement est commun à celui des vaisseaux de l'estomac et de la rate.

Ces nombreux lymphatiques, dérivés des viscères abdominaux, concourent avec ceux des extrémités postérieures à la formation du canal thoracique qui conduit le chyle et la plus grande partie de la lymphe dans le système veineux. Considérons donc d'abord ce canal à son point de départ, avant de le suivre jusqu'à sa terminaison.

Au-dessus de l'aorte, au niveau du corps de la deuxième vertèbre des lombes, entre les deux piliers du diaphragme, les lymphatiques des extrémités postérieures et des viscères de l'abdomen, viennent s'ouvrir dans une ampoule très large, dite citerne du chyle, aplatie, irrégulière, qui prend une forme cylindrique et se dévie à droite en pénétrant dans la cavité thoracique. Cette ampoule, à parois fort minces, presque transparentes, adhère intimement en haut avec le ligament vertébral commun inférieur, en bas avec l'aorte, et sur les côtés avec les tendons d'origine des piliers diaphragmatiques. Elle reçoit en arrière les vaisseaux lymphatiques des ganglions lombaires, à gauche, les deux troncs terminaux des chylifères et des lymphatiques, tant du gros intestin que de l'estomac, du foie et de la rate, enfin, à droite, quelques petites branches provenant de ces trois derniers organes.

Les vaisseaux lombaires, multiples à leur départ des ganglions qu'ils ont traversés en dernier lieu, finissent par se réunir de chaque côté, le plus souvent en une ou deux branches, dont la jonction avec la citerne a lieu tantôt directement, tantôt par l'intermédiaire du tronc lymphatique intestinal postérieur, ou même, dans certains cas, par ces deux modes réunis, car il est fréquent de voir le vaisseau lombaire droit s'ouvrir dans la citerne, tandis que le gauche s'abouche dans le tronc dont je viens de parler.

Ce tronc lymphatique intestinal postérieur, qui résulte de la fusion d'une partie des vaisseaux du côlon et de l'intestin grêle, naît à gauche des divisions de la grande mésentérique, se porte en arrière de l'origine de cette artère, croise la direction de l'aorte, s'engage entre elle et la veine cave, en arrière de l'angle droit du pancréas, de l'artère et de la veine rénales droites, puis se recourbe de manière à décrire un arc à concavité antérieure, enfin s'insère au confluent de la citerne. Il arrive souvent que ce vaisseau, dont le diamètre moyen est de 1 centimètre à 1 centimètre et demi, se dilate un peu avant sa terminaison, de manière à former une ampoule ovoïde innominée, que l'on trouve fréquemment pleine de chyle ou de lymphe après la mort.

Le tronc intestinal antérieur, habituellement plus considérable que le précédent, amène une partie du chyle de l'intestin grêle, et une certaine proportion de la lymphe du gros intestin, de l'estomac, du foie et de la rate. A partir de sa naissance, qui a lieu à gauche du faisceau de la grande mésentérique, il se dirige en avant de celle-ci, passe entre elle et la cœliaque, puis se recourbe brusquement en arrière, s'applique en dehors sur le pilier droit du diaphragme qui le sépare de l'aorte, croise, presque à angle droit, la direction du cordon splanchnique du grand sympathique, passe au-dessus de la veine et de l'artère rénales droites, en arrière desquelles il s'abouche dans la citerne. Cette branche, longue de plus de 1 décimètre, depuis le point où elle reçoit les satellites de la cœliaque jusqu'à son insertion à droite de l'aorte et de la citerne, se trouve habituellement renflée en avant de l'origine de la grande mésentérique. L'ampoule qu'elle offre en ce point, étant le confluent des vaisseaux de l'estomac, du foie et de la rate avec ceux d'une partie de l'intestin, peut être considérée comme une citerne accessoire dont le volume égale à peu près celui d'un œuf de perdrix.

Enfin les petites branches sinueuses qui dérivent du voisinage de la cœliaque s'ouvrent à gauche de la citerne par plusieurs orifices, et à 7 ou 8 centimètres en avant du confluent des branches lombaires et intestinales.

Le réservoir sous-lombaire, ou le réceptacle du chyle ainsi constitué est très grand, et d'une complication remarquable chez les animaux solipèdes. C'est une vaste cellule allongée, aplatie, accolée à l'aorte et au corps des deux premières vertèbres des lombes. Sa cavité, anfractueuse, diverticulée et divisée par des brides, se dilate à droite au niveau du confluent et en avant de ce point pour donner naissance au canal thoracique; elle se dilate de la même manière à gauche, quand il y a là un second canal plus ou moins exactement semblable au premier. Les variétés de configuration qu'elle peut offrir sont fort nombreuses, ainsi que l'indiquent les figures des pages suivantes, qui représentent les principales. La figure élégante que Ruysch a donnée du réservoir sous-lombaire du cheval ne reproduit ni l'état normal, ni aucune de ses variétés, car l'illustre anatomiste, peu familiarisé sans doute avec l'organisation des solipèdes, a pris une des grosses branches qui aboutissent au réceptacle du chyle pour ce réceptacle lui-même[1].

Chez le bœuf, les afférents du canal thoracique n'ont pas la même disposition que chez les solipèdes. Les chylifères et les lymphatiques du gros intestin, dès qu'ils arrivent au mésentère, traversent des ganglions compacts, brunâtres, dont quelques-uns ont une longueur de 20 à 30 centimètres, puis en sortent peu nombreux, avec un diamètre considérable, se réunissent progressivement en un tronc volumineux, qui s'accole à l'artère et à la veine grande mésentérique, la seule qui existe. Ce canal, qui, à mesure qu'il s'élève, grossit par l'adjonction de nouvelles branches, passe avec la mésentérique à gauche de la partie antérieure du cæcum, de la première partie du côlon et de plusieurs anses d'intestin grêle, sous le pancréas. Arrivé en arrière du foie, il reçoit une branche considérable pourvue de plusieurs ampoules ovalaires, résultant de la fusion des lymphatiques de l'estomac, du foie et de la rate. Cependant quelquefois cette branche parvient directement à la citerne sans se réunir au canal dont nous parlons. Celui-ci, parvenu à 1 décimètre ou seulement à quelques centimètres de l'aorte, se divise en deux branches, l'une qui se dirige en arrière et reçoit, au bord supérieur de l'aorte, le tronc commun des vaisseaux lombaires; l'autre, qui se glisse en avant, gagne le niveau du corps de la première vertèbre lombaire et vient, en se réunissant à la première, former une arcade ou une couronne autour de l'artère et de la veine rénales droites. De la partie antérieure de cette couronne, se détache, par un renflement plus ou moins prononcé, l'origine du canal thoracique. Mais assez souvent il n'en est pas ainsi : la branche dérivée des estomacs, du foie et de la rate, se porte directement à la citerne; la branche intestinale s'y porte aussi, en arrière de la précédente, après avoir donné un rameau rétrograde qui s'anastomose avec le tronc des vaisseaux lombaires, lequel suit le bord supérieur

---

1. Voyez cette planche dans Gerardi Blasii, *Anatome animalium*, 1681, p. 378.

de l'aorte pour se joindre au confluent des deux branches susdites. Ici encore, il y a une arcade autour de l'artère rénale droite.

Chez les petits ruminants, la chèvre et le bélier, par exemple (fig. 138), la disposition d'ensemble des afférents de la citerne de Pecquet est à peu près semblable à celle qui existe dans le bœuf. Les vaisseaux sous-lombaires qui, à l'entrée du bassin, forment deux branches, ne tardent pas à se réunir en un tronc très valvuleux, long de 1 décimètre, passant au-dessus de l'aorte pour se rendre à la citerne. Le canal chylifère, satellite de la mésentérique, arrivé à trois travers de doigt de l'origine de cette artère, se divise en six à huit branches parallèles accolées ensemble, qui se séparent en deux faisceaux, venant finalement s'ouvrir dans le réservoir sous-lombaire après avoir décrit une arcade autour de la veine et de l'artère rénales droites. Je ne sais si cette remarquable disposition est constante chez ces animaux.

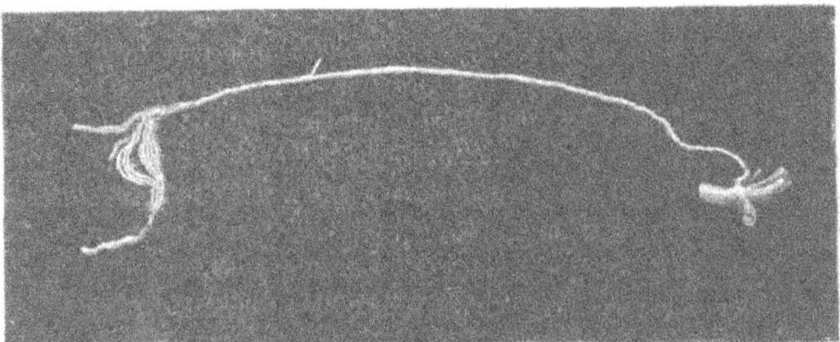

Fig. 138. — Canal thoracique simple des petits ruminants.

Chez les carnassiers, la réunion des vaisseaux sous-lombaires avec les chylifères et les autres lymphatiques des viscères abdominaux est peu compliquée. Tous ces vaisseaux s'abouchent isolément dans une ampoule ovoïde qui commence en haut de l'aorte dans la cavité abdominale, et se prolonge dans le thorax en avant du pilier droit du diaphragme. Le réceptacle du chyle y est même proportionnellement beaucoup plus développé que dans beaucoup d'autres animaux. Aussi peut-il y être facilement reconnu sans le secours des injections, en ouvrant tout simplement le thorax et l'abdomen d'un chien en pleine digestion. Il est si peu dilaté dans quelques espèces, que plusieurs anatomistes en ont nié l'existence, mais il ne s'y trouve pas moins. Déjà, du temps de Haller, on l'avait reconnu dans le chien, le loup, le lion, l'ours, le phoque, le hérisson, le cheval, le bœuf, le cerf, la chèvre et le porc.

Voilà le chyle amené à l'origine du canal thoracique, mêlé à la lymphe des parties postérieures du corps et des viscères abdominaux ; il faut conduire ces deux fluides dans le système veineux, c'est-à-dire étudier leur trajet dans toute la longueur de la veine blanche du thorax.

A partir du point de jonction des divers affluents de la citerne de Pecquet, le canal thoracique reste encore dilaté sur une certaine étendue, entre les deux piliers du diaphragme et en avant. Son renflement oblong, ovoïde, large de plus

de 2 centimètres, se dégage de l'espace compris entre l'aorte et le corps des vertèbres, se dévie à droite et vient se placer sur le côté de cette artère à son bord
supérieur. Là, depuis la dernière vertèbre dorsale jusqu'à la sixième, c'est-à-dire
jusqu'à l'origine du muscle sous-dorso-atloïdien, le canal thoracique des solipèdes
longe le bord inférieur de l'azygos et le bord supérieur de l'aorte, en dehors des
artères intercostales droites, et complètement à découvert ; il reçoit, au niveau
de chaque vertèbre de petites branches qui proviennent des ganglions disposés
en une double chaîne dans le tissu adipeux interposé à la colonne dorsale et à
l'aorte. Au niveau de la sixième vertèbre du dos, il s'éloigne un peu du rachis,
se dirige vers la ligne médiane, passe au-dessous et à droite de l'azygos, dont il
croise la direction, reçoit inférieurement des branches des ganglions œsophagiens
et bronchiques, se place entre le sous-dorso-atloïdien et l'œsophage, puis passe
à gauche de ce conduit et de la trachée, se glisse entre les lames fibreuses qui
s'élèvent du péricarde, à la base des gros vaisseaux, sous le milieu du long du
cou. Là il devient tout à fait apparent du côté gauche, à travers les lames du
médiastin antérieur, y décrit un S, puis, vers la première côte, s'engage entre
les ganglions lymphatiques, à la face interne des artères dorso-musculaire, cervico-musculaire, des veines correspondantes et du ganglion cervical inférieur du
nerf grand sympathique. Il sort du thorax en dessous de l'œsophage, séparé de
la première côte gauche par la veine vertébrale, puis se dirige en bas et vient
s'ouvrir au sommet de la veine cave antérieure, en haut du point de réunion des
deux veines jugulaires. Dans sa partie préthoracique, il est compris dans un espace
triangulaire à base supérieure, circonscrit par deux lames fibreuses qui, s'élevant
de l'appendice trachélien du sternum, passent entre les deux veines jugulaires,
pour se fixer aux apophyses trachéliennes des deux dernières vertèbres cervicales,
à la face interne des muscles scalènes.

Le canal thoracique, qui reçoit toujours vers son insertion plusieurs branches

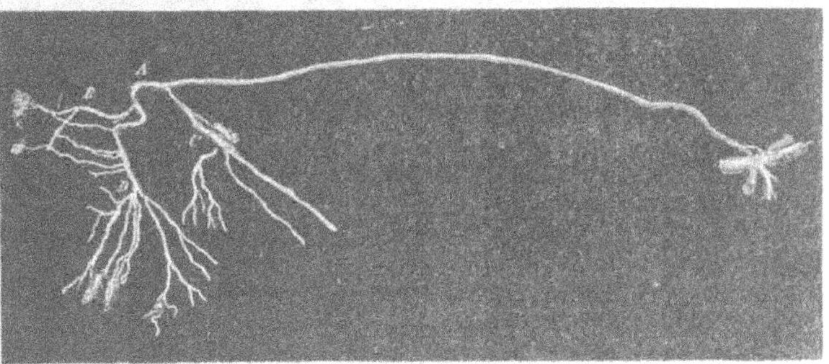

Fig. 139. — Canal thoracique simple du cheval.

des ganglions voisins, particulièrement de ceux du côté gauche, n'a pas un diamètre uniforme, ni des parois également épaisses sur toute la longueur. Sa cavité
se rétrécit graduellement, depuis le diaphragme jusque vers le milieu de la région dorsale, s'agrandit un peu à l'endroit où s'abouchent les vaisseaux des gau-

glions bronchiques, se resserre de nouveau entre les lames du médiastin antérieur, enfin se dilate vers le golfe des jugulaires, de manière à donner à la portion terminale du conduit la forme d'une ampoule ovoïde, tantôt à peine prononcée, tantôt, au contraire, assez considérable pour atteindre le volume d'un œuf de perdrix. Les parois du canal, partout assez minces pour être presque transparentes, sont renforcées à partir de la base du cœur par les lames fibreuses émanées du péricarde, et par un tissu de même nature. Aussi sa distension, à sa partie antérieure, est-elle très restreinte par ce revêtement protecteur.

Le canal thoracique est loin de se montrer toujours tel chez les solipèdes que je viens de le décrire ; il y présente, sur son trajet et à son insertion, un grand nombre de variétés que nous devons passer en revue.

Le canal simple se sépare quelquefois, sur un point de sa longueur, en deux branches qui, après avoir marché parallèlement, se réunissent bientôt pour re constituer le canal unique. Cette division s'opère habituellement au niveau de la base du cœur, c'est-à-dire à l'endroit où s'abouchent les vaisseaux des ganglions bronchiques et œsophagiens ; elle forme un anneau dont l'ouverture n'a souvent pas plus de 1 centimètre de diamètre, ou une ellipse dont le grand axe a de 1 à 2 décimètres d'étendue. On la voit se produire une, deux et même trois fois sur la moitié antérieure du canal, qui redevient simple à son insertion comme il l'était à son origine. Les espaces circonscrits par les bifurcations constituent ce qu'on appelait autrefois les *insula*.

Le canal, au lieu de demeurer simple, devient fort souvent double dès son point de départ (fig. 140). Alors les deux canaux sont sensiblement égaux, ou

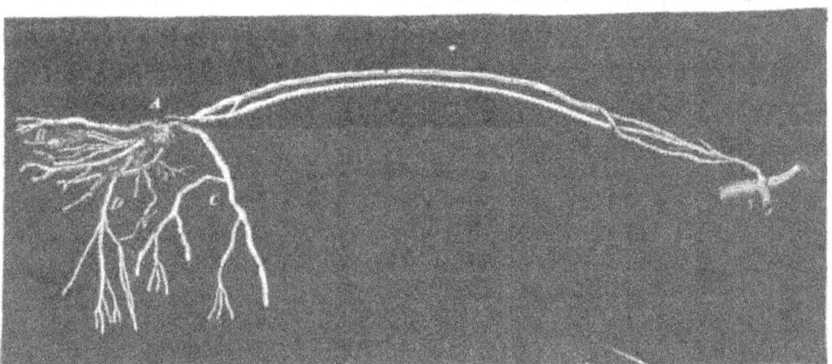

Fig. 140. — Canal thoracique double des solipèdes (*).

l'un est plus grand que l'autre. S'ils sont inégaux, c'est ordinairement le droit qui l'emporte sur l'autre ; cependant le contraire a lieu quelquefois. Dans tous les cas, les deux canaux sont isolés, l'un à droite, l'autre à gauche de l'aorte. En s'avançant vers l'entrée du thorax, ils restent complètement séparés, où ils communiquent entre eux par une ou deux branches anastomotiques transversales plus

ou moins volumineuses. Parvenus à 25, 20 et même quelquefois à 3 ou 4 centimètres de leur abouchement au golfe des jugulaires, les deux canaux se rapprochent et se confondent en un seul. C'est généralement au niveau de la base du
cœur que leur fusion s'opère. Jamais je n'ai vu sur le cheval les deux canaux rester
distincts dans toute leur étendue et venir s'insérer isolément dans la veine cave.

Quelquefois (fig. 141) il émane des ganglions de l'entrée du thorax un long
canal qui marche parallèlement au premier avec lequel il va se joindre par un
cours rétrograde vers les piliers du diaphragme.

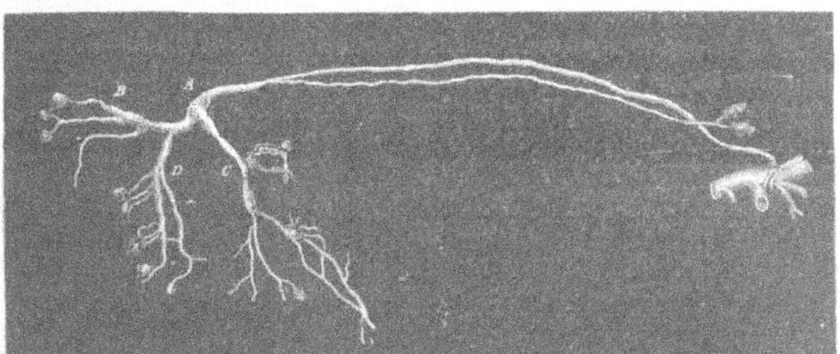

Fig. 141. — Canal thoracique avec affluent rétrograde.

Le canal thoracique, double dans la plus grande partie de son étendue et à
partir du réservoir sous-lombaire, finit parfois par devenir triple. Dans ce cas,
le plus grand des deux canaux se divise en deux branches ; puis les trois canaux,
après avoir parcouru un certain trajet, se joignent ensemble au même endroit ou
bien deux d'entre eux se réunissent d'abord en un seul, auquel le troisième
va s'aboucher à une distance variable du confluent des premiers.

Les variétés d'insertion sont peu communes chez les solipèdes. Généralement
le canal est simple lorsqu'il s'ouvre dans la veine cave. Quelquefois, mais fort
rarement, il est divisé en deux branches, longues tout au plus de 2 à 3 centimètres, qui s'insèrent isolément soit l'une au-devant de l'autre, soit sur la même
ligne transversale, laissant entre elles un léger écartement, espèce d'arcade rappelant une disposition fréquente dans le chien, et déjà figurée par Blasius il y
a près de deux siècles.

Le lieu où se fait l'insertion des deux canaux est invariable : c'est toujours en
haut de la veine cave, précisément au point de jonction des deux jugulaires, ce
qu'aucun anatomiste n'a indiqué avant moi. Jamais le canal ne se termine ni à
l'axillaire gauche, ni à la réunion de cette veine avec la jugulaire correspondante, comme le dit Bourgelat. On ne le voit pas non plus s'ouvrir tantôt dans le
tronc brachial gauche, et tantôt dans le tronc brachial droit comme l'avance
Girard, ni enfin, soit dans l'un, soit dans l'autre de ces deux troncs, ainsi que
l'indique M. Lavocat. Ces prétendues insertions sont purement imaginaires.

Le canal thoracique des grands ruminants, une fois parvenu dans le thorax par une ouverture spéciale du diaphragme presque distincte de l'arcade aortique, se place au-dessus et à droite de l'aorte, entre elle et la colonne vertébrale. Là, quoique en dehors des artères intercostales correspondantes, il est complétement caché par une couche épaisse de tissu graisseux, dans laquelle sont enveloppés les nombreux ganglions sous-dorsaux. Vers la cinquième vertèbre dorsale, il reçoit un gros vaisseau lymphatique provenant des ganglions énormes qui existent sur le trajet de l'œsophage dans le médiastin postérieur, puis croise la direction de l'aorte et de l'œsophage, passe à gauche, gagne l'entrée du thorax s'ouvre en avant de la première côte, au-dessus du point de jonction de la jugulaire gauche avec la veine cave antérieure.

Les variétés qu'il présente chez le bœuf sont nombreuses et fort communes. La disposition la plus rare est celle du canal simple dans toute sa longueur, telle que je viens de l'indiquer. Ce canal (figure 142), simple à son origine et dans la

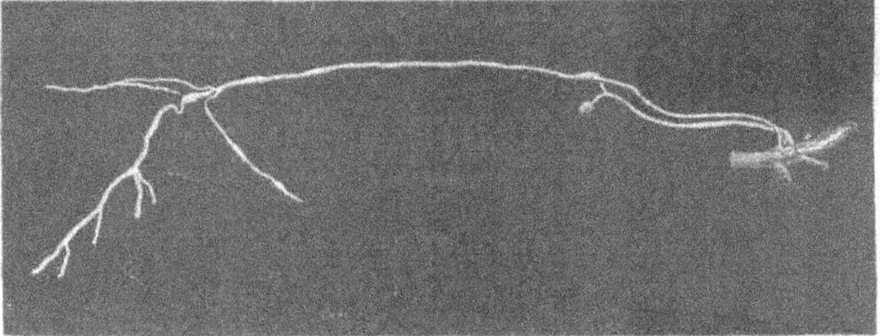

Fig. 142.

plus grande partie de son étendue, se bifurque souvent vers la base du cœur, ou seulement à 1 ou 2 décimètres de son insertion. De ses deux branches, l'une passe à droite de l'œsophage et de la trachée, l'autre se porte à gauche de ces parties, en suivant la direction ordinaire. A l'entrée du thorax, elles se terminent séparément, soit dans l'angle de réunion de la jugulaire et de l'axillaire correspondante, soit ensemble au confluent des deux veines jugulaires.

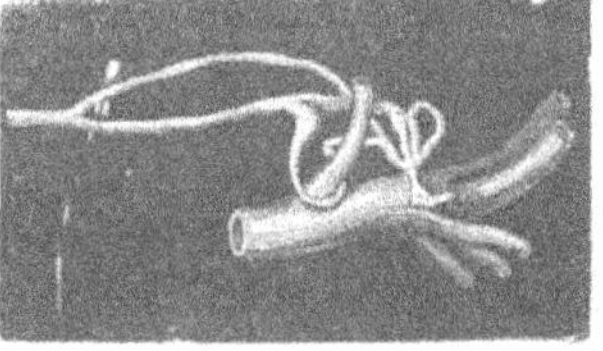

Fig. 143.

Il arrive que l'une des branches du canal bifurqué se subdivise à son tour en deux plus petites, et que l'autre éprouve en même temps une semblable subdivision, de telle sorte que le tronc du canal, d'abord unique, devient double, puis quadruple, et s'abouche conséquemment par quatre orifices distincts dans le système veineux. Si les branches du canal, au lieu de rester isolées, s'envoient des anastomoses transversales, il en résulte une complication (fig. 143) dont les solipèdes n'offrent pas d'exemples.

Le canal thoracique est souvent double dans toute son étendue. Les deux

canaux se détachent alors isolément de la citerne, suivent, l'un le côté droit,
l'autre le côté gauche de l'aorte, décrivent une arcade à convexité inférieure, au
niveau de la base du cœur, sur les parties latérales de la trachée, et viennent se
terminer, soit très près l'un de l'autre, sur la même ligne transversale à la jonction des deux jugulaires, soit l'un à droite, l'autre à gauche, sur chacune de ces
deux veines, et non loin de leur jonction avec les axillaires (fig. 144).

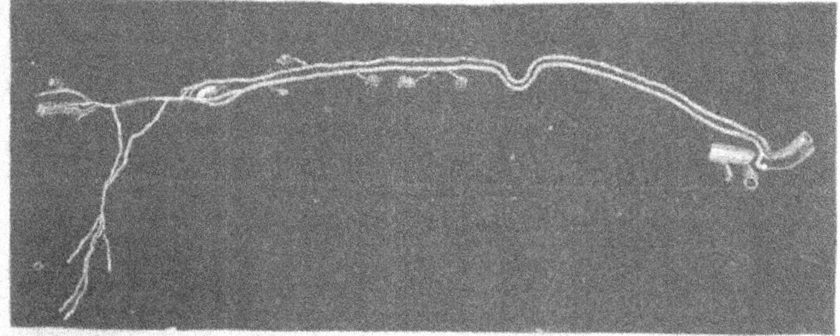

Fig. 144. — Canal thoracique double et à deux insertions du bœuf.

Lorsqu'il naît deux canaux au réservoir sous-lombaire, ils s'anastomosent quelquefois entre eux à plusieurs reprises par des branches sinueuses, contournées
en différents sens, comme le montre la figure 145. Puis, toutes ces branches se

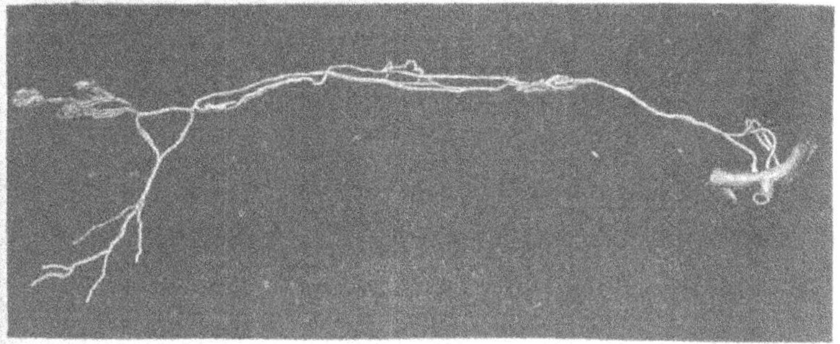

Fig. 145. — Canal thoracique double à branches anastomosées et à insertions multiples.

rassemblent dans le médiastin antérieur, et reconstituent un canal simple qui,
vers son insertion, se subdivise de nouveau en quatre branches venant s'ouvrir
isolément deux à droite et deux à gauche, au lieu ordinaire. Cette variété est la
plus remarquable et la plus compliquée de toutes celles qui s'observent chez les
animaux domestiques.

Le canal thoracique du porc, habituellement simple dans toute son étendue,
se divise quelquefois à 3 ou 4 centimètres de son insertion en deux branches
qui ne tardent pas à se réunir en une ampoule ovoïde ; celle-ci, après avoir reçu

les vaisseaux de la tête, de l'encolure et des membres, s'ouvre vers l'extrémité de la jugulaire gauche.

Celui du chien ressemble généralement beaucoup à ce qu'il est chez le porc. Cependant il offre parfois dans son trajet ou à son insertion de très nombreuses variétés. Rudbeck y a signalé une bifurcation au-dessus du cœur, une autre dont les branches s'anastomosent plusieurs fois entre elles. Swammerdamm et Sténon ont figuré des divisions anastomotiques nombreuses et irrégulières vers le milieu d'un canal simple à son point de départ. Ces anciens auteurs ont indiqué et représenté des insertions doubles et triples de différentes formes. Enfin Bilsius a fait voir une arcade, ou plutôt un anneau très remarquable à l'insertion du conduit et à sa jonction avec les vaisseaux lymphatiques du cou et des membres antérieurs, anneau plus ou moins analogue à celui que j'ai observé plusieurs fois sur le cheval, le porc et le chat. Nous reviendrons sur ce point à propos des modifications que peuvent apporter au cours du chyle et de la lymphe les différentes formes du canal thoracique.

Le canal thoracique de l'homme, qu'il soit simple ou plexiforme, se termine à la veine axillaire gauche, tantôt par une seule branche légèrement dilatée, ou par plusieurs. On peut aussi quelquefois le voir double. Alors l'un des canaux se termine dans l'axillaire gauche, l'autre dans la droite. Ses variétés ont été pour la plupart indiquées et figurées par les anciens anatomistes.

Le canal thoracique a donc amené dans le système veineux le chyle mêlé à la lymphe des membres pelviens, de la partie postérieure du tronc, des viscères abdominaux, des parois abdominales et thoraciques, d'une partie du diaphragme, des poumons, etc. Il faut rechercher maintenant par quelle voie la lymphe des parties antérieures du tronc et des membres thoraciques vient se jeter dans les veines. Or, procédons toujours des parties périphériques vers les plus rapprochées du confluent du système lymphatique.

Les vaisseaux blancs des membres antérieurs s'élèvent des diverses régions du pied, à peu près de la même manière que ceux qui leur correspondent dans les membres abdominaux. Les plus inférieurs d'entre eux deviennent satellites des veines plantaires, et acquièrent un diamètre assez considérable à partir du genou. Ceux qui naissent en des points de plus en plus élevés prennent bientôt les proportions habituelles à la généralité des lymphatiques des membres.

En avant du genou, on voit s'élever un ou deux vaisseaux qui suivent une division veineuse sous-cutanée, longent les muscles antibrachiaux, passent entre le mastoïdo-huméral et le sterno-huméral, puis deviennent profonds vers l'angle de l'épaule. De la partie interne du carpe il part deux ou trois beaux lymphatiques, qui suivent la direction de la sous-cutanée interne de l'avant-bras, et se glissent avec elle au-dessous des aponévroses les plus superficielles. Dès qu'ils arrivent vers la partie supérieure du radius, ils s'engagent entre le sterno-aponévrotique et le coraco-radial avec l'une des deux branches de la veine sous-cutanée interne, et vont se rendre aux ganglions du coude, placés en dedans de l'extrémité inférieure de l'humérus.

Les lymphatiques profonds se rendent aussi aux mêmes ganglions, tout en suivant des routes différentes. Les antérieurs accompagnent, pour la plupart, l'artère

Fig. 146. — Canal thoracique de l'homme d'après Ch. Robin (*).

(*) Réservoir de Pecquet ou citerne du chyle et canal thoracique distendus par le mercure, avec les veines dans lesquelles se jettent les lymphatiques (celles-ci ont été représentées sans avoir reçu d'injection). MM, trait indiquant la ligne médiane du corps, GG, ganglions lymphatiques lombaires envoyant leurs efférents dans le réservoir ; P, le réservoir, plein de mercure, il reste un peu déprimé, d'une largeur qui peut varier de 5 à 17 millimètres d'un sujet à l'autre, s'il n'est pas représenté par un plexus ou un simple confluent de quatre à six conduits ; C, tronc venant des glandes lymphatiques chylifères qui se jettent dans la citerne ; LL, troncs lymphatiques se jetant dans le canal ; TT, le canal thoracique, toruleux, placé à droite, passant à gauche, et renflé ici à son origine ; BT, dilatation assez fréquente près de son abouchement ; A, abouchement du canal dans la veine sous-clavière gauche (S), après avoir décrit une courbe anguleuse ; J, veine jugulaire interne coupée, près de l'abouchement de laquelle a lieu celui du canal ; O, lymphatiques efférents venant des glandes axillaires ; QQ, autres venant de celles du cou ; DD, deux des petits ganglions intercostaux dont les efférents vont dans le canal ; D, N, lymphatiques efférents des glandes lymphatiques de l'épaule droite formant la *grande veine lymphatique* ; V, abouchement de celle-ci dans la veine sous-clavière droite (F) ; lymphatique efférent des ganglions du cou se jetant isolément (K) près de la jugulaire interne droite (J) ; Z, abouchement de la grande veine azygos derrière la veine cave supérieure ; XY, origines lombaires de l'azygos ; RR, la petite azygos passant de gauche à droite, derrière le canal, pour se jeter dans la grande azygos.

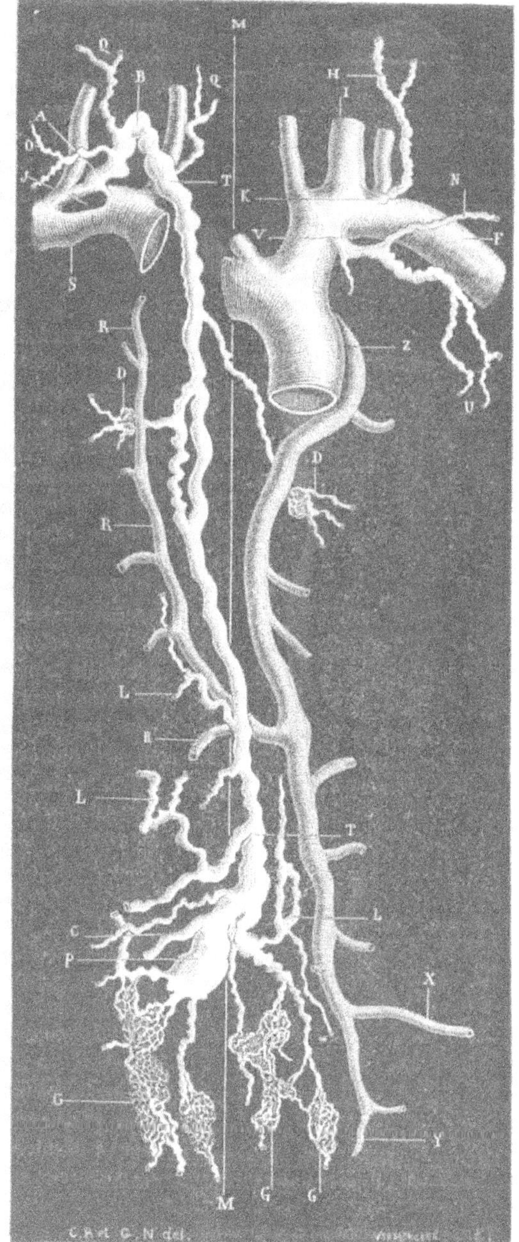

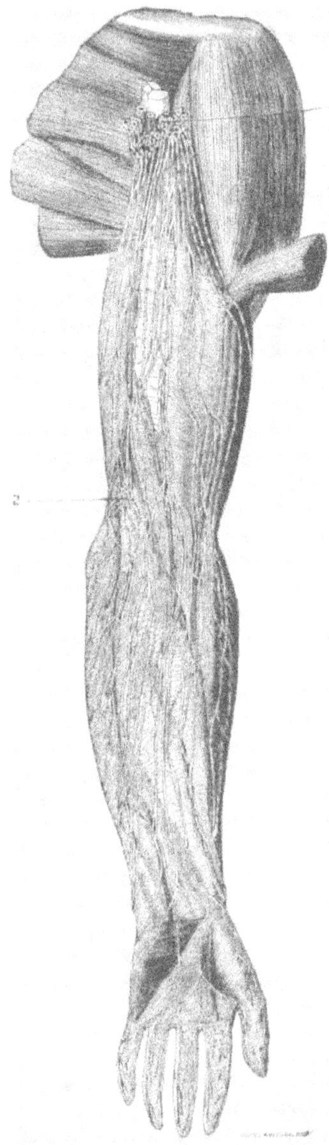

FIG. 147. — Lymphatiques du membre
supérieur, d'après Mascagni (*).

(*) 1, ganglions axillaires ; 2, ganglions épitrochléens.

radiale antérieure et la veine correspondante, et parviennent à la masse ganglionnaire du coude en passant entre le long
fléchisseur de l'avant-bras et l'humérus.
Les postérieurs deviennent satellites de la
veine et de l'artère radiales postérieures,
rejoignent les autres vers le niveau de
l'articulation huméro-radiale, se rapprochent de quelques vaisseaux groupés sur
le trajet des divisions de l'artère épicon-
dylienne. En ce point les lymphatiques
sous-cutanés s'anastomosent avec les profonds, prennent un assez fort diamètre et
se rendent, au nombre de six ou sept principaux, dans les ganglions du coude. De
ceux-ci sortent une dizaine de vaisseaux
parallèles entre eux, croisant la direction
de la veine humérale pour parvenir à un
second groupe ganglionnaire situé à la
face interne de l'épaule et près de l'insertion du grand dorsal.

Chez l'homme les lymphatiques du
membre supérieur commencent aux extrémités des doigts. Ceux de la face postérieure de la main, de la face interne
de l'avant-bras et du bras, se portent
vers l'aisselle, après avoir traversé
un ganglion au pli du coude. Ils aboutissent aux ganglions axillaires, puis aux
sous-claviculaires, sous-scapulaires et
thoraciques correspondant aux divers
groupes qui existent chez les animaux. La
figure 147 de Mascagni en donne une idée
exacte.

Les lymphatiques de la région inférieure du thorax, de l'ars et de l'angle de
l'épaule, forment un magnifique plexus à
la surface du sterno-huméral et du sterno-
aponévrotique. Là ils se dirigent d'arrière
en avant, parallèlement à l'axe du sternum, et s'engagent au nombre de vingt-
cinq à trente, entre le premier de ces
deux muscles et le mastoïdo-huméral pour

se rendre aux ganglions axillaires. Les plus antérieurs, disséminés vers l'angle de l'épaule, sur le dernier muscle que je viens de citer, sont asssez volumineux ; ils décrivent quelques sinuosités avant de s'engager dans les interstices musculaires.

Les vaisseaux des membres antérieurs traversent donc d'abord les ganglions du coude qui correspondent aux ganglions poplités des membres abdominaux ; ils se portent de là aux sous-scapulaires qui se groupent autour de l'origine de l'artère humérale et à l'insertion du grand dorsal. Aussi ces trois amas ganglionnaires s'indurent et deviennent énormes à la suite des affections graves du pied, notamment de celles qui s'accompagnent d'engorgements douloureux et de suppurations abondantes. Enfin les lymphatiques des membres antérieurs se réunissent à ceux de la tête et de l'encolure, dans les ganglions prépectoraux, avant de s'ouvrir, soit dans le tronc lymphatique droit, soit dans le canal thoracique, plus ou moins près de son insertion.

Les vaisseaux de la tête deviennent déjà fort nombreux et assez apparents au-dessus des lèvres, au pourtour des ailes du nez et à la surface externe de la joue. Ceux des lèvres, qui forment un très beau plexus vers les commissures, s'élèvent sur la joue en se rapprochant, les uns du canal de Sténon et de ses vaisseaux satellites, les autres du bord inférieur du maxillaire. Ceux des cavités nasales, de la pituitaire, des naseaux se portent en dehors de la joue, forment immédiatement au-dessous de la peau, ainsi qu'entre le sous-cutané et le muscle alvéololabial, un réseau très remarquable, dont les branches se dirigent toutes vers les ganglions sous-glossiens, soit en s'accolant au canal de Sténon et à la veine glossofaciale, soit en demeurant disséminées à la surface de la branche du maxillaire, où l'on en compte de douze à quinze depuis la symphyse jusqu'au niveau du muscle masséter.

Les ganglions sous-glossiens, auxquels ils vont se rendre avec ceux de la partie antérieure de la langue et de la bouche, constituent deux groupes immédiatement au-dessous de la peau dans l'espace intra-maxillaire, au niveau des scissures où passent le canal de la parotide, la veine et l'artère glosso-faciales. Leurs granulations nombreuses, fermes, jaunes ou brunâtres, recouvent chacune un certain nombre de petits lymphatiques qui, après les avoir traversées, se réunissent en plusieurs troncs plus volumineux, se dirigeant vers les ganglions pharyngiens. On en voit un, deux, trois, qui s'accolent à la branche glosso-faciale de la jugulaire et passent à la face interne du sphéno-maxillaire, puis trois ou quatre qui deviennent satellites du digastrique, en avant et en arrière de ce muscle.

Les vaisseaux de la partie supérieure de la tête, de l'oreille et des régions voisines sont très ténus et difficiles à suivre. Ils se portent vers un ganglion fort petit chez les solipèdes, enveloppé dans le tissu de la glande parotide, volumineux, allongé et ovalaire chez les ruminants. Ce ganglion très remarquable a été vu depuis longtemps, chez le bœuf, par Sténon qui l'avait appelé *parotide conglobée*, pour le distinguer de la glande salivaire, désignée alors sous le nom de *parotide conglomérée*. Ses efférents, très peu nombreux, se rendent aux ganglions pharyngiens.

Ceux-ci, placés en haut, sur les côtés du pharynx et en dehors des poches gutturales, chez les animaux solipèdes, forment un grand nombre de granulations molles, jaunâtres, divisées en deux groupes, l'un au-dessus du pharynx, l'autre en arrière du larynx et sur les côtés des corps thyroïdes. Les vaisseaux qui y arrivent ou en émanent, et ceux qui relient entre elles les diverses granulations, forment en dehors des poches gutturales un très beau plexus, qui se distend à un haut degré, consécutivement à l'application d'une ligature sur le trajet des vaisseaux lymphatiques du cou, satellites de l'artère carotide.

La lymphe de la tête, après avoir traversé les ganglions pharyngiens, est portée vers les ganglions de l'entrée du thorax, par un ou plusieurs vaisseaux qui longent la trachée et l'artère carotide. Ces vaisseaux, qui existent à droite et à gauche, sont souvent doubles, même triples à la partie supérieure de la trachée ; ils se réunissent généralement, après un trajet de 1 à 2 décimètres, en un ou en deux canaux larges comme un tuyau de plume, appliqués sur le côté de la trachée, immédiatement en avant de l'artère carotide. Ils reçoivent sur leur trajet plusieurs branches collatérales, souvent très longues, qui émanent des petits ganglions échelonnés sur les côtés de l'artère, et qui les relient entre eux. Lorsqu'ils parviennent à l'entrée du thorax, il se ramifient dans des ganglions allongés, couchés au-dessus et en avant du golfe des jugulaires. Quelquefois ceux du côté opposé s'ouvrent directement dans le canal thoracique, sans s'être ramifiés préalablement dans les ganglions ; mais jamais les vaisseaux droits ne paraissent se terminer ainsi dans le tronc lymphatique correspondant.

Les autres vaisseaux de l'encolure sont moins volumineux que les précédents, mais ils sont en nombre très considérable dans les parties profondes, surtout à la surface du mastoïdo-huméral, du splénius et du trapèze cervical.

Les premiers, disséminés entre les muscles, se rassemblent en grande partie sur le trajet des divisions de l'artère cervicale supérieure et de sa veine satellite, pour se rendre aux ganglions qui existent à la face interne du mastoïdo-huméral, autour de la préscapulaire et de la branche ascendante de la cervicale inférieure. Les seconds, ou les plus superficiels, se dirigent de haut en bas, en croisant obliquement l'axe de l'encolure. On les voit former, immédiatement au-dessous de la peau, un plexus remarquable à branches presque toutes parallèles et extrêmement déliées. Deux ou trois d'entre elles seulement, qui descendent du bord supérieur de l'encolure vers la gouttière des jugulaires, se distinguent par un calibre considérable et deviennent le siége de ces cordes farcineuses dont la direction est à peu près invariable.

Les lymphatiques cervicaux superficiels et profonds ne pénètrent, pour la plupart, dans le thorax qu'après avoir traversé deux ou trois groupes de ganglions placés en avant de l'épaule, sur le trajet de la préscapulaire et de la cervicale inférieure. Ces ganglions, assez volumineux dans le cheval, sont, dans le bœuf, plus nombreux et groupés en un chapelet qui suit tout le bord antérieur de l'épaule, depuis son angle articulaire jusqu'à son cartilage de prolongement.

Une fois que les lymphatiques du cou ont traversé les ganglions dont nous venons de parler, ils se rassemblent avec ceux des membres antérieurs et d'une partie du thorax, qui ont eux-mêmes franchi les divers ganglions axillaires pour se jeter dans la dernière série constituée par les ganglions prépectoraux. Parmi ceux-ci, les uns sont en dehors du thorax, les autres se trouvent renfermés dans cette cavité. Les plus antérieurs forment : 1° une masse arrondie située au dessous de l'insertion du scalène, dans le sinus de l'angle formé par la jugulaire et la veine brachiale; 2° un amas allongé au dessus de l'extrémité inférieure de la jugulaire, immédiatement en avant du golfe, et recevant de très gros vaisseaux qui émanent des ganglions axillaires, préscapulaires et les grands lymphatiques du cou. Les internes sont rassemblés en plusieurs masses à la naissance des artères cervico et dorso-musculaires, et en un amas allongé qui suit la face interne de la première côte. Ils reçoivent plusieurs vaisseaux satellites des veines dorsale, cervicale supérieure, divers lymphatiques du cœur et du médiastin, de gros vaisseaux provenant de la partie périphérique du diaphragme et satellites des artères thoraciques internes; enfin, à droite, un vaisseau considérable, qui accompagne le nerf phrénique de ce côté. C'est de ces ganglions, éminemment aréolaires et celluleux, que s'échappent des branches courtes et énormes, dont les unes forment, par leur réunion, le tronc lymphatique droit, tandis que les autres se joignent au canal thoracique, très près de son insertion, ou se terminent isolément au pourtour des deux grandes branches qui versent la lymphe et le chyle dans le système veineux.

Les lymphatiques provenant de la moitié droite du diaphragme, de la plus grande partie des parois latérales de la poitrine, de la moitié droite de la tête, de l'encolure et du membre antérieur correspondant, après avoir traversé les ganglions prépectoraux externes ou internes, se rassemblent en trois ou quatre branches qui, à leur tour, se confondent pour former le tronc lymphatique droit. Celui-ci, long de 2 à 5 centimètres seulement, se trouve diamétralement opposé au canal thoracique, dont il égale souvent le calibre, tout en conservant des parois minces et parfaitement transparentes. Il s'ouvre habituellement à la jonction des jugulaires, à côté du canal, par un orifice muni d'une double valvule semi-lunaire. Quelquefois une ou deux des branches qui concourent à le former décrivent des circonvolutions autour du tronc brachial correspondant ou de quelques-unes de ses divisions, avant de rejoindre les autres. Enfin il n'est pas rare de le voir s'anastomoser avec le canal thoracique par des collatérales volumineuses, puis se réunir avec lui de manière à s'insérer ensemble par un orifice simple au dessus du golfe des jugulaires.

Les lymphatiques de la moitié gauche du diaphragme, la plupart de ceux des parois latérales gauches du thorax, ceux de la moitié gauche de la tête, de l'encolure et du membre antérieur du même côté, traversent également les ganglions prépectoraux correspondants, et se rassemblent en plusieurs branches qui se terminent souvent en totalité dans le canal thoracique, très près de son insertion, et quelquefois les unes dans le canal précité, les autres dans le tronc lymphatique droit, et quelques-unes enfin sur l'un des points de la circonférence des deux orifices principaux. Les variétés qui existent à cet égard sont nombreuses, mais d'une importance physiologique assez minime.

Telle est l'indication des voies que parcourent la lymphe et le chyle pour venir se mêler au sang veineux. Les figures 148 et 149 sont destinées à rappeler l'ensemble du système lymphatique des solipèdes et des animaux ruminants.

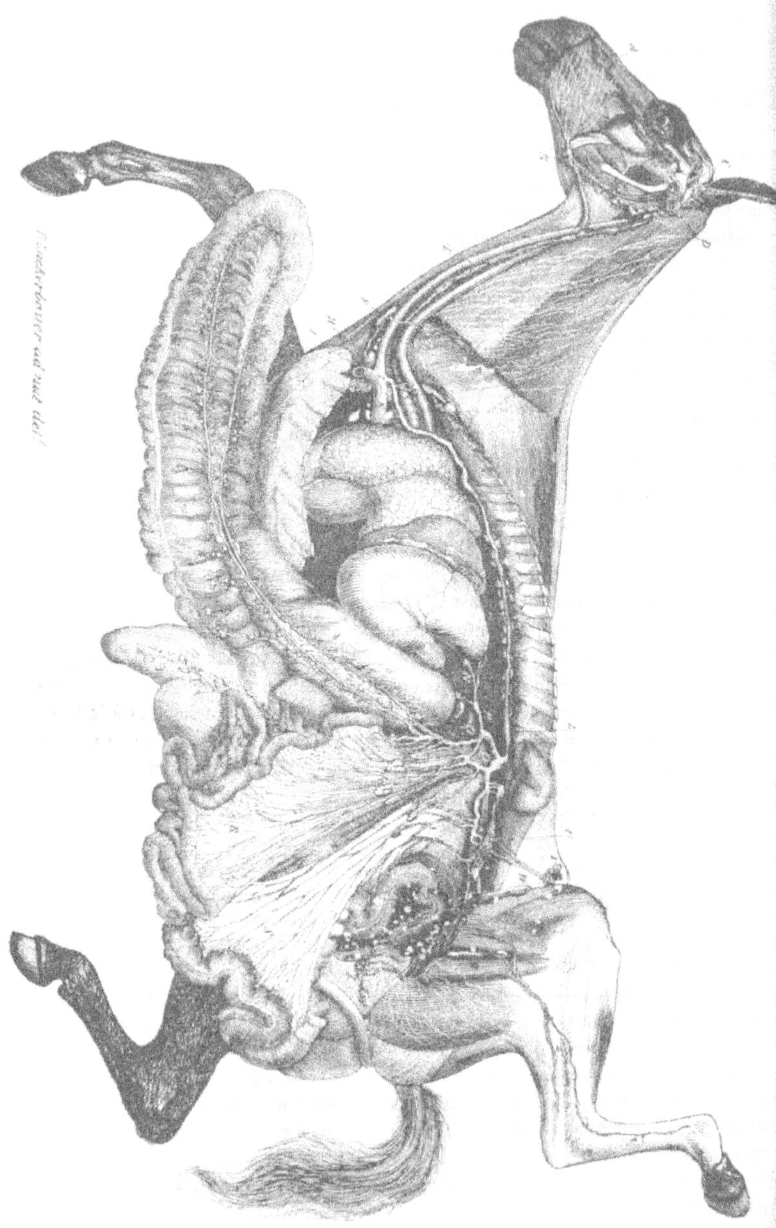

Fig. 148. — Ensemble du système lymphatique des solipèdes.

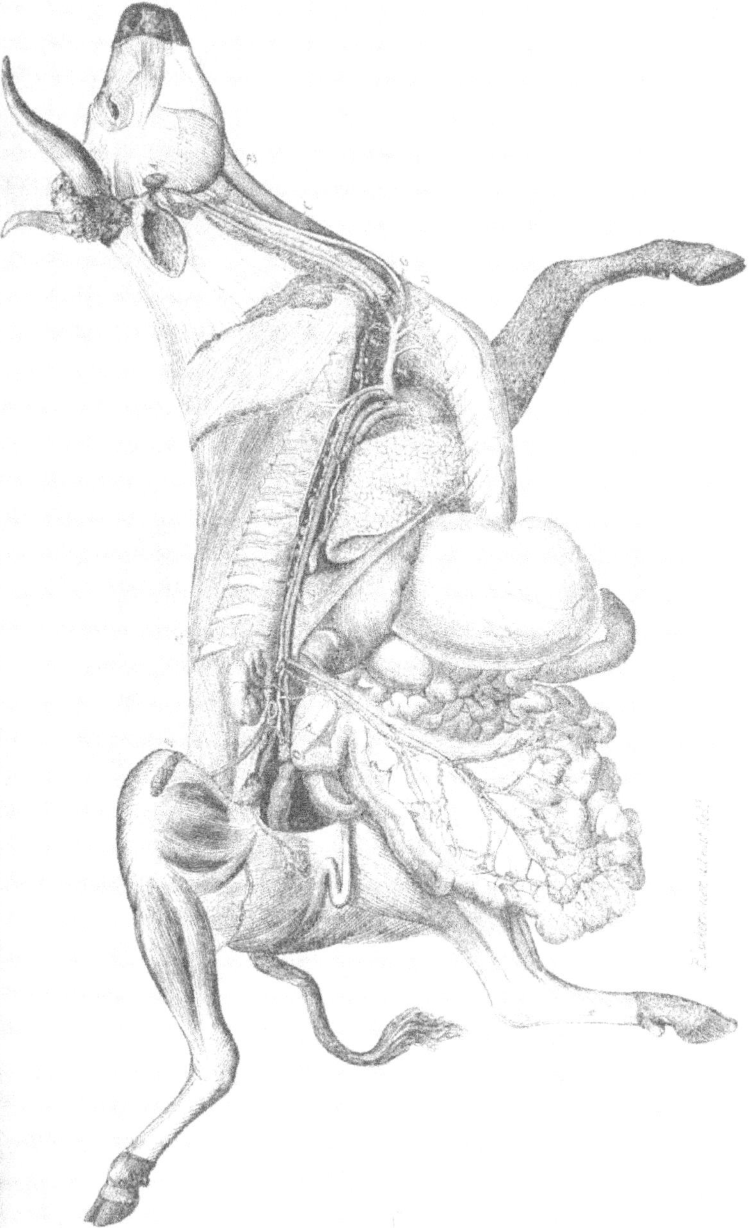

Fig. 149. — Ensemble du système lymphatique des ruminants.
a, colas. — Physiol. comp., 4° édit.

Il suffit de jeter un coup d'œil sur ces figures pour voir comment les vaisseaux blancs des diverses parties du corps se rassemblent pour amener leur contenu dans le canal thoracique et dans le tronc lymphatique droit, qui le versent dans le système veineux.

Ainsi, pour les solipèdes (fig. 148), les lymphatiques des cavités nasales réunis à ceux des lèvres, des ailes du nez, forment sur la joue le plexus A, dont les branches se portent aux ganglions sous-glossiens B. Ces branches, avec celles des autres parties de la tête, se rendent aux ganglions pharyngiens D, qui ont déjà reçu de petits vaisseaux provenant du ganglion parotidien C. Les mêmes se rassemblent sur le côté de la trachée en un ou deux gros vaisseaux E qui vont jusqu'à l'entrée du thorax. Les lymphatiques superficiels de l'encolure, ceux d'une partie des membres et des parois pectorales se rendent aux ganglions F, G, H. — Les lymphatiques superficiels Z' des membres postérieurs arrivent aux ganglions inguinaux profonds Z. D'autres vont aux ganglions inguinaux superficiels X avec les vaisseaux des mamelles, des organes génitaux externes, etc. Ceux du même membre qui se sont portés dans les ganglions précruraux W parviennent isolément dans la cavité abdominale. Les vaisseaux des parois de l'abdomen arrivent, pour la plupart, aux ganglions iliaques internes V et se dirigent, comme tous les précédents, vers les ganglions sous-lombaires U. Les vaisseaux du côlon flottant S, les chylifères de l'intestin grêle R, les lymphatiques du cæcum O, du côlon replié O', ceux de l'estomac N et de la rate M, se joignent pour former les deux troncs P Q, lesquels aboutissent directement à la citerne. Le canal thoracique L, qui continue celle-ci, vient s'ouvrir au point de réunion I des deux jugulaires, c'est-à-dire au sommet de la veine cave antérieure K, et non loin de la veine brachiale I.

Les mêmes particularités essentielles se retrouvent dans le bœuf (fig. 149). A sont les ganglions parotidiens ; B, les ganglions pharyngiens ; C, le vaisseau principal satellite de la carotide et de la trachée ; D, les ganglions prépectoraux ; E, les ganglions préscapulaires ; F, l'insertion du canal thoracique ; G, la veine brachiale ou axillaire ; I, la veine cave antérieure ; J, l'azygos ; K, les ganglions du médiastin ; L, l'aorte postérieure ; M, la citerne ; N, le tronc chylifère accolé à la mésentérique ; O, les chylifères et les ganglions qu'ils traversent ; P, les branches sous-lombaires qui se rendent à la citerne ; Q, les ganglions sous-lombaires ; R, le gros ganglion précrural ; S, les ganglions inguinaux ; T, les vaisseaux satellites de la saphène.

Dans l'homme, les lymphatiques et les ganglions de la tête, du cou et de la partie supérieure du thorax offrent, comme le montre la belle planche de Mascagni (fig. 150), une disposition compliquée, qui reproduit en partie celle que nous venons de trouver chez les grandes espèces.

L'itinéraire des fluides blancs, considéré dans son ensemble, offre quelques particularités d'un très grand intérêt physiologique chez les vertébrés ovipares.

Dans la classe des oiseaux on voit encore des ganglions, comme chez les mammifères, notamment au cou et au thorax, mais en plus petit nombre. On commence à y trouver quelques dilatations à parois contractiles, aptes à imprimer une certaine impulsion à la lymphe. Un sinus situé dans le bassin, près de la queue, a des parois contractiles, des valvules et des cordages tendineux, il charrie

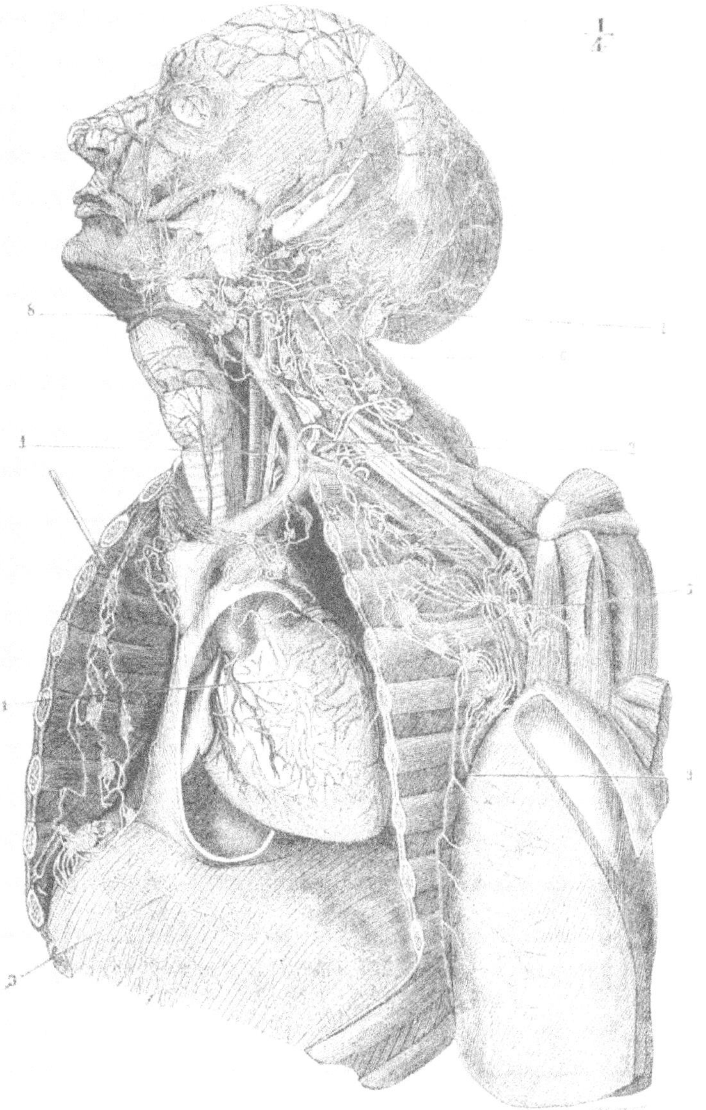

$\frac{1}{4}$

Fig. 150. — Lymphatiques de la tête, du cou, de la partie supérieure du tronc et du cœur, d'après Mascagni (*).

(*) 1, partie supérieure du canal thoracique; 2, son insertion; 3, lymphatiques du diaphragme; 4, lymphatiques cardiaques; 5, ganglions axillaires; 6, ganglions cervicaux; 7, ganglions sous-occipitaux; 8, ganglions sous-maxillaires; 9, lymphatiques des parois costales.

son contenu dans les veines du bassin et la queue. Au lieu d'un seul canal, les oiseaux ont deux canaux thoraciques qui naissent par un plexus autour de l'aorte abdominale, et se terminent chacun dans la sous-clavière de son côté.

Chez les reptiles, la disposition du système lymphatique offre de nombreuses singularités. En plusieurs points de l'économie, disent les auteurs d'anatomie comparée, la lymphe, comme on le voit dans les batraciens, se trouve dispersée dans des lacunes ou des vacuoles du tissu conjonctif. Généralement les canaux lymphatiques entourent de toutes parts les vaisseaux sanguins et leur envoient des fibres nombreuses. Ces canaux dans lesquels les vaisseaux sanguins sont enfermés et comme baignés communiquent avec les citernes et les cœurs lymphatiques. L'une des citernes entoure l'œsophage et les gros vaisseaux du thorax, l'autre s'étend dans les intervalles des viscères abdominaux et y reçoit le chyle avec la lymphe de quelques autres organes. Quant aux cœurs, dont on doit la découverte à Müller, ils sont, le plus souvent, au nombre de quatre, deux à l'épaule, deux à la cuisse, et remplissent le rôle d'agents d'impulsion, car leurs parois sont contractiles, à fibres musculaires striées. Ils reçoivent la lymphe par un certain nombre de canaux et la versent, les supérieurs dans la jugulaire, les inférieurs dans les veines de la région crurale et ischiatique. Leurs contractions sont énergiques, mais non isochrones à celles du cœur ou aux mouvements du thorax.

Chez les poissons, les lymphatiques forment de grands canaux superficiels ou des canaux profonds sans valvules dans les cavités viscérales. Ces lymphatiques engaînent le plus souvent, comme l'a découvert Rusconi, les petits vaisseaux sanguins. Ils communiquent avec des dilatations ou des sinus contractiles à mouvements rythmiques, comme celui qu'on voit à la nageoire caudale de l'anguille. Leur abouchement a lieu en plusieurs points dans les veines de la tête et notamment de la région caudale. Ils ne présentent sur leur trajet, de même que chez les reptiles, aucune trace de ganglions [1].

En somme, ce qui dans les poissons et les reptiles distingue, essentiellement les lymphatiques, ce sont les renflements plus ou moins nombreux qu'ils présentent, particulièrement sur les grenouilles, les lézards, les serpents, appelés cœurs lymphatiques pourvus de valvules, cœurs dont les pulsations activent la progression de la lymphe. M. Sappey [2] a décrit et figuré récemment ceux qu'on voit dans différentes espèces telles que la raie où leur rapprochement en certains points donne aux lymphatiques des viscères l'aspect moniliforme. Ils me paraissent représenter, sous une forme amplifiée, les nodosités valvulaires des lymphatiques des vertébrés supérieurs, lesquelles remplissent, d'ailleurs, comme au mésentère des ruminants, le rôle de véritables cœurs à contractions rythmiques.

C'est dans ces deux classes surtout que les lymphatiques, à leur origine, sont accolés aux capillaires sanguins, aux artérioles, qu'ils les embrassent dans la moitié, les deux tiers de leur circonférence, et même les engaînent complète-

---

1. Voy., pour un exposé détaillé de ces curieuses dispositions du système lymphatique des vertébrés ovipares : Milne Edwards, *ouv. cité*, t. IV, p. 162 ; Ch. Robin, art. LYMPHATIQUE. *Diction. encyclopédique des sciences médicales*, 2° série, t. III, Paris, 1870.

2. Sappey, *Mém. sur les vaisseaux lymph. des poissons*.

ment, de telle sorte que le vaisseau sanguin passe dans l'axe du lymphatique, comme cela existe aussi, suivant les observations de M. Robin, dans l'encéphale des mammifères.

CHAPITRE XLIII

RÉPARTITION ET TENSION DES LIQUIDES DANS LES DIVERSES SECTIONS DU SYSTÈME LYMPHATIQUE

Le système lymphatique est un ensemble de vaisseaux liés anatomiquement, mais complètement indépendants au point de vue physiologique. Ses parties forment autant de circonscriptions qu'il y a d'organes. Chacune fonctionne isolément sans influencer les autres. L'une quelconque d'entre elles peut absorber avec activité, se remplir modérément, se dilater outre mesure, retenir ou déverser son contenu, les autres demeurant presque inactives, vides ou affaissées. En outre, l'état d'une fraction du système, à un moment donné, peut être très différent de ce qu'il était avant, ou de ce qu'il va être après. C'est par l'observation de l'animal soumis à la vivisection qu'on arrive à constater ces divers états.

Le système lymphatique a d'abord ceci de très particulier qu'il n'est, en aucun cas, complètement rempli. Ses différents vaisseaux n'ont jamais, tous à la fois, le degré de réplétion que quelques-uns d'entre eux présentent dans certaines circonstances. La plupart sont seulement un peu affaissés sur eux-mêmes et à demi-remplis de liquide. Les chylifères et les autres lymphatiques intestinaux, dont le nombre est si considérable, contrastent cependant très souvent par leur distension avec l'état de tous les autres. Ce système est donc bien loin de ressembler à celui des vaisseaux sanguins qui contient toute la masse du sang. Le premier, en un temps donné, ne renferme qu'une faible partie des fluides qu'il doit charrier en une période de vingt-quatre heures : et cette partie, quelle qu'elle soit, est versée dans les veines pendant qu'une quantité nouvelle de fluides de même nature pénètre à son tour dans sa cavité : aussi il passe, en un jour, dans les vaisseaux blancs une masse de lymphe et de chyle qui égale plusieurs fois la masse du sang. Le second système renferme, au contraire, en un temps quelconque, la totalité du fluide sanguin. Dans le premier se trouvent constamment un chyle nouveau et une lymphe nouvelle ; les fluides qui l'ont parcouru une fois ne le traversent plus une seconde. Dans le dernier, au contraire, c'est toujours le même sang qui décrit un cercle et revient mille fois suivre les voies qu'il a déjà suivies.

Si la quantité de liquide que le système lymphatique contient dans son ensemble, à un moment donné, est indéterminable, celle de quelques-unes de ses parties peut être évaluée approximativement. Pendant le travail de la digestion intestinale, les chylifères doivent contenir une quantité de chyle égale à la moitié du sang que renferment les artères correspondantes. Lors de la gestation, les lymphatiques des ligaments larges semblent représenter par leur ensemble une masse même supérieure à celle des artères. Aux membres, ceux des plexus superficiels, dans une tranche quelconque, renferment aussi plus de liquide que les artères superficielles de la même tranche ; mais profondément la même proportion ne subsiste plus. En se basant sur le rapport de capacité qui existe entre les deux ordres de vaisseaux, on pourrait admettre, par approximation, que les lymphatiques ont un contenu égal à la moitié de celui des artères. D'après M. Sappey, qui s'est beaucoup occupé d'injections lymphatiques, ils auraient en effet dans les membres environ la moitié de la capacité des artères, et le quart de celle des veines. Ce rapport accepté pour l'ensemble du système conduirait à l'évaluation suivante. Sur un cheval de taille moyenne ayant 30 kilogrammes de sang, la moitié dans les artères et une partie des capillaires, l'autre moitié dans les veines et la seconde partie des capillaires, soit 15 kilogrammes pour chacune d'elles ; le système lymphatique supposé égal à la moitié de la capacité des artères renfermerait 7 kil. 1/2 de liquide. Or, comme il peut verser aisément en vingt-quatre heures 60 kilogrammes dans les vaisseaux sanguins, il doit se vider totalement huit fois pendant cette période. À un moment donné, il n'y aurait donc que 60 millièmes de lymphe dans l'organisme, ou 60 grammes par kilogramme du poids du corps.

Il est évident que les diverses tranches du cône représenté par le système lymphatique doivent contenir d'autant plus de liquide qu'elles sont plus rapprochées des réseaux, mais on ne peut déterminer le rapport suivant lequel a lieu l'augmentation. Il faut s'en tenir aux données que nous fournit l'observation.

Si le système lymphatique ne contient jamais, à la fois, une très grande quantité de fluides, ce n'est pas qu'il ait une faible capacité et que ses vaisseaux manquent de dilatabilité ; car on sait, d'une part, que le nombre des vaisseaux blancs est immense, et, d'autre part, qu'ils sont susceptibles, en se dilatant, d'acquérir un très grand diamètre, au point de retenir deux à trois fois plus de liquide qu'ils n'en renferment habituellement.

Le degré de plénitude de tous les vaisseaux lymphatiques, dans un temps donné, est assez difficile à apprécier. Magendie[1] prétend que, sur les animaux vivants, les lymphatiques des membres, de la tête, du cou, contiennent très rarement de la lymphe ; et que ceux de la région sous-lombaire, du foie, de la vésicule biliaire, en contiennent plus fréquemment que les premiers. C'est une erreur. Le savant physiologiste n'a pu voir nettement la plupart de ces vaisseaux pleins de liquide parce qu'il les examinait sur de petits animaux : il les aurait toujours trouvés plus ou moins remplis s'il les eût étudiés sur les grands mammifères, tels que le bœuf et le cheval. Ces vaisseaux ne sont pas tantôt vides et tantôt pleins, comme il le pense ; ils ne se remplissent ni ne se vident par intervalles. L'observation démontre qu'ils contiennent constamment de la lymphe : ceux du cou, de la face interne de la cuisse, des ganglions préscapulaires en renferment toujours assez pour qu'on puisse en faire sortir des quantités appréciables en les piquant sur un point de leur trajet. Ceux de la région sous-lombaire, de l'entrée du thorax, en sont mieux remplis que les premiers encore ; enfin le tronc lymphatique droit, le canal thoracique, en montrent toujours une notable quantité. Les différences qui semblent exister, sous ce rapport, entre les

---

1. Magendie, *ouvr. cit.*, t. II, p. 223, 4e édition.

divers vaisseaux comparés entre eux, tiennent à ce que les uns comprimés par les muscles, les plans aponévrotiques, se dilatent peu, tandis que d'autres, plus libres, peuvent se gorger davantage ; elles résultent aussi, en partie, de l'inégale facilité avec laquelle ces vaisseaux se dégorgent dans le canal thoracique ou dans ses principaux affluents ; d'ailleurs les diverses parties du système sont assez indépendantes les unes des autres pour que certaines d'entre elles puissent être très distendues pendant que d'autres, plus ou moins rapprochées de celles-là, restent presque affaissées ou se maintiennent à un degré moyen de plénitude.

La principale cause de l'inégale réplétion des lymphatiques tient à l'inégale abondance des matériaux offerts à l'action absorbante de ces vaisseaux. Dans les points où les éléments de la lymphe se trouvent en grande quantité, les vaisseaux sont pleins, même turgides ; là où ces éléments existent en proportion moindre, ils sont modérément remplis, ailleurs, dans les tissus peu vasculaires et secs, ils demeurent affaissés, presque vides. Sous ce rapport, le système lymphatique contraste avec le sanguin où la répartition tend à s'opérer uniformément sous l'influence d'un moteur central. Chaque groupe de lymphatiques absorbe plus ou moins, se gorge dans certaines limites, demeure dilaté ou affaissé pendant des périodes plus ou moins longues sans que la tension dans les districts voisins en soit influencée.

On peut affirmer, en thèse générale, que les divers degrés de réplétion des lymphatiques traduisent soit le degré d'irrigation sanguine d'un organe, soit la quantité des produits liquides qui se trouvent sur les surfaces absorbantes. Aussi est-ce, d'une part, des organes très vasculaires ou d'une grande activité fonctionnelle, et, d'autre part, des parties baignées de liquides sécrétés ou venus du dehors que partent les lymphatiques les mieux remplis. La réplétion des vaisseaux blancs exprime, tout à la fois, l'activité nutritive, l'activité sécrétoire et l'activité absorbante.

Cependant la réplétion, même outrée, des lymphatiques, peut ne pas être le fait de l'une de ces trois causes. Elle résulte quelquefois de la tuméfaction d'un groupe ganglionnaire, tuméfaction qui rend difficile le passage ou la filtration de la lymphe à travers les ganglions.

En somme, les vaisseaux blancs ne contiennent pas seulement de la lymphe « dans des cas particuliers, » comme on l'a dit ; ils en renferment constamment. Si l'observation ne le prouve pas assez nettement, il suffit, pour dissiper tous les doutes, d'insérer des tubes métalliques aux vaisseaux dont l'état est d'une constatation difficile. On voit, par ce dernier moyen, que la lymphe coule sans aucune interruption, pourvu qu'elle ne se coagule pas dans le tube et que celui-ci reste dans la direction du vaisseau ouvert. L'écoulement continu implique nécessairement la présence permanente de la lymphe dans les vaisseaux blancs.

Quoique le système lymphatique contienne constamment des liquides dans toutes ses parties, il se montre sous deux états différents : l'affaissement et la turgescence ; l'affaissement qui résulte de la diminution de la masse du sang et de la restriction apportée aux exhalations séreuses, cellulaires, etc. ; la turgescence, qui dépend de l'abondance des matériaux plasmatiques épanchés, des infiltrations cellulaires, des exhalations séreuses.

C'est surtout dans les glandes prises à part qu'on constate ces deux états alternatifs : d'un côté, l'affaissement, la constriction par les temps chauds ; de l'autre, la turgescence par les temps froids. Dans les maladies scrofuleuses de l'homme, dans celles où il y a hypergenèse de globules, dans la morve, le farcin, et toutes les fois qu'il y a introduction de matières septiques, la turgescence est, suivant les cas, étendue à tout le système ou limitée à un certain nombre de ganglions. Elle coïncide ordinairement avec une exagération de leur sensibilité.

Le degré de tension de la lymphe ou la pression qu'elle supporte et qu'elle exerce, tant sur les parois vasculaires que sur la substance des ganglions, varie suivant les points du système et les conditions physiologiques ou pathologiques dans lesquelles se trouve l'organisme.

Dans les réseaux, la tension doit être très faible, mais elle se montre déjà assez prononcée dans les premiers vaisseaux visibles à l'œil, pendant que l'absorption est active, car les liquides s'échappent avec une certaine rapidité des petits vaisseaux blessés nettement dans les parois intestinales. Elle l'est davantage dans ceux des plexus superficiels : on sait qu'il n'est pas rare, en faisant une saignée blanche à la région de la saphène, de voir couler en jet la lymphe des vaisseaux satellites de cette veine. Mais, à l'état normal et tant que le cours des liquides est libre, la tension de la lymphe dans l'ensemble de ses vaisseaux est faible.

J'ai cherché depuis longtemps à la mesurer à l'aide de petits manomètres adaptés aux gros lymphatiques ; mais, comme il est fort difficile d'amener le tube manométrique dans un vaisseau par une voie collatérale, de telle sorte qu'une fois placé il n'apporte aucune gêne au cours du liquide et n'en accroisse pas la pression, je n'ai pas encore obtenu de résultats qu'il soit possible de considérer comme à peu près exacts. Les auteurs donnent, d'après Ludwig et Noll, cette pression comme oscillant entre 14 à 26 millimètres de mercure ; mais les résultats obtenus par ces observateurs s'appliquent au tronc lymphatique droit, vers son abouchement dans la veine cave, où la pression est beaucoup plus forte que dans les lymphatiques de moyen calibre. Encore indiquent-ils une pression exagérée, puisque le manomètre était placé, non latéralement, pour laisser le courant libre, mais de façon à le barrer.

Dans les parties centrales du système, la tension des liquides, essentiellement mobile et variable, arrive à son maximum par suite de la réduction croissante de l'aire vasculaire. Là, elle peut être mesurée exactement à l'aide d'un tube vertical coudé à l'extrémité, qui doit s'insérer au canal. Comme ce tube peut atteindre le diamètre de 1/2 centimètre et plus, l'ascension due à la capillarité est négligeable. Voici quelques-uns des résultats obtenus, que j'ai relatés dans mon Mémoire de 1858 :

Sur un premier taureau, le liquide du canal thoracique s'est élevé, dans le tube, aux hauteurs suivantes :

À la fin de la 1re minute		$0^m,34$
— 2e		$0^m,60$
— 3e		$0^m,85$
— 4e		$0^m,91$
— 5e		$1^m,08$

A compter de ce moment, le liquide cesse de s'élever. Seulement, son niveau éprouve des oscillations subordonnées aux mouvements respiratoires.

Dix heures plus tard, l'expérience manométrique, renouvelée sur le même animal, dont l'absorption intestinale était probablement plus active que lors de la première, les hauteurs furent :

```
A la fin de la 1re minute.....................  0m,55
       —            2e.....................  0m,75
       —            3e.....................  0m,95
       —            4e.....................  1m,07
       —            5e.....................  1m,11
```

Les oscillations dépendantes des mouvements respiratoires se répétèrent comme plus haut. Celles des efforts élevaient la colonne liquide à 15 et 20 centimètres au-dessus de son niveau pendant les moments de calme.

On voit, d'après cela, que la pression des liquides dans le canal thoracique peut faire équilibre à une colonne d'eau de plus de 1 mètre de hauteur, et que, par conséquent, elle est à peu près égale à la moitié de la pression du sang dans les artères.

Il est clair que dans les parties centrales du système, dans le tronc lymphatique droit et le canal thoracique, la pression doit être considérable et supérieure à celle du sang veineux, car ce n'est qu'en raison de cette intensité supérieure que le chyle et la lymphe peuvent entrer dans le système veineux. Si leur tension était inférieure à celle du sang veineux, non seulement le mélange ne serait pas déversé, mais encore le sang refluerait dans le système lymphatique, ce qui arrive aussi quelquefois à un certain degré.

A l'autre extrémité du système, dans les réseaux et les petits vaisseaux, la tension est à son minimum, mais elle croît rapidement avec l'activité de l'absorption. C'est elle qui rend les villosités turgides, les tissus sous-cutanés fermes, et qui, souvent, contribue à rendre la peau luisante aux points où le système lymphatique est malade.

Entre les réseaux et les ganglions, elle croît progressivement en raison directe de la turgescence des ganglions et en raison inverse de leur perméabilité. Dès que l'apport aux ganglions est trop considérable, la turgescence du tissu ganglionnaire rend difficile l'entrée de nouvelles quantités. Aussi, dans l'ensemble des afférents, la tension peut arriver à un degré égal à celui de la tension du canal thoracique. C'est ce qu'on voit aux vaisseaux du mésentère pendant la période de grande activité digestive ; aux membres, dans les cas d'infiltration ; autour des séreuses, dans celui d'épanchement.

S'il y a tuméfaction outrée, état morbide des ganglions jusqu'au point où ils deviennent presque imperméables, les vaisseaux se dilatent énormément, comme dans les affections farcineuses du cheval, avec cordes sous-cutanées.

La tuméfaction des ganglions et l'obstruction de leurs vaisseaux n'ont pas des effets uniformes dans tous les cas. Parfois, il se constitue autour des ganglions dont la perméabilité a diminué une zone d'œdème, comme cela se voit dans ceux où se développent successivement des foyers charbonneux[1]. Mais souvent, à la périphérie du ganglion hypertrophié, induré, devenu caséeux ou crétacé, nulle infiltration ne se montre, comme si, dans ce dernier cas, le passage de la lymphe n'éprouvait aucune gêne.

Il est à noter que la tension peut devenir énorme dans les vaisseaux collecteurs sans que, pour cela, l'absorption s'arrête. Lorsque la lymphe est arrivée avec peine près d'un ganglion turgide ou malade, la pression outrée qu'elle supporte agit comme le reflux et tend les valvules, la colonne se fractionne en une série de segments très courts qui s'appuient sur les rangs de valvules par lesquels ils sont limités. Il en résulte que les pressions ne s'additionnent point, et que les radicules, au lieu d'être chargées de la pression totale de la colonne, n'en supportent qu'une faible partie. Aussi peuvent-elles continuer à absorber et à se remplir, lors même que plus haut la progression des fluides est fortement entravée.

Lorsque la marche des liquides est suspendue, par suite de l'oblitération accidentelle du canal thoracique ou de sa ligature, s'il est simple, ou sans anastomoses avec le tronc lymphatique droit, on voit survenir promptement une tension extrême de tout le système, surtout dans les chylifères. Au bout de quelques heures, pourtant, la turgescence semble arriver à des limites où elle se maintient pendant douze à vingt-quatre heures. Si l'état se prolonge, les ganglions se tuméfient, s'infiltrent, surtout chez les solipèdes et les carnivores, où ils sont assez spongieux, puis l'absorption se ralentit et se suspend à peu près complètement.

La tension des chylifères et celle de quelques autres parties du système, si grande qu'elle soit dans ces conditions, ne paraît pas aller toujours jusqu'à produire des ruptures. La ligature que j'ai pratiquée souvent et laissée en place pendant six à vingt-quatre heures n'a déterminé, sur la plupart des sujets, aucune déchirure appréciable, tant la résistance des vaisseaux lymphatiques est grande et étonnante. Une fois, elle a déterminé une rupture dans le mésentère, suivie d'une vaste infiltration chyleuse.

D'ailleurs, il est à noter que la tension, dans le cas d'obstacle opposé au déversement, ne croît pas d'une manière indéfinie. Les expériences manométriques m'ont prouvé que, au bout de plusieurs heures, elle n'est pas beaucoup plus considérable qu'après cinq ou six minutes. Et, en effet, sur un taureau dont le canal était lié depuis sept heures, le liquide ne dépassa pas la hauteur acquise dans les autres expériences au bout de cinq minutes.

En somme, les liquides dans le système lymphatique sont soumis à des pressions inégales qui ne s'équilibrent point d'une section latérale à une autre. Elles vont croissant des extrémités radiculaires vers les centres, mais il ne manque à la tension d'une tranche quelconque, pour atteindre celle de la tranche placée plus près du centre, que ce qui peut y être ajouté par l'élasticité et la contractilité des parois vasculaires. C'est parce que cet appoint peut être donné successivement que les sections à moindre pression parviennent à chasser devant elles les sections à pression plus forte.

1. Voir sur ces points mes deux lectures. 1° Sur le développement successif de foyers virulents pendant la période d'incubation des maladies charbonneuses (*Bull. de l'Acad. de Médec.*, t. VII, 2ᵉ série, 1878, p. 199, et t. VIII, 1879, p. 843).

CHAPITRE XLIV

DES FORCES MOTRICES DU CHYLE ET DE LA LYMPHE

Les vaisseaux lymphatiques, n'ayant pas de rapports de continuité avec les capillaires sanguins, ne peuvent transmettre aux fluides qu'ils contiennent aucune impulsion émanée directement des contractions du cœur ni de la réaction élastique des artères. La lymphe et le chyle doivent se mouvoir par l'action de forces spéciales qu'il faut distinguer en principales et en auxiliaires.

La première force qui fait progresser les fluides dans les vaisseaux blancs résulte de la continuité de l'absorption. C'est une impulsion résultant du jeu des forces moléculaires qui font entrer les liquides dans les vaisseaux, molécule à molécule, impulsion appelée *a tergo* qui suffit aux mouvements de la sève chez les plantes, mais qui ne peut, à elle seule, opérer le transport des fluides depuis les réseaux jusqu'à l'abouchement du canal thoracique dans le système veineux.

Dans le végétal, les cellules et les vaisseaux sont constitués par un tissu dépourvu de contractilité ou de toute propriété analogue. Les liquides absorbés par les racines ne peuvent parvenir à toutes les parties de la tige, et finalement aux feuilles, que par suite de la continuité de l'absorption, c'est-à-dire par le fait de l'impulsion que les molécules nouvelles donnent à celles qui sont déjà engagées dans les voies de la circulation. On sait, en effet, d'après les expériences de Dutrochet, que la force qui détermine l'ascension de la sève a son point de départ à l'extrémité libre des radicules, dans ce qu'on appelle les spongioles ; car si l'on coupe la tige en travers, sur un point quelconque de sa hauteur, la sève vient s'échapper à la surface de la section de la partie continue à la racine, et cette sève suinte également sur une section de la racine, pourvu que l'extrémité libre de celle-ci reste dans les conditions normales.

Cette force *a tergo*, cette poussée qui résulte de l'entrée incessante des molécules nouvelles chassant les molécules anciennes peut, chez les plantes, produire des effets très intenses. Elle élève la sève à une très grande hauteur dans les tubes ajustés aux sections de ceps de vigne ; elle exerce sur le mercure du manomètre une pression qui, dans les expériences de Hales [1], est arrivée à 32 pouces de mercure ou à 36 pieds d'eau ; quelquefois même elle peut, comme je l'ai constaté dans des expériences faites en 1863, arriver à faire équilibre à $1^m,23$ de mercure ou à 50 pieds d'eau. Il lui faut une telle énergie pour faire passer les liquides de cellules à cellules fermées, de vaisseaux à vaisseaux, qui ne sont pas continus entre eux et dont les parois sont plus ou moins rigides, mais il est clair qu'elle n'a pas besoin d'une puissance aussi grande dans l'organisme animal.

Quelle que soit l'intensité de cette poussée chez les animaux, elle doit être nécessairement proportionnelle à l'activité de l'absorption. Elle devient très

---

[1]. Hales, *Statique des végétaux*, expérience 36, p. 87.

considérable dans le système chylifère pendant la digestion et dans les autres lymphatiques toutes les fois qu'il y a des épanchements séreux ou plasmatiques très abondants, soit à la surface des membranes, soit au sein des tissus ; alors elle donne lieu à une extrême turgescence des vaisseaux ; mais lorsque l'absorption se ralentit, faute de matériaux offerts, la force *a tergo* perd une grande partie de son *énergie* ; néanmoins elle doit être *encore* considérée dans ce cas comme la plus importante. Müller semble la regarder comme suffisant à la progression des fluides dans le système lymphatique.

Mais une expérience très simple montre qu'elle n'est pas seule à la déterminer. En effet, lorsqu'une ligature est appliquée sur un vaisseau blanc plus ou moins plein, comme le sont habituellement ceux de l'encolure, on voit la lymphe disparaître de la portion de vaisseau comprise entre la ligature et les parties centrales, tandis qu'elle continue à distendre ce vaisseau entre les radicules et le point lié. Or, dans ce cas, le vaisseau n'a pu se vider au delà de la ligature par suite de la continuité de l'absorption, car les nouvelles quantités de lymphe admises n'ont transmis aucune impulsion à la colonne liquide placée au delà du lien. Cette colonne n'a dû se mouvoir que par l'action des parois vasculaires.

Dès l'instant que l'impulsion *a tergo* n'a pas assez de puissance pour déterminer, à elle seule, la progression du chyle et de la lymphe, d'autres forces doivent venir à son secours ; ce sont celles qui résultent de l'élasticité et de la contractilité des parois vasculaires.

Les parois des vaisseaux blancs jouissant à un haut degré de la faculté de revenir sur elles-mêmes par le fait seul de leur élasticité, développent la seconde force motrice. Cette faculté rétractile est manifeste dans plusieurs circonstances, après la mort comme pendant la vie. C'est elle qui fait sortir, sous forme de jet, à travers une piqûre, le liquide d'un vaisseau distendu à la suite de la ligature ; c'est elle qui détermine l'écartement des deux bouts d'un vaisseau coupé en travers, et qui ramène à leurs dimensions primitives ceux que la traction a momentanément allongés ; son jeu s'accroît d'autant plus que la distension des vaisseaux est plus considérable ; il devient très borné, presque nul, si ces vaisseaux sont affaissés.

La force de retrait due à l'élasticité des tuniques vasculaires est purement mécanique ; et c'est à cause de cela qu'elle persiste sur le cadavre, même sur les pièces conservées dans l'alcool. Elle appartient aux diverses tuniques, sauf à l'épithéliale, qui toutes trois renferment des fibres élastiques. En effet, d'après Kölliker, ces fibres se montrent : 1° dispersées longitudinalement dans la membrane réticulée qui double la couche épithéliale, surtout dans les vaisseaux des membres ; 2° avec une direction transversale ou annulaire dans la tunique moyenne dite membrane élastique ; 3° enfin disposées obliquement et longitudinalement à la tunique externe. Dans ces deux dernières, les fibres élastiques sont associées aux fibres musculaires. Elles sont plus nombreuses dans les gros vaisseaux collecteurs et dans le canal thoracique que dans les petits lymphatiques.

L'élasticité des lymphatiques s'accroît progressivement lorsque les vaisseaux acquièrent des dimensions plus considérables, car à mesure que les vaisseaux se dilatent, en se rapprochant des parties centrales du système, leurs parois s'épaississent. Elle paraît plus marquée dans les lymphatiques des membres que dans ceux du tronc, plus dans les superficiels que dans les profonds, à cause de la différence d'épaisseur des parois toute au profit des vaisseaux des membres et des superficiels : elle est également plus prononcée dans les ampoules voisines de la citerne, si minces qu'elles soient, que dans le canal thoracique.

La rétractilité lente des vaisseaux lymphatiques n'est pas également accusée dans toutes les parties du système. En général, elle est d'autant plus sensible que les vaisseaux ont un moindre calibre ; elle est plus forte dans les vaisseaux sinueux, entourés de beaucoup de tissu cellulaire, comme ceux de l'aine, du cou et de la région sous-lombaire, que dans ceux dont les parois adhèrent intimement aux parties adjacentes. Elle ne paraît pas être en rapport direct avec l'épaisseur des parois vasculaires, car les branches lombaires et la citerne, dont les tuniques sont toujours excessivement minces, reviennent mieux sur elles-mêmes que le canal thoracique. Il y a cependant une exception à cet égard pour les solipèdes, dont la citerne adhère intimement à l'aorte et au corps des vertèbres lombaires. Enfin elle est plus ou moins marquée au canal thoracique suivant les animaux : très peu chez le cheval, où ce canal, fixé à l'aorte, à l'azygos et aux vertèbres, ne peut que s'aplatir sans se resserrer circulairement lorsqu'il est vide ; beaucoup plus chez les ruminants, où il est complétement entouré de tissu adipeux.

La contractilité des parois des vaisseaux blancs produit une troisième force motrice du chyle et de la lymphe. Elle tient à la présence de fibres musculaires, lisses, transversales, dans la tunique moyenne et de faisceaux de même nature, obliques et longitudinaux dans la tunique externe, fibres et faisceaux qui commencent à se montrer sur les vaisseaux de deux dixièmes de millimètre.

La contractilité qui se manifeste déjà dans les villosités, puis dans les petits vaisseaux des réseaux, devient très évidente dans les lactés du mésentère et dans les plexus sous-jacents à diverses membranes séreuses. On sait depuis longtemps, et Haller en avait fait la remarque, que les vaisseaux blancs dilatés reviennent promptement sur eux-mêmes en se débarrassant de leur contenu. Dès que le mésentère est étalé au contact de l'air, ses lactés, s'ils sont pleins de chyle, se vident brusquement et deviennent à peine visibles.

Leur resserrement se produit encore même dans les cas où l'on a placé une ligature sur le canal thoracique ; il est plus prompt et plus considérable sur le chien que sur le cheval et les ruminants. Lorsqu'une ligature est appliquée sur le milieu de la longueur des lactés du mésentère, la partie supérieure seule qui peut se vider se resserre au point de devenir filiforme ; aussi les plus gros lactés du bœuf finissent par devenir presque imperceptibles. Il en est de même pour tous les lymphatiques du corps mis à découvert, quel qu'en soit le diamètre, mais ils se resserrent à un moindre degré dans les larges vaisseaux du diaphragme, par exemple, dont les parois sont très adhérentes aux parties adjacentes. L'air froid, le contact de l'alcool, des acides affaiblis, des divers irritants chimiques donnent lieu à un resserrement analogue, comme Haller et Schreger l'avaient déjà noté. Si les adhérences externes des lymphatiques sont détruites, le resserrement est tel, que du diamètre d'un gros tuyau de plume ils arrivent à celui d'un fil très-fin, comme je l'ai maintes fois constaté en opérant sur les satellites de la carotide et de la saphène. Cette contraction s'étend même aux ganglions, surtout à ceux qui sont plexiformes, comme les spléniques et les sous-lombaires du cheval.

Ces contractions ne sont pourtant pas tellement apparentes qu'elles puissent être toujours constatées. Beaucoup d'observateurs habiles même n'ont pas réussi à les voir. Aussi Tiedemann et Schwann les ont-ils niées, parce que, disent-ils, les lymphatiques de l'intestin et le canal thoracique n'ont pas éprouvé de mouvements vermiculaires sous l'influence d'excitations mécaniques ou chimiques, et parce que même les valvules des lactés du lapin sont demeurées immobiles à l'examen microscopique du mésentère de ce rongeur. Mais elles sont d'une constatation facile chez les grands ruminants, comme je l'ai reconnu dès avant 1858. Les vaisseaux lactés très volumineux chez ces animaux sur le trajet de la grande mésentérique étant mis à nu par l'incision d'une lame du mésentère, s'étranglent sur une longueur de 1 à 2 centimètres; du point resserré le chyle est poussé dans un point plus élevé qui se dilate. Au bout d'un instant, la partie resserrée se gonfle, tandis que la partie précédemment dilatée se resserre à son tour pour s'agrandir de nouveau. C'est une suite de diastoles et de systoles comparables à celles des cœurs lymphatiques des reptiles, et analogues à ces grands mouvements qui produisent sur l'intestin des resserrements et des dilatations alternatives. Peut-être ce mode de contraction rhythmique a-t-il lieu également sur les lymphatiques des autres régions de l'organisme, mais, jusqu'ici, je n'ai pas réussi à l'observer distinctement en dehors du mésentère.

Il n'est pas douteux que cette contraction des vaisseaux lymphatiques soit subordonnée, comme celle des vaisseaux sanguins, à l'influence du système nerveux. Mais la démonstration de ce fait est difficile à donner, parce que la contraction et la dilatation des lymphatiques sont produites par des causes nombreuses dont il faudrait supprimer l'action pour mettre en évidence celle des nerfs. Ainsi, lorsque, en un point quelconque du système, le cours des liquides est gêné, soit par suite d'un resserrement local exagéré des vaisseaux, soit par obstruction des ganglions, les lymphatiques situés en dessous du barrage se gonflent énormément, surtout si les muscles et les autres tissus dans lesquels ils naissent, leur envoient par la compression exercée sur leurs réseaux d'origine, une très grande quantité de liquide. C'est ce que j'ai vu souvent sur la face du cheval, peu après la mort; — dans les ligaments larges de l'utérus gravide; — dans plusieurs points des parois abdominales. Ces expansions régionales résultent d'une absorption momentanément suractivée; d'une poussée trop énergique qui ne coïncident pas avec un départ assez rapide des liquides. Elles ne tiennent ni au relâchement des vaisseaux, ni à une dilatation active, comparable à celle qu'on attribue dans les vaisseaux sanguins aux nerfs appelés vaso-dilatateurs. Cependant MM. Bert et Laffont [1], en ouvrant l'abdomen de petits animaux dans l'eau tiède, pour soustraire les chylifères à l'action de l'air et du froid, ont cru pouvoir rattacher les changements d'état de ces vaisseaux à l'action nerveuse. Ils ont vu que l'électrisation des nerfs du mésentère faisait rétrécir et disparaître les lactés et que, au contraire, l'électrisation des nerfs splanchniques les faisait dilater. En outre, ils ont constaté que les courants appliqués au bout périphérique

1. *Comptes rendus de l'Acad. des sciences*, t. XCIV, 1882, p. 739.

des vagues coupés donnent lieu d'abord à la dilatation, puis au resserrement de ces vaisseaux. Ce qui rend difficile l'interprétation de ces effets de l'électrisation, c'est que celle-ci, au lieu de borner son action aux vaisseaux, l'étend aux parois intestinales qui, en se contractant, poussent des liquides dans le mésentère et donnent lieu à une dilatation des lactés, qui peut paraître active. Il faudrait, pour être rigoureusement en droit de rattacher la dilatation à l'action des nerfs, la voir se produire dans les vaisseaux vides, c'est-à-dire au moment où ils ne sont plus exposés à des causes intérieures et directes d'expansion.

Au canal thoracique les contractions ont pu être provoquées par les stimulations galvaniques. Müller les a vues faibles sur la chèvre, Virchow et Kölliker sur des cadavres de suppliciés. Elles sont habituellement peu prononcées et très lentes sous l'influence des excitations mécaniques.

Dans les ganglions, la contractilité est extrêmement obscure; mais elle doit y persister à un certain degré, puisque les vaisseaux qui y pénètrent conservent, sur une partie de leur trajet, les éléments musculaires de leurs parois; en outre, ces organes ont quelques fibres contractiles disséminées, comme Kölliker l'a fait remarquer, mais elles sont trop peu nombreuses pour qu'on puisse, avec Malpighi, considérer les ganglions comme des agents d'impulsion, des cœurs lymphatiques.

C'est dans les ampoules des batraciens, découvertes par Müller et appelées cœurs lymphatiques que la contractilité est très manifeste. Il y a dans ces organes des mouvements rythmiques, de véritables pulsations dont le nombre peut s'élever à 60 par minute, mouvements qui ne sont ni isochrones entre eux, ni avec ceux du cœur sanguin[1].

La contractilité développe donc dans le vaisseau lymphatique une action distincte de celle de l'élasticité. Tant qu'elle persiste sur le cadavre, elle donne lieu à des effets que la simple élasticité ne produit pas, surtout à un semblable degré. Ainsi, pendant la vie et sur le cadavre encore chaud, le lymphatique qu'on blesse se resserre plus vite, lance la lymphe plus loin que le vaisseau du cadavre à qui il ne reste plus que le ressort élastique, dont la persistance est indéfinie, car Rusconi l'a constaté, après plusieurs années, sur des pièces conservées dans l'alcool. C'est aussi ce que Lauth avait vu dans ses études sur le système lymphatique.

Les trois forces motrices des fluides blancs ont chacune leur rôle; elles agissent tantôt simultanément, tantôt d'une manière successive. L'impulsion *a tergo* peut très bien suffire, au début de l'absorption, à pousser les liquides dans les vaisseaux vides; mais, en agissant seule sur ces canaux expansibles, elle en opérerait la distension avant de commencer à déverser leur contenu dans le système sanguin; en outre, elle laisserait ces liquides immobiles dès que l'absorption viendrait à se suspendre. Avec le concours des deux autres, il ne peut en être ainsi. Dès qu'un peu de liquide est entré, la contraction le fait progresser vers le centre et lorsque le vaisseau est distendu, l'élasticité mise en jeu arrive à son maximum. La première force agit toujours; les deux autres entrent en action parallèlement tant que les vaisseaux conservent une plénitude moyenne, un état

1. Voyez pour les détails à ce sujet, Milne Edwards, t. IV, p. 466.

intermédiaire à la vacuité et à l'extrême distension. Au contraire, dans les situations extrêmes, ces deux dernières forces semblent s'isoler. Lorsqu'il y a distension outrée, les fibres musculaires se paralysent, ou, s'il leur reste quelque force, celle-ci est impuissante, sans effet utile. C'est à ce moment qu'en revanche, l'élasticité mise en jeu arrive à sa plus haute puissance. Par contre, lorsque le vaisseau ne renferme qu'un mince filet de liquide, les parois n'ont presque plus de tendance à s'affaisser davantage ; mais la contractilité seule suffit pour chasser le liquide vers les parties centrales. Toutes les fois qu'on vient à piquer, sur l'animal vivant, un lymphatique très distendu, on voit les deux dernières forces produire successivement chacune son effet. A l'instant même de la piqûre, le liquide est en grande partie lancé sous forme de jet, et il l'est par la force brusque, instantanée, énergique, due à l'élasticité ; puis la portion que le jet n'a pas entraînée s'écoule lentement à mesure que le vaisseau s'affaisse ; ce reste est chassé par la contraction lente du canal, dont le volume se réduit à celui d'un fil.

Ainsi, impulsion *a tergo* résultant de l'absorption, contraction, puis réaction élastique des parois vasculaires, telles sont les trois forces essentielles qui meuvent les liquides dans le système lymphatique. La première est la force initiale, qui les met en mouvement tant que l'absorption continue, mais qui cesse de les pousser une fois que cette fonction se suspend ; la seconde, qui agit surtout lors de la réplétion moyenne, les chasse vers les centres dès que les vaisseaux commencent à se remplir ; elle vide ces vaisseaux lorsque l'absorption s'arrête, emporte les fluides qu'ils renferment au delà d'une ligature ou d'un obstacle quelconque ; enfin, la dernière où l'élasticité, sans effet sensible dans le vaisseau affaissé, arrive à sa haute puissance lorsque la distension extrême du vaisseau a presque annulé la contractilité : c'est la force qui, à son tour, devient essentielle dans tous les cas de gêne considérable.

Du reste, ces trois forces ont chacune une action merveilleusement appropriée aux conditions si variables dans lesquelles se trouvent les vaisseaux absorbants, affaissés dans certains points, demi-pleins dans les uns, turgides dans d'autres. En agissant tantôt parallèlement, tantôt séparément, elles peuvent graduer l'impulsion et la proportionner aux difficultés qu'éprouve momentanément et partiellement la progression des liquides. Toutefois, à quelque degré qu'elle puisse atteindre, cette impulsion ne suffit pas toujours à surmonter les obstacles placés sur le trajet des vaisseaux. Si, par exemple, la portion flottante de l'épiploon des solipèdes vient à se tordre et à se nouer sur elle-même, les vaisseaux blancs situés au-dessous du nœud continuant à absorber, sans pouvoir se désemplir, acquièrent le diamètre de gros tuyaux de plume et restent tels pendant un temps indéterminé qui paraît fort long.

A ces forces principales, développées par la continuité de l'absorption, par l'élasticité et la contractilité des parois vasculaires, s'en ajoutent d'autres accessoires, qui sont : les contractions musculaires, les pressions extérieures, les mouvements, les pulsations artérielles, le jeu du thorax, etc.

Les contractions musculaires et le resserrement de certains tissus aident généralement à la progression des liquides dans les vaisseaux blancs, quoiqu'ils la gênent dans quelques circonstances.

L'influence des contractions intestinales sur les mouvements du chyle, signalée par Lieberkunh, se conçoit mieux qu'elle ne peut se démontrer. Elle s'exerce directement sur la partie du vaisseau qui est au centre de la villosité, laquelle est déjà contractile en raison des fibres musculaires qui figurent au nombre de ses éléments. Ces contractions intestinales qui s'exagèrent sur les animaux dont l'abdomen est ouvert sont certainement l'une des causes qui, dans ce cas, donnent lieu à l'expulsion si rapide du chyle.

Les pressions exercées sur les vaisseaux blancs, dans plusieurs parties, favorisent notablement la progression de leur contenu. Celle des parois abdominales sur l'ensemble du système chylifère et sur les lymphatiques des viscères abdominaux est une des plus remarquables. En effet, lorsqu'on adapte un tube à l'un des gros lactés mésentériques du taureau, on voit le liquide s'en échapper plus abondant si l'intestin est maintenu dans la cavité abdominale, que si on l'attire hors de la plaie. Les lactés, une fois vidés, se remplissent difficilement et avec une extrême lenteur, si l'intestin est privé de cette pression par une grande incision aux muscles abdominaux, tandis qu'ils se gonflent de nouveau, dans ce cas, après l'application d'une suture. Après la mort, sur l'animal en pleine digestion, ils cessent de se remplir si l'abdomen est ouvert tandis qu'ils continuent à absorber une demi-heure ou une heure si ses parois sont intactes. Magendie avait déjà noté qu'en augmentant cette pression, on fait affluer plus vite le chyle dans la citerne. Fort souvent j'ai vu sur des chiens, des chevaux et des ruminants, porteurs de fistules au canal thoracique, que les quantités de liquides versées augmentaient dès qu'une compression un peu forte était exercée sur le ventre. Ces fistules donnaient beaucoup plus sur l'animal couché que sur l'animal debout. De même, quand un tube est adapté aux lymphatiques du cou, il suffit de promener la main sur la région parotidienne et sur le trajet de la jugulaire, à de fréquents intervalles, pour doubler l'écoulement de la lymphe.

Les mouvements qu'exécutent les parties accélèrent très sensiblement la marche de la lymphe. Pendant que l'animal mange, ou qu'il remue simplement les mâchoires, la quantité de celle qui s'échappe des vaisseaux du cou est augmentée d'un quart, d'un tiers et même de moitié dans un temps donné. J'ai fait souvent cette observation sur les chevaux ou les ruminants, aux lymphatiques cervicaux desquels j'ai adapté des tubes métalliques. Il est clair que, dans ce cas, à l'influence du mouvement s'ajoute celle d'un apport plus considérable de matériaux dans les muscles qui se contractent, et dans les glandes salivaires dont la sécrétion est devenue très active.

Les mouvements généraux produisent une accélération analogue dans l'ensemble du système lymphatique. Aussi le chyle et la lymphe coulent très abondamment par la fistule du canal thoracique pendant que l'animal marche, qu'il court ou se débat sur place. A ces moments aussi, le chyle dépasse de beaucoup son niveau normal dans le manomètre adapté au canal thoracique.

Enfin, les mouvements respiratoires exercent une grande influence sur la progression des fluides blancs dans l'ensemble du système, principalement à ses parties centrales, la citerne sous-lombaire et le canal thoracique. C'est sur le canal thoracique et le tronc lymphatique droit, aboutissants communs de tous les vaisseaux blancs, que cette action se fait sentir, et de là elle s'étend, en s'affaiblissant, à leurs affluents ; puis, de proche en proche, aux autres parties. Voici de quelle manière les choses se passent :

Lors de l'inspiration, la tendance à la formation du vide dans le thorax détermine une sorte d'aspiration sur les affluents du canal, notamment sur la citerne, sur les branches sous-lombaires et intestinales ; le canal se remplit et se distend. Au moment de l'expiration, au contraire, les parois thoraciques et les poumons, en s'affaissant, exercent sur ce canal une pression qui accélère le cours de la lymphe et en pousse une forte ondée dans les veines. Cet effet devient patent lorsque l'extrémité antérieure du conduit est mise à découvert, et surtout lorsqu'on y a fixé un tube qui fait couler les fluides blancs à l'extérieur. Dans le premier cas, on voit, à chaque expiration, et surtout à chaque expiration profonde, la partie antérieure du canal se gonfler, et rebondir à la manière des artères, sous le doigt de l'expérimentateur. Dans le second cas, le jet de lymphe s'élève à une certaine hauteur, puis s'abaisse lors de l'inspiration pour s'élever de nouveau, et ainsi de suite. Les mouvements respiratoires déterminent ainsi dans le canal une suite de pulsations parfaitement isochrones avec eux-mêmes ; par là ils rendent l'écoulement de la lymphe saccadé, c'est-à-dire faible dans l'inspiration et plus fort dans l'expiration. Ces phénomènes, que j'ai observés sur le cheval et les grands ruminants, sont d'autant plus sensibles que la respiration est plus gênée et que l'animal fait des efforts plus violents. Les pulsations du canal sont parfois si prononcées, qu'elles se répètent dans un tube de caoutchouc adapté au tube métallique fixé au canal thoracique dans le but de recueillir le chyle et la lymphe. Si l'on a adapté un manomètre au canal, on constate, comme je l'ai fait plusieurs fois, que l'expiration donne toujours lieu à un mouvement ascensionnel plus ou moins étendu de la colonne liquide.

Les divers actes qui exagèrent les mouvements respiratoires réagissent aussi sur la progression lymphatique. Ainsi, les efforts musculaires de la déglutition, de la rumination, du vomissement, ceux de l'expulsion de l'urine font couler plus vite la lymphe du cou, de l'abdomen, du bassin, etc. Il y a là une influence complexe de pression, de contraction musculaire et d'aspiration.

En outre, le jeu du diaphragme, lié au mécanisme respiratoire, peut exercer, comme le pensait Haller, une influence sur la progression du chyle et de la lymphe. Cet illustre physiologiste a prétendu que, lors de l'inspiration, les piliers contractés comprimaient l'origine du canal et poussaient son contenu vers les parties antérieures, tandis que, lors de l'expiration, les piliers relâchés laissaient revenir la citerne sur elle-même et lui permettaient de recevoir une nouvelle quantité de liquide qui serait chassée à son tour au moment d'une seconde inspiration, et ainsi de suite. Pour lui, cette suite de contractions et de relâchements alternatifs des piliers aurait sur le chyle l'influence que la systole et la diastole du cœur exercent sur le sang. L'action des piliers n'est peut-être pas aussi importante que le pensait Haller ; mais elle est réelle pour tous les animaux, tels que les solipèdes et les carnassiers, chez lesquels le canal thoracique pénètre dans la poitrine entre ces deux colonnes musculaires, et non pas en dehors du pilier droit, comme cela arrive chez les grands ruminants.

Les secousses communiquées au canal thoracique par l'aorte postérieure, la base du cœur, l'aorte antérieure, les troncs brachiaux et leurs nombreuses divisions, peuvent certainement accélérer le cours des fluides qu'il charrie, d'autant mieux que ces vaisseaux se trouvent en contact avec lui, et que plusieurs d'entre eux se glissent dans l'espace qui les sépare du tronc lymphatique droit. L'influence de ces secousses me paraît très réelle ; car chez les grands ruminants, les carnassiers et quelquefois même chez les solipèdes, le canal, avant de se terminer dans les veines, se contourne sur la cervicale inférieure gauche qu'il embrasse dans un anneau étroit, quand il se termine par deux branches.

Les pulsations artérielles produisent un effet analogue sur les vaisseaux blancs satellites des artères d'un certain volume. Quelques physiologistes ont même pensé que la nature avait, pour utiliser leur influence, groupé les troncs lymphatiques dans le voisinage des vaisseaux sanguins ; mais il ne faut pas oublier que les grandes voies ménagées avec art servent aussi en grande partie aux veines et aux nerfs pour des raisons différentes.

Enfin, l'aspiration que le cœur, en se dilatant, exerce sur le sang veineux, peut être encore considérée comme l'une des causes qui activent le cours des fluides dans le canal thoracique. Cette aspiration, qui se fait sentir dans le système veineux à des distances considérables du cœur, doit avoir une certaine énergie à l'insertion du canal, qui est fort rapprochée des oreillettes.

Les forces motrices essentielles et accessoires qui concourent à la progression des fluides blancs étant connues, est-il possible de les évaluer isolément et dans leur résultante ? Les données qui pourraient conduire à la solution du problème manquent ; les bases en sont si mobiles et si variables, qu'il paraît difficile de soumettre ces forces au calcul. Cependant une évaluation en bloc semble pouvoir être déduite des expériences manométriques.

J'ai essayé plusieurs fois d'appliquer au système lymphatique les moyens qui permettent d'évaluer la force ascensionnelle de la sève ou la tension du sang dans les artères. Il résulte de mes tentatives que l'impulsion de la lymphe et du chyle représente seulement une pression de quelques centimètres de mercure dans tous les cas où aucune cause n'entrave la marche de ces liquides, tandis qu'elle peut faire équilibre à une colonne très élevée si cette progression rencontre des obstacles. Aussi, quand le vaisseau est à demi-plein, comme dans la plupart des conditions, la lymphe coule sous une pression de moins d'un centimètre de mercure. La pression double, triple, quadruple, pour peu que le vaisseau se distende, elle augmente comme celle de la sève à mesure que l'intensité des obstacles va croissant ; elle peut devenir énorme sans que les parois lymphatiques si minces cèdent et se rompent. Dans le canal thoracique, le manomètre indique qu'elle peut élever, comme nous l'avons vu précédemment, la lymphe ou le chyle à une hauteur de 30, 60, 85 centimètres, 1 mètre 08, 1 mètre 14, même au bout de quelques minutes, ce qui équivaut presque à la moitié de la hauteur du sang dans le manomètre adapté aux artères. D'après Weiss, elle est égale, dans le canal, à 11 ou 12 millimètres de mercure quand elle est de 5 à 15 dans la jugulaire.

Les parois lymphatiques, si faibles qu'elles paraissent en raison de leur minceur, sont organisées pour supporter cette pression. D'après Lauth, en effet, celles des vaisseaux de moyen calibre supportent sans se rompre, dans les injections, une pression supérieure à celle de l'atmosphère, soit d'une colonne de mercure de 1 mètre à 1 mètre 33. Les parois des vaisseaux sanguins de même calibre, quoiqu'elles aient une épaisseur plus considérable, se rompent, d'après Sheldon, sous une pression égale seulement au quart de celle-là.

CHAPITRE XLV

DE LA DIRECTION DES COURANTS LYMPHATIQUES

La lymphe dans les réseaux peut évidemment se mouvoir suivant les directions les plus variées. L'impulsion *a tergo* qui, dans les racines des plantes, dirige forcément vers la tige la sève ascendante, tend ici à disséminer d'abord les liquides dans les réseaux et conséquemment à les remplir. Comme ces réseaux sont parallèles aux surfaces de la peau, des muqueuses, des séreuses, la lymphe peut s'y disperser en suivant dans son ensemble une direction qui n'est plus forcément celle des molécules entrantes. Les particules qui arrivent en un point quelconque peuvent continuer leur trajet dans la direction initiale ou, en même temps, s'étaler en rayonnant vers toutes les parties d'un cercle qui aurait pour centre le lieu de leur entrée. Mais, en fin de compte, les molécules parvenues aux réseaux, poussées par les nouvelles introduites derrière elles, sont sollicitées à former un courant dans le sens des vaisseaux qui émergent des réseaux, et c'est à compter de leur entrée dans les collecteurs qu'elles peuvent prendre une direction constante. Il se passe là ce qui arrive pour les molécules d'eau d'une source, qui se rendent par infiltration dans un bassin ou une nappe. Elles peuvent s'y mouvoir d'abord en tous sens ; la direction de leur mouvement ne devient fixe qu'à leur entrée dans le courant de déversement. Sous ce rapport, il y a contraste entre les premiers courants lymphatiques et ceux des capillaires sanguins. Dans ces derniers, l'impulsion artérielle force le sang à se diriger uniquement vers les veines : les veines seules sont efférentes, tandis que sont efférents, sans aucune distinction, tous les vaisseaux qui naissent des réseaux lymphatiques.

La faculté que possèdent les particules liquides de se mouvoir en tous sens dans les réseaux a pour résultat de leur permettre de s'échapper par toutes les voies libres, proportionnellement à l'étendue de ces voies et aux facilités qu'elles trouvent à s'y engager.

Mais une fois que les lymphatiques nés dans les réseaux acquièrent un diamètre de 3/10es de millimètre, et même bien avant de l'acquérir, dans l'intestin, d'après Brücke, la direction des liquides est rigoureusement fixée par suite de la présence des valvules, du petit nombre et du mode spécial des communications collatérales entre les vaisseaux voisins.

Les valvules, dont on doit la découverte à Rudbeck, et la description complète à Ruysch, sont, comme on le sait, des replis de la membrane interne que renforcent même des prolongements de la tunique moyenne et qu'une couche d'épithélium tapisse. Elles naissent deux à deux, en regard l'une de l'autre, et se trouvent échelonnées à peu près régulièrement, laissant entre leurs paires des espaces de 1/2 centimètre à 1 centimètre, et moindres dans les vaisseaux des membres que dans les lymphatiques profonds de la plupart des autres régions. Par le fait de leur disposition, elles laissent à la lymphe un passage libre ou l'interceptent. Leur bord adhérent est tourné du côté des racines, leur bord libre regarde les parties centrales du système. Tant que la lymphe marche vers le canal thoracique, elles sont appliquées à la face interne des vaisseaux; dès que son mouvement est gêné ou qu'il tend à devenir rétrograde, elles s'écartent des parois vasculaires, se tendent en travers et, en s'affrontant par leur bord libre à la manière des écluses, barrent complètement le passage. La colonne liquide du vaisseau est ainsi divisée en petits segments, comme celle d'un canal où plusieurs écluses sont fermées. Elle offre des nœuds séparés par des étranglements ou plutôt par une série de dilatations ovoïdes régulières, qui lui donnent un aspect moniliforme très caractéristique.

Le jeu des nombreuses valvules est donc le premier régulateur de la direction des courants lymphatiques dans les vaisseaux collecteurs. Il force invinciblement les liquides à progresser des radicules vers les parties centrales. Bilsius et quelques autres physiologistes le connaissaient bien peu, lorsqu'ils s'imaginaient que la lymphe pouvait monter du canal vers les petits lymphatiques chargés, disaient-ils, de la distribuer à toutes les parties du corps.

Il est facile d'ailleurs de voir, tant sur l'animal vivant que sur le cadavre, jusqu'à quel point les valvules seules mettent obstacle au reflux ou au mouvement rétrograde des liquides dans les vaisseaux collecteurs. Le lymphatique, distendu à la suite de la ligature, ne s'affaisse qu'avec une extrême lenteur au-dessus du lieu, lorsqu'on vient à y pratiquer une ponction; l'injection poussée vers les radicules est arrêtée dès que la matière a été introduite en quantité suffisante pour abaisser les valvules les plus rapprochées du point où elle pénètre. Nous verrons plus tard que celles des veines mettent au reflux un obstacle moins parfait.

Mais dans les gros affluents de la citerne, dans ce réservoir, dans le canal thoracique et le tronc lymphatique droit, les valvules ne fonctionnent pas aussi parfaitement que dans les lymphatiques de moyen calibre. Aussi permettent-elles, dans ces parties du système, des mouvements oscillatoires et un reflux assez étendu. On n'en trouve presque pas dans la partie supérieure des deux gros troncs qui apportent le chyle et la lymphe à l'origine du canal; elles manquent même à l'insertion de ces deux affluents, et depuis leur jonction jusqu'au point où le canal parvient dans la cavité thoracique. Les premières qu'on trouve chez les solipèdes sur la longueur du canal sont à 1 ou 2 décimètres en avant du réservoir sous-lombaire; les autres se trouvent pour la plupart à son extrémité antérieure, et à partir du point où il croise la direction de l'aorte. Leur nombre est habituellement de cinq ou six paires dans le canal simple; il est plus considérable quand ce canal est double dans une partie de son étendue. Indépendamment de ces grandes valvules, il s'en trouve de très petites à l'insertion de tous les lymphatiques qui s'ouvrent sur le trajet du canal. Leur présence ne s'oppose point, du moins chez les animaux, à la rétrogradation des liquides, depuis l'insertion du canal jusqu'à la citerne et à l'abouchement des branches intestinales ou sous-lombaires : aussi les injections poussées d'avant en arrière pénètrent-elles parfaitement jusque dans ces dernières branches, quoique les anatomistes se plaisent à répéter le contraire depuis des siècles.

À l'insertion du canal thoracique il existe en outre deux valvules, au lieu d'une, comme on le dit généralement. Ces deux valvules, semi-lunaires, larges et très minces, sont placées en regard l'une de l'autre et fixées au canal par leur bord convexe : elles laissent entre elles une fente allongée, dont la direction est parallèle à l'axe de la veine cave. Il en existe deux tout à fait semblables, mais beaucoup plus petites, à l'orifice du tronc lymphatique droit. Ces valvules, bien qu'elles puissent s'appliquer exactement l'une à l'autre par leur bord libre, et même se chevaucher, ne s'opposent pas toujours à un faible reflux du sang des veines dans le canal chez les animaux solipèdes ; mais elles mettent à ce reflux un obstacle plus difficile à franchir chez les ruminants, le porc et les animaux carnivores, dont le canal contient rarement du sang. Enfin il paraît que chez l'homme, où il y a un grand nombre de valvules sur le trajet du canal thoracique, le reflux est encore plus difficile, car on en cite seulement quelques exemples comme des faits assez extraordinaires.

La seconde cause du mouvement des liquides des réseaux vers les parties centrales et en même temps le second obstacle à leur reflux est purement dynamique. C'est cette impulsion *a tergo* qui éloigne sans cesse de leur point de départ les molécules nouvellement absorbées, impulsion dont on ne peut se faire une idée juste qu'en expérimentant sur l'animal vivant. En effet, quoique sur le cadavre dont les vaisseaux sont vides, on puisse insuffler, sans une forte pression, de l'air du canal thoracique dans les vaisseaux de diverses parties, comme Hunter l'a vu une fois, et quoi qu'il soit possible, comme je l'ai constaté souvent, de faire parvenir de cette manière de l'air dans les ganglions bronchiques, dans les prépectoraux, les sous-lombaires et dans le tronc lymphatique droit, on se trouve dans l'impossibilité de reproduire ces résultats pendant la vie tant qu'on n'emploie pas une force considérable. Dans ce cas, ce qui lutte activement, de concert avec la résistance passive des valvules, c'est la poussée du liquide, l'impulsion qui l'éloigne des radicules et le fait remonter constamment vers les parties centrales.

Les anastomoses établies entre les vaisseaux blancs ne paraissent pas disposées de manière à modifier sensiblement la direction des courants lymphatiques. Elles ne ressemblent pas plus à celles des vaisseaux sanguins, au point de vue anatomique que sous le rapport physiologique. D'abord elles sont rares ; les lymphatiques marchent parallèlement en demeurant distincts : s'ils s'anastomosent, c'est qu'alors ils sont encore petits et près des réseaux d'origine : mais à peine atteignent-ils 1 ou 2 millimètres qu'ils deviennent distincts en se côtoyant. Quand ils se joignent entre eux, c'est sous des angles très aigus, à sinus tournés du côté des racines ; ils se jettent les uns dans les autres plutôt qu'ils ne se mettent en communication par des branches collatérales. Si, par exception, ils s'envoient des branches de cette nature, la lymphe n'y peut progresser que dans une seule direction : les valvules lui permettent de se porter d'un vaisseau droit, par exemple, dans un vaisseau gauche, sans qu'elle puisse jamais passer du second dans le premier. L'insufflation, les injections mercurielles ou autres poussées des racines vers les grosses branches, montrent assez combien les anastomoses sont impuissantes à déterminer une diffusion étendue des fluides d'un vaisseau dans les vaisseaux voisins. Aussi, bien que les chylifères soient anastomosés vers la citerne avec les lymphatiques de l'estomac, du foie, de la rate, du gros intestin et avec ceux de la région sous-lombaire, on ne voit nullement, chez les solipèdes, par exemple, le chyle avant d'arriver au réservoir de Pecquet, se mêler à la lymphe souvent rougeâtre de la rate, ou à la lymphe citrine du gros intestin et de la région des lombes, etc.

La disposition des anastomoses, peu favorable à l'établissement de courants latéraux, jointe aux obstacles que les valvules opposent au reflux, a évidemment pour conséquence de rendre les régions lymphatiques indépendantes les unes des autres, ou d'isoler leurs circonscriptions vasculaires. Aussi la turgescence de l'une d'elles ne change rien à l'état des circonscriptions voisines. Les vaisseaux d'une partie peuvent être distendus, ceux de la partie voisine demeurant à l'état normal. Les ganglions sous-glossiens droits peuvent être tuméfiés sur le cheval morveux sans que les gauches, distants seulement de quelques centimètres, changent de volume. Il en est de même pour les ganglions lombaires droits par rapport à ceux de l'autre côté.

D'ailleurs, les deux moitiés latérales du système sont isolées. L'une peut être tuméfiée sans que l'autre s'écarte de l'état normal. Les faits pathologiques et les résultats des inoculations expérimentales le prouvent. S'il y a introduction de matières septiques, purulentes, tuberculeuses d'un côté de la ligne médiane, tout ce côté éprouve de la turgescence, devient sensible, ses ganglions s'hypertrophient ; le côté opposé reste étranger à ces changements[1].

Les ganglions, sans rien changer à la direction des liquides, contribuent cependant à établir une solidarité indirecte entre des parties qui n'ont rien de commun entre elles par leurs vaisseaux blancs. Si l'un d'eux isolé ou un groupe se tuméfie, en recevant de la lymphe altérée d'un organe malade au point de départ d'une absorption viciée, il finit par perdre une partie de sa perméabilité, et, dès lors, la lymphe stagne dans les parties saines qui envoient la leur à ce même ganglion ou groupe ganglionnaire. Un département lymphatique peut ainsi, en provoquant la turgescence ou l'obstruction d'un ganglion, réagir sur d'autres régions donnant des affluents à ce même organe.

En résumé, dans les réseaux d'origine, la lymphe peut osciller et se mouvoir dans tous les sens, cherchant sa voie d'émergence, fuyant d'un côté si sa sortie est gênée dans un autre sens. Dans les petits collecteurs émanant des réseaux, elle peut encore osciller un peu et revenir à son point de départ, grâce à l'état rudimentaire des valvules qui ne sont là que d'étroits plissements de la mem-

1. G. Colin. *Rapport sur deux communications de M. Villemin ayant pour titre : Cause et nature de la tuberculose* (Bulletin de l'Académie de Médecine, 1867, t. XXXII, p. 807).

brane interne. A l'extrémité centrale, les oscillations et le reflux sont encore possibles, mais ils sont bornés par l'impulsion vigoureuse que les liquides y ont acquise. Partout ailleurs, dans les myriades de canaux collecteurs formant les plexus intermédiaires aux réseaux et au canal thoracique, les courants ont une direction uniforme, constante de la périphérie vers le centre, direction aussi bien réglée qu'elle pourrait l'être par un organe d'impulsion analogue au cœur.

CHAPITRE XLVI

DE LA VITESSE DES COURANTS LYMPHATIQUES

Le temps nécessaire à une molécule de lymphe pour arriver des réseaux à l'entrée du système sanguin, le trajet métrique que cette molécule parcourt en une seconde, sont des questions qu'il s'agit d'examiner.

La plupart des physiologistes, se fondant sur des apparences trompeuses, se sont figuré ce mouvement comme étant d'une lenteur extrême. Magendie[1], qui a semé de très graves erreurs dans la physiologie du système lymphatique, dit que si l'on a comprimé les vaisseaux blancs du cou, « de manière à faire passer la lymphe qui les distend dans la sous-clavière, il faut quelquefois plus d'une demi-heure avant qu'ils se remplissent de nouveau, et souvent ils restent vides. » Si une telle lenteur s'observe quelquefois, elle est tout à fait exceptionnelle ; les expériences faites avec soin, montrent que, normalement, les courants lymphatiques ont une certaine rapidité. En effet, si, après avoir mis à découvert un des vaisseaux lymphatiques accolés à la carotide d'un grand animal, on l'étreint d'un fil, il suffit d'une minute ou d'une demi-minute pour que le vaisseau préalablement affaissé se distende et acquière le diamètre d'un gros tuyau de plume. Si en cet état on l'incise et si on y adapte un tube, il donne, en un temps très court, issue à de très notables quantités de lymphe. Celles-ci deviennent énormes dans le cas où la fistule est établie au tronc lymphatique, et surtout au canal thoracique. Toutes ces expériences montrent que la lymphe, loin d'être stagnante, coule constamment dans ses canaux, avec une certaine rapidité.

Les physiciens déterminent, comme on sait, la vitesse du mouvement des liquides dans les tuyaux en établissant le rapport entre la dépense et l'étendue de la coupe transverse. Or, comme il est facile de savoir quelle quantité de liquide passe dans un lymphatique dont on mesure le diamètre pendant l'écoulement, on a ainsi les deux éléments nécessaires pour calculer la vitesse du chyle et de la lymphe.

Chez le cheval de stature ordinaire, les lymphatiques accolés à la carotide et à la trachée, ont à peu près, vers le milieu du cou, 3 millimètres de diamètre tant que les liquides y coulent sans entraves, et ils en donnent terme moyen 50 grammes par heure. Conséquemment, puisqu'une colonne cylindrique de lymphe du poids

---

1. Magendie, *Précis élément. de physiol.*, t. II, 1ᵉ édit., p. 224 et 225.

de 50 grammes, sur un diamètre de 3 millimètres, a une longueur de 7ᵐ,08, sa vitesse est de 11 centimètres 8 par minute ou de 2 millimètres par seconde. Comme le débit de ces mêmes vaisseaux éprouve des oscillations très étendues, qu'à certains moments il descend à 25 grammes, et monte à d'autres jusqu'à 80 grammes par heure, la vitesse se réduit à 6 centimètres par minute ou elle s'élève à 15. Sur le bœuf, les mêmes vaisseaux, un peu plus larges, sur 4 millimètres donnent 100 grammes par heure, ce qui porte la vitesse de la lymphe à 45 centimètres 1 par minute.

En ce qui concerne les vaisseaux chylifères d'un calibre analogue, la vitesse moyenne se montre plus considérable. Le canal mésentérique principal du bœuf, satellite de l'artère du même nom, vers le milieu de la hauteur du mésentère, a un diamètre moyen de 4 millimètres, réduit à 3 dans l'état de distension ordinaire, et il débite 360 grammes ou 360 centimètres cubes par heure, soit 6 grammes par minute. Comme 1 gramme de chyle représente une colonne de 3 millimètres de diamètre sur 141 millimètres de longueur, 6 grammes, produit d'une minute, égalent une colonne de 846 millimètres, d'où il suit que la vitesse moyenne dans ce vaisseau est de 84 centimètres 1/2 par minute ou 14 millimètres par seconde.

Nous voyons donc déjà que, dans des vaisseaux de même diamètre, la lymphe et le chyle peuvent se mouvoir avec des vitesses fort diverses. Le chyle marche, par exemple dans les canaux principaux du mésentère, six à sept fois aussi vite que la lymphe dans les satellites de la carotide. Et il doit y progresser avec une plus grande rapidité, parce que son absorption est infiniment plus active que celle de la lymphe.

En comparant la progression de ces deux liquides à celle de la sève ascendante mesurée par la marche visible de solutions colorées, je suis arrivé, en 1864, à constater qu'en une unité de temps la lymphe fait trente fois et le chyle 169 fois plus de chemin dans des canaux de 3 millimètres, que la sève dans des utricules et des vaisseaux microscopiques de divers ordres.

La vitesse des fluides blancs dans l'ensemble du système croit, dans les sections successives de même longueur, des réseaux vers l'insertion du canal thoracique, car ce système représente, comme celui des veines, un cône dont la base est à l'origine et le sommet à l'insertion centrale. Si le rapport entre la somme des aires de tous les canaux d'origine d'une part, et celle du canal thoracique et du tronc lymphatique droit d'autre part était connu, on saurait par là, d'une manière générale, le rapport entre la vitesse initiale et la vitesse lors du déversement.

C'est, sans aucun doute, dans le canal thoracique que la vitesse des liquides arrive à son maximum. Nous la calculons toujours en déterminant la dépense du conduit dans les cas où son aire transverse nous est connue. Voici quelques mensurations :

Sur un petit taureau de quinze à seize mois, du poids de 250 kilogrammes, le canal thoracique simple offrait, avant d'être ouvert, sous le scalène, 6 millimètres de diamètre, le cours du liquide étant libre. Il a donné, après la fixation du tube : 300 grammes par quart d'heure lorsque l'absorption était ralentie ; 550 grammes dans les moments d'activité, et en moyenne 450 grammes ; conséquemment la vitesse du liquide y était par minute au minimum de 71 centimètres, au maximum de $1^m,30$, et en moyenne de $1^m,07$.

En comparant la progression du chyle dans les lactés, celle de la lymphe dans ses propres vaisseaux, à celle du liquide mixte du canal thoracique, on voit que le fluide de ce dernier se meut 9 fois plus vite que dans les lymphatiques du cou ayant 3 millimètres de diamètre, et environ une fois et demie plus vite que le chyle mésentérique dans un collecteur de même calibre, sur un animal de l'espèce bovine.

Les autres moyens qui peuvent être employés à la détermination de la vitesse des courants lymphatiques me semblent donner des résultats moins exacts que la méthode du débit. Celle dont je me suis aussi servi en 1858 consiste à l'évaluer par le temps qui s'écoule entre le dépôt d'un sel dans un point des plexus lymphatiques superficiels et son arrivée dans un autre, la distance entre ces deux points étant connue. Ainsi, soit du prussiate de potasse injecté dans une poche sous-cutanée au-dessus de la commissure des lèvres du cheval, les premières portions de ce sel arrivent en trois minutes au minimum à une fistule préalablement établie au milieu du cou, à 60 centimètres du point de départ, distance prise en suivant la direction des vaisseaux. Or, en négligeant le temps nécessaire à l'absorption et la correction imputable à la diffusion du sel, on arrive à voir que la lymphe a seulement une vitesse de 20 centimètres par minute, tant à travers les réseaux d'origine, les ganglions, que dans les collecteurs de 2 à 3 millimètres de diamètre. Les résultats obtenus par le même moyen pour le chyle des ruminants concordent avec ces derniers ; ils donnent le chiffre qui représente la vitesse pour l'ensemble, laquelle est très faible dans les réseaux, et de plus en plus grande à mesure que le liquide entre dans des vaisseaux d'un calibre plus considérable, soit 20 centimètres par minute ou 3 millimètres et 1/3 par seconde. Veiss[1], quelques années après mes recherches, a trouvé, en se servant de l'hémodromètre de Volkmann, que la vitesse moyenne était de 4 millimètres par seconde. Sa détermination est donc fort rapprochée de la mienne. Je ne parle pas des évaluations fantaisistes données d'un trait de plume par divers auteurs.

Quoiqu'il ne nous soit pas possible d'appliquer à toutes les parties du système lymphatique les modes de mensuration que je viens d'indiquer, nous pouvons, d'après les lois de l'hydraulique, suppléer aux données de l'expérimentation. La vitesse pour l'ensemble du système étant représentée par 1, celle des liquides dans le canal thoracique le sera par 5. Aux réseaux d'origine, elle doit l'être par une très faible fraction de l'unité, car ces réseaux n'ont à verser dans les collecteurs, en un temps donné, qu'une quantité égale à celle que les collecteurs eux-mêmes versent dans le canal thoracique et celui-ci dans les veines ; en d'autres termes, il faut que les quantités de liquide qui passent d'une section dans l'autre soient égales entre elles, quoique les quantités contenues dans ces sections successives soient très différentes. Le système lymphatique représente assez exactement un cours d'eau offrant de distance en distance des flaques, et les réseaux d'origine lui servent plutôt de réservoir d'alimentation que de parties de courant.

---

1. Veiss, *Arch. für path. anat. und. physiol.*, t. XXII. 1862. Citation de M. Longet.

Les liquides de ces réseaux peuvent éprouver des oscillations d'une certaine étendue, mais leur mouvement vers les collecteurs n'y est pas plus prononcé que celui de l'eau dans un vaste réservoir où puise une pompe aspirante : il ne sort de leur totalité en un temps donné pas plus de liquide qu'il ne s'en échappe du canal thoracique.

La lymphe est donc à peu près stagnante dans les réseaux, et elle ne constitue réellement des courants qu'à compter des points où les collecteurs en émergent. L'accélération graduelle de ces courants résulte tout à la fois du rétrécissement progressif des voies et de l'intensité croissante des forces motrices développées par les parois vasculaires. Leur vitesse peu considérable, si on la compare à celle du sang, est nécessairement subordonnée à l'activité de l'absorption, car le système devant demeurer plus ou moins rempli, c'est le trop-plein qu'il laisse s'échapper, et en supposant son degré de dilatation constant dans un temps donné, la quantité qui s'échappe à son extrémité centrale sera égale à la quantité admise par l'extrémité radiculaire.

Il ne faudrait pas croire que, dans tous les vaisseaux de même calibre, situés à égale distance soit des réseaux, soit du canal thoracique, la vitesse est la même. L'uniformité est possible pour les vaisseaux qui ont un point de départ commun dans les mêmes réseaux, car ils peuvent se mettre en équilibre entre eux comme les vases communicants : mais elle ne peut exister dès l'instant que les vaisseaux s'alimentent dans des réseaux distincts, isolés, appartenant à des organes différents. Ils sont, dans ce cas, absolument indépendants les uns des autres. La rapidité de leurs courants est alors subordonnée à l'activité de l'absorption et au jeu de la contractilité des parois, deux conditions qui peuvent varier d'un point à un autre. Ce qui le prouve, c'est que ces courants, dans les vaisseaux du mésentère, ont pendant la digestion, une vitesse huit à neuf fois plus grande que celle des vaisseaux du cou. Et dans les mêmes courants, leur vitesse va du simple au double, suivant que la production de la lymphe est à l'état normal ou accélérée. C'est faute d'un agent commun d'impulsion et faute d'anastomoses propres à faciliter les communications, que les diverses parties du système ne se mettent point en équilibre de pression et qu'elles conservent, les unes par rapport aux autres, une certaine indépendance.

Dans quelques conditions, il est possible de comparer la vitesse des fluides blancs à celle du sang. En examinant au microscope, chez les poissons et les batraciens, les lymphatiques accolés aux capillaires sanguins, on voit, d'après Robin[1], les globules sanguins se mouvoir dix à vingt fois plus vite que les globules lymphatiques. D'ailleurs, dans les mêmes vaisseaux, les deux espèces de globules ne marchent pas également vite ; les blancs, en raison de la viscosité de leur surface, progressent avec plus de lenteur et s'attachent souvent aux parois vasculaires.

La vitesse des courants dans l'ensemble du système lymphatique ou dans quelques-unes de ses parties peut éprouver des variations considérables. Les plus communes sont dues à l'abondance ou à la rareté des matériaux offerts à l'absorption, aux mouvements ou à l'inaction des parties, et à certaines modifications

1. Ch. Robin, art. Leucocyte, in Dict. cité.

dans la circulation sanguine ; dans tous les cas, ces variations se traduisent d'une façon très saisissable.

Lorsque la vitesse de la progression s'accélère modérément, les vaisseaux conservent un calibre moyen, comme cela arrive aux lymphatiques sous-cutanés dans les cas de frictions à la peau, à ceux de la tête pendant la mastication, à ceux des membres lors des grands efforts musculaires, de la marche ou de la course. Aussi, dans de telles conditions, le produit des fistules est-il accru du quart, du tiers et même de moitié. Quand, au contraire, la progression de la lymphe se ralentit, les vaisseaux deviennent très apparents, se gonflent dans toute leur étendue : leur diamètre double, triple ; leurs parois acquièrent une tension extrême ; enfin, les ganglions se tuméfient, s'infiltrent et, par contre-coup, l'absorption éprouve un ralentissement notable. C'est ce qui a lieu par le fait de l'hypertrophie ou de la tuméfaction des ganglions, qui est bientôt suivie de la bouffissure des parties et d'une infiltration plus ou moins marquée, comme on le voit aux membres, au fourreau, à la région testiculaire, dans les affections morveuses et farcineuses. On peut reproduire à un certain degré un état analogue, en liant sur l'animal vivant le canal thoracique avec le tronc lymphatique droit. En quelques heures, tout le système se trouve admirablement injecté : les réseaux les plus déliés sont devenus apparents, les vaisseaux atteignent des proportions qu'on n'aurait pas soupçonnées et qui permettent de se faire une idée nette de leur ensemble.

Ces deux modifications peuvent être, dans les conditions ordinaires, générales ou partielles. Elles sont étendues à l'ensemble si leurs causes portent sur l'organisme entier ou si elles agissent sur le canal thoracique ; elles peuvent demeurer partielles dans les conditions pathologiques comme à l'état normal, en raison de l'indépendance des diverses parties du système les unes par rapport aux autres.

Maintenant, les ganglions ont-ils quelque influence sur la vitesse des courants lymphatiques ? Peuvent-ils l'accélérer ou doivent-ils la ralentir ?

Le ganglion, quelle qu'en soit la structure intime, doit ralentir les courants lymphatiques si la somme des aires de ses passages est plus grande que la somme des aires de ses afférents. La première est évidemment supérieure à la seconde, mais elle ne l'est pas autant qu'elle le semble, en comparant la coupe transverse des afférents injectés à celle du ganglion, car les parois des cellules et des canaux de ce dernier la réduisent très notablement. Si l'on admet qu'elle est à la seconde comme 1 1/2 est à 1, la diminution de vitesse s'exprimera par les mêmes chiffres.

Le ralentissement des courants ganglionnaires est, à certains moments, bien plutôt le fait des obstacles à la marche des liquides que le résultat de l'agrandissement des passages. Lorsque, par exemple, l'absorption intestinale commence à devenir active, les ganglions mésentériques, pendant un certain temps, laissent sortir moins de chyle qu'ils n'en reçoivent et arrivent ainsi à un état de tuméfaction considérable. Ce n'est qu'à compter du moment où la turgescence a atteint ses limites que les quantités qui sortent sont équivalentes aux quantités entrantes, et alors les voies sont considérablement agrandies. Si, dans ce cas, l'exportation finit par ne plus pouvoir s'équilibrer avec l'importation, les liquides stagnent dans les afférents, les dilatent outre mesure jusqu'aux réseaux, et entravent ultérieurement l'absorption. Mais une fois que l'apport diminue, le ganglion s'affaisse peu à peu, et il revient bientôt à ses dimensions initiales ou à celles qu'il présente dans les intervalles de la digestion.

Les ganglions, en raison de leurs propriétés de tissu, ne sont pas sans influencer, par moments et dans certaines limites, les courants lymphatiques qui les traversent. D'une part leur élasticité, qui est très prononcée, tendant à les affaisser, exerce sur la lymphe une pression qui s'ajoute à ses autres causes d'impulsion. Si, par exemple, on fait une faible incision à un ganglion gonflé, le liquide s'échappe à travers l'ouverture et l'organe s'exprime, se resserre dans tous les sens. D'autre part, si on lie tous les afférents d'un ganglion gorgé de lymphe de manière à soustraire le contenu de celui-ci à l'impulsion dérivée de l'absorption, de l'élasticité et de la contractilité des parois vasculaires, la lymphe continuera à passer dans les afférents, et le ganglion sera bientôt complètement affaissé. L'écoulement qui a lieu dans ce cas et le resserrement des ganglions sont principalement le résultat de l'élasticité, car ils se produisent assez longtemps après la mort.

Les ganglions peuvent encore agir sur les courants par la contractilité dont jouissent les parois de leurs cellules et de leurs canaux, parois où existent une certaine quantité de fibres musculaires; mais leur action, sous ce rapport, est faible; elle ne permet pas d'assimiler ces organes à des cœurs lymphatiques plus ou moins analogues à ceux des reptiles.

La vitesse du mouvement des liquides à travers les ganglions n'a d'ailleurs rien d'uniforme, car ces organes peuvent se trouver à trois états différents. Dans l'un, ils reçoivent plus qu'ils ne laissent échapper, et alors ils se tuméfient; dans le second, il y a équilibre entre l'apport et la dépense, et l'organe demeure stationnaire; dans un dernier, il laisse échapper plus qu'il ne reçoit, c'est la période d'affaissement. Sous ces trois états, leur action fort compliquée sur les courants se traduit par un ralentissement plus ou moins marqué, favorable aux élaborations des liquides.

Mais quel est le degré de ce ralentissement? L'expérimentation nous montre qu'il ne va pas très loin, car si on injecte dans l'intestin une solution d'iodure de potassium, on retrouve l'iode au bout de 4 à 5 minutes dans le chyle donné par la fistule au delà des ganglions mésentériques, et si on porte comparativement la même solution d'un côté vers le pied, et de l'autre à la face, l'iode se retrouvera presque aussi vite au cou, après avoir traversé deux séries de ganglions, où à la face interne de la jambe, où il sera parvenu sans avoir eu d'organes semblables à traverser.

Il n'en est pas toujours ainsi. Dans quelques circonstances, les ganglions sont tuméfiés ou indurés au point de donner lieu à un arrêt à peu près complet des liquides, et cela arrive notamment aux bronchiques, aux médiastinaux des ruminants tuberculeux, aux ganglions pleins de dépôts crétacés ou ayant subi d'autres modes de dégénérescence. Les voies de la lymphe y sont alors obstruées, sauf celles de la surface. Sans l'être tout à fait dans quelques ganglions, sur les chevaux morveux et farcineux, elles le sont assez pour provoquer des infiltrations locales très caractérisées.

CHAPITRE XLVII

DU DÉVERSEMENT DU CHYLE ET DE LA LYMPHE DANS LE SYSTÈME VEINEUX

Nous connaissons les voies que parcourent les fluides blancs, les forces qui les meuvent et la vitesse de leurs courants. Il faut voir suivant quel mode se fait le déversement de ces liquides dans le système sanguin, avant de rechercher suivant quelles proportions ils sont apportés à la masse du sang.

Si, après avoir mis à découvert le canal thoracique en avant de la première côte, on l'examine attentivement, on constate que, tout en restant plein, il se dilate et s'affaisse alternativement. A travers ses parois minces et presque transparentes, si elles sont bien dénudées, on croit reconnaître que le liquide se meut par saccades. Le doigt appliqué sur le conduit y perçoit une suite de légères secousses qui rappellent la diastole et la systole des artères.

Dès qu'une toute petite ouverture est faite au canal, le liquide s'en échappe sous la forme d'un jet continu, tour à tour ralenti et accéléré. L'écoulement semble, par moments, se suspendre, puis il reprend avec une extrême rapidité.

Si l'on vient à adapter un tube métallique à ce vaisseau avec un prolongement de caoutchouc, on remarque que l'appareil éprouve une légère agitation : le toucher y reconnaît un trémissement dû au cours du liquide; la partie flexible du tube, de même qu'une artère, éprouve une dilatation et un resserrement successifs toujours très prononcés sur les espèces de grande taille.

Ce simple examen montre donc que les liquides sont apportés vers l'insertion du canal thoracique par un courant continu et saccadé. Le courant est continu pendant l'abstinence, les intervalles de la digestion, comme au moment de la plus grande activité digestive. Il éprouve des saccades régulières subordonnées non à l'action propre du canal, mais aux mouvements respiratoires : il se ralentit et s'affaiblit dans l'inspiration, s'accélère et se renforce dans l'expiration. Ces alternatives s'affaiblissent ou s'exagèrent proportionnellement à l'étendue des mouvements du thorax.

Les mouvements respiratoires exercent donc sur les courants du canal thoracique une influence diamétralement opposée, par leurs résultats, à celle qu'ils produisent sur le sang veineux. En effet, c'est au moment où l'inspiration appelle le sang veineux vers le cœur que, par une singulière opposition, le courant des liquides du canal thoracique se ralentit; c'est, d'autre part, lors de l'expiration que le sang est refoulé loin du cœur par ce qu'on appelle le pouls veineux, et que, par contre, le contenu du canal, chassé vers les veines, précipite sa marche et s'échappe avec force.

Ce singulier contraste, que j'ai noté dès mes premières expériences, me paraît s'expliquer de la manière suivante : Pendant l'inspiration, la tendance au vide aspire le sang qui se trouve hors du thorax et le fait affluer vers le cœur; elle agit aussi sur le canal, le dilate et y appelle le contenu des vaisseaux extrathoraciques ; mais elle s'achève avant que le canal soit très rempli. Lors de l'expiration, la compression exercée sur les gros troncs veineux du thorax imprime un temps d'arrêt au sang et le fait même refluer vers les parties périphériques ; cette compression, s'exerçant sur le canal rempli dans le temps précédent, pousse vers le cœur la lymphe que les valvules empêchent de refluer dans la partie abdominale ; lymphe qui s'échappe du côté central, où elle rencontre le moins de résistance.

Cet antagonisme s'observe d'autant mieux que la respiration est plus laborieuse, et on le constate sur les branches non ouvertes, comme sur celles où le tube est inséré, sur le canal portant une très petite piqûre, ainsi que sur le canal intact.

L'apport continu et saccadé des liquides à l'insertion du canal thoracique résulte du concours des forces impulsives que nous avons indiquées plus haut, savoir : la poussée *a tergo*, la réaction élastique des parois, leur contractilité, aidées des autres forces accessoires.

La résultante de toutes ces forces n'aboutit à faire pénétrer les fluides blancs dans le système veineux qu'autant qu'elle exerce sur eux une pression supérieure à la tension du sang au point d'abouchement. Alors elle pousse les deux bords libres des valvules vers la veine, les écarte, et la lymphe tombe dans le sang. Nous avons vu que cette pression peut s'élever jusqu'à la moitié de celle du sang artériel.

Quoique ces forces essentielles et accessoires, développées dans l'ensemble du système et additionnées à celles du canal, aient une résultante d'une grande intensité, elles ne suffisent pas toujours à mettre obstacle au reflux du sang dans les parties centrales du système lymphatique. Ce reflux, plus ou moins étendu suivant les animaux et le caractère des mouvements respiratoires, est-il empêché ou restreint par d'autres artifices que celui de la disposition des valvules terminales ?

Haller et Cruikshank ont prétendu que l'insertion du canal à gauche avait pour but de le rendre plus difficile. D'après ces deux célèbres observateurs, la tendance au reflux serait moins prononcée, chez l'homme, à gauche qu'à droite, en raison d'une différence dans le degré d'ouverture des angles formés par les jugulaires, les sous-clavières et la veine cave supérieure. Cette différence, suivant Haller, aurait une telle importance, que, dans le cas de transposition des viscères, celle-ci s'étendrait au canal thoracique. Si l'insertion à gauche a réellement un tel avantage chez l'homme, elle ne me paraît pas le présenter chez la plupart des animaux ; car : 1° chez les carnassiers, le porc et les ruminants, l'angle formé entre la jugulaire, la veine brachiale et la veine cave antérieure a sensiblement le même degré d'ouverture d'un côté que de l'autre ; 2° chez les ruminants, qui ont souvent deux canaux à peu près de même calibre, l'un s'ouvre à droite, exactement comme l'autre à gauche ; 3° enfin, dans les solipèdes, où le canal est généralement simple à son extrémité antérieure, l'insertion n'a lieu ni à gauche ni à droite, mais précisément sur la ligne médiane, au sommet de la veine cave antérieure et au confluent des deux jugulaires. Du reste, dans les animaux où l'insertion du canal a lieu à gauche, celle du tronc lymphatique s'effectue à droite et supporte les prétendus inconvénients attachés à ce côté.

Le lieu d'insertion du canal est choisi, à ce qu'il semble, bien plus pour assurer et faciliter l'abord des liquides que pour opposer quelques obstacles au reflux du sang. Chez les animaux, le mode d'insertion adopté pour l'homme ne pouvait convenir. Chez tous ceux qui sont dépourvus de clavicules, et ils sont les plus nombreux, l'angle de l'épaule, au lieu d'être, comme chez nous, maintenu à une distance du thorax à peu près fixe, est alternativement projeté en avant, puis retiré en arrière, de telle sorte que la veine brachiale est tiraillée et même, à certains moments, aplatie sur la première côte, si bien que l'accès du chyle n'y serait pas toujours libre si elle recevait le canal comme la sous-clavière de l'homme. Aussi l'insertion se fait ailleurs : chez les solipèdes, au sommet de la veine cave, à la jonction des deux jugulaires ; chez les ruminants, sur le côté interne de la jugulaire gauche ; chez les carnassiers, au sommet de l'angle rentrant compris entre la jugulaire et la brachiale.

Le véritable obstacle au reflux sanguin dans le canal thoracique est constitué par les replis valvulaires garnissant l'extrémité antérieure et l'orifice du canal. Ces valvules opposées deux à deux, sur plusieurs rangs, près de l'orifice et à l'orifice même, peuvent, chez les ruminants, se tendre en travers et s'affronter si exactement qu'elles rendent le reflux du sang impossible ou extrêmement limité ; elles fonctionnent avec moins de précision chez les carnassiers, où le reflux est plus sensible et s'étend même jusqu'à la citerne ; enfin, chez les solipèdes, où la paire terminale subsiste seule, elles sont impuissantes à prévenir le reflux, qui porte souvent le sang, en grande quantité, sur toute la longueur du canal et dans la citerne. On en a la preuve fréquente sur le cadavre, dans les conditions les plus variées. Le contenu du canal thoracique y est rougeâtre, et, dans les expériences, le produit qu'il verse est d'habitude sanguinolent, si on ne prend pas le soin de placer le tube très haut et de lier l'insertion du tronc lymphatique droit par lequel entre alors le sang, pour revenir par les anastomoses dans le canal thoracique.

Le reflux, malgré les précautions prises pour le conjurer, est donc souvent possible, dans des limites plus ou moins étendues, suivant les animaux ; il s'exagère dans les cas où la circulation est gênée et où le pouls veineux est produit par une affection du cœur. Nous avons observé, M. Bouley et moi, un cas de dégénérescence graisseuse de cet organe, accompagné d'une oblitération du canal, due à un caillot sanguin énorme et adhérent, développé par le fait d'un reflux outré.

Le tronc lymphatique droit, qui reçoit la lymphe de la moitié correspondante de la tête, du cou, du thorax et celle du membre antérieur du même côté, la verse dans le système veineux, suivant l'un de ces trois modes, ou : 1° à l'opposé du canal et dans la partie similaire ; ou 2° à côté et presque sur la ligne médiane ; 3° ou enfin avec le canal, par un orifice commun. Le premier mode appartient à un grand nombre d'animaux, à l'homme, aux carnassiers, aux ruminants ; les deux autres sont propres aux solipèdes.

Le déversement qu'il effectue a lieu d'une manière continue et saccadée, mais il est moins influencé par le jeu du thorax que celui du canal thoracique ; il est aussi moins contrarié par le reflux, qui est limité par deux valvules terminales semi-lunaires, auxquelles s'ajoutent d'autres paires placées à une certaine distance du point d'insertion.

Le déversement opéré par le tronc lymphatique droit n'est indépendant que dans les cas où il n'y a pas d'anastomoses entre ce canal et le thoracique ; mais il est solidaire de l'autre, lorsque ces anastomoses existent, comme nous l'avons vu, notamment sur le cheval.

Il ne paraît pas exister, chez les mammifères, d'autres abouchements du système lymphatique avec le système sanguin. Panizza en a indiqué un chez le porc, par anastomose, entre le canal thoracique et l'azygos ; Müller et Wutzer un semblable et accidentel sur un homme. Je n'en ai jamais trouvé de traces dans mes dissections. On se rappelle celles qui, chez les oiseaux, existent entre le sinus sous-caudal et les veines caudales. Il y en a d'autres qui ne nous intéressent pas chez les reptiles et les poissons.

Le chyle et la lymphe rassemblés de tous les points du système lymphatique sont donc versés dans les veines d'une manière continue, saccadée, par deux canaux au moins, le thoracique, le lymphatique droit, distincts ou anastomosés, et par un plus grand nombre, lorsque le canal se dédouble ou donne plusieurs branches terminales. Ils ajoutent donc continuellement à la masse du liquide nutritif des éléments de rénovation. Nous allons maintenant rechercher en quelle proportion ils sont amenés dans les veines.

CHAPITRE XLVIII

DE LA QUANTITÉ DE FLUIDES VERSÉS DANS LE SANG PAR LE SYSTÈME LYMPHATIQUE

Il est indispensable, pour déterminer la somme des liquides absorbés par les chylifères et les lymphatiques, de faire couler ces liquides à l'extérieur et de les recueillir pendant un temps plus ou moins considérable. Les observateurs qui ont tenté de lier le canal thoracique ou de le couper, Lower, Duverney, Flandrin, Astley Cooper, Dupuytren, Magendie, n'ont ni songé à y établir des fistules permanentes, ni entrevu le parti qu'on pourrait tirer de cette opération. Dès 1853[1], j'ai commencé à fixer au canal thoracique de l'animal vivant un tube d'argent versant au dehors le chyle et la lymphe, tant pour déterminer leurs quantités dans diverses conditions physiologiques, leurs caractères, leurs propriétés et leur composition, que pour élucider les problèmes relatifs à l'absorption des graisses, des sels, des poisons, à ceux de la glycogénie, etc. Voici de quelle manière l'opération s'effectue.

Après avoir couché le cheval sur le côté droit et porté fortement en arrière le membre antérieur gauche, on incise la peau en avant de l'angle de l'épaule, sur le trajet de la jugulaire, dans une étendue de 15 à 20 centimètres ; on soulève ou l'on coupe en travers le mastoïdo-huméral, en ayant soin de lier les divisions bles-

<hr>

1. G. Colin, *Bulletin de la société centrale de médecine vétérinaire* et *Recueil de médecine vétérinaire*, t. XXX, 1853, p. 1015.

sées de la cervicale inférieure, ou de faire, entre deux ligatures, la section transversale de cette artère, si elle gêne trop ; enfin on divise le scalène tout près de la
première côte, puis la lame aponévrotique sous-jacente, et on arrive sur le canal,
au bord inférieur de l'œsophage, à la face interne de la première côte. Il faut
alors le lier à son insertion, puis l'inciser au-dessus du point lié. On engage
dans la boutonnière un tube à bourrelet du diamètre d'un gros crayon, et on l'y
maintient à l'aide d'un fil qui étreint sur lui, par un nœud bien serré, les parois
du canal. Si alors le liquide qui s'écoule par le tube est jaunâtre, l'opération est
terminée ; dans le cas où il est coloré par le reflux du sang veineux, il faut lier,
en outre, le tronc lymphatique droit.

Sur le bœuf, l'opération est beaucoup plus facile. Après l'incision de la peau
et du sous-cutané, il suffit de soulever le mastoïdo-huméral et d'inciser le scalène
très mince avec l'aponévrose sous-jacente, pour arriver sur le conduit dont la
partie terminale est comprise entre l'artère cervicale inférieure et sa veine satellite. On le lie alors, on l'incise et on y fixe le tube comme chez le cheval. Il y a si
peu de douleur pendant et après l'opération que l'animal se relève, se met à manger
et à ruminer comme auparavant, en donnant des masses de chyle et de lymphe.
Les délabrements sont si légers que la plaie peut se cicatriser en huit à dix jours,
après l'enlèvement du tube et de la ligature.

Sur le bélier, le chien, le porc, la fistule s'établit de la même manière, avec des
variantes subordonnées aux différences anatomiques. Le manuel opératoire en est
simple, mais seulement pour ceux qui en ont un peu l'habitude et une connaissance parfaite de la région. Il offre des difficultés énormes si on n'a pas présentes
à l'esprit les nombreuses anomalies de forme et de situation du canal, et il peut
donner lieu à de grandes plaies, à des souffrances inutiles, enfin aux accidents
les plus graves si on ne sait pas éviter la lésion des nerfs et des vaisseaux groupés
à l'entrée du thorax.

Le mode d'établissement de la fistule doit, du reste, varier suivant les études
auxquelles elle doit servir. Si elle a pour but la détermination rigoureuse des quantités de chyle et de lymphe, il faut qu'elle soit accompagnée de la ligature du tronc
lymphatique droit et de toutes les branches qui peuvent se trouver autour de celles
où le tube est inséré ; si elle est faite en vue d'études micrographiques ou chimiques, il est plus convenable qu'elle porte seulement sur une branche du canal,
toutes précautions étant prises pour éviter le reflux sanguin. Le choix des variantes
est évidemment laissé à la sagacité de l'expérimentateur. Lorsque l'expérience,
l'une des plus belles que puissent faire les physiologistes, est bien conduite, elle
donne des enseignements nombreux et d'un haut intérêt.

Quoiqu'il ne s'agisse ici que d'utiliser cette expérience à la détermination des
quantités de chyle et de lymphe versées dans le système sanguin, nous allons voir
combien est difficile, pour chaque espèce animale, la solution de ce problème en
apparence si simple.

Chez le cheval, la fistule au canal thoracique ne donne jamais la totalité des
des liquides blancs, même dans les cas où il est simple, car, par le fait de ses
anastomoses avec le tronc lymphatique droit, son contenu se divise toujours au
moins en deux parties : l'une coulant par la fistule, l'autre pénétrant dans le sang

par l'intermédiaire des anastomoses ; aussi sur cet herbivore on n'obtient généralement que des données incomplètes. C'est d'ailleurs celui de tous nos animaux domestiques qui souffre le plus de l'opération et qui, à cause de ses souffrances, a les fonctions digestives le plus troublées ; aussi doit-il être écarté toutes les fois qu'il s'agit de suivre l'expérience au delà de quelques heures.

Lorsqu'on tient à déterminer, sur le cheval, la somme des produits versés par le canal thoracique dans le système veineux, il faut multiplier les vivisections jusqu'au moment où le hasard offre un sujet ayant un canal simple à l'insertion et sans beaucoup d'anastomoses avec le tronc lymphatique droit, car en voulant lier ce tronc avec les branches communicantes, on fait des délabrements préjudiciables au succès de l'opération. On juge que le but est à peu près atteint lorsque le produit de la fistule est jaunâtre ou d'une teinte à peine rosée. Tant qu'on obtient du liquide sensiblement rougeâtre, il ne faut pas douter que le canal communique encore directement ou indirectement avec les veines qui, par le reflux, lui envoient une certaine quantité de sang. Enfin, lorsqu'on sacrifie l'animal, on doit injecter le canal, de la citerne vers l'insertion, pour constater son mode de terminaison et donner aux résultats expérimentaux leur exacte signification. On verra, dans le tableau suivant, que, sur le cheval donné sous le n° 1, le chyle rosé témoignait d'un abouchement demeuré libre par lequel s'opérait le reflux, abouchement qui, sans doute, amenait dans les veines une quantité de liquide supérieure à celle qui coulait au dehors, car la quantité versée par la fistule n'atteignait pas même un chiffre égal à celui de la masse du sang ; elle n'était que de 39 grammes en vingt-quatre heures par chaque kilogramme du poids de l'animal vivant. Sur le deuxième cheval il en était de même, surtout pendant la première heure, alors que le gonflement des tissus de la plaie ne comprimait pas fortement les branches d'insertion ou d'anastomoses demeurées libres ; sur le troisième, la quantité que la fistule détournait augmentait encore un peu par moments ; enfin, sur le dernier, la masse presque double de chyle versé au dehors donnait à supposer que les voies collatérales n'en portaient plus guère dans les veines. En somme, l'écoulement peut être sur cet animal de 1000 à 2000 grammes par heure dans les moments où l'absorption a une grande activité, soit de 14 à 42 kilogrammes pour une période de vingt-quatre heures. Il a des oscillations peu étendues : les maxima correspondent aux périodes de la plus grande activité digestive, les minima à celles du ralentissement de la chylification et de l'absorption des boissons. Ce produit, lorsqu'il s'élève à plus de 42 kilogrammes pour vingt-quatre heures, comme sur le quatrième cheval, représente le neuvième de la masse du corps, presque le double de la masse du sang, soit 105 grammes de chyle et de lymphe par chaque kilogramme du poids total de l'animal. C'est bien près du chiffre que nous trouverons souvent sur d'autres espèces.

1er CHEVAL, environ 400 kilogrammes.

HEURES de l'expérience.	QUANTITÉS recueillies par heure.	OBSERVATIONS.
	grammes.	
1	620	Debout.
2	635	Id.
3	535	Id.
4	538	Mange.
5	637	Id.
6	734	Id.
7	877	Cesse de manger.
8	784	Id.
9	675	Id.
10	581	Id.
11	530	Id.
12	630	Id.

Total... 7857

3e CHEVAL, taille moyenne.

HEURES de l'expérience.	QUANTITÉS recueillies par heure.	OBSERVATIONS.
	grammes.	
1	685	Debout.
2	740	Mange.
3	750	Id.
4	735	Boit.
5	1055	»
6	1090	»
7	1235	»
8	1150	Mange.
9	975	»
10	950	»
11	870	»
12	775	»

Total. 11,010

2e CHEVAL, poids indéterminé.

HEURES de l'expérience.	QUANTITÉS recueillies par heure.	OBSERVATIONS.
1	272	Debout.
2	1060	Mange.
3	810	Boit 7 à 8 litres.
4	875	Mange
5	825	Id.
6	818	Id.
7	930	»
8	610	Mange.
9	935	Boit
10	810	Mange.
11	735	»
12	715	»

Total. 9425

4e CHEVAL.

HEURES de l'expérience.	QUANTITÉS recueillies par heure.	OBSERVATIONS.
1	2107	Debout.
2	1870	Mange.
3	1847	Id.
4	1798	Id.
5	1825	Cesse de manger.
6	1105	»

Total. 10,572

Total.... 91,104 doublé.

C'est donc parce que, dans les expériences sur les solipèdes, les volumineuses anastomoses entre le canal thoracique et le tronc lymphatique droit continuent à porter une grande partie de la lymphe et du chyle dans le sang, il devient le plus souvent impossible sur ces animaux de déterminer la proportion exacte de ces liquides.

Sur les ruminants, comme de telles communications n'existent pas ou sont peu développées, le problème qui nous occupe offre moins de difficultés. Si le canal y a deux, trois et même quatre branches terminales, elles sont plus accessibles et peuvent être liées. Mais c'est surtout lorsque le canal est simple à son insertion qu'on peut obtenir la totalité des fluides qu'il charrie. Voyons donc les divers cas qui peuvent se présenter.

Si, comme cela arrive le plus souvent chez ces herbivores, le canal thoracique a plusieurs branches terminales, il faut se borner à insérer le tube dans celle qui tombe sous la main et à lier celles qui se trouvent en évidence. Plus tard, après la mort de l'animal, on injecte et on dissèque les insertions afin de comparer l'aire de la branche ouverte avec celle des branches qui ont continué à verser le liquide dans les veines. Le calcul donne approximativement le rapport entre la quantité obtenue et celle qu'on n'a pu recueillir. C'est seulement à l'autopsie qu'on trouve la raison des variations énormes dans le produit des fistules sur des animaux de même taille et dans des conditions semblables. J'arrive aux exemples :

Un premier taureau d'un an, petit, du poids de 185 kilogrammes, qui a conservé sa fistule en activité pendant quatre jours, a donné 7826 grammes dans les douze premières heures, soit 15 652 grammes pour vingt-quatre heures ou à peu près le douzième de la masse du corps, ou 84 grammes par kilogramme du poids de l'animal. Ce produit suffit pour indiquer que tout le liquide n'était pas versé à l'extérieur.

Sur le taureau n° 2, du poids de 258 kilogrammes, la fistule versait à peu près la moitié du produit total, soit 21 kilogrammes en vingt-quatre heures, ou plus que l'équivalent de la masse du sang, masse qui, au dix-huitième de celle du corps, correspond à 14 kilogrammes. Ce petit ruminant, par la branche ouverte du canal, donne 84 grammes de chyle et de lymphe pour 1 kilogramme de son poids.

Le troisième taureau, de 260 kilogrammes, âgé de quinze à seize mois, donne par une bouche du canal un peu plus que le précédent, 26 kilogr. 864 grammes par vingt-quatre heures, ou 103 grammes par chaque kilogramme du poids vivant. C'est, à peu de chose près, déjà deux fois la masse du sang supposée égale au dix-huitième de la masse du corps.

Le quatrième, pesant 260 kilogrammes, avait quatre branches de terminaison au canal thoracique, qui se trouve figuré page 201 ; les trois petites sont demeurées libres. La plus grosse seule versait son liquide au dehors. Elle en fournit encore 13 704 grammes en douze heures, qui, doublés, donnent 27 408 pour la période de vingt-quatre heures, soit 106 grammes par kilogramme du poids vif. C'est le neuvième du poids du corps, et à peu près deux fois l'équivalent de la masse du sang.

Le cinquième, de dix-huit mois, pesant seulement 227 kilogrammes, donne, à raison de 30 kilogrammes, 142 grammes par période de vingt-quatre heures, ou 132 grammes par chaque kilogramme du poids vivant. C'est beaucoup plus que le double de la masse du sang supposée le dix-huitième de la masse du corps : chez celui-ci, les branches accessoires du canal devaient être déjà très petites, car la proportion des fluides blancs approche de son chiffre normal.

Le sixième taureau, du poids de 253 kilogrammes, âgé d'un an et quelques mois, avait un canal à deux branches. La petite ayant été liée, tout le chyle coulait par le tube de la fistule. Aussi ce petit animal donna en douze heures 20 833 grammes de liquide, soit 41 666 pour la période de vingt-quatre heures, ou le sixième de la masse du corps, et 164 grammes par kilogramme de l'animal. Cela représente de deux à trois fois la masse de sang que l'on peut retirer en ouvrant les gros vaisseaux.

Voilà quelle est, pour les bêtes bovines jeunes, en voie de développement, la proportion des fluides blancs versés par le canal thoracique dans le système veineux. Voyons si, sur les bêtes adultes et vieilles, ils sont produits en quantités semblables.

Une première vache vieille, dont le poids est évalué à 350 kilogrammes, donne, par la principale des branches du canal (des petites restant libres), moins d'un litre par heure, 10 kilogr. 535 pour douze heures, soit 21 070 pour vingt-quatre heures, le seizième de la masse du corps, ou 60 grammes de chyle et de lymphe par kilogramme du poids vif.

La seconde, du poids de 400 kilogrammes, sur laquelle il y avait aussi plusieurs branches au canal, a donné par la fistule 14 900 grammes, soit pour vingt-quatre heures 29 kilogr. 800 grammes, ou 75 grammes par kilogramme du poids total de la bête.

La troisième pesant 358 kilogrammes, avait un canal simple, mais avec branche latérale de déversement. Il donne de un litre à un litre et demi de liquide par heure, 16 448 grammes dans les douze premières heures, soit 32 896 grammes pour la période diurne ; ce qui représente 92 grammes par kilogramme du poids vif.

La quatrième, petite, pesant environ 290 kilogrammes, d'une maigreur extrême, a donné près de quatorze litres en douze heures, ou 13 765 grammes de chyle et de lymphe, soit 27 530 pour vingt-quatre heures, ou 95 grammes par kilogramme du poids vif ; le produit de la fistule s'est presque maintenu à ce chiffre pendant trois jours, grâce à la grande activité digestive que possédait cette bête.

La cinquième, un peu moins maigre que la précédente, mal nourrie et du poids de 300 kilogrammes, a un canal terminé par trois branches visibles à gauche. J'en lie deux. Le tube placé dans la troisième donne un beau chyle, sans traces de globules rouges. Sa masse est de dix-neuf litres et demi en douze heures, soit 39 kilogrammes 140 pour la période de vingt-quatre heures, ce qui représente le septième du poids du corps, plus de deux fois la masse du sang. Ce produit, correspondant à 130 grammes par kilogramme du poids de l'animal, a été dépassé déjà sur le taureau ; mais nous allons le voir dépassé plus encore dans l'expérience suivante, qui a donné sûrement la totalité du liquide charrié par le canal thoracique.

La vache qui a donné le produit le plus élevé était une bête dont le poids a été estimé 480 kilogrammes, car elle n'a pu être pesée exactement à la bascule comme la plupart des autres, vigoureuse, d'un appétit remarquable, avec un appareil digestif bien développé, comme celui des bêtes exclusivement entretenues pour la production du lait. Son canal simple a donné en douze heures quarante-sept litres et demi (47 kil. 693 gr.), recueillis sous mes yeux et pesés par moi de quart d'heure en quart d'heure. Cette énorme quantité représente, pour vingt-quatre heures, le chiffre prodigieux de 95 kilogrammes 386 grammes, près d'un hectolitre.

La quantité de chyle et de lymphe apportée sur cette vache en vingt-quatre heures dans le système veineux égale donc le cinquième du poids du corps, et équivaut à trois fois et demie la masse du sang supposée égale à 27 kilogrammes

Heures de l'expérience.	Quantités recueillies par heure.	OBSERVATIONS

1er TAUREAU (185 kilogr.)

Heures	Quantités (gr.)	OBSERVATIONS
1	770	Debout.
2	651	
3	730	Mange.
4	560	
5	775	
6	590	Boit.
7	645	
8	610	Rumine.
9	670	Couché.
10	650	Mange.
11	620	
12	635	Rumine.
	7,856	

2e TAUREAU (258 kilogr.)

Heures	Quantités	OBSERVATIONS
1	1008	Mange.
2	981	Id.
3	729	
4	765	Mange.
5	816	
6	798	Boit 13 litres.
7	842	Boit 6 litres.
8	768	
9	1021	
10	1072	
11	1050	
12	983	
	10,870	

3e TAUREAU (280 kilogr.)

Heures	Quantités	OBSERVATIONS
1	1215	
2	1060	
3	1160	
4	1195	
5	1145	
6	1070	
7	1130	
8	1103	
9	885	Couché, rumine.
10	885	
11	961	
12	679	
	12,427	

4e TAUREAU (280 kilogr.)

Heures	Quantités	OBSERVATIONS
1	1460	Debout.
2	1380	Mange et rumine.
3	1500	Boit.
4	1310	Rumine.
5	1330	
6	1275	
7	1435	Rumine.
8	960	Liquide laiteux.
9	965	Rumine.
10	710	Debout.
11	1054	Mange.
12	325	Rumine.
	13,704	

5e TAUREAU (227 kilogr.)

Heures	Quantités (gr.)	OBSERVATIONS
1	1123	
2	1297	
3	1249	Mange.
4	1265	
5	1410	
6	1103	
7	1168	
8	1520	Rumine.
9	1485	Id.
10	1580	Id.
11	1390	Couché.
12	1190	Id.
	15,071	

6e TAUREAU (253 kilogr.)

Heures	Quantités	OBSERVATIONS
1	1825	Rumine.
2	1978	Id.
3	1395	Id.
4	1665	Boit 17 litres.
5	1808	Mange.
6	1650	
7	1845	Rumine.
8	1920	Couché.
9	1360	Rumine.
10	1675	Mange.
11	2100	
12	1912	
	20,833	

1re VACHE (estimée 350 kil.)

Heures	Quantités	OBSERVATIONS
1	900	
2	1210	Mange.
3	1070	Liq. lactescent.
4	1010	Couchée.
5	1005	Boit.
6	885	Couchée.
7	870	
8	775	Mange.
9	710	Couchée.
10	730	
11	760	
12	610	Se relève.
	10,535	

2e VACHE (400 kilogr.)

Heures	Quantités	OBSERVATIONS
1	1745	
2	1560	
3	1095	
4	1250	
5	1190	
6	1140	
7	1005	
8	1050	
9	1055	Rumine.
10	1475	
11	1130	
12	1248	
	14,953	

3e VACHE (358 kilogr.)

Heures	Quantités	OBSERVATIONS
1	1570	Debout.
2	1136	
3	1490	
4	1567	Rumine.
5	1431	
6	1295	Mange.
7	1255	Boit 25 litres.
8	1230	
9	1175	Mange.
10	1015	Couchée.
11	1384	Se relève.
12	1700	
	15,448	

4e VACHE (290 kilogr.)

Heures	Quantités	OBSERVATIONS
1	1500	Rumine.
2	1005	Mange.
3	1110	Id.
4	1110	Id.
5	1050	Id.
6	1280	Boit 5 litres.
7	810	Mange.
8	930	Id.
9	1200	Id.
10	1140	Id.
11	1310	Couché.
12	1260	Relevée.
	13,705	

5e VACHE (300 kilogr.)

Heures	Quantités	OBSERVATIONS
1	1810	Mange.
2	1450	
3	1940	
4	1840	
5	1800	Rumine.
6	1560	
7	1780	Couchée.
8	1550	
9	1690	Rumine.
10	1740	Mange.
11	1170	Rumine.
12	1217	Couchée.
	19,570	

6e VACHE (480 kilogr.)

Heures	Quantités	OBSERVATIONS
1	5045	Couchée.
2	5712	Relevée.
3	4831	Mange.
4	4404	Id.
5	4047	
6	3622	
7	3069	
8	3155	Boit 10 litres.
9	3220	
10	3730	
11	3260	
12	2695	
	47,501	

ou au dix-huitième de la masse du corps. Elle correspond à 192 grammes de fluides blancs par kilogramme du poids de l'animal.

Le tableau qui précède permet de juger au premier coup d'œil des produits donnés d'heure en heure par les fistules sur les douze bêtes bovines dont je viens de parler. Je me borne à ces douze sujets, et je n'y fait figurer, pour ne pas lui donner des dimensions excessives, que les résultats obtenus dans les douze premières heures, quoique, sur la plupart des sujets, les produits aient été recueillis pendant plusieurs jours de suite.

En récapitulant, on voit que nos quatre chevaux, nos six taureaux et nos six vaches ont donné les quantités suivantes de fluides blancs, en vingt-quatre heures, par kilogramme du poids de l'animal.

Le 1er cheval	39 grammes.
2e	»
3e	»
4e	105
Le 1er taureau	81
2e	81
3e	103
4e	106
5e	132
6e	164
La 1re vache	60
2e	75
3e	92
4e	95
5e	130
6e	192

Pour compléter cet aperçu des apports du système lymphatique au système sanguin, il nous reste à voir ce que les fistules donnent sur les petites espèces. Rien n'est changé pour le bélier et l'agneau, qui se trouvent dans les conditions des grands ruminants. Le premier de 44 kilogr. 500, qui a le canal à embouchures multiples, donne, par l'une d'elles, à raison de 2554 grammes par vingt-quatre heures, soit 57 grammes par kilogramme de poids vivant. Le second, de 37 kilogrammes, donne 5192 dans le même temps, ou 140 grammes par kilogramme du corps ; l'agneau de 18 kilogrammes fournit dans la proportion de 2768 par période diurne ou 153 grammes par kilogramme, ce qui est bien près du maximum offert par les bêtes bovines. Quant au chien nourri de chair et consommant peu de liquide, la proportion des fluides charriés par le canal thoracique doit être moindre que chez les herbivores. Ici, elle ne se trouve que de 2384, soit 66 grammes par kilogramme du poids vivant.

Voici encore quelques déterminations expérimentales pour trente-sept animaux divers, sur lesquels des fistules ont été établies, et qui n'ont pas été compris dans les tableaux précédents (voy. p. 250).

1er Bélier, 44k,500gr			2e Bélier, 37 kil.			Agneau, 18 kil.			Chien, 36 kil.		
HEURES de l'expérience.	QUANTITÉ recueillie par heure.	OBSERVATIONS	HEURES de l'expérience.	QUANTITÉ recueillie par heure.	OBSERVATIONS	HEURES de l'expérience.	QUANTITÉ recueillie par heure.	OBSERVATIONS	HEURES de l'expérience.	QUANTITÉ recueillie par heure.	OBSERVATIONS
	gr.			gr.						gr.	
1	130	Debout.	1	220	Debout.	1	160		1	130	
2	108	Ne mange pas.	2	215	Mange.	2	93		2	105	
3	103	Id.	3	199	Id	3	103		3	78	
4	104	Id.	4	209		4	126		4	170	
5	94	Id.	5	230		5	103		5	68	
6	98	Id.	6	216		6	104		6	57	
	636			1298			692			596	

On pourrait ainsi, en tenant compte des analogies de régime, calculer approximativement, d'après les bases expérimentales que je trouve sur les animaux domestiques, les produits lymphatiques versés dans les veines des plus petits jusqu'aux plus grands mammifères. En admettant que chez l'homme à régime mixte, le produit lymphatique soit de 100 grammes par kilogramme, il serait de 7 500 grammes pour vingt-quatre heures, et, en portant ce produit à 150 grammes par kilogramme pour l'éléphant, qui est herbivore, un animal de cette espèce, du poids de 2 000 kilogrammes, ne donnerait pas moins de 300 kilogrammes ou de 6 hectolitres de fluides blancs en vingt-quatre heures.

On voit, d'après les données qui ressortent d'une longue série de recherches résumées dans ce chapitre, combien peu étaient fondées les idées des physiologistes, qui ne voyaient dans le système lymphatique que des quantités insignifiantes de liquides. Elles parlent assez clairement pour qu'il ne soit pas nécessaire d'insister sur tout ce qu'avait de faux la doctrine de Magendie et de son école sur l'ensemble des fonctions du système lymphatique. L'énorme quantité de chyle et de lymphe apportée par le canal thoracique dans le système sanguin nous fait entrevoir l'importance du rôle que les vaisseaux blancs doivent jouer dans l'organisme, la rapidité des mutations qui donnent naissance à ces liquides ; elle nous explique la possibilité d'un prompt renouvellement du sang à la suite des saignées qui, en quelques jours, enlèvent l'équivalent de la masse en circulation. Mais c'est en étudiant les phénomènes généraux de la nutrition et des sécrétions que nous préciserons le sens des particularités dont il a été question plus haut.

Dans la masse liquide apportée par le canal thoracique, quelle est la part de lymphe, quelle est la part de chyle? Cette question n'est pas aussi facile à résoudre qu'elle peut le paraître.

N° d'ordre	DÉSIGNATION DES ANIMAUX	Quantité versée par heure.	Quantité versée en 24 heures.	Rapport entre la quantité de 24 heures et le poids du corps.	Quantité versée en 24 heures par kilogramme du poids du corps.
		gr.	gr.		gr.
1	Cheval très petit (120 kilogr.)	272	6528	::18,3:1	54,40
2	Jument de petite taille (fistule à 1 seule br.)	234	»	»	»
3	Cheval de 300 kilogr.	360	8640	::34,7:1	28,80
4	Cheval de 320 kilogr.	575	13800	::23,2:1	43,12
5	Cheval de 400 kilogr. (1 seule br. ouverte)	572	13728	::29,1:1	31,32
6	Cheval de taille moyenne (environ 400 kil.)	916	21984	::18,1:1	54,96
7	Cheval de taille moyenne (environ 400 kil.)	788	18912	::41,1:1	47,28
8	Taureau de 18 mois (180 kilog.)	800	19200	::14,5:1	106,66
9	Taureau jeune (200 kilogr.)	720	17280	::11,5:1	86,40
10	Taureau de 16 mois (212 kilogr.)	670	16080	::13,1:1	75,85
11	Vache vieille (275 kilogr., 1 seule br. ouv.)	1584	38016	:: 7,2:1	138,24
12	Taureau jeune (310 kilogr., 1 seule br. ouv.)	875	21000	::11,7:1	67,74
13	Vache vieille, très maigre (425 kilogr.)	1810	43440	:: 7,1:1	102,89
14	Taureau jeune (339 kilogr., canal simple)	1323	31752	::10,6:1	93,66
15	Vache (399 kilogr., canal simple)	1745	41880	:: 9,5:1	104,96
16	Vache de petite taille	605	»	»	»
17	Vache petite, maigre	1287	»	»	»
18	Vache de petite taille (1 seule br. ouverte)	894	»	»	»
19	Vache de taille moyenne	1080	»	»	»
20	Vache de taille moyenne, maigre	1410	»	»	»
21	Vache de taille moyenne (canal simple)	3954	»	»	»
22	Bélier maigre (38 kilogr.)	133	3192	::11,8:1	84,00
23	Bélier maigre (47 kilogr.)	150	3600	::13,0:1	76,59
24	Bélier (52 kilogr.)	196	4604	::11,2:1	88,53
25	Bélier (65 kilogr., fiévreux, très souffrant)	147	3528	::18,4:1	54,58
26	Bélier petit	150	»	»	»
27	Bélier petit	92	»	»	»
28	Bélier fort	220	»	»	»
29	Chien très petit (6 kil. 800)	17	408	::16,6:1	60,00
30	Chien (17 kilogr.)	100	2400	:: 7,0:1	141,17
31	Chien (20 kilogr.)	120	2880	:: 6,9:1	144,00
32	Chien (21 kil. 885)	26	624	::35,0:1	28,51
33	Chien (39 kil. 100)	90	2160	::18,0:1	55,15
34	Chien de taille ordinaire	108	»	»	»
35	Chien de taille moyenne	50	»	»	»
36	Chien petit	27	»	»	»
37	Chien petit	18	»	»	»

En ce qui concerne les carnassiers, une solution est possible, mais seulement
dans des conditions telles que l'un des termes de la proportion change par le fait
de la suppression de l'autre. Il est facile, après avoir recueilli la somme des deux
pendant la période digestive, de recueillir seulement la lymphe lorsque la digestion est achevée, car, chez ces animaux, après la digestion, il reste si peu de
chose dans l'intestin, en résidu solide et liquide, qu'à ce moment la quantité de
chyle ajoutée à la lymphe est négligeable. Or, sur le chien, la fistule qui a donné
un produit comme 3 pendant la digestion n'en donne plus après que comme 1 1/2
ou comme 1, d'où il suit que la lymphe n'entre que pour moitié ou pour un

tiers dans la masse du liquide mixte, l'autre moitié ou le plus souvent les deux autres tiers étant représentés par le chyle. Chez ces animaux, le rapport est aussi peu altéré que possible. Il faut très peu de temps, après la digestion, pour l'évacuation de l'appareil gastro-intestinal, et, pendant ce court délai, la masse du sang demeure assez abondante et assez riche pour que ses pertes en matériaux formateurs de la lymphe ne subissent pas de réduction notable.

Mais cette proportion n'est que pour le carnassier. Il y en a une autre pour l'herbivore, qui absorbe une grande masse d'eau avec ses aliments. En outre, chez lui, la détermination est difficile, car la digestion intestinale et la chylification sont continues avec des exacerbations. On ne peut exclure le chyle qu'en laissant jeûner l'animal pendant plusieurs jours et, par conséquent, en appauvrissant le sang qui, par suite, donne moins de matériaux formateurs à la lymphe ; encore ne suspend-on la digestion que chez le solipède, non chez le ruminant. D'ailleurs, par les boissons laissées aux deux, on entretient l'apport du système chylifère. Toutefois, en tenant compte de la diminution du produit total dans les cas où la digestion se ralentit et se suspend autant que possible, et, en comparant ce chiffre réduit à celui qui représente l'apport simultané le plus considérable de chyle et de lymphe, on arrive à l'approximation suivante : chez les carnassiers, pendant la digestion, la lymphe est représentée par 1, le chyle par 2, et pour une période d'ensemble de vingt-quatre heures, où la chylification est suspendue par moments, chyle et lymphe forment chacun une moitié du produit total. Chez l'herbivore, dont la digestion est continue, le produit moyen en vingt-quatre heures se compose de 2 de chyle et de 1 de lymphe.

Une détermination plus rigoureuse exigerait des études nouvelles fort minutieuses. Les faits épars sur lesquels on a essayé de la baser sont d'une appréciation difficile et conduisent à des erreurs manifestes ; d'ailleurs, ils se rapportent à des conditions pathologiques. Tout ce qu'ils semblent indiquer c'est une production lymphatique très active. On sait que la quantité de lymphe recueillie par Assalini à une plaie de la cuisse d'un garçon de onze ans s'élevait à près de 2 litres en vingt-quatre heures. Dans l'observation de Desjardins, la dilatation variqueuse des lymphatiques de l'aine d'une femme laissait échapper 5 litres et demi dans le même temps ; mais, dans ces cas, la production lymphatique était anormale et exagérée.

Quoi qu'il en soit, il est certain qu'il n'y a ni alternative entre l'apport des lymphatiques et celui des chylifères, ni antagonisme entre eux. Le passage alternatif dans le canal d'une lymphe jaunâtre et d'un chyle laiteux observé par Haller s'applique à des conditions anormales qui se reproduisent sur l'animal ouvert vivant : il tient à ce que la pression, les secousses chassent dans la citerne soit une ondée de chyle, soit une ondée de lymphe, suivant qu'elles s'exercent sur l'intestin ou sur les gros affluents lombaires de la citerne. L'alternance que l'on constate entre une période de non-digestion et une de digestion n'est qu'apparente. Si, après avoir obtenu un liquide clair comme de la lymphe dans le premier cas, on recueille, dans le second, un liquide opalin ou même tout à fait laiteux, cela n'indique pas que à la lymphe a succédé le chyle, mais seulement que le chyle, en s'ajoutant à la lymphe, a rendu le liquide du canal laiteux. Le changement d'aspect, qui fait croire à cette succession, s'opère très lentement et par une transition insensible que j'ai observée, surtout chez les ruminants, à la ration desquels avaient été ajoutés des résidus oléagineux. Si l'animal n'a pas ruminé depuis longtemps, on voit couler du liquide jaunâtre à sérum transparent, puis du liquide de plus en plus opalin, peu après que la rumination s'est établie et suffisamment prolongée, après quoi le liquide tend à reprendre son premier aspect.

Quant à l'antagonisme signalé par Collard de Martigny, et qui donnerait lieu aussi à un apport alternatif de chyle et de lymphe, il m'a toujours paru une fiction. L'abondant afflux du chyle, pendant la digestion, n'a point pour conséquence de réduire à très peu de chose le tribut des lymphatiques ; de même que le manque de chyle pendant l'abstinence n'accroît pas la production de la lymphe, quoi qu'en ait dit cet observateur à qui de bons moyens d'expérimentation ont manqué. Pendant que les lactés apportent la plus grande quantité possible de chyle, les lymphatiques n'en continuent pas moins à se gorger de liquide et à donner beaucoup, comme les fistules établies en divers points le prouvent. D'un autre côté, alors que les lactés sont presque vides, les lymphatiques ne sont pas plus remplis qu'à l'ordinaire ; ils ne donnent pas une quantité de lymphe supérieure à celle qu'ils versent dans les conditions communes. Je m'en suis assuré sur des sujets qui souffraient d'une abstinence prolongée, notamment sur un cheval qui supporta pendant trente jours une privation complète d'aliments. La quantité de lymphe m'a toujours paru, sauf dans les cas où elle provient en grande partie de vastes foyers de résorption, proportionnelle à la masse de sang employée à l'irrigation de l'organisme.

La grande proportion d'éléments apportés par les lymphatiques à la reconstitution du sang nous fait pressentir les effets fâcheux qui doivent résulter de la déperdition plus ou moins complète de ces matériaux ; l'expérience nous permet de suivre ces effets jusqu'à la mort qui doit en être la conséquence très prochaine.

Le jeune taureau, dont la fistule au canal demeura libre pendant quatre jours, ne parut d'abord pas souffrir de l'écoulement à l'extérieur du chyle et de la lymphe ; il mangeait et ruminait comme à l'ordinaire ; son appétit et sa soif n'avaient pas acquis de vivacité anormale. Mais, dès le troisième jour, l'animal demeure longtemps couché ; il mange peu et à de rares intervalles. Ses périodes de rumination sont courtes : une fois couché, il ramène la tête vers le flanc et le jarret, puis il s'assoupit. Au quatrième jour, la langueur est extrême ; il ne mange plus que quelques brins de fourrage et il les mâche mollement ; il a la conjonctive pâle, les oreilles froides, le poil hérissé. Dans le courant de cette journée, il s'étend sur le côté, comme le font les animaux très malades, et conserve cette attitude pendant plus d'une heure sans faire aucun mouvement. Le chyle coule en si petite quantité qu'il se coagule fréquemment dans le tube, bien qu'on en retire le caillot à de courts intervalles ; en un mot, le ruminant est épuisé. J'enlève le tube et les fils qui le maintiennent, et je ferme la plaie bientôt tarde après l'avoir détergée avec la teinture d'aloès. L'animal reçoit du vin et des infusions aromatiques ; le lendemain il mange de la farine et quelques brins de fourrage. En huit à dix jours il se rétablit.

Le second taureau, un peu plus grand que le précédent, eut l'une des branches du canal thoracique ouverte pendant huit jours. La totalité du produit de la fistule fut recueillie seulement pendant dix heures, après quoi le tube fut enlevé. A partir du deuxième jour, et bien que les lèvres de la plaie fussent maintenues rapprochées, la lymphe et le chyle continuaient à s'échapper en déterminant à la partie inférieure du cou et au poitrail une infiltration considérable. L'animal mangeait et digérait encore passablement, mais il maigrissait à vue d'œil. En huit jours il avait perdu 45 kilogrammes de son poids initial.

CHAPITRE XLIX

DES EFFETS DE L'INTERRUPTION DU COURS DES LIQUIDES DANS LE CANAL THORACIQUE

Connaissant la rapidité avec laquelle les fluides se meuvent dans les vaisseaux lymphatiques, les masses énormes de chyle et de lymphe que le système apporte dans le torrent de la circulation, les effets remarquables que leur déperdition, même partielle, produit sur la nutrition, nous devons naturellement rechercher ce qui résultera de l'interruption du cours du chyle et de la lymphe par un obstacle quelconque apporté à leur afflux dans les veines.

Il est des cas pathologiques dans lesquels la compression, l'obstruction ou l'oblitération du canal semblent devoir apporter quelque lumière sur la question. On en a cité de nombreux exemples depuis longtemps. Cheston et Mascagni ont vu l'oblitération produite par de la matière calcaire ou par des végétations osséiformes ; Nasse, Krimer, A. Cooper, par de la matière tuberculeuse ; Rust, par de la matière cancéreuse. L'inflammation, qui peut se développer, comme la lymphangite, par suite de l'apport de matériaux altérés, paraît avoir oblitéré le canal dans une observation de Cooper et dans une d'Andral. L'oblitération peut se lier à une maladie du cœur. Dans d'autres cas, la cavité du conduit a été trouvée pleine, soit de matière blanche par Rokitansky, soit simplement par un caillot adhérent, comme dans le cas de dégénérescence graisseuse du cœur dont nous avons publié la relation M. Bouley et moi.

Mais ce qui rend la signification de ces faits équivoque, c'est que l'état des voies collatérales n'a pas toujours été bien constaté. Dans deux cas de Cooper, la partie supérieure du canal restée libre recevait des liquides, même des lymphatiques de l'abdomen. Dans une des observations d'Andral, une branche collatérale reliait les deux parties libres que séparait celle transformée en cordon fibreux. Dans les autres cas, si l'oblitération était complète, on n'a connu ni sa date, ni déterminé jusqu'à quel point elle a contribué à la mort.

Il n'est pas douteux que, dans le cas observé par nous, la mort n'ait été hâtée par cet état ; l'oblitération était déjà ancienne. Le caillot adhérent résultait sans doute du reflux sanguin du cœur, l'oblitération a été complète ; son ancienneté était évidente vers l'insertion, mais elle paraissait plus récente dans le reste du conduit. Elle avait donné lieu à une tuméfaction énorme des ganglions mésentériques, à une infiltration lymphatique au bassin et à la région des reins, aux scissures du foie, à l'entrée du thorax, enfin à une dilatation extrême et à un état variqueux des lactés commençant déjà sur les parois intestinales, lactés dont le contenu était épais et caséeux par places. L'oblitération avait provoqué même une tuméfaction considérable des ganglions prépectoraux et préscapulaires du côté gauche ; nul doute que cette oblitération avait contribué à hâter la mort de l'animal et qu'elle aurait pu seule la produire au bout d'un certain temps.

Les faits de simple réduction dans le diamètre du canal thoracique ne peuvent résoudre la question, car il arrive toujours alors une certaine quantité de chyle et de lymphe dans le sang. Le ralentissement du cours des fluides produit seulement une dilatation du système chylifère et une tuméfaction des glandes mésentériques, comme Virchow l'a vu sur un individu où le canal était comprimé par une tumeur cancéreuse. Il peut, comme je l'ai observé sur une vache à névromes au voisinage de la citerne, entraîner une dilatation qui amène les chylifères au diamètre de plumes de corbeau et même de plumes d'oie, et donner à leurs parois une épaisseur considérable ; alors la force de résistance accrue prévient la déchirure et l'infiltration. En outre, l'impulsion communiquée aux liquides est tellement forte qu'elle continue à les pousser à travers des tumeurs énormes, ainsi que je l'ai observé récemment encore sur un cheval qui avait, en haut du mésentère, sous la citerne et les piliers du diaphragme, une masse encéphaloïde du volume de l'estomac modérément plein.

Les faits pathologiques ne dissipent donc pas tous les doutes sur la question de savoir si l'oblitération des voies lymphatiques centrales est mortelle par elle-même ou longtemps compatible avec la vie. En présence des incertitudes qu'ils laissent, il est plus simple et plus sûr de recourir à l'expérimentation que d'attendre des observations nouvelles.

Depuis longtemps les physiologistes ont cherché à suspendre l'abord des fluides blancs dans le système sanguin. Lower, Duverney, Flandrin, Dupuytren l'ont tenté avec plus ou moins d'habileté.

Lower[1], pour reproduire une blessure analogue à celle du canal thoracique observée sur l'homme et citée par Bartholin, coupa en travers le canal sur deux chiens. Ces deux animaux moururent des suites d'un épanchement de chyle dans les plèvres. L'expérience imaginée par ce physiologiste habile était mal instituée : elle n'apprit rien.

Duverney[2] fit mieux, sans cependant bien faire. Il eut l'idée de lier la veine sous-clavière près de l'insertion du canal, et les chiens ne moururent qu'au bout d'une quinzaine de jours. Son expérience ne pouvait avoir aucune signification précise, car, de quelque manière qu'elle fût faite, la ligature n'était pas susceptible d'empêcher la lymphe et le chyle de se mêler à la masse du sang. Appliquée entre le canal et la partie périphérique de la veine, cette ligature n'apportait aucun changement au cours du liquide ; placée entre l'insertion du canal et le

<hr>

1. Lower. *Tractatus de corde.*
2. Duverney, *Mémoires de l'Académie des sciences*, 1675.

cœur, elle avait pour résultat de faire refluer ce liquide avec le sang jusqu'au point où une anastomose entre la sous-clavière et les veines voisines lui permettrait de reprendre son cours vers le cœur. L'expérience eût mieux rempli son but par deux ligatures, l'une en deçà, l'autre au delà de la terminaison du canal, et encore elle eût entraîné pour complication fâcheuse une gêne extrême, sinon une suspension du cours du sang veineux dans le membre antérieur gauche.

Flandrin[1] dont le nom tient une place honorable dans les fastes de la médecine vétérinaire, et l'un de nos prédécesseurs à l'École d'Alfort, comprit que, pour interrompre sûrement le cours du chyle et de la lymphe, il fallait lier le canal thoracique lui-même près de son insertion. Ce professeur lia ce canal sur dix chevaux, soit avec des fils cirés, soit avec des fils de plomb. La plupart de ces animaux furent tués quinze jours après l'opération, et l'on trouva autour du canal lié un engorgement considérable qui se propageait dans la poitrine. L'un d'eux fut conservé deux mois et demi ; son canal s'était cicatrisé et la ligature était tombée. Les expériences de Flandrin sont loin d'être complètes. Cet expérimentateur s'est assuré que le canal n'était pas double sur les deux premiers de ses chevaux, mais il ne paraît pas avoir recherché si cette disposition se trouvait chez les autres. Il ne dit pas si le canal était oblitéré sur tous, ou si sa cavité s'était rétablie au niveau de la ligature. Pour le dernier même, dont le canal était cicatrisé et la ligature tombée, il nous laisse ignorer si cette cicatrisation consistait dans l'oblitération du conduit vers son insertion, ou si, ce qui est fort différent, elle tenait à la réunion des deux parties que la ligature avait dû séparer et au rétablissement possible de la lumière de ce canal.

Dupuytren répéta plus tard, et sur le cheval même, les expériences précédentes : il lia le canal thoracique à plusieurs chevaux dont les uns moururent au bout de cinq à six jours, tandis que les autres guérirent. Chez les premiers, les injections ne passaient point de la partie postérieure du canal dans les veines ; chez les seconds, les matières injectées s'arrêtaient au niveau du point lié et parvenaient dans le système veineux par des branches collatérales qui s'ouvraient dans la sous-clavière. En conséquence, il était à croire, d'après cela que la mort d'une partie des animaux employés aux expériences tenait à ce que le chyle et la lymphe ne pouvaient plus arriver dans les veines, et, d'autre part, que la guérison des derniers résultait du rétablissement du cours de ces fluides par des voies collatérales.

Enfin, Astley Cooper, sur la fin du siècle dernier, et assez récemment Leuret et Lassaigne, firent des tentatives analogues sur le chien. Les animaux auxquels le premier fit la ligature du canal moururent du deuxième au dixième jour, et quelques-uns à la suite de la rupture du canal : un seul se rétablit grâce à une communication qui existait entre le canal lié et un canal supplémentaire resté libre du côté opposé. Quant à l'expérience que Leuret et Lassaigne répétèrent sur un seul chien, elle est très incomplète. Le carnivore qui en fait le sujet guérit à la suite de la ligature du canal et prit même de l'embonpoint : il fut tué

1. Flandrin, *Expériences sur l'absorption des vaisseaux lymphatiques dans les animaux*, *Journal de médecine*, t. LXXXVII, 1790.

cinquante-huit jours après l'opération. Les expérimentateurs, l'ayant ouvert, acquirent « la certitude que le canal était unique et qu'il avait été bien lié un peu en avant de la première côte ; » ils remarquèrent, en outre, que ce canal, ainsi que la citerne, contenait une petite quantité de chyle. Malheureusement ils ne disent pas si le canal était oblitéré à l'endroit où la ligature avait été appliquée, ou bien si sa cavité s'était rétablie. Faute de cette indication, on ne sait si le chyle et la lymphe de leur chien continuaient à arriver dans les veines, ou si ces fluides se trouvaient dans l'impossibilité d'y parvenir. Néanmoins ils tirent de leur expérience cette singulière conclusion que le chyle absorbé dans l'intestin a passé des chylifères dans les racines de la veine porte ; d'ailleurs, ils ne s'inquiètent nullement de la voie que la lymphe a dû suivre pour arriver dans les vaisseaux sanguins.

J'ai tenu, à mon tour, à élucider la question par des recherches expérimentales sur diverses espèces d'animaux et dans des conditions variées. Ces recherches me paraissent dès maintenant donner des résultats décisifs.

Sur un premier taureau, la ligature fut appliquée au canal qu'on avait tenu antérieurement ouvert pendant quatre jours. L'animal se rétablit parfaitement. Au bout de six à sept semaines, je le tuai et trouvai le canal oblitéré sur une étendue de 5 à 6 centimètres du point qui avait été lié ; il était simple, mais de sa partie demeurée libre partaient des branches qui allaient s'ouvrir dans les veines, à l'abouchement ordinaire du tronc lymphatique. Cette première expérience ne prouve donc rien, comme je l'ai dit dans la première édition de ce livre.

Sur deux vaches, j'ai lié le canal, en cherchant à comprendre dans la ligature toutes les branches terminales, et je les tuai au bout de vingt-quatre heures. Sur les deux, les chylifères et le canal s'étaient rompus : les deux lames du mésentère s'étaient écartées et elles circonscrivaient une vaste infiltration chyleuse ; les ganglions mésentériques, les sous-lombaires étaient très gonflés, l'infiltration se prolongeait autour de la citerne et de la région postérieure du canal. Il en a été de même sur un bélier.

Dans ces trois cas, la ligature avait certainement interrompu le cours du chyle et de la lymphe ; l'interruption avait produit la dilatation, la déchirure et l'infiltration. Nul doute que les animaux seraient morts des suites de l'accident si on les eût conservés assez longtemps.

Sur un taureau de dix-huit mois, la ligature faite avec beaucoup de soin a donné lieu à la perte de l'appétit, et au bout de neuf jours à la mort. Les fluides blancs n'arrivaient plus dans les veines.

J'ai répété ensuite la même opération sur trois chiens. Le premier est mort le surlendemain avec symptômes d'asphyxie. Le canal s'était rompu entre le cœur et l'entrée du thorax, et une énorme infiltration s'était produite en ce point, comprenant les vagues, le phrénique, l'origine des récurrents. Le troisième et le quatrième sont morts du 20° au 25° jour, après avoir refusé les aliments presque pendant tout ce temps. Chez les deux, les canaux se trouvaient indurés et oblitérés vers l'insertion, et les liquides injectés ne passaient point dans les veines. Ceux-ci sont morts comme meurent les animaux inanitiés. La vie a pu se prolonger plus que chez les herbivores, parce qu'ils n'ont presque point mangé, et que la petite quantité de chyle n'a pas déterminé la rupture et l'infiltration.

Il est clair que la ligature ne peut avoir des conséquences invariables. Si le canal, après la ligature, conserve des branches libres, s'il est double, s'il s'anastomose en arrière du point lié avec le tronc lymphatique droit, les fluides blancs continuent à arriver dans le système sanguin ; il ne se produit ni rupture ni infiltration, et l'animal peut guérir. Si, au contraire, le canal est simple, ou si toutes ses branches sont liées à la fois, il faut que l'animal succombe promptement. Il meurt vite si, par le fait d'une digestion active ou d'une absorption intestinale abondante comme chez l'herbivore, la rupture se produit dès les premiers moments et donne lieu à une infiltration très étendue. Il ne périt qu'après un plus long délai, s'il cesse de digérer, et ne donne que de minimes quantités de chyle insuffisantes pour porter la distension du système chylifère au degré qui opère la rupture. Dans ce dernier cas, l'absorption effectuée par les veines ne suffit à la reconstitution du sang que pendant quelques semaines.

Les physiologistes, qui seront tentés de répéter ces expériences, devront se rappeler que la ligature, pour suspendre complètement l'abord du chyle et de la

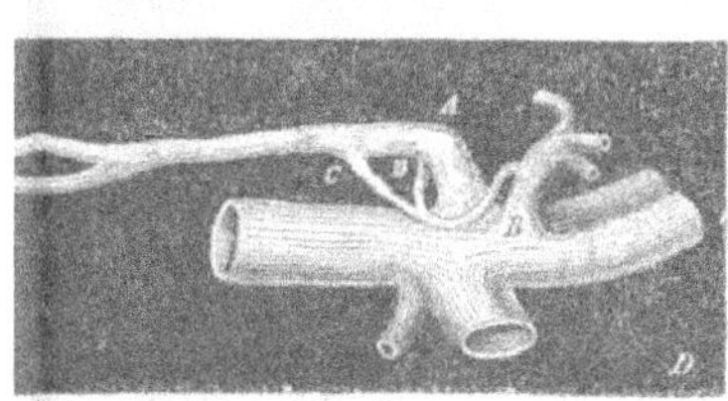

Fig. 151 (*).

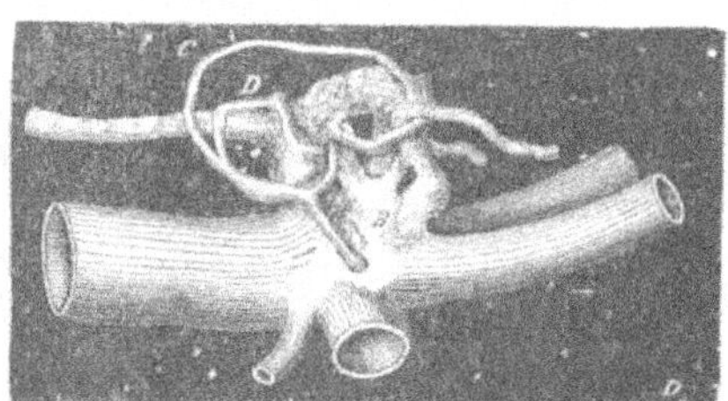

Fig. 152 (**).

Anastomoses compliquées entre le canal thoracique et le tronc lymphatique droit.

lymphe dans les veines, doit porter sur toutes les branches si elles sont isolées, et sur leur ensemble si elles se trouvent réunies. Ils n'oublieront pas que, sur beaucoup de sujets, les dispositions du canal thoracique et du tronc lymphatique sont souvent telles qu'elles rendent l'expérience impossible. Les figures 151 et 152 donnent, au premier coup d'œil, la raison de ces difficultés expérimentales.

(*) A, canal thoracique. B, tronc lymphatique droit.
(**) C, D, anastomoses établies entre eux près de leur insertion.

LIVRE SIXIÈME

DE LA RESPIRATION

La digestion a préparé les matériaux étrangers destinés à reconstituer le fluide nutritif ; l'absorption les a recueillis et entraînés dans les vaisseaux avec d'autres substances qui faisaient déjà partie de l'organisme ; une troisième fonction importante va donner à tous ces éléments hétérogènes des propriétés nouvelles, les associer intimement au sang, et imprimer à celui-ci les qualités sans lesquelles il ne peut entretenir la vie, ni servir à la nutrition et aux sécrétions.

Cette dernière fonction, qu'on appelle la *respiration*, est commune aux plantes et aux animaux, et elle se trouve d'autant plus immédiatement nécessaire à la vie que les animaux occupent un rang plus élevé dans l'échelle zoologique. C'est une de celles dont la suppression momentanée détermine rapidement la mort : aussi les anciens physiologistes en faisaient-ils une des trois fonctions vitales.

La respiration s'effectue, dans le règne animal, suivant un grand nombre de modes qui peuvent se rapporter, en dernière analyse, à deux types généraux, ceux de la *respiration disséminée* et de la *respiration localisée*. L'existence de l'un ou de l'autre de ces deux types est subordonnée à la présence ou à l'absence d'un système vasculaire plus ou moins complet, ou, ce qui est la même chose, à l'existence ou à la non-existence d'une circulation plus ou moins parfaite. En effet, comme l'a si bien établi G. Cuvier, toutes les fois que le fluide nutritif, disséminé dans toutes les parties, n'est pas enfermé dans un système de vaisseaux qui puisse l'amener au contact de l'air, il faut que cet air aille le chercher partout pour se mettre en rapport avec lui. Au contraire, toutes les fois que le sang est contenu dans des vaisseaux qui peuvent le porter en totalité à la rencontre de l'oxygène, la respiration se concentre en un point de l'économie, dans un organe spécial dont la disposition varie à l'infini suivant les classes d'animaux, suivant le milieu dans lequel ils sont appelés à vivre et l'état de l'air qui doit agir sur les liquides nutritifs.

Cette fonction, qui consiste essentiellement en une absorption d'oxygène et une exhalation d'acide carbonique, n'exige pas nécessairement un organe ou un appareil spécial, car les échanges gazeux peuvent, à la rigueur, s'effectuer dans une foule de points différents. Son organe où son appareil, quel qu'il soit, se réduit en dernière analyse à une surface membraneuse chargée à la fois de l'absorption et du dégagement des gaz. C'est la peau ou une muqueuse tapissant des trachées ou des cavités pulmonaires, si la respiration doit se faire dans l'air, — ou des branchies et des canaux aquifères, si elle doit s'opérer dans l'eau.

La respiration diffuse qui s'opère sur toutes les surfaces est d'abord extérieure. La peau absorbe l'oxygène à l'état gazeux ou en dissolution dans l'eau ; les parois de la cavité digestive, comme chez les polypes, peuvent aussi remplir le même office. Alors le tégument est le plus souvent pourvu de cils vibratiles qui amènent et renouvellent l'eau aux surfaces. Si la peau est épaisse ou incrustée de productions solides qui s'opposent à l'absorption, elle porte en quelques points des appendices expansibles, rétractiles, flottants, tubuleux, à rôle multiple, affectés à la respiration. Cette respiration tégumentaire persiste encore, à un certain degré, lorsque les organes spéciaux apparaissent, et elle ne s'efface pas, même dans les types les plus élevés. Elle peut être à la fois extérieure et intérieure, comme chez les spongiaires, où elle s'opère dans des cavités irrégulières où l'eau circule librement.

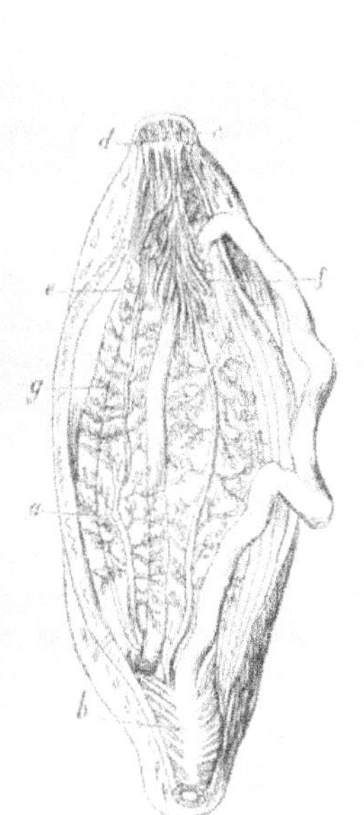

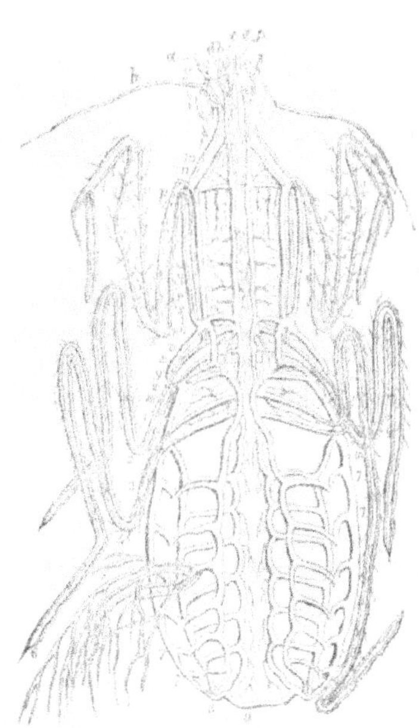

Fig. 153. — Arbre respiratoire de l'holothurie, d'après Tiedemann (*).

Fig. 154. — Appareil respiratoire de la mante religieuse, d'après Marcel de Serres (**).

Les organes spéciaux de la respiration, dès qu'ils apparaissent, se présentent sous la forme d'appendices ou de cavités tapissées par des membranes humides capables de se mettre en contact, sur une grande étendue, avec le fluide vivifiant.

Déjà chez les holothuries, dont le tégument est plus ou moins coriace, il y a

(*) a, organe respiratoire ouvert dans le cloaque b; c, hanche; d, tentacules; e, sac contractile uni à l'ensemble du système respiratoire; f, organes génitaux; g, intestin.

(**) a, c, d, e, f, g, h, i, trachées des palpes maxillaires, des mâchoires, des palpes labiaux de la lèvre inférieure, des mandibules, des antennes et des yeux; l, tronc interne des trachées artérielles; m, tronc interne de ces trachées; o, tronc des trachées pulmonaires; p, trachées de la première paire de pattes; q, r, s, etc., trachées des diverses parties de l'abdomen, des organes génitaux et des pattes.

dans toute l'étendue du corps un ensemble de canaux et de canalicules à parois contractiles analogues aux trachées des insectes. Ces canaux qui communiquent avec le rectum sont chargés de recevoir l'eau et de l'expulser.

Chez les insectes, la respiration *disséminée* s'opère dans un vaste système de trachées, composé d'un nombre variable de conduits ouverts à la surface du corps et subdivisés en une infinité de branches dans toutes les parties de la tête, du thorax, de l'abdomen, dans les pattes, les ailes, les antennes, etc. Ces canaux (fig. 154), plus ou moins exigus, reçoivent, suivant leurs formes, la dénomination de *trachées pulmonaires, vésiculaires, artérielles, tubuleuses*. Ils demeurent distincts les uns des autres ou s'anastomosent entre eux, conservent toujours un très petit diamètre ou se dilatent en certains points pour constituer des vésicules aériennes réparties régulièrement sur les côtés du thorax et de l'abdomen. Leurs orifices, connus sous le nom de *stigmates*, forment soit des ouvertures libres bordées d'un cercle plus ou moins saillant, soit des bouches garnies de valvules, de plaques criblées ou de cils très fins destinés à mettre obstacle à la pénétration des matières étrangères autres que l'air atmosphérique. Ces trachées reçoivent l'air en nature, par suite du resserrement et du relâchement alternatifs de l'abdomen coïncidant avec le jeu des stigmates.

La *respiration localisée*, qui correspond à une circulation à peu près complète, s'effectue dans l'eau par des branchies, et dans l'air, par des poumons. Ses deux formes sont : la *respiration branchiale* et la *respiration pulmonaire*.

La première s'opère par des productions extérieures ou intérieures, disposées en lames minces ou en filaments déliés qui renferment des vaisseaux sanguins. Ces branchies forment des membranules flottantes et plissées chez les lombries, des folioles découpées chez les oursins, des feuillets nombreux et rapprochés dans divers mollusques bivalves, des lames minces dentelées à leur bord libre dans la plupart des poissons osseux. Elles se présentent sous l'aspect de branches ramifiées ou de pinceaux chez les annélides, de houppes flexibles, d'arbuscules, de panaches, chez quelques mollusques, certains têtards de batraciens (fig. 155)

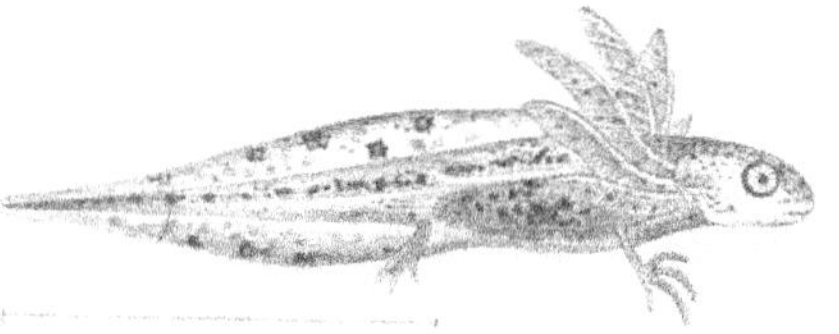

Fig. 155. — Larve de triton avec ses branchies extérieures.

et divers poissons. L'eau qui tient en dissolution l'air nécessaire à l'hématose est amenée au contact de ces branchies par un mécanisme extrêmement varié suivant les animaux. Dans les poissons (fig. 156), ce liquide pénètre par la bouche dans le pharynx, et vient passer entre les lames des branchies qu'il écarte pour s'échapper à travers la fente qui est en arrière de l'opercule.

La *respiration pulmonaire*, qui est constamment aérienne, appartient essentiellement aux animaux supérieurs. Les vésicules aériennes des acalèphes hydrostatiques, les cavités respiratoires des arachnides pulmonaires, sont un acheminement vers l'organisation caractéristique des poumons. Ceux-ci constituent, dans les mollusques, de simples cavités tapissées par le tégument aminci et devenu plus vasculaire. Ils forment deux vessies dont les parois offrent de petites cellules incomplètes chez les batraciens, un grand sac oblong à parois également cellulaires chez les serpents, et un double sac cloisonné avec des cellules nombreuses dans les tortues. Enfin, ils se présentent sous la forme d'organes spongieux à cellules petites et multipliées à l'infini chez les mammifères et les oiseaux; de plus, chez ces derniers, ils se prolongent dans les cavités des os par des tubes membraneux et dans l'abdomen par de grands sacs à parois transparentes.

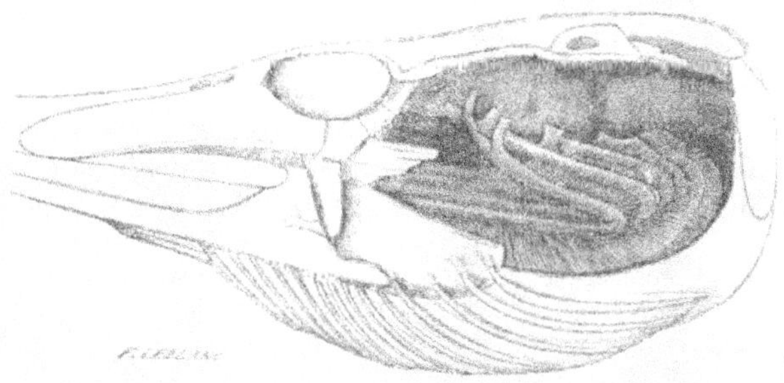

FIG. 156. — Appareil branchial d'un brochet, d'après M. E. Blanchard.

La respiration aquatique par les branchies et la respiration aérienne par les poumons s'exécutent, chez certains animaux tels que les batraciens, la première dans le jeune âge, et la seconde dans les périodes ultérieures. Alors le têtard de la grenouille possède aux premières phases de son développement des branchies extérieures libres et frangées; plus tard il a des branchies renfermées dans une

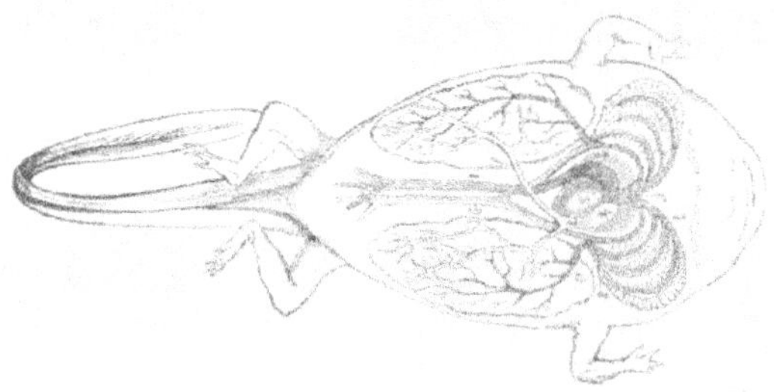

FIG. 157. — Branchies internes et poumons d'une larve de grenouille.

cavité sous-jacente à la peau et fixées à des arcs branchiaux mobiles (fig. 157). Pendant que cet appareil transitoire fonctionne, les poumons se développent, et une fois que le reptile a subi ses métamorphoses, les branchies s'atrophient et les poumons entrent en action.

Il est un batracien du golfe du Mexique, l'axolotl, pourvu de poumons et de branchies chez lequel ces dernières fonctionnent presque constamment. Elles

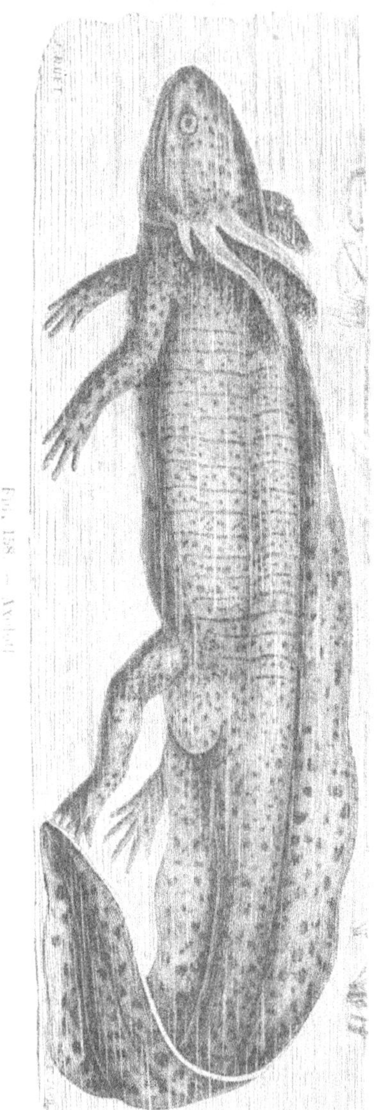

Fig. 158. — Axolotl.

forment, sur les côtés du cou, des houppes qui s'agitent dans l'eau à des intervalles plus ou moins rapprochés et qui suffisent habituellement à l'oxygénation du sang, de sorte que les poumons agissent seulement dans de rares circonstances, une fois l'animal hors du liquide ou à sa surface.

Chez les protées dont les branchies ne s'atrophient jamais, elles conservent aussi l'aptitude à fonctionner après que l'appareil pulmonaire est entré en action, de telle sorte que l'animal peut, tour à tour, respirer dans l'air et dans l'eau, et par conséquent absorber soit l'oxygène libre, soit l'oxygène en dissolution.

Rien n'est plus varié dans le règne animal que la disposition des organes respiratoires. Mais ils ne sont, au fond, constitués que par des surfaces humides, en relief ou en creux, chargées de mettre l'air en rapport avec le fluide nutritif. Un appareil d'irrigation ou de ventilation s'y trouve annexé pour appeler les fluides vivifiants et les expulser, renouveler l'air et l'eau aux surfaces où s'effectue l'hématose. L'appareil chargé de ce mécanisme respiratoire n'est formé d'abord que de cils vibratiles qui agitent l'eau à la surface du corps ; ce sont plus tard des muscles du tégument, des chambres branchiales ou pulmonaires, des appendices locomoteurs voisins des organes respiratoires.

Les deux grands types de respiration se partagent très inégalement les espèces animales. La respiration aquatique appartient aux infusoires, aux rayonnés, aux mollusques, aux crustacés, aux poissons ; l'aérienne est celle de quelques mollusques, des arachnides, des insectes, des reptiles, des oiseaux et des mammifères.

Ce rapide coup d'œil jeté sur les divers modes de respiration, arrivons à l'étude détaillée des nombreux phénomènes de cette fonction et de leurs divers résultats, c'est-à-dire à l'examen : 1° des actes mécaniques de la respiration ; 2° de ses phénomènes chimiques ; 3° des modifications qu'éprouve le sang dans les organes respiratoires, et 4° de l'action nerveuse sous l'influence de laquelle s'opèrent tous ces actes.

CHAPITRE L

DES ACTES MÉCANIQUES DE LA RESPIRATION

Chez la plupart des vertébrés à respiration aérienne, le poumon est enfermé dans une cage ou dans une chambre distincte de celle qui contient les viscères abdominaux. Les parois mobiles et dilatables de cette cavité sont disposées de manière à déterminer, par leurs mouvements, une aération ou une ventilation continue de l'organe affecté à l'hématose. Les actes qui donnent lieu au renouvellement de l'air, qui l'appellent dans le poumon, l'expulsent de cet organe, constituent le mécanisme respiratoire. Ils consistent dans l'*inspiration*, l'*expiration*, et l'association de ces deux mouvements. Leurs agents appartiennent à trois espèces distinctes : les premiers, ou les os du thorax, sont passifs ; les seconds, ou les muscles moteurs de ces os, sont actifs ; enfin les derniers, c'est-à-dire les nerfs, sont les régulateurs du jeu de tous les autres.

I. — DE L'INSPIRATION.

L'*inspiration* est cet acte qui consiste dans la dilatation simultanée des narines, du larynx et du thorax, destinée à faire affluer dans les poumons la masse d'air nécessaire à l'hématose. Son mécanisme fort compliqué exige une analyse minutieuse que nous allons faire, en commençant par la poitrine dont le jeu détermine, presque à lui seul, l'introduction de l'air dans les poumons.

Lors de l'inspiration, le thorax s'agrandit suivant son diamètre transversal par le mouvement des côtes, suivant son diamètre longitudinal par la contraction du diaphragme, et le poumon, en se dilatant, à son tour, mais passivement, attire l'air extérieur dans les bronches et les vésicules pulmonaires. Il faut voir successivement la part que prennent à ce premier acte les parois costales, le diaphragme et le poumon lui-même.

1° Dilatation transversale du thorax

Le thorax des mammifères constitue une cavité conoïde, à sommet antérieur tronqué, à base postérieure et oblique, cavité plus ou moins aplatie latéralement. Sa dilatation transversale se fait par l'écartement des parois latérales qui s'éloignent l'une de l'autre suivant un double mouvement angulaire, le premier ayant pour centre l'extrémité antérieure de la cavité, le second son bord supérieur ou dorsal ; elle résulte du mouvement imprimé aux côtes et à leurs cartilages de prolongement par divers muscles insérés sur ces arcs résistants, flexibles et élastiques.

Les côtes qui, avec différents muscles, forment les parois latérales de la poitrine, représentent des arcs courbés sur eux-mêmes suivant le sens de leurs faces et celui de leurs bords. Leur courbure essentielle, constante, est celle qui rend leur face interne plus ou moins concave ; leur courbure accessoire et très variable est celle qui donne une certaine concavité à leur bord antérieur. Les degrés de ces courbures varient dans des limites assez étendues suivant les régions du thorax et les espèces d'animaux.

En général, la première côte est la plus courte, la moins incurvée et la moins inclinée sur le rachis ; les suivantes augmentent progressivement de longueur jusque vers la région moyenne de la cavité thoracique, s'inclinent davantage sur la tige rachidienne et se courbent de plus en plus sur leurs faces et leurs bords. À partir du milieu de la longueur du thorax, elles se raccourcissent insensiblement jusqu'à la dernière, tout en conservant à peu près le maximum d'incurvation.

Les côtes paraissent d'autant plus courbées que les animaux ont le thorax plus court, et d'autant plus droites que cette cavité est plus allongée. Ainsi elles sont très courbées, au point de former presque des demi-cercles dans les cétacés, la baleine par exemple ; elles le sont encore beaucoup plus chez les morses, les phoques, le lion, l'ours, certaines races de chiens, divers insectivores tels que le hérisson, la taupe, plusieurs rongeurs comme le rat, le castor, le lièvre et le lapin. Elles sont peu courbées chez les carnassiers, qui ont, comme le renard, le thorax allongé et déprimé sur les côtés, chez le porc, le sanglier, et surtout chez la plupart des ruminants.

Ceux-ci, le bœuf, le buffle, le mouton, la chèvre, ont la moitié antérieure de la poitrine très étroite, aplatie, par suite de la faible incurvation des premières côtes et de leur parallélisme avec le plan médian. La concavité interne de ces arcs osseux ne commence à devenir bien prononcée qu'à partir des dernières sternales. Aussi est-ce seulement à sa partie postérieure que la cavité thoracique acquiert un grand diamètre transversal, par l'effet de la forte incurvation des côtes et de la projection en dehors de leur partie inférieure.

L'étroitesse et la largeur de la poitrine ne tiennent pas seulement au degré d'incurvation des côtes, elles dépendent aussi, en grande partie, de leur inclinaison sur le rachis, de la longueur et du mode de jonction des cartilages avec le sternum. En effet, le degré de courbure étant le même, les côtes rendront le thorax d'autant plus large qu'elles seront moins verticales, c'est-à-dire qu'elles s'éloigneront davantage du plan représenté par le médiastin. C'est ainsi, par exemple, que les dernières côtes du lièvre et du lapin, sans être plus courbées que les autres, rendent la partie postérieure du thorax très large, en s'élevant beaucoup pour se rapprocher de la direction horizontale. Le développement et la direction des cartilages costaux influent notablement sur les dimensions transversales de la cavité. Les mammifères de grande taille, l'éléphant, le rhinocéros, les bœufs, les chevaux, ont les cartilages des côtes sternales très courts et très inclinés latéralement sur le sternum, de manière à rendre le thorax très étroit au niveau de cet os. La plupart des carnassiers, au contraire, le lion, l'ours, les phoques, ont des cartilages fort longs aux côtes sternales, insérés presque à angle droit sur le sternum et continuant, par leur incurvation, celle des côtes correspondantes, ce qui rend la poitrine très large en bas et en avant, tout en lui donnant, dans ce point, une forme presque cylindrique.

La longueur du thorax est proportionnée à la longueur même de la région dorsale, c'est-à-dire au nombre des vertèbres de cette région et à celui des côtes ; elle dépend encore de la largeur de ces arcs et de l'étendue des espaces intercostaux. On sait que le dromadaire, le chameau, le lama, n'ont que douze côtes, mais très larges et très espacées ; le bœuf, le cerf, le daim, le mouton, la chèvre, treize dont la largeur est aussi très considérable ; la girafe, le dauphin, le cachalot, le porc, le sanglier, quatorze ; l'hippopotame et la baleine quinze ; le cheval et les autres solipèdes dix-huit ; plusieurs rhinocéros dix-neuf ; et l'éléphant vingt. L'étendue longitudinale du thorax, sans être exactement proportionnée au nombre des arcs costaux, est néanmoins dans un certain rapport avec ce nombre. On ne saurait nier que le thorax soit plus court chez le bœuf et les autres ruminants que chez les solipèdes et divers pachydermes, tels que le rhinocéros, l'éléphant et l'hippopotame, dont la dernière côte est fort rapprochée de l'ilium. Cette étendue augmente un peu par l'agrandissement des derniers espaces intercostaux et la projection en arrière des dernières côtes, comme on le voit chez le dromadaire, le lièvre, le lapin et beaucoup d'autres animaux dont la dernière, dirigée en arrière par son extrémité inférieure, forme, avec les vertèbres lombaires, un angle plus ou moins aigu.

Les côtes, dont le nombre, la forme, les dimensions, les courbures varient dans des limites si étendues, éprouvent, lors de l'inspiration, deux mouvements simultanés, l'un par lequel elles sont portées en avant, l'autre qui les projette en dehors ; de plus, un certain nombre d'entre elles, à partir de la région moyenne du thorax jusqu'à son extrémité postérieure, en éprouvent un troisième qui les élève et tend à les rapprocher de la direction horizontale. Elles jouent de telle sorte qu'en se portant en avant et en dehors, leur face externe tend à devenir antérieure, et leur bord postérieur à devenir externe, pendant que leur extrémité sternale s'élève un peu et s'éloigne de la ligne médiane. Mais ce jeu n'est pas uniforme dans les sternales et les asternales, dans les premières, les moyennes et les dernières.

Les côtes sternales sont évidemment les moins mobiles en raison de leurs dimensions, de la fixité de leurs deux extrémités et de leurs connexions avec les masses musculaires des rayons supérieurs des membres thoraciques. Elles ceignent la région du thorax la plus étroite, celle qui renferme le cœur et qui éprouve le moins de changement dans sa capacité. Les côtes asternales, plus longues, libres à leur extrémité inférieure, tout à fait dégagées des attaches des membres, offrent le maximum de mobilité, d'autant qu'elles ont pour moteurs, indépendamment de leurs muscles propres, le diaphragme et les muscles abdominaux.

La première côte est la plus courte, car elle n'a pas, dans les solipèdes, la moitié de la longueur de celles du milieu du thorax ; c'est la moins courbée suivant ses faces et ses bords, la plus large, la plus renflée à ses deux extrémités ; c'est elle qui a le cartilage le plus court et les articulations les moins mobiles. Sa tête est profondément enclavée entre les deux premières facettes vertébrales, et son cartilage est intimement uni au sternum et à celui de la première côte opposée. Cette côte, enfin, qui donne attache au scalène, au grand dentelé, à l'angulaire de l'omoplate, au transversal, devient par sa fixité, à peu près complète, un point sur lequel agissent les muscles qui impriment des mouvements de totalité au thorax.

La seconde côte est un peu plus longue, plus étroite, plus courbée que la première ; elle est moins renflée à ses extrémités ; son cartilage qui s'allonge un peu et acquiert une certaine flexibilité, se joint à elle sous deux angles, l'un à sinus antérieur, l'autre à sinus interne. La troisième, la quatrième, la cinquième, la sixième et la septième augmentent progressivement de longueur, de même que leurs cartilages ; leur extrémité sternale s'éloigne de plus en plus de la ligne médiane et élargit ainsi la partie inférieure du thorax. La huitième et la neuvième arrivent au maximum de longueur chez les solipèdes, que nous prenons ici pour types de description ; les suivantes diminuent progressivement d'étendue jusqu'à la dix-huitième, dont l'étendue dépasse très peu celle de la première. Celles-ci acquièrent une inclinaison en dehors et en arrière de plus en plus prononcée, de sorte qu'un plan vertical qui couperait la poitrine en travers, en partant de la tête d'une des dernières côtes, viendrait rencontrer, non pas l'extrémité inférieure de la même, mais celle de la précédente et souvent celle d'une autre encore plus antérieure.

La mobilité des côtes va donc croissant de la première à la dernière. Elle augmente d'avant en arrière dans les côtes sternales en raison : 1° de l'allongement graduel de ces arcs osseux et de leurs cartilages de prolongement ; 2° de leur incurvation de plus en plus marquée ; elle croît dans les côtes asternales à mesure qu'elles se dégagent de leurs rapports avec les membres et qu'elles présentent des cartilages de plus en plus souples et flexibles. Néanmoins le déplacement que peuvent effectuer les différentes côtes n'a pas une étendue croissante d'avant en arrière ; il se trouve, dans les deux tiers postérieurs du thorax, assez exactement proportionnel à leur longueur. L'observation démontre, en effet, que les côtes asternales moyennes sont celles qui éprouvent la projection la plus étendue en avant et en dehors. Les suivantes se déplacent de moins en moins jusqu'à la dernière, qui, chez les solipèdes, s'élève et s'abaisse un peu par son extrémité inférieure, tout en conservant sensiblement le même degré d'éloignement par rapport à l'angle externe de l'ilium.

Quels que soient, du reste, le degré de mobilité de chacune des côtes, l'étendue et le sens du déplacement qu'elles éprouvent, ces arcs, en se projetant en dehors et en avant, s'écartent de manière à agrandir les espaces intercostaux et à éloigner l'un de l'autre les deux hypochondres. Le fait devient sensible sur les chevaux émaciés, à peau fine, dont les espaces intercostaux sont fortement creusés, surtout quand la respiration est profonde et gênée. Il devient non moins manifeste sur le chien, qui respire avec une extrême difficulté après la section des nerfs vagues ou seulement des laryngés inférieurs. Pour démontrer et mesurer cet écartement, je me suis servi d'un petit appareil qui consiste en deux tiges métalliques pouvant s'implanter perpendiculairement sur deux côtes. L'une de ces tiges porte à son extrémité libre une traverse étroite dirigée suivant l'axe de la côte; l'autre porte une aiguille graduée, coudée à angle droit et dirigée transversalement à l'axe des côtes. Or, la première tige étant implantée dans une côte et la seconde dans la côte suivante, on voit, lors de l'inspiration, les deux tiges s'écarter, puis se rapprocher lors de l'expiration. L'aiguille qui passe sur la traverse montre que l'écartement s'élève à plusieurs millimètres et quelquefois jusqu'à un demi-centimètre. Pour rendre ces oscillations plus sensibles, on place les tiges sur deux côtes qui en laissent une ou deux dans l'intervalle. Alors l'écartement, doublant ou triplant, suivant le nombre des espaces intercostaux compris entre les deux parties de l'appareil, devient très manifeste.

L'application successive de celui-ci en divers points démontre : 1° que l'écartement augmente d'avant en arrière jusqu'à l'antépénultième espace intercostal ; 2° qu'il est à son maximum aux onzième, douzième, treizième, quatorzième espaces, et moindre dans les trois derniers ; 3° enfin que, pour un espace donné, l'écartement est à son minimum vers le rachis et va en croissant jusque vers l'extrémité inférieure de la côte, c'est-à-dire vers l'hypochondre. Mais toutes ces nuances ne peuvent être appréciées sans le secours d'une minutieuse expérimentation répétée plusieurs fois et sur des animaux, placés dans des conditions diverses.

Il est facile de comprendre comment le mouvement éprouvé par les côtes, dans l'inspiration, agrandit le diamètre transverse de la poitrine. Borelli en a donné une explication saisissante en disant que des arcs inclinés sur un plan circonscrivent, entre eux et ce plan, des espaces d'autant plus considérables que leur inclinaison diminue davantage. Mais la dilatation du thorax, envisagée dans son ensemble, est plus compliquée que ne semble l'indiquer le théorème de Borelli. Elle s'effectue de telle sorte que les parois thoraciques éprouvent un double mouvement angulaire. D'une part, les parois costales s'écartent d'un côté à l'autre, comme le feraient les branches d'un compas placé horizontalement, la charnière en avant. D'autre part, et en même temps, elles s'écartent comme les branches d'un autre compas placé verticalement, la charnière en haut, sur la ligne des vertèbres. Elles s'éloignent l'une de l'autre de telle façon que les parois costales, représentant les deux côtés d'une ellipse, ces deux côtés se courbent davantage vers le milieu, et, par conséquent, agrandissent plus ou moins son diamètre transverse.

En somme, le jeu des côtes, qui consiste essentiellement en une double projection de ces arcs en avant et en dehors, est loin d'être uniforme pour toutes. Ses variations principales établissent une division nette entre les deux moitiés du thorax. L'antérieure, circonscrite par une ceinture complète, formée en haut par les vertèbres, en bas par le sternum et latéralement par les côtes sternales, engagée entre les rayons supérieurs des membres thoraciques et les masses musculaires qui les joignent au tronc, se dilate très peu. La postérieure, tout à fait dégagée de connexions avec les membres, circonscrite seulement en partie par les côtes asternales très mobiles et fermée inférieurement par le diaphragme, réunit au plus haut degré les conditions de dilatabilité ; c'est elle aussi qui prend la plus grande part aux changements de volume éprouvés par le thorax dans la respiration. A part cette différence essentielle, le mouvement des côtes est le même dans toute l'étendue de la poitrine. Celles-ci paraissent se projeter simultanément en avant et en dehors, et non d'une manière successive, comme l'avait prétendu Haller.

Il n'en est pas de même du thorax de l'homme : celui-ci forme une cage fixée vers la partie supérieure du tronc, élargie transversalement et déprimée du sternum aux vertèbres. Les membres supérieurs, loin d'en ceindre une moitié comme chez les mammifères, s'y trouvent attachés sur une étendue assez restreinte. De fortes clavicules les tiennent à distance des parois costales dont ils ne peuvent gêner le jeu. Ici, la cage s'agrandit en trois sens : 1° de l'entrée vers le diaphragme ; 2° d'un côté à l'autre comme chez les mammifères ; 3° et surtout par le diamètre vertébro-sternal qui change à peine chez les mammifères. En outre, elle est mue en masse, soulevée vers la tête, dans les inspirations véhémentes par l'action de quelques muscles cervicaux dont la fonction respiratoire s'annule chez les quadrupèdes. La forme particulière du thorax, les courbures, les degrés de mobilité des côtes, les variétés dans la configuration des muscles donnent lieu chez l'homme à des modifications dans le mécanisme de l'inspiration qu'il serait trop long de rappeler ici. D'ailleurs, tantôt la dilatation se fait presque entièrement par le jeu du diaphragme, les parois costales se soulevant à peine, tantôt elle a lieu par les côtes inférieures ; d'autres fois enfin par les côtes les plus élevées.

Parmi les muscles qui meuvent les côtes, il en est qui s'attachent à toutes ou à la plupart d'entre elles et qui servent constamment à l'inspiration ; d'autres, qui se fixent à quelques-unes seulement et ne servent qu'aux inspirations profondes, dans certaines conditions qui ne sont pas ordinaires. Les premiers sont : les sus-costaux, les intercostaux, l'intercostal commun, le petit dentelé antérieur ; les autres sont : le grand dentelé de l'épaule, le scalène, le grand dorsal de quelques animaux.

Les sus-costaux sont, de tous les muscles moteurs des côtes, ceux qui contribuent de la manière la plus évidente à l'inspiration. Ces petits muscles, qui, chez les solipèdes, occupent la partie supérieure des quatorze derniers espaces, sont plutôt des faisceaux de renforcement des intercostaux externes que des muscles spéciaux ; mais ils ont ceci de particulier que l'une de leurs attaches, c'està-dire l'antérieure, est absolument fixe, car elle a lieu aux apophyses transverses des vertèbres dorsales. L'obliquité de leurs fibres et leur insertion, au bord antérieur comme à la face externe de la côte qui suit leur origine, ont pour conséquence inévitable d'entraîner cette côte en avant et de lui faire éprouver un léger mouvement de semi-rotation. Ces sus-costaux, quoique petits, sont dans des conditions assez avantageuses, le centre de leur insertion étant à 6 ou 8 centimètres de la tête de la côte qu'ils meuvent, le bras de levier de leur puissance a une longueur qui dépasse la moyenne que les bras de cette force ont généralement dans l'économie animale.

Les sus-costaux, ayant chacun un point d'attache fixe, quel que soit l'état des côtes et des autres muscles du thorax, pourraient, à la rigueur, agir indépendamment les uns des autres, si l'action isolée de quelques-uns d'entre eux était nécessaire ; mais rien ne fait supposer que certains de ces muscles agissent lorsque les autres sont dans le relâchement. Leur absence dans les trois premiers espaces intercostaux s'explique par le peu de mobilité des premières côtes, surtout à leur partie supérieure.

Les intercostaux, distingués en externes et en internes, sont généralement considérés comme les agents essentiels des mouvements des côtes ; mais les physiologistes n'ont pu parvenir à se mettre d'accord sur leur mode d'action. Les uns, avec Borelli et Haller, les font tous deux inspirateurs ; les autres, avec Hamberger, regardent les externes comme inspirateurs, les internes comme expirateurs ; quelques-uns, à l'exemple de Magendie, pensent qu'ils sont alternativement inspirateurs et expirateurs.

Les intercostaux externes, toujours plus larges que les espaces qu'ils concourent à fermer, car ils se propagent à la face externe des côtes, après s'être attachés sur leurs bords, sont plus épais vers l'extrémité supérieure des arcs costaux que vers leur partie inférieure. Leurs fibres sont toutes obliques de haut en bas et d'avant en arrière, et leur surface extérieure est recouverte d'une couche aponévrotique dont les fibres propres ont aussi la même direction. Ces intercostaux n'ont pas, comme les muscles précédents, une attache fixe ; leurs deux attaches sont mobiles, mais inégalement, l'antérieure moins que la postérieure.

L'inégale mobilité des deux côtes sur lesquelles se fixe un intercostal, et l'inégale longueur des leviers que ces deux os donnent à la puissance intermédiaire ont pour conséquence de rendre le mouvement de la seconde côte plus étendu que celui de la première. En effet, il est évident, d'une part, que la côte antérieure est moins mobile que la postérieure, et, d'autre part, que le bras de levier offert à la puissance de l'intercostal est moins long pour la côte antérieure que pour la postérieure, puisque les fibres s'insèrent plus près de l'articulation vertébro-costale sur la première que sur la seconde. Or, dans de telles conditions, la seconde doit être entraînée vers la première ; elle doit effectuer vers celle-ci la plus grande partie du mouvement dérivé de la contraction du muscle intercostal.

A première vue, le concours des intercostaux dans l'inspiration se conçoit difficilement, puisque, pendant qu'elle s'effectue, les espaces remplis par ces muscles augmentent sensiblement de largeur. Cependant leur contraction, au moment de cet acte, est évidente s'ils sont mis à découvert sur l'animal vivant et observés surtout pendant les inspirations très étendues. On les voit alors se tendre : leurs fibres éprouvent le trémoussement caractéristique de la contraction ; leur face externe, concave dans le relâchement, tend à devenir plane. Cela est surtout manifeste sur le cheval, dans les points où ces muscles ne sont pas cachés par le grand dentelé de l'épaule et le grand oblique de l'abdomen.

Pour comprendre comment la contraction de ces muscles coïncide avec le moment de l'élargissement des espaces intercostaux, il faut considérer que leurs fibres très obliques ont leurs extrémités à leur maximum d'écartement quand elles sont relâchées ou lors de l'expiration. Dès qu'elles se contractent, elles tendent à porter en avant la côte sur laquelle s'attache leur extrémité postérieure, et en la portant en avant elles l'élèvent, en l'élevant elles la projettent en dehors. L'extrémité inférieure ou sternale de la fibre se rapproche alors de l'extrémité supérieure ou vertébrale, et cette fibre tend à devenir plus perpendiculaire aux bords des côtes. C'est grâce à l'obliquité de leurs fibres que les intercostaux peuvent rapprocher leurs extrémités pendant que les côtes s'écartent, et c'est en raison de la courbure et du mode d'articulation de ces os qu'ils peuvent se porter en dehors, s'élever et s'éloigner les uns des autres pendant que les muscles semblent tendre seulement à les tirer en avant et à les rapprocher. Milne Edwards me paraît avoir le premier expliqué ainsi le rôle inspirateur de ces muscles, rôle sur lequel, depuis les disputes de Haller et de Hamberger, les physiologistes n'ont pu s'entendre, car, aujourd'hui encore, Beau, Maissiat et Longet en font des expirateurs.

Les intercostaux internes, généralement considérés comme les congénères des externes, doublent ceux-ci dans toute l'étendue des espaces intercostaux. Ils sont minces en haut, dans les points où les externes offrent la plus grande épaisseur, plus épais en bas où les externes sont minces ; ils ferment presque à eux seuls la partie inférieure des espaces laissés entre les côtes et leurs cartilages de prolongement. Leurs fibres sont obliques en sens inverse de celles des autres, c'est-à-dire de haut en bas et d'arrière en avant ; elles agissent conséquemment sur des leviers dont le bras de la puissance est plus long à la côte antérieure qu'à la postérieure. Haller a rassemblé un grand nombre d'arguments pour démontrer que ces muscles agissent dans l'inspiration et que leur action est identique à celle des intercostaux externes. Tout porte à croire qu'ils ne peuvent avoir un rôle différent de celui de ces derniers. On les voit se tendre, et leurs fibres se redresser pendant l'inspiration, lorsqu'ils sont mis à découvert. Bérard a vu sur un malade, dont le grand pectoral était atrophié, l'excitation galvanique, appliquée sur l'intercostal interne, faire monter vers la première côte le cartilage et l'extrémité inférieure de la seconde. Milne Edwards les regarde aussi comme des inspirateurs dans la partie qui correspond aux cartilages costaux, mais ils deviendraient selon lui des expirateurs dans toute la partie des espaces circonscrite par la portion osseuse des côtes, c'est-à-dire dans la plus grande partie de la cage thoracique.

Le petit dentelé antérieur ou dorso-costal est un autre muscle inspirateur dont le rôle est des plus évidents. Né par une large aponévrose au sommet des apophyses épineuses des vertèbres dorsales, il descend à la surface de l'ilio-spinal et de l'intercostal commun, puis se divise en sept ou huit dentelures charnues, assez minces, qui s'insèrent à la surface des côtes, de la sixième à la treizième, un peu au-dessous du bord externe de l'intercostal. Ses fibres et ses digitations elles-mêmes, étant fortement obliques de haut en bas et d'avant en arrière, agissent presque perpendiculairement sur les côtes qu'elles tirent en avant. Leur direction très avantageuse et leur long bras de levier donnent à la puissance qu'elles déploient une intensité plus grande que ne semble l'indiquer leur développement assez peu considérable. Quand ce muscle est mis à découvert sur l'animal vivant, le cheval par exemple, on le voit se mouvoir sensiblement, lors de l'inspiration, sans qu'on puisse constater nettement si ce mouvement dépend de sa contraction ou s'il est le résultat de celui des côtes. Tout ce qu'on peut voir alors c'est que sa tension devient très forte et que les bords d'une taillade superficielle faite en travers de ses fibres s'écartent un peu dans les inspirations véhémentes. Cependant Sibson l'a vu se contracter sur l'âne et sur le chien.

Il est à noter que ce muscle, proportionnellement plus développé que le dentelé postérieur, chez le chien, commence à se fixer plus intimement sur les côtes que dans les grands quadrupèdes, car la première denteleure s'attache à la quatrième. On conçoit, du reste, que dans aucun il ne s'étende sur les premières côtes, si peu mobiles et couvertes par les implantations du grand dentelé de l'épaule dans les points où il devrait prendre les siennes.

Le scalène doit être rangé dans le groupe des muscles inspirateurs, bien que chez un grand nombre d'animaux, notamment les grands mammifères, il ne contribue aucunement à la dilatation du thorax. Dans les solipèdes, il procède des quatre dernières vertèbres cervicales et vient se terminer à la première côte, dont la mobilité est insignifiante : aussi ne peut-il chez ces animaux, lorsqu'il a son point fixe supérieur, que servir à fixer davantage cette première côte et contribuer au mouvement de projection du thorax en avant ; mais pour beaucoup de mammifères il en est bien autrement. Chez le bœuf, parmi les grands ruminants, il y a en réalité deux scalènes : l'inférieur, à peu près semblable à celui des solipèdes, se termine au bord antérieur de la première côte ; le supérieur, très long, élargi inférieurement, descend à la surface externe de l'angulaire de l'omoplate et du grand dentelé de l'épaule, et vient enfin se fixer à la quatrième côte sur laquelle il agit principalement, car ses attaches aux trois premières sont nulles ou peu intimes. Chez le chien ce muscle est énorme ; sa partie charnue, aplatie, s'étend sous l'épaule au bord inférieur du grand dentelé, jusque vers le milieu du thorax, et s'attache aux première, deuxième, troisième, quatrième, cinquième et sixième côtes, puis elle se continue au delà par une aponévrose mince insérée sur la septième, la huitième et souvent sur la neuvième. Évidemment, dans de telles conditions, le scalène est un inspirateur puissant en raison de son volume, de la fixité absolue de ses attaches antérieures, de sa direction presque perpendiculaire aux côtes, et enfin de la longueur considérable des bras de leviers que lui offrent ces arcs osseux, bras de leviers qui dépassent la moitié de la distance existant entre les vertèbres dorsales et le sternum.

On conçoit parfaitement la très grande utilité de cet inspirateur énergique pour les côtes antérieures, les plus difficiles à mouvoir, et pour lesquelles l'action des intercostaux et du dentelé antérieur eût été insuffisante. On comprend, de même, l'avantage que ce muscle tire de la longueur si considérable des bras offerts à sa puissance par des leviers du troisième genre.

Les sus-costaux, les intercostaux, le petit dentelé antérieur et le scalène forment la série des muscles essentiellement inspirateurs. Ils s'adjoignent, à titre d'auxiliaires, et dans quelques circonstances particulières, deux autres muscles dont le rôle principal est étranger à la respiration ; ces deux muscles sont le grand dentelé de l'épaule et le grand dorsal.

Le grand dentelé, qui s'épanouit à la surface des neuf premières côtes chez les solipèdes et les ruminants, doit évidemment, quand son point fixe est à l'épaule, attirer en dehors les côtes sternales si difficiles à mouvoir. Il peut d'autant mieux produire ce résultat qu'il est d'un volume énorme, et que la grande distance entre les articulations vertébro-costales et ses insertions lui donne des bras de leviers d'une longueur peu commune. Sans doute il ne peut prendre part à l'inspiration que pendant la station verticale, alors que les membres, solidement appuyés sur le sol, donnent de la fixité à ses attaches scapulaires.

L'intervention de ce muscle est certainement un très utile auxiliaire des puissances inspiratrices chargées de mouvoir les côtes, dont le jeu exige les plus grands efforts. Peut-être joue-t-il un rôle plus important que d'habitude quand la respiration devient si profonde et si pénible, chez les grands animaux qui se tiennent debout, les membres antérieurs écartés, pendant le cours de certaines affections de poitrine.

Quant au grand dorsal, il ne peut concourir à l'inspiration que chez certains animaux, tels que le bœuf, chez lequel il prend des attaches spéciales sur l'avant-dernière et la dernière côte, à la condition toutefois que son point fixe sera au membre antérieur appuyé sur le sol. A part cette circonstance, il contribue à l'expiration, soit qu'il ait un point fixe à l'épine dorso-lombaire ou à l'humérus, et il produit cet effet en déprimant légèrement les côtes sur lesquelles il passe.

Chez l'homme d'autres muscles servent encore d'auxiliaires aux inspirateurs dans les cas où la dilatation du thorax devient très laborieuse. Le sterno-cleido-mastoïdien surtout agit, comme je l'ai vu sur des agonisants, pour soulever le thorax en masse vers le cou ; le trapèze cervical, l'angulaire de l'omoplate se contractent aussi pour soulever l'épaule et rendre ainsi plus libre l'élévation des côtes supérieures.

2° Dilatation longitudinale du thorax.

En même temps que le diamètre transverse du thorax s'agrandit, dans l'inspiration, par le jeu des côtes et de leurs muscles moteurs, le diamètre antéro-postérieur de cette cavité augmente par la contraction du diaphragme.

Ce large muscle constitue une cloison mince, aponévrotique à son centre, charnue à sa circonférence, et fermant complètement en arrière la cavité thoracique. Ses piliers, plus ou moins développés suivant les animaux, se présentent sous la forme de deux énormes faisceaux musculaires qui partent de la partie inférieure du corps des vertèbres lombaires et viennent se terminer vers le milieu du centre aponévrotique. Sa zone périphérique, entièrement musculeuse, se fixe à la face interne de la dernière côte, aux hypochondres et à la face supérieure de l'appendice abdominal du sternum. Enfin, sa partie aponévrotique, connue sous le nom de *centre phrénique* ou *tendineux*, réunit les piliers à la partie charnue périphérique. Son obliquité, généralement très marquée, est plus ou moins considérable suivant les animaux, mais elle ne peut rien faire préjuger sur la capacité du thorax, car elle dépend des rapports de longueur qui existent entre le sternum et la région dorsale ; elle est très grande quand l'étendue de la région dorsale dépasse de beaucoup celle du sternum, comme on le voit dans les solipèdes ; elle se réduit, au contraire, à son minimum lorsque ces deux parties arrivent, ainsi que dans le chien et le renard, à des proportions peu différentes. Les deux lois opposées que l'on a établies à cet égard n'ont ni l'une ni l'autre aucune valeur, car elles manquent toutes deux de bases réelles et anatomiques.

Le diaphragme en état de relâchement est fortement porté en avant et très convexe à sa face antérieure. Lors de l'inspiration, il se contracte, devient moins bombé du côté du thorax, se retire en arrière et refoule dans ce sens les viscères abdominaux : en un mot, il augmente la capacité du thorax en diminuant celle de l'abdomen ; mais son action, toute simple qu'elle paraît, comporte diverses particularités dont l'analyse doit nous arrêter quelques instants.

Le premier effet de la contraction des fibres charnues du diaphragme est de diminuer la courbure de cette cloison et de tendre à la rendre parfaitement plane. Fontana et Haller croyaient même que ce muscle pouvait alors quelquefois devenir convexe du côté de la cavité abdominale. Ici l'observation n'est pas tout à fait d'accord avec les déductions rationnelles qui découlent de la disposition anatomique propre à cette cloison. Non seulement alors le diaphragme ne devient pas convexe du côté de la cavité abdominale, mais il n'arrive pas même à décrire une surface plane.

En effet, il suffit d'examiner attentivement le diaphragme d'un cheval, d'un bœuf ou d'un mouton dont les parois abdominales ont été incisées, pour voir que ce muscle, pendant la respiration ordinaire, les efforts les plus violents, ne parvient jamais à effacer complètement la concavité de sa face postérieure, cependant, à certains moments, ses contractions acquièrent une énergie extraordinaire et poussent avec violence les viscères à travers l'ouverture de la cavité. C'est là un fait incontestable dont j'ai pu maintes fois vérifier l'exactitude sur plusieurs animaux d'espèces différentes. Sa cause paraît être, en partie du moins, dans la résistance opposée par les viscères abdominaux et dans les connexions établies du côté du thorax, entre le diaphragme, la veine cave postérieure et le médiastin.

La résistance opposée par l'estomac, l'intestin et les autres viscères de l'abdomen est évidemment très considérable, surtout quand ces organes sont distendus, et en particulier chez les ruminants, dont les réservoirs gastriques ont une masse et un poids énormes ; mais elle n'est pas la seule, car sur l'animal auquel on a ouvert le ventre et refoulé en arrière l'estomac et l'intestin, le diaphragme ne peut encore devenir rectiligne ; il se rapproche seulement beaucoup plus de cette direction que dans les conditions normales. D'ailleurs, la concavité de la face diaphragmatique du poumon qui persiste constamment, même sur l'organe insufflé en dehors de la cavité thoracique, force le diaphragme, d'après les lois de la pression atmosphérique, à conserver une incurvation semblable. Peut-être aussi la veine cave postérieure, tendue entre le cœur et le centre phrénique, contribue-t-elle à restreindre la projection en arrière de la partie moyenne de la cloison. Toutefois si elle concourt à un tel résultat, ce ne peut être que dans de faibles limites. La nature n'a pu être assez imprévoyante pour opposer un frein si peu résistant aux mouvements de l'un des muscles les plus énergiques de l'économie.

La contraction du diaphragme ne détermine pas, dans tous les animaux, un agrandissement uniforme du diamètre antéro-postérieur du thorax. Il est à cet égard, même parmi nos espèces domestiques, des différences remarquables qui résultent principalement du mode d'insertion de ce muscle à la face interne des hypochondres et des côtes asternales.

Chez le cheval, les autres solipèdes, de même que chez les carnassiers et la plupart des mammifères, le diaphragme est modérément refoulé vers le thorax, et inséré directement sur les hypochondres et la dernière côte ; il remonte, par sa périphérie, très peu au-dessus de l'articulation des côtes avec leurs cartilages de prolongement.

Chez le bœuf, la disposition de ce muscle diffère sensiblement de celle qui lui est habituelle dans la plupart des autres animaux. Outre qu'il y est fortement poussé du côté du thorax, et très convexe à sa surface antérieure, il s'insère, par sa circonférence, sur la dernière et l'avant-dernière côtes, sur l'hypochondre et l'extrémité inférieure des côtes asternales, bien au-dessus de leur articulation avec les cartilages de prolongement, surtout au niveau des postérieures. Néanmoins l'insertion du diaphragme sur l'avant-dernière côte ne part que du niveau de l'extrémité libre des apophyses transverses des vertèbres lombaires.

Cette disposition remarquable est telle : 1° que le dernier espace intercostal, très large dans tous les ruminants, ne correspond ni à la plèvre ni au poumon, si ce n'est tout à fait à la partie supérieure ; 2° que l'avant-dernier est encore en rapport seulement avec le diaphragme, sur une hauteur de 20 à 25 centimètres, à partir de l'hypochondre ; 3° que l'antépénultième est aussi fermé par ce muscle sur une hauteur de 2 décimètres, et ainsi en diminuant pour les espaces plus antérieurs. La partie centrale de la cloison, qui est à peu près à l'extrémité inférieure des piliers ou à l'ouverture œsophagienne, est si reportée en avant, qu'elle devient tangente à un plan vertical qui correspondrait à la sixième, ou tout au moins à la septième côte, et qui couperait la cavité thoracique en deux moitiés de même longueur. La saillie si prononcée que le diaphragme fait dans la cavité thoracique peut être facilement constatée sur l'animal vivant, en engageant le bras à travers une fistule pratiquée au rumen, et à l'aide de laquelle le doigt, parvenu au cardia, peut aisément toucher à la sixième côte. Lorsqu'elle s'exagère, par suite du développement énorme que le rumen acquiert dans la météorisation, elle réduit tellement la capacité du thorax, qu'elle entraîne souvent l'asphyxie. Il est à noter qu'elle n'est pas le résultat du volume que prennent les réservoirs gastriques des animaux dès qu'ils font usage d'aliments solides, car elle existe déjà pendant la vie fœtale.

Dans le dromadaire, le diaphragme n'est plus disposé comme chez le bœuf, mais à peu près comme dans le cheval ; seulement ses piliers, excessivement forts et très allongés, comme ils le sont, du reste, dans notre grand ruminant domestique, descendent très bas au milieu du centre phrénique.

Quelles que soient ses variétés de forme et d'insertion, le diaphragme, lors de l'inspiration, tend à devenir rectiligne par le fait de la contraction de ses piliers et de sa zone périphérique, mais il n'arrive jamais à effacer complétement sa courbure, et reste toujours à un niveau supérieur au bord libre des hypochondres.

En se portant en bas et en arrière, il refoule les viscères intestinaux dans ce sens, fait descendre le ventre, et remplit plus ou moins ce qu'on appelle le creux du flanc chez les grands mammifères. Le mouvement que son action communique à l'abdomen est si marqué chez un certain nombre d'animaux, que plusieurs auteurs ont donné à la respiration de ceux-ci l'épithète d'*abdominale*, la croyant produite principalement par le jeu du diaphragme.

Quelques physiologistes prétendent aussi que ce muscle est, chez l'homme, l'inspirateur par excellence et qu'il peut remplacer tous les autres. Je ne sais jusqu'à quel point cette manière de voir est exagérée en ce qui concerne l'espèce humaine, mais j'ai la certitude qu'elle est bien loin de la vérité chez les animaux, car dans les expériences où je supprime le jeu de ce muscle, par la section des nerfs phréniques, la dilatation du thorax continue à s'opérer sans grands efforts et presque au degré ordinaire.

La contraction du diaphragme aurait pour effet, suivant quelques observateurs, outre l'agrandissement antéro-postérieur du thorax, l'écartement des dernières côtes, et, par conséquent, la dilatation transversale de la cavité thoracique à sa partie postérieure. Ce dernier résultat mérite d'être examiné avec quelque attention.

Galien, après avoir paralysé les intercostaux, les dentelés et les autres muscles moteurs des côtes, a vu le diaphragme, lors de l'inspiration, porter en dehors les dernières côtes et élargir ainsi la partie postérieure de la poitrine. Vésale dit également que le diaphragme, par sa contraction, détermine l'écartement des dernières côtes asternales. Enfin, de nos jours, Magendie et Duchenne[1], entre autres, reproduisent la même assertion, qui a le mérite, avant tout d'être très paradoxale.

Duchenne (de Boulogne), négligeant avec raison l'expérience de Galien, qu'on venait de modifier de la façon la plus singulière en coupant les grands dentelés, les pectoraux, les scalènes, et en incisant les six derniers intercostaux dans toute leur longueur avec la plèvre correspondante, a provoqué de violentes contractions du diaphragme sur les animaux vivants ou récemment tués, en excitant les nerfs phréniques par des courants électriques. Ainsi, ayant mis en rapport avec chaque nerf phrénique d'un chien vivant les rhéophores d'un appareil d'induction à courant très intense, il a vu les côtes de la moitié supérieure du thorax s'élever et se porter en dehors, à tel point que le diamètre transversal de la poitrine devint en arrière à peu près une fois plus grand qu'auparavant. Pendant tout le temps que le courant passa dans les nerfs phréniques, les muscles abdominaux se contractèrent violemment, d'une manière non interrompue, et les hypochondres demeurèrent modérément soulevés. Sur des chiens et des chevaux qu'on venait de tuer, l'électrisation des nerfs phréniques, préalablement dénudés, déterminait, avec la contraction du diaphragme, l'élévation des côtes postérieures, leur projection en dehors, le soulèvement des parois abdominales, en un mot l'agrandissement du diamètre transverse de la poitrine au niveau des dernières asternales.

L'auteur de ces expériences en a conclu que la contraction du diaphragme a pour résultat, outre l'agrandissement du diamètre antéro-postérieur de la poi-

---

1. Duchenne (de Boulogne), *Recherches électro-physiologiques, etc., sur le diaphragme*, p. 15, Paris, 1853; et *Physiologie des mouvements*, Paris, 1867.

trine, l'élargissement de la partie postérieure de cette cavité par l'élévation et la projection en dehors des dernières côtes asternales. Il s'est fait illusion. Le phénomène qu'il a constaté, après Galien, Vésale, Magendie et d'autres encore, a été mal interprété : il n'est pas et ne peut pas être l'effet immédiat de la contraction du diaphragme.

Déjà Borelli, dont la manière de voir a été adoptée par Haller, a démontré mathématiquement que le diaphragme, en se contractant, doit seulement agrandir le diamètre longitudinal de la poitrine, et tende à resserrer la partie postérieure de cette cavité. Borelli a raison : le diaphragme qui se contracte augmente l'étendue du thorax suivant le sens cervico-abdominal, il resserrerait en même temps la partie postérieure de cette cavité, s'il agissait seul, indépendamment des autres puissances respiratoires ; mais il ne peut produire ce dernier résultat à cause de l'union simultanée des divers inspirateurs et de la réaction des viscères abdominaux.

Lorsqu'on fait passer un courant électrique par les nerfs diaphragmatiques d'un animal vivant, le courant fait contracter évidemment le diaphragme, mais il n'empêche pas les muscles inspirateurs de se contracter en même temps et d'élever les côtes ; il paraît même, peut-être par une action réflexe, exercer une influence notable sur ces derniers, car dans les expériences on a vu, lors de la convulsion du diaphragme, les côtes s'élever et se porter en avant sur toute la longueur du thorax. Or, dès l'instant que les autres inspirateurs se contractent simultanément avec le diaphragme, et que même ils se contractent parfois avec plus de force, il n'est pas très rationnel d'attribuer à ce diaphragme le mouvement exécuté par les dernières côtes. En second lieu, sur l'animal mort dont l'abdomen est ouvert et les viscères abdominaux retirés de leur cavité, la contraction énergique du diaphragme ne produit plus ni l'élévation des dernières côtes, ni leur projection en avant, preuve évidente que ce mouvement des côtes n'est nullement l'effet immédiat de la contraction du muscle.

L'élévation des dernières côtes et l'élargissement de la partie postérieure de la poitrine, lors de la contraction du diaphragme, tiennent, sur l'animal vivant, à deux causes, dont la première est l'action normale ou l'action surexcitée des autres muscles inspirateurs, la seconde la réaction des viscères abdominaux qui, étant refoulés en arrière et en dehors, tendent à écarter les hypochondres et la partie inférieure des dernières côtes. Ce double effet dérive sur le cadavre de la seule réaction, sur les hypochondres et les dernières côtes, des viscères abdominaux refoulés. Aussi est-il moins sensible sur le dernier que sur l'animal vivant, de l'aveu même des expérimentateurs. Il serait même presque insignifiant sur le cheval, si je m'en rapportais à mes propres expériences, dans lesquelles les contractions convulsives du diaphragme étaient provoquées seulement par l'irritation simple des nerfs phréniques. La preuve qu'il en est bien ainsi, c'est que, une fois le ventre ouvert et les viscères abdominaux enlevés, les plus violentes contractions du diaphragme, non seulement ne portent plus les côtes postérieures en avant et en dehors, mais les tirent en dedans et rétrécissent un peu la base du thorax. Si les auteurs qui ont attribué au diaphragme une part considérable dans l'élargissement de la poitrine avaient un peu réfléchi à ces diverses considérations, ils auraient senti le néant d'une opinion qu'on regrette de voir défendue par de judicieux physiologistes.

L'agrandissement du diamètre longitudinal du thorax par la projection du diaphragme en arrière, lors de l'inspiration, ne saurait être exactement mesuré, car il varie suivant le caractère de la respiration, les espèces d'animaux, et paraît différer au centre du muscle de ce qu'il est au niveau de ses zones de plus en plus excentriques. Mais, à part ces nuances peu importantes, cet agrandissement prend une grande part à l'ampliation totale qu'éprouve le thorax lors de l'inspiration, comme on peut en juger par l'étendue des mouvements de l'abdomen sur un grand nombre d'animaux, tels que le cheval, par exemple, dont le flanc reproduit exactement toutes les modifications apportées au rhythme de la respiration. Cependant il ne faudrait pas croire qu'en raison de l'importance de son jeu, le diaphragme ne puisse cesser d'agir sans apporter une gêne considérable dans l'accomplissement des phénomènes mécaniques de la respiration. En effet, Galien, qui le premier eut l'idée de paralyser ce muscle par la section des nerfs phréniques, avait déjà remarqué qu'après cette section la respiration continuait avec de très légères modifications ; et beaucoup d'expérimentateurs, parmi les modernes, ont fait des observations analogues. Ayant aussi pratiqué sur le cheval la résection des deux nerfs diaphragmatiques au bord inférieur des scalènes, je me suis assuré : 1° que la respiration n'est sensiblement ni plus lente, ni plus accélérée que dans les circonstances ordinaires ; 2° que les mouvements des parois latérales du thorax ne s'exagèrent que dans des proportions à peine sensibles ; 3° enfin que le flanc se creuse et que le ventre s'élève dans l'inspiration, tandis que le creux du flanc se remplit, et que sa corde devient saillante dans l'expiration, dernières remarques déjà faites par les anciens physiologistes. A *priori*, on aurait cru que le jeu des parois costales dût être considérablement augmenté pour parer au défaut de dilatation du thorax, suivant le sens antéro-postérieur.

En somme, la contraction du diaphragme ne soulève pas les côtes postérieures et n'augmente pas le diamètre transverse de la poitrine ; mais elle refoule les viscères abdominaux, et les viscères refoulés, en réagissant, soulèvent les hypochondres et les dernières côtes, les écartent comme ils écartent l'une de l'autre les parois latérales de l'abdomen.

Tout récemment, et en présence de la réfutation qui précède, M. P. Bert[1], s'appuyant sur de nombreuses expériences, soutient encore que la contraction du diaphragme soulève les dernières côtes et agrandit le diamètre transverse du thorax dans sa seconde moitié. Il obtient ce résultat et en donne les tracés graphiques sur un chien qui vient d'être tué par la section du bulbe et dont il galvanise les phréniques ; mais la preuve qu'il n'est pas dû à la contraction même du diaphragme, c'est qu'une fois l'abdomen ouvert et les viscères attirés en dehors, on a beau, en galvanisant les phréniques, mettre le diaphragme en contraction, les côtes ne se soulèvent plus, elles rentrent plutôt en dedans. Les hypochondres, avec les dernières côtes, cessent alors d'être soulevés et écartés, parce que les viscères abdominaux que refoulait le diaphragme contracté ne

[1] P. Bert, *Leçons sur la physiol. comp. de la respiration*, Paris, 1870, p. 352 et 355.

sont plus là pour réagir sur la ceinture cartilagineuse. Il me semble donc que M. P. Bert, en voulant réfuter mon opinion, l'a confirmée pleinement.

Chez les grands mammifères, la dilatation du thorax n'a lieu que dans le sens transversal et dans le sens antéro-postérieur ou cervico-diaphragmatique. Il n'y a pas d'agrandissement sensible dans le sens du diamètre vertébro-sternal ; mais l'ampliation en ce sens, qui est si prononcée sur l'homme, a encore lieu à un faible degré, à ce qu'il semble, chez quelques singes et divers carnassiers, notamment au niveau de l'appendice xyphoïde du sternum.

Pendant que la cavité du thorax s'agrandit d'un côté à l'autre par le jeu des parois costales, et d'avant en arrière par suite de la contraction du diaphragme, le poumon se dilate aussi et aspire dans sa cavité une quantité plus ou moins considérable d'air atmosphérique. Le mécanisme de sa dilatation et celle des canaux qui amènent l'air dans cet organe mérite d'être étudié avec quelques détails.

D'abord le poumon remplit exactement la cavité des plèvres, et occupe dans le thorax la totalité de l'espace que lui laissent le cœur, la trachée, l'œsophage et les gros vaisseaux. Il ne laisse entre lui et la face interne de la double cavité pleurale qu'un espace infiniment petit, contenant un peu de sérosité destinée à humecter sa surface, celles des parois costales, du diaphragme et du médiastin, de sorte qu'on peut dire qu'il se trouve en contact avec les parois de la cavité qui le renferme. Le fait est démontré par une expérience très simple, facile à exécuter sur un grand mammifère, et qui consiste à mettre la plèvre à découvert dans un espace intercostal, en enlevant les deux muscles qui la recouvrent. On voit ainsi très distinctement le poumon en contact immédiat avec la membrane séreuse, et, en enlevant avec précaution des segments d'une ou de deux côtes, préalablement isolées de la plèvre à l'aide du doigt, on s'assure, sur une plus grande étendue, de la réalité de ce contact. Le même moyen, appliqué sur le cadavre en plusieurs points du thorax, conduit à une semblable démonstration.

Le contact établi entre le poumon et les parois de la cavité thoracique est immédiat. Il n'y a ni air, ni aucun autre gaz entre le viscère et la face interne des parois pectorales. L'erreur de Galien et des anciens physiologistes, qui croyaient à la présence de l'air dans le sac des plèvres, a été mise en évidence depuis longtemps par cette expérience de Haller, dans laquelle le thorax, ouvert sous l'eau, ne laisse pas échapper la moindre bulle de gaz.

La dilatation que le poumon éprouve lors de l'inspiration dérive de la dilatation même du thorax. Ce viscère creux, qui remplit exactement tout l'espace non occupé par les autres viscères pectoraux, sans laisser le moindre vide entre sa surface externe et la surface interne de la cavité, doit toujours rester en contact avec les parois de celle-ci, et par conséquent les suivre lorsqu'elles s'écartent. Or, au moment où la cavité thoracique s'agrandit, la cavité du poumon se dilate, il y a tendance à la formation d'un vide dans son intérieur ; l'air et la vapeur qui s'y trouvent se raréfient, et aussitôt l'air extérieur pénètre dans les cavités nasales, le larynx, la trachée, les bronches et les vésicules pulmonaires, pour rétablir, ou plutôt pour maintenir l'équilibre entre la pression extérieure et la pression intérieure. C'est là un simple phénomène physique, qui s'accomplit dans l'organisme absolument comme dans les machines inertes. Les anciens observateurs l'avaient bien compris. Aussi Boyle comparait-il le thorax à un soufflet renfermant une vessie dont l'ouverture communique avec la tuyère. Le soufflet en se dilatant gonfle la vessie ; il la vide en s'affaissant.

Cette dilatation du poumon est donc passive ; mais on se demande si l'organe n'y prend pas quelque part en vertu de sa propre activité. Les anciens croyaient, et plusieurs observateurs modernes croient encore à une faculté par laquelle le poumon contribuerait activement à l'ampliation de sa cavité. On cite à l'appui plusieurs faits dans lesquels le poumon aurait continué à se dilater, bien que la poitrine fût largement ouverte, soit par l'incision du diaphragme, l'enlèvement du sternum, ou de quelques muscles intercostaux ; mais ces faits ne paraissent pas parfaitement observés et appréciés à leur juste valeur.

Lorsque le thorax est ouvert largement d'un seul côté, sur un animal dont les deux plèvres ne communiquent pas ensemble par de petites ouvertures au médiastin, le poumon correspondant à l'ouverture s'affaisse et cesse de se dilater à chaque inspiration, mais celui du côté opposé continue à fonctionner ; de plus ce dernier, dont l'action s'exagère en raison même de l'étendue et de la rapidité qu'acquièrent les mouvements du thorax, se dilate plus que d'habitude, et refoule le médiastin du côté du poumon affaissé, de manière à agrandir le sac pleural dont la cavité est demeurée intacte. Lorsque, au contraire, la cavité thoracique n'est ouverte que dans une étendue très limitée, le poumon correspondant ne s'affaisse pas complètement ; l'air s'engouffre par l'ouverture à chaque inspiration et en est repoussé avec violence en certaine quantité à chaque expiration, et souvent avec une petite partie du poumon qui vient faire hernie à travers la plaie. Il arrive même, comme je l'ai vu plusieurs fois sur le cheval, que le thorax ait de chaque côté une ouverture grande comme la main, sans que les poumons s'affaissent immédiatement. Les animaux parviennent alors souvent à se tenir debout et à entretenir pendant cinq, dix minutes et plus, une respiration devenue extrêmement pénible. Dans ces circonstances, les poumons continuent à se dilater, non pas en vertu d'une faculté expansive qui leur soit propre, mais bien parce qu'ils se maintiennent en rapport ou en contact immédiat, dans une partie de leur étendue, avec les parois du thorax. Ils s'affaissent à mesure que l'air envahit la cavité des plèvres, et qu'il s'interpose entre le viscère et la face interne de ces membranes. Enfin, dans les cas où le thorax est très largement ouvert, les poumons s'affaissent complètement et se trouvent dans l'impossibilité absolue de se dilater d'une manière sensible, comme Haller en avait déjà fait la remarque. Les poumons, ne jouissant d'aucune propriété expansive qui leur soit inhérente, se dilatent donc passivement lors de l'inspiration ; ils ne font que suivre, grâce à l'extensibilité de leur tissu, les parois thoraciques à mesure qu'elles s'écartent, et c'est par la pression atmosphérique exercée de dedans en dehors que cette extensibilité du tissu pulmonaire est mise en jeu.

Le poumon, bien qu'il soit en contact immédiat avec les parois costales, diaphragmatique et médiastine, ne conserve pas, en se dilatant, exactement les mêmes rapports avec les parties qu'il touche ; il se meut, il glisse plus ou moins sur elles, de telle sorte qu'un point quelconque de la surface pulmonaire correspond successivement à divers points des parois thoraciques. Le fait de ce déplacement est rendu manifeste à l'aide d'une expérience très simple, qui consiste à enlever, sur une étendue de 1 à 2 décimètres, les muscles qui remplissent quelques espaces intercostaux, et même, si l'on veut, un segment d'une ou de deux côtes, dont la face interne a été préalablement isolée de la plèvre. La transparence de la membrane séreuse permet alors de voir le poumon glisser avec une certaine rapidité à la face interne des parois thoraciques. Au moment de l'inspiration, le bord postérieur de l'organe se porte en arrière et s'enfonce entre la dernière côte et le diaphragme. Son bord inférieur descend dans l'espace compris entre le diaphragme et l'hypochondre, puis, lors de l'expiration, ses bords se dégagent des creux dans lesquels ils s'étaient enfoncés. Les vaisseaux pulmonaires superficiels donnent à l'observateur des points de repère qui lui permettent de juger de l'étendue et du sens des déplacements. D'ailleurs si on introduit entre les parois costales et le poumon un stylet inflexible croisant la direction des côtes, on voit l'extrémité libre de ce stylet, dont la pointe est tournée en avant, monter et descendre en décrivant un arc de cercle dont il est facile de mesurer l'étendue.

Le mouvement opéré par le poumon sur les parois internes du thorax est facilité par le poli, l'humidité des surfaces, que la sérosité et un peu de vapeur entretiennent. Il est très marqué à la région diaphragmatique, au niveau des dernières côtes et au-dessus des hypochondres. Lors de l'inspiration véhémente, le bord postérieur du viscère vient se mettre tout à fait en contact avec le point de jonction de la dernière côte avec le diaphragme ; le bord inférieur de cet organe descend et vient de même s'appliquer à la réunion de la partie périphérique du diaphragme avec l'hypochondre et l'extrémité inférieure des côtes asternales. Au contraire, lorsque l'expiration s'effectue jusqu'à ses dernières limites, le bord postérieur du poumon, s'éloigne beaucoup de la dernière côte, ou, en d'autres termes, abandonne le sinus de l'angle costo-diaphragmatique ; le bord inférieur s'élève de même, de telle sorte que le diaphragme vient s'appliquer, dans une étendue très appréciable, sur les parties des parois costales que le viscère a abandonnées. Ces derniers changements sont plus étendus sur les grands ruminants que sur le cheval et les animaux carnivores. Ils deviennent, ainsi que tous les autres, très bornés sur les sujets dont le poumon adhère en plusieurs points aux parois thoraciques. Sur l'homme, cette locomotion du poumon existe à un haut degré, d'après les observations de J. Cloquet, au point que, d'après ce savant, dans les grandes respirations les plèvres costales et pulmonaires peuvent glisser l'une sur l'autre dans une étendue de 13 à 16 centimètres à la base de la poitrine.

La part que prennent à l'inspiration le thorax et le poumon nous étant connue, cherchons à déterminer celle des organes qui amènent l'air au foyer de l'hématose.

Pendant que le thorax se dilate et que le poumon agrandit ses innombrables cavités pour appeler l'air extérieur, les ouvertures des cavités nasales, le larynx et les bronches se dilatent aussi pour donner passage au fluide qui va pénétrer dans les cellules pulmonaires. Le jeu de ces parties, si accessoire qu'il paraisse, n'en est pas moins admirable jusque dans ses plus minces détails.

L'entrée des cavités nasales, appelée *narines* dans la plupart des animaux, et connue sous le nom de *naseaux* dans les solipèdes, se présente sous des formes extrêmement variées, suivant les espèces. Elle est constituée par deux ouvertures qui sont étroites et peu dilatables chez les animaux incapables de supporter des courses prolongées et rapides, tandis qu'elles sont larges et susceptibles d'une ampliation considérable chez les animaux coureurs, à respiration très étendue. Ces deux ouvertures sont constamment béantes et disposées de manière à ne pouvoir jamais se fermer, si ce n'est chez les phoques, les cétacés et l'hippopotame, dont la respiration doit se suspendre sous l'eau.

Chez les solipèdes les naseaux se dilatent très sensiblement lors de l'inspiration : l'aile interne se soulève, se porte un peu en dedans et se rapproche ainsi de l'aile interne de la narine opposée ; l'aile externe remonte et se projette en dehors ; enfin les deux commissures s'éloignent l'une de l'autre. Elles exécutent ces mouvements par l'action du transversal du nez, du pyramidal des naseaux, du petit sus-maxillo-nasal, et de la branche antérieure du sus-naso-labial. L'interne est mue principalement par le premier de ces muscles, l'externe par le second et le quatrième ; la fausse narine l'est par le troisième.

Cette dernière, propre au cheval, à l'âne, au mulet, à l'hémione, au couagga, au dauw et au zèbre, forme une cavité analogue à un cornet placé entre l'épine nasale et le biseau du petit sus-maxillaire, cornet dont le fond est en haut et l'entrée un peu au-dessus de la commissure interne des ailes du nez. Elle se dilate à peine dans les inspirations ordinaires, mais son entrée s'élargit sensiblement, et sa paroi externe forme un relief conique, un peu courbé, très saillant dans les inspirations profondes, principalement sur les animaux affectés de la pousse et sur ceux qui flairent ou qui hennissent ; sa dilatation est presque permanente dans le tétanos, et devient considérable après la section des nerfs vagues. Alors si la tête est convenablement relevée, on voit son entrée s'agrandir un peu ; le doigt s'y trouve à l'aise, et la paroi interne s'éloigne de la cloison cartilagineuse à chaque inspiration, tandis que le contraire a lieu à chaque expiration. La projection en dehors de la paroi interne de cette fausse narine se voit très bien encore quand on a fendu la paroi externe en deux lambeaux maintenus écartés. Nous verrons plus tard que la fausse narine, qui est fixée aux prolongements cartilagineux et muqueux des cornets, se gonfle aussi dans l'expiration, lorsque l'expulsion de l'air à travers les naseaux est rapide ou gênée par une cause quelconque.

La dilatation des naseaux est isochrone avec celle du thorax ; la première ne semble point précéder la seconde, comme on pourrait le croire au premier abord. Son étendue est parfaitement en harmonie avec celle de la cavité thoracique : elle est peu considérable dans les inspirations ordinaires, augmente à mesure que la respiration devient profonde ou qu'elle s'accélère ; enfin cette dilatation continue à s'effectuer sur les chevaux dont la trachée est ouverte, sur ceux dont ce conduit est complètement fermé, bien qu'alors elle soit tout à fait inutile. On sait, depuis les expériences de Legallois, que le jeu des narines persiste aussi un certain temps chez les animaux dont la moelle allongée a été coupée en travers, en arrière de l'origine des pneumogastriques, comme sur la tête séparée du tronc. La section d'un nerf facial paralyse la narine correspondante, celle des deux nerfs de la septième paire les paralyse toutes deux, et les laisse dans l'état d'affaissement qu'elles présentent sur le cadavre.

La dilatation qu'éprouvent les narines, lors de l'inspiration, n'apporte aucun changement dans le diamètre des cavités nasales que l'air doit traverser avant de parvenir au pharynx et au larynx. Ces cavités, ayant leurs parois osseuses, ne peuvent ni s'agrandir, ni se resserrer : l'inspiration ne fait que mettre en mouvement la colonne d'air qui les remplit, et renouveler partiellement celui qui est emprisonné dans les circonvolutions des cornets, des nombreuses volutes ethmoïdales et dans les cavités des sinus ; l'air des sinus est appelé vers les parties profondes de l'appareil respiratoire, puis remplacé à mesure et lentement par l'air venant du dehors. Le fait de ce déplacement est rendu manifeste sur le cheval et le bœuf par la trépanation des sinus frontaux ou des sinus maxillaires. Pour bien l'apprécier, on détache un petit disque osseux au-dessus des sinus, de manière à laisser intacte, ou à peu près, la fine muqueuse qui correspondait au fragment d'os enlevé ; alors à chaque inspiration la membrane se déprime ou devient concave en dehors. Si l'on n'a pu réussir à conserver la muqueuse, on rabat sur l'ouverture de trépan le lambeau de peau qui est attiré vers la cavité du sinus dans l'inspiration, puis légèrement soulevé et refoulé dans l'expiration. Enfin, si le lambeau cutané n'est ni assez mince, ni assez souple pour ressentir nettement le déplacement effectué dans les sinus, on place vers l'ouverture une plume extrêmement fine à barbules flottantes, ou un petit pinceau de duvet, qui sont attirés encore dans l'inspiration et repoussés au mouvement opposé. Le phénomène est aussi manifeste à l'ouverture pratiquée au milieu de la corne d'un bœuf qu'à celle de la partie inférieure du sinus frontal, surtout si l'on expérimente sur les animaux dont la respiration a été gênée par la section des nerfs vagues ou par une autre cause.

Le pharynx, que traverse la colonne d'air appelée dans les poumons, doit être naturellement maintenu dilaté hors de l'inspiration. Si sa cavité est un peu rétrécie par le gonflement de la muqueuse, comme dans l'angine, par le fait de l'engorgement des parties adjacentes, par la réplétion des poches gutturales, le passage de l'air est gêné, quand la respiration s'accélère, et il donne lieu à un bruit particulier, plus ou moins intense.

Cet air, une fois parvenu dans la cavité pharyngienne, ne passe point dans la bouche, dit-on, à cause de l'abaissement du voile du palais et de l'application de son bord libre, chez plusieurs animaux, à la base de l'épiglotte ; mais il n'a nullement tendance à passer dans la cavité buccale, et il se dirige seulement vers les parties profondes de l'appareil respiratoire, où sa tension est moindre et sa pression diminuée, car il n'y vient pas, lors même que le voile du palais est relevé. Au contraire, dans cette circonstance, si la bouche est ouverte, l'air extérieur qui y pénètre est attiré vers le pharynx comme celui des cavités nasales, et va de même concourir à l'hématose. Tout le monde sait que la plupart des carnassiers, le chien, le loup et beaucoup de ruminants respirent par la bouche et par les narines, après une course rapide ou pendant des exercices pénibles. Le cheval et les autres solipèdes dont les muscles élévateurs du voile du palais sont peu développés, les fosses nasales très larges et les naseaux extrêmement dilatables, respirent rarement de cette manière ; néanmoins cela leur arrive en quelques circonstances, notamment lors de la compression ou de la section des nerfs pneumo-gastriques.

Le larynx prend part à l'inspiration par la dilatation active de la glotte et par un mouvement de totalité presque insensible dans les circonstances ordinaires, mais très marqué pour peu que la respiration devienne pénible.

L'ouverture de la glotte, c'est-à-dire la fente allongée qui se trouve comprise antérieurement entre les deux cordes vocales et postérieurement entre les deux aryténoïdes, est plus étroite, abstraction faite de la forme, que la trachée-artère. Si elle se rétrécit d'une manière continue par suite du gonflement inflammatoire de ses parties molles, de leur infiltration, ou de la compression exercée sur l'organe par l'engorgement des parties adjacentes, si elle perd plus ou moins complètement la faculté de se dilater par l'effet de l'atrophie partielle des muscles laryngiens très fréquente dans les solipèdes, par celui de la compression ou de la section, soit des récurrents, soit des nerfs vagues, il en résulte pour le passage de l'air une gêne considérable qui se traduit pendant les marches rapides et les exercices un peu pénibles par un sifflement particulier connu sous le nom de *cornage*. Cette ouverture étroite a donc besoin d'être agrandie à chaque inspiration, et elle l'est effectivement. Il suffit, pour s'assurer de la dilatation, d'enlever, sur le cheval, la lame fibreuse qui ferme l'échancrure inférieure du cartilage thyroïde, de manière à apercevoir le bord inférieur des cordes vocales et la fente oblongue qu'elles circonscrivent. Par cette expérience on voit, pour peu que la respiration devenue pénible exagère le jeu du larynx, que le ruban vocal et l'aryténoïde d'un côté s'éloignent du ruban vocal et de l'aryténoïde opposés. L'inverse se produit nécessairement lors de l'expiration. Quant au mouvement de totalité, il est rendu sensible par la gêne que la section d'un nerf pneumo-gastrique apporte à la respiration. Alors, chaque fois que l'ouverture de la bouche s'agrandit et que les naseaux se dilatent, le larynx s'abaisse ou s'éloigne de la base du crâne. Au contraire, lorsque la cavité buccale se ferme un peu et que les naseaux se rétrécissent, le larynx s'élève. Cet organe s'abaisse donc dans l'inspiration, s'élève dans l'expiration, et ses mouvements de totalité sont isochrones à ceux de la bouche, des naseaux et de la glotte.

Le jeu du larynx s'étudie à merveille sur le chien dans diverses conditions que l'expérimentateur réalise facilement. Le plus simple consiste à ouvrir largement la bouche d'un animal de cette espèce qui va périr par suite d'une hémorrhagie. On voit alors jouer, à la fois, le voile du palais et le larynx. Le voile du palais maintenu soulevé à 2 ou 3 centimètres de la base de la langue se meut très sensiblement dans sa moitié postérieure. Il s'élève et s'abaisse alternativement. Son bord libre se rapproche de l'arcade palatine à chaque inspiration et s'en éloigne à chaque expiration. Le larynx est très apparent ; à chaque inspiration l'épiglotte fortement rabattue en avant s'abaisse davantage par l'action de l'hyo-épiglottique, les cordes vocales et les aryténoïdes sont très écartés et la glotte est agrandie dans tous les sens. Chez l'homme cette respiration laryngienne a été observée sur des individus qui s'étaient coupés la partie antérieure du cou ou qui avaient perdu la plus grande partie du nez.

Il serait curieux de savoir si l'aire de la glotte ainsi dilatée acquiert l'étendue de celle de la trachée, ou, en d'autres termes, s'il peut passer en un temps donné autant de fluide par l'ouverture du larynx qu'il en passe en un temps égal par un segment de trachée de même longueur. Très probablement ces quantités sont les mêmes pour des segments du tuyau respiratoire de longueur semblable, seulement la vitesse du courant doit être accrue dans les parties rétrécies et ralentie dans les parties dilatées.

Lorsque les muscles dilatateurs de la glotte sont paralysés par la section, ou par l'atrophie des récurrents, le jeu du larynx est notablement modifié : l'inspiration devient pénible et bruyante ; mais l'expiration reste facile. Lors de l'inspiration les lèvres de la glotte se rapprochent par l'appel de l'air vers le poumon, et lors de l'expiration elles s'écartent par la pression de l'air expulsé. Cette paralysie donne lieu à ce qu'on appelle le cornage chez les solipèdes, état dyspnéique très fréquent chez le cheval, mais beaucoup plus rare chez les autres espèces et chez l'homme où on l'a observé aussi quelquefois à la suite de la compression d'un pneumo-gastrique ou d'un laryngé inférieur.

L'air, après avoir franchi l'ouverture laryngienne, arrive au tube trachéal dont la longueur et le diamètre ne paraissent pas subir de variations considérables, si ce n'est par l'action de causes étrangères au mécanisme de la respiration.

La trachée, lors de l'inspiration, livre un large passage à l'air. La disposition anatomique, la résistance et les propriétés de ses cerceaux la tiennent constamment béante, et ne lui permettent pas de se déprimer ou de s'affaisser sur elle-même par la pression atmosphérique, au moment où la tension des fluides intérieurs est diminuée, comme elle le serait nécessairement si ses parois étaient membraneuses. Le plan charnu qui existe à sa partie postérieure ne peut jouer aucun rôle dans l'inspiration, parce qu'il est disposé de manière à réduire le diamètre du tube dès qu'il vient à se contracter.

Quant aux bronches, il est certain qu'elles se dilatent lors de l'inspiration, et d'autant plus qu'elles sont plus déliées ; mais leur dilatation, étrangère aux fibres charnues qui entrent dans leur structure, est purement passive, comme celle du poumon dont le volume s'agrandit à mesure que la cavité qui le contient augmente de capacité.

Tel est le jeu des différentes parties qui prennent part à l'inspiration ; il ne nous reste plus, pour achever l'analyse de cet acte, qu'à rechercher les changements de forme éprouvés par le thorax, l'étendue métrique de la dilatation suivant les différents diamètres de la cavité et la quantité d'air qui a été introduite.

Les modifications de forme que le thorax subit en se dilatant sont à peine sensibles dans la respiration calme de la plupart des animaux. Le cône déprimé latéralement, qu'il représente chez les solipèdes et les ruminants, devient plus bombé dans le même sens, surtout vers le milieu et vers la partie postérieure ; sa base oblique s'élargit à mesure que les côtes asternales se portent en dehors, et que les hypochondres s'écartent l'un de l'autre ; enfin, de convexe qu'elle était d'abord, elle devient à peu près plane lorsque la contraction du diaphragme a atteint ses dernières limites.

L'agrandissement des deux diamètres de cette cavité peut être apprécié approximativement par divers moyens. Celui du diamètre transverse se mesure assez bien

par une longue aiguille métallique implantée perpendiculairement vers le tiers
inférieur de la onzième ou de la douzième côte, aiguille graduée en regard de
laquelle on maintient, à une faible distance de la poitrine, une tige verticale
appuyée sur le sol par un petit support. Dès que l'animal est immobile, l'expérimentateur voit, par l'étendue de l'oscillation de l'aiguille, quelle est la somme du
mouvement de l'une des parois latérales du thorax. En doublant cette somme,
on obtient exactement l'augmentation totale du diamètre transversal de la poitrine. Cette augmentation, qui est moindre en avant et en haut de la région
costale, représente tout au plus, pour chaque côté, 3 à 4 centimètres dans la respiration calme du cheval; elle s'élève à peine à un chiffre double, quand la respiration est gênée, et elle ne le dépasse presque jamais.

Sur le cheval couché (en décubitus latéral) j'ai mesuré le soulèvement des
parois costales du côté libre à l'aide d'une aiguille implantée perpendiculairement
dans une côte et d'une règle graduée indiquant les excursions de la pointe de
l'aiguille. Lorsqu'il s'agit de constater le soulèvement des côtes la règle graduée
est tenue perpendiculairement à ces côtes, c'est-à-dire dans le même sens que
l'aiguille. On la tient suivant le grand axe du thorax s'il s'agit de mesurer l'étendue de la course de la côte d'avant en arrière ou d'arrière en avant. J'ai trouvé
ainsi que le soulèvement des côtes du cheval couché est de 4 à 5 centimètres au
niveau du dernier tiers de la paroi thoracique; celui des dernières oscille encore
entre 3 à 4 centimètres.

Quant à l'agrandissement du diamètre antéro-postérieur, il est beaucoup plus
considérable, surtout suivant une ligne tirée du centre phrénique du diaphragme
au niveau de la première côte; mais il l'est peu ou point suivant une autre ligne
tirée de la première à la dernière.

L'augmentation du diamètre longitudinal, par le fait de la projection du diaphragme en arrière, ne peut guère être mesurée que sur les animaux dont l'abdomen est ouvert. Alors, en faisant passer par l'appendice xiphoïde une tige
parallèle au diaphragme et appuyée en haut sur l'articulation de la dernière côte
avec le rachis, on peut, à l'aide d'une règle graduée, voir de quelle étendue le
muscle se rapproche de la tige dans l'inspiration et de quelle étendue il s'en
éloigne dans l'expiration. Or, on trouve, par ce procédé, que chez le cheval
l'agrandissement moyen du diamètre antéro-postérieur du thorax équivaut à une
longueur de 10 à 12 centimètres.

Un second procédé consiste à mesurer l'amplitude des oscillations du diaphragme chez les ruminants à travers une fistule faite au premier estomac, en
arrière de la dernière côte, fistule assez grande pour que l'opérateur y engage
aisément la main; mais celui-ci n'est pas susceptible d'une grande exactitude.

Les mouvements du diaphragme ont pour résultat de faire descendre et remonter alternativement les parois abdominales. Ces oscillations mesurées dans mes
expériences sur le cheval m'ont paru avoir une amplitude moyenne de 5 à 6 centimètres.

Quant à l'appréciation des changements que le diamètre longitudinal du thorax
éprouve suivant une ligne droite tirée de la première à la dernière côte, elle est
extrêmement facile. Elle s'obtient à l'aide d'une tige métallique graduée, coudée

sur elle-même à angle droit et implantée sur l'angle externe de l'ilium, de manière que sa partie libre horizontale vienne passer en dehors de la dernière côte. Sur le cheval ce petit appareil montre que la dernière côte, qui se porte très peu en dehors à chaque inspiration, ne se projette pas sensiblement en avant, de telle sorte qu'elle reste presque toujours à la même distance de l'angle externe de l'ilium : elle s'en éloigne au plus de 1 à 2 centimètres chez les chevaux poussifs. Sur le chien, dont la respiration est rendue profonde après un léger exercice consécutif à la section d'un nerf vague, la dernière côte se projette fortement en avant, comme on le voit du reste très bien sans le secours d'instruments de précision. Il résulte donc de ces faits que le diamètre antéro-postérieur du thorax, mesuré de la première à la dernière côte, n'éprouve dans l'inspiration aucun changement sensible chez le cheval, tandis qu'il diminue notablement chez le chien.

Sur l'homme on a essayé diversement de mesurer l'agrandissement de la circonférence ou quelquefois du diamètre transversal du thorax. Valentin et Simon ont trouvé qu'à la hauteur des mamelles l'agrandissement, dans l'inspiration, était de 1/8 à 1/10 de la circonférence. M. Hutchinson l'a évalué en moyenne à 7 cent. 1/2. C'est, relativement à la taille, une augmentation plus forte que chez les grands herbivores.

D'ailleurs chez l'homme, comme on l'avait déjà remarqué du temps de Haller, l'ampliation du thorax n'a pas lieu d'une manière uniforme dans les deux sexes, à tous les âges et chez tous les individus. Dans l'enfance, la dilatation de la poitrine a lieu surtout par le diaphragme, les côtes se soulevant à peine ; c'est la respiration dite abdominale. Chez l'homme adulte, la respiration est costale, inférieure et abdominale ; la dilatation est très marquée dans la moitié inférieure du thorax. Chez les jeunes filles, vers l'époque de la puberté, et chez la femme la respiration se fait surtout par la dilatation de la moitié supérieure de la poitrine, ou suivant le type appelé costo-supérieur.

Parmi les animaux comparés de genre à genre ou d'espèce à espèce, on voit aussi, en y regardant de près, des variations analogues. Les animaux à viscères digestifs, très développés, comme les solipèdes, les ruminants, le lapin, présentent une respiration abdominale très marquée ; les animaux à ventre petit, comme les carnassiers, respirent beaucoup par la partie postérieure du thorax. Il est clair qu'en raison de la disposition de la ceinture scapulaire aucun quadrupède ne peut présenter la forme costo-supérieure qui appartient à la partie féminine de notre espèce.

La quantité d'air qui entre dans le poumon dilaté à chaque inspiration est assez difficile à déterminer en ce qui concerne les animaux ; néanmoins elle peut être précisée, même avec quelque rigueur, sans qu'il soit nécessaire de recourir à des procédés et à des calculs compliqués.

Un premier moyen à employer consiste à adapter exactement à la trachée, coupée en travers, un tube flexible, mais non susceptible de s'affaisser, pourvu d'un robinet sur un point de sa longueur, et pouvant être engagé par son extrémité libre sous une cloche graduée, pleine d'air, maintenue sur une cuve à eau. L'appareil étant ainsi disposé, et après qu'une expiration vient d'être effectuée, on ferme le robinet et l'on fait arriver rapidement l'extrémité du tube sous la cloche ; puis on ouvre ce robinet, qu'on ferme subitement aussitôt l'inspiration achevée ; après quoi le tube, retiré de dessous la cloche, est maintenu ouvert pour permettre à l'animal de respirer librement. En répétant un certain nombre de fois cette opération, à des intervalles plus ou moins rapprochés, on obtient séparément les quantités d'air introduites à chaque inspiration, et leur somme donne la moyenne. Dans mes anciennes expériences j'avais trouvé que l'inspiration moyenne du cheval introduit dans les poumons de 1 litre à 1 litre et demi d'air ramené à la température de $+ 15$ degrés centigrades et à la pression de $0^{m},76$. Cette détermination m'a paru au-dessous de la vérité et j'ai tenté de la rendre plus exacte, mais je n'ai pu encore y parvenir, faute d'un spiromètre construit sur le principe de ceux qui ont été employés pour l'homme.

En me fondant sur ce qui se passe chez l'homme, où, par parenthèse, il n'y a pas encore, malgré le nombre des instruments et des observateurs, de données concordantes, on peut calculer approximativement le volume d'air appelé à chaque inspiration. Si l'on admet, avec Davy, Dumas et Longet que l'homme inspire en moyenne un tiers de litre, le poids de l'homme supposé de 75 kilogrammes étant le 6e du poids moyen du cheval supposé de 450, on obtient 6 tiers de litre ou 2 litres pour chaque inspiration moyenne du cheval. En admettant avec d'autres physiologistes un demi-litre pour l'homme, on aurait 3 litres pour le cheval. D'autre part, le calcul basé sur la masse d'oxygène consommée en une heure par le cheval donnerait environ 6 litres d'air pour une inspiration moyenne. Il est clair que dans les inspirations ou les expirations forcées et très prolongées, les quantités introduites ou expulsées sont beaucoup plus grandes. En acceptant 3 litres et demi pour la quantité maximum que l'homme peut chasser en une très énergique expiration, le cheval en chasserait 21 litres. L'inspiration ordinaire serait donc à l'inspiration forcée à peu près chez l'homme : : 1 : 10.

L'accroissement absolu de capacité du thorax dans l'inspiration étant évalué, il est facile de savoir ce qu'il représente relativement à la capacité pulmonaire. Il résulte de mes observations que le poumon du cheval insufflé au degré de l'inspiration achevée renferme de 35 à 40 litres d'air qu'on peut en faire sortir par la compression et recueillir sous une cloche. A chaque inspiration il reçoit donc un quinzième de sa capacité ; et comme il y a une dizaine de respirations par minute chez ce quadrupède, il faut une minute et demie pour que les quantités successivement introduites égalent la masse d'air qu'il contient à un moment donné, après l'inspiration.

En admettant que, en égard au rapport de taille, la capacité pulmonaire de l'homme soit de 6 litres, il faudrait à ce dernier un peu plus de dix-huit inspirations de un tiers de litre chacune pour amener dans l'organe une masse d'air nouveau équivalente à celle qui s'y trouve normalement. Or, pour cela une minute suffit.

Il résulte de ces faits que l'air contenu dans les voies aériennes ne se renouvelle que par fractions minimes, soit par douzièmes ou par quinzièmes, et que, par conséquent, cette proportion étant supposée la plus rapprochée de la vérité, il ne se trouve jamais dans ces voies qu'un mélange d'une partie d'air pur pour douze ou quinze parties d'air déjà vicié. Et comme la fraction appelée à chaque inspiration ne se répand pas uniformément dans toute l'étendue de l'arbre trachéo-bronchique, le mélange ne saurait être homogène d'une extrémité à l'autre. A l'entrée des bronches, la proportion d'air pur est plus grande qu'à leur fond et dans les vésicules pulmonaires. A l'intérieur de celles-ci même le mélange ne peut se faire que par une sorte de diffusion et avec lenteur. C'est ce qui explique pourquoi on trouve plus d'acide carbonique dans l'air des vésicules que dans celui des bronches.

II. — DE L'EXPIRATION.

Le thorax, après s'être dilaté pour faire affluer dans le poumon une nouvelle quantité d'air, revient sur lui-même pour en chasser une quantité à peu près égale qui a servi à l'hématose, en se chargeant de vapeur d'eau et d'acide carbonique. Ce deuxième acte, diamétralement opposé au premier, constitue ce qu'on appelle *l'expiration*. Il s'effectue par le concours des parois du thorax, du diaphragme, du poumon et des autres parties de l'appareil respiratoire. Son exécution se traduit par une réduction des deux grands diamètres du thorax et plusieurs phénomènes dont nous allons présenter l'analyse.

1° Rétrécissement du thorax suivant le sens transversal.

Les parois latérales du thorax, qui s'étaient écartées l'une de l'autre au moment de l'inspiration, se rapprochent lors de l'expiration ; les côtes, qui s'étaient portées en dehors et en avant, reviennent en arrière et en dedans ; les muscles, qui s'étaient contractés, se relâchent, et d'autres puissances, jusqu'alors inactives, entrent en action pour concourir à diminuer la capacité de la cavité thoracique.

Le jeu des côtes dans l'expiration est beaucoup plus simple que celui de ces arcs osseux lors de la dilatation du thorax. Les côtes, au moment de l'inspiration, avaient été déplacées : l'articulation de leur tubérosité avec les vertèbres s'était un peu tordue ; leur cartilage de prolongement avait éprouvé un commencement de torsion ; les lames fibreuses intercostales elles-mêmes avaient acquis une tension particulière. Or, dès que les puissances musculaires, qui ont déterminé ces changements, cessent d'agir, toutes ces parties, plus ou moins élastiques, tendent à revenir à l'état dans lequel elles se trouvaient primitivement, et elles y reviennent en effet, pour ainsi dire, sans le concours des muscles. Ceux-ci n'interviennent qu'à titre d'agents complémentaires et régulateurs destinés à réduire la cavité du thorax au delà des limites auxquelles l'élasticité de ses parois pourrait la ramener. Aussi, peut-on regarder l'expiration comme un acte en grande partie passif, une sorte de retour du thorax à un état neutre qu'il tend à conserver sans aucun effort.

Pendant ce deuxième acte, les côtes exécutent un mouvement inverse en tous points à celui qu'elles ont éprouvé dans l'inspiration. Leur face externe, qui était devenue un peu antérieure, et leur bord postérieur, qui s'était légèrement dirigé en dehors, reprennent leur situation première. La côte se projette en arrière et en dedans ; elle se rapproche de la ligne médiane, l'arc qu'elle forme, en augmentant son inclinaison par rapport au plan vertical qui diviserait le thorax en deux moitiés, réduit l'espace compris entre elle et ce dernier. Ces côtes se rapprochent les unes des autres ; on les voit glisser sous la peau d'avant en arrière, et les espaces intercostaux devenir moins creux. L'appareil dont j'ai parlé montre que ces espaces se rétrécissent d'une manière notable. Les cartilages de prolongement, qui avaient été un peu tordus à leur union avec les côtes et un peu redressés sur le sternum, reprennent d'eux-mêmes, en vertu de leur propre élasticité, la direction qu'ils tendent à conserver ; enfin, les deux hypochondres, qui avaient été portés en dehors, élevés sensiblement, rendus plus convexes à leur face externe, se rapprochent l'un de l'autre, s'abaissent et perdent de leur incurvation. Tout cela se produit spontanément par le fait de l'élasticité des côtes, de leurs cartilages, de leurs liens articulaires, dès que les puissances inspiratrices ont cessé d'agir. Quelques physiologistes, à l'exemple de M. Bert, admettent que l'abaissement des parois costales dans l'expiration n'est pas dû à leur élasticité, mais à celle du poumon qui les entraînerait par son propre retrait. Ils fondent leur opinion sur ce fait que, dans le cadavre, la ponction des parois thoraciques donne lieu à un soulèvement des dernières côtes, lequel indiquerait une tendance diamétralement opposée à l'abaissement. Il est possible que la tendance du poumon à s'affaisser contribue à abaisser les parois costales au dessous du point où leur élasticité seule les ferait descendre, mais il me paraît certain que la première moitié, peut-être même les deux premiers tiers de l'abaissement tiennent à l'élasticité de ces parois.

Dans tous les cas, l'expiration n'est qu'en partie passive. Des muscles particuliers la complètent, surtout si elle est profonde.

Les muscles qui concourent à l'abaissement des côtes, à leur rapprochement, à leur projection en arrière et en dedans, sont : le petit dentelé postérieur, l'intercostal commun, le transversal des côtes, le triangulaire du sternum et les muscles abdominaux. Ils ont cela de particulier qu'aucun d'eux n'agit sur toutes les côtes ; le transversal et le triangulaire exercent leur action sur les côtes sternales, le petit dentelé et les muscles abdominaux sur les côtes asternales.

Le petit dentelé postérieur, assez développé dans les solipèdes où il est formé de six dentelures triangulaires insérées à la face externe des six dernières côtes, a ses attaches fixes au sommet des apophyses épineuses des vertèbres dorsales postérieures et des premières lombaires. Les fibres contractiles de ses digitations sont à peu près perpendiculaires à la ligne médiane, et légèrement obliques de haut en bas, d'arrière en avant, relativement à l'axe des côtes. Comme leurs insertions costales sont plus bas que celles du dentelé antérieur, elles trouvent sur ces arcs un bras de levier plus considérable que ces dernières. Leur contraction tend à tirer les côtes en arrière et aussi à les porter en dehors, mais elle les porte seulement en arrière, les autres muscles expirateurs mettant nécessairement obstacle à la projection en dehors. Le dentelé postérieur n'est constitué, chez le bœuf, que par quatre digitations insérées sur les quatre dernières côtes qui laissent entre elles des espaces très larges. Il n'a plus dans le chien que deux digitations au niveau des deux derniers espaces. Son action expiratrice est plus évidente pour ces deux derniers mammifères qu'elle ne l'est en ce qui concerne le cheval.

L'intercostal commun est un très long muscle, fort développé chez les carnassiers, les solipèdes et les ruminants, qu'il faut considérer comme expirateur. Étendu d'une extrémité du thorax à l'autre, en travers des côtes et au niveau de leur quart supérieur, il se compose d'une succession de languettes libres et tendineuses inférieurement, lesquelles sont toutes obliques de bas en haut et d'avant en arrière. La première se fixe à l'apophyse transverse de la dernière vertèbre cervicale, et la dernière, unie à l'ilio-spinal, va s'attacher aux apophyses transverses des vertèbres lombaires. Ses dix languettes antérieures sont plus larges, plus fortes et mieux isolées que les dernières qui sont étroites et peu distinctes. Elles sont toutes disposées de telle sorte qu'à partir de leur origine à une côte elles passent sur une, deux, trois côtes plus postérieures pour s'attacher à celle qui vient ensuite. Chacune d'elles prend son origine au bord postérieur d'une côte par des fibres tendineuses et va s'insérer au bord antérieur d'une autre par des fibres charnues mêlées à quelques fibres aponévrotiques.

Dans la première édition de ce livre je l'avais considéré dubitativement, mais à tort, comme inspirateur. A compter de la seconde, après des observations nombreuses et diverses expériences, je ne conserve plus de doute sur son rôle d'expirateur. Sur un grand nombre de chevaux, dont la respiration était gênée, bruyante, j'ai vu à travers la peau : 1° le muscle se gonfler et s'aplatir alternativement, et le sillon, qui le sépare de l'ilio-spinal, se creuser, puis se combler. Après l'avoir mis à découvert sur une étendue de 20 à 25 centimètres, j'ai aisément constaté, d'une part, que, dans l'inspiration, alors que les côtes s'élèvent et se portent en avant, le muscle s'affaisse, s'élargit et semble se rapprocher de l'ilio-spinal par le fait même de son aplatissement ; d'autre part, que, dans l'expiration, pendant que les côtes s'abaissent et se portent en arrière, le muscle se rétrécit, se gonfle, se tend et durcit en s'éloignant légèrement du bord externe de l'ilio-spinal. C'est un expirateur puissant qui paraît se contracter à peine ou ne pas se contracter dans les expirations ordinaires, mais qui agit avec une grande énergie dans l'expiration qui suit les efforts ou qui accompagne les cris, les gémissements, par exemple, pendant que les animaux ont à subir quelque opération chirurgicale.

Le transversal des côtes, étendu obliquement du milieu de la première côte sternale à la face latérale du sternum, vers l'articulation du quatrième cartilage avec cet os, doit déprimer ou abaisser l'extrémité inférieure des deuxième, troisième et quatrième côtes sur lesquelles il passe, et cela en raison surtout de la fixité de ses deux attaches terminales. Cependant, en tenant compte des adhérences qu'il contracte à la surface des côtes ou des cartilages qu'il croise obliquement, on serait tenté de lui attribuer une action diamétralement opposée à celle que je viens de rappeler.

Le triangulaire du sternum est l'expirateur par excellence de la partie antérieure du thorax. Né sur toute la longueur de la face supérieure du sternum par des faisceaux charnus recouverts d'une forte couche aponévrotique, il remonte à la face interne des cartilages de prolongement de toutes les côtes sternales qui suivent la première, et s'insère sur ces cartilages par autant de dentelures isolées. Ce muscle qui a, de même que tous les autres expirateurs, l'une de ses attaches terminales absolument fixe, rapproche les cartilages et les côtes de la ligne médiane ; il transforme ces arcs en leviers du troisième genre, dont le centre de mouvement est à l'articulation vertébro-costale, la puissance à l'insertion de chaque dentelure, et la résistance en dessous. Son action est d'autant plus favorisée que ses insertions sont plus supérieures : elle s'accroît d'avant en arrière d'une manière très sensible, en raison de l'allongement de ses digitations, et devient extrêmement énergique chez le chat, le chien et la plupart des carnassiers, dont les cartilages costaux antérieurs sont très allongés.

Le grand oblique, le petit oblique et le transverse de l'abdomen complètent la série des muscles expirateurs dont l'action a pour effet de diminuer la cavité du thorax suivant le sens transversal. Leur rôle dans l'expiration est actif à tous les degrés de l'affaissement des parois thoraciques sur elles-mêmes.

Parmi les muscles de l'abdomen, le grand oblique est celui qui agit le plus directement sur les côtes asternales et qui prend la plus grande part à l'expiration. Son action devient extrêmement manifeste, pour peu que la respiration du cheval soit profonde. Elle se traduit par le développement d'une légère saillie, qui s'étend depuis l'extrémité postérieure du sternum jusque vers la dernière côte, et qui remonte insensiblement au dessus du bord libre de l'hypochondre, tant que dure l'expiration. Cette saillie, très apparente à travers la peau des animaux maigres, est formée par le bord inférieur de la partie charnue du muscle, bord qui éprouve une ascension assez considérable vers les attaches supérieures et fixes du muscle, en laissant au-dessous de lui les cartilages costaux. Dans l'inspiration, au contraire, il redescend, sa saillie s'efface, et l'hypochondre disparaît, comme on le voit du reste en mettant les muscles à découvert.

Le grand oblique d'un côté et celui du côté opposé, agissant toujours ensemble, constituent, par leur réunion sur la ligne blanche, une véritable sangle dont la contraction tend à faire remonter les viscères abdominaux, puis à rapprocher les deux hypochondres, et conséquemment à diminuer le diamètre transversal du thorax. Bien que ces deux effets semblent en contradiction l'un avec l'autre, car l'élévation des viscères abdominaux sollicite les hypochondres à s'éloigner pendant que la contraction provoque le rapprochement de ces parties, le rapprochement a lieu dans des limites très étendues : la projection du diaphragme en avant et en haut agrandit assez l'espace qui reçoit les viscères.

Le petit oblique prend aussi une part active à l'expiration, mais moins considérable que celle du précédent. Son aponévrose, qui prend seulement quelques attaches à la face interne des cartilages des dernières côtes asternales, est disposée peu favorablement pour agir directement sur les côtes ; aussi ce muscle contribue-t-il à l'expiration, surtout en élevant la masse intestinale. Sa contraction est indiquée par l'augmentation du relief que forme le milieu de sa portion charnue, ou de ce qu'on appelle communément la corde du flanc, et par la tension que celle-ci éprouve au moment de l'expiration.

Le transverse, ou lombo-abdominal, qui s'implante à l'extrémité des apophyses transverses des vertèbres lombaires et à la face interne des cartilages de toutes les côtes asternales, est admirablement disposé pour relever la masse des viscères abdominaux et rapprocher les deux hypochondres l'un de l'autre. Sa contraction est extrêmement favorisée, en ce sens qu'elle agit sur l'extrémité inférieure de toutes les côtes asternales.

Quant au sterno-pubien, il ne contribue guère à l'expiration qu'en soulevant les viscères abdominaux. La disposition qu'il affecte et les adhérences qu'il contracte à son origine sur les dernières côtes sternales et les premières asternales ne lui permettent guère d'agir directement sur ces arcs osseux.

Les muscles abdominaux prennent donc, en se contractant, une part considérable à la réduction du diamètre transverse de la poitrine. La tunique fibreuse épaisse qui les renforce à l'extérieur concourt au même résultat en vertu de l'élasticité dont elle jouit au plus haut degré. Ces diverses puissances, en soulevant les viscères intestinaux et en les refoulant vers le diaphragme, deviennent aussi les agents principaux du resserrement longitudinal du thorax.

Tous les muscles que nous venons d'indiquer n'agissent pas et n'ont nul besoin d'agir dans les expirations ordinaires, puisque l'élasticité des parois thoraciques et du poumon suffit à les produire, mais ils se liguent pour effectuer les expirations profondes, prolongées, saccadées : ils règlent l'expiration du cri, du gémissement, de la plainte, du chant : ils la rendent irrégulière, entrecoupée, la divisent en plusieurs temps, ce que ne ferait point l'élasticité des parois thoraciques et du tissu pulmonaire. Ainsi, dans le soufflet, l'élasticité donne lieu à un affaissement lent et régulier, et la main sur les panneaux produit un affaissement saccadé, interrompu, avec secousses très nombreuses.

Abstraction faite de ces modifications, on peut dire que l'expiration s'opère en deux temps. Dans le premier, elle est commencée passivement par le jeu de l'élasticité des parois thoraciques et par la tendance du poumon à s'affaisser. Dans le second, elle s'achève par la coopération des muscles expirateurs.

2° Resserrement du thorax suivant le sens antéro-postérieur.

Lors de l'expiration, la cavité thoracique diminue de diamètre d'avant en arrière par le jeu du diaphragme, par la réaction des viscères de l'abdomen et par l'intervention des muscles abdominaux. Le resserrement qu'elle éprouve dans ce sens est beaucoup plus considérable que celui qui résulte du rapprochement des parois costales.

Le diaphragme, à l'instant initial de son relâchement, ne décrit plus qu'une très légère concavité du côté de l'abdomen ; il est aussi plan qu'il peut l'être, mais sa contraction ayant cessé, sa concavité postérieure augmente insensiblement, à mesure que le muscle se reporte en avant, et elle arrive à son terme dès qu'il a effectué un mouvement d'une étendue égale à celui qu'il avait exécuté en sens inverse dans l'inspiration. Le diaphragme relâché, pendant qu'il effectue son oscillation d'arrière en avant et de bas en haut, conserve une tension assez considérable : il n'est point flasque comme beaucoup d'auteurs le pensent et comme on pourrait le croire de prime abord. Sa tension, qui existe du reste sur

le cadavre dont le thorax n'est point ouvert, est facile à constater chez les ruminants, en engageant le bras dans une large fistule au rumen, et chez tous les
animaux dont l'abdomen est plus ou moins largement ouvert : elle résulte de
l'appui que donne à la cloison la face postérieure des poumons et de la pression
qui lui est transmise par les viscères abdominaux.

Le mouvement qu'éprouve le diaphragme relâché, dans l'expiration, tient à
deux causes qui lui sont tout à fait étrangères, savoir, le retrait du poumon et la
réaction des viscères abdominaux qui reprennent leur situation et leur volume
primitif. Il tient aussi, surtout chez les solipèdes, à la rétraction du tissu jaune élastique qui tapisse sa face antérieure. En effet, le poumon qui s'affaisse sur lui-même
en vertu de l'élasticité propre de son tissu et de ses divers éléments constituants,
dès que les parois costales se rapprochent l'une de l'autre ; le poumon, appliqué
immédiatement à la surface antérieure de la cloison diaphragmatique, l'aspire
en quelque sorte, avec une grande énergie, et l'entraine avec lui à mesure qu'il
revient sur lui-même, et cela parce qu'il n'y a entre eux, ni air, ni aucun autre
gaz. Alors la vitesse de la projection du diaphragme en avant est subordonnée à
la rapidité de l'affaissement de l'organe pulmonaire.

D'autre part, les viscères abdominaux qui, lors de l'inspiration, ont été plus ou
moins déplacés, leurs gaz qui ont éprouvé une compression plus ou moins considérable, réagissent avec une certaine énergie et refoulent le diaphragme en avant.
Les aponévroses, la tunique abdominale, qui avaient été sensiblement distendues,
réagissent aussi sur la cloison par l'intermédiaire des viscères. Enfin, les muscles
abdominaux, par leur contraction et la pression atmosphérique sur les parois
inférieures de l'abdomen, ajoutent encore à cette réaction passive pour porter la
projection antérieure du diaphragme à ses dernières limites. Il est à remarquer
toutefois que ces dernières causes peuvent cesser d'agir sans que le jeu du diaphragme en soit profondément modifié, car tous les expérimentateurs savent que
les animaux dont l'abdomen est largement ouvert, et sur lesquels la plupart des
viscères sont retirés de cette cavité, continuent à respirer très régulièrement.
Néanmoins, sur le cheval debout, dans de telles conditions, le diaphragme, qui
est fortement tiraillé par le foie et par l'estomac, éprouve une très grande difficulté à se projeter en avant.

Lorsque le diaphragme est fortement projeté en avant par les viscères abdominaux distendus outre mesure, comme dans les cas de tympanite chez les grands
ruminants, il peut devenir tout à fait immobile. Dans ce cas, par suite de l'effort
de dedans en dehors que les viscères exercent sur les hypochondres et sur les
dernières côtes, le jeu des parois costales est très entravé : l'animal s'asphyxie
dans une sorte d'expiration prolongée.

3° Retrait du poumon et resserrement des autres parties de l'appareil respiratoire.

Le poumon, dont la dilatation a été purement passive dans l'inspiration, revient
sur lui-même, lors de l'expiration, par le triple effet de sa propre élasticité, de la
contraction du tissu musculaire des ramifications bronchiques, et enfin du jeu

des parois thoraciques. Sa participation à ce dernier acte est donc mi-passive et mi-active.

L'élasticité du poumon, c'est-à-dire la force avec laquelle cet organe tend à revenir sur lui-même après avoir été dilaté, joue un grand rôle dans l'acte complexe de l'expiration. Cette élasticité, que tous les physiologistes connaissent, est portée à un dégré qui ne se trouve peut-être dans aucun des organes de l'économie animale ; elle appartient à tous les éléments du poumon, à l'enveloppe séreuse, aux bronches, depuis les plus grandes jusqu'au plus déliées, aux vaisseaux, et aux vésicules pulmonaires. C'est elle qui détermine l'affaissement du poumon plein d'air et abandonné à lui-même, la trachée restant libre ; c'est elle qui, sur le cadavre et l'animal vivant, produit le même résultat dès qu'on vient à ouvrir la cavité thoracique. La pression atmosphérique, comme Bérard le fait remarquer avec beaucoup de justesse, demeure tout à fait étrangère à ce phénomène dans les trois circonstances où il s'opère, car la trachée étant ouverte, la pression intérieure est parfaitement égale à la pression extérieure.

L'élasticité du tissu pulmonaire, si puissante qu'elle soit, ne peut, sur l'animal vivant, et dans les conditions normales, affaisser le poumon au delà de certaines limites assez restreintes. L'affaissement s'arrête dans les expirations profondes dès que le diaphragme a été refoulé en avant autant que possible, et que les parois costales sont aussi rapprochées que le comportent leur élasticité et la contraction de leurs muscles ; en un mot, il a pour bornes les limites extrêmes du rétrécissement de la cavité thoracique. Cette élasticité rapprocherait davantage ces parois si elles étaient souples comme celles de l'abdomen et susceptibles de se déprimer entièrement par la pression atmosphérique.

On croit généralement que l'obstacle à l'affaissement complet du poumon tient au vide ou à l'absence de gaz entre le poumon et les parois de la cavité qui le renferme. Cette opinion n'est fondée qu'en partie, car des liquides et des gaz peuvent exister dans le sac des plèvres, sans que pour cela le poumon revienne complètement sur lui-même. Tous les jours on voit, d'un seul côté ou des deux côtés à la fois, des épanchements pleurétiques considérables qui ne s'opposent point à l'accomplissement des actes mécaniques de la respiration. La sérosité occupe les parties déclives de la cavité thoracique, le poumon surnage en raison de sa légèreté spécifique, et demeure en contact, par sa partie supérieure, avec les parois costales ; et, tant que les progrès de l'épanchement lui laissent un volume suffisant à l'hématose, il continue à fonctionner avec plus ou moins de facilité. De même quand on a injecté jusqu'à un litre d'air dans la cavité thoracique d'un cheval, par une ouverture très oblique, au niveau d'un espace intercostal, le poumon correspondant ne revient pas complètement sur lui-même ; cet organe ne réduit son volume que dans les proportions rigoureusement nécessaires pour loger dans la plèvre un litre d'air à la tension qui le met en équilibre parfait avec la pression atmosphérique extérieure et intérieure. Une fois cette réduction opérée, le poumon ne s'affaisse plus ; il continue à fonctionner comme auparavant, bien que, dans une grande partie de son étendue, il y ait de l'air entre lui et les parois de la cavité. On s'en assure en mettant à découvert la plèvre sur une certaine fraction d'un espace intercostal.

Carson, qui a mesuré la force élastique du poumon, a trouvé qu'elle est plus que suffisante pour supporter une colonne d'eau de 30 à 45 centimètres sur le bœuf, le mouton et le chien de grande taille. Cette force doit être un peu plus grande, car elle n'est mesurée dans les expériences du physiologiste anglais qu'au moment où elle a déjà perdu une partie de son intensité par un commencement de retrait du tissu pulmonaire. Néanmoins, M. Bert me paraît l'exagérer quand il la mesure à l'aide d'un manomètre adapté à la trachée, après avoir fortement insufflé l'organe, alors qu'il fait équilibre à 80 ou à 90 centimètres d'eau. Le poumon, dans les inspirations ordinaires, ne se dilate jamais autant qu'il le fait par l'insufflation portée au point de produire l'emphysème.

L'élasticité du poumon tend non seulement à affaisser l'organe, mais encore à attirer les parois thoraciques en dedans ; elle joue, par conséquent, un rôle considérable dans l'expiration, mais elle n'est pas ordinairement, quoi qu'en dise M. Bert, « l'agent exclusif de l'expiration. » Ce n'est pas elle qui amène à sa dernière limite l'affaissement du thorax. On s'aperçoit bien, en effet, sur soi-même qu'une fois l'expiration achevée naturellement, un effort des puissances expiratrices affaisse encore beaucoup la poitrine et chasse une notable quantité d'air que l'affaissement spontané du poumon n'aurait pas expulsée.

La contractilité des fibres musculaires sous-jacentes à la muqueuse des bronches doit prendre une part plus ou moins considérable au retrait que le poumon éprouve lors de l'expiration. Ces fibres, continuation de celles de la trachée, forment une couche épaisse et facile à voir dans les plus grosses divisions du tube aérien, mais deviennent nécessairement de moins en moins nombreuses à mesure qu'on se rapproche des divisions ultimes. Reisseissen, qui les a décrites avec soin, les a suivies, à l'aide d'instruments grossissants, jusque dans les tuyaux bronchiques très fins, dans les parois desquels on n'apercevait plus de cerceaux cartilagineux ; Wedemeyer a vu ces fibres se contracter, sous l'influence du galvanisme, sur les bronches du chien et du cochon d'Inde, mais leur contraction était assez lente ; C. Williams, en électrisant le poumon affaissé, a constaté une élévation très notable de l'eau dans le manomètre adapté à la trachée ; enfin, Longet s'est assuré que la galvanisation des nerfs vagues provoque des contractions manifestes dans les parois bronchiques. Depuis, l'expérience a été répétée, et elle a prouvé, d'une part, que le tissu pulmonaire et les bronches sont contractiles ; d'autre part, que cette contractilité est sous la dépendance des nerfs pneumogastriques.

Le fait de la contraction du plan musculaire des bronches, lors même qu'il n'aurait pas été constaté, ne saurait être mis en doute. Mais les physiologistes n'ont pu découvrir jusqu'ici si cette contractilité est mise en jeu d'une manière régulière à chaque expiration, ou si elle agit seulement lors des expirations profondes ou saccadées. Toutefois, il est certain qu'elle intervient pour opérer l'expulsion du mucus et des produits morbides qui s'exhalent des bronches ou qui se font jour à travers ces conduits. Probablement c'est par suite de la paralysie de ces fibres que les mucosités stagnent en si grande quantité dans les tuyaux aériens des animaux auxquels on a réséqué les nerfs pneumogastriques, mucosités dont l'accumulation contribue, pour beaucoup, à hâter le développement de l'asphyxie.

Enfin, la pression exercée sur le poumon par les parois costales qui reviennent sur elles-mêmes en vertu de leur élasticité, et par le diaphragme sur lequel agissent directement les viscères et indirectement les muscles abdominaux, concourt puissamment à réduire l'organe pulmonaire au volume sous lequel il se présente au terme de l'expiration. Cette pression auxiliaire et étrangère pouvant être opérée avec rapidité et graduée suivant les circonstances, joue un grand rôle dans la respiration accélérée, et devient ainsi peut-être plus utile que l'élasticité, qui n'agit qu'avec une certaine lenteur : elle contribue seulement à l'affaissement du poumon quand cet organe ne peut plus guère revenir spontanément sur lui-même par le fait des adhérences qu'il contracte avec les parois thoraciques, de l'induration de son tissu et des dépôts calcaires ou plastiques dont il est souvent le siège chez les grands ruminants. Il faut encore ici admirer ces combinaisons dans lesquelles plusieurs forces sont disposées pour agir dans le même sens et se suppléer réciproquement quand l'une d'elles est frappée d'inertie.

La trachée éprouve peut-être quelques modifications dans sa forme et son diamètre lors de l'expiration. Le plan musculaire à fibres transversales qui existe à sa partie postérieure entre peut-être en contraction pour rétrécir la lumière de ce conduit. Cependant on n'a pu voir encore, d'une manière distincte, ces fibres se contracter soit spontanément, soit sous l'influence des excitants mécaniques ou galvaniques. Je les ai mises à découvert, sur le cheval vivant, en incisant le tissu cellulaire et les lames fibreuses qui réunissent les extrémités des cerceaux de la trachée préalablement portée en dehors et un peu tordue sur elle-même, mais je n'y ai point aperçu de contractions isolées ou isochrones avec l'expiration. L'application d'un compas d'épaisseur en divers points de la région cervicale de la trachée du même animal ne m'a indiqué aucun changement bien appréciable dans ses différents diamètres. Mais on conçoit que ce plan puisse se resserrer sans qu'il en résulte une diminution sensible du diamètre extérieur du conduit ; le rétrécissement pouvant s'opérer seulement au dépens de l'espace celluleux laissé entre la partie postérieure des cerceaux et la couche musculaire. Quoi qu'il en soit, à cet égard, la nature du plan implique nécessairement une contraction dont les circonstances et le rhythme n'échapperont pas toujours aux investigations des physiologistes.

Le larynx, au moment de l'expiration, éprouve, dans sa totalité, un léger mouvement d'ascension qui devient très marqué pour peu que la respiration soit profonde et difficile. L'ouverture de la glotte se resserre par le rapprochement des cordes vocales et des aryténoïdes, ainsi qu'on s'en assure par le secours de l'expérience dont j'ai déjà parlé.

La colonne d'air qui passe à travers la trachée et le larynx est mue avec vitesse, et avec une très grande force, comme le montrent le sifflement qui se fait entendre dès qu'on a pratiqué une petite ouverture à la trachée, et la réjection des corps étrangers, même assez lourds, introduits accidentellement dans les voies respiratoires. Cette colonne, une fois parvenue au pharynx, s'engage entièrement dans les cavités nasales, si le voile du palais est abaissé et la bouche fermée, puis elle s'échappe par les naseaux revenus sur eux-mêmes. Si son impulsion est très-

énergique, elle soulève en masse la fausse narine avec les parties qui correspondent à l'espace laissé entre le sus-nasal et le biseau du petit sus-maxillaire. De
plus, comme l'ouverture des naseaux est alors à son rétrécissement extrême, une
partie de l'air rebrousse chemin, s'engouffre dans le cul-de-sac de la fausse narine,
et le dilate très sensiblement, surtout si le passage du fluide expiré est encore
diminué par le pincement que peut exercer sur les naseaux la main ou l'instrument de torture connu sous le nom de tord-nez.

Enfin, si la bouche est béante et le voile du palais plus ou moins relevé, une
partie de la colonne d'air du pharynx s'échappe à travers cette cavité au moment
même où les mâchoires se rapprochent ; mais il semble qu'il ne sort point par là
une quantité d'air aussi considérable que celle qui y a pénétré au moment de
l'inspiration. Ce fluide peut du reste sortir par la bouche en certaine proportion,
bien que cette cavité soit tenue à peu près fermée ; alors il soulève en passant
les joues et les commissures des lèvres, si ces parties sont frappées d'atonie ou
de paralysie.

Ainsi l'expiration est un acte complexe qui résulte : 1° du relâchement des
muscles inspirateurs, c'est-à-dire du diaphragme et des muscles des parois costales ; 2° de l'élasticité des parois thoraciques ou des côtes, de leurs cartilages
de prolongement, de leurs ligaments articulaires et des lames fibreuses jaunes des
espaces intercostaux ; 3° de la réaction des viscères abdominaux comprimés et
plus ou moins déplacés ; 4° du jeu de plusieurs muscles des parois costales, tels
que le dentelé postérieur, le triangulaire du sternum ; 5° enfin de l'intervention
à la fois active et passive des muscles abdominaux.

III. — RHYTHME DE L'INSPIRATION ET DE L'EXPIRATION.

L'analyse isolée de l'inspiration et de l'expiration étant faite sous le rapport du
mécanisme, il nous reste à étudier ces deux actes dans leur succession régulière,
à voir quels sont les phénomènes appréciables qui traduisent leur accomplissement normal, et les variations qu'ils éprouvent suivant les conditions physiologiques
diverses dans lesquelles les animaux se trouvent placés. Cette étude est indispensable pour fixer le terme de comparaison auquel on doit rapporter les modifications
si nombreuses qui résultent des lésions morbides des organes respiratoires.

Le rhythme normal des mouvements respiratoires est assez difficile à saisir sur
le cheval en repos, parfaitement calme, dont les formes sont arrondies et les
saillies musculaires masquées par la graisse. Alors les côtes ne se dessinent point
sous la peau, les espaces intercostaux ne se creusent pas sensiblement ; le flanc
n'a pas de concavité bien marquée, sa corde se met peu en relief ; les hypochondres et les dernières côtes ne se délimitent point à leur réunion avec les parois
abdominales : il faut un léger exercice de quelques instants pour donner aux
mouvements respiratoires une étendue qui permette à l'observateur d'en saisir
toutes les particularités ; mais sur les animaux à peau fine, dont les muscles sont
nettement dessinés, et sur tous les sujets sans embonpoint, ils sont bien
caractérisés.

Dans l'inspiration, les parois thoraciques se soulèvent tout d'une pièce ; les côtes deviennent plus apparentes, s'écartent les unes des autres en se portant en avant; les sillons intercostaux se creusent légèrement; la corde du flanc s'aplatit et s'efface; la concavité de cette région augmente à peine; le ventre descend, se porte en dehors et s'élargit; la dépression qui existe au niveau du grasset, entre la cuisse et la partie fuyante du flanc, diminue sensiblement.

Dans l'expiration, les parois thoraciques s'abaissent en masse; les côtes reviennent en arrière, se rapprochent les unes des autres, perdent de leur relief et s'effacent en quelque sorte plus ou moins complètement; les dépressions intercostales perdent de leur profondeur; il se forme sur la ligne de l'hypochondre une saillie longitudinale qui n'est pas produite par le cercle cartilagineux lui-même, mais par la partie charnue du grand oblique de l'abdomen; cette saillie au-dessous de laquelle se trace une dépression assez marquée remonte tant que dure l'expiration; la corde du flanc se détache, se tend, se projette en dehors en éprouvant un léger mouvement ascensionnel; le ventre remonte et se rétrécit; enfin le creux du grasset se prononce davantage.

L'inspiration et l'expiration n'exigent pas, pour leur accomplissement, un temps égal de part et d'autre. La première, qui est la plus courte, ne semble guère demander plus de la moitié du temps que la seconde met à s'effectuer. Cependant, d'après une ou deux mensurations à l'aide d'un pnéographe, Rodet croit avoir reconnu que l'inspiration est seulement d'un quart plus brève que l'expiration. Chez l'homme la première serait à la seconde :: 1 : 1 1/2, d'après quelques observateurs; mais le rapport entre l'une et l'autre varie suivant les animaux et une foule de conditions. La production de la voix et les efforts donnent lieu à des écarts énormes. Chez le chanteur l'expiration peut durer dix fois et plus que l'inspiration. Il en est de même, chez l'animal, dans le braiement, le beuglement, etc. Comme les instruments mesurent mieux les secondes et les fractions de seconde que les sens les plus exercés, il faut en accepter les indications.

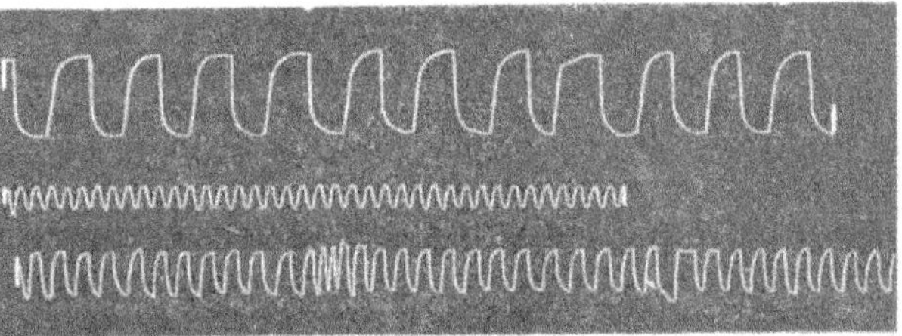

Fig. 159. — Graphiques de la respiration chez divers mammifères (*).

On admet généralement un intervalle entre l'inspiration et l'expiration, ou une pause très courte, surtout si la respiration n'est pas très lente. Vierordt et Ludwig en ont même reconnu deux, l'une qui succède à l'inspiration, l'autre plus marquée qui suit l'expiration, et ils les ont mesurées à l'aide de leur kymographion; mais

(*) 1, chien; 2, lapin; 3, chat.

les instruments donnent des indications si peu sûres, que M. Bert[1] croit démontrer à l'aide du sien qu'il n'y a aucune espèce de panse soit dans l'inspiration, soit dans l'expiration. Les tracés le prouvent, dit-il, et aussi ceux qu'a obtenus M. Marey. J'en donne un pour exemple (fig. 159), que le lecteur appréciera s'il le peut : pour moi, je m'en tiens provisoirement à mon ancienne opinion, à savoir, qu'un intervalle ou une pause très courte semble se faire remarquer, surtout chez les grands animaux, entre l'inspiration et l'expiration. Dans l'état de calme parfait, toutes les respirations ne sont pas d'égale durée et d'égale ampleur. Girard a noté que, entre cinq, six, sept respirations de même étendue, il s'en opère une beaucoup plus profonde chez le cheval. Les choses se passent toujours ainsi à l'état normal, avec cette différence que, sous l'influence des efforts ou de l'exercice, les mouvements respiratoires deviennent plus étendus, mieux accentués et se succèdent avec une plus grande rapidité.

Le rhythme des mouvements respiratoires est profondément modifié, chez les solipèdes, dans ce qu'on appelle la pousse, dont la cause paraît consister le plus généralement en un emphysème pulmonaire. Cette altération se traduit en général par une interruption plus ou moins sensible de l'expiration, qui se fait en deux temps fort distincts, entre lesquels il y a un arrêt ou un soubresaut particulier. Ainsi, lors de l'expiration, l'hypochondre, après avoir effectué la moitié de son abaissement, s'arrête, rebondit légèrement, puis descend de nouveau jusqu'à sa limite ordinaire. De même, le flanc, après être arrivé vers le milieu de son affaissement, s'arrête, éprouve un léger soubresaut, puis achève son mouvement. Lorsque l'altération est portée jusqu'à ses limites extrêmes, elle devient manifeste à l'inspection isolée des côtes, des hypochondres, du flanc, de la partie inférieure de l'abdomen et des naseaux. Le flanc est plus ou moins retroussé ; sa corde se dessine fortement, et son creux se remplit d'une manière sensible dans l'expiration ; le soubresaut devient très marqué et se produit très souvent à la fois dans l'inspiration et l'expiration. Le mouvement des parois abdominales se communique aux muscles de la face antérieure de la cuisse ; le fascia lata se porte en dehors et s'affaisse alternativement ; la secousse éprouvée par les parois costales est sensible dans toute leur étendue ; les muscles de la croupe, au niveau du ligament sacro-ischiatique, sont soulevés dans l'expiration et déprimés dans le mouvement opposé ; l'anus est alternativement refoulé en arrière et reporté en avant par un mouvement saccadé et interrompu ; le corps entier de l'animal participe même quelquefois à la secousse produite par les muscles affectés à la respiration. Les naseaux reflètent dans leur jeu les modifications éprouvées par celui des parois thoraciques et abdominales. Leur dilatation, qui est extrême et permanente, augmente encore beaucoup dans l'inspiration ; l'aile interne d'un naseau est fortement rapprochée de celle du naseau opposé ; et, lorsque le froid condense la vapeur qui s'échappe des cavités nasales, on la voit distinctement sortir en deux bouffées, séparées par un temps d'arrêt très court.

Les changements apportés au rhythme de la respiration s'expliquent assez bien

1. P. Bert, ouv. cit., p. 335.

par la nature de la lésion qui paraît habituellement donner lieu à la pousse. Comme l'emphysème pulmonaire est la cause la plus fréquente de celle-ci, et comme cet emphysème vésiculaire, parfois fort difficile à reconnaître de prime abord, diminue tellement l'élasticité du poumon que cet organe éprouve une grande peine à s'affaisser, on conçoit qu'il faille, du côté des puissances expiratrices, des efforts assez considérables pour en réduire le volume au degré convenable. Or, dans l'expiration, après que les parois thoraciques ont commencé à revenir sur elles-mêmes en vertu de l'élasticité dont jouissent leurs parties constituantes, si la résistance du poumon arrête leur abaissement, et même si elle les repousse, il faut qu'un redoublement de l'action musculaire vienne achever l'expiration, et ce redoublement est très prononcé dans plusieurs muscles, surtout au grand oblique qu'on voit se contracter au moment où l'abdomen remonte pour refouler le diaphragme. De là les deux temps de cet acte et le soubresaut qui les sépare.

Le type de respiration qui caractérise la pousse, ne doit cependant, au point de vue physiologique, être considéré que comme l'exagération du type normal, car l'expiration se fait toujours en deux temps, le premier court, le second prolongé : après le début de l'affaissement des parois costales, le poumon, dont les gaz sont comprimés, tend à rebondir, puis son retrait s'achève sous la pression des puissances musculaires additionnées aux effets de l'élasticité du thorax.

Dans la pousse spasmodique due à des causes autres que l'emphysème et caractérisée par des mouvements saccadés, le soubresaut de l'expiration fait défaut. D'ailleurs c'est une pousse intermittente dont les accès ne durent, en général, que quelques heures ou des fractions de journées.

La vitesse avec laquelle s'effectuent et se succèdent les mouvements respiratoires varie beaucoup suivant les animaux et les conditions diverses dans lesquelles ils peuvent se trouver. Néanmoins chaque espèce animale a, dans le calme parfait, un nombre de respirations à peu près invariable.

D'après les auteurs vétérinaires[1], le nombre des inspirations en ce qui concerne les animaux domestiques, est, pour le cheval jeune de 10 à 12 par minute ; le cheval adulte, de 9 à 10 ; le jeune bœuf, de 18 à 20 ; le bœuf adulte, de 15 à 18 ; l'agneau, de 16 à 17 ; le mouton, de 13 à 16 ; le jeune chien, de 18 à 20 ; le chien adulte, de 15 à 18.

Pour les animaux sauvages que j'ai pu observer dans le calme le plus parfait j'ai compté 10 respirations au rhinocéros ; 7 à 10 à l'hippopotame hors de l'eau ; 3 à 4 au même pachyderme sous l'eau ; 23 au buffle de Valachie ; de 18 à 22 au lama et à l'alpaca ; 10 à 11 au dromadaire ; 8 à 10 à la girafe ; 22 à 24 à l'yach ; 16 à 17 au cerf ; 16 à 18 au daim ; 12 à 15 à la panthère ; 14 à 15 au jaguar ; 12 à 13 au lion.

Le nombre des respirations varie dans des limites très étendues, suivant la taille des animaux, l'âge, l'espèce et les conditions diverses où peut se trouver l'individu, comme l'état de repos ou d'activité musculaire, les efforts, les in-

1. Rainard, *Traité de pathologie et de thérapeutique générales vétérinaires*. Lyon, 1840, 2 vol. in-8. — Delafond, *Traité de pathologie générale comparée*, 2ᵉ édit. Paris, 1855.

pressions morales, la veille, le sommeil, le travail digestif, une foule d'états pathologiques et de circonstances extérieures.

De même que la circulation, la respiration, quant à sa vitesse, est généralement subordonnée au volume des animaux. Les grands animaux respirent très lentement, les petits très vite. L'éléphant, le rhinocéros, l'hippopotame, le dromadaire, le cheval, sont ceux qui offrent, parmi les mammifères, le nombre minimum de mouvements respiratoires. Les petites espèces respirent plus souvent, le lapin 50 à 60 fois, le rat, la souris 100, 200 fois et souvent plus, au point que l'on a peine à compter ces mouvements. Toutefois la proportionnalité dont il s'agit n'est pas exacte, car, suivant la remarque fort juste de M. Bert, à égalité de taille, le carnassier respire moins vite que l'herbivore.

Les oiseaux ont la respiration plus lente que les mammifères. Parmi les animaux de cette classe, les grosses espèces, comme l'a fait observer Burdach, sont aussi celles qui respirent le plus lentement. Le casoar de la Nouvelle-Hollande respire 2 ou 3 fois, le marabout 4 fois, le condor 6 fois, le moineau et le serin 90 à 100 fois par minute.

Chez les poissons, M. Bert a noté un rapport analogue, mais non constant. Il doit en être ainsi, puisque, d'une part, la circulation s'accélère en raison de la réduction de la taille, et que, d'autre part, d'après MM. Regnault et Reiset, la consommation d'oxygène s'accroît à mesure que les espèces deviennent plus petites.

Dans une même espèce, la respiration a son maximum de rapidité pendant le jeune âge ; elle se ralentit à mesure que l'animal grandit et se rapproche de l'âge adulte. On a noté cela depuis longtemps pour les animaux domestiques : M. Bert a étendu cette observation à divers animaux, même aux poissons. Ainsi, pour l'homme, M. Quetelet a compté 44 respirations après la naissance, 26 à cinq ans, 20 de quinze à vingt ans, 16 à trente ans.

Sous l'influence du sommeil, il se produit sur les animaux comme sur l'homme un ralentissement de la respiration connu depuis longtemps, et qui a pour conséquence de diminuer la consommation d'oxygène et la production de la chaleur animale. La diminution observée est d'un sixième, d'un quart et même d'un tiers, suivant l'âge des sujets. J'ai noté sur le lapin que le ralentissement de la respiration pendant le sommeil est progessif. Sur un jeune sujet de cette espèce il y avait, par minute, 24 respirations au début et 16 seulement une demi-heure plus tard. Dans quelques cas il y a une accélération au lieu d'un ralentissement. Ainsi j'ai compté 30 à 34 respirations sur un chien d'un mois endormi, alors que son frère de même âge, éveillé respirait seulement 25 fois.

Suivant la position du corps, ce nombre varie ; il est moindre sur l'homme couché que sur l'homme debout ; mais il n'en est pas de même pour tous les animaux. Ceux qui ont l'abdomen volumineux, comme les grands ruminants, respirent même quelquefois plus souvent couchés que debout, en raison de la compression exercée sur le thorax par les viscères abdominaux. Ainsi sur dix vaches grasses, couchées et ruminant après un repas copieux, j'ai compté 32, 50, 40, 33, 35, 50, 33, 42, 40, 28 respirations à la minute. Pendant le décubitus, dans une situation forcée, comme celle des animaux entravés pour une opération chirurgicale, le *nombre* normal peut doubler et même tripler. Sur une série de chevaux dans cette situation, il y avait 20, 25, 27, 30, 31 respirations au lieu de 9 à 10 qui est le nombre habituel pendant la station.

Le nombre des mouvements respiratoires peut être diminué ou accru sous l'influence de la volonté. L'homme le fait varier sans difficulté dans des limites très étendues. C'est une fantaisie qui ne paraît pas venir à l'idée des bêtes. Cependant la suspension des mouvements qui s'observe chez les animaux plongeurs paraît, au moins en partie, volontaire. On croit savoir qu'elle peut durer longtemps : cinq minutes, un quart d'heure et même plus, chez la baleine, d'après les observations de Scoresby.

La température exerce une influence très marquée sur le nombre des mouvements respiratoires dans tous les animaux ; son élévation l'augmente ; son abaissement le diminue. Cela est surtout sensible chez les animaux qui s'engourdissent, comme les reptiles, et chez les mammifères hibernants.

L'hibernation est peut-être de toutes les conditions physiologiques celle qui fait le plus varier le nombre des mouvements respiratoires. Prunelle, Saissy et d'autres l'ont déjà noté. J'ai vu plusieurs fois par les temps chauds le hérisson déroulé et agité respirer 40 à 50 fois par minute ; roulé en boule ; 18 à 22 fois. Engourdi modérément, sa respiration tombe à 12, à 8, alors que sa température est à 10 sous le ventre au centre de la boule. Dans une torpeur très complète, ce nombre descend à 5, 4, 2 et même à peine à 1 par minute. Ensuite, au réveil, il monte très vite à 50, à 90, même, jusqu'à réchauffement, puis il revient à son chiffre habituel. L'accélération indique la vitesse du réchauffement, comme nous le verrons en étudiant les phénomènes de la chaleur animale.

L'exercice augmente le nombre des mouvements dans une proportion considérable. Un cheval en repos, respirant 10 fois par minute, fit au pas un trajet de quelques centaines de mètres, et dès qu'il s'arrêta, il respirait 28 fois dans le même temps. Au bout de quelques minutes sa respiration était revenue au chiffre ordinaire. Lancé au trot pendant cinq minutes, il avait en s'arrêtant 52 respirations, puis 40 seulement trois minutes après, 33 plus tard encore. Soumis à une course de cinq minutes au galop, il respirait en s'arrêtant 65 fois et 60 fois à la minute suivante. J'ai compté même, sur un autre cheval, au moment de l'arrêt, après une course au galop, 96 respirations à la minute.

Le cheval attelé à une lourde voiture, qu'il traîne avec une certaine lenteur, ou à un véhicule moins pesant qui lui permet une allure modérément rapide, n'a pas la respiration très accélérée, car le rhythme de cette fonction doit être compatible avec le développement des efforts musculaires ; mais dès que le solipède vient à s'arrêter, la respiration s'opère avec une vitesse presque égale à celle du cheval après une course rapide. Il en est à peu près de même pour le bœuf qui, en traçant un sillon, respire lentement, et se met à haleter aussitôt que sa marche se suspend.

En général, l'exercice accélère la respiration proportionnellement aux efforts qu'il exige. Un cheval qui traînait une voiture vide sur un sol horizontal avait 86 respirations à la minute, puis 100, 110 à la même voiture chargée. Mais il ne l'accélère pas proportionnellement à sa durée. Au bout d'un temps assez court l'accélération arrive à ses limites, qui ne sont plus guère dépassées. En comptant, par exemple, les respirations d'un cheval de voiture dans un trajet d'une lieue à une lieue et demie, je vois après 3 à 4 kilomètres le cheval respirer 70 à 80 fois, puis seulement 3 ou 4 fois de plus après 6 kilomètres. Le bœuf attelé à un lourd véhicule arrive à 70, à 75 respirations après un trajet de 1 kilomètre.

Un mouton en ruminant paisiblement respire 15, 16, 17 fois par minute; peu après il ploie la tête contre ses pattes comme pour s'assoupir, sa respiration descend à 14 par minute, et soudain un bruit étranger qui le tire de sa quiétude lui cause une telle émotion qu'il arrive subitement à respirer 45 fois dans l'espace pris pour unité. Ce ruminant, après une course de quelques instants, respire jusqu'à 110 et même 140 fois par minute.

Les mêmes variations s'observent à l'égard des animaux sauvages. Un lion couché au soleil et déjà un peu excité respirait 40 fois par minute, quand un coup donné à la porte de sa loge attira son attention : aussitôt il eut 70 respirations. Un lama, qui avait 20 respirations étant couché, en eut 40 dès qu'on l'eut forcé à se relever. Les carnassiers en général et les animaux très timides paraissent être plus exposés à ces sortes de variations.

La respiration est accélérée dans des proportions énormes par la chaleur atmosphérique sur certains animaux, particulièrement sur ceux dont la peau est couverte de fourrures ou d'épaisses toisons. Elle devient haletante chez l'ours blanc exposé au soleil dans les ménageries, sur le mouton en voyage pendant l'été ou parqué dans des terres arides.

Lorsque toutes les causes d'accélération sont réunies, mouvements rapides, efforts violents, température élevée, la vitesse arrive promptement à son maximum, et il se produit des accidents, en partie asphyxiques, qui peuvent déterminer la mort.

L'air qui s'engage dans les voies respiratoires au moment de l'inspiration, et qui en est expulsé lors de l'expiration, produit dans le larynx, la trachée, les bronches et le poumon, des bruits particuliers dont les caractères sont faciles à reconnaître en appliquant l'oreille à la partie inférieure du cou et sur les côtés de la poitrine.

Au niveau du larynx, il est perçu un souffle, dit laryngien, effectué en deux temps, l'un plus long correspondant à l'inspiration ou au moment de la dilatation de la glotte, l'autre plus court correspondant à l'expiration ou à l'instant du resserrement de l'ouverture.

Le souffle trachéal qui se fait entendre sur les côtés, de même qu'à la partie inférieure du grand conduit aérien, et depuis le larynx jusqu'au poitrail, est assez intense pour être perçu très distinctement, même lorsque la respiration est aussi calme que possible. Il se produit en deux temps séparés par un très court intervalle. Dans le premier, qui coïncide avec l'inspiration, ce souffle est faible; dans le second, qui répond à l'expiration, il est plus fort et plus prolongé. Il rappelle assez bien, par les nuances de son intensité, le bruit que l'air produit en entrant dans les narines ou en sortant de ces cavités pour peu que la respiration s'accélère. Sa force augmente considérablement à mesure que la respiration se pré-

cipite et qu'elle devient pénible ; elle s'accroît de même en raison de la difficulté
que l'air éprouve à traverser le larynx ou les cavités nasales ; enfin elle reste assez
grande lorsque la trachée est ouverte sur un point de sa longueur.

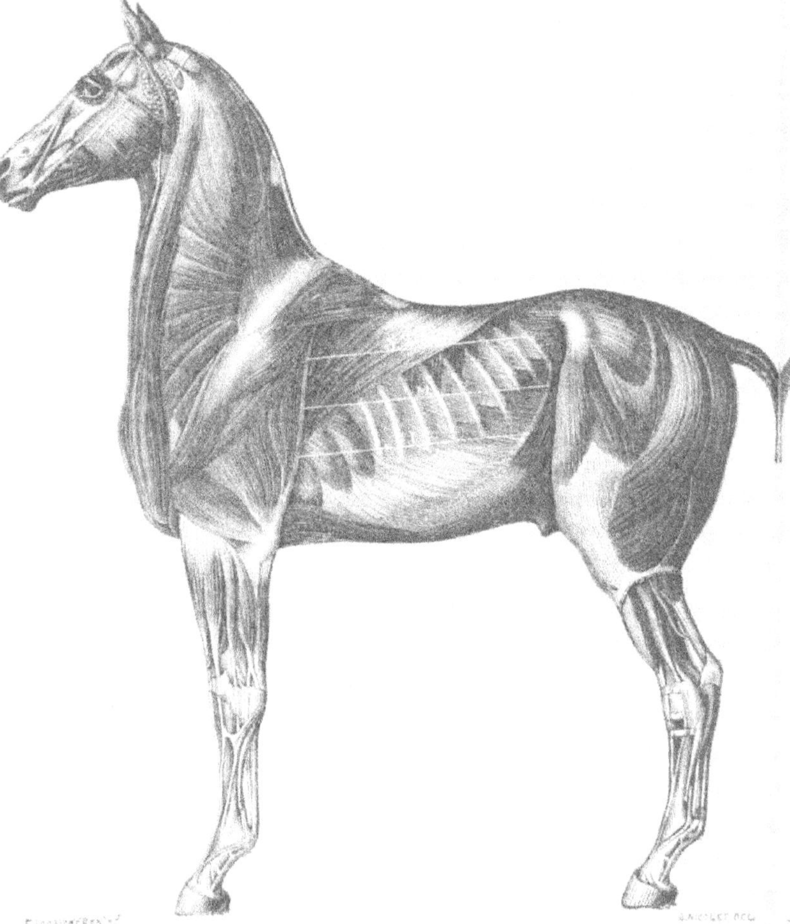

Fig. 160. — Régions auscultables de la poitrine du cheval (*)

Le bruit qui se produit au sein du poumon a deux nuances ou plutôt deux
degrés d'intensité, que l'oreille appliquée sur les parois thoraciques peut distinguer sans grande difficulté. Tout à fait en arrière de l'épaule des grands qua-

(*) Cette figure montre les quatre régions du thorax du cheval. La plus élevée n'est pas auscultable. Les
trois autres, auscultables, doivent être distinguées de haut en bas : supérieure à marquer, S ; — moyenne, M ;
— inférieure, I. C'est ainsi qu'il faut rétablir les lettres que le dessinateur a déplacées.

drupèdes, et au niveau du tiers supérieur des côtes, c'est-à-dire sur la ligne de la bronche principale et de la naissance des bronches secondaires, il est plus fort qu'en aucun autre point des parois costales : c'est le murmure bronchique. Sur tout le reste de l'étendue des parois du thorax, il est beaucoup plus faible : c'est le murmure vésiculaire. Ces deux nuances ne sont pas absolument distinctes l'une de l'autre, car partout le murmure respiratoire se produit simultanément dans les bronches et les vésicules pulmonaires.

Le murmure vésiculaire, perceptible dans les points où les parois thoraciques ne sont pas recouvertes par l'épaule, par les muscles du rachis et ceux du sternum, a son maximum d'intensité, sur les solipèdes, dans la région moyenne du thorax, à compter du bord postérieur de l'épaule jusqu'à la dixième côte. A ce point, les parois costales sont dégagées de leurs connexions avec l'épaule ; elles correspondent à la partie la plus épaisse du poumon et au trajet de la grande division bronchique assez rapprochée du bord supérieur de l'organe respiratoire. De là ce bruit s'affaiblit progressivement et perd de sa netteté, d'une part, à mesure qu'on se rapproche de la dernière côte, et, d'autre part, à mesure qu'on descend vers l'hypochondre. La diminution d'intensité du murmure respiratoire vers les parties postérieures et inférieures du thorax résulte de l'atténuation progressive des bronches et de l'amincissement graduel du poumon. Quant à la moindre netteté de ce murmure sur toute la ligne de l'hypochondre et des dernières côtes, elle est la conséquence de la transmission aux parois thoraciques des bruits produits dans les viscères abdominaux.

L'intensité du murmure respiratoire éprouve normalement des variations assez étendues qui dérivent de l'état des animaux, de leur âge, et surtout de la lenteur ou de la rapidité avec laquelle s'effectue la respiration. Aussi, pour se faire une idée exacte de ce bruit et en saisir toutes les nuances, convient-il d'examiner les animaux après les avoir soumis graduellement à des exercices qui accélèrent les mouvements respiratoires.

Ce murmure est un bruit faible, un souffle doux, prolongé, plus intense dans l'inspiration que dans l'expiration. Il tient évidemment aux vibrations de l'air dans les canaux aériens, et surtout à celles des fines divisions bronchiques et des vésicules pulmonaires dont les parois membraneuses sont plus ou moins tendues. Son mécanisme ne paraît pas différer de celui du bruit plus intense qui est perceptible à distance lorsqu'on insuffle le poumon retiré de la cavité thoracique.

Quelques auteurs, Chomel et Beau notamment, l'ont regardé à tort comme le résultat du retentissement du souffle glottique ou laryngien, et ils ont cru le prouver en disant, avec Laennec, que, chez les animaux à long cou, le murmure respiratoire est peu perceptible en raison de la distance du larynx au poumon. Mais, d'une part, chez le cheval à long cou et chez le dromadaire à cou plus long encore, le murmure s'entend parfaitement, et, d'autre part, il est encore perceptible sur les animaux dont la trachée est ouverte, et sur ceux chez lesquels l'air ne passe plus dans le larynx par suite du tamponnement des naseaux ou de la partie supérieure de la trachée, la partie inférieure étant ouverte. C'est ce que Delafond a parfaitement établi dans des expériences dont j'ai été témoin.

La respiration, envisagée sous le rapport de sa rapidité, du mode de succession de ses mouvements et de plusieurs autres particularités, offre diverses nuances très faciles à distinguer les unes des autres. Elle est *lente*, lorsque, dans un temps donné, le nombre des inspirations et des expirations est peu considérable; *accélérée*, lorsque ce nombre dépasse de beaucoup le chiffre normal. Elle est *égale*, si, à part les variations habituelles, les inspirations ont toutes à peu près la même étendue; *irrégulière*, quand des inspirations courtes alternent sans ordre avec des inspirations et des expirations prolongées. On l'appelle *entre-coupée*, si le premier ou le second de ces actes se fait en deux temps, comme dans le cas d'emphysème pulmonaire; *courte*, si la dilatation du thorax et l'affaissement de cette cavité sont très restreints; *profonde*, si, au contraire, ces mêmes mouvements sont très étendus; *haletante*, si, étant très précipitée, elle s'accompagne d'un léger bruit; *sifflante*, lorsqu'elle donne lieu à un bruit particulier plus ou moins aigu, comme celui du cornage du cheval; *ronflante*, lorsque ce bruit est sourd et prolongé, à peu près tel que le chat le fait entendre en quelques circonstances; *plaintive*, quand le bruit est l'expression de la souffrance, etc.

IV.— DIVERSES FORMES DU MÉCANISME RESPIRATOIRE CHEZ LES VERTÉBRÉS

Les actes par lesquels l'air est amené dans les voies respiratoires, puis éliminé dès qu'il a servi à l'hématose, offrent de très grandes différences parmi les animaux vertébrés. Nous allons successivement examiner les principales chez les oiseaux, les reptiles et les poissons.

Le thorax des oiseaux possède une structure qui rend son jeu sensiblement différent de ce qu'il est dans les mammifères. Les côtes de ces animaux sont entièrement osseuses; elles se composent de deux parties inégales articulées entre elles, en formant un angle à sinus antérieur. La partie supérieure la plus longue se joint solidement aux vertèbres dorsales, et porte en arrière un petit prolongement par lequel elle s'appuie sur la côte suivante; la partie inférieure s'articule avec le bord latéral du sternum; celui-ci, aplati de dessus en dessous et très large, donne à la fois une grande étendue à la partie inférieure du thorax, et une vaste surface d'implantation aux muscles des ailes. Les muscles abdominaux, les releveurs des côtes, les intercostaux, le scalène et le triangulaire du sternum, opèrent la dilatation et le resserrement des parois de cette cavité, qui n'est séparée de celle de l'abdomen que par une cloison diaphragmatique rudimentaire.

Les poumons des oiseaux n'occupent que la partie supérieure de la cavité thoracique; ils sont immédiatement appliqués à la face interne des parois costales et sur le corps des vertèbres dorsales. Leur surface extérieure criblée de petites ouvertures, est creusée de sillons plus ou moins profonds dans lesquels se moulent les segments vertébraux des côtes; de plus, elle laisse presque à découvert en haut et en bas les principales divisions bronchiques. Ce poumon, autour duquel il n'y a pas de plèvre, ne peut aucunement jouer sur les parois thoraciques, ni descendre jusque sur le sternum au moment de sa plus grande expansion, car il est séparé du compartiment inférieur du thorax par une cloison fibro-musculaire qui s'étend transversalement de la face interne des côtes droites à la face correspondante des côtes opposées ; il ne peut pas davantage se porter beaucoup du côté de l'abdomen, retenu dans ce sens par une deuxième cloison de même nature.

Les deux cloisons qui tapissent le poumon en bas et en arrière constituent deux diaphragmes qui prennent une part notable à l'expansion et au resserrement de l'organe pulmonaire. Le diaphragme inférieur, qui est très développé dans certains oiseaux, l'autruche par exemple, où Perrault l'a décrit, constitue une tente tapissant toute la face inférieure du poumon, aponévrotique à son centre, et pourvue, à sa circonférence, de faisceaux charnus disposés en bandelettes insérées à la face interne des côtes. La contraction de ceux-ci a évidemment pour résultat de tendre la cloison, c'est-à-dire de la rendre aussi plane que possible, et, par conséquent, d'abaisser le poumon dont la face inférieure concave y adhère intimement. Le diaphragme postérieur que Cuvier[1] a décrit dans l'autruche, et Duvernoy dans le canard, forme une cloison oblique qui sépare la cavité thoracique de la cavité abdominale. Il se fixe : inférieurement et dans la partie moyenne, au sternum, aux côtes et aux muscles abdominaux ; latéralement, à la paroi interne de la grande cellule aérienne qu'il concourt à former, supérieurement autour de l'œsophage et à la colonne vertébrale par de très petits tendons. Ce dernier, qui se fixe aussi à la circonférence du foie et au péricarde, est formé par des

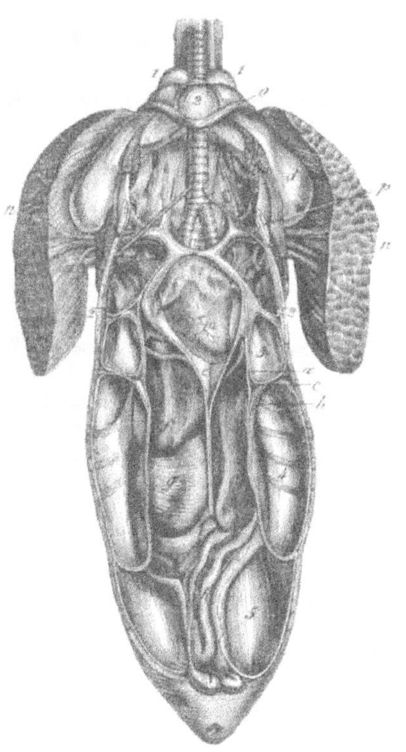

Fig. 161. — Sacs aériens des oiseaux (*).

fibres aponévrotiques et des faisceaux charnus plus ou moins apparents. Son action porte principalement sur les sacs aériens qui entourent les viscères abdominaux.

Enfin, ce qui complète l'appareil respiratoire et le différencie des autres vertébrés, c'est un vaste système de cellules membraneuses groupées dans le thorax

1. Cuvier, *Leçons d'anatomie comparée*, t. VII, p. 210.

(*) 1,1, extrémité intérieure des sacs cervicaux ; 2, sac interclaviculaire ; 3 et 4, sacs intra-thoraciques ; 5, sac abdominal (Sappey).

et l'abdomen, et de tubes communiquant avec les cavités médullaires des os, cellules et tubes pleins d'air, dans lesquels ce fluide se renouvelle de même que dans les poumons. Les sacs aériens, dont la découverte est due à Harvey, sont au nombre de neuf : un impair dit interclaviculaire, deux cervicaux, quatre thoraciques et deux abdominaux. Ils communiquent, d'une part avec les bronches, de l'autre, avec les canaux qui se rendent dans les os ; en outre, sur quelques oiseaux, plusieurs d'entre eux s'étendent au loin sous la peau. L'air qu'on insuffle par la trachée dilate considérablement le thorax, éloigne le sternum de la colonne vertébrale, distend la cavité abdominale, et fait arriver les sacs à un volume très considérable, surtout dès qu'on vient à enlever les muscles abdominaux. Les plus postérieurs atteignent alors, chez les pigeons, la grosseur d'un œuf de poule ; chez l'oie et le canard ils dépassent même celle du poing.

Quant aux prolongements tubuleux qui portent l'air dans l'intérieur de plusieurs os, ils ne sont pas moins remarquables que les cellules dont il vient d'être question. Ces prolongements, observés pour la première fois par Camper, existent non seulement dans la cavité médullaire de l'humérus, mais encore dans les aréoles spongieuses du coracoïde, du sternum, des vertèbres, et, en général, de tous les os sans moelle, qui acquièrent sur le squelette une extrême légèreté et une grande blancheur. Celui de l'humérus amène l'air par une large ouverture dont l'entrée est garnie d'une multitude de petites brides osseuses : il établit entre cet os et le poumon une communication si libre, que les oiseaux peuvent respirer par l'humérus ouvert, bien que la trachée soit liée, ou les narines complétement obstruées. Divers expérimentateurs se sont assurés que le coq pouvait vivre ainsi plusieurs heures, et le canard plusieurs jours. Cependant, le même résultat ne s'obtient pas sur tous les oiseaux, notamment sur ceux de petite taille et qui ne sont pas encore arrivés à l'âge adulte. Je n'ai pu faire respirer le pigeon de cette manière : le tissu spongieux de l'humérus donne une telle quantité de sang que bientôt l'ouverture de l'os s'en trouve obstruée. Du reste, il est des oiseaux chez lesquels l'humérus ne contient pas d'air, et aucun os n'en reçoit dans le jeune âge, d'après les recherches de M. Sappey[1].

Cet admirable appareil respiratoire des oiseaux fonctionne suivant un mécanisme qui diffère beaucoup de celui que nous avons examiné en ce qui concerne les mammifères.

Dans l'inspiration, la dilatation du thorax s'opère suivant le sens du diamètre vertical ou vertébro-sternal de cette cavité. La dilatation transversale, si étendue dans les mammifères, est ici très faible. Lorsque la première s'effectue, l'angle que la partie supérieure et la partie inférieure des côtes forment entre elles s'ouvre plus ou moins, et le sternum s'abaisse en s'éloignant de la colonne vertébrale, surtout par son extrémité postérieure qui est très mobile. Ce double mouvement paraît être en partie passif et en partie actif : passif, par le relâchement des muscles abdominaux ; actif, par la contraction de plusieurs muscles, qui sont les scalènes, les élévateurs des côtes, les intercostaux et le triangulaire du sternum.

1. Sappey, *Recherches sur l'appareil respiratoire des oiseaux*, Paris, 1847, in-8.

Les scalènes tirent fortement en avant les deux premières côtes, qui sont très mobiles et dont l'extrémité inférieure ne s'articule point avec le sternum ; ils meuvent les autres dans le même sens, en raison des attaches qu'ils prennent à leur surface par une très mince aponévrose. Les élévateurs des côtes qui occupent seuls la partie supérieure des espaces intercostaux peuvent, par suite de la fixité absolue de leur attache aux vertèbres, prendre une grande part au redressement des angles que forment entre elles les deux parties de chaque côte. Les intercostaux, quoique très minces et compris dans le court espace qui existe entre le prolongement costal transverse et la jonction des deux segments costaux produisent un effet analogue à celui des précédents. Enfin, le triangulaire du sternum, qui était expirateur dans les mammifères, concourt ici à l'inspiration en portant en avant les articulations par lesquelles se joignent les deux segments des côtes, articulations situées toutes sur une ligne postérieure à l'attache sternale et fixe du muscle. Ces muscles, assez grêles, du moins dans nos oiseaux domestiques, me paraissent aidés dans leur action inspiratrice par le grand dentelé, le costo-scapulaire, qui peuvent prendre un point fixe sur le scapulum, dont la mobilité est très restreinte, et par le dentelé antérieur, qui trouve, pour tirer sur les premières côtes, une attache suffisamment solide au sternum et au coracoïde.

La dilatation du thorax, opérée suivant le diamètre vertical par les muscles précités, ne suffit pas à produire la dilatation du poumon ; la première contribue même fort peu à la seconde, car le poumon maintenu en haut de la cavité, ne peut descendre spontanément dans la partie inférieure qui seule est agrandie. Il faut donc que le diaphragme inférieur abaisse un peu cet organe. Or, ce diaphragme, adhérent à la face inférieure et convexe du poumon, tend par sa contraction à devenir rectiligne ; mais comme, d'une part, il est excessivement faible dans la généralité des oiseaux, et, comme d'autre part, son abaissement est fort restreint, l'expansion qu'il produit dans l'organe respiratoire est assez bornée. Il en résulte nécessairement que la dilatation du thorax profite surtout aux cellules aériennes.

Au moment de l'inspiration, l'air doit donc arriver dans le poumon et dans les quatre sacs intrathoraciques, mais non dans les autres couverts de parties molles. Ceux-ci, au contraire, savoir les cervicaux, l'interclaviculaire et les abdominaux, loin de se remplir comme les premiers, s'affaissent dans l'inspiration et leur contenu afflue en partie dans le poumon. Lors de l'expiration, c'est l'inverse : les sacs thoraciques se vident et les autres se remplissent, sauf peut-être ceux de l'abdomen dont la dilatation est gênée par la contraction des muscles de cette cavité. Cet antagonisme entre les deux séries de sacs, signalé par Perrault et Méry, est, suivant M. P. Bert[1], rendu manifeste par l'emploi des instruments enregistreurs. Mais, cet antagonisme ne me paraît pas aller aussi loin que le disent Campana et divers physiologistes. Lors de l'inspiration l'air extérieur doit être appelé à la fois dans les thoraciques et les abdominaux, seulement beaucoup plus dans les premiers que dans les seconds, puisque le thorax s'agrandit largement, tandis que l'abdomen éprouve un simple relâchement. Au

---

1. P. Bert, *ouvr. cité*, p. 325.

moment de l'expiration l'air doit être chassé à la fois de ces deux groupes, puisque, simultanément, le thorax et l'abdomen se resserrent. L'interclaviculaire et les cervicaux qui, à l'extérieur, n'ont rien pour les dilater ni les resserrer se trouvent seuls dans des conditions spéciales.

L'expiration dans les oiseaux s'opère essentiellement par la contraction des muscles abdominaux. Lorsque ces muscles agissent, ils relèvent le sternum et le rapprochent de la colonne dorsale; ils ferment les angles que forment entre elles la partie vertébrale et la partie sternale des côtes; en un mot, ils diminuent le diamètre vertical de la poitrine dans une proportion égale à celle de son agrandissement lors de l'inspiration. En même temps, ces muscles relèvent les viscères abdominaux, les poussent en avant et compriment les cellules aériennes qui entourent ceux-ci. Cette contraction des muscles abdominaux coïncide avec le relâchement des scalènes, des releveurs des côtes, des intercostaux, du triangulaire du sternum et du diaphragme inférieur, qui remonte et redevient fortement convexe à sa face pulmonaire. Le rapprochement qui s'effectue entre le sternum et la colonne vertébrale, le léger retrait que le poumon éprouve sur lui-même, et la compression des sacs aériens de l'abdomen, par l'action des muscles abdominaux, au moment de l'expiration, ont pour effet de chasser à l'extérieur une partie de l'air contenu dans les cellules et dans le poumon lui-même. Or, comme l'air des cellules ne peut sortir sans passer une seconde fois dans l'organe pulmonaire, il doit dans son trajet y servir encore à l'hématose.

Il y a donc, chez les oiseaux, pendant l'inspiration, un double courant dans le poumon. D'un côté, l'air extérieur y afflue par la trachée; de l'autre, l'air intérieur des sacs couverts de parties molles ou sacs extrathoraciques. Pendant l'expiration, l'air en sort et il y arrive des sacs thoraciques. D'où il suit qu'il y a constamment de l'air nouveau en circulation à travers le poumon. Aussi l'hématose doit-elle y être très active et continue. Elle peut aussi s'opérer dans les sacs et les canaux aériens, mais à un faible degré, car la membrane transparente qui en forme les parois est très peu vasculaire.

Quant au renouvellement de l'air dans les cavités médullaires ou les spongiosités des os, son mécanisme est assez difficile à saisir. Cuvier[1] pense que le fluide pénètre dans les cavités des os lors de l'inspiration, par suite de la tendance à la formation du vide au sein des poumons et des grandes cellules, et qu'il en sort moins facilement lors de l'expiration « au moyen de l'impulsion communiquée par l'air chassé des cellules voisines et par l'effet des changements de température. » Mais c'est là un point accessoire qu'il n'est pas aisé de déterminer rigoureusement, surtout sans le secours de l'expérimentation.

Dans les expériences il est assez difficile de bien se rendre compte du fonctionnement des cellules aériennes. En examinant l'abdomen dénudé de la poule, on croit voir que les cellules, en arrière des côtes et du sternum, se dépriment un peu au moment de l'inspiration et qu'elles se gonflent lors de l'expiration, notamment lorsque l'animal jette un cri. Si on adapte un tube en arrière des

---

1. Cuvier, *Leçons d'anatomie comparée*, 2ᵉ édit., t. VII, p. 207 et 212.

côtes à une cellule abdominale, on voit que l'air y est alternativement attiré et refoulé. Si l'extrémité libre de ce tube plonge dans l'eau, le liquide s'y élève pendant l'inspiration et il y descend pendant l'expiration. Conséquemment lors de l'inspiration il doit y avoir appel de l'air vers les cellules, puisque la pression y diminue — et lors de l'expiration tendance à l'expulsion, puisque la pression y augmente. En effet, au moment où l'extrémité libre du tube affleure le liquide on voit des bulles d'air s'en échapper à chaque expiration. En tout cas la circulation de l'air paraît très facile dans les tubes qui l'apportent aux os, car si on insuffle de l'air par la trachée d'un coq, dont le cou est coupé vers le thorax, il sort en grosses bulles, notamment par les tubes qui montent dans les vertèbres cervicales.

Le mécanisme de la respiration des reptiles va se présenter sous un aspect différent de celui qui est propre aux mammifères et aux oiseaux, mais il n'est pas identique dans tous les groupes dont se compose cette classe de vertébrés.

Les sauriens, tels que les lézards, le crocodile, qui ont un sternum et des côtes, meuvent les parois du thorax d'une manière analogue à celle des mammifères et des oiseaux. Leur poumon se dilate et s'affaisse alternativement par l'action des parois thoraciques et abdominales. Les modifications qui résultent, dans ces animaux, de la configuration du sternum, de la forme des côtes, de leurs connexions diverses et de l'absence du diaphragme, ne sont pas encore bien déterminées.

Les serpents, qui ont des côtes sans sternum, respirent suivant un mécanisme fort simple. Lors de l'inspiration, les parois costales s'éloignent l'une de l'autre ; les côtes qui étaient inclinées, en arrière, se portent en dehors et en avant, de manière à former un angle presque droit avec la colonne vertébrale ; enfin elles s'écartent sensiblement les unes des autres. Par suite de ce mouvement, qui est le résultat de la contraction de plusieurs muscles étendus des vertèbres aux arcs costaux, la cavité commune est agrandie et le poumon dilaté passivement. Lors de l'expiration, les parois costales droites se rapprochent de celles du côté opposé par l'action de muscles analogues à ceux de l'abdomen et par celle d'autres muscles étendus de la face interne des côtes à la face inférieure des vertèbres ; les espaces intercostaux se rétrécissent, et les côtes reviennent à leur première inclinaison sur le rachis. La cavité qui renferme le poumon et tous les viscères, diminuant de capacité, resserre l'organe respiratoire et le force à se débarrasser d'une partie de l'air contenu dans son intérieur.

Il est à remarquer que, en raison de l'extrême mobilité des côtes et du nombre de leurs muscles, l'inspiration peut, dans les serpents, agrandir considérablement le diamètre transversal de la poitrine, et que l'expiration est susceptible de réduire cette cavité à de très faibles proportions. Aussi le corps de ces reptiles peut-il alternativement se gonfler et se rapetisser d'une manière étonnante, comme on le voit sur les serpents irrités. Leurs expirations deviennent par moment si profondes, notamment sous l'influence de certains gaz délétères, que les côtes droites viennent chevaucher par leur extrémité libre sur celles de l'autre côté. Ce sont ces expirations profondes et saccadées qui donnent lieu au sifflement dont le timbre est si connu.

Le jeu des parois costales a encore ceci de très particulier aux serpents, qu'il est restreint, en ce qui concerne la respiration, aux seules parties correspondant au poumon. Sur toute la longueur de cet organe, les côtes s'écartent et se rapprochent alternativement, tandis que dans la partie postérieure du corps elles restent à peu près immobiles. Ainsi, sur une vipère de 70 centimètres, ayant 150 paires de côtes, le poumon, dans sa partie trachéale et vésiculeuse, a 22 centimètres de longueur, et répond aux 58 premières paires de côtes qui fonctionnent dans la respiration ordinaire ; la partie tout à fait membraneuse de cet organe, aussi longue que la première, répond aux 54 côtes suivantes qui n'agissent que pour la respiration profonde de l'animal irrité ; enfin les 38 dernières, placées au delà de l'extrémité postérieure de l'organe respiratoire, restent étrangères aux actions mécaniques de la respiration. Les côtes des serpents concourent toutes indistinctement à la progression par des mouvements semblables à ceux de l'inspiration et de l'expiration, comme nous l'avons dit ailleurs.

Les batraciens, qui n'ont pas de côtes, ou seulement des rudiments très courts de ces os, ne peuvent dilater le thorax par un mécanisme analogue à celui des mammifères, des oiseaux et des reptiles pourvus de côtes et de sternum ou de côtes sans sternum. L'inspiration, dans ces animaux, a lieu par une sorte de déglutition, et l'expiration est opérée par la contraction des muscles abdominaux.

Ainsi, chez les grenouilles et les crapauds, l'air, au moment de l'inspiration, s'introduit dans les narines et passe dans la bouche, qui s'agrandit par l'abaissement d'un large hyoïde et d'une cloison musculaire placée entre les deux branches du maxillaire, puis cet air est chassé de là dans la glotte et les deux poumons vésiculeux, dès que l'hyoïde et le muscle intramaxillaire se relèvent pour diminuer la capacité de la cavité buccale ; il ne peut alors s'échapper à travers les narines, qui se ferment par le jeu d'une petite valvule, et de plus par l'application de la langue à leur orifice interne. L'expiration, au contraire, résulte de la pression exercée sur les sacs pulmonaires par les muscles abdominaux. On conçoit, d'après cela, que la respiration se suspende chez les batraciens dès que la bouche est maintenue béante, et que, dans cet état, l'asphyxie soit inévitable, comme on le sait du reste depuis longtemps. De même on comprend que cette fonction continue à s'opérer, en apparence, sur les animaux dont l'abdomen est ouvert et les poumons attirés hors de cette cavité, à la condition toutefois que la bouche et les narines restent libres. Seulement, dans ce dernier cas, l'élasticité du poumon étant insuffisante pour affaisser convenablement cet organe, lors de l'expiration, il se maintient à un certain degré de distension ; mais son affaissement ne tarde pas à s'effectuer, d'après Dugès, si l'on vient à ouvrir la glotte.

Les tortues, dont le poumon est contenu dans une cavité à parois solides et immobiles, ne peuvent respirer suivant le mécanisme le plus ordinaire. Leurs poumons, qui établissent une transition entre la forme spongieuse, propre aux vertébrés supérieurs, et la forme vésiculeuse particulière aux batraciens et à plusieurs autres reptiles, offrent une disposition qu'il est indispensable de connaître pour comprendre le mécanisme respiratoire de ces animaux. Ces organes occupent, à eux seuls, toute la partie supérieure de la cavité de la carapace dont l'étage inférieur est rempli par le cœur, les viscères digestifs, génitaux et urinaires. La trachée, qui se bifurque immédiatement en arrière du larynx, envoie à chacun d'eux une trachée secondaire ou une bronche se prolongeant à peu près sur toute l'étendue de leur bord interne et inférieur. Chaque trachée secondaire porte du côté du poumon correspondant une série d'ouvertures dont les plus grandes, situées en regard des principaux compartiments pulmonaires, se trouvent bordées d'un petit pavillon cartilagineux ; enfin chaque poumon est divisé par des cloisons transversales en cinq grandes poches dans la tortue grecque. Sur les parois de ces poches existent de larges cellules incomplètes, et au fond de celles-ci des cellules plus petites, subdivisées à leur tour en cellules plus étroites encore, à peu près comme le sont les cellules aquifères du rumen et du réseau des dromadaires.

Les tortues ne respirent pas, comme on l'a cru pendant longtemps, par une déglutition analogue à celle qui s'opère chez les batraciens. Ces animaux effectuent bien des mouvements de la gorge qui ressemblent à ceux de la déglutition, mais qui n'envoie pas d'air dans la trachée, et lorsque celle-ci est coupée en travers, comme dans l'expérience faite par Panizza, l'air alternativement aspiré et exhalé par le bout inférieur met en mouvement les barbules d'une plume. En outre, la respiration continue, comme l'a vu M. Bert, sur l'animal bâillonné ou dont la trachée est ouverte. L'air paraît appelé dans le poumon par un muscle inspirateur, tendu entre la carapace, le plastron et les membres postérieurs. Il en est chassé tant par la réaction élastique des portions libres de cet organe, que par les muscles abdominaux et par une expansion fibreuse pourvue de fibres musculaires rayonnantes situées sous le plastron. Lorsque la respiration devient un peu étendue, le cou et les pattes se dégagent de dessous la carapace pour donner plus de champ à la dilatation de l'organe pulmonaire ; puis ces mêmes parties, ainsi que le dit Dugès, se reportent de nouveau sous la carapace et deviennent, au moment de l'expiration, les auxiliaires des muscles de l'abdomen.

Les actes mécaniques de la respiration, si variés parmi les animaux qui vivent dans l'air, doivent se montrer sous un type tout particulier chez ceux qui respirent cet air en dissolution dans l'eau. Ils n'ont, en effet, dans les poissons qu'une analogie vague avec ceux des mammifères, des oiseaux et des reptiles.

L'appareil respiratoire des poissons se compose généralement de deux cavités situées sur les côtés de la tête et en arrière de la bouche avec laquelle elles communiquent. Dans chacune de ces cavités se trouvent des arcs osseux fixés en bas à l'hyoïde, en haut à la base du crâne. Ces arcs, isolés les uns des autres et plus ou moins mobiles, portent sur leur convexité deux feuillets membraneux et vasculaires, découpés en lames étroites ou en petites franges plus ou moins délicates. Enfin, cet appareil est recouvert par un opercule formé de cinq pièces et laissant en arrière une ouverture qui fait communiquer directement la cavité branchiale avec l'extérieur.

Le jeu de cet appareil est extrêmement simple : il comprend deux temps qui correspondent, l'un à l'inspiration, l'autre à l'expiration. Dans le premier, la bouche s'ouvre, les cavités buccale et pharyngienne se remplissent d'eau ; les

arcs branchiaux s'écartent et se projettent en dehors ; les feuillets des branchies s'éloignent les uns des autres, les opercules se soulèvent ; dans le second,
la bouche se ferme, les arcs branchiaux se rapprochent, les opercules s'abaissent, et l'eau qui a passé entre les branchies écarte leurs feuillets, puis s'écoule
à l'extérieur par la fente operculaire. A l'aide de ce mécanisme, l'eau chargée
d'oxygène vient se mettre en contact avec les nombreux vaisseaux des branchies ;
cette eau, sans cesse renouvelée, s'étale sur une grande surface, car, dans la
carpe, qui a, de chaque côté, quatre branchies divisées en huit feuillets, le fluide
oxygéné se met en rapport avec trente-deux surfaces, et son contact est encore
multiplié par les cent trente-cinq franges que Duverney a comptées à chaque
feuillet, lesquelles forment un total de 2 160 découpures.

L'appareil respiratoire branchial, qui n'est pas susceptible de fonctionner
complètement à l'air libre, ne permet pas au poisson de vivre longtemps au sein
de l'atmosphère. Les parties accessoires de cet appareil continuent bien alors à
agir régulièrement : la bouche s'ouvre et se ferme alternativement, les arcs
branchiaux s'écartent et se rapprochent ; les opercules s'élèvent et s'abaissent,
mais les branchies, dont l'eau peut seule écarter les feuillets, les lames ou
les franges, restent immobiles ; ces feuillets et ces franges se tiennent appliqués
les uns sur les autres. Or, ce défaut de déploiement ou de développement des
surfaces branchiales à l'air libre est, d'après les expériences de M. Flourens[1], la
cause de l'asphyxie prompte du poisson maintenu hors de l'eau. La mort n'est,
suivant ce savant physiologiste, nullement le résultat de la dessiccation des
branchies, car elle survient toujours bien avant que celle-ci se soit produite.

Chez certains poissons l'appareil branchial peut fonctionner longtemps hors
de l'eau et permettre une absorption d'oxygène suffisante à l'entretien de la vie
pendant plusieurs heures et même des journées ou des nuits entières. On sait
que l'anguille peut passer une nuit sur l'herbe humide des prairies avant de
revenir dans l'eau. J'en ai possédé plusieurs qui sortaient de leur bassin le soir
et qui le matin se retrouvaient vivantes sur le pavé sec ou dans la poussière de
la cour. J'ai vu une perche prise le matin dans la Seine vivre à sec au fond d'un
panier jusqu'à quatre heures du soir ; son appareil operculaire se soulevait régulièrement une douzaine de fois par minute à une température voisine de 0. La
muqueuse des branchies n'est donc pas dépourvue de la faculté d'absorber l'oxygène à l'état aériforme.

Tels sont, avec leurs principales variantes, les actes par lesquels l'air est
amené dans les organes respiratoires, puis éliminé dès qu'il a servi à l'hématose.
Ces premières opérations, mécaniques par leur résultat immédiat, étaient faciles
à suivre et à analyser dans tous leurs détails, mais celles qu'il nous reste à examiner sont d'une nature moins accessible à nos investigations : leur étude, qui
comporte des détails nombreux et diversifiés, va nous initier à la connaissance
d'un ordre nouveau de faits et de résultats.

1. Flourens, *Mémoires d'anatomie et de physiologie comparées*. Paris, 1844, p. 75.

CHAPITRE LI

PHÉNOMÈNES CHIMIQUES DE LA RESPIRATION

Les actes que nous venons d'étudier ont pour but d'amener l'air dans les organes respiratoires, et de l'expulser à mesure qu'il a servi à l'hématose. Ils effectuent l'aération ou la ventilation de l'appareil respiratoire. Ceux que nous devons maintenant analyser résultent de l'action de l'air sur le sang : ce sont des actes moléculaires qui consistent dans l'absorption, la dissolution des gaz, diverses combinaisons chimiques et des échanges entre les fluides mis en présence. Ils se traduisent par des modifications de l'air et du sang qu'il faut d'abord constater.

I. — CHANGEMENTS ÉPROUVÉS PAR L'AIR DANS LA RESPIRATION

Avant que l'on connût les résultats essentiels des rapports établis entre l'air et le sang dans le poumon, on se faisait de singulières idées sur la nature intime et le but de la respiration. Les anciens croyaient que cette fonction, si importante et si immédiatement nécessaire à la vie, rafraîchissait le sang, dont la chaleur avait sa source ou son foyer dans le cœur, et cette opinion eut cours jusqu'aux temps modernes, où elle fut encore défendue par Descartes et par Helvétius. Après la découverte de la circulation, on prétendit que l'air amené dans les organes respiratoires servait à déplisser les vaisseaux du poumon et à faciliter ainsi le passage du sang des cavités droites dans les cavités gauches du cœur. Mayow, en 1674, reconnut dans l'air un principe auquel il donna le nom de *nitro-aérien*, qui rougit le sang, entretient la respiration et la chaleur animale, principe qui rouille le fer et sert à la combustion ; Blacke vit que l'air s'épuise par la respiration et se charge d'acide carbonique ; enfin Lavoisier eut la gloire de démontrer que l'air, mis en contact avec le fluide nutritif, lui cède un de ses éléments, qu'il appela l'*oxygène*, lequel se combine avec le carbone et l'hydrogène du sang pour former de l'eau et de l'acide carbonique. La respiration devint alors, aux yeux de l'illustre chimiste, une véritable combustion, point de départ de la chaleur animale. A dater de cette découverte, la respiration a été analysée dans la plupart de ses détails avec une grande précision. L'air atmosphérique qui s'introduit dans les cavités du poumon, où il se met en rapport avec le sang, en est éliminé après avoir subi une élévation de température, une raréfaction plus ou moins considérable, perdu de l'oxygène et reçu en compensation de l'acide carbonique, quelque peu d'azote, de la vapeur d'eau et éventuellement, certains produits volatils exhalés par la muqueuse pulmonaire.

L'élévation de température dérive du contact de l'air avec les parties qu'il traverse, de son mélange avec celui qui se trouvait déjà dans le poumon, et des combinaisons effectuées au sein de cet organe. L'air, à mesure qu'il pénètre dans les voies respiratoires, tend évidemment à se mettre en équilibre de température avec l'air déjà introduit et les surfaces qu'il touche : il s'échauffe nécessairement si, en entrant, il se trouve à un degré inférieur à celui du corps ; il se refroidit, au contraire, s'il entre à un degré dépassant celui du poumon. Aussi, à sa sortie de l'appareil, sa température varie dans des limites assez étendues. A la tempé-

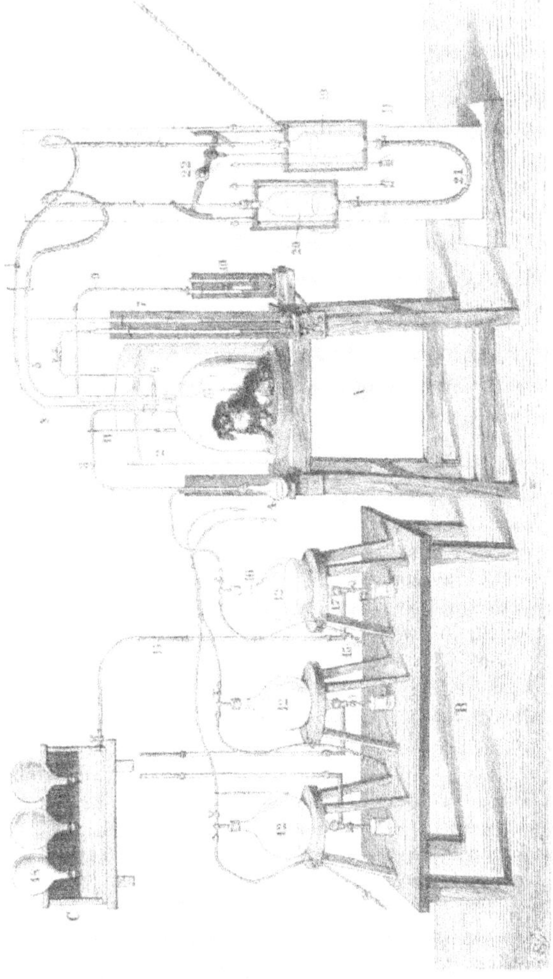

Fig. 162. — Appareil Regnault et Reiset (*).

rature ambiante de 0, l'air, à l'entrée des cavités nasales, est à 18, à 22. A 9 ou 10 degrés au-dessous de 0, il marque 16 à 20 à l'entrée des narines, 32 à 33 dans la partie moyenne de la trachée. A l'entrée des bronches, il n'est, dans ces

(*) A, cloche renfermant l'animal en expérience; BC, appareil fournissant l'oxigène qui passe des ballons 12 dans la cloche; 19 et 20 appareil d'absorption du gaz acide carbonique.

milieux à basse température, qu'à 3, 4 degrés au-dessous des parties les plus chaudes de l'économie. A 0 on dit avoir trouvé sur l'homme 30 à l'air expiré qu'on prétend séparer exactement de l'air inspiré.

L'air qui pénètre dans le poumon contient près de 21 parties d'oxygène, un peu plus de 79 parties d'azote, avec 4 à 5 dix-millièmes d'acide carbonique, et une proportion variable de vapeur d'eau. Lorsqu'il est rejeté des cavités respiratoires, il n'a plus que 14 à 15 parties 1/2 d'oxygène, mais il est chargé d'une forte proportion d'acide carbonique 4 parties 1/3 et de vapeur d'eau; il a acquis un léger excédent d'azote et perdu de son volume, car au bout d'une heure, sa masse, respirée par un seul ou par plusieurs animaux, diminue d'un centième, d'après les expériences de Despretz. Cet air rejeté peut être représenté, d'après M. Gréhant, comme un mélange d'un tiers d'air pur et de 2/3 d'air vicié au degré de celui qui reste dans l'organe après l'expiration. Le mélange rejeté contenant 15 centièmes d'oxygène suppose 1 tiers d'air pur, à 21 d'oxygène et 2 tiers d'air vicié à 3 1/2 ou à 4 0/0 seulement de ce gaz.

Pour apprécier les altérations éprouvées par l'air, dans la respiration, on a employé divers procédés. Lavoisier et Séguin se servaient d'une simple cloche de capacité connue, pleine d'air, où un petit animal était maintenu pendant un temps déterminé, cloche dans laquelle un alcali absorbait l'acide carbonique à mesure qu'il était exhalé. Allen et Pepys expérimentaient sur l'homme, il y a un demi-siècle, à l'aide de deux gazomètres : le premier, à eau, fournissant l'air des inspirations, et le second, à mercure, recevant l'air des expirations. Dulong mettait en usage un appareil renfermant les animaux, et où l'on pouvait mesurer exactement les volumes d'oxygène absorbé et d'acide carbonique exhalé. MM. Regnault et Reiset[1] ont fait leurs belles expériences au moyen d'un appareil fort compliqué, formé : 1° d'une cloche qui loge l'animal; 2° d'un condensateur d'acide carbonique; 3° d'une série de ballons fournissant l'oxygène. Pettenkofer a employé une chambre de 12 mètres cubes 1/2, où l'air arrive et d'où il sort mesuré au moyen de compteurs à gaz. Tous ces appareils, plus ou moins parfaits, ont l'inconvénient de ne pas isoler les altérations de l'air dues à la respiration de celles qui résultent des fonctions de la peau et du tube digestif. Celui de MM. Andral et Gavarret consistant en trois ballons qui reçoivent les produits de l'expiration sert à doser l'acide carbonique.

La détermination des altérations de l'air dans la respiration a été faite, en ce qui concerne l'homme, divers animaux domestiques, les oiseaux, les reptiles et quelques invertébrés. Pour rendre les comparaisons plus faciles entre les divers animaux, quant aux quantités d'oxygène absorbé, d'acide carbonique et d'azote exhalés, on a rapporté ces quantités à 1 kilogramme du poids vif des animaux mis en expérience.

L'air perd de l'oxygène. — Lavoisier et Séguin en 1789, avaient estimé qu'un homme à jeun et en repos consomme par heure de 24 à 26 litres d'oxygène, pesant 34^{gr},5 à 38^{gr},3, et que, dans d'autres conditions, il peut en absorber jusqu'à 91^{lit},2; mais leurs évaluations étaient entachées d'erreur, et

[1]. Regnault et Reiset, *Annales de chimie et de physique*, t. XXXVI.

l'on peut réduire au chiffre de 20 à 23 litres par heure la consommation moyenne d'un homme de taille ordinaire.

En ce qui concerne les mammifères, on n'a expérimenté jusqu'ici que sur un petit nombre d'espèces. En prenant une moyenne d'après les données fournies par les divers expérimentateurs, on peut évaluer aux chiffres suivants la consommation d'oxygène en vingt-quatre heures pour :

Le cheval, à..	4250 litres.
Le bœuf, à...	3800
L'homme, à..	600
Le mouton (50 kilogrammes), à..............	600
Le chien (20 kilogrammes), à.................	380
Le chat, à..	90
Le lapin, à...	70
Le cochon d'Inde, à.............................	20

D'après cela, on voit que le cheval consomme une masse d'oxygène équivalente à celle que contiennent 21 250 litres ou 21 mètres cubes 1/4 d'air ; le bœuf, une masse de ce gaz contenu dans 19 mètres ; le mouton, dans 3 mètres ; le chien, dans près de 2 mètres, etc. Comme l'air sortant des poumons ne se dépouille que de 5 centièmes de cet oxygène ; il en résulte que le cheval, vicie au titre de l'air expiré, 95 mètres cubes de ce fluide ; le bœuf, 85 ; le mouton, 12.

Mais, comme l'air commence à devenir malsain lorsqu'il est dépouillé seulement d'un centième d'oxygène remplacé par un centième d'acide carbonique, il s'en altère à ce degré des masses quatre à cinq fois aussi grandes que celles dont il est question plus haut. Soit 430 mètres cubes pour le cheval, 384 mètres pour le bœuf, etc.

Les quantités d'oxygène consommées par heure et par kilogramme de substance vivante sont, pour :

	grammes.	
Le cheval...................	0,553	(d'après M. Boussingault).
Le bœuf....................	0,460	Id.
Le mouton.................	0,774	(d'après M. Barral).
Le porc.....................	»	(— M. Boussingault).
Le lapin....................	0,883	(— MM. Regnault et Reiset).
Le chien...................	1,183	Id.
La poule...................	1,035	Id.
Le canard.................	1,850	Id.
Le moineau................	9,595	Id.
Le bec-croisé.............	10,975	Id.
Le verdier.................	11,371	Id.
La grenouille.............	0,090	Id.
Le hanneton..............	1,019	Id.

La quantité d'oxygène enlevée à l'air varie énormément de classe à classe et d'espèce à espèce. Pour les animaux sur lesquels on a expérimenté jusqu'ici, les oscillations de cette quantité sont comprises entre 1 décigramme et 10 grammes par kilogramme et par heure, ou entre 1 et 100. Toutes choses égales, les oiseaux sont ceux qui en consomment le plus ; les mammifères et les insectes viennent ensuite, puis, et à une grande distance, les reptiles et les mollusques.

Elle est d'autant plus grande proportionnellement dans les diverses classes et espèces, que la taille des animaux est plus petite. Ainsi, le chien consomme 2 fois, le cochon d'Inde 3 fois, la souris 22 fois autant d'oxygène que le cheval. Parmi les oiseaux, la tourterelle en consomme 3 fois 1/2 et le moineau 8 fois autant que la poule, quoiqu'il n'y ait pas entre ces oiseaux de différences de taille énormes. La raison de cette consommation croissante d'oxygène, à mesure que le volume du corps se réduit, tient, suivant MM. Regnault et Reiset, à la déperdition de chaleur croissante à mesure que la masse du corps diminue, déperdition qui exige une production plus intense de calorique. Mais ce n'est là qu'une des raisons du fait, car, d'une part, l'accroissement de la consommation d'oxygène n'est pas exactement proportionnelle à l'augmentation de la surface du corps, et, d'autre part, cette consommation reste plus active, d'après M. Bert, chez les petits, quoiqu'ils soient maintenus dans une atmosphère à température très élevée qui exige peu de calorification animale. La raison majeure de cette consommation si active d'oxygène chez les petites espèces, est que la machine y est montée pour fonctionner plus activement et plus vite, se mouvoir, digérer, respirer, se développer plus vite. Elle croît à mesure que l'individu approche de l'âge adulte, puis diminue à un âge avancé, surtout chez l'homme où la réduction de la capacité respiratoire est très considérable dans la vieillesse. Dans l'espèce humaine, elle est plus active chez l'homme que chez la femme, chez les garçons que chez les jeunes filles. Scharling, MM. Andral et Gavarret l'ont constaté, et la différence s'explique par celle du développement des organes respiratoires.

Cette consommation s'accroît sous l'influence d'une foule de causes et dans de nombreuses conditions, proportionnellement à l'activité fonctionnelle de l'animal.

L'exercice musculaire est une des conditions qui influencent le plus la consommation d'oxygène. Déjà Lavoisier et Séguin avaient cru trouver que l'homme qui s'exerce à élever un poids à une certaine hauteur use presque trois fois autant d'oxygène que le même individu dans l'inaction. Prout, Vierordt, Liebig ont constaté aussi une plus grande consommation d'oxygène dans ces conditions. Lassaigne l'a vue sur le cheval presque doublée après une course rapide. D'autres expérimentateurs ont obtenu des résultats analogues sur de petits animaux; Newport a même reconnu que le bourdon peut user vingt-sept fois plus d'oxygène pendant le vol que dans l'état de repos.

La très grande activité musculaire des petites espèces est très probablement l'une des causes principales qui font que les petits animaux absorbent 8, 10 et même 20 fois plus d'oxygène que les grands. Cet accroissement dans la consommation d'oxygène par le fait de l'activité musculaire s'expliquera mieux quand nous analyserons les actes de la nutrition dans les organes. Il fait comprendre pourquoi les animaux qui travaillent réclament une nourriture plus abondante pour couvrir leurs pertes, et pourquoi le travail les fait maigrir vite, alors qu'ils ne sont pas abondamment nourris.

Sous l'influence du travail digestif, la consommation d'oxygène s'accroît d'une manière très notable. MM. Regnault et Reiset l'ont vue augmenter dans la proportion de 27 à 33 sur le lapin, de 50 à 65 sur le chien, de 10 à 13 sur la poule. La différence a été trouvée plus grande encore entre l'animal en digestion et celui qui souffre d'une abstinence prolongée. L'inanition fait descendre davantage cette quantité d'oxygène absorbée, par exemple de 39 à 9 sur les grenouilles, d'après les observations de Marchand.

L'engourdissement ou la léthargie des hibernants réduit dans des proportions énormes l'absorption de l'oxygène. Saissy a trouvé que le lerot et le hérisson engourdis absorbent, le premier, 34 fois, et le second 40 fois moins de ce gaz que pendant la veille, par les chaleurs de l'été. MM. Regnault et Reiset ont vu la consommation d'oxygène, par la marmotte, diminuer d'un tiers lorsque l'animal cesse de manger pour se préparer au sommeil, et descendre pendant l'engourdissement complet à un chiffre 29 fois moindre que celui de la veille, de telle sorte qu'entre l'animal éveillé et le même animal engourdi la différence est plus grande qu'entre le chien et la grenouille. La léthargie des animaux à métamorphoses a le même résultat : la chrysalide du ver à soie, suivant MM. Regnault et Reiset, absorbe dix fois moins d'oxygène que la larve.

On voit donc, d'après tout ce qui précède, que la consommation d'oxygène n'est pas proportionnelle au poids des animaux, puisque 1 kilogramme de substance vivante absorbe une quantité de ce gaz variable de 1 à 10, même de 1 à 20 parmi les animaux à sang chaud, quantité d'autant plus grande que ce kilogramme appartient à un animal plus petit. Aussi, entre individus de diverse stature et dans diverses conditions, la consommation de l'oxygène est réellement en rapport, non avec le poids de la substance, mais avec son activité fonctionnelle, comme le dit si judicieusement Milne Edwards, et il est probable que si l'on pouvait, dans l'animal, isoler le muscle du tendon, de la peau, des glandes, etc., on trouverait, à égalité de poids, des différences corrélatives à celles de l'activité de chacun de ces éléments.

L'oxygène absorbé dans la respiration est destiné à la combustion du carbone et à celle de l'hydrogène. Il se trouve dans l'acide carbonique environ pour les quatre cinquièmes chez les mammifères, les six septièmes chez les oiseaux. Le cinquième qui manque à l'acide carbonique chez les premiers, et le septième chez les seconds, sont employés à la combustion de l'hydrogène ou à la formation de l'eau ; mais le rapport entre l'oxygène consommé et l'acide carbonique produit paraît varier d'espèce à espèce, surtout suivant la nature de l'alimentation et l'état de digestion ou de jeûne. Ainsi, suivant MM. Regnault et Reiset, si l'on représente par 1 000 le poids de l'oxygène soustrait à l'air, on en retrouve 743 chez le chien et 919 chez le lapin employés à la formation de l'acide carbonique. La quantité de ce gaz affectée à la combustion du carbone atteint son maximum chez les herbivores et les frugivores ; elle est au minimum chez les carnassiers dont les aliments sont moins carbonés, et chez les individus, quel qu'en soit le régime antérieur, dès qu'ils sont soumis à une abstinence prolongée.

L'air se charge d'acide carbonique. — En même temps que l'air perd de l'oxygène, il reçoit en échange de l'acide carbonique dont on détermine plus facilement la proportion que celle du premier gaz.

La quantité d'acide carbonique versée dans l'air par les organes respiratoires, représente environ 4 centièmes et 1/3 de l'air expiré. On la détermine par des procédés divers, soit en prenant, pour l'analyser, un échantillon d'air dans le milieu confiné où a été tenu le sujet en expérience, soit en faisant arriver les produits de l'expiration dans les ballons disposés de manière à les recueillir intégralement. Elle se trouve toujours dans un certain rapport avec celle de l'oxygène absorbé, mais dans un rapport variable, car une portion plus ou moins forte de l'oxygène est destinée à la combustion de l'hydrogène et peut-être à des actions chimiques spéciales. D'après les recherches les plus exactes, notamment celles de MM. Regnault et Reiset, on retrouve dans l'acide carbonique les 74 centièmes de l'oxygène absorbé chez le chien et la marmotte, les 79 centièmes chez les moineaux, les 85 centièmes chez l'homme, les 89 centièmes chez le canard, les 91 centièmes chez le lapin, les 97 centièmes chez le cheval et le bœuf, les 98 centièmes chez les poules, et enfin la totalité et même plus chez le mouton, de telle sorte qu'on semble obligé d'admettre, chez cet herbivore, qu'une faible partie de l'oxygène des aliments s'ajoute à l'oxygène de l'air pour concourir à la formation de l'acide carbonique exhalé dans les voies respiratoires.

La production de l'acide carbonique, comme l'absorption de l'oxygène à laquelle elle est subordonnée, n'est pas également active dans toutes les classes animales et dans toutes les espèces. Elle est aussi plus ou moins abondante suivant la taille des animaux, les conditions physiologiques ou extérieures dans lesquelles ils peuvent se trouver.

En ce qui concerne les espèces de mammifères qui ont fait l'objet de recherches un peu étendues, voici à quel chiffre on peut évaluer la production moyenne de l'acide carbonique par heure et par jour :

	Par heure.	Par 24 heures.
Le cochon d'Inde	1/2 litres.	12 litres.
Le chat et le lapin	2	48
Le chien	10	240
L'homme	16	384
Le mouton	20	480
Le porc	45	1080
Le bœuf	200	4800
Le cheval	300	1800

Les chiffres donnés pour chaque espèce ne peuvent concorder exactement, puisque les expérimentateurs n'opèrent pas sur des individus de même poids, de même âge et dans des conditions identiques. Ainsi, pour l'homme, Lavoisier, Séguin et M. Dumas estiment la production de l'acide carbonique, par heure, à 13 litres, Scharling à 17 litres, MM. Andral et Gavarret à 20 litres ; Davy l'avait même portée à 28 litres, soit en moyenne 18 litres représentant 9^{gr},4 de carbone brûlé ou 219 grammes pour une période de vingt-quatre heures. Pour le cheval, M. Lassaigne a trouvé sur un individu 172 litres, sur un autre 219, et M. Boussingault 187, soit en moyenne 200 litres représentant 111 grammes de carbone, soit en vingt-quatre heures 4 800 litres d'acide carbonique et 2 664 grammes de carbone.

Par kilogramme et par heure, les petits mammifères, tels que la marmotte, le lapin, le chien, donnent en moyenne de 1 gramme à 1^{gr},20 d'acide carbonique ; d'après MM. Regnault et Reiset, le mouton 1^{gr},10, l'homme 0^{gr},43 à 0^{gr},60, la vache 0^{gr},61, le cheval 0^{gr},77 à 0^{gr},8. Mais les oiseaux en donnent davantage : la poule 1^{gr},36, le canard 2^{gr},12, les moineaux, les verdiers, le bec-croisé de 10 à 11 grammes. Les insectes en produisent autant que les mammifères : les reptiles, tels que les lézards, grenouilles et les salamandres, huit à dix fois moins.

Sa production est d'autant plus active que la taille est plus petite. D'après Letellier, dont les recherches ont été exécutées sous la direction de M. Boussingault, la souris, proportionnellement à sa taille, produit huit fois plus d'acide carbonique que le cochon d'Inde et vingt et une fois plus que le cheval. Le même observateur a vu des oiseaux du poids de 28 grammes produire relativement trois fois plus d'acide carbonique que d'autres du poids de 159 grammes. Voici pour les animaux domestiques les résultats détaillés obtenus, à ce sujet, par Lassaigne et M. Boussingault.

Lassaigne [1], en opérant sur des animaux placés successivement dans une boxe de capacité connue et parfaitement fermée, est arrivé aux résultats suivants qui peuvent se résumer ainsi :

Un cheval produisait en une heure 219 litres 72 centilitres d'acide carbonique, contenant en volume 219 litres d'oxygène, et en poids 118 grammes 57 centigrammes de carbone ; ce qui donne pour une période de vingt-quatre heures un total de 5 273 litres d'acide carbonique produit, et de 2 845 grammes de carbone brûlé. Un autre cheval exhalait par heure 355 litres d'acide carbonique à la température de $+ 15°$ et à la pression ordinaire, équivalant à $187^{gr},10$ de carbone brûlé, soit pour vingt-quatre heures 8 521 litres d'acide carbonique produit, et 4 490 grammes de carbone brûlé. Un bélier, un taureau, une chèvre, un chevreau et un chien ont donné les quantités d'acide carbonique ci-après :

ANIMAUX	Volume de l'acide carbonique produit en une heure.	Poids de l'acide produit en une heure.	Poids du carbone brûlé en une heure.	Poids du carbone brûlé en 24 heures.
	litres.	grammes.	grammes.	grammes.
Cheval...............	219,72	431,82	118,57	2845,68
Taureau.............	271,10	5,06,77	116,54	3546,24
Bélier de 8 mois.....	55,23	109,35	29,81	715,92
Chèvre de 8 ans.....	21,48	42,53	11,60	278,40
Chevreau de 5 mois....	11,60	22,98	6,25	150,00
Chien de chasse.......	18,41	36,25	9,88	237,12

M. Boussingault [2] est arrivé à des résultats analogues à ceux qui précèdent, à l'aide d'une méthode indirecte qui consiste à analyser comparativement, d'une part, les aliments consommés, d'autre part, les déjections et les produits de sécrétion éliminés par un animal dont le poids reste sensiblement invariable pendant le cours de l'expérience. De cette manière, on rassemble les données qui permettent de conclure, par différence, la quantité de carbone rejetée par la respiration et la transpiration. Évidemment le procédé est plus complexe que

1. Lassaigne, *Journal de chimie médicale*, 1846, t. II, p. 751, 3ᵉ série ; 1849, t. V, p. 13 et 253.
2. Boussingault, *Économie rurale*, t. II, p. 579.

les autres. Il conduit à des déterminations que le savant chimiste exprime par les chiffres suivants :

ANIMAUX	POIDS	Carbone brûlé en 24 heures.	Oxygène consommé	Oxygène exprimé en air atmosphérique
	kilogr.	grammes.	litres.	litres.
Cheval................	500	2540	1721	22495
Vache laitière...........	550	2271	1224	20144
Porc de 5 mois..........	42.2	360	670	3190
Porc de 9 mois..........	60	670	1310	5885
Mouton................	20	153	408	1911

Aux divers âges, cette production n'est point uniforme. On a calculé que, dans l'espèce humaine, il se produit par heure et par kilogramme du poids du corps $0^{gr},92$ d'acide carbonique sur le petit garçon, 0,58 sur le jeune homme, 0,51 sur l'adulte.

La production d'acide carbonique varie dans des limites très étendues suivant que l'animal est régulièrement alimenté, qu'il jeûne ou souffre d'une abstinence plus ou moins prolongée, qu'il est dans l'inaction ou qu'il travaille. Elle augmente ou diminue suivant l'âge de l'animal, l'état de veille ou de sommeil, de santé ou de maladie, suivant les heures de la journée, la température ambiante, etc.

Déjà Lavoisier avait constaté, sur l'homme, que la digestion active considérablement la consommation d'oxygène, et par conséquent la production d'acide carbonique. Depuis, tous les expérimentateurs ont noté cet accroissement et cherché à le mesurer. Scharling l'a trouvé égal à un quart ou à un tiers de la production normale. Vingt-quatre à trente heures après le repas, E. Smith et Pettenkofer ont reconnu une réduction d'un quart. MM. Regnault et Reiset, d'un tiers sur le lapin, et de près de moitié sur des poules. M. Boussingault a trouvé aussi une réduction de moitié dans les mêmes conditions sur la tourterelle, réduction qui s'est maintenue au même taux dans les quatre à cinq jours suivants. Bidder et Schmidt ont vu également sur le chat la production de l'acide diminuer de plus d'un tiers du cinquième au dix-septième jour de l'abstinence. J'ai constaté directement une diminution non moins forte sur le cheval et sur d'autres animaux soumis à l'abstinence prolongée, en évaluant la quantité de carbone contenue dans la masse de substance vivante que le corps perdait par chaque période de vingt-quatre heures.

La quantité d'acide carbonique exhalé diminue plus encore sous l'influence de l'abstinence que la quantité d'oxygène absorbé ; aussi est-on en droit de conclure qu'alors la proportion d'hydrogène brûlé est plus forte que pendant la digestion.

La nature de l'alimentation influe sur l'abondance de l'exhalation carbonique. Avec l'alimentation végétale, elle est accrue, comme on le voit sur le bœuf et le cheval, où presque tout l'oxygène absorbé est employé à la combustion du carbone ; sur le lapin, la poule au régime végétal, la totalité de l'oxygène absorbé a été quelquefois convertie en acide carbonique, et le fait a paru constant sur le mouton, où même l'acide carbonique a présenté une quantité d'oxygène supérieure à celle fournie par l'air, ce qui ferait supposer que les aliments ont dû donner l'appoint de gaz comburant. Avec l'alimentation animale l'exhalation d'acide carbonique éprouve une réduction moyenne de près d'un quart, de sorte que, dans ce cas, une quantité considérable de l'oxygène enlevé à l'atmosphère est employée à la combustion de l'hydrogène. MM. Regnault et Reiset ont constaté ce fait, notamment sur le chien et sur la poule nourris de viande. Il explique pourquoi la calorification devient plus active par l'usage des aliments de nature animale, car la combustion de l'hydrogène produit beaucoup plus de chaleur que celle du carbone. Les graisses, les matières amylacées données seules, au lieu d'augmenter la quantité carbonique, la laissent, d'après E. Smith, au même taux que pendant l'abstinence.

L'exercice musculaire est une des conditions qui ont le plus d'influence sur la production de l'acide carbonique. Déjà Lavoisier et Séguin ont vu qu'elle fait plus que doubler chez l'homme qui se livre à un travail modéré, entraînant une accélération du pouls et des mouvements respiratoires. Un grand nombre d'expérimentateurs ont constaté ce fait sur l'homme. Lassaigne[1] a trouvé aussi dans ce cas qu'elle peut même doubler sur le cheval. Newport a vu sur des insectes qu'elle devient par cette cause de 25 à 27 fois plus grande que dans l'inaction. Toutefois, l'exercice n'a cet effet qu'autant qu'il ne s'approche pas trop de la limite où commence la fatigue. Le travail excessif très pénible fait baisser la production de ce gaz. Il importe de tenir compte de ce résultat intéressant dans l'interprétation de l'usure rapide des produits de la digestion ou des propres matériaux de l'organisme chez les animaux qui travaillent.

ANIMAUX	Volume d'acide carbonique à 0,75 produit en 1 heure.	Poids de ce gaz.	Carbone brûlé en une heure.	Carbone brûlé en 24 heures.
	litres.	grammes.	grammes.	grammes.
Cheval faisant l'exercice..	172,66	311,69	93,38	2241,12
Le même (après l'exercice).	376,91	745,90	203,63	4887,12
Cheval avant l'exercice...	346,35	685,98	187,10	4490,40
Le même après l'exercice.	381,14	754,88	205,40	4945,68

Le sommeil qui ralentit la respiration et la circulation, en faisant baisser la chaleur animale, diminue la production de l'acide carbonique d'un quart, quelquefois d'un tiers sur l'homme, d'après Scharling; de près d'un tiers sur les oiseaux, d'après M. Boussingault. Il la réduit aussi sur les reptiles et les insectes. Il peut se faire qu'à cette influence du sommeil s'ajoute celle de l'obscurité, car Bidder et Schmidt disent avoir constaté que la perte de la vue sur les animaux inanitiés rend, pendant le jour, l'exhalation de l'acide carbonique aussi faible que pendant la nuit. On sait d'ailleurs, par ce qui arrive sur les animaux qui

1. Lassaigne, *Journal de chimie médicale*, 1849, p. 253.

régime de l'engraissement, que toutes les déperditions sont considérablement réduites par le fait de l'obscurité.

Le sommeil hibernal ou l'hibernation doit diminuer de beaucoup la production d'acide carbonique, car nous avons vu que, dans cet état, le nombre des mouvements respiratoires est excessivement réduit et la production de calorique très faible. MM. Regnault et Reiset l'ont trouvée sur les marmottes engourdies vingt fois moindre que pendant la veille. Elle a paru à d'autres expérimentateurs très faible aussi sur les nymphes de divers insectes. Sous l'influence de cet état de torpeur, une forte proportion de l'oxygène absorbé est employée à la combustion de l'hydrogène, car 56 centièmes de ce gaz seulement se retrouvent alors, d'après Lehmann, dans l'acide carbonique.

Aux différentes heures de la journée, la production de l'acide carbonique a paru varier dans des limites assez étendues. Ces variations, qui rappellent celles qu'on observe chez les plantes, ne tiennent point aux mêmes causes. Elles s'expliquent par la diversité des situations de l'organisme et dépendent probablement du jeûne, de la digestion, du repos, de l'exercice et du sommeil. Scharling a noté une diminution très marquée le matin, alors que l'individu se trouvait à jeun. M. Boussingault a constaté que la tourterelle qui exhale 94 centigrammes d'acide carbonique pendant le jour, n'en donnait plus que 59 pendant la nuit. Il est à présumer que ces variations horaires se feraient remarquer sur les grands animaux, si leur respiration pouvait être étudiée aussi minutieusement que celle des petites espèces.

Diverses conditions extérieures font aussi très notablement varier la production d'acide carbonique. L'abaissement de température l'accroît dans des proportions considérables. D'après Letellier, le cochon d'Inde, qui produit de l'acide carbonique dans la proportion de un demi et à la température de 38 à 40°, en donne deux à celle de 15 à 20, et trois à 0. Les mêmes variations ont été constatées sur de petits oiseaux. L'augmentation a été pour l'homme d'environ 1/6° avec un abaissement de 24° à 0. Mais sur les animaux à sang froid l'inverse a lieu, ce qui s'explique par la torpeur dans laquelle le froid les fait tomber. Ils brûlent très peu de carbone à une basse température et deux ou trois fois autant à une température qui porte leur activité vitale à son maximum. On estime qu'en hiver la production moyenne de l'acide carbonique est augmentée d'un cinquième; mais sous l'influence d'une chaleur forte, elle éprouve une baisse considérable. L'état de siccité ou d'humidité de l'air, la pression barométrique ont paru aussi à quelques expérimentateurs exercer sur le phénomène une influence qui n'est pas suffisamment déterminée.

Une atmosphère artificielle dans laquelle la proportion d'oxygène est doublée ou triplée, ne rend pas, d'après MM. Regnault et Reiset, plus active la production d'acide carbonique; seulement la substitution de l'hydrogène à l'azote a pour résultat de rendre plus active la combustion du carbone, ce qui est provoqué, dit-on, par l'action réfrigérante du gaz hydrogène.

Divers états morbides changent la proportion de l'acide carbonique exhalé. Les maladies inflammatoires avec réaction fébrile intense ne l'augmenteraient pas, si l'on en croit Lehmann, et la réduiraient même d'une manière progressive. Cependant il me semble qu'on doit admettre alors une augmentation, quoique les résultats des expérimentateurs ne soient pas d'accord. Horn l'a notée au début des fièvres éruptives. Elle s'est élevée sur l'homme jusqu'à 1/3 de la production normale pendant les accès de fièvre intermittente, de 1/4 dans la méningite, de 1/6 dans le rhumatisme articulaire d'après Hervier et Saint-Lager. Lassaigne l'a trouvée dans la proportion de 48 à 74 dans le tétanos du cheval. Au contraire, il y a diminution dans les maladies qui accusent une dépression, un ralentissement des actions vitales, dans les fièvres avec altération du sang, dans les maladies des organes respiratoires qui donnent lieu à une gêne de l'hématose. Ainsi Hervier et Saint-Lager ont noté une réduction considérable à une certaine période de la rougeole, de la variole, une réduction de plus de moitié dans la fièvre typhoïde ; Malcolm d'un quart à un tiers dans le typhus grave de l'espèce humaine ; Hannover de un sixième, un cinquième, un tiers dans la phthisie à divers degrés ; Lassaigne a constaté sur le cheval morveux une réduction d'un quart, sur le cheval à hydrothorax une réduction des trois quarts, comme l'indiquent les chiffres suivants obtenus dans les intéressantes recherches de ce regrettable et savant professeur.

ANIMAUX	Volume d'acide carbonique à 0,76 produit en 1 heure.	Poids de ce gaz.	Carbone brûlé en une heure	Carbone brûlé en 24 heures.
	litres.	grammes	grammes.	grammes.
Cheval à hydrothorax......	91,11	186,63	51,00	1221,00
Cheval à tétanos.........	670,10	1126	307,06	7382,00
Cheval morveux	281,52	557,19	152,09	3650,16

Dans le choléra, où l'abaissement de température est si considérable et la dépression des forces si profonde, Doyère a vu l'exhalation de l'acide carbonique se réduire proportionnellement à la gravité de la maladie, au point que l'air expiré finissait par ne recevoir que 1 pour 100 de ce gaz au lieu de 4, comme dans les conditions normales.

L'air reçoit de l'azote. — Les premiers observateurs ont cru, avec Lavoisier, que la proportion d'azote demeurait invariable dans l'air respiré. Mais Berthollet, Despretz, MM. Boussingault, Regnault et Reiset ont fait voir que l'air sort ordinairement des poumons avec une quantité d'azote un peu plus forte que celle de l'air inspiré.

L'exhalation d'azote a été constatée non seulement par l'analyse de l'air, mais encore par la méthode indirecte de M. Boussingault sur le cheval, la vache, le porc, les oiseaux, etc.

Elle a lieu constamment, d'après MM. Regnault et Reiset, sur les animaux dont l'alimentation habituelle est maintenue ; mais elle cesse si le régime est changé brusquement, si les animaux sont soumis à l'abstinence, s'ils hibernent et enfin s'ils souffrent pour une cause quelconque. Alors, au lieu d'une exhalation d'azote, il peut y avoir une absorption de ce gaz en quantité égale à celle qui normalement est exhalée.

L'exhalation d'azote est toujours faible ; elle équivaut d'après MM. Regnault et Reiset, terme moyen, à moins d'un centième du poids de l'oxygène consommé. M. Boussingault l'a trouvée sur la vache et le cheval de 3 à 4 millièmes de ce poids. Elle n'a pas dépassé dans ses expériences le chiffre de 3 à 5 grammes et demi en vingt-quatre heures sur de jeunes porcs dont l'accroissement était assez rapide. Elle est plus abondante chez les herbivores et les frugivores que chez les carnassiers, bien que ceux-ci trouvent dans leurs aliments une proportion d'azote de beaucoup supérieure à celle qui existe dans les substances végétales. Cependant Lehmann affirme qu'avec la nourriture animale il s'exhale plus d'azote qu'avec l'alimentation végétale. On la voit s'effectuer dans un mélange d'oxygène et d'hydrogène aussi bien que dans l'air atmosphérique, d'où il faut conclure que le gaz exhalé a sa source dans les actions chimiques dont le sang et les tissus vivants sont le foyer incessant. L'azote exhalé est emprunté à la matière alimentaire ; on ne saurait admettre que dans la respiration il s'opère à la fois, comme le croyait W. Edwards, une absorption et une exhalation de ce gaz, lesquelles au lieu de se compenser exactement deviendraient, suivant les cas, tour à tour prédominantes.

L'air se sature de vapeur d'eau. — En parcourant les voies respiratoires, l'air qui s'échauffe à un degré voisin de la température propre de l'organisme se charge d'une grande quantité de vapeur d'eau. Sa capacité de saturation qui était très faible à zéro augmente rapidement, au point qu'il peut à $+$ 35 dissoudre sept à huit fois plus d'eau qu'à zéro pris pour terme de comparaison. Quoique l'air, comme l'a reconnu Moleschott, ne sorte pas toujours complétement saturé, on pourrait, en admettant la saturation, calculer la quantité d'eau qu'il emporte en une période de vingt-quatre heures, quantité que Dalton trouvait, d'après cette base, égale pour l'homme à environ 5 à 600 grammes.

La quantité de vapeur d'eau versée dans l'air par le poumon a été évaluée chez l'homme par Lavoisier et Séguin à 752 grammes en vingt-quatre heures, représentant d'après leurs calculs le tiers de la quantité totale qu'ils supposent enlevée par les deux transpirations réunies. D'après Barral qui l'a déterminée à l'aide de la méthode indirecte, elle serait d'environ 635 grammes ou la moitié du produit des deux exhalations. Elle s'est trouvée de 540 grammes dans les expériences de Valentin, qui a recueilli directement dans des condensateurs la vapeur exhalée. Mais on ne l'a pas encore déterminée, jusqu'ici, pour les animaux.

L'abondance de la transpiration pulmonaire est subordonnée à l'état hygrométrique de l'air, à sa température et à diverses conditions physiologiques. On sait, d'après les expériences de W. Edwards, sur les batraciens et les petits mammifères, que l'état de l'air la fait osciller de 1 à 10 et même de 1 à 20. L'exercice l'active dans de fortes proportions, le jeûne la réduit de 37 pour 100, d'après les observations de E. Smith, et peut être plus encore sur le cheval d'après les résultats d'expériences dont je parlerai en traitant de la nutrition et de la transpiration cutanée.

La vapeur dont se charge l'air expiré provient en grande partie de la volatilisation des fluides qui imprègnent la muqueuse des vésicules pulmonaires, des bronches, de la trachée et des cavités nasales, et de ceux qui se trouvent répandus à la surface libre de cette membrane. Elle dérive aussi, peut-être pour une fraction minime, de la combustion de l'hydrogène du sang. Cette hypothèse, proposée par Lavoisier et Laplace, s'appuie sur ce que tout l'oxygène absorbé n'est pas employé à la formation de l'acide carbonique.

Sans doute ce serait une grave erreur de croire, avec Lavoisier, Dulong, Despretz, que presque toute la vapeur aqueuse dont se charge l'air expiré provient de la formation de l'eau aux dépens de l'oxygène atmosphérique et de l'hydrogène du sang, car la quantité d'oxygène absorbée qui ne se trouve pas dans l'acide carbonique est insuffisante à la production de l'eau éliminée par la perspiration pulmonaire. Mais, d'un autre côté, ce serait aller trop loin que de nier d'une manière absolue, comme semblent le faire Magendie, Müller et Bérard, la formation d'une certaine quantité de vapeur aqueuse aux dépens de l'oxygène de l'air et de l'hydrogène du sang. L'activité qu'acquiert la transpiration pulmonaire à la suite d'une injection d'eau dans les veines, et la persistance de cette transpiration pendant les courts moments que les animaux peuvent passer dans un milieu dépourvu d'oxygène, ne sont pas des preuves sérieuses d'une non-combustion de l'hydrogène du sang. Ces deux faits, auxquels on attache tant d'importance, prouvent tout simplement, selon moi, que la plus grande partie de la vapeur exhalée dans les voies respiratoires provient de l'eau du sang ; ils ne portent aucune atteinte à l'hypothèse d'après laquelle une certaine proportion de cette vapeur résulterait de la combustion de l'hydrogène du sang par l'oxygène de l'air. Cette combustion, que la plupart des physiologistes semblent repousser, comme tout à fait dénuée de fondement, me paraît extrêmement probable, d'autant plus que sans elle on s'expliquerait difficilement ce que devient l'hydrogène des matières dont le carbone a été brûlé par la plus grande partie de l'oxygène enlevé à l'air. D'ailleurs les recherches de M. Boussingault[1], faites sur divers animaux domestiques, établissent que la respiration élimine, en une période de vingt-quatre heures, 25 grammes d'hydrogène pour le cheval, 20 grammes pour la vache, et 3 grammes pour un jeune porc. Or, comme les 200 grammes d'oxygène nécessaires à la combustion de ces 25 grammes d'hydrogène ne forment que 225 grammes d'eau, il est de toute évidence que cette faible quantité représente seulement une partie du liquide en vapeur dont se charge l'air dans les voies respiratoires. Le reste dérive incontestablement des vaisseaux du poumon et de la muqueuse qui tapisse les cavités aériennes.

Outre ces gaz et la vapeur d'eau, l'air expiré se charge de matières organiques volatilisées, surtout aux surfaces bronchique, pharyngienne, nasale, buccale, matières qui colorent en jaune l'acide sulfurique traversé par un courant d'air expiré. On y a signalé la présence de l'ammoniaque, de l'acide urique et même de divers sels contenus dans le sang et les produits de sécrétion.

Ainsi, dans la respiration, l'air perd 4 à 6 centièmes de son oxygène, reçoit en échange une quantité un peu moindre d'acide carbonique, une minime quantité d'azote, et en s'échauffant se sature à peu près complètement de vapeur aqueuse.

<hr>

1. Boussingault, *Ouvr. cité*, t. II, p. 388.

Le tableau ci-dessous permet de résumer, en un coup d'œil, les résultats des

ANIMAUX	Poids des animaux.	Quantité d'air inspiré en 24 heures.	OXYGÈNE CONSOMMÉ			CARBONE BRÛLÉ			ACIDE CARBONIQUE		
			en 1 heure.	en 24 heures.	en 24 heures par kilogr. du poids de l'animal.	en 1 heure.	en 24 heures.	en 24 heures pour 1 kilogr. du poids de l'animal.	produit par heure.	produit par 24 heures.	produit par heure pour 1 kilogr. du poids de l'animal.
	gr.	litres.	litres.	litres.	gr.	gr.	gr.	gr.	litres.	litres.	litres.
Cheval....	524,000	95,591	177,15	1251,60	15,272	95,62	2256,00	5,680	177,14	1242,56	0,294
Vache....	450,000	78,800	147,73	2150,00	17,050	77,42	1828,00	4,128	11,340	1116,35	0,120
Âne.....	150,000	31,495	59,06	1117,30	15,377	31,67	762,00	5,080	54,06	1123,52	0,323
Porc.....	73,600	21,141	64,58	1550,00	25,608	34,89	837,20	11,160	45,68	1562,13	0,567
Mouton...	45,000	20,400	38,25	918,00	20,511	11,42	343,15	7,628	24,12	611,17	0,301
Chien....	20,006	8,441	16,57	397,86	28,492	6,51	100,32	7,621	12,12	291,76	0,607
Chat.....	3,300	1,151	2,89	69,56	28,473	1,14	27,42	7,246	2,12	50,88	0,605
Lapin....	3,500	1,428	2,15	51,80	21,162	1,05	25,20	7,206	1,03	47,25	0,002
Poule....	1,500	0,517	0,97	23,28	24,846	0,38	9,72	6,720	0,52	12,51	0,520

actions chimiques de la respiration sur chacun de nos animaux domestiques. Les quantités d'air inspiré, d'oxygène consommé, de carbone brûlé et d'acide carbonique produit y sont calculées approximativement, d'après les données expérimentales les plus exactes, pour une heure, et pour une période de vingt-quatre heures.

Voyons maintenant les modifications que le sang éprouve parallèlement à celles-là.

II. — MUTATIONS ÉPROUVÉES PAR LE SANG DANS LA RESPIRATION

Par le fait de ses rapports avec l'air dans le tissu pulmonaire, le sang éprouve divers changements physiques et chimiques. Il absorbe de l'oxygène, dégage de l'acide carbonique, de l'azote et de la vapeur d'eau, change de couleur, pendant que les proportions et les propriétés de plusieurs de ses éléments se modifient. Voyons donc comment s'effectuent les acquisitions, les pertes de ce liquide, et les changements dans sa constitution intime.

Le sang se charge d'oxygène qui se substitue à une partie de son acide carbonique. — La pénétration de l'oxygène dans les vaisseaux des vésicules pulmonaires doit être, sans contestation, regardée comme le phénomène initial de la respiration, et celui qui entraîne à sa suite la plupart des autres. On a beaucoup disserté jusqu'ici sur le mode d'admission de ce gaz dans le fluide nutritif à travers les parois vasculaires, sur la question de savoir s'il se met en rapport avec le sang par suite d'une absorption ou d'une pénétration physique résultant d'une affinité spéciale. Rien n'est plus simple et moins difficile à saisir que ce premier acte de l'hématose. Nous savons, par ce qui a été dit ailleurs, que les gaz séparés par une membrane humide la traversent chacun de leur côté et viennent se mêler l'un à l'autre jusqu'à équilibre parfait de répartition. Nous savons, de même, qu'un gaz séparé d'un liquide par une cloison membraneuse la pénètre et vient se dissoudre dans ce liquide, s'il y est soluble. L'acide carbonique enfermé dans une vessie humide a bientôt disparu, remplacé par de l'air plus ou moins pur. Le sang veineux et noir qui remplit une vessie ne tarde pas à prendre une teinte vermeille à mesure que l'oxygène extérieur parvient à traverser les parois épaisses du réservoir. Il en est absolument de même dans le poumon. L'oxygène atmosphérique, séparé du sang seulement par les parois extrêmement déliées des vaisseaux qui se ramifient à la surface de la muqueuse des vésicules aériennes, traverse ces membranes minces et humides : il se mêle au sang, avec lequel il a une grande affinité, ainsi que beaucoup d'autres gaz. Cette affinité est démontrée par la teinte vermeille que prend le sang noir exposé au contact de l'air, et surtout de l'oxygène pur ; elle l'est encore par cette expérience de Magnus dans laquelle le sang absorbe un dixième de son volume d'oxygène, s'il est agité avec ce gaz. Il a donc là absorption réelle d'oxygène, non pas absorption dans le sens attaché autrefois à ce mot par les vitalistes, qui admettaient des bouches absorbantes douées d'une sensibilité élective, etc., mais il y a pénétration physique, endosmose, puis mélange et combinaison du gaz avec le sang.

L'absorption de l'oxygène qui peut déjà, sans doute, s'effectuer à un certain degré dans les bronches dont la muqueuse est fine, a son siège essentiel à la terminaison des divisions bronchiques dans ce qu'on appelle les vésicules pulmonaires.

On sait que les dernières ramifications bronchiques se terminent en culs-de-sac, avec ou sans dilatation, culs-de-sac dont la face interne porte, d'après les observations de Mandl, de petits replis circonscrivant des alvéoles microscopiques comparables aux cellules du poumon des batraciens ou à celles du réseau des ruminants. La membrane qui tapisse les culs-de-sac et leurs cellules est constituée par des fibres de tissu conjonctif et de tissu élastique qui soutiennent les vaisseaux étalés à sa surface libre, où ils forment même des reliefs. Cette membrane est couverte d'un épithélium pavimenteux, non interrompu, à couche simple, dont les cellules ont un peu plus d'un centième de millimètre de diamètre. Les gaz, pour entrer dans les vaisseaux ou pour en sortir, n'ont donc qu'à traverser la couche épithéliale et la paroi du capillaire qui est aussi d'une minceur extrême, et en saillie à la surface libre de la muqueuse. Peut-être même, chez les mammifères, comme cela paraît exister chez les oiseaux, les reliefs des capillaires ne sont-ils pas couverts d'épithélium afin de rendre plus facile l'accès de l'oxygène dans le sang.

L'oxygène atmosphérique, pour arriver au sang, doit donc traverser une membrane mince, humide et couverte d'une couche épithéliale, membrane sans porosités, qui, par conséquent, ne ressemble pas aux cloisons à travers lesquelles les physiciens voient s'opérer les mélanges gazeux.

La pénétration de l'oxygène à travers la muqueuse pulmonaire n'est pas une absorption simple, effectuée comme dans les autres conditions communes. L'oxygène injecté dans les plèvres, dans le tissu cellulaire, les séreuses, n'y disparaît qu'avec une extrême lenteur, et ici sa disparition est brusque, instantanée.

A-t-elle ce caractère par suite de l'échange opéré entre l'oxygène qui entre et l'acide carbonique qui sort? Cela est peu probable, puisque l'admission de l'oxygène n'est pas nécessairement liée au départ de l'acide carbonique, et que les quantités de gaz qui se substituent l'une à l'autre sont très variables.

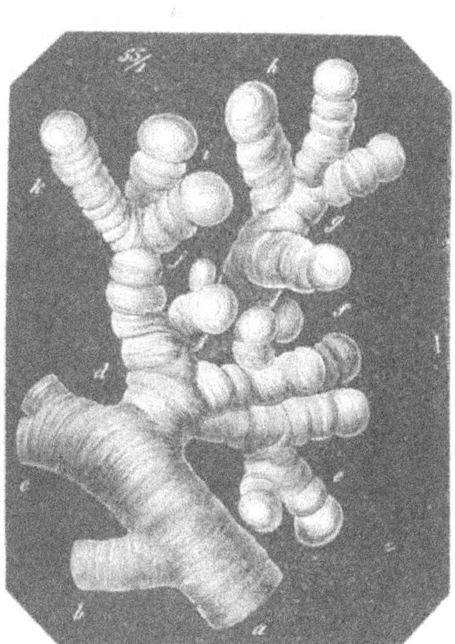

Fig. 163. — Moule d'un groupe de culs-de-sac respiratoires
d'après Littré et Robin (*).

Il ne paraît pas y avoir diffusion de gaz et échange simple de particules entre lui et l'acide carbonique comparables à ce qui a lieu entre les fluides élastiques soumis à des pressions égales et séparés par un diaphragme inorganique et poreux, échange dont les volumes, d'après la loi de Graham, sont en raison inverse des racines carrées de la densité des gaz. En effet, si les phénomènes se passaient dans le poumon, comme dans les expériences de laboratoire, les quantités d'oxygène qui entrent dans le sang et celles d'acide carbonique qui s'en dégagent devraient être dans des rapports constants : pour un volume d'oxygène absorbé, il y aurait 0,85 d'acide carbonique exhalé. Or, d'après les recherches de MM. Regnault et Reiset, ce rapport varie de 0,62 à 1,04. D'ailleurs l'oxygène qui va entrer est libre, et l'acide carbonique qui va sortir est en dissolution ou en combinaison : conséquemment les deux gaz ne sont pas soumis à une égale pression. Ils peuvent tendre à se mêler par l'action des forces qui président à la

(*) a, bronche; b, c, d, subdivisions bronchiques terminales; g, canal commun à trois culs-de-sac respiratoires; e, f, h, i, j, k, culs-de-sac respiratoires.

diffusion ; mais leur mélange ne s'effectue pas d'après la loi à laquelle sont soumis les gaz libres séparés par une cloison organique.

L'oxygène de l'air dans cet acte initial de la respiration après avoir traversé la membrane des vésicules se dissout, dit-on, dans le sérum comme il le ferait dans l'eau, puis il passe aux globules et s'attache à leur matière colorante, de telle sorte que le sérum reprend sans cesse l'aptitude à en dissoudre de nouvelles quantités pour remplacer celles qu'il donne à l'hémoglobine, ce germe se comporte comme s'il était appelé vers le sang par une véritable affinité chimique. Sa tension dans l'air n'est pas la cause unique de son passage dans le sang, car, d'après les recherches de M. Bert il continue à s'absorber jusqu'à épuisement à peu près complet lorsque les animaux respirent dans une atmosphère confinée, pourvu qu'on évite l'asphyxie en retirant l'acide carbonique au fur et à mesure de sa production. Mais la pression atmosphérique, suivant ses degrés, en augmentant ou en diminuant la tension de l'oxygène, active ou ralentit l'absorption de ce gaz. Aussi d'après M. Bert [1], le sang en contient d'autant moins qu'on s'élève davantage sur les montagnes ou dans les aérostats. Les seuls changements de tension ont les mêmes résultats que les variations de pression, car, en augmentant ou en diminuant dans un air confiné les proportions d'oxygène on produit les mêmes effets qu'en augmentant ou en diminuant la pression de une ou plusieurs atmosphères.

D'ailleurs, l'oxygène est absorbé par le sang comme l'est tout autre gaz soluble, le protoxyde d'azote, l'hydrogène, l'acide sulfhydrique, etc. : son entrée coïncide avec la sortie de l'acide carbonique, mais elle n'est ni la cause, ni la conséquence de cette dernière. L'oxygène avant d'arriver au sang se dissout probablement dans le liquide dont la membrane limitante est imprégnée, et ses molécules marchent de proche en proche dans le tissu et dans le liquide, comme le font toutes les substances dissoutes que l'absorption entraîne. Il se comporte dans la membrane des vésicules pulmonaires comme à la peau, au tissu cellulaire et à toutes les autres parties où il est susceptible d'absorption. Seulement à travers la muqueuse pulmonaire il marche très vite, puisque cette membrane jouit, en raison de sa minceur, d'une extrême perméabilité.

L'absorption de l'oxygène par la muqueuse pulmonaire, par la peau, les séreuses, n'est pas un fait exceptionnel dépendant d'une organisation particulière ou de propriétés spéciales. Tous les tissus, les muscles, les glandes, le cerveau, peuvent, comme Spalanzani l'a constaté, absorber de l'oxygène, même en proportion assez considérable. Cet ingénieux expérimentateur dont les observations ont été confirmées par G. Liebig, Matteuci et d'autres, a vu que ces tissus respirent par eux-mêmes, indépendamment du sang dont ils peuvent être imprégnés, car exsangues ou gorgés de liquides, ils absorbent sensiblement les mêmes quantités d'oxygène. Il a vu aussi que l'absorption de ces gaz par les tissus est en rapport avec sa proportion dans le milieu et avec l'élévation de la température. D'après M. Bert, le tissu musculaire est celui qui respire avec le plus d'activité, les tissus de l'animal à sang chaud respirent plus que ceux de l'animal à sang

1. Bert, *Pression barométrique.* Paris, 1878.

froid. Leur respiration s'accompagne d'un dégagement d'acide carbonique sans rapport constant avec l'oxygène absorbé ; il y a même absorption d'acide carbonique dans les milieux très chargés de ce gaz. Et dans ces divers tissus, l'absorption de ce gaz est sans aucun rapport constant avec l'exhalation de l'acide carbonique.

L'absorption de l'oxygène s'effectue sur une surface qui est immense, à en juger par le nombre infini des divisions bronchiques et des cellules pulmonaires, surface que Hales[1] porte, dans le veau, d'après des calculs compliqués, à 289 pieds carrés ; lesquels représentent, suivant mes recherches personnelles, une étendue égale à près de cinq fois et demie celle de la peau du cheval. D'après M. Marc Sée[2] cette surface absorbante serait encore plus étendue. Il résulte de ses calculs basés sur le nombre des vésicules pulmonaires supposé de 809 millions et demi, leur surface devant être de $0^{mm},125$, que la surface respiratoire de l'ensemble de ces vésicules doit être de 81 mètres carrés ou égale à 54 fois la surface du corps évaluée dit-on en moyenne à 1 mètre 5 carré. Cette détermination donne presque le triple de celle de Hales pour le veau (32 mètres). L'art admirable qui a présidé à la construction du poumon a eu pour but essentiel de multiplier cette surface, afin de mettre, en un instant, une masse énorme de sang en rapport avec l'air, en ne laissant entre les deux fluides que le plus faible intervalle possible. On sait, par les phénomènes ordinaires de l'oxydation, que l'action de l'air s'exerce sur les surfaces et non dans la profondeur des corps oxydables. Cette absorption est facilitée par la minceur extrême et la perméabilité très grande de la muqueuse des parois vasculaires ; enfin elle a lieu d'une manière continue, suivant la judicieuse remarque de Müller, tant dans l'inspiration que dans l'expiration, car il y a toujours dans l'intérieur du poumon une très grande quantité d'air. L'inspiration et l'expiration ne correspondent nullement à des alternatives d'absorption et de non-absorption. Le premier acte apporte, à des intervalles réglés, une certaine quantité d'air pur qui s'ajoute à la portion de cette masse chassée lors de l'expiration. L'oxygène peut ainsi pénétrer sans cesse à travers les vaisseaux, et agir sur le sang qui traverse avec rapidité et sans interruptions le système capillaire du poumon.

Sous quel état l'oxygène absorbé vient-il s'associer au sang, s'y dissout-il simplement ou y contracte-t-il quelque combinaison plus ou moins instable ?

L'oxygène est incontestablement soluble dans le plasma sanguin : mais, comme l'a démontré Berzelius, il ne se dissout dans le sérum qu'en très petite quantité, et d'après les expériences de M. Dumas, la fibrine, l'albumine, n'augmentent point la faculté dissolvante du liquide à l'égard du gaz vivifiant. C'est aux globules que le sang doit la propriété de le dissoudre et de le retenir momentanément, aussi il s'en charge proportionnellement à la quantité de ces petits organes et il cesse de s'en approprier dès qu'ils ont perdu leur aptitude fonctionnelle. Les globules isolés du sérum remplacé, soit par une solution de sulfate de soude, soit par de l'eau sucrée, conservent aussi bien que dans leur véhicule ordinaire

1. Hales, *La statique des végétaux et celle des animaux*, trad. française de Buffon et de Sauvages. Paris, 1779, p. 200.
2. *Bull. de l'Acad. de médecine*, t. XV, 2e série, 1886, p. 267.

la faculté de s'emparer de l'oxygène et de le retenir ; on les voit alors rougir au contact de l'air et opérer les échanges de gaz. Ils sont réellement les éléments respiratoires indépendants et mobiles du liquide nutritif. Néanmoins le plasma est un dissolvant intermédiaire qui leur amène leur provision de gaz, et il retient seulement, d'après Fernet, 1/25° de la quantité totale absorbée, soit deux volumes pour 100. Les chlorures et quelques autres sels affaiblissent son pouvoir d'absorption. Dans tous les cas, le sang le mieux oxygéné n'est pas saturé d'oxygène ; il peut encore, dans les conditions expérimentales, en absorber huit à dix volumes.

L'oxygène n'est pas simplement dissous dans le sang. Ce gaz est engagé apparemment dans une combinaison instable avec les globules ou quelques-uns de leurs éléments constitutifs, combinaison qui lui permet tout à la fois d'y demeurer fixe pendant le cours du trajet artériel, et de s'en séparer pour opérer les actions comburantes ou de dédoublement qui se passent principalement dans systèmes capillaires. Cette combinaison est d'ailleurs assez peu fixe pour que, sous l'influence de l'ébullition, du vide pneumatique ou de la présence d'un autre gaz, l'oxygène se dégage sinon en totalité, au moins en très forte proportion.

L'oxygène fixé aux globules paraît surtout associé à un de leurs éléments, la substance albuminoïde, rouge, soluble dans l'eau et cristallisable appelée hémoglobine. Cette matière, qui a une grande affinité pour l'oxygène, donne à l'eau dans laquelle on la dissout la propriété d'en absorber une assez forte proportion, et, chose remarquable, l'oxygène absorbé par cette solution s'en dégage comme celui du sang par le vide et l'ébullition ; d'ailleurs, l'oxyde de carbone se substitue à l'oxygène qu'avait absorbé la matière colorante et contracte avec elle une combinaison stable qu'une nouvelle quantité d'oxygène ne peut détruire.

Quoi qu'il en soit, il paraît hors de doute que l'oxygène est en partie simplement dissous dans le sang et en partie uni assez intimement ou combiné avec les éléments constitutifs de ce liquide, cela à un degré tel qu'il faut à la fois l'action du vide, de l'ébullition, ou la présence d'autres gaz pour le mettre en liberté. La partie combinée est, d'après Fernet, cinq fois plus considérable que la partie simplement dissoute.

La quantité d'oxygène dont se charge le sang, à chacun de ses passages dans le système capillaire du poumon, est déterminable par l'analyse comparative de ce liquide avant son entrée et après sa sortie du poumon. Depuis les recherches de Magnus, on s'est servi de moyens perfectionnés pour la mesurer. Les pompes à gaz imaginées par Ludwig ont permis de faire le vide très rapidement, et de doser chacun des gaz dégagés par l'intervention de la chaleur et de certains agents chimiques. Dans 100 volumes de sang artériel, L. Meyer a retiré 14 volumes 1/3 d'oxygène et deux équivalents d'acide carbonique, ramenés tous les deux à la température de 0 et à 1 mètre de pression. Ludwig est arrivé à peu près aux mêmes résultats ; 15 volumes d'oxygène dans 100 volumes de sang artériel. Quelques observateurs en ont trouvé un peu plus, notamment Bernard qui s'est servi de l'oxyde de carbone pour mettre en liberté l'oxygène. D'après lui, le sang des artères contient, terme moyen, 18 à 20 volumes d'oxygène pour 100. Le sang veineux ne renferme que la moitié de la quantité offerte par le sang vermeil, soit 8 volumes pour 100. Setschenow, par des procédés plus parfaits encore, est parvenu à retirer 20 volumes d'oxygène de 100 volumes de sang artériel du chien et 12 volumes de ce gaz dans 100 de sang veineux du même animal ; ce sont là les proportions que M. Bert considère comme les moyennes ordinaires. Mais dans le sang artériel à l'état normal elles oscillent entre 14 et 24 volumes. Dans tous les cas elles sont au-dessous de celles qui correspondent à la saturation du sang telle qu'on peut l'obtenir en dehors des vaisseaux. D'ailleurs les quantités d'oxygène peuvent varier beaucoup dans le sang artériel comme dans le sang veineux. On avait annoncé qu'elles diminuaient dans le sang artériel à mesure que ce liquide s'éloigne du poumon et du cœur gauche ; le fait n'a pas été suffisamment établi et vérifié. Cette quantité augmente par le fait de la respiration dans un milieu très oxygéné, d'après les expériences de M. Bert[1].

Sous l'influence de diverses conditions physiologiques, cette proportion peut être modifiée. On a trouvé, par exemple, plus d'oxygène dans le sang de l'animal à jeun que dans celui de l'animal en digestion, probablement parce que dans le premier cas une moindre quantité de ce gaz est employée aux combustions interstitielles ; le sang des divers animaux et des divers organes a paru aussi inégalement oxygéné, mais sur ces divers points les données exactes et comparatives font encore défaut. Sur les jeunes animaux, M. Bert n'a trouvé que 7 à 9 volumes d'oxygène au sang artériel, et aussi moins qu'à l'état sain dans certaines maladies. La simple accélération des mouvements respiratoires a pour résultat d'augmenter, d'une part, la proportion de l'oxygène du sang, et d'autre part, de diminuer celle de l'acide carbonique. Le fait a été constaté par M. Bert[2]. Cet habile expérimentateur a montré que sous l'influence des pressions atmosphériques faibles ou fortes, ces proportions variaient dans des limites extrêmement étendues. Ainsi, quand la pression diminue, la quantité du gaz diminue aussi, mais le sang perd relativement plus d'oxygène que d'acide carbonique. A des pressions de 36 centimètres, environ 1/2 atmosphère, le sang artériel peut, au lieu d'être chargé de 20 volumes d'oxygène, n'en contenir que 9 à 12. Il en perd en moyenne 13 pour 100 de sa proportion normale, à la pression de 56 centimètres, — 21 à celle de 46 centimètres, — 43 à la pression de 36 centimètres, et 50 à celle de 26 centimètres. Au contraire, à des pressions supérieures à celle de l'atmosphère, la quantité d'oxygène augmente un peu, ainsi que celle de l'azote. Cette augmentation est forte pour une ou deux atmosphères ; mais elle se ralentit beaucoup à mesure qu'on dépasse ce chiffre, comme s'il y avait, ainsi que le dit M. Bert, un point de saturation de l'hémoglobine difficile à dépasser. D'ailleurs cette saturation n'est point nécessaire à l'accomplissement des actes physiologiques, car d'après M. Bert, si dans les conditions expérimentales le sang se charge de 30 volumes d'oxygène l'animal devient malade, et il meurt à 35 volumes. A cette dose il serait toujours toxique, et agirait à la manière d'un poison convulsivant. Lors de l'asphyxie et à mesure que le sang noircit, la masse de l'oxygène artériel diminue au point qu'elle se réduit à 1 volume pour 100, soit

1. P. Bert, *ouvr. cité*, p. 127.
2. Bert, *La pression barométrique*, Paris, 1878, p. 166, 652.

du 15° au 20° de la quantité normale. Au contraire, lorsque, comme l'a fait voir M. Bernard, la grande rapidité de la circulation ne laisse pas au sang artériel le temps de noircir à son degré ordinaire, il passe dans les veines avec la plus grande partie de l'oxygène dont il s'est chargé dans le poumon.

Les diverses particularités qui se rattachent à l'absorption de l'oxygène et au passage de ce gaz dans le sang, montrent que le liquide nutritif respire pour son propre compte comme pour celui des tissus. Il est extrêmement probable que l'oxygène en dissolution dans le sérum, et l'oxygène fixé à l'hémoglobine exerce à un certain degré son action comburante sur les éléments carbonés et hydrogénés de ce liquide, et que, par conséquent, dans les artères le sang tende insensiblement à noircir par le fait de la production de l'acide carbonique. Ce dernier gaz se forme effectivement dans le segment d'artère, où les ligatures l'emprisonnent ; mais le sang n'y noircit pas seulement alors, par les emprunts que lui font les parois vasculaires, car dans les éprouvettes ce même sang artériel perd peu à peu de sa rutilance. D'après les recherches d'Estor et Saint-Pierre, qui n'ont pas été confirmées, l'oxygène serait si rapidement employé par le sang artériel aux combustions respiratoires que dans le court trajet du centre à l'artère crurale il aurait déjà subi une perte d'un tiers.

Le sang dégage de l'acide carbonique. — Le sang qui traverse les capillaires du poumon, en même temps qu'il emprunte à l'air une certaine quantité d'oxygène, lui rend en échange une certaine proportion d'acide carbonique.

L'acide carbonique que le sang perd en passant à travers le poumon n'est pas, comme on l'a cru d'abord, le produit d'une oxydation sur place des matières carbonées du sang effectuée au moment même de l'absorption de l'oxygène. C'est une partie de l'acide que le liquide nutritif tient toujours en dissolution et qu'il charrie avec lui dans toute l'économie.

L'acide carbonique paraît être sous deux états dans le sang. La plus grande partie y est en dissolution simple, la plus petite y est en combinaison légère avec les sels, carbonates, phosphates, phospho-carbonates.

La partie simplement dissoute de l'acide carbonique représentant, d'après Fernet, les trois cinquièmes de la quantité totale, n'est point, comme l'oxygène, associée aux globules, qui cependant en fixent une certaine quantité ; elle paraît en dissolution dans le plasma ; l'autre, suivant le même chimiste, serait combinée avec le carbonate de soude qu'elle ferait passer à l'état de bicarbonate et avec le phosphate de la même base ; celle-ci est nécessairement limitée par la quantité assez restreinte de ces sels dans le sang. Ces deux fractions pourraient se dégager ensemble, car celle qui est combinée avec les sels de soude devient libre sous l'influence du vide ou d'un courant gazeux qui peut se substituer à l'acide carbonique. La chaleur dégage aussi la partie simplement dissoute et l'acide tartrique celle qui se trouve combinée avec les carbonates et avec les phosphates. Cette distinction est généralement admise par les chimistes. Quelques-uns, avec Preyer, prétendent que tout l'acide carbonique du sang est combiné avec la soude pour former un sel renfermant deux équivalents d'acide carbonique sur un d'acide phosphorique. Les deux premiers équivalents seraient facilement déplacés et restitués dans les actes chimiques de la respiration.

Vauquelin et H. Davy avaient depuis longtemps reconnu que le sang tiré des veines laisse dégager une certaine quantité de ce gaz; mais c'est Magnus qui, le premier, a essayé d'en déterminer la proportion. A l'aide des procédés imparfaits dont il s'est servi, il avait déjà retiré, de 100 volumes de sang, 7 à 8 volumes d'acide carbonique. Depuis, à l'aide de la chaleur et de la pompe à gaz, Ludwig et d'autres ont retiré, de 100 volumes de sang artériel du chien, de 24 à 33 volumes d'acide carbonique, et du sang veineux du même animal de 29 à 36 volumes, soit en moyenne 29 volumes dans l'artériel et 33 1/2 dans le veineux. D'après Setschenow, on pourrait en extraire davantage du sang du chien, soit 34 volumes du sang artériel et 47 volumes du sang veineux. Le sang veineux renfermerait donc 13 volumes d'acide carbonique de plus que le sang artériel. Dans le premier, la proportion d'acide carbonique combiné aux sels alcalins et aux alcalis serait beaucoup plus forte que dans le second.

Ces proportions semblent varier suivant les espèces et diverses conditions, soit physiologiques, soit extérieures. Ainsi, sur le mouton, d'après Preyer, le sang artériel contient $23^{vol}{,}84$ d'acide carbonique, et le sang veineux 36,73, différence 12,89 au profit du sang veineux; mais c'est toujours dans le sang veineux qu'il existe en plus forte quantité. La contraction musculaire, le travail digestif, l'augmentent très sensiblement. Sous l'influence de l'asphyxie, qui épuise à peu près la totalité de l'oxygène des deux sangs, la proportion d'acide carbonique y devient énorme; elle s'y élève, dit-on, jusqu'à 50 volumes pour 100 volumes de sang.

Dans certaines conditions, par exemple lorsque l'animal respire dans un milieu restreint où l'oxygène ne lui manque pas, le sang artériel peut se charger d'une quantité d'acide carbonique triple de la normale, soit d'après M. Bert de 46 volumes pour le sang artériel et de 120 pour le veineux.

Dans les conditions ordinaires, quelle que soit la quantité d'acide carbonique en dissolution dans le sang, ce liquide n'en est pas saturé et il pourrait en dissoudre encore une égale quantité.

A chaque passage du sang noir dans le système capillaire du poumon, ou à chaque conversion du sang veineux en sang artériel, le premier ne perd qu'une fraction de son acide carbonique, environ de 4 volumes et demi à 12 volumes sur les 33 à 36 qu'il renferme habituellement; il en conserve, au moment où il devient artériel, de 23 à 29 volumes. La partie qu'il a perdue se trouve remplacée par 5 à 7 volumes d'oxygène enlevés à l'air atmosphérique.

L'acide carbonique charrié par les deux sangs et exhalé par le veineux dans le poumon provient évidemment de la combustion opérée dans les tissus vivants et dans le système vasculaire. Néanmoins, il continue encore à se produire et à se dégager pendant un certain temps et en certaine proportion, lorsque les animaux peuvent vivre quelques heures ou quelques jours dans un milieu dépourvu d'oxygène. En effet, Spallanzani a démontré que les colimaçons en dégagent une quantité considérable dans l'azote ou dans l'hydrogène. W. Edwards, et après lui Collard de Martigny et Müller ont vu l'exhalation de ce gaz s'opérer chez les grenouilles plongées également dans une atmosphère dépourvue d'oxygène. Ce dégagement d'acide carbonique, momentanément indépendant de l'absorption de l'oxygène, prouve donc, contrairement aux premières idées de Lavoisier, que les combustions qui donnent naissance à ce gaz ne sont pas immédiates et effectuées dans le poumon.

Le dégagement, dans le poumon, de l'acide carbonique contenu dans le sang est subordonné à une condition essentielle, à savoir que l'acide carbonique de l'air ait une tension moindre que celle de l'acide carbonique du sang. Cette condition est réalisée dans les cas ordinaires, et tant que la proportion de l'acide aérien demeure faible. Mais une fois que la quantité d'acide contenu dans l'air devient énorme, le dégagement de celui du sang devient difficile ou impossible : l'animal s'asphyxie alors, non par l'acide carbonique ambiant, mais par celui de son propre sang dont il ne peut se débarrasser. Il s'asphyxierait, comme nous le verrons plus loin, dans une atmosphère qui contiendrait, par exemple, deux ou même trois fois autant d'oxygène qu'à l'état normal, si l'azote en était remplacé par 30 à 40 centièmes d'acide carbonique.

En somme, le dégagement de l'acide carbonique dont le sang est chargé se réduit à un phénomène simple, dont les physiciens donnent l'explication, en disant qu'un liquide saturé d'un gaz le laisse échapper s'il est plongé dans un milieu où le même gaz a une tension inférieure à celle du gaz dissous ; ce même liquide plongé dans un autre gaz laisse échapper le sien, et reprend en échange celui du milieu. Mais comme dans le sang une partie de l'acide carbonique est combinée à divers sels ou à diverses bases alcalines, ils pensent que l'intervention d'un acide tel que l'acide acétique ou l'acide lactique est nécessaire pour opérer la réduction des composés et mettre en liberté l'acide carbonique.

Ce dégagement de l'acide carbonique du sang n'est pas un acte aussi simple qu'il peut le paraître, car le gaz n'étant pas simplement en dissolution dans le liquide nutritif, il ne doit pas s'en dégager à la manière de ceux des liquides qui en sont saturés et tenus dans un milieu où ces mêmes gaz ont une tension faible. L'acide carbonique du sang étant en forte proportion combiné aux carbonates et aux phosphates, son dégagement ne s'opère que par le fait d'une dissociation de ces sels, dissociation facile que divers chimistes attribuent à l'intervention d'un acide comme l'acétique, le lactique, etc., se substituant sans cesse à l'acide carbonique.

Le sang dégage de l'azote. — Avec l'oxygène et l'acide carbonique, le sang tient en dissolution de l'azote.

Ce gaz, qui paraît provenir en totalité de l'organisme, se trouve dans les deux sangs en proportions minimes. Les analyses données par Ludwig donnent en moyenne pour le chien 1,60 dans le sang artériel, 1,37 dans le sang veineux pour 100 volumes de liquide. Celles de Preyer indiquent, pour le mouton dans le sang artériel 1,63, et dans le sang veineux 1,01.

M. Bert trouve 2 en moyenne à l'état normal, et il affirme qu'à une pression de 6 atmosphères le sang peut en contenir 6 volumes pour 100.

L'azote peu soluble paraît tenu en dissolution dans le plasma. Celui-ci en contient dix fois autant que l'eau pourrait en dissoudre à la température du corps. Le sang, chargé de globules et mis en contact avec ce gaz, en dissout plus que le sérum pur, d'où Setschenow conclut que les globules doivent favoriser l'absorption de l'azote. Il provient certainement de l'organisme, puisque le sang en contient et en exhale même lorsque les animaux respirent dans un milieu où l'azote est remplacé par le gaz hydrogène.

L'exhalation de l'azote du sang est, comme nous l'avons vu déjà, extrêmement faible, équivalente à 1/50° de l'oxygène consommé. Elle paraît plus abondante chez les mammifères et les oiseaux que chez les reptiles, et on la voit à peu près s'annuler chez les poissons. D'après les recherches de MM. Regnault et Reiset, elle augmente chez les animaux bien nourris, et cesse chez les sujets inanitiés. Dans ce dernier cas, elle est remplacée même par le phénomène inverse ou par l'absorption d'une quantité équivalente à celle qui est normalement exhalée. Cette particularité intéressante donne à penser que l'azote du sang doit être de quelque utilité dans l'organisme, à moins que son absorption, dans ce cas, ne soit le résultat forcé des lois de la dissolution des gaz en contact avec les liquides.

En résumé, relativement aux gaz, tout dans la respiration se réduit à des échanges entre l'air et le sang, entre le sang et les tissus. Le sang et les tissus empruntent l'oxygène à l'atmosphère, et ils lui restituent l'acide carbonique.

Le sang noir devient vermeil. — En arrivant dans l'appareil respiratoire, le sang a les caractères qu'il a pris dans les veines : il est foncé, sombre, presque noir. Une fois qu'il a traversé les capillaires du poumon, il change immédiatement de teinte et devient rutilant ou d'un rouge vermeil. Ce changement résulte de l'action de l'oxygène et il se produit instantanément. C'est le signe de l'hématose ou de la conversion du sang veineux en sang artériel.

Depuis longtemps les observateurs avaient noté que la teinte du sang tiré des vaisseaux s'avive au contact de l'air. Lower avait vu qu'en le battant à l'air le changement de couleur se produit très vite ; il avait aussi constaté dans ses expériences que ce liquide reprend sa teinte vermeille en arrivant dans le poumon si la respiration s'effectue régulièrement, et qu'il en sort noir si la fonction est interrompue. Goodwin voulut rendre le phénomène appréciable à la vue en mettant à découvert le poumon d'une grenouille dans lequel on voit, par suite de la transparence des parties, le sang qui vient du cœur et celui qui retourne à cet organe ; mais comme le poumon des batraciens et des autres reptiles reçoit un mélange de sang veineux et de sang artériel, il est fort difficile, quoi qu'en dise l'observateur anglais, de saisir nettement le changement de couleur éprouvé par le sang lors de son passage à travers les capillaires pulmonaires. Ce fut Bichat qui, par des expériences d'une extrême simplicité, démontra que l'artérialisation du sang s'opère dans le poumon, de plus, qu'elle y est manifeste, instantanée et complète.

Bichat[1] ayant adapté un robinet à la trachée-artère d'un chien et un autre robinet plus petit à l'artère carotide, a pu juger du temps que le sang emploie à perdre sa teinte vermeille et à la reprendre, suivant que la respiration est suspendue ou rétablie ; 1° lorsque le robinet de la trachée a été fermé, et que par conséquent la respiration a cessé de s'effectuer, le sang de l'artère commence à s'obscurcir au bout de trente secondes ; sa teinte est foncée au bout d'une minute, et elle devient tout à fait semblable à celle du sang veineux après une minute et

---

1. Bichat, *Recherches physiologiques sur la vie et la mort*, p. 256, 3e édit., an XIII.

demie ou deux minutes. La couleur du sang devient plus promptement noire si
le robinet de la trachée est fermé à la suite de l'expiration au lieu de l'être après
l'inspiration. 2° Quand ce robinet, fermé depuis un temps assez long, vient à être
ouvert, le sang qui s'échappe de l'artère reprend presque aussitôt sa teinte vermeille. Il suffit d'une période de trente secondes pour que le vaisseau donne
écoulement au sang noir qu'il contenait, puis au sang redevenu rouge que le cœur
y envoie à l'instant où le cours de l'air est rétabli dans les voies respiratoires.
3° Enfin, si au lieu d'ouvrir brusquement et complètement le robinet de la trachée, on ne l'ouvre qu'en partie, le sang ne reprend qu'à demi sa couleur vermeille, mais il la reprend encore avec rapidité. Ainsi, quand la trachée est fermée,
le sang qui traverse le poumon cesse peu à peu de prendre la teinte rutilante; il
ne tarde pas à en sortir aussi noir qu'il y est entré, dès que l'air retenu dans les
bronches et les vésicules pulmonaires a été totalement privé de son oxygène.
Au contraire, lorsque le cours de l'air est rétabli, ce même sang redevient tout
à coup rutilant, et l'artère ne laisse plus échapper que le sang noir qu'elle renfermait à l'instant où le fluide atmosphérique a pu reprendre son cours habituel.

C'est donc en traversant les vaisseaux capillaires du poumon, c'est-à-dire dans
l'espace de quelques secondes, que le sang veineux se transforme en sang artériel; c'est pendant ce trajet si court, et si rapidement parcouru, que le sang noir
devient vermeil, que la lymphe et le chyle s'identifient avec le fluide nutritif, de
manière à former un tout homogène, qui est, à sa sortie des capillaires du poumon, ce qu'il sera dans les veines pulmonaires, les cavités gauches du cœur,
l'aorte et toutes les divisions du système artériel. Le sang artériel est achevé
dans le poumon. Pour devenir tel, il a absorbé de l'oxygène jusqu'à saturation,
et il a exhalé de l'acide carbonique; par suite de ces modifications, il a acquis
l'aptitude à stimuler les organes, à leur céder les matériaux de nutrition, les
principes des sécrétions; en un mot, ce fluide n'a plus aucun changement à éprouver pour remplir le rôle complexe qui lui est départi : il ne se modifiera de nouveau que dans les vaisseaux capillaires de toutes les parties de l'organisme; mais
cette fois ce sera pour reprendre la couleur noire, les caractères et les propriétés
du sang veineux.

En outre, la rutilance du sang dans les diverses classes animales est en rapport avec l'étendue de la respiration ou avec la quantité d'oxygène consommée;
elle est peu marquée chez les reptiles, et elle atteint son maximum chez les
oiseaux et les mammifères. Chez ceux-ci, elle s'affaiblit dans les cas où le poumon n'admet plus qu'une partie de la quantité d'air qu'il devrait recevoir,
comme lors de l'épanchement pleurétique ou dans les maladies telles que le choléra, qui ne laissent plus au sang la faculté de s'approprier l'oxygène. Toutefois
la rutilance n'indique pas exactement la richesse du sang en oxygène. Le sang
de l'herbivore, du mouton, par exemple, qui a moins d'oxygène que celui du
chien, est beaucoup plus vermeil. Il est d'un rouge très vif sur les animaux à
anémie globulaire.

Mais, comme au moment où l'air agit sur le sang, il y a à la fois absorption
d'oxygène et dégagement d'acide carbonique, on peut se demander si la teinte
rutilante est due à l'une de ces actions ou aux deux réunies. Bien que l'acide

carbonique contribue à donner au liquide une teinte foncée, ce n'est pas de son dégagement partiel que dérive la teinte vermeille, car le sang dans le vide pneumatique ne devient pas rutilant en perdant son acide carbonique. Il devient vermeil en s'imprégnant d'oxygène, et c'est sur les globules que l'action du gaz s'effectue : elle porte sur la matière colorante qui rougit en présence du sérum et des sels tenus en dissolution dans ce liquide. Il n'est pas probable que la modification apportée à la forme des globules soit pour quelque chose dans le changement de teinte, quoiqu'on ait prétendu que la contraction des globules sous l'influence de l'oxygène, en augmentant la concavité de leurs faces, leur donne plus d'aptitude à réfléchir la lumière.

Le sang éprouve divers changements dans les proportions de ses éléments constitutifs. — Pendant que le sang change de couleur dans le poumon, en absorbant de l'oxygène, en exhalant de l'acide carbonique, de l'azote et de la vapeur d'eau, il subit quelques modifications dans son ensemble, ainsi que dans les propriétés et les rapports de ses éléments constitutifs ; mais elles sont légères, partant d'une constatation difficile, et ne peuvent être appréciées, comme on pourrait le croire, par une simple comparaison du sang des veines avec celui des artères.

En effet, si le sang artériel est partout homogène, s'il a dans l'ensemble des vaisseaux qui le charrient les mêmes caractères et la même composition, le sang veineux, au contraire, est essentiellement hétérogène dans les diverses parties de l'économie. A sa sortie du rein, où il a donné les matériaux de l'urine, il ne peut avoir exactement la même composition qu'après son passage dans le foie où il a fourni les matériaux de la bile. En revenant des muscles où il a perdu plus ou moins d'éléments, et reçu divers produits d'oxydation ou de dédoublement tels que la créatine, la créatinine, il ne doit point être tel qu'en sortant de l'intestin associé aux principes que lui a offerts l'absorption. C'est donc le mélange de tous ces sangs veineux de provenance diverse qu'il s'agit de mettre en parallèle avec le sang artériel. Il faut plus encore. Comme le sang veineux n'est que l'un des trois facteurs du sang artériel, il est indispensable de prendre dans le ventricule droit le mélange du sang veineux de toutes les parties avec le chyle et la lymphe, afin de comparer ce fluide mixte tel qu'il aborde au poumon avec celui qui sort de cet organe. La différence ainsi constatée entre ces deux liquides serait uniquement le fait de la respiration ; elle nous apprendrait avec précision en quoi consiste l'hématose ou la conversion du sang noir en sang vermeil. Le sang veineux associé au chyle et à la lymphe est comparable à l'air inspiré ; le sang artériel sortant du poumon correspond à l'air expiré. Ce qui a été ajouté ou soustrait au liquide sortant du foyer de l'hématose est le résultat de la respiration seule, de même que ce qui est ajouté ou soustrait à l'air expiré est le fait de la même action. En opérant ainsi, on connaîtrait avec autant d'exactitude les modifications imprimées au sang que celles éprouvées par l'air. Mais les physiologistes, au lieu de poursuivre la solution du problème dans les termes que je viens d'indiquer et que j'ai ainsi posé autrefois, ont persisté à comparer naïvement le sang d'une veine quelconque à celui d'une artère ; ils n'ont tenu aucun compte de la participation du chyle et de la lymphe à la constitution du sang artériel ; finalement, ils ont rapporté à une seule cause ou à l'action de l'air ce qui est le résultat de l'action de plusieurs. Néanmoins, cherchons à utiliser, en attendant mieux, les données acquises à la science d'après les errements que je signale pour la troisième fois.

Le sang veineux et le sang artériel diffèrent l'un de l'autre par leur couleur, leur coagulabilité, la proportion d'eau, de fibrine, d'albumine et de gaz qu'ils contiennent.

La différence de couleur entre les deux sangs peut être plus ou moins accentuée suivant les circonstances. Le sang veineux a une teinte encore vive s'il a traversé rapidement les organes, s'il est pris sur l'hibernant, sur l'animal qui meurt de froid, et il est devenu très noir s'il les a parcourus avec lenteur, le sang artériel est d'autant plus vermeil que la respiration a été plus complète. La coagulabilité du premier est, dit-on, un peu moindre que celle du second ; mais à cet égard les observateurs sont en contradiction, ou signalent gravement des différences d'une moitié ou d'un quart de minute dans la rapidité avec laquelle ces fluides se prennent en masse. Le sang veineux du cheval laisse les globules se séparer plus nettement du caillot blanc que ne le fait le sang artériel ; mais il ne faut pas comparer le sang recueilli par les jets fins et multiples des artères coerygiennes au sang veineux tiré rapidement de la jugulaire, comme si ces deux sangs se trouvaient, sous le rapport de la coagulabilité, dans des conditions identiques ; on signale encore entre eux, et sans discernement, d'autres différences physiques contestables sur lesquelles il est inutile de s'arrêter.

Les différences essentielles qui existent entre le sang noir et le sang rouge sont des différences de composition chimique, c'est-à-dire celles qui tiennent à la proportion respective des nombreux éléments de ces deux fluides. Ces différences, si légères qu'elles paraissent, n'en ont pas moins une grande importance ; plusieurs d'entre elles ne sont point encore connues et d'autres resteront à peu près insaisissables. Les principales sur lesquelles il serait si utile d'être bien fixé ne sont même pas toutes déterminées d'une manière satisfaisante, car les analyses donnent souvent, à l'égard de ces dernières, des résultats incertains, ambigus, et parfois tout à fait contradictoires.

Le sang veineux et le sang artériel ne sont identiques, ni sous le rapport des proportions de leurs principes immédiats les plus remarquables et les plus importants, ni sous celui de leurs éléments ou de leurs corps simples.

L'eau est en plus forte proportion dans le sang veineux que dans le sang artériel, d'après Lecanu, Dumas, Denis, J. Béclard et d'autres encore. La différence serait, suivant le premier de ces chimistes, de 4 à 7 millièmes en faveur du sang veineux pour le cheval ; de 11 millièmes, suivant le dernier, pour le même solipède, et de 6 à 9 millièmes pour le chien ; elle ne serait que de 1 à 2 millièmes pour la brebis et le chat, d'après les analyses de Pallas. Au contraire l'eau est moins abondante dans le sang veineux que dans l'artériel, si l'on s'en rapporte aux analyses d'Héring et de Simon. Il est très fâcheux que les chimistes, qui se piquent d'exactitude, ne puissent se mettre d'accord sur un fait si facile à constater, et sur lequel il serait téméraire de se prononcer d'après des vues purement rationnelles ; car si d'un côté le sang artériel perd de son eau pour les sécrétions et les exhalations diverses, il en reçoit indirectement par le chyle et la lymphe; d'un autre côté, le sang veineux se charge d'une certaine quantité de fluides par l'absorption qu'effectuent les veines dans les diverses parties de l'économie.

Les globules existent en moindre quantité dans le sang veineux que dans le sang artériel. Prévost et Dumas, Lecanu, Denis, Pallas, Simon et Béclard sont d'accord sur ce point, qui paraît bien établi, quoique les analyses d'Hering disent le contraire. La différence est souvent assez considérable, car Lecanu a trouvé dans le sang veineux du cheval 14 à 17 millièmes de globules de moins que dans le sang artériel du même animal; mais cette différence paraît moins forte dans le chien, d'après les recherches de Denis et Béclard.

La fibrine n'existe pas en proportion égale dans les deux sangs. Le veineux en contient moins que l'artériel, comme l'établissent les analyses du sang des chevaux, des bœufs, des brebis, des chèvres, du chat et du chien faites par Mayer, Prévost et Dumas, Denis, Hering, etc. MM. Lassaigne et Simon ont cependant, chacun dans une seule analyse, trouvé un peu plus de fibrine dans le sang veineux; mais la différence au profit de ce dernier portant sur un dix-millième, doit être regardée comme une exception sans importance. La fibrine du sang veineux est à celle du sang artériel pour le cheval : : 47 : 75, d'après la moyenne de trois analyses faites par Mayer; pour le bœuf : : 66 : 76, suivant Hering; pour la brebis : : 86 : 93, d'après Prévost et Dumas, et pour le chien : : 24 : 25, d'après Denis. Quelques observateurs prétendent que la consistance, le degré d'atténuation, l'affinité de ce principe immédiat pour l'oxygène, ne sont pas les mêmes pour les deux sangs, mais ces différences peu saisissables sont loin d'être nettement démontrées. Cependant il résulte des recherches de Denis et de Scherer que la fibrine du sang veineux est beaucoup plus soluble que celle du sang artériel. La fibrine du premier, lavée, triturée avec l'azotate de potasse, puis mêlée à quatre parties d'eau et un peu de soude caustique, forme une gelée qui devient entièrement liquide après quelques jours. Ce fluide, filtré, se coagule par la chaleur, par l'action de l'alcool, précipite par l'acétate de plomb, et donne, en un mot, les réactions caractéristiques de l'albumine. La fibrine du sang artériel, traitée de la même manière, reste insoluble.

La proportion d'albumine est un peu plus forte dans le sang veineux que dans le sang artériel; elle est : : 85 : 78 dans le cheval, d'après Simon; dans le chien : : 58 : 57, suivant l'analyse de Denis. Au contraire, d'après Lassaigne, dont les déterminations portent seulement sur l'albumine du sérum, et, d'après Hering, ce principe est en moindre quantité dans le sang noir que dans celui des artères. Il est assez surprenant qu'on ait cru pouvoir, en présence de cette contradiction, affirmer l'existence d'une combustion de l'albumine dans le poumon, sans même se donner la peine de doser séparément ce principe immédiat dans les deux sangs, afin de voir s'il y en a plus dans le veineux que dans l'artériel, ainsi que le disent Simon et Denis.

Le sang veineux a plus de matières extractives et moins de sels que l'artériel.

Les deux sangs ne renferment pas la même quantité de gaz. D'après Schöller, il y a, pour 100 volumes de ce liquide, 60 volumes de gaz dans le veineux, et 61 dans l'artériel : les gaz supposés à la température de 0 et à la pression 76. Le sang veineux contient 45 volumes d'acide carbonique, et l'artériel 38 seulement. Le veineux 13 volumes d'oxygène et l'artériel 20. M. Bert admet en moyenne 20 volumes d'oxygène dans le sang artériel et 12 volumes dans le sang veineux. D'où il suit que le sang veineux a 7 à 8 volumes d'acide carbonique de plus et 7 à 8 volumes d'oxygène de moins que le sang artériel. Les quantités d'azote sont dans les deux à peu près les mêmes.

D'après cela, il y aurait pour un cheval de taille moyenne, 18 litres de gaz dans les 30 litres de sang que les vaisseaux de cet animal peuvent contenir, soit environ un tiers d'oxygène pour deux d'acide carbonique.

Les deux sangs diffèrent encore l'un de l'autre par leur température dans le poumon, comme dans la plupart des autres parties du corps ; mais nous examinerons ce point controversé en étudiant les problèmes qui se rapportent à la chaleur animale.

Le sang veineux et le sang artériel diffèrent donc sous plusieurs rapports. Le veineux est plus foncé, plus aqueux, plus riche en albumine, en matières extractives et en acide carbonique que l'artériel ; il est moins coagulable, moins fibrineux, moins riche en globules et moins chargé d'oxygène que ce dernier. Mais en définitive ces différences sont très légères, comme le dit Bérard, à cause de la rapidité avec laquelle la masse sanguine devient alternativement veineuse et artérielle ; aussi sont-elles constatées à grand'peine, même les plus saillantes, par les analyses chimiques trop souvent en désaccord ou en opposition complète les unes avec les autres. Cependant rappelons-nous que de telles différences, pour être si peu saisissables, n'en ont pas moins une importance capitale ; car le sang veineux, qui cesse pendant quelques instants de se transformer dans le poumon en sang artériel, a bientôt frappé de mort tout l'organisme.

La connaissance de la constitution des deux sangs et des particularités qui les distinguent l'une de l'autre exprime les modifications que ces fluides éprouvent dans le système capillaire général, c'est-à-dire lors de la conversion du sang artériel en sang veineux ; car ce que le sang veineux contient de moins que le sang artériel, il l'a perdu dans les capillaires, ce qu'il contient en plus, il l'a acquis dans ces mêmes vaisseaux ; enfin les propriétés que le sang noir revêt ont leur point de départ, leur source unique, dans ces canaux déliés qui sillonnent, suivant mille directions diverses, la trame des tissus organiques.

Mais, ces particularités de composition et de propriétés qui distinguent les deux sangs ne sont plus l'expression exacte des changements qui ont leur siège dans le système capillaire de la petite circulation ; ils ne traduisent point d'une manière rigoureuse les résultats des phénomènes chimiques de la respiration. En effet, dans les capillaires du poumon, ce n'est pas seulement le sang veineux qui se transforme en sang artériel, comme dans les capillaires généraux, par une opération inverse et diamétralement opposée, le sang rouge se transforme en sang noir. Dans les organes respiratoires, le sang veineux n'est que l'un des trois fluides qui se convertissent en sang artériel : c'est le principal, à la vérité ; néanmoins les deux autres, qui sont le chyle et la lymphe, prennent à la formation du sang rouge une part plus grande qu'on ne le pense généralement.

III. — NATURE DES ACTIONS CHIMIQUES DE LA RESPIRATION.

Nous venons de voir que dans les actes chimiques de la respiration, d'une part, l'air perd de l'oxygène, reçoit de l'acide carbonique, de l'azote et de la vapeur d'eau, que, d'autre part, le sang arrivé noir s'en retourne vermeil, chargé d'une plus forte proportion de fibrine, de globules, de sels, etc. Il s'agit de rechercher ce que devient l'oxygène absorbé, d'où dérivent le carbone et l'hydrogène brûlés, de reconnaître en quels points s'opèrent les combustions, les dédoublements, en un mot, de déterminer, s'il est possible, la nature et les caractères des phénomènes essentiels de l'hématose.

Tout d'abord nous pouvons dire que la fonction du poumon est beaucoup plus simple qu'on ne l'avait cru à l'époque des mémorables découvertes de Lavoisier. Cet organe alors considéré comme le siége des actions chimiques qui modifient la composition du sang et celle de l'air n'est en réalité que le lieu de rendez-vous où les deux fluides se mettent en contact, et échangent entre eux divers matériaux, le lieu où l'air cède son principe vivifiant, et celui où le sang se débarrasse d'une partie des principes oxydés. Les actions dites d'hématose ne sont que des substitutions, et la conversion du sang noir en sang rouge n'est, à la fois, que le résultat d'un emprunt de gaz comburant et d'une réjection de produits brûlés.

Lieux où s'effectuent les actions chimiques de la respiration. — Les phénomènes d'oxydations, de combustions, de dédoublements, qui s'opèrent consécutivement à l'absorption de l'oxygène atmosphérique n'ont certainement pas le poumon pour foyer exclusif. Cet organe n'en est pas même le siége principal. Ils commencent en lui pour se continuer dans toute l'étendue du système vasculaire, notamment dans les capillaires et en dehors des vaisseaux, dans la substance propre des divers tissus. Les actions chimiques dues à l'oxygène sont même si indépendantes du poumon qu'elles continuent à s'opérer pendant un certain temps, comme Spallanzani, W. Edwards et Müller l'ont prouvé, alors que cet organe cesse momentanément d'absorber de l'oxygène, ainsi que cela arrive aux animaux plongés dans l'hydrogène ou l'azote. Elles persistent tant que la provision d'oxygène contenue dans le sang et dans les tissus n'est pas épuisée ou tant que ce gaz peut arriver au sang, quelle que soit la voie de son introduction.

C'est surtout dans les tissus ou dans les parenchymes que les actions chimiques s'opèrent de la manière la plus évidente. Chez les animaux sans circulation et à respiration diffuse, l'air va directement se mettre en contact avec les divers tissus et les liquides qui les baignent ; il les pénètre de toutes parts, les imprègne et partout il opère sur place une combustion lente. Chez les articulés, les insectes entre autres, où l'air est porté dans toutes les parties par un vaste système de trachées ramifié à l'infini, il n'agit qu'en sortant des dernières ramifications pour se disperser dans la substance des tissus ; c'est dans cette substance que l'oxygène va se dissoudre, c'est là qu'il s'échange contre l'acide carbonique produit.

Chez les types supérieurs du règne animal qui ont un système vasculaire, le sang est l'intermédiaire entre les régions de l'absorption de l'air et les parties où il est employé : le sang dissout ou fixe l'oxygène pour le porter sous cette forme dans toutes les parties, comme les trachées le portent directement à l'état gazeux chez les insectes. Et, dans les deux cas, c'est à travers des parois membraneuses que l'oxygène s'échappe pour arriver à la substance des tissus ; c'est à travers ces mêmes parois que l'acide carbonique sort du tissu pour entrer dans les voies de son exportation. Sous ce rapport, il n'y a aucune différence entre ce qui se passe dans les tissus et ce qui a lieu dans le poumon. C'est, dans tous les cas, à travers les membranes humides que se font les échanges gazeux.

Une fois que l'oxygène est arrivé au tissu, il peut agir à la fois sur le plasma qui l'imprègne, sur la substance des cellules ou des fibres et sur leur contenu. C'est là ce qu'on doit appeler la respiration des tissus. Elle emprunte au sang son oxygène et lui restitue de l'acide carbonique, elle lui fait perdre sa teinte vermeille et le rend plus ou moins sombre, presque noir.

Spallanzani est le premier physiologiste qui ait mis en évidence la respiration des tissus. Cet éminent observateur a vu que la substance cérébrale, celle de la moelle épinière, le tissu cellulaire, le tendon placé sous des éprouvettes, absorbent de l'oxygène. G. Liebig et d'autres ont confirmé ces observations et démontré en outre que les tissus rendent de l'acide carbonique en échange de l'oxygène qu'ils ont absorbé. M. Bert[1] a trouvé que 100 grammes de chacun des tissus suivants ont, en vingt-quatre heures, absorbé de l'oxygène et dégagé de l'acide carbonique dans les proportions qu'indique le tableau.

TISSUS	Oxygène absorbé en centimètres cubes.	Acide carbonique produit en centimètres cubes.
100 grammes de muscle.........................	50,8	56,8
100 grammes de cerveau.......................	17,8	42,8
100 grammes de rein...........................	37,0	15,6
100 grammes de rate...........................	27,3	15,4
100 grammes de testicule......................	18,3	27,5

Tous les tissus ne consomment pas, comme on le voit, les mêmes proportions d'oxygène. Leur vascularité, leur activité fonctionnelle, nutritive et sécrétoire doivent faire varier dans des limites très étendues l'intensité des actions chimiques dans lesquelles ce gaz intervient.

Les muscles mêmes des divers animaux n'absorbent pas l'oxygène et n'exhalent pas l'acide carbonique en égale proportion. Ainsi, pendant que ceux du chien ont absorbé 68 d'oxygène, ceux du cheval en ont pris seulement 62 et ceux du

---

1. P. Bert, *Leçons sur la physiol. comp. de la respiration*, p. 46.

lapin 45. La quantité d'oxygène absorbé a varié aussi suivant les âges. Matteuci a fait voir, par exemple, que dans le muscle la contraction active l'absorption de ce gaz et augmente le dégagement de l'acide carbonique.

La respiration des tissus peut être activée ou ralentie sous l'influence de la circulation et de divers états de l'organisme. On la croit diminuée quand les vaisseaux se dilatent et que le cours du sang est très-rapide, car alors le sang veineux sort des organes en conservant presque sa teinte vermeille, comme s'il avait peu perdu d'oxygène et reçu une faible quantité d'acide carbonique; mais il peut bien se faire que, dans ce cas, les actions chimiques des tissus ne soient nullement ralenties, et que l'état du sang tienne à ce que la somme d'oxygène enlevée à ce fluide en un temps donné porte sur une masse considérablement augmentée. L'hibernation, la syncope, l'action du froid déterminent, dit-on, des effets tels que les tissus et le plasma dont ils sont baignés demeurent imprégnés d'acide carbonique et que la désassimilation y éprouve un extrême ralentissement.

On peut encore démontrer, sur l'animal vivant, la respiration des tissus en injectant soit de l'air, soit de l'oxygène dans le tissu cellulaire. L'oxygène y disparaît assez promptement et s'y trouve remplacé à mesure par de l'acide carbonique; mais l'azote et quelques autres gaz peuvent y demeurer pendant des semaines avant d'être absorbés.

Ce qui se passe dans les tissus est une véritable respiration. Le sang, véhicule des gaz, donne son oxygène à la substance vivante, et cette substance lui rend en échange l'acide carbonique. Ce fluide se comporte donc à l'égard des tissus comme l'air à l'égard du sang ; de même que l'air donne l'oxygène au sang et en reçoit l'acide carbonique, le sang donne l'oxygène aux tissus et en reçoit l'acide carbonique qu'ils produisent. Et dans tous les cas les échanges ont lieu à travers les fines membranes des vaisseaux capillaires.

Ce n'est pas seulement dans les tissus que s'opèrent les phénomènes de combustion desquels résultent la disparition de l'oxygène et la production de l'acide carbonique : le système vasculaire, le sang lui-même, sont le siège de ces actions chimiques. Lehmann[1] en convient formellement : une partie de l'oxygène absorbé entre, dit-il, déjà en combinaison dans le sang ; une certaine quantité d'acide carbonique y prend naissance. En effet, le sang artériel très chargé d'oxygène recueilli dans un tube fermé ne se maintient pas à cet état ; il noircit à la longue ; une partie de son oxygène se transforme en acide carbonique ; il brûle quelques matières carbonées et hydrogénées de ce liquide. D'ailleurs, comme le dit Lehmann, une preuve de la combustion dans le sang même résulte de la rapidité avec laquelle le sucre et les sels à acides organiques disparaissent de ce liquide, en se transformant en eau et acide carbonique. C'est principalement dans les vaisseaux capillaires que le sang éprouve ces mutations, et comme le système capillaire du poumon est fort étendu, on peut dire que l'organe essentiel de la respiration est, à titre d'organe vasculaire, une des parties du vaste foyer des phénomènes de combustion.

Les échanges respiratoires ont évidemment un double siège avec une commune

____

[1] Lehmann, *Précis de chimie physiologique animale*, p. 307.

nature. Ils s'opèrent d'une part dans le poumon, d'autre part dans les tissus ; c'est-à-dire au contact des systèmes capillaires des deux circulations. D'un côté le sang, dans l'ensemble de l'organisation, donne son oxygène aux tissus, où se fabrique et s'accumule l'acide carbonique, et ces tissus lui rendent une partie de l'acide carbonique dont ils sont saturés. De l'autre, le sang vient verser dans le poumon son acide d'emprunt et y prendre l'oxygène : artériel, il importe l'agent comburant ; veineux, il exporte les produits de la combustion. Si l'importation et l'exportation sont bien équilibrées, le stock de chaque gaz dans le sang et dans les tissus se maintient avec les proportions susdites, sinon il s'élève ou s'abaisse plus ou moins, comme nous le verrons plus tard.

Ainsi les actions chimiques de la respiration, l'échange des gaz, la combustion des matières carbonées et hydrogénées appartiennent aux solides comme aux liquides de l'économie ; elles ont lieu partout, dans les tissus et dans le sang. Leur résultante dans les capillaires généraux et dans les tissus est de noircir le sang en le privant d'une partie de son oxygène, puis en le remplaçant par l'acide carbonique, ou, en d'autres termes, de défaire ce que l'air avait fait dans le poumon.

Matières qui s'oxydent ou qui brûlent dans le sang et dans les tissus. — Lavoisier et les premiers partisans de la combustion respiratoire se sont contentés de dire vaguement que le carbone employé à la production de l'acide carbonique provenait du sang, et particulièrement de ses matériaux usés. Depuis on y a mis plus de prétention ; on a tenté de spécifier les principes immédiats qui devaient être brûlés. Les uns ont considéré comme tels les graisses, le sucre, la gomme et tous les principes immédiats non azotés provenant des aliments et impropres à l'assimilation ; les autres ont placé dans la même catégorie la fibrine, l'albumine, les matières animales diverses dans la composition desquelles entre de l'azote ; enfin d'autres encore ont supposé que tel ou tel de ces principes devait servir à peu près exclusivement à la combustion respiratoire. Nous allons voir bientôt que toutes les substances organiques du sang et des tissus sont susceptibles, en se combinant avec l'oxygène, de participer aux phénomènes intimes de la respiration. La plus grande difficulté à cet égard est de reconnaître les conditions dans lesquelles les diverses substances sont brûlées, et le degré précis de leur combustion.

En ce qui concerne les principes immédiats non azotés, on ne saurait élever des doutes sur leur emploi à titre de combustibles. Ces principes, tels que la fécule, le sucre, la gomme, la pectine, les spiritueux, si abondants dans les aliments des herbivores, ne peuvent servir à l'assimilation. D'une part, ils ne peuvent se convertir en fibrine ni en albumine, puisqu'ils manquent de l'azote qui doit faire partie intégrante de ces matières organiques ; d'autre part, ils ne peuvent contribuer en rien à la formation de ces matières, car elles ont, dans les aliments végétaux ou animaux, le carbone, l'hydrogène et l'oxygène qui leur est nécessaire. C'est donc d'après une vue infiniment intelligente que des principes impropres à se convertir en sang et en tissus sont utilisés à titre de combustibles, et cela surtout en raison de la faible quantité de matières azotées avec lesquelles ils sont associés dans les aliments des herbivores.

En effet, d'après les calculs de Liebig, basés sur les analyses de M. Boussingault, un cheval qui consomme en vingt-quatre heures 7 kilogrammes et demi de foin et 2270 grammes d'avoine ne trouve dans ces aliments que 448 grammes de carbone associé à l'azote. Or, comme cette quantité ne représente que le cinquième des 2450 grammes de carbone brûlé par cet animal dans le même espace de temps, il faut que les principes non azotés fournissent les quatre cinquièmes de l'élément combustible. Mais cela ne suffit pas encore ; il faut que toute la somme de carbone nécessaire à la respiration se trouve dans les principes non azotés des aliments, afin que ceux qui contiennent de l'azote, c'est-à-dire l'albumine, la fibrine, puissent être intégralement utilisés à la reconstitution du sang et à la nutrition des divers tissus. C'est donc grâce à la forte proportion de fécule, de sucre, de gomme que contiennent les aliments végétaux que ceux-ci doivent de pouvoir nourrir, quoique très pauvres en principes protéiques susceptibles d'être convertis en sang. Le carbone et l'hydrogène des premiers suffisent, et au delà, aux combinaisons respiratoires et à l'entretien de la chaleur animale.

Ces principes non azotés que brûle l'herbivore ne viennent plus alimenter le travail respiratoire du carnassier. La chair dont ce dernier se nourrit ne renferme ni fécule, ni sucre, ni gomme, ni alcool ; elle ne se compose plus que de fibrine, d'albumine, de diverses matières extractives associées à de la graisse. Or comme 7 kilogrammes et demi de chair ne renferment pas plus de carbone que 2 kilogrammes de fécule, il faut que l'animal consomme une grande quantité de cet aliment pour y trouver à la fois ce qui est nécessaire à la nutrition et ce qui doit servir à l'entretien de la respiration. Évidemment, si le carbone brûlé provient des principes azotés, de la fibrine, de l'albumine, etc., il dérive aussi de la graisse pour une certaine proportion. On voit donc, d'après cela, que le combustible usé par le carnassier n'est pas le même que celui de l'herbivore ; ou plutôt ce combustible, qui est le carbone, ne provient pas, pour les deux espèces, d'un même ordre de substances.

Mais, ces différences remarquables disparaissent, dès que les animaux, quels qu'ils soient, sont privés d'aliments. L'herbivore et le carnassier se trouvent, cette fois, dans les mêmes conditions : chez l'un comme chez l'autre, c'est le sang, c'est la substance des tissus qui fournissent le combustible. L'animal se consume lui-même ; il brûle sa graisse, l'albumine, la fibrine de ses muscles et de tous ses organes, qui s'émacient ; aussi diminue-t-il de poids avec une grande rapidité. L'admirable uniformité du phénomène reparaît, dans tous ses détails, lorsque ces conditions redeviennent identiques pour tous les animaux.

Ainsi, dans l'organisme, tout ce qui contient du carbone est susceptible de brûler. L'oxygène, dans la respiration, ne fait, comme le dit Liebig, aucun choix quant aux matières susceptibles de s'unir à lui, et il se combine avec tout ce qui lui est offert. Son affinité s'étend sur tout ce qui est carboné ou hydrogéné ; il consume le principe azoté comme le principe non azoté ; il détruit la fibrine, l'albumine aussi bien que la graisse, le sucre, la gomme, l'alcool, etc. Tout, en un mot, peut être consumé au foyer respiratoire, et, chose digne d'être remarquée, c'est ce qui prédomine, ce qui a une une utilité secondaire qui est détruit en premier lieu, le reste ne l'est qu'ensuite et avec lenteur.

Puisque toutes les substances carbonées et hydrogénées, quelles qu'elles soient, sont susceptibles d'être brûlées par la respiration, ce serait se donner une peine bien superflue de vouloir démontrer que l'une quelconque d'entre elles jouit de cette propriété, et ce serait une chose souverainement absurde de prétendre que l'une de celles-là jouit exclusivement, ou à peu près exclusivement, d'un tel privilège.

On sait, et tous les grands chimistes de l'époque le proclament, que la fibrine de l'aliment se transforme en fibrine du sang ; celle du sang en celle des muscles, sans l'intervention d'aucun élément étranger, car ce principe a la même constitution dans les trois circonstances. De plus, l'analyse chimique a démontré, dit Liebig[1], « que la fibrine et l'albumine renferment les mêmes éléments organiques unis entre eux dans les mêmes proportions de poids, de telle sorte qu'en faisant, par exemple, deux analyses, l'une de fibrine, l'autre d'albumine, on n'obtiendrait, pour la composition centésimale de ces corps, pas plus de différence que pour deux analyses faites sur une même fibrine ou sur une même albumine. » La dissemblance des propriétés de ces deux principes résulte de ce que les éléments de ceux-ci ne sont pas groupés dans le même ordre ; mais l'identité de composition implique la possibilité d'une transformation facile de l'albumine en fibrine. Avant que la science en fût arrivée là, Treviranus, Tiedemann et Gmelin avaient déjà avancé que, dans la respiration, l'albumine se convertit en fibrine sous l'influence de l'oxygène. Plus récemment Scherer a admis la même conversion par suite d'une série de métamorphoses. Enfin, MM. Lecanu, Letellier, Denis, Prevost et Dumas ont reconnu que la quantité de l'albumine du sang diminue par la respiration, et que celle de la fibrine augmente.

Or le fait de cette transformation a été récemment reproduit comme une chose nouvelle, et attribué à la combustion d'une partie du carbone de l'albumine. En admettant qu'il y ait, contrairement aux assertions de Mulder, de Liebig, de M. Boussingault et de tant d'autres, une différence de composition entre la fibrine et l'albumine, et que cette différence se traduise par quelques atomes de carbone au profit de l'albumine, comme semblent l'indiquer les moyennes des analyses de MM. Dumas et Cahours, voici à quels résultats on arriverait.

Un cheval ayant 25 kilogrammes de sang possède, pour toute la masse de ce liquide, une somme totale de 1700 grammes d'albumine, puisque le sang de ce solipède contient 68 millièmes de ce principe immédiat. L'albumine ayant sur 100 parties 53,5 de carbone, et la fibrine du sang du cheval 52,6, d'après M. Dumas, la première a donc à peu près un cinquante-deuxième de carbone de plus que la seconde ; ce qui fait pour la totalité de l'albumine du sang 15gr,3 de carbone en excès sur le carbone de la fibrine. Or, en supposant que dans l'acte de la respiration toute l'albumine que contient le sang soit convertie en fibrine, elle n'aura fourni à la combustion que la cent soixante-troisième partie des 2500 grammes brûlés par le cheval en vingt-quatre heures. En supposant, en outre, que les 2800 grammes d'albumine des 100 kilogrammes de chyle et de lymphe versés dans le torrent circulatoire, pendant cette période, soient de

---

1. Liebig, *Chimie organique appliquée à la physiologie animale*, p. 46.

même totalement convertis en fibrine, ils ne participeraient à la respiration que pour 24^{gr},8 de carbone. Enfin le sang serait-il renouvelé cinq fois en vingt-quatre heures, et son albumine tout entière serait-elle convertie cinq fois en fibrine, qu'elle ne donnerait en somme, avec celle du chyle et de la lymphe, que 101^{gr},3 à la combustion respiratoire, c'est-à-dire ce qu'il faut pour une heure et quelques minutes. Cet aperçu, qu'il est inutile de commenter, suffit pour montrer le néant d'une prétendue théorie que, du reste, personne n'a prise au sérieux.

L'action comburante de l'oxygène mis en rapport avec le sang s'exerce donc sur tous les matériaux organiques de ce fluide, de même que sur ceux des tissus, mais elle porte d'abord et principalement sur les substances non azotées, telles que la graisse, le sucre, la fécule métamorphosée ; elle attaque ensuite les substances azotées, protéiques, comme la fibrine, l'albumine, qui, dans plusieurs conditions physiologiques, font presque tous les frais du travail ultime de la respiration. Mais on ne sait pas très exactement si ces principes divers sont complètement brûlés, ou s'ils le sont seulement en partie ; et dans ce dernier cas, quelle est la nature précise du résidu inachevé.

Ainsi, par exemple, lorsque le sucre brûle, ses douze atomes de carbone sont-ils transformés en acide carbonique, ses vingt et un atomes d'hydrogène sont-ils en même temps convertis en eau, et ses dix atomes d'oxygène mis en liberté ? De même, lorsque les graisses sont soumises à la combustion, leurs divers principes, l'acide margarique, l'acide oléique, la glycérine, sont-ils tous détruits à la fois et d'une manière complète, ou bien, après avoir perdu une certaine proportion de carbone et d'hydrogène, se métamorphosent-ils en substances nouvelles destinées à être évacuées avec la bile ou avec l'urine ? Ces deux ordres de résultats sont possibles, et les derniers sont peut-être les plus ordinaires. Quant aux matières non azotées, Lehmann[1] les croit entièrement brûlées et transformées en eau et acide carbonique. Leur combustion exigerait des quantités variables d'oxygène, suivant qu'elles contiennent une plus ou moins grande quantité de ce corps. Les hydrates de carbone n'en réclameraient que ce qu'il faut pour brûler le carbone ; les matières grasses exigeraient de l'oxygène pour la combustion du carbone et celle de l'hydrogène ; les acides organiques qui paraissent en avoir assez pour brûler leur hydrogène et une partie de leur carbone en emploieraient très peu. Ainsi, pendant que 100 parties d'acide malique n'exigeraient pour leur combustion que 82 parties d'oxygène, la même quantité de sucre en réclamerait 106 parties, la fécule 118 et les graisses 292. Aussi la nourriture a-t-elle une grande influence sur les produits de la respiration et l'emploi de l'oxygène absorbé. Ce chimiste dit qu'après l'ingestion des amylacés les 91 centièmes de l'oxygène enlevé à l'air passent dans l'acide carbonique, tandis qu'à la suite de l'ingestion des substances animales il n'en passerait que les 74 centièmes. Liebig, dans ses savantes considérations sur le développement des métamorphoses, à l'aide des équations chimiques, montre que le sang et la substance des tissus, c'est-à-dire les éléments de la protéine, peuvent, par l'action de l'oxygène, se transformer en urée, en acide choléique, en ammoniaque.

1. Lehmann, *Précis de chimie physiol.*, p. 354.

Les acides urique et hippurique éliminés par les reins ont aussi la même origine; et ces substances, dérivées des tissus ou du sang par suite d'une déperdition, d'une soustraction de carbone et d'hydrogène, changent peut-être plusieurs fois d'état, suivant les variations qu'éprouvent les proportions de leurs éléments constitutifs. L'acide urique, par exemple, en s'oxydant, donnerait naissance à l'urée et à l'alloxane; celle-ci, en se combinant avec une nouvelle quantité d'oxygène, engendrerait de nouveaux acides, et ainsi pour d'autres principes plus ou moins complexes. M. Béchamp [1] a obtenu directement, en dehors de l'organisme, la transformation de l'albumine en urée par l'action de l'oxygène emprunté au permanganate de potasse. D'après lui, dans cette albumine, préexistent une foule de dérivés, comme les acides de la bile, ceux de l'urine, l'urique, l'hippurique, la créatine, la créatinine, la xanthine, l'hypoxanthine, la leucine, la tyrosine, etc., que les actes respiratoires ou nutritifs dégagent. Il est infiniment probable que la combustion est incomplète pour la plupart des substances organiques, car dans l'hypothèse opposée, lorsque 100 parties de fibrine brûleraient, 52 parties de carbone seraient converties en acide carbonique, 7 parties d'hydrogène seraient employées à la formation de l'eau, 16 parties d'azote et 23 d'oxygène seraient mises en liberté. La chimie a toute une série de belles découvertes à attendre de cette étude encore à peine ébauchée.

Indépendamment des combustions et des dédoublements dus à l'oxygène de l'air, il en est d'autres qui paraissent s'effectuer aux dépens de l'oxygène, des principes constituants des tissus, car la totalité des produits excrétés par le chien contient, d'après Pettenkofer et Voit, un cinquième d'oxygène en sus de celui qu'ont apporté l'air et les aliments.

L'acide carbonique, une fois formé aux dépens des éléments du sang et des tissus et de l'oxygène atmosphérique, reste associé au fluide nutritif pendant un certain temps, puis va s'exhaler dans les voies aériennes à mesure que de nouvelles quantités d'oxygène sont absorbées. L'état sous lequel il se trouve dans ce liquide est encore l'objet de quelques doutes. Plusieurs physiologistes, s'appuyant sur le fait du dégagement d'acide carbonique qui s'opère dans le liquide, sous l'influence d'un courant d'oxygène, ou de l'action de la machine pneumatique, ont pensé que ce gaz se dissout tout simplement dans le sang, à mesure qu'il se produit, pour reprendre son état aériforme et s'exhaler au sein des poumons. D'autres prétendent qu'il se combine avec les bases alcalines du sang et avec les carbonates, qu'il transforme en bicarbonates, pour s'en séparer plus tard par l'action des acides lactique, acétique produits dans les organes respiratoires, ou par celle d'un acide particulier signalé par M. Verdeil, acide qui, suivant Cloetta, ne serait autre chose que de la taurine. La plupart des chimistes et des physiologistes autorisés admettent aujourd'hui que l'acide carbonique existe sous trois états distincts dans le sang, savoir : à l'état de simple dissolution — de faible combinaison, ou de bicarbonates et phospho-carbonates — enfin de combinaison plus stable, ou de carbonates. Le sang veineux qui, seul, contient le gaz sous ces trois états, laisserait échapper seulement, d'après M. Bert [2], son excès

---

1. *Bull. de l'Acad. de Médec.*, t. XV, 2e série, 1886, p. 475.
2. P. Bert, *ouvr. cité*, p. 1037.

ou la totalité de son acide carbonique dissous, et c'est en cela, dans sa pensée, que consisterait essentiellement la respiration. La partie à l'état de bicarbonate ou de phosphocarbonate n'étant souvent que peu ou point modifiée, passerait sous cette même forme dans le sang artériel. Mais, comme le sang veineux ne contient pas toujours beaucoup d'acide carbonique à l'état de solution, l'appoint pour l'exhalation serait fourni par les bicarbonates et phosphocarbonates, dont la dissociation doit s'opérer avec une extrême facilité.

L'action de l'oxygène introduit par la respiration dans le sang ne s'exerce pas seulement sur le carbone des matières organiques, elle s'étend aussi, dans des limites assez restreintes, à leur hydrogène, mais n'atteint nullement leur azote.

Lavoisier, Laplace, et après eux un grand nombre d'auteurs, ont pensé qu'une partie assez notable de l'oxygène enlevé à l'air se combine avec l'hydrogène du sang pour former de l'eau destinée à être éliminée par la transpiration pulmonaire. Depuis on a mis en doute, et même on a tout à fait nié cette combinaison, dont les preuves sont moins évidentes que celles de la combustion du carbone. Les dissidences qui ont surgi sur ce point s'expliquent par la difficulté de reconnaître si la quantité d'eau dans le sang éprouve des variations sous l'influence de la respiration, et par celle de montrer clairement qu'une partie du produit de la perspiration pulmonaire dérive de l'eau formée aux dépens de l'oxygène atmosphérique et de l'hydrogène des matières organiques.

Cependant le fait de la combustion de l'hydrogène, et partant celui de la production d'une certaine quantité d'eau, se déduisent : 1° de ce que tout l'oxygène soustrait à l'air n'est pas rendu à ce fluide sous forme d'acide carbonique ; 2° de ce que tout l'hydrogène des matières alimentaires ne se retrouve pas dans les déjections d'un animal dont la nutrition est stationnaire ; 3° de la possibilité d'une combustion complète de quelques substances introduites dans l'économie. En effet, si l'oxygène qui ne se retrouve pas dans l'acide carbonique n'a pas été employé à la suroxydation des matières organiques ou des produits de sécrétion, il a dû servir à la combustion d'une certaine quantité d'hydrogène. Si, ensuite, l'hydrogène que les déjections ont perdu n'a point, comme cela est probable, concouru à l'assimilation, il a dû être brûlé. Enfin, si quelques substances non azotées, telles que le sucre, la graisse, ont éprouvé une combustion complète de leur carbone, leur hydrogène a dû être brûlé, sinon il se serait retrouvé à l'état gazeux parmi les produits de l'exhalation pulmonaire. Il est assez singulier que des physiologistes, excellents logiciens, et des chimistes fort habiles aient à la fois soutenu que certaines substances étaient complétement brûlées, et que néanmoins leur hydrogène n'était nullement employé à la formation de l'eau, comme si les matières organiques pouvaient perdre totalement leur carbone par la combustion, sans que leur hydrogène ne devînt libre. Mais, tout bien considéré, si l'hydrogène est employé à former de l'eau dans les actes de la respiration, ce n'est qu'en très petite quantité, puisque la proportion d'oxygène qui n'est point combinée avec le carbone est assez minime, et que d'autre part, comme j'ai pris à tâche de le prouver précédemment, la plupart, et peut-être même la totalité des matériaux du sang et des tissus sont seulement en partie brûlés par la respiration, puis éliminés sous forme de composés nouveaux par les sécrétions excrémentitielles.

Quant à l'azote associé au sang dans la proportion de 1 volume et demi pour 100, il paraît demeurer dans ce liquide à l'état de dissolution simple. Tout porte à croire qu'il résulte, soit de la combustion, soit de la métamorphose des matières azotées de l'organisme ou des aliments.

Ainsi, c'est par l'oxygène charrié avec le sang que s'effectuent dans tout l'organisme les combustions respiratoires. Ce gaz ne brûle pas immédiatement le carbone et l'hydrogène; il s'attache aux globules, entre avec leur matière colorante à un état de combinaison assez fixe pour s'y maintenir quelques instants, et assez instable pour s'en dégager à mesure que les besoins de la combustion l'exigent. C'est après un demi-tour de circulation, dont la totalité dure moins d'une minute, qu'il se dégage pour agir sur les matières combustibles et laisser reprendre au sang sa teinte foncée. C'est probablement à l'état d'ozone ou d'électrisation négative qu'il est ainsi porté par le sang et distribué aux tissus, puisque c'est sous cette forme qu'il est susceptible d'oxyder aisément et même à froid une foule de corps simples ou composés.

La respiration consiste donc, d'une part, dans des échanges de gaz opérés au sein du poumon entre l'air et le sang; d'autre part, en une combustion lente, générale, diffuse des matières carbonées ou hydrogénées du sang et des tissus par l'oxygène atmosphérique. Les actes essentiels de cette fonction importante, quoique enchaînés entre eux, s'exercent néanmoins jusqu'à un certain point indépendamment les uns des autres. Dans le poumon s'effectue l'absorption de l'oxygène, l'exhalation de l'acide carbonique, de l'azote et de la vapeur d'eau, ou, en un mot, l'échange des gaz d'où résulte la conversion du sang noir, du chyle et de la lymphe en sang artériel; puis dans les systèmes capillaires et dans la substance des tissus s'opèrent les phénomènes d'oxydation, de combustion lente, de dédoublement des matières carbonées, hydrogénées et azotées, qui ramènent le sang vermeil à l'état de sang noir. Cette combustion générale, quant à son siège et à son objet, s'exerce sur tous les matériaux de l'organisme; elle transforme à la fois les matériaux du sang et ceux des tissus, les matériaux qui n'ont point encore servi, comme ceux que les actions vitales ont usés. C'est par elle que la substance organique se détruit sans cesse et qu'en se détruisant elle entretient la chaleur animale dont nous nous occuperons plus tard.

En d'autres termes la respiration est, sous les apparences de la simplicité une fonction très complexe. Son acte initial est l'absorption de l'oxygène, son acte ultime le dégagement de l'acide carbonique. Entre les deux une foule d'actions d'ordre chimique, oxydations, combustions lentes, parfaites ou incomplètes, dédoublements, dissociations sur lesquelles il y aura lieu de revenir à propos de la nutrition.

Les actions chimiques de la respiration s'exercent dans des limites plus ou moins étendues, suivant le degré de développement de l'appareil respiratoire et la nature du milieu dans lequel il fonctionne.

Les animaux à sang chaud, ou les mammifères et les oiseaux, sont ceux dont l'appareil respiratoire est le plus compliqué. Il y présente une surface immense par suite de la multiplicité des petites cellules membraneuses de leurs poumons. Aussi ces vertébrés font-ils une énorme consommation d'air, et jouissent-ils d'une température propre très élevée. Les phénomènes de combustion qui se passent en eux ont une telle activité, que ces animaux ne peuvent supporter longtemps la privation de l'air sans périr, ni l'abstinence sans perdre très vite une partie de leur substance. Le volume de leurs poumons, les dimensions des vésicules pulmonaires, l'abondance ou la rareté du tissu cellulaire interlobulaire, l'ampleur de la poitrine, établissent quelques nuances sous le rapport de la perfection de l'hématose, nuances qui s'exagèrent et se multiplient par l'effet de circonstances morbides, comme le rétrécissement des voies aériennes, la compression du poumon, les obstacles apportés à son expansion, la diminution de sa perméabilité, l'induration, la tuberculisation, la destruction d'une certaine partie de son tissu. La respiration plus ou moins gênée sous l'influence de ces causes, continue à s'opérer, pourvu que le poumon reste sain dans une assez faible partie de son étendue.

Chez les animaux, l'étendue de la respiration exerce une très grande influence sur la puissance musculaire et l'activité des principales fonctions. Elle favorise le développement du système musculaire, le déploiement de ses forces, donne une vigoureuse impulsion aux fonctions digestives, à tous les actes qui concourent à la formation du sang, comme à l'emploi et à la destruction de ce liquide. Nous en trouverons la preuve surtout en étudiant les fonctions nutritives.

Les animaux à sang froid, reptiles, poissons et invertébrés, ne possèdent plus un appareil à surface aussi vaste. Ceux de ces derniers qui possèdent un poumon ont cet organe réduit à l'état d'un simple sac sans vésicules, ou à vésicules peu nombreuses et le plus souvent incomplètes ; ils consomment peu d'air, peuvent vivre dans un milieu pauvre en oxygène, et n'ont pas une température propre beaucoup plus élevée que la température ambiante. On sait que des reptiles, tels que des crapauds, ont pu vivre dans des excavations de blocs de pierre, dans du plâtre gâché, bien que l'air pût à peine parvenir à ces animaux à travers des interstices étroits, des fissures ou de simples porosités. Les animaux à sang froid pourvus de branchies respirent dans l'eau et hématosent leur fluide nutritif aux dépens de l'oxygène en dissolution dans le milieu ambiant. Les phénomènes de combustion s'y étant très lents, consomment peu de substances organiques, et rendent aussi supportable une abstinence très prolongée.

Mais, quelle que soit l'étendue de la respiration, cette fonction est absolument indispensable à l'entretien de la vie dans tous les êtres organisés ; et elle s'exerce déjà d'une manière incontestable chez ceux qui n'ont pas encore d'organes respiratoires spéciaux, car elle peut s'opérer sur toutes les surfaces où le fluide nutritif est en rapport avec l'oxygène, comme à la peau, aux muqueuses digestives, etc. Cette respiration disséminée ou tégumentaire, insuffisante pour les animaux supérieurs, n'y persiste pas moins comme complément d'une respiration localisée plus ou moins parfaite. Tous les animaux quels qu'ils soient, ne peuvent vivre longtemps dans un milieu dépourvu d'oxygène. Les polypes, les mollusques, les articulés, les insectes aquatiques, les entozoaires, aussi bien que les poissons, meurent dans l'eau non aérée ; tous périssent aussi dans le vide, dans l'hydrogène, l'azote et les autres gaz non respirables. L'embryon dans l'œuf et le fœtus dans le sein de sa mère ne peuvent se soustraire à la nécessité impérieuse d'une respiration plus ou moins étendue.

En effet, pendant l'incubation, le travail respiratoire est incontestable. La coque de l'œuf est poreuse, l'air la traverse et va s'accumuler à l'une de ses extrémités dans un espace qui s'agrandit à mesure que la partie aqueuse du blanc s'évapore ; cet air perd de l'oxygène et reçoit en échange de l'acide carbonique, ainsi que l'analyse l'a démontré. Le jaune se déplace en se rapprochant de la coque ; l'embryon se développe à la partie périphérique ; les vaisseaux ombilicaux et allantoïdiens viennent s'étaler vers l'extérieur pour rapprocher le sang de l'air atmosphérique. Si l'œuf est plongé dans l'eau, dans l'hydrogène, l'azote, l'oiseau ne peut plus s'y développer. Son incubation s'arrête dès que la coque est recouverte d'un enduit imperméable. L'œuf des vertébrés vivipares peut également respirer, car l'enveloppe membraneuse si mince qui le renferme est en contact, dans la vipère, par exemple, avec le prolongement sacciforme et non vésiculeux du poumon. Très probablement aussi, les œufs du requin et des autres poissons ovo-vivipares respirent aux dépens de l'oxygène cédé par le sang des vaisseaux de l'oviducte.

Dans le fœtus des mammifères, il y a encore une sorte de respiration. Le sang que la mère fournit au jeune sujet a d'abord toutes les propriétés vivifiantes qui le rendent apte à la nutrition et au développement de ce dernier ; de plus, le sang qui, du fœtus, revient à ses enveloppes, reçoit les éléments qui lui rendent ses propriétés premières, et abandonne ce qu'il a de superflu ; en un mot, le fœtus respire par son placenta, comme nous le verrons plus tard, et au lieu de puiser l'oxygène dans un milieu étranger, il le tire du propre sang de sa mère ; il verse aussi dans le sang de celle-ci ce que le sien renferme de matériaux nuisibles ou superflus.

CHAPITRE LII

DE L'INSUFFISANCE DES ACTIONS CHIMIQUES DE LA RESPIRATION
ET DE L'ASPHYXIE

La respiration est si intimement liée à l'exercice des fonctions nerveuses, à l'action du cœur et à celle de tous les éléments anatomiques qu'elle ne peut être entravée longtemps ni même suspendue au delà de quelques instants sans que la vie s'éteigne.

On donne le nom d'asphyxie à l'état dans lequel le travail chimique de la respiration se suspend ou cesse de s'opérer au degré nécessaire à l'entretien de la vie.

L'asphyxie peut tenir, soit à l'insuffisance de l'oxygène dans le milieu où se trouvent les animaux, soit à la privation totale d'air, ou à la simple raréfaction de ce fluide, soit enfin à la présence d'une grande quantité d'acide carbonique,

Celle qui résulte de la respiration de l'hydrogène sulfuré, ou d'autres gaz délétères, est un véritable empoisonnement qui ne doit nous arrêter que d'une manière incidente.

Cet état dont les degrés sont très nombreux se produit dans une foule de conditions extérieures ou inhérentes à l'organisme : ainsi dans les espaces confinés où l'air ne se renouvelle pas, dans les galeries de mines — les puits profonds — dans les hautes régions de l'atmosphère où peuvent parvenir les aérostats, et dans tous les milieux liquides où plongent les animaux à respiration aérienne. D'autre part elle arrive toutes les fois que l'air ne pénètre plus ou ne pénètre qu'en faible proportion dans les organes respiratoires, comme lors de l'oblitération du larynx, de la trachée, de l'obstruction des bronches, — de l'imperméabilité du tissu pulmonaire, de la compression du poumon par des épanchements, — de l'immobilité des parois thoraciques, — du refoulement en avant du diaphragme par les viscères abdominaux météorisés, etc.

Asphyxie dans les espaces confinés. — La première espèce d'asphyxie est celle qui se produit dans une atmosphère confinée, où l'oxygène s'épuise rapidement et se trouve remplacé par une quantité à peu près équivalente d'acide carbonique. C'est celle des espaces resserrés dans lesquels l'air ne peut se renouveler à mesure qu'il s'altère.

On sait que tous les animaux ne possèdent pas à un égal degré la faculté d'épuiser l'élément respirable de l'air. Les mollusques paraissent dépouiller l'air de la presque totalité de son oxygène. Les poissons semblent jouir par rapport à l'eau du même privilège, quoique dans les conditions ordinaires ils périssent une fois que ce liquide a perdu les deux tiers de son oxygène ; mais l'homme, les mammifères et les oiseaux ne peuvent, en général, enlever à l'air que la moitié de son oxygène, et ils s'asphyxient lorsqu'il est arrivé au degré de viciation que l'on observe quelquefois dans les galeries de mines, par exemple dans celles où les pyrites enlèvent une grande partie de l'oxygène sans le remplacer par l'acide carbonique. Dans les conditions expérimentales, les petits mammifères placés sous des cloches arrivent à ne plus laisser à l'air que 2, 3, 4 centièmes d'oxygène en le chargeant de 10, 15, 17 centièmes d'acide carbonique.

Il est hors de doute que l'asphyxie développée dans de telles conditions reconnaît pour double cause l'insuffisance de l'oxygène et l'excès d'acide carbonique. C'est une asphyxie par défaut de gaz vivifiant et un empoisonnement, car l'acide carbonique n'agit pas à la manière des gaz neutres, de l'hydrogène et de l'azote par exemple. Collard de Martigny a montré en effet que les oiseaux périssent au bout de quelques minutes dans un mélange de 21 d'oxygène et de 79 d'acide carbonique. Leblanc a vu un oiseau et un chien agoniser au bout de trois quarts d'heure dans un milieu qui recevait de l'acide carbonique, alors que la proportion de ce gaz arrivait à 30 pour 100, bien que l'air conservât encore 16 centièmes d'oxygène, et M. Bert[1] a constaté que de jeunes rats périssent beaucoup plus vite dans une cloche contenant de l'acide carbonique que dans une autre pleine d'azote ou d'hydrogène. Les petits mammifères placés par lui dans une

1. P. Bert, ouvr. cité, p. 511, 519.

atmosphère artificielle contenant 51 à 82 centièmes d'oxygène, le reste d'azote, sont morts alors que l'air se trouvait chargé de 20 à 30 centièmes d'acide carbonique, quoiqu'il restât encore une proportion d'oxygène supérieure à la normale. Ceux qui furent placés dans une atmosphère suroxygénée, où l'acide carbonique remplaçait une partie de l'azote, périrent à peu près à un degré d'altération semblable à celui de l'atmosphère dans laquelle l'acide carbonique avait été produit par les animaux eux-mêmes. Les reptiles mêmes y ont péri dès que l'air présentait 13 à 17 centièmes de ce dernier gaz.

Il est probable que l'air des pièces fermées dans lesquelles on brûle du charbon pour s'asphyxier, donne la mort avant l'épuisement de l'oxygène et alors que la moitié ou les deux tiers de ce gaz ont été remplacés par l'acide carbonique. Mais l'air devient malsain et rend la respiration incomplète bien avant d'approcher de ce degré d'altération. Déjà l'homme éprouve du malaise dans une atmosphère chargée à peine d'un centième d'acide carbonique, malaise d'autant plus marqué que les conditions physiologiques où il se trouve, celles de la digestion, par exemple, réclament une plus grande quantité d'oxygène. Toutefois l'habitude rend l'air impur plus supportable. On sait que dans les Alpes les paysans s'entassent en hiver auprès des animaux dans des étables dont l'air, d'après Niepce, ne renferme souvent plus que 18 centièmes d'oxygène et se trouve chargé de 1 centième d'ammoniaque, d'acide sulfhydrique et de plusieurs centièmes d'acide carbonique.

Pour prévenir la tendance à l'asphyxie qui est plus ou moins marquée dans toute atmosphère confinée, il faut donc recourir à la ventilation, et à une ventilation d'autant plus active que les dimensions du local sont plus exiguës. Malheureusement, en fait de physiologie, l'homme du monde n'est pas moins ignorant que le paysan le plus grossier. Tous les jours, l'un bâille et étouffe stupidement en regardant son voisin dans la caisse fermée d'une voiture de banlieue parisienne, et l'autre asphyxie lentement son bétail dans une étable basse, aussi bien calfeutrée que possible par la paille ou par le fumier.

En se basant sur la proportion d'oxygène consommé par un animal en une période déterminée, il est facile de calculer le temps qui serait nécessaire pour rendre irrespirable une atmosphère confinée. Un cheval enfermé dans un espace ayant 4 mètres de longueur, autant de largeur sur 3 mètres 12 centimètres et demi de hauteur, aurait, si le local était parfaitement clos, 50 mètres cubes d'air à sa disposition. En vingt-quatre heures cet animal absorberait à peu près 5 mètres cubes d'oxygène, et exhalerait un peu moins de 5 mètres cubes d'acide carbonique. Or, au bout de ce laps de temps, l'air n'aurait plus que 10 et demi pour 100 d'oxygène, et serait saturé de 10 centièmes d'acide carbonique; il serait arrivé par conséquent au degré d'altération qui détermine l'asphyxie : l'animal ne tarderait pas à y périr, à supposer même qu'il pût réduire à ce point la proportion de l'oxygène. Dans un espace d'une étendue double, ou de 100 mètres cubes, et toujours exactement fermé, l'air ne renfermerait plus au bout de vingt-quatre heures, que 16 et demi pour 100 d'oxygène, et contiendrait 5 centièmes d'acide carbonique. L'atmosphère confinée serait donc dans toute sa masse aussi viciée que l'air qui est expulsé du poumon après avoir servi une fois à la respiration, et déjà cet air ainsi altéré cesserait d'être respirable, d'après certains expérimentateurs habiles.

Il est évident qu'il faudrait donner aux habitations des animaux des proportions énormes, si ces habitations, exactement fermées, s'opposaient au renouvellement de l'air. Ainsi, suivant les calculs de M. Boussingault, il faudrait à une vache qui produit en vingt-quatre heures 4 mètres cubes d'acide carbonique, une atmosphère confinée de 200 mètres cubes pour que, après douze heures, il y eut seulement dans cette atmosphère un centième d'acide carbonique substitué à un centième d'oxygène. Il importe donc, à défaut d'espace, de faciliter le renouvellement de l'air que respirent les animaux, non seulement pour remplacer l'oxygène consommé et disperser l'acide carbonique produit, mais aussi pour limiter l'élévation de la température du milieu et entraîner à l'extérieur les émanations animales qui le vicient souvent autant que les actes de la respiration. Les interstices ou les jointures des portes et des fenêtres suffisent déjà, même dans des espaces fort restreints, à un renouvellement d'air tel que ce fluide reste à peine chargé d'un centième d'acide carbonique et privé d'un équivalent d'oxygène. Enfin des ouvertures convenablement disposées opèrent, quoique assez étroites, une ventilation suffisante, d'autant plus active que la température intérieure diffère plus de la température ambiante.

L'air confiné, pour peu qu'il se renouvelle, conserve donc les qualités qui le rendent apte à servir à la respiration. Le renard et le lapin dans leurs terriers, souvent étroits et profonds ; la marmotte dans sa retraite, dont elle ferme l'entrée ; la taupe dans ses galeries souterraines, les reptiles cachés sous la terre nous le prouvent suffisamment. Mais il importe de remarquer, d'une part, que les animaux hibernants une fois engourdis respirent avec une telle lenteur qu'ils consomment à peine la trentième partie de l'oxygène qu'ils absorbent dans les circonstances ordinaires ; aussi peuvent-ils alors, sans périr, séjourner pendant quelque temps dans un air très vicié, pauvre en oxygène, et même dans un milieu composé d'azote, d'hydrogène ou d'acide carbonique ; d'autre part, les reptiles, qui peuvent constamment respirer sans danger un air impur, respirent peu une fois plongés dans la torpeur ; ils consomment une faible quantité d'oxygène, et en épuisent à peu près complètement le milieu où ils se trouvent. Cette particularité fait comprendre que les crapauds renfermés par Hérissant dans de petites boîtes scellées de plâtre gâché aient vécu plus d'une année aux dépens du peu d'air qui leur parvenait à travers les pores de cette substance.

Ce genre d'asphyxie, dans les locaux très étroits, se produit d'autant plus facilement qu'il y a moins de différence entre la température intérieure et celle du dehors, comme pendant les fortes chaleurs de l'été, car alors les courants de renouvellement sont très affaiblis. On en a vu des exemples dans la cale des navires et dans des caves pleines d'émigrants et de prisonniers. Un troupeau de de moutons a péri de cette façon dans une étroite bergerie dont la lucarne fut vite obstruée par quelques bêtes avides d'aspirer l'air du dehors. Le fait s'est produit à plusieurs reprises, dans les étables basses où les marchands entassent par moments des masses d'animaux, surtout par les fortes chaleurs et les temps lourds, où la différence entre la température extérieure et l'intérieure rend difficile, presque insensible le renouvellement de l'air par de petites ouvertures. Dans les wagons de chemins de fer pareils accidents s'observent aussi fort souvent en été sur les porcs gras qui, d'ailleurs, s'asphyxient avec plus de facilité que la plupart des autres animaux.

L'asphyxie par l'insuffisance d'air se produit encore toutes les fois que la quantité d'air admise dans les organes respiratoires est trop faible, ainsi lorsque le thorax est fortement comprimé ; lorsque, par le fait de la tympanite, il ne peut se dilater à un degré convenable, surtout du côté de l'abdomen ; lorsque le larynx est comprimé, obstrué par un corps étranger. Elle a lieu aussi dans le cas de rétrécissement des canaux aériens, d'obstruction des bronches par les mucosités, d'épanchement pleurétique abondant qui réduit le poumon à un très petit volume, de tuberculisation pulmonaire très étendue. Dans tous ces cas, le sang artériel a une teinte presque aussi foncée que le sang veineux, et il n'est pas chargé de sa proportion normale d'oxygène. Probablement alors la masse d'air introduite dans le poumon n'y porte qu'une quantité d'oxygène très inférieure à la normale.

En vase clos ou dans une atmosphère confinée extrêmement restreinte, l'animal épuise l'oxygène à un degré variable, suivant la pression barométrique. M. Bert a constaté qu'un animal qui, à la pression normale, ne laisse plus que 3 à 4 pour 100 d'oxygène dans son milieu, en laisse 7 à 8 à une pression réduite de moitié et même de 11 à 13 à la pression de 24 centimètres. Et dans cet air devenu irrespirable, la quantité d'acide carbonique se réduit proportionnellement à l'abaissement de la pression. D'abord, elle est de 14 à 15 centièmes à la pression normale, puis elle diminue, si bien qu'elle n'est plus que de 5 à 7 pour 100 à 24. Cette réduction dans la somme de l'acide carbonique produit semble indiquer que l'oxygène absorbé sur la fin de la vie cesse d'être employé aux combustions interstitielles, comme le refroidissement de l'animal le prouve suffisamment.

Dans ses recherches, M. Bert a vu que la proportion d'acide carbonique dans le sang de l'animal en voie d'asphyxie augmente d'abord, puis diminue subitement à compter du ralentissement des mouvements du cœur. C'est alors que le gaz est expulsé activement et qu'il augmente dans l'air expiré. Il en résulte qu'au moment de la mort, contrairement à l'opinion commune, le sang est moins chargé d'acide carbonique que dans les périodes antérieures. Cet habile expérimentateur a vu aussi que si l'espace où s'asphyxie l'animal est très restreint, l'acide carbonique du sang diminue dès le début, sauf dans le cas où ce gaz ne peut s'échapper des voies respiratoires, comme sur les sujets étranglés ou noyés. D'ailleurs, toutes fois que son exhalation est entravée, il sature le sang et les tissus. Alors l'ensemble du corps peut en présenter 40 pour 100 de son volume, au lieu de 10 à 15, comme à l'état normal. Il n'y a réellement empoisonnement par l'acide carbonique qu'à partir du moment où l'air contient au delà de 30 pour 100 de ce gaz. Cet empoisonnement se produit à la pression normale, même dans les milieux suroxygénés, parce que la tension de l'acide carbonique ambiant s'oppose à l'élimination de celui du sang. Ici, le sang artériel peut en retenir de 70 à 80 volumes, c'est-à-dire presque le double de la proportion physiologique. A l'exception de ces derniers cas, M. Bert admet que l'acide carbonique ne joue qu'un rôle insignifiant dans la mort des sujets asphyxiés.

Dans les atmosphères confinées où, par les artifices de l'expérimentation, l'oxygène est remplacé à mesure qu'il s'épuise, la tension énorme de l'acide carbonique ambiant maintient, dans le sang et dans les tissus, une proportion croissante de ce gaz acide. Celle-ci a été trouvée quelquefois de 116 volumes pour 100 dans le sang artériel et de 120 pour le sang veineux[1].

Les combustions intra-organiques qui donnent naissance à l'acide carbonique et à l'urée sont ralenties à des températures très basses, car alors les animaux épuisent moins l'oxygène d'une atmosphère confinée qu'ils ne le font aux températures moyennes. A ces dernières, elles peuvent, dans l'atmosphère confinée devenue mortelle, faire arriver l'acide carbonique à la proportion de 17 à 18 centièmes. Mais cette somme de gaz n'a pas été produite uniformément ; car, dans l'unité de temps, l'animal qui consomme de moins en moins d'oxygène exhale de moins en moins d'acide carbonique.

La durée de la vie dans l'atmosphère confinée est nécessairement en raison inverse de l'espace laissé à l'animal. Un moineau du poids de 30 grammes vit une heure et quart dans un litre d'air qu'il a rendu mortel en lui enlevant 17 à 18 centièmes d'oxygène remplacés par 14 à 16 centièmes d'acide carbonique. Pour un kilogramme de ce petit oiseau et par litre d'air, la durée de la vie ou plutôt du temps nécessaire pour rendre l'air mortel serait, d'après M. Bert, de 2 minutes, — de 6 minutes pour un oiseau plus grand. La durée de la vie pour le cochon d'Inde et le lapin serait, par kilogramme et par litre d'air, de 12 minutes. Le chat nouveau-né vivrait 4 fois aussi longtemps dans ces conditions que le chat adulte ; la durée de la vie serait réduite de moitié par le fait de l'agitation de l'animal. Il y a à cet égard des variations tenant à une foule de causes intérieures et extérieures. Ainsi le rat vit un peu plus longtemps que le cochon d'Inde et le lapin. Il emploie, d'après mes observations, 15 minutes par kilogramme pour rendre mortel le litre d'air.

Cette asphyxie dans l'air confiné diffère des autres par quelques particularités. Le malaise qu'elle provoque se fait sentir graduellement et ne paraît pas très prononcé, parce qu'il coïncide avec un engourdissement progressif. Il y a de bonne heure accélération de la respiration et des mouvements du cœur ; légère élévation de la température extérieure, inquiétude, agitation, transpiration abondante, puis ralentissement du flanc, torpeur, résolution musculaire, commencement d'anesthésie, refroidissement, dilatation des pupilles, et mort sans convulsions. A l'autopsie tous les tissus sont injectés et mous, les cavités cardiaques très dilatées. Faite au moment même de la mort apparente, elle montre l'irritabilité musculaire, l'excitabilité des nerfs très affaiblie. Le cœur a cessé d'agir, et si ses ventricules éprouvent encore de faibles contractions, elles cessent plus tôt que dans les asphyxies à marche rapide.

L'asphyxie qui tient à la privation totale d'air comprend plusieurs variétés distinguées suivant qu'elle se produit dans le vide, dans l'hydrogène, l'azote.

____

[1] Bert. *Pression barométrique,* p. 1001.

les divers gaz irrespirables et par le fait de la strangulation, de la submersion, de la ligature et du tamponnement de la trachée.

Dans le vide et dans les milieux dépourvus d'oxygène, cette asphyxie est assez lente chez les animaux inférieurs. Quelques insectes, d'après Biot, peuvent y vivre jusqu'à une semaine, les colimaçons plusieurs jours, selon Spallanzani, les grenouilles plusieurs heures, mais les mammifères et les oiseaux n'y vivent pas au delà de quelques minutes. Dans le vide, la mort est plus rapide que dans les milieux non oxygénés, en raison des troubles dus à la brusque suppression de la pression atmosphérique.

Asphyxie par occlusion des voies aériennes. — L'asphyxie qui résulte de la strangulation ou de l'obstruction des conduits aériens s'opère avec plus ou moins de promptitude, suivant que les voies de l'air sont simplement resserrées ou complètement fermées, et ainsi elle peut, quand il n'y a pas privation complète d'air, se rapprocher de l'espèce précédente.

Lorsque la trachée est obstruée brusquement, la mort arrive en un temps très court, mais variable suivant les espèces. Les animaux ne semblent d'abord rien ressentir de particulier pendant cinquante à soixante secondes ; mais après ces premiers instants, ils dilatent fortement les naseaux, ouvrent la bouche, font des efforts violents pour se relever s'ils sont couchés, s'agitent vivement, éprouvent des angoisses inexprimables, déploient toutes leurs forces pour mettre en mouvement les parois de la poitrine ; les hypocondres s'écartent l'un de l'autre, les côtes s'élèvent et arrivent aux limites de leur projection en avant ; en un mot, le diamètre transverse du thorax s'agrandit outre mesure, sans que cette cavité se dilate réellement. En même temps que s'opère ce simulacre d'inspiration, la pression atmosphérique déprime l'abdomen et pousse les viscères abdominaux contre le diaphragme, dont le relâchement tient lieu d'une contraction violente. Au bout de trois, quatre, cinq, six minutes d'efforts inouïs, les mouvements respiratoires cessent chez le cheval et le chien, les membres s'agitent convulsivement, puis s'étendent, comme cela arrive au moment de la mort que l'on détermine par effusion de sang, enfin l'animal ne donne plus aucun signe de vie. La mort survient de cette manière pour les espèces que je viens de nommer, le plus souvent de la quatrième à la cinquième minute, d'après mes expériences ; elle ne peut être instantanée, car le poumon du cheval renferme toujours en moyenne de 20 à 25 litres d'air.

Ainsi, un cheval auquel j'avais obstrué la trachée vers le milieu du cou éprouva les secousses de l'agonie à la quatrième minute. A 4 minutes 12, les naseaux ne se dilataient plus ; la langue était pendante, les pupilles dilatées. A la fin de la sixième minute, la trachée étant rouverte, il n'y eut plus de rappel des mouvements respiratoires, la carotide demeura flasque, affaissée ; elle ne laissa échapper qu'un peu de sang noir, en nappe, sans la moindre saccade. Sur un second, la mort arriva à la fin de la cinquième minute, sur un troisième, après 4 minutes 40 secondes. Il fut impossible, par l'insufflation artificielle, pratiquée rapidement, de rappeler l'animal à la vie.

La résistance n'a pas été plus grande sur d'autres animaux. Un taureau dans les mêmes conditions que les solipèdes avait, à la fin de la sixième minute, la bouche ouverte, la langue pendante, les muqueuses pâles. Une vache phthisique présenta les signes de la mort dès la fin de la quatrième minute. Un bélier dont la trachée fut tamponnée périt au bout de 6 minutes et demie, un second après 7 minutes. La désobstruction des voies aériennes ne les rappela pas à la vie.

Le chien ne vit guère plus longtemps dans les mêmes conditions. Sur un premier, après 6 minutes et demie d'obstruction, les bâillements et les mouvements respiratoires avaient cessé. A compter de la huitième minute, l'insufflation, pratiquée méthodiquement, ne put le rappeler à la vie. Un second, qui eut la trachée liée, tomba 2 minutes et demie après. A la fin de la troisième minute, les mouvements convulsifs avaient cessé. A la cinquième il paraissait mort. A 5 minutes 15 secondes, la ligature fut enlevée; la respiration se rétablit sans secours étranger; 2 minutes après l'animal était relevé. Un troisième ne donnait plus aucun signe de vie après 4 minutes et demie; le lien ne fut pas enlevé. Sur un quatrième, la respiration, les bâillements, les mouvements généraux, avaient cessé à la cinquième minute. A la sixième, la trachée fut désobstruée et l'insufflation établie méthodiquement pendant près d'une demi-heure, mais cette opération ne provoqua aucun mouvement respiratoire ou autre. A l'autopsie on trouva un emphysème considérable.

Le lapin meurt plus vite encore que le chien. Un premier, auquel la trachée avait été liée, tomba après 2 minutes. Le corps était flasque et sans mouvement à la troisième minute. Après 5 minutes l'insufflation fut sans résultat. Un autre tomba 1 minute et demie après la ligature. Tous mouvements respiratoires avaient cessé après 3 minutes et demie. La respiration artificielle établie à ce moment ne put le rappeler à la vie; elle détermina un emphysème considérable.

Les gallinacés n'ont pas montré plus de résistance à l'asphyxie que les mammifères domestiques. Un coq qui eut la trachée liée éprouva des secousses et un hérissement de plumes au bout d'une minute et demie. La crête à ce moment brunissait déjà. A la fin de la cinquième, les mouvements étaient tout à fait abolis, la trachée fut déliée, mais l'animal ne revint pas à la vie. Un autre, à trachée oblitérée par une pince à pression continue, parut mort à la sixième minute. On ôta la pince, l'animal se releva et se rétablit. Un quart d'heure après il avait repris ses allures ordinaires. Le même, plus tard, eut de nouveau la trachée pincée. A la cinquième minute, tous les mouvements avaient cessé; à la septième, la trachée fut désobstruée, et la respiration artificielle établie; mais cette fois le coq était bien mort.

Dans l'espèce d'asphyxie dont il est ici question, le malaise résultant du non-renouvellement de l'air ne se manifeste souvent qu'au bout de 1 à 2 minutes, car la réserve contenue dans les poumons contribue encore, pendant quelques instants à l'hématose. Les 20, 30 litres d'air et plus qui restent dans le poumon du cheval, quand la trachée est liée après l'inspiration ou même après l'expiration, fournissent encore de l'oxygène pour quelques tours de circulation pulmonaire.

Dans cette variété d'asphyxie les troubles de la circulation ne se produisent pas aussi rapidement que par le fait de la submersion. Le cœur, par suite des efforts très violents que fait l'animal, éprouve des contractions saccadées qui se suspendent par moments. Le nombre de ses battements double et même triple, sur le cheval, en quelques minutes. Le sang des artères blessées est lancé d'abord à une grande distance, puis il n'est plus chassé que faiblement et par intermittences très irrégulières. Celui des artères noircit très vite. Aussi si on opère sur les oiseaux à caroncules, comme les gallinacés, on voit la crête devenir violacée en une demi-minute ou une minute, et ses changements de teinte réalisent, sous une forme saisissante, l'expérience par laquelle Bichat montrait la rapidité de l'artérialisation puis de la désoxygénation du sang.

Si on ouvre rapidement le thorax, aussitôt que les mouvements respiratoires se suspendent, on trouve le cœur énormément distendu, surtout dans ses cavités droites, et les veines caves gonflées outre mesure. L'organe est sous le coup d'une paralysie commençante par le fait de son extrême distension. Les systoles les plus énergiques ne chassent qu'une faible partie du contenu des ventricules dans les systèmes artériels. Bientôt même elles sont impuissantes à entretenir la circulation générale. Aussi, en quelques minutes, la presque totalité du sang s'accumule dans le système veineux ; le foie devient énorme, les reins noircissent ; la muqueuse intestinale, chez les carnassiers, s'injecte comme dans les congestions les plus violentes.

C'est, sans contredit, dans cette forme d'asphyxie qu'il semble le plus facile de rappeler les animaux à la vie, car le poumon est simplement le siège d'une stase sanguine ; ses vésicules et ses bronches sont parfaitement libres. Cependant quelque célérité qu'on mette à l'emploi des moyens propres à rétablir l'hématose, on échoue dans la majorité des cas. La respiration artificielle par insufflation nasale, buccale ou trachéale, — celle qu'on opère par l'écartement et le rapprochement des épaules, par le soulèvement et l'affaissement alternatifs des hypochondres, ne m'ont rien donné dans une foule d'expériences, même sur les sujets où ces moyens étaient employés, à compter d'une minute et demie, 2 minutes ou 3 minutes après l'arrêt des mouvements du thorax. Il en a été de même de l'électrisation de l'ensemble du corps, des muscles du thorax et du diaphragme par les nerfs phréniques.

Il y a quelquefois rappel spontané à la vie quand les voies respiratoires sont désobstruées très promptement, comme après 2, 3, 4 minutes d'oblitération, mais alors encore ce rappel n'est souvent que de courte durée. Après 2 ou 3 respirations, plus ou moins amples, tous les mouvements cessent d'une manière définitive.

Le grand obstacle au rétablissement du mécanisme respiratoire est, dans cette forme d'asphyxie, comme dans les autres, l'arrêt de la circulation. En vain l'air est appelé dans le poumon par quelques inspirations même véhémentes ou poussé dans cet organe il ne peut artérialiser que le sang immobilisé dans le système capillaire du poumon. Ce sang stagne là ; il ne va pas stimuler les organes ; celui de toutes les autres parties ne vient point à son tour dans le poumon, puisque les frémissements, les secousses des ventricules sont impuissantes à le faire marcher dans ses vaisseaux. Le rappel à la vie n'est possible qu'en regard de la persistance de la circulation. Or la circulation est suspendue, quoique le cœur agisse, et elle l'est parce que les contractions de cet organe sont trop faibles pour mettre en mouvement l'énorme quantité de sang qui distend les cavités cardiaques et les gros troncs vasculaires.

Les lésions de cette asphyxie se réalisent avec une grande rapidité parce qu'elles dérivent des troubles et de l'arrêt de la circulation : injection de toutes les muqueuses, — tuméfaction énorme du foie, — distension excessive du système veineux abdominal ; — congestion intestinale arrivant sur certains animaux, comme le cheval, au début de l'hémorrhagie ; — suffusions autour des ganglions mésentériques. Le poumon a seulement quelques pétéchies et son état congestif n'a rien d'excessif. A celles-là s'en ajoutent quelques autres si l'asphyxie est due à la compression de la gorge, à l'arrêt d'un bol ou d'une masse alimentaire dans le pharynx, en un mot aux diverses formes de la strangulation, de la pendaison. Dans ces cas, les lésions des récurrents, des vagues, celles qui résultent du tiraillement et des secousses éprouvées par le bulbe, expliquent les fréquents insuccès des secours donnés en temps utile.

Dans le tableau suivant, qui résume une cinquantaine d'expériences, se trouvent indiqués les moments de la chute des animaux, de la mort à compter du début de l'obturation de la trachée, etc. Les indications relatives aux grands animaux, notamment au cheval, sont précieuses en ce qu'elles se rapprochent beaucoup de ce qui doit se passer sur l'homme.

Asphyxie par oblitération de la trachée.

Nos	ANIMAUX	MOMENT DE LA MORT	OBSERVATIONS
1	Cheval entier vig..	Mort à 6 m.	Plus de puls. art. à 6 m.
2	Cheval vig. 8 ans..	Mort à 5 m. 30.	Thorax ouv. à 6 m. pl. de b. du cœur.
3	Cheval...........	Mort à 4 m. 50.	A la 5e m. insuff. pulm. sans résult.
4	Cheval.........	Mort à 5 m.	Thorax ouv. à 8 m. pl. de cont. card.
5	Cheval.........	Mort à 6 m. 30.	Thor. ouv. à 7 m. plus de m. vent.
6	Cheval.........	Mort à 6 m.	Plus de pouls.
7	Cheval faible...	Mort à 5 m. 30.	A la 6e m. plus de batt. du cœur.
8	Cheval..........	Mort à 4 m.	A la 5e m. plus de batt. du cœur.
9	Cheval..........	Mort à 5 m. 30.	A 5 m. 30 plus de pouls.
10	Cheval faible....	Mort à 6 m.	A 6 m. plus de mouv. du cœur.
11	Cheval..........	Mort à 5 m.	A 5 m. plus de pouls.
12	Cheval..........	Mort à 5 m.	A 5 m. plus de pouls.
13	Cheval hongre...	Mort à 5 m.	Tombé à 2 minutes.
14	Cheval hongre...	Mort à 5 m.	Tombé à 3 minutes.
15	Cheval entier....	Mort à 5 m.	Tombé à 2 m. 30.
16	Cheval entier...	Mort à 7 m.	Tombé à 4 m.
17	Cheval entier....	Mort à 4 m.	
18	Cheval entier....	Mort à 5 m. 40.	"
19	Cheval 15 ans....	Mort à 5 m.	"
20	Cheval entier	Mort à 4 m.	"
21	Jument........	Mort à 7 m.	"
22	Cheval hongre...	Mort à 6 m.	Tombé à 3 m.
23	Cheval entier....	Mort à 5 m.	Tombé à 4 minutes.
24	Jument..........	Morte à 7 m.	"
25	Cheval entier....	Mort à 6 m.	Tombé à 3 minutes.
26	Cheval hongre...	Mort à 8 m.	Tombé à 4 minutes.
27	Cheval entier....	Mort à 7 m.	Tombé à 3 minutes 1/2.
28	Jument..........	Morte à 5 m.	Tombée à 2 minutes.
29	Cheval hongre...	Mort à 7 m.	Tombé à 3 minutes.
30	Jument..........	Morte à 6 m.	"

Nos	ANIMAUX	MOMENT DE LA MORT	OBSERVATIONS
31	Cheval entier....	Mort à 4 m. 1/2	"
32	Jument 18 ans....	Morte à 6 m. 1/2.	Tombée à 2 minutes 1/2.
33	Cheval entier 15 a.	Mort à 7 m.	Tombé à 4 minutes
34	Cheval hongre...	Mort à 6 m.	"
35	Cheval entier 15 a.	Mort à 8 m.	Tombé à 3 minutes.
36	Jument.........	Morte à 4 m. 1/2.	Tombée à 1 m. 10 s.
37	Jument.........	Morte à 6 m. 1/2.	Tombée à 1 minute 1/2.
38	Cheval hongre...	Mort à 5 m.	Tombé à 3 minutes.
39	*Jument.........	Morte à 13 m.	Tombée à 5 minutes.
40	*Cheval entier.	Mort à 9 m.	Tombé à 2 minutes.
41	*Cheval entier...	Mort à 11 m.	Tombé à 5 minutes.
42	*Cheval entier.	Mort à 9 m.	Tombé à 4 minutes.
43	*Cheval entier.	Mort à 15 m.	Tombé à 4 minutes.
44	Taureau......	Mort à 6 m. 45.	"
45	Vache	Morte à 4 m.	"
46	Bélier jeune.....	Mort à 7 m.	"
47	Bélier jeune.....	Mort à 6 m. 30.	
48	Chien à jeun	Mort à 7 m.	A la 7e m. respir. artif. sans résult.
49	Chien adulte	Mort app. à 5 m.	Trach. désobs. à 5 m. se rétablit.
50	Chien........	Mort à 6 m. 30	A la 8e m. resp. artif. sans résultat.
51	Chat 2 mois.....	Mort à 3 m.	A 3 trach. désobs. ne se ranime pas.
52	Lapin.........	Mort à 3 m.	Tombé à 1 m. 1/2.
53	Lapin	Mort à 5 m.	Trach. désobs. à 5 m. ne se ran. pas.
54	Lapin........	Mort à 3 m. 30.	Insuffl. pulm. sans résultat.
55	Lapin........	Mort à 3 m.	Trach. désobs. ne se ranime pas.
56	Lapin adulte....	Mort à 3 m.	A 4 m. thorax ouv. qq. cont. ventr.
57	Lapin (strang.)..	Mort à 7 m.	"
58	Lapin 3 mois...	Mort à 3 m.	Ouvert à 1 m. 20 batt. du cœur.
59	Lapin........	Mort à 3 m.	Tombé à 45 s. ouv. à 4 m. b. d. cœur.
60	Lapin........	Chute à 1 m. 50.	Trach. ouv. à 2 m. 30, se ranime.
61	Lapin........	Mort à 1 m. 1/2.	Th. ouv. à 5 m. cœur bat.
62	Rat (strang.) ...	Délié à 1 m. 30.	Se rétablit.
63	Rat (strang.....	Délié à 2 m.	Ne se ranime pas.
64	Rat (strang.)....	Délié à 2 m.	Se rétablit.
65	Rat (strang.)....	Mort à 2 m.	A 5 m. th. ouv. batt. des ventricules
66	Rat (strang.)....	Mort à 2 m. 30.	Ouvert à 3 m. 30 batt. des ventr.
67	Rat (strang.)....	Mort à 2 m. 15.	Th. ouv. à 2 m. 30 cœur bat.
68	Rat.........	Mort app. à 1 m. 30.	Th. ouv. à 2 m. 30 cœur bat.
69	Rat	Mort à 2 m. 30.	Ouvert à 3 m. 1 batt. des ventr.
70	Coq adulte......	Mort à 5 m.	Trach. déliée à la 5e m. ne se ran. pas
71	Coq de 10 mois ..	Mort app. à 6 m.	Trach. déliée à 5 m. se ranime.
72	Coq.........	Mort à 6 m.	A 7 m. respir. art. sans résultat.
73	Pigeon.....	Mort à 2 m.	Tombé à 1 m.

Asphyxie par submersion. — Cette asphyxie, quoiqu'elle résulte comme la précédente de la non-pénétration de l'air dans les voies respiratoires, en diffère à plusieurs égards : 1° par l'expulsion rapide et, conséquemment, par la non-utilisation de l'air en réserve contenu dans l'appareil respiratoire ; 2° par l'entrée, dans cet appareil, d'une certaine quantité d'eau qui, réduite en écume, met encore obstacle à l'emploi du résidu aérien et, de plus, entrave le rétablissement des actes respiratoires, dans le cas où l'animal sort du liquide avant l'extinction de la vie. Elle se complique aussi des troubles circulatoires et des

(*) Sur les 5 animaux, 39 à 43, marqués d'un astérisque, l'oblitération s'est trouvée incomplète.

phénomènes nerveux qui résultent de l'impression de l'eau sur le larynx et à la surface du corps. Aussi elle tue dans des délais plus courts encore que l'asphyxie par privation d'air.

Lorsqu'un animal non plongeur est brusquement submergé, il s'agite vivement et cherche à revenir à la surface, à se dégager du liquide dont le contact paraît, comme à l'homme, causer une impression pénible. Dès le début de ses efforts, il laisse ordinairement échapper par le nez une fusée de bulles d'air suivie à intervalles variables d'une seconde et même d'une troisième. Les mouvements de certains d'entre eux, du chien par exemple, si violents qu'ils soient, sont très bien coordonnés pendant 1 minute à 1 minute et demie.

Après ce stade de réaction plus ou moins violente, les mouvements se ralentissent et perdent de leur énergie, le corps chavire quelquefois à la manière d'un bateau ; il s'incline sur le côté ou se renverse sur le dos, la tête tantôt relevée, tantôt en bas ; puis descend lentement vers le fond de l'eau, les pupilles se dilatent, l'instinct de conservation s'éteint, l'anesthésie se développe avec tous les signes de la mort apparente. Beaucoup d'animaux, notamment les rats, arrivent à cet état et sont au fond de l'eau en moins de 2 minutes ou tout au plus de la deuxième à la troisième minute.

Pendant la période de réaction il est difficile, en présence des efforts violents que l'animal exécute, de se rendre compte des mouvements du thorax. La première fusée de bulles d'air qui s'échappe du nez, semble indiquer une expiration qui a pu être précédée de l'introduction d'une certaine quantité d'eau dans les voies respiratoires, et que l'animal cherche immédiatement à rejeter. Ces premières bulles sortent le plus souvent dans le courant de la première minute, quelquefois dans les 15 ou 30 secondes qui suivent l'immersion, ou après 40, 50 secondes et plus. Une nouvelle bordée s'échappe 1 minute, 1 minute et demie, 2 minutes plus tard et assez souvent une troisième immédiatement avant la chute au fond de l'eau et la cessation des mouvements généraux.

Quel que soit le moment précis de l'entrée de l'eau dans les voies respiratoires, il est certain qu'elle a lieu en plusieurs fois dans les moments correspondants à la réjection de l'air, lors des inspirations isolées, irrégulières, convulsives, dans les intervalles desquelles le thorax semble absolument immobile, seulement par les cavités nasales chez les animaux à voile du palais très long, en même temps par la bouche chez ceux dont le voile palatin ne ferme pas exactement la communication entre cette cavité et le pharynx. Aussi, chez ces derniers, l'infiltration pulmonaire est plus considérable que chez les autres. L'aspiration de l'eau a lieu de très bonne heure et non pas seulement comme on le croit dans les derniers moments, car si on ouvre la trachée d'un animal retiré après 1 minute ou 2 d'immersion, on voit de l'eau réduite en écume, qui monte et descend dans le canal. L'écume, dès ce moment, remplit les bronches et envahit les vésicules pulmonaires : aussi de très bonne heure le poumon est le siège d'un emphysème œdémateux qui continue à s'accentuer jusqu'à l'instant de la mort. Les contractions spasmodiques de la glotte et du pharynx peuvent restreindre l'aspiration et la déglutition de l'eau ; mais elles ne les entravent jamais complètement, surtout chez le chien. Il en résulte que les voies respiratoires, indépendamment de l'eau

en écume, en conservent à l'état liquide qu'on peut voir sortir en tenant la tête
dans une situation déclive.

Bien avant la mort et avant même la chute de l'animal au fond de l'eau, les
troubles fonctionnels de l'état asphyxique sont réalisés. Si on retire le chien, le
le chat, après les deux premières minutes d'immersion, alors que l'agitation cesse,
l'animal a les parties superficielles du corps pâles, presque exsangues, le thorax
resserré, son système musculaire est flasque et dans un état de résolution comparable à celui du début de l'anesthésie par l'éther ou le chloroforme. Le chien
tremble, titube, trébuche et tombe comme une masse inerte ; il peut se remettre
lentement ou bien, après s'être rétabli en apparence, succomber au bout de
quelques heures. Si on le tue après la constatation de son état à sa sortie, on
trouve les congestions viscérales, les voies aériennes obstruées par l'écume, les
suffusions, les pétéchies du poumon, l'infiltration spumeuse de cet organe qui
crée un grand obstacle à l'hématose.

Dans le cas où l'animal est retiré de l'eau à un moment très avancé de l'anesthésie, il demeure immobile, étendu sur le sol, avec l'aspect du cadavre ; seulement il respire et bâille, à des intervalles plus ou moins éloignés pendant cinq ou
dix minutes, et le plus souvent il périt, après ces délais, sans secousses ni convulsions.

Toutefois, à compter du moment de la mort apparente, le cœur a encore des mouvements perceptibles pendant 4, 5 minutes, quelquefois plus. S'ils ne le sont pas
au toucher ou à l'auscultation, ce qui est le cas ordinaire, ils peuvent l'être par
une petite incision à un muscle intercostal ; mais le sang artériel est alors absolument noir, et il coule faiblement, sans saccades appréciables.

Les animaux non plongeurs ne me paraissent vivre sous l'eau qu'un temps tout
au plus égal à celui qu'ils vivraient dans l'air avec la trachée obturée. Les rats
surmulots adultes que j'ai plongés dans l'eau y sont morts en une minute et
demie, deux minutes, deux minutes et demie, rarement plus tard. Si, après ce
temps, ils étaient retirés du liquide, ils faisaient quelquefois de légers mouvements, sans toutefois revenir à la vie. Les chiens tombent au fond du liquide de
la deuxième à la troisième minute, cessent leurs mouvements d'ordinaire à la
quatrième, et ne donnent plus aucun signe de vie. L'un d'eux, retiré après trois
minutes et demie d'immersion, était flasque, avait la bouche ouverte, la langue
pendante, les muqueuses pâles ; l'insufflation pulmonaire et les frictions continuées pendant une demi-heure, ne le rappelèrent pas à la vie. L'homme qui est
demeuré sous l'eau plus de quatre à six minutes ne peut probablement plus être
rappelé à la vie, à moins qu'il n'ait éprouvé, dit-on, une syncope en se noyant.

Les animaux plongeurs, par suite de quelques dispositions anatomiques, peuvent passer sous l'eau, sans périr, quelques minutes de plus que les autres. Ils
ont, pour la plupart, notamment les phoques et l'hippopotame, de grandes dilatations à la veine cave où stagne le sang noir, un sphincter musculeux autour
de cette veine à son passage à travers le diaphragme, sphincter dont la contraction limite probablement le retour du sang noir au cœur et au poumon et le
retient dans le système veineux des parties postérieures du corps ; les phoques
ont en outre, dit-on, la faculté de comprimer leurs carotides dans la région

hyoïdienne pour limiter l'abord du sang à l'encéphale ; leurs narines, comme celles de l'hippopotame, sont disposées en anneau et se ferment exactement pendant toute la durée de l'immersion. Il y aurait aussi chez les cétacés, autour de l'aorte et à la base du crâne, des plexus artériels dont les usages ont été rattachés à la faculté de plonger.

Quelle qu'en soit la raison, le privilège dont jouissent les plongeurs est incontestable. Ces animaux se jettent sous l'eau volontairement, s'y meuvent sans inquiétude et ne cherchent souvent à en sortir pour respirer qu'après plusieurs minutes. J'ai vu souvent l'hippopotame du Jardin des plantes ne ramener le nez à la surface du liquide qu'à des intervalles de trente à trente-trois secondes. Gratiolet aurait compté, ce que j'ai peine à croire, quinze minutes entre deux inspirations. M. Bert affirme avoir vu le phoque demeurer immergé pendant dix minutes. La baleine, d'après Scoresby, ne vient respirer qu'à des intervalles de cinq à dix minutes, et peut se tenir sous l'eau de quinze à vingt minutes pour manger, même une demi-heure lorsqu'elle a été blessée.

Mais, à part ces exceptions, les autres animaux plongeurs ne résistent à l'asphyxie, sous l'eau, qu'un temps de bien peu supérieur à celui que peuvent y passer les espèces ordinaires. J'ai eu l'occasion d'expérimenter à plusieurs reprises sur une poule d'eau ; elle plongeait volontiers et se tenait au fond d'un bassin, sans se débattre, pendant plusieurs minutes ; mais passé deux minutes et demie, elle faisait des efforts inouïs pour sortir du liquide. Après avoir résisté à des submersions de trois minutes à trois minutes et demie, elle périt à la suite de celle qui allait à près de quatre minutes. W. Edwards[1] avait déjà noté que cet oiseau ne peut plonger au delà de trois minutes. Dans les expériences récentes de M. Bert[2], le rat d'eau n'a résisté que deux minutes cinquante, le goéland, le râle d'eau, quatre minutes et demie, la sarcelle et l'oie sept à huit minutes, et le canard onze minutes. Il est bien établi que les hommes qui ont acquis la plus grande habileté à plonger ne peuvent se tenir sous l'eau au delà de trois minutes.

Le moment précis de la mort dans l'asphyxie par submersion n'est pas d'une détermination facile, car, d'une part, la mort est apparente avant d'être réelle et d'autre part, les grands appareils de l'économie meurent d'une manière successive et à des intervalles variables.

D'abord il y a perte de connaissance et insensibilité, suppression des actes réflexes indiquant la mort du système nerveux ; mais ce système est simplement anesthésié ; puis il y a arrêt des mouvements respiratoires qui peuvent néanmoins se rétablir si l'animal est tiré de l'eau avant que les mouvements généraux deviennent impossibles ; enfin c'est la circulation ou plutôt l'action affaiblie du cœur qui cesse en dernier lieu. En cela l'enchaînement est manifeste. La mort des centres nerveux est le début, le phénomène initial de l'asphyxie, celui dont tous les autres dérivent. Dès que le système nerveux est tué les sensations s'éteignent, les mouvements généraux cessent, puis ceux du mécanisme respiratoire et longtemps après ceux du cœur. Cette mort, dans l'ensemble de l'organisme et dans chacun de ses principaux appareils, survient d'autant plus vite que

1. Milne Edwards, t. II, p. 596.
2. P. Bert, ouv. cité, p. 534.

la taille des animaux est plus réduite : la souris meurt avant le rat, celui-ci avant le chat et le chien, comme on peut le voir, par un coup d'œil sur le tableau qui termine ce paragraphe.

Le rappel à la vie des sujets asphyxiés par submersion a été considéré comme possible même longtemps après la réalisation apparente de l'asphyxie. On a prétendu y avoir réussi après un quart d'heure, une demi-heure, trois quarts d'heure, une heure de submersion. Il me paraît, d'après ce que j'ai observé sur les animaux, qu'on s'est fait illusion à cet égard, surtout parce que les individus noyés ont lutté longtemps à la surface de l'eau avant de plonger d'une manière définitive. Dans les nombreuses expériences du tableau suivant, les animaux ont été retirés de l'eau, 2, 3, 4, 5 minutes après le début de la submersion, immédiatement après la manifestation des signes de la mort ou très peu de temps après. Chez la plupart, abandonnés à eux-mêmes, il n'y a pas eu de rappel spontané ; chez les autres j'ai tenté ce rappel par la respiration artificielle, par l'électrisation, les stimulations diverses et sans aucun succès ; sauf dans de rares circonstances, alors que la mort était simplement apparente et datait de quelques secondes. Ces expériences dont j'ai eu l'occasion de donner les résultats à l'Académie de médecine, m'ont montré qu'il n'y a rien à espérer dès que la submersion s'est prolongée au delà de 4, 5 à 6 minutes.

On a prétendu, depuis longtemps, que la syncope éprouvée par les noyés étendait considérablement les délais dans lesquels le rappel à la vie est possible. Si elle joue à cet égard un rôle utile chez l'homme, je ne pense pas qu'elle en ait un chez les animaux où d'ailleurs je n'ai jamais eu l'occasion de la constater telle qu'elle s'observe dans notre espèce. En tout cas l'état produit par le chloral et les anesthésiques n'a eu sur le chat et le lapin aucune influence, quant à la prolongation des délais dans lesquels le rappel à la vie est possible. La syncope n'en a vraisemblablement pas davantage à moins qu'elle ne se produise dès le début. Elle constitue d'ailleurs un élément de l'asphyxie, puisque toujours après 1, 2 ou 3 minutes de submersion les battements du cœur, sans être suspendus, ne sont plus perceptibles au toucher, ni à l'auscultation.

L'inefficacité de la respiration artificielle, dans la presque totalité des cas, montre assez la gravité de l'état du cœur. Cette respiration, par insufflation d'air dans la trachée, que le physiologiste emploie tous les jours sur les animaux décapités et qui entretient l'action du cœur pendant des séries d'heures, même des journées entières est ici, sauf de rares exceptions, sans effet utile. L'organe dans sa partie droite est paralysé, par le fait de son extrême réplétion et il est stupéfié par le sang noir qui l'imprègne ; il ne lui reste plus que cette fraction de contractilité appartenant aux muscles du cadavre dans les moments qui suivent la mort, contractilité impuissante à développer la force qui doit lancer le sang dans le système artériel. Le cœur est, en somme, dans l'état des muscles du squelette qui ne peuvent ni soutenir l'animal debout, ni même imprimer une énergique secousse à un membre.

Si la respiration artificielle a si peu de succès quand elle est opérée par une insufflation directe dans la trachée, à plus forte raison doit-elle en avoir de problématiques lorsqu'elle est opérée par insufflation dans le nez ou dans la bouche.

La masse d'écume qui remplit les voies aériennes d'une extrémité à l'autre constitue évidemment un grand obstacle à la réussite de ce moyen. Rien ne prouve jusqu'ici que le spirophore de M. Woillez puisse donner mieux que tous les autres modes de respiration artificielle. Il dilate et resserre en vain la poitrine : dès que la circulation est arrêtée, le sang dispersé et immobilisé dans les différentes parties du corps, ne peut point subir l'action de l'oxygène ; il reste noir et conserve ses propriétés stupéfiantes. Celui que contiennent les capillaires du poumon seul s'artérialise, mais en pure perte, puisqu'il est retenu sur place. Ce sang du poumon, si bien oxygéné qu'il soit par l'insufflation, ne peut en rien modifier le système nerveux qui, arrosé de sang noir, a été le premier frappé de mort, comme il l'est par les anesthésiques à dose excessive ou par certains poisons. Aussi, me semble-t-il très rationnel, tout en cherchant à revivifier le sang par la respiration artificielle, de recourir immédiatement aux moyens tendant à ranimer l'activité du système nerveux, activité qui ferait renaître celle de tous les organes. Malheureusement alors, le système nerveux ne répond plus aux excitations ordinaires ; il se borne à transmettre aux muscles, pour quelques instants, les stimulations électriques, à peu près comme le feraient tous les tissus conducteurs de l'électricité.

Les lésions de cette forme d'asphyxie ont quelque chose de particulier par l'état des parties superficielles du corps et par celui des organes respiratoires.

L'anémie des parties extérieures : peau, réseaux veineux sous-cutanés, muscles extérieurs est un fait constant qui a pour conséquence l'engouement et la turgescence des parties centrales, notamment la distension extrême du système veineux abdominal et des cavités du cœur. Cette anémie contribue, pour une large part, au refroidissement considérable éprouvé par les couches superficielles du corps.

La présence de l'eau et de l'écume dans les voies aériennes constitue la principale lésion interne. L'écume plus ou moins fine obstrue les vésicules pulmonaires ; les bronches de tous calibres, la trachée, le larynx, le pharynx et les cavités nasales. Elle résulte du battage de l'air avec l'eau, le mucus, et un peu de sang qui augmente sa cohésion. Elle se déplace difficilement pour laisser passer l'air, et n'est entraînée ou résorbée qu'avec une extrême difficulté. Le chien surtout en rend beaucoup, pendant une demi-heure et trois quarts d'heure quand on parvient à le ranimer. L'eau y est associée aussi à l'état liquide en forte proportion, car j'ai pu en recueillir 40, 50, 60 grammes sur des chiens de taille moyenne.

Le tissu pulmonaire est à la fois saturé de sang, d'eau, d'écume. Il est emphysémateux et œdémateux, s'affaisse incomplètement, laisse échapper par l'incision un liquide spumeux, rosé, dont la quantité, au bout de quelques heures n'est pas moindre de 2 à 300 grammes sur des chiens de taille moyenne, soit environ un centième du poids du corps.

Le cœur est dilaté, peut être plus que dans toutes les autres formes d'asphyxie, à tel point qu'il fait effort sur le péricarde, néanmoins son oreillette gauche est souvent peu volumineuse et le ventricule de ce côté presque vide. Les veines caves sont distendues au maximum. La distension outrée de cet organe est bien une des causes principales de la paralysie cardiaque, car si le thorax est ouvert

1. *Bull. de l'Académie de Médecine*, t. V, 2ᵉ série, 1876, p. 751.

Avant l'extinction complète des frémissements du cœur, les mouvements de l'organe reprennent de l'énergie sous l'influence d'une émission sanguine. J'ai vu dans un cas sur le chat, la saignée ranimer les contractions après 25 minutes, à compter du début de l'asphyxie.

Quant aux autres lésions, elles sont, pour la plupart, communes à toutes les asphyxies. Il y a congestions internes excessives, turgescence du foie, de la rate, des reins, réplétion du système de la veine porte. La vessie a retenu son contenu. Le sang est noir, grumeleux, liquide, ou incomplètement coagulé en masses diffluentes ; son sérum est devenu rougeâtre par la dissolution d'une partie de l'hémoglobine, etc.

Dans le tableau suivant sont indiqués, avec les moments de la mort apparente ou réelle, les résultats obtenus par le simple repêchement, la respiration artificielle, les excitations galvaniques, etc.

Asphyxie par submersion.

Nᵒ d'ordre	ANIMAUX	MOMENT DE LA MORT	OBSERVATIONS
1	Chien terrier, ad. à jeun.	3 m. 30 s.	Les mouv. ont cessé après 2 m.
2	Chien adulte, en digest.	Mort app. ap. 1 m.	Retiré ap. 4 m. ne se ranime pas.
3	Chien à jeun.........	Mort app. ap. 2 m. 1/2	Ret. ap. 3 m. ne se ranime pas.
4	Chien en digestion....	Mort après 5 m.	5 m. ap. la mort, cont. fib. d. vent.
5	Chien de chasse......	Mort après 4 m.	Resp. artif à la 5ᵉ m. s. résultat.
6	Chat adulte..........	Après 3 m.	Ret. ap. 3 m. ne se ranime pas.
7	Chatte adulte........	Mort app. ap. 2 m	Ret. ap. 2 m. se ranime.
8	Chat âgé de 3 mois....	Mort à 3 m.	Ret. ap. 3 m. ne se ranime pas.
9	Chat de 3 mois........	Mort après 3 m	Retiré ap. 3 m. ne se ranime pas.
10	Chat de 3 m. 1/2 en dig	Mort après 3 m.	
11	Chatte adulte chloralis.	Meurt ap. 3 m. 1/2.	Qq. mouv. hors de l'eau ret. ap. 3 m.
12	Lapin adulte	Mort ap. 4 m. 1/2.	Tiré de l'eau ne se ranime pas.
13	Lapin de 3 mois......	Mort après 3 m	Tiré de l'eau ap. 4 m. ne se ran. pas
14	Lapin de l'année......	Mort après 3 m	Ne se ranime pas.
15	Lapin en digest. anest	Mort ap. 3 m. 30	Ne se ranime pas.
16	Lapin..............	Meurt ap. 5 m.	
17	Lapin pes. 1700 gram..	Mort ap. 1 m. 1/2.	Elect. ap. 4 m. sans résultat.
18	Lapin de 1 mois......	Mort ap. 3 m.	Electr. sans résultat.
19	Lapin...............	Mort ap. 2 m.	
20	Rat surmulot........	Mort app. ap. 2 m 15	Ret. ap. 3 m. ne se ranime pas.
21	Rat...............	Mort app. ap. 1 m. 55	Retiré, ne se ranime pas.
22	Rat...............	Mort ap. 1 m. 15.	Ret. ap. 2 m. ne se ranime pas.
23	Rat surmulot adulte..	Mort app. ap. 4 m	Ret. ap. 6 m. ne revient pas.
24	Rat surmulot adulte...		Ret. ap. 1 m. 1/2, se ranime.
25	Rat surmulot.	Mort app. ap. 1 m.	Ret. après 2 m. ne se ran. pas.
26	Rat albinos..........	Mort app. ap. 3 m. 30	Ret. ap. 3 m. 30, ne se ran. pas.
27	Rat albinos..........	Mort app. ap. 2 m. 30	Ret. de l'eau ap. 3 m. ne se rev. pas
28	Rat surmulot........	Mort ap. 2 m. 30.	
29	Rat albinos..........	Mort après 3 m.	Ret. ap. 4 m. élect. ne rev. pas.
30	Rat adulte..........	Mort après 4 m.	Elect. ap. 4 m. ne se ranime pas.
31	Rat adulte..........	Mort ap. 3 m. 20.	Quelq. mouv. resp. ne se ran. pas.
32	Rat albinos..........	Mort ap. 2 m. 50.	Retiré, ne se rétablit pas.
33	Rat albinos..........	Mort ap. 3 m. 25.	Ret. ap. 4 m. ne se ranime pas.
34	Rat albinos jeune.....	Mort ap. 1 m. 30.	Ret. ap. 1 m. 30 ne se ran. pas.
35	Rat adulte..........	Mort ap. 2 m. 30.	Simples cont. fib. des vent.
36	Rat albinos..........	Mort ap. 2 m. 30.	Poitr. ouv. 3ᵉ minute.
37	Rat albinos (eau à 35)..	Mort ap. 3 m	
38	Rat surmulot........	Mort ap. 1 m. 30	
39	Rat surmulot........	Mort ap. 1 m. 10.	

N° d'ordre.	ANIMAUX	MOMENT DE LA MORT	OBSERVATIONS
40	Rat surmulot.	Mort ap. 1 m. 30.	
41	Rat albinos, 5 mois. . .	Mort ap. 2 m. 32.	Ret. de l'eau fin de la 3ᵉ m.
42	Rat surmulot p. adulte.	Mort ap. 2 m.	Tombé au fond après 1 m.
43	Rat albin. p. adulte. . . .	Mort ap. 2 m. 15.	tombé au fond à 1 m. 1-2.
44	Souris.	Morte ap. 1 m.	Ret. ap. 1 m. élect. ne se ran. pas.
45	Souris.	Morte ap. 1 m.	Ret. ap. 2 m. ne se ranime pas.
46	Souris.	Morte ap. 1 m.	Ne se ranime pas.
47	Souris.	Morte ap. 1 m. 30	Ne se ranime pas.
48	Souris.	Morte ap. 1 m. 30.	Ouvert aussitôt, le cœur bat.
49	Souris.	Morte ap. 1 m.	Retiré aussitôt, ne revient pas.
50	Souris jeune.	Morte ap. 2 m. 30.	
51	Moineau jeune.	Mort ap. 2 m.	Ouv. le cœur bat.
52	Moineau.	Mort à 1 m. 30.	Th. ouv. à 2 m. plus de batt
53	Pigeon.	Mort ap. 1 m. 15.	Élect. après 2 m. sans res.
54	Grenouille.	Morte ap. 5 heures.	
55	Grenouille.	Morte ap. 9 heures.	
56	Tortue.		

Asphyxie par raréfaction de l'air. — C'est celle qui se produit à des hauteurs considérables, sur les montagnes et dans les aérostats. Elle est nécessairement compliquée des effets qui résultent de la diminution de la pression atmosphérique et de l'abaissement de la température.

Lorsque l'homme fait l'ascension d'une montagne, il éprouve généralement, à partir d'une altitude de 4000 mètres un malaise plus ou moins prononcé : oppression, respiration pénible, fatigue générale et particulièrement des membres qui l'oblige à s'arrêter à tout instant pour reprendre haleine, céphalalgie, vertiges, bourdonnements d'oreilles, palpitations, défaillances, nausées, vomissements, épistaxis, saignement des gencives, somnolence, besoin irrésistible de dormir tellement prononcé que parfois on s'endort même en marchant. La peau pâlit dans l'ensemble du corps, les lèvres bleuissent, les veines superficielles se gonflent, le pouls s'accélère et devient petit. Ce malaise, dit mal de montagne, est tantôt passager, d'autrefois d'une durée de plusieurs heures, même de plusieurs jours.

A des hauteurs plus grandes 7, 8, 9 mille mètres dans les ballons, le malaise s'accentue d'avantage, la face devient violacée, la vue se trouble, l'oppression est extrême, la tendance au sommeil devient invincible ; la faiblesse, voisine de la paralysie est si prononcée que les bras se soulèvent avec peine pour se porter à la bouche ou déplacer un objet ; il y a insensibilité, perte de connaissance, assoupissement, hémorrhagies nasale, pulmonaire et autres.

Les mêmes effets ont été observés sur les animaux, notamment sur les chevaux, les mulets qui servent de montures dans les ascensions sur les montagnes. On les a constatés quelquefois sur les chiens, les oiseaux, dont les ascensionnistes se font accompagner. Ces animaux ont la respiration haletante et plaintive ; ils cherchent à s'arrêter et à se coucher ; ils tremblent et s'abattent lourdement si on refuse de les laisser en repos. Il faut les frapper sans cesse pour les contraindre à avancer. Ils ne peuvent, sans grands efforts, porter les fardeaux qui ne les fatiguent pas dans les plaines et aux basses altitudes. Quelquefois, dit

M. Boussingault, on en voit tomber sur les hautes montagnes des Andes dans un état voisin de l'asphyxie. Les mules s'abattent quelquefois et meurent en gravissant les hauteurs. Les pigeons, dans l'ascension de Glaysher, jetés hors du ballon, ne se soutenaient que difficilement à 5 000 mètres. A 6 400, ils tourbillonnaient en descendant et, à 8 000, tombaient comme des corps lourds. L'un d'eux mourut dans sa cage, probablement asphyxié.

Au delà de 8 000 mètres, dans les aérostats, les phénomènes asphyxiques les plus caractérisés peuvent se produire concurremment avec ceux qui résultent de la diminution de la pression atmosphérique. L'aéronaute devient incapable d'aucun effort ; il peut à peine mouvoir ses membres et se déplacer, tombe dans l'assoupissement, perd connaissance, sa sensibilité s'émousse et s'éteint, sa bouche se remplit d'écume sanguinolente, et il peut mourir dans des délais assez courts. Mais à des altitudes moyennes de 3 à 4 500 mètres, l'homme et les animaux s'habituent à vivre sans trop de peine. L'homme se livre à des exercices pénibles, à la course et à la danse. Sur les hauts plateaux du Mexique, les chevaux traînent de lourds fardeaux. Les taureaux y sont très aptes aux combats dans lesquels les nouveaux venus n'ont aucun succès. Néanmoins ces animaux y souffrent beaucoup plus qu'au niveau de la mer par les fortes chaleurs. Au Mexique, déjà à 3 000 mètres, les chiens nouvellement importés ne peuvent point chasser le lièvre, que leurs petits, acclimatés, poursuivent cependant avec avantage.

Aux altitudes limites pour l'habitat de l'homme et des animaux, tous subissent des modifications fonctionnelles qui se traduisent à la longue par des accidents ou des états morbides plus ou moins graves. Au Mexique, d'après Jourdannet, l'anoxyhémie est un fait ordinaire dont la physiologie donne parfaitement la raison. Dans les Andes, les Indiens à large poitrine et les lamas résistent assez bien à l'influence de l'altitude, mais tous les autres en sont impressionnés. La fatigue les expose souvent à des conséquences très graves. Ils ne peuvent porter d'aussi lourds fardeaux ni parcourir d'aussi longs trajets qu'au niveau de la mer ; le surmenage a pour eux des effets désastreux. En 1817, on a vu périr dans une traversée des Andes, à 4 300 mètres, plus de mille chevaux et de quatre mille mulets. Une partie de ces animaux suffoquaient, s'ils étaient chargés et contraints à des marches précipitées. Les plus forts étaient ceux qui périssaient le plus vite.

Certains accidents ont paru assez communs sur eux ; ainsi, les hémorrhagies nasales sur les mulets ; — les vomissements de sang, signalés par de Humboldt sur les bœufs pourchassés à des hauteurs de 6 à 7 000 mètres ; — les indigestions sur les solipèdes, avec météorisation plus ou moins prononcée[1] ; — les vertiges, la lipothymie, qu'on attribue à l'anémie cérébrale ; — les affections des voies respiratoires et les convulsions, l'épilepsie, les paralysies, qui abrègent l'existence des petites espèces ; — les hémorrhagies des centres nerveux qui, dit-on, les tuent subitement, derniers accidents qui rendent la limite des neiges perpétuelles inhabitable pour le chat et le chien.

Les troubles fonctionnels et les accidents qui se produisent dans les ascensions ne commencent à se manifester qu'à partir de 3 à 4 000 mètres ou à une

____

1. Lignistu, *Journal de méd. veterin. milit.*, t. III.

pression barométrique de 40 à 45 centimètres : ils se font sentir plutôt dans les régions tempérées que sous les tropiques, car le froid contribue à les faire naître et à les aggraver. C'est à la zone des neiges perpétuelles qu'on commence à les voir se dessiner, c'est-à-dire à 2 700 mètres dans les Alpes, et à 4800 dans les Andes.

Très probablement ces troubles et ces accidents ne se font pas sentir au même degré chez les espèces qui séjournent ou qui s'élèvent momentanément aux plus hautes altitudes habitées. Ils paraissent devoir être peu sensibles chez les animaux domestiques qui passent une saison sur les plateaux du Thibet, à 5 000 mètres, chez les lamas, les vigognes, qui vivent en troupes à la même altitude dans les Andes, chez le condor, qui s'élève, dit-on, par moments, à la hauteur de 7 000 mètres, où la pression barométrique est réduite à 32 centimètres.

Tous les effets produits sur l'organisme par le séjour momentané ou prolongé dans les hautes régions de l'atmosphère sont dus évidemment d'abord à la faible proportion d'oxygène contenue dans l'air, puis à la diminution de la pression atmosphérique. Le litre d'air qui, au niveau de la mer, à la pression 76, contient $0^{gr},32$ d'oxygène, n'en contient plus, au sommet du mont Blanc, à 4 800 mètres et à la pression de 42 centimètres, que $0^{gr},18$, environ 12 centièmes au lieu de 21, pour l'unité de volume, c'est-à-dire un peu plus de moitié de la quantité normale. A l'altitude de 7 500 mètres, par 30 centimètres de pression barométrique, 8 pour 100. Au delà d'une certaine hauteur, l'oxygénation du sang devient insuffisante et sa décarbonisation imparfaite ; il y a une asphyxie commençante et, finalement, une asphyxie complète compliquée des troubles qui résultent de la diminution de la pression atmosphérique. D'après M. Bert, la diminution de pression n'agirait, d'une part, qu'en diminuant la tension de l'oxygène respiré ou en rendant difficile son absorption par le sang, et, d'autre part, en entravant le dégagement de l'acide carbonique. D'après lui, le sang artériel se chargerait d'oxygène en proportion décroissante avec l'altitude. Le sang qui, au niveau de la mer, absorbe 20 volumes d'oxygène pour 100, n'en aurait plus que 18 volumes à la pression 62, altitude 1 600 mètres ; — 16 volumes à la pression 48, altitude 3 600 ; 14 volumes à la pression 46, altitude 5 100 ; — 12 volumes à la pression de 33, altitude 6 600 ; — 10 volumes à la pression 26, altitude 8 600. Cette insuffisante oxygénation du sang doit nécessairement restreindre parallèlement la consommation de ce gaz par les tissus. Aussi, dit M. Bert, dans l'ascension sur les montagnes ou en ballon, tout diminue avec la consommation de l'oxygène : la production de l'acide carbonique, de la chaleur animale et de l'urée, et tout fléchit avec elle : force musculaire, puissance du cœur, activité cérébrale. De là : fatigue, épuisement au moindre effort, torpeur, engourdissement, tendance au sommeil, et, plus tard, perte de connaissance, syncope, etc. Aussi, pour prévenir et combattre ces effets, M. Bert a proposé les inspirations d'oxygène pur emporté par les aéronautes et les ascensionnistes dans de petits ballonnets. Mais il est douteux que ce moyen puisse être utilisé à partir des altitudes de 8 à 9 000 mètres, au moment où l'aéronaute, engourdi, assoupi, devenu insensible, ne songe plus à

1. P. Bert, ouvr. cité, p. 1081 et suiv.

porter un tube à sa bouche, et n'en a plus la force, au moment enfin où ses muscles inspirateurs, paralysés comme les autres, n'ont plus l'énergie suffisante pour opérer la dilatation du thorax.

La diminution de pression doit cependant jouer un rôle dans la production des accidents. Comme chaque centimètre carré supporte au niveau de la mer une pression de 1^{kgr},03, soit 10 030 kilogrammes par mètre carré, le cheval dont la surface extérieure du corps est d'environ 6 mètres, supporterait une pression de 60 180 kilogrammes, qui serait réduite de moitié à l'altitude de 5 500 mètres. Si cette diminution de pression se produit en un temps très court, insuffisant pour l'établissement de l'équilibre avec la pression intérieure, le corps éprouve ou tend à éprouver dans son ensemble les effets de la ventouse. Ses liquides et ses tissus sont sous le coup une expansion à résultats multiples.

Ce qui paraît montrer très nettement l'influence de la diminution de pression dans le développement des accidents, par les ascensions, est ce qui arrive aux ouvriers sortant d'un appareil de compression ou de la cloche à plongeur. L'homme passe d'une pression de 3, 4, 5 atmosphères à la pression ordinaire ; comme il passe, en s'élevant, de la pression d'une atmosphère à celle d'un quart, d'un tiers, d'une demi-atmosphère. Or, dans ce cas de dépression considérable et brusque, il éprouve bourdonnements d'oreilles, vertiges, assoupissement, oppression, palpitations, fatigue extrême, vives douleurs, faiblesse, paralysie, quelquefois meurt subitement, et, dans cette décompression brusque, M. Bert a constaté le dégagement dans le sang et dans les tissus d'une certaine quantité d'azote, sous forme de bulles qu'il a vues marcher dans la jugulaire et produire au cœur un gargouillement perceptible à distance. Sur un chat, ramené de la pression de 10 atmosphères à la pression normale, il a pu retrouver dans le cœur seul 35 centimètres cubes de gaz. Ce sont, d'après lui, ces gaz qui, réduits en fines bulles et lancés dans le cerveau, la moelle épinière, le poumon et les autres organes, produisent les accidents nerveux graves, dont on a observé de nombreux exemples : l'arrêt de la circulation pulmonaire, etc. Le dégagement des gaz devenus libres est d'ailleurs extrêmement étendu, car il donne lieu au développement de tumeurs musculaires, d'engorgements des mamelles, d'emphysèmes partiels ou disséminés, si prononcés qu'ils simulent le ballonnement de certains cadavres en voie de décomposition. Il s'observe jusque dans les humeurs de l'œil, le liquide céphalo-rachidien, etc. Sans doute, dans ces cas où l'animal est allégé brusquement d'une pression de 8, 10 atmosphères, le dégagement gazeux est porté à des limites qu'il n'atteint pas quand l'homme et les animaux subissent une dépression d'un quart, d'un tiers ou d'une demi-atmosphère ; mais, vraisemblablement, la différence ne doit porter que sur le degré ou l'intensité des effets dont il s'agit.

L'asphyxie par raréfaction de l'air se produit expérimentalement avec ses caractères essentiels dans les cloches ou les réservoirs des machines pneumatiques. Elle a été étudiée par M. Bert avec un soin infini, à l'aide de pompes à gaz communiquant avec de vastes réservoirs. J'ai pu, en me servant de la grande machine Bianchi, expérimenter sur 80 animaux d'espèces variées. Les chiens de taille moyenne y trouvaient encore un espace suffisant dans une cloche d'une capacité de plus d'un demi-hectolitre. Les lapins, les oiseaux de basse-cour et les rats paraissaient s'y trouver à l'aise.

En mesurant exactement, à l'aide du manomètre, les pressions réduites, il est facile de dire à quelle altitude correspond la pression à laquelle l'animal est soumis et de calculer les quantités d'oxygène qui restent dans l'air raréfié. Ainsi on obtient les effets purement asphyxiques additionnés de ceux qui résultent de la diminution de pression. Voici ce qui se passe :

L'animal introduit sous la cloche pneumatique ne paraît d'abord rien éprouver de pénible. Vers 32 de pression il devient inquiet, cherche l'air et commence à s'agiter ; sa respiration s'accélère plus ou moins suivant les espèces, ses mouvements arrivent au double, même au triple de l'état normal ; elle est gênée chez les oiseaux qui ouvrent le bec en poussant et en retirant alternativement la langue. La circulation s'accélère, les veines superficielles se gonflent, les muqueuses passent au violet, la crête des gallinacés prend une teinte sombre en une à deux minutes. La locomotion devient irrégulière et l'animal titube, chancelle, tombe sur le ventre, puis sur le côté, ou bien il reste accroupi, affaissé, immobile, la tête souvent appuyée sur le plateau de la machine. La digestion paraît se suspendre ; il y a ballonnement plus ou moins prononcé, suivant le régime et le degré de réplétion de l'estomac. Le météorisme des petits herbivores et du chien ne paraît pas pouvoir se dissiper ni par l'éructation, ni par les voies postérieures. A un certain moment, il y a un peu d'agitation et des mouvements convulsifs, puis de la prostration, de la somnolence, un ralentissement des mouvements respiratoires indiquant l'anesthésie asphyxique et enfin la mort, sans secousses et sans convulsions, à 30, à 25, à 20, s'il est amené très vite à cette basse pression, à 18, à 15, s'il y arrive avec lenteur. L'oiseau meurt avant le mammifère, le chat avant le lapin ; le cochon d'Inde, la souris, le rat avant les animaux de taille plus forte.

En analysant avec soin les modifications fonctionnelles survenues dans ces conditions, M. Bert a vu que la consommation d'oxygène diminue avec la pression, et que la production de l'acide carbonique se réduit aussi et dans une plus forte proportion encore, de telle sorte que l'animal meurt, non par excès d'acide carbonique ou par intoxication due à ce gaz, mais par insuffisance d'oxygène. L'acide carbonique, qui existe en proportion de 40 volumes dans le sang veineux, à la pression ordinaire, se réduit à 29 volumes à la pression de 34, à 23 volumes à la pression 25, et à 12 volumes à celle de 17. D'après M. Bert [1], le sang artériel, à la pression de 56, contient 13,6 d'oxygène pour 100 de moins qu'à la pression normale ; à 46, 21 pour 100 ; à 36, 43 pour 100, et à 26,50 pour 100 de moins qu'à cette pression normale. Aussi les oxydations ou les combustions interstitielles ralenties laissent baisser la température de 2 à 3 degrés en une demi-heure, pour une diminution d'une demi-atmosphère. La production de l'urée est réduite et quelquefois il se produit une légère glycosurie.

La diminution de pression dans la cloche pneumatique a d'autres effets qu'il ne faut pas perdre de vue et qui compliquent ceux dont il vient d'être question.

1. P. Bert, *Pression barom.*, p. 647.

L'expansion des vaisseaux, à mesure qu'elle est moins restreinte, a pour conséquence des congestions viscérales, notamment celle des poumons, puis de légères hémorrhagies pulmonaires, nasales, intestinales, palpébrales, — des déchirures dans la trame des tissus, — l'injection du diploé des os du crâne, — la réplétion extrême des sinus de la dure-mère cranienne et rachidienne, qui a pour conséquence forcée la compression des centres nerveux et, par suite, l'assoupissement, l'anesthésie, — la perte de connaissance, etc. La dilatation des gaz de l'estomac et de l'intestin, en projetant le diaphragme en avant, restreint ses oscillations, l'immobilise, et contribue pour une large part à l'asphyxie[1]. Très probablement, l'expansion des gaz du sang et des tissus même, le dégagement des bulles dans le système vasculaire, donne lieu à des embolies capillaires dans le poumon et les centres nerveux. Ce dégagement de gaz intravasculaire déjà noté par M. Bert à des pressions de 4 à 12 centimètres, m'a paru se faire même à des pressions moins basses et jouer un rôle capital dans les cas d'asphyxie à forme foudroyante. Je l'ai observé sur plusieurs animaux d'espèces différentes.

Ces derniers effets, d'ordre physique, sont nécessairement d'autant plus prononcés que la diminution de pression est plus considérable et plus brusque. Aussi les petits animaux peuvent-ils périr en 2 ou 3 minutes, même en une minute et demie, bien que l'oxygène soit loin d'être épuisé au degré où il descend dans les atmosphères confinées à la pression normale.

Dans l'asphyxie par raréfaction de l'air et diminution de pression, l'arrêt des mouvements respiratoires précède, comme dans les autres formes d'asphyxie, l'arrêt des mouvements du cœur. Mais, les premiers peuvent se rétablir si on rappelle l'air quelques secondes après le dernier mouvement. Ce rappel a des résultats soudains : il fait rougir les caroncules des gallinacés en une demi-minute ; en 15 secondes quelquefois, il fait relever le pigeon, dégorger immédiatement le système veineux, affaisser les veines de l'oreille du lapin, et plus rapidement encore, il dissipe tous les signes de la météorisation abdominale. Les mouvements respiratoires ne peuvent plus être rétablis dès qu'on laisse écouler une minute, même une demi-minute, bien que ceux du cœur persistent encore avec une certaine force. En ouvrant ou en fenêtrant rapidement le thorax de l'animal à l'état de mort apparente, à sa sortie de la cloche on voit les ventricules battre encore 2, 3, 4 minutes, mais non si on attend 5 ou 6 minutes. Les contractions des oreillettes, ceux de la droite persistent pendant 15, 20, 30 minutes. L'irritabilité musculaire persiste 15 à 20 minutes. L'électricité la met en jeu comme dans les conditions ordinaires et donne lieu, pendant ce temps, à des secousses violentes des membres, à des convulsions de la face, des oreilles, des narines, etc.

Le sang qu'on prend dans le cœur et les gros vaisseaux est extrêmement foncé et, d'après mes observations, il laisse dégager très peu de gaz dans le vide pneumatique.

Au tableau suivant qui résume 80 expériences, se trouvent indiquées le temps que les animaux ont mis à périr asphyxiés dans l'air raréfié, la pression à laquelle la mort a eu lieu, la durée du séjour dans la cloche des animaux qui ont résisté à la raréfaction.

[1]. C'est la thèse que j'ai soutenue à l'Académie de médecine, *Bull.*, 20 avril 1875,

Asphyxie dans l'air raréfié.

NUMÉROS d'ordre	DÉSIGNATION DES ANIMAUX	PRESSION	ALTITUDE	DURÉE du séjour	MOMENT de la chute	OBSERVATIONS
				minutes	minutes	
1	Lapin	33	6,400	13	»	Ne meurt pas.
2	Rat	32	6,500	15	»	Ne meurt pas.
3	Moineau	33	6,500	15	»	Ne meurt pas.
4	Rat	31	6,700	9	6	*Meurt* a 9 minutes.
5	Pigeon	31	6,700	1	1.5	*Meurt* à 1 m.
6	Canard	31	6,700	15	2	Ne meurt pas.
7	Pigeon	30	6,880	15	2	Ne meurt pas.
8	Rat	30	6,880	15	2	Ne meurt pas.
9	Chat	30	6,880	15	»	Ne meurt pas.
10	Poule	28	7,380	15	1	Ne meurt pas.
11	Pigeon	28	7,380	30	1.30	Ne meurt pas.
12	Chatte	26	7,810	21	5	*Meurt.*
13	Pigeon	26	7,810	15	2	Ne meurt pas.
14	Lapin	26	7,810	1 h. 15	»	Ne meurt pas.
15	Chat	24	8,320	7	»	Ne meurt pas.
16	Chatte	24	8,320	12	7	Mouv. resp. ne meurt pas.
17	Agneau	24	8,320	10	1.30	Ne meurt pas.
18	Souris	24	8,320	10	»	*Meurt* à 10 m.
19	Tortue	24	8,320	15	»	Ne meurt pas.
20	Souris	24	8,320	1.30	30 s.	*Meurt* à 1 m. 30 s.
21	Moineau	22	8,820	3	»	Ne meurt pas.
22	Lapin	22	8,820	15	»	Ne meurt pas.
23	Poule	22	8,820	4	»	*Meurt* à 4 m.
24	Souris	22	8,820	1	1	*Meurt* à 1 m.
25	Lapin	20	9,280	2	»	Ne meurt pas.
26	Rat	20	9,280	5	»	Ne meurt pas.
27	Moineau	20	9,280	5	»	Ne meurt pas.
28	Rat	20	9,280	15	8	Ne meurt pas.
29	Rat	20	9,280	10	8	*Meurt* à 10 m.
30	Rat	20	9,280	6	4	*Meurt* à 6 m.
31	Chien	20	9,280	6	2	Ne meurt pas.
32	Chat	20	9,280	30	1.30	Ne meurt pas.
33	Chat	20	9,280	10	1.30	Ne meurt pas.
34	Lapin	20	9,280	30	2	Ne meurt pas.
35	Lapin	20	9,280	8	1	Ne meurt pas.
36	Lapin jeune	20	9,280	30	1.30	Ne meurt pas.
37	Moineau	20	9,280	5	30 s.	*Meurt* à 5 m.
38	Rat	20	9,280	30	30 s.	Ne meurt pas.
39	Lapin	20	9,280	32	»	*Meurt* à 32 m.
40	Lapin	20	9,280	11	»	*Meurt* à 11 m.
41	Rat	20	9,280	5	1	*Meurt* à 5 m.
42	Moineau	18	9,920	2	»	*Meurt* à 2 m.
43	Lapin	18	9,980	5	1.20	*Meurt* à 5 m.
44	Rat	18	9,980	8	1	Ne meurt pas.
45	Rat	16	10,400	5	1	*Meurt* à 5 m.
46	Lapin	16	10,400	»	»	Ne meurt pas.
47	Chat	16	10,400	7	»	Ne meurt pas.
48	Lapin	16	10,400	2	»	Ne meurt pas.
49	Lapin	16	10,400	1.30	»	Ne meurt pas.
50	Lapin	16	10,400	1	»	Convuls. *meurt* le lend.
51	Lapin	16	10,400	4.30	»	Ne meurt pas.
52	Chat	16	10,400	6.30	»	Ne meurt pas
53	Chatte	16	10,400	7.1/2	2,15	Mouv. resp. arrêtée à 7 m. 1/2.
54	Rat	16	10,400	32	2	*Meurt* a 32 m.
55	Rat adulte	16	10,400	38	1	*Meurt* à 38 m.
56	Lapin (tub.)	16	10,400	4	2,1/2	*Meurt* à 4 m
57	Canard	16	10,400	8	2	*Meurt* à 8 m.

NUMÉROS d'ordre	DÉSIGNATION DES ANIMAUX	PRESSION	ALTITUDE	DURÉE du séjour	MOMENT de la chute	OBSERVATIONS
				minutes	minutes	
58	6 souris......	16	10,400	1,1/2	1,2	*Meurent* à 1 m. 1/2.
59	Lapin......	16	10,400	15	1,1/2	Ne meurt pas, air renouvelé.
60	Lapin......	16	10,400	7,15	1	*Meurt* à 7 m. 1/2.
61	Poule......	14	11,020	»	»	Arrêt des mouv. resp.
62	Moineau......	14	11,020	5	2	*Meurt* à 5 m.
63	Lapin......	11	11,020	4	1	*Meurt* à 4 m.
64	Lapin (tub.)...	11	11,020	4	2	*Meurt* à 4 m.
65	Moineau......	12	11,630	2,1/2	»	*Meurt* à 2 m. 1/2.
66	Rat jeune....	12	11,630	5	»	*Meurt* à 5 m.
67	Rat adulte...	12	11,630	6	»	Ne meurt pas.
68	Rat jeune....	12	11,630	4	2	*Meurt* à 4 m.
69	Rat jeune....	11	11,950	4	2	*Meurt* ap. 4 m.
70	Rat jeune....	11	11,950	4,1/2	2	*Meurt* à 4 m. 1/2.
71	Rat jeune....	11	11,950	4,10	2	*Meurt* à 4 m. 10 s.
72	Chat......	11	11,950	3	2	Ne meurt pas.
73	Chat......	11	11,950	6,10	3	*Meurt* à 6 m. 10 s.
74	Moineau....	10	12,280	2	»	*Meurt* en 2 m.
75	Lapin......	10	12,280	»	1/2	*Meurt*.
76	2 grenouilles	10	12,280	15	»	Ne meurent pas.
77	Rat......	8	12,950	2	1	*Meurt* à 2 m.
78	Rat......	8	12,950	2	1	Rappelé à la vie à 2 m.

La rapidité avec laquelle se produit l'asphyxie par strangulation, submersion, etc., indique assez la nécessité de prompts secours si l'on veut rappeler à la vie les individus arrivés à la période dans laquelle la sensibilité et les mouvements ont cessé. Il va sans dire que tout espoir de succès est perdu une fois que les mouvements du cœur sont éteints.

L'asphyxie, due à la présence dans l'air d'un excès d'acide carbonique, peut résulter de la viciation d'une atmosphère confinée par la fermentation, la combustion du charbon, certaines actions chimiques du sol, et même par la respiration d'un trop grand nombre d'animaux. Dans les conditions expérimentales, elle tend à se produire dès que l'air renferme 2 ou 3 centièmes d'acide carbonique; elle devient inévitable et assez prompte s'il en contient 20 à 30 centièmes, quelle que soit d'ailleurs la proportion d'oxygène. La tension du gaz carbonique devient alors si forte dans l'air qu'elle met obstacle au dégagement de l'acide carbonique contenu dans le sang.

Quant à l'asphyxie dans les gaz délétères, elle doit être considérée comme une sorte d'empoisonnement. L'oxyde de carbone qui accompagne le plus souvent l'acide carbonique en détermine une fort remarquable. Ce gaz, une fois absorbé, se substitue à l'oxygène dans la matière colorante des globules et forme avec elle une combinaison que l'oxygène n'a pas le pouvoir de détruire. Il chasse bien ce dernier de sa combinaison avec l'hémato-cristalline, mais dès qu'il en a pris la place il ne peut plus la quitter, ainsi que Bernard l'a parfaitement établi. Un centième de ce gaz suffit, d'après les expériences de Leblanc, pour rendre l'air aussi asphyxiant qu'il peut l'être avec 30 à 40 centièmes d'acide carbonique.

L'asphyxie dans l'air chargé de certains gaz très délétères, tels que l'hydro-

gène sulfuré, le sulfhydrate d'ammoniaque, l'hydrogène arsénié, ne constitue en
réalité qu'un simple empoisonnement qui diffère des autres en ce que le poison
est à l'état gazeux et qu'il est absorbé par les voies aériennes. Les actes chimiques
de la respiration, les échanges gazeux, l'absorption de l'oxygène, l'exhalation de
l'acide carbonique, ne sont pas gravement modifiés. On sait, depuis les expériences de Chaussier, de Nysten, de Thénard, qu'il serait intéressant de répéter
et de varier, qu'un 1 500ᵉ de cet hydrogène sulfuré dans l'air respiré tue un
oiseau, un 1/800ᵉ un chien, 1/250 un cheval. L'hydrogène arsénié est mortel
aussi à très faible dose.

Quel que soit le mode de l'asphyxie, les animaux y résistent inégalement suivant leur âge, leur taille et leur espèce.

Les jeunes animaux s'asphyxient moins facilement que les adultes, comme
Boyle, Méry et d'autres l'ont constaté. Buffon avait observé que de petits chiens
peuvent séjourner à plusieurs reprises dans du lait tiède, et jusqu'à une demi-
heure chaque fois, sans y mourir. Legallois[1] a reconnu que, sur de jeunes lapins
asphyxiés par submersion, la sensibilité persistait 15 minutes le premier jour,
10 minutes le cinquième, 4 minutes le dixième, 3 minutes le quinzième,
2 minutes le vingtième et le vingt-cinquième, 1 minute et demie seulement le
trentième. Les bâillements se continuaient pendant 27 minutes le premier jour,
16 le cinquième, 5 le dixième, 4 le quinzième, 3 le vingtième et le vingt-cinquième, 2 et demie le trentième. W. Edwards a reconnu, par de nouvelles expériences, que tous les mammifères ne doivent pas, sous ce rapport, être placés sur
la même ligne. Ceux qui naissent avec les paupières ouvertes, le corps couvert de
poils, et qui jouissent dès les premiers instants d'une grande liberté de mouvements, comme les petits des solipèdes et des ruminants, se refroidissent assez
difficilement et s'asphyxient avec promptitude. Au contraire, ceux qui naissent
les paupières fermées se refroidissent aisément et s'asphyxient avec plus de lenteur : le lapin et les carnassiers se trouvent compris dans ce dernier groupe.

La résistance des jeunes sujets a été attribuée, par la plupart des physiologistes, à ce que, dans les premiers temps de la vie, le sang peut, grâce au trou
de Botal et au canal artériel encore libres, passer des cavités droites dans les
gauches ou du système veineux dans l'artériel sans traverser le poumon. Mais
cette hypothèse est peu admissible, puisque la résistance persiste alors que les
passages s'oblitèrent. Elle a sa cause dans les différences des propriétés vitales
du jeune sujet comparé à l'adulte, différences très marquées dans les principaux
tissus : longue persistance de l'irritabilité du muscle, de l'excitabilité du nerf,
des mouvements du cœur, des actions réflexes chez les très jeunes animaux.
Quant à la raison d'une telle persistance des propriétés des tissus, d'ailleurs
bien moindre chez le lièvre velu que chez le lapin nu, chez l'oiseau que chez le
mammifère, elle nous est inconnue. Peut-être résulte-t-elle, comme le pense
M. Bert, de ce que les tissus du jeune animal consomment moins d'oxygène que
ceux de l'adulte.

Il est à noter que les petites espèces succombent plus vite que les grandes à

____

1. Legallois, *Expériences sur le principe de la vie*. Paris 1812, p. 79.

tous les genres d'asphyxie. Probablement c'est parce que chez les premiers toutes les actions s'effectuent plus vite que chez les secondes. Les petits animaux se développent plus vite dans l'œuf ou dans l'utérus, arrivent plus vite à l'âge adulte ; leur respiration, leur circulation, leurs mouvements, sont plus rapides ; en un mot, ils vivent et meurent plus vite que ceux de grande taille.

La résistance à l'asphyxie, toutes choses égales d'ailleurs, diminue à mesure que les animaux se débattent, car alors ils consomment plus vite l'oxygène de la réserve pulmonaire et produisent, dans les muscles en action, une grande quantité d'acide carbonique. On sait, en effet, que le sang apporté dans le muscle en action y perd, d'après Ludwig et Bernard, 12 volumes d'oxygène, au lieu de 8 volumes, comme en l'état de repos.

Les troubles fonctionnels qu'entraîne l'asphyxie ont une certaine uniformité dans tous les cas où cet état se développe promptement. D'abord calme, l'animal ne tarde pas à éprouver de l'anxiété, un malaise inexprimable. Sa respiration devient profonde et ample ; il dilate largement les narines et la bouche, semble faire des efforts violents pour sortir d'une situation pénible ; éprouve des mouvements convulsifs d'autant plus violents que l'asphyxie est plus brusque, comme elle l'est à la suite de l'occlusion de la trachée ou de la submersion ; ses muqueuses prennent une teinte livide ; il tombe pesamment sur le sol ou au fond de l'eau et s'y débat quelques instants ; l'intelligence s'obscurcit ; les sensations deviennent confuses ; l'animal n'a plus conscience de ce qui se passe autour de lui ; il est plongé dans une sorte de torpeur. Les mouvements respiratoires sont de plus en plus rares ; les battements du cœur plus faibles et par moment irréguliers, tumultueux ; ils sont insensibles lors des efforts musculaires ; le jet des artères est faible et très inégalement saccadé ; le sang de ces vaisseaux dès la fin de la première minute devient très noir ; les mouvements généraux s'affaiblissent et ne tardent pas à cesser ; les piqûres faites à la peau provoquent difficilement des réactions ; enfin le thorax devient immobile ; les naseaux s'affaissent ; les pupilles se dilatent ; la bouche demeure entr'ouverte ; la langue pendante ; les membres souples et flasques ; les sphincters se relâchent, quelquefois, laissant échapper l'urine et les matières fécales. La succession de ces troubles est régulière ; elle s'effectue dans un ordre tel qu'on peut reconnaître à l'asphyxie rapide une première période de calme avec un simple malaise, puis une période convulsive, et enfin une période de résolution ou d'anesthésie qui aboutit à la mort.

Dans les asphyxies lentes comme le sont celles dues à l'épuisement graduel de l'oxygène dans une atmosphère confinée, il ne se produit pas de secousses violentes ou de convulsions. Après le moment où les animaux inquiets cherchent l'air à travers les fissures de leur prison, viennent la somnolence, l'engourdissement, le refroidissement de la peau et des extrémités qui rappellent les prodromes de l'hibernation. Dans l'asphyxie lente due à l'acide carbonique, il paraît y avoir une anesthésie qui supprime les sensations pénibles et éteint les instincts de conservation qu'on voit se traduire si énergiquement lors de la strangulation ou de la submersion.

Dans tous les cas, si l'animal est ouvert aussitôt que les mouvements du cœur cessent d'être perceptibles, on voit subsister quelques frémissements dans les ventricules; et alors qu'ils ont disparu, les oreillettes sont encore palpitantes. Toutes les cavités de cet organe, les droites surtout, sont extrêmement remplies de sang noir : le foie est très volumineux, les intestins injectés, les muscles de couleur sombre et peu excitables.

Il s'est produit pendant la période asphyxique dans l'état du sang, dans les propriétés des tissus ou le fonctionnement des organes, quelques modifications importantes. L'air demeuré en réserve dans les poumons a continué à se dépouiller de son oxygène, au point de n'en plus conserver que des traces. La provision d'oxygène contenue dans le sang s'est rapidement épuisée en grande partie, sans que ce liquide se soit chargé d'une proportion très considérable d'acide carbonique, sauf dans le cas où l'élimination de ce gaz est devenu mécaniquement impossible : sa coagulabilité s'est affaiblie ainsi que son aptitude à absorber ultérieurement l'oxygène. D'après Preyer, l'hémato-cristalline altérée se sépare en partie des globules et vient se dissoudre dans le plasma. Les muscles sont devenus moins contractiles, les nerfs moins excitables et les centres nerveux moins aptes à provoquer des actions réflexes ; les sécrétions se suppriment : la température du corps baisse, etc.

Suivant les conditions dans lesquelles s'est produite l'asphyxie, le développement de cet état a dû s'opérer avec quelques variantes.

Si l'animal s'est asphyxié dans une atmosphère confinée dépouillée progressivement de son oxygène et saturée à mesure d'acide carbonique, l'oxygénation du sang est devenue de plus en plus faible pendant que le liquide s'est de plus en plus chargé d'acide carbonique né dans les tissus. L'acide carbonique de l'air n'est pas intervenu directement ; le sang ne l'a pas absorbé ; mais cet acide carbonique ambiant s'est opposé, comme l'a fait voir Bernard, au dégagement de celui qui a pris naissance dans l'organisme, dégagement possible seulement lorsque le gaz a dans le sang une tension plus grande que dans l'atmosphère. Dans ces cas, il y a tout à la fois oxygénation imparfaite du sang et insuffisante élimination d'acide carbonique.

Mais, dans d'autres conditions, les deux causes asphyxiantes peuvent se séparer. Si l'animal a péri dans un milieu dépouillé d'oxygène, comme dans l'azote, l'hydrogène, l'oxygénation seule a fait défaut et l'acide carbonique a pu s'exhaler librement à mesure qu'il était produit. Enfin, s'il a été placé dans une atmosphère très riche en oxygène et chargée de 30 à 40 centièmes d'acide, il a dû y succomber surtout par suite de la non-élimination du gaz délétère.

Maintenant quelle est la cause de ces troubles variés, de ces modifications dans les propriétés des éléments. Et comment la mort résulte-t-elle si rapidement de ces perturbations ?

Autrefois on croyait que l'asphyxie résultait du plissement des vaisseaux pulmonaires qui, devenant à peu près imperméables au sang, ne permettaient pas à ce fluide de passer des cavités droites dans les cavités gauches du cœur. Les partisans de cette opinion pensaient que le poumon, sans être totalement affaissé, n'était pas assez dilaté pour maintenir ses vaisseaux à leur calibre normal ; ils citaient la célèbre expérience de Vésale, répétée plus tard par Hooke, expérience dans laquelle on voyait les mouvements du cœur reprendre une nouvelle activité, et la circulation se rétablir dès que, sur un animal dont la poitrine était ouverte et le poumon revenu sur lui-même, on poussait de l'air dans cet organe de manière à le distendre et à entretenir une respiration artificielle. Haller partagea ces idées. Goodwyn le premier s'en affranchit : il attribua la mort par asphyxie à la suspension des mouvements du cœur, par suite du défaut de stimulation du sang noir sur cet organe. Plus tard Bichat établit que le plissement des vaisseaux du poumon dans l'asphyxie est imaginaire, et que ce plissement, à supposer qu'il existe, ne peut être un obstacle à la circulation pulmonaire ; enfin, il démontra que le sang noir est impropre à entretenir l'excitation et la vie de tous les organes.

Bichat reconnut que pendant l'asphyxie le cœur continue à se contracter, et que la circulation persiste, comme le prouvent l'inspection directe de cet organe, les pulsations artérielles, la force et le caractère saccadé du jet qui s'échappe des artères ouvertes. La circulation s'opère même encore pendant quelques instants après que la poitrine a été ouverte pour déterminer l'affaissement du poumon, et alors le sang passe dans les vaisseaux sinueux de cet organe, comme il passe dans ceux de l'estomac et de l'intestin devenus flexueux par la vacuité de ces viscères. Si les différents organes de l'économie cessent de fonctionner, si le cerveau cesse de percevoir les impressions, si les centres nerveux sont frappés d'inertie, si les muscles ne peuvent plus se contracter, si, en un mot, chaque partie de l'organisme est mise dans l'impossibilité d'agir, ce n'est pas faute de recevoir du sang, mais c'est faute de recevoir le sang vermeil, oxygéné, qui seul possède la propriété de les stimuler et d'entretenir leur vitalité. En effet, d'après Bichat, le cœur, continuant à se contracter, envoie à tous les organes du sang qui a perdu ses qualités vivifiantes et qui, peut-être, est devenu délétère. Ce sang va asphyxier, en quelque sorte, ou frapper de mort toutes les parties, en pénétrant leur tissu et en se mettant en contact avec chacune de leurs fibres et de leurs molécules. Le cerveau, qui paraît ressentir le premier son influence funeste, cesse bientôt d'agir, et par suite plus de sensations, de perceptions, d'opérations intellectuelles ; les nerfs ne remplissent plus leur office de conducteurs ; les muscles se paralysent ; le cœur lui-même, tout en envoyant le fluide délétère aux divers organes, le projette dans ses propres vaisseaux, qui le mettent en rapport avec chacune de ses fibres ; il s'asphyxie ainsi lui-même progressivement en asphyxiant toutes les autres parties : aussi son action, qui s'affaiblit peu à peu, ne tarde pas à s'éteindre ; mais cette extinction survient la dernière, alors que la vie a déjà abandonné tout le reste de l'organisme.

L'enchaînement de ces différents phénomènes est parfaitement saisi par Bichat. Les centres nerveux, éprouvant tout d'abord l'impression stupéfiante du sang noir, cessent d'agir, comme le prouve la perte des sens et des facultés intellectuelles. Ces centres ne distribuent bientôt plus aux muscles l'influx qui les met en jeu, et dès lors les mouvements généraux et les mouvements respiratoires se suspendent. Ces mêmes centres, desquels dépend plus ou moins directement la contractilité rhythmique du cœur, cessent d'exciter les mouvements de cet organe, et le cœur, dont le tissu déjà imprégné de sang noir n'est pas suffisamment stimulé, s'affaiblit insensiblement, et enfin cesse de battre.

Il y a donc dans l'asphyxie générale, comme le dit l'illustre physiologiste, asphyxie partielle de chaque organe ; de telle sorte que s'il était possible d'envoyer du sang noir à un certain nombre de parties, celles-ci s'asphyxieraient seules, pendant que les autres continueraient à agir. Seulement, si le sang noir frappe d'inertie un organe important dont l'action ne puisse se suspendre sans entraîner la suspension de celle des autres, la mort ne tarde pas à avoir lieu. Bichat en donne pour preuve cette ingénieuse expérience qui consiste à faire communiquer, à l'aide d'un tube, la carotide d'un animal (qui s'asphyxie par occlusion de la trachée) avec la carotide d'un autre chien, de manière à envoyer du sang noir au cerveau de ce dernier. Alors, on voit, après avoir pris les précautions nécessaires pour éviter une congestion cérébrale, se manifester les phénomènes qui amènent le trouble, puis l'abolition des fonctions du cerveau ; enfin la mort survient consécutivement à cet état, si on ne rétablit dans les vaisseaux de la tête le cours du sang artériel.

Ainsi, c'est le sang noir qui, distribué à toutes les parties, en fait cesser promptement l'action, faute de pouvoir l'entretenir. Mais pourquoi ce sang, qui perd en quelques secondes sa teinte vermeille en traversant les systèmes capillaires, perd-il en même temps la propriété de stimuler et de vivifier les organes ? Est-ce parce qu'il est désoxygéné ou parce qu'il est saturé d'acide carbonique ou encore pour ces deux raisons à la fois ? Il est extrêmement probable, d'une part, que le sang asphyxié cesse d'entretenir la vie des éléments et des organes parce qu'il ne possède plus, en quantité suffisante, le principe gazeux qui donne lieu à ces actions incessantes d'où résultent une combustion et une transformation perpétuelle de la matière vivante. Les expériences de Brown-Séquard, d'accord avec celles de Bichat, semblent en effet prouver que le sang oxygéné injecté dans les centres nerveux et dans le cœur ranime leur action suspendue. D'autre part, il ne paraît pas douteux que le sang chargé d'un excès d'acide carbonique n'exerce sur les tissus une action stupéfiante, délétère, concourant au même résultat que le défaut de stimulation. Castell a observé que le cœur des grenouilles, qui peut battre plusieurs heures dans l'air, ne bat pas plus de dix minutes dans l'acide carbonique, et beaucoup moins dans ce gaz que dans l'azote ou l'hydrogène. Le sang, ainsi modifié, semble donc exercer sur le système nerveux une action analogue à celle des anesthésiques.

L'asphyxie que nous venons d'étudier, quant à ses conditions, à son mode de développement et à ses caractères, est un état rapidement mortel dont l'animal peut sortir si la respiration dans l'air libre se rétablit à temps, soit spontanément, soit à l'aide de secours étrangers. Il s'agit de savoir à quel moment précis la mort peut être conjurée.

Lorsque l'asphyxie s'est produite dans l'air confiné, soit par insuffisance d'oxygène, soit par excès d'acide carbonique, ou lorsqu'elle résulte de l'oblitération des voies aériennes, il s'écoule entre les derniers mouvements respiratoires et la mort réelle un intervalle d'une demi-minute, une minute, rarement plus, pendant lequel la vie ne se révèle que par les mouvements du cœur à peine perceptibles. A ce moment, si l'asphyxié est remis au grand air ou si l'accès de ce fluide est rétabli dans les voies respiratoires, il se fait quelques inspirations d'abord faibles, puis plus profondes, les pulsations cardiaques et artérielles prennent de la force, la sensibilité renait, l'animal reprend connaissance : la teinte violacée de ses muqueuses change ; il revient comme par enchantement à son état normal.

Mais, quand l'asphyxie a eu lieu dans l'eau, l'animal revient moins facilement à la vie. Il a inspiré dans les derniers moments une certaine quantité de liquide qui, en se mêlant à l'air, a rempli la trachée et les bronches d'une abondante écume. Aussi, les quelques inspirations spontanées qu'il fait souvent en sortant de l'eau peuvent-elles demeurer sans résultat. La circulation de l'air ne se rétablit au fond des bronches qu'autant que les inspirations se répètent suffisamment pour balayer les mucosités. La position donnée au sujet en facilitant la réjection de l'eau et de l'écume ; les frictions en ranimant la circulation et en activant l'absorption pulmonaire ; enfin les mouvements de soulèvement et d'affaissement alternatifs opérés sur les parois costales par l'intermédiaire des bras ; l'insufflation de l'air par le nez, par la bouche ou la trachée, avec des précautions pour éviter l'emphysème, peuvent utilement être employés pour rappeler à la vie l'asphyxié, à la condition que les mouvements du cœur persistent, si faibles qu'ils soient. Une fois qu'ils ont cessé, tous les secours sont inutiles. Ce moment fatal arrive, comme nous l'avons vu, au bout de quatre à cinq minutes pour la plupart des grands animaux, et probablement aussi pour l'homme.

CHAPITRE LIII

DE L'INFLUENCE DU SYSTÈME NERVEUX SUR LES PHÉNOMÈNES
DE LA RESPIRATION

Les actes nombreux que nous venons d'exposer successivement s'opèrent par l'intervention combinée de plusieurs nerfs, qui dérivent, les uns de l'encéphale, les autres de la moelle épinière ; mais le principe de leur association admirable provient d'un centre unique, dont la destruction suspend immédiatement le jeu de toutes les parties de l'appareil respiratoire. Ces nerfs sont le facial, le pneumogastrique, l'accessoire de Willis, plusieurs branches du plexus brachial, le phrénique, les intercostaux et les nerfs lombaires ramifiés dans les muscles de l'abdomen. Ils président à l'action des narines, du larynx, des parois thoraciques, des parois abdominales et à celle du poumon. Examinons d'abord le rôle spécial de chacun de ces nerfs avant de rechercher le point de départ de leur influence collective, et essayons de préciser exactement la part qu'ils prennent aux actes mécaniques, puis aux phénomènes chimiques de la respiration.

Le jeu des narines dans la respiration ordinaire, celui des mâchoires et du voile du palais dans la respiration pénible, pendant laquelle la bouche livre passage à une certaine quantité d'air, dépendent du nerf de la septième paire, que Bell a appelé le *respirateur de la face*. Ce nerf moteur, anastomosé avec le trifacial, le pneumogastrique et le glosso-pharyngien, envoie des ramifications à diverses parties de la face, notamment aux muscles des ailes du nez, à ceux des lèvres, des joues, du voile du palais et au muscle digastrique, abaisseur de la mâchoire inférieure. Sa section, soit lorsqu'il s'échappe du trou stylo-mastoïdien, soit à son arrivée sur le bord postérieur du maxillaire, paralyse les muscles qu'il anime. Alors les ailes du nez s'affaissent et se rapprochent comme elles le sont sur le cadavre, elles ne se dilatent plus à chaque inspiration ; les lèvres deviennent pendantes, les joues flasques ; par suite, la respiration est rendue difficile et un peu bruyante ; l'animal est menacé d'asphyxie, si on le soumet à une course rapide ou à un exercice pénible ; ses joues, soulevées par l'air qui s'échappe en partie par la bouche lors de l'expiration, se réappliquent souvent avec bruit sur les arcades molaires pendant l'inspiration. Cet état des naseaux et des joues s'observe quelquefois pendant les derniers moments de certaines maladies des solipèdes, et il devient, dans ce cas, d'autant plus remarquable que la dilatation passive et bruyante des narines s'effectue au moment de l'expiration. La section du facial, faite d'un seul côté, permet à l'observateur de comparer le jeu des parties du côté du nerf intact avec l'état d'inertie des parties opposées. Du reste, cette section, qu'elle ait lieu sur un seul nerf ou sur les deux à la fois, apporte à la respiration une gêne plus considérable chez les solipèdes dont les ailes du nez sont souples et très mobiles, et chez la brebis principalement, que chez les animaux qui ont ces parties fermes, rigides, peu susceptibles de s'affaisser, et qui respirent aisément par la bouche, comme les carnassiers par exemple.

L'écartement des mâchoires, lorsque l'animal respire par la bouche ou lorsqu'il bâille, n'est pas aussi évidemment sous la dépendance du facial que la dilatation des naseaux, non plus que l'élévation du voile du palais dans les mêmes conditions ; néanmoins, comme le digastrique reçoit un filet de la septième paire, et que le voile du palais en reçoit aussi du même nerf, il est incontestable que l'abaissement de la mâchoire et l'élévation du voile palatin sont en partie influencés par le respirateur de la face. Mais comme ces deux effets résultent aussi de l'intervention d'autres paires, ils ont encore lieu après la section du facial.

Les mouvements des ailes du nez, de la bouche et du voile du palais, ont cela de remarquable qu'ils persistent en plusieurs circonstances dans lesquelles ils n'ont aucune utilité. Ils s'opèrent avec leur rhythme ordinaire lorsque la trachée, ouverte ou coupée en travers, reçoit directement l'air extérieur et lui donne passage dans les mouvements d'inspiration et d'expiration ; ils continuent également sur les animaux que l'on asphyxie par occlusion de la trachée ; enfin on les voit s'effectuer avec une certaine régularité après la section de la moelle épinière, en arrière de l'occipital, de même que sur la tête des animaux décapités, quoique dans ces deux derniers cas tous les autres mouvements respiratoires soient suspendus.

Le jeu du larynx, en ce qui concerne la respiration, est sous la dépendance de plusieurs nerfs ; il tient aux laryngés supérieurs et aux récurrents, relativement au mouvement de la glotte ; à des ramifications du facial et des nerfs cervicaux pour ce qui a trait aux mouvements de totalité de cet organe.

Le laryngé supérieur, dérivé du pneumogastrique devenu mixte par ses anastomoses avec le spinal, paraît prendre une très faible part aux mouvements partiels du larynx. La plupart de ses divisions sont destinées à la membrane muqueuse laryngienne, à laquelle elles donnent la sensibilité ; quelques-unes d'entre elles se rendent au crico-thyroïdien et à l'aryténoïdien. Sa section, d'après les expériences de Longet, donne un peu de raucité à la voix, mais n'apporte aucun obstacle à l'introduction de l'air dans les voies aériennes.

Les laryngés inférieurs ou récurrents, dont Galien a tant célébré la découverte, se distribuent à tous les muscles dilatateurs et constricteurs du larynx, excepté au crico-thyroïdien, puis s'anastomosent avec les laryngés supérieurs par une branche assez forte chez les animaux, notamment chez les solipèdes et les ruminants. C'était par une erreur, relevée depuis longtemps par une foule d'anatomistes, que Magendie considérait ces nerfs comme spécialement destinés aux muscles dilatateurs du larynx.

Bien que, depuis Galien, divers expérimentateurs aient pratiqué la ligature ou la section des récurrents, l'influence de ces nerfs sur les mouvements respiratoires du larynx avait échappé à Vésale, à Riolan, à Haller et à d'autres physiologistes habiles qui, cependant, avaient reconnu leur rôle dans la production de la voix. Legallois[1] le premier observa que les récurrents président à la contraction des muscles laryngiens et aux mouvements par lesquels la glotte se dilate à chaque inspiration : il fit voir que la section des nerfs vagues produit sur la glotte le même effet que celle des récurrents. Cet ingénieux expérimentateur ayant détaché, sur des lapins, des chats et des chiens très jeunes, le larynx de l'os hyoïde et des parties adjacentes, de manière à mettre l'organe complètement à découvert, a vu que, à l'état normal, l'ouverture du larynx exécute des mouvements qui correspondent régulièrement à ceux du thorax. À chaque inspiration la glotte s'élargit et offre un large passage à l'air entre les cordes vocales et les aryténoïdes, et au contraire, à chaque expiration, cette fente se rétrécit, au point, dit-il, de se fermer presque entièrement. Dès que les récurrents ou les nerfs vagues viennent à être coupés, les cordes vocales et les aryténoïdes se rapprochent et demeurent immobiles, la glotte présente l'aspect d'une fente étroite dont les dimensions restent à peu près invariables. Par suite de ce rétrécissement permanent et très prononcé, l'air éprouve une très grande difficulté à pénétrer dans les voies aériennes au moment de l'inspiration ; mais il s'en échappe assez aisément, lors de l'expiration, en écartant passivement les rubans vocaux paralysés. C'est donc en paralysant les muscles dilatateurs du larynx que la section des récurrents apporte une gêne considérable à la respiration, gêne qui peut aller jusqu'à la suffocation.

En effet, Legallois ayant coupé ces deux nerfs sur de jeunes chiens, sur des chats, des lapins, des cochons d'Inde âgés de quelques jours, a vu la respiration devenir extrêmement pénible, s'accompagner de tous les phénomènes d'une asphyxie lente, et la mort survenir en une demi-heure, une heure, rarement plus tard. Mais, sur des animaux moins jeunes, la suffocation est de moins en moins considérable à mesure qu'on se rapproche de l'âge adulte ; déjà, à l'âge de trois mois, la section des laryngés ne fait plus périr le chien. Toutefois il est des espèces qui en souffrent plus que d'autres, en raison de la conformation particulière de leur larynx. Dans tous les cas, la dyspnée devient extrême et va jusqu'à la suffocation, notamment chez les chats, si on les tourmente ou si on les force à courir

---

1. Legallois, *Expériences sur le principe de la vie*, 1812, p. 187 et suiv.

pendant quelques instants. La suffocation cesse et la respiration reprend ses caractères normaux, si on ouvre la trachée, comme le propose Legallois, preuve évidente que l'obstacle au passage de l'air réside dans le rétrécissement de la glotte.

Ce rôle des récurrents et les phénomènes qui résultent de leur section sont parfaitement exposés dans tous leurs détails et interprétés avec une admirable sagacité par Legallois. Seulement le jeu des différentes parties du larynx dans l'état normal, et les modifications qu'y apporte la section des nerfs, peuvent devenir, notamment chez les solipèdes, sensibles à la vue et au toucher par le procédé que j'ai imaginé, et qui consiste à pratiquer, sans délabrements, une fenêtre au larynx, en enlevant la lame membraneuse de l'échancrure thyroïdienne, procédé infiniment préférable à l'expérience compliquée et sanglante de Legallois. Plusieurs physiologistes modernes, tout en commentant Legallois, se sont montrés moins judicieux que lui; ils ont cru que la paralysie du larynx entraînait une occlusion complète de la glotte, sinon dans tous les cas, au moins dans la plupart. C'est là une erreur capitale dans laquelle personne n'aurait dû tomber. En effet, d'une part, sur le cadavre, soit avant, soit pendant la rigidité, la glotte n'est pas fermée; il reste entre les cordes vocales, et surtout entre les deux aryténoïdes, une fente assez large : pourtant tout est paralysé. D'autre part, sur l'animal vivant, au moment de l'expiration, les deux lèvres de la glotte ne se touchent pas, non plus que les deux aryténoïdes, bien que les muscles dilatateurs soient relâchés. Or, ce qui s'observe dans ces deux circonstances se voit aussi très nettement après la section des deux récurrents, particulièrement sur le cheval dont on a ouvert le larynx par l'excision de la membrane qui ferme l'échancrure située au bord inférieur du cartilage thyroïde. La glotte se présente alors sous la forme d'une fente triangulaire à base postérieure, c'est-à-dire étroite, entre les rubans vocaux, et plus large entre les aryténoïdes. Son aire conserve constamment les mêmes dimensions qu'après la mort, ou une étendue que j'ai trouvée égale en moyenne à 5 centimètres carrés, soit à peu près la moitié de celle qu'elle offre normalement pendant l'inspiration. En conséquence, l'air atmosphérique peut encore très bien parvenir dans les voies aériennes et en être éliminé, chez les solipèdes dont les laryngés inférieurs sont coupés. Néanmoins, comme à chaque inspiration il n'en peut pénétrer que la moitié, ou à peu près, de ce qui y arrive à l'état ordinaire, cette quantité est insuffisante à l'hématose, si le nombre des mouvements respiratoires n'est pas augmenté. De là, la gêne de la respiration, le bruit qu'elle fait entendre, le danger plus ou moins imminent de suffocation, surtout dès que les animaux sont soumis à un exercice pénible ou à une allure un peu rapide, ainsi qu'on le voit sur les chevaux appelés corneurs, et chez lesquels il y a, le plus communément, lésion des récurrents, et atrophie des muscles d'un côté du larynx. On conçoit, du reste, que la gêne de la respiration, à la suite de cette section, soit plus ou moins considérable, suivant la conformation du larynx et les dimensions de la glotte dans l'état de relâchement. En effet, cette ouverture est, comme le dit Legallois, plus grande dans certaines espèces que dans d'autres, plus grande encore, proportionnellement, à l'âge adulte que vers l'époque de la naissance, pour des animaux de même espèce. J'ajoute que cette ouverture n'a chez tous ni la même forme, ni les mêmes proportions en avant et en arrière. Chez tels animaux, les carnassiers par exemple, les cordes vocales sont minces, souples, et la partie de la glotte comprise entre les aryténoïdes est fort petite. Chez les solipèdes, au contraire, la partie inter-aryténoïdienne de la glotte, dont l'occlusion n'est jamais possible, offre une grande étendue. Enfin, chez les jeunes sujets, outre que le larynx est étroit, ses cartilages sont épais, mous, ses membranes très vasculaires, disposées à la turgescence, d'où résulte une insuffisance assez prononcée dans le passage de l'air pour déterminer l'asphyxie en quelques heures et même en un temps beaucoup plus court.

Ainsi, lorsque l'influence des laryngés inférieurs est anéantie, la glotte conserve d'une manière permanente, purement passive, un certain degré d'ouverture qui, dans la plupart des animaux d'un âge un peu avancé, suffit au passage de l'air et devient compatible avec la vie. Il est par conséquent inutile de rechercher, avec plusieurs auteurs, comment l'air parvient à s'engager dans le larynx à chaque inspiration et à en sortir au moment de l'expiration. Il n'y a pas ici de porte à ouvrir : la porte est ouverte, mais moins qu'à l'état normal.

Quant aux mouvements de totalité du larynx, ils sont soumis à l'influence des nerfs qui se distribuent aux muscles extrinsèques de cet organe fixés à l'hyoïde et au sternum. Ces mouvements de totalité, à peu près insensibles dans la respiration ordinaire, à laquelle ils ne sont nullement nécessaires, deviennent très prononcés dans la respiration pénible qui s'accompagne de bâillements fréquents ou simplement de l'ouverture de la bouche à chaque inspiration. Ils consistent en un abaissement lors de l'inspiration, et en une élévation correspondant à l'expiration. Ils ne s'effectuent plus après la section de la moelle allongée en arrière de l'occipital, tandis que les mouvements partiels, ceux des cordes vocales et des aryténoïdes, continuent encore pendant un certain temps, du moins sur de jeunes chiens, comme je l'ai observé plusieurs fois. Cette différence s'explique très bien par la différence d'origine des nerfs sous la dépendance desquels se trouvent ces deux ordres de mouvements.

Il est à présumer que les mouvements de totalité du larynx entraînent dans l'inspiration un mouvement particulier de dilatation du pharynx en harmonie avec l'élévation du voile du palais. Tout porte à croire que ces mouvements du pharynx, utiles au passage de l'air dans la respiration laborieuse, sont influencés d'une part par le rameau pharyngien émané du spinal et de la paire vague, de l'autre par les ramifications que les récurrents envoient aux muscles pharyngiens. Mais, ce sont là des détails accessoires, arrivons aux nerfs qui tiennent sous leur dépendance le jeu des parois thoraciques.

Les nerfs qui président à la contraction des muscles moteurs des côtes sont d'abord les intercostaux ramifiés dans les muscles de ce nom, dans les sus-costaux, dans l'intercostal commun, les petits dentelés, le transversaire des côtes, le triangulaire du sternum, puis les nerfs thoraco-musculaires et l'accessoire de Willis. L'intervention des intercostaux formés de filets sensitifs et de filets moteurs, se déduit si rationnellement de leur mode de distribution, qu'il serait superflu de la démontrer par la voie expérimentale, comme Galien l'a fait du reste sur de petits animaux. Elle s'exerce à la fois sur les muscles inspirateurs et sur les expirateurs car les nerfs dorsaux, qui fournissent les divisions intercostales, se distribuent dans tous indistinctement, de même que dans les muscles spinaux, le sous-cutané du thorax, dont l'action est étrangère aux mouvements de la poitrine. Les thoraco-musculaires peuvent, jusqu'à un certain point, se ranger dans la même catégorie, notamment le principal d'entre eux, désigné par Ch. Bell sous le nom de *nerf respiratoire externe du thorax*. Ce dernier, que j'ai irrité plusieurs fois sur des moutons vivants, provoque effectivement des contractions énergiques du grand dentelé de l'épaule dans lequel il se distribue ; mais il m'a été impossible de voir nettement si les rides du muscle contracté produisaient plutôt l'élévation des côtes que l'adduction de l'épaule. Enfin, le nerf spinal ou respiratoire supérieur du tronc, d'après les idées de Bell, serait un auxiliaire puissant de ceux qui viennent d'être nommés.

Il est incontestable que chez l'homme le sterno-cleido-mastoïdien, en raison de ses attaches au sternum et à la clavicule, peut prendre une très grande part aux mouvements de totalité du thorax lors de l'inspiration, et à ceux de l'épaule susceptibles de les favoriser. Très probablement aussi, ce muscle, appelé mastoïdo-huméral dans les animaux, peut, par suite de son insertion accessoire au sternum, concourir à projeter en avant le thorax et à le fixer, notamment chez les carnassiers, où la poitrine jouit d'une très grande mobilité ; mais rien n'indique qu'il soit, non plus que le trapèze dorsal, disposé de manière à servir sensiblement à la respiration chez les ruminants, les solipèdes et en général chez tous les mammifères ongulés de haute taille. Ch. Bell[1] dit pourtant que le mastoïdo-huméral, auquel il annexe le sterno-maxillaire, entre « dans une action violente sur l'âne, dont la respiration est très accélérée, et que cette action cesse aussitôt que l'on pratique la section du nerf. » Il prétend avoir constaté sur cet animal que la contraction des muscles du cou, du larynx et de l'épaule, alors en rapport avec le spinal, n'est plus possible, en ce qui concerne la respiration, une fois que ce nerf est coupé ; toutefois il ajoute que ces mêmes muscles conservent la faculté d'exécuter leurs mouvements volontaires habituels. J'avoue ne pas concevoir comment le sterno-maxillaire et le mastoïdo-huméral peuvent jouer dans les mouvements respiratoires du thorax le rôle que leur assigne le savant physiologiste. La section de la branche externe du spinal, pratiquée sur le cheval au niveau de l'atlas ne m'a fait reconnaître aucune modification appréciable dans les mouvements du thorax, aussi bien lorsque la respiration devient difficile que dans les circonstances ordinaires. Les mouvements de l'épaule ont d'ailleurs conservé leur liberté la plus entière, puisque les paires cervicales ramifiées dans le mastoïdo-huméral et dans les autres muscles de l'encolure restaient parfaitement intactes. L'influence du spinal sur les mouvements respiratoires du tronc est donc très problématique en ce qui concerne les grands animaux. Elle est tout à fait nulle dans les oiseaux, où ce nerf n'a pas de branche accessoire et où d'ailleurs le mastoïdo-huméral manque, d'après Bell ; double particularité qui se retrouverait aussi dans le chameau, suivant le même observateur.

Enfin les phréniques complètent la série des nerfs spécialement affectés aux

---

1. Ch. Bell, *Exposition du système naturel des nerfs du corps humain*, traduit de l'anglais, par J. Genest, Paris, 1825, p. 127

mouvements respiratoires du thorax. Leur rôle est depuis fort longtemps établi par les recherches d'un grand nombre d'expérimentateurs. Galien, en pratiquant la ligature de ces cordons nerveux, avait déjà reconnu qu'ils président à la contraction du diaphragme, et le fait a été confirmé par Lower, Swammerdam, Haller et divers auteurs modernes, qui ont indiqué les modifications apportées par leur paralysie au rhythme de la respiration.

Lorsque l'un des nerfs phréniques est mis à découvert et coupé sur un animal vivant, on voit se produire aussitôt un soulèvement brusque de l'abdomen, indiquant une convulsion du diaphragme. Celle-ci devient très manifeste si l'abdomen est ouvert et si les viscères abdominaux sont éloignés de la face postérieure de la cloison. La contraction convulsive se répète à chaque irritation nouvelle, pourvu que le tissu du nerf n'ait pas été trop fortement lésé, car la pression exercée sur lui, à l'aide de pinces, suffit pour lui enlever, comme à tous les autres cordons nerveux, la propriété de transmettre au muscle l'effet de l'excitation produite en un point antérieur au point lésé. L'application d'un courant électrique continu à l'un des deux phréniques rend permanente la contraction du diaphragme, et finit par déterminer l'asphyxie. Comme l'irritabilité du nerf se conserve souvent pendant plus d'une demi-heure après la mort, il est facile de reproduire ces phénomènes dans tous leurs détails.

La ligature ou la section de l'une des branches d'origine du nerf phrénique étalées à la surface du scalène ne produit pas d'effet sensible. Celle de l'un des nerfs paralyse nécessairement la moitié correspondante du diaphragme ; la section des deux à la fois frappe d'inertie la totalité du muscle. Toutefois, même dans ce dernier cas, la respiration n'en est pas considérablement troublée, si ce n'est dès le principe, par suite des douleurs et des mouvements violents que provoque l'opération. Lower a noté, il est vrai, qu'elle devient chez les chiens analogue à celle du cheval poussif, ce que je n'ai point observé pour ma part ; elle ne m'a semblé sur les solipèdes ni plus pénible, ni beaucoup plus profonde après la section des deux nerfs qu'elle ne l'est habituellement. Les chevaux respirent alors douze à quinze fois par minute, au lieu de dix comme à l'ordinaire ; encore l'accélération légère peut-elle être attribuée à la souffrance produite par l'opération. Les côtes ne paraissent pas éprouver un déplacement outré ; seulement le flanc se creuse sensiblement à chaque inspiration. J'ai remarqué que le cheval, dont les nerfs phréniques sont coupés, dilate encore très bien la poitrine, la trachée étant hermétiquement fermée, phénomène regardé comme impossible par divers auteurs dans de telles conditions, et qui s'accomplit ici, grâce à la projection des viscères abdominaux du côté du thorax, à l'instant de l'élévation des parois costales.

La contraction des muscles abdominaux, qui prend une si grande part à l'expiration et à plusieurs actes intimement liés aux mouvements respiratoires, dépend à la fois des nerfs intercostaux et des nerfs lombaires. Les premiers donnent surtout des ramifications au grand oblique et au transverse, les seconds au petit oblique et au grand droit. Le petit oblique seul paraît ne recevoir de nerfs que des paires lombaires, tandis que les trois autres en reçoivent, en proportion inégale, de celles-ci et des paires dorsales.

L'influence du facial, de l'accessoire de Willis, des nerfs vagues, des phréniques, des thoraco-musculaires, des paires dorsales et lombaires sur les actes mécaniques de la respiration est donc extrêmement simple et susceptible d'une analyse exacte. Celle des pneumogastriques sur les fonctions du poumon, et particulièrement sur les phénomènes chimiques de la respiration, ne peut être aussi facilement appréciée que la première.

La plupart des physiologistes qui, autrefois, avaient observé les effets de la section des nerfs vagues, rapportaient à un trouble des fonctions pulmonaires les phénomènes d'asphyxie qui suivent de près ou de loin cette opération. Legallois, le premier, reconnut que l'effet immédiat de la cessation de l'influence des pneumogastriques consiste dans la paralysie des muscles dilatateurs de la glotte, et par conséquent en un obstacle mécanique au libre passage de l'air à travers les voies aériennes, et il fit voir que ce résultat est tout à fait identique à celui qui dérive d'une simple section des nerfs récurrents, car dans l'un et l'autre cas une ouverture pratiquée à la trachée fait disparaître la dyspnée et prévient la suffocation. De plus, Legallois vit que la section des nerfs vagues a d'autres résultats que la paralysie de la glotte, puisque l'ouverture faite à la trachée, si large qu'elle soit, n'empêche point la mort de survenir au bout de plusieurs jours : il observa que l'engouement progressif du poumon, l'accumulation des mucosités dans les tuyaux bronchiques, déterminent une asphyxie lente qui, en se compliquant des troubles de la circulation et de la digestion, ne tarde pas à entraîner la mort.

Ce n'est donc pas seulement en mettant obstacle à la dilatation de la glotte et au libre passage de l'air que la section des nerfs vagues détermine la mort, c'est encore, et surtout, par les lésions matérielles qu'elle produit au sein du poumon, par les modifications qu'elle apporte au rhythme des mouvements respiratoires, enfin par les troubles qu'elle provoque dans l'action du cœur. Il ne peut s'élever le moindre doute sur la multiplicité des effets de la section des pneumogastriques, et sur la part de chacun d'eux à la mort qui suit toujours, sans exception et dans un délai plus ou moins prolongé, la cessation de l'influence exercée par ces nerfs. Toute la difficulté consiste à montrer l'évolution successive de ces effets, leur filiation, leur importance respective, et enfin à établir le mode suivant lequel ils contribuent à une mort inévitable. Cette difficulté est immense en présence de la confusion que les physiologistes ont jetée sur la question ; mais l'observation attentive des phénomènes qui se manifestent quand l'intervention des pneumogastriques est complètement éteinte va nous éclairer plus sûrement que les dissertations des auteurs qui, depuis Galien, ont répété l'expérience si simple de la section des nerfs vagues.

Cette section, faite sur le chien, le lapin, le cheval, avec toutes les précautions nécessaires pour éviter la compression et le tiraillement des nerfs, n'apporte pas immédiatement de troubles dans le rhythme respiratoire. L'animal éprouve une douleur légère à l'instant de la division des nerfs ; aussitôt après, les battements du cœur se précipitent, et plus tard les mouvements respiratoires se ralentissent en devenant plus étendus. Au bout de quelques minutes, la dilatation des narines s'exagère quelque peu, l'inspiration s'accompagne d'un très léger bruit, une vague inquiétude semble s'emparer de l'animal qui frappe du pied, se déplace fréquemment, baisse et relève alternativement la tête, en étendant l'encolure, comme s'il éprouvait un resserrement ou une compression à la gorge. Insensiblement l'anxiété de l'animal semble se dissiper, son agitation se calme; il se tient debout et immobile; la respiration devient de plus en plus lente et ample, tandis que les battements du cœur augmentent de fréquence tout en perdant de leur force. Néanmoins les choses ne se passent pas toujours ainsi. Si les nerfs ont été pincés à plusieurs reprises, s'ils ont été tiraillés avant d'être isolés et coupés, si l'animal est contraint à des efforts pour se dégager des mains de l'opérateur, s'il est soumis à une course de quelques instants, aussitôt la circulation se trouble, la respiration devient bruyante, profonde, pénible; la dilatation des narines arrive à ses dernières limites; le déplacement des côtes est porté à l'extrême; la bouche s'ouvre à chaque inspiration; l'animal secoue la tête, frappe du pied, éprouve une angoisse inexprimable, et semble sous le coup d'une asphyxie imminente; quelquefois alors il tombe et meurt en une demi-heure; mais aussi très souvent il se remet peu à peu, et paraît dans le même état que l'animal dont les nerfs ont été coupés sans compression, ni soumis à la moindre traction.

Il importe donc d'effectuer la résection des nerfs sans exercer sur eux une irritation plus ou moins vive; car celle-ci, qu'elle dérive d'une compression ou d'un tiraillement, devient une cause nouvelle de troubles plus violents que ceux qui résultent de l'interruption de l'influx nerveux. Si cette cause s'ajoute à la première, comme il arrive souvent chez les animaux à encolure courte, dont les nerfs sont difficiles à dégager de leurs connexions avec les parties adjacentes, la dyspnée est portée promptement à ses dernières limites, et la mort survient presque aussitôt après la section. Haller, Legallois et d'autres expérimentateurs ont observé cette terminaison funeste sans voir qu'elle tenait à une cause parfaitement distincte de l'interruption de l'influence nerveuse des pneumogastriques.

L'irritation portée sur les nerfs vagues est tellement bien une cause spéciale de troubles dans les phénomènes de la circulation et de la respiration que, après la section, il suffit de tirailler le segment inférieur pour faire naître aussitôt une dyspnée intense susceptible de donner lieu à la suffocation. D'ailleurs, sans lier ni couper les nerfs, on peut, en faisant passer par l'un d'eux un courant galvanique continu, troubler si fortement la circulation, et en particulier l'action du cœur, que la mort arrive en un laps de temps très court.

D'un autre côté, si après la section d'un pneumogastrique ou des deux on fait passer un courant galvanique un peu fort dans le segment supérieur du nerf, il se produit une excitation de la moelle allongée dont l'effet est de suspendre sur-le-champ la respiration, soit dans l'inspiration, soit dans l'expiration. C'est ce qu'ont démontré les recherches de Traube, de Rosenthal[1], de Cl. Bernard et Bert. L'excitation du bout central du laryngé supérieur produit un semblable résultat, donné aussi, d'après Schiff, par l'excitation des nerfs sensitifs. En

---

1. Rosenthal. *Comptes rendus de l'Acad. des sciences*, 15 avril 1861, t. XLII, p. 574.

outre, cette excitation, quand elle est assez forte pour faire cesser la respiration, suspend tous les mouvements généraux.

Pour mieux suivre les effets de l'interruption de l'influx nerveux des pneumo-gastriques, et pour isoler ceux qui portent sur le poumon et le cœur de ceux qui tiennent au rétrécissement de la glotte, il convient d'ouvrir largement la trachée, comme Legallois eut l'heureuse idée de le faire dans ses expériences. Par là on prévient la dyspnée et on la fait cesser, si déjà elle s'est manifestée ; de plus on prolonge de quelques jours la vie des animaux ; mais à cela se borne l'influence de la trachéotomie ; la respiration ne continue pas moins à se ralentir en deve-nant de plus en plus profonde ; la circulation s'accélère comme à l'ordinaire, et le développement des lésions matérielles et fonctionnelles du poumon suit sa marche accoutumée ; cependant les premières arrivent, grâce à la trachéotomie, à un degré qu'elles atteignent rarement sans son intervention : aussi sont-elles alors plus facilement appréciables, et susceptibles de mieux refléter les troubles auxquels la cessation de l'influence nerveuse a donné lieu.

Dans tous les cas, la section des nerfs vagues a pour résultats constants : 1° de rendre la respiration de plus en plus profonde et rare ; 2° de précipiter les con-tractions du cœur en affaiblissant leur énergie ; 3° de restreindre à des propor-tions graduellement décroissantes l'activité des phénomènes chimiques de la respiration ; 4° d'abaisser peu à peu la chaleur animale ; 5° enfin d'amener le poumon à un état tel que les opérations de l'hématose finissent par ne plus pou-voir s'y opérer.

Le ralentissement de la respiration, ou, en d'autres termes, la diminution progressive du nombre des mouvements respiratoires, dans un temps donné, après la section des nerfs vagues, a été noté par Legallois, Dupuy, Broughton, Mayer et d'autres encore. Ce dernier a constaté qu'un âne, qui avant l'opération respirait 17 fois par minute, ne respirait plus que 7 ou 8 fois dans les derniers jours qui suivirent la section. J'ai aussi observé les mêmes résultats dans de nombreuses expériences sur les solipèdes. Dès les premiers jours, si la dyspnée est peu marquée ou si elle est prévenue par la trachéotomie, le nombre des res-pirations est bientôt réduit à 6, et même à 5 par minute.

En même temps que la respiration devient de plus en plus rare jusqu'à des limites au delà desquelles elle cesse de se ralentir, les battements du cœur s'ac-célèrent dans une proportion croissante assez considérable, ainsi que Valsalva, de Blainville et Dupuy en ont fait la remarque très intéressante. Mayer a compté sur un âne, dont les pulsations normales étaient au nombre de 34 avant l'opéra-tion, de 70 à 120 pulsations depuis le moment de la section jusqu'aux approches de la mort. Nous avons vu aussi, dans nos expériences, les battements du cœur s'élever chez le cheval de 90 à 100, alors que la respiration n'était plus que de 7,6 et même 5 par minute. Longet a constaté que dans les mêmes condi-tions, le pouls du chien, au lieu de rester à 60 ou à 70 comme à l'état normal, arrivait au chiffre moyen de 150. L'accélération des battements du cœur ne s'accompagne point, si ce n'est dans les premiers moments, d'un accroissement d'énergie ; au contraire, ces battements deviennent de plus en plus faibles, ce qui explique la diminution croissante de la tension artérielle déjà signalée par

Legallois ; de plus, les contractions cardiaques finissent par perdre leur régularité, comme Lower et d'autres auteurs l'ont noté.

Le ralentissement de la respiration, l'accélération et l'affaiblissement des contractions du cœur coïncident avec le développement de deux lésions graves, savoir : l'engouement du poumon et l'accumulation du mucus dans les bronches, lésions dont l'effet est de rendre de plus en plus difficiles les actes de l'hématose. L'engouement du tissu pulmonaire, reconnu déjà par Chirac, par Duverney et surtout par Legallois, semble résulter à la fois, d'une part, du trouble et de l'affaiblissement qu'éprouve l'action du cœur ; d'autre part, de la perte d'une partie de la vitalité du tissu pulmonaire, consécutivement à l'interruption de l'influence nerveuse des pneumogastriques. Dans tous les cas, il se traduit par une sorte de congestion pulmonaire permanente, par une infiltration séreuse et plastique du tissu interlobulaire, de la muqueuse bronchique, et plus tard par une induration commençante, surtout dans la partie déclive de l'organe ; il devient ainsi un obstacle considérable à l'accomplissement des phénomènes de la sanguification. Toutefois il importe de noter que cet engouement, très peu sensible dans les premiers temps qui suivent la section, n'arrive à un degré bien prononcé qu'au bout de quelques jours. Nous avons vu plusieurs fois le poumon du cheval, douze à vingt heures après la section, présenter seulement les caractères qu'il offre d'habitude sur tous les animaux sacrifiés sans effusion de sang.

L'exhalation abondante des mucosités dans les bronches et leur accumulation dans ces conduits est un résultat que de Blainville et Legallois ont signalé comme constant sur divers animaux, qui finissent même par rejeter un peu de mucus jaunâtre par la bouche, les narines, et par la trachée quand elle est ouverte. Cette accumulation de mucus écumeux tient à ce que ce produit de sécrétion n'impressionne plus la muqueuse bronchique dont la sensibilité est éteinte et à ce qu'il cesse d'être éliminé après la paralysie des fibres charnues des bronches. Elle apporte nécessairement une gêne considérable à la pénétration de l'air dans les petites divisions bronchiques et dans les vésicules pulmonaires, et par conséquent devient l'un des principaux obstacles à l'hématose régulière. Je dois dire cependant qu'il y a encore très peu de mucosités écumeuses dans les voies aériennes du cheval dix, quinze, vingt heures même après la section. Ces mucosités ne deviennent abondantes que dans les derniers moments, ou bien chez les animaux qui, ayant pu manger ou boire, ont reçu quelque peu d'eau ou des parcelles d'aliments dans les voies aériennes, comme cela arrive constamment par suite de la non-occlusion de la glotte au moment de la déglutition. Les mucosités sont en très forte proportion si on a laissé des aliments et de l'eau à la disposition des animaux, car les substances solides et les liquides tombent en grande quantité dans la trachée, non seulement à cause de la dilatation de la glotte à l'instant de la déglutition, mais encore par suite de l'obstruction de l'œsophage. Dans ce cas, les parcelles alimentaires tombées dans les bronches excitent une abondante exhalation de mucus, et deviennent un nouvel obstacle à la libre circulation de l'air, elles augmentent conséquemment la dyspnée, et enfin donnent lieu à une irritation qui se termine fréquemment par la gangrène de la muqueuse bronchique. De là des complications graves qui entachent d'erreur les données expérimentales et les inductions que l'on en tire : aussi importe-t-il beaucoup d'éviter de pareils dangers auxquels Dupuy et tant d'autres n'ont pas soustrait les chevaux, les lapins, les cochons d'Inde.

Le rétrécissement de la glotte, l'engouement du poumon, l'embarras de la circulation pulmonaire, l'obstruction partielle des bronches envahies par les mucosités, la rareté des mouvements respiratoires après l'interruption de l'influence des nerfs vagues, expliquent les phénomènes qui en sont la conséquence, c'est-à-dire l'imperfection de l'hématose et l'abaissement de la température du corps.

L'artérialisation du sang ne peut plus se faire d'une manière complète, à cause des obstacles nombreux qui s'opposent au libre accès de l'air dans les voies respiratoires et au conflit de ce fluide avec le sang : aussi, comme le dit Legallois, la couleur du sang artériel perd-elle peu à peu son éclat pour prendre une teinte de plus en plus sombre ; néanmoins, l'artérialisation continue jusqu'à la mort en devenant de plus en plus imparfaite. De Blainville, Sédillot ont constaté, ce qui est parfaitement exact, que le sang des artères conserve une teinte assez vermeille un, deux, trois jours après la section des nerfs vagues. Dupuytren s'était trompé en affirmant que l'hématose cesse une fois que l'influence des pneumogastriques se trouve interrompue. Cette opération n'a cependant pas lieu dans les derniers moments, alors que la gêne de la respiration est à son comble, et chez les animaux dont la glotte, paralysée, est réduite au point de ne plus laisser passer qu'une très petite quantité d'air, mais dans ces conditions l'asphyxie est bientôt complète.

Le ralentissement et l'imperfection de l'hématose, si peu prononcés qu'ils soient, coïncident nécessairement avec une moindre consommation d'oxygène, et une moindre exhalation d'acide carbonique. Provençal, en expérimentant sur des lapins et des cochons d'Inde, a constaté déjà depuis longtemps ce double effet de la section des pneumogastriques ; il a vu que l'absorption de l'oxygène et l'exhalation du gaz acide carbonique cessaient même aux derniers moments de la vie. Lassaigne[1], dans des expériences faites sur les solipèdes, a confirmé ces résultats intéressants. Il a trouvé qu'un cheval dont la respiration brûlait, avant la section des nerfs, 121 grammes de carbone en une heure, en consommait après seulement 76. Quoique Valentin ait cru constater, en 1857[2], qu'après la section des nerfs vagues, les animaux étant trachéotomisés, la quantité d'oxygène absorbée était plus considérable qu'à l'état normal, avec une diminution seulement dans l'exhalation de l'acide carbonique, je ne pense pas qu'il y ait lieu de s'arrêter à son opinion. Sans le secours des analyses chimiques, il est facile de voir, par le ralentissement de la respiration et la teinte du sang, que la consommation d'oxygène doit être réduite et pour plusieurs causes, au nombre desquelles il faut compter la difficulté que ce gaz éprouve à parvenir au sang à travers les parois des vésicules pulmonaires, dont la cavité est souvent remplie de mucosités. D'ailleurs les liquides introduits dans les voies aériennes sont, de même, absorbés plus lentement et plus difficilement qu'à l'état normal. J'ai vu

1. *Recherches inédites*, 1850.
2. Valentin, cité par Longet, t. 1, p. 808.

qu'une dose de noix vomique, injectée dans la trachée, et susceptible de déterminer normalement le tétanos en cinq à six minutes, ne produisait le même résultat qu'au bout de quinze à vingt minutes, l'injection étant faite douze à vingt-quatre heures après la section des nerfs vagues. Longet a aussi observé ce ralentissement de l'absorption, ralentissement qui dépend de la présence des mucosités dans les bronches, de l'engouement du poumon, et de l'embarras qu'éprouve la circulation de cet organe. Dupuy s'était trompé en niant la persistance de l'absorption pulmonaire dans de telles conditions.

Les modifications qui surviennent dans l'état du sang, consécutivement aux troubles respiratoires produits par la section, restent à déterminer. On a dit, il est vrai, que ce fluide se coagulait alors pendant la vie dans les cavités du cœur, dans les gros vaisseaux pulmonaires, qu'il contenait plus de fibrine, que la proportion de plusieurs de ses éléments était changée. On est allé jusqu'à dire qu'il devenait délétère, qu'il prenait une teinte vermeille dans les veines, et d'autres absurdités qu'il est inutile de relever.

Quant à la température du corps, elle baisse sensiblement et d'une manière graduelle, faute d'une combustion respiratoire assez active. L'abaissement de la chaleur animale a même fait penser à certains auteurs que les animaux dont les nerfs vagues étaient coupés mouraient de froid ; mais c'est là une hypothèse que l'on ne saurait justifier, attendu que le refroidissement, quoique manifeste, n'est pas très considérable.

Il est difficile de dire quelle est la part exacte de chacun de ces effets dans la mort consécutive à la section des nerfs vagues. Souvent, quoique le plan charnu des bronches soit paralysé, il y a peu de mucosités stagnantes, et quoique la circulation pulmonaire n'ait pas son activité normale, il y a peu d'engouement, peu d'hépatisation et d'emphysème, mais l'animal n'en meurt pas moins. Alors la mort est due particulièrement, ce me semble, à deux causes : le ralentissement extrême de la respiration et l'affaiblissement de l'action du cœur, l'une donnant lieu à une hématose insuffisante, l'autre à une irrigation sanguine incomplète, surtout dans les centres nerveux.

Dans tous les cas, les différents effets qui résultent de la section des nerfs vagues ne sont pas longtemps compatibles avec l'entretien de la vie. Legallois a vu que cette opération tue en 6 à 18 heures les lapins âgés de un à quarante jours. Bichat a observé que les chiens n'y survivent que quatre à cinq jours. Ces animaux périssent pour la plupart du second au quatrième jour, d'après Longet. Enfin, les chevaux trachéotomisés ne dépassent guère cinq à six jours, et encore faut-il qu'ils soient assez vigoureux ; néanmoins, Dupuy en a vu aller jusqu'au neuvième jour : le fait est exceptionnel. Mais, ici, il faut distinguer la section simple de la résection ou section avec perte de substance. Après une simple section de l'un des nerfs vagues, les deux bouts du nerf demeurant rapprochés, la cicatrisation peut se faire sans difficulté et la fonction se rétablir. Puis le rétablissement effectué, le vague opposé peut être coupé à son tour et se rétablir de la même manière. Fontana, Bichat, Magendie, Sédillot ont vu que la section d'un seul nerf n'est pas toujours mortelle, et je l'ai observé moi-même sur le bélier.

Maintenant que nous avons vu déterminer, un à un, les effets que la suspension de l'influence des nerfs vagues produit sur les phénomènes respiratoires, il nous est facile de mettre en évidence le rôle normal de ces nerfs dans les différents actes de la respiration.

D'abord, puisque la suppression de l'influx des nerfs vagues paralyse le larynx et met la glotte dans l'impossibilité d'arriver à son degré habituel de dilatation, ce sont ces nerfs qui président à la contractilité des muscles laryngiens, au jeu de la glotte, et qui, par conséquent, assurent un libre accès à l'air dans les voies respiratoires, première condition indispensable à une sanguification complète.

Deuxièment, puisque les mucosités exhalées dans les bronches, et les substances étrangères qui s'y introduisent accidentellement n'y déterminent plus aucune impression et cessent d'être éliminées, après la section des pneumogastriques, ce sont ces nerfs qui président à la sensibilité de la muqueuse trachéobronchique, et à la contraction du plan charnu sous-jacent à cette membrane.

En effet, après la section d'un nerf vague, la contractilité des bronches qui est faible et lente s'éteint peu de temps après dans le poumon correspondant ; le tissu musculaire des bronches s'atrophie : néanmoins les mouvements vibratiles des épithéliums persistent. Probablement c'est par la branche spinale qui préside déjà à la contractilité du larynx, du cœur et de l'œsophage que le vague règle la contractilité des bronches.

Troisièmement, comme le poumon s'engoue et devient de moins en moins perméable à l'air, comme la circulation pulmonaire s'embarrasse de plus en plus, une fois l'intervention des pneumogastriques éteinte, ce sont bien ces nerfs qui, par leur influence sur le cœur, sur la circulation générale, et en particulier sur la vitalité du tissu pulmonaire, donnent au cours du sang son rhythme normal et aux propriétés des tissus du poumon les caractères sans lesquels elles ne peuvent assurer l'intégrité parfaite du conflit de l'air avec le fluide nutritif.

Enfin, dès l'instant qu'après la section, les mouvements respiratoires deviennent de plus en plus rares, quoique les battements du cœur se multiplient progressivement, on ne saurait refuser aux pneumogastriques une part importante au maintien de l'harmonie admirable, et des connexions intimes établies entre la respiration et la circulation.

Ce rôle ainsi précisé, nous pouvons aisément apprécier l'intervention des nerfs vagues dans les phénomènes chimiques de la respiration, et reconnaître, d'une manière évidente, que cette intervention est indirecte ou préliminaire, si je puis me servir de cette expression.

En effet, les vagues assurent un libre accès à l'air en entretenant et en réglant la dilatabilité de la glotte ; ils maintiennent libres la cavité des divisions bronchiques dans lesquelles l'air doit passer pour arriver aux vésicules pulmonaires et s'y renouveler continuellement ; ils président à la conservation des propriétés qui rendent le tissu pulmonaire perméable à l'air et au sang ; ils entretiennent une circulation libre et active qui renouvelle sans cesse le contact du fluide nutritif avec l'oxygène atmosphérique ; mais leur rôle se borne là et se réduit à fixer les conditions statiques et dynamiques de l'hématose. Ces mêmes nerfs n'ont pas d'influence directe sur l'absorption de l'oxygène, ou, en d'autres termes, sur la pénétration de ce gaz à travers les membranes qui le séparent du sang : cette pénétration endosmotique se fait d'elle-même tant que l'air arrive au fond des vésicules, et tant que celles-ci conservent des parois perméables ; ils n'augmentent ni ne diminuent l'affinité de l'oxygène pour le sang ; ils ne changent rien au mode suivant lequel l'oxygène, une fois dans les vaisseaux, s'associe aux éléments du fluide nutritif ; enfin ils ne peuvent nullement influencer l'exhalation de l'acide carbonique, ni exercer une action quelconque sur la nature des combinaisons subséquentes de l'oxygène avec le carbone et l'hydrogène du sang, ou des tissus, non plus que sur les mutations successives de ceux-ci. Toutes ces opérations dernières sont purement chimiques ou physiques, elles s'effectuent inévitablement dès que l'influence nerveuse en a préparé les conditions organiques et vitales.

Ce qui démontre qu'il en est bien ainsi, c'est que l'artérialisation du sang, c'est-à-dire la substitution de la teinte vermeille à la couleur sombre, l'absorption de l'oxygène et l'exhalation de l'acide carbonique, s'opèrent lorsque ce fluide est au contact de l'air, et même lorsqu'il en est séparé par une membrane mince et humide, quoique privée de vie. Au reste ce qui le prouve, pendant la vie, c'est qu'une fois l'influence des pneumogastriques éteinte par la section, il suffit d'ouvrir largement la trachée pour qu'il y ait hématose complète tant que les lésions du poumon, les troubles généraux de la circulation ne sont point encore parvenus à un degré trop élevé. Enfin ce qui complète la démonstration, c'est l'expérience par laquelle on entretient l'hématose à l'aide d'une respiration artificielle chez les animaux décapités, ou chez ceux dont on a coupé à la fois la moelle épinière et les pneumogastriques. Alors, après la section des vagues et celle de la moelle en arrière de l'occipital, les mouvements généraux cessent aussitôt, à part ceux des naseaux qui persistent encore pendant quelques minutes. Dès que le sang qui s'échappe d'un petit tube adapté à la carotide est devenu noir, on lui rend et on lui conserve sa teinte vermeille pendant une demi-heure, une heure même et plus, en poussant constamment de l'air par un gros soufflet dans la trachée. Cette respiration artificielle, dans de semblables conditions, entretient souvent la respiration du cheval pendant plusieurs heures d'après mes expériences ; elle les entretiendrait même cinq à six heures, suivant Legallois, sur de petits animaux décapités.

Lors donc que l'influence des nerfs vagues est éteinte, si l'hématose devient de plus en plus imparfaite, si l'animal éprouve une asphyxie tantôt rapide et brusque, tantôt extrêmement lente, cela tient d'abord aux obstacles qui s'opposent au conflit intégral de l'air et du sang, savoir au rétrécissement permanent de la glotte, à l'engouement du poumon, à l'accumulation de mucosités dans les bronches ; cela tient ensuite, ou plutôt en même temps, aux troubles graves de l'action du cœur, de la circulation générale et à la suspension du travail digestif.

Les différents nerfs dont nous venons d'examiner isolément le rôle dans les actes de la respiration jouissent chacun d'attributions spéciales : ceux-ci président au jeu des naseaux, des diverses parties de la face ; ceux-là aux mouvements du larynx, des parois costales ou du diaphragme. Mais ces nerfs quoique nombreux et d'origine différente, forment un ensemble, un système particulier dont les parties sont intimement liées entre elles pour fonctionner avec une harmonie parfaite. Ils tirent leur principe d'action d'une source commune, d'un point du système nerveux dont la destruction supprime d'un seul coup la totalité du mécanisme respiratoire ; c'est par le secours de l'expérimentation que ce siège du principe des mouvements de la respiration est déterminé.

Dès les temps antiques, Galien avait reconnu par des expériences qui révèlent un esprit supérieur, que la section de la moelle, suivant le niveau auquel elle est faite, peut arrêter immédiatement la respiration, déterminer la mort ou suspendre seulement l'action d'une partie des muscles respirateurs ; détruire par exemple le jeu des parois costales en laissant subsister celui du diaphragme, supprimer ensemble le jeu des parois costales et du diaphragme en conservant celui de quelques muscles du tronc et des muscles de la face. Lorry a vu que la section de la moelle entre la deuxième et la troisième vertèbre cervicale détermine la mort immédiate. Legallois a observé aussi que la section de la moelle, en avant de la région lombaire, suspend l'action des muscles abdominaux en laissant subsister celle de tous les autres ; que la section de cette moelle, faite en avant de la région dorsale, paralyse les muscles des côtes et ceux de l'abdomen. Il a vu que la section au milieu de la région cervicale paralyse le diaphragme, les muscles thoraciques et abdominaux, de telle sorte que le jeu des muscles de la face seul est maintenu. Enfin il a reconnu que la section de la moelle allongée, si elle est faite au niveau de l'origine des nerfs vagues, suspend à la fois le jeu des narines, du thorax, des muscles abdominaux et du diaphragme, en un mot, celui de toutes les puissances de la respiration. Aussi le mécanisme respiratoire dépend, selon lui, « d'un endroit assez circonscrit de la moelle allongée, lequel est situé à une petite distance du trou occipital et vers l'origine des nerfs pneumogastriques : car, si l'on ouvre le crâne d'un jeune lapin, et que l'on fasse l'extraction du cerveau, par portions successives, d'avant en arrière, en le coupant par tranches, on peut enlever de cette manière tout le cerveau proprement dit, et ensuite tout le cervelet et une partie de la moelle allongée sans que la respiration cesse ; mais elle cesse subitement lorsqu'on arrive à comprendre dans une tranche l'origine des nerfs vagues [1]. »

Les résultats entrevus en partie par Galien, ceux que Legallois avait établis encore un peu vaguement, sont précisés avec une admirable clarté par les expériences modernes du savant physiologiste que j'aime à citer si souvent. « La moelle allongée est, d'après Flourens, dans toutes les classes, l'organe premier moteur ou le principe excitateur et régulateur des mouvements respiratoires ; elle est encore, dans toutes les classes, l'organe immédiatement producteur, par ses nerfs, des mouvements respiratoires particuliers de la face ou de la tête ; elle est enfin tout à la fois, dans les poissons, l'organe premier moteur et l'organe immédiatement producteur de tous les mouvements de respiration. » La moelle épinière, au contraire, est un simple conducteur qui transmet aux nerfs respiratoires qui n'émanent pas directement de la moelle allongée l'excitation dérive de cette dernière : aussi quand on divise la moelle épinière sur un point quelconque de son étendue, tous les nerfs qui s'en détachent au-dessus de la section continuent à agir, et tous ceux qui s'en détachent au-dessous cessent leur action. Voilà pourquoi la section faite au niveau de la première vertèbre dorsale laisse subsister le jeu du diaphragme, des muscles du cou et de l'épaule animés par des nerfs qui naissent de la région cervicale, tandis qu'elle abolit le jeu des muscles costaux animés par les nerfs nés en arrière de la solution de continuité, sur le segment dorsal du cordon rachidien. De même si l'opération est pratiquée successivement sur des points de plus en plus postérieurs de la région dorsale, le jeu des muscles dont les nerfs viennent des points antérieurs à la section continue, et celui des muscles intercostaux ou autres qui reçoivent leurs nerfs du segment en arrière, est frappé de paralysie.

Mais ce n'est pas de toute l'étendue du bulbe rachidien que dérive le principe excitateur et régulateur du mécanisme respiratoire. Les expériences de Flourens nous apprennent que c'est d'un point ou plutôt d'un segment de cette partie, commençant avec l'origine de la paire vague et finissant à quelques lignes en arrière ; c'est d'un segment si court, « d'un point unique, qui a quelques lignes à peine, que la respiration, l'exercice de l'action nerveuse, l'unité de cette action, la vie entière de l'animal, dépendent. » La destruction successive, tranche par tranche, de la totalité du cerveau, du cervelet, des tubercules quadrijumeaux et de la partie antérieure de la moelle allongée, jusque immédiatement en avant de l'origine des nerfs pneumogastriques, laisse subsister tous les mouvements respiratoires de la face, du larynx, du thorax et de l'abdomen ; la section de la moelle allongée, à quelques lignes au delà de la naissance des vagues, n'arrête que ceux qui dépendent des nerfs dérivés de la moelle, en arrière de la solution de continuité ; il laisse persister ceux des narines, de la bouche et du larynx ; mais la section du segment compris entre les limites précédemment indiquées les anéantit tous à la fois et sur-le-champ.

D'après les dernières expériences de Flourens[1], le nœud vital est formé de deux moitiés ayant chacune 2 millimètres 1/2 au sommet du V, de telle sorte que la section, pour produire immédiatement l'arrêt des mouvements respiratoires, doit porter sur une largeur de 5 millimètres et atteindre le noyau gris ou central du bulbe.

Les résultats si remarquables de la section du nœud vital ont cependant reçu une nouvelle interprétation. Quelques expérimentateurs, avec Brown-Séquard et Schiff, ont prétendu que ce n'est pas par la destruction de cette partie, mais par l'irritation de la moelle due à la destruction même que la respiration se trouve arrêtée. En effet l'excitation de la moelle allongée peut entraîner des troubles divers de la respiration, et, si elle est forte, la cessation de tous ses mouvements. On a prouvé : 1° que l'excitation par un courant galvanique du bout central du nerf vague coupé suspend la respiration, tantôt dans l'inspiration en tétanisant le diaphragme et les autres muscles dilatateurs du thorax, comme Traube et Rosenthal l'ont observé, tantôt dans l'expiration en relâchant le diaphragme, et en

____

1. Flourens, *Comptes rendus de l'Académie des sciences*, 1858.

tétanisant les muscles constricteurs du thorax, comme M. Bert[1] l'a vu plusieurs
fois ; que l'excitation du laryngé supérieur, des nerfs des narines peut produire
les mêmes effets ; 3° qu'enfin ces excitations, si elles sont fortes, entraînent la
mort par sidération des centres et presque sans mouvements convulsifs. Dans le
cas où elles restent modérées, elles ralentissent simplement les mouvements respiratoires, et, chose remarquable, les accélèrent si elles deviennent très faibles.
En outre, certaines excitations faibles, telles que le pincement du nez ou la
compression du larynx, peuvent donner lieu, par une action réflexe, à l'arrêt
momentané des mouvements respiratoires.

Mais, tout bien considéré, ces faits se concilient avec ceux des vivisections
de Flourens. Les excitations galvaniques très intenses de la moelle allongée
peuvent suspendre son action, comme le fait la destruction du nœud, et au
même titre que la stimulation galvanique du cœur par le nerf vague suspend
l'action de cet organe contractile. Dans tous les cas, les résultats de la destruction du nœud vital sont incontestables. Je les ai reproduits sur le cheval, le chat
et le chien.

Ainsi, sur un jeune cheval de deux semaines, après avoir enlevé les parties
antérieures du frontal et du pariétal, j'ai excisé par couches successives les
hémisphères cérébraux et le cervelet, puis les tubercules bigéminés, de manière
à ne laisser intacte que la moelle allongée, en prenant toutes les précautions
possibles pour ne pas la léser, ni l'ébranler. Le petit solipède, à la suite de cette
mutilation, qui entraîne, quoi qu'on fasse, une perte de sang assez considérable,
continua à vivre encore pendant vingt-deux minutes ; il respirait profondément,
mais avec un peu d'irrégularité, de huit à quinze fois par minute, c'est-à-dire à
peu près comme à l'état normal ; d'ailleurs il exécutait des mouvements généraux, des déplacements spontanés des membres assez étendus.

Sur d'autres animaux, j'ai procédé inversement, afin de séparer seulement la
moelle allongée de la moelle épinière, soit par une section simple, soit par une
section accompagnée de celle des nerfs vagues, soit par la décapitation.

Un premier cheval eut la moelle coupée transversalement entre l'occipital et
l'atlas. Aussitôt tous les mouvements généraux cessèrent, et les mouvements respiratoires du tronc se suspendirent ; ceux de la face continuèrent. Les naseaux
se dilatèrent vingt fois pendant la minute qui suivit la section, dix-huit fois dans
la seconde, trois fois dans la troisième ; il n'y eut plus de mouvements dans ces
parties dès le commencement de la quatrième minute. A chaque dilatation des
naseaux, la bouche s'ouvrait légèrement, mais ce n'étaient pas de véritables
bâillements. Un second cheval, dont la moelle fut divisée de même au niveau du
trou occipital, eut douze inspirations faciales à la première minute, douze à la
deuxième, cinq à la troisième, quatre à la quatrième, deux à la cinquième.

Dans ces conditions, ce ne sont pas seulement les mouvements de la face,
c'est-à-dire ceux des naseaux et de la bouche qui persistent, ceux du larynx continuent aussi avec leur rhythme habituel. Après avoir pratiqué une petite ouverture au bord inférieur du cartilage thyroïde, je coupai la moelle épinière au

1. P. Bert, ouv. cité, p. 434-497.

niveau du trou occipital. Les mouvements respiratoires de la face continuèrent pendant cinq minutes. Le doigt, introduit dans la glotte, permettait de sentir les lèvres de cette ouverture s'écarter toutes les fois que les naseaux se dilataient, et se rapprocher toutes les fois qu'ils s'affaissaient. Le jeu de la glotte, isochrone à celui des naseaux, cessa en même temps que ce dernier. Le jeu des naseaux continue, mais celui de la glotte est aboli après la section de la moelle, qui s'accompagne de la section des deux nerfs vagues. Le premier persiste même à peu près aussi longtemps que si la moelle seule était divisée.

Après la décapitation, la respiration de la face continue moins longtemps que dans les deux circonstances précédentes. Un premier cheval, décapité assez lentement, n'eût, une fois la tête complétement séparée du tronc, que huit mouvements inspiratoires des naseaux. Un second animal de la même espèce, décapité en trois secondes, respira par les naseaux onze fois dans la minute qui suivit l'opération, et une fois seulement une minute plus tard. La respiration faciale des moutons décapités n'a pas persisté plus de deux minutes, et s'est opérée avec lenteur ; il y a eu des mouvements de l'hyoïde et du larynx en harmonie parfaite avec ceux des ailes du nez ; cette respiration ne survit qu'une minute à une minute et demie chez les chiens adultes, dont la bouche effectue en général de quatre à huit bâillements dans ce court intervalle ; elle survit moins encore chez les petits rongeurs, comme les rats et les souris, qui font dix à douze bâillements en trente à quarante secondes, après lesquelles le jeu de la face s'arrête complétement.

La respiration faciale des animaux très jeunes persiste après la décapitation beaucoup plus longtemps que chez les animaux adultes, et sa durée décroît fort rapidement, comme l'a démontré Legallois, à mesure qu'on s'éloigne du moment de la naissance. Voici quelques exemples, extraits de mon journal d'expériences, qui le prouvent. Un chien, âgé de trois jours et décapité, fit treize bâillements dans la première minute qui suivit la décapitation, deux à la deuxième, deux à la troisième, un à la quatrième, un à la cinquième, un à la sixième, un à la septième, deux à la huitième, un à la neuvième, deux à la dixième et un à la onzième ; en tout, 27. Un autre chien de trois jours et de la même portée fit, à la suite de la décapitation, trente et un bâillements pendant la première minute, un à la deuxième, deux à la troisième, deux à la quatrième, un à la cinquième, deux à la sixième, un à la septième, un à la neuvième, un à la onzième, un à la quinzième, un à la dix-septième, un à la vingt et unième, un à la vingt-troisième et un dernier à la vingt-quatrième. Enfin, sur un chien qui n'avait pas encore douze à quinze heures, la respiration faciale, sur la tête séparée du tronc, s'opéra pendant un temps encore plus considérable que sur les sujets précédents. Cette fois les bâillements ne commencèrent que trente secondes après la décapitation ; ils furent petits et répétés vers la fin de la première minute ; ils conservèrent le même caractère à la deuxième, à la troisième, à la quatrième, et furent alors accompagnés de fréquents déplacements de la langue qui sortait de la cavité buccale et y rentrait alternativement. Il y eut ensuite un bâillement à la septième minute, un à la neuvième, un à la onzième, un à la treizième, un à la quatorzième, un à la dix-septième, un à la dix-neuvième, un à la vingtième, un à la vingt-deuxième, un à la vingt-troisième, un à la vingt-cinquième, un à la vingt-septième, un à la vingt-neuvième, un à la trente et unième, avec projection de la langue hors de la cavité buccale, un à la trente-troisième, un à la trente-cinquième avec quelques mouvements des mâchoires, et enfin un dernier à la trente-septième minute. Sur d'autres petits carnivores de un, deux, trois jours, à la vingtième minute, et même plus tard, alors que les bâillements avaient cessé, l'irritation exercée sur la moelle allongée à l'aide d'un stylet provoquait des bâillements étendus et des mouvements de la langue ; mais la destruction de cette partie abolissait immédiatement la respiration faciale. Voici, au reste, dans le tableau suivant le résumé de ces expériences, en ce qui concerne les animaux dont on a divisé la moelle épinière ou auxquels on a tranché la tête.

ANIMAUX	AGE	DÉCAPITATION ou SECTION DE LA MOELLE	Nombre des inspirations nasales.	Nombre des bâillements.	Durée totale des respirations nasales ou des bâillements.
Cheval..	adulte.	Décapitation.	12	Indéterm.	2 minutes.
Cheval..	id.	Section de la moelle.	11	id.	3
Cheval..	id.	id.	35	id.	5
Cheval..	id.	id.	27	id.	4
Cheval..	id.	id.	37	id.	1
Cheval..	id.	S. de la moelle et des vagues.			
Mouton.	5 mois.	Décapitation.	6	id.	1 m. 50 s.
Brebis..	5 mois.	id.	5	id.	1 m. 30 s.
Chien...	adulte.	id.	Indéterm.	7	1 minute.
Chien...	1 an.	id.	id.	6	2
Chat....	adulte.	id.	id.	3	1
Souris..	id.	id.	id.	12	0 m. 30 s.
Souris..	id.	id.	id.	13	6 m. 30 s.
Chien...	3 jours.	id.	id.	22	11 m. 10 s.
Chien...	id.	id.	id.	46	24 m. 15 s.
Chien...	id.	id.	id.	24	7 minutes.
Chien...	id.	id.	id.	25	8
Chien...	id.	id.	id.	30	26
Chien...	1 jour.	id.	id.	38	37
Chien...	id.	id.	id.	Indéterm.	26
Chat....	id.	id.	id.	12	13
Chat....	id.	id.	id.	10	12
Souris.	très jeune.	id.	id.	21	1
Souris..	très jeune.	id.	id.	23	2

Ainsi c'est bien au bulbe rachidien ou à la moelle allongée que réside le principe excitateur et régulateur des mouvements respiratoires ; car le jeu des puissances affectées à la respiration cesse dès qu'elles ne sont plus en communication avec cette partie centrale, et si toutes ces puissances n'en sont pas à la fois séparées, celles qui restent en rapport avec elle continuent à agir pendant que les autres, qui en sont isolées, tombent dans l'inertie ; tels les naseaux, la bouche, le larynx, qui fonctionnent avec harmonie à la suite de la décapitation ou d'une simple section en arrière de l'occipital, alors que les parois costales, le diaphragme, les muscles abdominaux ont suspendu leur action.

Les mouvements respiratoires, distincts les uns des autres par les muscles qui les effectuent, par les nerfs qui transmettent à ces mêmes muscles l'influence excitatrice du premier moteur, par la diversité d'origine de ces nerfs, les mouvements respiratoires, susceptibles d'être isolés les uns des autres, abolis un à un ou tous ensemble, s'unissent et conspirent, suivant les expressions de M. Flourens, avec un ordre merveilleux à l'exécution du mécanisme de la fonction à laquelle ils sont affectés. Le principe de leur association, de leur harmonie, de leurs connexions réciproques si intimes, est le même que le principe qui les excite et leur donne leurs caractères respectifs.

Charles Bell avait essayé, avant que la science fût fixée sur la centralisation du premier moteur et régulateur des agents respiratoires, de rattacher tous les nerfs affectés aux muscles de la respiration à une partie distincte de celle qui, sur le trajet de la moelle épinière et de la moelle allongée, donne naissance aux autres nerfs sensitifs et moteurs. L'habile observateur avait été frappé aussi de cette harmonie, dont nous connaissons maintenant la source. Dans l'acte de la respiration, on voit, dit-il, une succession de mouvements réguliers s'étendre à une grande partie de la machine animale ; on reconnaît d'un coup d'œil qu'elle forme une nouvelle espèce d'activité, et que cette nouvelle énergie doit venir d'une source différente de celle du pouvoir locomoteur. Si l'on considère les mouvements simultanés de l'abdomen, du thorax, du col, de la gorge, des lèvres et des narines, il devient évident qu'ils doivent dépendre des nerfs qui possèdent les mêmes pouvoirs, et que ces nerfs doivent avoir un *centre commun*, afin qu'ils puissent être excités simultanément, également, et donner une impulsion uniforme aux muscles de la respiration. » De plus, il avait compris que le mécanisme respiratoire doit dériver d'une impulsion, d'une excitation automatique et involontaire qui, dans une foule de circonstances, peut s'associer à des actes volontaires. Or, en se basant sur des recherches anatomiques et des données rationnelles et expérimentales, Ch. Bell avance qu'il y a, sur la longueur de la moelle allongée et de la moelle épinière, un cordon latéral intermédiaire au cordon supérieur affecté à la sensibilité, et au cordon inférieur préposé au mouvement, cordon latéral d'où dérivent, selon lui : 1° les nerfs vagues ; 2° le facial, ou nerf respiratoire de la face ; 3° l'accessoire, ou nerf respiratoire supérieur du tronc ; 4° le phrénique, ou nerf respiratoire interne ; 5° le nerf respiratoire externe, ou le principal des thoraco-musculaires. Le glosso-pharyngien est aussi annexé à cette série. Ces cordons nerveux se distingueraient des autres en ce qu'ils auraient une racine simple, émanée du faisceau latéral du bulbe rachidien ou de la moelle épinière, et en ce qu'ils seraient dépourvus de ganglions à leur origine.

Suivant Bell, les muscles de la respiration agiraient, d'une part, involontairement ou d'une manière automatique sous l'influence des nerfs respirateurs précités, et ils agiraient d'autre part, volontairement sous l'influence des nerfs de la sensibilité et de la motricité générales, soit pour modifier le rhythme de la respiration, soit pour concourir à des actions étrangères à la respiration. Par suite de cette double source d'innervation, la plupart des muscles respirateurs pourraient être privés de la faculté d'agir pour le mécanisme de la respiration, tout en conservant l'aptitude à remplir leur rôle relatif à d'autres fonctions.

Le système ingénieux de Bell a été depuis longtemps sapé dans ses bases. Il ne saurait être admis, ni au point de vue de l'anatomie, ni à celui de la physiologie. Rien ne démontre qu'il y ait, sur chaque côté de la moelle allongée et de la moelle épinière, un faisceau spécialement affecté à la naissance des nerfs respiratoires. Ceux-ci n'ont pas réellement un mode d'origine différent de tous les autres. Chaque nerf respiratoire en particulier ne jouit pas d'une spécialité d'action absolue. Le facial, qui règle le jeu des narines, des lèvres, des joues dans le mécanisme respiratoire, anime aussi la contraction de ces mêmes parties pour la préhension des aliments, la mastication, la phonation, l'expression ; il n'est point remplacé dans ces derniers actes par les divisions émanant d'autres nerfs. Le vague n'est pas seulement respiratoire par ses divisions laryngiennes, trachéales, pulmonaires, il est encore moteur pour le cœur et l'estomac. Le spinal préside à la contraction du sterno-maxillaire, du mastoïdo-huméral, du trapéze cervical, aussi bien quand ces muscles concourent aux mouvements généraux de la tête, des membres antérieurs, que lorsqu'ils agissent pour la respiration. Le respirateur externe du tronc, ramifié dans le grand dentelé, est confondu avec les autres divisions du plexus brachial et offre le même mode d'émergence que ces dernières ; il n'a d'ailleurs pas d'attributions distinctes de celles des thoracomusculaires émanés du plexus. Le phrénique a des racines motrices et des racines sensitives, comme ceux des paires desquelles il se détache. Enfin on ne saurait démontrer, à l'aide de l'analyse expérimentale, que les muscles de la respiration agissent involontairement, sous l'influence des nerfs précités, tandis qu'ils agiraient volontairement, soit pour la respiration, soit pour la locomotion générale, sous l'influence d'autres nerfs. Elle ne démontre pas davantage que ces muscles puissent être privés de la faculté de concourir à la respiration pendant qu'ils pourraient servir encore aux mouvements généraux, et réciproquement. Ce qui établit l'unité d'action des puissances respiratoires, l'harmonie, la corrélation intime qui existe entre elles, ce n'est point cette prétendue spécialité d'origine dont nous venons de parler, mais c'est l'influence motrice et régulatrice de la moelle allongée.

On tend à admettre aujourd'hui dans la moelle allongée, dans la moelle épinière, comme dans les diverses parties de l'encéphale, des centres d'activité distincts et indépendants. L'un de ces centres du bulbe serait à l'origine des vagues, et il agirait d'une façon rhythmique. On pourrait leur en donner de multiples, puisque ces nerfs contribuent à régler plusieurs fonctions distinctes, la respiration, la circulation cardiaque, et, comme la respiration influence la circulation et s'y trouve liée par d'étroites sympathies, on incline à voir des relations intimes entre les centres respiratoires et ceux de l'action du cœur. On dit, et la proposition va de soi : ces centres agissent rhythmiquement ; ils agissent aussi alternativement. Ces assertions sont admissibles à titre d'images des actes physiologiques, comme les tracés donnés par les appareils enregistreurs. Elles peuvent entrer dans le courant des explications pour une valeur conventionnelle, non pour une valeur réelle et intrinsèque. Nous verrons bientôt que de telles explications sont données pour la circulation, quand il s'agit de rendre compte du rhythme de l'action du cœur.

Le mécanisme respiratoire, régi par le bulbe rachidien, s'exécute sans le concours de la volonté, et cependant la volonté a sur lui une influence incontestable ; elle peut l'accélérer ou le ralentir, l'exagérer ou l'affaiblir ; elle peut même le suspendre pendant un certain temps, au delà duquel son intervention n'a plus d'empire. L'influence de la volonté, quand elle se fait sentir, émane des lobes cérébraux et est portée par le bulbe rachidien dans la moelle épinière, qui la répartit entre les différents nerfs respiratoires. Quelques physiologistes, Marshall-Hall entre autres, lui attribuent une action continue qu'elle ne paraît pas avoir, de telle sorte qu'une fois les pneumogastriques coupés et les hémisphères cérébraux détruits, la respiration serait immédiatement abolie ; mais il n'en est pas ainsi. Déjà Flourens, par des expériences faites sur des pigeons et des lapins, a reconnu contrairement à l'assertion du savant observateur anglais, que les mouvements respiratoires survivent au retranchement combiné des nerfs vagues et des lobes cérébraux. J'ai constaté le même fait sur le cheval. Seulement l'animal ainsi mutilé ne vit plus longtemps, surtout si l'on n'a pas pris la précaution de lui ouvrir la trachée pour prévenir les effets de la paralysie du larynx : sa respiration est excessivement ralentie et irrégulière, comme cela arrive, du reste, toutes les fois que l'on a pratiqué l'ablation d'une grande partie de l'encéphale.

Les mouvements respiratoires se modifient dans quelques actes spéciaux, tels que le bâillement, la toux, l'ébrouement, qui paraît être pour les animaux l'analogue de l'éternuement dans l'espèce humaine. Enfin ils se mettent au service d'une foule d'actions différentes. Ils jouent, comme nous l'avons vu, un rôle important dans la production des efforts, de la voix, et de plusieurs manifestations expressives ; ils concourent au vomissement, à la rumination, à la parturition, à l'expulsion de l'urine, etc. Ils sont alors mis en jeu, soit par l'influence de la volonté, soit par suite des actions nerveuses réflexes. Dans ce dernier cas, les organes qui ont besoin d'auxiliaires, en réclament le secours par leurs nerfs spéciaux, et aussitôt les centres règlent la nature et les limites de l'intervention, puis, avec une rapidité électrique, ils en départissent le principe excitateur aux nerfs qui animent les muscles de la respiration. Ainsi l'admirable mécanisme respiratoire, tout en remplissant son rôle, coopère à l'accomplissement d'une foule d'actions diverses qui, sans lui, seraient difficiles et souvent même impossibles. C'est l'athlète puissant qui prête main-forte où son assistance est nécessaire.

LIVRE SEPTIÈME

DE LA CIRCULATION

Le fluide nutritif est formé aux dépens des matériaux que l'absorption a recueillis dans les voies digestives, sur les diverses surfaces et dans la trame des tissus ; la respiration lui a imprimé les modifications qui le rendent propre à stimuler les organes et à leur donner les éléments de nutrition et de sécrétions. Il faut maintenant que ce fluide, renfermé dans des canaux nombreux et ramifiés à l'infini, soit soumis à une impulsion spéciale, régulière, permanente, qui le transporte dans toutes les parties et le ramène ensuite dans les organes respiratoires où il reprend les propriétés qu'il a perdues par le fait du travail nutritif et secrétoire. Or c'est par la circulation que s'effectue ce mouvement incessant, cette répartition générale du fluide contenu dans le système vasculaire. Jetons, tout d'abord, un coup d'œil d'ensemble sur ce vaste système avant d'étudier le mécanisme et les lois de son action.

CHAPITRE LV

CONSIDÉRATIONS GÉNÉRALES SUR LA CIRCULATION ET SUR LE SYSTÈME VASCULAIRE

Le système vasculaire, réduit à son expression essentielle et élémentaire, a pour office de prendre les matériaux du fluide nutritif en divers points de l'organisme, de porter ce fluide au contact de l'air qui le vivifie, et enfin de le distribuer à toutes les parties du corps. Aussi dans le végétal, ce système est-il formé de deux séries de voies continues entre elles : les premières, chargées de porter la sève, des racines où elle est absorbée, aux feuilles où elle s'élabore ; les secondes, destinées à prendre cette sève dans les feuilles et à la répartir dans les tissus auxquels elle est nécessaire. De même, dans l'animal, si compliqué qu'il soit, il constitue, en dernière analyse, un ensemble de voies que le fluide nutritif parcourt, des parties où il est puisé à celles où il est vivifié au contact de l'air, et enfin de celles-ci à tous les tissus où il est employé à l'assimilation et aux sécrétions.

Mais, dans les animaux, la disposition générale, la configuration, la structure et les rapports de ses différentes parties sont extrêmement variées. Chez les plus simples, le système vasculaire semble formé seulement par les interstices ou les lacunes plus ou moins irrégulières de la trame organique, car partout les matériaux sont recueillis, partout ils sont exposés à l'action de l'oxygène et employés aux actions vitales. Alors ce fluide dispersé, pour ainsi dire, dans des lacunes sans parois propres et distinctes, baigne toutes les parties et n'a pas encore de courants réguliers et bien déterminés. A un degré plus élevé, ces voies ne forment plus de trajets interstitiels sans régularité ; elles se dessinent nettement, acquièrent des parois spéciales, distinctes, et le fluide les parcourt dans un sens déterminé. Plus tard, le système vasculaire, tout en restant continu à lui-même, se fractionne en plusieurs sections : dans l'une, les matériaux du fluide nutritif se rendent des parties où ils sont recueillis à celles où ils sont mis en rapport avec l'air ; dans une autre, ils sont vivifiés par la respiration, charriés vers tous les organes, et dans une dernière, ils reviennent de nouveau subir l'action de l'air, pour reprendre leurs propriétés premières. A ce moment déjà, le fluide nutritif éprouve un mouvement circulaire complet. Or, pour suivre une marche régulière et invariable, pour se porter à l'organe respiratoire, puis de celui-ci à toutes les parties, et parcourir successivement les diverses sections d'un même cercle, ce fluide est renfermé dans des canaux contractiles qui lui impriment une impulsion en un sens déterminé. Suivant leurs formes et leur structure, ces canaux constituent les artères, les capillaires et les veines. De même, suivant leur situation, leur nombre et les mille détails de leur organisation, les réservoirs connus sous le nom de cœurs donnent à la circulation des caractères très diversifiés, dont nous allons exposer d'une manière générale les plus remarquables, en les rattachant à un certain nombre de types bien caractérisés.

Le système vasculaire se montre déjà nettement, sous une forme élémentaire, parmi les animaux les plus simples. Les hydres, les actinies, les méduses, possèdent, de même que quelques infusoires, des cavités réticulaires plus ou moins rameuses, dans lesquelles se meut un fluide particulier ; ces cavités sont des prolongements du tube digestif, des canaux appelés gastro-vasculaires dans lesquels paraît pénétrer l'eau chargée de matières nutritives, et où elle se meut soit par les contractions des parois, soit par suite de l'agitation des cils vibratiles.

Dans les échinodermes, comme les holothuries, les astéries et les oursins, le système vasculaire se circonscrit en prenant un développement remarquable. Il se compose chez eux d'un grand nombre de vaisseaux dont les uns se ramifient autour du canal intestinal, les autres dans les appendices locomoteurs, et les derniers dans la peau. Ces canaux offrent entre eux des différences assez sensibles pour qu'on puisse en rapporter une partie à la catégorie des artères et l'autre à celle des veines. Les plus considérables forment des troncs volumineux, à parois évidemment contractiles qui, en certains points, offrent des sinus ou dilatations analogues à de véritables cœurs. Là le fluide nutritif, qui commence à se caractériser par une couleur particulière et des globules plus ou moins nombreux, est porté alternativement des organes respiratoires aux différentes parties, et de celles-ci aux organes respiratoires ; il éprouve donc déjà, dans de certaines limites, le mouvement circulatoire qui deviendra si manifeste et si régulier parmi les animaux supérieurs.

Dans l'embranchement des articulés, le système vasculaire est formé, soit par un ensemble de canaux, partout continus entre eux et à parois propres, soit par des vaisseaux qui, en certains points, sont interrompus, et se continuent avec des sinus ou des lacunes plus ou moins étendues.

Chez les insectes, il se compose d'un long canal médian, étendu d'une extrémité du corps à l'autre, divisé par des étranglements et des replis valvulaires en une série de petits compartiments, et à l'intérieur duquel le sang éprouve une série d'oscillations provoquées par la contraction des parois de ce conduit, qui doit être considéré comme le réservoir central et l'agent d'impulsion du fluide nutritif. Ce canal, que les premiers observateurs croyaient complétement fermé, fournit en plusieurs points de son étendue de très petites divisions qui vont se ramifier dans les viscères. En outre, il offre à son extrémité céphalique, qui est simple ou divisée, et sur ses parties latérales, plusieurs petites ouvertures valvulaires par lesquelles s'échappe et rentre le fluide nutritif. Celui-ci, poussé par les contractions du canal ou du vaisseau dorsal, sort par ses ouvertures et va former, dans l'abdomen et les diverses parties, des courants réguliers dirigés du centre à la périphérie, puis ce même fluide revient par d'autres courants, parallèles aux premiers, de la circonférence au centre, c'est-à-dire des parties au vaisseau dorsal. Il y a donc, chez ces animaux, une véritable circulation simple, que les observations de Carus et de Wagner ont constatée. Seulement il reste à savoir si les voies que parcourt le fluide sorti du vaisseau dorsal sont de simples trajets sans parois propres, ou de véritables vaisseaux.

Les autres articulés, notamment les annélides et surtout les crustacés, ont un système vasculaire assez complet, dans lequel on distingue un cœur, des artères et des veines. Le cœur, qui est une simple dilatation plus ou moins circonscrite, se trouve placé sur le trajet du sang artériel. Il lance celui-ci dans toutes les parties par des vaisseaux aortiques qui, au lieu de se terminer par un système capillaire, s'abouchent dans des lacunes ou des sinus sans parois spéciales. De ces lacunes, le sang est apporté aux branchies par des vaisseaux particuliers, puis, une fois qu'il a subi dans celles-ci l'influence vivifiante de l'oxygène, il revient au cœur. Ce n'est donc encore là qu'une circulation simple, où le sang poussé par le cœur dans toutes les parties du corps revient de lui-même à cet organe d'impulsion, après avoir traversé l'appareil branchial ou pulmonaire. La forme du cœur, sa situation relative, la disposition des artères qui en émanent et des veines qui s'y rendent, n'ont, au point de vue physiologique, qu'une importance accessoire.

L'embranchement des mollusques offre un appareil circulatoire encore plus complexe, et qui se rapproche davantage de la forme particulière à ce système chez les animaux vertébrés. Le cœur, placé sur le trajet du sang artériel, se compose généralement d'un ventricule et d'une oreillette; il donne naissance à une ou deux aortes par lesquelles le sang est distribué aux diverses parties du corps. De celles-ci il est amené aux branchies par des veines qui, avant de pénétrer dans ces organes respiratoires, offrent quelquefois une ou deux dilatations contractiles considérées comme des cœurs pulmonaires. Après avoir traversé les branchies, le sang est ramené par deux veines dans le cœur aortique ou dans son oreillette, lorsque ce cœur en est pourvu. Le cœur aortique projette donc le sang dans toutes les parties où il doit servir à la nutrition et aux sécrétions; il ne le distribue ni partiellement, ni en totalité aux organes respiratoires. Le fluide, en sortant des artères, s'épanche dans la grande cavité viscérale et dans de nombreuses lacunes avant de rentrer dans les organes respiratoires, car chez ces invertébrés le système circulatoire est incomplet dans sa section veineuse, comme l'ont constaté MM. Milne Edwards, de Quatrefages, R. Owen, etc.

D'ailleurs, chez les mollusques dits phlébentérés, comme chez la plupart des rayonnés, les produits de la digestion sont dispersés dans presque toutes les parties du corps par les canaux *gastro-vasculaires*, qui paraissent servir tout à la fois à la circulation et à la respiration [1].

Dans l'embranchement des vertébrés, le système circulatoire se complique encore, mais sa complication est graduelle des poissons aux reptiles, des reptiles aux oiseaux et aux mammifères.

Les poissons ont tous un système vasculaire complet. Ils possèdent un cœur simple à une seule oreillette et à un seul ventricule. Ce cœur, placé sur le trajet du sang veineux, lance le fluide dans les branchies par un vaisseau qui se divise bientôt en deux branches, dont les ramifications s'étalent dans l'appareil respiratoire. Des dernières ramifications du vaisseau qui a conduit le sang aux branchies naissent des artères de plus en plus grandes, dont la réunion forme une aorte par laquelle le sang, devenu artériel, est distribué à toutes les parties, desquelles il revient par les deux veines caves antérieures, la veine cave postérieure, la veine porte hépatique et la veine porte rénale, dont l'abouchement commun a lieu dans l'oreillette du cœur, par un sinus plus ou moins développé. Chez les poissons, le système vasculaire n'est donc pas plus compliqué que chez les mollusques et les crustacés; et il ne se distingue de celui des invertébrés que parce qu'il se trouve sur le trajet du sang veineux au lieu d'être sur le trajet du sang artériel; il lance le sang noir dans les branchies au lieu de lancer le sang rouge dans toutes les parties du corps.

Dans les reptiles, l'appareil circulatoire montre, d'une manière progressive, tous les degrés intermédiaires au système vasculaire des animaux qui précèdent, et à celui des mammifères et des oiseaux. Le cœur de ces vertébrés n'est plus exclusivement, ni sur le trajet du sang artériel, comme chez les mollusques et certains articulés, ni sur celui du sang veineux, comme chez les poissons, mais il est à la fois sur le trajet des deux sangs; il reçoit en même temps du sang noir et du sang rouge, et il envoie aussi de l'un et de l'autre. De plus, les deux fluides se mêlent, soit dans un cœur à une seule oreillette et à un seul ventricule, soit dans un cœur à deux oreillettes ou à deux ventricules à cloisons intermédiaires percées, soit enfin dans des vaisseaux artériels anastomosés avec des vaisseaux veineux, de telle sorte que, généralement, les organes respiratoires et les diverses parties du corps reçoivent un mélange de sang veineux et de sang artériel.

Ainsi, dans les batraciens, il y a une oreillette simple divisée en deux loges par une cloison incomplète, et un ventricule unique. L'oreillette reçoit le sang des

---

1. Voyez à ce sujet Milne Edwards, *Leçons de phys. et d'anat. comp.*, t. III.

poumons et celui des autres parties. Le ventricule lance, par une aorte qui se divise, le mélange du sang artérialisé et du sang noir dans l'organe respiratoire et dans toutes les parties. Chez les serpents et les tortues, il y a une oreillette droite, recevant le sang des veines caves, et une gauche recevant celui des veines pulmo-

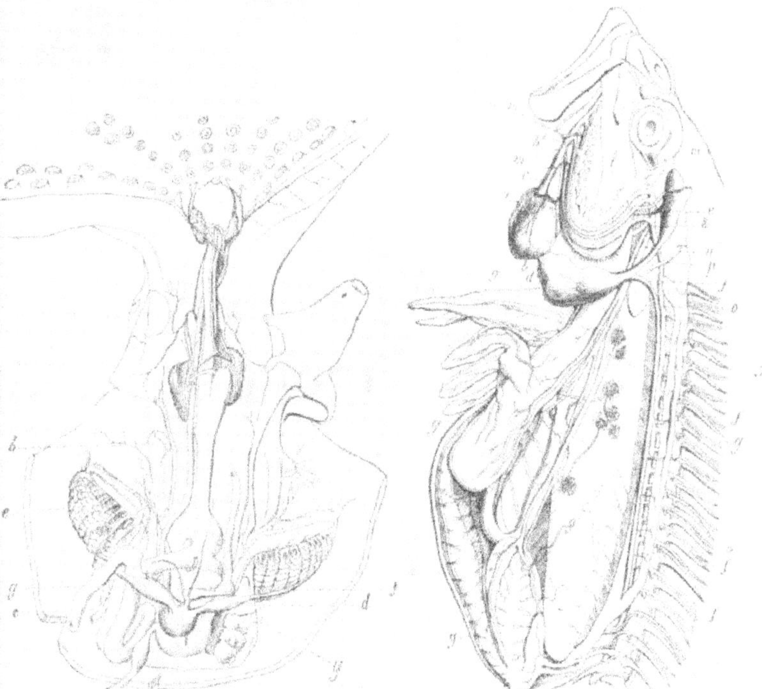

Fig. 164. — La circulation du poulpe (*).

Fig. 165. — Système vasculaire des poissons osseux (**).

naires, un ventricule à deux compartiments séparés par une cloison percillée, à travers laquelle les deux fluides peuvent se mêler; l'aorte simple ou double et l'artère pulmonaire émanées de ce ventricule charrient encore un mélange de sang noir et de sang rouge. Dans les crocodiles, les deux ventricules sont séparés l'un de l'autre, de même que les deux oreillettes, de telle sorte que dans le cœur

(*) a, cœur; b, aorte ascendante; c, veines qui portent le sang dans les cœurs pulmonaires; d, cœurs pulmonaires; e, vaisseau afférent des branchies; f, veine branchiale; g, bulbe des vaisseaux branchio-cardiaques. (Cuvier, *Règne animal*.)

(**) a, oreillette; b, ventricule du cœur; c, origine renflée ou bulbe de l'artère pulmonaire; h, artère branchiale donnant une division i à chaque arc branchial et portant le sang veineux dans l'appareil respiratoire; k, veines branchiales formant par leur réunion l'aorte l; n, branche dorsale de l'aorte; o, branche sous-vertébrale de cette artère; e, tronc et sinus des veines de la tête; f, troncs des veines des organes locomoteurs; g, tronc des veines gastriques, intestinales, hépatiques et génito-urinaires; d, grand sinus veineux formé par la réunion de toutes ces veines à leur abouchement dans l'oreillette. (Cuvier, *Règne animal*.)

il n'y a pas de mélange entre les deux sangs. Mais comme, d'une part, chaque

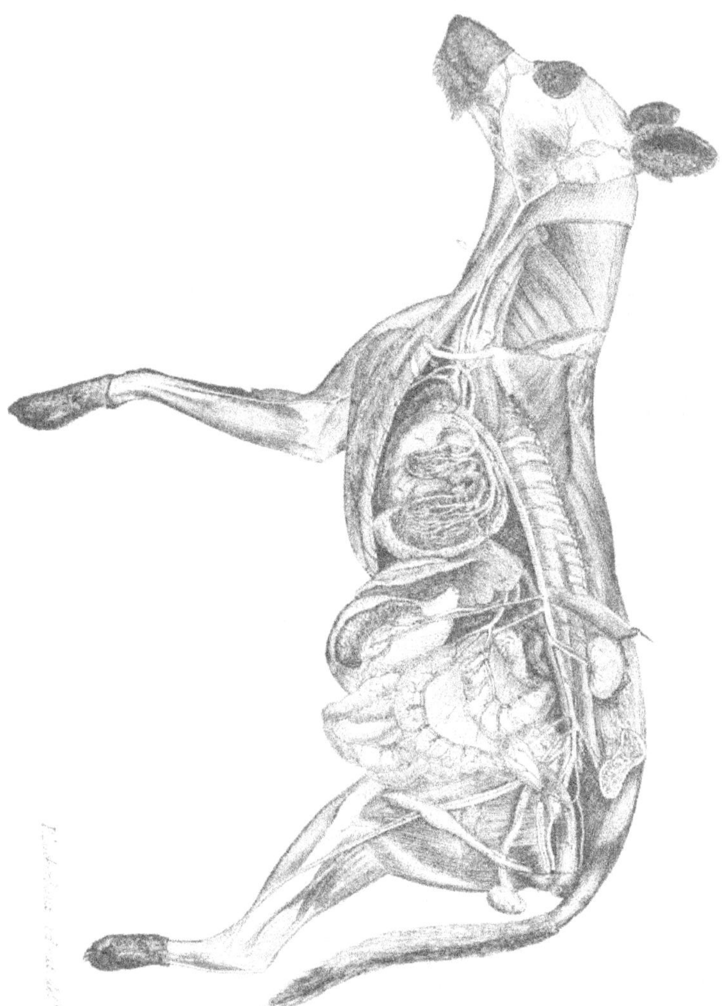

Fig. 166. — Système circulatoire du chien (*).

ventricule donne naissance à une aorte, et que le droit fournit de plus une artère

(*) A, ventricule droit; B, oreillette droite; C, ventricule gauche; D, oreillette gauche; E, aorte postérieure; F, tronc brachial gauche, G', tronc brachial droit; H', artère thoracique interne; I', artère cervicale supérieure; J', artère carotide; G, grande mésentérique; H, rénale; I, petite mésentérique; J, fémorale; K, vésico-prostatique; L, bulbeuse; M, veine cave postérieure; N, veine porte; P, veine cave antérieure; O, veine jugulaire; R, artère pulmonaire; S, veine pulmonaire.

pulmonaire; comme, d'autre part, l'aorte émanée du ventricule droit et charriant du sang noir s'anastomose avec l'aorte pleine de sang artériel et dérivée du ventricule gauche, il en résulte que le fluide porté aux parties est mixte; seulement l'anastomose entre ces deux vaisseaux ayant lieu après que l'aorte pleine de sang artériel a fourni les carotides, les axillaires et les iliaques, la tête et les membres reçoivent du sang artériel pur, et les viscères un mélange des deux fluides.

Enfin dans les oiseaux et les mammifères, il y a un cœur à deux oreillettes complètement séparées l'une de l'autre par une cloison, et deux ventricules, qui ne communiquent point ensemble. Ce sont, à proprement parler, deux cœurs complets accolés entre eux, qui contiennent l'un du sang veineux, l'autre du sang artériel. L'oreillette droite reçoit le sang noir de toutes les parties par les veines caves, le ventricule lance le sang dans le poumon, où il va subir l'influence de l'air. L'oreillette gauche reçoit le sang vivifié, artérialisé, dans le poumon, et le ventricule du même côté le distribue par l'aorte à toutes les parties de l'organisme. Il y a, par conséquent, un cœur qui est à la fois sur le trajet du sang veineux et du sang artériel, mais ces deux fluides ne se mêlent point : tout le sang artériel est envoyé aux parties, tout le sang veineux est distribué au poumon. Il y a deux circulations complètes et distinctes, une grande pour l'ensemble de l'organisme, et une petite pour le poumon. Tout le sang qui va aux diverses parties de l'économie a traversé le poumon, où il s'est artérialisé, et tout le sang qui vient de ces parties ne peut y retourner sans s'artérialiser de nouveau en passant par l'organe respiratoire. C'est là le degré le plus élevé de la complication du vaste système circulatoire dans le règne animal.

Ce coup d'œil rapide sur les principaux types du système vasculaire nous suffira pour comprendre les grandes variétés du mécanisme de la circulation. Il faut, pour se faire une idée exacte des particularités infinies de ce système dans les diverses classes d'animaux, recourir aux magnifiques travaux de Cuvier, de Milne Edwards, Duvernoy, et à ceux de Audouin, Dugès, Martin Saint-Ange, Dujardin, E. Blanchard, de Quatrefages, de Lacaze-Duthiers, etc. Voyons comment on est arrivé à la connaissance du mouvement circulatoire du sang dans ce vaste appareil.

Les anciens, sans connaître la circulation, savaient que le sang est en mouvement dans ses vaisseaux, et même qu'il est porté du cœur aux diverses parties de l'organisme. Érasistrate connaissait très bien les mouvements du cœur, sa diastole et sa systole, les pulsations des artères; mais il croyait que les veines seules contenaient du sang. Les artères, selon lui, étaient pleines d'air qu'elles attiraient en vertu d'une aspiration active, et cet air venait de la trachée et du poumon à travers les cavités gauches du cœur. Galien remarqua que, contrairement à l'opinion de ses devanciers, les artères contiennent du sang aussi bien que les veines. Néanmoins il crut que ces premiers vaisseaux contenaient un sang chargé de principes subtils, d'esprits ou de pneuma, et que c'était pour mieux retenir ceux-ci qu'ils avaient des parois épaisses et très résistantes. Galien croyait que le chyle était porté au foie où il se convertissait en sang, de là dans les cavités droites du cœur, puis en partie dans le poumon et en partie dans les cavités gauches à travers les prétendues porosités de la cloison intermédiaire aux deux ventricules. Il savait, et il le répète souvent, que le cœur envoie du sang au poumon et à toutes les parties du corps ; mais il pensait que ce sang leur était distribué à la fois par les artères et les veines. En plusieurs endroits de ses ouvrages, il dit que le cœur attire et chasse tour à tour le sang, suivant qu'il se dilate ou qu'il se resserre ; il insiste même beaucoup sur la disposition et le jeu des valvules sigmoïdes placées à l'entrée de l'aorte et de la veine artérielle, valvules auxquelles il assigne pour usage de s'opposer à ce que le sang, une fois parvenu dans ces vaisseaux, revienne au cœur lors de la dilatation du viscère. D'ailleurs il sait que les artères et les veines communiquent entre elles par des anastomoses, et qu'elles laissent filtrer à travers leurs parois les éléments sanguins destinés à la nutrition des parties. Galien connaît donc nettement la progression du sang dans ses vaisseaux, mais il n'a pas encore l'idée du mouvement circulaire ou de la circulation complète de ce fluide [1].

A l'époque de la renaissance des lettres, les idées de Galien commencèrent, aux yeux de quelques observateurs, à perdre de leur prestige. Dans un livre de disputes théologiques publié en 1553, Michel Servet [2], se fondant sur l'absence des prétendues communications entre les cavités droites et les cavités gauches, affirme que le sang doit traverser les vaisseaux du poumon pour passer des premières dans les secondes. Cette simple déduction tirée d'un fait anatomique a été appelée la découverte de la circulation pulmonaire, et le mérite en a été rapporté à Servet. Mais l'attribution de ce mérite au pauvre théologien est très contestable. D'une part Servet ne dit pas qu'il a reconnu et qu'il signale le premier la non-communication entre les cavités droites et les cavités gauches ; d'autre part, dans ses voyages en Italie, il a pu entendre les maîtres indiquer le fait et la déduction qui en découle. En effet Colombo qui professait alors l'anatomie et la physiologie à Padoue, mentionne très clairement la circulation pulmonaire dont certainement il n'est pas allé chercher l'idée dans un livre sur la trinité, brûlé, sauf un seul exemplaire, l'année même de sa publication, quelques mois avant son auteur. Mais les historiens inattentifs l'ont relégué au second plan, parce que ses œuvres n'ont été publiées que longtemps après sa mort [3].

Un peu plus tard, Cesalpin signale de nouveau la petite circulation, c'est-à-dire le passage du sang des cavités droites du cœur dans l'artère pulmonaire, de celle-ci dans les veines pulmonaires, par lesquelles il revient aux cavités gauches. De plus il découvre, en la nommant, la circulation générale, car il dit que le sang du ventricule gauche est distribué aux différentes parties du corps par l'aorte, et qu'il revient de celles-ci au cœur droit par les veines. Il était arrivé à reconnaître que, dans les veines, le sang marche de la périphérie vers le centre ou des parties vers le cœur, par le gonflement que la compression détermine sur une veine entre les parties et la ligature, et non entre la ligature et le cœur.

Ainsi l'idée de la circulation était connue et exprimée par les auteurs qui

---

1. Voyez Galien, *De usu partium*, lib. VI, cap. IX, X, XI, XII, XIII, XIV, XV, XVI et XVII.

2. Servet, *Christianismi restitutio*. Viennæ Allobrogum, 1553.

3. Voir à ce sujet une savante dissertation de A. Chereau, *Bull. de l'Académie de Médecine*.

viennent d'être rappelés. Elle était même avant eux indiquée vaguement en 1552 par don Francisco de la Reyna, hippiatre espagnol, dont l'ouvrage paraît avoir été peu répandu. Celui-ci dit que les veines naissent du foie et les artères du cœur, que par les unes le sang se meut de haut en bas, et par les autres de bas en haut, de telle sorte qu'il « progresse en tournant ou en décrivant un cercle. » Mais ces idées nouvelles, opposées aux idées anciennes, n'étaient ni développées suffisamment, ni appuyées sur des considérations anatomiques et expérimentales ; elles ne pouvaient rivaliser avec les doctrines acceptées jusqu'alors avec respect sur l'autorité de Galien : aussi elles firent peu d'impression et furent bientôt oubliées.

Enfin Harvey parut. Instruit à une école déjà célèbre où les idées des adversaires de l'antiquité avaient dû se faire jour, il fixa son attention sur l'admirable structure du cœur, sur la disposition des valvules placées à l'origine de l'aorte, de l'artère pulmonaire et sur les valvules des veines que venait de découvrir son maître, Fabrice d'Aquapendente : ses méditations le conduisirent à l'immortelle découverte de la circulation du sang.

Harvey, dont le livre [1] fut publié pour la première fois en 1628, réfute les idées des anciens et examine successivement l'action du cœur, celle des artères, des veines et le mode suivant lequel le sang se meut dans ces vaisseaux. Il établit que le cœur éprouve deux mouvements alternatifs, l'un de diastole, et l'autre de systole. Par le premier, qui est passif, l'organe se dilate pour recevoir le sang des veines ; et par le second, qui est actif, il se contracte pour chasser ce fluide dans les artères. Il fait voir que la contraction des ventricules succède à celle des oreillettes, et qu'il y a un antagonisme entre l'action des premiers et celle des secondes. Les deux oreillettes se contractent ensemble et chassent dans les ventricules le sang qu'elles contiennent, puis les deux ventricules se resserrent à leur tour et lancent dans les artères le sang qu'ils viennent de recevoir. Pendant que les oreillettes se contractent, les ventricules se relâchent, et lorsque les ventricules opèrent leur systole, les oreillettes éprouvent leur diastole. Au moment de la contraction des oreillettes, les valvules auriculo-ventriculaires s'abaissent pour laisser passer le sang dans les ventricules ; et au contraire, lors de la contraction des ventricules, ces mêmes valvules se relèvent pour empêcher le sang de refluer dans les premières cavités. En se contractant, le cœur se tend, se raccourcit, éprouve une légère torsion spiroïde sur lui-même, et enfin, en venant frapper les parois de la poitrine, donne lieu au choc et au bruit particulier perceptibles au toucher et à l'auscultation. Harvey reconnaît tous les détails de ce mécanisme en examinant le cœur des animaux vivants, et surtout celui des vertébrés à sang froid.

Le grand observateur analyse ensuite les phénomènes de la circulation dans les artères, les capillaires et les veines ; il constate que la pulsation artérielle est due à l'ondée sanguine chassée dans l'aorte par le cœur et qu'elle est isochrone avec la systole ventriculaire ; il démontre que le cours du sang dans les artères a lieu du centre vers la périphérie et que, dans les veines, il s'opère au contraire de la

---

périphérie vers le cœur. Les rapports de la circulation générale avec la circulation pulmonaire sont signalés, la vitesse du sang est calculée. Enfin dans le travail d'Harvey, tous les grands traits, toutes les particularités importantes de la fonction sont indiqués. Il n'y manque que la démonstration objective : elle fut donnée peu de temps après la mort du grand homme par Malpighi et Leuwenhoeck, qui, à l'aide du microscope, purent voir le passage du sang des artères dans les veines.

La gloire de la découverte du cours du sang revient donc à Harvey. Si d'autres avant lui ont eu une idée vague de la circulation, Harvey le premier s'en est fait une idée précise et complète ; il en a déterminé le mécanisme admirable dans son ensemble et dans tous ses détails ; il a reconnu les particularités de l'action du cœur, des artères et des veines ; en un mot, il a saisi, à lui seul, tous les traits d'une fonction qui, jusqu'alors, avait été une énigme pour les grands esprits de l'antiquité et pour les plus habiles observateurs de la Renaissance. Les vérités qu'il venait de révéler au monde trouvèrent des adversaires, inspirés, les uns par un respect et une foi trop sincères aux dogmes des anciens, les autres par l'envie qui poursuit toujours les grandes découvertes. Et, lorsque l'évidence fit taire les ennemis de Harvey, ils voulurent rapporter le mérite de sa découverte à des auteurs qui n'y avaient jamais pensé. Harvey ne leur répondit rien. Seulement il descendit dans la lice pour réfuter avec une rare dignité les objections de Riolan, qui tenait un rang éminent parmi les anatomistes de son époque. Le temps et le ridicule firent justice du reste (1).

CHAPITRE LVI

DE L'ACTION DU CŒUR ET DU COURS DU SANG DANS LES CAVITÉS
DE CET ORGANE

Le mouvement du sang, dans le système vasculaire, dérive uniquement, chez les animaux inférieurs, de la contraction plus ou moins énergique des parois des vaisseaux ; mais il tient essentiellement, chez les animaux plus parfaits, à l'impulsion puissante que le cœur communique à ce fluide. Dans les deux cas, la cause du mouvement réside dans la contraction des réservoirs ou des canaux qui contiennent le sang ; seulement dans le premier elle s'exerce partout, et dans le second elle est surtout limitée à la partie centrale du système. La différence fondamentale qui existe entre ces deux modes de circulation résulte de la dissémination ou de la centralisation de la puissance qui fait mouvoir les fluides. Le système lymphatique et le système sanguin des vertébrés nous montrent ces deux types fonctionnant parallèlement, chacun suivant des lois spéciales : le premier représentant l'appareil vasculaire le plus simple, et le second l'appareil porté à son plus haut degré de complication.

Le cœur des vertébrés supérieurs est placé à la fois sur le trajet du sang vei-

<hr>

1. Voyez, pour de plus amples détails, Flourens, *Histoire de la découverte de la circulation du sang*. Paris, 1851.

neux et sur celui du sang artériel, précisément au point où les deux circulations, la petite et la grande, s'entrecroisent, tout en demeurant distinctes et isolées. Il est formé de deux cœurs unis intimement, agissant ensemble, mais n'ayant entre eux aucune communication. L'un reçoit et lance du sang veineux, l'autre reçoit et chasse du sang artériel. Le premier reçoit le sang noir de la grande circulation, et l'envoie à la petite ; le second, au contraire, reçoit le sang rouge de la petite circulation, et l'envoie à la grande. Le cœur droit appartient à la circulation générale par son oreillette, et à la circulation pulmonaire par son ventri-

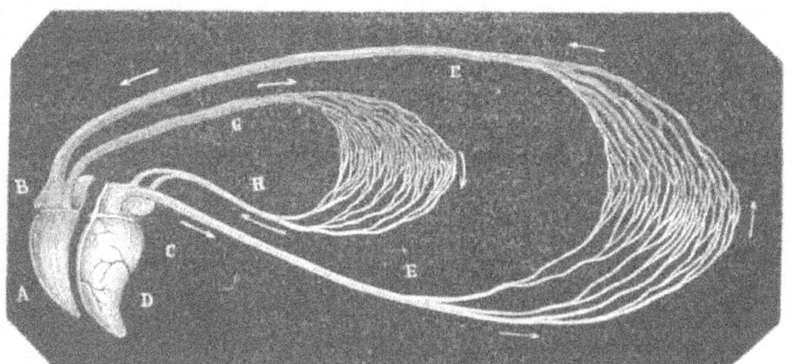

Fig. 167. — Schéma du cours du sang (*).

cule ; le gauche appartient à celle-ci par son oreillette, et à celle-là par son ventricule. Ils sont tellement disposés, que le sang noir ne peut se mêler au sang rouge, et que le fluide sorti de l'un d'eux n'y peut revenir qu'après avoir parcouru le cercle des deux circulations, c'est-à-dire après avoir traversé deux séries d'artères, deux systèmes capillaires et deux séries de veines (fig. 167). Examinons le rôle de cet organe complexe, c'est-à-dire les mouvements du cœur, les phénomènes dont ils s'accompagnent, l'impulsion qu'ils communiquent au sang, et l'action nerveuse sous l'influence de laquelle ils s'opèrent.

1. DES MOUVEMENTS DU CŒUR.

Le cœur, considéré dans son ensemble, éprouve deux mouvements, l'un passif, par lequel il se dilate pour recevoir le sang que lui apportent les veines ; l'autre actif, par lequel il se contracte et lance dans les artères le sang qu'il vient de recevoir ; le premier est la diastole, et le second la systole ; mais chacun de ces deux mouvements ne s'opère pas en même temps dans les oreillettes et dans les ventricules. Les deux oreillettes se dilatent ensemble, et pendant leur dilatation les ventricules se contractent, puis, à leur tour, les deux ventricules se dilatent au moment où les deux oreillettes se contractent : en d'autres termes, la diastole des oreillettes coïncide avec la systole des ventricules, et réciproquement, la systole des cavités auriculaires est isochrone avec la diastole des cavités ventriculaires. Il faut déterminer les caractères et le mécanisme de ces deux actes avant de rechercher suivant quel ordre ils se succèdent.

Il est facile, en mettant à découvert le cœur d'un reptile, d'un poisson ou d'un mammifère qui vient de naître, de voir comment s'effectuent les mouvements de totalité du cœur et ceux de ses oreillettes et de ses ventricules. Sur le vertébré à sang froid dont le cœur a des parois minces et des contractions lentes, on observe : 1° que l'oreillette simple ou double se resserre dans tous les sens, et pâlit un peu pendant que le ventricule se dilate ou se gonfle, suivant ses différents diamètres, alors il y a systole de l'oreillette et diastole du ventricule ; la première se vide, le second se remplit ; le sang qui se trouvait dans la cavité auriculaire passe dans la cavité ventriculaire ; c'est là le premier temps de l'action totale du cœur. Ensuite le ventricule plein de sang se contracte, se raccourcit dans toutes les directions et pâlit ; il lance son contenu dans les artères ; au même moment, l'oreillette se dilate en se remplissant du sang que lui apportent les veines ; il y a systole du ventricule et diastole de l'oreillette ; c'est là le second temps d'une révolution complète du cœur, et cette révolution une fois achevée se reproduit indéfiniment avec régularité. Sur le mammifère, immédiatement après la naissance, les mêmes phénomènes, moins le changement de couleur des parois du cœur, deviennent aussi distincts. Les deux oreillettes se contractent ensemble, pendant que les deux ventricules se dilatent simultanément, puis les deux ventricules opèrent leur systole pendant que les deux oreillettes effectuent leur diastole ; il y a unité parfaite dans l'action des deux ventricules, et unité semblable dans celle des deux oreillettes. Ce rhythme conserve ses caractères pendant une période assez longue, soit sur l'animal ouvert vivant, soit sur l'animal auquel on a tranché la tête, ou simplement fait la section de la moelle épinière au niveau des condyles de l'occipital.

Ce premier aperçu nous fait pressentir qu'il y a dans le cœur deux parties distinctes : une supérieure formée par les oreillettes, et une inférieure formée par les ventricules ; il nous fait supposer que ces deux parties sont indépendantes, puisque l'une se contracte pendant que l'autre se relâche ; mais il nous indique aussi que les deux oreillettes doivent présenter une texture qui les rende solidaires l'une de l'autre, et que les deux ventricules doivent également se lier entre eux d'une manière intime. Or l'inspection anatomique démontre clairement que la masse musculaire des oreillettes est tout à fait isolée de la masse musculaire des ventricules par des zones fibreuses intermédiaires, situées au pourtour des orifices auriculo-ventriculaires, et qu'en un mot, ces deux parties représentent deux organes distincts superposés, deux doubles sacs, dont le supérieur communique largement avec l'inférieur.

Les deux oreillettes qui doivent se contracter et se dilater ensemble ont des fibres communes, qui entourent l'oreillette droite, de même que la gauche, et qui concourent à la formation de la cloison séparant ces deux poches ; de plus, chacune d'elles possède quelques fibres propres, mêlées, entrecroisées avec les communes. Leurs parois sont minces et douées d'une force de contraction peu considérable, car elles n'ont d'autre office que de recevoir le sang apporté par les veines, puis de le pousser dans les ventricules où ce fluide parviendrait sans leur secours.

Les ventricules qui constituent la partie principale du cœur et celle qui imprime au sang l'impulsion sous l'influence de laquelle il parcourt le cercle des deux circulations, les ventricules ont aussi deux espèces de fibres : ils ont des fibres communes qui établissent l'unité, la simultanéité de leur contraction et de leur relâchement ; ils ont des fibres propres, et le gauche en a un plus grand nombre que le droit, car le premier doit lancer le sang dans tout le corps, tandis que le second ne doit le chasser que dans le poumon. Ces fibres ne forment point des plans distincts, superposés ; elles sont entrecroisées les unes avec les autres en divers sens. Toutes sont disposées en anses obliques et contournées, dont la convexité répond à la pointe du cœur, et dont les deux extrémités, ou au moins l'une d'elles, se fixent aux zones fibreuses qui circonscrivent les ouvertures auriculo-ventriculaires. Les fibres communes ou unitives entourent les deux ventricules, et entrent dans la composition de la cloison interventriculaire. Les fibres droites se dirigent toutes en avant pour descendre vers la pointe du cœur, et les fibres gauches se dirigent au contraire toutes en arrière, pour se porter vers le même point. Une partie d'entre elles passent du ventricule droit sur le gauche, ou du gauche sur le droit, en traversant les scissures spiroïdes qui séparent les deux ventricules ; d'autres, après avoir concouru à la formation d'un ventricule, pénètrent dans la cloison avant de revenir dans les parois de l'autre ; enfin quelques-unes passent d'un ventricule sur l'autre, et viennent se terminer aux colonnes mousses, sur lesquelles s'implantent les cordages des valvules mitrale et tricuspide. Les fibres propres appartiennent exclusivement, les unes au ventricule gauche, et ce sont les plus nombreuses, les autres au ventricule droit ; les premières, de même que les secondes, font partie du septum interventriculaire.

Les fibres communes aux deux ventricules, et les fibres propres à chacun d'eux, ont une même direction d'ensemble ; elles se portent toutes de la base du cœur vers la pointe, autour de laquelle elles se contournent en tourbillonnant avant de revenir à l'intérieur. Ces fibres changent plusieurs fois de situation, depuis leur point de départ jusqu'à celui de leur terminaison. Les unes, superficielles pendant un certain trajet, deviennent bientôt moyennes et plus tard tout à fait profondes. De même, les profondes à leur origine deviennent moyennes, et enfin superficielles. Cet entrecroisement remarquable, cette sorte d'intrication, se fait principalement au niveau des scissures spiroïdes, car c'est là que les fibres communes ou propres, après avoir enveloppé les ventricules, entrent dans la composition de leur septum. Un tel arrangement a pour but de permettre aux deux ventricules d'agir ensemble, de se resserrer dans tous les sens et de donner à chacun d'eux une force proportionnée à l'étendue de chacune des deux circulations ; il fait des deux ventricules, suivant l'heureuse comparaison de Winslow, deux sacs musculeux renfermés dans un troisième de même nature.

L'indépendance dans laquelle se trouvent les fibres des oreillettes par rapport à celle des ventricules, et la disposition de ces fibres dans les deux parties constituantes du cœur, expliquent donc très bien, d'une part, pourquoi les oreillettes peuvent se relâcher pendant que les ventricules se contractent, et réciproquement ;

d'autre part, elles montrent pourquoi les deux ventricules agissent ensemble, et les deux oreillettes aussi. La structure de l'organe est admirablement appropriée à son mode d'action. Mais poursuivons l'analyse des mouvements du cœur.

Pour étudier l'action du cœur, Galien détachait cet organe de la poitrine d'un animal vivant, ou se bornait à le mettre à découvert en soulevant une partie du sternum. Vésale, Haller, Bichat, enlevaient un côté du thorax, et en cela ils ont été imités par les observateurs modernes, qui ont étendu leurs recherches en dehors du cercle des animaux à sang froid. Divers procédés plus méthodiques peuvent être employés dans ce but, et leur choix est subordonné aux constatations que l'on se propose. S'il s'agit d'étudier les mouvements du cœur pendant un temps assez long sans trop gêner la respiration, on peut :

1° Se borner à pratiquer une petite ouverture au thorax au niveau du cœur en enlevant une partie d'un intercostal pour voir et palper partiellement cet organe.

2° On à fendre le sternum d'un jeune porc sur la ligne médiane, dans la partie correspondant au cœur, en ayant soin de décoller les deux plèvres sans les ouvrir et de maintenir à distance suffisante les deux moitiés de l'os.

3° On à faire une fente aux parois abdominales, sur la ligne blanche, puis une autre au diaphragme, toutes deux assez grandes pour laisser passer le bras et la main qui va explorer les ventricules, de la base à la pointe, les oreillettes, l'origine des artères, et même, si l'on veut, l'intérieur des cavités et leurs valvules.

4° Si on a l'intention d'obtenir une immobilité complète de l'animal et d'observer les mouvements du cœur ralentis, on tue l'animal par la section du bulbe, on établit l'insufflation pulmonaire, la respiration artificielle par le procédé de Hooke et de Lower, et l'on fenêtre le thorax comme précédemment, ou même on enlève une grande partie des parois costales gauches en respectant toutefois les cartilages costaux sur lesquels bat la pointe du cœur.

5° Enfin si on se propose de constater avec précision différentes particularités de l'action du cœur, la forme des pulsations, la coïncidence du choc avec la systole ventriculaire et de représenter ces particularités par des tracés, on se sert d'instruments spéciaux, notamment du cardiographe de M. Marey qui fonctionne aujourd'hui entre les mains de la plupart des expérimentateurs.

Ces divers procédés peuvent être employés tour à tour quand on se propose d'examiner minutieusement l'action du cœur dans tous ses détails, car ce que l'un ne permet pas de constater assez nettement est mieux mis en évidence par les autres. Ils donnent tous leur contingent d'indications, et des indications qui demandent à être contrôlées les unes par les autres.

J'ai employé les quatre premiers de ces procédés, particulièrement dans mes études sur les grands animaux antérieures à 1855. Les principaux résultats qu'ils m'ont donné m'ont permis de fixer, dès cette époque, divers points importants, alors controversés, de la physiologie du cœur. Ils sont indiqués, pour la plupart, sommairement, et à leur place, dans le second volume de la première édition de ce livre. Je dois rappeler cette date pour prouver que je ne les ai point empruntés à mes contemporains.

1. Ce volume a paru en septembre 1855 comme le constate la mention du dépôt légal.

Pour analyser l'action du cœur et se faire une idée exacte de chacun des éléments dont elle se compose, il convient de prendre l'organe au moment d'une
pause ou lorsqu'une révolution vient de finir. La révolution qui va commencer

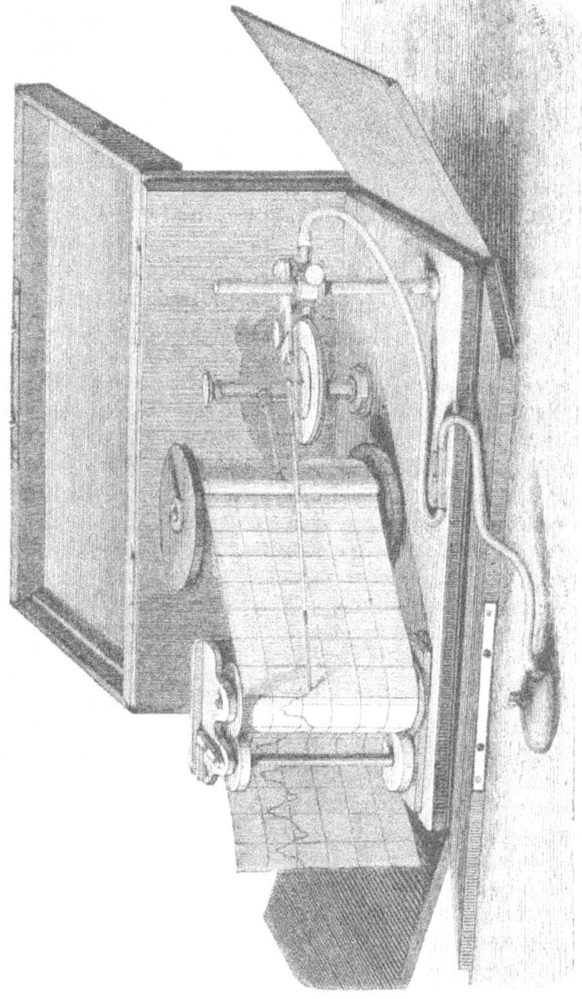

Fig. 168. — Cardiographe clinique de M. Marey (Appareil complet comprenant le transmetteur et le récepteur).

s'opère dans l'ordre suivant : 1° systole des oreillettes coïncidant avec le relâchement ou la dilatation des ventricules ; 2° systole des ventricules coïncidant
avec le relâchement des oreillettes, puis, après la pause pendant laquelle toutes les
cavités tombent dans l'inertie, le jeu de l'organe recommence dans le même ordre.

Systole des oreillettes.

La systole ou la contraction des oreillettes marque le début d'une révolution du cœur. Au moment où elle commence, les deux cavités auriculaires se trouvent remplies, la droite par le sang venu des veines caves, la gauche par celui des veines pulmonaires : la première, toujours la plus volumineuse, est très tendue ; la seconde ne l'est qu'à un moindre degré.

Cette systole s'observe soit à gauche, le bord inférieur du poumon étant soulevé de manière à mettre à nu les deux auricules, soit à droite où la masse des oreillettes est visible dans presque toute son étendue. Elle a lieu en même temps pour les deux, par suite de la présence de fibres communes aux parois de ces deux cavités. C'est un resserrement brusque, instantané qui s'opère simultanément dans tous les points du croissant formé par les deux poches contractiles. Pendant que cette contraction s'effectue, le croissant diminue de longueur et sa concavité tend à se redresser ; l'auricule droit est attiré en arrière, le gauche en avant ; la partie supérieure des deux poches s'affaisse vers la base des ventricules et leur bord inférieur remonte en glissant sur la scissure coronaire ; ses découpures deviennent plus accusées. Les faisceaux musculaires de toutes les parties se rident en divers sens, et la surface d'abord très bombée, à peu près unie, se déprime, se creuse de sillons irréguliers plus ou moins profonds.

Ses caractères ont été assez mal déterminés par les physiologistes, tantôt parce qu'on lui a attribué, chez les mammifères, les particularités qu'elle présente chez les reptiles, tantôt parce qu'on l'a étudiée dans des conditions tout à fait anormales qui lui impriment de grandes modifications. C'est au moment où l'on engage le bras dans la poitrine d'un grand mammifère par une petite ouverture aux parois abdominales et au diaphragme, ou bien quand on fenêtre très rapidement le thorax, et avant l'affaissement du poumon qu'on peut s'en faire une idée exacte.

Quoique cette systole soit rapide et brusque comme l'éclair, elle a peu d'énergie, surtout loin des auricules ; elle presse très peu le doigt introduit dans la cavité auriculaire, chasse faiblement le sang dans les ventricules, et ne le projette qu'à une petite distance à travers une piqûre faite aux parois ; sous ce rapport elle est loin de ressembler à la vigoureuse systole des ventricules. On le conçoit en raison de la minceur de leurs parois et de leurs connexions avec les grosses veines, qui résistent plus ou moins au mouvement de retrait dont l'effet est d'attirer vers la base des ventricules les orifices de ces vaisseaux.

Dans tous les cas, on ne saurait douter de sa réalité. Si Magendie et, plus récemment, Bouillaud l'ont niée, c'est comme je l'ai fait remarquer[1], que ces expérimentateurs se sont placés pour l'observer dans les conditions où elle se réduit à son minimum, savoir sur les animaux à poitrine ouverte et à circulation pulmonaire entravée par le fait de l'affaissement du poumon et de l'asphyxie rapide qui en est la conséquence. L'oreillette droite est alors si distendue qu'elle

---

1. *Du fonctionnement des oreillettes du cœur, Bulletin de l'Académie de médecine.* T. 3, 2ᵉ série, 1874, p. 482.

se trouve à peu près paralysée par la tension excessive du sang qu'y chasse le système veineux.

En se contractant, les oreillettes projettent une partie de leur contenu, chacune dans le ventricule correspondant dont l'orifice supérieur est alors béant et les valvules abaissées ; mais elles ne se vident jamais entièrement. Si la circulation n'est point gênée elles poussent les deux tiers, peut-être les trois quarts de leur contenu dans les ventricules ; toutefois, dès que la circulation est entravée par l'ouverture du thorax ou par toute autre cause, elles se resserrent à peine et conservent la plus grande partie de leur sang ; souvent même alors elles deviennent presque immobiles, sauf à l'auricule et vers les dentelures de leur bord inférieur.

Dans certains cas, les oreillettes, lors de la systole, se débarrassent de la totalité de leur contenu : c'est lorsque l'animal devient anémique par suite d'hémorrhagies abondantes, ou bien lorsqu'il perd beaucoup de sang pendant qu'on fenêtre le thorax. J'ai vu, en effet, sur un fœtus de jument à terme, tiré du sein de la mère à travers une ouverture à l'abdomen, les deux oreillettes devenir transparentes pendant la systole, puis reprendre leur teinte rougeâtre au moment de la diastole, absolument comme cela s'observe sur les batraciens et autres animaux à sang froid.

Les deux oreillettes ne se resserrent point au même degré. La droite est toujours celle qui s'affaisse le moins. Il est facile de s'en assurer en les explorant à travers une ouverture au diaphragme, et sans qu'il se produise un affaissement du poumon. Sur les animaux dont la respiration est entretenue artificiellement, le même fait est non moins évident ; enfin sur les très jeunes chiens ou les jeunes lapins dont le thorax est fenêtré après la section du bulbe, on peut voir assez longtemps l'oreillette droite se vider à moitié, alors que la gauche se resserre au point de devenir pâle à chaque systole ; mais dans ce cas l'oreillette gauche se vide d'autant plus aisément qu'elle reçoit une très faible quantité de sang. Il en est encore ainsi sur les petits animaux que l'abstinence a rendus presque exsangues.

Dans certaines conditions expérimentales où la circulation pulmonaire est très entravée, l'oreillette gauche, presque vide, semble suspendre son action tandis que la droite, très remplie, continue à se contracter régulièrement sans toutefois chasser, à chacune de ses systoles, de notables quantités de sang.

La systole des oreillettes n'a d'autre résultat que d'achever la réplétion des ventricules. Avant cette systole les ventricules relâchés recevaient déjà du sang qui y coulait par la seule impulsion des veines. Mais sans elle les ventricules ne se remplissent pas moins, comme Magendie l'a observé dans diverses conditions expérimentales. J'ai vu, en effet, pendant des heures entières, les ventricules se remplir facilement, alors que les oreillettes ne revienne pas sensiblement sur elles-mêmes ; le ventricule gauche notamment se remplit encore très bien lorsque le doigt, étendu dans l'oreillette correspondante, empêche celle-ci de se resserrer. Il est clair néanmoins que leur contraction est nécessaire pour rendre l'action du cœur complète et régulière.

Le resserrement des oreillettes ne résulte pas seulement de leur contraction. Il est en partie produit mécaniquement, d'une part par la pression opérée en haut du péricarde lorsque le cœur effectue son mouvement ascendant, et d'autre part par la pression que leur fait supporter le poumon pendant l'expiration. Ce resserrement a encore un auxiliaire dans l'élasticité de leurs parois, élasticité qu'elles doivent à une couche de tissu élastique, dont l'épaisseur est considérable à gauche, chez les grands mammifères.

Dans les expériences où les oreillettes cessent d'être soutenues et pressées par le péricarde excisé ou largement ouvert, elles se distendent outre mesure et ne se resserrent plus comme à l'état normal.

La contraction des oreillettes, quel qu'en soit le degré, est toujours plus brève que celle des ventricules et, chez les grands animaux dont la circulation est assez lente, elle finit toujours avant que cette dernière commence, de telle sorte qu'il y a entre elles un intervalle appréciable pour l'observateur attentif. Mais chez les petits animaux ou lors d'une accélération de la circulation, l'intervalle n'est plus sensible, et même souvent la systole du ventricule commence avant que celle de l'oreillette soit achevée.

En somme : 1° la contraction de l'oreillette marque, après la pause, le début d'une révolution du cœur ; 2° cette contraction s'opère simultanément dans les deux oreillettes pendant le relâchement des ventricules ; 3° elle est peu énergique et ne donne pas habituellement lieu, surtout dans la droite, à un effacement de la cavité auriculaire ; 4° c'est elle qui achève de remplir les ventricules ; 5° elle finit d'ordinaire avant que celle des ventricules commence, mais l'intervalle de ces deux contractions successives cesse d'être appréciable dès que la circulation s'accélère au point que les deux systoles empiètent l'une sur l'autre.

Systole ventriculaire.

À la contraction brève, faible et aphone des oreillettes succède la contraction plus longue et très énergique des ventricules. Celle-ci déplace le cœur en masse, le projette à gauche sur les parois costales, donne lieu à un choc plus ou moins violent, à un bruit plus ou moins perceptible et lance le sang dans les systèmes artériels. Pendant qu'elle s'effectue le cœur change de forme et de direction dans le péricarde ; il devient plus mousse, tend à s'arrondir, durcit et se ride à la surface. C'est une action dont on ne peut se faire une idée exacte si l'on n'en étudie pas à part les divers éléments.

Le cœur diminue de volume dans tous les sens. — Il est clair que le double sac représenté par les ventricules doit éprouver un resserrement plus ou moins considérable pour chasser son contenu dans les artères. Mais ce resserrement s'opère-t-il dans tous les sens, d'une manière uniforme, ou dans une partie de l'étendue de l'organe et va-t-il jusqu'à l'effacement des cavités ventriculaires ?

On voit très nettement sur le cœur des batraciens, des serpents et des poissons que la systole ventriculaire consiste dans un resserrement effectué suivant tous les diamètres de l'organe à la fois ; mais cela est bien moins évident sur le cœur des mammifères et des oiseaux, où l'organe relâché s'était déformé par son propre poids et d'autant plus aisément que le poumon se trouvait plus affaissé. Néanmoins, en se servant d'un compas d'épaisseur dont les branches sont tour à tour placées d'avant en arrière, puis d'un côté à l'autre, de la scissure coronaire vers la pointe, et enfin de haut en bas on s'assure que la réduction a lieu dans tous les sens. C'est suivant le diamètre antéro-postérieur que le resserrement est le plus prononcé chez les solipèdes, les ruminants et la plupart des grands animaux, car c'est dans le sens de ce diamètre et particulièrement dans son rayon antérieur que la masse ventriculaire s'était le plus agrandie pendant le relâchement ; alors la face antérieure du cœur se rapproche plus du septum que ne le fait la face postérieure, en raison de ce que la paroi antérieure du ventricule droit forme une sorte de valve qui vient s'appliquer sur la face convexe du septum, tandis que la paroi postérieure et la totalité du ventricule gauche se resserrent circulairement. Le resserrement est aussi plus marqué à droite qu'à gauche, car la face droite du cœur s'éloigne plus de la branche du compas placée de côté que la face gauche ne s'éloigne de la branche correspondante. C'est dans la partie moyenne que la réduction a le plus d'étendue ; elle est proportionnellement moins marquée au niveau de la scissure coronaire et faible vers la pointe. La réduction suivant le grand axe, ou de la pointe vers la base, niée par Vésale, Borelli et beaucoup d'autres qui croyaient même à un allongement dans ce sens lors de la systole, a été reconnue par Haller sur le cœur des batraciens où elle est très évidente et sur celui du chat où elle est moins prononcée. Je l'ai constatée très nettement sur les jeunes animaux dont le cœur bat longtemps, sans respiration artificielle, après la section du bulbe, comme aussi sur le mouton, le porc et même sur le cheval, lorsque le cœur peut se désemplir complètement à chaque systole. Elle résulte, à la fois, d'une légère ascension de la pointe vers la base et d'une descente à peine sensible de la base vers la pointe. Ce raccourcissement n'est pas appréciable sur le cheval dont le péricarde est intact. Il s'accompagne, suivant l'observation de Harvey, d'un léger mouvement spiroïde ou de torsion apparent surtout vers la pointe, constaté depuis sur l'homme dans des cas d'ectopie par Cruveilhier et Follin ; mais cette torsion, assez accusée sur les petites espèces, est fort peu marquée sur les grands animaux.

Il faut bien se garder, pour juger exactement de la réduction des diamètres du cœur, de considérer les animaux couchés sur le côté et lors de l'affaissement du poumon, car dans cette situation la masse ventriculaire, par le fait de la pesanteur, se déprime fortement d'un côté à l'autre à chaque période de relâchement. Il en résulte qu'au moment de la contraction son retrait antéro-postérieur est énorme et son retrait transverse presque nul, au point que parfois dans ce dernier sens on semble voir, au niveau de la scissure spiroïde, un élargissement plutôt qu'une réduction. Un examen attentif de l'organe, fait le compas à la main, dans les diverses positions qu'on peut donner à l'animal, montre constamment la réduction maximum dans le sens antéro-postérieur et la réduction la plus faible dans le sens transversal. Mais la diminution n'est pas régulière dans chaque sens. C'est par son rayon antérieur correspondant au ventricule droit que le premier diamètre se réduit le plus. C'est aussi sur la partie correspondant au ventricule droit que porte la diminution la plus marquée suivant le sens transversal. Si l'animal est soutenu sur ses quatre membres, dans l'attitude ordinaire, la pointe du cœur en bas, on voit, notamment sur le porc et le chien d'une part, que le resserrement antéro-postérieur est comme 2 1/2 en avant, comme 1 en arrière, et d'autre part que le resserrement transverse, très considérable antérieurement, devient presque nul au niveau des scissures spiroïdes et de nouveau appréciable au bord postérieur. Dans tous les cas, la masse ventriculaire prend une forme plus arrondie, plus globuleuse, surtout chez les animaux où le cœur est très court ; aussi la main qui saisit l'organe, comme pour l'étreindre, éprouve-t-elle une sensation qui semble indiquer plutôt un effort d'expansion qu'un resserrement.

La diminution de la masse ventriculaire est telle que le cœur, pris à la fin de la systole, figurerait un cône inclus de toutes parts dans un autre plus grand représentant l'organe lors de la diastole ; cônes qui laisseraient entre eux un intervalle très grand en avant, un peu moins grand à droite, très faible en arrière, presque nul à gauche et au niveau des scissures spiroïdes.

Ainsi : 1º la masse ventriculaire pendant la systole éprouve un resserrement en tous sens, mais inégal, très marqué en avant et à droite ; 2º la pointe monte vers la base et la scissure coronaire descend vers la pointe. C'est une erreur de croire, comme on l'a supposé pour expliquer la production du choc systolique, que le diamètre transverse s'agrandit lors de la contraction ventriculaire.

La masse ventriculaire durcit et se ride. — Pendant le relâchement, la masse des ventricules, molle et flasque, se déforme par son propre poids, surtout lorsque, dans les expériences, elle n'est plus soutenue par le péricarde et les poumons, qui agissent à la manière de véritables coussins élastiques et résistants. Mais dès qu'elle se contracte elle devient ferme, résistante, dure au toucher, d'autant plus que les parois s'appliquent même sur l'épaisse cloison interventriculaire. Les faisceaux musculaires se dessinent ; des rides se produisent perpendiculairement à leur direction ; ils semblent se tordre vers la pointe du cœur où ils affectent une disposition spiroïde, les scissures artérielles droite et gauche se croisent par l'action des fibres qui se portent dans la cloison ; les artères qui les parcourent se dilatent. Si alors on applique la main à la surface de l'organe elle semble repoussée, et si on étreint la masse entre les doigts elle donne la sensation d'un effort d'expansion. Ce fait, observé depuis longtemps sur le cœur rapidement extrait de la poitrine d'un animal vivant, devient très manifeste quand on veut le saisir, comme je l'ai dit, à travers une ouverture du diaphragme. Quoique les auteurs le citent comme un phénomène très simple, il n'en est pas moins fort difficile à expliquer. On conçoit bien que le cœur se durcisse, acquière une tension considérable au moment de la systole, c'est là un résultat nécessaire de sa contraction ; mais on ne s'explique guère comment cet organe, en diminuant de volume, en se resserrant fortement sur lui-même, repousse la main qu'on applique à sa surface et donne aux doigts qui le compriment la sensation d'un effort expansif. Un tel résultat, s'il se comprend en ce qui concerne le cœur détaché, vide, flasque, aplati, lequel redevient jusqu'à un certain point globuleux à l'instant de sa contraction, me paraît une énigme dans les conditions normales. L'énergie de l'effort expansif n'aurait rien d'étonnant si cet effort avait lieu lors de la diastole comme je l'avais cru d'abord, et comme, du reste, la théorie semble l'indiquer ; mais il se produit au moment de la systole, car il coïncide : 1º avec la tension des parois ventriculaires ; 2° avec le choc du cœur contre les parois thoraciques ; 3° avec le rétrécissement des cavités ventriculaires ; 4° enfin avec le soulèvement des valvules tricuspide et mitrale, ainsi qu'on peut en juger en introduisant un doigt dans la cavité d'un ventricule, à travers une ouverture de l'oreillette, et pendant que le reste de la main continue à palper l'extérieur de l'organe.

La masse ventriculaire change de direction et se dévie à gauche. — Chez tous les mammifères, le cœur est insymétrique par sa forme, sa disposition intérieure et sa situation. En haut, il présente : à droite, la masse des oreillettes et les insertions des veines caves ; à gauche, le tronc de l'aorte et celui de l'artère pulmonaire ; en avant, le ventricule droit à parois minces ; en arrière, le ventricule gauche à parois très épaisses ; tout à fait en bas ou à la pointe, il n'est plus formé que par le ventricule gauche. Le cône qu'il représente est un peu aplati d'un côté à l'autre, et il commence à éprouver un mouvement de torsion vers son sommet ; enfin ce cône a sa base presque dans le plan médian, son sommet incliné vers le diaphragme, et plus ou moins déjeté à gauche. Le péricarde le maintient dans cette situation doublement oblique, ainsi que les excavations creusées en regard du cœur dans chacun des lobes du poumon, excavation légère à droite et très profonde à gauche.

A chaque systole ventriculaire la masse des ventricules tend à s'élever et à se dévier à gauche. Ce mouvement est sensible sur les animaux dont le thorax est fenêtré au niveau du cœur, soit que l'ouverture s'arrête aux cartilages costaux, soit qu'elle descende jusqu'au sternum. Dans le premier cas, on voit à chaque systole la pointe du cœur se rapprocher de ces cartilages et les heurter ; dans le second, la pointe se déjette à gauche et se rapproche d'une règle ou d'une branche de compas maintenue à une certaine distance, règle ou branche de compas que la pointe frappe si elle en est rapprochée au même degré que les cartilages. Mais, comme dans ce cas l'animal est couché sur le côté et que, par conséquent, dans le relâchement le cœur est déprimé d'un côté à l'autre, par son propre poids, on peut attribuer la légère projection à gauche de la pointe à ce que l'organe tend à reprendre une forme plus globuleuse. Aussi faut-il, pour bien juger de la déviation, suspendre l'animal par les membres antérieurs dans l'attitude verticale de l'homme ou le remettre sur ses pattes dans l'attitude quadrupédale s'il peut s'y tenir. En conséquence, j'ai fenêtré le thorax du chien, du chat sur la ligne médiane en élargissant l'ouverture également des deux côtés, puis le cœur a été dénudé par l'excision d'une grande partie du péricarde, et l'animal attaché verticalement les membres thoraciques en haut. Alors j'ai vu la partie inférieure des ventricules, suffisamment éloignée des deux poumons et ne les touchant en aucun point, se déjeter à chaque systole du côté gauche, puis revenir à chaque diastole dans la situation primitive. Le fait peut être ainsi observé longtemps sur les animaux nouveau-nés, et sur les adultes dont la circulation est entretenue à l'aide de la respiration artificielle. En outre, sur le porc, grâce à la disposition du sternum, la déviation peut être constatée dans l'attitude quadrupédale. Si, en effet, j'incise le sternum de cet animal sur la ligne médiane, en évitant d'ouvrir les sacs pleuraux, qu'ensuite j'excise la partie intérieure du péricarde et je maintienne les parois costales écartées par une petite traverse, l'animal peut être remis sur ses pattes et courir même pendant des heures entières, le cœur faisant saillie à travers la fenêtre, comme dans les cas d'ectopie, et aussi libre qu'un battant de cloche. Or, à chaque systole, on voit ce cœur se déjeter légèrement à gauche en marchant à la rencontre des parois costales qu'il ne peut plus atteindre, en raison de l'écartement dans lequel on les tient. Sur de jeunes lapins placés sur le dos, le sternum étant fendu et refoulé vers les vertèbres, de manière à rendre la pointe du cœur saillante à travers l'ouverture, j'ai également constaté la déviation à gauche, à chaque systole ventriculaire.

Ce mouvement de droite à gauche ne porte pas sur la totalité du cœur, c'est un mouvement angulaire qui a son centre en haut, à la base de l'organe, comme celui de l'extrémité libre du pendule par rapport à son point d'attache. Sur le cheval couché à droite, le péricarde étant ouvert, la partie gauche de la pointe du cœur se porte environ de 3 centimètres à gauche pour venir à la rencontre des cartilages costaux de ce côté.

En même temps que la partie inférieure du cœur se dévie à gauche, la pointe tend à s'éloigner du sternum et à ramper de droite à gauche sur les cartilages des côtes sternales ; c'est un léger mouvement du sommet vers la base du cœur, à peine sensible ou tout à fait nul sur le cheval, lorsque, dans les expériences, le péricarde n'est pas ouvert et que le cœur se vide moins complètement qu'à l'état normal. Sur le chien, ce mouvement ascensionnel a environ 1 centimètre d'étendue.

Elle frappe les parois thoraciques. — La masse des ventricules qui se dévie à gauche, par son extrémité inférieure ou par sa pointe, vient heurter ou frapper les parois costales en un point variable suivant les animaux. C'est, chez la plupart des mammifères, non sur les côtes, mais sur les cartilages costaux, plus ou moins près du sternum. Chez le cheval, c'est à la fois sur les cartilages de la cinquième et de la sixième côte, près de leur articulation avec la partie osseuse, et très exactement sur le cinquième espace intercostal que se trouve le centre du choc, car il a lieu dans l'étendue d'un cercle qui a presque un décimètre de diamètre ; chez le bœuf, c'est encore à peu près au même point, et comme sur ces animaux ce point est caché sous les muscles olécrâniens, il faut, pour percevoir le choc, engager la main au défaut de l'épaule, et pour l'entendre porter le membre en avant, de manière à dégager la région frappée. Sur le chien, il a lieu à peu près au même niveau, et comme ce point est en arrière du coude, il n'est pas nécessaire de déplacer le membre pour le constater ; d'ailleurs, si les mouvements du cœur sont forts et l'animal un peu maigre, on peut voir un muscle intercostal se soulever à l'endroit percuté par la pointe du cœur.

Le choc a lieu chez la plupart des animaux directement sur les parois costales, car le poumon gauche présente vers le tiers inférieur du cœur une échancrure triangulaire, très grande sur les solipèdes (fig. 169), et un peu moindre chez les ruminants, échancrure dont les bords descendent dans l'inspiration et remontent un peu dans l'expiration. Elle est peu marquée ou nulle chez les carnassiers, chez les singes et l'homme. Néanmoins, lorsqu'une lame mince de poumon demeure interposée entre le cœur et les parois costales, le choc affaibli est encore perceptible.

C'est par une étendue plus ou moins considérable de leur masse que les ventri-

cules opèrent la percussion. Dans un certain nombre d'espèces, ainsi que cela a
lieu chez l'homme, c'est par la pointe seule. Mais chez les ruminants et surtout
chez les solipèdes, c'est par le tiers inférieur de la face gauche représentant une
surface de presque un décimètre carré ; la pointe y demeure presque étrangère à
la percussion sur les parois costales, d'autant que, par une bizarre singularité,

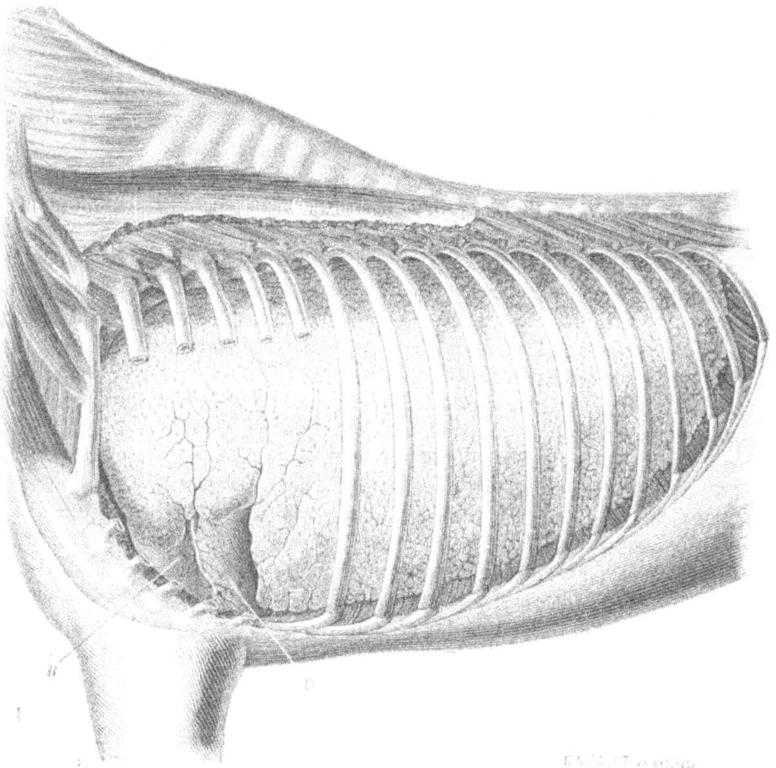

Fig. 169. — Thorax du cheval avec le poumon et le cœur (*).

elle est incurvée à droite, au lieu de demeurer courbée à gauche, comme dans la
généralité des animaux. Toutefois cette particularité ne change rien à l'inclinaison du cœur à gauche et à sa déviation de ce côté au moment de la systole
ventriculaire. Chez les solipèdes, la pointe de l'organe ne se replie ni ne se tord
à gauche pour venir opérer le choc ; elle s'élève un peu vers la base, à chaque
contraction, tout en demeurant en contact avec la partie postérieure du péricarde
sur laquelle elle glisse en remontant.

(*) Le thorax est fenêtré par l'excision des intercostaux et la section des premières côtes gauches. Le poumon est dilaté comme au moment de l'inspiration. On voit l'échancrure qui laisse la partie inférieure de la
face gauche du cœur en contact avec les parois costales. R, ventricule droit ; D, ventricule gauche.

D'ailleurs, le déplacement de la pointe du cœur qui varie suivant les espèces, varie aussi beaucoup suivant les conditions dans lesquelles l'expérimentateur place les animaux qui font l'objet de ses études. Dans les circonstances à peu près normales, alors que la respiration se fait bien et que la main ou le doigt, passant à travers le diaphragme, explore la pointe du cœur par une toute petite fente du péricarde, cette pointe demeure, pour ainsi dire, toujours en contact avec le fond de ce sac, c'est-à-dire avec le sternum et l'insertion sternale du diaphragme. Mais, au contraire, quand le thorax est ouvert, la respiration suspendue, quand le poumon affaissé ne presse plus le cœur, quand le péricarde est ouvert et agrandi par l'action de l'air, enfin quand, en même temps, le cœur n'a plus à recevoir et à lancer qu'une faible partie du sang, il se meut dans tous les sens, sa pointe ne se met plus à aucun moment en rapport avec le sternum ; elle s'en éloigne beaucoup à chaque systole, puis s'en rapproche un peu à chaque diastole : du reste, jamais sur les solipèdes et les ruminants elle ne se contourne à gauche, tandis qu'elle se tord sensiblement de ce côté chez le chien. Il faut, par conséquent, bien se garder de confondre le mouvement du cœur, battant presque à vide, avec le mouvement non influencé par la déplétion du système vasculaire, par la suppression de la respiration, l'entrée de l'air dans le sac du péricarde, etc.

Ce choc est incontestablement systolique. Il coïncide, comme l'ont fort bien vu les premiers observateurs, Harvey sur l'homme, Sénac, Haller, Magendie sur les animaux, et comme je l'ai constaté moi-même sur les diverses espèces domestiques dans les situations les plus variées, avec l'instant de la systole ventriculaire.

En effet, si, en premier lieu, on enlève rapidement les quatrième, cinquième et sixième côtes gauches, après avoir coupé la moelle à l'occiput et séparé le membre antérieur gauche des parois thoraciques, on voit, surtout chez les jeunes chiens, que, lors de la systole, le cœur se rapproche des cartilages costaux du côté gauche, et même vient les frapper si ses mouvements conservent une grande énergie, puis que, au moment de la diastole, la partie inférieure du cœur revient de gauche à droite sur la ligne médiane. Le fait est sensible, le péricarde étant intact. Il l'est plus encore si la moitié gauche de ce sac est excisée, et cela souvent dix et quinze minutes après la dénudation du cœur sur les animaux nouveau-nés, chez lesquels la circulation survit très-longtemps à la décapitation, à la section de la moelle et à la suppression des phénomènes respiratoires.

En second lieu, si, sur un solipède, on pratique, dans le cinquième espace intercostal gauche, au niveau de la jonction de la côte avec son cartilage, une petite ouverture par laquelle on engage le doigt, celui-ci est fortement pressé à chaque battement entre la partie inférieure de la face gauche du cœur et la cinquième côte gauche ou le cinquième cartilage costal ; si l'on retire le doigt, de manière que son extrémité affleure le plan interne des côtes, le cœur vient le frapper de même qu'il frappe les côtes et les parties molles qui remplissent les espaces intercostaux.

En troisième lieu, si, comme je l'ai fait tant de fois, on engage le bras dans le thorax par une incision aux parois abdominales et au diaphragme, on sent à chaque battement la face gauche du cœur qui vient heurter brusquement les parois costales correspondantes, et serrer la main entre elle et ces dernières dès que les doigts se placent entre la masse du cœur et les côtes, ou les cartilages costaux situés vis-à-vis de cet organe. Après chaque battement, le cœur s'éloigne des parois thoraciques gauches, se reporte à droite ou plutôt revient sur le plan médian. Le phénomène a lieu lorsque le péricarde est ouvert, comme lorsqu'il reste intact, sur l'animal couché à droite, comme sur l'animal debout ou placé sur le dos, si toutefois les incisions aux parois abdominales et au diaphragme n'ont que l'étendue nécessaire pour le passage du bras, afin que la pénétration de l'air dans le sac des plèvres, et, par suite, un certain affaissement du poumon soient évités.

Enfin, si le thorax est fenêtré à gauche au niveau du cœur, alors que, après la section de la moelle allongée, la respiration artificielle entretient la circulation, on peut, pendant des heures entières, renouveler ces constatations qui, au premier coup d'œil, embarrassent les personnes peu familières avec les études de physiologie expérimentale.

En somme, dans ces diverses conditions, le choc du cœur, sur les parois du thorax, est un choc systolique ; il a lieu au moment même où les ventricules se contractent, se durcissent, se rident, où leurs fibres se dessinent, leurs scissures se creusent, au moment où ils font effort sur la main qui les presse. Ce choc coïncide avec le premier bruit du cœur, le soulèvement des valvules auriculo-ventriculaires, la dilatation de l'aorte, la pulsation artérielle, l'allongement du jet qui s'échappe d'une ouverture pratiquée à la paroi de l'un des ventricules. Ces diverses coïncidences, que tout observateur attentif peut noter, suffisent pour mettre à néant la doctrine du choc lors de la diastole, si opiniâtrément défendue par quelques médecins dans ces dernières années.

Le lieu précis du choc, l'étendue de la surface sur laquelle il s'opère éprouvent quelques changements par le fait des mouvements respiratoires. Le soulèvement ou l'affaissement des parois costales, les oscillations antéro-postérieures du diaphragme, l'agrandissement ou le rétrécissement de l'échancrure pulmonaire correspondant au cœur ne peuvent demeurer sans influence à cet égard.

En effet si, pour s'éloigner aussi peu que possible des conditions physiologiques, on met le cœur à nu, sur le porc, en incisant le sternum sans ouvrir ni le péricarde, ni les plèvres, et en laissant le poumon fonctionner comme à l'état normal, on voit le cœur, indépendamment de ses mouvements latéraux propres, se déplacer d'avant en arrière sous l'influence des mouvements respiratoires, et cette locomotion est liée à la fois à celle du poumon et du diaphragme. Le cœur est enclavé dans deux excavations ovoïdes du poumon, comme dans une coquille à deux valves qu'il remplit exactement. Le poumon, en suivant les mouvements du diaphragme, porte, par conséquent, ses deux excavations d'avant en arrière, puis d'arrière en avant ; il en résulte que, lors de l'inspiration, le cœur est entraîné dans le premier sens, puis ramené dans le second lors de l'expiration. Le centre du choc, au lieu de se trouver en un point unique des parois costales, doit donc coïncider avec une série de points placés sur une ligne antéro-postérieure. Le plus antérieur est au début de l'inspiration, le plus postérieur à la fin. Comme chez le cheval, le rapport numérique entre les respirations et les pulsations est 1 à 4, les quatre pulsations qui correspondent à une respiration peuvent avoir pour centre quatre points distincts. Mais on conçoit que ces points doivent se trouver très rapprochés, parce que le péricarde semble avoir pour office de les restreindre. Quoi qu'il en soit, la locomotion générale du cœur comprend deux sortes d'oscillations, les unes propres à l'organe, et effectuées d'un côté à l'autre, les autres dues au mécanisme respiratoire opérées dans le sens antéro-postérieur, et chez l'homme dans le sens vertical.

Causes et mécanisme du choc systolique. — Les physiologistes qui ont admis la coïncidence de la systole des ventricules avec le choc du cœur sur les parois thoraciques, ont souvent donné des raisons fausses ou incomplètes de ce phénomène. Aussi, ceux qui ont prétendu que le choc, au lieu d'avoir lieu lors de la systole, s'opérait au moment de la diastole, ont-ils cru trouver, dans l'insuffisance des explications, un argument décisif en faveur de la théorie opposée, comme si la fausseté de l'interprétation impliquait la fausseté du fait? Ils n'ont pas semblé s'apercevoir que la réalité du choc, au moment de la systole, pouvant subsister lors même que toutes les raisons que l'on a pu en donner seraient illusoires.

Sénac et Hunter avaient attribué le choc du cœur, dans la systole, au redressement que l'aorte et l'artère pulmonaire éprouveraient sous l'influence de l'impulsion du sang qu'elles reçoivent à ce moment. Le premier avait ajouté à la réaction de ces vaisseaux une cause accessoire résultant de la réplétion des oreillettes qui, comprises entre la colonne dorsale et la masse des ventricules, contribueraient à pousser celle-ci vers le sternum, et en cela il avait trouvé dans Haller un partisan que sa théorie ne méritait guère. Or, on a nié que l'aorte et l'artère pulmonaire puissent se redresser, et même qu'elles aient de la tendance à se redresser, et par conséquent à réagir sur le cœur lorsque celui-ci lance le sang dans leur intérieur, mais personne n'a prouvé péremptoirement cette négation. On a peu insisté sur l'effort mécanique que les oreillettes distendues opéreraient sur la base des ventricules, car elles sont enfermées dans le péricarde et s'appuient en haut sur le poumon au lieu de s'appuyer sur la colonne vertébrale. Pourtant il est facile de démontrer que le redressement de l'aorte et de l'artère pulmonaire n'est point la cause du choc du cœur, car, si sur un chien ou un cheval dont la poitrine est ouverte, on fixe avec des pinces de force suffisante la base des deux artères, comme j'ai eu le premier l'idée de le faire, on voit que le déplacement du cœur continue à s'effectuer avec ses caractères ordinaires, et qu'il continue régulièrement, soit que les artères interceptent le passage du sang, soit qu'elles laissent ce passage parfaitement libre. D'ailleurs, les changements dans les degrés de courbure des gros vaisseaux à leur origine, bien qu'ils ne soient pas niables, surtout chez les petits animaux, ne peuvent être considérés comme causes du choc en raison du caractère de leur coïncidence. En effet, sur le lapin dont le thorax est fenêtré largement à gauche, on voit que, au moment de la systole ventriculaire et du choc, la courbure de l'aorte, au lieu de se redresser, s'accentue davantage et qu'elle remonte vers les vertèbres, souvent à un tel point, qu'elle glisse sur leur face gauche comme si elle allait à la rencontre des articulations costo-vertébrales. Puis, la crosse aortique redescend et se redresse dès qu'elle a reçu l'ondée sanguine, c'est-à-dire à compter du début de la diastole des ventricules.

L'impulsion communiquée au sang qui passe dans les ventricules, lors de la contraction des oreillettes, n'est pas non plus la cause de ce choc, car l'impulsion que les oreillettes impriment au sang qu'elles versent dans les cavités ventriculaires est incomparablement moins énergique que celle donnée par les ventricules au sang chassé dans l'aorte et l'artère pulmonaire. En examinant le cœur dans les derniers moments de la vie, alors que les ventricules se contractent moins souvent que les oreillettes, on voit se succéder une, deux et même trois systoles auriculaires, la masse des ventricules restant parfaitement immobile. D'ailleurs, en admettant que la contraction des oreillettes soit une des causes du choc des ventricules sur les parois thoraciques, il faudrait admettre que le choc se produit au moment de la diastole ou du relâchement de ces derniers, ce qui est contraire à l'observation.

Le choc ne dépend pas davantage du recul que le cœur éprouverait par suite de la diminution subite de la pression des liquides du côté de sa base, au moment où le sang est lancé dans les artères. Le recul d'une ampoule de caoutchouc, dès que le liquide qu'elle contient s'échappe par un petit orifice brusquement ouvert à l'une de ses extrémités, ne prouve absolument rien en ce qui concerne la locomotion du cœur. Il n'y a pas la moindre analogie fondée entre le cœur qui se vide et cette ampoule, ou avec l'éolipyle des physiciens. D'une part, ce n'est pas au moment du recul que le cœur bat, car le recul a lieu au moment de la diastole ; d'autre part, ce recul n'est nullement le résultat de la diminution de pression éprouvée à l'extrémité supérieure du cœur, car le cœur recule, bien qu'il ne chasse presque rien ou qu'il batte à vide, comme on le voit dans les expériences. Du reste si, comme je l'ai fait, on saisit, à l'aide de fortes pinces, l'aorte et l'artère pulmonaire à leur origine, de manière à intercepter le passage du sang que peuvent lancer les ventricules, le recul du cœur ou l'abaissement de son extrémité libre continue à s'effectuer. Je m'étonne qu'on prenne au sérieux une telle explication, qui a la prétention de régler les mouvements du cœur d'après le déplacement d'une vessie de gomme élastique.

Quelle peut donc être la véritable cause du choc du cœur sur les parois costales ? Cette cause, il faut, avec Borelli[1], la chercher dans le mode de contraction des ventricules, mode subordonné à la disposition de leurs fibres musculaires, et dans les particularités que présentent les connexions et les rapports du cœur avec les organes qui l'environnent. Comme il n'y a de symétrie ni dans la forme du cœur, ni dans la proportion de ses parties, ni dans sa direction, ni enfin dans ses rapports, il n'est pas étonnant que ses mouvements manquent de symétrie et qu'ils augmentent sa déviation à gauche pour produire le choc sur les parois costales.

En effet, le cône représenté par la masse des ventricules semble un peu tordu sur lui-même, sa base est irrégulière, son bord antérieur plus long que le postérieur, sa face droite est formée plus par la paroi du ventricule pulmonaire que par celle du ventricule aortique ; sa face gauche, au contraire, est formée bien plus par les parois épaisses du second, que par les parois minces du premier. Le cône est obliquement incliné en deux sens, de manière que son sommet est dirigé à

---

1. Borelli, *De motu animalium*, pars secunda, prop. 37, 38, 39, 40, 41, 42 43, 54 et suivantes.

gauche et en arrière ; à droite un lobe pulmonaire supplémentaire le dévie de la ligne médiane, et l'éloigne des parois costales ; à gauche, dans beaucoup d'animaux, une échancrure du bord inférieur du poumon lui permet de se rapprocher des parois costales correspondantes et même de se mettre en contact avec elles. Supérieurement, l'aorte et l'artère pulmonaire s'échappent à gauche de la base des ventricules, et à droite la masse des oreillettes prend sur le péricarde un large point d'appui, d'autant mieux que lors du choc, c'est-à-dire à l'instant de la systole ventriculaire, les oreillettes sont dilatées, gorgées de sang, comme les sinus de la veine cave antérieure et postérieure également invaginées à droite dans la cavité du péricarde.

Déjà cette inégalité dans l'appui du cœur à sa partie supérieure, la présence du lobe supplémentaire droit limitant le déplacement du cœur de ce côté, et l'échancrure du poumon gauche permettant à la partie inférieure des ventricules de venir toucher la face interne des côtes gauches, expliquent en partie la légère déviation du cœur à gauche pour rendre possible le choc dont nous parlions. Mais la disposition des fibres charnues concourt plus directement encore à produire ce résultat. Des zones auriculo-ventriculaires où elles naissent, elles se portent en divers points sans revenir toutes à ces mêmes zones ; elles forment des anses obliques contournées en spirale vers la pointe du cœur, comme si elles devaient la mouvoir de droite à gauche lors de leur contraction. Les fibres antérieures sont plus longues que les postérieures, les gauches plus obliques que les droites ; les premières sont toutes dirigées de haut en bas et d'avant en arrière, et les gauches d'arrière en avant ; enfin, les fibres de la face gauche paraissent notablement plus nombreuses que celles de la face droite, le ventricule aortique à parois épaisses répondant à une plus grande partie de cette face qu'à celle du côté opposé.

Quelle que puisse être la part de chacune de ces dispositions au déplacement par suite duquel le cœur frappe les parois thoraciques, il reste actuellement incontestable : 1° que le choc du cœur sur les parois costales coïncide avec la systole ventriculaire, comme l'ont vu Harvey et Haller, et comme l'admettent la plupart des physiologistes ; 2° que ce choc s'opère, notamment dans les solipèdes et les ruminants, par la partie inférieure de la face gauche, tandis qu'il s'effectue par la pointe dans d'autres espèces. Les expériences nombreuses que j'ai faites, en les variant de mille manières, sur nos espèces domestiques, ne me laissent pas d'incertitude à cet égard.

Diastole des oreillettes.

A peine les oreillettes se sont-elles resserrées qu'elles reviennent brusquement sur elles-mêmes pour rendre libre l'afflux du sang veineux dans leur cavité. Leur dilatation a une physionomie très nette, lorsqu'on l'observe sur les animaux dont le thorax est fenêtré à droite, le poumon de ce côté se trouvant plus ou moins soulevé.

Ces deux poches qui, lors de la systole, avaient pâli sensiblement, la gauche surtout, reprennent leur teinte caractéristique noire au niveau de la droite, et le

plus ou moins carminée à la gauche. Elles éprouvent un gonflement considérable. Le croissant qu'elles représentent se courbe davantage, et embrasse plus
étroitement les crosses aortique et pulmonaire, leur bord inférieur redescend en
glissant sur la scissure coronaire ; le supérieur remonte et s'épaissit ; l'auricule
droit se gonfle et vient faire une forte saillie en avant du bulbe de l'artère pulmonaire ; l'auricule gauche se porte en avant ; la surface des deux sacs devient plus
lisse, les rides disparaissent. Si on applique le doigt sur leurs parois, on les sent
tendues, rénitentes.

A ce moment les oreillettes aspirent le sang des veines qui s'y terminent ;
elles en reçoivent une nouvelle quantité qui se mêle à ce qu'elles n'ont pas chassé
dans le ventricule lors de la systole précédente. Le sang y arrive non par saccades,
mais y coule sans paraître y former un courant, sans donner lieu à aucun choc
perceptible au toucher. Si cette diastole se prolonge, le volume des oreillettes va
croissant et leurs parois acquièrent une tension considérable.

La durée de la diastole auriculaire, si brève qu'elle soit, se divise en deux
temps. Le premier correspond à la systole des ventricules ; le second coïncide
avec le début de leur diastole. Il s'ensuit que dans le second les oreillettes
reçoivent seulement du sang venant des veines, tandis que dans le premier elles
en reçoivent aussi une certaine quantité que leur apporte le reflux ventriculaire
et le soulèvement des valvules triglochine et mitrale.

C'est au moment de cette diastole que la tension du sang dans les oreillettes
est à son minimum.

Diastole ventriculaire.

La diastole des ventricules constitue un phénomène plus important que le
précédent, en raison des changements qu'elle entraîne dans la forme, la situation
et le volume du cœur.

Elle s'opère simultanément dans les deux ventricules dès que la contraction des
fibres musculaires de ces deux cavités se suspend. Alors les parois ventriculaires
perdent subitement leur tension ; celle du ventricule droit se porte en avant et
s'éloigne du septum ; celle du ventricule gauche se projette en arrière, cédant
l'une et l'autre à l'effort du sang qui afflue dans les ventricules. La cavité de
ceux-ci se dilate. Le cœur se gonfle dans tous les sens ; son diamètre antéro-
postérieur, surtout, s'agrandit considérablement ; l'organe s'allonge sensiblement,
sa pointe s'éloigne de sa base, revient en arrière et se rapproche de la ligne
médiane ; les valvules mitrale et tricuspide s'abaissent en s'appliquant sur les
parois des ventricules ; enfin ceux-ci reçoivent la plus grande partie du sang contenu dans les oreillettes.

Les caractères propres à la diastole des ventricules sont très faciles à saisir,
soit sur le cœur complétement détaché du corps, soit sur le cœur d'un animal
ouvert vivant et examiné alors qu'une grande partie de son sang est soustraite à
la circulation. Dans le premier cas, le cœur, en se relâchant, s'aplatit, se déprime
de dessus en dessous, la paroi du ventricule droit devient extrêmement flasque ;
dans le second cas, les parois ventriculaires acquièrent encore une flaccidité assez

grande, faute d'une suffisante quantité de sang pour les soulever et les distendre, et aussi faute d'une impulsion énergique communiquée à ce fluide par les oreillettes. Mais, dans ces circonstances, les choses ne se passent point comme à l'état normal ; elles se présentent sous un aspect qui donne une idée fausse des phénomènes de la diastole.

Lorsqu'on examine le cœur d'un animal dont la poitrine vient d'être ouverte rapidement, avec les précautions requises pour atténuer autant que possible l'abondance de l'hémorrhagie, on voit, dès que la contraction des ventricules cesse, la masse du cœur se gonfler avec une grande rapidité, et pour ainsi dire subitement, comme si les ventricules jouissaient d'une expansion active succédant immédiatement à leur resserrement ; le cône formé par la masse ventriculaire s'élargit dans toute son étendue, et plus proportionnellement, à sa partie moyenne qu'à sa base. Ce cône s'allonge sensiblement, comme Haller l'avait déjà remarqué en approchant la pointe d'un instrument de l'extrémité libre du cœur, laquelle venait se blesser à chaque diastole ; observation exacte que j'ai plusieurs fois vérifiée sur le chien. La pointe du cœur qui, dans la systole, s'était légèrement projetée en avant, tout en se déviant à gauche de la ligne médiane, revient en arrière et à droite. Le doigt engagé dans la cavité du ventricule cesse d'y être comprimé, et s'il pénètre supérieurement, à travers une petite ouverture faite à l'extrémité libre d'une oreillette, il permet de sentir les découpures valvulaires s'abaisser, et l'orifice auriculo-ventriculaire augmenter considérablement de diamètre.

La diastole des ventricules et des oreillettes, considérée par quelques auteurs comme une opération active, est regardée avec raison par les esprits judicieux comme le résultat passif du relâchement des fibres musculaires qui entrent dans la composition des parois de ces cavités. L'activité de la diastole, admise avant l'époque de Haller, et défendue encore de nos jours, a été attribuée à la contraction de certaines fibres disposées de manière à écarter les parois des cavités cardiaques ; mais rien dans la structure ni dans le jeu de cet organe ne justifie une telle opinion : les faits sur lesquels elle s'appuie sont illusoires ou mal interprétés. Le cœur qui a paru se tendre et faire un effort d'expansion dans la diastole, sur la main qui le presse, ne produit cet effet qu'à l'instant de la systole. Pendant la diastole, le cœur, détaché et vide, est déprimé de dessus en dessous, ses parois sont flasques, et le cœur en place, fonctionnant régulièrement, est moins ferme et moins tendu que lors de la contraction : cet organe est un peu déprimé de droite à gauche, et très allongé d'avant en arrière. Si les oreillettes dans la diastole sont fortement et brusquement distendues, c'est par le sang qu'y poussent les veines avec une assez grande force. Si, de même, les ventricules se gonflent à un degré plus ou moins considérable, c'est que le sang y afflue, suivant la remarque de Bérard, animé d'une double impulsion, celle qu'il a reçue des veines et celle que lui ont communiquée les oreillettes.

La diastole, toute passive qu'elle est, s'opère avec rapidité et avec ce caractère en quelque sorte spasmodique que présentait la systole. En cela elle diffère essentiellement du relâchement de la plupart des viscères creux à parois contractiles qui, lorsque la contraction cesse, ne se dilatent qu'avec lenteur et par l'effort exercé de dedans en dehors par les matières étrangères. Cette diastole paraît durer plus longtemps que la systole dans l'état normal ; elle emploie à s'effectuer un temps d'autant plus long que la circulation se ralentit davantage. Enfin, au moment de la mort, elle succède à la dernière contraction, et plus tard elle est remplacée par la roideur cadavérique, commune à toutes les parties du système musculaire. Sur les animaux qui viennent d'expirer après une effusion de sang très rapide, elle laisse le cœur dans un état de flaccidité dont on ne saurait se faire une idée exacte en examinant les cadavres quelques heures après la mort. Ce relâchement est tel que le cœur peut presque s'invaginer sur lui-même si le doigt presse sur la pointe en se dirigeant vers la base. C'est alors que l'on peut déterminer exactement la capacité respective de chacune des cavités de cet organe; car on est conduit à des données fausses si l'on attend que les ventricules se resserrent de plus en plus, au point que le gauche arrive à n'avoir pour ainsi dire plus de cavité.

II. — PARALLÈLE ENTRE LES MOUVEMENTS DU CŒUR DES ANIMAUX ET CEUX DU CŒUR DE L'HOMME.

Quoique la locomotion du cœur ait les mêmes caractères généraux dans tous les mammifères, elle offre des variations assez grandes dépendant de la configuration du thorax, de la forme et de la direction de l'organe moteur du sang.

En thèse générale la forme de la poitrine, en changeant, modifie la forme et la direction du cœur. Chez les solipèdes dont le thorax est déprimé d'un côté à l'autre avec un grand diamètre vertical, le cœur est aussi déprimé sur ses faces latérales et se rapproche de la direction verticale. Chez les animaux qui ont le thorax très allongé, presque cylindrique dans le sens horizontal, le cœur s'allonge, se rapproche du cylindre et se couche presque parallèlement au sternum, de sorte que son grand axe se dirige dans le sens de la colonne vertébrale. Enfin, chez un assez grand nombre de singes et chez l'homme dont le thorax court est élargi transversalement et déprimé d'avant en arrière, comme si le sternum se trouvait refoulé vers la colonne vertébrale, le cœur se déprime aussi d'avant en arrière ; son ventricule gauche dépasse à peine le droit vers la pointe : l'organe se raccourcit comme s'il tendait à prendre la forme globuleuse, car le diaphragme le repousse vers le haut de la poitrine.

Si on compare le cœur de l'homme à celui des solipèdes, quant à sa forme, à sa direction et à ses rapports, on voit qu'il ne peut pas battre absolument de la même manière que chez ces animaux.

En effet, le péricarde forme dans l'homme un sac conique, parallèle à la face interne du sternum dont il n'est séparé que par du tissu cellulaire. Sa pointe est fixée à la face supérieure du diaphragme ; sa partie évasée regarde l'entrée de la poitrine ou les clavicules. Chez les solipèdes, au contraire, comme chez la plupart des grands animaux, ce cornet membraneux loin d'être dirigé de l'entrée de la poitrine vers le diaphragme, l'est du sternum vers la colonne vertébrale, son axe croise le grand axe de la poitrine et forme avec le sternum un angle de 45 degrés tendant à se rapprocher de l'angle droit.

Par suite de cette disposition du péricarde, la base du cœur dans l'homme est tournée vers l'entrée du thorax, tandis qu'elle est dirigée vers la région dorsale chez les animaux : la pointe du cœur de l'homme repose sur le diaphragme, la pointe du cœur des animaux répond au sternum ou à l'articulation des côtes avec cet os. Ce n'est pas tout, le cœur de l'homme semble avoir éprouvé une torsion sur lui-même ou sur les vaisseaux auxquels sa base est attachée. Sa face gauche,

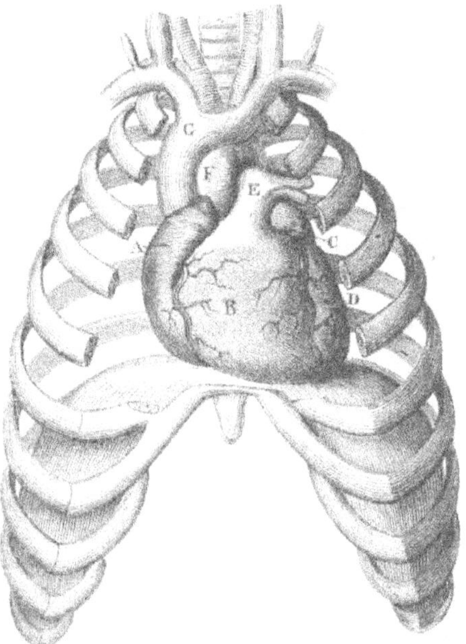

Fig. 170. — Thorax de l'homme (*).

qui était parallèle aux côtes de ce côté, chez les solipèdes, est devenue antérieure chez l'homme et s'est tournée vers le sternum ; sa face droite, chez le cheval, est devenue postérieure chez l'homme, le bord antérieur du cheval est devenu droit dans l'homme ; il s'est coudé sur lui-même presque à angle droit ; sa moitié inférieure, approchant de l'horizontale, s'est couchée en travers sur le diaphragme, et le bord postérieur y est devenu gauche.

La torsion qui a eu pour point fixe ou pour centre les attaches supérieures du cœur, s'est étendue aux vaisseaux. Chez les animaux, la crosse de l'aorte et celle de l'artère pulmonaire sont parallèles au plan médian de la poitrine, et leur concavité regarde en arrière ; chez l'homme, ces crosses croisent la direction du plan médian, elles regardent à gauche en même temps qu'en bas vers la face supé-

(*) A, oreillette droite, B, ventricule droit ; G, veine cave supérieure, F, aorte ; E, artère pulmonaire ; C, oreillette gauche , D, ventricule gauche.

rieure du diaphragme ; la crosse pulmonaire semble même comme déprimée d'avant en arrière.

En outre le cœur de l'homme, au lieu d'être placé presque dans le plan médian du thorax, avec une légère déviation de la pointe, comme chez les mammifères, est très fortement déjeté à gauche, de telle sorte que si on tire une ligne dans l'axe du sternum elle ne laisse à droite qu'un tiers tout au plus de la masse du cœur, les deux autres tiers restant à gauche de cette ligne et la pointe à environ un décimètre au moins du plan médian. En d'autres termes le grand axe de

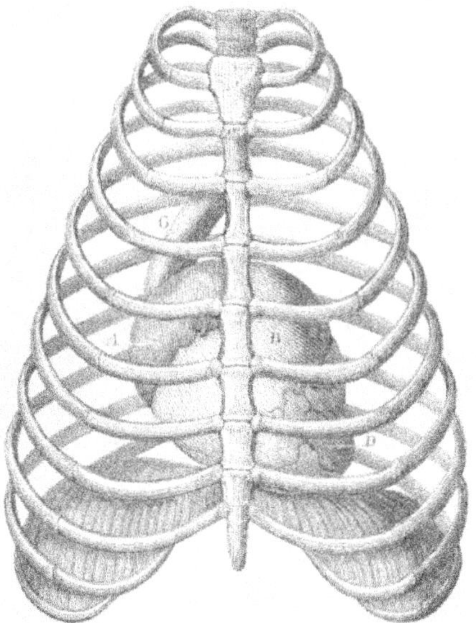

Fig. 171. — Thorax du singe (*).

l'organe, du centre de la base à la pointe qui est presque dans le plan médian, sur les quadrupèdes, le croise de manière à former avec lui un angle très ouvert chez l'homme.

Le cœur de l'homme, relativement à celui des grands mammifères, est donc déplacé ; il tend à se mettre en travers de la poitrine : sa base à droite, sa pointe à gauche ; et si on voulait par la pensée le mettre dans la situation de celui des animaux, il faudrait ramener sa pointe du niveau du mamelon gauche à la face postérieure du sternum, reporter sa base du côté du dos, ramener à gauche sa face et sa scissure antérieures, à droite sa face et sa scissure postérieures, et de cette manière on effacerait la torsion latérale des crosses aortique et pulmonaire, ce qui, vu l'exiguïté du diamètre antéro-postérieur du haut de la poitrine et sur

(*) Les muscles intercostaux enlevés laissent voir le cœur dépouillé du péricarde. A, oreillette droite ; B, ventricule droit ; D, ventricule gauche ; G, veine cave supérieure.

le plan médian, comblerait, nonobstant le peu d'allongement du cœur, tout l'espace compris entre le sternum et le corps de la troisième vertèbre dorsale. Mais dans cette hypothèse il ne resterait plus de place ni pour les crosses vasculaires, ni pour la trachée et l'œsophage. La disposition commune aux mammifères n'était donc pas possible chez l'homme sans un changement dans la disposition du thorax.

Il doit résulter de ces différences anatomiques deux différences physiologiques très notables. La première est que la locomotion générale du cœur a, par le fait des mouvements respiratoires, beaucoup plus d'étendue chez l'homme que chez les animaux. Dans l'expiration, la partie inférieure qui repose sur le centre phrénique du diaphragme remonte légèrement, et elle redescend d'autant dans l'inspiration, tandis que chez les solipèdes la pointe correspondant au niveau de l'insertion sternale du diaphragme est à peine influencée par les oscillations antéro-postérieures de ce muscle. La seconde différence qui dérive des dispositions anatomiques est que le cœur de l'homme bat par sa pointe et par une très petite partie de sa face antérieure au niveau de la cinquième côte sous le mamelon gauche, tandis que c'est par le tiers inférieur de la face gauche, à l'exclusion de la pointe, que le cœur du cheval et des grands animaux bat sur les parois costales, très près du sternum. Chez l'homme, la pointe percute les parois en un seul point, tandis que chez les solipèdes[1] la face gauche les frappe sur une étendue considérable dont le centre, très rapproché du sternum, correspond à l'espace compris entre le cinquième et le sixième cartilage. Chez l'homme, la partie qui frappe les parois costales en est séparée par une mince lamelle du poumon gauche, qui devient tranchante en se rapprochant de la ligne médiane. Le choc n'est donc pas immédiat, comme chez les grands animaux dont le poumon est largement échancré en regard de la partie du cœur qui percute. D'ailleurs, quoique chez l'homme le poumon gauche, dans l'inspiration profonde, ne vienne pas sur la ligne médiane rejoindre le poumon droit, la portion du cœur laissée à nu, en arrière du sternum, demeure étrangère au choc.

Chez les singes les choses sont disposées presque comme dans l'homme, ainsi qu'on peut le voir par la figure 171.

Le chien qui a le thorax court, le diaphragme peu oblique, le diamètre vertebro-sternal de moyenne étendue, établit la transition entre l'homme et les grands quadrupèdes : son cœur bat par la pointe et par une petite partie de la face gauche sur une lamelle amincie du bord inférieur du poumon.

Ce n'est pas ici le lieu de chercher la raison de ces différences ; mais il me paraît évident que la disposition des parties contenues dans le thorax s'est modifiée pour se subordonner à des exigences d'un autre ordre, celles qui se rapportent à des conditions de mécanique animale, de locomotion et de formes extérieures.

Le cheval est donc l'animal qui donne l'idée la moins exacte de la locomotion du cœur humain. Aussi, y a-t-il lieu de s'étonner que les physiologistes, dans ces dernières années, aient appliqué simplement à notre espèce ce qui est propre à

---

1. Chez le cheval, bien que le sommet du cœur soit dévié à gauche, la pointe de l'organe ne peut, lors des battements les plus violents, percuter à gauche, car elle forme un bec qui regarde à droite.

ce quadrupède. Le lapin, le cochon d'Inde, le chat auraient mieux servi à cet usage. C'est sur ces petits animaux que j'ai cherché à reconnaître les différences qu'impliquent nécessairement les dispositions anatomiques sus-indiquées et, pour mieux me rapprocher des conditions offertes par l'homme, j'ai, après l'incision du sternum, suspendu les animaux dans l'attitude bipédale et aplati leur thorax,

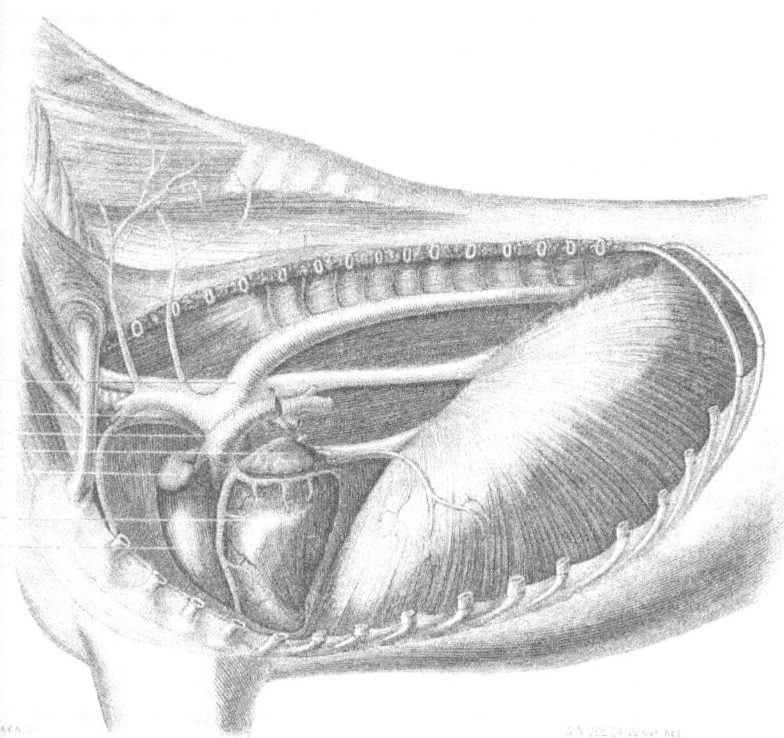

Fig. 172. — Thorax du cheval ouvert à gauche (*).

du sternum vers la colonne vertébrale. Cet aplatissement, qui tendait fortement le diaphragme en travers et rapprochait sa face supérieure de l'entrée de la poitrine, amenait le cœur dans une situation presque semblable à celle qu'il a chez l'homme.

Voici ce que j'ai constaté de plus saillant dans ces conditions. Sur les chiens dont la moëlle épinière est coupée et la respiration entretenue artificiellement, si l'on pratique une fenêtre au thorax en regard du cœur, on voit, l'animal étant

(*) Le cœur est complètement mis à nu dans sa situation normale. A, oreillette droite; B, ventricule droit ou antérieur; C, oreillette gauche; D, ventricule gauche ou postérieur; E, artère pulmonaire; F, aorte; G, veine cave antérieure dont le bord inférieur est seul visible.

suspendu par les pattes de devant dans l'attitude de l'homme debout, que la situation du cœur est beaucoup moins déviée que dans l'homme ; que la pointe est fort peu éloignée de la ligne médiane et qu'enfin la moitié du cœur, située à gauche du plan médian du thorax, n'est guère plus grande que celle qui est à droite de ce plan. Néanmoins, à chaque systole la pointe du cœur, en s'élevant légèrement vers la base, s'éloigne de la face interne du sternum. La masse ventriculaire en s'élevant un peu se rapproche des parois costales par la partie voisine du sommet. Si les parois costales sont enlevées à l'endroit où s'effectue le choc, le cœur se rapproche d'une règle qui les remplace et il la heurte si elle en est suffisamment rapprochée.

Sur l'animal, dans ces conditions, si on remonte le diaphragme vers l'entrée de la poitrine et si on refoule le sternum vers les vertèbres, le cœur prend à peu près la situation qu'il a dans l'homme. L'organe se rapproche de la colonne vertébrale ; sa face antérieure devient presque parallèle au sternum ; sa pointe se met en contact avec le diaphragme, ainsi qu'une partie de sa face droite ; cette pointe touche aussi aux côtes bien plus loin du sternum que dans les conditions ordinaires. Sous l'influence de cet accroissement de déviation, le choc, sur les parois costales, loin d'être affaibli augmente plutôt d'intensité. En somme, à chaque systole la pointe du cœur se porte en haut, en avant et à gauche, la face gauche se rapproche des parois costales et devient plus bombée dans le tiers inférieur qui frappe ces parois ; toute la moitié droite du cœur se porte vers la moitié gauche pendant que celle-ci se rapproche à peine de l'axe de l'organe. En d'autres termes, à chaque systole le cœur se meut de bas en haut, d'arrière en avant, de droite à gauche.

Si, dans cet état de choses, on examine avec attention les fibres du cœur et les scissures vers la pointe, on reconnaît sans peine que l'organe en se déplaçant, comme il vient d'être dit, éprouve un mouvement spiroïde ou de torsion autour de son axe, mouvement nul à la base, déjà sensible vers le milieu et assez prononcé au sommet. Il est tel que la partie droite semble se porter d'abord en arrière pour revenir en avant. Évidemment cette torsion spiroïde se lie au mouvement général qui donne lieu au choc systolique sur les parois gauches du thorax.

En résumé, le cœur, suivant sa forme et sa direction, comme suivant la configuration du thorax, bat tantôt tout près du sternum, presque sur la ligne médiane, tantôt très loin de cette ligne sur les parois costales ; il bat dans certains cas par une grande partie de sa face gauche, dans d'autres seulement par sa pointe, directement sur les parois thoraciques ou sur une portion amincie du poumon. En l'étudiant des solipèdes aux carnassiers, aux rongeurs, aux singes et à l'homme, on peut constater les particularités intermédiaires qui lient les extrêmes. De plus, en le déplaçant sur certains animaux, on donne à sa locomotion à peu près les caractères qu'elle a dans l'espèce humaine.

III. — DU RHYTHME DES MOUVEMENTS DU CŒUR.

L'immortel Harvey a le premier reconnu l'ordre admirable qui préside à l'accomplissement et à la succession des mouvements du cœur : il a vu qu'il y a simultanéité d'action entre les deux oreillettes, simultanéité d'action entre les deux ventricules, et enfin antagonisme constant entre la première et la seconde ; en d'autres termes, il a observé que les oreillettes se contractent ensemble, les ventricules ensemble ; que les premières se resserrent pendant que les secondes se dilatent. Depuis ces observations, faites par Harvey sur divers animaux ouverts vivants et sur un jeune homme dont le cœur avait été mis à nu par la perte d'une partie du sternum, les physiologistes en ont généralement reconnu la justesse ; leur exactitude n'a été contestée que par ceux qui n'ont pu parvenir à étudier les mouvements du cœur avant que leur rhythme eût été modifié sous l'influence des vivisections.

En réfléchissant à la facilité avec laquelle l'expérimentateur peut se donner le spectacle des mouvements du cœur sur les animaux à sang froid, sur les mammifères nouveau-nés et les animaux de grande taille, on s'explique mal comment des hommes habiles, Boerhaave, Lancisi et d'autres, aient pu se méprendre au point de croire que la systole des oreillettes coïncidait, sinon en totalité, du moins en très grande partie, avec la systole des ventricules ; on s'étonne surtout d'entendre dire, de nos jours, que dans un cas d'ectopie du cœur, sur un enfant on a vu, au lieu de la succession reconnue par Harvey, la diastole s'opérer à la fois dans les ventricules et les oreillettes, puis la systole s'effectuer aussi en même temps dans toutes ces cavités.

Pour bien saisir la succession des mouvements du cœur, il est indispensable de mettre cet organe complétement à découvert, en enlevant rapidement (sur un animal vivant ou sur un animal dont on vient de couper la moelle allongée) les quatrième, cinquième et sixième côtes gauches, la moitié correspondante du péricarde, après avoir préalablement attiré en avant ou détaché le membre antérieur gauche, et lié en masse les vaisseaux axillaires de ce côté ; alors le cœur continue à battre pendant cinq ou dix minutes avec régularité, bien que ses mouvements s'effectuent, surtout au début de l'expérience, avec plus de rapidité qu'à l'état normal. Par ce moyen j'ai pu, sur un poulain qui venait d'être tiré du sein de sa mère, sur des ânes, des moutons et un très grand nombre de chevaux et de jeunes carnivores, m'assurer de l'exactitude des observations de Harvey, déjà confirmées, en ce qui concerne l'espèce humaine, par Cruveilhier et Follin dans des cas d'ectopie du cœur.

Mais, pour arriver à saisir les différentes particularités du rhythme et toutes celles qui se rattachent à l'action du cœur, le mieux est de pratiquer une fenêtre au thorax sur l'animal décapité dont on entretient la circulation par la respiration artificielle. Quoique le cheval convienne mieux dans ce but que tout autre animal, le mouton, l'agneau, le chevreau se prêtent admirablement à l'expérience qui peut être faite aisément sur eux dans les laboratoires et dans les cours de physiologie. On procède de la manière suivante. L'animal étant couché sur le côté droit on dénude la trachée au milieu du cou, on l'incise et on passe autour un lien d'attente ; on pique ensuite le bulbe rachidien en arrière de l'occipital pour arrêter les mouvements généraux et ceux du thorax ; puis on introduit dans la trachée la douille du soufflet à l'aide duquel on pratique l'insufflation pulmonaire ; enfin on vient sectionner les quatrième, cinquième, sixième et septième côtes gauches, à 10 centimètres au-dessus de leurs cartilages de prolongement. Après avoir arrêté l'hémorrhagie par le cautère ou une solution astringente, on rabat, sous forme de volet vers le sternum, le lambeau des parois costales et on le fixe soit à un membre soit à la table d'expériences. Dès lors, le cœur est vu dans sa partie inférieure à travers le péricarde. On le dégage complétement en excisant la moitié gauche de son enveloppe et en soulevant le bord inférieur du lobe pulmonaire moyen. Si dans ces conditions la respiration artificielle est bien conduite, on entretient aisément la vie pendant 2 à 3 heures et on est en mesure de faire les constatations désirables. Si on opère sur le cheval, les mouvements du cœur peuvent être entretenus quelquefois 4 à 5 heures et leur étude y est plus facile que chez tout autre animal en raison de leur nombre réduit au minimum, sauf dans les premiers moments où l'accélération est inévitable. C'est seulement dans les conditions de cette expérience que les observateurs peu exercés parviennent à se rendre compte de l'action du cœur, encore faut-il qu'il aient du tact et de la patience, car il leur est impossible de se fixer sur un point quelconque s'ils se bornent à un examen fait comme à vol d'oiseau. En procédant méthodiquement les constatations suivantes se font sans trop de difficultés.

D'abord les deux oreillettes se contractent ; elles commencent et elles achèvent ensemble leur contraction, dont l'énergie paraît égale de part et d'autre. Dès que leur systole est accomplie avec une extrême rapidité, les deux ventricules se contractent avec une rapidité un peu moindre que celle de la masse auriculaire. Ces deux systoles se succèdent à un intervalle si court, que celle des oreillettes est à peine achevée à l'instant où celle des ventricules commence. Aussi divers auteurs estimables, en examinant le cœur, dont les mouvements avaient été accélérés par le fait des vivisections, n'ont pu saisir le temps très court qui sépare ces deux contractions. Mais la simultanéité qu'ils ont cru observer entre la systole auriculaire et la systole ventriculaire n'a jamais lieu à l'état normal : toujours celle des oreillettes précède immédiatement celle des ventricules ; du moins je n'ai pas eu l'occasion d'observer d'exception à cet ordre, dans les circonstances très diverses où se trouvaient les animaux que j'ai pu étudier.

Sur ce point, Laennec, guidé par l'auscultation, s'était trompé. Pour lui la systole des oreillettes devait s'effectuer après celle des ventricules parce qu'il croyait la première marquée par le second bruit du cœur ou le bruit clair et cette erreur a été partagée longtemps par les cliniciens les plus habiles, même par M. Bouillaud qui n'a pu l'abjurer dans le cours de nos discussions sur le cœur à l'Académie de Médecine. C'est surtout dans les cas de ralentissement extrême des mouvements du cœur qu'il est facile de s'assurer que la systole auriculaire est le premier temps de la révolution du cœur. Ainsi, lors du passage d'un courant d'induction dans les vagues, le cœur après chaque repos recommence à agir par la contraction des oreillettes. Le cœur, même lorsqu'il est détaché et tenu sur la main, sort de l'immobilité, après chaque révolution, par la systole auriculaire.

Aussitôt que les oreillettes se sont contractées, elles se relâchent, et leur relâchement s'opère avec la même rapidité que leur contraction ; de sorte que leur diastole coïncide avec le moment où les deux ventricules effectuent leur systole. Enfin la contraction des deux ventricules une fois accomplie, ceux-ci se dilatent, et demeurent avec les oreillettes, dilatés pendant un instant très court, après lequel la révolution du cœur recommence par une nouvelle contraction des oreillettes, suivie d'une nouvelle contraction des ventricules.

Il y a donc trois temps successifs distincts, dans une révolution complète du cœur. Dans le premier, il y a systole des oreillettes, diastole des ventricules ; dans le second, systole des ventricules, diastole des oreillettes ; dans le troisième, diastole, ou relâchement des oreillettes et des ventricules, c'est-à-dire de la totalité du cœur. Ce dernier est la pause, le temps de repos, signalé par divers auteurs, qui sont arrivés à le reconnaître en examinant les mouvements du cœur, ralentis sur les reptiles ou sur les animaux dont le thorax était ouvert depuis quelques instants. En comptant pour un temps le court intervalle qui sépare la systole des oreillettes de celle des ventricules, on en a quatre. Avec ce nombre l'analyse des mouvements du cœur semble susceptible d'une plus grande précision.

Les quatre temps que l'observateur distingue à la vue, dans la révolution du cœur mis à nu sont les temps vrais, les temps physiologiques : ils ont des coïncidences très appréciables.

Au premier temps, systole des oreillettes ; la partie supérieure seule de la masse cardiaque s'ébranle.

Au second temps, très court repos ; les oreillettes en reprenant leur situation se dilatent ; la masse ventriculaire est encore immobile.

Au troisième temps, systole des ventricules, projection de la partie inférieure du cœur à gauche, choc sur les parois costales, bruit sourd.

Enfin au quatrième temps, long repos ; les ventricules relâchés se remplissent et se dilatent lentement, le bruit clair se produit, puis se fait le long silence.

Il est évident que les temps marqués à la vision ne peuvent être ceux de l'audition. En effet, l'observateur qui ausculte note successivement : 1° le bruit sourd, — 2° le court silence, — 3° le bruit clair, — 4° le long silence. Pour ce dernier observateur le premier temps vrai de la révolution du cœur constaté à la vue n'est pas distinct ; il se perd dans le long silence puisque la systole auriculaire est aphone ; conséquemment le début réel de la révolution est insaisissable à l'oreille. Ce début, à l'auscultation, ne part que du troisième temps, celui du bruit sourd coïncidant exactement avec la systole ventriculaire et avec le choc du cœur sur les parois costales. A ce bruit sourd succède le court silence correspondant au début de la diastole ventriculaire. — Puis se fait entendre le bruit bref des valvules aortiques et pulmonaires qui se ferment. — Et, finalement, arrive le long silence qui correspond, en grande partie, à la dernière période de la diastole des ventricules et du relâchement total de la masse du cœur.

Les temps distingués à l'auscultation sont donc des temps faux, arbitraires au point de vue physiologique ou du fonctionnement de l'organe. Un seul de ces derniers répond exactement à un des temps de vision c'est celui du bruit sourd parallèle au temps de la systole ventriculaire. Les trois autres temps d'audition : court silence, — bruit clair, — long silence correspondant successivement, mais sans coupures nettes : au début de la diastole ventriculaire, — à la fin de cette diastole, — à la systole aphone de l'oreillette et au court intervalle. En conséquence, les temps d'audition et les temps de vision ne peuvent point s'opposer chacun à chacun : leur parallélisme, de série à série, n'est pas réalisable ; les premiers associent deux révolutions séparées, englobent la fin de l'une avec le début de l'autre ou, en d'autres termes, ils lient les derniers temps d'une révolution qui s'achève avec les premiers temps d'une révolution qui commence. Ceci est rendu saisissable à un simple coup d'œil jeté sur le tableau suivant[1] :

Temps de vision.	Temps d'audition.
1. Systole auriculaire (aphone)	. . . .
2. Court repos (aphone)	. . . .
3. Systole ventriculaire	1. Choc, bruit sourd.
	2. Court silence.
4. Long repos	3. Bruit clair.
	4. Long silence.

Une fois la concordance des temps établie il faut les conserver, les uns pour le physiologiste dans ses analyses compliquées, les autres pour le praticien qu'ils guident dans le diagnostic si délicat des affections du cœur.

Les temps de la révolution cardiaque n'ont pas une égale durée : celui de la systole auriculaire, coïncidant avec la dilatation des ventricules, paraît le plus court ; celui de la systole ventriculaire, répondant à la dilatation des oreillettes, est un peu plus prolongé ; enfin celui de la diastole auriculo-ventriculaire ou du relâchement de la masse entière du cœur a une durée variable, suivant que les mouvements de l'organe sont plus ou moins précipités, c'est-à-dire suivant que le nombre des battements cardiaques est plus ou moins considérable dans une période donnée ; il est évidemment plus long chez l'éléphant, dont le cœur bat vingt-cinq à trente fois par minute, que chez les petits animaux, dont le nombre des battements, dans le même espace, dépasse une centaine. De même il devient de plus en plus long chez le cheval ou sur le chien décapité, à mesure que le nombre des battements du cœur se rapproche du chiffre normal ou qu'il se réduit insensiblement à une fraction de ce chiffre.

Les tracés obtenus à l'aide des appareils de M. Marey donnent les mesures relatives de ces temps avec une foule de particularités relatives au fonctionnement du cœur[2].

Abstraction faite des temps, le rhythme que Harvey a reconnu aux mouvements du cœur est exact. En premier lieu, il y a coïncidence entre la systole des oreillettes et la diastole des ventricules ; en second lieu, il y a coïncidence entre la systole des ventricules et la diastole des oreillettes. De plus, en troisième lieu, il y a coïncidence momentanée entre la dilatation des oreillettes et la dilatation des ventricules. Ainsi s'accomplit la révolution entière des mouvements cardiaques. Il ne reste plus aucune incertitude à cet égard pour l'observateur qui considère attentivement le cœur mis à découvert, sur un jeune animal dont on a coupé la moelle épinière au niveau de l'occipital, avant d'ouvrir le thorax.

1. G. Colin, *Bulletin de l'Académie de médecine*, T. 3, 2ᵉ série, 1874, p. 293.
2. Voir à ce sujet les nombreuses publications de ce savant expérimentateur.

Ce rhythme peut éprouver, sous l'influence de causes diverses, certaines modifications qu'il importe de bien distinguer de l'état normal, afin d'éviter les erreurs si multipliées commises par les auteurs.

D'abord les mouvements du cœur peuvent se succéder avec une rapidité très grande, au point de doubler et même de tripler, dans un temps donné, leur nombre habituel, comme cela s'observe sur les animaux vivants, dont on ouvre la cavité thoracique; mais alors ils conservent leurs caractères; seulement leur rapidité empêche de bien saisir l'ordre suivant lequel ils s'opèrent; elle donne lieu, même pour un œil exercé, à des illusions qui ont fait croire à une simultanéité d'action entre des parties dont le jeu est isolé.

Ces mêmes mouvements peuvent être ralentis à divers degrés, sans rien perdre de leur régularité normale. Alors on voit très bien la contraction des oreillettes précéder celle des ventricules, on saisit le temps de repos qui sépare les révolutions de l'organe. L'œil doit d'abord se familiariser avec ces mouvements ralentis, avant de chercher à démêler la succession de ceux qui parviennent à leur maximum de précipitation.

Il arrive, dans les conditions expérimentales, un moment où les mouvements du cœur très ralentis, perdent en partie leurs caractères normaux; et dans ce cas, la perturbation porte sur les oreillettes, qui, au lieu d'effectuer un nombre de contractions égal à celui des ventricules, se contractent deux, trois fois avant que les ventricules effectuent une seule systole; mais cette irrégularité alterne souvent avec la régularité habituelle, qu'elle finit toujours par remplacer dans les derniers moments de l'existence, pendant lesquels il semble qu'une seule contraction des oreillettes ne suffise plus à remplir les ventricules. J'ai observé cette particularité sur un jeune cheval tiré du ventre de sa mère, sur un très grand nombre de solipèdes et de carnassiers, ouverts, les uns tout vivants, les autres après la décapitation ou simplement après la section de la moelle au niveau du trou occipital; Magendie l'avait depuis longtemps constatée dans ses expériences.

Quelquefois, au contraire, les contractions de l'oreillette sont si faibles, qu'elles paraissent manquer à certains moments. Magendie affirme même qu'alors « la contraction n'a pas lieu, et que la cavité de l'oreillette reste constamment distendue par le sang; seulement au moment où le ventricule droit se dilate pour recevoir le liquide, il se fait un léger resserrement de l'oreillette, resserrement qui est dû, non à sa contractilité, mais à son élasticité. » Je dois avouer que, dans mon opinion, ce défaut de contraction des oreillettes est un fait anormal qui s'observe rarement, si ce n'est aux approches de la mort, sur les animaux dont la circulation est très gênée, par suite de l'affaissement du poumon et des troubles de l'action du cœur.

Le rhythme des mouvements du cœur se modifie sur les animaux expirants, soit que les contractions de cet organe deviennent rares et intermittentes, soit qu'elles acquièrent une précipitation extrême, comme on peut le voir ou le sentir, si le thorax est ouvert ou si la main y est engagée par une ouverture du diaphragme. Les contractions deviennent alors inégales, tumultueuses, à peu près simultanées dans les oreillettes et les ventricules. Enfin ces contractions

affaiblies ne s'accompagnent plus d'un mouvement de totalité de la masse du
cœur et ne peuvent plus lancer le sang dans les artères ; elle constitue une sorte
de tremblement fibrillaire qui s'éteint au bout de quelques minutes. Les oreillettes pleines de sang continuent à se gorger de ce fluide sans pouvoir le chasser
dans les ventricules ; elles se contractent encore faiblement en certains points
de leur étendue, et quand la gauche, toujours moins distendue que l'autre, a
cessé ses mouvements, la droite continue à effectuer encore quelques légères
contractions.

Sur les animaux asphyxiés par submersion et sur ceux dont la circulation
pulmonaire est entravée ou à peu près suspendue pour une cause quelconque, il
arrive souvent que l'action de l'oreillette gauche se suspend alors que celle de
la droite lui survit avec régularité pendant un quart d'heure, une demi-heure et
quelquefois plus. D'ailleurs la contractilité des oreillettes persiste très longtemps, dans beaucoup de cas, après l'extinction de celle des ventricules,
notamment sur les jeunes animaux, les asphyxiés, les décapités ou les tués par
commotion cérébrale ou section du bulbe rachidien.

Tel est l'ordre suivant lequel se succèdent les mouvements de contraction et
de dilatation des différentes parties du cœur ; il faut maintenant porter notre
attention sur une autre espèce de mouvements qui coïncident avec les premiers,
et déplacent, d'une manière continuelle, le cœur dans la cavité où il est enfermé.

La locomotion du cœur ou les changements de situation qu'il éprouve, relativement aux parois thoraciques, ne peuvent être mis en doute. L'auscultation,
l'inspection de l'organe à travers le péricarde, ou entièrement découvert, l'application de la main à sa surface, alors que les parois costales sont intactes, démontrent incontestablement que la masse du cœur se déplace en totalité dans le
thorax ; et qu'elle change de rapports avec les points de cette cavité. Un coup
d'œil jeté sur les connexions de cet organe peut faire reconnaître la possibilité,
les limites et, jusqu'à un certain point, le sens de ces déplacements.

Le cœur placé à la partie moyenne de la cavité thoracique, entre les deux
poumons qui se moulent à sa périphérie, n'est fixé que par sa base à la naissance
de l'aorte, de l'artère pulmonaire, et à l'extrémité des veines qui se terminent
dans les oreillettes ; il reste parfaitement libre dans toute son étendue, mais un
sac conique, fibro-séreux, uni supérieurement aux gros vaisseaux et à la colonne
vertébrale, intérieurement au sternum, le maintient entre les deux lames médias-
tines, et assigne les limites du déplacement qu'il exécute, à la manière d'un battant de cloche.

Le cœur remplit toujours assez exactement la cavité du péricarde, soit lors de
sa dilatation, soit au moment de sa contraction, car la pression atmosphérique
s'exerce sur ce sac par l'intermédiaire du poumon et s'oppose à ce qu'il reste,
entre sa face interne et la face externe du cœur, un espace autre que celui nécessaire pour contenir un peu de sérosité. Ainsi le péricarde se resserre pendant la
systole, se dilate pendant la diastole, de manière à rester constamment appliqué
à la surface de l'organe qu'il enveloppe ; mais dès qu'on vient, sur l'animal
vivant comme sur le cadavre, à y faire une petite ouverture, l'air s'y engouffre,
en agrandit la cavité, et produit un espace libre autour du cœur.

Le péricarde est séparé des parois costales, dans la plus grande partie de son étendue, par le poumon qui est excavé de chaque côté au niveau du cœur, mais inférieurement il est en contact immédiat avec ces parois, et plus à gauche qu'à droite. En effet, à gauche le poumon échancré au niveau des quatrième, cinquième et sixième côtes, laisse la partie inférieure de la face correspondante du péricarde en contact avec leur extrémité, et leur cartilage de prolongement recouvert par le triangulaire du sternum. Il en est de même à droite, dans une étendue beaucoup plus petite, ce qui permet au cœur de frapper directement les parois thoraciques.

Lorsque le péricarde est excisé en grande partie, la locomotion du cœur, dans son ensemble, devient beaucoup plus libre et plus étendue qu'à l'état normal; elle est plus restreinte et plus difficile lorsque ce sac se remplit de sérosité ou de sang épanché par suite de quelque rupture vasculaire.

L'état des poumons et particulièrement leur degré d'expansion ont une grande influence sur la locomotion cardiaque. Ces organes qui soutiennent le cœur comme le feraient des coussins élastiques peuvent le dévier à droite ou à gauche, si l'un des deux a son volume exagéré ou si sa plèvre est le siège d'un épanchement unilatéral. Dans les conditions expérimentales, le thorax étant, soit légèrement fenêtré, soit largement ouvert, le cœur en bloc fuit du côté déclive, si le poumon ne le soutient plus suffisamment; — il tombe vers la droite si l'animal est couché sur ce côté; — il s'éloigne du sternum et se porte vers les vertèbres, même quand le décubitus est simplement latéral; — il se rapproche du diaphragme si on tend à donner à l'animal une attitude voisine de la station bipédale. C'est dans cette dernière situation que le cœur glisse très manifestement en remontant sur le sternum lors de la systole et qu'il glisse aussi sur le diaphragme, en descendant lors de son relâchement.

Les rapports du cœur avec les vaisseaux qui en émanent ou qui viennent s'y terminer, et avec le péricarde permettent, sans aucun doute, à cet organe des mouvements de totalité assez étendus, mais ces mouvements, qu'il effectue de concert avec son enveloppe fibro-séreuse, bien plus que relativement à cette enveloppe, ont une ampleur très variable suivant les animaux, suivant les conditions physiologiques ou pathologiques, et notamment suivant que la circulation est ralentie ou surexcitée sous l'influence d'une cause quelconque. Il y a à cet égard des différences considérables que l'auscultation indique et que l'expérimentation peut mettre en évidence.

IV. — COURS DU SANG DANS LES CAVITÉS DU CŒUR.

Pendant que s'effectuent la systole et la diastole du cœur, le sang se meut dans les cavités de cet organe. Amené par les veines caves dans l'oreillette droite, il passe dans le ventricule correspondant, d'où il est chassé dans le poumon par l'artère pulmonaire. De l'organe respiratoire, il revient par les veines pulmonaires dans l'oreillette gauche, et de celle-ci il est versé dans le ventricule gauche, qui le distribue par l'aorte à toutes les parties du corps; mais ce mouvement du sang n'a pas lieu par une action successive des quatre cavités cardiaques. Pendant que l'oreillette droite reçoit le sang des veines caves, l'oreillette gauche reçoit celui des veines pulmonaires ; pendant que la première verse son contenu dans le ventricule droit, la seconde verse le sien dans le ventricule gauche ; enfin, lorsque le ventricule droit lance le sang veineux dans le poumon, le ventricule gauche projette le sang artériel dans toutes les parties du corps. Le sang des cavités droites ne parvient aux cavités gauches qu'après avoir parcouru les vaisseaux pulmonaires ou le trajet de la petite circulation ; le sang des cavités gauches ne peut arriver aux droites qu'après avoir parcouru le cercle des vaisseaux du corps ou le trajet de la circulation générale. Enfin, le sang parti de l'un des deux groupes de cavités ne peut revenir à son point de départ qu'après avoir traversé les deux cercles circulatoires et l'autre groupe de cavités. Les quatre cavités cardiaques vont agir comme deux cœurs distincts : l'un sera le terme de la circulation générale et le commencement de la circulation pulmonaire ; l'autre, au contraire, sera la fin de la circulation pulmonaire et le commencement de la circulation générale : le premier sera le cœur du sang veineux ; le second celui du sang artériel. Voyons comment ces deux cœurs agissent simultanément, de quelle manière les deux oreillettes se remplissent et se vident, et ensuite de quelle manière se vident et se remplissent à leur tour les deux ventricules.

Les deux oreillettes, dont les parois sont si minces, paraissent susceptibles d'une grande dilatation, si l'on en juge par le volume énorme qu'elles acquièrent dans les injections et par celui qu'elles offrent sur le cœur dénudé, une fois que la circulation devient languissante. La droite reçoit le sang des veines caves, de l'azygos et des coronaires, et la gauche celui des veines pulmonaires dont le nombre est très variable, suivant les animaux. Ce fluide aborde sans difficulté dans leur cavité, obéissant à l'impulsion qui le fait marcher de la circonférence vers le centre, ou des systèmes capillaires vers les gros troncs ; il n'y est point attiré, comme plusieurs auteurs le disent, en vertu d'une sorte d'aspiration plus ou moins énergique exercée par l'oreillette au moment de la diastole. Les parois de cette cavité ne se dilatent point d'elles-mêmes ; leur dilatation, tout à fait passive, est le résultat de l'effort qu'exercent sur elles, de dedans en dehors, les ondées sanguines versées par les veines qui viennent d'être indiquées.

Une fois dilatées et pleines de sang les oreillettes se contractent brusquement, d'une manière presque convulsive, mais avec une énergie beaucoup moindre que celle des ventricules. Le sang qu'elles contiennent, pressé de toutes parts, tend à s'échapper par les orifices des veines qui l'ont amené et par l'ouverture très large qui fait communiquer chaque oreillette avec le ventricule correspondant. Ce sang est donc placé entre des tubes déjà pleins, où les fluides sont poussés de la circonférence vers le centre, et une large cavité, à parois flasques, disposée pour les recevoir. Or passera-t-il en totalité dans la cavité du ventricule, ou refluera-t-il en partie dans les veines ?

Le contenu des oreillettes paraît pouvoir refluer aisément dans les veines dont les orifices larges ne sont point garnis de replis valvulaires ; mais il n'y reflue qu'en faible proportion pour plusieurs causes faciles à constater.

D'abord, en ce qui concerne l'oreillette droite, les deux principaux troncs veineux, la veine cave antérieure et la veine cave postérieure, ont leurs parois musculaires à l'embouchure. La veine cave antérieure, courbée sur elle-même, à concavité inférieure, fortement dilatée vers l'oreillette, présente dans son épaisseur une couche musculaire rougeâtre à fibres circulaires, se continuant sans démarcation tranchée avec celles de l'oreillette ; elle s'ouvre en haut, presque perpendiculairement au bord des parois auriculaires. Or, lorsque l'oreillette se contracte, la veine cave supérieure se contracte aussi, comme je l'ai vu souvent chez les chevaux vivants dont j'ouvrais, à droite, le thorax et le péricarde : ses contractions sont brusques, vives et assez énergiques ; mais, comme elles ne vont jamais jusqu'à fermer la lumière du vaisseau vers son orifice, elles ne s'opposent pas d'une manière absolue au reflux. La veine cave postérieure, non dilatée et non pourvue de sinus comme la première, a très peu de fibres musculaires dans ses parois et seulement tout près de son insertion, qui a lieu horizontalement, à la partie postérieure de l'oreillette droite, au point d'abouchement des veines coronaires : les fibres musculaires de l'oreillette forment seulement dans la moitié externe de sa circonférence un demi-anneau qui la rétrécit au moment de la systole. Plus loin, la minceur et la transparence de ses parois contrastent singulièrement avec l'épaisseur considérable de celles du sinus de la veine cave antérieure. Son orifice, pourvu chez l'homme d'une valvule, n'en a pas la moindre trace chez les solipèdes et les ruminants. L'azygos, qui, suivant les espèces, s'ouvre tantôt dans la veine cave antérieure, tantôt directement dans l'oreillette, immédiatement en arrière de celle-ci, comme chez le cheval, a quelques fibres circulaires à sa jonction avec les parois auriculaires, et à 1 ou 2 centimètres avant son insertion, deux valvules semi-lunaires minces, dont le bord libre est tourné du côté du cœur. Enfin, les deux veines coronaires qui s'ouvrent soit isolément, soit par un orifice commun près de la veine cave postérieure, portent chacune, vers leur abouchement, deux valvules semi-lunaires, puis d'autres plus loin, de même que dans la plupart des vaisseaux de ce genre. Rien dans la disposition de ces veines à leur insertion n'indique qu'elles puissent être fermées au moment où la systole, soit auriculaire, soit ventriculaire tend à y faire refluer le sang. La prétendue occlusion produite à ce moment par les prétendus sphincters de l'insertion des veines est une absurdité du genre de celles qui figurent assez souvent dans les comptes rendus des séances académiques.

A l'oreillette gauche, les veines pulmonaires, au nombre de quatre, de six ou de huit à leur insertion, ont chacune une petite zone musculaire étroite, qui semble appartenir à l'oreillette, et au delà de laquelle leurs parois deviennent minces et fibreuses ; aucun repli valvulaire n'en garnit les orifices, et aucune valvule dans le reste de leur étendue ne s'oppose à la rétrogradation du sang qu'elles contiennent.

Ainsi les principales veines qui s'ouvrent dans les oreillettes, les deux veines caves, les veines pulmonaires, n'ont pas de valvules à leur insertion ; l'azygos et les coronaires seules en sont pourvues près de leur abouchement ; et parmi elles la veine cave antérieure est très musculeuse vers sa terminaison ; il faut de toute nécessité que l'obstacle au reflux du sang de l'oreillette dans les veines tienne à d'autres causes ; il consiste effectivement surtout dans la résistance opposée par la colonne sanguine qui remplit ces vaisseaux, et qui y marche vers le cœur sous l'influence d'une force continue, dont il sera question plus tard. Néanmoins le reflux n'est pas empêché d'une manière absolue. A l'instant de la systole auriculaire, le sang des veines cesse, ou à peu près, d'arriver dans l'oreillette, la colonne liquide qui remplit chacune d'elles est même refoulée vers la circonférence avec une certaine énergie, comme nous le verrons en étudiant le pouls veineux.

Le sang ne refluant point ou ne refluant que très peu dans les veines, n'a pour issue que l'orifice auriculo-ventriculaire. Celui-ci, extrêmement large et béant dès que l'oreillette se contracte, lui offre un libre passage ; les valvules qui le bordent sont abaissées : le sang achève de les appliquer contre les parois ventriculaires ; enfin le ventricule lui-même est vide et relâché ; ses parois molles, déjà légèrement écartées par le sang qui y a coulé dès le début de la diastole, arrivent à leur degré extrême d'ampliation.

Les oreillettes, à l'instant de leur systole, versent dans la cavité des ventricules la plus grande partie du sang qu'elles contenaient, mais non la totalité, comme le croyaient Haller et plusieurs autres physiologistes de son époque ; il est facile de s'assurer qu'elles n'expulsent pas complétement leur contenu, en les palpant à la surface ou en introduisant le petit doigt dans leur intérieur par une ouverture de l'auricule, comme je l'ai dit précédemment. Toutefois, ce serait une grave erreur de croire, avec Hope, Brodie et beaucoup d'observateurs modernes, qu'elles retiennent, leur systole étant achevée, la plus grande partie de leur contenu. Il faut bien se garder de prendre pour l'état normal la distension extrême, l'engouement de ces poches contractiles sur les animaux dont la circulation est languissante, une fois que la poitrine est ouverte et que le cœur est soustrait à la pression du péricarde. C'est probablement cet état d'engouement qui a fait dire à Magendie que l'oreillette pouvait quelquefois demeurer constamment pleine et n'éprouver, au moment de la diastole ventriculaire, qu'un simple resserrement dû à l'élasticité de ses parois.

Ainsi, lors de la contraction de l'oreillette, le contenu de cette poche se divise en trois parties inégales : la plus forte descend dans le ventricule, une seconde reflue dans les veines et la dernière demeure dans la cavité qui ne s'affaisse pas complétement sur elle-même.

Le sang que l'oreillette, au moment de la systole, verse dans le ventricule ne suffirait pas à remplir ce réservoir, si déjà celui-ci n'en avait reçu une certaine quantité pendant le temps qui s'est écoulé entre la systole ventriculaire et la systole auriculaire. On sait très bien, en effet, que les oreillettes ont une capacité moindre que les ventricules, même lors de leur distension la plus considérable. L'oreillette achève seulement de remplir la cavité ventriculaire et de la porter, tout d'un coup, au degré de distension que le sang ne lui donnerait point, s'il n'y était projeté en vertu d'une force assez énergique.

Les ventricules se remplissent donc en deux fois et à deux périodes distinctes : ils commencent à recevoir du sang dès que leur systole a cessé, c'est-à-dire avant que celle des oreillettes commence, car les ventricules se dilatent avant que les oreillettes entrent en contraction, puis ils finissent de se remplir lorsque les oreillettes leur lancent leur contenu. La première quantité de sang qu'ils reçoivent y passe d'elle-même, puisque d'une part l'oreillette en est pleine et continue à en recevoir, et que, d'autre part, l'orifice auriculo-ventriculaire est béant ; la seconde quantité, la plus considérable des deux, y est poussée par la systole des oreillettes, avec une grande rapidité et une force suffisante pour vaincre la résistance passive opposée par les parois épaisses des ventricules. L'aspiration que les ventricules exerceraient alors sur le sang des oreillettes est purement imaginaire ; elle ne peut être admise, dès l'instant que les parois ventriculaires n'ont point une expansion active, telle qu'on l'avait supposé sans preuves. Les expériences sur les cœurs détachés du cadavre desquelles on a conclu que les ventricules agissent sur le sang à la manière de pompes aspirantes sont jeux d'enfants qui ne méritent pas l'honneur d'une mention. Mais il est certain que, lors de la diastole succédant brusquement à la systole, la pression diminuée tout d'un coup dans les cavités ventriculaires a pour résultat d'appeler le sang qui, dans les oreillettes et les grosses veines, supporte une pression plus considérable comme nous le verrons en étudiant la circulation veineuse.

Dès que les ventricules sont entièrement remplis à la suite de la systole auriculaire, ils se contractent énergiquement et avec une extrême rapidité. Alors, le sang qu'ils contiennent, soumis à une forte pression, tend à s'échapper par les deux ouvertures du ventricule, c'est-à-dire par l'orifice auriculo-ventriculaire, et par l'orifice de l'artère pulmonaire pour le ventricule droit, de même que par celui de l'aorte pour le ventricule gauche. De ces deux orifices, le premier se ferme par la valvule tricuspide à droite et par la valvule mitrale à gauche, et le second est déjà fermé par l'abaissement des trois valvules sigmoïdes ; celui-ci seul doit s'ouvrir pour donner issue au sang. Voyons comment les valvules auriculo-ventriculaires se ferment pour mettre obstacle au retour du sang dans l'oreillette, et comment les valvules sigmoïdes s'ouvrent afin de permettre son écoulement dans les artères.

Les valvules, placées autour de l'orifice qui fait communiquer chaque oreillette avec le ventricule correspondant, sont admirablement disposées pour laisser un libre passage au sang de la cavité auriculaire dans la cavité ventriculaire, et pour s'opposer, au contraire, au retour du sang de la seconde dans la première. Fixées par leur circonférence à la zone fibreuse des ventricules, elles sont attachées par le bord libre de leurs dentelures et par leur face inférieure à un grand nombre de petits tendons qui naissent des parois internes des ventricules sur des mamelons coniques ou des colonnes plus ou moins détachées et de nature musculaire. Celle du ventricule droit a trois découpures, dont la plus grande est tournée du côté de l'artère pulmonaire, celle du ventricule gauche n'en a que deux, dont l'une, un peu plus étendue que l'autre, regarde l'orifice de l'aorte ; néanmoins, chez plusieurs animaux, tels que les solipèdes, il y a entre elles deux languettes très courtes pourvues, comme les premières, de tendons à leur bord libre. Or, au moment de la systole ventriculaire, les divisions de ces valvules se soulèvent et viennent fermer à peu près complètement l'orifice qu'elles bordent, et qui déjà se rétrécit très notablement.

La plupart des physiologistes disent, et Magendie affirme formellement, qu'alors les divisions des valvules tricuspide et mitrale s'élèvent et se tendent transversalement, jusqu'à devenir perpendiculaires à l'axe du ventricule, mais ils ne donnent ni la preuve, ni l'explication d'un tel mouvement, dont il est du reste assez difficile de se rendre compte en ce qui concerne les divisions qui ne sont point tournées vers les orifices artériels. En effet, on conçoit avec peine que le sang ait de la tendance à s'engager entre les parois du ventricule et les divisions valvulaires qui se trouvent appliquées contre elles, d'autant plus qu'au moment de la systole les fibres musculaires des colonnes sur lesquelles s'implantent les tendons des valvules se contractent, et semblent devoir tirer la partie libre de ces valvules vers le fond des ventricules, au lieu de leur laisser la liberté qui leur est nécessaire pour se relever vers la base des ventricules.

Mais, il importe de remarquer, d'une part, que le raccourcissement du cône ventriculaire, lors de la systole, rapproche l'extrémité inférieure des tendons valvulaires du bord libre des valvules, et permet ainsi à ce dernier de s'élever sensiblement. D'autre part, dans ce même moment, la paroi antérieure de chaque ventricule se rapprochant de la postérieure, et la gauche de la droite, les tendons perdent sensiblement de la tension qu'ils avaient lors de la diastole, car, dans le ventricule droit, la grande dentelure qui regarde l'orifice de l'artère pulmonaire se fixe, chez le cheval, le chien, le lion, etc., par ses cordages sur le septum et sur la paroi antérieure; dans le ventricule gauche, la dentelure qui répond à l'orifice aortique est attachée par ses tendons aux deux parois latérales de cette cavité. Aussi ces deux dentelures ont-elles une mobilité que ne possèdent pas, à beaucoup près, celles qui, attachées au septum, y sont encore fixées inférieurement par leurs tendons.

Il résulte de ces dispositions spéciales que, dans chaque ventricule, la découpure qui correspond à l'orifice artériel est la plus mobile, celle qui peut se soulever au plus haut degré, et conséquemment prendre la part principale à l'occlusion de l'orifice auriculo-ventriculaire; c'est aussi ce que l'expérience m'a prouvé très clairement. En engageant le doigt dans l'intérieur du ventricule gauche par une petite ouverture préalablement pratiquée à la pointe de l'oreillette correspondante, on sent parfaitement, sur le cheval, la découpure dont je parle s'élever et se tendre à chaque systole ventriculaire. On reconnaît, par le même moyen, que le jeu des autres découpures est infiniment moins marqué.

Le mouvement des valvules peut, du reste, se reproduire sur un cœur détaché, plein d'eau et suspendu la pointe en bas. Alors, les oreillettes étant enlevées, si l'on vient à insuffler de l'air avec un tube au centre de la masse liquide, les valvules s'élèvent comme des voiles enflées par le vent, et chacune d'elles vient former une partie de l'orifice auriculo-ventriculaire. Le même mouvement se produit si l'on projette dans le liquide de petites boules de cire ou de moelle de sureau, ou enfin si l'on comprime circulairement les ventricules vers leur région supérieure. Dans toutes ces circonstances, chaque division des valvules décrit une convexité supérieure très prononcée. Mais il faut bien se rappeler que cela ne représente pas exactement le jeu normal des valvules, car au moment de la systole, l'orifice auriculo-ventriculaire étant notablement rétréci, les valvules doivent se plisser légèrement sur les bords, et surtout s'affronter ou s'adosser par une bonne partie, comme le quart ou le tiers de leur face supérieure, d'autant

que la grande découpure voisine de l'orifice artériel suffit presque à fermer le
passage du ventricule dans l'oreillette. Il est inutile de réfuter ici l'hypothèse
d'après laquelle le soulèvement des valvules, lors de la systole, tiendrait à la
contraction des piliers charnus qui servent à l'implantation de leurs cordages.

Ainsi, les valvules auriculo-ventriculaires une fois soulevées mettent obstacle
au reflux du sang dans l'oreillette; mais elles sont tellement disposées qu'en se
soulevant elles en font refluer une certaine quantité. Quoique minces et presque
transparentes, dans un grand nombre d'espèces animales, elles jouissent d'une
résistance extrême, nécessaire pour ne point se déchirer sous l'influence de
l'impulsion énergique que la systole communique au sang. Leur résistance est
d'ailleurs très forte chez certains animaux, tels que le lion, où elles sont très
épaisses; elle s'accroît dans certaines circonstances par suite d'un épaississement
considérable dont elles offrent souvent des exemples.

Le sang pressé par le rapprochement des parois ventriculaires ne pouvant
refluer qu'en faible proportion dans l'oreillette d'où il est venu, n'a donc d'autre
issue que l'orifice artériel, c'est-à-dire celui de l'artère pulmonaire pour le ventricule droit, et de l'aorte pour le gauche. Mais ce dernier orifice est fermé aussi,
depuis le commencement de la diastole précédente, par l'abaissement des valvules
sigmoïdes, résultant de la réaction de la colonne sanguine contenue dans ces
artères. Comment le sang va-t-il se frayer un passage à travers cet orifice fermé?

Les trois valvules sigmoïdes ou semi-lunaires, placées à l'entrée de chaque
orifice artériel, ayant leur bord adhérent tourné vers la cavité du ventricule et
leur bord libre du côté de l'artère, sont évidemment disposées pour jouer en sens
inverse des valvules mitrale et tricuspide, c'est-à-dire pour s'ouvrir de bas en
haut quand le sang est poussé du ventricule dans l'artère. Or, les trois valvules
qui, au moment du relâchement du ventricule, avaient été abaissées par la pression de la colonne sanguine artérielle, se soulèvent au moment de la systole par
l'action du sang que le ventricule chasse avec une force considérable; elles se
rapprochent des parois de l'artère et viennent ensuite, par leur bord libre, se
mettre en contact avec elles. Ainsi devient libre le passage par lequel le sang
s'échappe de la cavité ventriculaire.

Il ne faudrait pas croire que lors de la systole, tout le sang du ventricule
s'échappe à travers l'orifice artériel devenu béant. Une petite fraction de ce
liquide rétrograde vers la cavité de l'oreillette: c'est celle qui se trouvait au-dessus
des valvules tricuspide et mitrale pendant que ces valvules se sont soulevées, mais
il est impossible de dire quelle est la proportion de liquide que les replis valvulaires ont entraînée à leur face supérieure. Les assertions des physiologistes ne
nous apprennent rien de positif à cet égard.

Quant à la question de savoir si les ventricules, au moment de la systole, se
débarrassent complètement de leur contenu, elle n'a guère été résolue jusqu'ici
que d'après des vues purement spéculatives ou d'après des faits observés sur les
vertébrés à sang froid. Haller pensait que tout le sang de ces cavités en était
évacué à chaque systole, et il croyait même que la diastole ne pouvait avoir lieu
qu'à la condition d'une évacuation complète; du reste, il avait vu s'accomplir
ainsi le phénomène sur le coeur presque transparent du poulet pendant la vie

embryonnaire, et sur celui des batraciens à l'âge adulte. Malgré l'imposante
autorité de cet illustre observateur, je ne crois pas que les ventricules se vident
totalement dans les circonstances ordinaires. Sans doute, dans beaucoup de cas,
les choses se passent comme le dit Haller. Ainsi, chez les jeunes chats à la mamelle
et les très jeunes lapins à corps nu il est facile, grâce à la demi-transparence des
parois des oreillettes et du ventricule droit, de juger la question. En incisant le
sternum de ces jeunes animaux et en écartant les parois costales, j'ai vu très nettement le ventricule droit, après avoir bleui à chaque diastole, pâlir à chaque
systole dans une partie considérable de son étendue ; il se débarrassait donc à peu
près de la totalité de son contenu. Mais sur les sujets adultes et les grands animaux il ne paraît pas en être de même. Les ventricules n'expulsent guère l'intégralité de leur contenu que s'il y a eu des pertes sanguines considérables, ou sur
le cœur détaché et adhérent seulement à une partie des gros vaisseaux. Ainsi, sur
une brebis à thorax fenêtré et à circulation entretenue par la respiration artificielle
j'ai vu qu'un fin trocart implanté dans le ventricule gauche laissait couler le sang
d'une manière continue en jet très élevé lors de la systole et en nappe lors de la
diastole ce qui suppose toujours du sang dans la cavité ventriculaire. Sur cet
animal, après une hémorrhagie abondante, l'écoulement devenait intermittent.
Rien ou presque rien ne s'échappait du tube dans l'intervalle de deux systoles
successives. Ensuite je me suis assuré, en engageant le doigt dans un ventricule,
à travers une petite ouverture faite à l'oreillette que, même sur les chevaux dont
la respiration se fait bien et dont la circulation est à peine accélérée, le ventricule
ne revient pas exactement sur lui-même de manière à occlure sa cavité. Enfin,
sur les animaux dont on a excisé la pointe du cœur, on voit le sang sortir par la
petite ouverture d'une manière continue, ce qui n'arriverait pas si, à la fin de
chaque systole, tout le contenu des ventricules était expulsé par les orifices artériels. Toutefois, la quantité de sang que la systole ne chasse pas dans les artères
est peu considérable ; elle devient plus grande à mesure que la circulation éprouve
plus de gêne et que l'action du cœur s'affaiblit davantage ; aussi ceux qui ont fait
leurs observations sur des animaux expirants n'ont pu juger sainement la question.

D'ailleurs, les deux ventricules ou plutôt les deux cœurs ne se comportent pas
d'une manière absolument identique. Le droit, dont la force de contraction doit
être plus grande dans l'expiration que dans l'inspiration, plus grande surtout lors
des efforts que dans les moments de calme, le droit ne peut avoir des systoles
égales quant à la quantité de sang qu'il lance dans l'artère pulmonaire. Celles qui
s'opèrent pendant que le thorax est dilaté et les vaisseaux pulmonaires agrandis
peuvent y lancer la totalité du sang. Au contraire, les systoles qui coïncident avec
l'expiration, par conséquent avec l'affaissement du poumon, avec le resserrement
des vaisseaux pulmonaires, ne poussent l'ondée sanguine qu'avec difficulté et
moins complètement. Ce que le raisonnement indique se vérifie par l'expérimentation. La main qui palpe l'extérieur du cœur, le doigt qui pénètre dans le ventricule droit, en passant par l'oreillette, ne perçoivent pas une impression uniforme
à toutes les systoles. Celles qui répondent à des expirations, surtout à des expirations profondes, sont moins complètes que les autres : elles sont impuissantes
à vider entièrement le ventricule ; une partie de leur sang reste pour être chassé

par une systole suivante qui coïncidera avec une inspiration. Le cœur droit agit en réalité comme une pompe à coups de piston inégaux et à débit irrégulier. Aussi, est-ce à cause de cela que le ventricule droit présente un excédent de capacité sur le gauche.

L'inégalité des projections successives du ventricule droit ne saurait être normalement très étendue, car diverses causes tendent à l'atténuer. Si, lors de l'inspiration le poumon agrandi offre de larges voies à l'abord du sang, ce liquide, attiré physiquement par le vide qui tend à se faire, y entre à grandes ondées, tandis que, au moment de l'expiration, il n'y pénètre que par ondées bien moins fortes. C'est aussi à ce dernier moment que le sang reflue dans les veines caves pour diminuer d'autant la réserve du ventricule. On conçoit bien d'après cela comment, dans les maladies du cœur, les inspirations profondes et très répétées procurent, ainsi que l'a dit Piorry, un soulagement très marqué, puisqu'elles permettent à l'organe surchargé de se débarrasser de son fardeau sans qu'il ait besoin d'augmenter sa force impulsive. On comprend aussi très bien que les individus affectés de ces maladies à un degré plus ou moins avancé éprouvent des palpitations en faisant des efforts même légers, puisque ceux-ci, diminuant l'abord du sang au poumon, le forcent à stagner dans le cœur droit qui, dès lors, pour le chasser, doit accroître ou l'énergie ou la rapidité de ses contractions. Toutefois, quelles que soient les inégalités des systoles des deux cœurs, il faut que l'harmonie soit maintenue entre les deux organes ; la quantité de sang injectée dans le système aortique par le gauche est nécessairement égale à celle qui, dans le même temps, est injectée par le ventricule droit dans le poumon. Ce dernier fait l'office d'un réservoir dont le débit moyen compense les inégalités des ondées que lui envoie le cœur droit.

Pour bien saisir la relation intime établie entre la circulation générale et la circulation pulmonaire, relation exprimée par l'équivalence systolaire des deux cœurs, il faut se représenter le système vasculaire comme étant rempli de liquide, sans nous inquiéter de savoir suivant quelles proportions il est réparti dans les artères, les veines et les capillaires, soit du poumon, soit des diverses parties de l'organisme. Or, à un moment quelconque, les deux ventricules, en se contractant, lancent tous les deux, l'un dans l'aorte, l'autre dans l'artère pulmonaire, la même quantité de sang. Au même moment aussi, les deux oreillettes, en se dilatant, reçoivent, l'une par les veines caves, l'autre par les veines pulmonaires, une masse de fluide qui est égale pour ces deux cavités. Il suffit de réfléchir avec quelque peu d'attention aux phénomènes généraux de la circulation pour se convaincre que les choses ne peuvent se passer autrement.

Si, par exemple, le ventricule gauche du cheval lance en une unité de temps 666 grammes de sang dans le système artériel aortique, il faut nécessairement que dans cette unité il ait reçu 666 grammes de liquide ; par conséquent, l'oreillette gauche a reçu du poumon, par les veines pulmonaires, autant de sang que le ventricule correspondant en a chassé dans tout le corps. Pour que les veines pulmonaires rapportent cette quantité de fluide à l'oreillette gauche, il faut qu'elles l'aient reçue des artères pulmonaires, où elle a été lancée par le ventricule droit. Donc le cœur droit ne doit lancer dans le poumon ni plus ni moins de sang que le cœur gauche ne doit en chasser dans tout le reste de l'organisme. En un temps donné, il doit pénétrer autant de sang dans l'aorte que dans l'artère pulmonaire, autant dans les capillaires du poumon que dans ceux des autres parties, autant dans les veines pulmonaires que dans les veines caves, et enfin autant dans l'oreillette droite que dans la gauche, autant dans le ventricule antérieur que dans le postérieur. D'où il suit qu'en une minute, en une heure, ou en un jour, le système de la petite circulation reçoit et renvoie la même quantité de fluides que celle que reçoit et renvoie la grande circulation.

Il ne suit pas de là cependant que les vaisseaux de la circulation pulmonaire contiennent à un moment donné autant de sang que les vaisseaux de la circulation générale. Évidemment l'aorte et ses divisions ont une capacité de beaucoup supérieure à l'artère pulmonaire et à ses ramifications; les capillaires généraux ont une étendue infiniment plus considérable que les capillaires du poumon, et les veines caves une capacité plus grande que les veines pulmonaires, et par suite, en un temps donné, il se trouve dans le système vasculaire général une masse de sang qui dépasse un grand nombre de fois celle que contient le système vasculaire du poumon; mais ces différences, si considérables qu'elles soient, ne changent rien aux rapports qui existent entre les masses de sang que reçoivent et donnent les deux systèmes circulatoires.

En résumé, les quantités de sang qui abordent à chaque moitié du cœur ou qui en sortent, dans un temps supposé très court, ne sont point égales pour les deux. L'oreillette droite, qui a une capacité bien supérieure à la gauche, se vide moins que cette dernière, lors de leur systole commune; une partie de son contenu n'est point lancée dans le ventricule correspondant et se divise en deux fractions : l'une qui demeure là, l'autre qui reflue dans les veines caves. L'oreillette gauche, au contraire, se débarrasse à peu près complétement de son sang à chaque contraction; elle n'est pas le point de départ d'un reflux sensible du côté des veines pulmonaires. Le mouvement d'expiration, qui est pour sa congénère la cause du reflux, en devient pour elle un puissant obstacle.

L'injection sanguine effectuée par le ventricule dans les systèmes artériels n'est point uniforme des deux côtés. Le ventricule droit a un débit très inégal. Au moment de l'inspiration, il se remplit mieux et lance une plus grande quantité de sang dans le poumon dont les vaisseaux s'agrandissent. Lors de l'expiration, il se remplit moins et injecte moins de liquide dans l'organe pulmonaire. Toutefois si, à ce dernier moment, il contient trop de sang, sa systole est incomplète. L'observation attentive de ses mouvements montre que pendant l'expiration il ne se vide pas au même degré que l'autre. L'excédent de capacité qu'il a sur le gauche a évidemment pour but de lui permettre, d'une part, de recevoir et de lancer des ondées tour à tour fortes et faibles, et, d'autre part, de conserver ou de tenir en réserve les fractions d'ondées que le poumon, dans les périodes d'affaissement, n'est pas en état d'admettre. Mais, quelles que soient ces différences, il s'établit une compensation, un véritable balancement entre les deux cœurs. Si le droit reçoit et injecte plus de sang que l'autre dans l'inspiration, ce dernier prend sa revanche dans l'expiration. Les efforts seuls, dans les circonstances physiologiques, peuvent rompre cet équilibre.

Dès qu'il est impossible de déterminer la quantité de sang que conserve le ventricule et celle qui reflue dans les veines, on ne saurait exactement préciser celle qui, à chaque systole, est lancée par le cœur droit dans le poumon et par le gauche dans le système aortique, mais le débit des ventricules se déduit approximativement de leur capacité, que j'ai mesurée avec soin chez un certain nombre d'animaux. En admettant, d'après mes mensurations, que le ventricule gauche du cheval ait une capacité moyenne d'un litre et que, à chaque systole, il pousse dans le système artériel les deux tiers ou les trois quarts de son contenu, soit de 666 à 775 centimètres cubes de sang, on arrive je crois à une approximation très rapprochée du débit réel à peu près indéterminable. Ce débit systolaire, pour l'homme, a été évalué à 65 centimètres cubes par Harvey, à 180 par Vierordt et à 188 par Volkmann. Si j'en juge par la comparaison des volumes, il ne devrait être que de 95 à 110 centimètres cubes[1].

Tableau de la capacité des ventricules du cœur de divers animaux domestiques.

ANIMAUX	Ventric. droit.	Ventric. gauche.	ANIMAUX	Ventric. droit.	Ventric. gauche.
Ane pesant 117 kil......	230	150	Chien pesant 5 kil......	9	7
Ane de petite taille......	300	200	Epagneul, 8 kil. 3......	11	9
Cheval petit............	740	550	Lévrier, 10 kil. 3......	16	16
Cheval petit............	765	750	Chien de chasse, 14 k. 4..	31	20
Cheval petit............	810	735	Chien loup, 17 kil......	42	35
Cheval de taille moyenne.	705	660	Chien, 18 kil. 5........	50	42
Cheval petit............	1000	900	Chien griffon 20 kil. 8...	73	55
Cheval taille moy. 350 kil.	1600	700	Jeune porc 3 mois).....	21	21
Cheval de moyenne taille.	1040	1250	Porc pesant 91 kil......	56	48
Cheval de moyenne taille.	1210	1040	Mouton 39 kil..........	52	42
Cheval moy. taille, 450 kil.	1350	1500	Bélier, 54 kil..........	64	54
Cheval moy. taille, 460 kil.	1330	980			
Cheval moyenne taille...	1900	1510			
Cheval grande taille.....	1720	1300			
Cheval grande taille......	1300	1550			

D'ailleurs, dans toutes les conditions, le cœur ne se remplit pas au même degré et par conséquent ne lance pas, à chaque systole, la même quantité de sang dans le système artériel. Le maximum de débit correspond aux systoles à leur nombre normal. Lorsque les contractions deviennent fréquentes, le degré de réplétion diminue et le cœur ne pousse plus à chacune d'elles que de faibles quantités de sang. Ainsi, d'après Héring, quand le pouls du cheval s'élève de 80 à 100, la quantité lancée à chaque systole n'est plus qu'environ la moitié de la normale.

Pendant que le sang traverse les cavités du cœur, qu'il passe des veines dans les oreillettes, des oreillettes dans les ventricules, et de ceux-ci dans les artères,

---

1. Voir au sujet du débit du cœur un travail de M. F. Franck, *Comptes rendus de l'Académie des sciences*, T. 21, 1877, p. 1242.

il y éprouve une agitation et un mélange intime de ses diverses parties. La magnifique disposition anfractueuse des oreillettes et des ventricules, si variée suivant les espèces, les colonnes charnues simples, divisées et réticulées, si nombreuses surtout chez le chat et le lion, doivent, comme le pensait Boerhaave, prendre une grande part à la mixtion du sang hétérogène provenant des diverses parties du corps et du sang avec le chyle et la lymphe. Cependant, si l'on conçoit bien leur utilité dans les cavités droites, on ne s'explique pas aussi bien celle qu'elles peuvent avoir dans les cavités gauches, où les veines pulmonaires amènent le sang suroxygéné et devenu homogène dans l'appareil respiratoire. On peut se faire une idée de l'agitation du sang dans les cavités du cœur en y insufflant, comme le conseille Magendie, une certaine quantité d'air par la veine jugulaire, lequel forme peu après, à l'intérieur de cet organe, une écume rougeâtre à bulles très fines. Dans d'autres circonstances, comme à la suite d'une transfusion faite sans soin, il arrive que la fibrine battue dans les cavités du cœur s'attache aux valvules et aux colonnes charnues, sous forme de filaments très déliés et rassemblés souvent en masses considérables.

V. — BRUITS DU CŒUR.

Les mouvements du cœur s'accompagnent de deux bruits que l'oreille, armée du stéthoscope ou appliquée simplement sur la région cardiaque, peut percevoir chez la plupart des animaux, surtout s'ils sont de grande taille. Ces deux bruits ont une grande importance, parce qu'ils permettent à l'observateur de juger de la régularité de l'action du cœur et des troubles que cette action éprouve dans certaines maladies.

Ils sont au nombre de deux : le premier est sourd, prolongé et fort ; le second est clair, éclatant et bref.

Le premier bruit, qui est systolique, coïncide avec le choc du cœur sur les parois thoraciques ; il est parfaitement isochrone avec la contraction des ventricules et la pulsation artérielle. Comme il persiste sur le cœur mis à nu, il est facile de s'assurer qu'il se produit à l'instant où l'organe se durcit, se ride, se dévie à gauche, au moment du soulèvement des valvules auriculo-ventriculaires et de la dilatation des crosses aortique et pulmonaire.

On l'entend très bien sur les solipèdes et les ruminants, en arrière du coude gauche, surtout si le membre antérieur est un peu porté en avant, c'est-à-dire au niveau du cinquième espace intercostal et de la sixième côte gauche. On le perçoit avec une égale netteté sur une étendue d'environ un décimètre carré correspondant au tiers inférieur de la face gauche du cœur et à l'échancrure pulmonaire ; mais son intensité diminue à mesure qu'on s'éloigne de ce centre. Elle est plus grande sur les animaux maigres, dont les parois costales sont minces, que sur les sujets gras et très musclés. Elle augmente à mesure que la circulation devient plus active.

Le second bruit, plus clair, plus bref que le premier, lui succède après un court intervalle ou un court silence ; il coïncide avec le début de la diastole ou du relâchement des ventricules, c'est-à-dire avec le moment où les valvules sigmoïdes des orifices aortiques et pulmonaires se ferment sous le poids de la colonne sanguine qui tend à revenir vers le cœur ; il précède, par conséquent, la systole des oreillettes. Laennec s'était trompé en le faisant coïncider avec celle-ci, dont il est séparé par le long silence qui sépare deux révolutions successives du cœur. On l'entend au niveau de tous les points de la face gauche du cœur ; mais son maximum d'intensité correspond à la partie supérieure des ventricules, ou à l'origine de l'aorte et de l'artère pulmonaire. C'est en ce point qu'il est le plus perceptible sur le cœur dénudé.

La succession des bruits est telle, que les trois temps perceptibles et mesurables d'une révolution complète du cœur sont caractérisés de la manière suivante : le premier, par le bruit systolique et fort des ventricules ; le second, par le bruit clair du début de la diastole, et le troisième, par le silence qui répond au relâchement de toutes les parties du cœur et à la fin d'une révolution.

Quel est la cause et quel est le mécanisme de ces bruits ?

Évidemment, si chacun d'eux coïncidait avec un seul phénomène de l'action du cœur, sa cause pourrait se déduire de la coïncidence constatée ; mais il n'en est pas ainsi. D'une part, le bruit sourd répond à la fois à la contraction des ventricules, au choc précordial, au soulèvement des valvules auriculo-ventriculaires et des sigmoïdes, à la projection du sang dans les grosses artères. D'autre part, le bruit clair, bref, coïncide avec le relâchement des ventricules, l'abord du sang dans leur cavité, avec celui des oreillettes, avec l'abaissement des valvules sigmoïdes et auriculo-ventriculaires. Chacun d'eux tient-il à un seul ou à plusieurs de ces phénomènes ?

Le premier bruit a été attribué à la contraction des ventricules, au choc de la pointe du cœur sur les parois costales, aux frottements des surfaces ventriculaires internes avec elles-mêmes, aux frottements du sang sur ces surfaces, à la collision des fluides dans les cavités des ventricules, enfin, aux vibrations des valvules auriculo-ventriculaires. Il paraît dû à deux de ces causes.

D'abord, il tient aux vibrations des valvules mitrale et triglochine soulevées et tendues par le sang lors de la systole des ventricules. Carswell et Rouannet l'ont dit sans en donner la preuve ; les comités anglais et américains l'ont démontré il y a longtemps déjà. Ce bruit tient en même temps au choc du cœur sur les parois costales, car, lorsque ce choc n'a plus lieu sur l'animal dont le thorax est fenêtré en regard du cœur, le premier bruit perd beaucoup de son intensité ; mais il ne cesse pas, comme Magendie l'avait cru. D'un autre côté, il s'affaiblit lorsqu'on insinue entre la pointe du cœur et les parois thoraciques, un coussinet capable d'amortir le choc, et on lui donne un grand retentissement capable de le rendre perceptible à distance si, comme je l'ai fait, on interpose entre le cœur et la sixième côte une règle métallique ou un disque de même nature. De ces deux causes, la vibration, le claquement des valvules auriculo-ventriculaires paraît la principale, parce que le premier bruit est encore assez intense sur le cœur dénudé.

La force du premier bruit est exagérée dès que la circulation s'accélère et qu'elle s'accompagne de palpitations, comme dans l'hypertrophie et les états inflammatoires du cœur ou de ses membranes. Elle est, au contraire, atténuée dans le cas d'épanchement péricardique qui affaiblit le choc du cœur sur les parois costales.

Quant au second bruit, éclatant, bref, qui marque le début du relâchement des ventricules, il a été rapporté aussi à une foule de causes dont quelques-unes ne coïncident pas avec lui. Laennec l'avait attribué à la contraction des oreillettes, à laquelle il ne répond pas, Bouillaud l'a fait dériver de l'abaissement des valvules auriculo-ventriculaires, Hope et Williams l'ont considéré comme le résultat des vibrations des valvules sigmoïdes de l'origine de l'aorte et de l'artère pulmonaire, et ils en ont donné la démonstration expérimentale.

Ce second bruit paraît bien, en effet, dépendre du claquement des valvules sigmoïdes, non en s'élevant pour laisser pénétrer l'ondée sanguine dans les artères, mais en s'abaissant dès que la systole ventriculaire a cessé, sous l'influence du choc en retour ou de la pression du sang que l'élasticité des parois artérielles refoule vers le cœur. Alors elles se tendent brusquement, en fermant les orifices de l'aorte et de l'artère pulmonaire. En se tendant instantanément, elles vibrent comme par la percussion de la colonne artérielle qui les affaisse du côté du cœur. Rouannet a reproduit ce bruit en faisant refluer brusquement de l'eau dans un tube adapté à l'origine de l'aorte. Les comités de Londres et de Dublin, en 1834, et le comité de Philadelphie ont vu qu'il cesse lorsque, à l'aide de fils métalliques introduits dans les crosses de l'aorte et de l'artère pulmonaire, on maintient les valvules appliquées sur les parois vasculaires, et l'expérience se répète plus ou moins bien, sans trop de difficulté, sur le cheval tué par la section du bulbe, le thorax étant fenêtré et la respiration entretenue artificiellement. Il cesse encore lorsque les contractions cardiaques sont impuissantes à lancer le sang dans les artères, lorsque la pointe du cœur est ouverte, lorsque l'aorte et l'artère pulmonaire sont blessées, ou enfin, quand on applique, comme je l'ai fait, une pince sur les crosses vasculaires, car, dans ces divers cas, les valvules sigmoïdes jouent faiblement ; elles n'éprouvent plus le choc en retour du sang dans les deux crosses artérielles.

Les deux bruits du cœur peuvent devenir, suivant les cas, plus forts ou plus faibles, plus sourds ou plus clairs ; leur timbre peut devenir doux ou rude, prendre un éclat métallique, dans une foule de conditions anormales, dont l'étude n'est point ici à sa place.

VI. — FORCE DU CŒUR.

Le problème de la détermination de la force du cœur est, depuis longtemps, l'un de ceux qui ont le plus vivement préoccupé les physiologistes et les mathématiciens. Borelli, Keill, Hales, Bernouilli, Sauvages et d'autres plus modernes, en ont tour à tour tenté la solution. Les uns, considérant le cœur comme un organe simple, analogue à un muscle du squelette, se sont proposé d'évaluer la puissance absolue de sa contraction ; mais, faute de bases certaines pour mesurer l'intensité de la force que produit le raccourcissement d'un nombre infini de fibres diversement contournées et enlacées, ils ont obtenu des résultats qui étonnent par leur divergence. Les autres, n'envisageant dans cet organe qu'une

seule de ses parties, se sont bornés à chercher l'intensité de l'impulsion, par laquelle le sang est chassé du ventricule gauche dans le système artériel aortique.
Ceux-ci, s'appuyant sur les données rigoureuses de l'hydrodynamique, ont été
conduits à des appréciations assez rapprochées de la vérité.

Pour arriver à des évaluations exactes, il est évident qu'il ne faut point, à
l'exemple de Borelli, regarder le cœur comme un organe simple, une sorte de
machine hydraulique qui élève le sang à une certaine hauteur ou qui le lance à
une certaine distance. Le cœur, au point de vue mécanique comme sous tous les
autres rapports, est un organe double. Il est formé de deux cœurs distincts, d'inégale force et d'inégale capacité, mais accolés l'un à l'autre et fonctionnant simultanément : le gauche est plus énergique pour projeter le sang dans l'aorte, jusqu'aux extrémités du corps ; le droit est plus faible, n'ayant à pousser ce liquide
que dans les vaisseaux pulmonaires.

Nous considérerons donc à part chacun de ces deux cœurs, comme s'ils étaient
isolés, d'autant que leur force respective, tout en se calculant d'après les mêmes
principes, exige, pour être mesurée, des variantes fort notables dans les moyens
d'expérimentation ; puis nous comparerons la force de l'un à celle de l'autre dans
quelques animaux ; enfin nous examinerons les modifications que cette force peut
éprouver dans les principales conditions physiologiques et anormales de l'économie.

Force du cœur gauche. — Le physicien Hales est, parmi les expérimentateurs qui ont cherché à déterminer la puissance du cœur, celui qui a le
mieux compris ce problème délicat ; il est le premier, et peut-être le seul jusqu'à
ce jour qui ait donné la formule à l'aide de laquelle on peut le résoudre. Sa
manière de procéder est si claire, si logique, si conforme aux lois de la mécanique
des liquides, qu'on s'étonne de la voir méconnue ou mise de côté par beaucoup
de physiologistes de notre époque. Pour cet ingénieux expérimentateur, la force
du cœur aortique se calcule : 1° par la hauteur à laquelle le sang s'élève dans un
tube vertical adapté à une artère ; 2° par l'étendue de la surface interne du ventricule gauche. La force effective imprimée au sang qui sort du cœur, par l'aorte,
est égale au poids d'une colonne sanguine ayant pour hauteur celle que le sang
atteint dans le tube et pour base la surface interne du ventricule gauche. Avant
d'appliquer cette formule, il importe de démontrer qu'elle est rationnelle et d'une
rigoureuse exactitude.

Or, que se passe-t-il au moment où le cœur plein de sang se contracte pour
lancer son contenu dans le système artériel ?

Aussitôt que la systole des ventricules commence, son premier effet est de soulever les valvules sigmoïdes, de manière à établir entre eux et le système artériel
une libre communication. À peine ces valvules sont-elles soulevées, que le sang
des cavités ventriculaires ne forme plus avec celui des artères qu'une seule et
même masse dont toutes les parties deviennent solidaires les unes des autres, comme
le sont les molécules du liquide qui remplit des vases communicants. Les particules de cette masse fluide supportent alors une pression considérable qui dérive,
tout à la fois, de la contraction du cœur et de la réaction élastique des parois
artérielles fortement distendues. Cette double pression tend à devenir uniforme,
ou, en d'autres termes, ses deux éléments cherchent à s'équilibrer, en vertu du

principe d'après lequel la pression exercée sur un point quelconque d'un liquide se transmet immédiatement dans tout le reste de la masse.

Suivons bien notre raisonnement. Voilà les valvules sigmoïdes relevées ; les écluses qui séparaient le cœur du système artériel sont ouvertes, le contenu du ventricule gauche est en continuité avec celui de l'aorte ; il n'y a plus qu'une seule colonne sanguine également pressée dans tous ses points. Pour rendre la démonstration plus saisissante, prolongeons, par la pensée, cet état de choses : au lieu de lui laisser la durée d'une fraction de seconde, supposons qu'il persiste pendant une ou deux minutes.

Si, à ce moment, on adapte à la carotide, ou à toute autre artère d'un certain calibre, un tube vertical, le sang s'y élèvera rapidement jusqu'à la hauteur d'environ 2 mètres, un peu plus ou un peu moins, suivant diverses circonstances qui seront examinées ultérieurement. Le niveau demeurera stationnaire, une fois que le poids de la colonne du tube sera en équilibre avec la pression supportée par le sang artériel.

D'après les lois de l'hydrostatique, il est de toute évidence que, dans ces conditions, le sang exerce sur le ventricule gauche et sur les artères une pression dont la somme totale est représentée par le poids d'une colonne sanguine cylindrique ayant pour hauteur 2 mètres et pour base l'étendue même des parois internes du ventricule et du système artériel aortique ; comme la pression se répartit proportionnellement à la surface qui la supporte, il nous est facile de déterminer la part afférente au ventricule gauche, la seule, du reste, qu'il nous importe de connaître.

La surface interne du ventricule gauche peut être mesurée exactement en détachant le cœur d'un animal qui expire et en le remplissant très rapidement de plâtre délayé, alors que l'organe se trouve dans un relâchement complet. Le plâtre, étant solidifié, donne un beau relief de la cavité ventriculaire que l'on divise ensuite en petites figures géométriques, la plupart carrées ou triangulaires. On voit ainsi que, sur un cheval de taille moyenne, la surface interne du ventricule aortique a une étendue de 365 centimètres carrés. Il importe beaucoup d'opérer de cette manière, car le resserrement du cœur est si prompt et si considérable, après la mort par effusion de sang, que les cavités de cet organe, notamment les gauches, se trouvent bientôt presque effacées. Hales n'est arrivé à un chiffre très inférieur à la vérité, que pour avoir négligé ces précautions tout à fait indispensables.

Les deux éléments qui doivent donner la pression supportée par le cœur sont donc trouvés : la colonne sanguine qui presse le ventricule gauche a 2 mètres de hauteur et 365 centimètres de base ; son poids est de 118 kilogrammes 650 grammes. C'est contre cette résistance que lutte, dès le début, la systole ventriculaire.

Maintenant, il ne nous reste plus qu'un pas à faire pour obtenir la force effective du cœur.

S'il est incontestable que le ventricule gauche supporte, dès le moment initial de sa contraction et de la part du sang, une pression qui tend à le dilater ou à empêcher son resserrement, il ne peut achever sa systole qu'en employant une force non pas seulement égale, mais un peu supérieure à la résistance à vaincre. Or, comme il s'agit, pour cet organe, de mettre en mouvement une colonne sanguine du poids de 118 kilogrammes, il ne parvient à la soulever et à la pousser dans l'aorte qu'en déployant une puissance d'au moins 118 kilogrammes.

Telle est, ou du moins telle me paraît être, d'après les lois de la mécanique des liquides, la méthode propre à déterminer la force du cœur. Par la hauteur à laquelle s'élève le sang dans un tube adapté à une artère et par la surface du ventricule, on obtient la pression que celui-ci supporte ; puis par la pression qui représente la résistance à surmonter, on obtient la force que l'organe doit déployer.

On conçoit, d'après ce qui précède, que la force de contraction du cœur doit varier suivant les animaux, tout en restant proportionnelle à leur taille, car il existe, parmi les mammifères, un rapport à peu près constant entre le poids du corps et le volume ou la capacité de l'organe central de la circulation. Pour la trouver, il faudra toujours suivre le même procédé, c'est-à-dire chercher : 1° la hauteur à laquelle le sang s'élève dans un tube vertical adapté aux artères ; 2° la surface interne du ventricule gauche. Ces deux données changeront plus ou moins, suivant l'âge, la taille, la vigueur des animaux et une foule de conditions qu'il est inutile d'indiquer en ce moment.

Hales a donc trouvé la formule à suivre pour arriver à la connaissance de la force du cœur ; s'il n'a pas obtenu lui-même, en la suivant, des résultats exacts, c'est que l'une des données nécessaires à la solution du problème était fautive. Les moyens très défectueux qu'il employait pour mesurer la surface interne du ventricule aortique le conduisaient à des chiffres très éloignés de la vérité ; il déterminait bien la hauteur de la colonne sanguine qui presse le cœur, mais il n'obtenait qu'une fraction de la base de cette colonne.

M. Poiseuille[1] qui, il y a près d'un demi-siècle, a critiqué Hales et rejeté sa méthode, en a indiqué une autre tout à fait vicieuse. Il a bien mesuré exactement la hauteur à laquelle le sang peut s'élever dans un tube qui serait adapté à une artère, en notant à quel niveau le sang artériel fait monter le mercure d'un tube recourbé ; mais il a pris l'étendue de l'aire transverse de l'aorte à son origine pour base de la colonne fluide qui presse le cœur ; il n'a enfin trouvé que la pression exercée par le sang sur les valvules sigmoïdes de l'orifice aortique, et c'est cette pression qu'il a considérée comme représentant la force statique du cœur gauche. Chose étonnante, depuis si longtemps que cette détermination est reproduite dans tous les traités, dans

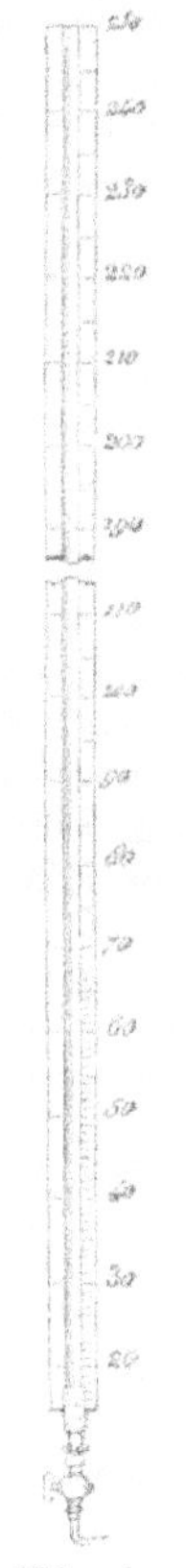

Fig. 173. — Appareil pour mesurer la pression artérielle et la force impulsive du cœur.

1. Poiseuille, *Recherches sur la force du cœur aortique*. Paris, 1828.

tous les cours de physique et de physiologie, ni M. Poiseuille, ni personne n'a semblé s'apercevoir qu'elle était radicalement fausse.

Passons maintenant à l'application de la méthode qui vient d'être exposée ; voyons à quels résultats elle conduit, et cherchons à recueillir les enseignements qui en découlent.

Pour mesurer la pression du sang artériel et la force impulsive du cœur, je me suis servi[1] d'un instrument analogue à celui de Hales. Il consiste en un tube de verre de 3 mètres de hauteur et de 1 centimètre 1/2 de diamètre, fixé sur une règle graduée ; son extrémité inférieure est unie par un anneau de caoutchouc à un robinet de cuivre légèrement aminci et recourbé de manière à pouvoir s'adapter à des artères de différents calibres. Lorsqu'on veut en faire usage, on engage le robinet dans le vaisseau préalablement isolé sur une certaine étendue, et on l'y maintient à l'aide d'une ligature. A peine l'appareil est-il placé, que le sang s'y élève avec rapidité, et arrive bientôt à un niveau qu'il ne dépasse plus. L'ascension du liquide est tellement prompte, qu'on a tout le temps nécessaire pour prendre les hauteurs, car il ne commence à se coaguler qu'à partir de la cinquième à la huitième minute, et il ne faut pas la moitié ni même le tiers de cette période pour noter le niveau de la colonne sanguine et juger de ses variations.

Le niveau du sang qui a pénétré dans l'hémodynamomètre éprouve une agitation presque continuelle ; il s'élève et s'abaisse alternativement. Un examen attentif de ses oscillations fait savoir qu'elles sont doubles, que les unes correspondent aux battements du cœur, et que les autres sont en relation avec les mouvements respiratoires. Les premières sont peu étendues et très fréquentes ; les secondes sont moins nombreuses et d'une amplitude très variable, suivant que la respiration est plus ou moins profonde. Ces dernières, sur lesquelles nous aurons encore à revenir, principalement au sujet du cœur droit et de la circulation pulmonaire, deviennent très considérables dès que l'animal s'agite, ou lorsqu'il se livre à des efforts musculaires un peu énergiques.

Ces oscillations observées par le physicien Hales, et mieux étudiées par M. Poiseuille, peuvent être facilement mesurées. Celles qui dépendent des contractions du cœur n'ont que de 1 à 5 centimètres d'étendue ; celles qui se lient aux mouvements respiratoires ont au moins 1 décimètre, à l'état normal, pendant le calme le plus parfait, c'est-à-dire à peu près le vingtième de la hauteur totale de la colonne sanguine ; mais elles arrivent au double, au triple et au quadruple de cette amplitude, sous l'influence de l'agitation et des grands efforts musculaires. Au moment des efforts que l'animal exécute pour changer de position, déplacer les membres, se coucher ou se relever, se débarrasser de ses liens, se soustraire à la douleur, etc., la hauteur du sang augmente d'un cinquième, d'un quart, d'un tiers de son chiffre moyen, soit de 30, 40, 50, 60, 70 centimètres ; conséquemment, cette augmentation exprime celle de la force supplémentaire déployée par le cœur.

1. G. Colin, *De la détermination expérimentale de la force du cœur, Comptes rendus de l'Académie des sciences,* 26 juillet 1858, et *Annales des sciences naturelles,* 4ᵉ série, t. IX.

Le mécanisme des oscillations se comprend sans difficultés. En ce qui concerne celles dérivées de l'action du cœur, on voit clairement que la pression du sang artériel doit augmenter au moment où le contenu du ventricule gauche est poussé dans le système aortique déjà plein, et au contraire qu'elle doit diminuer immédiatement après, par suite du passage d'une notable quantité de liquide dans les vaisseaux capillaires. D'autre part, il paraît conforme aux lois de la physique d'admettre que, sous l'influence de l'inspiration, le sang est moins comprimé dans l'aorte, et plus fortement attiré vers les oreillettes, tandis que pendant l'expiration il est à la fois plus comprimé dans les gros vaisseaux et dans les diverses cavités du cœur.

La pression du sang artériel et la force du cœur se montrent avec des degrés divers d'intensité, suivant les espèces animales, l'âge, la vigueur des sujets et une foule d'autres circonstances ; mais c'est surtout l'énergie des individus et l'état de réplétion des vaisseaux qui leur impriment les modifications les plus sensibles.

En opérant sur des chevaux dont les uns étaient pleins de force et les autres usés par l'âge, les fatigues et les privations, j'ai noté des différences de pression très étendues. Ainsi le sang artériel s'élevait dans l'hémodynamomètre, tenu verticalement.

Sur un cheval très vigoureux.	$2^m,70$
Sur un autre, encore très fort.	$2^m,27$
Sur un troisième, de moyenne énergie.	$2^m,02$
Sur un quatrième, déjà vieux.	$1^m,91$
Sur un cinquième, très maigre.	$1^m,85$
Sur un sixième, presque usé.	$1^m,78$
Sur un septième, assez faible.	$1^m,70$
Sur un huitième, dans le même état.	$1^m,62$
Sur un neuvième, extrêmement affaibli.	$1^m,60$

Chez les animaux dont la pression sanguine est diminuée par des saignées successives, la force déployée par le cœur diminue proportionnellement à leur abondance. Hales l'a démontré, et toutes mes expériences confirment les résultats de cet ingénieux physicien. J'ai vu, en effet, que la colonne sanguine de l'hémodynamomètre, d'abord à $2^m,27$, descendait à 2 mètres, $1^m,40$, 0,80, et enfin à 42 centimètres, après des émissions successives. Nous étudierons ces particularités à l'article de la circulation artérielle.

En appliquant à chaque animal le procédé dont je me suis servi pour le cheval, on arriverait à déterminer le chiffre de la force impulsive du cœur dans les diverses espèces. Mais l'opération est longue et difficile, en ce qui concerne la mensuration de la surface interne du cœur, l'organe pris au degré de réplétion qu'il présente au début de la systole sur l'animal vivant. Hales[1], qui suppose pour l'homme une pression artérielle semblable à celle des animaux, trouve que la force du cœur dans notre espèce peut être évaluée à 51 livres 5. Il l'a trouvée de 35 livres 62 sur un mouton, et de 33 livres 6 sur un chien qui en pesait cinquante-deux.

1. Hales, ouvr. cité, p. 36, 44, 45.

La force du cœur dans les divers animaux est sans doute en rapport direct, toutes choses égales d'ailleurs, avec le poids de l'organe. Or, ce poids varie beaucoup, non seulement d'une espèce à une autre espèce, mais même d'un individu à un autre individu, dans une espèce donnée. En effet, les pesées du cœur que j'ai faites comparativement à celles du corps montrent que, parmi nos seuls animaux domestiques, le poids de cet organe représente de la 76me à la 303me partie du poids du corps, c'est-à-dire une fraction variant du simple au quadruple. Ainsi :

Le cœur du cheval pèse de la 103ᵉ à la 171ᵉ partie du corps.
　—　de l'âne　　　　　　　108ᵉ à la 171ᵉ　　　—
　—　du bœuf gras —　　　171ᵉ à la 265ᵉ　　　—
　—　du bélier　　—　　　159ᵉ à la 283ᵉ　　　—
　—　du porc　　　　　　165ᵉ à la 303ᵉ　　　—
　—　du chien　　　　　　 76ᵉ à la 173ᵉ　　　—
　—　du chat　　　—　　　117ᵉ à la 253ᵉ　　　—

Il en résulte que, pour un kilogramme du poids du corps :

	gr.	gr.
Le cheval a de	5,82 à	9,62 de cœur.
L'âne	9,82 à	9,23 —
Le bœuf	3,77 à	5,72 —
Le bélier	3,53 à	6,28 —
Le porc	2,29 à	6,10 —
Le chien	5,90 à	13,05 —
Le chat	3,95 à	8,54 —

Le tableau suivant donne pour une soixantaine d'animaux le poids du cœur comparé à celui du corps. Il est extrait de ceux qui m'ont servi à établir les moyennes indiquées ci-dessus :

Tableau du poids du cœur comparé au poids du corps.

Nos d'ordre	ANIMAUX	POIDS DU CORPS	POIDS DU CŒUR	RAPPORT du CŒUR AU CORPS
		grammes.		
1	Cheval	211.000	1,897	1 : 111
2	Cheval de 16 ans tué par eff. de sang	303.000	2,410	1 : 125
3	Cheval hongre tué par eff. de sang	313.000	1,822	1 : 171
4	Cheval hongre 12 ans tué par eff. de sang	321.000	2,270	1 : 141
5	Cheval hongre 13 ans tué par eff. de sang	333.000	2,450	1 : 135

Nᵒˢ d'ordre	ANIMAUX	POIDS DE CORPS	POIDS DU CŒUR	RAPPORT du CŒUR AU CORPS
		grammes.		
6	Cheval tué par eff. de sang....	340,000	3,230	1 : 105
7	Jument id.	366,000	2,805	1 : 110
8	Jument 12 ans id.	384,000	2,715	1 : 143
9	Cheval entier...............	394,000	2,637	1 : 149
10	Jument 14 ans...............	400,000	3,059	1 : 131
11	Cheval 12 ans...............	418,000	4,090	1 : 111
12	Cheval entier 16 ans.........	455,000	3,490	1 : 130
13	Cheval entier...............	471,000	3,505	1 : 134
14	Cheval entier...............	496,000	4,045	1 : 122
15	Cheval......................	501,000	3,750	1 : 133
16	Ane........................	97,000	810	1 : 119
17	Anesse.....................	101,000	725	1 : 139
18	Ane........................	104,000	853	1 : 121
19	Ane........................	145,000	1,247	1 : 104
20	Anesse.....................	140,000	816	1 : 171
21	Bœuf gras..................	675,000	2,547	1 : 265
22	Bœuf gras..................	780,000	2,890	1 : 269
23	Bœuf gras..................	860,000	3,335	1 : 257
24	Bœuf gras..................	980,000	4,155	1 : 248
25	Bœuf gras..................	1,010,000	4,672	1 : 232
26	Taureau jeune..............	177,000	680	1 : 260
27	Taureau jeune..............	110,000	1,742	1 : 236
28	Bélier jeune...............	18,000	87	1 : 206
29	Bélier 6 ans...............	19,260	68	1 : 283
30	Bélier.....................	51,000	230	1 : 221
31	Bélier 1 ans...............	55,500	210	1 : 264
32	Mouton jeune...............	16,300	110	1 : 148
33	Mouton adulte..............	42,000	227	1 : 186
34	Mouton.....................	39,000	150	1 : 264
35	Bouc.......................	29,100	155	1 : 187
36	Chèvre.....................	11,100	192	1 : 231
37	Brebis.....................	23,800	165	1 : 144
38	Brebis.....................	44,700	281	1 : 159
39	Chèvre.....................	44,400	192	1 : 231
40	Porc jeune.................	33,900	175	1 : 193
41	Porc femelle...............	35,120	162	1 : 218
42	Porc trichiné..............	39,500	200	1 : 199
43	Porc.......................	46,000	165	1 : 278
44	Porc gras..................	91,000	300	1 : 303
45	Chien de rue...............	7,500	62	1 : 120
46	Chien terrier..............	11,550	100	1 : 115
47	Chienne braque.............	12,700	110	1 : 115
48	Chien de Terre-Neuve.......	14,200	103	1 : 137
49	Chien d'arrêt..............	15,700	131	1 : 120
50	Chien levrier de Russie....	20,760	271	1 : 76
51	Chien d'arrêt..............	21,885	144	1 : 151
52	Chien de garde.............	36,000	272	1 : 132
53	Chien de basse-cour........	39,500	273	1 : 144
54	Chat.......................	2,505	11	1 : 209
55	Chat.......................	2,717	14	1 : 196
56	Chat.......................	3,210	17	1 : 190
57	Chat.......................	3,770	16	1 : 225
58	Lion.......................	51,240	337	1 : 152
59	Hyène......................	20,150	155	1 : 130
60	Lapin......................	2,815	9	1 : 312
61	Lapin adulte...............	3,781	15	1 : 252
62	Lapine pleine..............	4,070	9	1 : 452
64	Lièvre.....................	3,442	39	1 : 88

Force impulsive du cœur droit. — Le ventricule droit, moteur du sang dans la petite circulation, est loin de déployer la force de son congénère. Comme il n'a à faire progresser le sang que dans le circuit pulmonaire, une énergie égale à celle de l'autre serait inutile. Il s'agit de voir ce que représente sa puissance de contraction comparée à celle du cœur aortique.

A première vue on peut constater l'énorme différence qui existe entre les deux ventricules sous le rapport de l'impulsion qu'ils communiquent au sang. Si sur un animal à thorax ouvert on implante deux mêmes trocarts, l'un dans le ventricule droit, l'autre dans le gauche, le jet de sang donné par la canule du ventricule gauche est beaucoup plus élevé que le jet de la canule du ventricule droit.

Cette nouvelle détermination, quoique fondée sur les mêmes principes que la première, présente des difficultés particulières. Le manomètre qui s'adaptait aisément à une artère extérieure, sans troubler la circulation, doit être maintenant introduit dans le thorax et fixé au tronc de l'artère pulmonaire. Conséquemment, l'opération entraîne quelques perturbations dans la respiration et l'action du cœur, perturbations dont on doit tenir compte pour se rapprocher autant que possible de la vérité absolue.

L'instrument dont je me suis servi à cet effet se compose de deux parties. La première est un tube de cuivre de $0^{m},70$ de long sur 8 millim. de diamètre : l'une de ses extrémités arquée, effilée et taillée en bec de plume, doit pénétrer dans la crosse de l'artère pulmonaire ; l'autre, coudée à angle droit, s'adapte, au moyen d'une virole de caoutchouc, à une seconde partie constituée par un tube de verre fixé sur une règle graduée. Ce manomètre est introduit, sur l'animal couché, dans le thorax par une ouverture aux parois abdominales et au diaphragme, et son extrémité est maintenue dans l'artère pulmonaire par la main droite de l'opérateur. Le tube gradué étant tenu verticalement, un aide lit les hauteurs du sang à chaque systole, et un autre les inscrit à mesure. En moins de deux minutes on obtient 60 à 80 indications, et on retire l'appareil ou bien on en fait écouler le sang qui s'épaissit, si l'on veut continuer l'expérience. Il importe, pour arriver à des données exactes, d'opérer rapidement et d'éviter les mouvements violents de l'animal, la compression du cœur et l'introduction de l'air dans le thorax.

Pour obtenir par ce procédé la force du cœur droit, il suffit de trouver la hauteur à laquelle le sang s'élève dans le tube manométrique et la base de la colonne sanguine ou l'étendue de la surface interne du ventricule droit.

La hauteur à laquelle s'élève le sang dans le manomètre adapté à l'artère pulmonaire est peu considérable, car la tension du liquide des minces artères du poumon est faible. Sur 20 chevaux dans différentes conditions, la hauteur du sang de l'artère pulmonaire n'a jamais dépassé $1^{m},20$, lors des plus grands efforts ; en moyenne, elle a été de 40 à 50 centimètres, soit le cinquième ou le quart de la hauteur du sang aortique.

Des 20 solipèdes sur lesquels les expériences ont été régulièrement faites, 13 sont demeurés calmes, et 7 se sont agités ou se sont livrés à des efforts plus ou moins énergiques, mais de courte durée. Voici les *minima* et les *maxima* des hauteurs du sang dans les deux séries :

Première série.

Cheval maigre	24 à 43
Cheval faible	14 à 22
Cheval de vigueur moyenne	35 à 52
Cheval vieux et émacié	30 à 36
Cheval faible	17 à 32
Cheval entier, de vigueur moyenne	16 à 61
Jument âgée et faible	16 à 29
Cheval de trait	35 à 59
Cheval usé	19 à 31
Cheval de petite taille	40 à 48
Cheval hongre de 16 ans	12 à 36
Cheval de 18 ans	18 à 57
Jument de trait	13 à 52

Deuxième série.

Cheval peu vigoureux	30 à 92
Cheval maigre	40 à 70
Cheval de grande taille, vigoureux	60 à 80
Jument de trait	21 à 119
Cheval hongre	22 à 88
Cheval vigoureux	25 à 116
Ane	35 à 113

Dans toutes ces expériences, comme on a enregistré pendant une ou deux minutes les oscillations successives, les chiffres obtenus indiquent les hauteurs correspondant aux diastoles et aux systoles du cœur. Voici comment elles se produisent dans les conditions les plus ordinaires sur le même animal :

Hauteurs de la colonne sanguine dans le manomètre adapté à l'artère pulmonaire.

44 centimètres.	47 centimètres.	110 centimètres.	44 centimètres.
32	37	113	26
44	47	111	45
39	27	112	25
44	34	115	46
34	27	117	24
48	48	118	46
31	30	113	24
46	45	112	46
26	40	116	24
42	43	114	39
29	32	112	24
47	44	113	41
39	46	50	28
49	25	90	39
29	24	66	24
		26	38

La hauteur de la colonne sanguine étant obtenue, il faut trouver sa base par la mensuration de la surface interne du ventricule droit. Cette surface s'est trouvée de 660 centimètres carrés sur le cheval qui offrait 565 pour celle du ventricule gauche. Conséquemment, une colonne sanguine de 50 centimètres de hauteur sur 660 de base, pesant 33 kilogrammes, nous devons admettre que la puissance impulsive du ventricule droit est de 33 kilogrammes. Cette puissance est un peu plus du quart de celle que nous avons trouvée au ventricule gauche. Dans les cas où le sang s'élève seulement à 25 centimètres, la puissance déployée est réduite de moitié, soit à 16 kilogrammes ; elle est plus que doublée par rapport à son intensité moyenne lorsque le sang s'élève à 1^m,20.

La grande différence que nous trouvons entre la force du ventricule droit et celle de gauche s'explique par les différences d'épaisseur qu'on remarque entre l'un et l'autre et par l'inégale étendue du champ des deux circulations. Le ventricule droit, dont les parois ont à peine le tiers de l'épaisseur de celles du gauche, n'a point à déployer une grande force pour lancer le sang dans le poumon, tandis que le ventricule gauche, à parois si épaisses, doit opérer des systoles très énergiques pour chasser le sang jusqu'aux extrémités du corps. La puissance de ces deux organes ou de ces deux appareils d'irrigation doit être proportionnée à l'étendue des canaux dans lesquels chacun d'eux met les fluides en mouvement, ainsi qu'à la somme de résistances à vaincre de part et d'autre ; et c'est, en effet, ce que l'expérimentation et le calcul démontrent.

La puissance de contraction du ventricule droit, outre sa faible intensité, se caractérise par ses oscillations nombreuses et plus ou moins étendues, suivant l'état de la respiration. Elle fléchit dans l'inspiration, par suite de la facilité que le sang trouve alors à pénétrer dans les vaisseaux pulmonaires ; elle augmente dans l'expiration pour une raison opposée, et surtout pendant les efforts violents. Conséquemment, ses oscillations fréquentes et brusques montrent que son intensité varie d'une seconde à l'autre, double ou triple, par le fait des modifications apportées au rhythme des mouvements respiratoires. Mes expériences à l'aide du manomètre coudé ne laissent aucun doute à cet égard. Quelques résultats obtenus par Bernard au moyen du cardiomètre introduit dans le cœur droit, montrent aussi que, d'une systole à l'autre, la force déployée varie ; en effet, il l'a trouvée dans des systoles très rapprochées exprimée par 40, 45, 50, 60, 70.

On conçoit que la force à déployer par le cœur, pour lancer son ondée dans l'aorte, ne soit pas toujours la même ; elle doit croître en raison de la tension du sang dans l'artère. Si cette tension est forte, il faut que la systole soit très énergique pour soulever les valvules et faire place à l'ondée expulsée. Alors la systole dure plus longtemps. Si la tension est faible, la systole est plus facile et s'opère avec une grande rapidité.

On voit, d'après ce qui précède, que les deux ventricules, tout en fonctionnant ensemble, diffèrent tant par l'inégalité de leurs forces respectives que par l'inégale étendue des oscillations de ces forces. Pendant que celle du ventricule droit double ou triple sous l'influence des mouvements respiratoires exagérés et des efforts, celle de gauche, dans les mêmes conditions, ne fait qu'augmenter d'un cinquième, d'un quart, ou au plus d'un tiers.

Quelques physiologistes, se basant sur l'intensité de l'impulsion que le cœur communique au sang, ont tenté d'évaluer, d'une manière absolue, le travail mécanique de cet organe. Vierordt croit avoir trouvé que le cœur de l'homme effectue, par seconde, un travail de $0^k,020$ pour le ventricule gauche, et de $0^k,015$ pour le droit, soit, pour les deux ensemble, un travail capable d'élever en une seconde un poids de 35 grammes. Le travail total du cœur, en vingt-quatre heures, serait, d'après ces calculs, l'équivalent de celui d'une pompe qui, pendant le même temps, élèverait à la hauteur de 1 mètre 3024 litres d'eau.

En résumé, la force impulsive développée par la systole du cœur, mesurée à l'aide des deux manomètres que j'ai décrits, est, terme moyen, de trois à quatre fois aussi grande pour le ventricule gauche que pour le droit. Pendant que, sur le cheval de taille ordinaire, celle du premier ventricule s'élève de 115 à 120 kilogrammes, celle du second n'est que de 29 à 33. Cette force est en rapport, dans chacun des deux cœurs, avec l'épaisseur si différente de leurs parois et avec l'étendue du champ des deux circulations.

La force systolique des ventricules varie d'intensité d'un instant à l'autre et sous l'influence de plusieurs causes. Ses variations les moins marquées sont liées aux mouvements d'inspiration et d'expiration : les plus étendues dépendent des divers efforts et des obstacles qui peuvent être apportés au cours du sang. Elle diminue dans les systoles qui coïncident avec la dilatation du thorax, et augmente dans celles qui correspondent à son resserrement. Au moment des violents efforts musculaires, la force du ventricule gauche s'accroît d'un cinquième, d'un quart, d'un tiers et même d'une moitié de son intensité moyenne. Celle du ventricule droit s'élève alors au double et parfois au triple de son chiffre normal. Le manomètre montre clairement que les efforts, quels qu'ils soient, déterminent une gêne beaucoup plus prononcée dans la petite circulation que dans la circulation générale. C'est pour cette raison qu'ils sont infiniment plus pénibles pour le cœur pulmonaire que pour le cœur aortique. Aussi tendent-ils à y produire l'anévrysme et à occasionner l'oppression, les palpitations dès que l'amincissement des parois est devenu un peu sensible.

VII. — FRÉQUENCE DES BATTEMENTS DU CŒUR

Le nombre des contractions que le cœur effectue en un temps donné est très variable, suivant les espèces animales, les âges, et une foule de conditions normales ou pathologiques. L'étude de ces variations a une grande importance, tant pour le physiologiste que pour le praticien, mais les lois auxquelles elles sont subordonnées ne sont point très saisissables.

En ce qui concerne les animaux comparés entre eux, on peut dire que le nombre des battements du cœur est en raison inverse de la taille : les petits donnent le maximum de fréquence et les grands le maximum de lenteur ; mais il n'y a, à cet égard, qu'une relation très générale et très vague, car, parmi les mammifères, le nombre des pulsations est souvent le même sur des espèces qui pèsent deux ou trois fois autant les unes que les autres, et lorsque le volume du corps augmente du double ou du triple de l'unité, le nombre des pulsations ne se réduit que dans une proportion beaucoup plus faible.

Voici le nombre des pulsations parmi les mammifères où il a été déterminé. Les animaux sont groupés par ordre de taille.

Éléphant, d'après mes observations	25 à 28
Chameau, id.	25 à 32
Girafe, d'après M. Dubois d'Amiens	66 à 72
Cheval, d'après les auteurs vétérinaires	36 à 46
Bœuf, id.	45 à 50
Mulet, id.	46 à 50
Tapir, d'après M. Dubois	44 »
Ane, d'après les auteurs vétérinaires	46 à 56
Porc, id.	70 à 80
Lion, d'après M. Dubois	40 »
Lionne, d'après mes observations	68 »
Tigre, d'après M. Dubois	64 »
Mouton, d'après les auteurs vétérinaires	70 à 80
Chèvre, id.	70 à 80
Panthère, d'après M. Dubois	60 »
Louve, id.	98 »
Hyène, id.	55 »
Chien, d'après les auteurs vétérinaires	90 à 100
Chat, id.	120 à 140
Lapin, id.	120 à 150
Marmotte, d'après Saissy	90 »
Hérisson, id.	75 »
Loir, id.	175 »
Souris, d'après M. Dubois	120 »

Pour les oiseaux on a trouvé :

Oie, Prevost et Dumas	110
Poule, id.	140
Pigeon, id.	136
Moineau, d'après mes observations	138

Chez les reptiles et les poissons :

Anguille, d'après Fontana	21
Carpe, id.	20
Grenouille, d'après M. Dubois	80
Salamandre, d'après Fontana	77

Ainsi parmi les mammifères, de l'animal le plus grand au plus petit, de l'éléphant à la souris, le nombre des pulsations ne varie que dans le rapport de 4 à 6, tandis que le poids du corps varie de 1 à 100 000, celui de la souris étant supposé de 20 grammes et celui de l'éléphant de 2 000 kilogrammes. En prenant le nombre des pulsations de l'homme, 65 à 70, pour type, on voit qu'en le doublant on atteint l'extrême de la fréquence des petites espèces, et qu'en en prenant le tiers on a, à peu près, l'extrême lenteur des animaux de grande taille.

L'influence de la taille se fait sentir dans une même espèce entre les diverses races et les divers individus, comme entre les grandes et les petites espèces. Les fortes races de chiens ont le pouls plus lent que les petites. Il n'est pas jusqu'aux insectes où cette influence se fasse sentir, car Newport a compté moins de contractions au vaisseau dorsal sur les grandes larves de sphynx que sur les petites.

La fréquence des battements du cœur est, pour la plupart des espèces, en raison inverse de l'âge : les jeunes sujets, dès la vie embryonnaire, ont les battements beaucoup plus nombreux que dans la suite. Dans l'espèce humaine pendant la vie fœtale, dès qu'ils sont perceptibles à l'auscultation du ventre de la mère, ils sont en moyenne de 135 à 145, mais ils peuvent descendre à 90 et monter à 180. Dans les premiers jours qui suivent la naissance et dans le cours de la première année de l'enfant, ils se maintiennent à environ 135 d'après les observations de Nægelé, de Volkmann, de Quetelet. Dans les deuxième, troisième et quatrième années, ils descendent à 110, dans la cinquième à 100, dans la septième à 85, à 80 au moment de la puberté, puis de 80 à 70 à l'âge adulte. Dans la vieillesse avancée, ils remontent jusqu'à 75. Les variations subordonnées à l'âge ont été peu étudiées chez les animaux. Bourgelat a trouvé de 55 à 65 pulsations au poulain, et Girard 56 à la génisse. Si elles étaient chez les animaux proportionnelles à celles de l'homme, il faudrait à peu près dans chaque espèce doubler le nombre de l'âge adulte pour avoir celui de la naissance ou de la vie fœtale.

Toutes les causes d'excitation normales ou anormales qui agissent sur l'ensemble de l'économie, et en particulier, soit sur la circulation, soit sur la respiration, augmentent la fréquence des contractions du cœur : l'exercice vient en première ligne.

Ainsi, sur un cheval léger dont les pulsations, au repos, étaient de 40, leur nombre s'éleva à 55 après 5 minutes de marche, à 78 après 5 minutes de trot, à 98 après 5 minutes de galop. Sur un autre cheval de trait le cœur a donné au repos 41 pulsations ; 50 après 5 minutes de traction à une voiture chargée ; 90 après 10 minutes du même exercice. L'augmentation dans les deux cas peut donc arriver à environ une fois et demie le chiffre normal.

Sur l'homme, une accélération analogue a été constatée dans les mêmes conditions. L'individu observé par Bryan Robinson, qui avait 73 pulsations au repos, en présentait 78 après une marche lente de quelques instants, 100 après une marche d'une heure, 140 à 150 à la suite d'une course rapide.

L'agitation, les cris agissent comme l'exercice et augmentent aussi, dans une proportion énorme, les contractions du cœur. Sur l'enfant, d'après Trousseau, ils en portent le nombre de 112 à 180. Les émotions, la joie, la peur et toutes les causes qui accélèrent les mouvements respiratoires produisent le même effet. Aussi le praticien qui va explorer le pouls des animaux timides doit-il éviter de les effrayer et ne commencer à compter les pulsations qu'après les avoir suffisamment rassurés.

La situation du corps, l'attitude les font varier très sensiblement. Leur nombre est au minimum sur l'homme couché ; elles augmentent de 4 ou 5 sur l'homme assis et encore d'autant sur l'individu debout, de sorte qu'il y a dans l'attitude verticale 10 à 12 pulsations de plus que pendant le décubitus. On a noté que cette différence entre les deux positions pouvait aller jusqu'à 18 sur les malades adultes et à 25 sur les enfants.

Pendant le sommeil, elles se ralentissent, tant par le fait du décubitus que par celui de l'engourdissement des sens. Il en est ainsi sous l'influence de l'abstinence, et après l'ingestion de l'eau ou de certaines boissons non excitantes, et de la torpeur hibernale où les effets du sommeil s'ajoutent à ceux de la privation d'aliments. L'abaissement de la température extérieure les ralentit plus encore. Saissy a vu, par exemple, le pouls de la marmotte, qui est de 90 pendant la veille, descendre à 12 ou à 10 pendant la léthargie. Il tombe même à 8, d'après Prunelle, quand la torpeur est très complète.

Dans l'effort, au moment même de sa production, alors que la glotte se ferme et que le thorax comprime le poumon et le cœur, le nombre des battements de ce dernier diminue et leur intensité s'affaiblit au point que le choc et les bruits cessent d'être perceptibles ; quelquefois même alors les battements s'arrêtent un instant. Weber en suspendant volontairement sa respiration, par un effort prolongé, a réussi à déterminer une véritable syncope. Aussi Milne Edwards pense que l'arrêt volontaire des mouvements respiratoires peut ainsi produire la mort. Mais les efforts répétés, ceux qui se succèdent avec une certaine rapidité, chez les animaux traînant de lourds fardeaux, donnent lieu à une accélération des battements comparable à celle qu'on observe pendant la marche ou la course.

Il est diverses circonstances extérieures qui diminuent la fréquence du pouls : le froid, l'immersion dans l'eau froide et surtout quelques médicaments tels que la digitale et la vératrine.

Au contraire, la chaleur extérieure, la diminution de pression atmosphérique accélèrent les contractions du cœur. On a vu sur l'homme le pouls monter à 145 dans une étuve chauffée à 48 degrés, à 160 dans un milieu à 65° centigrades.

La plupart des troubles morbides, notamment ceux qui sont accompagnés d'une vive réaction fébrile, augmentent le nombre des battements cardiaques. Les inflammations aiguës le doublent fort souvent. Il est bien peu de maladies qui le diminuent ; dans cette catégorie se trouvent divers états nerveux où la susceptibilité du système est affaiblie.

Quelques conditions anormales l'augmentent ou le diminuent d'une manière très notable ; parmi elles on peut citer la décapitation ou la section de la moelle allongée, l'asphyxie, les hémorrhagies mortelles et les injections de différentes substances dans les veines.

La section de la moelle produit sur-le-champ une accélération considérable des battements du cœur, suivie bientôt d'un ralentissement graduel. A partir de deux secondes après cette section en arrière de l'occipital, j'ai compté sur un cheval, à la carotide préalablement mise à découvert, 30 pulsations à la première minute, 30 à la seconde, 32 à la troisième, 33 à la quatrième, 38 à la cinquième, puis de 36 à 48 dans les minutes suivantes. J'ai constaté la même progression sur les animaux décapités, à quelques légères différences près, relatives à l'espèce, et surtout à l'âge des animaux.

Sur un cheval dont on ferma hermétiquement la trachée, au moment où ma main pénétrait dans la poitrine et venait s'appliquer sur le cœur, j'ai compté 27 pulsations à la première minute, 34 à la seconde, 36 à la troisième, 66 à la quatrième, 74 à la cinquième, 47 à la sixième, 48 à la septième ; puis elles furent remplacées par les mouvements fibrilaires qui ne produisaient plus aucun changement dans la capacité des cavités du cœur, ni aucun déplacement de cet organe.

Chez les animaux auxquels on ouvre les artères, pour déterminer une hémorrhagie promptement mortelle, les battements du cœur, comme Hales l'avait remarqué, ne tardent pas à devenir plus nombreux et à s'accélérer graduellement jusqu'à l'instant de la mort, ou plutôt jusqu'à celui où ils se suspendent, car l'animal continue à exécuter des mouvements convulsifs et des mouvements respiratoires une à deux minutes après la suspension des contractions effectives du cœur. Un cheval dont la carotide était ouverte eut, pendant la première minute, 77 pulsations cardiaques, 77 pulsations à la deuxième, 82 à la troisième, 98 à la quatrième, 121 à la cinquième, 115 à la sixième et 116 à la septième. Comme les pulsations artérielles sont peu distinctes dans les derniers moments, il est convenable, pour en déterminer le nombre et en apprécier l'énergie, d'appliquer la main sur le cœur par une ouverture faite d'avance aux parois abdominales et au diaphragme.

Enfin, à la suite de l'injection de substances étrangères dans les veines, les contractions cardiaques diminuent subitement de nombre, puis au bout d'un certain temps, après être arrivées à leur minimum de lenteur, s'accélèrent peu à peu et reviennent plus tard à leur chiffre normal, si la substance injectée n'est pas susceptible par sa nature ou sa qualité de donner lieu à des troubles graves. L'émétique, l'ipécacuanha, les sulfates de fer, de cuivre, le chromate de potasse, le sublimé corrosif, l'alcool, l'opium, les teintures stimulantes, produisent constamment cet effet, comme nous l'avons vu dans nos expériences. Ainsi deux secondes après l'injection de 10 grammes d'émétique en dissolution dans 100 grammes d'eau, un cheval eut 31 pulsations à la première minute, 26 à la seconde, 29 à la troisième, 23 à la quatrième, 30 à la cinquième, 29 à la sixième. Le maximum 85 se fit remarquer à la troisième heure, puis la fréquence des battements diminua d'une manière progressive.

Quelles sont les lois de ces variations? Nous les connaissons peu, quoique divers physiologistes croient les avoir trouvées.

D'après M. Marey, ce qui règle la fréquence ou la lenteur des battements du cœur est la pression du sang dans le système artériel. Plus cette pression est faible, plus les contractions du cœur deviennent fréquentes.

Il est certain, comme le dit M. Marey, que le nombre des pulsations cardiaques, en un temps donné, croît en raison inverse de la pression artérielle et le fait est à peu près constant dans le cas d'émissions sanguines. Hales avait vu sur le cheval le nombre des pulsations augmenter après chacune des saignées faites à cet animal et tous les jours en sacrifiant les chevaux, les bêtes bovines ou ovines, les chiens, on voit les battements du cœur se précipiter à mesure que le système vasculaire se désemplit. Il semble alors que le travail du cœur se répète d'autant plus qu'il devient plus facile.

Le fait principal sur lequel est fondée la loi, réclame une interprétation. La fréquence des contractions cardiaques est-elle bien l'effet et non la cause de la diminution de la pression artérielle. D'abord les coïncidences entre la grande fréquence des pulsations et les très faibles pressions artérielles ne sont pas constantes, même dans le cas d'hémorrhagies. La vitesse du pouls ne croît pas avec l'abondance de l'évacuation, puisqu'on saigne dans la pléthore et dans les maladies pour ralentir le pouls autant que pour en diminuer la force. Ensuite il est beaucoup de cas où les pulsations cardiaques sont précipitées en présence d'une pression artérielle non réduite, et même augmentée. Sur le cheval, par exemple, j'ai constaté maintes fois qu'au moment des efforts, les pulsations se précipitent pendant que la pression artérielle augmente dans des proportions considérables. Après la course ou un exercice violent, j'ai noté le même fait. Il y a donc 1° des cas où l'accélération tient à une diminution de pression résultant de la réduction de la masse du sang ; 2° d'autres où la diminution de pression semble résulter d'un affaiblissement des systoles cardiaques ; 3° d'autres encore comme ceux de l'exercice et des efforts où l'accélération se lie à un plus grand déploiement de forces dans l'action du cœur ; 4° enfin, dans une foule de circonstances, les excitations directes ou réflexes du cœur sont les causes qui précipitent l'action de cet organe.

Du reste, si, dans les conditions physiologiques, l'accélération des battements du cœur est inversement proportionnelle à la taille des animaux, cette accélération ne paraît pas dépendre de différences notables dans la pression artérielle.

Si cette même accélération, dans les conditions pathologiques, est en raison directe de l'intensité de la fièvre, elle paraît dépendre des degrés d'excitation du système nerveux en masse et particulièrement des causes qui modifient l'innervation du cœur.

Si la fréquence des battements est en rapport avec la vivacité des animaux, c'est que, vraisemblablement, le cœur, à titre de muscle, doit se contracter plus vite chez ceux dont les mouvements sont presque incessants comme chez les petits mammifères et les petits oiseaux ; mais cette relation est tout à fait étrangère à la pression du sang dans les vaisseaux.

Enfin, si cette fréquence est subordonnée à celle des mouvements respiratoires, cette nouvelle relation n'en indique pas plus la cause que la précédente. Est-ce l'accélération des mouvements respiratoires qui provoque celle des mouvements du cœur, ou, au contraire, la seconde qui devient la cause de la première ? Il me semble qu'on l'ignore. Peut-être même ni l'une ni l'autre n'est cause ou effet, par rapport à sa congénère, et toutes les deux sont le résultat d'une action nerveuse régulatrice.

VIII. — INFLUENCE DU SYSTÈME NERVEUX SUR LES MOUVEMENTS DU CŒUR.

L'organe central de la circulation se meut, d'une manière incessante, suivant le rhythme qui, maintenant, nous est connu ; il se meut dès les premiers temps de la vie embryonnaire et règle dès lors le cours du sang ; il n'interrompt jamais son action pendant toute la durée de la vie et la prolonge même pendant un certain temps lorsqu'il vient à être séparé du reste de l'organisme. Ce sont les caractères intimes de la nature de cette admirable action qu'il faut examiner

Le cœur, que l'on a souvent défini un muscle creux, jouit de la plupart des propriétés communes à tous les autres muscles ; mais son rôle spécial en fait un organe musculaire à part, régi par des influences plus nombreuses et infiniment plus complexes que celles dont dépend l'action de la généralité de ceux de la vie animale ou de la vie organique. Sa sensibilité, son excitabilité, sa motricité ont des caractères spéciaux qui n'appartiennent à aucun autre organe contractile.

Le cœur, si impressionnable, si prompt à s'affecter de toutes les sensations vives de l'économie et à éprouver le contre-coup de la plupart des troubles qui se produisent en dehors de lui, n'est cependant pas doué d'une sensibilité exquise : il paraît même à peine sensible à l'action des irritants de diverse nature. Harvey avait déjà reconnu la presque insensibilité du cœur humain, car il avait pu toucher celui d'un jeune homme, à travers une plaie ancienne du sternum, sans que le blessé s'en aperçût. Il en est de même pour les animaux. Cet organe est à peu près insensible à sa surface externe, à sa face interne et dans l'épaisseur de son tissu, comme le prouvent les expériences les plus variées. J'ai fait une ouverture de trépan, au sternum, ou à une des côtes correspondant à la région cardiaque, et lorsque l'animal est redevenu parfaitement calme, j'ai touché le cœur avec le doigt ou avec une petite tige, sans que l'animal parût s'apercevoir du contact du corps étranger. Après avoir fait à la ligne blanche et au diaphragme une ouverture propre à donner passage à la main, j'ai palpé successivement le cœur au niveau des oreillettes et des ventricules, d'abord en dehors du péricarde, puis à l'intérieur de cette enveloppe, je l'ai pincé en divers endroits, piqué dans tous les sens, lacéré en plusieurs points, sans provoquer une douleur manifeste. Mon doigt s'est promené à l'intérieur des ventricules et des oreillettes, a pressé les colonnes charnues, les tendons des valvules, les valvules elles-mêmes, aux orifices auriculo-ventriculaires et artériels, sans donner lieu à une sensation pénible évidente. J'ai fait descendre dans les cavités droites de l'organe, par la veine jugulaire, des balles de plomb, des billes de marbre, de petites boules de verre ; j'y ai fait parvenir des sondes très lisses, des tiges souples d'osier munies d'un petit renflement à leur extrémité, sans que l'animal parût en être affecté.

Ces irritations diverses, qui n'éveillent point la sensibilité du cœur, ne modifient pas non plus, du moins d'une manière marquée, les caractères de ses mouvements ; mais elles les accélèrent plus ou moins, même sur les animaux décapités, ou sur ceux auxquels on fait la section du bulbe. Les courants électriques de faible intensité, à secousses, comme ceux d'induction, appliqués directement sur l'organe produisent cet effet. Ceux, même d'intensité considérable, qui doivent les arrêter commencent par les accélérer. La compression surtout provoque ce résultat dû, sans doute en grande partie, à la gêne qu'elle apporte au cours du sang, dans les cavités cardiaques.

De ce que le cœur n'est pas ou n'est que très peu sensible à l'action des stimulants extérieurs, il ne faut pas lui supposer une insensibilité absolue. Cet organe a, comme beaucoup d'autres, une sensibilité spéciale qui est mise en jeu seulement sous l'influence de certains stimulants ; une sensibilité analogue à celle des organes muqueux ou cutanés ne lui servirait à rien, puisqu'il n'est point destiné à se mettre en rapport avec les agents extérieurs.

La contractilité du cœur n'a pas les caractères de celle de tous les autres muscles. Elle a une physionomie spéciale qu'elle tient surtout de son caractère rhythmique, persistant même sur l'organe détaché et sur ses morceaux pendant un temps plus ou moins long. En effet, les contractions peuvent continuer pendant plusieurs heures dans le cœur détaché des poissons et de divers reptiles, comme on l'avait déjà observé à l'époque de Haller. Elles durent plus longtemps, d'après les observations de Castell, dans l'oxygène que dans l'air, plus dans l'air que dans l'acide carbonique, plus sur le cœur des animaux tués pendant l'hibernation que sur celui des animaux tués dans les conditions ordinaires.

Cette contractilité peut être provoquée ou réveillée par les stimulations mécaniques, le simple contact d'un corps étranger, d'un liquide, d'un excitant, d'un courant électrique, par l'oxygène. C'est ce que les expérimentateurs peuvent constater tous les jours. Elle s'éteint par l'action de diverses substances appliquées à sa face interne, celle de l'opium notamment, par celle de l'acide carbonique. L'upas antiar l'affaiblit promptement et ne tarde pas à l'éteindre : aussi il paralyse le cœur avant que les mouvements respiratoires et généraux soient suspendus. Différents sels, le sulfate de cuivre, le sublimé, l'acide arsénieux, mis en contact avec le cœur ou injectés dans les veines, affaiblissent très vite ou même font cesser ces contractions : la digitale les ralentit ; mais le curare, qui paralyse les muscles volontaires, en agissant sur leurs nerfs, ne les arrête pas.

Comme dans les autres muscles, cette propriété de la fibre est subordonnée à l'intégrité du tissu, à l'abord du sang chargé d'oxygène, à l'influence des nerfs et à l'accomplissement des actions chimiques de la nutrition. Le sang l'entretient et la met en jeu de deux manières : il agit en masse sur la surface interne de l'organe par une sorte de contact, car Haller a pu l'éteindre dans une moitié de l'organe, en y interceptant l'abord de ce liquide et la laisser subsister dans l'autre qui continuait à en recevoir. Le sang agit ensuite sur le tissu, sur la fibre qui le reçoit par les vaisseaux, car Ericksen et Schiff ont paralysé l'organe en liant les artères coronaires. Le sang noir ralentit ses mouvements comme le font les excitations électriques des nerfs vagues. On constate aisément le fait dans les expériences où la vie est entretenue par la respiration artificielle. L'influence nerveuse est non moins nécessaire à l'entretien de cette propriété et à sa mise en jeu. C'est elle qui en gradue l'énergie, qui en détermine le rhythme et les autres caractères.

Haller et les partisans de la doctrine de l'irritabilité avaient cru que la contraction rhythmique du cœur était indépendante de l'influence nerveuse. L'illustre physiologiste avait vu le cœur battre après la décapitation, l'ablation de l'encéphale, la destruction de la moelle, la section des nerfs vagues ; il avait vu, comme Galien, les battements continuer avec leur rhythme ordinaire sur le cœur arraché de la poitrine d'un animal vivant. L'irritation du cerveau, de la moelle épinière, des pneumogastriques, des nerfs cardiaques, par les moyens habituels, ne lui avait montré ni une accélération de ses mouvements, ni leur réapparition, une fois qu'ils avaient cessé. D'après ses idées, le cœur, pour agir, n'avait besoin que d'un stimulant : le sang apporté dans les oreillettes excitait leur contraction, puis ce sang, versé dans les ventricules, provoquait de même leur systole ; l'expulsion du stimulus permettait la diastole ou le relâchement qui appelait une nouvelle quantité de sang et une nouvelle contraction. Les faits que la science a acquis depuis l'époque de Haller montrent que cette opinion n'est pas fondée et que la contractilité, tout en demeurant inhérente au muscle, est réglée, quant à son exercice par le système nerveux. Or, le cœur reçoit deux ordres de nerfs : 1° des filets du pneumogastrique; 2° des nerfs ganglionnaires; les premiers ayant leur principe d'action dans une partie de l'encéphale, les autres en eux-mêmes et dans la moelle épinière. Voyons donc comment, d'une part, la moelle allongée et les vagues, d'autre part la moelle épinière et les nerfs ganglionnaires peuvent agir sur le cœur.

D'abord le cœur tire-t-il de l'encéphale ou de l'une de ses parties le principe excitateur et régulateur de ses mouvements? une foule de faits et de données expérimentales semblent résoudre cette question par la négative.

Les fœtus anencéphales se développent régulièrement, et le cœur règle leur circulation, de même que, dans les circonstances ordinaires. Les animaux auxquels on a détruit le cerveau et le cervelet survivent très longtemps à cette mutilation, comme nous l'avons vu en étudiant les fonctions du système nerveux. Enfin ceux que l'on a privés de la totalité de l'encéphale, c'est-à-dire du cerveau, du cervelet et de la moelle allongée ne meurent pas immédiatement; la circulation continue à s'effectuer chez eux pendant un temps assez long, quoique la respiration soit suspendue, et elle persiste davantage si l'on établit une respiration artificielle. Cependant Budge, se basant sur la suspension des mouvements du cœur et sur la paralysie de cet organe, par l'action d'un courant électrique à travers le bulbe rachidien, a donné ce bulbe comme la source de l'activité si remarquable du cœur; son opinion tombe d'elle-même devant les résultats, soit de la décapitation, soit de la section combinée de la moelle au niveau de l'occipital et des pneumo-gastriques, opérations qui détruisent les rapports entre l'encéphale et l'organe central de la circulation. Les faits suivants démontrent clairement que les contractions du cœur ne sont point sous la dépendance immédiate de l'encéphale.

A un premier cheval je fis la section de la moelle allongée au niveau des condyles de l'occipital, aussitôt l'animal tomba; les mouvements respiratoires et les mouvements généraux cessèrent sur-le-champ. J'établis une respiration artificielle à l'aide d'un gros soufflet adapté à la trachée. Quinze minutes après la section il y avait 42 battements du cœur par minute; le sang jaillissait encore avec force par un petit tube fixé à l'artère carotide. A la trentième minute les pulsations étaient encore appréciables, quoique très affaiblies; elles ne cessèrent de se faire sentir que vers la cinquantième minute qui suivit la section de la moelle.

A un second cheval je pratiquai à la fois la section de la moelle au niveau de l'occipital et la section des deux pneumogastriques et des deux filets cervicaux du grand sympathique, afin de supprimer toutes les grandes communications entre le cerveau et le cœur, puis j'établis une respiration artificielle. Les battements cardiaques continuèrent à s'effectuer pendant les vingt-quatre minutes que l'animal survécut à cette section combinée et à entretenir la circulation, comme le montrait le jet de sang qui s'échappait par saccades d'un petit tube adapté à la carotide.

Sur un troisième cheval, pour isoler complètement le cœur de l'encéphale, je séparai la tête du tronc, après avoir lié les deux carotides vers le milieu de l'encolure. Le thorax, ouvert quelques instants après la décapitation, laissa en évidence les mouvements du cœur. Ceux-ci paraissaient très forts et au nombre de 80 à 82 pendant les dix premières minutes. Les contractions des ventricules se continuèrent jusqu'à la seizième minute, et celles des oreillettes jusqu'à la trente-quatrième, en conservant une force et une fréquence assez considérables ; elles étaient encore appréciables à la soixante-huitième minute.

J'ai, de même, décapité un grand nombre de jeunes chiens et de jeunes chats nés depuis un, deux, trois ou quatre jours. Les battements du cœur ont persisté de une heure et quart jusqu'à trois heures et demie après l'opération. Ils ont continué dans les mêmes conditions trois heures et quart dans la couleuvre, quatre heures sur le barbillon, trente-deux heures sur la salamandre et de trente à trente-six heures sur la grenouille. Le tableau suivant donne, pour les espèces que je

NUMÉROS d'ordre	ANIMAUX	ÂGE des animaux	DURÉE des battements du cœur		MOMENT où le cœur est mis à découvert		OBSERVATIONS
			h.	min			
1	Cheval.	adulte.	1	1	2e minute.		
2	Ane.	adulte.	1	»	15e	—	
3	Chien.	adulte.	»	6	5e	—	
4	Chien.	adulte.	»	12	8e	—	
5	Chat.	adulte.	»	22	5e	—	
6	Chien.	1 an.	»	32	7e		
7	Chat.	3 mois.	»	25	10e		
8	Chien.	3 jours.	1	30	25e		
9	Chien.	3 jours.	3	»	15e	—	
10	Chien.	3 jours.	»	40	1e	—	
11	Chien.	3 jours.	2	30	35e	—	
12	Chien.	3 jours.	3	40	35e	—	
13	Chien.	1 jour.	2	»	3e	—	
14	Chat.	1 jour.	3	15	20e	—	
15	Souris.	très jeune.	»	22	6e	—	
16	Souris.	très jeune.	»	31	10e	—	
17	Souris.	très jeune.	»	20	6e		
18	Couleuvre.	adulte.	3	17	14e	—	
19	Grenouille.	adulte.	31	»	5e	—	
20	Grenouille.	adulte.	36	»	3e heure.		

viens de nommer, une idée de la persistance de ces mouvements et de leur nombre aux divers moments qui suivent la décapitation.

Mais, si, après la décapitation ou la section du bulbe, les mouvements du cœur persistent, en conservant leur rhythme, ces mouvements ont perdu de leur énergie ; bientôt ils ne lancent plus le sang qu'à une petite distance et ne lui donnent qu'une faible tension dans les artères. Le bulbe d'où naissent les pneumogastriques, quoiqu'il ne soit pas le centre unique d'où émane le principe excitateur et régulateur des mouvements du cœur, doit pourtant exercer sur eux quelque influence. Laquelle ? Peut-être arriverons-nous à la découvrir en étudiant ce qui se passe lorsque, par suite de la section des vagues, elle cesse de s'exercer.

Or, la section des deux nerfs vagues ou même celle d'un seul détermine deux effets très remarquables : 1° elle accélère les mouvements du cœur ; 2° elle les affaiblit progressivement.

L'accélération des battements du cœur à la suite de l'interruption de l'influence des nerfs vagues se produit aussitôt après l'opération, et augmente à mesure que cette influence s'éteint, puis elle atteint bientôt un degré qu'elle ne dépasse plus. Le fait constaté par Valsalva, par Petit, par Mayer et par la plupart des expérimentateurs, est d'autant plus remarquable qu'il coïncide avec un ralentissement considérable des mouvements respiratoires, mais il est très difficile à expliquer. On ne saurait rationnellement l'attribuer à la difficulté que le sang éprouverait à traverser le poumon, puisqu'il arrive avant le développement des troubles de la circulation pulmonaire ; il tiendrait plutôt à la nécessité dans laquelle se trouve le cœur de se contracter d'autant plus souvent, qu'à chaque contraction il lance une moindre quantité de sang dans les artères. L'affaiblissement des contractions cardiaques est très prononcé, comme on peut en juger en appliquant la main à la surface de l'organe, à travers une ouverture faite aux parois abdominales et au diaphragme ; il peut de même être apprécié exactement, au moyen du cardiomètre adapté à une artère d'un certain calibre, cardiomètre dans lequel, d'après les observations de Bernard, le mercure ne s'élève plus qu'à une faible hauteur. L'affaiblissement des contractions cardiaques paraît être le résultat le plus important de la section de ces nerfs, et il peut se comprendre en admettant qu'une partie de l'activité du cœur, dérive de la moelle allongée et se transmet par l'intermédiaire des nerfs vagues ; ceux-ci, une fois divisés, ne communiquent plus cette partie de force active et les mouvements cardiaques perdent plus ou moins de leur énergie habituelle.

E. Wœber, Budge et, depuis, beaucoup d'autres expérimentateurs ont constaté qu'en galvanisant la moelle allongée, soit directement, soit par l'intermédiaire du bout central d'un nerf vague, on arrête sur-le-champ les mouvements du cœur, l'organe demeurant relâché et flasque. Ils ont vu aussi qu'en galvanisant les nerfs vagues on produit le même résultat. Ces deux faits sont très exacts, et on peut les reproduire aisément. M. Mandl et moi, en opérant à l'aide de l'appareil à induction, nous avons vu, sur le cheval, que le courant, d'abord faible, réduit les battements à 30, à 20, à 10, à 5 par minute, puis que ce courant, suffisamment intense, les arrête tout à coup et tue l'animal. Le cœur est alors flasque et en diastole, comme il l'est sur les grenouilles, à la suite de la division de la moelle allongée, et aussi comme il l'est sur les animaux au moment des secousses convulsives qui se manifestent vers la fin des hémorrhagies mortelles. Il est à noter que, dans le cas d'électrisation du bulbe, si l'on vient à couper les vagues, les battements du cœur qui étaient arrêtés se rétablissent, et que, dans celui d'électrisation de ces nerfs, les battements reprennent d'eux-mêmes au bout d'un certain temps, quoique le courant soit maintenu. De ces faits intéressants on a cru pouvoir conclure que la moelle allongée exerce sur le cœur, par l'intermédiaire des nerfs vagues, une influence non excito-motrice, mais négative, modératrice, ou mieux, une action qui donnerait lieu au relâchement de l'organe à la suite de chacune de ses contractions. D'après plusieurs physiologistes, M. Schiff entre autres, le bulbe rachidien serait le foyer d'origine de tous les nerfs vaso-moteurs, sans exception, ou tout au plus à l'exception de ceux des viscères abdominaux; il réglerait l'action du cœur comme celle des autres parties du système vasculaire; en outre, il serait le centre des actions réflexes sur l'ensemble des vaisseaux du corps. Owsjannikow a même cru préciser exactement ce centre par des sections transverses du mésocéphale. Il a vu, en sectionnant l'isthme au niveau des tubercules bigéminées, que la pression du sang dans les vaisseaux n'éprouvait pas de modification sensible, tandis que les sections faites immédiatement en arrière donnaient lieu à une augmentation de pression. Déjà, à 1 millimètre en arrière de ces tubercules, la lésion de l'isthme était suivie d'un abaissement considérable de pression et ainsi au delà de ce point jusqu'à 4 à 5 millimètres en avant de la pointe du calamus, par conséquent, dans la partie correspondant au plancher du ventricule du cervelet. Tant que cette portion du bulbe restait intacte et en continuité avec la moelle épinière, les excitations des nerfs sensitifs ou mixtes provoquaient des actions réflexes sur les vaisseaux de toutes les parties du corps. Mais, une fois la section faite en arrière de la limite postérieure de cette région, les excitations n'étaient plus suivies d'actions réflexes sur les vaisseaux. Quoique les résultats des vivisections soient à peu près exacts, on n'est pas absolument fondé à en conclure que le centre ou les centres vaso-moteurs soient tous confinés dans le bulbe au point indiqué. Ces centres, s'ils existent réellement, sont probablement échelonnés, comme le pense M. Brown-Séquard, sur toute la longueur de la moelle et du bulbe, d'où ils laisseraient échapper des filets naissant à la manière de tous les nerfs rachidiens. L'action du bulbe sur le cœur ne s'exerce pas seulement par les nerfs vagues, elle se fait aussi par les nerfs ganglionnaires; d'ailleurs les vagues n'agissent sur cet organe que par une partie de leurs fibres qui se groupent en nerfs distincts, par leurs propriétés, mieux encore que par leur disposition anatomique.

L'un de ces nerfs qu'on propose d'appeler nerf inhibiteur, nerf d'arrêt, modérateur ou dépresseur se détache tantôt directement du pneumogastrique, tantôt du laryngé supérieur, marche confondu quelquefois avec le vague, ou seul sur le trajet de la carotide, puis il traverse le ganglion cervical inférieur avec lequel il s'anastomose ou dont il reçoit des racines; enfin, il se perd dans le plexus cardiaque et pulmonaire. Sa section ou l'excitation de son bout inférieur n'a aucune influence sérieuse sur la pression du sang artériel ni sur le nombre et la force des battements du cœur. L'excitation du bout central fait baisser la pression et ralentit le pouls. L'électrisation du nerf entier donne lieu aussi à la dilatation de tous les vaisseaux de l'abdomen dont les viscères se congestionnent pendant que ceux des autres parties du corps s'anémient. La moelle allongée, qu'elle ait ou non un centre cardiaque ou encore un centre vaso-moteur pour l'ensemble des vaisseaux, agit très manifestement sur les mouvements du cœur par l'intermédiaire du pneumogastrique. Les courants d'induction faibles qui passent par ces nerfs ralentissent les mouvements de cet organe; les courants forts les suspendent brusquement dans la diastole. Lors du ralentissement, la pression augmente; elle baisse rapidement pendant l'arrêt. La moelle allongée peut recevoir, non seulement les excitations portées directement sur ces nerfs, elle peut être influencée par celles qui portent sur d'autres nerfs anastomosés avec eux. Bernstein en a donné la preuve en déterminant l'arrêt diastolique du cœur par l'électrisation des nerfs mésentériques, arrêt qui se produit absolument comme si l'électrisation était appliquée au vague, dans un point quelconque de son trajet. La moelle peut également, par action réflexe, agir de la même façon quand les excitations portent seulement sur les extrémités des nerfs. En effet, Goltz a constaté qu'une percussion vive sur l'intestin de la grenouille arrête le cœur en diastole, à la condition que l'organe reste en communication avec le bulbe par les pneumogastriques intacts. D'ailleurs, les irritations et les sections de différents nerfs ganglionnaires en communication avec les filets du vague qui vont au cœur peuvent produire les mêmes effets que les irritations et les sections portant sur les vagues eux-mêmes.

En somme, le bulbe agit sur le cœur par le nerf pneumogastrique et par le filet dépresseur qui en émane ; ces deux nerfs dits d'arrêt sont en action permanente pour ralentir l'action de cet organe qui reçoit la stimulation d'autres nerfs. Et la preuve qu'on donne de cette action est l'accélération du pouls observée constamment à la suite de la section du pneumogastrique.

D'autres causes, ou si on veut, d'autres conditions de l'organisme agissent comme le fait la section du vague. Ainsi, la diminution de la pression artérielle donne lieu à l'accélération du pouls dont il a été question plus haut. Au contraire, l'augmentation de pression donne lieu à un ralentissement comparable à celui que déterminent les courants d'induction. L'irrigation des centres nerveux et celle du cœur, par le sang noir, produit un ralentissement plus considérable encore, et finalement l'arrêt, comme on peut le voir dans les expériences sur la respiration artificielle.

L'action du bulbe, si importante qu'elle soit, est moins immédiatement nécessaire à l'entretien de l'action du cœur que celle qui s'exerce sur le mécanisme respiratoire. Ce qui le prouve péremptoirement c'est la persistance des mouvements de l'organe moteur du sang, avec leur rhythme régulier pendant un quart d'heure, une demi-heure ou plus chez les jeunes mammifères décapités, et des journées entières chez les batraciens, dans des conditions semblables.

D'autre part, l'action du cœur persiste pendant plusieurs jours avec une simple accélération, sans le secours de la moelle allongée, chez les animaux dont les vagues sont sectionnés, pourvu que la trachée ouverte laisse entrer l'air nécessaire à la respiration.

Maintenant, quelle est l'influence de la moelle épinière sur le cœur ? Est-ce de ce centre nerveux qu'émane, par l'intermédiaire des nerfs ganglionnaires, le principe de l'activité du moteur du sang ? Legallois[1] le croyait, d'après le résultat d'expériences devenues célèbres. Ce physiologiste ayant observé : 1° que la destruction d'une portion de la moelle affaiblit beaucoup la circulation ; 2° qu'elle ne tarde pas à devenir mortelle ; 3° enfin que la destruction de la totalité de cette moelle est subitement et constamment mortelle, quels que soient l'espèce et

---

1. Legallois, *Expériences sur le principe de la vie*, p. 48 à 159.

l'âge des animaux, en conclut que le cœur emprunte ses forces de tous les points de la moelle épinière, sans exception, et cela par l'intermédiaire des filets du grand sympathique. D'après lui, la destruction complète de la moelle épinière arrête subitement la circulation à tous les âges et chez tous les animaux. Les contractions cardiaques qui subsistent après cette opération sont pour lui des mouvements sans force, analogues à ceux des autres muscles après la mort. Or, Legallois se trompe. Au lieu de détruire tout d'abord la moelle épinière sur toute sa longueur, il la coupe à l'occiput, étudie les effets de cette première opération, puis il décapite ses lapins âgés de un jour, de dix jours, de vingt jours, et enfin ce n'est qu'après vingt, trente, cinquante minutes même, qu'il détruit le cordon rachidien sur les animaux dont les mouvements sont déjà extrêmement affaiblis. Sa méthode, très défectueuse à mon sens, le conduit à des déductions erronées et illusoires.

Cheval adulte (no 1 du tableau précédent).		Ane adulte (no 2 du tableau précédent).		Chien d'un jour (no 15 du tableau précédent).		Chat d'un jour (no 17 du tableau précédent).		Couleuvre (no 18 du tableau précédent).		Grenouille (no 19 du tableau précédent).	
Nombre des minutes de l'expérience.	Nombre des contractions du cœur.	Nombre des minutes de l'expérience.	Nombre des contractions du cœur.	Nombre des minutes de l'expérience.	Nombre des contractions du cœur.	Nombre des minutes de l'expérience.	Nombre des contractions du cœur.	Nombre des minutes de l'expérience.	Nombre des contractions du cœur.	Nombre des minutes de l'expérience.	Nombre des contractions du cœur.
7	82	2	126	32°	17	66°	7	15°	77	5°	45
9	80	4	63	37	16	68	2	16	80	20	44
15	25	6	67	42	24	69	9	21	67	60	42
31	20	11	18	47	21	70	7	26	59	85	41
35	19	24	28	52	19	71	13	27	47	120	37
		26	12	57	11	72	10	32	48	180	26
		27	28	62	18	73	3	37	30	6 h	32
		28	25	67	38	74	10	43	24	7	38
		30	10	72	20	75	11	48	21	8	42
		32	8	82	27			58	20	8 1/2	40
		36	27	87	22			63	17	9	42
		38	28	92	27			68	4	10	39
		39	64	97	20			73	6	22	33
		42	20	102	13			78	4	30	4
		44	11	107	19			138	2	31	
		46	20	112	15						
		49	18	117	11						
		60	2								

D'une part, il est inexact que la destruction totale de la moelle épinière détermine subitement la mort et arrête sur-le-champ la circulation. Wilson Philipp a constaté qu'après cette mutilation les carotides restaient pleines de sang et battaient avec force pendant un temps assez long. Flourens[1] a observé qu'à la suite de cette destruction totale de la moelle, soit seule, soit combinée avec celle de l'encéphale, la circulation s'entretient sur des mammifères et des oiseaux pen-

1. Flourens, *Recherches expérimentales sur les propriétés et les fonctions du système nerveux*, 2e édit. Paris, 1842, p. 214.

dant un temps plus ou moins long, suivant l'âge des animaux et suivant qu'on établit ou non une respiration artificielle. Ainsi, sur un lapin adulte, la moelle épinière, la moelle allongée et la masse cérébrale furent successivement détruites d'arrière en avant et l'insufflation établie ; les carotides battaient encore avec force au bout d'une heure, et l'artère crurale ouverte laissait échapper par jets un sang vermeil. Sur un petit chien de sept à huit jours, les lobes cérébraux, le cervelet, la moelle allongée furent enlevés et la moelle épinière détruite à l'aide d'un stylet d'acier, et la circulation persista pendant quarante minutes après cette opération. Sur de petits chiens et de petits chats qui venaient de naître, la destruction complète du système cérébro-spinal laissa persister la circulation de une heure à une heure et demie ; enfin, les mêmes résultats furent obtenus sur des cochons d'Inde, des poules, des canards, des pigeons, avec quelques légères variations relatives à l'âge et à l'espèce des animaux.

Les expériences que j'ai faites sur de jeunes animaux m'ont conduit à des résultats semblables aux précédents. La destruction de la moelle épinière seule ou la destruction de cette moelle avec celle de l'encéphale a laissé persister la circulation pendant un temps assez considérable ; les artères ont continué à battre très sensiblement, et à laisser couler du sang par jets saccadés dès qu'elles étaient ouvertes ; enfin, lorsque le cœur cessait d'entretenir le cours du sang dans les vaisseaux, il exécutait encore des contractions dont la durée a été souvent de plusieurs heures. Un petit chien âgé de trois jours fut décapité après ligature préalable des carotides, afin de prévenir une abondante hémorrhagie, puis la moelle épinière fut aussitôt détruite avec un long stylet d'acier. Les artères continuèrent à battre ; la poitrine ouverte au bout d'un quart d'heure laissa voir les battements du cœur qui conservèrent assez de force jusque vers la trentième minute. A ce moment, les contractions des ventricules cessèrent, mais celles des oreillettes persistèrent pendant trois heures vingt et une minutes. Sur un chien de un jour dont la moelle épinière fut détruite de même après la décapitation, les mouvements du cœur durèrent deux heures vingt minutes. Sur un chat de même âge ils ne cessèrent qu'après deux heures neuf minutes, et sur un dernier ils ne s'éteignirent qu'à la fin de la troisième heure.

Mais, de ce que les mouvements du cœur persistent dans ces conditions on n'est pas en droit d'en conclure que la moelle est sans influence sur le fonctionnement de cet organe. En effet, lorsque la moelle est séparée du bulbe par une section au niveau du trou occipital, on voit la pression artérielle baisser et le pouls se ralentir. En cet état, comme l'a constaté Bezold, si l'on vient à stimuler la moelle par l'électricité, les contractions cardiaques deviennent plus fréquentes et la pression artérielle plus forte.

L'expérimentation a montré, entre les mains de divers physiologistes, que c'est par l'intermédiaire du ganglion cervical inférieur et du premier thoracique que cette action de la moelle épinière sur le cœur doit s'exercer. Ce ganglion, en communication avec la moelle par divers filets anastomotiques, reçoit par eux l'influence de celle-ci et l'envoie au cœur par des rameaux appelés, depuis les travaux de Cyon et de Ludwig, nerfs accélérateurs. L'électrisation directe de ces nerfs précipite, en effet, les mouvements du cœur dans une proportion considérable. Quelques-uns des nerfs dits accélérateurs s'associent au vague, chez la grenouille, et leur action paraît mise en évidence par l'accélération due aux courants électriques appliqués aux vagues après la suppression du rôle des autres obtenue à l'aide de la nicotine. Une fois les ganglions cervicaux inférieurs enlevés, l'électrisation de la moelle n'a plus d'influence sur la pression artérielle et sur la fréquence du pouls.

Il n'est guère possible, actuellement, de trancher la question de savoir s'il y a dans la moelle un ou plusieurs centres moteurs du cœur, ni celle de savoir s'il y a dans cet organe des centres moteurs vasculaires multiples et distincts. Schiff n'en admet là aucun, ni pour le cœur ni pour les divers départements vasculaires de l'organisme. Elle est certainement un foyer simple ou multiple d'origine des nerfs des vaisseaux, un centre unique ou une agglomération de centres d'actions réflexes de ces nerfs. Elle est probablement à la fois centre d'action et conducteur ; centre d'action par chacun de ses tronçons et pour les nerfs qui s'échappent à leur niveau : son action paraît directe, car les hémisections faites, une fois la moelle séparée du bulbe, donnent lieu, comme nous le verrons bientôt, à une paralysie vasculaire et à une élévation considérable de la température du côté correspondant. Les hémisections du bulbe, d'après Schiff[1], paralysent également les vaisseaux de la tête et de la totalité du corps dans la même moitié.

En somme, la moelle épinière agit sur le cœur puisque, d'une part, si elle est séparée du bulbe, les mouvements de l'organe se ralentissent et la pression artérielle baisse, et que, d'autre part, si, en cet état d'isolement, on l'électrise, les pulsations s'accélèrent et la pression augmente. C'est par le ganglion cervical inférieur et le premier thoracique que sont établies les communications entre elle et l'organe central de la circulation. Les ganglions dont il s'agit reçoivent l'influence de la moelle par les rameaux anastomotiques et ils l'envoient au cœur par les rameaux périphériques dits nerfs accélérateurs. L'électrisation, soit de la moelle, soit des ganglions, soit de leurs filets périphériques, a des résultats uniformes : l'augmentation de la fréquence du pouls et de la pression artérielle.

Ainsi, ce n'est donc ni de l'encéphale, ni de la moelle allongée (qui règle les mouvements respiratoires et donne naissance aux pneumogastriques), ni enfin de la moelle épinière, que dépendent uniquement et immédiatement les mouvements du cœur ; car cet organe continue à se contracter, avec son rhythme normal, et avec assez de force pour entretenir la circulation, bien longtemps après la destruction de toutes ces parties centrales du système nerveux. Dès l'instant que les mouvements du cœur subsistent avec leur rhythme après qu'il a cessé d'être en rapport avec les centres nerveux, il faut que le système ganglionnaire joue un rôle important dans l'innervation de cet organe. Ses nerfs ne sont pas de simples conducteurs d'une influence excitatrice ; ils doivent être aussi des centres d'une action propre, analogue à celle que les nerfs du grand sympathique exercent sur l'intestin, l'utérus et la plupart des muscles de la vie organique.

L'irritation de ces nerfs, qui n'avait semblé produire aucun effet sur le cœur dans les expériences de Haller, de Fontana et de Bichat, a déterminé cependant,

---

1. Vulpian, *Leçons sur l'appareil vaso-moteur*, t. I, p. 261.

aux yeux de plusieurs observateurs, des changements sensibles dans les mouvements cardiaques. De Humboldt ayant fixé des armatures aux nerfs du cœur du chien et du renard, immédiatement après que l'organe venait d'être retiré de la poitrine, a vu, à chaque contact des métaux, les battements devenir plus rapides et plus forts. Burdach, en touchant ces mêmes nerfs avec de la potasse caustique sur des lapins qu'on venait de tuer, a vu de même les battements cardiaques s'accélérer d'une manière sensible ; enfin, d'autres ont constaté des résultats analogues ; mais il ne faut pas y attacher une grande importance, d'autant qu'après la mort, ces contractions très irrégulières et de courte durée augmentent ou diminuent de force s'accélèrent ou se ralentissent souvent sans cause appréciable.

La destruction des ganglions cervicaux inférieurs, desquels émanent les principaux filets des plexus cardiaques, ne détermine pas de troubles graves dans l'action du cœur. Je l'ai faite sur des chevaux, en établissant des fistules au canal thoracique, sans qu'il en soit résulté, au moins dans les premiers moments, d'autres troubles dans la circulation, que ceux qui se manifestent à la suite des souffrances ordinaires de l'opération. Si Brachet[1], après avoir excisé ces ganglions et les filets qui en émanent, a vu les mouvements du cœur s'arrêter sur-le-champ, c'est que, très probablement, il n'avait pas pris les précautions nécessaires pour respecter les pneumogastriques, laisser les plèvres intactes et prévenir l'affaissement du poumon, et par conséquent une mort brusque par asphyxie ; tous accidents faciles à éviter en expérimentant sur les animaux solipèdes. D'ailleurs, sur un âne décapité dont la poitrine était ouverte, l'ablation de ces ganglions et par suite la section de tous les filets cardiaques qui en émanent a laissé subsister les contractions des oreillettes pendant plus d'une demi-heure.

La destruction du ganglion cardiaque, lorsqu'il existe, ne suspend pas plus les battements du cœur. Brachet qui les a vus s'arrêter subitement, aussitôt après l'excision de ce ganglion, dont l'existence est d'ailleurs fort contestable, ne s'est point aperçu qu'il tuait ses chiens par le fait de l'affaissement du poumon qui suit l'enlèvement d'une côte et l'ouverture de la plèvre. Mais son erreur n'a trompé que ceux qui, en matière d'expériences, se contentent des résultats bruts, sans s'inquiéter ni de leur valeur, ni des moyens par lesquels ils ont été obtenus.

Enfin, l'anéantissement de toutes les connexions du cœur avec les centres nerveux, les ganglions et les nerfs étrangers à sa substance, n'arrête point ses mouvements et ne modifie pas leur rhythme. Le cœur isolé, séparé même des gros vaisseaux et de ses oreillettes, bat encore pendant un certain temps, ainsi que le savaient déjà les anciens, et comme s'il recélait en lui le principe de son activité est remarquable : il agit alors à la manière de l'intestin privé de son mésentère, de l'utérus, extrait de l'abdomen. Les nerfs ramifiés à sa surface, et disséminés dans son tissu, suffisent à entretenir encore ce reste de contractilité.

---

[1] Brachet, *Recherches expérimentales sur les fonctions du système nerveux ganglionnaire*, 2ᵉ édit., p. 160.

Il y a, en effet, dans le tissu du cœur de nombreux filets nerveux qui présentent à leurs extrémités de petits ganglions dits de Remak. Ces ganglions, situés principalement dans la cloison des oreillettes et à la base des ventricules, paraissent jouer le rôle de centres d'innervation et de coordination, de telle sorte que rhythme des mouvements du cœur pourrait persister tant que l'activité de ces petits centres ne serait point épuisée. Sur le cœur détaché, il subsisterait dans les parties en communication avec les ganglions, et il perdrait sa régularité dans les parties détachées de ces petits organes.

On est allé plus loin. Dans cet ensemble de nerfs et de petits ganglions cardiaques, on a cru trouver un système excitateur et un système modérateur des mouvements. Et cela, dit-on, serait prouvé par l'expérience suivante : Un lien placé sur le sinus veineux d'une grenouille arrête les contractions dans la totalité du cœur. Si alors on détache le ventricule du reste de l'organe, il se remet à battre pendant que l'oreillette, demeurée adhérente au sinus, reste dans l'inaction. Le prétendu système modérateur aurait pour centre les ganglions de l'oreillette ; mais c'est là une hypothèse mal assise qui ne peut encore prendre place dans la science.

Ainsi, les mouvements du cœur survivent à la destruction de chacune des parties de l'encéphale et de l'encéphale entier ; ils survivent à la destruction de chacune des régions et de la totalité de la moelle épinière, comme à la destruction simultanée de tout le système cérébro-spinal, à la section des nerfs vagues, à l'ablation des ganglions d'où émanent les nerfs cardiaques, et à celle de ces nerfs eux-mêmes en dehors de la substance du cœur. Mais ils n'en sont pas moins sous la dépendance de ces diverses parties du système nerveux.

En pesant une à une les données de l'expérimentation, puis en les appréciant collectivement et dans leurs rapports intimes ; enfin, en tenant compte des modifications que les mouvements du cœur éprouvent par l'intermédiaire du système nerveux, dans une foule de circonstances normales ou morbides, on arrive à reconnaître que l'action du cœur, comme celle de tous les organes musculaires, est subordonnée à l'influence nerveuse.

D'abord elle dépend de l'encéphale, et en particulier de la moelle allongée, puisque, d'une part, les impressions morales modifient la force et la vitesse de ses mouvements, et que, d'autre part, l'irritation ou la destruction de ces parties les affaiblit d'une manière sensible.

En second lieu, elle dépend de la moelle épinière, comme le prouve leur affaiblissement lors de la destruction de cette partie du système cérébro-spinal.

Enfin elle dépend des pneumogastriques qui transmettent au cœur l'influence de l'encéphale, de la moelle allongée et des nerfs ganglionnaires qui, à la fois, lui apportent l'influence de la moelle épinière et leur dispensent celle qui peut dériver de leur propre activité.

Cette dépendance est évidente, quoiqu'elle ne soit pas immédiate comme celle du mécanisme respiratoire, par rapport à la moelle allongée et celle des muscles du squelette relativement à la moelle épinière. A mesure qu'elle s'éteint par la destruction successive des centres nerveux et des cordons qui transmettent au cœur l'influence de ceux-ci, les mouvements cardiaques perdent graduellement de leur énergie, la circulation devient de plus en plus languissante, et finit par se suspendre.

Les moyens d'innervation du cœur sont donc multiples et ils paraissent l'être, comme le dit Longet, à cause de l'importance de la fonction que l'organe remplit et des rapports nombreux qui lient celle-ci aux autres.

La raison de l'admirable rhythme cardiaque est, à ce qu'il semble, dans les nerfs et les ganglions qui enlacent et pénètrent de toutes parts l'organe, nerfs et ganglions qui jouissent d'une sorte d'autonomie, puisque, dans le fœtus, le cœur fonctionne régulièrement avant que ses connexions se soient établies avec les centres, et que sur l'adulte son action se continue, bien que ses relations avec les centres soient détruites. Toutefois, il est clair que l'activité de son petit système nerveux est empruntée au système général et que c'est par cette dernière qu'elle s'entretient et se ravive. Si elle ne persiste pas longtemps sur le cœur détaché c'est que la vitalité de ses petits centres nerveux ne peut s'entretenir, comme le dit M. Vulpian[1], sans une excitation et une nutrition qui se suspendent avec l'abord du sang dans leur tissu.

CHAPITRE LVII

DE LA CIRCULATION ARTÉRIELLE

Le système artériel forme un vaste ensemble de canaux d'irrigation étendu entre le cœur et les capillaires. Il naît par deux troncs, l'un au ventricule gauche, l'autre au ventricule droit. La première fraction constitue le système général ou aortique, la seconde le système artériel pulmonaire. Dans les deux, le sang se meut simultanément sous l'influence des mêmes causes, et sa progression offre les mêmes caractères.

Étudions successivement les forces qui meuvent le liquide dans les artères et les diverses particularités de son cours.

I. — FORCES MOTRICES DU SANG DANS LES ARTÈRES.

Le sang se meut dans les artères du centre vers la périphérie ou du cœur vers les capillaires, par l'action de trois forces distinctes et inégales, la première due à la systole ventriculaire, la seconde à l'élasticité des tuniques artérielles, la troisième à la contractilité de ces mêmes tuniques.

1° Force impulsive du cœur. — Avant la contraction des ventricules, le système artériel n'est plus en communication avec le cœur. Les valvules sigmoïdes soumises à la pression de la colonne sanguine artérielle sont abaissées, et ferment exactement l'orifice de l'aorte et de l'artère pulmonaire. Au moment de la systole ventriculaire, l'ondée sanguine projetée avec une grande force soulève

1. Vulpian, *Leçons sur l'appareil vaso-moteur*. Paris, 1875.

valvules, les écarte, les applique à la face interne des parois vasculaires et sur le fond des fosses ovalaires creusées à la base des ventricules; c'est alors que le sang passe librement de la cavité ventriculaire dans le système artériel.

L'impulsion énergique développée par chaque systole meut à la fois l'ondée projetée et le sang qui remplit déjà le vaisseau. Harvey et Spallanzani la regardaient à peu près comme la seule cause de la circulation artérielle. C'est évidemment la principale et la plus énergique, puisque, comme nous l'avons vu, elle fait équilibre à la pression d'une colonne d'eau de 2 à 3 mètres de hauteur. Elle a pour caractère d'être intermittente et saccadée, bien qu'elle doive donner lieu à un mouvement continu.

L'impulsion systolique du cœur est la force motrice initiale du sang, celle qui donne de l'uniformité à la circulation et en détermine la vitesse, celle qui contribue pour la plus grande part à régler la tension artérielle. Chaque ondée que cette impulsion fait entrer dans les artères déjà pleines, les dilate et pousse devant elle le sang provenant des ondées antérieures; elle accélère le mouvement de ce liquide en lui donnant un mouvement saccadé.

2° **Force impulsive due à l'élasticité des parois artérielles.** — L'élasticité dont jouissent les parois artérielles développe la seconde force motrice du sang dans la partie du système vasculaire qui nous occupe. Cette propriété appartient à la tunique moyenne qui est constituée par un tissu fibreux jaune, semblable à celui du ligament cervical, de la tunique abdominale des grands mammifères et des ligaments des griffes des carnassiers. Elle est extrêmement prononcée dans les grosses artères, car la tunique moyenne de l'aorte n'a pas moins de 6 à 8 millimètres d'épaisseur sur le cheval, et une épaisseur proportionnelle dans les artères d'un moindre calibre. Les fibres circulaires qui la forment sont rameuses, articulées et disposées en lamelles nombreuses entremêlées de fibres musculaires. Elles contiennent peu d'eau, sont insolubles dans l'acide acétique, très solubles dans les acides minéraux, et leur solution n'est précipitée ni par l'alcool ni par le ferrocyanure de potassium.

Les artères sont élastiques dans tous les sens. L'extension de leurs parois se fait circulairement et longitudinalement; c'est surtout dans ce dernier sens qu'elle est très prononcée sur les artères très longues et un peu flexueuses, aussi à la carotide voit-on les incurvations résultant de l'inclinaison du cou devenir beaucoup plus étendues à chaque pulsation. Et, dans les cas où cette artère est coupée en travers, ses deux bouts étant fermés, par des ligatures, l'élongation est si grande qu'elle remet en contact, lors de la pulsation, les deux parties qui s'étaient très éloignées l'une de l'autre un instant auparavant.

L'élasticité a pour effet d'exercer une pression constante sur le sang qu'elle pousse vers les capillaires, dans les intervalles des systoles ventriculaires. Elle gradue la capacité du système artériel d'après la quantité de sang qu'il doit contenir, et la réduit sur les sujets qui éprouvent d'abondantes déperditions sanguines. Lorsqu'une portion d'artère est circonscrite par deux ligatures, elle en fait sortir le sang avec une certaine force par une petite blessure. C'est elle surtout qui, après la mort, pousse dans les capillaires et de là dans les veines la presque totalité du contenu du système artériel. Sur le cadavre, elle opère dans les grosses artères une rétraction énorme qui ne va cependant pas jusqu'à oblitérer leur cavité.

Cette propriété est mise en jeu par la force du cœur qui, à chaque ondée sanguine chassée dans l'aorte, augmente la dilatation de tout le système artériel. Elle tend à agir en même temps que la force systolique, puisqu'elle lutte contre la dilatation; mais elle ne produit réellement son effet qu'une fois l'ondée logée dans l'artère et, par conséquent, après que le coup de piston de la pompe cardiaque a été donné.

L'élasticité n'ajoute pas seulement une force motrice à celle qui dérive de l'impulsion du cœur; elle modifie, en outre, l'effet de cette dernière dont l'action est interrompue; elle tend, comme le disent les physiologistes, à transformer un mouvement intermittent en un mouvement continu, et cela d'autant plus qu'on se rapproche davantage du système capillaire; néanmoins elle ne lui ôte pas tout à fait son caractère saccadé, qui est manifeste quand le jet de sang s'échappe d'une artère blessée, ou lorsque le liquide pénètre dans un tube de verre adapté à une artère. Dans des vaisseaux dépourvus d'élasticité, la marche du sang artériel serait presque intermittente; elle s'arrêterait ou au moins se ralentirait considérablement d'une systole à l'autre, comme Hales et Hunter l'ont très bien fait remarquer.

Bérard a dit, avec raison, que l'élasticité développe une force d'emprunt. Elle n'agit en effet qu'autant que l'artère a été dilatée par l'ondée sanguine lancée par le cœur, et elle agit d'autant mieux que la dilatation est plus considérable. Weber prétend qu'elle crée entre la tension du sang artériel et celle du sang veineux une différence qui favorise la marche du premier vers le second. M. Marey ajoute qu'elle a pour effet d'augmenter la quantité du sang qui peut passer du cœur dans les artères. Cela est clair, puisque, d'une part, elle permet à la cavité des artères de s'agrandir, et que d'autre part, en la resserrant brusquement, après chaque systole ventriculaire, elle exerce une poussée favorable à la marche centrifuge du liquide. Il est incontestable d'ailleurs que les effets de l'élasticité s'additionnent à mesure qu'on s'éloigne du cœur, de telle sorte que le caractère saccadé du mouvement du sang s'affaiblit en raison directe du trajet parcouru; il devient à peu près régulier, uniforme au voisinage des systèmes capillaires.

Dans ce qu'on appelle l'élasticité des artères il y a deux parts bien distinctes à faire: l'extensibilité et la rétractilité. La première favorise l'action du cœur en permettant l'agrandissement de la capacité artérielle, ou de l'entrée d'une nouvelle ondée sanguine, la seconde ajoute à cette action impulsive du cœur une nouvelle impulsion purement mécanique qui tend à faire monter le sang vers les extrémités du système, puisque l'occlusion de l'orifice aortique se produit immédiatement après chaque systole ventriculaire. Si les artères étaient dépourvues d'élasticité elles fonctionneraient comme des tubes inertes, rigides et laisseraient couler, ainsi que le démontre M. Marey, une moindre quantité de sang.

En somme, les deux premières forces motrices du sang dans le système artériel sont intimement associées. La force de projection développée par la systole cardiaque est, comme le dit Milne Edwards, partagée en deux, l'une fait avancer

l'ondée, l'autre dilate l'artère ; celle-ci met en jeu l'élasticité des parois artérielles, laquelle agit sur l'ondée et sur la totalité du contenu, une fois l'impulsion du cœur suspendue.

3° **Force impulsive et régulatrice due à la contractilité des
artères.** — Il n'est pas douteux aujourd'hui que les artères soient contractiles
à divers degrés, suivant leur calibre. Toutes présentent en effet des fibres musculaires, ou fibres-cellules, dans la constitution de leurs parois. Ces fibres, indiquées et décrites très nettement pour la première fois par Henle, forment presque
entièrement la tunique moyenne des petites artères et de celles dont le diamètre
ne dépasse pas 2 ou 3 millimètres. Elles s'y trouvent disposées en plusieurs
feuillets. Dans les artères d'un calibre un peu plus considérable, elles s'associent
à des lamelles de fibres élastiques. Ce n'est que dans les plus grosses, dont la
tunique moyenne est énormément renforcée par le tissu élastique, que la proportion des fibres musculaires devient très faible. D'ailleurs elles paraissent plus
abondantes, d'après la plupart des micrographes, dans les mésentériques, les
carotides, les artères des membres, etc., que dans beaucoup d'autres d'égales
dimensions.

La contractilité des parois artérielles niée par Bichat, Magendie et d'autres
observateurs, ne peut plus être contestée. Elle est manifeste dans les petites
artères, et encore assez marquée dans celles de moyen calibre.

Déjà dans les anciennes expériences de J. Hunter et de Parry, on trouve des
preuves de cette contractilité. Hunter a vu, en effet, que l'aorte, l'humérale, la
fémorale du cheval tué par hémorrhagie se resserrait notablement. Après avoir
mesuré peu de temps après la mort les artères ainsi resserrées tant par ce fait de
l'élasticité que par celui de la contractilité, il les distendait et les mesurait de
nouveau, et toujours dans ce dernier cas où leur affaissement résultait seulement du jeu de l'élasticité, elles se trouvaient moins resserrées qu'auparavant.
D'après lui, la contractilité prédomine dans les petites artères et l'élasticité
dans les grandes ; toutes reviendraient sur elles-mêmes dans le sens transversal
en vertu de la première, et ce serait par la seconde que s'opérerait leur retrait
dans le sens de la longueur.

Dans les expériences de Parry, faites sur des brebis, cet observateur a aussi
constaté un resserrement beaucoup plus prononcé immédiatement après la mort
qu'au bout de vingt-quatre heures, car peu de temps après la mort les artères se
trouvaient resserrées tant par leur élasticité que par leur contractilité, tandis
que vingt-quatre heures plus tard, la contractilité ayant cessée d'agir, le retrait
dérivait uniquement de l'élasticité ; or ce dernier devait être moindre que celui
qui représentait la somme des deux. D'après les mensurations de Parry, la contractilité donnerait un retrait d'une étendue à peu près égale à celle de l'élasticité.

La contractilité des artères peut être provoquée sous l'influence d'un grand
nombre d'excitations de nature diverse. Le froid, qui est un astringent énergique
les fait resserrer à un haut degré ; les excitations mécaniques produites par
l'instrument tranchant pendant les opérations chirurgicales, les piqûres, le
râclement des parois ; divers agents chimiques, l'alun, l'acétate de plomb, l'eau

alcoolisée, l'ergotine, la teinture d'aconit paraissent produire cet effet au bout d'un certain temps. Les courants galvaniques faibles les resserrent aussi, et au contraire les forts courants les dilatent. Dans les mésentériques de la grenouille, Wedemeyer a noté un resserrement égal au quart, à la moitié, au deux tiers du diamètre. Weber a même vu ces artères se réduire au sixième de leur diamètre, au point que le cours du sang s'y arrêtait. Le galvanisme produit encore cet effet sur les artères paralysées à la suite de la section de leurs nerfs moteurs, comme sur les parties détachées du corps et sur le cadavre peu de temps après la mort.

Les stimulations physiologiques ou morbides provoquent de même cette contraction, qui se manifeste souvent par la pâleur et l'affaissement des tissus ; elles exercent une action très marquée sur les petites artères ; mais elles se font à peine sentir sur les grandes. Au début de l'inflammation, Brucke, Paget, Lebert, ont constaté un resserrement des artérioles coïncidant avec une dilatation moyenne des capillaires, puis une dilatation de ces mêmes artères de laquelle résulte un apport plus considérable de sang dans les capillaires embarrassés.

Les contractions des artères, comme celles des canaux dont les tuniques sont formées de muscles de la vie organique, se produisent longtemps après l'excitation qui les provoque : elles sont lentes et faibles. Tout porte à croire qu'elles n'ont rien de bien régulier. Cependant Schiff, sur les oreilles du lapin, les a vues présenter un caractère rhythmique à peu près semblable à celui des contractions des veines de l'aile des chauves-souris observées par Wharton Jones et Virchow. Ce rhythme, d'après ces observateurs, n'est en rapport ni avec celui du cœur, ni avec celui de la respiration ; il est plus lent que le premier, plus rapide que le second. Le vaisseau se resserre par places, s'étrangle en quelque sorte et demeure ainsi resserré et en repos pendant quelques instants avant de se dilater au même point, et de se contracter un peu plus loin. Le resserrement ou les resserrements successifs ne marchent pas d'un point vers un autre suivant le mode péristaltique, comme dans l'intestin et les canaux excréteurs des glandes, l'uretère par exemple. Ce mode de contraction est à peu près celui que j'ai constaté le premier dans les gros vaisseaux lactés du mésentère des ruminants. La contraction se voit encore aisément sur tous les petits vaisseaux, artérioles et veinules, de la membrane interdigitée des batraciens que l'on irrite localement.

La puissance contractile des artères s'épuise, momentanément, plus vite que celle de beaucoup d'autres organes musculaires. Si l'on stimule une première fois une artère, elle se resserre puis revient assez promptement à son ampleur initiale. Une seconde, quelquefois même une troisième excitation, suivant de près la première, peuvent encore provoquer leur resserrement, mais ensuite ces excitations successives et rapprochées demeurent sans effet : Thompson, Hastings et, depuis, beaucoup d'observateurs ont constaté ces particularités.

La contractilité des artères est subordonnée, comme celle de toutes les parties musculaires, à l'influence des nerfs. Les artères reçoivent partout des filets nerveux sympathiques, notamment celles qui se rendent aux organes involontaires, aux viscères, et d'autres filets du système cérébro-spinal constituant ensemble ce qu'on appelle, depuis les recherches de Stilling, les nerfs moteurs des vaisseaux ou les vaso-moteurs. En les étudiant avec soin, dans ces derniers temps, on a vu ou on a cru voir qu'ils formaient plusieurs plexus aux parois artérielles : l'un à la surface, très développé dans les artères viscérales, un second dans l'épaisseur de la tunique externe et un dans la couche musculaire de la tunique moyenne : ces nerfs auraient, suivant quelques observateurs, de petits ganglions sur leur trajet et ils se termineraient tantôt par des pointes, tantôt par des plaques. L'excitation de ces nerfs provoque la contraction des artères auxquelles ils se distribuent. Ainsi la galvanisation des nerfs sympathiques de la sous-maxillaire fait, comme l'ont montré les expériences de Schiff et de Cl. Bernard, resserrer les artérioles de cette glande; celle du filet sympathique produit le même effet sur les vaisseaux de l'oreille et en réduit l'hémorrhagie (Budge). La galvanisation des sciatiques de la grenouille fait contracter les artères de la patte au point

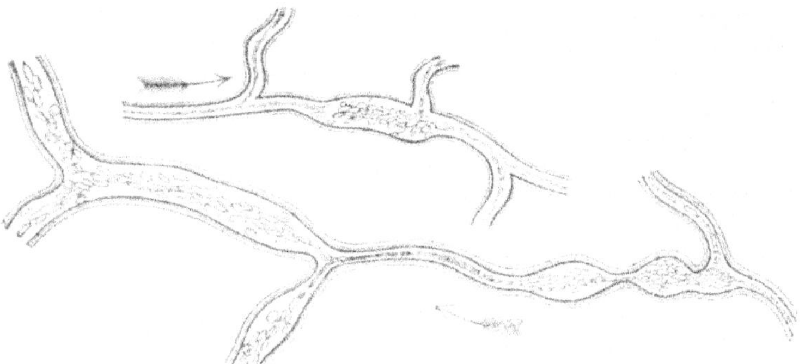

Fig. 172. — Petits vaisseaux de la membrane interdigitée de la grenouille contractés par places, d'après Wharton Jones.

d'y suspendre souvent la circulation. D'autre part, la section des nerfs moteurs vasculaires a pour conséquence le relâchement des vaisseaux et l'élévation de la température dans les parties où ils se distribuent. Cette paralysie se produit à l'encolure et à la tête, comme le démontrent les effets de la section du grand sympathique dans la région du cou. Elle se manifeste dans les vaisseaux de la partie inférieure de la langue après la section de l'hypoglosse, dans ceux de l'oreille à la suite de la section des nerfs auriculaires (Brown-Séquard). Pour toutes les artères les résultats de la section des vaso-moteurs sont les mêmes. La section paralyse et produit la dilatation de toutes les divisions, qui reçoivent les nerfs coupés; puis l'électrisation du bout inférieur de ces nerfs fait immédiatement contracter ou resserrer ces divisions qui étaient précédemment relâchées.

L'influence nerveuse qui fait contracter les vaisseaux paraît émaner des centres, particulièrement de la moelle épinière. Waller a vu que l'irritation de la moelle à la partie inférieure du cou ou entre la deuxième et la troisième vertèbre cervicale, fait contracter les vaisseaux de l'oreille, tant que le filet cervical du grand sympathique est intact, et qu'elle cesse de produire cet effet si l'on a coupé les racines des nerfs cervicaux qui mettent en communication la moelle avec le sympathique. Depuis ses observations, on a cherché et on cherche encore des centres vaso-moteurs dans l'encéphale et dans la moelle épinière. Les uns ne les veulent que dans le bulbe rachidien et dans la protubérance, les autres les voient dans la moelle épinière et dans des régions circonscrites de cette moelle. D'après certains expérimentateurs les ganglions joueraient aussi l'office de petits centres. Il ne faut pas attacher à ces déterminations trop d'importance. Tous les points d'origine réels des nerfs sont, si on veut, des centres et on peut ainsi en trouver un grand nombre. Les vaso-moteurs de la tête et du cou qui proviennent en partie du ganglion cervical supérieur aboutissant du filet sympathique cervical, dérivés de la moelle au niveau des deux premières vertèbres dorsales peuvent être considérés comme ayant leur centre en ce dernier point. Les moteurs vasculaires du membre antérieur paraissaient avoir le leur aux origines du ganglion cervical inférieur, et à celles du plexus brachial. Les vaso-moteurs des membres abdominaux qui viennent de la moelle avec les nerfs du plexus crural, ceux de l'abdomen qui émanent des régions dorsale et lombaire de la moelle ont probablement des centres correspondants, si ces centres existent. Ce qui porte à le croire, c'est que la section des racines du plexus brachial donne lieu à la dilatation des vaisseaux du membre antérieur et à l'élévation de la température de ce membre. De même la section des racines du plexus lombo-sacré relâche les vaisseaux et échauffe toutes les parties du membre postérieur.

L'influence nerveuse qui préside à la contraction des artères s'exerce souvent suivant le mode des actions réflexes. Les émotions qui font pâlir le visage, celles qui donnent le frisson à l'ensemble de la peau, paraissent le prouver. On dit que le pincement de l'oreille d'un lapin réagit sur l'autre, que l'immersion d'une main dans l'eau froide fait resserrer les vaisseaux de l'autre main. Tout le monde sait que l'application d'un corps froid sur la nuque diminue ou arrête l'hémorrhagie nasale, que l'ingestion de grandes quantités d'eau froide peut supprimer les menstrues, provoquer l'avortement, etc.

La contractilité des artères doit jouer un double rôle : elle peut à la fois servir d'auxiliaire à l'action impulsive du cœur, et régler la quantité de sang distribuée aux organes. Le premier de ces deux offices est de peu d'importance, surtout dans les grosses artères et même dans celles d'un moyen calibre ; mais le second est capital. Les artères, en se resserrant plus ou moins, graduent la quantité de sang qui doit alimenter chaque département vasculaire. Si elles se tiennent dilatées, elles y permettent un apport considérable de liquide ; si elles se resserrent, elles le diminuent. Leur degré de resserrement restreint l'afflux sanguin vers les systèmes capillaires et le proportionne aux besoins fonctionnels de la nutrition et des sécrétions. Par là les circulations locales ou partielles peuvent prendre des caractères propres qui, jusqu'à un certain point, les rendent indépendantes de l'action du cœur. C'est surtout dans les viscères et dans toutes les parties du domaine de la vie organique que la contractilité artérielle jouit du privilège de donner une sorte d'autonomie aux circulations partielles. Les artères viscérales ont des nerfs moteurs en abondance et elles jouissent, comme je l'ai démontré[1], d'une sensibilité manifeste, tandis que celles des organes de la vie animale en sont à peu près dépourvues. Comme cette sensibilité est le régulateur de la contractilité, j'en ai conclu que les artères viscérales devaient jouir au plus haut degré de cette dernière propriété et l'utiliser dans la plus large mesure.

D'ailleurs la contractilité contribue, pour sa part, avec l'élasticité, à faire varier la capacité de l'ensemble du système artériel et à la mettre en rapport avec la quantité de sang qui doit être logée dans cette section de l'appareil circulatoire. Après les émissions sanguines abondantes, ou les hémorrhagies qui vont causer la mort, elle participe beaucoup au resserrement de toutes les artères et, au moment d'une concentration du sang dans les organes profonds, elle joue un grand rôle dans la constriction des artères superficielles, notamment de celles de la peau.

La contractilité artérielle n'influence pas seulement le cours du sang dans la première section du système vasculaire. Comme elle réduit la quantité de sang dans cette section, elle peut avoir pour résultat de congestionner les capillaires et de remplir outre mesure les veines.

Enfin, elle exerce une grande influence sur la pression ou la tension du sang artériel, qui croît nécessairement à mesure que les artères se resserrent. Elle agit de cette façon sur le cœur dont les systoles doivent augmenter d'énergie proportionnellement à l'intensité de la pression du sang.

La contraction des artères, pour résister à l'expansion que tend à produire l'impulsion donnée au sang par le cœur, doit être à peu près continue ou s'effectuer par secousses rapprochées et comme tétaniques. Elle donnerait lieu à des systoles comparables à celles du cœur, si elle avait le caractère intermittent que lui supposait Senac au siècle dernier et que Bouillaud inclinait à lui accorder pour appuyer l'analyse du pouls dont il sera bientôt question.

Les deux forces motrices du sang dans les artères, savoir : la force à action intermittente développée par les contractions du cœur, puis la force continue résultant de l'élasticité et de la contractilité des artères, impriment à ce fluide un mouvement non interrompu pendant la systole et la diastole du cœur. « Dans le premier temps, ainsi que le dit Bérard, le sang marche dans les artères, poussé par le cœur, qui resserre ses ventricules ; c'est le moment du pouls, c'est le moment où le sang s'échappe par saccades d'une artère ouverte. Dans le second temps, les trois valvules des orifices artériels sont ramenées vers l'axe du vaisseau ; c'est le moment où l'écoulement cesse d'être saccadé ; c'est l'intervalle d'une pulsation à une autre ; le sang marche poussé par la réaction élastique du vaisseau. » Ces forces associées agissent en quelque sorte à la manière d'un ressort, suivant l'heureuse comparaison de M. Vulpian[2] « ressort qui se transforme du centre à la périphérie : élastique à l'origine ; bientôt à la fois élastique et musculaire, pour devenir complètement musculaire dans les dernières ramifications du système. »

1. G. Colin, *De la sensibilité des artères viscérales* (*Comptes rendus de l'Académie des sciences*, 1er septembre 1862).

2. Vulpian, *Leçons sur l'appareil vaso-moteur*, p. 325.

II. — TENSION DU SANG DANS LES ARTÈRES.

La tension ou la pression du sang artériel se mesure par la hauteur à laquelle elle fait élever le liquide dans un tube vertical adapté à une artère, ou bien par la hauteur de la colonne de mercure à laquelle elle fait équilibre dans un tube recourbé en U, également fixé à une artère par l'une de ses extrémités.

Le premier procédé, dont le second n'est qu'une variante moderne, a été imaginé par Hales[1], et employé avec succès par cet ingénieux expérimentateur. Hales, ayant mis à découvert l'artère crurale d'une jument couchée sur le dos, ouvrit ce vaisseau à quelques centimètres au-dessous du pli de l'aine, y introduisit et y fixa un tuyau de cuivre recourbé, auquel était ajusté un tube de verre de 3 mètres de longueur (voyez p. 467). Aussitôt après, le sang s'éleva dans ce tube, maintenu verticalement, jusqu'à la hauteur de 8 pieds 3 pouces anglais, puis il éprouva des oscillations qui élevaient et abaissaient alternativement son niveau de quelques pouces. Sur un cheval hongre plus vigoureux que la jument, le sang s'éleva jusqu'à une hauteur verticale de 9 pieds 8 pouces. Il s'éleva à 9 pieds 6 pouces dans ce même tube adapté à la carotide d'une seconde jument. La hauteur de la colonne sanguine fut de 6 pieds 5 pouces à la carotide d'un mouton, de 4 pieds 2 pouces à l'artère crurale d'un daim, et de 6 pieds 8 pouces à la crurale et à la carotide de deux chiens.

M. Poiseuille a mesuré cette pression à l'aide d'un tube en U à demi rempli de mercure, dont une des branches (coudée à l'angle droit et pleine d'un solutum de carbonate de soude pour prévenir la coagulation du sang), s'adapte à l'artère ; le niveau du mercure dans la seconde branche s'élève proportionnellement à la pression du sang dans la première, mais à une hauteur treize fois et demie moindre que celle du sang dans le tube de Hales, soit à une hauteur de 140 à 182 millimètres. L'étendue des oscillations comprises entre les hauteurs minima et les hauteurs maxima se partage en deux quand il s'agit d'établir les pressions moyennes.

L'hémomètre de Magendie où le sang arrive dans le réservoir de mercure, pour faire monter le métal dans un tube qui s'y trouve adapté, fonctionne de la même manière.

Quoique ces instruments fort simples donnent des indications suffisamment exactes, il est passé de mode aujourd'hui qu'il ne faut plus s'en servir, sous prétexte que la colonne sanguine ou le mercure monte et descend un peu trop sous l'influence de la systole et de la diastole du cœur. Aussi sont-ils remplacés par d'autres manomètres compliqués annexés à des appareils enregistreurs comme le kymographe de Ludwig, celui de Fick et d'autres construits sur le même principe. Le premier est formé, comme l'instrument de Poiseuille, d'un tube en U contenant du mercure ; sa petite branche s'adapte à l'artère; dans l'autre se trouve un flotteur surmonté d'une aiguille dont la pointe porte un pinceau qui oscille avec le mercure et trace des lignes sinueuses sur un cylindre tournant

1. Hales, *Hæmastatique ou statique des animaux*, traduit par de Sauvages, Paris, 1744, p. 40.

adapté à l'appareil. Mais, quel que soit l'instrument employé, on obtient la tension moyenne du sang, ses maxima et ses minima, ses oscillations dépendant des mouvements du cœur, des mouvements respiratoires, des efforts, etc.

D'abord, cette tension n'est point uniforme dans tous les animaux et chez tous les individus d'une espèce donnée. Hales l'a trouvée, comme on l'a vu, de 8 pieds 3 pouces à 9 pieds 8 pouces anglais sur le cheval. En me servant de son manomètre j'ai vu qu'elle varie sur ce solipède dans des limites plus étendues encore, de $1^m,60$ à $2^m,70$, suivant la réplétion du système vasculaire, la vigueur des sujets, l'état de leur respiration, les efforts qu'ils peuvent faire, etc. Dans les expériences de Poiseuille, elle a été égale à la pression d'une colonne de mercure de 146 à 182 millimètres, et dans celle de Volkmann elle a varié de 110 à 214. Sur le chien, elle a oscillé de 141 à 179 dans les expériences de Poiseuille, et de 104 à 172 dans celles de Volkmann. Ce dernier observateur a trouvé sur le mouton une tension de 177 à 206; sur le veau, de 133 à 177; sur le porc, de 88; sur le lapin, de 90; sur le coq, de 171; sur le pigeon, de 157; sur la cigogne, de 161; sur les grenouilles, de 18 à 84.

C'est cette tension qui rend uniforme et régulière la répartition du sang dans les diverses parties du système artériel et qui, toutes choses égales d'ailleurs, a pour effet de rendre la quantité de sang distribuée aux organes proportionnelle au diamètre de leurs artères. Le tableau suivant, qu'il serait facile d'étendre, donne une idée de cette répartition pour quelques parties importantes. Dans la dernière colonne, le chiffre du sang est exprimé par une portion de celui de l'aorte supposé égal à 100.

Aire des principales artères du cheval.

DESIGNATION DES ARTÈRES	Diamètre intérieur.	Aire exprimée en millim.	Rapport de l'aire des artères comparée à celle de l'aorte.
	millim.		
Aorte primitive	19	1253,5	100
Aorte antérieure	23	660,1	52
Tronc brachial droit	25	490,6	30
Tronc brachial gauche	22	379,9	30
Carotide	9	63,5	15
Humérale	12	113,0	9
Artère pulmonaire	41	1311,6	104
Bronchique	4	12,6	1
Aorte postérieure	34	907,0	74
Cardiaque gauche	10	78,5	6
Gastriques réunies	7	43,5	3
Splénique	8	50,2	4
Hépatique	9	63,6	5
Mésentérique antérieure	19	283,38	22
Mésentérique postérieure	8	50,2	4
Rénale droite	10	78,5	6
Iliaque interne	21	346,0	27
Tronc crural	19	283,3	22
Grande testiculaire	3	7,0	0,5
Utérine	3	7,0	0,5

Le degré de réplétion du système vasculaire a, sur la pression du sang artériel, une influence des plus considérables que Hales a indiquée et mesurée. Pour cela, il notait d'abord la hauteur du sang dans son manomètre, faisait une saignée de quantité connue, prenait de nouveau la hauteur du liquide, après quoi une nouvelle saignée et une nouvelle mensuration, jusqu'à épuisement. Les hauteurs du sang décroissaient après chacune des émissions successives ; mais elles ne descendaient point à la fin au-dessous de 2 pieds anglais. Il en a été ainsi dans toutes mes expériences dont je citerai deux seulement.

	Numéros des mensurations.	Quantité de sang extraite avant chaque mensuration.	Quantité totale de sang extraite avant chaque mensuration.	Hauteur du sang dans l'hémodynamomètre.
		gram.	gram.	
	1	»	»	2,270
	2	2,000	2,000	2,140
	3	2,000	4,000	2,095
	4	2,000	6,000	2,020
	5	2,000	8,000	1,850
	6	2,000	10,000	1,845
Premier cheval.	7	2,000	12,000	1,420
	8	2,000	14,000	0,970
	9	2,000	16,000	0,770
	10	1,000	17,000	0,700
	11	1,000	18,000	0,800
	12	1,000	19,000	0,725
	13	1,000	20,000	0,660
	14	1,000	21,000	0,540
	15	1,000	22,000	0,525
	16	1,000	23,000	0,515
	17	1,000	24,000	0,430
	18	1,000	25,000	0,420

	Numéros des mensurations.	Quantité de sang extraite avant chaque mensuration.	Quantité totale de sang extraite avant chaque mensuration.	Hauteur du sang dans l'hémodynamomètre.	
				Pendant le calme.	Au moment des efforts.
		gram.	gram.		
	1	»	»	2,020	»
	2	2,000	2,000	1,925	»
	3	2,000	4,000	1,830	»
	4	2,000	6,000	1,675	
	5	2,000	8,000	1,515	»
Deuxième cheval.	6	2,000	10,000	1,350	»
	7	2,000	12,000	1,200	1,025
	8	2,000	14,000	0,690	0,920
	9	2,000	16,000	0,660	0,820
	10	2,000	18,000	0,540	0,630
	11	2,000	20,000	0,530	»
	12	1,000	21,000	0,500	»
	13	1,000	22,000	0,440	»

Dans la première, faite sur un cheval très vigoureux et couché, le sang s'élevait avant toute déperdition à 2ᵐ,27. Son niveau baissait de 13 centimètres après une première saignée de 2 kilogrammes, puis de 5 centimètres après une seconde saignée de même quantité. Il descendait à 42 centimètres après la dix-septième émission, alors que l'animal avait perdu en somme 25 kilogrammes de liquide.

Dans une autre expérience sur un cheval entier, de trait, du poids de 400 kilogrammes, la colonne sanguine qui, avant les saignées, s'élevait à 2^m,02, descendait à 44 centimètres lorsqu'on eut tiré à l'animal 22 kilogrammes de sang en douze émissions successives. Le second tableau de la page précédente donne les hauteurs régulières du sang pendant le calme et les hauteurs observées au moment des efforts musculaires.

Dans une série d'autres expériences la pression s'est montrée décroissante à mesure que le système vasculaire s'est désempli, sans que toutefois la diminution fût, comme Hales l'avait observé déjà, proportionnelle à la somme des évacuations. Le fait a une très grande importance en thérapeutique, et il explique l'influence salutaire de la saignée lorsqu'il s'agit de combattre les congestions, les hémorrhagies et tous les états morbides qu'engendre la pléthore avec une pression sanguine exagérée.

Il est clair qu'en augmentant la masse du liquide en circulation on accroît la tension que nous venons de mesurer. Un certain temps après le repas, lorsque l'absorption a apporté une grande somme de matériaux dans le système vasculaire, cet accroissement est notable et se traduit par des modifications dans l'état du pouls et la force des contractions du cœur. La transfusion d'une certaine quantité de sang ou même d'eau tiède produit rapidement le même effet.

La tension du sang dans les artères croît aussi par suite de l'énergie avec laquelle le cœur y pousse le fluide, et cette énergie est beaucoup plus considérable sur les sujets vigoureux que sur ceux débilités par le travail, l'âge et les privations. A cet égard toutes mes expériences donnent des résultats concordants. Sur le cheval énergique le sang monte souvent à plus de 2 mètres 1/2; il reste fréquemment au-dessous de 2 mètres sur les animaux faibles ou usés. Elle diminue toutes les fois que l'énergie des systoles cardiaques est affaiblie, comme par exemple après la section des vagues, l'emploi de la digitale, l'injection de diverses substances dans les veines, l'usage des purgatifs à haute dose, du nitrate de potasse, etc. Ce sont là des modifications dont l'importance est grande au point de vue de la thérapeutique.

Elle devient plus forte si des obstacles sont apportés à la marche du liquide et à sa répartition uniforme dans les diverses parties du système. Ainsi elle augmente si l'accès du sang est difficile dans quelques organes où il doit en aborder de grandes quantités, car alors la fraction que ces organes devraient recevoir s'ajoute à la masse destinée aux autres. De même si, dans un département vasculaire à artères multiples et en communication entre elles, une ou deux artères viennent à se resserrer ou à s'obstruer, la tension doit nécessairement croître dans les autres. Aussi en liant un certain nombre d'artères dans le mésentère de l'intestin grêle, on provoque aisément l'hyperhémie dans les points dont les artères sont demeurées libres. On conçoit par là comment la compression de quelques artères intestinales, en faisant refluer le sang dans les autres, provoque des congestions et même des hémorrhagies dans les portions dont les

artères demeurent accessibles. Peut-être chez le cheval dont la grande mésentérique se remplit de caillots provoqués par la présence de sclérostomes, l'hyperhémie et les raptus de l'intestin grêle sont-ils dus souvent à cette cause.

La tension artérielle s'accroît encore chez un animal dès qu'on vient à lier une
artère un peu volumineuse, l'aorte postérieure, les fémorales, parce qu'alors la
quantité de sang augmente en réalité dans les départements libres. L'inflammation produit un effet analogue. Au contraire, si la perméabilité vasculaire d'une
partie devient plus grande, le sang qu'elle appelle en abondance diminue la tension dans le reste. On conçoit par là l'action des révulsifs cutanés ou autres quand
il s'agit de diminuer la tension du sang, dans le cas de congestion, sur un organe
important, le cerveau, le poumon, par exemple.

La contractilité des artères a une influence énorme sur la pression artérielle,
en raison de son rôle au point de vue des variations qu'elle imprime à la capacité de l'ensemble du système artériel ou de ses différentes parties. Lorsque, par
suite d'une impression quelconque, directe ou réflexe, les artères se resserrent,
surtout dans leurs petites divisions, sur les confins du système capillaire, la diminution de la capacité vasculaire et la gêne qui en résulte pour la marche du sang
obligent le cœur à des efforts plus énergiques que dans les conditions opposées :
la pression sanguine intra-artérielle croît en raison directe d'une part de la contraction artérielle, d'autre part de la force des systoles du cœur.

Il est possible, dans les conditions expérimentales, de démontrer que la contraction tonique des artères suffit, à elle seule, pour augmenter la pression du
sang dans toute l'étendue du système artériel. En effet, sur des animaux dont la
respiration est suspendue, soit par l'action du curare, soit par la section du
bulbe, on voit les variations se produire comme à l'état normal, et pour montrer
qu'elles peuvent être indépendantes de l'action du cœur, on entretient artificiellement la circulation sans le secours de cet organe. C'est du moins ce qui paraît
résulter des expériences de Traube et de Hering.

Les divers états de la circulation capillaire influent plus qu'on ne pense sur la
tension artérielle. Si le sang traverse aisément les systèmes capillaires dilatés,
cette tension diminue et les artères demeurent molles et dépressibles. Dans le
cas où le système capillaire est resserré ou seulement embarrassé en une région
un peu étendue, les artères se désemplissent moins aisément, deviennent plus
tendues. Ainsi par l'effet du froid qui agit sur l'ensemble de la peau, par l'immersion rapide du corps, par l'action de la douche à basse température, le resserrement brusque des capillaires superficiels augmente considérablement la tension
artérielle et provoque souvent des contractions cardiaques énergiques, de véritables palpitations, des raptus dans les vaisseaux de l'encéphale. L'engouement
d'un système capillaire un peu important peut produire un effet analogue. Au
contraire, la dilatation des capillaires sous l'influence d'une douce chaleur, en
les rendant très accessibles au sang, produit un effet diamétralement opposé au
précédent.

D'un autre côté, les variations dans l'intensité de la poussée que le sang exerce
sur les parois artérielles réagissent sur le cœur. Si la tension est très forte dans
les artères, la systole ventriculaire est plus prolongée en même temps qu'elle est

plus laborieuse ; la projection du sang dans l'aorte étant plus pénible, se fait avec plus de lenteur. Au contraire, lorsque la tension artérielle est faible, la systole ventriculaire est plus faible et elle fait, en un temps très court, entrer l'ondée dans l'aorte. Quoique l'augmentation de la durée des systoles cardiaques ait été contestée dans ce cas, comme dans la plupart des autres, d'après les tracés que donnent les appareils enregistreurs, elle me paraît certaine à l'inspection directe de l'organe dans les vivisections ; d'ailleurs, en thèse générale, l'allongement des systoles me paraît prouvé par ce fait dont j'ai été souvent témoin, des systoles s'opérant en deux secousses inégales, la seconde destinée à compléter l'évacuation non achevée par la première. J'attache à ce fait une très grande importance, car il me porte à croire que l'ondée sanguine lancée, même par une systole en apparence simple, peut l'être réellement en deux parties non séparées ou sous une forme saccadée.

Les mouvements respiratoires font varier notablement la tension du sang artériel. L'inspiration l'affaiblit, car, par la tendance au vide qu'elle produit dans le thorax, elle diminue la pression exercée sur le cœur et sur les deux troncs aortiques. L'expiration l'augmente, puisqu'elle affaisse le poumon sur le cœur et sur les gros vaisseaux. Aussi, quand on examine avec attention les mouvements du sang dans le tube de Hales, on voit que ses oscillations y sont de deux sortes, les unes en rapport avec les mouvements du cœur, les autres avec les mouvements respiratoires. Il n'est nul besoin d'appareil enregistreur pour les constater et les mesurer. Les oscillations synchrones avec l'ampliation ou le resserrement du thorax sont peu marquées si la respiration est calme ; elles acquièrent de l'amplitude proportionnellement à l'exagération de ces mouvements. Dans tous les cas, comme il y a successivement accroissement et diminution, les différences se compensent.

C'est au moment des efforts violents que la pression artérielle éprouve l'augmentation la plus considérable. Alors, comme la glotte est fermée, l'air du thorax presse fortement et sur le cœur et sur les grosses artères. Il suffit d'un simple déplacement de l'animal, comme Hales l'avait déjà vu, pour élever sensiblement la colonne sanguine dans le manomètre. Le déplacement d'un pied, l'action de se débattre augmente la hauteur de la colonne sanguine de 20, 30, 50 et même 60 centimètres, c'est-à-dire parfois de plus d'un quart. C'est dans ces conditions que les palpitations surviennent, que les anévrysmes se rupturent. La difficulté que le sang éprouve à entrer dans l'aorte peut même être telle qu'elle entraîne un arrêt momentané dans l'action du cœur, arrêt que j'ai noté plusieurs fois, comme divers expérimentateurs.

L'accroissement de pression résultant des efforts violents est très bien supporté par les parois artérielles tant qu'elles conservent leur épaisseur et leurs propriétés normales, car elles offrent à l'expansion une résistance énorme. Wintringham a constaté que les plus épaisses, celles de l'aorte, de l'iliaque, de la crurale ne se déchiraient que sous une pression de 4 atmosphères, soit l'équivalent de celle d'une colonne de sang de 38 à 39 mètres. Leur rupture n'exige pas une pression si forte sur les cadavres qu'on injecte, ni sur l'animal vivant. On voit parfois l'aorte se déchirer à son origine, sur le cheval, sous l'influence des efforts très violents.

Diverses modifications dans l'état de l'organisme peuvent faire varier la pression artérielle en réagissant, soit sur le cœur, soit sur les vaisseaux par l'intermédiaire du système nerveux. Ainsi depuis longtemps Magendie a constaté que l'excitation d'un nerf sensitif l'augmente en même temps qu'elle accélère les battements du cœur, et Bernard a, plus tard, vérifié le fait qui n'est point contesté. Les impressions qui donnent lieu au resserrement des petits vaisseaux aboutissent au même résultat, même dans des circonscriptions assez restreintes du système vasculaire. On dit s'en être assuré, par exemple, à la suite de l'ingestion de la glace qui détermine subitement une augmentation de pression par suite du resserrement des petites artères du système abdominal.

La tension du sang artériel a été considérée pendant longtemps, à partir des recherches de Poiseuille, comme étant uniforme dans toutes les parties du système, quelle que soit leur distance du cœur. En effet, tant qu'on expérimente sur des artères d'un certain calibre on la trouve sensiblement égale dans toutes. Cependant Volkmann, et plus récemment Bernard ont cru la voir diminuer d'un vingt-cinquième et souvent d'une fraction plus considérable dans les artères très éloignées du cœur, comme, par exemple, celles du pied. M. Marey a également constaté cette décroissance de pression à mesure que les artères s'éloignent du cœur et il a vu quelle est d'autant plus faible que les capillaires sont plus resserrés. Mais, la diminution constatée n'a été ni en rapport avec la distance entre le cœur et le point observé, ni avec l'atténuation du vaisseau. Aussi, suis-je porté à l'attribuer souvent à des causes étrangères, telles que la dénudation du vaisseau, la lésion des collatérales, etc., qui ont un effet plus marqué sur les petites que sur celles d'un grand calibre.

Quoi qu'il en soit, à cet égard, les oscillations subies par la pression artérielle sous l'influence de l'action du cœur, des mouvements respiratoires et des efforts s'affaiblissent d'autant plus qu'on se rapproche davantage des capillaires. Leur étendue se restreint à mesure que le cours du liquide perd son caractère saccadé.

Dans le système artériel pulmonaire la tension du sang est, comme nous l'avons déjà vu en déterminant la force impulsive du cœur, beaucoup moindre que celle du sang aortique. Butner, en 1853, l'a trouvée égale au tiers de cette dernière chez le chien, au quart chez le lapin, au cinquième chez le chat, mais cet expérimentateur, qui coupait les nerfs vagues, ouvrait largement le thorax et établissait une respiration artificielle pour déterminer les pressions, ne pouvait obtenir des résultats exacts. En 1864, par un procédé qui consiste à adapter un manomètre à l'artère pulmonaire, en passant par une petite ouverture de l'abdomen et du diaphragme, sur l'animal vivant, je l'ai mesurée dans les conditions les plus variées[1]. Le sang de l'artère pulmonaire, sur treize animaux de vigueur moyenne, s'est élevé aux hauteurs suivantes dans les moments de calme parfait :

Sur le premier, à 0^m,32 ; sur le deuxième, à 0^m,33, sur le troisième, à 0^m,36 ; sur le quatrième, à 0^m,37 ; sur le cinquième, à 0^m,43 ; sur le sixième, à 0^m,48 ;

---

1. G. Colin, *Recherches expérimentales sur la circulation pulmonaire et sur les différences d'action qui existent entre les cavités droites et les cavités gauches du cœur* (*Comptes rendus de l'Académie des sciences*, 5 décembre 1864).

sur le septième, à 0ᵐ.52 ; sur le huitième, à 0ᵐ.59 ; sur le neuvième, à 0ᵐ.61. Conséquemment, la tension moyenne du sang dans l'artère pulmonaire est, sur le cheval, tout au plus le quart ou le cinquième de celle du sang aortique. Ce qui distingue essentiellement cette tension, c'est son extrême mobilité et les variations très étendues qu'elle éprouve sous l'influence des mouvements respiratoires et des efforts.

D'abord le mécanisme respiratoire l'accroît ou la diminue sans cesse, lui fait éprouver des oscillations qui correspondent, par leur étendue, à l'ampleur des mouvements du thorax. Déjà, dans le système aortique, la pression augmente lors de l'expiration et diminue dans l'inspiration, quoique les parties centrales de ce système éprouvent seules l'influence de la dilatation ou du resserrement de la poitrine. Il n'est donc pas étonnant que le système des vaisseaux pulmonaires, tout entier confiné dans le thorax, au sein d'un organe tour à tour dilaté et resserré, ressente à un plus haut degré l'influence de ces alternatives d'ampliation et de resserrement. Lors de l'inspiration, le sang circule dans des vaisseaux dilatés et se trouve à son minimum de tension ; au moment de l'expiration, il progresse dans des vaisseaux affaissés, resserrés, sinueux ; sa tension y arrive au maximum et elle exige, de la part du cœur droit, une projection plus énergique. Cependant les oscillations subordonnées aux mouvements respiratoires ne sont pas toujours très prononcées, et notamment dans le cas où la respiration est accélérée, d'autant que l'influence exercée par chaque temps de la respiration sur la tension du sang ne s'éteint pas immédiatement, ou, en d'autres termes, que la diminution de pression produite par l'inspiration se prolonge sur l'expiration, et réciproquement.

Dans tous les cas, ce qui prouve péremptoirement que les différences de pression subordonnées aux mouvements respiratoires sont réelles, c'est leur exagération très marquée par le fait des efforts, exagération dont les nuances sont nettement accusées par le manomètre. Dès que ces efforts viennent à se produire, on voit, en effet, la hauteur du sang s'élever subitement dans le tube manométrique. De 30 centimètres, par exemple, elle atteint 40, 50, 60, 80 centimètres, 1 mètre, 1ᵐ,15, 1ᵐ,20, soit la moitié et plus de la hauteur du sang aortique. Elle ne se maintient à ce degré qu'un instant ou bien pendant de longues périodes suivant le caractère et la durée des efforts. Voyez, page suivante, un exemple de ce dernier cas que je mets en regard des oscillations du sang artériel, sur un cheval très vigoureux.

En résumé, la pression du sang dans le système artériel pulmonaire est, en moyenne, à peu près égale au cinquième de celle du sang des artères aortiques. Elle est extrêmement influencée par les mouvements du thorax et par les causes diverses qui modifient le rhythme de la respiration. Ainsi, elle diminue au moment de l'inspiration et augmente lors de l'expiration d'une manière très marquée. Par le fait des efforts, elle peut atteindre et même dépasser un chiffre double de celui qui représente son intensité normale ; dans ces conditions, elle égale le tiers et jusqu'à la moitié de celle du sang aortique. Au delà de ces limites, elle ne serait plus compatible avec le degré de résistance des minces parois artérielles du poumon, surtout au niveau de leurs petites divisions, dans les lobules et les dernières ramifications bronchiques. C'est là qu'a lieu, en effet, la rupture des artérioles sous l'influence des efforts qui élèvent la pression du sang à son maximum.

OSCILLATIONS du sang artériel de la grande circulation.

mètres.	m.	m.	m.
2,34	2,36	2,20	2,25
2,38	2,20	2,30	2,34
2,39	2,36	2,29	2,25
2,36	2,20	2,30	2,25
2,15	2,36	2,13	2,35
2,24	2,20	2,30	2,25
2,20	2,36	2,33	2,35
2,30	2,20	2,25	2,25
2,31	2,37	2,35	2,34
2,32	2,20	2,33	2,25
2,18	2,38	2,25	2,37
2,40	2,20	2,34	2,25
2,20	2,34	2,25	2,37
2,30	2,20	2,33	2,25
2,34	2,37	2,25	2,36
2,20	2,30	2,35	2,25
2,33	2,34	2,25	2,36
2,34	2,37	2,34	2,25
2,35	2,20	2,25	2,37
2,20	2,31	2,33	2,25

OSCILLATIONS du sang artériel de la circulation pulmonaire.

mètres.	m.	m.	m.
1,00	1,17	1,17	1,13
1,17	1,02	1,05	0,97
	1,18		
1,00	1,05	1,15	1,14
		1,05	0,97
1,10	1,20	1,16	1,13
		1,05	
1,00	1,05	1,15	0,96
1,17	1,19	1,01	1,16
			1,10
1,00	1,05	1,13	1,13
		1,02	1,03
1,17	1,17	1,15	1,17
	1,05	1,11	
1,18	1,17	1,13	0,32
			0,16
1,19	1,05	1,02	0,30
			0,47
1,00	1,17	1,13	0,48
		1,10	0,60
1,17	1,00	1,15	0,69
		1,03	0,66
1,00	1,16	1,15	0,60
		1,10	0,53
1,17	1,00	1,11	0,38
		1,01	0,39
1,00	1,15	1,15	0,51
1,19	1,05	0,97	0,39
	1,18		
1,00	1,05	1,13	0,51
1,19	1,18	0,97	0,30
1,00	1,05	1,13	0,39
		0,91	0,27
1,19	1,15	1,13	0,46
1,00	1,05	0,92	0,26

Les variations de la pression artérielle qui dépendent si souvent, au moins en partie, de modifications dans l'action du cœur en déterminent à leur tour dans l'action de cet organe. Dans beaucoup de cas, ainsi que nous l'avons vu, la diminution de pression donne lieu à une accélération du pouls, tandis que son accroissement ralentit le pouls dans des proportions plus ou moins fortes. Ces inversions s'observent assez souvent dans les conditions physiologiques aussi bien que dans les cas pathologiques.

Toutes ces variations peuvent être indiquées et mesurées assez exactement à l'aide du manomètre de Hales dont je me suis toujours servi. On prétend qu'elles le sont, et avec plus de précision, avec l'hémomètre de Magendie, le manomètre différentiel de Cl. Bernard, celui de Ludwig, le kymographe de Fick, le manomètre compensateur de Marey. Ces divers instruments qui sont d'un bel

effet dans les cours ne me paraissent pas devoir donner d'indications plus sûres
que les baromètres de salon, substitués au simple tube de Torricelli, n'en
donnent pour la pression atmosphérique.

En somme, la pression du sang dans les artères est, quant à son intensité et
à ses grandes fluctuations, subordonnée à quatre conditions essentielles : 1° à la
quantité de liquide contenue dans le système vasculaire ; 2° à l'énergie des contractions du cœur ; 3° au degré de contraction ou de resserrement des artères,
surtout des plus petites ; 4° enfin, à l'ensemble des résistances apposées à la progression sanguine.

III. — VITESSE DU SANG ARTÉRIEL.

La rapidité avec laquelle se meut le sang dans les artères est beaucoup plus
grande que dans toutes les autres parties de l'appareil circulatoire, mais il n'est
pas facile de la mesurer exactement.

Volkmann, le premier, a essayé de la déterminer à l'aide d'un instrument
assez simple, composé d'un tube en U plein d'eau que l'on adapte à une artère,
tube dans lequel le sang, par le jeu de deux robinets, peut arriver et progresser.
La marche du liquide peut y être suivie pendant quelques secondes. Elle a été,
en moyenne, de 25 à 35 centimètres par seconde dans les grosses artères du
chien. Vierordt, à l'aide d'un autre hémodromètre, a trouvé une vitesse moyenne
de 26 centimètres pour la carotide. Ludwig, en se servant d'un tube pourvu de
deux boules dans l'une desquelles se trouve de l'huile que le sang chasse dans
l'autre, a obtenu aussi des données intéressantes sur ce point.

A l'aide de ces appareils que l'on a variés et multipliés, on a pu constater de
curieuses particularités du cours du sang artériel. On a vu que la vitesse n'est
pas uniforme dans toutes les parties du système ; qu'elle est plus grande dans
certaines artères que dans d'autres de même calibre et également éloignées du
cœur ; qu'ainsi elle peut se trouver accélérée dans la carotide pendant qu'elle est
ralentie dans la crurale, et réciproquement. On a vu qu'elle est indépendante de
la pression du sang et même du nombre des pulsations, car elle n'augmente pas
avec le degré de la première et le nombre des secondes. Elle paraît s'accroître
un peu lors de la systole du cœur, et même, d'après M. Marey, elle est plus
grande au début de la systole, avant la pulsation de l'artère, que dans le moment
qui suit et après l'occlusion des valvules sigmoïdes. On a cru la voir s'accélérer
au moment de l'inspiration et de la contraction musculaire, et se ralentir une
fois que l'impulsion du cœur tend à s'éteindre, lors de l'expiration et du relâchement des muscles. Elle est modifiée dans les différentes artères par les résistances qu'elles offrent, vers leurs extrémités, au passage du sang, résistances en
rapport avec l'élargissement ou le rétrécissement des voies, et avec les divers
degrés d'obstruction des capillaires. Le sang marche vite dans les artères des
organes dont les petits vaisseaux capillaires sont larges et libres ; il marche plus
lentement dans celles qui aboutissent à des capillaires rétrécis et embarrassés.
Et, comme les différentes parties du système capillaire sont, jusqu'à un certain
point, solidaires les unes des autres, si le cours du liquide est libre dans quelque

grande fraction, il est facilité par suite dans les autres. Si, par exemple, il coule librement dans le système vasculaire intestinal ou dans celui des membres, sa marche devient plus libre dans la tête et dans différents viscères, de même que dans un système d'irrigation, une écluse, une vanne levée en un point facilite le dégorgement des canaux les plus éloignés. Il résulte de ces influences réciproques des départements vasculaires les uns sur les autres que si dans l'un d'entre eux la circulation est gênée, elle s'embarrasse ailleurs. Ainsi, par exemple, dans les obstructions, dans les congestions intestinales, la circulation cérébrale devient moins facile. Dans les cas où elle est gênée à la peau et aux parties superficielles par le froid, elle devient moins libre à la tête ; elle reprend sa liberté dans l'appareil digestif si elle peut être activée à la peau, et dans les muscles par le fait de l'exercice ou des frictions.

On conçoit fort bien qu'indépendamment des résistances plus ou moins grandes offertes par les capillaires et capables de ralentir à divers degrés la vitesse du sang, les artères puissent agir dans le même sens. En vertu de leur contractilité, elles se resserrent pour rétrécir les passages et augmenter la tension sanguine. Comme leur contractilité est très marquée dans celles qui ont beaucoup de nerfs, il est clair que les artères viscérales, dont j'ai démontré la sensibilité, sont celles où le cours du sang doit être le plus influencé par cette cause. A certains moments, celles de l'estomac, du foie, du pancréas, des reins ont besoin de recevoir beaucoup de sang, à d'autres elles ne doivent en admettre qu'une petite quantité. C'est, en grande partie, par leur contractilité que l'afflux sanguin y est réglé dans la mesure des besoins fonctionnels.

La vitesse du sang ne peut être uniforme dans toutes les parties du système artériel. Il est démontré, en physique, que la quantité de liquide qui passe dans les diverses sections d'un tube plein est partout la même. Or, comme les sections du système aortique sont de plus en plus larges à mesure qu'elles s'approchent des capillaires, la vitesse des courants doit se ralentir à mesure qu'ils s'éloignent du cœur. Mais on n'a pas, jusqu'ici, de données précises qui permettent de fixer le chiffre de ce ralentissement. Dans le même segment de vaisseaux, cette vitesse est plus grande au centre ou dans l'axe du courant que près des parois vasculaires.

Diverses causes peuvent s'ajouter aux précédentes pour diminuer encore la rapidité des courants qui abordent à des organes délicats. Dans les artères rectilignes, comme l'aorte, la carotide, les crurales, elle est à son maximum. Mais elle se ralentit dans les branches qui naissent sous des angles plus ou moins ouverts et surtout dans celles qui affectent une disposition transverse ou rétrograde : cela doit arriver notamment aux artères intestinales. Les flexuosités, les anastomoses collatérales, les plexus, les réseaux qui existent en divers points, comme sur le trajet des artères cérébrales, ont évidemment pour but de ralentir la vitesse des courants, de les équilibrer entre eux et d'amortir les saccades, les secousses dues à des causes très diverses.

La vitesse du sang artériel, comme sa pression, diminue dans les artères élevées et augmente dans celles qui se trouvent déclives. Il en résulte que le même vaisseau blessé ne laisse pas échapper, dans toutes les situations du corps ou des membres, des quantités égales de sang. Ainsi, j'ai vu sur un cheval l'artère métatarsienne ouverte au-dessous du jarret donner les quantités suivantes par un tube métallique qui en maintenait l'ouverture libre en une minute : le pied à l'appui, 265 grammes de sang ; dans la minute après, le pied étant fortement relevé, 192 grammes, différence 73 grammes. Un peu plus tard, l'artère, en une minute, donnait le pied à l'appui 295 grammes, le pied levé 177 ; différence 118 grammes. Le même cheval, après avoir perdu une quantité assez considérable du sang, donnait par la même artère, en une minute, couché sur le côté, le pied sur le sol, 172 grammes de sang, et 84 le pied en l'air, perpendiculairement au sol, différence 88 grammes ; puis 107, le pied sur le sol, et 40 le pied en l'air, différence 67 grammes. En somme, la position donnée à une partie du corps peut réduire d'un tiers, même de moitié et plus la quantité de sang qui passe dans une artère telle que la métatarsienne d'un solipède. Cette particularité explique pourquoi, en plaçant en situation élevée les régions sur lesquelles on pratique des opérations sanglantes, l'hémorrhagie se réduit dans de fortes proportions.

IV. — DILATATION ET LOCOMOTION DES ARTÈRES.

Par suite de la projection intermittente du sang dans le système artériel, les artères se dilatent à chaque systole ventriculaire, puis reviennent sur elles-mêmes dès que le cœur se relâche ; elles éprouvent dans les deux moments de l'action du cœur quelques déplacements constituant ce qu'on a appelé leur locomotion.

La dilatation des artères se fait en deux sens, suivant le diamètre et suivant l'axe du vaisseau ; elle est à la fois transverse et longitudinale. Cette dilatation que Harvey a indiquée a été considérée comme à peu près nulle par Bichat, et niée par divers physiologistes. Elle est peu sensible, parce que l'ondée sanguine qui pénètre dans l'aorte n'augmente que d'une faible proportion le contenu total du système artériel. Sur un cheval dont les artères s'injectent très bien par 12 à 15 litres de matières solidifiables, chaque systole ne lance que les deux tiers ou les trois quarts du contenu ventriculaire, soit 666 à 750 grammes de sang représentant le vingtième de ce que l'ensemble des artères peut renfermer. Or, l'agrandissement qui devrait en résulter pour une artère du diamètre de 1 centimètre, comme la carotide, ne serait pas même de 1/2 millimètre, en supposant qu'il n'y eût pas de dilatation dans le sens de l'axe ni d'écoulement du côté des capillaires ; la part de ces deux circonstances étant déduite, l'augmentation transverse doit être très faible. D'ailleurs, comme le sang se meut dans les artères par tranches successives, l'ondée qui entre dans l'aorte et qui suffit pour la remplir sur une grande largeur pousse, pour s'y loger, l'ondée qui l'a précédée.

La dilatation de l'artère est démontrée par l'appareil de Poiseuille, qui consiste en une boîte composée de deux moitiés susceptibles de s'appliquer exactement l'une sur l'autre après qu'on a fait passer entre elles une artère. Lorsque l'appareil est rempli d'eau, le liquide lors de chaque systole s'élève dans un tube fin qui y est adapté, puis il descend dans le moment d'après. D'après lui, la dilatation moyenne serait d'un 22e du diamètre du vaisseau. Flourens a mis en évidence cette dilatation en entourant l'aorte, sur plusieurs petits animaux, d'anneaux brisés formés d'une lame d'acier extrêmement mince ; les deux extrémités de l'anneau, qui se touchaient lors du resserrement de l'artère, s'écartaient l'une de l'autre à chaque pulsation. Cette dilatation est d'ailleurs si légère que, sans l'aide de moyens de précision, il est difficile de la constater. Je ne l'ai pas vue nettement au tronc de l'artère pulmonaire et de l'aorte des chevaux vivants auxquels j'ai ouvert le thorax et enlevé le péricarde. Néanmoins elle est indiquée alors par un soulèvement, une tension des parois artérielles moins apparents chez les petits animaux que chez les espèces de grande taille. Je ne l'ai pas sentie d'une manière bien distincte sur ces mêmes artères, en engageant la main dans la poitrine, à travers une ouverture du diaphragme, ni sur l'aorte abdominale et le renflement de la grande mésentérique du cheval. Alors, pour éviter toute illusion, il importe que les doigts ne fassent qu'effleurer légèrement les tissus, sinon le vaisseau déprimé tend à reprendre sa forme sous l'influence de l'effort impulsif du sang et semble donner la sensation d'une dilatation.

La dilatation longitudinale des artères, si faible qu'elle soit, est plus apparente que la dilatation transverse ; néanmoins, d'après Volkmann, elle serait moindre que cette dernière sur des échelles de même longueur. Si, dans une artère donnée, elle paraît plus considérable, c'est parce qu'on compare souvent l'élongation éprouvée sur une étendue de plusieurs décimètres à l'agrandissement d'un diamètre qui a moins d'un centimètre. Dans tous les cas, elle a pour résultat de provoquer une certaine incurvation des artères droites dont les extrémités sont fixes et d'augmenter les inflexions des artères déjà sinueuses.

Dès l'instant que la dilatation résulte de l'admission d'une nouvelle ondée sanguine dans le système artériel déjà plein, il est clair que son étendue sera proportionnelle au volume de cette ondée. Conséquemment, elle doit éprouver de nombreuses variations subordonnées aux caractères des contractions du cœur.

L'artère, en même temps qu'elle se dilate et se resserre, éprouve aussi une élongation et un raccourcissement alternatifs. Un tube de caoutchouc déjà plein d'eau, et fermé à l'une de ses extrémités, s'allonge un peu tout en se dilatant transversalement lorsqu'on y pousse avec force une nouvelle quantité de liquide. L'allongement des artères a été exagéré par la plupart des auteurs, d'après ce qu'on a vu dans des circonstances où ces vaisseaux n'ont plus leurs connexions normales. Sans doute, comme l'a dit Bérard, l'artère du moignon d'un membre amputé peut alternativement sortir de la plaie et y rentrer, car, à chaque contraction du cœur, le sang, faisant effort sur le point lié, peut le pousser un peu vers la périphérie, si là le vaisseau n'est plus retenu par des adhérences intimes avec les parties adjacentes. Sans doute aussi, suivant l'observation de Flourens, la carotide « mise à nu et dégagée des parties voisines » laisse voir avancer et reculer tour à tour un trait coloré empreint à sa surface. Dans ces conditions anormales, l'élongation est considérable, le déplacement est très marqué, parce que les adhérences qui maintiennent le vaisseau en place sont détruites ; mais il n'en est plus de même si l'on examine les artères conservant leurs rapports et leurs moyens d'union. Que l'on considère l'aorte se bifurquant pour former les troncs iliaques à l'entrée du bassin, sa bifurcation ne se rapproche ni ne s'éloigne de la cavité pelvienne. Que l'on implante une longue aiguille sur les vertèbres lombaires au niveau de l'origine, soit de la grande, soit de la petite mésentérique, ou de la circonflexe iliaque, il sera difficile de noter un déplacement sensible des parties de l'aorte correspondant au point de repère. L'élongation est même à peine marquée dans des artères de grandes dimensions et peu soutenues par les parties adjacentes ; elle ne paraît pas très évidente sur les artères du mésentère rendues rectilignes, ou sur celles du gros côlon du cheval qui ont plus de 1 mètre 1/2 de longueur. On ne voit pas un point donné de ces artères se porter au delà ni revenir en deçà d'une petite tige implantée dans la table sur laquelle on a étalé les intestins avec leurs mésentères. Quelque difficiles à constater qu'ils soient, l'élongation et le raccourcissement alternatifs des artères n'en sont pas moins réels ; ils résultent nécessairement de la dilatation et du resserrement de ces vaisseaux.

Les artères, en même temps qu'elles éprouvent quelques variations, suivant leur diamètre et leur longueur, se déplacent-elles un peu, subissent-elles une locomotion sensible ? Weitbrecht et Bichat ont beaucoup exagéré l'étendue de ce déplacement. Ce dernier regardait la locomotion de l'artère comme la conséquence nécessaire du redressement des courbures opéré par le sang que le cœur pousse à chaque contraction dans le système artériel. Lors de la systole des ventricules, les artères, en se dilatant, éprouvent un déplacement général, et, dans le temps suivant, « moins pleines de sang, elles reviennent un peu sur elles-mêmes, et toutes reprennent la place qu'elles avaient perdue pendant le temps de la locomotion. » La plupart des physiologistes qui ont admis celle-ci se sont basés sur ce qu'on observe dans les parties flexueuses des artères. Mais ici encore on a conclu de ce qui se passe sur des artères déplacées, privées de leurs adhérences et non soutenues, à ce qui doit avoir lieu dans les conditions diamétralement opposées, c'est-à-dire dans les conditions normales. On dit généralement que les courbures artérielles se redressent plus ou moins au moment de chaque pulsation. Le redressement a paru évident à la crosse de l'aorte et en divers points où les artères sont flexueuses. Bichat et, depuis lui, beaucoup de physiologistes l'ont considéré comme un fait général commun à toutes les courbures artérielles. Sur ce point encore on s'est souvent fait illusion. D'abord le redressement de la crosse de l'aorte, signalé par W. Hunter et par Sénac, n'a pu être constaté, à supposer qu'il soit réel, que sur les animaux dont le thorax était ouvert et le péricarde totalement ou partiellement excisé ; or, dans ce cas, le cœur qui n'est plus soutenu, se rapproche du sternum, par son propre poids, chaque fois qu'il se relâche, et c'est ainsi qu'en vertu d'une sorte de traction exercée sur les grands vaisseaux, il allonge et redresse un peu la courbure de l'aorte primitive. En second lieu les artères, auxquelles on fait décrire artificiellement des sinuosités en les tiraillant et en les déplaçant, après avoir plus ou moins détruit leurs adhérences ne tendent pas à devenir rectilignes à chaque pulsation ; au contraire, leurs courbures deviennent plus prononcées ; elles se forment dans les points où elles n'existent pas si les artères ne sont pas tendues, ou si elles sont libres comme celles de l'épiploon. Il en est de même aux longues artères mésentériques que l'on replie sur elles-mêmes, à une artère coupée en travers, libre dans une certaine étendue, liée auprès de la section et inclinée. Dans les artères normalement flexueuses comme celle des replis épiploïques, le phénomène est très marqué ; il l'est encore à la carotide interne du cheval, au-dessus des poches gutturales, mais il est tout à fait nul à l'artère spermatique légèrement dégagée de ses enveloppes, sur le trajet du cordon testiculaire. Je n'ai pas vu que, comme l'a noté Flourens, les courbures successives et inverses de l'une des artères des sillons de la panse des ruminants se changeaient alternativement les unes dans les autres.

Cependant un léger redressement des courbures artérielles s'opère quand, par le fait du pli ou de la courbure même, le calibre du vaisseau est rétréci, ou bien encore lorsque la courbure est très brusque comme celle de l'artère poplitée de l'homme assis. Aussi la tendance au redressement, jointe à la dilatation, donne-t-elle lieu à un mouvement oscillatoire du pied si un genou est croisé sur l'autre. Ce mouvement est à peine sensible dans les artères dont les parois sont disposées pour demeurer flexueuses, et surtout lorsque les flexuosités sont maintenues par des adhérences intimes avec les parties voisines. Du reste, l'allongement que les artères éprouvent au moment de la pulsation semble exclure l'idée du redressement, car la distance entre le cœur et chaque partie étant fixe, l'artère qui s'étend entre ces deux points doit tendre à se courber, si elle est droite, ou à se courber davantage, si elle présente déjà une certaine incurvation.

V. — DE LA PULSATION ARTÉRIELLE OU DU POULS.

Lorsque le doigt vient à comprimer légèrement une artère qui repose sur une partie suffisamment résistante, comme un os, un cartilage ou une articulation, il perçoit la sensation d'un choc plus ou moins fort qui se répète à chaque battement du cœur. Le pouls est donc la secousse, le choc que l'artère pressée fait éprouver au doigt à l'instant où elle reçoit l'ondée sanguine lancée par le cœur. Il est dû, comme nous le verrons tout à l'heure, à l'effort que le vaisseau fait pour revenir à sa forme cylindrique, et à l'accroissement de pression qui résulte de l'entrée d'une nouvelle quantité de sang dans le système artériel.

Le pouls se produit incontestablement à toutes les artères, indépendamment de toute compression ou déformation, puisque, à chaque battement, le vaisseau se dilate, mais sa dilatation est si faible qu'elle n'est perçue dans la plupart des cas ni à la vue ni au toucher : les artères dans les plaies, les artères mises à nu n'ont pas de battement bien sensible. Les sinueuses seulement dont les courbures s'agrandissent ont un pouls perceptible, la tibiale postérieure près de la malléole interne de l'homme et quelques autres chez les animaux.

Il faut, pour que le pouls se fasse sentir, que l'artère soit suffisamment comprimée par le doigt, sur une partie résistante, comme la face interne du radius de l'homme et des carnassiers, le contour du maxillaire chez les grands animaux, l'extrémité supérieure de l'humérus chez le bœuf, ou sur des masses musculaires tendues et rapprochées des os, comme à la fémorale des petits animaux, ou encore sur des cartilages comme à l'auriculaire postérieure des mammifères, même de l'éléphant où toutes les artères, sauf celle-là se soustraient à l'exploration.

Sur les artères mises à nu, dans les conditions expérimentales ou accidentelles, le pouls peut ne pas être perceptible dans une foule de cas. Arthaud en a fait la remarque sur les artères du mésentère de divers animaux, et Parry sur la carotide du bélier : les battements apparaissent dès que l'encolure inclinée donne de l'incurvation à la carotide et dès que le mésentère, abandonné à lui-même ou légèrement replié, rend aux divisions de la mésentérique leur inflexions normales. L'exactitude de cette observation se vérifie aisément sur la carotide du cheval dont l'encolure est longue, et sur les deux grandes artères du côlon replié du même animal. Dans toutes ces circonstances cependant l'artère se dilate et se resserre alternativement ; mais sa dilatation et son resserrement alternatifs ne sont pas assez étendus pour devenir toujours appréciables à la vue.

Les anciens, qui ne connaissaient pas la circulation, ne pouvaient se faire d'idées justes sur la cause et le mécanisme du pouls. Rufus d'Éphèse[1] avait noté la coïncidence entre le battement de l'artère et le battement du cœur ; il avait même remarqué que l'artère bat quand elle se remplit et le cœur quand il se vide. Galien avait attribué la pulsation à une force pulsatile imaginaire propre au cœur, et transmise par les tuniques artérielles ; il appuyait son opinion sur ce que les parois de l'aorte étant liées autour d'un tuyau de plume introduit dans cette artère, les battements cessaient en arrière de la ligature et dans tous les points placés bien au delà, quoique la circulation n'y fût point interrompue ; mais l'expérience de Galien répétée par Vieussens, par Flourens, par Magendie, n'a point donné le même résultat ; les pulsations ont continué à se faire sentir dans les parties situées au delà de la ligature, pourvu que le sang pût y arriver à travers le tuyau. Harvey reconnut le premier que l'impulsion éprouvée par le sang sous l'influence des contractions du cœur est la cause réelle des battements, il vit que la ligature appliquée sur une artère peut, en y interrompant le cours du sang, faire cesser le battement dans les parties au delà du lien ; enfin il eut l'occasion d'observer que, dans un cas d'ossification de l'aorte, les pulsations n'en continuaient pas moins dans les artères nées au-dessous de la région ossifiée. L'illustre physiologiste ne s'était donc point trompé sur la nature du battement artériel.

Ce qu'on a appelé la théorie du pouls a fait le sujet d'études minutieuses dans ces derniers temps, surtout à compter de l'emploi du sphygmographe qui permet d'obtenir des tracés indiquant les formes diverses de ce phénomène complexe.

D'abord, par une simple analyse objective, Bouillaud[2] a cru pouvoir partager la pulsation en quatre temps comparables à ceux de la révolution du cœur ; le premier est la diastole de l'artère, le temps du choc principal coïncidant avec la systole des ventricules ; — le second est un court repos isochrone avec le repos succédant à la systole ventriculaire ; — le troisième serait une systole de l'artère accompagnée d'un second choc coïncidant avec la diastole ventriculaire ; — le quatrième est un long repos isochrone au long repos des ventricules du

1. Rufus d'Éphèse, *Traité sur le pouls*, trad. de M. Daremberg. (Œuvres, par Daremberg et Ch.-É. Ruelle. Paris 1879, p. 219.)

2. Bouillaud, *Nouvelles recherches sur l'analyse et la théorie du pouls* (Comptes rendus de l'Académie des sciences, 27 septembre 1873.)

cœur. Le partage de la pulsation artérielle en quatre temps est admissible, mais avec certaines restrictions : la systole de l'artère paraît être le retrait élastique des parois plutôt que la contraction des fibres musculaires ; tout au plus, elle peut être le résultat du retrait additionné de la contraction musculaire et le second choc, à peine prononcé, est la secousse qui rend le pouls dicrote. En somme, dans cette manière de voir, les artères auraient une systole rhythmique propre et il y aurait, en réalité, dans les vaisseaux, un pouls diastolique fort dû au cœur lançant ses ondées sanguines, puis un pouls systolique faible propre à l'artère et résultant de son resserrement.

À l'aide du sphygmographe on obtient de nouveaux éléments de l'analyse du pouls à l'état normal et dans les conditions physiologiques. Celui de M. Marey, dont voici la figure, s'adapte parfaitement au bras au moyen de petites courroies

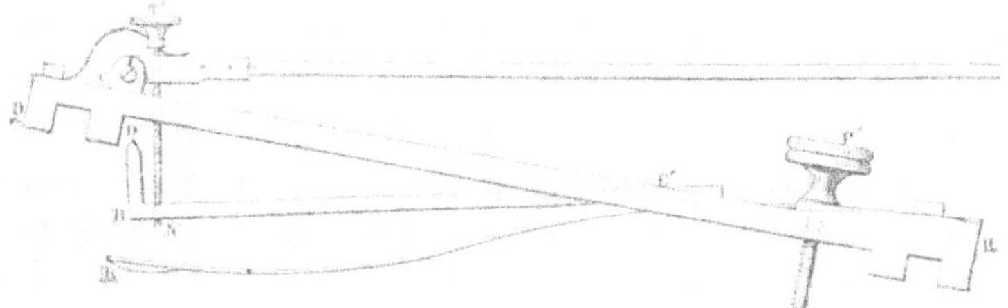

Fig. 173. — Sphygmographe de M. Marey.

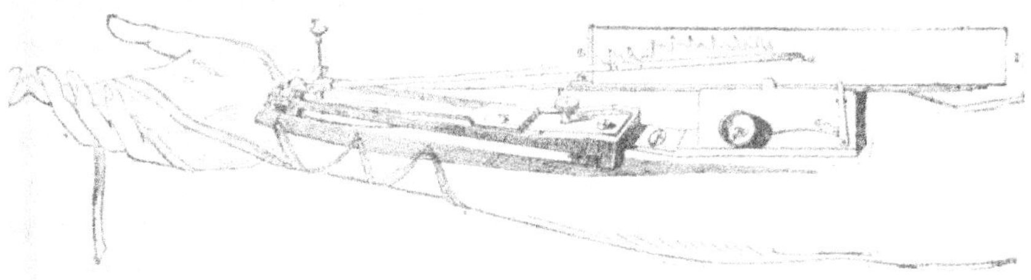

Fig. 174. — Le même en place.

modérément serrées. Son ressort sur l'artère radiale, à la place du doigt explorateur est soulevé comme lui à chaque pulsation et les mouvements transmis à un levier s'inscrivent par une pointe sur la bandelette de papier que fait marcher un mécanisme spécial.

Les tracés qu'on en obtient, représentent une série de collines dont chacune indique une pulsation cardiaque et artérielle. Dans toutes il y a une ligne ascendante qui correspond à la dilatation de l'artère et à l'entrée de l'ondée sanguine lancée par le cœur. Un sommet indiquant la limite de l'impulsion, une ligne descendante marquant le retrait du vaisseau et l'écoulement du sang vers les systèmes capillaires. La ligne d'ascension est d'autant plus haute et plus verticale que la systole cardiaque est plus énergique, ou en d'autres termes que l'augmentation de pression s'opère avec plus de rapidité, la ligne de descente toujours incurvée est en pente d'autant plus douce que la réaction de l'artère est plus lente et plus faible. Cette ligne de descente est irrégulière et bosselée à cause

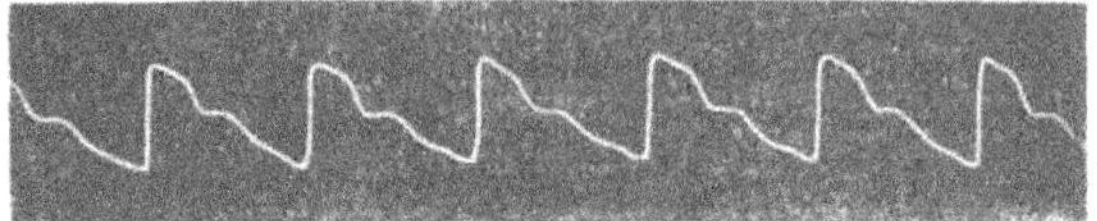

Fig. 175. — Une forme du pouls à l'état normal.

du second choc ou du second faible battement qui rend le pouls plus ou moins dicrote.

L'inspection des tracés donne de nombreuses indications sur les formes du pouls : si la ligne qui passe sur les sommets est droite et à un même niveau, elle indique des pulsations égales en force ; — si les collines sont à des distances égales, il y a intervalles de même durée entre les pulsations. Les sinuosités de la ligne ascendante indiquent une systole saccadée ; — une forte bosselure sur la ligne descendante signale un dicrotisme très prononcé ; — des ondulations multiples traduisent un pouls plus que dicrote ou rebondissant. Le sphygmographe qui amplifie la dilatation et la rétraction de l'artère avec les modifications dont le pouls est susceptible place sous les yeux de l'observateur ce que son tact imparfait ne saurait lui faire constater ; mais l'interprétation des tracés le met souvent dans un grand embarras d'autant plus que ces tracés donnés par le même sujet, dans le même moment, ne se ressemblent pas, pour peu que la position du bras change ou que la constriction opérée par l'instrument ne soit pas uniforme. D'ailleurs, au point de vue pratique, il y a peu à attendre du sphygmographe chez les animaux, à cause des difficultés de son application à la région maxillaire, sur la glosso-faciale où le pouls est généralement exploré.

Le pouls perçu aux grosses artères coïncide exactement avec la systole ventriculaire, par conséquent avec le choc ou le battement du cœur. On s'en assure en appliquant un doigt sur la région du cœur, ou directement sur cet organe par une ouverture faite à un espace intercostal et un doigt de l'autre main sur la carotide. A l'aide des appareils enregistreurs, le synchronisme de ces deux battement est constaté avec plus de précision encore. Mais, d'après M. Marey, le pouls tout en coïncidant avec la systole cardiaque, se produirait seulement à la fin de cette systole, alors que les valvules sigmoïdes sont complètement soulevées.

Le pouls se produit-il simultanément dans toutes les parties du système artériel ou, en d'autres termes, coïncide-t-il avec la systole ventriculaire dans les artères les plus éloignées comme dans les plus rapprochées du cœur?

Au toucher et sans le secours d'instruments on croit constater un isochronisme parfait, par exemple, entre les pulsations de la carotide et celle de la radiale, entre la pulsation de la glosso-faciale et celle de la fémorale, et s'il y a un retard pour les artères éloignées il n'est point perceptible. Ce retard est admis par beaucoup de physiologistes, Weitbrecht l'a indiqué, et Weber croit avoir trouvé qu'entre la systole du cœur et le pouls de la pédieuse il est égal à un septième de seconde.

Le pouls s'affaiblit nécessairement à mesure qu'on s'éloigne du centre, proportionnellement à la réduction du volume de l'artère. Haller dit qu'il n'est plus appréciable lorsque le vaisseau se réduit à un diamètre de un tiers de millimètre. Mais dans la pratique il cesse d'être perceptible bien avant que les artères soient arrivées à un tel degré d'atténuation.

Il peut offrir un grand nombre de modifications quant à sa fréquence, à sa force, à son rhythme. Les unes dépendent seulement du cœur, d'autres tiennent à la fois au mode des contractions cardiaques et à l'état des artères ; un certain nombre se lient à divers états de l'ensemble du système vasculaire.

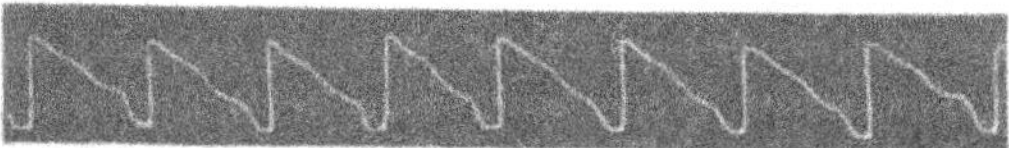

Fig. 176. — Pouls fréquent.

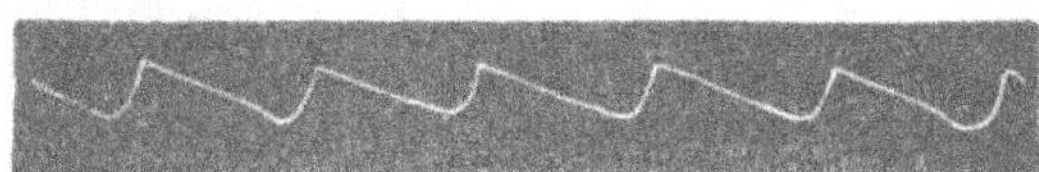

Fig. 177. — Pouls lent.

Sa fréquence et sa rareté dépendent évidemment du nombre des systoles ventriculaires en un temps donné ; sa vitesse et sa lenteur, qui sont choses différentes des premières, résultent du temps plus ou moins considérable que chacune des systoles met à s'effectuer ou, en d'autres termes, de leur brièveté ou de leur longueur. La fréquence du pouls est dans un certain rapport avec la tension artérielle. Lorsque celle-ci descend beaucoup au-dessous de son chiffre normal, comme après les émissions sanguines très abondantes, le pouls devient fréquent, mais faible. Hales en avait fait la remarque dans ses expériences, et tous les jours on constate la même particularité en sacrifiant les animaux par hémorrhagie. Il prend le même caractère sur les sujets très affaiblis, vers la fin des maladies, alors que la tension artérielle est très diminuée.

La force et la faiblesse du pouls ne tiennent pas seulement à l'énergie plus ou moins grande développée par le cœur à chaque contraction. Le pouls est ou paraît fort lorsqu'une ondée sanguine, lancée vigoureusement, entre dans les artères modérément pleines et capables d'éprouver une ample dilatation qui soulève fortement le doigt. Il est faible lorsque les systoles manquent d'énergie, chassent de petites ondées, et aussi quand le système artériel ne contient plus qu'une minime quantité de sang, comme dans les derniers moments de la vie, et sur les animaux épuisés par d'abondantes évacuations sanguines.

Le pouls peut devenir, dit-on, fort par places, par exemple, lorsque l'artère est stimulée. Hastings a cru voir celui de la carotide du cheval plus énergique à la suite de l'application de l'ammoniaque sur ce vaisseau. Il peut s'affaiblir dans les parties situées au-dessous des poches anévrysmales, et même y disparaître si les parois de l'anévrysme sont très élastiques.

Le pouls est dur, sans ampleur, quand la tension artérielle est très augmentée et que, par conséquent, la distension des artères approche de ses dernières limites, par exemple dans l'effort violent ou lorsque des obstacles considérables existent au passage du sang dans les capillaires de quelques organes volumineux et très vasculaires. Il faut évidemment que, dans ce cas, les contractions du cœur soient très énergiques pour faire entrer les ondées sanguines dans l'aorte arrivée à son maximum de réplétion. Si le manomètre de Hales est alors adapté à la carotide, la colonne sanguine s'y élève à une grande hauteur, mais ses oscillations ont peu d'amplitude. C'est là une particularité que Cl. Bernard a notée et que j'ai maintes fois observée sur le cheval. Mais, dès qu'une abondante saignée affaiblit la tension artérielle, le pouls perd de sa dureté, devient ample et paraît plus fort par suite de l'étendue plus grande de la dilatation de l'artère. De même, le pouls devient plus large et l'artère plus souple une fois que les capillaires des parties malades reprennent leur perméabilité.

Le pouls large et ample coexiste avec une tension artérielle moyenne. L'artère est alors dépressible, et à chaque pulsation le doigt est soulevé avec force.

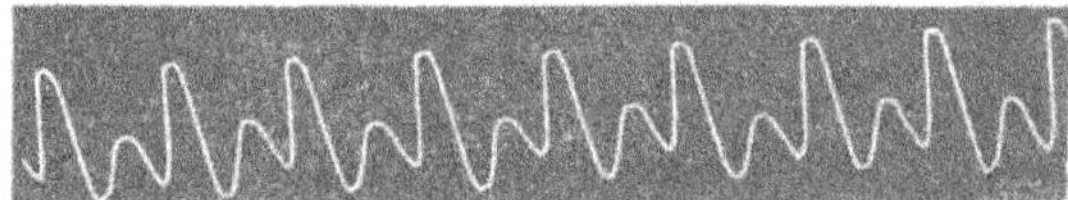

Fig. 178. — Pouls dicrote.

Le pouls rebondissant ou dicrote, caractérisé par deux chocs successifs ou deux pulsations inégales pour une seule systole cardiaque, est fort commun. Déjà dans les conditions ordinaires ou sous l'influence de l'exercice, on voit souvent la pulsation devenir légèrement rebondissante. Mais, c'est surtout lorsque la tension artérielle diminue qu'elle acquiert nettement ce caractère. M. Marey l'attribue à ce que les systoles cardiaques, effectuées avec rapidité, lancent une ondée qui dilate une première fois l'artère en y pénétrant et une seconde fois en revenant sur ses pas, par suite de la difficulté qu'elle éprouve à conserver sa vitesse initiale près des capillaires où la résistance est considérable. Milne Edwards pense qu'il peut tenir à la réaction élastique des parois artérielles, le premier battement étant l'effet de la systole du cœur et coïncidant avec elle, le second serait produit par la réaction du vaisseau et répondrait au début de la diastole ventriculaire. Bouillaud le considère comme étant dû au premier choc coïncidant avec la diastole de l'artère et au second choc répondant à sa systole. La plupart des physiologistes s'accordent avec M. Marey à le regarder comme le résultat de l'oscillation du sang entre les systèmes capillaires et le cœur, oscillation plus ou moins prononcée suivant la distance à laquelle les artères se trouvent du cœur, très peu dans l'aorte, beaucoup dans les artères longues et dans les artérioles. Ce qui paraît s'expliquer le mieux c'est le retard de la pulsation à mesure qu'on s'éloigne du cœur, retard qui fait coïncider le commencement du retrait des grosses artères avec la fin de la distension des petites. La pression du sang devenue plus forte dans celles-ci détermine un reflux vers celles-là, de sorte que le retrait des grosses artères se fait en deux temps séparés par une seconde dilatation. En somme, dans le dicrotisme, il y a un premier choc ou un premier battement dû à la systole du cœur, un deuxième choc ou un deuxième battement qui serait déterminé par la tendance du sang à reculer vers les ventricules. La pulsation dicrote est plus nettement dédoublée dans le jeune âge qu'à un âge très avancé, plus dans la plupart des affections fébriles qu'à l'état normal, et encore quand la pression artérielle est descendue au-dessous du degré ordinaire, comme dans un assez grand nombre d'états morbides. Si l'expérimentation sur l'animal vivant ne devait point donner lieu à des troubles dans l'action du cœur, je dirais que le dicrotisme me paraît tenir à un dédoublement de la systole cardiaque.

Il importe beaucoup au praticien d'apprécier ces diverses modifications du pouls dont les principales seulement viennent d'être énumérées et surtout de reconnaître leur valeur séméiologique qui est du ressort de la pathologie. Plusieurs d'entre elles peuvent être mises en évidence et enregistrées au moyen des sphygmographes.

VI. — BRUITS ARTÉRIELS.

Dans les grosses artères rapprochées du cœur, la colonne sanguine peut propager le bruit systolique et le bruit des valvules sigmoïdes. Mais, en outre, les

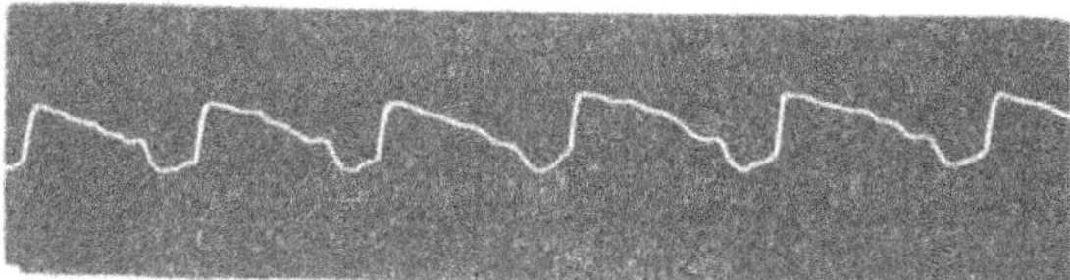

Fig. 176. — Pouls de systoles saccadées.

artères volumineuses sont le point de départ de bruits propres très légers, qui s'exagèrent et se modifient dans les maladies. Ils consistent en un murmure faible, sourd, tantôt bref et semblable à un bruit de choc, tantôt prolongé, doux comme un souffle.

Ces bruits ou ces souffles s'entendent peu à l'état normal, et ils ne sont guère perceptibles qu'à l'aide du stéthoscope. Ils sont assez forts dans la carotide, plus sourds et plus doux dans la crurale, plus brefs et moins intenses dans les petites artères. Déjà ils ne s'entendent plus dans celles dont le diamètre égale celui d'une plume de corbeau, ou même d'une plume de poule ou d'oie, comme la glosso-faciale du cheval, du bœuf dont la situation est tout à fait superficielle. Ils prennent de la force chez les jeunes animaux et les sujets maigres, s'exagèrent, d'après la remarque de Beau, chez les individus dont le pouls est fort et bref, surtout dans le cas de pléthore excessive, chez les anémiques, les chlorotiques, les fébricitants, les individus très nerveux, dans le cas de rétrécissement de l'orifice aortique, d'insuffisance des valvules sigmoïdes, etc.

Le souffle artériel est bref, intermittent ; il coïncide avec le premier bruit du cœur, par conséquent avec le choc de cet organe et la diastole de l'artère, il cesse avant le second bruit. Les mouvements respiratoires n'en altèrent nullement les caractères.

On les voit se modifier quant à leur intensité, à leur timbre, et alors, suivant leur analogie avec des bruits connus, ils reçoivent des dénominations qui font croire à des bruits nouveaux surajoutés : bruit de râpe, bruit sibilant, bruits musicaux, etc.

Dans les conditions expérimentales, si l'on vient à appliquer l'oreille directement sur une grosse artère, comme la carotide du cheval, ou par l'intermédiaire du stéthoscope, sans déprimer le vaisseau, on n'entend rien ou seulement un souffle à peine perceptible. Si, ensuite, avec le bord du pavillon de l'instrument, on comprime le vaisseau, de manière à en rétrécir le diamètre, le bruit de souffle s'accuse très nettement et d'autant plus que le rétrécissement vasculaire se prononce davantage. Alors le sang passe d'une partie rétrécie dans une partie dilatée, d'une partie où la pression est forte dans une où elle est moindre ; il doit progresser plus vite dans la première que dans la seconde. D'après M. Marey, ce passage rapide du sang du point où la vitesse est accrue dans le point suivant où la pression sanguine est diminuée, est la cause essentielle du souffle artériel.

Le souffle ou les souffles artériels paraissent quelquefois s'entendre à travers des couches épaisses de parties molles et à une grande distance. Ce que Laennec appelait souffle placentaire, et qu'il croyait produit par les vaisseaux ombilicaux à leur entrée dans le placenta, est dû, d'après Bouillaud, aux grosses artères du bassin, iliaques, crurales, comprimées par la masse utérine qui tombe profondément dans le bassin, aux derniers temps de la gestation. On l'entend très distinctement sur la femme en divers points du bas-ventre, disent les médecins. Mais, jusqu'ici, je n'ai rien constaté d'analogue sur les grandes femelles domestiques pleines.

On a attribué le souffle ou les souffles des artères au choc du sang sur les parois vasculaires, aux frottements de ce liquide sur leur membrane interne, frottements qui seraient accrus par le rétrécissement, la contraction des artères, par certaines modifications dans l'état de leurs surfaces. Quelques physiologistes les ont rapportés à un volume excessif des ondées lancées par le cœur, et à d'autres causes encore dont l'action est peu intelligible. Leur mécanisme n'est pas clairement établi. Weber les a vus se produire dans des tubes à parois élastiques que la compression rétrécissait dans quelques points, et, depuis, on les a donnés comme le résultat du passage du liquide d'un point comprimé ou rétréci dans une partie dilatée où la tension devient moindre. MM. Marey et Chauveau ont défendu la thèse de Weber, d'après leurs observations sur des appareils de caoutchouc; mais il reste à démontrer que le mode de production des bruits artériels dans l'organisme ne diffère pas de ce mode dans des tubes de gomme élastique. De ce qu'un souffle se produit dans un tube de caoutchouc à l'endroit où une compression est exercée, de ce que ce souffle même naît dans l'artère que l'on déprime à l'aide d'un corps étranger, on n'est point autorisé à conclure que les souffles physiologiques et pathologiques, aient un mécanisme uniforme, car ce bruit, comme tout autre, peut dépendre de causes très différentes. On ne voit pas, en effet, comment la pléthore, la fièvre, l'anémie, les insuffisances valvulaires créent des conditions identiques, ni même comment aucun de ces états réalise celui qui, dans le tube de caoutchouc, engendre le souffle, à savoir le rétrécissement suivi d'une brusque dilatation.

VII. — INFLUENCE DES DIVERS MODES DE DIVISION DES ARTÈRES ET DES ANASTOMOSES SUR LA CIRCULATION ARTÉRIELLE.

Il est des dispositions anatomiques qui paraissent sans influence sur le cours du sang artériel : ainsi la division d'une carotide en deux branches au lieu de trois, la présence de deux artères rénales au lieu d'une, la naissance de la thyroïdienne par un tronc commun avec la laryngienne. Il est aussi à peu près indifférent que, chez les solipèdes, par exemple, l'artère bronchique naisse séparée de l'œsophagienne ou réunie avec elle, que celle-ci parte de l'aorte directement ou d'une intercostale, que la gastrique naisse seule ou réunie à la splénique, la spermatique en avant ou en arrière de la petite mésentérique, l'ovarienne de l'aorte ou de la mésentérique supérieure, la petite testiculaire de l'aorte, du tronc crural ou de la circonflexe iliaque, l'artère utérine du tronc aortique ou du tronc crural, la prépubienne de l'iliaque externe ou d'une musculaire de la cuisse. Mais, beaucoup d'autres dispositions ont sur le cours du sang une influence incontestable.

Il est clair aussi que la ramification successive, l'atténuation des artères destinées à des organes ou à des tissus délicats a pour but et pour résultat un ralentissement considérable des courants sanguins, car la division successive élargit considérablement les voies que le liquide traverse. Ainsi, à l'estomac et à l'intestin les artères se bifurquent déjà avant d'arriver aux courbures par lesquelles elles abordent ces viscères; puis elles se divisent à leur surface, traversent leur tunique contractile et forment un réseau serré à la face externe de la muqueuse avant de pénétrer dans son épaisseur. Les artères cérébrales et rachidiennes se disposent en un magnifique réseau dans la pie-mère avant d'envoyer des ramifications fines à la pulpe des centres nerveux; la carotide interne forme souvent des réseaux admirables entre les parois du crâne et les méninges; l'artère spermatique décrit un grand nombre de flexuosités avant d'arriver au parenchyme du testicule. Enfin, les artères, avant de devenir capillaires, se subdivisent toujours de la même manière dans un même organe; ce sont des arborisations régulières pour l'intestin grêle, des arborisations à branches sinueuses pour le côlon replié, des treillages dans la pituitaire, des bouches au testicule, des étoiles dans le tissu du foie, etc.

Les flexuosités des artères apparaissent partout où ces organes doivent éprouver des déplacements étendus ou des changements considérables de volume : à la linguale, pour se prêter au mouvement de protraction de la langue ; aux labiales, pour se mettre en rapport avec les divers degrés d'ouverture de la bouche ; à l'abdominale antérieure, à l'abdominale postérieure, à la circonflexe, pour se mettre en harmonie avec les changements de volume du ventre ; à la spermatique, pour permettre les migrations du testicule ; à l'ovarienne, à l'utérine, pour rendre faciles l'ampliation de la matrice, l'élongation des ligaments larges de ce viscère ; aux artères gastriques des ruminants, des solipèdes et de la plupart des animaux, dans un but analogue. De plus, les flexuosités, les courbures, en multipliant l'étendue des surfaces élastiques, transforment plus complètement le mouvement saccadé dû à l'action du cœur en mouvement uniforme et régulier. Elles sont extrêmement utiles, sous ce rapport, aux centres nerveux qui doivent être à l'abri des chocs et des secousses.

Les anastomoses ou les communications établies entre diverses artères provenant soit d'un même tronc, soit de troncs plus ou moins éloignés, ont une influence très remarquable sur la circulation artérielle ; elles permettent à un organe de recevoir encore du sang lorsque le vaisseau qui lui apporte ce fluide est comprimé ou oblitéré ; elles établissent des voies de dérivation qui rendent son cours plus régulier, plus uniforme, et facilitent son abord dans les parties où le système vasculaire est moins rempli, et dans celles où la pression de la masse sanguine est diminuée.

Les anastomoses les plus multipliées ont lieu par des divisions collatérales plus ou moins considérables émanées d'artères voisines. Elles sont en nombre presque infini dans les artères destinées aux muscles des différentes parties du corps, entre les deux carotides, entre la thoracique externe et l'interne, entre les deux grandes artères du côlon replié, les deux gastriques, entre l'artère œsophagienne et les artères de l'estomac. On en voit, en très grand nombre, dans les membres au niveau des articulations, qu'elles entourent de manière à assurer un libre passage au sang dans toutes les situations où les rayons peuvent se trouver.

D'autres anastomoses sont disposées en arcades comme celles de l'artère duodénale avec la première division que la grande mésentérique envoie à l'intestin grêle, celles des divisions de l'intestin grêle entre elles, de la colique droite avec la colique gauche. Les branches plus ou moins volumineuses qui les forment marchent l'une vers l'autre en décrivant une courbe dont la partie convexe donne naissance à un grand nombre de divisions. Elles font communiquer dans les parois intestinales la cœliaque avec la grande mésentérique, celle-ci avec la petite ; elles établissent une communication entre la circulation du foie, de la rate, de l'estomac et celle de l'intestin, puis entre celle de l'intestin grêle et celle du cæcum et du côlon. Leur importance est ici de premier ordre pour régulariser le cours du sang dans des parties successivement vides ou pleines, distendues à divers degrés, inégalement actives, parties dont les éléments sont susceptibles de devenir, sous l'influence de causes nombreuses, le siège de congestions actives, d'inflammations, etc. Par leur intermédiaire, des parties fort éloignées les unes des autres pourraient recevoir du sang si un certain nombre de ces artères venaient à s'oblitérer. Ainsi, ce fluide arriverait encore à l'iléon, qui est à 20 ou 30 mètres du pylore, pourvu que l'artère duodénale restât libre, toutes les autres étant oblitérées à une certaine hauteur.

Les anastomoses par inosculation ou celles des artères qui, marchant en sens inverse, viennent s'ouvrir à plein canal l'une dans l'autre, diffèrent peu des précédentes et ne sont pas moins nombreuses. L'atloïdienne rétrograde dans laquelle le sang circule de la partie supérieure de l'encolure vers l'inférieure et la vertébrale dans laquelle il marche de bas en haut ; l'abdominale antérieure qui charrie ce fluide d'avant en arrière et l'abdominale postérieure qui le transporte d'arrière en avant ; les intercostales où il va de haut en bas et les branches de l'asternale où il va de bas en haut ; les collatérales internes du coude avec une division de la radiale postérieure, la communicante de Willis avec la cérébrale postérieure, l'épiploïque gauche avec l'épiploïque droite, une branche de la fémoro-poplitée avec une division rétrograde de la tibiale postérieure, nous en donnent des exemples.

Les anastomoses par convergence dans lesquelles deux artères qui portent le sang suivant la même direction, viennent à se réunir en une seule, sont plus rares. Les deux artères palatines se joignent ainsi pour franchir le trou incisif et se séparent ensuite, les cérébrales antérieures pour former la mésolobaire, les divisions de l'occipitale, pour donner naissance à l'artère impaire de la moelle épinière.

Enfin, les artères forment quelquefois entre elles des anastomoses fort compliquées, comme aux réseaux admirables des artères cérébrales des ruminants, à ceux des artères de l'orbite de ces animaux et des carnassiers, réseaux que Duverney a décrits avec une grande précision. Chez le bœuf, les artères qui forment ces réseaux se divisent en une infinité de branches entrelacées au pourtour de la fossette pituitaire du sphénoïde. Leurs divisions, fréquemment anastomosées entre elles, constituent une sorte de couronne qui, en avant, touche aux deux trous optiques, et se prolonge en arrière à la face supérieure de l'apophyse basilaire de l'occipital sur une longueur totale de 6 à 7 centimètres. Elles se trouvent toutes en dehors de la méninge, baignées par le sang du sinus coronaire ou sphénoïdal, dans la cavité duquel elles sont étalées ; aussi y présentent-elles l'aspect de brides fibreuses, lisses, tapissées extérieurement par la membrane interne des veines et tout à fait semblables aux brides fibreuses des tissus érectiles. Ce réseau, signalé déjà par Galien, manque dans beaucoup d'animaux, mais chez ceux où il n'existe pas, les flexuosités et les nombreuses anastomoses des artères cérébrales en tiennent lieu : elles modèrent, comme on l'a dit depuis longtemps, l'impulsion du sang qui aborde à l'encéphale ; leur présence me paraît être la raison principale de la rareté des hémorrhagies cérébrales chez les quadrupèdes. Des réseaux analogues, dont la connaissance est due à Duverney, se voient dans l'orbite du chat et du bœuf. Dans ce dernier, le réseau orbitaire proviendrait de l'artère sourcilière.

Les artères des membres de quelques animaux fournissent dans certains points de leur étendue des branches nombreuses rassemblées en faisceaux et plus ou moins anastomosées entre elles. Ainsi, chez les paresseux, l'axillaire est entourée, sur le trajet du bras, par un amas plexiforme d'artères plus petites desquelles se détachent les divisions musculaires. Ce plexus se continue même, chez le fourmilier didactyle, autour des artères radiale et cubitale. Chez le lamantin, il tient lieu d'une artère de l'avant-bras et descend jusqu'au niveau du carpe. De même, l'artère fémorale est entourée de semblables plexus chez ces animaux remarquables par la lenteur des mouvements, et de plus, dans les fourmiliers, elle serait entièrement remplacée par le plexus lui-même qui descend très bas sur le trajet de la jambe.

Les artères intercostales des cétacés offrent un développement considérable, entre la plèvre et les muscles intercostaux, sur les côtés de la colonne vertébrale : elles décrivent un grand nombre de flexuosités et se pelotonnent sur elles-mêmes : Les divisions qu'elles envoient dans le canal rachidien, par les trous de conjugaison, propagent ces flexuosités dans toute l'étendue de la face supérieure de la moelle épinière. Les artères caudales des mêmes animaux constituent également un remarquable plexus sous la queue. Enfin, les artères des viscères digestifs et de la vessie natatoire de divers poissons forment aussi des réseaux ou des plexus plus ou moins compliqués[1].

Ces diverses dispositions des artères ne sont point un luxe anatomique sans utilité ; elles jouent un rôle important dans les phénomènes de la circulation artérielle.

Les anastomoses entre les artères voisines et entre les artères éloignées, quels que soient leur nombre et leur diamètre, ont pour premier résultat d'établir une solidarité intime entre toutes les parties du système, qui se convertit ainsi en un immense réseau dans lequel le sang est apporté à un même point par des voies différentes, par suite de communications nombreuses. La circulation artérielle se régularise et la tension du sang tend à devenir uniforme, car si son afflux trouve des obstacles en certaines divisions artérielles, il revient à celles-ci et aux parties auxquelles elles se rendent, par des voies anastomotiques. Si, par exemple, l'arrivée du sang est gênée dans les artères gastriques, il afflue à l'estomac en plus grande quantité par l'artère œsophagienne, par la pylorique et la duodénale ; de même si un certain nombre de divisions de l'intestin grêle sont comprimées, l'anse sur laquelle elles vont se distribuer reçoit par d'autres divisions ce que ne lui apportent pas les premières. Si les deux artères carotides sont liées, le sang aborde encore à la tête et au cerveau par les vertébrales et les anastomoses que celles-ci contractent au niveau des deux premières vertèbres, avec l'atloïdienne rétrograde. Valsalva a effectivement pratiqué cette double opération sur le chien sans qu'elle ait déterminé la mort. Lorsque l'artère principale d'un membre, l'humérale, la fémorale, sont oblitérées par des caillots adhérents, la circulation, quoique affaiblie, n'en persiste pas moins dans les parties inférieures de

1. Voyez à ce sujet G. Cuvier et Duvernoy, *Leçons d'anatomie comparée*, 2ᵉ édit., t. VI, p. 122, 131, 137, 140, 143, 167. — Muller, *Manuel de physiologie*, 2ᵉ édit., Paris, 1851, t. Iᵉʳ, p. 184.

ce membre. Enfin, quand l'aorte postérieure elle-même présente, en un point de son étendue, un coagulum très dense qui en ferme la lumière, comme on le voit fréquemment sur le cheval, en avant de la naissance des troncs iliaques, le bassin et les membres postérieurs reçoivent encore du sang, et toutes les divisions aortiques placées en arrière du point intercepté restent constamment pleines de ce fluide. Évidemment, il faut alors que les voies anastomotiques apportent ce que ne fournit pas le vaisseau principal. L'abdominale antérieure conduit le sang à l'abdominale postérieure, de celle-ci à la prépubienne et au tronc crural ; l'asternale, les lombaires le versent dans la circonflexe iliaque et dans les artères postérieures qui communiquent avec les antérieures. Ces petites artères, sans même se dilater beaucoup, peuvent laisser passer une grande quantité de sang bien supérieure à celle qui les traverse normalement ; car la tension sanguine étant moindre dans les parties postérieures, le sang des artères dont nous parlons y afflue avec une grande vitesse. Ces artères, de même que celles qui sont ouvertes, donnent passage, en une unité de temps, à une masse de liquide incomparablement plus grande que dans les circonstances ordinaires. Mais, il ne faudrait pourtant pas s'exagérer le rôle des petites artères anastomotiques appelées à remplacer accidentellement, les artères volumineuses ; on ne saurait admettre que l'abdominale antérieure, l'asternale et les lombaires, par exemple, puissent fournir au train postérieur assez de sang pour l'entretien de la nutrition et de la contractilité des masses musculaires énormes des membres abdominaux. Les oblitérations apparentes de l'aorte sont ordinairement incomplètes : le caillot, très dense, est en contact immédiat avec la face interne du vaisseau revenu sur lui-même après la mort, mais il s'en éloigne quand le vaisseau se dilate, et le sang passe autour de la masse fibrineuse à surface lisse et sans adhérence avec la tunique interne de l'artère, du moins dans la plus grande partie de son étendue. Les oblitérations complètes, en avant des troncs iliaques, ne s'observent peut-être jamais, ou, si elles ont lieu, elles doivent entraîner la mort des extrémités postérieures comme les ligatures de l'aorte déterminent leur paralysie.

Quant aux plexus et aux réseaux admirables, ils ont pour double effet de ralentir la vitesse du sang, en augmentant le calibre de toutes les divisions émanées d'une même artère, et ensuite d'affaiblir l'impulsion de ce fluide, en l'employant à modifier les nombreuses flexuosités des vaisseaux. Ils paraissent, comme le dit Milne Edwards, soustraire les parties aux chocs que les battements du cœur produisent dans les grosses artères, car chez les poissons, dès que le réseau respiratoire est développé, le pouls cesse de se faire sentir sur tous les points du système artériel situés au delà de ce réseau. Une grande vitesse et une forte impulsion du sang pourraient nuire surtout à l'intégrité des fonctions cérébrales, notamment chez les animaux qui, comme beaucoup de ruminants et la plupart des carnassiers, ont l'encolure très courte : aussi ces animaux sont-ils souvent pourvus de réseaux admirables à la partie inférieure de l'encéphale. Comme ces réseaux possèdent beaucoup de nerfs, ils doivent, suivant la remarque du savant naturaliste, jouir d'une contractilité très prononcée et servir de régulateurs à la circulation cérébrale.

La direction des courants sanguins est nécessairement modifiée par les anastomoses. Ainsi, dans celle de l'atloïdienne rétrograde avec la vertébrale, il y a un courant qui marche de la tête vers la partie inférieure de l'encolure, et un autre de l'encolure vers la tête ; dans l'anastomose de l'abdominale antérieure avec la postérieure, il y a un courant du thorax vers le bassin, et un second du bassin vers le thorax. A l'anastomose d'une division de la fémoro-poplitée avec une branche de la tibiale postérieure, il y a un courant descendant et un courant ascendant, etc. Pourtant il n'y a pas de choc au point où les deux courants se joignent, cette jonction n'a pas même de siège précis : les artères toujours pleines reçoivent une nouvelle quantité de ce fluide à chaque contraction du cœur, et une quantité égale à celle-là s'échappe par les divisions qu'elles donnent en divers points de leur étendue.

La marche du sang artériel, qui, normalement, a lieu, des grosses branches vers les petites, ou du centre vers la circonférence, s'y fait souvent en sens inverse sous l'influence des anastomoses. Quand on coupe une artère quelconque, le sang s'échappe par ses deux extrémités divisées. A la fémorale, par exemple, le sang dans le segment inférieur, progresse du pied vers le bassin, et dans le segment supérieur du bassin vers le pied. A la carotide divisée, un courant s'établit du cœur vers la tête et un autre de la tête vers le cœur ; mais toujours, comme on le sait, le courant centrifuge prédomine, et de beaucoup, sur le courant centripète. L'absence des valvules dans le système artériel permet alors à ces courants des petites divisions vers les grandes, de s'établir aussi facilement que les courants normaux des grandes artères vers les capillaires.

CHAPITRE LVIII

DE LA CIRCULATION CAPILLAIRE

Le sang, pour passer des artères dans les veines, doit traverser des vaisseaux extrêmement déliés formant ce qu'on appelle les capillaires. Avant de rechercher les caractères de son cours dans ces petits vaisseaux, il convient de rappeler leur disposition, leur structure et leurs propriétés.

Les artères, en se subdivisant à l'infini dans les tissus, donnent des ramifications qui deviennent invisibles à l'œil nu avant de former les très fins canalicules auxquels on réserve le nom de capillaires. Ceux-ci sont très déliés dans le tissu nerveux, dans les muscles et le poumon, où leur diamètre a été évalué à quelques millièmes de millimètre ; ils sont un peu plus larges dans les muqueuses, où ils peuvent atteindre 1 centième de millimètre ; leurs dimensions sont plus grandes encore dans le tissu des os et de quelques autres parties.

Tous ces petits vaisseaux forment dans les artérioles et les veinules, des réseaux à mailles serrées dans les parties qui consomment beaucoup de sang, soit pour leur nutrition, soit pour les sécrétions, et des réseaux à mailles larges dans celles dont la nutrition est peu active. Ainsi, des réseaux très serrés se trouvent, d'après Müller, au pancréas, à la choroïde, à l'iris, au rein, au foie, à la peau et aux muqueuses. Là, leurs mailles n'ont souvent pas plus d'étendue que le diamètre d'un capillaire : elles sont très larges dans les cartilages, les os et les parties fibreuses. L'aspect et les formes des réseaux varient, comme leurs dimensions, suivant les tissus. Dans le tissu conjonctif, les séreuses, les parties fibreuses, les membranes tégumentaires, leurs mailles sont régulières, polygonales, d'une largeur de 3 à 5 fois celle du diamètre des vaisseaux. Dans le tissu adipeux, les mailles entourent les vésicules ; dans les glandes elles circonscrivent les granulations ; elles s'allongent dans les muscles suivant la direction des fibres. Leur disposition est très variée à la choroïde, à la rate et à quelques autres organes et elle doit l'être pour faciliter la distribution régulière du plasma aux éléments anatomiques. Les injections fines montrent, en effet, que ces vaisseaux forment des treillages arrondis autour des lobules, des acini glandulaires, des alvéoles du poumon, — des cônes autour des papilles cutanées ou muqueuses — des cylindres à l'extérieur des faisceaux musculaires, — des sortes d'arborisations, de guipures étalées, dans la peau, les muqueuses et les autres membranes. Dans tous les cas, les capillaires ne pénètrent jamais les éléments anatomiques, ni la fibre, ni la cellule ; ils les entourent simplement, les enlacent, les côtoient, s'insinuent dans leurs interstices, et c'est là une particularité qu'il ne faut pas perdre de vue dans l'étude de la nutrition et des sécrétions.

Dans les réseaux capillaires, quelle qu'en soit la forme, tous les canaux n'ont pas un diamètre uniforme. Les uns permettent à plusieurs séries de globules de marcher de front ; d'autres n'en laissent passer qu'une seule file ; quelques-uns même, d'après Krause, Doyère, de Quatrefages, seraient trop fins pour admettre des globules et ne laisseraient pénétrer que du plasma. Dans la cornée, ils auraient ce caractère ; mais Kölliker regarde ceux-ci comme des capillaires sanguins resserrés et presque oblitérés.

Les réseaux capillaires n'existent pas seulement dans les parties qui ont des vaisseaux visibles à l'œil nu ; ils se montrent même dans celles qui sont tout à fait transparentes, comme les séreuses, la conjonctive, la cornée lucide.

Indépendamment des capillaires proprement dits, il paraît y avoir entre les artères et les veines, des tubes plus larges, non réticulés, établissant des communications plus directes et plus faciles entre les deux ordres de vaisseaux ; mais ceux-ci manquent dans les parties dont les systèmes capillaires sont très déliés. L'absence de ces communications directes, dans un grand nombre de tissus et d'organes, y rend plus faciles les obstructions dues aux embarras de la circulation.

Une des questions les plus controversées de l'histoire des capillaires est celle de leur structure. Dans les fines artérioles devenues invisibles à l'œil nu et déjà plus ténues que des cheveux, il existe une tunique à fibres élastiques et à fibres contractiles, puis une membrane interne, toutes les deux fort distinctes ; mais au delà et dans les canaux qui forment les réseaux ou les capillaires véritables l'artériole se dépouille de ses couches fibreuses et contractiles ; il ne reste au capillaire qu'une membrane hyaline, transparente, homogène, semée de granulations allongées, quelquefois saillantes à l'extérieur, ressemblant aux noyaux des faisceaux musculaires, noyaux peu nombreux dans les plus fins et multipliés dans les gros capillaires. En dedans de cette membrane, où à sa place se trouve,

d'après les recherches les plus récentes d'Auerbach, Eberth, etc, une couche
épithéliale formée de cellules, tantôt polygonales, tantôt à contours festonnés,
Ces cellules sont pavimenteuses, pourvues d'un noyau, d'un contenu granuleux,
protoplasmique ; elles sont unies ensemble par une matière intercellulaire qui
en fait une membrane regardée par les uns comme absolument continue et par
les autres comme pourvue de pores ou d'ouvertures analogues aux stomates des
épithéliums végétaux, aussi n'est-il plus permis d'admettre que les petits canaux
sanguins soient des tubes sans parois ou de simples trajets creusés dans la
trame des tissus. D'ailleurs leur structure se modifie par l'addition de nouveaux
éléments à mesure que les capillaires se rapprochent des artérioles et des veinules et c'est à cause de ces modifications même qu'on les a distingués en plusieurs ordres. Dans tous les cas les parois des capillaires sont rétractiles et
élastiques, et leur élasticité tient lieu de la contractilité dans les points où celle-ci
n'existe pas encore.

Il ne faut pas oublier, au point de vue physiologique, que si telle est la
structure des capillaires dans les parties les plus éloignées des deux grands systèmes vasculaires, les dernières artérioles et les premières veinules, ou l'ensemble
des petits vaisseaux qui circonscrivent les réseaux, possèdent plusieurs tuniques
et des tuniques contractiles. Aussi, à cause de cela, ces petits vaisseaux, qui doivent être physiologiquement considérés comme des capillaires, jouent un rôle
important dans les phénomènes de la circulation. Ce sont ces petits vaisseaux à
plusieurs tuniques qui peuvent surtout imprimer de nombreuses modifications
au mouvement du sang dans leur intérieur. Les réseaux à minces parois et à
perméabilité extrême opèrent surtout l'irrigation sanguine, et facilitent les
échanges entre le sang et les éléments des tissus.

I. — CARACTÈRES DE LA CIRCULATION CAPILLAIRE.

Le cours du sang dans les petits vaisseaux peut être facilement étudié à l'aide

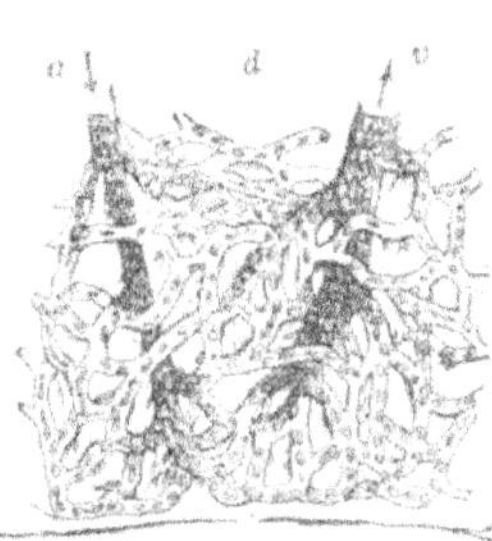

du microscope dans les parties transparentes,
comme la membrane interdigitée ou la langue
des batraciens, la queue des têtards, les nageoires
des poissons, les ailes des chauves-souris, le mésentère des petits mammifères. Il suffit pour cela
de fixer convenablement les parties que l'on veut
examiner entre des lames de verre. Depuis Malpighi, la plupart des observateurs qui se sont
occupés de physiologie se sont donné le spectacle
de cet intéressant phénomène. On arrive, dit-on,
au même résultat aujourd'hui en examinant les
vaisseaux de la rétine sur l'homme ou sur un

Fig. 180. — Réseau capillaire (¹).

animal par les ombres que les globules projettent sur la couche des bâtonnets.

A l'aide d'un grossissement peu considérable, on voit les parties transparentes
sus-indiquées sillonnées par un grand nombre de petits courants dirigés dans

(¹) a, artériole ; b, veinule ; d, capillaires.

tous les sens et en communication les uns avec les autres (fig. 180). Les globules sanguins s'y meuvent avec une grande vitesse, tantôt sur plusieurs rangs, tantôt sur une seule file ; ils se rapprochent ou s'éloignent, se heurtent en plusieurs points, semblent ici se mouvoir en toute liberté, être là gênés et contraints de s'arrêter ou de changer de direction.

La direction des courants capillaires a lieu des artères vers les veines ; elle est assez régulière dans les vaisseaux volumineux, mais ne l'est plus dans les capillaires déliés, disposés en réseaux, et le microscope en amplifie l'irrégularité. Ces courants sont convergents ou divergents, même opposés ; les causes les plus légères en modifient le sens ; un léger obstacle, une excitation très faible peuvent les intervertir très brusquement. En général le sang afflue vers les points où la pression est faible, il s'éloigne de ceux dans lesquels elle augmente.

La rapidité des courants, subordonnée à la fois à celle de la circulation générale et à l'état des capillaires observés, a paru plus grande du côté des artérioles que vers les radicules des veines. Elle est souvent plus prononcée dans un vaisseau que dans un autre fort rapproché du premier ; et dans les diverses sections d'un même vaisseau elle est ici plus, là, moins considérable, suivant le degré d'expansion ou de resserrement des petits canaux. Cette vitesse paraît très grande au microscope, parce qu'elle est amplifiée dans le même rapport que le grossissement, soit 100 à 150 fois dans les observations ordinaires sur les parties transparentes. Elle est en réalité très faible, environ de 1/2 millimètre par seconde, d'après les observations de Weber et de Valentin, faites sur les parties transparentes des batraciens. Cela résulte de la largeur du système capillaire, qu'on dit être de 500 à 800 fois plus grande que celle de l'aorte à son origine.

Le degré d'expansion des capillaires exerce sur cette vitesse une grande influence. Lorsqu'il y a une dilatation considérable due, soit au relâchement des parois capillaires, soit à un accroissement de la tension du sang artériel, les globules peuvent passer sur doubles ou triples files parallèles et circuler facilement : dans ce cas, leur progression s'accélère. Quand, au contraire, il y a resserrement, les globules marchent en simples séries avec moins de rapidité, souvent avec difficulté, comme s'ils étaient comprimés. Parfois leur constriction arrive à un tel degré que, dans quelques points, ils cessent d'admettre des globules pour ne plus laisser passer que de minces filets plasmatiques. Ces particularités que Wharton Jones a très bien constatées paraissent en contradiction avec les lois de l'hydraulique ; mais, ainsi que le fait observer Milne Edwards, la contradiction n'est qu'apparente. La dilatation qui accélère le cours du liquide ne porte que sur une fraction souvent insignifiante du système capillaire ; elle devrait, pour donner lieu à un ralentissement, porter sur la totalité ou au moins sur une grande partie de ce système. Dans tous les cas, comme les organes ont chacun leur système capillaire plus ou moins indépendant de l'ensemble, la circulation peut y offrir, au même moment, tous les degrés d'accélération ou de ralentissement qui ne tiennent pas à l'influence du cœur. Dans l'organe qui est inactif, les capillaires resserrés laissent passer difficilement le sang ; dans celui qui fonctionne, qui sécrète activement, ils sont largement dilatés et le laissent couler en grande quantité, parfois si vite, qu'il n'a pas le temps de se dépouiller de son oxygène et de sa teinte vermeille.

Tous les globules placés au même point ou au même niveau n'ont pas, dans les capillaires, une marche d'égale vitesse. Ceux de la périphérie ou du voisinage des parois progressent lentement ; les globules en dedans des premiers marchent plus vite ; ceux du centre du courant ont la vitesse maximum. D'après Poiseuille[1], les globules les plus rapprochés des parois y seraient retenus par une couche de sérum que son adhérence avec le vaisseau rend presque immobile. Dans cette couche stagnante de sérum se tiennent beaucoup de globules blancs ; lorsque les globules rouges y pénètrent, ils s'y arrêtent ou ne s'y meuvent que par intervalles et avec lenteur. Mais ce sont particulièrement les globules blancs qui se comportent de la sorte. Ils ont, ainsi que l'ont appris les observations d'Acherson, de W. Jones, la propriété d'adhérer aux parois vasculaires, comme celle de s'agglutiner soit entre eux, soit aux corps que le sang peut tenir en suspension. La couche de sérum qui isole le courant de globules de la paroi capillaire a, du reste, une épaisseur variable et peut-être un degré d'adhérence qui n'est pas toujours le même. Elle paraît d'autant plus épaisse que la vitesse des courants est plus considérable, et elle finit par se réduire presque à rien lorsque la marche des globules est sur le point de s'arrêter.

Rien n'est variable comme l'état de la circulation dans les capillaires et les petits vaisseaux qui en font l'office. S'ils sont dilatés, relâchés, le sang y afflue en abondance ; il y a injection, gonflement du tissu, teinte rosée, apparence de congestion, élévation de la température ; et dans les glandes, sécrétion active ; à la peau, transpiration abondante ; s'ils sont, au contraire, resserrés, les tissus pâlissent, leur masse diminue, leur température baisse, leur sensibilité devient obtuse, leurs actions nutritives et sécrétoires languissent. Ces états, subordonnés le plus souvent à l'influence nerveuse, ont pour but de régler l'activité des tissus et des organes.

La circulation capillaire, quant à sa vitesse et à sa régularité, est nécessairement très influencée par les diverses modifications que peut éprouver l'action du cœur. Elle est, en général, d'autant plus rapide que les contractions de cet organe sont plus énergiques et plus rapprochées. Elle se ralentit si ces contractions deviennent plus ou moins faibles. Dans tous les cas, l'action du cœur ne fait pas sentir son intermittence sur les capillaires : le mouvement saccadé du sang ne va pas, à l'état normal, au delà des artères. Mais, dès que la circulation devient languissante, comme dans les derniers temps de la vie, le mouvement prend le caractère saccadé et intermittent ; les globules ne marchent que lors des systoles, ils s'arrêtent ensuite et même rétrogradent ou oscillent un moment, puis reprennent leur marche vers les veines. Ces particularités, observées par Haller, Spallanzani, Wedemeyer, Thompson, se manifestent dans les parties dont on entrave la circulation par la ligature soit de l'aorte, soit des veines, ou par l'application d'un lien autour d'un membre.

<hr>

1. Poiseuille, *Recherches sur les causes du mouvement du sang dans les capillaires* (*Mém. des sav. étrang.*, t. VII, 1835).

Les divers états du système artériel influencent également la circulation capillaire. La contraction des artères, déterminée dans beaucoup de circonstances, sur une très grande étendue, en augmentant la tension du sang, rend cette circulation plus rapide. Leur relâchement atonique dû, par exemple, à la section des vaso-moteurs, y donne lieu à un ralentissement considérable et à une stase congestive comparable à celle qui s'observe dans les phases préliminaires de l'inflammation.

II. — FORCES MOTRICES DU SANG DANS LES CAPILLAIRES.

Le mouvement du sang dans les capillaires résulte de l'impulsion du cœur, de la réaction élastique des artères, de la contractilité des artérioles voisines des réseaux et peut-être aussi de la contractilité propre des capillaires. De ces diverses forces, celle du cœur est certainement la principale: les autres sont additionnelles et destinées à imprimer aux courants sanguins de très nombreuses modifications.

L'impulsion du cœur, que Harvey et Spallanzani regardaient comme la seule force motrice du sang dans les vaisseaux, est bien évidemment la puissance capitale de la progression de ce fluide dans les capillaires. La circulation capillaire est active, rapide, lorsque les contractions du cœur sont énergiques; elle est saccadée, intermittente, lorsque ces contractions, affaiblies, ne s'effectuent qu'à de rares intervalles; elle devient oscillante sur les animaux très affaiblis ou mourants; enfin, elle se suspend presque immédiatement après la mort. Il est vrai cependant, que la circulation capillaire continue encore quelques instants, chez les batraciens, après l'interruption du cours du sang dans l'artère principale d'un membre, et qu'enfin elle a lieu chez les animaux inférieurs dépourvus de cœur. Mais ces particularités ne nous permettent pas d'admettre que la circulation capillaire est indépendante de l'impulsion du cœur. En effet, si le mouvement du sang persiste pendant un certain temps dans la membrane interdigitale de grenouilles auxquelles on vient d'enlever le cœur ou de lier toutes les artères du membre postérieur vers le bassin, ce mouvement, lent, irrégulier, bientôt éteint, dérive de ce que les artères, pleines de sang au moment de leur ligature ou de l'ablation du cœur, reviennent sur elles-mêmes en vertu de leur élasticité et se vident de la plus grande partie de leur contenu, qu'elles poussent dans les capillaires et dans les veines, comme cela arrive, du reste, au moment de la mort et quelque temps après sur tous les animaux. Enfin, si la circulation des animaux inférieurs s'opère sans l'intervention du cœur, il y a certaines parties du système vasculaire qui, par la contractilité dont elles jouissent, impriment aux liquides une impulsion équivalente à celle du cœur.

A l'impulsion énergique développée par le cœur s'ajoute incontestablement celle qui résulte de l'élasticité et de la contractilité des artères. La réaction élastique qui s'opère à la suite de la systole du cœur, en augmentant la tension du sang artériel, le pousse uniformément vers les capillaires; de plus, la contraction plus ou moins forte des petites artères dont les parois présentent beaucoup de fibres musculaires accroît l'impulsion à divers degrés, suivant les circonstances.

L'élasticité artérielle régularise le déversement du fluide sanguin dans les capillaires, fait perdre au courant le caractère saccadé et intermittent qu'il a encore dans les artères. La contractilité, à son tour, en donnant à la poussée du sang vers les petits vaisseaux une énergie subordonnée aux besoins de la circulation, contribue, pour une large part, à rendre les divers départements vasculaires, jusqu'à un certain point, indépendants les uns des autres.

Ces trois causes additionnées : impulsion cardiaque, élasticité et contractilité artérielle, en soumettant le sang à une pression considérable dont nous avons vu précédemment le degré et les variations, suffisent à le faire progresser dans les capillaires. C'est par la pression à laquelle ce liquide est soumis qu'il entre dans le système capillaire, ne pouvant rétrograder dans les artères, à cause de l'occlusion des valvules sigmoïdes et des poussées successives vers la périphérie résultant des systoles cardiaques. C'est par cette même pression qu'il parcourt toute l'étendue des petits vaisseaux et qu'il pénètre dans les veines chargées de le ramener à son point de départ.

Évidemment, la pression du sang, à son entrée dans les capillaires, est encore à peu près celle qu'il supporte dans le système artériel ; mais elle doit rapidement décroître en raison de l'excès de capacité des petits vaisseaux par rapport aux grosses artères. Aussi l'impulsion qui en dérive s'atténue d'une manière progressive. Elle s'affaiblit encore par le fait des frottements des petites colonnes sanguines sur les parois vasculaires, de l'adhésion de ces colonnes de globules avec le sérum plus ou moins visqueux qui enduit l'épithélium sous forme de couche immobile. D'ailleurs cette pression éprouve des fluctuations incessantes. Elle augmente par l'action de toutes les causes qui compriment les vaisseaux ou qui les resserrent, par la contraction du muscle, par le froid, etc. Elle diminue par le fait de la chaleur qui les relâche et les dilate, sous l'influence des agents qui provoquent l'atonie de tous les tissus contractiles à un degré quelconque, etc.

La contractilité dont on suppose doués les capillaires a été considérée comme une cause du mouvement du sang dans les vaisseaux ; mais cette contractilité est-elle réelle ? Et dans l'affirmative, quelle part peut-elle prendre à la circulation ?

Bichat, qui soutenait que le sang, une fois parvenu dans les capillaires, étant soustrait à l'action impulsive du cœur, faisait jouer un grand rôle à la contractilité organique insensible de ces vaisseaux. Pour lui, cette contractilité était l'unique cause du mouvement du fluide sanguin dans les vaisseaux intermédiaires aux artères et aux veines ; l'impulsion unique et uniforme du cœur s'arrêtait aux systèmes capillaires. D'après ses idées, la contractilité, mise en jeu avec plus ou moins d'intensité, imprimerait une foule de modifications au cours du sang dans les diverses parties ; elle rendrait à elle seule la circulation plus rapide à la peau lors d'une transpiration abondante, d'une irritation vive, dans les glandes, au moment de l'hypersécrétion, et enfin plus accélérée dans tels tissus que dans tels autres pour les besoins de la nutrition. Bichat, sans avoir suffisamment prouvé la contractilité des capillaires, en fait donc une force motrice puissante ; mais sa grande erreur est d'attribuer à elle seule le mouvement du sang dans les petits vaisseaux.

Les modernes s'accordent peu sur l'existence de la contractilité des capillaires.

Magendie et Poiseuille la nient formellement, en s'appuyant sur des expériences peu concluantes; d'autres l'admettent sans pouvoir s'entendre sur ses caractères. L'observation microscopique fait voir clairement que les capillaires sont susceptibles d'éprouver tour à tour un resserrement et une expansion plus ou moins considérables, de manière à devenir, à certains moments, assez larges pour laisser passer plusieurs globules de champ, et à d'autres assez étroits pour n'en admettre qu'un seul file. Ainsi le froid et les irritations mécaniques déterminent un resserrement lent, qui, à la vérité, porte principalement sur les fines artérioles et les premières veinules fonctionnant d'ailleurs comme les véritables capillaires. Elle se comprend dans ces petits vaisseaux, parce qu'ils ont plusieurs tuniques et des fibres musculaires lisses, mais elle s'explique plus difficilement dans les autres. En effet, on ne voit pas bien comment les parties centrales du système capillaire, réduites à des parois simplement épithéliales, pourraient éprouver des alternatives de contraction active et de relâchement, à moins que le contenu protoplasmique des cellules épithéliales, que la paroi même de ces cellules ne jouisse d'une contractilité sarcodique tenant, à un certain degré, lieu de la contractilité musculaire. En tout cas, les contractions que Eberth, Stricker et d'autres ont cru observer sur les animaux inférieurs, sur les larves de batraciens, doivent être peu marquées, si elles sont réelles. M. Vulpian ne les a jamais vues dans ses nombreuses recherches sur les grenouilles; mais elles ont pour équivalents, ou à peu près, les resserrements dus à des causes diverses et qui se lient à ceux des autres parties du système vasculaire. Quoi qu'il en soit, à cet égard, comme les artérioles et les veinules les plus ténues qui confinent les véritables capillaires, sont manifestement contractiles, elles semblent dispenser ceux-ci de l'être, et le résultat définitif est sensiblement le même.

La contraction des petits vaisseaux n'est ni péristaltique, ni rhythmique; elle peut s'opérer sur une grande étendue à la fois, sur une région entière ou sur un point circonscrit, donner lieu à un rétrécissement à la suite duquel est une dilatation. Cette contraction peut être mise en jeu très rapidement, au point de faire pâlir les tissus, de les rendre presque exsangues en un instant, comme cela arrive à la peau sous l'impression brusque du froid ou par le fait d'une émotion un peu vive. Elle s'affaiblit et s'épuise également très vite; aussi à la contraction succède un relâchement d'autant plus considérable et plus prolongé que le resserrement a été porté plus près de ses limites.

La contractilité des capillaires du plus grand diamètre ou de ceux qu'on pourrait appeler les capillaires artériels et veineux, est sous la dépendance du système nerveux et elle peut, comme celle des artères, ressentir manifestement l'influence de ce système. Il a été prouvé, il y a long-temps, que la galvanisation des filets du sympathique qui se rendent à la sous maxillaire fait resserrer, sinon les capillaires, au moins les petits vaisseaux de cette glande. La galvanisation du filet cervical fait contracter aussi très visiblement les vaisseaux de l'oreille du lapin, et en restreint l'hémorrhagie s'ils sont blessés. On admet que les vaso-moteurs peuvent faire resserrer les petits vaisseaux jusqu'à effacement de leur cavité, par

1. Vulpian, *Leçons sur l'app. vaso-moteur*, t. Ier, p. 73.

conséquent, jusqu'à réalisation de l'anémie des tissus, anémie qui entraînerait quelquefois la suspension de l'action ou la paralysie des tissus et, consécutivement, des organes. C'est de cette façon, dit-on, que serait déterminée parfois l'arrêt des mouvements du cœur et de certains autres organes contractiles. Souvent cette influence s'exerce par action réflexe. Les émotions, par exemple, font pâlir le visage de l'homme, quand elles donnent lieu à une contraction des petits vaisseaux du derme; elles le font rougir, au contraire, si elles provoquent un relâchement. Peut-être les corps froids appliqués sur la région du cou arrêtent-ils l'épistaxis en donnant lieu à une action réflexe de ce genre.

La contractilité des capillaires joue un rôle analogue à celle des artères. D'abord elle laisse les voies larges ou les restreint, suivant qu'il faut augmenter ou diminuer l'irrigation sanguine des tissus; puis elle ajoute une impulsion supplémentaire à celle que le sang a reçue dans le cœur et qui est déjà très affaiblie à l'entrée des petits vaisseaux. Elle donne au système capillaire la fonction d'un cœur périphérique. Étant resserré ou à l'état de systole, il entrave le passage du sang; dilaté, au contraire, il le rend plus facile. Ainsi il règle l'abondance et la vitesse de l'afflux sanguin dans les diverses parties, et, sous ce rapport, son rôle devient extrêmement important dans les actes de la nutrition et des sécrétions.

La contraction des petits vaisseaux n'augmente pas seulement l'impulsion du sang; elle modifie la rapidité de sa marche. Dans un capillaire isolé, le resserrement accroît peut-être la vitesse; les globules qui marchent avec lenteur, sur plusieurs rangs, semblent devoir progresser plus vite une fois qu'ils se placent à la file les uns des autres. Mais dans un petit système, celui d'un organe isolé, tel que le rein, le foie, le resserrement doit diminuer le débit des artères dans les veines, et la dilatation doit forcément l'accroître. En d'autres termes, la masse du sang qui, en un temps donné, passe à travers un petit système capillaire, se réduit dans le même rapport que le calibre des vaisseaux. La couche stagnante du plasma paraît devoir, en effet, ralentir d'autant plus la marche du liquide que les canaux deviennent plus ténus. Ainsi, d'après Poiseuille, si un vaisseau de 1 centième de millimètre laisse, en un temps, donné passer 16 volumes de liquide, un vaisseau de 1 deux-centième n'en laissera plus passer dans le même temps qu'un seul volume. Pour les vaisseaux d'un calibre donné, le ralentissement croît avec la longueur, d'où il suit que l'écoulement est en raison inverse de l'étendue des canaux [1].

Si le débit des capillaires est en partie subordonné au calibre de ces vaisseaux, ce débit, à son tour, contribue largement à régler celui des artères. Aussi la tension du sang artériel diminue et le pouls devient fréquent dès que le sang passe en grande quantité des capillaires dans le système veineux, ou, en d'autres termes, dès que le débit des petits vaisseaux approche de son maximum.

Le cours du sang dans les capillaires est encore influencé par une foule de causes extérieures dont l'action est beaucoup moins sensible ou nulle sur la circulation, soit artérielle, soit veineuse. Parmi ces causes, les unes resserrent, les autres dilatent les petits vaisseaux, et c'est par suite du resserrement, ou de la

1. Poiseuille, *Recherches sur le mouv. des liq. dans les tubes de petit diam.* (Mém. des sav. étrang., t. IX).

dilatation plus ou moins prononcée et plus ou moins durable que la circulation capillaire est modifiée.

L'air froid que Cullen regardait comme l'un des astringents les plus énergiques, l'eau froide, la glace rétrécissent très rapidement les petits vaisseaux, font pâlir les parties, y diminuent l'abord du sang et y rendent son mouvement plus lent et plus difficile. Parfois même ces agents arrêtent le cours du liquide dans un certain nombre de petits vaisseaux. Poiseuille pensait qu'ils augmentaient l'épaisseur de la couche de sérum et son adhérence avec les parois capillaires. Diverses excitations physiques, les piqûres notamment, les resserrent pour un instant ; les astringents, tels que l'alun, l'acétate de plomb, en diminuent le diamètre d'une manière plus ou moins durable. Mais une fois que ces agents cessent d'agir ou même après que leur action a un peu duré, il se produit une réaction caractérisée par le retour des vaisseaux à l'état normal, et souvent par une dilatation exagérée, car la contractilité s'épuise dès qu'elle a été un peu prolongée, et le relâchement est d'autant plus étendu et plus durable que la période de resserrement a été plus longue. On sait, en effet, que les phlegmasies des muqueuses des voies respiratoires sont d'autant plus violentes que l'action du froid sur elles a été plus soutenue.

D'autres causes produisent un effet inverse. La chaleur dilate considérablement les petits vaisseaux et diminue probablement l'adhérence de la couche de sérum avec les parois vasculaires. Aussi elle accélère beaucoup la circulation dans les capillaires. Les rubéfiants, les sinapismes, produisent un résultat analogue. Le chlorure de sodium les dilate promptement, mais comme il agit chimiquement sur les globules, il les fait adhérer aux parois et peut donner lieu à des embarras circulatoires. Le nitrate de potasse, l'iodure de potassium qui exagèrent, dit-on, la dilatation, rendent le cours du sang plus facile.

Divers agents chimiques associés au sang pourraient ralentir le cours de ce liquide, sans modifier l'état des vaisseaux capillaires. Ainsi le chlorure de sodium, le sulfate de potasse, le sulfate de soude, les carbonates alcalins produisent cet effet dans les tubes très fins, d'après Poiseuille. Mais il n'est pas sûr qu'ils agissent de la même manière sur les vaisseaux.

Les différents états du sang doivent aussi, sans doute, exercer une influence sur la circulation capillaire. L'augmentation dans la quantité des globules, en rendant ce liquide plus dense et plus apte à adhérer à la couche immobile de plasma, ralentit quelque peu son cours dans les très petits vaisseaux. Les divers états chimiques du sérum exercent peut-être une action analogue, car Poiseuille a vu dans les tubes capillaires passer certaines solutions plus vite que d'autres.

Quelques conditions physiologiques ou morbides peuvent apporter encore de très notables changements dans l'état des systèmes capillaires. Ainsi, lors du frisson qui marque le début de la fièvre ou qui résulte de certaines émotions, le système capillaire périphérique semble resserré, et les artères doivent être très remplies. Au contraire, lors de la réaction, alors que la chaleur revient à la peau, le système capillaire des téguments se dilate et s'injecte fortement. Il est clair que la pâleur, le refroidissement des parties tient à l'affaissement des capillaires, à la diminution de l'abord du sang, au ralentissement de son cours, tandis que le gonflement, l'expansion des tissus, la coloration du tégument, l'élévation de la température résultent d'un afflux sanguin plus considérable et, partant, d'une accélération dans le cours du liquide.

Ces alternatives de pâleur et d'injection des systèmes capillaires se reproduisent dans tous les organes sous l'influence du repos ou du travail fonctionnel. La muqueuse de l'estomac, le tissu des glandes salivaires, du pancréas, sont pâles lors de l'inaction ; ils rougissent quand ces parties arrivent à la période de sécrétion.

L'irritation qui aboutit à l'hypérémie et à l'état inflammatoire dilate les vaisseaux capillaires. Dès le début de cet état, ces vaisseaux renferment une grande quantité de sang ; mais on ne sait pas bien si l'afflux exagéré dont ils sont le siège est la simple conséquence de leur dilatation, ou si elle résulte d'un accroissement d'impulsion donnée au liquide par la contraction des artérioles voisines des capillaires. Dans tous les cas, après la période congestive, la marche du sang se ralentit, s'embarrasse et finit par s'arrêter. Sous l'influence de ce qu'on appelle l'inflammation, l'état des capillaires, de leur contenu et les propriétés de leurs parois se modifient. Les globules tendent à adhérer entre eux, le plasma à se coaguler, les cellules épithéliales des parois à se désagréger ; aussi, dit-on depuis les observations de Cohnheim, que les globules blancs s'échappent à travers ces parois, soit par des solutions de continuité, soit par le mécanisme sarcodique dont il sera question à propos de la nutrition et des sécrétions.

CHAPITRE LIX

DU COURS DU SANG DANS LES VEINES

Le sang que le cœur a lancé dans les artères et de là dans les capillaires doit être ramené à son point de départ, en suivant un trajet inverse à celui qu'il a déjà parcouru ; c'est par les veines que ce retour s'effectue et que se complète l'itinéraire de la circulation. Examinons donc les caractères de la progression du fluide nutritif dans le système veineux, et les forces sous l'influence desquelles il y est mis en mouvement.

I. — CARACTÈRES DU COURS DU SANG DANS LES VEINES.

Le sang qui, dans les artères, se meut du centre vers la circonférence, du cœur vers les capillaires, progresse au contraire, dans les veines, de la circonférence au centre, des capillaires vers le cœur. Césalpin [1], le premier, reconnut ce fait en considérant que les veines superficielles, comprimées par le doigt ou par une ligature, se gonflent au-dessous de l'obstacle, c'est-à-dire entre lui et les parties d'où le sang est ramené. Plus tard, Harvey le démontra par la disposi-

---

1. Césalpin, *Quæstionum peripat.*, lib. V. Venise, 1593.

tion des valvules dont le bord libre est tourné vers le cœur, valvules qui s'appliquent contre les parois des vaisseaux quand le sang marche vers cet organe, et qui, au contraire, se tendent en travers pour lui barrer le passage dès que ce fluide tend à rétrograder du centre vers la circonférence. Enfin, il suffit de couper en travers la jugulaire d'un animal vivant, pour voir que le segment supérieur verse du sang, tandis que l'inférieur n'en laisse pas écouler, preuve évidente que le fluide qui marche dans cette veine va de la tête vers le cœur et non du cœur vers cette dernière. Les cas dans lesquels le sang des veines semble progresser du centre vers la périphérie seront appréciés plus tard.

La vitesse avec laquelle le sang se meut dans les veines est beaucoup moins grande que celle du mouvement de ce fluide dans le système artériel. La différence entre ces deux vitesses tient à la différence même qui existe entre la capacité des veines et celle des artères. Il est facile de voir, d'après l'examen le plus superficiel du système vasculaire, que presque partout les veines sont plus nombreuses que les artères, et que, dans toutes les parties, les premières ont un diamètre bien supérieur à celui des secondes. Ainsi, chez les solipèdes, aux membres antérieurs, outre les veines satellites des artères, il y a sur le trajet de l'avant-bras une sous-cutanée antérieure et une interne; aux membres postérieurs, une veine superficielle à la face interne du jarret, de la jambe et de la cuisse; au tronc, une sous-cutanée thoracique, une azygos. Dans les parties où une seule veine correspond à une artère, comme la glosso-faciale à l'artère du même nom, la jugulaire des solipèdes à la carotide, les divisions des veines pulmonaires à celle de l'artère homologue, les branches intestinales de la veine porte à celles de la grande et de la petite mésentérique, les veines surpassent toujours les artères sous le rapport du volume. La différence, telle qu'on peut l'obtenir en comparant ces deux ordres de vaisseaux, très dilatés par le sang sur les animaux vivants ou sur les cadavres par les injections, a été évaluée par plusieurs physiologistes. Borelli a prétendu que les veines, dans leur ensemble, avaient quatre fois la capacité des artères, et Haller seulement un peu moins du double du volume de ces dernières. L'aire de la jugulaire du cheval, vers le milieu du cou, est quatre fois celle de la carotide au même niveau; cette aire, dans le dromadaire, est encore proportionnellement plus considérable, car elle est de 16 centimètres carrés. Mais les rapports changent très notablement suivant les régions de l'économie et suivant que les veines sont plus ou moins rapprochées de leur abouchement aux oreillettes du cœur. L'aire des veines dépasse d'autant plus celle des artères que les premières sont plus rapprochées des systèmes capillaires; elle diminue à mesure que les vaisseaux avancent vers le cœur, car toujours le tronc veineux qui dérive de la fusion de plusieurs branches a une lumière plus petite que la somme de la lumière de ces branches. Enfin, une fois que les deux veines caves sont constituées, l'aire de ces vaisseaux dépasse fort peu celle des deux troncs aortiques correspondants.

Il résulte de ces dispositions anatomiques : 1° que le cours du sang doit être plus lent dans les veines que dans les artères; 2° qu'il doit être de moins en moins lent à mesure que le sang se rapproche de l'organe central de la circulation. Or, en admettant que la capacité des veines soit généralement à peu près double de celle des artères, il est évident que la vitesse du sang dans le système veineux sera moitié moindre que celle du sang artériel. Ces deux vitesses deviendront peu différentes l'une de l'autre dans les gros troncs, car il faut, de toute nécessité, comme nous le démontrerons plus tard, que dans un temps donné les veines pulmonaires apportent à l'oreillette gauche autant de sang que l'artère pulmonaire en emporte du ventricule droit. Il faut de même que les veines caves versent dans le cœur autant de sang que l'aorte antérieure et la postérieure en reçoivent.

La détermination exacte de la vitesse du sang dans les différents points du système veineux, et l'appréciation rigoureuse du rapport qui existe entre elle et celle du sang artériel, ne peuvent être établies expérimentalement. Les quantités de sang obtenues par des sections de veines et d'artères qui se correspondent n'apprennent absolument rien à cet égard, puisque l'abondance de l'écoulement sanguin dépend de la pression éprouvée par les fluides dans leurs vaisseaux respectifs, pression infiniment plus forte dans les artères que dans les veines. Néanmoins cette détermination a été tentée par divers expérimentateurs. Volkmann a cru pouvoir évaluer la vitesse dans la jugulaire du chien à 22 centimètres par seconde, un autre à 3 centimètres dans le tronc de la veine porte, à 1 centimètre 1/2 dans les veines sus-hépatiques. Si ces évaluations étaient exactes, la vitesse moyenne du sang veineux varierait de la moitié, aux 3 cinquièmes de la vitesse du sang artériel. Elle serait de 3 à 45 fois plus grande que dans le système capillaire.

La progression du sang dans les veines est régulière, continue, sans intermittences sensibles, à moins de circonstances exceptionnelles. Les veines mises à découvert sur l'animal vivant, la jugulaire, les mésaraïques, par exemple, n'éprouvent pas de dilatation et de rétrécissement alternatifs; elles ne donnent au doigt qui est appliqué à leur surface aucune marque de pulsation; leurs courbures, leurs sinuosités diverses conservent constamment le même aspect et ne montrent rien d'analogue aux mouvements des flexuosités artérielles. Cependant le caractère saccadé du mouvement du sang est encore quelquefois sensible, à un faible degré, dans les veines. C'est lorsque le mouvement intermittent dû à l'action du cœur n'est pas tout à fait transformé dans les capillaires en mouvement continu et régulier. Knig a en effet reconnu, à l'aide de leviers formés par des filaments de cire fixés à la peau, que sur l'homme dont la circulation est un peu surexcitée, les veines superficielles du front et de la main donnent des pulsations sensibles isochrones à celles du cœur et des artères. Ces pulsations rudimentaires, quand elles sont appréciables, doivent être considérées comme le résultat, non encore éteint, de l'action saccadée du cœur; elles sont étrangères aux pulsations beaucoup plus fortes, dues au reflux dont nous rechercherons tout à l'heure le mécanisme. Mais la progression du sang veineux devient forcément saccadée dans les parties centrales du système, par suite de la contraction des extrémités des veines caves et de l'aspiration opérée sous l'influence du mécanisme respiratoire. Ce point mérite un instant d'attention.

Chez les solipèdes, la veine cave antérieure, après avoir reçu la cervico-musculaire et la veine dorsale, forme un gros tronc couché sous la trachée qui prend des parois rougeâtres et musculaires 8 à 10 centimètres avant d'entrer dans le péricarde; et surtout dans cette poche où elle s'élargit et se courbe à la manière d'un col de cornue. Le sinus qu'elle forme, à partir du point où apparaissent les fibres musculaires rouges, a environ 15 centimètres de longueur et il s'unit à l'oreillette au niveau d'un raphé circulaire; ses fibres sont rassemblées en faisceaux obliques, entrecroisés, qui s'arrêtent presque tous à l'anneau doublant le raphé circulaire. Or ce sinus jouit, sur toute son étendue, d'une contraction régulière, rhythmique, que Wallœus[1] paraît le premier avoir constatée sur le chien, et Sténon sur le cheval. D'après mes observations[2], les mouvements pulsatiles et rhythmiques sont en nombre égal à ceux du cœur : la systole du sinus coïncide avec celle de l'oreillette et la diastole du premier avec la diastole de la seconde. C'est par exception, et dans le cas où les battements du cœur deviennent irréguliers, que l'isochronisme entre les pulsations du sinus et celles des oreillettes disparaît momentanément.

Les pulsations du sinus de la veine cave supérieure ne dépendent ni des secousses du cœur, ni des contractions de l'oreillette; elles ne tiennent pas davantage au reflux du sang du cœur dans la veine. En appliquant soit une ligature, soit une pince à pression continue à l'insertion du vaisseau, on les voit persister avec leur intensité et leur caractère ordinaires ; néanmoins, dans ce cas, elles s'affaiblissent et s'arrêtent une fois que la veine cave est arrivée à son degré extrême de dilatation.

La systole du sinus, si énergique qu'elle soit, ne donne lieu qu'à une légère réduction du diamètre de la veine, elle n'en efface jamais la lumière : aussi le courant sanguin qu'elle pousse vers le cœur y coule tout d'un trait et sans intermittences. Au moment de cette systole, le sang éprouve dans toute la longueur de la veine cave un mouvement ondulatoire accompagné d'un reflux dirigé du cœur vers l'entrée du thorax: mais ce reflux est faible et étranger à ce qu'on appelle le pouls veineux.

Les contractions rhythmiques de la veine cave supérieure paraissent avoir pour usage de faciliter et de régulariser l'abord du sang dans le cœur ; elles semblent surtout utiles chez les animaux quadrupèdes dans les moments où ils tiennent la tête inclinée vers le sol pour y prendre leur nourriture, car alors le sang qui monte vers le cœur, contre les lois de la pesanteur, dans les veines où il a l'habitude de descendre, a besoin d'une impulsion additionnelle.

Quant à la veine cave postérieure, dépourvue de sinus ou de dilatation terminale, elle n'est contractile qu'au niveau de l'anneau dit de Wallœus qu'elle porte à son insertion sur une étendue égale au dixième de son trajet, entre le cœur et la face antérieure du diaphragme.

Des mouvements pulsatiles analogues existent à la veine cave supérieure, à l'inférieure, aux veines pulmonaires et aux autres troncs veineux d'un certain volume chez les batraciens. Ces mouvements, sur lesquels nous n'avons pas à nous

---

1. Wallœus, *Epist. ad Bartholinum*, 1660, inséré à la fin de l'*Anat.* de Bartholin.

2. G. Colin, *Sur les mouvements pulsatiles et rhythmiques du sinus de la veine cave supérieure chez les mammifères* (*Comptes rendus de l'Académie des sciences*, 22 septembre 1862, et *Annales des sciences naturelles*).

arrêter, ont été notés par Spallanzani et étudiés avec soin par Flourens[1].

Indépendamment des pulsations du sinus de la veine cave supérieure et de l'insertion de la veine cave inférieure, en nombre égal à celles du cœur, il y aurait encore, si l'on en croit Allison et Wharton Jones, sur le chien, le chat, le bœuf, dans les veines pulmonaires et quelques autres, des contractions répétées 8 à 10 fois par minute. Je parlerai de celles-ci tout à l'heure.

Il est à remarquer que la marche du sang dans les veines est loin d'offrir, pour tout le système, l'uniformité caractéristique de la circulation artérielle. Le mouvement du sang veineux, moins immédiatement dépendant de l'impulsion du cœur que celui du sang artériel, peut être accéléré dans une veine et ralenti dans une autre très voisine, isolée de la première ou en communication avec elle par des anastomoses. Ainsi, la circulation peut être gênée dans les veines superficielles d'un membre et parfaitement libre dans les profondes : alors les unes gonflées et tendues, laissent se dessiner leurs réseaux sous-cutanés, tandis que les autres, satellites des artères, conservent leur volume normal. De même le cours du sang peut être ralenti et gêné dans les veines de la tête, ou dans celles de l'intestin, de l'estomac et des autres viscères digestifs, quand l'abdomen est ouvert, sans que le reste du système participe à cet état. Enfin, s'il arrive que le mouvement de ce fluide soit difficile dans une partie du trajet d'une veine, il n'en conserve pas moins une certaine liberté en d'autres points. Ces variétés dans la tension, le degré de plénitude des veines, la rapidité du mouvement des fluides qu'elles charrient tiennent à l'action d'une foule de causes, et surtout à celle des résistances diverses que les forces motrices du sang veineux ont à vaincre.

II. — FORCES MOTRICES DU SANG DANS LE SYSTÈME VEINEUX.

Le sang qui arrive dans les veines continue à s'y mouvoir en vertu des impulsions initiales et successives qu'il a reçues dans les sections précédentes de l'appareil circulatoire. Il y progresse par la résultante de la force du cœur, de l'élasticité, de la contractilité des artères et des capillaires. En outre, il est soumis à l'impulsion qui dérive des parois veineuses elles-mêmes, aidée de l'action éventuelle de diverses causes qui seront ultérieurement indiquées.

L'impulsion puissante produite par les contractions du cœur est sans aucun doute la cause principale du mouvement du sang dans les veines, comme elle l'a été dans les artères et les capillaires. Harvey la regardait comme suffisante pour ramener le liquide à son point de départ. Quoiqu'elle soit nécessairement très affaiblie au delà des capillaires, elle est encore assez énergique pour faire progresser le sang dans les veines. Sharpey a vu, en effet, qu'il suffit d'une pression de 9 à 13 centimètres de mercure pour faire passer, sur un chien qu'on

---

1. Flourens, *Expériences sur la force de contraction propre des veines principales de la grenouille (Annales des sciences naturelles*, 1833).

vient de tuer, du sang défibriné de l'aorte dans la veine cave, et même pour le faire couler en jet assez fort si cette veine est blessée. Or, une telle pression est bien inférieure à celle que le sang supporte dans le système artériel.

C'est bien à tort que Bichat et d'autres physiologistes ont nié formellement la transmission au sang veineux de la force impulsive du cœur. Le système vasculaire, pris dans son ensemble, représentant un cercle dont l'origine et la terminaison sont au cœur, ne peut, une fois plein et distendu, recevoir continuellement du sang à l'une de ses extrémités sans en rapporter aussi continuellement par l'autre; le cœur lui-même ne peut chasser dans le système artériel que ce qui lui revient par le système veineux. L'action de cet organe s'étend fatalement à toutes les parties du cercle vasculaire, comme si les artères, les capillaires et les veines étaient des tuyaux inertes. Il y a là un simple phénomène d'hydrodynamique qui se conçoit sans le secours d'une démonstration. Ce qui montre bien cette action du cœur sur la marche du sang veineux, c'est que dans certains cas où les voies capillaires sont très libres, les pulsations cardiaques rendent saccadé le jet des veines ouvertes.

Mais, il est clair que cette impulsion cardiaque déterminant la diastole et le déplacement des artères, la saccade du jet sanguin s'est affaiblie dans les capillaires et au delà; elle ne produit pas ordinairement de pulsations veineuses et ne meut point le sang noir avec la vélocité qui caractérise la locomotion du sang artériel.

La force impulsive communiquée au sang par le retrait élastique des artères sur elles-mêmes et par leur espèce de contractilité, s'ajoute incontestablement à la première et doit s'étendre comme elle sur tout le reste du trajet que le sang parcourt avant d'être ramené à son point de départ. C'est cette force qui, après la suspension des battements du cœur, la ligature du tronc aortique, etc., pousse dans les capillaires et dans le système veineux la plus grande partie des fluides actuellement contenus dans les artères, d'où résulte conséquemment cette vacuité des artères du cadavre signalée déjà par les premiers observateurs de l'antiquité. La participation des artères au mouvement du sang veineux est encore rendue manifeste par une expérience de Magendie. Si on lie circulairement la cuisse d'un chien, en laissant hors du lien l'artère et la veine crurales, on voit en ouvrant celle-ci, que le sang noir continue à s'en écouler pendant un certain temps, bien qu'une compression exercée sur l'artère suspende dans la veine l'abord du sang et annihile l'action du cœur au delà du point intercepté; l'écoulement s'affaiblit à mesure que l'artère se vide, et quand il s'arrête, on le rétablit et on lui rend peu à peu son abondance première en cessant la compression exercée sur elle. J'ai vu, sur le cheval, après la ligature de l'aorte postérieure au niveau de la grande mésentérique, la saphène et les veines fémorales, ouvertes, donner du sang jusqu'au moment où l'aorte et ses principales divisions arrivaient à leur degré habituel de resserrement cadavérique. La saphène, sur laquelle on venait de passer le doigt depuis le jarret jusqu'au niveau de l'ouverture pour en faire sortir le sang, se remplissait de nouveau. Sans doute, dans ces conditions, une certaine part d'action doit être attribuée aux capillaires et aux veines, mais la principale revient aux vaisseaux artériels.

Les capillaires contribuent aussi, dans une certaine mesure, difficile à démontrer et à préciser, à la progression du sang veineux. Leur participation doit être ici nécessairement très obscure, puisqu'elle est déjà peu caractérisée en ce qui concerne le mouvement du sang dans leur intérieur. D'après Bichat, les capillaires, par le resserrement insensible dont il les croyait le siège, verseraient constamment dans les veines une nouvelle quantité de sang et communiqueraient à la masse totale contenue dans ces dernières un mouvement non interrompu. L'intervention des capillaires a été niée par Poiseuille, d'après les résultats de l'expérience suivante : une anse d'intestin de cheval, extraite de l'abdomen par une petite plaie, est liée à ses deux extrémités avec les anastomoses vasculaires ; l'hémodynamomètre ayant été fixé au segment inférieur d'une veine de l'anse, le sang s'y éleva à la hauteur de 30 centimètres, mais il descendit à celle de 1 centimètre seulement, une fois que les artères furent ouvertes et que la seule impulsion des capillaires agissait sur le sang des veines. Évidemment, lorsque les artères sont ouvertes, si les capillaires exercent une pression sur leur contenu, cette pression tend aussi bien, comme le fait observer Bérard, à pousser le sang vers les artères que du côté des veines ; de plus, comme les capillaires cessent de recevoir du sang, il n'est pas étonnant qu'ils cessent d'en chasser beaucoup du côté des veines.

Ces premières forces, qui agissent en arrière dans le système veineux, ne sont pas seules à concourir à la progression du sang noir : il en est encore d'autres qui y prennent une part notable ; la plus remarquable parmi celles de cette deuxième série dérive des parois des veines et fait sentir son action à la fois sur toutes les parties du système.

Les parois veineuses, beaucoup plus minces que celles des artères, sont formées essentiellement par une tunique interne, mince, pellucide, et par une membrane externe d'aspect fibreux, qui possède une grande résistance, une extensibilité très marquée et une rétractilité manifeste, due partout à l'élasticité et en quelques points à une véritable contractilité. Dans toute l'étendue du système, les veines sont susceptibles d'une extension considérable, suivant leur longueur et leur diamètre ; partout aussi elles jouissent de la propriété de revenir sur elles-mêmes, c'est-à-dire de se raccourcir et de se rétrécir, mais cette propriété est spécialement exagérée dans certaines veines, comme à la jugulaire des grands animaux, à cause de l'étendue et de la variété des mouvements de l'encolure, aux axillaires, aux veines du fourreau des solipèdes, à la splénique des ruminants. Elle est, au contraire, très limitée dans les veines dont la surface externe est très adhérente aux parties environnantes, comme aux veines des sinus rachidiens, à l'azygos, aux veines hépatiques, enfin, aux brachiales et au golfe des jugulaires qui sont fixées circulairement, comme l'a fait voir Bérard, à l'entrée du thorax, de manière à demeurer toujours béantes. C'est par suite de cette rétractilité que les veines s'affaissent à mesure qu'elles se désemplissent et qu'elles finissent par se réduire à un diamètre très exigu en plusieurs circonstances, comme on le voit si souvent aux veines sous-cutanées.

La force de rétraction des veines, plus prononcée sans doute dans les petites divisions que dans les grosses branches, doit prendre quelque part à l'impulsion du sang noir. J'en donne pour preuve expérimentale les résultats de la ligature de l'aorte. Si, après avoir lié ce vaisseau vers les mésentériques, on examine les veines superficielles du membre postérieur, la saphène et ses branches afférentes, on voit que le sang continue à y marcher pendant un certain temps par suite de sa projection des artères dans les systèmes capillaires ; de plus, on remarque, et ceci est le point important, que les veines ne se laissent point distendre outre mesure par le sang qu'elles reçoivent ; en revenant sur elles-mêmes, elles en chassent une bonne partie vers les grosses divisions du bassin et de l'abdomen. Dans tous les cas, il ne faudrait pas s'exagérer l'influence de cette rétractilité que mille faits montrent généralement très faible : les veines se gonflent et laissent refluer le sang vers les parties déclives ; une portion de veine, pleine de sang et comprise entre deux ligatures, se vide lentement par une blessure si elle est peu distendue sur l'animal vivant comme sur le cadavre ; une veine ouverte après la mort et pleine de sang encore fluide se vide fort incomplètement si elle est maintenue dans une direction telle que les fluides ne soient pas sollicités à se déplacer en vertu de leur propre poids ; le système veineux reste, après la mort, gorgé des fluides dont se sont débarrassés les artères et les systèmes capillaires.

De plus, par leur contraction, les veines peuvent encore accroître l'impulsion du sang. Leur contractilité dans l'ensemble du système ne saurait être niée. Déjà nous l'avons vue très marquée au sinus de la veine cave supérieure et à l'anneau terminal de la veine cave inférieure. Elle existe encore dans tout le reste du système vasculaire, non plus avec un caractère pulsatile et rhythmique, mais avec le caractère lent, insensible qu'elle offrait dans les artères et dans les petits vaisseaux capillaires.

En effet, d'après tous les micrographes, les veines, à compter des plus petites, présentent dans leurs tuniques moyennes des fibres musculaires lisses, annulaires, associées aux fibres conjonctives et aux fibres élastiques ; elles en ont encore souvent, comme on l'a vu dans l'épaisseur de la tunique interne des veines utérines et intestinales. Il n'y a d'exception que pour les veines du placenta, des os, de la substance cérébrale, des sinus cérébraux et rachidiens. En outre, dans la tunique externe de quelques veines, comme les sus-hépatiques, la splénique, la rénale, l'azygos, il y a des lacis de fibres contractiles. Elles forment, sur les solipèdes et les ruminants, une couche blanchâtre surajoutée, d'une énorme épaisseur, dans la veine cave postérieure au niveau de la scissure du foie, couche qui s'étend en s'amincissant, d'une part, jusqu'au niveau des rénales, de l'autre, jusqu'au centre phrénique et autour des divisions sus-hépatiques. Elles renforcent aussi les parois de la veine porte du bœuf, depuis l'anneau du pancréas jusque dans les parties profondes de la scissure inférieure. Cuvier a trouvé un renforcement de ce genre à la veine cave postérieure de l'autruche, et Duvernoy à la veine porte du squale.

Grâce à ces éléments musculaires, il n'est aucune veine qui ne soit plus ou moins contractile et conséquemment capable d'ajouter une certaine impulsion au sang qu'elle charrie. En effet, Verschuir, Hastings avaient déjà vu les veines se contracter sous l'influence d'irritations mécaniques ou chimiques ; Nysten avait provoqué par le galvanisme des contractions dans l'azygos et la veine cave.

Kölliker a vu sur la jambe de l'homme prise immédiatement après une amputation, la saphène, la tibiale postérieure se contracter sous l'influence d'un courant d'induction, au point d'expulser leur contenu et de se réduire à l'état de cordons blanchâtres. On sait, d'ailleurs, que par l'action du froid toutes les veines superficielles, particulièrement celles de la peau, se resserrent au point de devenir à peu près invisibles.

La contraction produite dans la plupart des veines par les éléments musculaires lisses de la tunique moyenne paraît être généralement une contraction lente, très différente de celle qui appartient au sinus de la veine cave supérieure et à l'anneau terminal de la veine cave inférieure. Elle a autant pour but de régler le calibre des veines, de le proportionner aux quantités de liquide à contenir que d'accroître l'impulsion du sang noir. Cette contraction ne donne pas lieu, comme celle du sinus de la veine cave, à une pulsation ; elle n'a aucun caractère rhythmique. Néanmoins, par exception, sur quelques animaux, comme aux ailes des chauves-souris, Wharton Jones et Virchow [1] ont observé qu'elle se manifestait sous la forme d'ondulations très peu étendues, très lentes et très régulières, plus rares que les mouvements du cœur, mais plus fréquentes que ceux de la respiration. Le premier de ces observateurs en a compté 8 à 10 par minute, et il a vu qu'elle réduisait le calibre du vaisseau d'un quart ou même davantage. Il ne les a pas constatées dans les autres veines superficielles.

La diastole des oreillettes, par l'espèce d'aspiration qu'elle produit sur le sang des gros troncs veineux, prend aussi une certaine part à la progression du sang noir. Wedemeyer, après avoir lié la jugulaire du cheval et adapté au-dessous de la ligature un tube recourbé dont l'extrémité libre plongeait dans l'eau, a vu immédiatement après chaque pulsation du cœur, l'eau s'élever à la hauteur de quelques pouces dans ce tube et redescendre ensuite. J'ai fait une petite ouverture soit à la jugulaire vers la première côte, soit à une des grosses veines à leur entrée dans le thorax, et j'ai vu aussi qu'après chaque pulsation une petite quantité d'air s'engouffrait avec bruit dans le vaisseau dont les parois étaient ouvertes. Le même phénomène s'observe aussi quelquefois sur le cheval quand le canal thoracique est coupé en travers à son insertion dans le système veineux.

La dilatation du thorax, lors de l'inspiration, exerce sur les oreillettes du cœur, sur les grosses veines qui y aboutissent, et, de proche en proche, sur tout le reste du système une action aspiratrice analogue à la première, mais plus énergique et moins répétée. Haller avait déjà noté en plusieurs circonstances que des veines rapprochées du cœur pâlissent en s'affaissant au moment de l'inspiration, tandis qu'elles se gonflent lors de l'expiration. Hales, en adaptant un tube à la jugulaire de plusieurs animaux, a pu voir le niveau du sang dans ce tube vertical osciller beaucoup suivant l'état de la respiration et le développement des efforts. Magendie, en fixant du côté du cœur une sonde à la jugulaire, a vu l'air aspiré à chaque mouvement d'inspiration. Enfin Barry, ayant enfoncé dans la jugulaire un tube recourbé dont l'extrémité inférieure plongeait dans l'eau ou dans un fluide coloré, a constaté aussi que ce liquide monte dans le tube à chaque

1. Virchow, *Pathologie cellulaire*, 1re édit. Paris, 1860. p. 100.

inspiration et en descend à chaque expiration. J'ai répété cette expérience très simple avec un tube recourbé dont les deux branches, longues chacune de 40 centimètres, formaient entre elles un angle de 30 degrés. La jugulaire étant liée, l'une des branches du tube fut introduite dans une ouverture faite à la veine au-dessous de la ligature et poussée jusqu'à l'entrée du thorax ; l'autre branche, verticale et graduée, plongeait dans un flacon plein d'eau. Alors on voyait à chaque inspiration le niveau du liquide du tube monter de 2, 3, 4 ou 5 centimètres, puis redescendre de la même quantité à chaque expiration. Dans les inspirations véhémentes et dans les efforts violents, les oscillations avaient une amplitude de beaucoup supérieure à celles-là, comme de 8 à 10 centimètres. En examinant avec soin les déplacements du liquide, on pouvait distinguer dans le mouvement oscillatoire total deux autres mouvements : l'un faible, dépendant des battements du cœur ; l'autre, plus étendu, dérivant des mouvements respiratoires. Le liquide s'élève à chaque diastole des oreillettes et à chaque inspiration ; il s'abaisse, au contraire, à chaque systole des oreillettes et à chaque expiration. Il importe de remarquer que ces effets ne sont bien manifestes

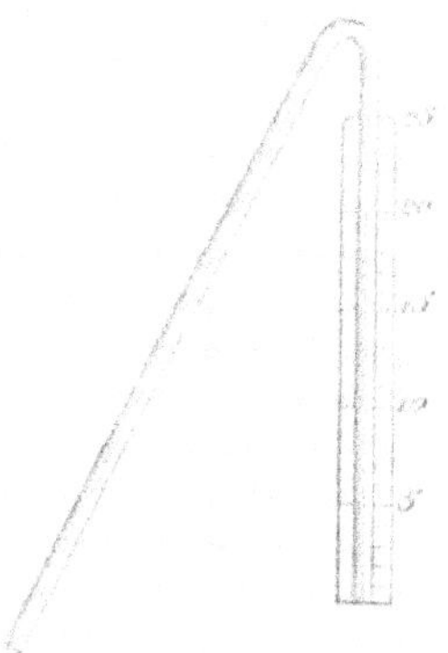

Fig. 181.

qu'autant que le tube descend dans la jugulaire jusqu'à l'entrée du thorax, sinon la veine, vide au-dessous de la ligature, s'affaisse par la pression atmosphérique et transmet très mal au tube l'action du cœur et de la poitrine.

L'action aspirante du thorax sur le sang veineux, lors de l'inspiration, donne lieu souvent, si les veines sont ouvertes pendant les opérations chirurgicales, à l'introduction d'une plus ou moins grande quantité d'air. Cet accident, dont les conséquences sont graves, souvent mortelles, se produit avec une extrême facilité vers le golfe des jugulaires, à l'origine de la veine cave antérieure, à l'insertion du canal thoracique ; il peut avoir lieu encore à la jugulaire ouverte au milieu du cou si l'opérateur cesse brusquement la compression de la veine après le coup de flamme, car alors le sang du segment supérieur s'échappe par la plaie, et le segment inférieur éprouvant une expansion appelle l'air avec plus ou moins de force. Il en est encore ainsi quand on introduit un entonnoir vide dans cette veine pour pratiquer des injections médicamenteuses. L'air qui entre dans le vaisseau s'y engouffre avec bruit, rend le sang du cœur spumeux, et, porté sous forme de petites bulles dans les petits vaisseaux du poumon, il crée des obstacles souvent insurmontables au passage du liquide dans les cavités gauches. De là la mort presque instantanée si la quantité d'air est un peu considérable. Wepfer, Méry ont, les premiers, constaté ces faits dont les chirurgiens de ce siècle ont observé de nombreux exemples.

La zone d'aspiration du thorax s'étend assez loin chez l'homme. On a vu, pendant des opérations chirurgicales, l'air entrer par des veines du milieu du cou, de la partie supérieure du bras et même par la faciale, au niveau du bord inférieur du maxillaire ; mais dans la partie reculée de cette zone la quantité d'air qui peut être aspirée est faible et ordinairement insuffisante pour donner lieu à la mort.

Si l'inspiration appelle le sang veineux vers le thorax, l'expiration, par contre, crée un obstacle à son entrée dans la poitrine ; elle refoule même ce liquide avec une grande énergie au moment des efforts. Tout le monde sait qu'alors les veines du cou, de la face, des tempes se distendent par le sang qui y stagne. Les accès de toux, chez les enfants, congestionnent la face, comme le fait souvent le rire à tous les âges.

La double action du thorax sur le sang veineux, l'appel, lors de l'inspiration, et le refoulement lors de l'expiration se mesurent très bien à l'aide du manomètre de Poiseuille. Cet instrument contenant une dissolution de bicarbonate de soude étant adapté par une de ses branches à la partie inférieure de la jugulaire, on voit, lors de l'inspiration, le liquide attiré descendre dans la branche libre de 7 à 9 centimètres et remonter de 6 à 8 au moment de l'expiration. Lors des efforts, il peut descendre de 25 centimètres pendant l'inspiration et remonter de 15 dans l'expiration.

L'action exercée par les mouvements respiratoires sur le sang noir ne porte pas seulement sur les gros troncs veineux du thorax et sur les veines voisines de cette cavité ; elle s'étend au loin et de proche en proche, puisque le vide ne peut se former dans le système veineux, et que le sang situé vers l'organe central doit être suivi par les quantités qui se trouvent en arrière des premières. Ce fait, nié par Poiseuille, m'est démontré par l'expérience suivante faite sur le cheval : Après avoir lié la jugulaire vers le milieu du cou, de manière à soustraire le sang du segment supérieur à l'action aspiratrice directe du cœur et du thorax, j'ai ouvert ce segment et j'y ai adapté l'hémodynamomètre dont je me suis servi pour les artères. Or, le sang qui, lors d'un effort violent, s'était élevé à une hauteur de 90 centimètres, descendit bientôt à 80, puis à 48. Une autre fois, après une ascension de 1 mètre, il descendit à 50 centimètres. Évidemment, c'est dans ce cas par les anastomoses de la jugulaire avec les vertébrales, les cervicales supérieures que l'influence du cœur et du thorax se fait sentir sur le contenu de cette veine.

Les puissances diverses qui concourent à la progression du sang ont souvent pour auxiliaires les mouvements des artères, ceux des muscles, la pression des téguments qui recouvrent les veines superficielles, et celle des parties de toute nature qui entourent ces vaisseaux. L'influence des battements artériels que l'on a considérée comme très importante n'est pas susceptible d'une démonstration péremptoire. La raison que l'on a donnée de son utilité n'a pas une valeur incontestable, car, si les veines accompagnent généralement les artères, c'est peut-être plus pour profiter des routes que la nature a su si habilement tracer aux vaisseaux que pour laisser aux premières quelques avantages des pulsations des secondes. La pression des téguments et des autres parties est extrêmement utile en prévenant, jusqu'à un certain point, la dilatation extrême des veines et en s'opposant ainsi à la stagnation du sang dans leur intérieur : son influence devient manifeste par le gonflement que montrent les veines superficielles dénudées et les mésentériques, la splénique, quand les viscères abdominaux sont soustraits à la pression des parois du ventre. Enfin, la contraction musculaire a sur la progression du sang veineux une influence très marquée et complexe. D'une part, lorsqu'un muscle ou un groupe de muscles se contracte, il se gonfle et comprime les veines situées entre lui et les aponévroses ou la peau ; il en exprime, par conséquent, le sang avec une certaine force, et, une fois que la contraction cesse, le liquide afflue rapidement des radicules vers les parties vasculaires qui s'étaient affaissées. D'autre part, toutes les veinules de l'intérieur du muscle, comprises entre les faisceaux, les fascicules, étant également comprimées, le sang qui ne peut guère refluer vers les capillaires, à cause de l'obstacle opposé par les valvules, s'échappe vivement du côté central. Dès que le relâchement survient, la veine vidée se remplit et elle expulse son contenu lors d'une nouvelle contraction, comme cela arrive pendant la marche pour les membres et pendant la mastication pour les muscles des mâchoires, de telle sorte qu'en un temps donné la quantité de sang qui traverse les muscles est beaucoup plus grande qu'à l'état normal. En effet, la jugulaire donne plus de sang pendant la mastication, et la saphène pendant la marche, que dans les temps de repos. En outre, ce sang est chassé de ces vaisseaux avec plus de force ; aussi le mouvement des mâchoires renouvelle souvent l'hémorrhagie sur les animaux à phlébite et à thrombus.

Dans le cas où les veines sont liées, en un point de leur trajet, la tension de leur contenu s'accroît considérablement par le fait des contractions musculaires. Ainsi j'ai observé sur le cheval que, si le sang s'élève à une hauteur de 80 à 85 centimètres dans le manomètre vertical de Hales, la tête et l'encolure étant immobiles, il monte à 150, 160 et même à 175 centimètres si on force l'animal à mouvoir les mâchoires pendant un quart ou un tiers de minute.

L'intensité de la résultante de toutes les forces qui concourent à la progression du sang veineux est beaucoup moindre que celle des forces motrices appliquées au sang artériel. Elle est si faible que le moindre obstacle, la plus légère compression sur le trajet des veines suffit pour donner lieu à la stagnation et quelquefois à l'arrêt de leur contenu. La tension du sang veineux est en rapport avec cette faible impulsion.

Cette tension que Hales croyait très considérable, parce que, pour la déterminer, il arrêtait le cours du liquide dans la jugulaire, est en réalité très faible. Magendie l'a trouvée à la jugulaire, pendant les moments de calme, égale à celle que donnerait une colonne de 5 à 7 millimètres de mercure. Elle a paru un peu plus forte à Volkmann et à Ludwig, soit de 9 à 21 millimètres de mercure ou du 18e au 6e de la pression du sang artériel. Dans mes expériences, faites en introduisant le manomètre dans une collatérale de la jugulaire, le courant sanguin de celle-ci demeurant libre, elle a été égale à celle d'une colonne de sang de 5 à 10 centimètres, ou tout au plus de 7 millimètres de mercure ; elle a été de 10 à 30 centimètres dans les divisions principales de la mésaraïque du cheval. D'après Volkmann, elle diminuerait progressivement des radicules vers les parties les plus rapprochées du cœur. Ainsi elle serait déjà dans la jugulaire moitié moindre que dans la faciale. Ce dernier observateur a cru voir que cette pression diminuait des petites veines vers les grandes. Ainsi de 44 millimètres qu'elle était dans les petites veines de l'encolure elle tombait à 21 dans le tronc de la jugulaire.

La tension n'est point uniforme dans les différentes veines de même calibre. Elle est faible partout où ces vaisseaux sont affaissés, et elle augmente en raison de leur degré de réplétion, lequel dépend en grande partie des obstacles au retour du liquide vers le cœur. Une fois que les veines sont liées, elle devient énorme. Dans ce cas, Hales a vu le sang de la jugulaire monter à plus de 4 pieds dans son tube adapté à la jugulaire de la jument, à 5 pieds 9 pouces sur le mouton, et de 5 à 8 pieds sur le chien. J'ai vu souvent aussi, sur le cheval, le sang monter dans le manomètre à 1 mètre et demi et même à 2 mètres au moment des efforts, ou presque à la hauteur du sang artériel. Cette tension excessive, due à la ligature ou à un obstacle quelconque, a pour résultat, d'une part, de reproduire les hémorrhagies dans le cas de thrombus ; d'autre part, de provoquer l'épanchement du plasma à travers les parois vasculaires, ou l'infiltration plus ou moins étendue. La résistance des parois veineuses prévient alors leur rupture, et l'on sait qu'elle est très grande, car, d'après Hales [1], la jugulaire du chien peut supporter, sans se rompre, une pression de 5 atmosphères ou d'une colonne d'eau de 165 pieds anglais. La veine porte, d'après Wintringham, résisterait à une tension de 6 atmosphères.

D'ailleurs, la tension du sang n'augmente pas seulement dans les veines où existent des obstacles à la circulation, tels que caillots, ligatures, elle s'accroît encore dans celles qui communiquent avec les premières ou qui doivent en charrier une partie du sang. Ainsi, Magendie a vu la tension d'une jugulaire augmenter d'un quart, dès qu'on venait à lier celle du côté opposé.

L'action de la pesanteur peut augmenter aussi très sensiblement la tension du sang dans quelques parties du système veineux. Si le sang doit monter, pour se rendre au cœur, il marche lentement et stagne, comme on le voit, à la main qui se gonfle et s'injecte si elle est pendante, tandis qu'il coule plus vite s'il descend, comme cela arrive à la main levée qui pâlit. On doit tenir grand compte de ces particularités dans la position à donner aux parties malades et surtout aux parties congestionnées ou enflammées.

Le mouvement du sang dans les fortes veines peut donner lieu à un bruit doux que l'on a appelé souffle veineux. Il est perceptible à la jugulaire, à la crurale, à l'aide du stéthoscope. On l'entend d'une manière continue ou par intermittences lors de la diastole des ventricules, surtout pendant les inspirations profondes, et on le fait cesser en comprimant fortement le vaisseau. Il paraît dû, dit-on, au passage du sang d'une partie rétrécie dans une partie plus large.

Ce souffle se distingue du souffle artériel, qui est intermittent et synchrone avec le choc du cœur, ou la pulsation artérielle.

Le cours du sang veineux est modifié, sous le rapport de sa direction et de sa vitesse, par la présence des valvules et par les anastomoses que les veines éta-

---

1. Hales, *Hæmastatique Exp.*, XXII, p. 173.

blissent entre elles. Il l'est aussi d'une manière très remarquable sous l'influence des mouvements respiratoires.

Les valvules veineuses, découvertes en 1574 par Fabrice d'Aquapendente, jouent un rôle important dans la circulation du sang noir. Cependant elles ne sont point indispensables, car elles manquent en beaucoup de points du système veineux. On n'en trouve pas, en effet, dans le tronc des veines caves antérieure et postérieure, dans celui de la veine porte depuis l'anneau du pancréas, dans les veines sus et sous-hépatiques, dans les veines pulmonaires[1]. Elles existent dans les veines sous-cutanées, dans celles du tronc, des membres et des viscères. Chez le cheval j'en ai compté sept rangs à la jugulaire, de deux chacun, et non de trois, comme on le dit dans les traités sur l'anatomie des animaux domestiques, depuis le golfe jusqu'à la jonction de la faciale avec la glosso-faciale; six rangs dans celle-ci, à partir de l'extrémité de l'épine maxillaire; huit rangs dans l'humérale, dix dans la veine de l'ars, quatorze dans la radiale interne superficielle; dix-sept dans la sous-cutanée thoracique, dont l'extrémité antérieure est souvent comprimée entre l'épaule et les parois costales. On en trouve vingt-trois dans la saphène, six dans la fémorale; il y en a même dans le cheval à l'entrée de l'émulgente, dans laquelle on a admis un reflux particulier, d'abord un large repli semi-lunaire libre en avant et placé sur le même plan que la paroi de la veine cave, puis, plus en dehors encore, une ou deux valvules assez larges. Elles sont fort nombreuses dans les veines sinueuses du fourreau, dans les veines abdominales, etc.; beaucoup moins dans les cardiaques, les ovariennes, les utérines, les gastriques, la splénique, la grande et la petite mésaraïque.

Ces replis demi-circulaires de la membrane interne, disposés le plus souvent deux à deux et très rarement trois à trois, ont leur bord adhérent convexe tourné du côté des capillaires et inséré sur une partie qui devient saillante, sous forme de bourrelet, quand le vaisseau est très dilaté; leur bord libre regarde vers le cœur. Dans les circonstances ordinaires, c'est-à-dire lorsque le cours du sang s'opère librement vers le cœur, dans la veine modérément remplie, les valvules sont très rapprochées de ses parois internes, ou même en contact avec elles. Au contraire, lorsque le sang éprouve quelque difficulté à progresser vers le centre et que la veine se distend, les valvules s'éloignent des parois, s'inclinent l'une vers l'autre, se rapprochent et forment ainsi des cloisons qui s'opposent, dans certaines limites, au reflux du sang des troncs vers les radicules. La rétrogradation n'est généralement pas empêchée d'une manière absolue, car les valvules d'une même paire viennent rarement se mettre en contact l'une avec l'autre par leur bord libre, au point de fermer entièrement la lumière du vaisseau; elles laissent presque toujours au centre un léger écartement par lequel une petite quantité de sang peut refluer vers les radicules.

Il est à noter que les valvules sont très grandes au point où une branche s'abouche dans un tronc ou à la jonction de deux ou d'un plus grand nombre de grosses veines. Souvent alors elles se présentent sous la forme de grandes lames

---

1. Haller en indique dans les veines pulmonaires du chien et du mouton, Mayer dans celles du bœuf, Lauth dans celles de l'homme. Je n'ai pu jusqu'ici en reconnaître l'existence.

semi-lunaires qui se détachent des éperons résultant de la jonction des deux veines, comme on en voit de très beaux exemples à la réunion des deux jugulaires et des humérales avec la veine cave antérieure. Ces lames se trouvent là si longues, chez le cheval, par exemple, que les liquides poussés dans la jugulaire ne passent pas immédiatement et avec facilité dans les brachiales ; ils n'y refluent qu'après une certaine distension de la veine cave antérieure.

Les valvules quand elles existent dans les anastomoses des veines, affectent une disposition telle que le sang peut passer d'une veine dans l'autre, ou marcher dans une même veine suivant deux directions opposées. Ainsi la mammaire, si volumineuse chez la vache, a le bord libre de ses valvules dirigé vers le thorax dans sa partie antérieure, et vers le bassin dans sa partie postérieure ; d'où il résulte que dans la moitié antérieure le sang marche d'arrière en avant pour se porter à la thoracique interne, tandis que dans sa moitié postérieure il va d'avant en arrière se joindre au courant de la veine crurale. La même chose se produit pour l'anastomose des abdominales antérieure et postérieure, pour les intercostales ouvertes en haut dans l'azygos, en bas dans la thoracique interne. Dans le mésentère du bœuf on voit, sur une longue arcade de la mésaraïque, les valvules de l'extrémité antérieure de l'arcade montrer leur bord libre en avant et les valvules de l'extrémité opposée présenter ce bord en arrière. Aussi le sang y suit-il deux directions inverses. Cette curieuse disposition se voit sur les petits ruminants comme sur le bœuf.

Les valvules, outre l'obstacle qu'elles opposent au reflux du sang vers les points d'où il vient, ont encore pour usage, dans certaines veines, notamment celles des membres, d'atténuer l'influence que la pesanteur exerce sur le cours du sang noir. En effet, il est évident que le sang des veines du pied, pour s'élever verticalement au niveau des veines de l'abdomen, doit vaincre la résistance produite par la pression de la colonne sanguine qui lui est supérieure, laquelle a, chez les grands quadrupèdes, souvent 1 mètre et demi de hauteur, c'est-à-dire une pression égale au septième de l'atmosphère. Or, dès que la circulation éprouve quelque gêne et qu'il y a tendance au reflux, la colonne totale se fractionne en petites colonnes secondaires dont chacune s'appuie sur un rang de valvules abaissées. L'impulsion si faible du sang veineux n'a donc, en bas, qu'à vaincre la résistance de la petite fraction qui lui est immédiatement supérieure, et ainsi successivement, au lieu d'avoir à lutter contre la résistance totale. Voilà pourquoi les valvules sont si nombreuses dans les veines des membres, notamment des grands animaux. Mais cet usage n'appartient pas essentiellement à celles d'autres veines, comme les jugulaires, où elles s'opposent surtout au reflux que tendent à y provoquer les mouvements respiratoires. Cependant elles soutiennent le sang et mettent obstacle à son retour vers la tête quand celle-ci est abaissée vers le sol pour y prendre des aliments.

Bien que les valvules mettent obstacle au reflux et à la rétrogradation du sang vers les radicules des veines, ce reflux peut se produire, dans certaines limites, d'abord aux veines caves qui n'ont pas de valvules, et de proche en proche sur les autres plus éloignées du centre où les replis valvulaires, en s'abaissant, ne ferment pas complétement la lumière des vaisseaux. Ce phénomène, sur lequel il faut s'arrêter un instant, constitue ce qu'on appelle le *pouls veineux*.

Le pouls veineux résulte du reflux qui s'opère dans les veines, du centre vers la circonférence, lorsque le sang éprouve de la difficulté à arriver au cœur. Il s'observe fréquemment sur les animaux couchés, dont la position rend la respiration pénible, sur ceux qui ont les membres liés et sur lesquels on pratique des opérations chirurgicales ou des expériences, notamment s'ils font des efforts violents pour se soustraire à la torture. Il s'observe dans les maladies du cœur, tant pendant le décubitus que pendant la marche. Nous l'avons vu[1] extrêmement prononcé, l'animal étant debout, dans un cas de dégénérescence graisseuse de cet organe. M. Delafond l'a observé dans la péricardite. Je l'ai également noté sur un cheval à pleurésie avec épanchement. Il m'a paru même très caractérisé sur plusieurs chevaux d'attelage arrêtés brusquement à la suite d'une course. J'ai constaté un autre pouls veineux, synchrone avec les battements du cœur, sur une vache qui ne présentait aucune lésion cardiaque ou pulmonaire apparente. On le voit encore dans les derniers moments de la vie sur les animaux expirants dont la circulation pulmonaire s'embarrasse.

Il se fait remarquer principalement à la veine jugulaire, chez les grands animaux, depuis le point où elle se dégage de dessous l'épaule jusque vers la parotide; rarement il s'étend aux deux branches qui forment cette veine, c'est-à-dire à la faciale et à la glosso-faciale; Haller l'a vu quelquefois se propager jusqu'aux veines iliaques; mais je ne l'ai jamais noté bien distinctement au tronc de la veine cave postérieure, à celui de la veine porte, ni à leurs principales branches, sur les animaux dont l'abdomen était largement ouvert.

Le mouvement ondulatoire par lequel il se traduit s'étend avec une certaine lenteur de la partie centrale de la veine vers son extrémité périphérique, et il s'accompagne d'un léger soubresaut, d'une dilatation du vaisseau sensible à travers la peau et perceptible au toucher, dilatation qui n'a pas, comme Bichat en fait la remarque, la violence d'une pulsation artérielle. Ce mouvement s'effectue à chaque expiration; il est fort si elle est énergique, faible dans le cas contraire, brusque ou prolongé, régulier ou saccadé, suivant que la respiration présente ces caractères. Quoique toujours isochrone avec les mouvements respiratoires, on le voit cesser par moments, puis réapparaître, sans que la respiration éprouve des modifications appréciables.

Le mécanisme de ce phénomène est fort simple. Au moment de l'expiration, les parois thoraciques, revenant sur elles-mêmes, affaissent le poumon; celui-ci à son tour exerce une compression sur les veines caves pleines de sang; ces veines se dépriment et leur contenu reflue en partie dans celles qui se trouvent hors du thorax. D'abord c'est un véritable reflux qui s'opère aisément dans les gros troncs dépourvus de valvules; mais bientôt ce n'est plus qu'un simple ébranlement de la colonne liquide, qui est refoulée en masse vers les capillaires, comme peut l'être le contenu d'un tube incomplètement rempli que l'on incline brusquement. Alors, le sang, au lieu de marcher vers le cœur, est subitement

---

1. H. Bouley et G. Colin, *Dégénérescence graisseuse du cœur du cheval, avec obstruction consécutive du canal thoracique et du système chylifère* (Bulletin de la Société centrale de médecine vétérinaire, 1863, p. 308).

repoussé en bloc vers les radicules du système veineux. Aussitôt que l'expiration cesse, le liquide reprend plus rapidement son cours centripète. Ce reflux n'est donc pas une circulation inverse ou rétrograde analogue à celle qu'on a imaginée pour le système de la veine porte, et dont nous parlerons tout à l'heure.

Il est facile de se rendre compte de la possibilité d'un tel phénomène, en se rappelant, d'une part, que les gros troncs veineux, celui de la veine cave antérieure, du golfe des jugulaires jusqu'à l'oreillette, et celui de la postérieure, de cette oreillette jusqu'aux iliaques, sont dépourvus de valvules ; d'autre part, que les valvules, dans les veines où elles existent, ne mettent pas un obstacle absolu au retour momentané du sang vers les points d'où il vient. Tous les jours, en poussant de l'injection dans la jugulaire, de la tête vers le cou, l'autre jugulaire, les veines du membre thoracique jusque vers le carpe, la veine cave postérieure, les iliaques etc., se remplissent souvent fort bien, soit sur les animaux tués par effusion de sang, soit même sur ceux dont le système veineux est plus ou moins gorgé.

La première cause du pouls veineux, c'est-à-dire la pression du poumon sur le cœur et les gros vaisseaux au moment de l'expiration, est donc toute mécanique. Elle n'est pas la seule. Le reflux dépend aussi des contractions des oreillettes, qui repoussent vers les veines une partie de leur contenu, et suspend, ainsi momentanément, l'abord de ce fluide dans leur cavité. Bichat, qui avait nettement reconnu, sous ce rapport, l'influence de la systole des oreillettes, croyait que, dans certaines circonstances, le pouls veineux pouvait être produit uniquement par l'action du cœur. J'ai observé, en effet, plusieurs fois sur le cheval, qu'après la section de la moelle, en arrière de l'occipital, et par conséquent après la suspension complète des mouvements respiratoires, le pouls veineux de la jugulaire restait fort sensible pendant quelques instants.

En combinant ces deux influences, on arrive à établir rationnellement qu'il y a deux pouls veineux, l'un, plus fort, dépendant des mouvements respiratoires et isochrone avec l'expiration, l'autre, plus faible, à peine sensible, dérivant des mouvements du cœur et coïncidant tantôt avec la systole des oreillettes, tantôt avec celle des ventricules. Ce pouls veineux cardiaque est, comme l'autre, plus appréciable sur l'animal couché que sur l'animal debout ; il persiste même dans le cas où la circulation est très accélérée, comme dans les derniers moments de la vie. En l'étudiant sur le cheval, dont la jugulaire était à découvert, en même temps que la carotide, j'ai vu que les pulsations veineuses étaient exactement en même nombre que celles de l'artère. L'isochronisme des premières avec les secondes n'était point parfait : On voyait la jugulaire se soulever et son ondulation commencer avant de sentir le choc de la carotide. Suivant les cas j'ai compté de 4 à 8 pulsations veineuses cardiaques pour un mouvement respiratoire. Il en a été de même sur le bœuf dans des conditions semblables.

Un troisième pouls veineux peut s'observer sur le cheval et quelques autres animaux dans des conditions diverses, notamment pendant la mastication, lorsque la tête s'abaisse pour prendre des aliments sur le sol. On voit, dans ce cas, une ondulation descendante, par conséquent inverse de celle des pouls précédents, se produire sur le trajet de la veine, ondulation isochrone aux coups de dents ou au rapprochement des mâchoires. L'ondulation se répète de 70 à 80 fois par minute et elle ne masque pas les ondulations du pouls veineux respiratoire, bien qu'elles soient habituellement fort peu apparentes sur l'animal debout.

Le pouls veineux systolique peut s'observer sans difficulté dans un grand nombre de veines mises à découvert, je l'ai vu souvent, même dans celles du poumon, sur les animaux où la circulation persiste après l'ouverture du thorax, et l'arrêt complet des mouvements respiratoires, surtout chez ceux qui ont perdu peu de sang et chez lesquels, à cause de cela, il y a gêne de la circulation et stase du sang dans le système veineux. Ce pouls de reflux des veines pulmonaires ne doit pas être confondu avec un autre qui dérive de la contraction de leur partie terminale et dont il sera question tout à l'heure.

La stase et l'ébranlement qu'éprouve le sang des veines centrales au moment de l'expiration, en s'étendant de proche en proche, déterminent un gonflement sensible dans les sinus cérébraux et rachidiens. C'est à ce gonflement que sont dus l'un des mouvements du cerveau et un mouvement analogue que Magendie a observé dans la moelle épinière.

D'après ce que nous venons de voir sur la possibilité du reflux du sang dans les veines, il est facile de comprendre comment, dans certaines conditions où la circulation est gênée, ce liquide passe d'une partie du système dans une autre par les anastomoses. Celles-ci ont précisément pour but de faciliter le retour du sang au cœur, en le faisant accidentellement passer par d'autres voies, quand les plus directes sont interceptées. Les plus remarquables sont établies entre la veine cave supérieure et l'inférieure, entre les veines caves et la veine porte.

Si, par exemple, la veine cave postérieure est comprimée par des tumeurs, comme il s'en développe quelquefois dans la cavité abdominale, le sang peut en partie revenir au cœur (voy. la fig. de la page 565) : 1° par les veines des parois de l'abdomen, par l'abdominale postérieure, l'abdominale antérieure, la sous-cutanée thoracique, la mammaire, l'asternale : 2° par les veines du rachis et par l'azygos dérivée de celles-ci, veines qui prennent toutes, par suite de leur desti-nation supplémentaire, un développement plus grand qu'à l'état normal.

Si c'est la veine porte qui est le siège de l'obstruction produite soit par des caillots, soit par une compression périphérique, le sang revient au cœur par diverses voies dont les principales sont : 1° les anastomoses du système de la porte avec les veines hémorrhoïdales ; par les anastomoses entre les veines gas-triques de ce système et les œsophagiennes qui sont affluentes de la veine cave ; 3° par l'anastomose que j'ai signalée entre les veines du lobe droit du foie des solipèdes et l'asternale ; 4° enfin peut-être par les communications capillaires que Retzius a trouvées dans le tissu cellulaire sous-péritonéal.

Dans la plupart des régions du corps, les communications établies entre les veines superficielles et les profondes, entre celles d'un côté et celles du côté opposé, atténuent les effets qui résultent de compressions et d'oblitérations partielles. Ce sont là des points que l'anatomie descriptive permet de bien éclaircir pour chaque espèce animale.

III. — PARTICULARITÉS DE LA CIRCULATION VEINEUSE.

Le cours du sang noir offre dans plusieurs parties de l'organisme, telles que les centres nerveux, les viscères digestifs, les tissus érectiles, des modifications remarquables qui méritent de fixer l'attention du physiologiste.

1. Cours du sang dans les veines de l'encéphale et de la moelle épinière.

Les vaisseaux qui sont destinés aux centres nerveux affectent les dispositions les plus propres à modérer les effets de l'impulsion du sang artériel et à prévenir la compression que pourrait exercer le sang veineux. Les artères qui arrivent à ces parties décrivent des flexuosités avant de pénétrer dans le crâne, puis, parvenues à destination, s'y divisent et s'y anastomosent pour former sous le cerveau le cercle de Willis, et chez plusieurs espèces, les réseaux admirables précédemment indiqués ; enfin, elles se subdivisent à l'infini dans l'épaisseur de la pie-mère et ne pénètrent la substance encéphalique qu'après avoir atteint un haut degré de ténuité. Les veines y présentent une disposition encore plus remarquable. Les radicules émanées des capillaires des parties profondes se réunissent en veinules assez fines, étalées et anastomosées dans les plexus choroïdes ; celles des couches superficielles parviennent à la pie-mère et y forment un riche réseau ; puis toutes, avant de sortir du crâne, s'ouvrent dans des réservoirs connus sous le nom de sinus, lesquels sont constitués par des replis de la méninge fixés solidement aux os du crâne et susceptibles d'une ampliation qui ne doit pas dépasser certaines limites. Le sinus longitudinal étendu de la crête ethmoïdale jusqu'à la tente du cervelet, et compris entre les deux lames du repli falciforme, reçoit d'abord le sang des plexus choroïdes du cerveau par des veines fasciculées qui traversent, dans les solipèdes, une petite ouverture arrondie à l'extrémité postérieure du corps calleux, et en second lieu, il reçoit sur toute la longueur du bord interne des hémisphères, un grand nombre de veinules renfermées dans de petits tubes arachnoïdiens, veinules dérivées de la pie-mère des lobes cérébraux. Les sinus transverses, assez étroits, logés dans l'épaisseur d'une partie de la tente du cervelet, communiquent avec le premier et reçoivent des veinules du cerveau et du cervelet ; enfin, le sinus coronaire ou sus-sphénoïdal qui entoure la glande pituitaire, devient l'abouchement des veines des plexus choroïdes du cervelet, et de celles de la pie-mère qui recouvre les parties inférieures de l'encéphale.

Par suite de cette singulière disposition, dès qu'une veinule perd sa ténuité, elle se rend aux plexus choroïdes, si elle est interne, ou à la pie-mère si elle est externe. Là, tout à fait en dehors de la pulpe nerveuse, elle peut acquérir un peu plus de volume, puis une fois qu'elle a atteint un certain diamètre, s'ouvrir dans les sinus qui communiquent tous ensemble. De ceux-ci s'échappent : 1° la veine satellite de la carotide interne, qui sort du crâne par le trou déchiré ; 2° la veine du conduit pariéto-temporal ; 3° celle du trou condylien ; 4° enfin, la satellite de la cérébro-spinale, qui sort par l'une des deux perforations supérieures de l'atlas, lesquelles vont se dégorger dans la jugulaire.

On conçoit très bien que ces dispositions remarquables aient pour résultat de prévenir les effets qui résulteraient de la stagnation du sang dans les veines encéphaliques et de leur gonflement. Lorsque la circulation veineuse est embarrassée ou que le poids veineux devient très fort. Dans ces deux conditions, si les veines cérébrales étaient disposées comme celles des autres organes, leur gonflement produirait une compression de l'encéphale incompatible avec l'exercice régulier de ses fonctions ; mais comme tous ces vaisseaux s'ouvrent dans les sinus avant d'avoir acquis un volume considérable, et que les sinus à parois fibreuses, résistantes, fixées aux os, ont une ampliation limitée, la stase du sang dans leur intérieur ne peut pas habituellement exercer de compression fâcheuse. Enfin, les communications établies entre ces sinus permettent au sang, s'il est en excès dans l'un, de passer dans les autres et de s'y mettre en équilibre. De plus, la multiplicité des veines qui emportent dans les jugulaires le contenu des sinus, assure à ce fluide un déversement facile, toujours libre, même lorsque le cours du sang est gêné ou interrompu dans l'une d'elles.

Les divers sinus veineux du crâne sont, comme les gros troncs veineux les plus rapprochés du cœur, le siège d'un soulèvement et d'un affaissement alternatifs dépendant des mouvements respiratoires, qu'il est facile de reconnaître en perforant, à l'aide du trépan, les os du crâne au niveau du sinus falciforme. Alors en appliquant l'extrémité du doigt sur la paroi externe de ce dernier, on sent qu'il se gonfle à chaque expiration, et, au contraire, qu'il se déprime ou s'affaisse à chaque inspiration. Il se gonfle dans le premier temps par suite de l'arrêt momentané et du reflux du sang dans les veines ; il s'affaisse dans le second par le rétablissement du courant sanguin vers le cœur et par la déplétion qu'il éprouve. Si l'on fait une petite ouverture à ce sinus, le sang s'en échappe par un jet saccadé, faible pendant l'inspiration, plus fort pendant l'expiration. Ce fluide s'en écoule en masse et d'une manière intermittente dès qu'on vient à agrandir l'ouverture. Néanmoins, ainsi que Kellie l'a remarqué, les sinus étant soustraits à la pression atmosphérique, ne peuvent se vider sur les animaux tués par hémorrhagie. Peut-être retirerait-on de bons effets d'une saignée faite de cette manière au sinus falciforme dans les affections cérébrales ; elle pourrait être arrêtée par l'application d'un petit disque de liège à l'ouverture du trépan et renouvelée à volonté.

Indépendamment de ces deux mouvements isochrones avec les mouvements respiratoires, les sinus veineux éprouvent encore un léger affaissement à chaque diastole des oreillettes, et un faible soulèvement à chaque systole de ces mêmes cavités ; mais ces derniers, beaucoup plus nombreux que les autres, sont trop faibles pour être appréciés nettement. Il est probable qu'ils deviendraient sensibles immédiatement après la section de la moelle allongée, au niveau de l'occipital, tant que les battements du cœur conserveraient une certaine force, puisque alors la suspension du mécanisme respiratoire ferait cesser les premiers.

La circulation dans la moelle épinière est modifiée suivant les mêmes lois que celle de l'encéphale. Le sang est apporté à cet organe par la cérébro-spinale, par les rameaux de la vertébrale, au niveau des trous de conjugaison des vertèbres cervicales, par ceux de toutes les intercostales, de toutes les lombaires et des sous-sacrées qui forment, dans l'épaisseur de la pie-mère, celles du côté droit avec celles du côté gauche, de nombreuses anastomoses et une chaîne continue en communication avec les artères encéphaliques, chaîne dont les divisions étalées à la surface du cordon rachidien ne pénètrent sa substance qu'après avoir acquis une ténuité extrême. Le sang qui revient de cet organe est charrié par des vénules très déliées qui se rendent au réseau de la pie-mère dès qu'elles acquièrent un certain diamètre. De là, elles vont se dégorger dans deux grands sinus, placés, l'un à droite, l'autre à gauche en dehors de la méninge et à la partie inférieure du canal vertébral. Chacun de ces sinus, étendu d'une extrémité du rachis à l'autre, est élargi au niveau de la partie moyenne des vertèbres et rétréci en regard des trous de conjugaison; il a des parois peu extensibles, solidement fixées aux vertèbres et au ligament vertébral commun supérieur, et sa cavité est dépourvue de replis valvulaires. Ces sinus, qui antérieurement communiquent avec ceux de l'encéphale, se dégorgent successivement dans la cérébro-spinale, dans la vertébrale, dans les sous-dorsales, dans l'azygos, les lombaires et les sous-sacrées, par des branches détachées au niveau des trous de conjugaison. Par ces nombreuses voies de déversement, le sang noir peut aisément reprendre son cours vers le cœur, sans éprouver de stase nuisible à la moelle.

Les sinus vertébraux dans lesquels le sang se rassemble avant de sortir du canal rachidien, éprouvent aussi, comme ceux du crâne, un gonflement et un affaissement alternatifs subordonnés aux mouvements respiratoires : aussi, la moelle épinière s'élève et s'abaisse tour à tour, par suite de leur distension et de leur déplétion. Si ces sinus sont blessés sur l'animal vivant, ils donnent une énorme quantité de sang, surtout lorsque la respiration est gênée, comme je l'ai vu plusieurs fois sur de grands ruminants.

2. Du cours du sang dans le système de la veine porte.

La veine porte, dérivée de tous les organes digestifs renfermés dans l'abdomen, estomac, intestin, rate et pancréas, offre ceci de très remarquable, qu'après s'être constituée en un tronc volumineux, elle va se diviser dans le foie, y aboutir à un système capillaire, duquel naissent des veines de plus en plus grandes destinées à reprendre le sang de la veine porte et à le verser dans la veine cave postérieure, lors de son passage dans la grande scissure hépatique antérieure. Seule, parmi toutes les veines, elle est pourvue de deux systèmes capillaires, l'un à son origine, l'autre à sa terminaison. Dans l'une de ses moitiés, le sang progresse des capillaires et des branches vers le tronc; dans l'autre, ce fluide marche du tronc vers les branches et les capillaires. Dans sa première moitié, la circulation a lieu comme celle des autres veines : dans la seconde, elle se fait comme la circulation artérielle. Ce système remarquable représente ainsi un arbre complet ayant un tronc très court, ses racines dans les viscères digestifs et ses branches dans le foie.

Dans les solipèdes, la veine porte est formée : 1° par la veine rectale et les quatre ou cinq veines du côlon flottant qui se réunissent pour former la petite mésaraïque; 2° par les deux grosses veines du côlon replié, les deux veines du cœcum, les seize à dix-huit branches de l'intestin grêle de la réunion desquelles résulte la grande mésaraïque ; 3° par la splénique, qui rassemble les divisions de l'estomac et de la rate ; 4° enfin, par de petites branches pancréatiques et épiploïques. Dans les ruminants, elle est constituée par la réunion de toutes les branches intestinales rassemblées en une seule mésaraïque, des deux grandes veines du rumen, de la grosse veine du feuillet et des veines de la caillette ; enfin d'une seule splénique. Dans les carnassiers, elle dérive d'une très petite mésaraïque, de la grande mésaraïque, et enfin, d'une gastro-splénique dont la disposition rappelle celle des animaux solipèdes.

Toutes ces veines, en même nombre que les artères, dont elles suivent exactement le trajet, affectent la disposition de ces dernières. Ainsi, les branches provenant du rectum s'anastomosent avec celles du côlon flottant, celles-ci avec les branches du côlon replié ; les branches du cœcum avec celles de l'intestin grêle ; enfin, ces dernières avec des divisions gastriques, de telle sorte que, si dans certaines d'entre elles, la circulation est gênée, le sang peut passer là où il progresse librement.

Le cours du sang dans le système abdominal s'opère sous l'influence des forces qui mettent en mouvement ce fluide dans toutes les autres veines de l'économie. De plus, dans la partie hépatique de la veine, c'est-à-dire depuis le tronc, qui traverse l'anneau du pancréas jusqu'au système capillaire du foie, la couche musculeuse du tronc de la veine porte ajoute une nouvelle impulsion à celle que le fluide possédait en arrivant à ce point central du système. Cette couche, qui commence à apparaître sur la grande mésaraïque et sur la splénique, vers leur jonction au tronc, devient de plus en plus épaisse et distincte à mesure que celui-ci s'approche de la scissure postérieure du foie, et y acquiert dans les solipèdes et les ruminants une épaisseur considérable. Cependant, le tronc de la veine porte, ainsi renforcé, ne saurait être considéré comme faisant l'office d'un agent puissant d'impulsion. Il ne m'a pas semblé qu'il fût le siège de contractions rhythmiques spontanées sur le chien, où il est à découvert dans une grande étendue, ni sur le cheval, ouverts vivants. Il n'a éprouvé qu'un resserrement lent et et très équivoque, par suite de l'action de l'alcool ou d'un acide concentré. L'application d'un courant galvanique, immédiatement après la mort, a seule produit sur le cheval une contraction manifeste, lente et prolongée dans les cas où la veine n'était pas trop distendue ni tiraillée par le poids des intestins déplacés. Kölliker et Virchow [1] ont vu des lambeaux de ces veines détachés du cadavre d'un supplicié et soumis à l'excitation électrique, se contracter encore plus de deux heures après la mort. Suivant ces mêmes observateurs, la contractilité ne serait pas limitée au tronc où les fibres musculaires sont bien évidentes ; elle aurait lieu aussi dans les branches, car ils ont noté que la mésaraïque, près de l'iléon, s'était resserrée du quart de sa lumière.

La contractilité de la partie centrale de la veine porte, niée par Bichat, doit être regardée, si faible qu'elle puisse être, comme une cause auxiliaire du mouvement du sang dans ce petit système. Très probablement, la pression exercée

---

1 Kölliker, et Virchow. *Archives générales de médecine*, février 1853, p. 198.

sur les viscères abdominaux par le diaphragme et les parois abdominales, les mouvements des muscles, ceux des intestins et de l'estomac, la distension des viscères, doivent favoriser cette impulsion, comme le pensait l'illustre physiologiste que je viens de citer. La pression des parois abdominales sur la veine porte est, d'après Poiseuille [1], égale à celle d'une colonne d'eau de 5 à 7 centimètres à l'état normal, et de 14 à 21 centimètres au moment des efforts. Il suffit, pour se convaincre de son utile coopération, de voir avec quelle rapidité les divisions spléniques, gastriques et intestinales se gonflent et deviennent variqueuses une fois que les parois abdominales enlevées n'exercent plus leur pression habituelle sur les viscères digestifs. Cette pression doit osciller par le fait des mouvements respiratoires. On a trouvé, dans des expériences manométriques, que celle du sang de la veine porte augmente pendant l'inspiration et diminue pendant l'expiration. De là il doit résulter que la vitesse du sang dans cette veine est plus grande dans le premier temps que dans le second.

Le mouvement de reflux qui s'opère dans le système veineux général sous l'influence des mouvements du cœur et du mécanisme respiratoire, ne paraît guère possible dans celui de la veine porte. Ce mouvement qui, dans le premier, s'affaiblit à mesure qu'on s'éloigne du cœur et que les vaisseaux diminuent de diamètre, cesse d'être appréciable dans les petites veines, bien avant que celles-ci aient atteint les capillaires. Or, à supposer que le reflux du sang de la veine cave se fasse sentir jusque dans les veines sus-hépatiques un peu volumineuses, il doit certainement cesser avant les capillaires qui unissent celles-ci à la veine porte; à plus forte raison ne doit-il ni se propager à ces capillaires, ni s'étendre au delà. En effet, l'inspection directe ne montre là aucun indice de reflux, comme Bichat en avait déjà fait la remarque. Cependant, de nos jours, on ne s'est pas contenté d'admettre l'existence si contestable de ce simple reflux commun au reste du système vasculaire à sang noir, on a prétendu que le sang de la veine pouvait progresser en sens inverse de son cours habituel, c'est-à-dire éprouver une véritable circulation rétrograde.

D'après Cl. Bernard [2], qui est l'auteur de cette conception, le sang de la veine porte, après avoir traversé le système capillaire du foie et avoir été amené dans la veine cave postérieure par les veines sus-hépatiques, refluerait dans le tronc de la veine cave en arrière de la scissure antérieure du foie, et de là dans la veine rénale, où il servirait à la sécrétion urinaire. Ce courant rétrograde aurait lieu pendant la digestion seulement, et la circulation reprendrait sa direction normale pendant l'abstinence. Ainsi s'expliqueraient, suivant lui, la rapidité avec laquelle les boissons se trouvent éliminées par les urines et certaines particularités relatives au mode d'action de diverses substances vénéneuses introduites dans les voies digestives.

On conçoit très bien que le sang des viscères abdominaux, une fois parvenu à

1. Poiseuille. *Recherches sur les causes du mouvement du sang dans les veines*, Paris, 1830.

2. Cl. Bernard. *Union médicale*, 19 et 21 septembre 1850. — E. Littré, note additionnelle sur la circulation hépatico-rénale, in Muller, *Manuel de physiologie*, Paris, 1852, 2e édit., tome I, p. 792.

la veine cave, puisse éprouver dans le tronc de cette veine un reflux tel que celui du sang de la veine elle-même; on conçoit que ces deux sangs mêlés puissent refluer assez loin dans la partie abdominale de la veine cave, dans la partie libre des rénales, dans la partie supérieure des iliaques. C'est là un phénomène propre à toutes les veines un peu considérables et dont nous nous sommes assez occupés précédemment pour qu'il soit inutile d'y revenir. Mais ce reflux doit être, comme celui de toutes les autres parties du système veineux, régulier et subordonné aux mouvements du cœur et au mécanisme respiratoire; il doit se faire pendant la digestion comme pendant l'abstinence, s'effectuer en masse, dans des limites restreintes, s'affaiblir et s'éteindre à mesure qu'on se rapproche des radicules ténues du système veineux. Tout cela n'a rien d'étonnant, rien de particulier, puisque les choses se passent dans l'abdomen comme dans les autres parties de l'organisme.

Dire que, lors du travail digestif, le sang de la veine porte change son cours habituel et progresse en arrière vers les reins au lieu de se diriger vers le cœur; dire que ce sang, repoussé dans la portion abdominale de la veine cave, s'engage dans le tronc des émulgentes, de là dans leurs racines, pour rétrograder jusque dans les capillaires du rein et y fournir des matériaux à la dépuration urinaire; dire enfin que les fibres musculaires du tronc de la veine cave sont destinées à porter le sang en arrière au lieu de le faire progresser vers l'organe central de la circulation, c'est élever autant d'hypothèses invraisemblables, illogiques et entièrement dénuées de preuves sérieuses.

En effet, pourquoi le sang de la veine porte refluerait-il dans les veines pendant le travail digestif, et pourquoi reprendrait-il son cours normal pendant l'abstinence? Si cette circulation rétrograde, hépatico-rénale, comme on l'appelle, a lieu lors de la digestion, elle doit s'effectuer d'une manière permanente chez les animaux qui, comme les ruminants, digèrent constamment. S'il y a réellement un courant qui porte le sang veineux dans le rein, il faut qu'il s'opère non seulement dans le tronc de la rénale et de ses principales branches, mais encore dans les plus petites, et jusque dans les capillaires; sinon, il ne saurait y servir à la sécrétion de l'urine; car ce n'est pas le sang que renferment les gros vaisseaux qui peut être employé à cet office. Or, comment pourraient se mouvoir dans une même veine deux courants opposés : d'abord, celui du sang dérivé des artères et revenant au cœur; puis, celui du sang qui, de la veine porte, se dirigerait vers le système capillaire du rein? Ces deux courants seront-ils simultanés ou successifs? S'ils sont simultanés, comment pourra-t-il se faire qu'une partie des fluides de la veine marche en un sens, et l'autre partie en sens opposé? S'ils sont successifs, quelles seront les causes de leur alternance, les lois de leur succession ?

Les partisans de l'opinion contre laquelle j'ai été le premier à m'élever[1] n'ont pu l'étayer jusqu'ici que sur des considérations vagues, sur des expériences ambiguës et des arguments embrouillés, souvent sans rapport avec l'idée qu'ils voulaient défendre; mais il serait inutile de les suivre ici sur un terrain que, probablement, ils ne tarderont pas à abandonner.

---

1. G. Colin, *Recueil de médecine vétérinaire*, t. X, 3ᵉ série. p. 955.

Le sang de la veine porte, pour se rendre au cœur, doit-il toujours et entièrement traverser le système capillaire du foie, ou, en d'autres termes, y a-t-il des communications directes entre le système de la veine porte et celui des veines de la grande circulation?

La plupart des anatomistes modernes s'accordent à dire que la veine porte est dépourvue de valvules et que, par conséquent, le sang peut y progresser dans tous les sens sous l'influence des causes susceptibles de modifier la circulation de ce petit système. Bichat, Béclard et les auteurs vétérinaires les plus récents y nient l'existence de ces replis. Cependant, depuis fort longtemps, les valvules de cette veine ont été indiquées et décrites. G. Bauhin[1] en signale à l'extrémité des mésaraïques, Colombus cité par Bartholin[2] en fait une mention vague au point de vue physiologique, Perrault[3] décrit et figure celles du tronc de cette veine dans une vache de Barbarie. Highmore a représenté celles de la veine splénique du bœuf et du chien, Blasius[4] a reproduit ces figures, Haller[5] a indiqué celles des rameaux mésaraïques et de la veine splénique du cheval. Enfin, Bourgelat[6] a décrit aussi celles des branches principales de la veine porte de ce dernier quadrupède.

Ces valvules sont fort belles et très larges en plusieurs points dans les solipèdes, les ruminants domestiques; mais elles sont peu nombreuses et assez petites chez le chat, le chien, l'hyène et le lion, parmi les carnassiers. On les trouve surtout dans la division mésaraïque qui provient du rectum et dans les autres veines, vers leur jonction au tronc principal du système. Chez le cheval, j'en ai compté deux ou trois rangs dans les gastriques, vers leur extrémité centrale; six ou sept dans la splénique, à partir de la pointe de la rate; le dernier rang, qui est composé de trois grosses valvules, se trouve tout à fait à la jonction de cette veine avec le tronc de la porte; deux ou trois rangs vers l'extrémité centrale de la grande veine du côlon replié; trois rangs dans l'une des cœcales; cinq ou six rangs dans les branches de la petite mésaraïque provenant du côlon flottant; et enfin, douze à quinze rangs dans la petite mésaraïque, depuis le point où elle traverse la tunique du rectum jusqu'à son anastomose avec la grande mésaraïque. Il n'y en a dans les branches de l'intestin grêle qu'à leur embouchure, et aucune trace dans leurs grandes arcades anastomotiques, où le sang peut à la fois se diriger en avant et en arrière.

Chez le bœuf, où elles sont très grandes et également disposées par paires, j'en ai trouvé neuf rangées dans la gastrique droite qui longe la grande scissure supérieure du rumen; cinq ou six rangées dans la gastrique gauche de la scissure longitudinale inférieure du même réservoir, et plusieurs dans les collatérales postérieures que ces veines reçoivent des scissures transverses; neuf dans la veine de la grande courbure du feuillet; six dans la veine intermédiaire au réseau et

1. Gasp. Bauhini, *anatome*, Basileæ. p. 355, 456.
2. Bartholin, *Instit. Anat.*, trad. du Prat. Paris, 1647.
3. Perrault, *Mémoires pour servir à l'histoire des animaux*, Paris, 1676.
4. Blasius, *Anatome animalium.* Amsterdam, 1681. p. 344 et 364.
5. Cuvier, *Leçons d'anat. comp.*, 2e édit., t. VI, p. 280.
6. Bourgelat, *Précis anatomique du corps du cheval*, 4e édit., 1807. p. 308.

au feuillet; trois dans la veine de la grande courbure de la caillette; quatre dans celle du duodénum; deux dans la splénique; quatre dans le tronc principal de la mésaraïque; deux à quatre rangées dans les collatérales de cette dernière.

Les replis valvulaires peu nombreux dans la veine porte, relativement aux autres veines, sont tellement distribués que, d'une part, ils tendent à mettre obstacle au reflux du sang du tronc dans ses afférents, tels que la petite, la grande mésaraïque et la splénique; d'autre part, à rendre difficile le passage de ce fluide d'une grande branche dans une petite, et des principales, les unes dans les autres; enfin, leur multiplicité vers les points où le système de la porte va contracter des anastomoses avec les radicules des veines hémorroïdales appartenant à la veine cave postérieure, rend aussi difficile que possible le passage du sang d'un système dans l'autre. Néanmoins, il n'y a pas dans tout cela des obstacles invincibles à ces communications. La matière à injection poussée dans l'une des branches de l'intestin grêle passe dans toutes les autres, arrive au tronc qu'elle remplit, et se dissémine de là dans toutes les parties du système, au point que souvent les arborisations des parois intestinales sont injectées jusque vers leurs radicules les plus ténues que l'œil puisse apercevoir. Seulement, les branches rectales ne se remplissent jamais jusqu'à leur origine, et la matière ne parvient pas dans les anastomoses. Les choses se passent ainsi chez les ruminants comme chez les solipèdes, certains carnassiers, comme le chien, le chat et le lion, et le système s'injecte de même, mais moins bien, si on pousse les matières du tronc vers ses afférents.

Il y a donc, malgré les valvules, possibilité du passage du sang d'une veine à toutes les autres du même système. Reste à voir si la totalité ou une partie de ce fluide pourrait revenir au cœur sans traverser le système capillaire du foie. Or, cela est possible s'il y a des anastomoses directes entre la veine porte et la veine cave, soit dans le foie même, soit en dehors de cet organe. Ce retour indirect peut avoir une immense utilité lorsque le tissu hépatique a perdu de sa perméabilité sous l'influence de divers états morbides, ou lorsque le tronc de la veine porte est le siège d'une phlébite purulente qui paraît y mettre obstacle au cours du sang.

Les anastomoses entre la veine porte et la veine cave dans le tissu du foie ont été admises depuis fort longtemps par quelques anatomistes célèbres. Bauhin signale particulièrement une anastomose considérable, susceptible de recevoir une grosse sonde, et établissant une continuité entre la veine porte et la veine cave; G. Bartholin [1], qui en fait mention, la figure dans son livre; Th. Bartholin [2] reproduit cette figure et en donne une autre où plusieurs grandes anastomoses sont très nettement représentées. Enfin, M. Bernard [3] a décrit sur le cheval et le mouton, ces voies anastomotiques dont les modernes paraissaient avoir perdu le souvenir. D'après lui, plusieurs branches de la veine porte, au moment où elle pénètre dans la scissure inférieure du foie, se dirigent à la

---

1. G. Bartholin, *Ouvr. cit.*, p. 98 et 103.
2. Th. Bartholin, *Anatomia*, etc. Lugd. Batav., 1651, p. 85, 88 et 107.
3. Claude Bernard, *Comptes rendus de l'Académie des sciences*, 3 juin 1850.

surface du tronc de la veine cave, y forment un réseau, puis se divisent en deux ordres de rameaux : les uns qui continuent à se diviser et à devenir capillaires, les autres, qui, au contraire, conservent un calibre considérable et vont s'aboucher dans le tronc de la veine cave, de telle sorte qu'une partie du sang de la veine porte peut passer immédiatement dans cette dernière veine et revenir au cœur sans être obligé de traverser le système capillaire hépatique.

De telles anastomoses me paraissent être des fictions. J'ai injecté plusieurs foies de solipèdes et de ruminants pour les mettre en évidence. La matière poussée par la veine porte, si elle était grossière, ne parvenait pas ou ne parvenait qu'en petite quantité dans la veine cave, faute de pouvoir traverser les capillaires : elle serait arrivée aisément dans cette dernière s'il y avait eu des communications directes entre les deux troncs vasculaires. J'ai ensuite injecté successivement la glande par la veine porte et par la veine cave, de manière à remplir tous ses vaisseaux, puis j'ai détruit par de longues manipulations tout le parenchyme afin de mettre à nu les vaisseaux. Alors, j'ai pu suivre avec soin les branches de la porte qui forment un réseau à la surface du tronc de la veine cave et dont un grand nombre se trouvent accolées à ses parois, mais j'ai reconnu très nettement que toutes se divisaient peu à peu et devenaient capillaires : aucune d'elles ne s'ouvrait directement dans le tronc de la veine cave. Les grandes ouvertures qui se voient à l'intérieur de celle-ci sont les orifices des veines sus-hépatiques émanées du système capillaire. Conséquemment, le sang de la veine porte, pour se rendre à la veine cave, doit entièrement traverser les capillaires du foie.

Cependant, chez le cheval, une partie du sang amené au foie, par la première de ces veines, peut se rendre dans le système veineux général, sans être obligé de suivre la filière des capillaires. Ce sang, parvenu vers la région moyenne de l'organe, est charrié par un ou plusieurs vaisseaux qui se dirigent vers le ligament du lobe droit du foie, glissent entre ses deux lames, s'y divisent souvent et viennent enfin s'anastomoser à plein canal avec la veine asternale droite, laquelle communique elle-même d'une part avec la circonflexe iliaque, et d'autre part avec les intercostales correspondantes. Cette anastomose que j'ai découverte se voit très bien dans l'épaisseur du ligament du lobe droit. Ordinairement, elle se compose de branches qui, remplies de sang ou de matière à injection, offrent le diamètre d'une plume de corbeau ; quelquefois elle est constituée par une seule veine du volume d'une plume d'oie. Dans tous les cas, on l'injecte fort bien en poussant de la matière, même assez grossière, par une des racines de la veine porte, matière qui se propage assez loin dans la veine asternale. Par l'intermédiaire de cette anastomose remarquable, une partie du sang de la veine porte, dispensée de traverser le système capillaire hépatique, se rend dans l'asternale, de là dans la thoracique interne, et enfin, dans la veine cave antérieure, d'où elle est versée dans le cœur droit. Les anastomoses que je signale ici n'ont rien de commun avec ces canaux biliaires et ces vaisseaux sanguins arborisés que l'on voit souvent sur une grande étendue du ligament hépatique droit du cheval, lorsque la substance glandulaire du lobe de ce côté est entièrement détruite dans une certaine étendue vers son extrémité, accident que j'ai observé fréquemment sur les soli-

pèdes, et dont l'homme offre aussi des exemples, car Ferrein et Haller [1] ont vu
des canaux hépatiques et des veines sortir de la substance du foie, se porter assez
loin dans l'épaisseur du ligament où ils se terminaient après s'être capillarisés.

Un second ordre de communications permet à une petite partie du sang de la
veine porte de passer dans le système veineux général : ce sont les anastomoses
établies entre les racines rectales de la petite mésaraïque et les racines des veines

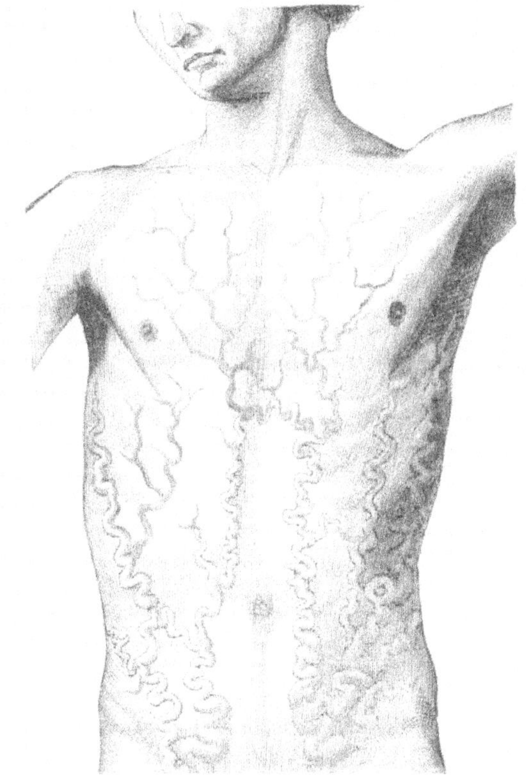

Fig. 182. — Anastomoses variqueuses des veines superficielles (D'après Benjamin Anger).

anales ou hémorrhoïdales. Cuvier et Duvernoy [2] signalent cette communication
comme générale et extrémement développée chez les vertébrés ovipares. Néanmoins, elle l'est très peu dans nos espèces domestiques. Les injections que j'ai
poussées dans l'ensemble du système abdominal par l'une des branches de l'in-

1. Müller, *Manuel de physiologie*, Paris, 1851, 2e édit., t. I, p. 364.
2. Cuvier, *Leçons d'anat. comp.*, t. XI, 2e édit., p. 264.

testin grêle l'ont rempli à peu près exactement ; mais l'injection n'est jamais allée au delà du point où les racines de la petite mésaraïque traversent la tunique musculeuse du rectum pour constituer la veine du méso-rectum. Au delà de ce point, les racines sont ténues et forment un réseau entre la muqueuse et la membrane charnue ; or, c'est seulement par les divisions de ces racines que la petite mésaraïque se met en continuité avec les veines anales appartenant au système des veines caves. Conséquemment, la communication est étroite, et impropre à donner passage, du moins à l'état normal, à une quantité considérable de sang ; d'autant plus que de nombreuses valvules se trouvent précisément rassemblées dans les branches de la petite mésaraïque par lesquelles les deux systèmes veineux s'ouvrent l'un dans l'autre.

Une troisième espèce de communication est établie entre la veine porte et le système vasculaire général à sang noir. Les ramifications antérieures des veines gastriques se continuent avec les branches postérieures de la veine œsophagienne qui côtoie le cardia, suit l'œsophage entre les deux lames du médiastin et vient s'ouvrir dans l'azygos, au point où celle-ci s'incurve pour se jeter dans l'oreillette droite.

A l'aide de ces anastomoses, qui peuvent se dilater à la longue sous l'influence de causes diverses et donner lieu à d'autres dilatations superficielles, le sang du système de la veine porte trouve des voies pour revenir au cœur, comme cela est nécessaire dans le cas de phlébite des parties centrales de cette veine avec obstruction du tronc, cas dont j'ai déjà parlé au sujet de l'absorption [1]. Toutefois, il importe de noter qu'à l'état normal elles sont insuffisantes pour donner issue à tout le sang que les artères cœliaques et mésentériques distribuent aux organes digestifs. En effet, j'ai constamment vu mourir, au bout de quelques heures, les chevaux et les chiens auxquels j'avais lié le tronc de la veine porte, immédiatement avant son entrée dans la scissure hépatique. Le sang apporté par les artères distendait énormément tous les vaisseaux, s'extravasait dans les mésentères, s'infiltrait entre les tuniques intestinales et venait s'exhaler à l'intérieur de l'intestin. Je n'ai pu, également, prolonger au delà de quelques heures la vie des chiens chez lesquels un tube fixé au tronc de la veine porte versait dans l'une des émulgentes, et de là dans le tronc de la veine cave, le sang des viscères digestifs.

Dans les cas de ligature ou d'obstruction de la veine cave postérieure, les anastomoses entre cette veine et la porte sont également insuffisantes pour renvoyer au cœur le sang qui ne peut plus y être ramené par la première. Les expériences que j'ai faites ne laissent aucun doute à cet égard. Après la ligature du tronc de la veine cave, en arrière des reins, pour ne pas entraver la sécrétion urinaire, l'animal peut vivre quelques jours, quelques semaines et même très longtemps, bien que la veine s'oblitère à partir de la ligature jusqu'aux troncs iliaques. Ainsi, sur un chien dont la veine cave demeura liée pendant quatre jours, l'oblitération se produisit des reins jusqu'au bassin. Il y eut infiltration

<hr>

1. G. Colin, *Recherches sur l'inflammation et l'oblitération de la veine porte chez les animaux.* (*Bulletin de la Société centrale de méd. vétérin.*, 8 novembre 1860.)

des membres postérieurs et la mort n'arriva que le dix-neuvième jour. Sur un lapin, un mois après la ligature, tous les effets de l'interruption du cours du sang dans la veine cave avaient disparu : il n'y avait ni infiltration des membres, ni ascite. La circulation s'était rétablie par la dilatation de branches collatérales formant une sorte de réseau admirable qui unissait le tronçon antérieur de la veine à son tronçon postérieur ; en outre les veines mammaires avaient éprouvé une dilatation considérable. Sur d'autres, où les collatérales ne s'étaient pas beaucoup dilatées, la dérivation du sang de la veine cave s'opérait par les circonflexes iliaques, les asternales et l'azygos dont on connaît la disposition. Ces voies de dérivation, en se dilatant, suffisent pour conjurer des accidents en apparence inévitables, l'ascite et l'œdème des membres postérieurs. L'oblitération de plusieurs affluents de la veine cave peut rendre la dérivation insuffisante et laisser, par conséquent, les infiltrations se produire dans une large mesure [1].

Quant aux communications très fines que Retzius a signalées dans l'espèce humaine entre les veines du côlon et des branches de la veine cave, elles ne paraissent pas exister chez nos animaux domestiques, du moins chez le cheval et le chien. L'habileté du savant anatomiste qui les a vues ne permet pas de douter de leur existence, bien qu'elles soient extrêmement déliées et injectables seulement à l'aide de matières très pénétrantes. Toutefois, je dois faire observer qu'il peut s'offrir aux yeux de l'observateur plusieurs causes d'illusion à cet égard. Quand on pousse une injection ténue dans la porte, par l'une des branches intestinales, le système tout entier se remplit, le foie prend un aspect magnifique si l'injection a une couleur qui tranche sur la teinte hépatique, la matière traverse le système capillaire, où parfois elle se décolore, puis elle arrive dans la veine cave postérieure par les veines sus-hépatiques. De là, si la veine cave est liée en avant du diaphragme, elle reflue dans la partie abdominale, les émulgentes, les lombaires jusqu'aux sinus rachidiens, aux iliaques, etc.

Le cours du sang dans la veine porte peut-il être modifié par la rate que l'on a depuis longtemps considérée comme un diverticulum ? C'est là une question sur laquelle on a beaucoup disserté, sans avoir pu jusqu'ici lui donner une solution précise.

On sait, depuis longtemps, que le volume ou l'état de turgescence de la rate peut varier dans de très grandes limites. Haller a noté le gonflement de cet organe à la suite de la ligature du tronc de la veine porte ; Boyer, cité par Bérard, dit que la rate se distend rapidement si l'on comprime la veine splénique, et s'affaisse lorsque la compression cesse. Lieutaud a prétendu que cet organe diminue de volume pendant que l'estomac est plein d'aliments, et qu'il se gonfle dans les intervalles de la digestion, lors de la vacuité du réservoir gastrique ; Home a avancé qu'il devenait plus volumineux par suite du passage dans son intérieur des fluides absorbés dans le réservoir gastrique. M. Goubaux a reproduit cette dernière opinion d'après des expériences faites sur le chien et le cheval. Enfin, on a signalé diverses conditions dans lesquelles le volume du viscère change très

1. G. Colin, *Recherches expérimentales sur le mode de développement des infiltrations et des hydropisies passives* : *Bulletin de l'Acad. de méd.*, t. VIII, 2e série, 1879, p. 1283, 1397.

sensiblement. Ce volume augmente sous l'influence des courses rapides, des accès de fièvre intermittente ; il devient énorme chez les animaux ruminants qui meurent du *sang de rate*, etc.

Le fait des variations du volume de la rate s'explique aisément dans la plupart des circonstances où il a été observé. La rate se congestionne après la ligature de la veine porte, comme tous les autres organes digestifs qui, dans cette circonstance, ne peuvent plus se débarrasser du sang qu'ils reçoivent ; elle se congestionne plus que les autres à cause de la dilatabilité de ses vaisseaux et des propriétés érectiles de son tissu ; elle se gonfle lors de la compression de la veine splénique, pour la même raison ; elle devient plus volumineuse sous l'influence de la course par suite de la difficulté que le sang veineux éprouve, de même que dans tous les autres efforts, à revenir aux cavités du cœur ; enfin elle se tuméfie quand l'abdomen est ouvert, attendu que, dans cette circonstance, les vaisseaux des viscères, soustraits à la pression des parois abdominales, se distendent et ne réagissent plus avec leur énergie habituelle sur le sang qu'ils contiennent. La rate, d'un tissu mou, aréolaire, très expansible, se prête aisément à ces variations. Il suffit de pousser de l'air dans la veine splénique du cheval pour voir l'organe doubler et bientôt tripler de volume. Sa longueur peut être alors portée de 50 centimètres à 70, et son volume, de 1 à 5 décimètres cubes. Dès qu'on cesse l'insufflation, la rate s'affaisse et revient sur elle-même en vertu de son élasticité. Pendant la vie ou immédiatement après la mort, elle paraît jouir d'une contractilité spéciale que plusieurs observateurs ont mise en jeu à l'aide de l'électricité, contractilité due à des fibres musculaires signalées par divers micrographes.

Mais, quant aux changements de volume qui seraient en relation avec la plénitude ou la vacuité de l'estomac, la digestion ou l'abstinence, l'absorption des boissons, etc., ils ne sont nullement démontrés. On ne sait pas encore si la rate est plus volumineuse pendant le travail digestif que dans ses intervalles ; si elle est plus gonflée quand l'absorption des liquides s'effectue que dans les circonstances opposées. Rien de précis ne se trouve à cet égard dans les auteurs, et, pour ma part, je n'ai, jusqu'à ce jour, saisi aucune relation entre le volume plus ou moins considérable de cet organe et l'état des animaux ouverts vivants ou immédiatement après la mort. Tout ce que j'ai pu voir, c'est que les variations dans le volume de la rate sont moins grandes qu'on ne le pense généralement pour des animaux de même espèce et de même taille ; elles sont même peu marquées entre les sujets tués par effusion de sang et ceux que l'on sacrifie sans hémorrhagie.

3. Cours du sang dans le système veineux pulmonaire.

L'absence de valvules sur le parcours et à l'orifice des veines pulmonaires permet au sang noir d'osciller facilement et de refluer jusqu'aux capillaires du poumon : aussi l'ensemble des vaisseaux pulmonaires doit-il être considéré comme un réservoir dans lequel les liquides peuvent se mouvoir en tous sens.

Quoique les veines pulmonaires n'aient pas de parois sensiblement plus épaisses

que les autres veines de même calibre, elles paraissent très nettement contractiles et contractiles à un degré plus prononcé que les autres veines de diverses
parties du corps. Sur le chat à poitrine ouverte, la respiration artificielle étant
établie, j'ai vu, trois quarts d'heure après la mort la partie terminale des veines
pulmonaires très gonflée éprouver une pulsation manifeste. Au premier abord
cette pulsation semblait être due à un reflux du sang du ventricule gauche dans
ces veines. En examinant attentivement ces pulsations j'ai constaté : 1° que le
nombre des contractions de ces veines est égal à celui des contractions de l'oreillette gauche ; 2° que les pulsations des veines pulmonaires ne sont pas isochrones
avec les systoles auriculaires ; 3° que les deux espèces de contractions se suivent
de très près ; celle des veines précédant toujours celle de l'oreillette ; 4° que la
systole de ces veines est limitée à la partie voisine de l'insertion, c'est-à-dire à la
partie pourvue d'anneaux musculaires ; 5° que les veines pulmonaires continuent
à se contracter après l'extinction des mouvements de l'oreillette gauche. Trois
quarts d'heure après la mort, il y avait 75 pulsations des veines pulmonaires et
autant de l'oreillette. Dix minutes plus tard les contractions de l'oreillette
étaient éteintes quoiqu'il y eut 48 contractions des veines pulmonaires. Vingt-
cinq minutes plus tard les contractions de l'oreillette étaient rétablies et elles
devenaient isochrones à celles des veines pulmonaires, 16 à la minute.

Les veines pulmonaires paraissent avoir, dit-on, généralement, une moindre
capacité que les artères du même nom. Il en résulte que, dans les premières, le
sang doit circuler un peu plus rapidement que dans les secondes contrairement
à ce qui a lieu dans le système de la grande circulation. D'ailleurs, elles sont
alimentées par des vaisseaux capillaires d'une ampleur supérieure à celle de la
plupart des autres parties de l'économie, capillaires, qu'on suppose, sans preuves
suffisantes, imperméables, une fois la respiration suspendue.

L'ensemble de la circulation pulmonaire a quelque chose de particulier sous le
rapport de la vitesse ou du temps que l'ondée sanguine met à passer du ventricule droit dans l'oreillette gauche. Comme les deux ventricules doivent avoir un
débit égal, puisque l'un alimente l'autre, et qu'en définitive le gauche ne peut
recevoir que ce que le droit lui envoie, les ondées ne sauraient avoir dans la petite
et dans la grande circulation une vitesse uniforme. Si l'ondée du système pulmonaire marchait aussi vite que celle du système aortique, elle serait de retour
avant cette dernière. Il faut de toute nécessité que si le trajet de la petite circulation est trois à quatre fois plus court que le trajet de la grande, une ondée sanguine dans le poumon, mette trois à quatre fois autant de temps pour parcourir
un espace de longueur donnée qu'une pareille ondée dans le système aortique.
En d'autres termes, quoiqu'une ondée sanguine mette, pour parcourir les vaisseaux pulmonaires, le même temps qu'une semblable ondée pour parcourir le
système aortique, la première marche trois à quatre fois moins vite que la
seconde, puisque celle-là, dans l'unité de temps, a un espace à franchir trois à
quatre fois plus court que celle-ci. C'est à tort que des physiologistes d'un grand
mérite ont donné la circulation pulmonaire comme beaucoup plus rapide que la
circulation générale.

La circulation pulmonaire est nécessairement très influencée par les mouvements respiratoires, les efforts et les divers états du poumon. L'inspiration qui dilate les vaisseaux et diminue la tension du sang la ralentit ; l'expiration qui rétrécit ces vaisseaux et les efforts qui tendent à les rétrécir, tout en augmentant la tension artérielle, l'accélèrent. Ces modifications réagissent forcément sur la circulation générale.

1. Du cours du sang dans les tissus érectiles.

Les tissus érectiles du corps caverneux du pénis et du clitoris, du canal de l'urèthre, du bulbe du vagin, du mamelon, des caroncules du coq, du dindon et des autres gallinacés, donnent lieu à quelques importantes modifications dans la progression du sang.

Ces tissus sont constitués par des brides fibreuses, légèrement élastiques et entre-croisées dans tous les sens, de manière à laisser entre elles des espaces irréguliers ou des cellules tapissées par la membrane interne des veines et communiquant les unes avec les autres. Les artères, divisées à l'infini, apportent le sang dans ces cellules, et les veines l'y reprennent, de même que si les cellules érectiles représentaient un système capillaire.

A certains moments, sous l'influence de diverses excitations, ces tissus se dilatent, se gorgent de sang et acquièrent une rigidité considérable ; puis, lorsque les causes de l'érection cessent d'agir, ils reviennent sur eux-mêmes, perdent leur tension, et la plus grande partie des fluides qui remplissaient leurs mailles rentre dans le torrent de la circulation.

Le mécanisme de l'érection est encore imparfaitement déterminé. Les uns attribuent cet acte à un relâchement atonique des artères comparable à celui qui résulte de la section des filets du sympathique — d'autres à une dilatation active des artères qui apporteraient une quantité de sang supérieure à celle qu'elles charrient dans les conditions où les tissus érectiles sont affaissés. Mais, il est clair que si l'apport d'une grande quantité de sang est nécessaire pour réaliser l'érection, la rétention de ce sang dans le tissu est plus nécessaire encore. Or, cette rétention ne peut s'effectuer que par les veines. La réplétion des tissus érectiles paraît dépendre, du moins pour les principaux d'entre eux, de la compression momentanée exercée sur les veines de ces tissus par des muscles spéciaux. On la produit sur le cadavre par l'insufflation des veines du corps caverneux, par l'injection de ces veines ou des artères, soit avec des matières solidifiables, soit au moyen de procédés hydrotoniques. Quand elle est complète, les fluides accumulés dans le corps caverneux ont, d'après les expériences de Müller, une tension susceptible de faire équilibre à une colonne d'eau de 2 mètres de hauteur, c'est-à-dire à peu près égale à celle du sang artériel.

La turgescence des tissus érectiles peut se modifier avec une très grande rapidité, grâce à la multiplicité et à l'amplitude des veines qui émanent de ces tissus, veines à parois minces dans lesquelles existent des valvules nombreuses, disposées, du reste, comme dans les autres parties du système vasculaire à sang noir.

CHAPITRE LX

ACTIVITÉ DE L'IRRIGATION SANGUINE, VITESSE DE LA CIRCULATION

Maintenant que nous savons de quelle manière le sang se meut dans le cœur, les artères, les capillaires et les veines, il nous reste à apprécier l'abondance de sa répartition et la vitesse avec laquelle il parcourt le grand cercle vasculaire.

Il semble, à première vue, qu'on puisse aisément calculer la masse de sang que le cœur, en un temps donné, lance dans le système vasculaire. Et en effet, la solution du problème n'exige que deux termes : le nombre des contractions cardiaques et la quantité de liquide envoyée par chacune d'elles dans les vaisseaux ; mais si le premier est connu, le second ne l'est pas avec une suffisante précision. La capacité des ventricules, déjà d'une détermination difficile, ne donne pas la masse des ondées sanguines, car nous ne savons pas exactement à quel degré ils se remplissent, ni à quel degré ils se vident dans les systèmes artériels, attendu que leur contenu se divise, lors de la systole, en trois parties inégales, l'une entrant dans les artères, l'autre refluant dans l'oreillette, et la dernière qui demeure dans la cavité ventriculaire.

Si l'on se contente d'une approximation, on trouve vite la quantité de sang que débite le cœur par minute et par heure. En admettant, avec Harvey, que chaque systole du ventricule gauche chasse environ 2 onces ou 65 centimètres cubes de sang, on aurait, pour l'homme, à 70 pulsations par minute, 4500 centimètres cubes ou 4 litres 1/2 de sang chassé dans le système aortique ; Hales disait 5 litres. Milne Edwards, qui suppose l'ondée de 80 centimètres cubes, trouve 6 litres 1/2. Vierordt, qui la porte à 120 grammes, arrive à environ 8 litres 1/2. Le chiffre le plus faible, celui de Harvey, 4 litres 1/2 par minute, donnerait 6480 litres de sang chassé par le cœur dans l'aorte en une période de vingt-quatre heures. Or, comme la masse du sang de l'homme, si nous l'estimons 1/14e du poids du corps supposé de 65 kilogrammes, n'est que de 4642 grammes, la masse entière de ce liquide passe dans le cœur en une minute, et elle doit y passer 1440 fois en vingt-quatre heures. La masse totale du sang qui traverse le cœur dans cette période représente donc environ 100 fois le poids du corps.

Pour les animaux, les mêmes calculs peuvent donner des approximations très rapprochées de la vérité. Un cheval du poids de 450 kilogrammes, s'il a 1/14e de sang, soit 32 kilogrammes, a, d'après mes mensurations, une capacité ventriculaire égale à environ 1 litre ; mais, comme le cœur ne peut se dilater autant pendant la vie qu'au moment où il est pris sur l'animal expirant et comme, d'autre part, il peut ne pas chasser l'intégralité de son contenu, admettons qu'il lance seulement dans le système artériel les deux tiers de sa capacité, soit 666 grammes. En 1 minute 6 secondes, s'il se contracte 38 fois à la minute, il projettera 48 ondées représentant la totalité de la masse du sang. D'où il suit que cette masse y passera 1296 fois en vingt-quatre heures, et qu'en tout 41 472 kilogrammes de sang le traverseront en un jour, soit une masse égale à 92 fois le poids de l'animal. La substance du corps est donc ainsi, en vingt-quatre heures, arrosée par 92 fois son poids de sang. C'est une irrigation extrêmement abondante.

Un autre moyen de mesurer la vitesse de la circulation a été imaginé par Héring, et perfectionné par Vierordt. Il consiste à injecter dans la jugulaire d'un animal une solution de ferrocyanure de potassium et à déterminer le temps qui est nécessaire à cette solution pour paraître dans le sang de l'autre jugulaire. La solution injectée dans une veine fait nécessairement, avec le sang auquel elle est mêlée, un tour complet de circulation avant de paraître dans l'autre; elle descend dans le cœur droit qui la pousse dans le poumon, d'où elle revient dans le cœur gauche qui, à son tour, la lance dans le système artériel, d'où elle passe enfin dans les capillaires généraux et les veines. Or, sur le cheval, Héring a vu, dans 18 expériences, que le cyanure de fer et de potassium injecté par une jugulaire mettait seulement de 20 à 30 secondes pour paraître au point correspondant de la jugulaire opposée. Dans ses expériences, comme il n'essayait le sang que de cinq en cinq secondes, l'apparition du sel ne pouvait être indiquée qu'à quelques secondes près, mais dans celles plus récentes de Vierordt, le sang étant recueilli d'une manière continue, de seconde en seconde, sur un disque tournant avec une vitesse uniforme, le moment de l'arrivée du sel a été déterminé avec toute la précision désirable.

Quoique l'exactitude du procédé de Héring soit à peu près admise, elle n'est pas parfaitement établie. D'une part, la diffusion peut porter le sel un peu plus loin, en un temps donné, que le courant circulatoire; d'autre part, comme le fait remarquer très judicieusement Milne Edwards, la partie centrale des courants capillaires qui marche très vite doit apporter la solution au terme du circuit avant que le sang des parties extérieures de ces courants, qui adhère aux parois vasculaires, parvienne à ce terme. Il en résulte que, dans le temps indiqué par l'expérience, une partie seulement de la masse du sang, peut-être la moitié ou les deux tiers, traverse les systèmes capillaires avec la rapidité constatée, tandis que l'autre met un temps beaucoup plus long à parcourir le même trajet. D'ailleurs, tous les cercles vasculaires n'ont pas la même étendue. Ceux qui ont leurs capillaires à l'extrémité des membres, chez les quadrupèdes, sont beaucoup plus grands que celui des jugulaires et par conséquent exigent un temps plus long pour être parcourus. Toutefois, il n'est pas facile d'apprécier exactement la valeur des effets dus à la diffusion et au retard des parties périphériques dans les courants capillaires. Aussi, faut-il accepter provisoirement, et à titre d'approximation, les résultats donnés par le procédé que nous étudions.

La vitesse indiquée, pour un tour de circulation, par le procédé de Héring, n'est pas la même pour tous les animaux. Elle serait, d'après les recherches de cet expérimentateur et celles de Vierordt, de : 7 secondes pour le lapin ; 14 secondes pour la chèvre; 10 secondes pour le chien; 27 secondes pour l'homme; 31 secondes pour le cheval.

Ce qu'il y a de très remarquable dans les résultats de ces observateurs, c'est qu'il faut, chez tous les animaux, un nombre à peu près uniforme de battements du cœur ou de systoles pour faire parcourir à la totalité du sang un tour complet de circulation. Ce nombre serait de 26 à 28. Et, comme ce nombre s'effectue dans un délai d'autant plus court que la taille des animaux est plus faible, on comprend très bien pourquoi le tour de circulation est d'autant plus rapidement parcouru que les animaux sont plus petits.

Si les résultats dont il s'agit sont exacts, si en 27 systoles le cœur chasse la totalité du sang en circulation, chacune d'elles représente 1/27ᵉ de la masse totale du liquide, que Vierordt évalue pour l'homme à 5 kilogrammes ou au douzième du poids du corps. Chaque systole chasserait 1/353ᵉ ou 1/383ᵉ du poids du corps, soit environ 185 grammes de sang chez l'homme, et 1185 grammes chez un cheval de 450 kilogrammes ayant 32 kilogrammes de sang, 1/14ᵉ de son poids. Mais ces chiffres sont manifestement exagérés, et en les réduisant de moitié on se rapproche assez de la vérité.

Dans les expériences de Héring et de Vierordt, la vitesse de la circulation a paru varier suivant diverses conditions. Lorsque sur le cheval exercé le nombre des battements du cœur s'élevait au double et presque au triple du chiffre normal, cette vitesse au lieu de doubler et de tripler ne présentait, sur la normale, qu'un accroissement d'un cinquième ; d'où il suit que lorsque le nombre des systoles double ou triple, leur valeur ou la masse de sang qu'elles lancent se réduit presque à la moitié ou au tiers du chiffre ordinaire. Et, particularité plus curieuse qu'il ne faut pas accepter sans faire ses réserves : sur les animaux dont le nombre des pulsations arrive de 90 à 100 par le fait de la réaction fébrile due à une maladie inflammatoire, l'expérience du sel injecté indiquait que le tour de circulation, au lieu de se faire en une trentaine de secondes, en exigeait plus de quarante et que, par conséquent, la vitesse de la circulation sur le sujet fiévreux, au lieu d'être accrue, comme on le pense, était diminuée d'un tiers.

La promptitude avec laquelle agissent certains poisons peut aussi servir à juger de la rapidité de la circulation, quoiqu'elle ne permette pas de la mesurer. Lorsque divers agents sont injectés dans le cœur, par la jugulaire, ils manifestent leurs effets en quinze, vingt, vingt-cinq secondes, et même plus tôt chez les petites espèces. Ce court délai suffit au sang pour les porter de la jugulaire dans les cavités droites, de celles-ci dans le poumon et du poumon dans l'aorte, enfin dans les artères coronaires et le système capillaire du cœur, où ils agissent alors sur les éléments contractiles et les nerfs de l'organe. Or, les expériences de Blake ont fait voir que les sels minéraux, l'acide arsénieux, la strychnine, injectés dans la jugulaire du cheval, produisaient leurs effets, par exemple, la chute du corps, le tétanos en seize à dix-sept secondes et sur le chien en douze secondes, sur le lapin en quatre à cinq. J'ai obtenu aussi, par le sublimé corrosif, en solution très étendue, une action aussi prompte, presque foudroyante.

Quelques physiologistes ont pensé que la rapidité avec laquelle le sang s'échappe des artères blessées ou que la quantité de sang versée en un temps donné par une artère de diamètre connu pouvait aussi servir à déterminer la vitesse de la circulation. C'est une grande erreur.

Déjà Walloeus, dans une de ses lettres à Bartholin, fait observer que le sang coule plus vite d'une artère blessée qu'il ne marche dans une artère intacte, par la raison que, dans le premier cas, il n'a pas à vaincre la résistance des fluides qui sont devant lui et qui doivent lui céder la place. Bichat dit aussi qu'il s'écoule d'une artère divisée une quantité de sang supérieure à celle qui y passe dans le même temps pour se porter aux capillaires, et que, par conséquent, « il ne faut pas prendre pour mesure de la vitesse du sang le jet des artères ouvertes. » Müller partage la même opinion, qui me paraît très juste.

Les expériences que j'ai faites à cet égard, sur les animaux solipèdes et sur quelques ruminants, prouvent que la quantité de sang qui s'échappe d'une artère divisée est infiniment supérieure à celle qui y passe à l'état normal; elles démontrent ainsi que le sang, lorsqu'il n'a plus à vaincre la résistance que lui opposent les frottements et les portions de fluide placées en avant de lui, acquiert une vitesse infiniment supérieure à sa vitesse ordinaire. Dans ces expériences, le sang de la carotide et de la fémorale a été recueilli, minute par minute, jusqu'au moment de la mort. Dans un certain nombre d'entre elles, l'artère, librement ouverte, versait du sang par ses deux extrémités; dans d'autres, l'extrémité supérieure ou l'inférieure seule versait ce fluide.

Dans la première série (voy. p. 577), la carotide, ouverte longitudinalement sur une étendue de 5 à 6 centimètres vers le milieu de l'encolure, laissait échapper et le sang poussé par le cœur et celui venu des anastomoses par voie rétrograde. En un espace de sept à dix minutes, cette artère a donné passage à la totalité du sang qui peut devenir libre par une hémorrhagie mortelle. Elle versait en moyenne un peu plus du tiers dans la première minute, le quart dans la seconde, la septième partie dans la troisième, la dixième partie dans la quatrième, la vingtième dans la cinquième, la trente-troisième dans la sixième, la centième dans la septième, la cent onzième dans la huitième.

Dans la deuxième série (voy. le tableau, p. 577), la carotide, ouverte comme précédemment par une incision longitudinale vers le milieu du cou, étant liée immédiatement au-dessus de l'ouverture, ne donnait écoulement qu'au sang poussé du cœur vers la blessure. En huit à neuf minutes, l'émission s'achevait et donnait une masse de sang variable de la quatorzième à la vingt-troisième partie du poids du corps. Son abondance décroissait, à très peu de chose près, suivant le même rapport que dans les cas où l'artère donnait le sang par ses deux extrémités.

Dans la troisième série (voy. le tableau, page 578), la carotide ouverte était liée au-dessous de l'ouverture, c'est-à-dire du côté du cœur, de sorte qu'elle ne donnait plus que le sang venu de ses anastomoses supérieures. En une durée moyenne de vingt à vingt-cinq minutes, elle versait une masse de sang égale de la dix-huitième à la vingt-huitième partie du poids du corps, c'est-à-dire une quantité inférieure à celle qui est versée par la carotide librement ouverte. L'écoulement suivait une progression décroissante régulière, telle qu'à la première minute il s'écoulait la dixième partie de la masse totale; à la cinquième, la douzième partie; à la dixième, la vingt-quatrième partie; à la quinzième, la quarante-troisième partie; à la vingtième, la cent quarante-deuxième partie.

Enfin, dans la quatrième série (voy. le tableau, page 578), l'artère fémorale est ouverte 4 ou 5 centimètres au-dessous de l'arcade crurale, et en une durée moyenne de six minutes, elle donne une masse de sang qui représente de la treizième à la vingt-cinquième partie du poids du corps. Mais l'hémorrhagie, extrêmement abondante dans les premiers moments, laisse couler plus de la moitié de la masse totale dans la première minute ; la cinquième partie dans la seconde ; la dixième, dans la troisième ; la seizième, dans la quatrième ; la trente-troisième, dans la cinquième ; la cinquante-cinquième, dans la sixième ; ce qui est sensiblement différent du résultat donné par l'incision de la carotide.

L'interprétation des résultats fournis par les expériences dans lesquelles on détermine la quantité de sang qui passe par une artère ouverte prouve que cette quantité est beaucoup plus considérable que celle qui y passe à l'état normal. En effet, comme la carotide, dont l'aire est dix-huit fois plus petite que celle de l'aorte primitive, laisse passer, une fois blessée, le tiers de la masse totale, l'aorte primitive devrait, dans le même temps, en laisser passer dix-huit fois autant, c'est-à-dire une quantité six fois égale à la masse totale, ce qui est matériellement impossible, attendu que le cœur n'en reçoit ni n'en chasse autant pendant une minute dans le système artériel. De même, comme il passe en une minute dans la fémorale ouverte plus de la moitié de la masse susceptible d'être obtenue par hémorrhagie, il devrait en passer, dans le même temps, une quantité égale à la première par l'autre fémorale, ce qui, avec le produit des carotides, représenterait pour ces quatre artères seulement une masse supérieure à celle qui est donnée par les émissions mortelles.

La proportion si grande des fluides qui passent dans une artère blessée est un fait extrêmement remarquable, digne de toute l'attention des physiologistes, bien qu'il n'ait pas, comme moyen de mesurer la vitesse de la circulation, la valeur qu'on a pu lui attribuer. Ce fait s'explique par l'accroissement de vitesse qu'éprouve le sang sous l'influence des trois causes suivantes : 1° la suppression de la résistance opposée au courant artériel par le sang contenu au delà du point blessé et dans le système capillaire ; 2° la diminution de la pression supportée par les fluides au niveau de la solution de continuité vers laquelle la réaction élastique de tout le système pousse le sang qui tend à se mettre en équilibre de pression, et qui se meut alors en se dirigeant de toutes parts vers ce point blessé ; 3° enfin l'accélération des mouvements du cœur qui, dans cette circonstance, devient très grande au bout d'un certain temps ; mais cette dernière cause a peu d'influence, puisque dans les premiers moments de l'hémorrhagie l'accélération est peu sensible, et que d'ailleurs le cœur ne lance dans les artères que le sang rapporté par les veines, en quantité notablement réduite.

En somme, c'est par trois moyens seulement que nous pouvons évaluer la rapidité de la circulation ; savoir : la valeur des ondées systolaires du cœur, le temps que les sels injectés mettent à décrire un cercle complet, et, enfin, le délai nécessaire à la manifestation des effets des poisons injectés dans les veines. Mais l'un seulement, celui de Héring, permet d'évaluer la vitesse moyenne des molécules sanguines dans un cercle vasculaire donné. Ce cercle, formé d'une section artérielle où la vitesse est de 260 millimètres par seconde, d'une section veineuse où elle est deux ou trois fois moindre, et d'une section capillaire dans laquelle elle n'est plus que d'un demi-millimètre, est donc parcouru par un courant dont la vitesse moyenne nous sera connue si nous déterminons l'étendue de ce cercle. Or, sur le cheval, le cercle de la circulation pulmonaire et celui de la tête, par la carotide et la jugulaire, peuvent avoir environ 3 mètres 1/2. Comme ils sont parcourus en une demi-minute, la vitesse moyenne peut être estimée à 116 millimètres par seconde ou à 7 mètres par minute.

Mais comme tous les cercles vasculaires n'ont pas, à beaucoup près, la même étendue, toutes les molécules sanguines ne mettent pas le même temps à faire un tour complet de circulation. En effet, le système vasculaire se compose d'une infinité de cercles, qui sont d'autant plus longs qu'ils appartiennent à des parties plus éloignées du cœur. Ainsi le cercle des vaisseaux du cœur est le plus petit, ceux des vaisseaux de la tête, de l'estomac, du foie, de la rate, sont plus grands, puis les cercles de l'intestin, des viscères de la cavité pelvienne, et enfin les plus étendus sont ceux des pieds antérieurs et postérieurs. Les molécules sanguines qui, parties du ventricule gauche, s'engagent dans les artères coronaires, ont tout au plus un trajet de 2 ou 3 décimètres pour arriver aux capillaires, puis un trajet égal au premier pour revenir par les veines cardiaques à l'oreillette droite. Les molécules qui pénètrent dans l'artère bronchique n'ont au plus à franchir qu'un espace de 40 ou 50 centimètres pour parvenir à la partie postérieure du poumon et autant pour revenir au cœur. Celles qui vont au rein ont un trajet artériel de 1 mètre, enfin celles qui se rendent au pied de derrière ont à parcourir un trajet artériel de plus de 2 mètres 1/2, et par conséquent les molécules sanguines de la même ondée, sorties ensemble du cœur, n'y reviennent pas toutes à la fois ou après un laps de temps égal : celles qui s'engagent dans les petits cercles peuvent être de retour à l'organe central avant que les autres aient parcouru le tiers, la moitié, les trois quarts du leur ; les premières peuvent par là recommencer un second tour de circulation avant que les autres aient achevé le leur.

Quant à déterminer les vitesses relatives de la grande et de la petite circulation, on ne le peut guère actuellement. Puisque, dans des temps égaux, les quantités de sang chassées par le cœur gauche, dans le cercle général, sont égales à celles que le cœur droit chasse dans le poumon, les molécules sanguines doivent marcher plus vite dans le grand cercle que dans le petit. Tandis qu'une moitié de la masse du sang parcourt le cercle pulmonaire d'une étendue de 1 mètre, l'autre moitié, dans le même temps, doit forcément parcourir le cercle général qui en a 5 à 6. En d'autres termes, la relation du débit entre les deux cœurs est telle que dans le temps qu'emploie une ondée pour passer de l'entrée de l'artère pulmonaire à l'orifice des veines du même nom, une ondée égale à la première passe de l'entrée de l'aorte à l'orifice des veines caves. Si le cercle moyen du système aortique a, je suppose, quatre fois l'étendue du cercle pulmonaire, la vitesse des molécules devra être, dans le premier, quatre fois aussi grande que dans le second. C'est ce que j'ai établi avec les développements que le sujet comporte, en 1864[1]. D'ailleurs, ce n'est pas seulement par l'inégalité de

---

1. G. Colin, *Recherches expérimentales sur la circulation pulmonaire et sur les différences d'action qui existent entre les cavités droites et les cavités gauches du cœur.* (*Comptes rendus de l'Académie des sciences*, 5 décembre 1864.)

vitesse que les deux circulations se différencient. La pulmonaire, outre sa lenteur, est rendue très irrégulière par le jeu du thorax, qui la modère ou la précipite alternativement. Le caractère saccadé de ses courants est surtout exagéré par le fait des efforts, même les moins violents.

Transfusion. — En terminant l'analyse de la circulation, disons quelques mots de l'opération par laquelle on fait passer dans les vaisseaux d'un animal du sang provenant d'un autre animal de même espèce ou d'espèce différente.

Après la découverte du cours du sang, la transfusion fut tentée par un grand nombre d'expérimentateurs sur l'homme et les animaux. D'abord on fit passer dans les veines d'un chien le sang d'une brebis, et dans celles d'un cheval le sang de plusieurs agneaux, sans qu'il en résultât d'accidents, puis on injecta dans les veines de l'homme, soit le sang veineux, soit le sang artériel de divers animaux.

Les procédés que l'on peut employer pour effectuer cette opération sont nombreux ; leur perfection a une importance capitale dont il faut bien se pénétrer lorsqu'on veut se servir de la transfusion comme moyen thérapeutique.

Le plus ancien de ces procédés, imaginé par Lower, consiste à adapter, à l'aide d'un tube, la carotide d'un animal à la jugulaire de celui auquel on veut faire passer du sang. Il devient d'une grande simplicité, si l'on se sert dans ce but d'un tube de caoutchouc de plusieurs décimètres de longueur portant à chacune de ses extrémités un petit tube métallique, l'un destiné à s'engager dans la carotide de l'animal qui doit fournir le sang, l'autre à pénétrer par la simple ouverture d'une lancette dans la veine de celui qui doit recevoir le fluide. Pour opérer la transfusion, on commence par adapter le tube à la carotide du premier sujet, et on le laisse se remplir de sang avant de l'introduire dans la veine du second, afin que l'air qui se trouvait dans ce tube ne soit pas poussé dans les veines. Le petit appareil, une fois fixé, l'impulsion communiquée au sang de la carotide pousse rapidement ce fluide dans la veine du deuxième animal qui, en un temps très court, en reçoit de grandes quantités. La promptitude de cette transfusion oblige à l'interrompre de temps en temps, en retirant l'extrémité du tube engagée dans la jugulaire ; mais alors il faut avoir soin, avant de le remettre en place, de faire tomber le caillot qui, souvent, peut être entraîné par la seule force impulsive du sang. C'est de cette manière que j'ai plusieurs fois transfusé, en quantités considérables, le sang d'un animal à un autre animal de même espèce ou d'espèce différente.

Un second procédé, dû à King, contemporain de Lower, consiste à faire passer le sang, non plus d'une artère dans une veine, mais d'une veine dans une autre veine, en réunissant, par exemple, au moyen d'un tube, la jugulaire de celui qui doit donner le sang à la jugulaire de l'animal destiné à le recevoir. Alors, pourvu que l'une des extrémités du tube soit tournée vers les capillaires sur le sujet qui donne le sang, et l'autre extrémité vers le cœur sur celui qui reçoit ce fluide, la transfusion s'opère d'elle-même avec lenteur.

Enfin, par un dernier procédé, le sang est retiré des vaisseaux, puis injecté immédiatement après, à l'aide d'une petite seringue. Mais, comme le sang se coagule promptement, il arrive souvent que la fibrine a pris, en partie, l'état solide avant que l'injection soit achevée ; et comme, d'autre part, l'instrument

ÂGE DES CHEVAUX	POIDS des chevaux. (kil.)	Quantité de sang écoulée dans les 30 premières secondes. (gr.)	Quantité des 30 secondes suivantes. (gr.)	2e minute. (gr.)	3e minute. (gr.)	4e minute. (gr.)	5e minute. (gr.)	6e minute. (gr.)	7e minute. (gr.)	8e minute. (gr.)	9e minute. (gr.)	10e minute. (gr.)	QUANTITÉ totale.	RAPPORT entre cette quantité et le poids du corps.
Première série														
Cheval entier........ ...	308	3310	3182	1750	3330	2235	1177	490	280	85	»	»	18839	:: 1 : 16,35
Cheval, 12 ans.	320	3900	3700	3800	1700	1370	1040	880	290	170	170	131	17211	:: 1 : 18,56
Cheval hongre, 16 ans.	325	2320	2300	3940	2300	1610	1220	1295	680	550	410	220	16825	:: 1 : 19,31
Cheval entier........	355	3980	3720	4230	1700	1200	880	750	420	330	250	110	17570	:: 1 : 20,29
Cheval entier........	362	5020	3530	5115	2700	1050	450	290	45	»	»	»	18200	:: 1 : 19,88
Cheval entier........	384	4340	3920	6310	3460	2230	950	175	200	247	25	»	22157	:: 1 : 17,33
Cheval, 12 ans.	389	1750	3720	1850	3625	2385	1580	655	207	254	056	»	22882	:: 1 : 17,00
Cheval, 16 ans.	408	1685	3830	5100	4265	3205	1112	180	300	»	»	»	22977	:: 1 : 17,75
Cheval, 16 ans.	409	5280	4500	6150	3575	1865	730	29.	110	320	275	»	23395	:: 1 : 17,48
Cheval, 14 ans.	422	3130	2530	1000	2410	3240	1550	870	225	»	»	»	17985	:: 1 : 23,45
Deuxième série														
Cheval hongre........	226	2100	1900	2680	1690	920	115	180	»	»	»	»	9615	:: 1 : 23,50
Cheval hongre, 18 ans.	248	4695	3390	3670	950	800	265	130	75	»	»	»	13565	:: 1 : 18,28
Cheval hongre........	284	2950	2350	3745	2280	1705	1805	1235	1015	630	290	»	18035	:: 1 : 15,74
Jument...............	336	4960	1050	3420	1930	1340	1120	670	550	345	195	»	18580	:: 1 : 18,08
Cheval hongre........	340	4800	1410	4820	2950	2640	1710	1900	720	290	225	630	23925	:: 1 : 14,21
Cheval entier........	349	3700	3280	4150	2620	1860	1180	740	580	375	115	»	18500	:: 1 : 18,86
Cheval, 16 ans.	363	5950	3510	4120	2380	1722	1235	775	601	194	256	211	20983	:: 1 : 17,29
Jument, 12 ans.	370	3500	3050	4775	2330	1270	530	590	540	022	»	»	16607	:: 1 : 22,88
Cheval entier	380	1700	240	2150	3240	3885	3300	2375	1300	1270	695	350	20505	:: 1 : 18,53
Jument...............	390	3110	3050	6250	3970	2170	1030	670	480	310	»	»	21040	:: 1 : 18,53
Jument...............	397	3840	3425	5075	3640	1550	590	270	090	095	075	»	18650	:: 1 : 21,28
Cheval entier, 18 ans ..	493	7020	6350	7330	4910	3700	2460	850	840	245	113	»	33818	:: 1 : 11,57

Troisième série

AGE DES CHEVAUX	Poids des chevaux	Quantité des 30 premières secondes	Quantité des 30 secondes suivantes	2e minute	3e minute	4e minute	5e minute	6e minute	7e minute	8e minute	9e minute	10e minute	11e minute	12e minute	13e minute	14e minute	15e minute	16e minute	17e minute	18e minute	19e minute	20e minute	21e minute	22e minute	23e minute	24e minute	25e minute	QUANTITÉ totale	RAPPORT entre le poids du sang et le poids du corps
	kil.	gr.	gr.	gr.	gr.	gr.	gr.	gr.	gr.	gr.	gr.	gr.	gr.	gr.	gr.	gr.	gr.	gr.	gr.	gr.	gr.	gr.	gr.	gr.	gr.	gr.	gr.	gr.	
Cheval hongre, 15 ans.	275	715	730	1500	1470	1070	1380	1280	1180	725	700	620	315	360	390	70	300	205	230	150	233							14125	1 : 19,16
Cheval entier, 6 ans.	295	800	820	1695	1330	1150	1205	1205	880	780	630	535	525	460	380	330	[illegible]	[illegible]	[illegible]	[illegible]								15295	1 : 19,55
Cheval hongre.	314	480	510	515	1470	1245	1070	1085	970	890	705	609	565	480	455	315	320	335	[illegible]	[illegible]	[illegible]	[illegible]	[illegible]	[illegible]	[illegible]	[illegible]	[illegible]	[illegible]	1 : 23,94
Jument, 9 ans.	316	730	850	1980	2080	1870	1480	1120	740	568	577	519	540	[illegible]	[illegible]	[illegible]	[illegible]	[illegible]	[illegible]	[illegible]								[illegible]	1 : 23,34
Cheval entier, 4 ans.	321	870	920	1950	1751	1580	1335	910	970	830	775	730	660	[illegible]	[illegible]	[illegible]	[illegible]	[illegible]	[illegible]	[illegible]								[illegible]	1 : 20,47
Cheval entier, 5 ans.	327	800	835	1780	2500	2140	1670	1660	1030	909	780	700	415	[illegible]	[illegible]	[illegible]	[illegible]	[illegible]	[illegible]	[illegible]								[illegible]	1 : 19,55
Jument, 12 ans.	331	850	910	2300	2450	1200	1550	1270	970	850	730	680	500	680	420	630	480	[illegible]	[illegible]	[illegible]	[illegible]	[illegible]						1 : 14,92
Jument, 13 ans.	347	700	840	1180	1470	1170	1230	1070	1098	620	730	565	570	565	[illegible]	[illegible]	[illegible]	[illegible]	[illegible]	[illegible]	[illegible]							[illegible]	1 : 17,79
Cheval hongre.	388	600	1000	2030	2270	2170	1615	1300	1240	710	430	470	670	570	565	[illegible]	[illegible]	[illegible]	[illegible]	[illegible]	[illegible]	[illegible]	[illegible]	[illegible]	[illegible]			[illegible]	1 : 18,43
Cheval entier, 13 ans.	375	1210	1420	2090	1930	1845	1115	1025	1135	880	655	630	590	640	[illegible]	[illegible]	[illegible]	[illegible]	[illegible]	[illegible]	[illegible]							[illegible]	1 : 20,79
Jument, 13 ans.	505	910	930	2080	1920	1870	1570	1330	1105	870	860	715	540	[illegible]	[illegible]	[illegible]	[illegible]	[illegible]	[illegible]	[illegible]								[illegible]	1 : 22,70
Cheval entier, 12 ans.	504	600	710	1560	1280	1280	1170	1190	1510	1280	1260	1230	1190	1040	720	590	600	[illegible]	[illegible]	[illegible]								[illegible]	1 : 25,67

Quatrième série

AGE DES CHEVAUX	Poids des chevaux	Quantité de sang écoulé dans les 30 premières secondes	Quantité des 30 secondes suivantes	2e minute	3e minute	4e minute	5e minute	6e minute	7e minute	8e minute	9e minute	10e minute	QUANTITÉ totale	RAPPORT entre le poids du sang et le poids du corps
	kil.	gr.	gr.	gr.	gr.	gr.	gr.	gr.	gr.	gr.	gr.	gr.	gr.	
Cheval hongre.	220	3150	2300	3820	1930	910	475	205					13210	1 : 16,65
Cheval entier.	290	7840	4100	3850	2130	1120	530	365	180	270	180		20955	1 : 13,83
Jument, 16 ans.	306	5910	1740	3200	1040	345	250	115					15600	1 : 19,60
Jument, 13 ans.	321	1900	3080	3310	1820	1280	615	315					15320	1 : 20,95
Jument, 19 ans.	332	3650	1290	1630	1630	770	710	150	90				21710	1 : 15,39
Cheval entier, 14 ans.	332	6180	3350	3827	1570	1020	500	270					16725	1 : 19,85
Cheval hongre, 15 ans.	333	7230	1260	3000	1100	300	200						16000	1 : 20,69
Jument.	337	5105	2540	3550	2850	2970	1320	1230	800				18455	1 : 17,73
Cheval hongre, 14 ans.	363	7340	1650	2980	1000	350							16320	1 : 22,24
Cheval entier, 15 ans.	371	4812	4630	2880	2150	2015	1445	850	510	170	100		19862	1 : 18,67
Cheval hongre.	389	4905	5110	6120	2090	555	450	415	355				29060	1 : 19,39
Jument, 16 ans.	413	6620	1830	2120	1750	1015	460						16205	1 : 25,48

pousse dans les veines un peu d'air avec le sang, on voit aussi, souvent, se produire des accidents. Pour les éviter, on peut, avec avantage, se servir d'un petit
appareil (fig. 183) qui se compose d'un corps de pompe portant à son extrémité

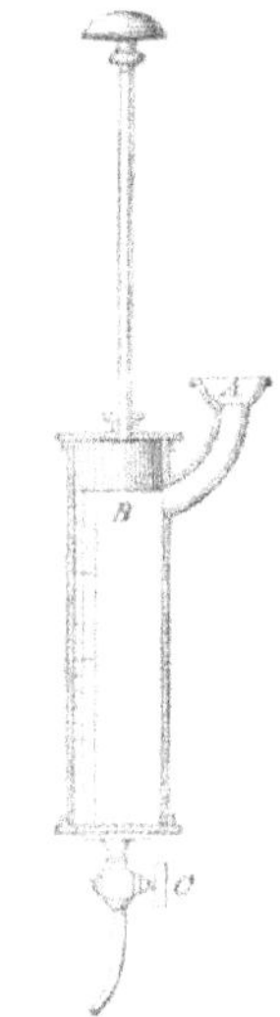

FIG. 183. — Appareil à transfusion.

supérieure un tube latéral évasé, et à son extrémité inférieure un ajutage coudé à robinet. Lorsqu'on veut en
faire usage, on retire le piston en haut et on reçoit le
sang par le tube latéral. A. Dès que le niveau du liquide
s'élève à une certaine hauteur dans ce dernier, on n'a
plus à craindre qu'il reste de l'air dans l'appareil, qui aussitôt est prêt à être adapté à la veine; on engage l'ajutage
dans celle-ci après avoir ouvert le robinet, et on exécute
l'injection. A l'aide de ce petit instrument, il est facile de
recevoir directement le sang de la veine de l'animal qui le
fournit, et de le transfuser promptement bien avant sa
coagulation; enfin, on n'a pas à craindre l'introduction
de l'air.

Le procédé consistant à recevoir le sang dans l'appareil
même qui doit l'injecter est celui qui, dans ces derniers
temps, a rallié le plus de partisans. Aussi on s'est attaché
de divers côtés à varier et à perfectionner l'instrument
que j'ai figuré et dont j'ai conseillé l'emploi dès 1855. Le
principe de cet instrument est resté le même; seulement
l'entonnoir récepteur du sang a été mis en dessous au lieu
de l'être en dessus ou tantôt dans l'axe du tube, tantôt par
côté et on lui a donné, ainsi qu'au corps de pompe, des
formes très variées qui n'ont aucune importance.

Le docteur Roussel a imaginé un transfuseur pour l'homme avec lequel on

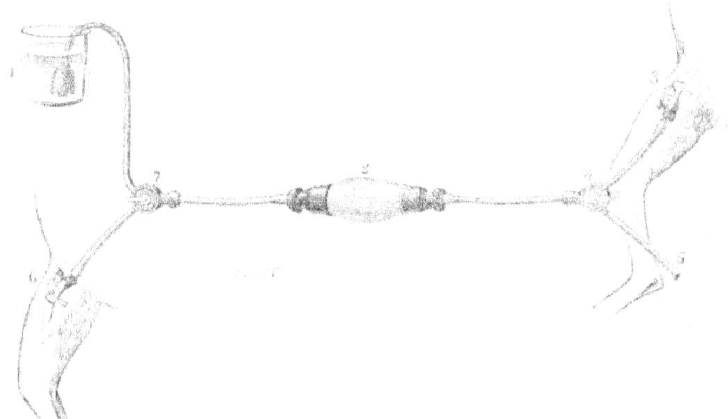

FIG. 184. — Appareil à transfusion du docteur Roussel.

peut emprunter le sang, soit à l'homme, soit aux animaux. Le modèle ci-dessus
(fig. 184) est celui qui permet de prendre le sang animal. Il se compose d'une

ampoule aspiratrice 2 qui, du côté de l'animal donnant le sang est prolongée par un tube bifurqué, dont l'une des branches porte la canule 6 à adapter à la veine de ce sujet.

Cette ampoule à son autre extrémité s'abouche à un tube, dont l'une des branches conduit le sang, par une canule, dans la veine du sujet qui doit le recevoir. Des autres branches, l'une 1 sert de siphon pour remplir l'appareil de solution alcaline, la dernière 5 permet la sortie de cette solution que le sang en entrant chasse devant lui. L'ampoule aspire le sang, quand elle se dilate spontanément, et elle le chasse dès qu'on vient à la comprimer.

Dans les expériences physiologiques, il est rare qu'on se serve de ces appareils à peu près exclusivement employés par les chirurgiens. Le simple tube de caoutchouc avec une canule à chaque extrémité permet de transfuser aisément de veine à veine ou d'artère à veine. C'est celui que j'ai préféré.

Dans tous les cas, et quel que soit le procédé mis en usage pour la transfusion, il importe d'effectuer celle-ci lentement, de s'opposer à la pénétration de l'air dans les vaisseaux, enfin d'éviter la coagulation, même partielle, si faible qu'elle soit, du fluide injecté. C'est faute de prendre ces précautions que la transfusion donne lieu à des accidents très graves, souvent mortels.

Il convient, pour rendre la transfusion aussi efficace que possible, de donner au sujet le sang d'un individu de son espèce, celui de l'homme à l'homme, du cheval au cheval ou à un autre solipède; — de le faire passer des vaisseaux de l'un dans ceux de l'autre, alors qu'il possède toute sa fluidité; — de le faire passer lentement et en faible quantité quand il s'agit de réparer les pertes qui ont déterminé l'anémie et la prostration à un haut degré. Néanmoins, le sang d'un animal, tel que le mouton et le veau a produit souvent de bons résultats sur l'homme.

Le sang défibriné a paru dans beaucoup de cas à peu près équivalent au sang entier, quoique la fibrine ait été considérée comme un élément essentiel du liquide et un produit facilitant la circulation dans les capillaires et rendant les hémorrhagies plus difficiles. Il a suffi souvent de 100, 200, 300 grammes de sang transfusé pour sauver des femmes rendues exsangues par les pertes de l'accouchement ainsi que des opérés ou des blessés devenus anémiques par suite d'hémorrhagies abondantes.

La transfusion produit de bons résultats quand on fait passer dans les vaisseaux d'un animal du sang, soit veineux, soit artériel, d'un animal de même espèce; elle peut être supportée quand le sang transfusé provient d'une autre espèce de même classe. Ainsi le sang du mouton, celui de l'agneau, du veau, ont été transfusés à l'homme, au cheval, au chien; celui de l'homme au chien; mais ce sang d'une espèce étrangère ne peut être toléré qu'en petite quantité; il détermine plus ou moins rapidement la mort, si on le substitue en forte proportion au propre sang de l'animal. Blundell a vu des chiens préalablement affaiblis par des hémorrhagies abondantes, mourir quelques jours après qu'on leur eut transfusé du sang humain. D'autres ont vu les moutons périr à la suite de la transfusion du sang de veau, les chiens après celle du sang de cheval ou de brebis. J'ai moi-même vu mourir un cheval qui, après plusieurs saignées d'un total 25 livres, avait reçu, au moyen du procédé précédemment décrit, la plus grande partie du sang artériel d'une vache. Cependant M. Delafond a transfusé à l'âne, sans inconvénient, de 4 à 5 kilogrammes de sang de cheval. D'ailleurs, le sang des mammifères tue promptement les oiseaux. On s'explique sans difficulté ces résultats par les différences qui existent, d'espèce à espèce, dans la forme, les dimensions des globules, les propriétés physiques et la composition intime du fluide nutritif.

Les effets salutaires de la transfusion pratiquée dans les circonstances où il y a affaiblissement extrême, à la suite des émissions sanguines, ne sont pas douteux. Un grand nombre d'exemples rassemblés par le professeur Bérard en donnent la preuve. Mais il ne faut pas attendre de ce moyen des effets merveilleux, tels que ceux qui ont été signalés par les anciens expérimentateurs. Il est fort douteux que la transfusion du sang à un chien devenu sourd lui ait rendu l'ouïe meilleure, que le sang de quelques agneaux ait donné beaucoup de force à un vieux cheval, que celui d'un chien vigoureux ait guéri un autre chien malade. Enfin, il serait presque ridicule d'espérer que le sang d'un sujet sain rendrait la vigueur à un animal épuisé, que celui d'un animal jeune rendrait à un animal vieilli l'ardeur des premières années. Il ne serait pas moins absurde de penser que le sang de la brebis pût rendre le loup paisible, ou que celui d'un carnassier pût faire perdre à l'herbivore ses mœurs pacifiques. La transfusion faite dans de pareilles conditions ne peut que donner au physiologiste un sujet intéressant d'études. La seule qui soit susceptible de rendre des services est celle du sang d'un animal à un autre de la même espèce affaibli par des émissions accidentelles abondantes ; encore faut-il qu'elle n'introduise que de médiocres quantités de sang chez les animaux affaiblis. En 1862, nous avons transfusé 3600 grammes de sang dans la jugulaire d'un cheval anémique, par un tube de caoutchouc qui en prenait 550 grammes à la minute dans la jugulaire d'un autre très vigoureux ; il ne se produisit aucun changement dans l'état du malade pendant les deux jours qui suivirent l'opération ; le surlendemain, environ douze heures après une nouvelle transfusion à peu près égale à la première, l'anémique succomba à une congestion pulmonaire et à une congestion intestinale très violentes.

Il serait curieux de voir si l'on ne pourrait pas conjurer le développement des maladies contagieuses dont les virus se trouvent dans le sang pendant la période d'incubation, en remplaçant ce fluide par du sang d'animal sain de même espèce.

Les expériences sur la transfusion ont fourni à la physiologie quelques données intéressantes relativement à la vie des globules et aux actions chimiques qui s'accomplissent dans le plasma sanguin. On a vu les globules du sang des mammifères se dissoudre très vite dans le sang des oiseaux et des reptiles, et ceux des ovipares se détruire avec non moins de rapidité dans le sang des premiers. Panum a même constaté que les globules des petits ruminants et des carnassiers se dissolvaient aussi très vite dans le sang de l'homme. On a cru remarquer également que le plasma de provenance éloignée s'assimilait difficilement, et c'est ainsi qu'on a expliqué les transsudations, les hémorrhagies, les urines sanguinolentes, surtout après la transfusion de trop grandes quantités de sang.

Dans ces dernières années, Karst et Ponfick ont eu l'idée de remplacer la transfusion vasculaire par les injections de sang défibriné dans le tissu-cellulaire et les membranes séreuses. Le sang y a disparu au bout de quelques jours, probablement après dissolution préalable des globules. En quarante-huit heures, la quantité d'hémoglobine a augmenté, et s'est maintenue à son chiffre élevé pendant près d'un mois dans le sang des sujets sur lesquels cette transfusion séreuse ou cellulaire avait été effectuée. C'est par les lymphatiques que les produits dissous ont paru s'absorber.

LIVRE HUITIÈME

DE LA NUTRITION

La plupart des fonctions que nous avons analysées ont pour but l'élaboration du fluide nutritif et sa distribution à toutes les parties de l'organisme. Avant de rechercher comment ce fluide donne à toutes les parties les éléments de leur nutrition et de leurs sécrétions, il faut voir comment il est constitué et de quelle manière il se renouvelle.

CHAPITRE LVI

DES PROPRIÉTÉS ET DE LA COMPOSITION DU SANG

Le sang est le fluide nutritif qui, chez la plupart des animaux, se meut dans un système vasculaire spécial. Il contient les éléments nécessaires à la constitution des divers tissus et de tous les produits de sécrétion. Son étude doit donc précéder l'analyse des actes de nutrition.

Ce liquide, dont l'aspect et les caractères sont très variables, infiltre la trame organique avant de se confiner dans des lacunes ou des canaux propres ; il est confondu avec les produits immédiats de la digestion avant de se distinguer du chyle et de la lymphe. Pour en bien déterminer le rôle dans la nutrition et les sécrétions, nous devons en examiner ici la quantité, les propriétés physiques, la constitution et la composition chimique.

I. — QUANTITÉ DE SANG DANS L'ORGANISME.

La détermination quantitative de la masse du sang n'est pas, à beaucoup près, aussi facile qu'elle le paraît au premier abord. Bien qu'elle ait été tentée, d'après des procédés assez divers et par d'habiles expérimentateurs, elle n'a pas encore été réalisée avec la précision désirable.

La première méthode, et la plus simple, pour arriver à ce résultat, consiste à faire périr l'animal par hémorrhagie, en recueillant le sang que donne la section des gros vaisseaux du cou, des membres ou de la poitrine. Mais, quoique alors le cadavre devienne exsangue en apparence, il retient, dans le système capillaire, une petite quantité de liquide. Ce qui, après la mort, revient au cœur et dans les gros troncs vasculaires, peut être encore recueilli et ajouté au sang versé. La masse ainsi obtenue est comparée au poids du corps pris pendant la vie.

A l'aide de ce moyen, que j'ai employé sur plusieurs centaines d'animaux, tous préalablement pesés, j'ai vu que la proportion de sang, comparée au poids du corps, varie dans des limites assez grandes suivant les animaux. Parmi les espèces domestiques, celui qui donne le plus de sang est le chien; puis le cheval, le bœuf, le mouton, le porc, le lapin, le chat et les oiseaux. Ainsi, pendant que le chien donne une quantité équivalente à 1/17 du poids du corps, le cheval en donne 1/18, le mouton 1/24, le porc 1/26, le bœuf 1/29, le lapin 1/31, le chat 1/33, les oiseaux souvent moins de 1/35ᵉ.

Herbst avait trouvé, par la même méthode, 1/12 de sang chez le bœuf, 1/16 chez le chien, 1/20 chez la chèvre, 1/22 chez le mouton, 1/23 chez l'âne, 1/24 chez le lapin, 1/29 chez le canard. Mais il n'a pas opéré sur un assez grand nombre de sujets pour que ses moyennes se rapprochent suffisamment de la vérité. Tout récemment, Lehmann et Weber, en pesant un supplicié avant et après la décapitation, ont obtenu exactement, par différence, la quantité de sang perdue par l'hémorrhagie; elle a été de 5 340 grammes pour un homme de 60 kilogrammes, soit 1/10,8 du poids du corps. Ce résultat s'éloigne beaucoup des estimations exagérées et sans bases sérieuses admises par la plupart des physiologistes, estimations d'après lesquelles l'homme aurait de 10 à 15 kilogrammes de sang.

Un autre moyen de déterminer la masse du sang en circulation a été proposé et employé par Valentin. Il consiste à saigner un animal et à déterminer la proportion, en centièmes, des parties solides contenues dans le sang recueilli, puis à injecter une quantité d'eau connue dans les veines, et à déterminer de nouveau la proportion de principes solides que le sang délayé contient peu après l'injection. Alors, d'après la différence quantitative observée entre les résultats des deux opérations, on calcule la somme du sang délayé par l'eau. Ce procédé, que Müller et Duvernoy trouvent ingénieux, me parait condamné par les évaluations mêmes auxquelles il a conduit son auteur. J'ai peine à croire, en présence des résultats obtenus par la section des gros vaisseaux, que la proportion entre la quantité de sang et le poids du corps soit comme 1 est à 4 1/2 dans le chien, et comme 1 est à 5 dans le mouton. Un mouton de 52 kilogrammes, donnant par une hémorrhagie mortelle 2 360 grammes de sang, devrait en avoir plus de 10 000 si les calculs de Valentin étaient exacts. Or, à supposer que les tissus pâles et épuisés du ruminant aient conservé après la mort autant de sang qu'il s'en est échappé par les blessures des vaisseaux, on serait encore bien loin du chiffre obtenu par ce physiologiste. Un cheval du poids de 518 kilogrammes, et donnant 31 kilogrammes de sang, en aurait plus de 100 kilogrammes, suivant les mêmes calculs! Quoi qu'il en soit, Valentin trouve par son procédé, 1/4,5 de sang chez le chien, 1/5 chez le mouton, 1/6,2 chez le lapin, 1/7,7 chez le chat.

Blake a cru pouvoir arriver à cette détermination en dosant le sulfate d'alumine d'une certaine quantité de sang, recueillie après l'injection d'une quantité connue de ce sel dans les veines; ce procédé lui a indiqué chez le chien une masse de sang égale au 8ᵉ ou au 9ᵉ de la masse du corps.

En ce qui concerne les animaux domestiques, je n'ai pas cru devoir penser à l'application de toutes les méthodes indiquées pour déterminer la quantité de sang de chacun d'eux. J'ai constamment employé la méthode directe, celle de l'extraction du sang, tantôt par la carotide et la jugulaire, tantôt par l'artère et la veine fémorales, enfin par la lésion des gros vaisseaux à l'entrée de la poitrine. Les tableaux suivants (pages 587, 588, etc.) renferment les résultats que j'ai obtenus sur des sujets dans des conditions variées et spécifiées. Ils me semblent devoir offrir, en dehors de leur intérêt physiologique, quelque intérêt au praticien qui veut régler convenablement les émissions sanguines dans chaque espèce, prise dans telle ou telle condition déterminée.

Les variations dans la qualité du sang sont extrêmement nombreuses. Les principales dépendent de la classe à laquelle appartiennent les animaux, de leur âge, de leur activité physiologique et des conditions où ils peuvent être placés.

En ce qui concerne les variations dépendant des classes et des groupes secondaires, on possède peu de documents. D'après Welcher, les poissons n'ont que 1 à 2 pour 100 de sang ; la grenouille, le lézard, parmi les reptiles, en auraient 5 à 6, les petits mammifères et les petits oiseaux, 8. Dans mes expériences, les oiseaux en ont donné 3 à 5 pour 100, et les mammifères domestiques 3 à 6, savoir : 3 sur le lapin et le chat, 4 sur le porc et le mouton, 3 sur le bœuf, 5 à 6 sur le chien et le cheval.

La masse du sang éprouve des variations quantitatives, chez un même animal, suivant diverses conditions physiologiques ou morbides. Les principales tiennent à l'alimentation et à l'abstinence, à l'obésité, etc. Burdach a dit, mais sans preuves suffisantes, que les animaux dont le corps est imprégné de sucs ont plus de sang que ceux dont la constitution est sèche ; que les bêtes à cornes vivant d'herbes humides en ont plus que les rongeurs qui vivent d'aliments secs et boivent peu, que les amphibies en ont une quantité plus grande que les mammifères ordinaires, ceux-ci que les oiseaux ; mais les faits ne confirment pas toutes ces propositions.

L'absorption digestive donne lieu, évidemment, à une augmentation périodique de la masse du sang ou à une légère pléthore qui se traduit par des signes non équivoques. Le jeûne et surtout l'abstinence un peu prolongée, produisent un effet inverse. La réduction a été constatée par divers observateurs et notamment par Chossat sur les pigeons ; elle a paru forte à Collard de Martigny sur les jeunes lapins ; mais si la réduction absolue n'est pas douteuse, puisque le sang perd une partie de sa masse comme tous les autres éléments de l'organisme, la diminution relative est contestable. Celle-ci, que Valentin, Heidenhain et Panum n'admettent pas, m'a paru aussi à peine sensible ou tout à fait nulle sur les animaux d'un embonpoint considérable, dans toute la période de l'abstinence. Un cheval, même après trente jours d'abstinence, m'a donné une masse de sang égale au douzième du poids du corps, ou un chiffre qui est rarement atteint dans les conditions normales. Mais cette proportion doit être exceptionnelle.

L'engraissement, l'obésité diminue, dans une proportion considérable, la quantité de ce liquide. C'est sur les porcs, les moutons gras que la réduction m'a paru surtout sensible. M. Boussingault a trouvé 7 pour 100 de sang sur les oies maigres et 4 pour 100 sur les grasses, soit 1/14e sur les premières, et 1/25e sur les autres.

Les divers états de l'organisme, physiologiques ou morbides, font notablement varier la proportion de la masse sanguine. La pléthore l'exagère, les états qui se lient à l'anémie, à la chlorose la réduisent; les maladies fébriles produisent aussi ce dernier effet, mais je n'ai pas trouvé, sur deux chevaux sacrifiés pour cause d'affections douloureuses du pied, un chiffre inférieur à la moyenne. Dans quelques cas on constate des différences énormes dont il est difficile d'entrevoir la cause. Ainsi, des chiens de taille presque semblable et dans les mêmes conditions essentielles, ont donné, l'un 1/14, l'autre 1/18, un troisième 1/21 de sang. De deux brebis de même âge et de même poids, à un kilogramme près, également grasses et à jeun depuis 12 heures, la première a donné 2337 grammes de sang, la seconde 3360. Des écarts de même genre et fort nombreux se remarquent dans les tableaux qui résument mes recherches.

Quoiqu'il ne soit pas possible de calculer exactement l'influence de toutes les conditions qui modifient la proportion du sang et de dire au juste, en présence d'un animal, qu'il doit avoir telle ou telle quantité de ce liquide, il faut se baser sur les données de l'expérimentation pour régler les émissions sanguines dans la pratique médicale. Si, par exemple, on saigne le cheval, il faut se rappeler que, en moyenne, ce solipède a 5 à 6 kilogrammes de sang pour 100 kilogrammes du poids du corps, soit un 18e, il peut en avoir jusqu'à un 13e ou n'en posséder qu'un 25e. D'après cela, la même saignée de 5 kilogrammes qui dans le premier cas enlève le cinquième de la masse du sang, en soustrait seulement le septième dans le second et en emporte plus du quart dans le dernier.

La quantité de sang qui peut être extraite, tout d'un trait, sans que la mort s'ensuive est nécessairement subordonnée à celle que renferme le système vasculaire. Elle est considérable. Hales, dans ses expériences, a vu mourir un cheval après la soustraction d'une masse de sang égale au 25e du poids de l'animal. Dans les miennes, la mort est arrivée après une perte égale du 25e au 12e du poids du corps sur le cheval et le chien; du 35e au 18e chez le mouton; du 39e au 19e chez le porc; du 46e au 15e chez le chat; du 44e au 23e chez le lapin; du 32e

1. — Grands ruminants.

N°s d'ordre.			Poids du corps.	Poids du sang.	Rapport du sang au poids du corps.	Quantité de sang par kil. du corps.	Observations.
1	Veau flamand, 30 j....	Vaiss. du cou.	142,000	6,500	1 : 21,54	45,77	Les sujets de ce tableau (sauf exception) sont des animaux de concours de boucherie (Poissy, etc.)
2	Veau flamand, 35 j....	Id.	150,000	5,500	1 : 27,27	34,06	
3	Veau cotentin, 3 mois.	Id.	190,000	8,000	1 : 20,00	43,15	
4	Vache, maigre.........	Carotide.	303,000	12,700	1 : 23,78	41,9	
5	Vache maigre, 8 ans..	Carotide.	361,000	16,800	1 : 21,18	46,53	
6	Bœuf durham, 2 ans....	Int. de la jugul.	550,000	14,000	1 : 39,45	24,44	
7	Bœuf breton, 4 ans....	Id.	630,000	15,000	1 : 42,00	23,80	
8	Bœuf limousin, 5 ans..	Id.	815,000	28,000	1 : 29,10	34,35	
9	Bœuf cotentin, 5 ans..	Id.	1030,000	34,000	1 : 30,29	33,00	
10	Bœuf durh.-norm, 2 ans.	Id.	1140,000	36,000	1 : 30,83	33,4.	
	Moyennes..........		528,100	17,630	1 : 29,92	33,42	

N° d'ordre.	SEXE, RACE, ÉTAT DES ANIMAUX.	Poids du corps.	Poids du sang.	Rapport du sang au corps.	Quantité de sang par kil. du corps.	Vaisseaux ouverts.
		kgr.	gr.		gr.	
1	Poulain de 10 jours	30,000	980	1:20,40	49,00	Carotide.
2	Ane maigre	104,000	4,404	1:23,14	43,21	Id.
3	Anesse assez grasse, 16 ans	140,000	7,115	1:19,06	50,75	
4	Cheval hongre maigre, 14 ans	200,000	11,500	1:17,39	57,50	
5	Cheval de trait maigre, 12 ans	211,000	12,760	1:16,53	60,47	
6	Cheval hongre	270,000	13,240	1:16,65	60,04	
7	Cheval hongre	228,000	9,616	1:23,50	42,54	
8	Cheval hongre, 18 ans	248,000	13,565	1:18,26	54,73	
9	Cheval hongre, 15 ans	275,000	14,125	1:19,46	51,36	
10	Cheval hongre	284,000	18,035	1:15,74	63,50	
11	Cheval entier	290,000	20,925	1:13,83	72,25	
12	Jument maigre, 12 ans	292,000	16,060	1:18,25	54,79	
13	Cheval entier, 16 ans	298,000	15,395	1:19,25	51,06	
14	Cheval de trait, maigre, 16 ans	303,000	15,672	1:19,33	51,72	
15	Jument, 13 ans	306,000	15,869	1:19,60	51,60	
16	Cheval entier	308,000	18,839	1:16,35	61,16	
17	Cheval hongre	314,000	13,115	1:23,94	41,76	
18	Jument, 9 ans	316,000	15,590	1:20,27	49,33	
19	Cheval, 12 ans	320,000	17,241	1:18,56	53,87	
20	Jument, 16 ans	321,000	15,320	1:20,95	47,72	
21	Cheval entier, 14 ans	321,000	16,415	1:19,55	51,13	
22	Cheval hongre, 16 ans	325,000	16,835	1:19,31	51,76	
23	Cheval, après 30 jours d'abstinence	325,000	27,000	1:12,03	83,07	
24	Jument, 13 ans	332,000	21,710	1:15,29	65,39	
25	Cheval entier, 14 ans	333,200	16,725	1:19,85	50,37	
26	Cheval hongre, 15 ans	333,000	16,090	1:20,69	48,31	
27	Jument	336,000	18,580	1:18,08	55,29	
28	Cheval entier, maigre, 16 ans	337,000	17,500	1:19,25	51,92	
29	Jument	337,000	18,435	1:18,26	54,70	
30	Cheval entier, 14 ans	337,000	17,816	1:18,92	52,86	
31	Cheval hongre	340,000	23,925	1:14,21	70,36	
32	Jument, 13 ans	344,000	19,460	1:17,79	56,19	
33	Jument maigre, 14 ans	344,000	21,560	1:16,00	62,79	
34	Cheval entier	343,000	18,500	1:18,86	53,00	
35	Cheval entier	355,000	17,570	1:20,29	49,49	
36	Cheval entier	362,000	18,200	1:19,88	50,27	
37	Cheval, 16 ans	363,000	20,983	1:17,39	57,89	
38	Cheval hongre, 14 ans	363,000	16,320	1:22,24	44,95	
39	Jument, 13 ans	367,000	19,860	1:18,42	54,11	
40	Cheval hongre	368,000	17,705	1:20,79	48,25	
41	Jument, 12 ans	370,000	16,607	1:22,88	44,88	
42	Cheval entier, 15 ans	371,000	19,862	1:18,67	53,53	
43	Cheval bien musclé, en digestion	373,000	20,500	1:16,49	54,95	Fémorale.
44	Cheval entier, 13 ans	375,000	16,565	1:22,79	44,17	
45	Cheval entier	380,000	20,505	1:16,53	53,96	
46	Cheval entier	384,000	22,157	1:17,33	57,70	
47	Cheval hongre	380,000	20,060	1:19,39	51,56	
48	Cheval, 12 ans	389,000	22,882	1:17,00	58,06	
49	Jument	390,000	21,040	1:18,53	53,95	
50	Jument	397,000	18,650	1:21,28	46,97	
51	Jument, 13 ans	400,000	16,810	1:24,07	40,58	
52	Jument en bon état, 13 ans	400,000	19,880	1:20,16	40,59	
53	Cheval entier, 12 ans	403,000	17,780	1:22,60	44,11	
54	Jument, embonpoint moyen, 5 ans	406,000	22,000	1:18,45	54,18	
55	Cheval de trait, mal de pied	406,000	22,000	1:18,45	54,18	
56	Cheval de 16 ans	408,000	22,977	1:17,75	56,31	
57	Cheval de 16 ans	404,000	23,395	1:17,44	57,90	
58	Cheval entier, embonpoint moyen, 11 ans	440,000	14,500	1:28,27	35,38	
59	Jument de 16 ans	413,000	16,305	1:25,48	39,23	
60	Cheval, demi-sang, en bon état, 4 ans	415,000	27,408	1:15,14	66,09	Fémorale.
61	Cheval de 14 ans	422,000	17,985	1:23,45	42,61	
62	Cheval de trait, musclé, de vigueur moy., en dig.	425,000	26,500	1:15,41	66,02	au poitrail. Id.
63	Cheval anglais, morveux	442,000	36,000	1:13,27	81,44	
64	Cheval entier, embonpoint moyen, 10 ans	445,000	25,500	1:17,45	57,30	
65	Cheval de trait, bon état, à jeun, 12 ans	418,000	33,300	1:13,45	74,33	Carotide.
66	Cheval entier, embonpoint ordinaire	454,000	30,300	1:15,04	66,44	
67	Cheval entier, musclé, de vigueur moy. en digest.	457,000	28,600	1:15,97	62,59	au poitrail.
68	Cheval de trait, assez musclé, castré 8 j. avant	457,000	26,500	1:17,34	57,98	Id
69	Cheval maigre, 7 ans	470,000	28,375	1:16,56	60,37	
70	Cheval de trait, bien musclé, vigoureux	470,000	32,000	1:14,68	68,08	au poitrail.
71	Cheval entier, 18 ans	493,000	33,818	1:14,57	68,59	
72	Cheval de trait, en bon état, mal de pied	501,000	26,500	1:18,90	52,89	Carotide.
73	Cheval, embonpoint ordinaire	518,000	31,000	1:16,70	59,84	
74	Cheval entier, très-musclé, gras	530,000	25,600	1:20,70	48,30	Fémorale.
75	Cheval entier, musclé, gras, mal de reins, 10 ans	530,000	25,600	1:20,70	48,30	
76	Cheval de trait léger, très-vigoureux, 12 ans	530,000	30,475	1:17,07	56,57	Carotide.
77	Cheval très-musclé, boiteux, en digestion	564,000	42,370	1:13,31	75,12	
	Moyennes	361,000	20,000	1:18,41	54,35	

3. — Petits ruminants.

N° d'ordre.	SEXE, RACE, AGE, ÉTAT DES ANIMAUX.	Poids du corps.	Poids du sang.	Rapport du sang au corps	Quantité de sang pour 1 k. du corps.	Vaisseaux ouverts.
		gr.	gr.		gr.	
1	Chevreau femelle, 5 jours...	1,855	80	::1.23,18	43,12	Vaiss. du cou.
2	Chevreau mâle, 1 jour......	2,473	133	::1:18,59	53,78	Id.
3	Bélier, 1 an 1/2, v. d'être op.	18,000	420	::1:44,44	23,33	Id.
4	Brebis de 5 ans, grasse. ...					
5	Mouton maigre, à jeun. ...	25,500	1141	::1:22,35	44,74	Id.
6	Bélier, 15 à 16 m. v. d'être op.	19,260	860	::1:22,39	44,65	Id.
7	Bélier adulte maigre, ayant été opéré........	28,700	920	::1:31,19	32,05	Id
8	Brebis de 7 mois, en bon état.	32,000	1268	::1:25,23	39,93	Id.
9	Brebis grasse, de 3 ans	33,000	1780	::1:21,34	46,84	Id.
10	Brebis de 2 ans, grasse, à laine soyeuse.........	39,000	1381	::1:28,95	35,41	Id.
11	Brebis grasse, 5 ans.	41,000	1739	::1:23,57	42,41	Id.
12	Brebis de 22 mois........	45,000	1612	::1:27,91	35,82	Id.
13	Brebis anglo-mérinos, soyeuse, grasse, 6 ans.	47,000	2590	::1:18,14	55,10	Id.
14	Bélier anglo-mérinos, 4 ans.	48,000	1917	::1:25,03	39,75	Id.
15	Brebis assez grasse, 3 ans 1/2.	49,000	2065	::1:23,72	42,14	Id
16	Brebis assez grasse, 3 ans...	49,000	2170	::1:22,58	44,48	Id
17	Brebis assez grasse, adulte...	50,500	1724	::1:29,29	34,13	Id
18	Brebis soyeuse, pl. de 50 j, 7 a.	51,000	2042	::1:24,97	40,03	Id
19	Mouton anglo-mérinos, 5 ans.	52,000	2360	::1:22,03	45,38	Id.
20	Mouton.	53,000	1992	::1:26,55	37,58	Id.
21	Mouton assez gras, 6 ans ...	53,000	1890	::1:28,04	35,66	Id
22	Bélier anglo-mérinos adulte, embonpoint moyen......	53,000	2790	::1:18,99	52,64	Id
23	Bélier anglo-mérinos adulte..	54,000	2170	::1:24,88	40,18	Id.
24	Brebis soyeuse, 2 ans, 9 mois, assez grasse...........	54,000	1955	::1:27,62	36,20	Id
25	Brebis soyeuse, 6 ans, 9 mois, assez grasse...........	55,000	2588	::1:21,25	47,05	Id.
26	Bélier adulte ay. servi aux op	55,000	1570	::1:35,03	28,54	Id.
27	Brebis soyeuse, 6 ans 1/2, assez grasse..........	55,000	2252	::1:24,42	40,94	Id.
28	Brebis mérinos crais., pleine de 50 jours, 7 ans 1/2...	55,500	2310	::1:24,02	41,62	Id
29	Brebis assez grasse, 8 ans...	56,000	2465	::1:22,71	44,01	Id.
30	Brebis en bon état, pleine de 50 jours, 7 ans......	56,000	2460	::1:22,76	43,92	Id.
31	Brebis anglo-mérinos, bon état, pleine de 47 jours, 8 ans..	56,000	2365	::1:22,67	42,23	Id.
32	Brebis en bon état, pl. de 50 j.	56,700	2580	::1:21,97	45,50	Id.
33	Brebis assez grasse, 6 ans ...	57,000	2223	::1:25,64	39,00	Id.
34	Brebis en bon état, pl. de 2 m.	58,700	2720	::1:21,58	46,33	Id.
35	Brebis angl.-mér., grasse, 4 a.	59,200	2420	::1:24,46	40,88	Id.
36	Brebis grasse, 5 ans 1/2....	60,000	2337	::1:25,67	38,95	Id.
37	Brebis grasse, 5 ans........	61,000	3036	::1:20,08	49,77	Id.
38	Brebis en bon état, 5 ans, pleine de 5 mois	61,000	2320	::1:26,28	38,03	Id.
39	Brebis anglo-mérinos, 10 ans, très-grasse.............	62,000	3400	::1:18,23	54,83	Id.
40	Brebis mérinos soyeuse, pleine de 2 mois, 7 ans 1/2...	63,000	2985	::1:21,10	47,38	Id.
41	Brebis en bon état, pleine de 5 mois, 8 ans...	64,000	2910	::1:21,99	45,47	Id.
42	Brebis adulte, pleine de 50 j.	65,500	2350	::1:27,87	35,87	Id
	Moyennes.......	47,826	2007	::1:24,50	41,70	

4. — Chiens.

N° d'ordre.	SEXE, RACE, ÂGE, ÉTAT DES ANIMAUX	Poids du corps.	Poids du sang.	Rapport du sang au corps.	Quantité de sang par kil. du corps.	Vaisseaux ouverts.
		gr.	gr.		gr.	
1	Jeune chien	0,755	[illegible]	1 : 15,44	60,81	Vaiss. du cou.
2	Chien de 1 mois	1,570	100	1 : 14,70	67,69	Id.
3	Chien de 1 mois	1,825	115	1 : 15,82	63,01	Id.
4	Chien de 6 à 7 mois, en digestion	1,930	110	1 : 17,36	57,59	Id.
5	Chien King-Charles, jeune, maigre, en dig.	2,148	70	1 : 30,62	32,86	Fémorale.
6	Chien de 5 mois, en digestion	3,850	205	1 : 18,24	54,94	Id.
7	Jeune chien, bichon, à jeun depuis 24 h.	4,500	235	1 : 18,29	54,65	Id.
8	Chien de 3 à 6 mois	5,565	190	1 : 25,02	44,62	2 art. fémorales.
9	Chien King-Charles, très gras, en digest.	5,600	230	1 : 24	43,48	Id.
10	Chien vigoureux, maigre, en digestion	5,020	220	1 : 21	47,61	Art. et vein. fémor.
11	Chien de 3 mois, en digestion	4,725	275	1 : 17,18	58,31	Vaiss. du cou.
12	Chienne de 5 mois, à jeun	4,757	317	1 : 15	66,6[illegible]	Jugul. et carot.
13	Chien très maigre, ayant servi à expér.	4,340	330	1 : 14,52	68,82	Carotide.
14	Chien	5,000	250	1 : 20	50	Vaiss. du cou.
15	Chien anglais, gras, en digestion	6,182	362	1 : 15,89	59,19	Art. fémorales.
16	Chien de rue, adulte, en digestion	5,150	360	1 : 14,71	58,25	Id.
17	Chien de rue adulte, petite taille	5,165	285	1 : 18,12	46,17	V. entrée du thorax.
18	Chien terre-neuve, jeune, très gras	5,440	305	1 : 17,77	56,27	Fémorale.
19	Chienne adulte, maigre en digestion	[illegible]	302	1 : 18,65	53,5[illegible]	Id.
20	Chien jeune, maigre, en digestion	5,677	377	1 : 15,77	60,5[illegible]	Vaiss. du cou.
21	Chien de roi, en bon état, en digestion	6,064	375	1 : 16,14	61,9[illegible]	V. entrée du thorax.
22	Petit chien	6,200	[illegible]	1 : 17,71	56,5[illegible]	
23	Chienne-pac, très maigre, bon état	6,520	420	1 : 15,52	64,51	Fémorale.
24	Chien de rue, jeune	7,050	250	1 : 28,20	35,4[illegible]	Id.
25	Jeune chien, en digestion	7,150	330	1 : 20,12	38,35	Id.
26	Chien en bon état, à jeun	[illegible]	662	1 : 12,09	82,80	Jugul. et carot.
27	Chien épagneul, 1 an, vigoureux, en digest.	[illegible]	350	1 : 19,36	41,51	Art. Fémorales.
28	Chien de rue, vigoureux, à jeun	[illegible]	307	1 : 15,69	63,23	Id.
29	Chien épagneul, 2 ans, en digestion	[illegible]	512	1 : 15,40	64,71	Vaiss. du cou.
30	Chienne très grasse, 2 à 4 ans, en digest.	[illegible]	350	1 : 23,15	43,21	Fémorale.
31	Chien barbet, en digestion	8,200	515	1 : 15,14	64,24	Vaiss. du cou.
32	Chien de rue, à jeun	8,365	505	1 : 16,60	60,23	Jugul. et carot.
33	Chien épagneul, très vif, en digestion	8,500	440	1 : 19	52,63	2 jugul. et 2 car.
34	Chien adulte, maigre, en digestion	8,714	360	1 : 24,29	41,31	Vaiss. du cou.
35	Chien-loup, en bon état	8,803	463	1 : 19,15	52,2[illegible]	Id.
36	Jeune chien, terre-neuve	9,000	450	1 : 18,20	54,73	
37	Chienne de petite taille, grasse	9,325	507	1 : 18,77	53,22	Id.
38	Chien adulte, gras, en digestion	9,327	507	1 : 16,78	54,31	Id.
39	Chien de 1 an environ	9,570	[illegible]	1 : 16,[illegible]	59,56	Carot. et jugul.
40	Chien de rue	10,100	515	1 : 18,08	55,28	Vaiss. du cou.
41	Chien loup-loup, très maig., en dig	10,640	640	1 : 16,62	60,15	2 fémorales.
42	Terrier adulte, mâle, en bon état	10,820	520	1 : 20,80	48,0[illegible]	Vaiss. du cou.
43	Chien de 5 mois	11,400	617	1 : 18,89	53,5[illegible]	Id.
44	Chien caniche, maigre en digestion	11,500	607	1 : 18,9[illegible]	52,79	Fémorale.
45	Chien loup-loup, malade, à jeun dep. 8 j	11,700	620	1 : 18,87	52,99	2 fémorales.
46	Chien en bon état, en digestion	11,800	700	1 : 16,85	59,32	Entrée de poitrine.
47	Chienne maigre, 2 ans, en digestion	12,430	840	1 : 14,97	66,77	Fémorale.
48	Chien de 5 mois	12,700	612	1 : 20,75	48,18	
49	Chien matin, maigre, adulte	13,325	825	1 : 16,15	61,91	Fémorale.
50	Chien de chasse	14,410	849	1 : 15,89	58,89	Vaiss. du cou.
51	Chien maigre, à fistule gastrique, en dig	14,705	1,005	1 : 13,93	72,73	V. entrée du thorax.
52	Chien de chasse, 2 ans, bon état	15,800	1,030	1 : 15,35	65,31	Vaiss. du cou.
53	Chien de chasse, en bon état	16,000	1,050	1 : 15,23	65,62	Fémorale.
54	Chien terrier, vigoureux, en digestion	16,034	1,034	1 : 15,50	64,48	Vaiss. du cou.
55	Chien d'arrêt, adulte, maigre	16,350	1,020	1 : 16,01	62,38	Vaiss. du thorax.
56	Chien de berger, à jeun	16,430	1,020	1 : 16,19	60,96	2 jugul. et carot.
57	Chien de berger, adulte, très vigoureux	16,950	1,030	1 : 14,95	66,7[illegible]	Id.
58	Chien adulte, en bon état	17,000	796	1 : 21,33	46,83	Id.
59	Chien de 10 mois, en digestion	17,000	1,180	1 : 14,40	69,41	Fémorale.
60	Chien matin	17,250	905	1 : 19,05	52,45	Id.
61	Chien de berger, vieux, bon état, en dig.	17,550	1,009	1 : 17,55	56,98	Id.
62	Chien de chasse, bon état	17,500	1,010	1 : 16,70	59,65	Id.
63	Chien de basse-cour, 1 à 2 ans, ay. souff.	17,650	872	1 : 20,47	48,83	Id.
64	Jeune chien, en bon état	17,900	1,120	1 : 15,98	62,50	Carotide.
65	Chien de chasse, muscle, non gras, en dig.	18,000	1,400	1 : 12,83	77,77	Carot. et jugul.
66	Chienne adulte, en digestion	18,365	1,365	1 : 13,45	74,32	V. cou et v. thorax.
67	Chien ayant souffert	18,500	740	1 : 25	40	Vaiss. du cou.
68	Chien de garde, crâne ouv. dep. plus. sem.	18,500	1,100	1 : 16,81	59,45	Carot. et jugul.
69	Chien épagneul, 8 j. d'abstinence	18,550	770	1 : 24,09	41,50	Carotide.

Nos d'ordre.	SEXE, RACE, AGE, ÉTAT DES ANIMAUX	Poids du corps.	Poids du sang.	Rapport du sang au corps.	Quantité de sang par kil. du corps.	Vaisseaux ouverts.
		gr.	gr.		gr.	
70	Chien braque, vieux, assez maigre.	19,000	1,500	1 : 12,65	78,94	Carot. et jugul.
71	Jeune chien de chasse, à jeun.	19,000	1,350	1 : 14,07	71,05	Car. jug. et cœur.
72	Chien bordelais, tigré, musclé, adulte.	20,600	1,170	1 : 17,09	58,59	Carot. et jugul.
73	Chien épagneul, adulte, gras.	20,500	600	1 : 34,16	29,26	Fémorale.
74	Chien de montagne, en bon état.	20,500	1,533	1 : 13,37	74,77	Carotide.
75	Chien mâtin.	20,850	818	1 : 25,74	38,65	
76	Chien griffon, maigre.	20,860	1,460	1 : 14,23	69,98	Fémorale.
77	Chien épagneul, 6 ans, maigre, en digest.	21,320	1,320	1 : 16,15	61,91	2 fémorales.
78	Chien épagneul, très maigre, en digestion	21,500	1,310	1 : 13,62	64,01	Fémorale.
79	Chien de chasse, très gras.	21,885	832	1 : 25,09	39,84	Vaiss. du thorax.
80	Chienne épagneule, grasse, allait. 7 petits.	22,000	1,235	1 : 17,81	56,13	Vaiss. du cou.
81	Chien épagneul, assez gras.	22,100	1,470	1 : 15,03	66,51	Art. Fémorales.
82	Chien épagneul, en digestion.	24,200	1,442	1 : 16,13	61,68	Vaiss. du cou.
83	Chien maigre, à jeun.	22,500	1,295	1 : 17,00	57,11	Id.
84	Chien de chasse, gras, à jeun.	22,650	1,150	1 : 19,69	50,77	Fémorale.
85	Chienne de garde, mal du vagin.	23,825	1,825	1 : 13,05	76,60	Id.
86	Chien épagneul, bien musclé, en digest.	24,300	1,300	1 : 18,59	53,49	Crurale.
87	Chienne.	26,000	1,649	1 : 16,31	64,31	Carotide.
88	Chien de garde, en bon état, à jeun.	27,219	1,916	1 : 14,24	70,19	Vaiss. du cou.
89	Chien de chasse, très musclé.	29,300	1,700	1 : 17,23	58,02	Carot. et jugul.
90	Chien dogue, très vieux, en digestion.	29,765	1,730	1 : 17,20	58,15	Vaiss. du thorax.
91	Chien adulte, maigre, en digestion.	30,337	1,617	1 : 18,33	53,96	Id.
92	Chienne en bon état, à fist. ou eau. thorac.	42,020	3,370	1 : 13,51	74,32	Id.
93	Terre-neuve, vieux, bonne santé, en dig.	32,537	2,137	1 : 13,28	65,61	Carotides.
94	Chienne adulte, vig., maigre, en digest.	34,750	2,240	1 : 15,50	64,48	Vaiss. du thorax.
95	Chien adulte, vigoureux, en digestion.	35,000	1,900	1 : 18,42	54,28	Id.
96	Chienne terre-neuve, très grasse, stérile.	35,000	1,400	1 : 25	40,00	Carot. et jugul.
97	Chien de 4 ans, bon état, en digestion.	35,200	1,750	1 : 20,17	49,57	Vaiss. du thorax.
98	Chien mâtin-dogue, en digestion.	35,700	2,410	1 : 14,81	67,50	Id.
99	Chien de terre-neuve, gras.	35,900	1,700	1 : 21,11	47,35	Id.
100	Chien de basse-cour, très vieux, à jeun.	36,000	1,813	1 : 19,85	50,36	Id.
101	Chienne grasse, en digest., tube à la carot.	36,700	2,500	1 : 14,68	68,11	Carotide.
102	Chienne terre-neuve, grasse, fist. eau. thor.	39,160	1,660	1 : 23,59	42,39	Id.
103	Chienne.	40,000	1,420	1 : 28,16	35,50	Id.
	Moyennes.			18,12	56,86	

5. — Porcs.

Nos d'ordre.	SEXE, RACE, AGE, ÉTAT DES ANIMAUX	Poids du corps.	Poids du sang.	Rapport du sang au corps.	Quantité de sang par kil. du corps.	Vaisseaux ouverts.
1	Porc jeune, en bon état, opéré.	12,600	470	1 : 26,80	37,30	Vaiss. du cou
2	Porc de 4 à 5 mois, opéré la veille.	21,052	535	1 : 39,31	25,43	Entr. du thorax
3	Truie jeune.	27,000	698	1 : 37,64	26,58	Id.
4	Porc trichiné.	24,000	1,226	1 : 19,57	50,83	Id.
5	Porc jeune, tué après les opérations.	29,177	717	1 : 37,50	26,63	Vaiss. du cou.
6	Verrat, tué après les opérations.	30,500	608	1 : 56,92	21,31	Entr. du thorax
7	Porc jeune.	31,440	1,250	1 : 25,35	39,44	Id.
8	Porc jeune, en bon état, tué ap. les opérat.	33,620	1,220	1 : 27,55	36,28	Id.
9	Porc jeune, opéré.	33,900	1,550	1 : 22,15	45,13	Id.
10	Truie jeune, opérée.	34,200	1,440	1 : 23,75	42,10	Id.
11	Truie de 3 à 4 mois, demi-grasse, opérée.	35,420	1,450	1 : 24,59	40,05	Id.
12	Porc.	39,500	1,680	1 : 23,51	42,53	
13	Porc femelle, jeune, tué ap exp. sur cerveau	44,200	1,670	1 : 26,15	37,78	Entr. du thorax
14	Porc femelle.	44,500	1,525	1 : 29,07	34,38	
15	Porc en bon état.	46,000	1,855	1 : 25,60	40,53	
16	Porc trichiné.	39,596	1,689	1 : 23,61	42,36	
17	Verrat en chair, maigre, opéré.	57,500	2,125	1 : 27,08	36,95	Entr. du thorax
18	Porc trichiné en digestion.	91,000	1,700	1 : 53,07	53,34	Id.
	Moyennes.	36,599	1,399	1 : 28,35	37,20	

6. — Chats.

Nos d'ordre.	SEXE, RACE, AGE, ÉTAT DES ANIMAUX	Poids du corps.	Poids du sang.	Rapport du sang au corps.	Quantité de sang par kil. du corps.	Vaisseaux ouverts.
1	Jeune chat de 1 m. ap. 6 j. d'abstinence	260	11	1 : 32,72	30,55	Vaiss. du thorax.
2	Chat de 2 mois.	463	30	1 : 15,43	64,79	V. du cou et d. thor.
3	Jeune chat, bon état, à jeun depuis 24 h.	1,370	38	1 : 36,05	27,73	Entr. du thorax.
4	Chat en digestion.	1,370	38	1 : 36,20	27,73	Vaiss. du thorax.
5	Jeune chat, ap. 12 j. d'abstinence.	1,395	30	1 : 46,50	21,50	Id.

N^os d'ordre.	SEXE, RACE, ÂGE, ÉTAT DES ANIMAUX	Poids du corps.	Poids du sang.	Rapport du sang au corps.	Quantité de sang par kil. du corps	Vaisseaux ouverts.
		Kg.	gr.		gr.	

6. — Chats (Suite).

N^os d'ordre.	SEXE, RACE, ÂGE, ÉTAT DES ANIMAUX	Poids du corps.	Poids du sang.	Rapport du sang au corps.	Quantité de sang par kil. du corps	Vaisseaux ouverts.
6	Chat de taille moy., ap. 3½ j. d'abstinence	1,449	32	1:44,95	22,90	Id.
7	Jeune chat, en digestion	1,840	55	1:27,45	36,42	
8	Chat très maigre, ap. 11 j. d'abstinence	1,524	25	1:60,33	21,00	Vaiss. du cou.
9	Chatte de 3 mois, en digestion	1,584	54	1:29,33	31,93	
10	Chatte jeune, maig.	1,890	70	1:27,00	37,0[illegible]	
11	Chat en digestion	2,464	84	1:26,[illegible]	33,[illegible]8	Art. fémorales.
12	Chat adulte, ap. 72 jours d'abstinence	2,476	63	1:39,47	29,57	Vaiss. du cou.
13	Chat	2,483	59	1:43,70	22,82	V. entrée du thorax.
14	Chat jeune, gras	2,300	[illegible]	1:44,14	29,60	Art. crurale.
15	Chat adulte en digestion	2,378	85	1:27,88	35,80	
16	Chat en digestion	2,472	84	1:30,1[illegible]	33,17	Art. fémorales.
17	Chatte tigrée	2,5[illegible]5	60	1:42,91	23,[illegible]0	V. entrée du thorax.
18	Chat sous l'eau 3 min., tué 1 h. ½ ap.	2,809	112	1:54,31	13,0[illegible]	V. entrée du thorax.
19	Chat adulte, à jeun depuis 5 h.	2,745	[illegible]	1:29,90	20,03	Id.
20	Chatte adulte	2,929	48	1:61,00	16,39	Id.
21	Chat après 1[illegible] j. d'abstinence	2,912	100	1:29,42	33,99	
22	Chat en bon état	3,080	139	1:23,69	42,20	
23	Chat adulte très vigoureux, gras, en dig.	1,435	98 *	1:36,28	28,54	
24	Chat vigoureux, gras, à jeun	1,290	95	1:39,88	25,06	
25	Chat très gras	4,550	153	1:29,61	33,75	Vaiss. du cou.
26	Chat très gras ap. 29 j. d'abstinence	4,153	91	1:45,93	21,31	Vaiss. du thorax.
27	Chat adulte, assez gras, en digestion	4,831	191	1:25,27	39,55	
	Moyennes	2,29[illegible]	15,[illegible]0	1:34,91	31,[illegible][illegible]	

7. — Oiseaux.

N^os d'ordre.	SEXE, RACE, ÂGE, ÉTAT DES ANIMAUX	Poids du corps.	Poids du sang.	Rapport du sang au corps.	Quantité de sang par kil. du corps	Vaisseaux ouverts.
1	Poulet	383	16	1:23,42	41,70	Vaiss. du cou.
2	Poulet en digestion	500	23	1:21,13	46	Id.
3	Poulet	700	37	1:18,90	52,8[illegible]	Id.
4	Poulet à jeun	500	24	1:22,[illegible]	43,90	Id.
5	Poulet	815	33	1:24,9[illegible]	40,39	Id.
6	Poulet	850	39	1:21,30	43,82	Id.
7	Poulet, expérience sur digestion	935	[illegible]	1:23,[illegible]	43,0[illegible]	
8	Jeune coq	1,051	[illegible]	1:21,42	[illegible]	Id.
9	Poulet	1,130	20	1:56	17,8[illegible]	
10	Poule, un œuf environ, bon état	1,540	45	1:34,4[illegible]	29,0[illegible]	Carot. et jugul.
11	Poule adulte	1,540	41	1:35,62	26,[illegible]0	Vaiss. du cou.
12	Poule	1,407	[illegible]	1:28,49	35,11	
13	Poule	1,530	43	1:17,88	55,27	
14	Poule	1,950	70	1:28	35,[illegible]6	Id.
15	Jeune dinde	1,930	110	1:25,9[illegible]	3[illegible],[illegible]	Carot. et jugul.
16	Oie grasse	3,5[illegible]	119	1:42,[illegible]	30,8[illegible]	Vaiss. du cou.
17	Dindon	4,000	110	1:76,83	27,4[illegible]	
	Moyennes			28,9[illegible]	25,9[illegible]	

8. — Rats.

N^os d'ordre.	SEXE, RACE, ÂGE, ÉTAT DES ANIMAUX	Poids du corps.	Poids du sang.	Rapport du sang au corps.	Quantité de sang par kil. du corps	Vaisseaux ouverts.
1	Rat très faible, malade	82	3,40	1:35,63	28	Vaiss. du cou.
2	Rat panaché, en digestion	115	[illegible]	1:28,70	34,[illegible][illegible]	Id.
3	Rat femelle, panaché, malade	130	6,50	1:18,46	54,46	Id.
4	Rat panaché	122	3,90	1:32,30	31,20	Id.
5	Rat panaché, femelle, adulte, bon état	140	5,50	1:25,45	39,28	Id.
6	Rat panaché, en digestion	141	[illegible]	1:35,25	28,5[illegible]	Id.
7	Rat mâle, panaché, adulte	130	4	1:30	33,55	Id.
8	Rat panaché, en digestion	164	6	1:26,83	37,26	Id.
9	Rat adulte, gras, en digestion	162	6	1:27	37,03	Vaiss. de la cuisse.
10	Rat panaché, adulte	177	7,80	1:22,60	44,68	Vaiss. du cou.
11	Rat adulte, gras, en digestion	178	6,50	1:27,38	36,52	Vaiss. de la cuisse.
12	Rat mâle, adulte, très bon état	225	9,40	1:27,10	34,84	Vaiss. du cou.
13	Rat panaché, bon état, vigoureux	290	8,10	1:26,32	37,90	Id.
14	Rat à jeun, mâle, vigoureux, adulte	240	[illegible]	1:46	21,[illegible][illegible]	Id.
15	Rat adulte, gras, en digestion	255	8	1:29,57	34,04	Vaiss. de la cuisse.
	Moyennes			29,2[illegible]	35,01	

9. — Lapins.

No d'ordre.	SEXE, RACE, AGE, ÉTAT DES ANIMAUX	Poids du corps.	Poids du sang.	Rapport du sang au corps.	Quantité de sang par kil. du corps.	Vaisseaux ouverts.
		gr.	gr.		gr.	
1	Lapin de 2 mois	1,045	46	1:23,22	43,06	Vaiss. du cou.
2	Lapin de 2 mois	1,073	35	1:30,76	32,51	Id.
3	Lapin	1,450	60	1:24,16	41,41	Id.
4	Lapin jeune, en digestion	1,478	45	1:32,66	30,61	Id.
5	Lapin à cerveau découvert	1,470	57	1:25,78	38,77	Id.
6	Lapin de 1 mois	1,473	33	1:44,78	22,32	Id.
7	Lapin de 3 mois	1,803	60	1:30,05	33,24	Id.
8	Lapin vigoureux, en digestion	2,110	67	1:31,49	31,75	Id.
9	Lapin, expérience sur la digestion	2,110	90	1:25,16	38,11	Id.
10	Lapin à jeun	2,130	55	1:26,29	29,23	
11	Lapin tué 12 h. ap. inocul. charbonneuse	2,198	54	1:26,07	28,33	
12	Lapin jeune, très vigoureux, en digestion	3,254	70	1:33,14	31,11	Id.
13	Lapin jeune, en digestion	2,360	75	1:30,17	34,18	Id.
14	Lapin presque adulte	2,270	96	1:25,33	39,33	Id.
15	Lapine vieille, stérile, en digestion	4,370	70	1:35,55	26,55	Id.
16	Lapin jeune, tué 6 heures après repas	2,450	66	1:40,83	24,70	Id.
17	Lapin jeune	2,420	92	1:26,30	34,64	Id.
18	Lapin jeune, en digestion	2,570	80	1:33,12	31,12	Id.
19	Lapin jeune, en digestion	2,600	78	1:32,10	30,76	
20	Lapin de 8 mois	2,630	85	1:30,94	32,32	Id.
21	Lapin tué ap. 24 h. d'abstinence	2,670	75	1:35,60	28,08	Id.
22	Lapine	2,780	103	1:27,30	36,35	Id.
23	Lapin, en digestion	2,520	93	1:29,48	33,91	Id.
24	Lapin adulte, gale des oreilles	2,920	117	1:24,95	40,08	
25	Lapin en digestion	2,928	139	1:22,16	44,52	
26	Lapin tué 13 h. 1/2 ap. inoc. charbonneuse	3,000	106	1:28,57	35	
27	Lapin adulte, en digestion	3,030	110	1:27,54	34,64	Carotides.
28	Lapin à jeun depuis 20 h.	3,030	100	1:30,30	31,75	Vaiss. du cou.
29	Lapin en digestion	3,070	123	1:24,25	40,06	Id.
30	Lapine, fauve, adulte	3,515	113	1:29,34	32,98	Carot. et jugul.
31	Lapin adulte, asphyx. sous mach. pneum.	3,500	65	1:54,51	18,60	Vaiss. du cou.
32	Lapine vieille, stérile, en digestion	3,570	144	1:25,92	38,87	
33	Lapin bien musclé, en digestion	3,350	110	1:33,50	29,52	Id.
34	Lapin bien musclé, en digestion	3,400	100	1:34	29,41	Fémorale.
35	Lapin expérience sur la digestion	3,420	83	1:41	25,77	
36	Lapine adulte, 1 an, en digestion	3,400	115	1:30,74	32,52	Jugul. et carot.
37	Lapine adulte, 1 an, bon état	3,557	125	1:28,50	34,04	
38	Lapin en digestion	3,600	124	1:29,24	34,24	Vaiss. du cou.
39	Lapin, expérience sur la digestion	3,700	100	1:37,00	26,09	Id.
40	Lapine adulte, très grasse, en digestion	3,800	120	1:31,66	31,91	
41	Lapine adulte, stérile, tr. grasse, en digestion	4,280	139	1:30,87	32,71	
42	Lapine	4,500	129	1:34,50	28,66	Id.
43	Lapine adulte, stérile, très grasse, en dig.	4,650	80	1:32,25	37,19	Id.
	Moyennes			31,63	31,52	

an 18e chez quelques oiseaux. Suivant que les animaux d'une même espèce sont d'une taille plus ou moins élevée, la quantité absolue de sang dont la soustraction tue, varie dans le rapport de 1 à 2, 3 etc. Ainsi cette quantité a été de 11 kilog. 1/2 pour un petit cheval du poids de 200 kilogrammes ; — de 16 à 19 kilogrammes pour des chevaux de 400 kilogrammes ; — de 26 à 33 pour d'autres de 500 kilogrammes. Un chevreau, un agneau du poids de 2 kilogrammes, meurent d'une perte de moins de 100 grammes, tandis qu'il en faut une de 2 à 3 kilogrammes pour tuer les gros moutons. Un jeune chien succombe aussi à une perte de 100 grammes, alors que de très gros chiens ne périssent qu'après une effusion de plus de 2 kilogrammes. Il importe, pour éviter de se faire des illusions à cet égard, d'évaluer toujours aussi exactement que possible le poids des animaux que l'on traite par les émissions sanguines.

La mort qui survient à la suite des déperditions portées d'un seul coup aux chiffres sus-indiqués, a lieu au bout d'un temps assez court. En une minute, la carotide ouverte peut donner écoulement au tiers de la masse du sang, la fémorale à la moitié et même plus. Tous les vaisseaux du cou, coupés en travers, sur le mouton, donnent même en une minute, quelquefois en trente secondes, les deux tiers de la quantité totale qui peut être obtenue. Il ne faut souvent pas plus, sur le cheval, de dix minutes à la carotide ouverte et de six minutes à la fémorale pour verser à l'extérieur la totalité du sang susceptible d'être extraite. Les vaisseaux du cou blessés tous ensemble, sur le mouton, peuvent la verser en une minute et demie, tout au plus en 4 à 5. A compter de l'instant où l'hémorrhagie vient à s'arrêter spontanément, l'animal ne vit plus, dans les convulsions, que cinq à dix minutes.

Il est à remarquer, comme l'a prouvé Piorry, qu'on peut pousser les émissions, d'un seul coup, sans tuer les animaux, presque aux chiffres qui représentent la proportion moyenne du sang. Ainsi un chien s'est rétabli après avoir donné en une seule saignée une quantité de sang égale au 20e du poids du corps. Mais il ne faudrait pas croire qu'un semblable résultat puisse être obtenu dans tous les cas, car tel animal qui peut supporter une perte d'un 26e, s'il a un 13e de sang, succomberait probablement s'il n'en avait qu'un 16e ou un 18e.

II. — Propriétés physiques du sang.

Couleur, odeur, saveur, densité. — Le sang est un liquide incolore ou faiblement coloré, dans un grand nombre d'espèces inférieures. Les naturalistes l'ont trouvé sans coloration sensible dans plusieurs groupes de mollusques et d'insectes, — lactescent et bleuâtre dans divers gastéropodes, — jaune orangé dans les échinodermes, le ver à soie, la chenille du saule, — verdâtre dans certains orthoptères, — brun chez la généralité des insectes coléoptères. Il est rouge déjà chez les annélides et les planorbes, et il conserve cette couleur dans tous les animaux vertébrés, avec quelques légères nuances.

Le sang des mammifères et des oiseaux est d'un rouge vif dans les cavités gauches du cœur, le système artériel aortique et les veines pulmonaires ; il est d'un rouge brun plus ou moins foncé dans les cavités droites du cœur, le système veineux général et l'artère pulmonaire. Cette couleur devient uniformément sombre pour le sang veineux et le sang artériel, lorsque la respiration cesse de s'opérer, même pendant un temps très court. Celle du sang artériel est plus vive dans les ruminants, et en particulier dans le bœuf que dans les solipèdes, le porc et les carnassiers. Elle devient plus vive dans l'anémie et d'un rouge vineux dans les cas où la proportion des globules blancs est très considérable. La graisse émulsionnée la modifie comme le ferait l'addition d'une petite quantité de lait. Cette teinte paraît quelquefois bleuâtre, irisée dans le sang un peu gras qui commence à se coaguler.

Le degré de coloration du sang a été généralement attribué aux proportions relatives d'oxygène et d'acide carbonique dont les globules sont chargés. Le premier donnerait la rutilance, le second la teinte sombre. Dans ces derniers temps on a pensé que la teinte vermeille pouvait tenir à une forte concavité des deux faces des globules et la teinte foncée à un gonflement qui rendrait ces faces convexes. La concavité produite par la contraction résulterait de l'action de l'oxygène, des sels alcalins, de l'eau sucrée ; elle rendrait les globules très aptes à réfléchir la lumière, tandis que la distension outrée par l'eau, l'acide carbonique, les acides étendus aurait pour conséquence de diffuser les rayons lumineux. Dans tous les cas, divers agents chimiques avivent la teinte du sang : le nitrate de potasse, le sulfate de magnésie, tandis que d'autres la rendent plus sombre.

Le sang a une odeur peu prononcée, qui rappelle celle de l'animal ou des produits de la transpiration, odeur bien sensible dans le sang du chien, du chat, du bouc, des bêtes bovines, soumis à l'ébullition ou mêlé à son volume d'acide sulfurique. Elle paraît due à des acides gras volatils. Sa saveur est légèrement salée, sa réaction alcaline. Il a une densité supérieure d'un vingtième à celle de l'eau, variant chez l'homme de 1 045 à 1 075. D'après Lehmann : terme moyen, elle est évaluée à 1 050. Suivant J. Davy, celle du sang du bœuf et du porc est 1 060, du mouton 1 050 à 1 058, du chien 1 050, de l'agneau 1 045 à 1 053, du veau 1 043. Elle est plus faible chez les poissons et les reptiles.

Coagulabilité. — Le sang extrait de ses vaisseaux ne conserve pas longtemps sa fluidité ; il se coagule assez rapidement et prend l'aspect d'une gelée très ferme, assez élastique. Ce changement d'état s'opère plus ou moins vite suivant les animaux et les conditions dans lesquelles il peuvent se trouver. Le sang des petits oiseaux, du pigeon, de la poule, se coagule en une ou deux minutes, celui du lapin, du mouton, du chien en quatre à cinq minutes, celui de l'homme en quatre à six minutes, du bœuf en huit minutes, du porc, du cheval en 15, 25, 30 minutes, etc. Elle s'achève cinq, dix minutes plus tard alors que toute la fibrine est constituée. Il y a à cet égard quelques variantes qui dépendent de l'état des animaux, des conditions extérieures et des quantités sur lesquelles on opère. Les observateurs ne donnent pas de chiffres concordants, parce que les uns notent la coagulation au moment où la masse du sang est prise en gelée, et les autres seulement à l'instant où cette gelée est devenue très ferme. La distinction entre les divers degrés est d'ailleurs difficile. Ainsi, en recueillant une éprouvette de sang de mouton en quinze secondes, on voit qu'une minute et demie ou deux minutes au plus après l'extraction le caillot est formé et même assez ferme, car si, à ce moment, on renverse l'éprouvette il ne s'en échappe point ni ne s'ébranle sensiblement.

La coagulation du sang a lieu très vite à la température ordinaire ; elle s'accélère sous l'influence de la chaleur jusqu'à + 40 degrés centigrades. Le contact de l'air ou de l'oxygène la favorise, c'est pourquoi elle s'accélère si le sang s'étale en nappe ou s'il coule en mince filet dans un vase très large. Néanmoins elle s'opère encore assez promptement dans le vide et dans divers gaz ou mélanges gazeux. Le sang artériel se coagule plus vite que le veineux ; aussi, chez les solipèdes, le premier donne beaucoup moins de caillot blanc que le second ou même n'en donne pas. Le sang des sujets jeunes, pléthoriques, est aussi beaucoup plus coagulable que celui des animaux âgés. Celui des animaux atteints de maladies inflammatoires met quelquefois deux ou trois fois autant de temps à se coaguler que le sang normal : aussi donne-t-il alors beaucoup de couenne dans l'homme et un caillot blanc énorme sur le cheval. Le sang des chevaux morveux se prend de même avec lenteur ; celui des animaux typhiques et charbonneux est peu coagulable et son caillot mou se résout vite en bouillie sur le cadavre.

Diverses circonstances extérieures la rendent plus difficile. Le froid la retarde. A quelques dixièmes de degré au-dessus de zéro, elle ne s'effectue pas ; le sang demeure liquide, si, en sortant des vaisseaux, il peut descendre à cette température avant le moment où peut se faire sa coagulation. L'acide carbonique la ralentit et rend le caillot mou, les acides minéraux et organiques la retardent. Les alcalis, la potasse, la soude à la dose de 1 à 2 millièmes, le carbonate de soude rendent le sang incoagulable, probablement en mettant obstacle au dédoublement de la plasmine ; divers agents toxiques semblent agir d'une manière analogue.

Quelle que soit sa rapidité ou sa lenteur, la coagulation est progressive. Le sang est d'abord visqueux, puis il se prend en gelée molle, tremblante, qui devient de plus en plus ferme. Elle a lieu avec uniformité en même temps au centre et dans tous les points de la périphérie ; mais le phénomène ne se produit pas de la même manière sur tous les animaux. Dans la plupart, comme l'homme, les ruminants, les carnivores, le caillot paraît homogène ; il est rouge dans toute son épaisseur ou il présente seulement, en haut, une légère couche jaunâtre, une couenne constituée par de la fibrine dépouillée presque entièrement de globules rouges. Le sang des solipèdes a un mode de coagulation exceptionnel. Son caillot se forme en deux parties très distinctes : l'une supérieure, jaunâtre, l'autre inférieure, d'un rouge plus ou moins foncé, représentant habituellement à peu près la moitié de la masse totale. Entre ces deux caillots, ou à la partie inférieure du jaune, il y a une couche blanche plus ou moins distincte constituée par les leucocytes.

La formation de la couenne ou la séparation des deux caillots n'est pas également facile ni également rapide dans toutes les conditions. Dans l'espèce humaine il ne se forme pas de couenne sur les individus pléthoriques. Mais dès que la quantité de globules diminue comme chez les anémiques, les femmes enceintes, les tuberculeux, il s'en produit une plus ou moins épaisse ; elle devient plus abondante dans le sang d'une deuxième ou d'une troisième saignée et présente une grande épaisseur pendant le cours des maladies inflammatoires qui diminuent la coagulabilité du sang. Sur le cheval, la séparation des deux caillots met en général de 18 à 25 minutes à s'achever. C'est à compter de la deuxième à la cinquième que les premières couches du caillot blanc se dessinent. A la cinquième ou sixième minute, l'épaisseur de la couche blanche a déjà un demi-centimètre d'épaisseur. Dans une éprouvette de 15 à 16 centimètres de hauteur, la séparation marche assez vite pour que la couche de caillot blanc augmente de 1 centimètre par minute. Sur la fin elle se ralentit de moitié. En

12 à 15 minutes elle est le plus souvent achevée. Dans quelques cas la sépation marche avec plus ou moins de lenteur. Ainsi sur un cheval morveux, après 5 minutes, le caillot blanc avait 7 centièmes de la hauteur totale de la colonne sanguine — après 8 minutes, 17 centièmes ; — 10 minutes, 24 centièmes ; — 12 minutes, 27 centièmes ; — 15 minutes, 32 centièmes ; — 18 minutes, 37 centièmes ; — 20 minutes, 40 centièmes ; — 25 minutes, 42 centièmes ; — enfin après 30 minutes, 47 centièmes. Sur d'autres animaux, quelquefois sur les chevaux poussifs, la séparation ne commence qu'au bout d'un quart d'heure, une demi-heure et plus, et demeure si incomplète qu'à peine y a-t-il un caillot blanc. Le sang artériel, du reste, en fait autant : en général, il en donne très peu, quelquefois pas.

Voici, au reste, un tableau qui indique pour 10 chevaux la marche de la séparation des deux caillots. La hauteur croissante du caillot blanc y est exprimée en millimètres, de minute en minute.

Moment où le sang est recueilli.	1er cheval poisseux.	2e cheval gras.	3e cheval poussif.	4e cheval de trait.	5e cheval de trait.	6e cheval couvert de peau.	7e cheval gras boiteux.	8e cheval usé.	9e cheval morveux.	Mule vigoureuse.
minutes.	mill.	mill.	mill.	mill.	mill.	mill.	mill.	mill.	mill.	mill.
1re...	»	1	»	»	»	»	»	»	»	»
2e...	»	2	»	»	3	»	»	»	»	»
3e...	»	7	»	»	10	»	»	5	»	5
4e...	5	16	»	»	17	5	5	10	»	10
5e...	10	25	2	5	24	8	10	23	2	20
6e...	17	35	5	10	30	10	17	31	7	26
7e...	25	45	15	17	12	30	25	40	15	33
8e...	30	60	21	27	47	40	30	45	22	41
9e...	37	65	27	30	52	50	38	50	29	51
10e...	41	75	34	47	60	55	43	55	35	60
11e...	50	83	40	45	65	60	47	58	41	68
12e...	55	90	47	50	72	75	51	61	47	70
13e...	60	95	53	55	76	78	58	63	51	71
14e...	65	100	57	69	80	80	63	63	55	72
15e...	70	100	61	62	83	80	66	64	58	73
16e...	75	103	65	65	85	82	67	65	61	74
17e...	80	105	70	65	87	83	68	66	64	74
18e...	82	...	73	67	87	83	68	67	67	75
19e...	85	...	75	...	88	84	70	68	71	75
20e...	85	...	77	...	90	84	72	69	75	76
21e...	87	...	78	...	90	84	71	69	77	76
22e...	90	...	80	...	91	84	.	70	79	78
23e...	..	...	80	...	92	85	..	72	81	77
24e...	..	...	82	...	93	85	..	73	84	..
25e...	..	...	84	...	..	86	..	75	85	..
26e...	..	...	..	..	..	87	..	78	87	..

Les proportions relatives des deux caillots, une fois la coagulation achevée, sont très variables dans le sang des solipèdes. Le tableau suivant peut en donner une idée pour les conditions les plus communes. Les observations qu'il résume ont été faites à l'aide de mon hématomètre centésimal.

Les causes de la coagulation sont loin d'être déterminées, malgré les études nombreuses dont elles ont été l'objet. Ce phénomène ne tient pas à un change-

DE LA NUTRITION.

Tableau indiquant la quantité de caillot rouge en centièmes de la masse recueillie.

N° D'ORDRE	DÉSIGNATION DES ANIMAUX	CENTIÈMES
1	Cheval de 12 ans, vigoureux, musclé	48
2	Cheval entier, très musclé	46
3	Jument très vigoureuse	53
4	Cheval entier, de trait	51
5	Cheval noir, très vigoureux	45
6	Cheval gras, petit	43
7	Cheval vieux	40
8	Jument vigoureuse, vieille	55
9	Cheval gras, musclé	44
10	Jument blanche, maigre	43
11	Cheval gras, entier	46
12	Cheval maigre	51
13	Cheval vieux, maigre	58
14	Cheval vieux	50
15	Jument grasse, très vigoureuse	53
16	Cheval entier, de gros trait	48
17	Cheval entier, de trait	50
18	Jument grise, grasse	51
19	Cheval hongre noir, gras	46
20	Cheval gris, musclé	50
21	Cheval vieux, maigre	46
22	Cheval vieux (saignée faite à — 2e contier.)	56
23	Cheval vieux, encore gras	43
24	Cheval vieux, faible	43
25	Jument de trait, vieille, usée	40
26	Cheval nerveux	48
27	Cheval à maladie de pied	41
28	Cheval à eaux aux jambes	45
29	Cheval à emphysème pulmonaire	57
30	Cheval castré la veille	45
31	Cheval affecté du charbon 5 heures avant la mort	45
32	Cheval de trait, emacié	36
33	Cheval hongre, anémique	36
34	Cheval vieux, faible	12
35	Cheval légèrement galeux	55
36	Cheval gras	47
37	Cheval nerveux, maigre	46
38	Cheval poussif	48
39	Cheval de 12 ans	44
40	Mule vigoureuse de 20 ans	46
41	Cheval de 6 ans, souffrant des extrémités	38
42	Cheval boiteux	44
43	Cheval couvert de poux	44
44	Jument débilitée	36
45	Cheval de trait de 14 ans	52
46	Cheval à gale généralisée ancienne	36

ment d'état spontané de la fibrine, car la fibrine n'existe pas dans le sang. Elle se forme dans ce liquide, d'après Denis, par suite du dédoublement de la plasmine : d'une part, en fibrine concrète qui se solidifie en filaments entrecroisés à mesure qu'elle se forme ; d'autre part, en fibrine soluble qui se maintient à l'état de dissolution dans le sérum du sang.

Le dédoublement est très rapide chez le mouton, les oiseaux, plus lent chez les solipèdes ; il commence, suivant les espèces, une demi-minute, une minute ou deux après l'extraction ; mais il ne s'achève qu'en un quart d'heure, vingt minutes et même plus encore. Si l'on vient à retirer ou à exprimer le caillot formé pendant les premières minutes, le sang en donne un second, comme nous l'avons vu déjà pour le chyle et la lymphe. Ce dédoublement est retardé par les acides organiques ou minéraux étendus ; il est empêché par l'action du sulfate de soude, par les plus faibles doses d'alcalis, un millième, par exemple.

Les causes du dédoublement de la plasmine, et partant de la coagulation, ne sont pas bien connues. Les uns les voient dans l'action d'une substance propre aux globules et associée à l'hémato-cristalline, substance appelée globuline par Denis et précipitable sous forme de matière blanche amorphe, lorsqu'un courant d'acide carbonique passe dans une solution faible de cristaux du sang ; mais cette explication tombe devant ce fait que la lymphe et le chyle, dépourvus de globules rouges, se coagulent parfaitement. Quelles que soient ses causes, toutes les fois que le dédoublement se trouve ralenti comme dans les maladies inflammatoires et dans les états du sang appelés anémie, hydrémie et quelques autres, le sang se maintient longtemps fluide, et la précipitation des globules peut se faire très complètement. Alors il se forme une couenne épaisse dans le sang de l'homme et un caillot blanc énorme chez les solipèdes, ou plutôt il y a dans les deux sangs un caillot fibrineux très abondant, car la couenne et le caillot blanc sont parties similaires qui devraient recevoir une dénomination commune.

Il n'est pas facile d'expliquer comment le dédoublement de la plasmine ou la conversion de la matière fibrinogène en fibrine ne s'effectue qu'à compter du moment où le sang est extrait des vaisseaux. On dit bien que les parois vasculaires vivantes maintiennent l'état liquide en neutralisant l'action coagulante attribuée à la globuline ; on fait bien jouer, sous ce rapport, un rôle important au chlorure de sodium, à l'acide carbonique, à l'ammoniaque, qui contribuent à tenir la fibrine en dissolution, et retardent la coagulation ; mais, quoique le premier de ces corps soit fixe et que le dégagement des deux autres soit empêché, la coagulation ne s'en fait pas moins dans le sang extrait des vaisseaux.

La rapidité ou la lenteur du dédoublement de la plasmine sont les deux circonstances qui ont le plus d'influence sur le mode de coagulation. Dans les cas les plus ordinaires, la rapidité du dédoublement a pour conséquence une coagulation prompte en caillot homogène. Dans les autres, au contraire, le dédoublement ralenti permet à la couenne de se former ou au caillot de se diviser en deux parties. En effet, si la conversion de la matière fibrogène en fibrine s'opère très vite, la coagulation rapide du liquide ne laisse pas aux globules le temps de se précipiter, et ceux-ci demeurent dispersés dans la totalité du coagulum, qui est alors sans couenne. Mais, si cette conversion est ralentie, comme dans les maladies inflammatoires, les globules, avant que le sang se prenne en gelée, peuvent descendre en vertu de leur pesanteur spécifique dans les couches inférieures, et laisser la zone supérieure décolorée sous forme de couenne. Si, enfin, le sang demeure très longtemps fluide, comme chez les solipèdes, les globules qui pèsent 1 088 alors que le plasma ne pèse que 1 050, les globules abandonnent la moitié supérieure du caillot, et descendent totalement dans la moitié inférieure, d'où la distinction nette entre le caillot blanc et le caillot rouge, le premier n'étant que l'exagération de ce qu'on appelle la couenne dans le sang humain.

On conçoit, d'après cela, que toutes les circonstances capables de ralentir la coagulation : la diminution de la fibrine, des globules et des principes fixes du sang, l'existence d'un état inflammatoire, etc., favorisent chez l'homme la production de la couenne, et chez les solipèdes la séparation du caillot blanc d'avec le rouge. Aussi la couenne est-elle très épaisse et le caillot très abondant chez les individus anémiques, hydrohémiques, les sujets débilités, les femelles sur les derniers temps de la gestation, et chez les animaux sous le coup d'une phlegmasie portant principalement sur un organe volumineux ou très vasculaire. Dans tous les cas, la couenne épaisse ou le caillot blanc abondant, résultent à la fois d'une coagulation ralentie et d'une précipitation plus rapide des globules.

La plupart des explications qu'on a données de la coagulation du sang hors des vaisseaux sont des variantes de celles de Denis. A. Schmidt prétend que la matière fibrinogène formée par le plasma s'associe, dans cet acte, à la globuline ou à la paraglobuline qui s'échappent par transsudation des hématies ou des leucocytes, et qu'elle se mêle, en outre, à un ferment d'origine atmosphérique. Hensius suppose que la matière coagulante est exclusivement donnée par les globules rouges ; d'autres croient qu'elle dérive d'une altération des globulins ou des corpuscules, les uns arrondis, les autres irréguliers, qu'on voudrait, sous le nom d'hématoblastes, considérer comme des globules en voie de formation. Enfin, certains observateurs admettent que l'acide carbonique, associé à l'hémoglobine, se dégage des globules, se dissout dans le plasma et y convertit la fibrine liquide en fibrine concrète.

Ce qui semblerait appuyer la manière de voir d'après laquelle la matière coagulante est dégagée des hématies, des leucocytes ou des autres éléments figurés du sang, c'est que, d'une part, on obtient la coagulation du sérum, en y ajoutant des globules, et d'autre part que les globules lavés, puis traités par l'eau, donnent un liquide qui se coagule spontanément. Néanmoins, le plasma filtré, alors qu'il est encore liquide, et par conséquent dépouillé de ses globules, conserve la faculté de se coaguler : il se coagule encore, bien que ses leucocytes restent longtemps intacts et ne paraissent rien lui céder et enfin, dans les cas où il est mis à l'abri de l'air ou plongé dans des milieux d'où il ne peut tirer aucune espèce de ferment.

Le caillot qui vient de se former, tout d'une pièce ou avec une couenne, n'est pas homogène. Ses diverses tranches horizontales ont d'autant moins de fibrine et d'autant plus d'hématies qu'elles sont plus rapprochées du fond du vase, aussi est-il ferme et rétractile en haut, tandis qu'il devient mou et friable inférieurement. Dans la couenne, la fibrine est débarrassée presque entièrement de globules rouges, mais elle retient une quantité énorme de globules blancs qui lui donnent souvent l'aspect mat et purulent. Dans le caillot des solipèdes, divisé en deux parties, la blanche est constituée par la plus grande fraction de la fibrine, dont le réseau emprisonne une quantité considérable de sérum ; la partie rouge formée par les hématies n'a presque pas de fibrine, et retient un cinquième de sa masse de sérum. Entre la blanche et la rouge se trouve une couche mince, épaisse de plusieurs millimètres, et formée de leucocytes. Il en résulte que, chez ces animaux, le coagulum a trois étages : le supérieur fibrineux, le moyen, à globules blancs, et l'inférieur, à globules rouges. L'ordre de leur superposition est en rapport avec leur densité spécifique.

Ces trois couches sont d'autant plus distinctes et mieux séparées que la coagulation s'est faite avec plus de lenteur. Aussi elles le sont parfaitement dans le sang recueilli à une basse température ou tenu immédiatement après son extraction dans des mélanges réfrigérants.

La séparation des deux caillots est d'autant plus parfaite que le sang a été recueilli plus vite et moins agité. Elle se fait très bien dans une éprouvette si le jet de sang est considérable et coule sur les parois. Au contraire, elle a lieu incomplétement si le sang bave, s'il tombe avec bruit au fond du vase, en mince filet ou en jet saccadé, intermittent, s'il est agité, ou enfin reçu dans un vase élargi. Aussi, dans les études hématométriques, faut-il tenir grand compte de ces particularités, si l'on veut obtenir des données comparatives de quelque valeur.

Une fois que le sang est complétement coagulé, son caillot commence à se rétracter uniformément, s'il est homogène, et dans sa partie blanche seulement, si la coagulation s'est opérée suivant le mode propre aux solipèdes. Par suite de ce resserrement, le caillot blanc abandonne les parois du vase dans lequel il s'est moulé ; son extrémité supérieure devient concave et s'enfonce dans le sérum, si elle n'a pas été associée à des bulles d'air. Le retrait continue pendant long-temps ; il ne s'achève en général qu'après vingt-quatre à quarante-huit heures, et même plus. Mais, à cet égard, il y a de grandes variations suivant les espèces. Dans le sang des oiseaux, des carnassiers, des petits ruminants, dont la coagulation est prompte, le retrait du caillot commence aussitôt après sa formation ; dans celui des solipèdes, il ne débute qu'au bout de plusieurs heures, et s'arrête d'autant plus promptement qu'il a débuté plus tôt. Il est achevé dans le sang du chien, du mouton, alors qu'il n'est effectué qu'à demi sur le cheval. Le retrait est moins marqué dans le sang de la splénique, des sus-hépatiques que dans celui des autres vaisseaux ; il est peu prononcé dans les maladies typhoïdes, virulentes, dans l'infection putride, et souvent nul dans la morve, mais il est très marqué dans les affections inflammatoires, notamment la pneumonie, la pleurésie, etc. Une fois le retrait arrivé à ses limites, le sérum expulsé représente environ le tiers de la masse totale du sang. Conséquemment, il est au caillot :: 1 : 2 ; mais cette proportion varie beaucoup. D'après mes observations sur les ruminants, le sérum peut représenter quelquefois plus de la moitié de la masse. Le coagulum qui a expulsé la sérosité n'a pas éprouvé de changements notables : seulement les stries de fibrine sont devenues plus onduleuses ou plus plissées qu'au début. On a trouvé que le caillot du sang de l'homme, arrivé à sa contraction extrême, renferme encore environ 20 pour 100 de sérum, ou le cinquième de sa masse.

Ce n'est pas seulement dans le cas où le sang est extrait de ses vaisseaux qu'il se coagule ; il peut aussi passer à l'état solide dans l'organisme, après la mort et même pendant la vie, soit dans ses vaisseaux, soit dans les parties où il est extravasé.

D'abord, sur le cadavre, la coagulation s'opère avec facilité, absolument comme en dehors de l'organisme, dans les cavités du cœur, les artères et les veines. Sur les solipèdes, il se forme des caillots divisés en deux parties, jaunes en haut et noirs dans les points déclives. Le sérum s'échappe de ces caillots contractiles comme il le fait dans les éprouvettes, mais l'osmose l'emporte à mesure hors des vaisseaux et le verse dans le péricarde, les séreuses, ou le dissémine dans la trame des organes.

Pendant la vie, le sang se coagule dans les vaisseaux liés, dans les artères ombilicales et dans les veines enflammées. Il se coagule assez souvent dans les dilatations anévrysmales, dans l'anévrysme vermineux de la grande mésentérique du cheval, dans les veines sinueuses du corps caverneux, du fourreau, dans la saphène chez les solipèdes, sous forme de noyaux elliptiques lisses, dans l'aorte postérieure, près des iliaques, sous forme de cylindres très volumineux ; enfin, à l'état de masses filamenteuses sur les cordages tendineux et les valvules du cœur. Sa coagulation a lieu d'une manière confuse dans les parties où le sang s'épanche : parties contuses, ecchymosées, foyers apoplectiques, cavités séreuses, estomac, intestins, uterus, vessie, où il peut constituer des masses considérables. Dans ces divers cas, si les caillots se sont formés vite, ils sont mous et retiennent les globules ; s'ils se sont formés avec lenteur, ils se trouvent pâles, fibrineux, souvent stratifiés, et leurs diverses couches offrent un aspect varié.

La présence dans les vaisseaux d'un corps étranger, même peu volumineux, provoque la formation de ces caillots. Le sang se coagule autour de ce corps qui se recouvre ultérieurement d'autres couches fibrineuses : ainsi agissent les helminthes, les embolies, les rugosités des parois, les produits de l'inflammation, même les globules agglomérés.

La raison ou les raisons du maintien de la fluidité du sang dans les vaisseaux ne sont pas bien déterminées. Brücke a prétendu que cette fluidité était entretenue par l'intervention de l'endothélium vasculaire, et il a appuyé son opinion sur ce fait, que le sang demeure longtemps liquide pendant la vie dans les segments de vaisseaux où il est retenu par des liens qui ne lèsent pas les parois, tandis qu'il se coagule, au moins en partie, si l'épithélium a été lésé. Mais, dans le cas de lésion épithéliale, il y a une irritation et un exsudat qui peuvent être des causes directes de coagulation.

III. — ÉLÉMENTS FIGURÉS DU SANG.

Le sang, qui est de tous les produits de l'organisme, le plus complexe, est formé de deux parties distinctes, d'un fluide appelé plasma et de corpuscules solides ou de globules très petits. Ces corpuscules sont de deux espèces : les uns, appelés globules sanguins, globules rouges ou hématies sont propres à ce liquide, les autres ou les globules blancs, de diverses grandeurs, sont communs au sang et aux liquides du système lymphatique.

Globules rouges. — Les globules sanguins ou les hématies, vus d'abord dans le sang de la grenouille par Swammerdam, Malpighi et Leuwenhoeck sont des corpuscules sphériques, elliptiques ou discoïdes, suivant les animaux où on les examine.

Chez les mammifères, ils ont la forme de disques ou de lentilles légèrement biconcaves, disques brillants au centre si leurs faces sont éclairées et sombres dans le cas contraire. Ils se montrent pour la plupart isolés tant que le sang demeure liquide, mais ils ont une grande tendance à se rassembler en masses irrégulières ou à s'agglutiner par leurs faces de manière à simuler des piles de pièces de monnaie. Chez les caméliens, dromadaire et lama, chez les oiseaux, les reptiles et la plupart des poissons, ils sont elliptiques. C'est seulement dans quelques espèces de cette dernière classe qu'ils reprennent la forme sphéroïdale.

La forme des globules peut se modifier par le fait de l'évaporation et des actions osmotiques. Ils deviennent, en dehors des vaisseaux, dentelés, étoilés, déchiquetés par l'évaporation ou l'action des sels alcalins; mais ils ne paraissent pas se déformer ainsi pendant la vie. L'aplatissement de leurs faces diminue et ils tendent à devenir bombés quand ils absorbent l'eau ou les liquides extérieurs.

Leur diamètre, mesuré par un grand nombre d'observateurs, est loin d'être uniforme dans tous les animaux. Il est à son minimum chez les mammifères, particulièrement chez les ruminants, augmente un peu chez les carnassiers et chez l'homme, devient plus considérable chez les oiseaux, les reptiles et atteint son maximum chez les batraciens; conséquemment les globules, parmi les vertébrés, grandissent à mesure que l'organisation se dégrade. Il n'y a aucun rapport constant entre la taille des animaux et le volume de ces corpuscules : ils sont, chez la souris et la musaraigne, aussi grands que chez le cheval. Cependant, d'après la remarque de Gulliver, l'éléphant et la baleine parmi les mammifères, l'autruche et le casoar parmi les oiseaux, sont les espèces qui offrent, dans leur classe, le globules les plus volumineux. Peut-être comme le fait observer Milne Edwards, leur diminution de volume est-elle en rapport avec les besoins de la respiration et la rapidité des mouvements.

On a calculé, sur l'homme, que les globules contenus dans 4 litres 1/2 de sang, représentaient une surface de 2 800 mètres carrés. Cette surface absorbante ne serait pas moindre de 14 000 mètres pour la somme des globules d'un bœuf ou d'un cheval de taille moyenne.

Voici, pour quelques espèces, les dimensions données par les observateurs

Le chevrotain	1/500° de millimètre.	
La chèvre	1/250°	—
Le lama	1/247°	—
Le dromadaire	1/233°	—
Le mouton	1/209°	—
Le cheval	1/181°	—
Le chat	1/173°	—
Le bœuf	1/168°	—
Le porc	1/166°	—
L'âne	1/157°	—
Le lapin	1/142°	—
Le chien	1/130°	—
L'homme	1/126°	—
La baleine	1/222°	—
L'éléphant	1/100°	—

Parmi les oiseaux ils ont dans :

Le pigeon	1/113	de millimètre.
La pintade et le faisan	1/112	—
Le paon	1/141	—
Le coq	1/136	—
Le cygne	1/108	—

De toutes les mensurations faites, il résulte que le diamètre moyen, chez les mammifères, est de 1/130 à 1/160 de millimètre. Le grand diamètre moyen chez tous les ovipares est beaucoup plus grand ou 1/59 à 1/105 chez les oiseaux, 1/50 chez les reptiles, 1/13 chez la grenouille, 1/33 chez la salamandre, 1/16 chez le protée et 1/44 chez plusieurs poissons. Conséquemment parmi les vertébrés, du chevrotain au protée, le diamètre des globules varie dans le rapport de 1 à 30 et le volume dans celui de 1 à 50.

Le volume des globules, dans un même animal, peut varier suivant les âges et les conditions physiologiques. Pendant la vie embryonnaire ils ont un diamètre presque double de celui de la vie extra-utérine. Ils paraissent un peu plus grands dans les cas où la proportion d'eau est très accrue dans le sang.

La constitution du globule sanguin est un point de fine micrographie sur lequel les observateurs les plus habiles n'ont encore pu tomber d'accord. Pour quelques-uns le globule est une cellule libre qui, comme toutes les autres, a une enveloppe, un contenu et un noyau. Pour d'autres, Virchow notamment, c'est une cellule, une simple vésicule sans noyau dont l'enveloppe contient une matière filante rouge. Ce serait seulement, suivant Brücke, un petit amas de matière sarcodique sans membrane limitante ni noyau.

Néanmoins chez les vertébrés ovipares, notamment chez les oiseaux, les globules paraissent avoir un noyau que l'eau rend visible, et ce noyau, d'après M. Ranvier, est pourvu d'un nucléole simple ou multiple.

Quoiqu'il soit difficile de prouver, d'une façon irréfutable, la réalité de l'enveloppe globulaire, l'existence de cette membrane est extrêmement probable. Elle paraît mince, transparente, extensible, élastique, pour permettre aux globules de céder aux pressions et de revenir ensuite à leur configuration. L'acide acétique la rend gélatineuse, et invisible, mais l'iode la rend de nouveau apparente. En traitant les globules par des dissolutions salines concentrées, puis par l'eau, on en extrait le contenu en la laissant intacte, pâle et décolorée. Les solutions alcalines étendues et l'acide acétique la réduisent à l'état de gelée ou de matière visqueuse, qu'on isole par le lavage des cristaux d'hémato-cristalline et qu'on peut purifier par l'alcool et l'éther. Sa composition, d'après Lehmann, est celle des matières albuminoïdes moins le soufre.

Le contenu du globule ou sa substance entière, s'il n'y a pas de membrane limitante, est une matière semi-fluide, visqueuse, composée de globuline et d'hémato-cristalline, ou, en d'autres termes, d'une matière amorphe blanche et d'une matière colorante séparables l'une de l'autre quand on fait passer un courant d'acide carbonique dans la solution qui les contient.

Propriétés des globules. — Les globules rouges ont plusieurs propriétés remarquables. Leur densité, égale à 1 088, ou de 58 millièmes supérieure à celle du plasma, explique pourquoi ils se précipitent vers les parties inférieures du caillot; elle augmente à mesure qu'ils perdent de l'eau par l'évaporation ou par les actions osmotiques. Divers agents leur font éprouver des modifications très appréciables. L'eau en augmente l'épaisseur et tend à les rendre sphériques ; elle dissout leur matière colorante et l'entraîne dans le liquide ambiant ; aussi sous son influence, les globubules pâlissent et deviennent à la longue incolores. Dans cet état, la teinture d'iode en fait réapparaître les contours. L'acide acétique étendu les rend aussi très pâles ; l'acide acétique concentré les fait même disparaître en rendant le sang brunâtre et visqueux ; l'alcool, la teinture d'iode les rapetissent ; l'évaporation les ride, les rend étoilés. A la suite de la congélation, ils se déforment et leur contenu se dissout dans le sérum. La potasse leur donne une teinte brune ; cet alcali, comme les solutions étendues de carbonate ou de sulfate de soude, en opère promptement la dissolution. L'acide carbonique les brunit, les rend mous, visqueux, très aptes à se déformer et à s'agglutiner entre eux. Quelques gaz, tels que l'oxyde de carbone, jouissent de la propriété de se combiner intimement à leur substance, de telle sorte qu'ils ne peuvent ensuite être ramenés à leur état initial. Ces corpuscules traversent pour la plupart les filtres, mais ils perdent cette faculté par l'action du sulfate de soude et du nitrate de potasse.

La proportion des globules rouges dans le sang est très considérable. Lorsque ce liquide a été défibriné, ils se précipitent et représentent environ la moitié de la masse totale. Défalcation faite du sérum qu'ils retiennent dans leurs interstices, sérum dont la quantité est de 1/5 à 1/4 de la masse des globules, celle-ci représente, terme moyen, 51 pour 100 de sang ou 510 pour 1 000, et d'après Schmidt, elle oscille entre 400 et 540 millièmes ; aussi en jaugeant le dépôt qui s'opère dans le sang défibriné ou en mesurant le caillot rouge des solipèdes, on obtient approximativement la quantité de globules à l'état frais, et ce moyen que le physiologiste et le praticien peuvent aisément employer, les dispense de l'intervention du chimiste ; il donne d'ailleurs à l'esprit une idée plus juste de la proportion des corpuscules que leur chiffre à l'état sec. On arrive à ce résultat dans la pratique, quand il s'agit du sang du cheval et des autres solipèdes en se

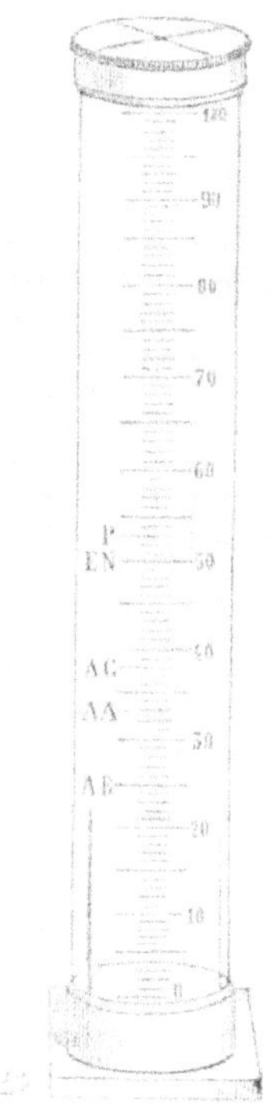

Fig. 184. — Hématomètre centésimal (*).

servant d'éprouvettes graduées qu'on appelle hématomètres. L'hématomètre centésimal que j'ai gradué dès 1868, d'après de nombreuses observations donne

(*) 50. P. Pléthore, — 38, AC. anémie commençante. — 33, AA. anémie avancée. — 25, AE. anémie extrême.

au premier coup d'œil les proportions relatives du caillot rouge ou globulaire et du caillot blanc plasmatique ou à peu près dépourvu de globules. A l'état habituel, le caillot globulaire inférieur correspond à 50 divisions de l'échelle ou à environ la moitié de la hauteur totale de la colonne sanguine. Il y a pléthore quand le caillot rouge s'élève un peu au-dessus de 50, comme à 53 et 55. Il y a, au contraire, réduction globulaire d'un quart ou anémie commençante lorsque le rouge ne s'élève qu'à 38. Il y a à 33 une réduction globulaire d'un tiers et anémie avancée ; — à 25 réduction globulaire de moitié et anémie extrême. Les indications de cet instrument n'ont leur valeur approximative qu'à une double condition : 1° si le sang est recueilli rapidement en jet sur les parois latérales de l'éprouvette ; 2° s'il se sépare en ses deux parties et commence à se coaguler sans être agité même légèrement. La quantité des globules s'obtient également par le lavage sur un filtre et la dessication, qui fait perdre à ces corps les 3/4 de leur poids. C'est presque toujours à l'état sec qu'elle est indiquée par les chimistes. Enfin, en les comptant au microscope, dans des quantités déterminées de sang, on a cru pouvoir estimer leur nombre chez l'homme de 4 à 5 millions par millimètre cube de sang.

Leur numération approximative s'opère assez aisément à l'aide du capillaire artificiel de M. Malassez ou du petit appareil de MM. Hayem et Nachet, dont il a été déjà question à propos des globules du chyle et de la lymphe. Ces instruments plus ou moins utiles dans les recherches des laboratoires sont d'un emploi peu facile entre les mains du clinicien. Les indications qu'ils donnent peuvent être remplacées avec une suffisante précision, en ce qui concerne les solipèdes par celles d'un hématomètre comme celui dont je me sers depuis longtemps.

M. Malassez évalue le nombre des globules, par millimètre cube, à 3 millions 1/2 chez le marsouin, à 10 millions chez les caméliens, à 18 millions chez la chèvre. Ce nombre se réduit de beaucoup dans le sang des vertébrés ovipares. Il ne serait plus en moyenne que de 3 millions chez les oiseaux et de 700 mille à 2 millions chez les poissons.

A l'état sec, la quantité moyenne des globules indiquée par les chimistes est, pour 1000 de sang :

Dans la chèvre	86
Dans la brebis	92
Dans le bœuf	121
Dans l'homme	125
Dans le chien	128
Dans le porc	145
Dans les oiseaux	121 à 150

Une foule de conditions normales et pathologiques la font osciller dans des limites très étendues : les plus importantes sont relatives aux classes, aux espèces, à l'âge, au sexe, à l'état de l'alimentation et aux maladies.

Suivant les classes, les différences sont considérables. D'après MM. Prévost et Dumas, les vertébrés à sang chaud donnent, terme moyen, de 86 à 157 millièmes de globules, — les vertébrés à sang froid, de 63 à 94 ; — les oiseaux, de 121 à 150 — les mammifères de 86 à 130.

Suivant les espèces, les différences sont extrêmement marquées. Parmi les mammifères le lapin, le mouton, la chèvre sont ceux qui ont le sang le plus pauvre en globules, quant à leur poids. Le porc celui qui l'a le plus riche ; en général, les herbivores ont moins de globules que les omnivores et les carnassiers.

L'influence de l'âge est très notable. Le jeune fœtus a beaucoup plus de globules que le mammifère après la naissance ; le jeune animal en voie de développement en a une plus faible quantité que l'adulte ; du moins c'est ce que Denis, Nasse et Poggiale ont constaté en comparant le sang du veau à celui du bœuf, des jeunes lapins à celui des lapins adultes, du poulet à celui du coq. Mais, à partir d'un certain âge, comme de 1 à 5 ans sur le bélier, leur proportion reste sensiblement la même. Les femelles ont moins de globules que les mâles, la femme en a, par exemple, 1/5ᵉ de moins que l'homme. Dans les analyses de MM. Andral, Gavarret et Delafond, les taureaux ont donné 107 millièmes, les vaches 102 millièmes, les béliers 100 millièmes, les brebis 90 millièmes. Dans toutes les espèces, les individus vigoureux, musclés, énergiques, sanguins, en ont plus que les individus mous, lymphatiques. A cet égard, la différence au profit des premiers peut s'élever au chiffre 20 millièmes.

Le travail digestif augmente la quantité de ces corpuscules comme celle de tous les principes fixes du sang : l'abstinence la réduit le plus souvent, mais non toujours ; l'hibernation l'amènerait, d'après Vierordt, au tiers du chiffre normal. La gestation qui rend les femelles lymphatiques diminue de 10 millièmes la quantité des globules chez les brebis et de 16 millièmes chez la femme ; après le part, elle remonte au chiffre normal. Les saignées, surtout si elles sont abondantes, donnent lieu à une diminution énorme, comme Tackrach l'avait observé depuis longtemps. MM. Gavarret et Delafond ont trouvé sur un cheval qui fut saigné tous les jours pendant une semaine, 104 de globules après la première saignée, 97 après la seconde, 85 après la troisième, 65 après la quatrième, 51 après la cinquième, 44 après la sixième, 38 après la septième. On a observé sur les petits animaux une réduction de moitié après des émissions suffisamment abondantes pour déterminer la mort.

Une foule d'états morbides font varier le chiffre des globules. La plupart le descendent. Dans l'anémie, la chlorose, la leucémie, qui sont des maladies fort communes dans l'espèce humaine, ce chiffre arrive de 127 à 65, 50, 47 et même à 28, d'après Andral et d'autres observateurs. Dans la cachexie aqueuse ou la pourriture des moutons, qui est une sorte d'anémie très fréquente, Nasse a vu ce chiffre tomber de 92 à 10. Je l'ai vu arriver au quart de la normale sur un cheval où l'anémie semblait à ses dernières limites. Nasse a constaté encore qu'il descendait de 117 à 43 millièmes sur le cheval morveux ; mais, d'après mes observations, ce fait est loin de se produire constamment.

Une légère diminution a été constatée par Becquerel et Rodier dans la plupart des phlegmasies. Elle est plus marquée dans les maladies chroniques où le travail digestif est languissant, l'alimentation insuffisante, dans les intoxications paludiques, la fièvre puerpérale, la dysenterie. Et dès que le chiffre descend sur l'homme à 80, l'anémie se caractérise par la pâleur de la peau, les palpitations, etc.

Globules blancs, leucocytes. — Au milieu des globules rouges se trouvent disséminés des globules blancs ou leucocytes semblables à ceux que nous avons déjà trouvés dans le système lymphatique. Ils sont régulièrement dispersés dans le sang qu'on examine avant la coagulation, et au contraire souvent rassemblés en petites masses dans le liquide qui se coagule. Ces amas se trouvent particulièrement dans la couenne, à laquelle ils donnent un aspect grisâtre, ou chez les solipèdes, au point d'union du caillot blanc avec le noir.

Ces globules sont brillants, argentins, sphériques, à contours nets, à surface mamelonnée, et se distinguent facilement des hématies. On en voit de trois dimensions. La plupart sont plus grands que les globules rouges, d'autres ont à peu près le même diamètre que ceux-ci, quelques-uns sont plus petits. M. Robin estime qu'ils ont chez l'homme 8 à 9 millièmes de millimètre, et Kölliker 10 millièmes. Sur les solipèdes et les grands ruminants ils sont un peu plus gros, car ils mesurent de 10 à 12 millièmes de millimètre ; conséquemment, ils sont plus gonflés dans le sang qu'ils ne l'étaient dans le système lymphatique. Néanmoins, d'après quelques observateurs, ils seraient beaucoup plus petits chez les singes et les oiseaux que chez l'homme.

Leur quantité est extrêmement variable. Sur l'homme on en compte normalement 1 pour 300 globules rouges ; mais cette proportion peut doubler ou tripler chez quelques espèces ou quelques individus. On la trouve très considérable pendant la vie fœtale ; mais elle diminue peu après la naissance, sur les animaux à jeun, sur ceux qui sont soumis à une longue abstinence, etc. Au contraire, elle augmente à la suite de la saignée, de l'administration des purgatifs, sous l'influence des maladies générales, des lésions de la rate, du foie et surtout de celles des ganglions lymphatiques. Les leucocytes sont en proportion énorme sur les chevaux morveux et farcineux, d'après les observations de M. Delafond, dont j'ai reconnu souvent l'exactitude[1]. Ils m'ont paru aussi fort nombreux sur les chevaux morts à la suite de la pneumonie et sur les moutons affectés de cachexie aqueuse. Dans la leucémie de l'homme, où il y a évidemment hypergenèse de globules blancs, ils deviennent si nombreux qu'on pourrait, d'après Virchow, en compter 1 sur 50, sur 20 et même 1 sur 3 rouges. Alors leur nombre s'accroît proportionnellement à l'activité physiologique ou morbide du système lymphatique ou de ses annexes. Ils dérivent incontestablement de ce système, au moins pour la plus grande partie, et la qualification qui leur conviendrait le mieux serait celle de cellules ou de globules lymphatiques.

Il importe de se rappeler, quand on cherche à en déterminer la quantité, qu'ils ne sont pas uniformément répandus dans toutes les parties du système vasculaire. En effet, M. Robin[2] en a trouvé beaucoup plus dans le sang des veines sus-hépatiques que dans tous les autres ; moins dans l'oreillette droite, moins encore dans la splénique, la mésentérique, etc. Chez l'homme, le chat et le chien, les sus-hépatiques en présentaient tantôt 1 sur 150, tantôt 1 sur 20 globules rouges. Dans tous les cas, leur proportion ne peut être exactement déterminée sur le cadavre ni dans le sang coagulé, puisqu'ils se rassemblent ordinairement en petites masses, soit à la surface, soit au milieu des caillots, de telle sorte que

1. G. Colin. *Sur la leucocytose morveuse. Bull. de l'Acad. de méd.* 1876, p. 19 et p. 115.
2. Robin, *Leçons sur les humeurs normales et morbides*, p. 54.

certaines parties du sang examiné en contiennent beaucoup tandis que d'autres en sont à peu près totalement dépourvues.

La constitution des globules blancs est dans le sang ce qu'elle était dans la lymphe. Ces corpuscules ont une enveloppe membraneuse mince, transparente, extensible et élastique que l'addition de l'eau au sang rend plus visible, enveloppe susceptible de se déchirer en laissant échapper son contenu. Néanmoins pour certains micrographes cette membrane n'existerait pas. Le protoplasma qui constitue la masse du globule serait à nu et ce serait lui seul qui éprouverait les mouvements amiboïdes dont il a été question ailleurs. Les plus petits ne paraissent posséder qu'un seul noyau arrondi et brillant, et les gros plusieurs noyaux ou un amas de granulations que l'acide acétique fractionne et rend plus manifestes. Ces globules, examinés dans le sang vivant, sont contractiles comme s'ils étaient formés d'une substance de nature sarcodique. Ils changent spontanément de forme, donnent à leur surface des prolongements qui peuvent se déformer et disparaître. Leur viscosité leur permet de s'agglutiner entre eux, d'adhérer à la face interne des parois des capillaires, sur les éperons des petits vaisseaux. Leur consistance molle leur donne la faculté de prendre des formes variées et de s'étirer dans les étroits passages du système vasculaire.

Quelquefois, parmi les leucocytes, se trouvent de grandes quantités de granulations blanches très petites, qui ne semblent pas différentes des granules qu'on voit sortir de l'enveloppe déchirée des leucocytes ordinaires. J'en ai vu souvent de telles sur les animaux affectés de la morve, du farcin, du charbon, etc.

Ces globules jouent un rôle important dans la constitution du sang. Warthon Jones a émis l'idée que leur noyau devenait un globule rouge, et les Allemands, Virchow entre autres, adoptent l'idée de cette transformation, que je défends depuis longtemps et que mes recherches sur le système lymphatique rendent extrêmement probable. Avec les hématies et les globules blancs il y a aussi dans le sang des corpuscules ou des granules de nature encore indéterminée. Les uns, appelés jadis, globulins ont été considérés soit comme des globules en voie de formation, des globules jeunes ou à l'état embryonnaire, soit comme des globules en voie de destruction. D'autres ou peut-être les mêmes ont été appelés microcytes. Il en est de très petits que M. Ranvier croit être de simples granules fibrineux.

Particules graisseuses. — On trouve aussi dans le sang, surtout pendant la digestion du lait, des substances animales et de tous les aliments oléagineux, de très fines particules sombres, visibles seulement à un fort grossissement. Ce sont des particules de graisse que quelques auteurs supposent entourées d'une enveloppe protéique. Elles sont animées d'un mouvement brownien très vif. L'éther les fait disparaître et, en s'évaporant, les remplace par de petites gouttelettes de graisse. En un mot, elles ont tous les caractères des granulations graisseuses du chyle ; et, bien certainement, leur origine est en grande partie dans le système chylifère. Quelques observateurs naïfs les ont considérées, avec les petits granules blancs, comme des éléments figurés fort importants, des microzymas, jouant un grand rôle dans les affections virulentes.

Dans quelques conditions pathologiques, le sang se charge d'autres éléments

figurés, par exemple de bactéries simples ou articulées sur les animaux charbonneux, septicémiques, et même de cellules ou de granules de pigment, sur les
sujets affectés de mélanémie. Ces derniers éléments n'ont qu'un intérêt secondaire au point de vue physiologique.

Constitution chimique des globules. — La composition chimique
des hématies est fort compliquée, et elle a ceci de remarquable qu'elle fait des
globules des organites à part, différant du plasma, tant par leurs matières protéiques que par leurs substances minérales et salines. Mais elle n'est point encore
établie avec toute la précision désirable.

D'après divers chimistes, notamment Berzelius et Schmidt, le globule ou
plutôt son contenu semi-fluide résulte du mélange de deux matières : l'une, la
globuline incolore, insoluble dans le sérum, mais soluble dans l'eau, coagulable
par la chaleur ; l'autre, l'hémato-cristalline ou matière colorante. La première,
qui existe aussi dans la plupart des tissus dérivés de cellules, peut être séparée
de la seconde à l'état de dépôt blanc, amorphe, lorsqu'on fait passer un courant d'acide carbonique dans une solution étendue de cristaux du sang. Ce dépôt,
suivant Schmidt, est insoluble dans les alcalis et les acides, et se redissout par
l'action d'un courant d'oxygène. Les deux substances associées constituent l'hématosine, l'hématine ou hémato-cristalline, soluble dans l'eau pure, insoluble
dans l'eau albumineuse chargée de sel marin, comme dans le sérum normal du
sang. Sa solution n'est précipitable ni par le sublimé, ni par le sous-acétate de
plomb, mais elle donne par la chaleur un coagulum albumineux. Cette matière,
cristallise en prismes de couleur amaranthe, dont le volume peut augmenter ou
diminuer sous l'influence de divers réactifs. D'après Lehmann, elle ne serait pas
constituée dans le sang, mais y prendrait naissance à la suite de la triple action
de l'oxygène, de l'acide carbonique et de la lumière sur les globules. Ses cristaux, que Teichmann dit avoir obtenus incolores, disparaissent sous l'influence
de la dessiccation comme de l'humidité. Aujourd'hui les chimistes, après une
foule de variations, considèrent la matière colorante des globules, sous le nom
d'hémoglobine, comme un produit distinct susceptible d'être isolé par divers
moyens — par l'eau ajoutée en grande quantité au sang — par la vapeur d'éther
ou de chloroforme — par les courants induits ou les décharges électriques, —
par les acides de la bile associés au sodium, la congélation, etc. L'hémoglobine
obtenue par l'un ou l'autre de ces moyens, passe rapidement, en raison de son
avidité pour l'oxygène à l'état d'oxyhémoglobine ; elle se coagule par la chaleur
comme l'albumine, cristallise facilement ; se dissout dans l'eau, est précipitable
par l'alcool, etc. On prétend maintenant que c'est en s'altérant ou en se décom-
posant qu'elle donne les matières colorantes cristallisables appelées hémine ou
hématine. L'hémine s'obtiendrait par la chaleur et l'acide acétique cristallisable.
Ses cristaux traités par l'ammoniaque, puis par l'eau donneraient l'hématine.
Mais le physiologiste ne doit voir en tout cela qu'une même matière très alté-
rable que les réactifs et les modes de préparation dégagent et isolent sous des
formes variées.

La matière colorante des globules peut passer à l'état d'hématoïdine en prenant un équivalent d'eau et en perdant son fer. A ce nouvel état elle cristallise

en aiguilles, en prismes tétraèdres ou rhomboïdaux d'un rouge vif. Elle est insoluble dans l'eau et l'alcool, mais soluble dans l'ammoniaque. C'est, à ce qu'il semble, un produit de l'altération de la matière colorante proprement dite, produit qu'on trouve souvent dans l'ovaire, les épanchements cérébraux, etc. ; elle conserve sa teinte rouge quoiqu'on la dépouille de son fer.

Le fer des globules est à un état encore indéterminé. Berzelius disait à l'état d'oxyde, Engelhart à l'état métallique et combiné à la matière rouge comme le phosphore et le calcium. Divers chimistes pensent que ce n'est pas à lui qu'est due la couleur rouge de l'hématosine, et M. Boussingault a défendu cette opinion [1], car Schérer croit avoir enlevé à cette substance tout son fer sans lui retirer sa couleur.

Les globules renferment, outre les matières protéiques des matières grasses phosphorées, de la margarine, de l'oléine, de la cholestérine, etc., de 0,2 à 0,3 pour 100, des matières extractives indéterminées, des phosphates et des sels potassiques en proportions très supérieures à celles des mêmes sels dans le sérum. Ils contiennent dix fois plus de phosphates et dix fois plus de potasse que le plasma, mais beaucoup moins de chaux, de magnésie et de soude que le sérum, enfin, ils ont de 0,6 à 0,9 pour 100 d'oxyde de fer. Ils renferment la totalité de la matière colorante, des graisses phosphorées et des sels de potasse.

En somme, dans 1000 parties de globules, il y a suivant Lehmann :

Eau	688,00	Acide phosphorique	1,131
Globuline	282,22	Potassium	3,328
Hématosine	16,75	Sodium	1,052
Matières extractives	2,60	Phosphate de chaux	0,111
Matières grasses	2,31	Phosphate de magnésie	0,073
Chloro.	1,686	Oxygène libre	0,667
Acide sulfurique	0,066		

D'après cela on voit que le globule, par ses matières protéiques comme par ses matières minérales, a une constitution propre et qu'il ne se comporte pas comme une cellule qui admettrait ou rejetterait simplement les matières du sérum.

Au reste, les globules n'ont pas exactement la même constitution dans les deux sangs. Ceux de l'artériel ont, d'après Lehmann, plus d'hématosine et de sels, mais moins de principes solides et de graisse que ceux du sang veineux. Les premiers sont en outre, comme nous l'avons dit, chargés d'une plus grande quantité d'oxygène et d'une moindre proportion d'acide carbonique que les seconds.

IV. — ÉLÉMENTS PLASMATIQUES DU SANG.

En défalquant de la masse totale du sang les éléments figurés dont il vient d'être question, la partie liquide qui reste constitue le plasma. Le plasma ou la lymphe du sang est donc la partie homogène, amorphe de ce fluide, le véhicule à composition chimique compliquée qui tient en suspension les globules. C'est un liquide distinct, anatomiquement et physiologiquement, il se forme en dehors

---

1. Boussingault, *Comptes rendus de l'Académie des sciences*, mai 1852.

du système sanguin aux dépens des fluides du système lymphatique, et s'échappe sans cesse à travers les parois vasculaires pour donner aux tissus les matériaux de la nutrition et des sécrétions, tandis que les éléments figurés doivent vivre dans les vaisseaux et y accomplir leurs fonctions. On peut facilement l'obtenir avec le sang du cheval et des autres solipèdes en recueillant ce liquide dans une éprouvette maintenue à une basse température comme entre 0 et 5 ou 6, même à une température plus élevée. Lorsque après 10, ou 15 minutes les globules se sont précipités à la partie inférieure de l'éprouvette, le plasma qui les surnage peut être décanté et conservé longtemps fluide. C'est le moyen que les chimistes, suivant notre exemple, se sont décidés à employer pour éviter les manipulations autrefois en usage.

La coagulation, dès qu'elle est achevée, enlève au plasma ses caractères. Elle lui soustrait sa fibrine qui, auparavant, était en dissolution. Conséquemment, ce qu'on appelle le sérum du sang n'est plus que le plasma dépouillé d'une partie de sa plasmine, ou de celle qui était susceptible de se convertir en fibrine.

Ses principes constituants sont : l'eau, la plasmine ou matière fibrinogène, l'albumine, la caséine, les matières grasses, le sucre, la matière colorante jaune, des matières extractives et minérales.

Eau. — C'est un élément du sang qui représente une masse considérable. Il y en a, chez les solipèdes et les grands ruminants, de 68 à 69 pour 100 dans les globules, 80 pour 100 dans le sang pris en bloc et 90 dans le plasma ; chez le veau, la chèvre, le mouton, le lapin, il s'en trouve normalement beaucoup plus. Les vertébrés à sang froid ont le sang plus aqueux que les vertébrés à sang chaud, les mammifères plus que les oiseaux, la femme plus que l'homme. La quantité d'eau est un peu plus forte dans le sang veineux que dans l'artériel ; elle paraît varier un peu dans les veines des diverses parties du corps, et diminuer notamment dans celles des organes sécréteurs. Elle doit osciller constamment, dans des limites très étendues, sous l'influence des sécrétions qui enlèvent des éléments et de l'absorption qui en restitue. Les deux transpirations cutanée et pulmonaire, les abondantes sécrétions salivaire, biliaire, intestinale et urinaire sont celles qui jouent à cet égard le rôle le plus important. La plupart des maladies augmentent la proportion de l'eau, notamment celles qu'on appelle hydrohémiques. Ainsi Nasse l'a vue s'élever jusqu'à 95 pour 100 chez les moutons affectés de cachexie aqueuse, et Andral et Delafond à 86 chez des chevaux atteints de morve chronique. L'alimentation pauvre, la diète, l'hibernation, les purgatifs la réduisent notablement. Dans le choléra, sa diminution est telle que le sang devient épais, poisseux, et qu'il ne peut traverser sans une extrême difficulté les systèmes capillaires.

Les matières essentielles qui existent dans la lymphe du sang sont les matières protéiques : elles représentent, à l'état sec, 8 pour 100 de la masse totale du sang. A l'état frais ou hydratées, leur quantité est d'environ moitié de cette masse, soit 50 pour 100.

Plasmine et fibrine. — Sur cette masse ou ces 80 millièmes de matières protéiques, 26 représentent la plasmine ou matière fibrinogène. Cette plasmine, comme l'ont établi les remarquables études de Denis, s'isole de la manière suivante : après avoir reçu le sang dans une solution de sulfate de soude qui en maintient la fluidité, on ajoute du sel marin en poudre qui précipite la plasmine sous forme de matière blanche, pâteuse. Celle-ci dissoute dans 10 à 20 parties d'eau donne, au bout de quelques minutes, d'une part, une substance qui se coagule en présentant les caractères ordinaires de la fibrine, d'autre part une matière qui demeure fluide et mêlée à l'albumine. La première est la fibrine concrète, la seconde la fibrine soluble. Cette dernière, qui ne prend pas spontanément comme l'autre la forme solide, peut se coaguler par l'action du sulfate de magnésie qui ne coagule point l'albumine proprement dite. La totalité de la plasmine représente 25 millièmes de la masse du sang, mais, sur ces 25, 3 seulement se convertissent en fibrine : les 22 autres conservent la forme liquide et constituent la fibrine dissoute.

Ainsi il y a dans le plasma sanguin 25 millièmes de plasmine donnant 3 à 4 millièmes de fibrine concrète, 21 à 22 parties de fibrine dissoute, coagulable par le sulfate de magnésie ; il s'y trouve aussi 52 millièmes d'albumine coagulable par la chaleur et les acides.

Dans tous les sangs la plasmine ne donne pas la même quantité de fibrine : le sang du foie, celui du rein en donnent peu ; aussi ces sangs sont-ils peu coagulables dans les conditions ordinaires.

Ce qu'on appelle la fibrine ne se présente donc pas dans le sang à l'état fibrillaire ; c'est une substance qui s'y trouve sous une autre forme. Elle n'y apparaît qu'au moment de la coagulation, en dehors de l'organisme ou à l'intérieur des vaisseaux, dans des conditions déterminées ; elle y prend naissance par le fait d'un dédoublement et devient solide aussitôt qu'elle se forme. Cette matière produite spontanément ou obtenue dans la plasmine redissoute, présente des caractères constants. Elle est à l'état de filaments sinueux, rassemblés en faisceaux parallèles ou entrecroisés. D'après les recherches de Mulder, elle contient une petite quantité de soufre et de phosphore. Elle est insoluble dans l'eau pure, mais lentement soluble dans l'eau acidulée, dans les alcalis. Elle donne, avec le sel de nitre, le sel marin, des composés solubles. Au contact de l'air, elle absorbe de l'oxygène et dégage de l'acide carbonique.

La fibrine, dans les deux sangs, n'a pas les mêmes propriétés. Celle du sang veineux se dissout lentement dans une solution de chlorure de sodium au dixième ; celle des artères y est insoluble ; mais la première perd cette propriété si on l'expose à une température de 80 à 100 degrés.

La quantité de fibrine que peut donner le plasma sanguin est assez variable, sans l'être pourtant dans des limites très étendues. Elle est de 2 millièmes chez le chien, de 2 millièmes et demi à 3 chez l'homme, de 2 et demi à 3 et demi chez le mouton et la chèvre, de 3 à 4 chez le bœuf, de 4 chez le cheval, de 4 à 5 chez le porc, le lapin, la poule, le pigeon. En général, elle augmente à mesure que la quantité des globules diminue et, par conséquent, en raison directe de l'appauvrissement du sang. C'est ce que Hunter, Tachrach, Andral, Gavarret et Delafond[1] ont noté à la suite des émissions sanguines. Ainsi, sur un cheval

---

1. Andral, Gavarret et Delafond, *Recherches sur la composition du sang de quelques animaux domestiques* (Annales de phys. et de chimie, t. V, 3ᵉ série).

auquel on retira 6 kilogrammes de sang, chaque jour, pendant une semaine, la quantité de fibrine s'est élevée de 3,1 à 7,6. Ce dernier chiffre correspond à l'abaissement des globules à 38 millièmes. Il est vrai que sur cet animal l'augmentation du chiffre de la fibrine a pu résulter du développement d'une pneumonie dont on a constaté les lésions à la fin de l'expérience.

La fièvre de réaction et les phlegmasies diverses augmentent à peu près constamment et dans une énorme proportion la quantité de fibrine. Le sang du chien qui, à l'état normal, donne 2 mill. 1 de fibrine peut en donner 4 millièmes dans les phlegmasies intenses. Celui de l'homme, qui en a 2 ou 3, en fournit alors, terme moyen 5 à 6, et même jusqu'à 10 et 12 dans la pneumonie. Le sang de la vache qui en a 3 peut en montrer jusqu'à 13, soit le double et le quadruple de l'état normal. Toutes les phlegmasies ne déterminent pas un accroissement de fibrine également prononcé : les pulmonaires et celles des séreuses sont celles qui en donnent le plus. La fièvre typhoïde, les maladies éruptives ne produisent qu'une légère augmentation ; les maladies cérébrales et méningiennes n'en déterminent même pas de sensible. La pyémie, les carcinomes, les applications irritantes sur la peau, le traumatisme et quelques autres causes produisent le même résultat que les maladies inflammatoires.

L'augmentation de fibrine ou l'hypérinose n'est pas la cause, mais bien certainement le résultat du travail inflammatoire, car cette hypérinose débute avec le travail phlegmasique et en suit les progrès ; elle ne le précède jamais. L'hypérinose, comme la plupart des autres dyscrasies, a son point de départ en dehors du sang. Ici, il est dans les parties enflammées. L'augmentation a lieu aux dépens de l'albumine du sang, qui donne une grande masse de plasmine et celle-ci une grande proportion de fibrine. Ainsi, dans le rhumatisme, au lieu de 26 millièmes de plasmine, le sang en a présenté 41, et jusqu'à 56, dans le cas de pneumonie. La fibrine, née dans les parties enflammées, est prise par les veines et les lymphatiques, puis conduite dans le torrent circulatoire ; néanmoins, il n'y a pas de rapport entre la quantité de fibrine apportée ainsi et le degré de vascularité des parties, car suivant la remarque de M. Bouillaud, les séreuses articulaires qui ont peu de vaisseaux donnent les quantités maxima de fibrine que puissent produire les parties enflammées.

Sa proportion ne change pas sensiblement dans la chlorose des femmes, dans la cachexie aqueuse des moutons ; elle diminue dans la pyémie. Ses propriétés se modifient dans beaucoup de cas ; elle devient molle, gélatineuse dans la fièvre puerpérale ; perd sa coagulabilité dans les affections charbonneuses ; elle demeure, d'après mes observations, molle, tremblotante pendant longtemps sur les chevaux morveux ou farcineux, et sur beaucoup de sujets dans des conditions imparfaitement déterminées.

Albumine. — Pendant longtemps on a considéré comme albumine la totalité de la matière protéique du sérum que la chaleur et les acides peuvent coaguler. Mais sur les 60 à 70 millièmes de cette matière, 21 à 22 sont représentés par de la plasmine qui ne se convertit pas en fibrine ; le reste seulement constitue l'albumine proprement dite ou la sérine de quelques auteurs. Les deux substances peuvent être isolées sans difficulté. Lorsque la plasmine précipitée par le chlorure de sodium en poudre a été redissoute dans 10 à 20 volumes d'eau et qu'elle a donné quelques millièmes de fibrine solide, elle peut être coagulée par le sulfate de magnésie, qui laisse à l'état liquide l'albumine proprement dite. Celle-ci ne représente que 40 à 50 millièmes de la masse totale du sang.

L'albumine, d'après quelques chimistes, ne serait pas simplement dissoute dans le plasma ; elle y présenterait, suivant Mialhe, la forme granulaire, et ce serait à cette forme qu'elle devrait la propriété de ne pas s'échapper à travers les parois vasculaires. Cette substance est moins avide d'oxygène que la fibrine et ne dégage pas d'acide carbonique ; elle est combinée à la soude et à une quantité de soufre moindre que dans la fibrine. La quantité d'eau qu'elle contient représente 85 à 87 centièmes, tandis que la fibrine en contient seulement 80. Elle demeure soluble quand on vient à la séparer des substances salines auxquelles elle est normalement associée.

Il y a un peu plus d'albumine dans le sang veineux que dans l'artériel. Schmidt en a trouvé dans le sang veineux des chevaux 66 millièmes pendant la diète, et 150 millièmes après un bon repas. Sa quantité augmente dans les fièvres intermittentes et quelques affections telles que le choléra ; mais elle diminue dans la plupart des maladies quand celle de la fibrine augmente, comme si celle-ci se formait aux dépens de celle-là. Elle diminue, d'après Becquerel et Rodier, dans toutes les phlegmasies proportionnellement au chiffre de l'accroissement de la fibrine. Dans les maladies du cœur elle baisse aussi, quoiqu'il n'y ait pas d'augmentation du chiffre de la fibrine, et alors l'hydropisie se produit très facilement ; elle éprouve une réduction également considérable dans la maladie de Bright, au point d'arriver à 45 millièmes ; en même temps elle se modifie de manière à sortir des vaisseaux et à s'épancher dans le tissu cellulaire ou les séreuses.

Quand on a retiré le coagulum du sang et filtré le sérum, il se forme par une nouvelle ébullition du liquide, additionné d'acide acétique, un précipité de caséine. Lehmann dit que cette caséine peut être considérée comme de l'albumine pauvre en alcalis et en sels. Stass, Panum, N. Guillot, Leblanc l'ont trouvée dans le sang des nourrices, dans celui de l'homme et de divers animaux, notamment du bœuf, de la chèvre, du porc et du chien. Sa quantité augmente sur la fin de la gestation et pendant l'allaitement ; elle diminue pendant le cours des maladies inflammatoires. Il me paraît fort probable que cette caséine provient au moins en partie du chyle, car j'en ai signalé la présence constante dans ce liquide chez les grands animaux.

Matières grasses. — Elles se trouvent dans le sang sous différents états, et en assez forte proportion. Les unes y sont en nature et tout à fait libres, comme dans le chyle ; les autres y sont dédoublées et transformées en acides libres ou associées aux alcalis ; enfin il en est qui sont combinées en certaine proportion avec le phosphore, comme la matière grasse des centres nerveux. Elles existent partie dans le sérum, partie dans les globules.

La graisse non modifiée qui existe en plus ou moins grande quantité dans le sérum du sang y est surtout abondante pendant les périodes de la digestion intestinale, particulièrement chez les animaux carnivores. Elle donne au sérum, plusieurs heures après le repas, une teinte légèrement opaline, et peut même quelquefois le rendre lactescent. Cette graisse libre ne fait pas réellement partie constituante du sang, elle ne reste mêlée à ce fluide que jusqu'au moment où elle peut être, soit dédoublée et associée aux alcalis, soit déposée dans le tissu adipeux, ou enfin détruite par la combustion respiratoire. Elle provient en grande partie de l'intestin où elle a été puisée par les chylifères et par les veines mésaraïques. En outre, elle dérive des tissus dans les cas où il y a une résorption très active, chez les animaux d'un certain embonpoint, soumis à l'abstinence.

L'oléine, la stéarine, la margarine s'y trouvent libres ou combinées à la soude. La matière grasse appelée séroline et découverte par Boudet ne paraît être, d'après Gobley, qu'un mélange de ces matières avec de la cérébrine; elle est remarquable par sa blancheur, par sa cristallisation en aiguilles et la propriété de dégager de l'ammoniaque à la distillation.

La cérébrine, matière grasse phosphorée, signalée par M. Chevreul dans le sérum et dans la fibrine, existe en proportion plus grande encore dans les globules. M. Frémy la croit une substance complexe; elle cristallise en lamelles brillantes, insolubles dans l'alcool froid; elle renferme de l'azote, du soufre, du phosphore, et ne peut être saponifiée par les alcalis.

La cholestérine, graisse saponifiable, fusible seulement à une température de plus de 130 degrés, soluble dans l'alcool bouillant et cristallisable en lames rectangulaires nacrées, existe en faible proportion. Elle paraît être associée aux matières protéiques des globules. Sa présence dans le sang a été constatée par Denis, Boudet et d'autres chimistes. On en a trouvé la quantité accrue dans quelques maladies.

Enfin, il existe quelques acides gras volatils en combinaison avec les alcalis, combinaison que détruit l'acide sulfurique. Dans le sang de la chèvre, c'est de l'acide caproïque. Des acides analogues existent probablement chez les animaux où le sang développe une odeur prononcée lorsqu'on le chauffe avec l'acide sulfurique, celui du mouton, du bœuf et du chat, par exemple. Ils existent déjà, ainsi que je l'ai dit plus haut, d'après Wurtz, dans le chyle de divers animaux.

La proportion totale des matières grasses du sang doit varier sensiblement, surtout suivant l'état de la digestion et le degré d'embonpoint ou de maigreur des animaux; mais elle n'a pas encore été bien étudiée en ce qui concerne nos espèces domestiques. Nasse indique pour 1000 parties de sang : 1,3 de graisse dans le cheval, 2 dans le bœuf, 1,6 dans le veau, 1,1 dans la brebis, 1,9 dans le porc, 2,2 dans le chien, 2,7 dans le chat. Cette proportion augmente quelques heures après le repas. Déjà Thompson avait remarqué que le sérum des veaux, tués de trois à six heures après le repas, est opalin, tandis qu'il reste clair sur les veaux tués à jeun. Elle devient très grande et rend le sérum opalin à la suite de l'ingestion des aliments riches en graisse; c'est surtout chez les oiseaux gras qu'elle peut atteindre le chiffre le plus élevé. Lehmann a trouvé 6 millièmes de cette substance sur un cheval au régime ordinaire, et 3 millièmes et demi sur un cheval dont les aliments en étaient dépourvus. Il y a piarrhémie dans les cas où la proportion de graisse est de beaucoup supérieure à la normale. Alors on en trouve 5, 6 millièmes, jusqu'à 12 d'après Lecanu. Cet état tend à se développer dans le diabète, le choléra, la fièvre typhoïde, diverses inflammations aiguës et à la suite de certains empoisonnements. J'ai noté souvent que la quantité de graisse devient énorme sur les chevaux gras souffrant de maladies très différentes et qui exigent une diète sévère. Alors le sérum devient trouble, lactescent, et la surface des nappes de sang qui tombent sur le sol prend un aspect irisé.

Dans les maladies fébriles, d'après Becquerel et Rodier, la proportion de l'une de ces graisses, la cholestérine, peut doubler ; elle devient plus considérable encore dans l'ictère, les maladies de la rate, les fièvres de marais, etc.

La proportion totale des matières grasses est plus grande dans le sang veineux que dans l'artériel ; elle est deux fois aussi forte dans les globules de la veine porte, que dans ceux des autres veines. D'après Lehmann, elle serait moindre dans le sang à sa sortie du foie que dans le sang à son entrée dans ce viscère.

Matières diverses. — Le sucre dont Bernard a signalé la présence dans le sang hépatique est, comme l'ont démontré les recherches de C. Schmidt et de M. Figuier[1], un principe constitutif normal et constant du sang de la circulation générale chez l'homme et la plupart des animaux. Ce fait, quoiqu'il ait été nié, est incontestable ; je l'ai vérifié souvent, à l'aide des liqueurs cuivriques ou de la fermentation, en ce qui concerne le sang de toutes les espèces domestiques dans les conditions les plus variées. La proportion de ce principe varie suivant les espèces, l'état de la digestion et la nature des aliments. D'après Becker, le sang en contient 0,045 pour 100 sur le lapin à jeun, 0,109 sur le lapin nourri d'avoine, 0,584 sur le même animal au régime des carottes. Il résulte de mes expériences[2] que sa quantité, plus grande chez les herbivores que chez les carnassiers, augmente sur la fin de la digestion intestinale, et qu'elle devient très considérable sous l'influence d'une alimentation où les matières féculentes et sucrées abondent. Ainsi, chez les chevaux d'un embonpoint moyen, j'en ai trouvé, pour 100, de $0^{gr},100$ à 0,250, soit en moyenne 0,150. Chez les chevaux maigres et mal nourris, ce chiffre peut descendre à 0,070 et même à 0,030. Il s'en trouvait encore jusqu'à 0,133 chez le chien assez gras, après douze à quinze jours d'abstinence, 0,078 sur un cheval, après une privation d'aliments de trente jours, et 0,139 sur un chat, après une abstinence de même durée.

La matière glycogène que l'on considère comme un analogue de la cellulose peut exister dans le sang en assez grande quantité, surtout à sa sortie du foie. Elle s'y trouve notamment sur les animaux qui reçoivent beaucoup de fécule et de sucre avec leurs aliments. D'après Ch. Robin[3], cette matière se comporte dans le sérum comme la graisse et peut lui communiquer une certaine opalinité.

Différentes matières produites dans les organes par le travail de la nutrition ou des sécrétions se voient aussi dans le sang, en proportion plus ou moins considérable : parmi elles il faut compter la créatine, la créatinine, l'inosite, l'urée.

La créatine, matière neutre qui cristallise en prismes rectangulaires, soluble dans l'eau, et la créatinine dérivée de la première, ont été vues par Marcet et

1. Figuier, *Comptes rendus de l'Académie des sciences*, 1855.
2. G. Colin, *Nouveau coup d'œil sur les phénomènes de la glycogénie animale* (*Recueil de méd. vétér.*, 1861, p. 930).
3. Ch. Robin, *Leçons sur les humeurs normales et morbides*, p. 94.

Verdeil dans le sang de quelques animaux. Elles y sont à l'état libre et proviennent de l'action ou de l'usure du tissu musculaire.

L'urée, qui paraît se former principalement dans les tissus albumineux, existe constamment dans le sang à l'état normal. Sa quantité évaluée à 0,016 pour 1000 devient très considérable à la suite de l'extirpation des reins chargés de son élimination. Elle augmente, d'après les recherches récentes, dans la néphrite, la maladie de Bright, les affections articulaires, les maladies typhoïdes.

La leucine, l'hypoxanthine qui prennent naissance dans le foie, la rate, les poumons, passent aussi dans le sang à l'état de liberté et s'y maintiennent en faible proportion. Cette dernière substance y a été trouvée par Virchow et Scherer dans les cas de maladies de la rate et de leucémie. Elles s'éliminent par la sécrétion urinaire et la transpiration cutanée.

Outre la matière colorante rouge propre au globules, le sang renferme une matière colorante jaune signalée d'abord par MM. Chevreul, Lecanu et Boudet dans le cas d'ictère. Cette matière, propre au sérum, est très abondante sur le cheval, moins sur le bœuf, le mouton et les carnassiers. Elle est soluble dans l'eau, l'alcool, l'éther, et inaltérable dans les acides. Quelques gouttes d'acide azotique la décèlent en donnant une coloration verte, puis successivement bleue, violacée et jaune. La plupart des chimistes la regardent comme identique à la matière colorante de la bile. F. Simon la croit un dérivé de l'hématosine dont elle aurait la composition; elle contient d'ailleurs du fer comme cette dernière. Cependant, il ne me paraît pas impossible qu'elle vienne des aliments, car le sérum du chyle est déjà coloré en jaune comme celui du sang. Peut-être cette matière est-elle la même que celle qui teint la lymphe, la sérosité du tissu cellulaire et des membranes séreuses, l'urine, etc. Dans tous les cas, sa proportion augmente dans l'ictère, la plupart des pneumonies, des gastro-entérites, etc.

Matières minérales et salines. — Il entre, dans la constitution du sang, 6 à 8 millièmes de sels. Les uns sont des sels minéraux d'origine étrangère, le chlorure de sodium, le chlorure de potassium, les sulfates de soude et de potasse, les phosphates alcalins, les carbonates de soude, de chaux et de magnésie; les autres sont des sels organiques à base minérale, lactates, oléates, margarates, urates, hippurates de soude, dont les acides, ont pris naissance dans l'organisme. Tous ces sels existent dans le plasma ou dans les globules à l'état de simple dissolution, ou en combinaison avec les matières protéiques. Ils y jouent un rôle important au point de vue de la nutrition et des sécrétions.

D'après Becquerel et Rodier, pour 1000 parties de sang humain, il y a 3,5 de chlorure de sodium, 2,8 de sels solubles, 0,3 de sels insolubles; conséquemment, le chlorure de sodium représente, à lui seul, la moitié des substances minérales du fluide nutritif. Les proportions relatives de ces sels ne sont pas constantes; elles varient suivant la nature de l'alimentation, les âges, les conditions physiologiques ou pathologiques où se trouvent les animaux.

D'abord la masse totale des sels oscille de 5 à 8 millièmes chez les individus en bonne santé; d'après Becquerel et Rodier, celle du sel marin entre 2,5 et 4,5. Les carbonates deviennent très abondants sous l'influence de l'alimentation végétale; ceux de soude et de potasse prédominent chez les herbivores; les phosphates, au contraire, l'emportent chez les carnassiers. Les premiers et les seconds sont à peu près en égale quantité chez les omnivores. Verdeil s'est assuré, sur le chien, que la prédominance des phosphates a lieu sous l'influence de l'alimentation animale, et celle des carbonates par le fait du régime végétal. L'addition du sel marin aux aliments fait, d'après Poggiale, monter sa quantité de 4,4 à 6,4. L'abstinence fait descendre la masse totale des sels à 3 et même à 2 millièmes, soit au tiers ou au quart de la proportion normale. Chez les oiseaux, la substitution de l'orge au froment change à la fois le chiffre total des sels et leurs proportions relatives.

Suivant les âges, les proportions changent sensiblement. Poggiale a trouvé moins de sels dans le sang des jeunes chiens et des jeunes chats que dans celui des adultes. Au contraire, il en a trouvé plus dans le sang du veau que dans celui des animaux adultes de son espèce. Le premier en a offert 11.2, la vache, 9,9, et le bœuf 8,7. Le tableau suivant, qui résume les analyses de Nasse, montre, pour chaque groupe de sels, les variations de proportions relatives aux espèces domestiques.

ANIMAUX	SELS SOLUBLES				SELS INSOLUBLES	
	Phosphates alcalins.	Sulfates alcalins.	Carbonates alcalins.	Chlorure de sodium.	Chaux.	Acide phosphorique et sulfurique.
Cheval.....	0,844	0,213	1,101	1,659	0,107	0,149
Bœuf........	0,468	0,181	1,071	1,321	0,098	0,111
Veau........	0,957	0,269	1,263	1,861	0,130	0,127
Mouton.....	0,395	0,348	1,198	1,895	0,107	0,157
Chèvre......	0,402	0,265	1,202	3,175	0,110	0,152
Porc........	1,302	0,189	1,198	1,281	0,085	0,247
Chien.......	0,730	1,197	0,789	1,190	0,717	0,221
Chat........	0,667	0,210	0,919	3,274	0,136	0,285
Oie.........	1,130	0,080	0,824	4,246	0,120	0,158
Poule.......	0,915	0,130	0,350	3,382	0,134	1,045

Les deux sangs ne paraissent pas en contenir la même quantité. Il y en a plus dans le sang artériel que dans le veineux, plus dans le sang de la veine porte que dans toutes les autres. Sous l'influence des maladies, la proportion de quelques-uns d'entre eux se modifie. Leur quantité totale augmente dans le typhus, la dysenterie, la maladie de Bright, l'hydrohémie; elle diminue dans les maladies inflammatoires. Le phosphate de chaux augmente dans l'anémie, la fièvre typhoïde, la phthisie; le cholate de soude dans l'ictère, la pneumonie. On voit apparaître l'urate de soude chez les arthritiques, les goutteux et les albuminuriques, les sels ammoniacaux, le carbonate, le lactate d'ammoniaque, dans les cas d'urémie, de choléra et de quelques autres affections graves.

Le rôle de ces matières salines est important. Les carbonates et phosphates de soude donnent au sang sa réaction alcaline et augmentent son aptitude à dissoudre l'acide carbonique; les chlorures, sulfates et phosphates alcalins servent de dissolvants aux sels calcaires et magnésiens, qui doivent servir à la nutrition des os, ainsi qu'aux oxalates, aux urates, dont ils facilitent l'élimination. La plupart d'entre eux donnent au plasma la propriété de conserver aux globules leur intégrité qu'ils perdent en se gonflant dans l'eau pure. Leur excès contracte ces corpuscules ; leur réduction les gonfle. Ce sont des éléments empruntés aux aliments, aux boissons ou produits dans les tissus par le fait des actions nutritives. Ils s'en vont par la transpiration, les sécrétions intestinales et la sécrétion urinaire.

Enfin, le sang contient des métaux, particulièrement du fer, métaux apportés par les aliments, les eaux, et même les poussières qui pénètrent dans les voies aériennes.

Le fer est associé à la matière colorante des globules : à l'état métallique, d'après Mulder, Berzelius ; d'oxyde, suivant Engelhart, Dumas ; de sel, d'après Liebig et quelques autres. Le sang, d'après Nasse, donne 7 dix-millièmes d'oxyde de ce métal dans le cheval, 7 dans le bœuf, 6 dans le veau, 5 dans la brebis, 7 dans le chien et le porc. Suivant les analyses de Lecanu, 100 parties d'hématine donneraient dans le bœuf 12 parties de peroxyde, c'est-à-dire à peu près 8 grammes et demi de fer métallique. En admettant qu'il y ait, comme l'indique Nasse, 0,786 d'oxyde de fer sur 1000 parties de sang dans le cheval, je trouve qu'un animal de cette espèce, dont les vaisseaux renfermeraient 25 kilogrammes de sang, aurait 19^{gr},65 de peroxyde de fer, représentant 13^{gr},626 de fer métallique[1]. Quoique cet élément soit fixé aux globules, la quantité de ceux-ci n'est pas toujours en rapport avec celle du fer contenu dans le sang. Poggiale a trouvé moins de ce métal dans le sang de la poule et du pigeon que dans celui de divers autres animaux où ce liquide est plus pauvre en globules. Schmidt est arrivé, de son côté, aux mêmes résultats. Le fer existe aussi dans le plasma sanguin en assez forte proportion. M. Boussingault a montré qu'il y est attaché à la fibrine et à l'albumine, comme il est dans les globules, associé à l'hémoglobine. La fibrine en renferme un septième de la quantité contenue dans les globules. Mais l'albumine en possède beaucoup moins.

Les autres matières minérales ou métalliques trouvées dans le sang, apportées par le chyle ou prises directement par les capillaires, sont : le cuivre, le plomb, trouvés chez l'homme et divers animaux par Millon ; le fluor, signalé par Wilson dans le sang du bœuf, le manganèse, la silice, observés par Enderlin, Henneberg dans le sang des oiseaux. Les métaux sus-indiqués paraissent être, comme le fer, fixés à la matière constitutive des globules.

De plus, le sang est chargé d'une masse considérable d'oxygène, d'acide carbonique et d'azote, représentant, comme il a été dit plus haut, 600 volumes pour 1000 de liquide, de sorte que, sur un cheval ayant 25 litres de sang, la masse totale des gaz serait égale à 15 litres.

Voici, du reste, d'après de Nasse, un tableau qui résume la composition du sang dans les espèces domestiques :

---

1. Pour obtenir en grand ce fer j'ai fait évaporer et calciner le sang de plus de 200 chevaux. Il ne reste plus qu'à réduire l'oxyde associé aux autres produits de la calcination.

Tableau de la composition chimique du sang des animaux domestiques.

DÉSIGNATION	HOMME	CHIEN	CHAT	CHEVAL	BŒUF	VEAU	CHÈVRE	BREBIS	LAPIN	COCHON	OIE	POULE
Eau	798,402	790,50	810,92	804,75	799,590	826,44	839,44	827,765	817,30	758,945	814,884	783,42
Globules	116,529	123,05	113,392	117,13	121,865	102,803	85,898	92,425	170,72	145,532	121,150	141,57
Albumine	74,104	65,49	64,16	67,58	66,901	56,414	62,705	62,705		72,875	50,676	48,52
Fibrine	2,233	1,93	2,418	2,11	3,620	5,757	3,920	2,970	2,80	3,350	3,360	4,67
Graisse	1,970	2,25	2,7	1,31	2,945	1,810	0,91	1,161	1,50	1,350	2,560	2,63
Phosphate alcalin	0,823	0,730	0,607	0,844	0,168	0,957	0,402	0,305	0,607	1,302	1,135	0,945
Sulfate de soude	0,202	0,197	0,201	0,213	0,181	0,269	0,265	0,348	0,202	0,089	0,090	0,100
Carbonate à chaux	0,956	0,789	0,919	1,104	1,071	1,263	1,202	1,438	0,970	1,198	0,824	0,350
Chlorure de sodium	4,690	4,190	5,271	4,659	4,321	4,864	5,186	1,805	4,092	1,287	1,246	5,392
Oxyde de fer	0,834	0,711	0,516	0,786	0,731	0,631	0,611	0,589	»	0,782	0,812	0,743
Chaux	0,183	0,07	0,134	0,107	0,098	0,130	0,110	0,107	»	0,085	0,120	0,171
Acide phosphorique	0,201	0,208	0,263	0,123	0,123	0,109	0,120	0,113	»	0,206	0,119	0,035
Acide sulfurique	0,052	0,013	0,022	0,026	0,018	0,018	0,023	0,044	»	0,011	0,039	0,010
Magnésie	0,015	»	»	»	»	»	»	»	»	»	0,018	»
Silice	0,043	»	»	»	»	»	»	»	»	»	0,056	»

V. — Modifications qui peuvent être apportées a la composition du sang.

Le fluide que nous venons d'étudier, d'une manière générale, éprouve des modifications nombreuses sous le rapport de sa quantité, de la proportion de ses éléments et de la constitution de ces derniers. Une partie de ces modifications tiennent à l'état des fonctions, notamment à celle de la digestion, des sécrétions, et sont compatibles avec l'entretien de la santé la plus parfaite; les autres deviennent le point de départ, plus ou moins éloigné, de divers états morbides, ou sont la conséquence de la maladie.

La masse du sang augmente aux dernières périodes d'une digestion qui fournit aux absorbants une grande quantité de principes nutritifs et de liquides; elle augmente de même chez les animaux qui passent d'un régime de privations à un régime abondant, comme chez les herbivores sauvages au retour de la belle saison, les chevaux et les bœufs mis au pâturage au printemps, les moutons qui paissent sur les chaumes couverts d'épis, les oiseaux granivores vers la fin de l'été, etc. Il se développe alors ce qu'on appelle la pléthore ou la polyhémie. Sa masse diminue chez les animaux qui s'épuisent par le travail, l'insuffisance de l'alimentation, l'abstinence plus ou moins prolongée : cette réduction constitue une des formes de l'anémie. Toutefois l'abstinence ne produit pas constamment les mêmes effets. Chez certains animaux, elle diminue rapidement la masse du sang. D'après Collard de Martigny, elle la réduirait sur le lapin aux 6 dixièmes le troisième jour, aux 4 dixièmes le septième, et aux 2 dixièmes le onzième. J'ai noté souvent une réduction analogue, mais moins prononcée sur le chien et la chat, réduction qui se produit très lentement sur les animaux musclés et gras; car, après une abstinence de trois à quatre semaines, elle n'est pas toujours sensible; il n'y en avait aucune, par exemple, sur un cheval gras le trentième jour d'une abstinence complète, puisque la masse du liquide représentait à ce moment le douzième du poids du corps. Si, en général, l'abstinence diminue la quantité des globules et de l'albumine, elle peut quelquefois l'augmenter. Magendie a constaté ce dernier résultat sur un cheval après vingt-quatre jours d'abstinence, Prévost et Dumas sur une tortue, après une abstinence de cinq mois. Sur le cheval que j'ai fait jeûner pendant trente jours, la quantité d'eau a diminué et celle des matériaux organiques du sérum s'est notablement accrue. Mais il faut remarquer qu'ici la soustraction de l'eau du sang donne lieu à une augmentation relative des matériaux solides.

Sous l'influence des émissions sanguines, la proportion des matériaux fixes du sang, surtout celle des globules, diminue rapidement. Dans les expériences de Prévost et Dumas, elle est tombée, sur le chat, de 118 à 93 millièmes après trois saignées faites dans l'espace de sept minutes. Sur un cheval, dans celles d'Andral, Gavarret et Delafond, elle est descendue de 104 à 38 millièmes, après sept saignées faites à vingt-quatre heures d'intervalle; celle de la fibrine, au contraire, est demeurée stationnaire; elle a même augmenté sur la fin. Dans ces cas, suivant les observations de Vierordt, la mort survient, chez les lapins et les chiens, quand le chiffre des globules tombe à 52, même seulement à 68 pour 100 du chiffre normal.

Immédiatement après la naissance, le sang des animaux est plus riche en globules qu'il ne le sera plus tard : le fait a été constaté par Denis et Poggiale, sur de jeunes chiens. Pendant l'allaitement, le jeune animal a moins de globules que l'adulte. Nasse en a trouvé 100 millièmes sur le veau et 120 sur le bœuf. De plus, le sang des jeunes sujets est, d'après mes observations, très riche en globules blancs, en fins granules graisseux, et presque constamment de teinte opaline. Dans la vieillesse, la proportion d'eau augmente, celles des globules et des autres matériaux fixes diminue.

Pendant la gestation, chez la femme, d'après Becquerel et Rodier, et chez les femelles domestiques, les brebis notamment, suivant M. Gavarret, la proportion des globules diminue, mais elle remonte à un chiffre très élevé quelques jours après le part. Le sang recueilli pendant la gestation se coagule avec lenteur et donne une couenne très épaisse.

Le sexe modifie plus ou moins l'état du sang. Chez la femme, le sang est moins dense, plus aqueux, plus pauvre en globules rouges. Andral, Gavarret et Delafond ont trouvé aussi plus de globules sur le taureau que sur la vache, plus sur les béliers que sur les brebis ; mais leurs observations comparatives ne sont pas assez multipliées pour donner un rapport moyen suffisamment exact ; d'ailleurs, ce rapport n'aurait toute sa valeur que dans le cas où les animaux des deux sexes seraient entretenus dans des conditions semblables.

Les maladies inflammatoires, notamment les pneumonies, les pleurésies, modifient considérablement l'état du sang. Elles donnent lieu surtout à une augmentation du chiffre de la fibrine qui monte de 3 à 4 millièmes, proportion normale, à 6, 8 et même 10 millièmes ; l'augmentation est faible sur le chien et très forte sur les ruminants. En même temps, il se produit une diminution dans la quantité de l'albumine. Le sang, quoique plus fibrineux alors, se coagule avec moins de rapidité que dans les conditions ordinaires ; aussi donne-t-il, chez l'homme, une couenne très épaisse, et chez les solipèdes un caillot blanc très volumineux. Dans ce cas aussi, il peut présenter des globules blancs en quantité énorme.

Dans les pyrexies, dans les fièvres putrides, typhoïdes, la quantité de fibrine diminue et les propriétés de ce principe semblent modifiées de telle sorte que les caillots sanguins deviennent mous et peu rétractiles ; celle de l'albumine diminue alors aussi presque toujours, mais la proportion des globules demeure normale ou à peu près.

La leucémie, due à des états morbides de la rate, des glanglions lymphatiques, est caractérisée par une énorme quantité de globules blancs, sans que les proportions de la plupart des autres éléments du sang soient modifiées. On dit avoir trouvé, dans le sang des leucémiques, de l'hypoxanthine, des acides formique, acétique et lactique.

Dans les divers états diathésiques, tels que ceux des chiens qui éprouvent des épistaxis, la plasticité du sang est diminuée plutôt par suite d'une modification dans les propriétés de la fibrine que par le fait d'une réduction dans la quantité de ce principe. Dans le cas de morve, la coagulation est diminuée aussi, et il y a presque toujours hypergenèse de globules blancs. Sous l'influence du charbon, le sang, vers la fin de la maladie et sur le cadavre, est à peine coagulable, et son caillot ne tarde pas à se réduire en bouillie. Il en est de même sur les animaux surmenés, pris de chaleur pendant l'été. Hunter avait déjà noté cette particularité sur les daims forcés à la course et morts de fatigue.

Dans l'albuminurie, les maladies du cœur, les hydropisies, la proportion d'albumine baisse constamment, et cela doit être, puisque ce principe s'échappe en abondance avec la sérosité ou avec l'urine.

Le sang, sous l'influence du choléra, qui paraît avoir son analogue chez les oiseaux, perd une forte proportion d'eau ; ses globules s'agglutinent entre eux, adhèrent aux parois des capillaires, perdent en partie la faculté de se charger d'oxygène et d'abandonner l'acide carbonique.

Dans la mélanémie, le sang se charge de corpuscules rouillés ou brunâtres plus petits que les globules rouges. Ils sont différents des corpuscules pigmentaires, et semblent être, d'après M. Robin, des granules de graisse associés à la matière colorante jaune du plasma.

Le sang, dans l'infection purulente que l'on observe à la suite des maux de garrot, d'encolure, des vieilles pneumonies avec foyers purulents, se coagule souvent avec lenteur, et se montre chargé d'une forte quantité de globules blancs. Ceux-ci forment alors, d'après mes observations, entre le caillot fibrineux et le caillot noir une nappe blanche, opaque, visible à l'œil nu, et constituée par des leucocytes.

Dans le cas de morve, soit latente, soit confirmée, la couche à leucocytes qui surmonte le caillot rouge, au lieu d'être égale au 80e ou au 70e de celui-ci, comme à l'état normal, représente en épaisseur le 35e, le 18e, le 12e, même le dixième de ce caillot rouge.

Chez l'homme, dans des maladies assez diverses, le rhumatisme articulaire, la goutte, l'urémie, on a trouvé beaucoup d'urée, de l'urate de soude, de l'acide urique, des produits ammoniacaux.

Enfin, dans diverses affections contagieuses, ce liquide se charge d'organismes microscopiques, vibrions septiques, bactéries, bactéridies, micrococcus, granules mouvants, organismes qui se trouvent notamment dans les maladies septicémiques, charbonneuses.

Toutes ces modifications et une foule d'autres éprouvées par le sang dans les conditions pathologiques ont leur raison dans le mode de renouvellement de ce liquide. Le sang est l'intermédiaire entre les matières du dehors et les matières constituantes de l'organisme ; il se charge d'importer tous les produits de la digestion et des diverses absorptions, ceux qu'il recueille lui-même et ceux que lui amène le système lymphatique ; d'autre part, il prend, pour les déposer ou les exporter, une foule de produits normaux ou morbides nés dans les tissus, dans les glandes, sous l'influence des actions nutritives, sécrétoires, etc. Ce qu'il a d'essentiel et de propre se trouve donc éventuellement mêlé à une foule de matériaux inutiles.

CHAPITRE LXII

DE LA GENÈSE, DE L'USURE ET DE LA RÉGÉNÉRATION DU SANG

Le sang est un liquide en voie incessante de mutation ; il se forme, se renouvelle, se détruit avec rapidité, suivant un mode et des lois qu'il s'agit de déterminer.

Formation des éléments du sang. — Pendant la vie fœtale, comme nous le verrons à l'étude de la génération, le sang se constitue de toutes pièces dans ses vaisseaux ou dans les méats qui deviendront des vaisseaux. D'après quelques auteurs, Vogt entre autres, les cellules du feuillet angioplastique du blastoderme perdent leur enveloppe et donnent un noyau qui sert à la constitution des globules ; suivant Lebert, les cellules organo-plastiques éprouvent intégralement cette conversion en globules, sans perdre leur enveloppe. Au début, ces corpuscules sont incolores ; mais ils prennent peu à peu une teinte jaune et finalement deviennent rouges ; l'hémoglobine n'est donc pas inhérente à leur constitution. Leur noyau, primitivement simple, se divise en deux ou en un plus grand nombre de noyaux secondaires, puis le globule s'étrangle et se divise en deux autres, comme Kölliker l'a constaté sur le fœtus humain et sur celui de la brebis, Remak sur le porc et le poulet. Cette multiplication fissipare des globules cesse à peu près une fois que le foie est régulièrement constitué.

A compter de l'organisation du foie, les globules se développent pour la plupart suivant un autre mode. Le noyau apparaît d'abord, il s'entoure d'une membrane dans laquelle s'accumule de la matière colorante, après quoi le globule prend la forme discoïde et perd son noyau. Les globules ainsi constitués ont les caractères de ceux de l'adulte. Il est probable, comme le pensent Prévost, Dumas, Kölliker, etc., que ces globules typiques prennent naissance dans le foie même et peut-être, ainsi que le suppose Remak, particulièrement dans les lymphatiques de cet organe dont le rôle est des plus importants pendant la vie fœtale. Il est à remarquer que les globules primordiaux ne disparaissent qu'à partir du moment où les globules typiques sont devenus très nombreux. Néanmoins les premiers, caractérisés par la présence d'un noyau, ne disparaissent guère qu'au moment de la naissance : encore ne disparaissent-ils pas tout à fait, puisque Kölliker en a vu un certain nombre chez les jeunes chiens et les jeunes chats, pendant les premiers jours de l'allaitement.

En somme, les globules du fœtus appartiennent à deux formations distinctes : les premiers ou les embryonnaires, très grands, se multiplient par fissiparité ; les seconds, plus petits et à noyaux, se rapprochent de ceux de l'adulte. Ils ont cela de commun que, au début de leur évolution, ce sont des cellules incolores. La matière rouge n'y apparaît que plus tard et comme un produit d'un travail de sécrétion ou d'assimilation des parois cellulaires.

Dans le jeune âge, d'après M. Ranvier[1], il se formerait des globules à l'intérieur de canaux ou de véritables vaisseaux sans communication aucune avec le système vasculaire. Cet histologiste a constaté le fait sur les jeunes lapins, dans les taches laiteuses ou les amas de cellules du grand épiploon, cellules vasoformatives où les globules sanguins se montrent avant qu'elles arrivent à constituer, par leurs prolongements ramifiés, de véritables capillaires.

Pendant la vie extra-utérine, les globules se forment suivant un nouveau mode et avec des caractères spéciaux. D'abord ils ne semblent plus, comme pendant la vie embryonnaire, se constituer, en général, dans les vaisseaux sanguins : la plupart au moins viennent du dehors. Ils auraient même tous, d'après quelques micrographes, une provenance étrangère : les uns se constitueraient dans quelques organes comme le foie, la rate ; les autres résulteraient d'une métamorphose des corpuscules apportés par le système lymphatique. Dans tous les cas leur évolution chez l'adulte, abstraction faite de son siège, ne paraît pas différer essentiellement de leur évolution chez le fœtus. Comme chez celui-ci, les globules sont d'abord blancs ou incolores et se remplissent d'hémoglobine à la dernière phase de leur développement. On peut penser que sur l'adulte ils ont principalement pour point de départ les cellules blanches ou globules du système lymphatique. C'est une opinion que j'ai formulée il y a longtemps, d'après les résultats de mes études sur le chyle et la lymphe, et qui aujourd'hui compte un grand nombre de partisans. Voyons donc, d'abord, comment et dans quels organes se forment les globules blancs que l'on trouve, à la fois, dans le système sanguin et dans les vaisseaux lymphatiques.

Les globules blancs que le système lymphatique apporte continuellement et en grande quantité dans les vaisseaux sanguins paraissent, comme nous l'avons déjà dit, se développer en divers points de l'organisme, savoir : dans les réseaux lymphatiques d'origine, dans les ganglions et dans les divers organes dits lymphoïdes, comme la rate, le thymus, les capsules surrénales.

D'après M. Robin, ces globules blancs n'ont pas d'organes producteurs spéciaux. La présence d'un blastème homogène et fibrineux dans la trame des organes ou à la surface des tissus est la seule condition nécessaire de leur développement. Ils peuvent naître, par conséquent, aussi bien dans les cavités des cellules épithéliales, dans les cellules des glandes sans canaux excréteurs que dans les vaisseaux.

Suivant d'autres observateurs, parmi lesquels se trouvent les représentants les plus distingués de l'École allemande, Remak, Virchow, Kölliker, Brucke, ces globules auraient des foyers de production d'importance inégale, d'une activité plus ou moins considérable.

Le premier de ces foyers est constitué par les immenses réseaux d'origine du système lymphatique, car la lymphe et le chyle pris très près des réseaux, ou avant leur passage dans les ganglions, renferment déjà des globules blancs, ainsi que je l'ai établi dès l'époque de mes premières observations sur le système

---

1. Ranvier, *Du développement et de l'accroissement des vaisseaux sanguins. Archives de Physiol.*, 1874.

lymphatique, alors que l'opinion d'après laquelle ces globules naîtraient exclusivement dans les ganglions était en grande faveur, d'ailleurs les leucocytes ne manquent pas dans la lymphe et le chyle des ovipares dépourvus de ganglions.

Le second foyer, et peut-être le plus actif de tous, est représenté par l'ensemble des ganglions lymphatiques. Dans ces organes, la lymphe est très chargée de globules blancs ; après les avoir traversés, elle en présente une quantité bien plus grande qu'avant d'y entrer ; elle en offre une proportion exagérée toutes les fois que ces organes tuméfiés fonctionnent avec plus d'activité qu'à l'état normal. Pourtant cet office des ganglions a été contesté et même nié formellement. M. Robin assure que les micrographes ont pris les épithéliums nucléaires des ganglions pour des leucocytes, épithéliums qui, selon lui, ont un volume uniforme moindre que celui des globules blancs, ne présentent pas d'expansions sarcodiques, et possèdent un noyau qui n'est pas attaqué par l'acide acétique ; mais cette confusion est peu admissible de la part des micrographes les plus habiles qui ont vu dans les ganglions une quantité énorme de leucocytes. Ceux-ci, abondants surtout dans la substance corticale, sont bien pour Kölliker, Brucke, Donders des éléments du ganglion, lesquels se détachent et passent dans le chyle ou la lymphe. Ils se produisent en très grande quantité, comme le fait remarquer Virchow, quand il y a une irritation ganglionnaire isolée, ou une irritation liée soit à la scrofule, soit à certaines maladies, telles que le phlegmon, l'érysipèle, capables de développer une leucocytose plus ou moins prononcée.

La rate, soit par son ensemble, soit seulement par ses corpuscules dits de Malpighi, serait aussi, pour un grand nombre de physiologistes, un foyer producteur de globules blancs équivalant, sous ce rapport, aux ganglions lymphatiques ; mais le rôle de cet organe est fort contestable et il n'est établi que sur des faits à signification équivoque dont voici les principaux.

Le sang retenu dans le tissu de la rate a offert à Donné une quantité énorme de globules blancs à tous les degrés d'évolution. Le sang veineux de cet organe, sur le cheval, a toujours paru à Funke plus chargé de globules blancs que le sang de la circulation générale ; dans un cas, ils représentaient le tiers ou le quart de la totalité des globules. Kölliker, Gray, Virchow ont fait des observations analogues. Vierordt a trouvé sur un décapité dans le sang splénique un globule blanc pour cinq rouges. Hirt dit même avoir compté trente fois plus de leucocytes dans le sang, sortant de la rate, que dans le sang afférent. Dans le cas d'hypertrophie splénique, la proportion des globules blancs augmente, et, d'après M. Milne Edwards, à tel point que le sang en prend un aspect laiteux. Enfin, suivant Kölliker, on trouve dans la rate des jeunes animaux toutes les formes de globules blancs et des globules en voie de multiplication fissipare. Ces faits toutefois ne sont pas absolument démonstratifs. Les cyclostomes qui manquent de rate n'ont, d'après M. Robin, ni plus ni moins de leucocytes que les autres poissons. Les mollusques et les articulés, qui sont aussi dépourvus de rate, n'ont d'autres globules que les leucocytes. Chez les animaux auxquels on a extirpé la rate, les globules blancs se trouvent par rapport aux hématies dans les proportions normales. M. Robin l'a vu sur un chien, et je n'ai pas observé de différence sensible à cet égard sur un assez grand nombre de ces animaux dératés dès la première semaine de la vie. Ainsi, en somme, quoiqu'il y ait des probabilités en faveur de la production des leucocytes dans la rate, le fait de cette production n'est pas absolument certain.

Enfin, suivant Virchow et Brücke, les organes adénoïdes des muqueuses, les glandes de Peyer, les divers follicules clos de la muqueuse intestinale, les amygdales, la thyroïde, le thymus, seraient encore des équivalents fonctionnels des glandes lymphatiques, quant à la production des leucocytes. Le tissu conjonctif lui-même, suivant une hypothèse peu probable, constituerait aussi un immense foyer producteur de globules blancs qui, d'après les partisans de cette supposition, seraient de simples noyaux détachés du tissu et entraînés dans les réseaux lymphatiques. Ici on doit être très réservé. Plusieurs des organes supposés formateurs de globules blancs sont des glandes; leur contenu n'est pas exactement semblable aux leucocytes, et, le serait-il, qu'il faudrait rechercher par quel mécanisme il peut passer dans les vaisseaux.

Quel que soit le siège ou le lieu de production des globules blancs, ces corpuscules naissent plus ou moins abondamment selon les conditions physiologiques. Il y a évidemment hypergenèse globulaire pendant la digestion, dans les réseaux de la muqueuse intestinale et dans les ganglions mésentériques. Ainsi, d'après Donders et Moleschott, le nombre des globules deviendrait, sur le lapin, de quatre à dix fois plus considérable après qu'avant le repas. Il quadruplerait seulement sur l'homme, d'après les observations de Hirt. Il y a hypergenèse plus marquée encore ou leucocytose pathologique, dans le cas de scrofule, de morve, de farcin, de charbon, de maladie typhoïde, d'infection purulente, de lésions de la rate, des ganglions lymphatiques. La leucocytose, qui se développe après les saignées abondantes, n'est qu'un fait relatif, car lorsque les émissions ont soustrait une grande quantité de globules rouges, les globules blancs, qui continuent à être apportés par les lymphatiques dans le système sanguin, paraissent se multiplier, quoique, en réalité, leur augmentation résulte de la simple réduction du nombre des hématies. J'ai donné ailleurs, d'après mes études relatives au système lymphatique, sur les leucémies et les leucocytoses des animaux, des détails qu'il serait trop long de rappeler ici[1].

Les globules blancs étant produits, se transforment-ils en globules rouges? Dans l'affirmative, quel est le lieu, quel est le mode de cette transformation?

Il y a peu d'années encore, tout le monde admettait vaguement la conversion des globules blancs en hématies. Cette métamorphose s'opérait insensiblement, disait-on, par le fait de la respiration, et elle résultait du développement d'une couche de matière colorante autour du globule chyleux ou lymphatique. Mais, vu les différences considérables de structure entre le globule blanc et le rouge, la mutation supposée ne peut être aussi simple ni aussi facile qu'on l'a pensé.

[1]. *Bulletin de l'Académie de médecine*, 4 janvier 1876, 24 janvier même année et 1er février. T. V, 3e série, p. 18, 92 et 115.

D'après divers observateurs, à la tête desquels se placent Nasse, Schultze, Donné, Virchow, Kölliker, cette conversion est un fait possible et même facile. Pour moi, j'y crois d'autant mieux que sa négation impliquerait l'inutilité du travail important qui s'opère dans les chylifères et les lymphatiques. Voici sur quoi peut se fonder cette opinion : Les globules blancs se développent vite, puisque, à la surface du derme irrité, ils apparaissent en moins d'une heure dans les produits de sécrétion. Ces globules paraissent très susceptibles de mutations. Au début, ils n'ont souvent qu'un seul noyau ; quelques heures plus tard, ils en présentent plusieurs. Leur membrane enveloppante se déforme, donne des prolongements amiboïdes qui changent vite de situation et d'aspect. On peut concevoir la conversion du leucocyte en hématie de plusieurs manières ; soit que, comme le pense Warthon Jones, son noyau, en devenant libre, constitue le point de départ du globule rouge, soit que sa masse entière se métamorphose, ou mieux encore que ses parcelles, ses granulations deviennent isolément des noyaux de globules. Vraisemblablement l'hématine s'y produit sous l'influence de l'oxygène et aux dépens de la matière albuminoïde intérieure, les noyaux disparaissent, peut-être même l'enveloppe, le globule s'aplatit et devient discoïde.

Il n'est pas certain que tous les globules blancs soient aptes à éprouver cette conversion. Peut-être, comme le pense Milne Edwards, y en a-t-il une partie qui, après avoir vécu, avortent et disparaissent, tandis que d'autres achèvent de se développer et se transforment en globules hématiques ; les premiers seraient des globules blancs permanents, les seconds des leucocytes transitoires ou des larves de globules sanguins. Il est vrai toutefois qu'on ne voit pas, chez les mammifères, ces derniers offrir les états intermédiaires entre le leucocyte et l'hématie.

Où s'opère cette métamorphose que Kölliker regarde comme certaine? Probablement elle peut s'effectuer partout, mais particulièrement dans les systèmes capillaires de certains organes, de diverses glandes vasculaires, telles que le foie, la rate, etc. Il n'est pas impossible que le foie, qui est un organe d'hématose chez le fœtus, reste un organe de sanguification chez l'adulte, organe dans lequel s'achèverait la transformation des leucocytes en hématies commencée dans l'ensemble du système vasculaire. Les preuves de cette localisation manquent sans doute. Lehmann, qui a examiné comparativement le sang sortant du foie et le sang sortant de la rate, a trouvé, dans le premier, 8 centièmes de globules de plus que dans le second. Moleschott a bien constaté, en outre, sur la grenouille, que, à la suite de l'ablation du foie, le nombre des globules rouges, relativement à celui des blancs, diminue considérablement ; mais il est clair que l'extirpation d'un organe aussi volumineux et aussi vasculaire que le foie doit, indépendamment de tout autre effet, agir comme la saignée, et, à ce titre, diminuer d'une manière absolue et relative la proportion des globules hématiques.

La rate, cet organe énigmatique, a été aussi considérée comme l'un des foyers de la transformation des leucocytes en hématies, et ceux qui ont voulu en trouver les fonctions n'ont pas craint de lui en attribuer plusieurs à la fois. Déjà Hewson et Springs avaient admis là une formation de globules rouges, et Gerlach, Schaffner, se sont rangés à cette opinion ; Nasse, Schultze et Donné croient aussi à une simple transformation dans cet organe des globules blancs en globules hématiques. Toutefois, les résultats de l'expérimentation sont loin de venir à l'appui de cette hypothèse, et, d'ailleurs, ils manquent de concordance. D'un côté, Lehmann, Béclard, croient le sang sortant de la rate moins chargé de globules que celui de la circulation générale ; Gray affirme même, d'après ses expériences faites sur le cheval, que le sang, à sa sortie de cet organe, a seulement la moitié des globules que contient le sang afférent. Aussi ces derniers observateurs voient dans la rate non un organe producteur, mais un organe destructeur des globules rouges, d'autant qu'après son extirpation, le sang deviendrait plus riche en hématies. Il y a plus, la rate a été considérée comme produisant alternativement des globules blancs et des globules rouges, les premiers pendant la digestion, les seconds pendant l'abstinence, parce que cinq à six heures après le repas, l'organe se gonfle, dit-on, et que le sang se montre très chargé de leucocytes, tandis que, pendant l'abstinence, la proportion de ces leucocytes se réduit très notablement.

Quoique, dans l'opinion de divers physiologistes très habiles micrographes, la transformation des globules blancs en globules sanguins ne puisse s'effectuer, l'ensemble des considérations précédentes doit nous la faire admettre et lui attribuer une très grande part dans l'important travail de la genèse du sang.

En même temps que les globules rouges paraissent se produire par la métamorphose des globules blancs, des hématies peuvent se constituer directement, par un travail spécial analogue à celui qui s'effectue pendant la vie intra-utérine. Mais où ce travail s'opère-t-il ? Est-ce dans toute l'étendue du système vasculaire ou seulement dans quelques-unes de ses fractions et dans quelques organes spéciaux ? Les meilleurs observateurs de l'époque inclinent à placer en dehors du système vasculaire général la genèse directe des hématies ; ils veulent la localiser comme celle des leucocytes.

Dans ces idées, le foie serait un foyer hématopoïétique des plus importants. On en donne pour preuves la proportion énorme de globules rouges qui en sortent et les formes de ces globules. Lehmann a trouvé dans le sang sus-hépatique deux à trois fois autant d'hématies que dans le sang de la veine porte. Sur le cheval, 1000 parties de sang sus-hépatique ont donné 317 de globules, et 1000 parties de sang de la veine porte 141 seulement. Mais cette différence peut tenir à des causes autres que celles d'une formation globulaire, car le sang sus-hépatique a présenté 680 millièmes d'eau et celui de la veine porte 770 millièmes, de sorte que la richesse globulaire du premier peut être purement relative et dépendre d'une moindre hydratation du fluide nutritif. De plus, comme le fait remarquer M. Sée[1], le mode d'expérimentation employé pour obtenir les sangs comparés est vicieux. On les a recueillis après la mort à la suite de l'application de liens qui le font stagner plus dans une partie que dans l'autre et lui permettent de se concentrer inégalement. D'ailleurs, le sang hépatique, s'il contient plus de globules rouges, en renferme aussi plus de blancs que celui de la veine porte, le double, le quadruple même, globules qui peuvent provenir de

---

1. Sée, *Leçons de pathologie expérimentale sur le sang et les anémies*, p. 46.

la rate, puisque le sang de la splénique se rend dans la veine porte au-dessous du foie.

D'autre part, on donne à l'appui de l'hypothèse de la formation des hématies dans le foie, ce fait que beaucoup de globules rouges sortant du foie sont petits, à peine déprimés, réfractaires à l'action de l'eau et semblables, en un mot, à des globules de nouvelle formation ; mais la signification de ce fait est équivoque.

Il n'y a donc que des probabilités en faveur d'une formation de globules hématiques dans le foie ou de leur achèvement dans cet organe. Cette probabilité assimilerait les fonctions du foie de l'adulte à celles de cet organe pendant la vie embryonnaire.

La rate a été considérée aussi comme jouant quelque rôle dans le travail obscur de la sanguification. Ses alvéoles pleines de sang où les artérioles finissent et où les veinules commencent ont paru des cavités disposées favorablement pour l'élaboration des globules. On trouve dans ces alvéoles, indépendamment des globules blancs, des globules rouges, petits, résistant fortement à l'action de l'eau et présentant les caractères des globules de formation récente. Mais on ne peut dire si ces petits globules sont de formation spéciale ou s'ils sont le résultat d'une transformation des leucocytes. D'ailleurs, d'après quelques observateurs, la diminution des globules rouges dans le sang de la veine splénique indiquerait une destruction, non une formation de globules dans la rate.

Les foyers de formation globulaire ne sont donc pas déterminés. Quoiqu'on tende à admettre aujourd'hui que les globules viennent des parties en dehors du système vasculaire sanguin, je ne vois pas que cette opinion soit suffisamment appuyée, car, lors même qu'on trouverait à cette formation des foyers spéciaux tels que le foie et la rate, il demeurerait probable qu'elle s'accomplit dans les systèmes capillaires de ces organes. Si elle s'opérait en dehors des vaisseaux, il resterait à rechercher comment les globules deviennent intravasculaires. A cet égard on possède déjà des données importantes qui permettent de considérer la formation des globules sur place, aux dépens du plasma ou du protoplasma comme à peu près certaine. Le fait du développement des globules dans les cellules des taches laiteuses du mésentère est très significatif ; il semble montrer qu'un des modes d'évolution du sang de la vie fœtale persiste pendant la vie extra-utérine ; de plus, il paraît prouver que les éléments figurés peuvent naître directement dans des blastèmes, sans être engendrés par d'autres éléments semblables ou par des cellules.

Quant au mécanisme suivant lequel se constitue le globule blanc et le rouge, il est absolument inconnu. Il le serait moins, peut-être, si on trouvait dans le sang les globules de ces deux espèces à divers degrés de développement. Les globulins, vus depuis longtemps par la plupart des observateurs, sont peut-être des globules en voie de formation, mais qu'ils aient le tiers ou la moitié des globules ordinaires, qu'ils reçoivent les noms de microcytes ou d'hématoblastes ils ne diffèrent pas essentiellement des grands ni par leur constitution, ni par leurs propriétés. Il faut en excepter toutefois les granulations de la fibrine et les granules accompagnant les leucocytes, et résultant de leur dissociation. D'ailleurs on ne sait si ces petits globules, très abondants à certains moments, sont bien des globules en voie de formation et non des globules qui s'atrophient avant de se dissoudre ou d'achever leur existence d'une manière quelconque.

En ce qui concerne la formation ou le point de départ des autres éléments du sang ou du plasma en masse, il n'y a pas de doutes sérieux : ces éléments viennent de source étrangère : la fibrine, l'albumine, la caséine, le sucre, se constituent en dehors des vaisseaux sanguins ; une grande partie en est apportée par le système lymphatique, l'autre est prise directement par l'absorption opérée par les capillaires.

L'albumine se constitue manifestement dans le système chylifère aux dépens de l'albuminose absorbée dans l'intestin, et elle est apportée abondamment et directement par les vaisseaux lymphatiques dans les vaisseaux sanguins. La fibrine ou plutôt la matière fibrinogène, la plasmine, se produit également aux mêmes points. On disait, il n'y a pas longtemps encore, que la fibrine n'était pas complètement formée dans le chyle, qu'elle y était molle, peu rétractile. En réalité, dans le chyle, la plasmine se dédouble difficilement : elle paraît avoir besoin de l'action de l'air qu'elle éprouve dans le sang, pour donner rapidement ce qu'on appelle la fibrine. Celle-ci se forme aussi aux dépens de l'albumine dans les tissus, par exemple dans le poumon et dans toutes les parties irritées ; les lymphatiques la prennent insensiblement pour la verser, à mesure, dans le système sanguin d'où elle sort aussi sans cesse avec les autres matériaux du plasma.

Les autres matières dont se charge le sang ont le plus souvent, comme les précédentes, une origine étrangère. La créatine, la créatinine produites dans les muscles, l'urée, l'acide urique, les urates nés partout consécutivement aux actions respiratoires, la leucine, la tyrosine, l'hypoxanthine, l'inosite trouvées dans la pulpe de la rate peuvent y passer également ; enfin, dans ce qu'on appelle les dyscrasies, il est probable aussi que les matières qui, à un moment donné, vicient le sang, prennent leur point de départ au sein des tissus.

On voit donc, par ce qui précède, que les éléments du sang ont deux sources. Ils peuvent, d'une part, être pris directement par les vaisseaux sanguins ou produits dans les vaisseaux ; d'autre part, ils peuvent être formés en dehors du système sanguin dans des organes spéciaux et apportés au sang par le système lymphatique. Cette dernière source est la prédominante. Les éléments figurés peuvent être formés de toutes pièces ou résulter d'une métamorphose de ceux du chyle ou de la lymphe. Cette double origine, ce double mode de formation devient évident, soit qu'on étudie la genèse du sang, de l'embryon à l'animal adulte, soit qu'on la considère de l'animal dégradé à l'animal des classes supérieures. La nature a souvent plusieurs moyens pour arriver à un même résultat, et des moyens qui peuvent se suppléer : elle les emploie suivant les cas simultanément ou successivement ; ici celui dont elle se sert le plus est certainement la métamorphose des fluides blancs. Ces liquides préparés en si grande quantité, chargés d'eau, de fibrine, d'albumine, de graisse, de sucre, de matières extractives, de fer, de sels divers, ont tout ce qu'il faut pour constituer le fluide nutritif. Leurs éléments figurés même, formés surtout de matières protéiques, peuvent vivre longtemps dans le sang avant de s'y transformer en globules rouges. Enfin, ces fluides sont tels par leurs propriétés qu'ils peuvent à la rigueur subsister à l'état de mélange avec le sang sans subir de transformation bien profonde, car, en somme, lorsque, après des saignées très abondantes, le sang paraît reconstitué, il n'est réellement qu'une lymphe et un chyle rougis par ce qui restait de sang dans le système circulatoire. Et ce mélange peut, comme le liquide normal, subvenir à tous les besoins de l'organisme. Ce n'est pas à dire pourtant que le sang puisse être formé en bloc par une métamorphose spéciale de la lymphe, lymphe qui rougirait déjà dans ses vaisseaux en s'assimilant de l'hémoglobine perdue par les hématies échappées des vaisseaux à la suite des leucocytes.

Usure des éléments du sang. — Le sang est un liquide instable dont les éléments sont en voie de formation et de destruction incessantes. Mais il ne s'use point en masse ; certains de ses éléments disparaissent vite, d'autres ont une plus longue existence. Tout ce qui appartient au plasma peut se détruire avec une extrême rapidité ; au contraire, les éléments figurés qui ne sortent pas des vaisseaux ont une longévité plus considérable.

La quantité des pertes éprouvées par le sang en une période de vingt-quatre heures, la soustraction de matériaux effectuée aux dépens de ce liquide par les différents tissus qui respirent et se nourrissent ainsi que par les organes est énorme. Ainsi, sur un cheval de taille moyenne pesant 400 kilogrammes, les sécrétions digestives lui enlèvent approximativement 42 kilogrammes de salive, 5 de suc gastrique, 5 de bile, 5 de suc pancréatique, 10 de suc intestinal, total 67 kilogrammes, soit plus de deux fois le poids du sang et le sixième de la masse du corps. Si on ajoute à cela 12 kilogrammes d'urine, 8 kilogrammes de produits de transpiration, 2 à 3 kilogrammes de carbone destiné à remplacer ce qui a été brûlé dans l'ensemble de l'économie, en tout 90 kilogrammes, on ne s'étonne pas de voir arriver dans le torrent circulatoire une centaine de kilogrammes de chyle, de lymphe et de divers produits absorbés pour compenser les déperditions éprouvées par le sang.

Mais, tous les éléments sanguins ne s'usent pas également vite, et conséquemment n'ont pas tous une régénération également prompte. L'eau qui leur sert de véhicule s'en va avec une vitesse excessive, emportant avec elle les matières salines. Les glandes salivaires à elles seules, en enlèvent 15 à 20 kilogrammes pendant le repas d'un cheval ou d'un grand ruminant ; la peau, les muqueuses respiratoires ou digestives, les reins, en soustraient aussi de grandes quantités en de très courtes périodes. Aussi les chylifères et les lymphatiques en versent-ils des masses énormes dans le torrent circulatoire : l'absorption fait équilibre à l'exhalation ; elle répare les pertes à mesure qu'elles s'opèrent. Le sang perd ses sels en grande proportion, et il en reçoit des quantités équivalentes ; il perd ensuite pour la nutrition, les sécrétions du tissu cellulaire, celles des membranes séreuses, beaucoup d'albumine, et le système lymphatique lui rapporte beaucoup de cet élément précieux, sujet à tant de métamorphoses ; il cède peu de fibrine et en reçoit peu ; enfin il ne paraît éprouver que des pertes insensibles de globules :

aussi ces corpuscules précieux, dont la formation est si obscure, se renouvellent-ils avec une extrême lenteur.

En dehors des conditions ordinaires, par exemple lorsque la digestion est suspendue, pendant l'abstinence de longue durée, l'hibernation, le plasma s'use vite encore, puisque le travail nutritif persiste et que beaucoup de sécrétions conservent une grande activité. Ses pertes alors sont compensées, non plus par les apports du système rhylifère, mais seulement par ceux des lymphatiques de l'ensemble du corps.

Les éléments figurés ou les globules, bien qu'ils soient aussi des éléments transitoires, ne se détruisent qu'avec lenteur. Il est impossible de dire quelle est la durée de leur existence. Comme ils se produisent lentement, ils doivent se détruire avec lenteur. Les blancs dont la genèse est la plus rapide sont vraisemblablement ceux dont la vie est la plus courte. Ceux qui ne se transforment pas en hématies paraissent s'atrophier en partie et en partie se détruire par rupture de leur enveloppe, rupture qui laisse libres le contenu et ses granulations.

Les globules rouges vivent selon toute apparence assez longtemps. Dans quelques conditions, pendant l'abstinence par exemple, ils pâlissent et se déforment, comme Schultze et Nasse l'ont remarqué. Alors, sur la grenouille, suivant Donders et Moleschott, ils deviennent transparents et semblent se réduire à leur partie centrale. En moins d'un mois la moitié éprouve ces modifications. Toutefois les globules de mammifères introduits dans les vaisseaux de ce batracien s'y maintiennent pendant une quinzaine de jours. Dans certains cas ils semblent se détruire avec rapidité, surtout si l'organisme n'est pas en état de faire face aux besoins de la réparation. J'ai vu des herbivores maigres devenir anémiques en quelques jours ou en une semaine au plus, anémiques, non pas seulement par réduction considérable de la masse totale du sang, mais encore par réduction de la quantité des globules.

La destruction des globules qui est probablement une conséquence de leur fonctionnement actif doit s'opérer dans le système vasculaire, puisque ces corpuscules n'en sortent pas avec le plasma; elle n'est pas le résultat direct, immédiat de la nutrition ou des sécrétions, puisque ces organites ne concourent pas en bloc à ces deux actes qui usent si vite tous les matériaux plasmatiques du liquide. Elle paraît se faire plus activement dans certains organes, notamment dans ceux où naissent les matières pigmentaires et où se préparent des matières colorantes, comme à la rate et au foie, de sorte que ces organes jouent à la fois le rôle de producteurs et de destructeurs de globules, rôle qui est, à divers degrés d'ailleurs, celui de toutes les parties. Mais on a certainement exagéré ce qui paraît se passer dans quelques-uns, notamment dans la rate, car, d'après Funke, le sang qui sort de ce dernier organe loin d'avoir toujours moins de globules rouges que le sang afférent, en a quelquefois plus.

Si les globules sanguins pouvaient sortir des vaisseaux, leur mode de destruction deviendrait apparent dans quelques points. Herbst dit bien que sous l'influence d'une pression accrue dans le système sanguin par la transfusion, les globules rouges deviennent abondants dans la lymphe, et Kölliker affirme que ces globules passent dans les lymphatiques de la queue des têtards lorsque la circulation est embarrassée; mais dans ces circonstances, c'est probablement par des solutions de continuité microscopiques que le passage s'effectue. Dans tous les cas, les globules qui passent d'un système vasculaire dans l'autre ne sont pas pour cela destinés à se détruire plus vite: ils reviennent promptement dans le réservoir commun. Ceux qui tombent dans les tissus, par suite d'épanchements sanguins, s'agglutinent entre eux et s'entourent d'une couche albumineuse ou encore se transforment en granulations pigmentaires. S'il était prouvé, comme on tend à l'admettre aujourd'hui, qu'il y a dans les conditions physiologiques, une diapédèse des hématies, s'effectuant concurremment avec celle des leucocytes on comprendrait très bien la destruction des éléments figurés du sang. Mais où sont les preuves de cette sortie des globules rouges à la suite de celle des globules blancs qui s'ouvrent des passages à travers les parois vasculaires, passages reformés aussitôt après leur percement?

En somme, le sang s'use de deux manières : 1° par ce qu'il cède aux tissus pour la nutrition, la calorification et les sécrétions; 2° par ce qui se transforme ou se détruit directement dans ses vaisseaux. Les éléments plasmatiques se détruisent suivant le premier de ces modes, les figurés suivant le second. Il n'y a à ce sujet rien d'obscur.

Renouvellement des matériaux du sang. — Les éléments constitutifs du sang, pour maintenir ce liquide dans un certain équilibre de composition, doivent se renouveler proportionnellement à leur usure respective. Cette rénovation est extrêmement rapide pour le plasma et elle est nécessairement lente pour les éléments figurés qui ont une stabilité relative.

La rénovation a lieu directement par l'absorption que les vaisseaux sanguins effectuent dans les tissus, aux surfaces des cavités closes, et enfin dans l'appareil digestif. Elle a lieu indirectement par l'apport continuel dans le système veineux des masses de chyle et de lymphe que les vaisseaux blancs sont chargés de recueillir. La part relative de ces deux moyens n'est pas exactement déterminée, puisqu'il est impossible d'évaluer exactement le produit de l'absorption veineuse; mais celle des deux fractions du système lymphatique est énorme, soit pour les grands solipèdes et ruminants de 50 à 100 kilogrammes en vingt-quatre heures, représentant au maximum deux à trois fois la quantité de sang que contient, à un moment donné, le système sanguin.

La masse du sang, si elle a été réduite dans de fortes proportions par une hémorrhagie spontanée ou par des saignées abondantes, revient très vite à son chiffre normal ou à peu près. Les fortes saignées faites presque coup sur coup pour combattre la pneumonie et d'autres affections congestives ou inflammatoires graves sont suivies d'une réparation rapide, parfois étonnante. Girard ayant tiré à une jument de taille moyenne 10 kilogrammes de sang le premier jour, 10 le deuxième, 8 le troisième, 8 le quatrième, 7 le cinquième, 9 le sixième, recueillit encore à l'ouverture du cadavre, après cette dernière saignée, 5 kilogrammes de liquide, en tout 57 kilogrammes. Un autre cheval de forte taille donna le premier jour 15 kilogrammes, 12 et demi le troisième, 13 le cinquième, 11 le septième et, après la mort qui suivit cette dernière, 4 et demi, en somme 56 kilogrammes. Comme la quantité de sang obtenue sur ces deux animaux représente environ deux fois celle qui devait être contenue dans les vaisseaux au début de l'expérience, il faut en conclure qu'en six à sept jours il s'est formé une masse de sang équivalente à celle existant au début. Et cette quantité s'est reconstituée dans de mauvaises conditions, puisque l'abondance et la rapidité des émissions ont dû entraver et finalement suspendre le travail digestif. Piorry a vu que, sur le chien, les choses se passent ainsi. Le carnassier saigné abondamment donne le lendemain, même à la diète, 10 à 11 onces de sang, et plusieurs jours après de nouvelles quantités. Quelques faits plus anciens devenus classiques prouvent que sur l'homme la régénération du sang n'est pas moins active. Ainsi, au rapport de Haller, un jeune homme perdit en dix jours 75 livres de sang, soit plus de la moitié du poids du corps. Si ce jeune homme avait 10 livres de sang ou un quinzième du poids du corps, son sang en masse se serait renouvelé environ sept fois en dix jours. Un hémorrhoïdaire en perdait 5 livres par jour pendant deux mois, soit en somme 310 livres, ce qui suppose une régénération répétée trente et une fois, soit une fois par chaque période de quarante-huit heures. Une jeune fille perdit 200 livres de sang en quatorze mois par des saignées et la menstruation, etc. Si la rénovation du sang n'était point rapide, l'organisme ne supporterait pas ces saignées répétées tant de fois, dans de courts délais, aux époques où les émissions sanguines sont en faveur. Louis XIII saigné 47 fois en une année, Cousinot médecin du roi saigné 64 fois en 8 mois pour un simple rhumatisme prouvent que, fort heureusement, l'homme ne se laisse pas trop aisément tuer par les armes de la thérapeutique.

Si, après ces émissions abondantes, le sang se reconstitue, en masse, assez vite, sa reconstitution ne porte pas, d'une manière égale, sur tous ses éléments. Andral, Gavarret et Delafond ont vu, sur un cheval vieux qui subit sept fois, à vingt-quatre heures d'intervalle, une saignée de 6 kilogrammes, en tout de 42 kilogrammes, le chiffre de l'eau monter de 802 à 894, celui des matériaux solubles du sérum descendre de 90 à 60 et des globules de 104 à 38. L'eau se remplace donc très facilement, même au delà du chiffre normal, puis la fibrine dont le chiffre ne baisse pas, les matériaux solubles du sérum moins facilement que l'eau, les globules moins que les matériaux fixes du sérum. Néanmoins la régénération sanguine a des limites en un temps donné. Si le cheval supporte, comme l'ont vu Gohier et Delafond, une saignée de 2 kilogrammes par jour, répétée pendant un mois à six semaines, de telle sorte que la perte totale représente, pour ce laps de temps 75 à 80 kilogrammes, il peut périr assez vite ainsi que l'a constaté Girard si la saignée diurne est de 8, 10, 15 kilogrammes, par exemple le sixième jour, même le quatrième après des émissions dont la somme s'élève à une cinquantaine de kilogrammes.

On voit, d'après ce qui précède, qu'en somme, il y a une très grande différence entre le renouvellement du plasma sanguin et celui des globules. Le plasma, ou la solution fibrino-albumineuse qui sert de véhicule aux hématies, s'use vite et se répare vite : il s'use vite, car il est l'élément de toute sécrétion et de toute nutrition ; il se répare vite, car le fluide mixte qui résulte du mélange du chyle avec la lymphe est un plasma complet auquel il ne manque absolument rien, et qui vient continuellement se déverser dans le torrent circulatoire. Les globules, au contraire, ont une fixité remarquable au sein du liquide dans lequel ils nagent ; ils constituent la partie réellement stable de la masse sanguine.

Le sang se comporte donc comme les parties solides, les tissus de l'économie. C'est un liquide organisé, vivant, qui jouit de la faculté d'assimilation et de désassimilation, un liquide qui se forme, se détruit et se renouvelle, se compose et se décompose sans cesse. Il est vivant par son plasma et par ses éléments figurés, et chacun de ceux-ci vit à sa manière ; chacun a son mode de formation, de régénération, de destruction, comme chacun a une fonction spéciale, déterminée. Aussi divers physiologistes, forçant un peu les analogies, ont-ils voulu considérer le sang comme un tissu dont les éléments anatomiques, au lieu d'être liés entre eux ou associés, sont libres et flottants dans un milieu liquide. Cette vue est fondée, jusqu'à un certain point, car les éléments figurés du sang, globules rouges et leucocytes sont baignés de plasma comme le sont les cellules, les fibres et les autres éléments anatomiques des tissus, plasma qui est leur milieu nutritif commun.

D'abord le plasma est vivant : c'est une sorte de blastème qui sert de matière première à la constitution de tout le reste. L'absorption en recueille les matériaux et en ajoute sans cesse de nouveaux ; le travail de la nutrition et des sécrétions lui en prend continuellement. Dans les vaisseaux, il fournit des matériaux aux leucocytes et aux hématies, et il en reçoit de ces corpuscules. Entre eux et lui s'opèrent des échanges incessants de gaz, de matières protéiques, de sels. En dehors des vaisseaux il offre aux éléments des tissus ce que réclament l'assimilation et la sécrétion. Il est vivant dans les vaisseaux et en dehors des vaisseaux : c'est la matière de toutes les formations organiques intra et extravasculaires.

Le leucocyte vit plus ostensiblement que le plasma. Dès les réseaux capillaires ou dès les foyers glandulaires dans lesquels il prend naissance, il se comporte comme la cellule : il absorbe, grandit ; son noyau, son contenu se modifient ; sa paroi se contracte, s'étend, donne des prolongements, ou bien c'est son contenu, sa substance protoplasmatique, demi-solide qui les donne, s'il est vrai, comme le prétend Wharton Jones, que ce globule soit dépourvu d'enveloppe. Ce leucocyte paraît être un élément transitoire, éphémère obligé de se détruire rapidement en versant dans le plasma la totalité de sa substance qui est, d'après Schmidt essentiellement fibrinogène. Avant de se détruire il opère entre lui et le liquide ambiant de nombreux échanges et tout porte à croire qu'en se dissociant, par petites masses, par granules, il devient le point de départ des hématies ou l'un des matériaux de leur constitution.

Quant aux hématies, elles représentent le type le plus élevé de la cellule vivante et libre. Elles ont une nutrition des plus actives, prennent dans le plasma des éléments suivant des proportions définies, et en rejettent ; elles y puisent, par exemple, les phosphates alcalins et laissent les chlorures dans le sérum ; elles se chargent des graisses phosphorées et laissent les autres autour d'elles, elles se saturent d'oxygène et abandonnent la presque totalité de l'acide carbonique au sérum. Elles élaborent la matière colorante, transportent partout l'oxygène, le cèdent aux tissus, l'échangent avec rapidité contre l'acide carbonique résultant des actions chimiques. Sans elles le sang ne peut stimuler, nourrir les organes, ni entretenir la chaleur animale. C'est par elles que ce liquide joue le rôle si complexe que nous allons étudier dans la nutrition et les diverses sécrétions.

Ainsi, en somme, le sang, quoiqu'il représente un liquide en voie de mutation perpétuelle, tant dans son ensemble que dans chacun de ses éléments, se maintient dans chaque espèce à l'état de liquide d'une composition définie. Il s'y maintient parce que, d'une part, les lois de sa formation et de son renouvellement sont fixes ; d'autre part, parce qu'il jouit de la faculté de se débarrasser, par les sécrétions, de tous les matériaux nuisibles ou seulement superflus que l'absorption lui a apportés.

CHAPITRE LXIII

DE LA DISTRIBUTION DU SANG ET DES MATÉRIAUX NUTRITIFS
AUX DIFFÉRENTS TISSUS

Le sang dont nous venons d'étudier la constitution et les propriétés est la matière première aux dépens de laquelle se forment et se régénèrent les éléments de l'organisme. Voyons donc, d'abord, comment il est distribué aux parties proportionnellement à leurs besoins fonctionnels et comment ces parties s'en emparent.

Le système vasculaire, pris dans son ensemble, présente, comme nous l'avons vu, un vaste appareil d'irrigation qui pénètre à peu près partout, pour y porter le fluide vivifiant, l'aliment complet de la substance vivante. Mais, pendant qu'il le verse en grande masse à la peau, aux muqueuses, aux glandes et aux muscles qui en consomment beaucoup, il ne le donne aux séreuses, aux tendons et à d'autres tissus qu'en quantité minime : à certaines parties même il ne semble point le fournir d'une manière directe, par exemple, aux cartilages, aux tissus dentaire, épidermique et corné. Grâce à la contractilité dont jouissent ses parois, surtout dans les artérioles rapprochées des capillaires, il peut, par sa propre activité, augmenter ou restreindre l'irrigation sanguine dans les tissus, et par conséquent l'apport des matériaux nutritifs. La contraction de ses parois, lorsqu'elle se produit, resserre les voies, réduit la quantité de liquide importé, tend à anémier plus ou moins les tissus : leur relâchement ou leur dilatation rend au contraire l'irrigation plus abondante.

Toutefois, même dans les tissus les plus vasculaires, tels que le foie, le poumon, les villosités intestinales, les capillaires ne se mettent point en contact avec toutes les fibres ou toutes les cellules. Les îles de substance organisée, circonscrites par les mailles des réseaux capillaires, renferment des fibres nerveuses, musculaires, des amas de cellules glandulaires qui, non seulement sont sans vaisseaux, mais sans rapport dans un grand nombre de points avec les vaisseaux. Les éléments les plus favorisés ne le sont que par le contact des capillaires, puisque la cellule, le tube nerveux, la fibre contractile ont des dimensions telles qu'elles ne peuvent admettre les divisions vasculaires les plus ténues. Il s'agit donc de rechercher comment le sang ou les sucs nutritifs émanés du sang peuvent se distribuer aux éléments ou aux parties de tissus dépourvus de vaisseaux sanguins.

Dans le tissu conjonctif, où des groupes considérables de cellules et de substance intermédiaire amorphe manquent de vaisseaux, les sucs nutritifs paraissent se disperser au moyen des prolongements des cellules anastomosés entre eux, prolongements fins que beaucoup de micrographes, Virchow entre autres, considèrent comme tubuleux. Dans les tendons, où la gaine générale cellulo-fibreuse et les gaines des faisceaux secondaires sont seules vasculaires, la substance propre du tendon, dépourvue de capillaires, n'a encore, pour la distribution des sucs, que les prolongements creux des corpuscules tendineux analogues à ceux des cellules conjonctives. Dans les fibro-cartilages, tels que les ménisques de l'articulation fémoro-tibiale où les vaisseaux manquent, ceux-ci sont remplacés encore par un ensemble de canaux réticulés et anastomosés entre eux. Dans la cornée recevant seulement des vaisseaux sanguins à la périphérie, il existe des

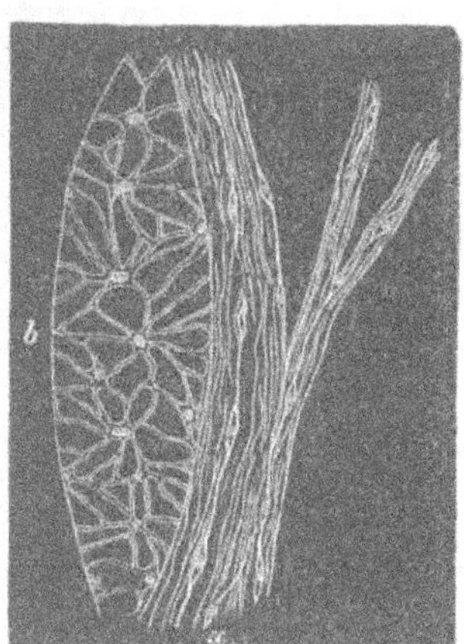

Fig. 185. — Réseau des cellules d'un fibro-cartilage (*).

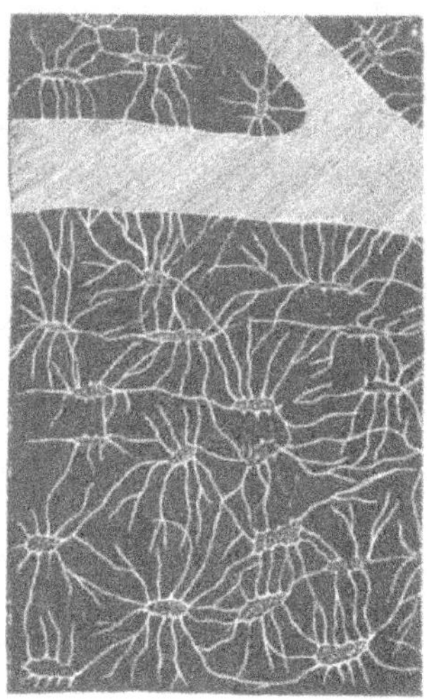

Fig. 186. — Canalicules et corpuscules osseux (**).

canalicules spéciaux pour tout le reste de la membrane. De même dans les os, les prolongements des corpuscules dits étoilés, dans les dents les tubes de l'ivoire, dans la corne les tubes de réception des papilles, comme le canal médullaire dans la plume, dans le poil, sont, à ce qu'il semble, autant de conduits de sucs nutritifs, conduits qui remplissent le rôle de vaisseaux sans communications avec ceux qui transportent le sang ; ils paraissent charrier des sucs dérivés du plasma et jouant le même rôle que le plasma filtrant directement à travers les parois capillaires. Enfin, lorsque ces voies supplémentaires manquent, la dissémination des sucs s'effectue encore par infiltration diffuse. Elle s'opère de la sorte dans le tissu épithélique du corps muqueux de Malpighi, ou par osmose, de cellule à cellule, comme chez les plantes non vasculaires.

Ainsi, quoique les vaisseaux ne puissent aboutir à tous les éléments individuels de l'organisme, cellules ou fibres, ils fournissent néanmoins à tous, d'une manière médiate, les matières nutritives. Par leur contractilité, ils règlent l'apport de ces matériaux, et s'ils viennent à s'oblitérer en quelques points par le fait de l'embolie, des troubles nutritifs se produisent, caractérisés par des modifications anatomiques et fonctionnelles du tissu dans une région plus ou moins étendue.

Il est hors de doute que le sang distribué aux parties ne sort point de ses vaisseaux sous la forme de sang, c'est-à-dire avec ses éléments figurés. Le système capillaire est constitué par des voies délimitées et closes ; ses divisions les plus ténues ont des parois propres sans ouvertures visibles aux grossissements ordinaires. L'étude microscopique de la circulation capillaire démontre, de la manière la plus évidente, que les globules sanguins restent toujours distincts les uns des autres, et qu'ils passent constamment des artères dans les veines, sans jamais sortir de leurs canaux. La partie fluide qui sert de véhicule à ces corpuscules, ou le plasma, peut seul s'échapper des vaisseaux, à travers les porosités invisibles de leurs parois, s'infiltrer dans l'épaisseur des tissus et baigner chacun de leurs éléments. C'est, en effet, cette solution d'albumine, de fibrine et de sels, qui va donner aux solides organiques les matériaux de leur nutrition. Et avant de les distribuer au dehors, cette solution a fourni aux éléments figurés ceux qui leur conviennent. Le plasma est le milieu nutritif intravasculaire par toute sa masse, avant de devenir milieu extravasculaire par une partie de cette masse. Il constitue un bain, une atmosphère liquide dans laquelle nagent tous les éléments solides. Sa densité sert d'abord à maintenir les globules dans leur forme et leur volume, et à restreindre la diffusion de leur substance.

Ce plasma, d'une fluidité parfaite, réunit d'une part toutes les conditions qui le rendent apte à sortir des vaisseaux, et d'autre part il contient tous les matériaux que peut réclamer le travail nutritif des parties. Il renferme, ainsi que nous l'avons déjà vu, d'abord l'albumine et la fibrine, les deux principes protéiques par excellence, qui servent à la nutrition de la plupart des solides de l'organisme, et cela étant associées à des sels neutres sous forme d'albuminates ; il contient les graisses, et enfin les matières salines et minérales solubles ; en un mot, c'est le sang lui-même moins les globules. Les tissus albumineux, comme le cerveau, la moelle épinière, les nerfs ; les tissus fibrineux, tels que les muscles ; les parties gélatineuses, comme les ligaments, les tendons, y trouvent les éléments essentiels de leur formation ; les os, leur phosphate calcaire ; les vésicules adipeuses, leur graisse, etc. Très probablement, les matériaux du plasma ne changent ni de constitution moléculaire ni de propriétés pour sortir des capillaires sanguins : l'albumine est, au moment où elle traverse les parois des vaisseaux, ce qu'elle était à leur intérieur, et elle est encore, après sa sortie, ce qu'elle était auparavant ; de même la fibrine, en dissolution ou à l'état de plasmine, passe sous cette forme à travers les parois des capillaires et la conserve encore pendant un certain temps. Rien n'autorise à admettre ces prétendus changements d'état que certains auteurs, qui se fondent sur des expériences endosmométriques grossières, croient nécessaires pour expliquer la transsudation de la liqueur du sang à travers les parois vasculaires.

Peut-être, dans tous les tissus, le plasma ne sort pas des vaisseaux sans avoir éprouvé certaines modifications ; peut-être, dans certains d'entre eux, est-ce l'albumine qui s'échappe, dans d'autres la plasmine, dans d'autres encore les matières grasses, les sels, etc., et cela en vertu d'affinités inconnues exercées par les matériaux des tissus sur ceux du fluide nutritif? Dans tous les cas, l'excédent du plasma, qui s'est extravasé, et qui n'est pas employé à la nutrition ni aux sécrétions, rentre dans le torrent de la circulation ; il est repris par les lymphatiques au sein de la plupart des organes, et par les vaisseaux sanguins eux-mêmes dans les parties qui n'ont pas de vaisseaux blancs, ou chez les animaux inférieurs qui en sont dépourvus. Les éléments plasmatiques sortent évidemment des parois capillaires, tant sous l'influence d'une pression assez considérable que par suite des attractions qui donnent lieu aux phénomènes osmotiques. Il s'établit entre les vaisseaux et les tissus des courants de diffusion dont nous avons déjà parlé en traitant du mécanisme de l'absorption.

La partie globulaire du sang qui, sous sa forme propre, ne peut sortir des vaisseaux, ne demeure pas pour cela étrangère au travail de la nutrition. Les globules qui se sont chargés d'oxygène dans le poumon le cèdent aux tissus dans les systèmes capillaires, en échange de l'acide carbonique résultant des actions chimiques, et par là ils remplissent un rôle des plus importants, puisque, par une insuffisante quantité d'oxygène et par un excès d'acide carbonique, la vie de certains éléments, des nerveux et des musculaires, s'éteint presque instantanément. En outre, comme les globules effectuent avec le plasma des échanges continuels de matières azotées, de matières grasses, salines ou minérales, ils participent ainsi très activement à la nutrition. En effet, cette fonction devient imparfaite et languissante chez les sujets dont le sang est pauvre en globules.

Une fois le plasma sanguin sorti des vaisseaux, il imprègne la trame organique, baigne chaque cellule, chaque fibre, et en pénètre la substance ; mais tous ses principes constituants ne sont point pourtant assimilés ; les éléments de chaque tissu choisissent dans ce fluide ce qui leur convient ; ils se l'approprient et abandonnent le reste.

L'affinité qui existe entre les éléments de chaque tissu et ceux du sang règle le choix que les solides organiques exercent sur les fluides dont ils sont baignés de toutes parts. Chaque cellule ou chaque fibre, dérivée elle-même d'une cellule, attire à elle et s'assimile les principes de même nature que celle de sa propre substance ou de son contenu, ou si ces principes ne se trouvent pas tout formés dans le sang, elle attire ceux qui peuvent leur donner naissance, par suite de métamorphoses plus ou moins compliquées. Ainsi, la fibre conjonctive s'empare des éléments constitutifs du tissu cellulaire, la fibre musculaire prend ceux des muscles, la fibre nerveuse ceux des nerfs. Plus rarement la partie vivante attire à elle, pour se les assimiler, des matériaux qu'elle ne renferme pas encore. L'os, à l'état cartilagineux, s'empare du phosphate et du carbonate calcaire avec autant d'activité au moment où il n'en est pas encore imprégné qu'il le fait plus tard ; les parties fibreuses qui s'ossifient exercent sur les matières minérales une attraction analogue ; enfin, certaines parties, comme les cellules adipeuses, se remplissent d'une matière tout à fait différente de celle qui entre dans la composition de leurs propres parois.

En jetant un coup d'œil sur la constitution chimique propre aux divers tissus, on voit ce que chacun d'eux prend au fluide nutritif.

La substance nerveuse, disposée sous la forme de tubes creux, s'empare surtout de matières albuminoïdes, de graisse, de phosphore, de soufre, de sels. Le muscle prend de la plasmine en forte proportion, de l'albumine, plus une matière extractive vaguement déterminée, des chlorures, des phosphates et des lactates de soude, de potasse et de chaux ; le tissu des glandes s'approprie l'albumine et une certaine quantité de graisse ; le tissu cellulaire, les membranes séreuses, le tissu fibreux blanc, le tissu fibreux jaune, la peau, les cartilages et les os, se nourrissent d'une matière qui s'obtient artificiellement sous forme de gélatine, de chondrine ; enfin les os s'emparent à la fois de cette matière dérivée de l'albumine et d'une grande masse de carbonate, de phosphate de chaux et de magnésie.

Ainsi, ce que chaque élément prend est destiné à se convertir en substance de même nature que la sienne ; ce que saisit la fibre nerveuse se transforme en substance nerveuse, ce qui est enlevé par le cartilage devient matière cartilagineuse. De la sorte, chaque tissu peut se développer avec plus ou moins de rapidité, et s'il prend d'autres matières ou s'il les transforme d'une façon insolite, il perd sa forme caractéristique et éprouve une véritable dégénérescence.

CHAPITRE LXIV

DE LA GENÈSE ET DE LA MULTIPLICATION DES ÉLÉMENTS SOLIDES DES TISSUS

Nous venons de voir comment les matériaux du sang sont répartis à tous les tissus et pris par ceux-ci en raison de leurs affinités. Il faut maintenant étudier leur mode de transformation, rechercher comment les cellules, les fibres, les parties amorphes naissent dans ces matières, s'y développent, s'y multiplient et y maintiennent leur constitution propre.

La nutrition qui consiste, tout à la fois, dans la construction, l'entretien, la réparation de l'édifice organique est, sans aucun doute, l'une des fonctions les plus compliquées de l'être vivant, végétal ou animal. Son analyse comporte une foule de détails qu'il faut maintenant passer en revue.

Ce qui frappe, tout d'abord, dans l'ensemble des phénomènes de cette grande fonction, c'est, d'une part, le plan suivant lequel se façonne l'édifice animal et, d'autre part, la variété, le nombre des pièces qui se forment avec les matériaux les plus simples, toujours les mêmes, tirés de l'aliment, puis convertis en sang ou en fluides plasmiques. Tout est réglé dans ce plan et dans son exécution. Lors de l'évolution de l'embryon, dans l'œuf ou dans l'utérus, c'est par une sorte de création, que surgissent, aux dépens des granules vitellins, les cellules, les fibres, les globules sanguins, en un mot les divers éléments constitutifs des futurs organes et appareils. Plus tard, pendant tout le cours de la vie extra-utérine, aux dépens du sang s'accroissent ou se reconstituent ces divers éléments. Chaque partie, chaque tissu a sa place marquée, ses limites indiquées, son heure d'apparition, ses phases de développement, comme si une force intelligente façonnait la matière suivant un plan rigoureusement tracé à l'avance jusque dans ses plus petits détails. Évidemment, cette physionomie du travail de formation organique nous montre que les forces chimiques qui engendrent les solides aux dépens d'un fluide homogène, ne sont que des puissances de second ordre, lesquelles exécutent, dans un sens rigoureusement déterminé, ce qui est réglé par des forces d'un ordre différent.

L'édifice animal, comme les constructions inanimées, s'élève au dépens de matériaux qui, pour être utilisés, doivent prendre des formes et acquérir préalablement des propriétés déterminées. Ces matériaux passent pour la plupart à l'état de cellules qui s'unissent entre elles telles qu'elles se sont constituées ou après avoir subi certaines mutations. Leur agrégat, en nombre immense, donne lieu à un tout dont les parties sont intérieurement liées et solidaires les unes des autres.

Comment se forment ces cellules dont l'agrégation donne sinon tous les tissus au moins la plupart d'entre eux?

Dans l'œuf il est manifeste que les premières formations cellulaires dérivent des granules et des sphères du vitellus, et que ces formations servent à constituer les feuillets blastodermiques dont il sera question plus tard. Mais, une fois les éléments vitellins épuisés, les cellules des formations subséquentes semblent provenir de la prolifération des anciennes.

Les physiologistes sont encore loin d'être d'accord sur le mode de formation et de multiplication des éléments cellulaires. Dans les idées de Schleiden et de Schwann, qui n'ont plus guère de partisans, la cellule naîtrait de toutes pièces au sein d'un liquide appelé blastème. Le nucléole serait sa première pièce solide. A sa surface, la matière plasmatique, homogène ou granulée en se déposant formerait un noyau. Autour du noyau, et à une certaine distance, se constituerait une membrane et celle-ci se remplirait d'un contenu de nature variée, suivant le degré de développement et la destination ou le rôle de la cellule.

La théorie de la genèse de la cellule dans le blastème a été contestée de bonne heure. L'existence d'un blastème, dans les interstices des éléments anatomiques, distinct du plasma, échappé des parois vasculaires est fort peu intelligible, car blastème et plasma doivent être, à ce qu'il semble, mêlés et confondus; d'ailleurs le développement de la cellule n'est pas toujours successif et effectué dans l'ordre admis. Reichert a fait voir que la formation du nucléole est postérieure à celle du noyau et Vogt a montré que la paroi cellulaire peut se constituer en même temps que le noyau, quelquefois avant ce noyau.

Ch. Robin, qui a constamment défendu la théorie du développement des cellules dans les blastèmes, s'est attaché à préciser les cas où elle paraît admissible. Il pense que les blastèmes sont distincts du plasma sans cesse exhalé par les vaisseaux capillaires : ce seraient des plasmas modifiés et élaborés par les cellules précisément en vue des formations nouvelles ; et il les considère aussi comme distincts du protoplasma qui, d'après lui, ne serait jamais qu'un contenu cellulaire. Ces blastèmes seraient, en fin de compte, des liquides intercellulaires, interfibrillaires, chargés de granulations qui serviraient à la genèse des cellules de deuxième formation, c'est-à-dire de celles qui se forment à partir du moment où tous les éléments vitellins sont épuisés. Le blastème, pour ce micrographe, est l'intermédiaire entre la génération cellulaire qui existe et celle qui existera. Il est en partie intracellulaire et en partie extracellulaire. Les éléments anatomiques se forment dans l'un comme dans l'autre et quel que soit le lieu de leur naissance ou de leur évolution, les éléments nouveaux ne dérivent pas, selon lui, directement des anciens ; les seconds ne se détachent pas des premiers à la manière des produits de la génération, ils naissent à leur côté, hors d'eux ou à leur intérieur sans qu'ils aient eu ensemble des rapports de continuité.

Mais depuis longtemps déjà, la plupart des physiologistes inclinent à considérer la genèse des cellules comme analogue à celle des êtres vivants. Les cellules devraient toujours dériver d'autres cellules comme l'animal dérive d'un œuf ou d'un ovule microscopique. Il n'y aurait jamais de formation cellulaire dans un liquide ou une substance quelconque non cellulaire ; des cellules de l'œuf procéderaient toutes les cellules de l'embryon, et des cellules du fœtus toutes celles qui se constituent pendant le reste de la vie, tant à l'état normal que dans les conditions pathologiques. Dans cette seconde théorie que Virchow défend depuis longtemps, il n'y a pas de blastème suivant le sens attaché à ce mot par Schleiden, ou le liquide provenant des vaisseaux ne joue pas le rôle de blastème ; il n'y a pas de création de nouvelles cellules dans un milieu non cellulaire ; la cellule ne dérive que de la cellule par une production endogène ou une scission ; la cellule animale pourvue d'une paroi, d'un contenu et d'un noyau se comporte comme un être complet, vivant, apte à se nourrir et à se reproduire ; son noyau est l'élément le plus important au point de vue de la multiplication. C'est en lui que se manifestent les premières modifications de la cellule qui prolifère ; ces modifications sont suivies de celles de la membrane, d'où résulte la formation de cellules nouvelles. Mais, en définitive, toutes viennent de celles de l'œuf ; les cellules épithéliales proviennent des cellules du réseau de Malpighi, celles-ci du derme ; les cellules des liquides, les corpuscules muqueux, purulents même, sont des dérivés des cellules des parties solides, comme le tissu conjonctif, le muqueux, etc. ; enfin les cellules des produits pathologiques sont des dérivés, plus ou moins altérés, des cellules régulières ou normales.

Ainsi, d'après les partisans exclusifs de la théorie cellulaire il n'y a pas de genèse de cellules, c'est-à-dire pas de formation primordiale de cellules en dehors de la présence de ces organismes microscopiques. Tout le travail apparent de formation se réduit à une prolifération. La cellule préexistante en produit d'autres suivant les modes dits endogène, de scission, de gemmation. Ainsi :

1° Dans une cellule achevée le noyau, à un certain moment se creuse d'un sillon de plus en plus profond qui finit par être une solution de continuité complète. Les deux moitiés du noyau générateur deviennent chacune un noyau complet qui s'entoure d'une membrane. Deux cellules résultent ainsi de cette division qui peut se répéter dans celles-ci, et ainsi successivement dans les suivantes un grand nombre de fois. C'est là la formation de cellules par scission.

2° On a donné le nom de production endogène des cellules ou de génération intracellulaire à un mode caractérisé par la formation d'une cellule à l'intérieur d'une cellule plus ancienne et plus grande. Ce mode assez fréquent chez les plantes, s'observe rarement dans les tissus animaux et même jamais, sauf peut-être dans les productions blastodermiques. Ch. Robin le nie, même dans ce dernier cas, parce que les cellules de seconde génération ne sont ni anatomiquement ni physiologiquement semblables aux cellules mères. Les cellules de seconde génération naîtraient selon lui dans l'intérieur des cellules anciennes absolument comme elles naissent dans les espaces intercellulaires aux dépens du protoplasma ou d'un blastème, sans émaner, sans procéder de la substance de la cellule mère.

3° Une cellule hypertrophiée ou non, régulière d'abord, donne une ou plusieurs saillies ou prolongements comparables à ceux des leucocytes. Ces prolongements se rétrécissent, s'étranglent à leur base et finalement se séparent. D'abord pleins ils se creusent d'une cavité, s'amplifient plus ou moins, un noyau se forme à leur intérieur. C'est là le mode de gemmation qui s'observe surtout pendant la vie embryonnaire et à tous les âges chez les types inférieurs du règne animal.

Néanmoins toutes les cellules ne semblent pas se constituer suivant l'un des modes dont il vient d'être question. Un certain nombre d'entre elles paraissent se former dans un milieu amorphe, homogène ou semé de granulations et de noyaux. Ce milieu se fractionne par des lignes non par des intervalles ou des solutions de continuité, lignes qui circonscrivent des masses régulières ou des corps de cellules adhérents les uns aux autres, comme dans les productions cornées ou épithéliales. Les cellules sont là représentées par des corps pleins simplement délimités par des lignes, non par des espaces, ni par des parois, sauf quelquefois à la fin de l'existence de ces éléments anatomiques. Dans ce dernier cas des solutions de continuité remplacent les lignes qui indiquent la circonscription des cellules.

D'autre fois les cellules sont représentées par des cavités, de formes, de dimensions déterminées pourvues ou non de noyaux, mais sans parois propres, sans enveloppe comme dans les cartilages. Un liquide peut apparaître plus tard comme aussi une membrane.

D'ailleurs la totalité de la matière vivante ne s'organise point en cellules. Dans les liquides une grande partie des éléments nutritifs demeure à l'état amorphe, en dissolution ou en suspension, sous forme de granules. Les matières intercellulaire, interfibrillaire, hyaline, amorphe ou plus ou moins granulée qui sont peut-être à la fois des exsudats cellulaires et du protoplasma se maintiennent à cet état en vue d'un rôle spécial.

En étudiant avec soin les formations cellulaires pendant la vie embryonnaire et pendant la vie extra-utérine on voit qu'elles se rapportent à des types réellement distincts des uns des autres. Lorsqu'elles sont représentées par des corps pleins sans autre délimitation que des lignes, et dépourvus de parois et de cavités on ne sait au juste à quel système de genèse il faut en rattacher l'origine. La substance qui se fractionne pour constituer ces petits corps semble devoir être regardée comme un protoplasma ; et une fois que chaque fraction de cette substance s'entoure d'une paroi ou d'une enveloppe, la matière emprisonnée qui reçoit dès lors le nom de contenu de cellule, peut-elle encore conserver le nom de protoplasma ? La substance génératrice de la cellule, si elle est modifiée ou employée à une autre destination, peut-elle être remplacée, régénérée par la cellule et considérée ainsi plus tard comme un produit et un contenu de celle-ci.

L'évolution de la cellule si rapide qu'elle soit n'en a pas moins des phases distinctes. En effet, toutes les parties de cet élément anatomique ne se constituent pas au même moment. En général à un premier stade apparaissent les noyaux, — à un second se délimite par des lignes ou des interstices la substance ou le corps de la cellule ; — à un troisième et dernier se forme la paroi ou la membrane qui serait, suivant les uns, une partie absolument distincte et surajoutée, suivant les autres, le résultat de l'épaississement ou de la coagulation de la matière constitutive de la cellule. Un grand nombre de cellules sont nues dans la première partie de leur existence et enveloppées seulement dans la seconde. Quelques-unes peuvent demeurer constamment dépourvues de parois.

D'autre part, les modes d'évolution de la cellule ne sont pas, aux divers âges, absolument uniformes. Au début de l'organisation, le mieux caractérisé est celui de la formation aux dépens des matériaux du vitellus. Plus tard, quand il ne reste plus d'éléments vitellins à employer, les nouvelles cellules paraissent se former tantôt par les anciennes en filiation directe, endogène ou exogène, c'est-à-dire par prolifération intra ou extracellulaire, tantôt seulement en leur présence, à leur image, sur leur modèle, sans qu'il y ait, comme le dit Ch. Robin, de lien génésique entre les premières et les secondes.

Parmi les formations cellulaires, il en est qui sont définitives et d'autres purement transitoires. Celles-ci ne représentent que le stade initial d'autres éléments plus compliqués ou de formes variées. Il en est qui doivent évoluer en fibres nerveuses, musculaires, ligamenteuses, élastiques. Les cellules qui doivent devenir fibres nerveuses, par exemple, sont, en vue de leur destination, allongées dès le début et se soudent bout à bout ; d'abord sans cavité, elles se creusent ; leur noyau s'atrophie et disparaît ; même souvent, en devenant fibres, elles montrent des prolongements qui résultent non de la prolongation de la substance initiale, mais de l'addition de substance nouvelle à l'extrémité de ces prolongements.

Mais, de même que tout n'est pas cellule dans l'organisme, tout ne dérive pas nécessairement de la cellule. Quoique celle-ci soit bien l'élément anatomique le plus répandu, elle n'est pas sûrement l'élément d'où dérivent certains tissus comme ceux des dents, des os, certains dépôts tels que le test de divers animaux. Toutes ses parties, d'ailleurs, ne s'additionnent point nécessairement. Il est un grand nombre de noyaux libres qui ne doivent jamais être inclus dans des cellules. Il est des noyaux inclus qui restent constamment dépourvus de nucléoles, — des cellules qui restent à l'état de corps cellulaires non isolés, sans paroi ni cavité, comme les cellules nerveuses ; — d'autres qui naissent sans noyau ou dont le noyau, présent au début, disparaît bientôt.

La cellule, quel que soit son mode de genèse et d'évolution, vit évidemment à la fois d'une vie qui lui est propre et d'une vie qui lui est commune, avec toutes les autres et avec l'agrégat total de l'organisme. Elle vit en même temps pour soi et pour le tout dont elle fait partie. Ce qui caractérise la vie dans chaque cellule, est ce qui caractérise la vie dans l'ensemble, la faculté de se développer, de s'entretenir, de se reproduire et, pour cela, celle de recevoir, de rejeter certains matériaux, de recevoir, de modifier, d'élaborer ces matériaux, d'en tirer des produits variés, d'effectuer des échanges nombreux, incessants. Enfin ce qui en fait le trait le plus important, c'est un travail particulier imposé à chacune en vue du fonctionnement de l'agrégat général, de l'être collectif. Les unes ne doivent vivre comme cellules que le temps nécessaire à leur métamorphose en d'autres éléments qui ne peuvent se constituer d'emblée. Les autres doivent vivre longtemps, indéfiniment, sous leur forme initiale pour produire des matières diverses : la salive, la bile, le lait, le sperme, ou concourir dans un sens déterminé à la vie de l'ensemble. Toutes, en un mot, constituent des instruments microscopiques à rôle défini et réglé en vue d'une évidente finalité.

La vie des cellules, sous le rapport de la nutrition, se manifeste avec tous les traits essentiels de la vie générale. Leur genèse, leurs phases évolutives correspondent aux âges de la vie de l'être collectif. Les cellules, en outre des modifications de forme et de volume qu'elles éprouvent, subissent des mutations dans toutes leurs parties. Le noyau peut devenir clair, fluide, s'envelopper d'une membrane, se couvrir de granulations, se creuser d'une cavité, acquérir le nucléole dont il était d'abord et pendant longtemps dépourvu. Le contenu peut changer d'état et de nature, cesser d'être homogène et transparent, devenir grenu, la paroi prendre des teintes variées, devenir striée, se détruire en partie ou en totalité. Enfin ces éléments microscopiques peuvent, suivant les cas, s'atrophier ou s'hypertrophier, éprouver des dégénérescences.

Toutes ces modifications sont réglées et marquent les âges de la cellule. C'est dans le premier de ces âges que la cellule, à l'état dit embryonnaire, est surtout apte à la prolifération et à subir les métamorphoses les plus variées. Elle conserve encore cette aptitude à l'état adulte. Le noyau la possède à un haut degré.

Les métamorphoses des éléments cellulaires ont pour but la constitution d'autres éléments anatomiques ou de divers tissus qui, au premier abord, n'ont rien de commun avec les cellules. Celles-ci peuvent simplement s'aplatir, se souder entre elles, perdre leur noyau, devenir granuleuses, se remplir de pigment, si elles doivent constituer des revêtements membraneux, des membranes épithéliques ou des étuis cornés. Si elles doivent devenir fibres, elles s'allongent presque indéfiniment, par addition de nouvelle substance à leurs pôles, leur cavité s'efface, leur noyau disparaît. Si ces fibres doivent devenir conjonctives, lamineuses, élastiques, nerveuses, le corps cellulaire qui s'est formé autour du noyau s'accroît en longueur et non en s'étirant ; il reste plein ou se creuse. Dans le muscle, le noyau de la cellule, d'abord sphérique, devient ovoïde, puis fusiforme ; les cellules s'étirent, se soudent bout à bout, cessent d'être séparables à un certain moment ; mais la multiplicité des noyaux, leur disposition sériale, témoigne toujours de l'origine cellulaire des fibres.

Les cellules, indépendamment de la propriété de se reproduire et de se transformer en éléments diversifiés, en possèdent d'autres en rapport avec le rôle qu'elles doivent jouer. Elles ont chacune leur forme de nutrition ou d'assimilation. Les unes admettent et s'assimilent des matières azotées, des graisses ; les autres des pigments. Celles qui fabriquent des produits dits de sécrétion donnent soit le mucus, soit la diastase salivaire, la pepsine, le sucre, la bile ou tout autre liquide plus ou moins composé, et pour effectuer ces élaborations, elles admettent, elles retiennent certains matériaux à l'exclusion d'autres qui leur sont offerts en bloc par le plasma sanguin.

Le rôle départi à chaque cellule ou, si l'on veut, sa fonction, est toujours nettement déterminé. Pour les uns, le rôle est mécanique. Ici c'est celui de la ténacité, de la résistance, comme dans les tendons, les ligaments ; — là c'est l'élasticité, comme dans les tuniques artérielles, les productions cartilagineuses. Dans le système nerveux, ce rôle est la sensibilité, l'excitabilité ; — dans la glande, la sécrétion de tel ou tel produit. Ce rôle étant donné, il est difficile de dire s'il appartient à toutes les parties de la cellule ou spécialement à la paroi, au noyau, au contenu protoplasmatique.

C'est la cellule qui imprime ses propriétés aux liquides et aux tissus et qui les rend aptes à des fonctions déterminées. Les cellules libres et flottantes appelées hématies communiquent au sang la propriété d'absorber l'oxygène, de le céder aux tissus, de le débarrasser de l'acide carbonique. Les cellules à spermatozoïdes donnent au liquide séminal les filaments auxquels il doit ses propriétés fécondantes ; celles qui reçoivent les noms de myéloplaxes, ostéoplastes, etc., donnent au tissu médullaire, au tissu osseux, l'aptitude à l'extension suivant des modes dont il sera bientôt question.

Tout ce qui caractérise la cellule au double point de vue anatomique et physiologique, à partir de sa genèse jusqu'à ses diverses transformations, lui appartient dans la plante comme dans l'animal. Elle est, dans les deux règnes, l'instrument primordial et fondamental qui se constitue, se multiplie, se métamorphose et fonctionne suivant des modes sinon identiques, du moins analogues. Les deux grands modes de formation cellulaire, celui de la cellule par la cellule et celui de la genèse dans les liquides amorphes appelés protoplasma, plasma, cambium, loin de s'exclure, paraissent devoir marcher de pair chez la plante comme chez l'animal. Dans la première, le liquide organisable est, tout à la fois, contenu cellulaire et liquide intercellulaire. C'est, par exemple, dans l'arbre, entre les couches corticales et les couches ligneuses, qu'il paraît être le siège de ces formations nouvelles qui s'ajoutent, d'une part, à l'aubier, et, d'autre part, à l'écorce. On voudrait en nier l'existence indépendante et le rôle, par la raison qu'entre l'écorce et le bois, il y a, au lieu d'un interstice plein de cambium, une couche cellulaire dite génératrice composée de jeunes cellules qui lient les deux parties constitutives de l'arbre. Mais les résultats des expériences qui consistent à insérer des lames d'or ou de platine entre le liber et le corps ligneux s'expliquent difficilement dans l'hypothèse de la négation d'un liquide organisable. En effet, si c'est uniquement par prolifération et transformation que les cellules de la couche génératrice donnent les éléments des couches ligneuses, on ne voit pas pourquoi celles-ci ne se forment pas en dedans de la lame comme en dehors. La formation de ces couches, seulement à la face externe de ces lames, semble indiquer qu'elle a lieu par le fluide visqueux versé par les vaisseaux du liber, fluide jouant le rôle du protoplasma qu'on voit, dans d'autres parties des plantes, se creuser des cavités cellulaires et s'appliquer, sous forme de couche azotée ou de doublure, à l'intérieur des parois cellulaires[1].

Ainsi la cellule, comme on l'a dit déjà, est l'élément actif de l'organisme, l'organe par lequel s'effectuent, en dernière analyse, les actions vitales de formation, de sécrétion, de sensibilité et de mouvement. C'est, dans certaines conditions et à l'aide de certains matériaux, une partie apte à fonctionner par elle-même, comme un organe complet et indépendant. L'être, dans son ensemble, n'est qu'un agrégat de cellules fonctionnant d'après certaines lois qui mettent en harmonie les actions individuelles : les fonctions ne sont que des actions cellulaires additionnées et diversement combinées.

Le travail nutritif, qui se traduit par la genèse des cellules, par leur multiplication, les modifications dont elles deviennent le siège, enfin par leur transformation en d'autres éléments anatomiques, doit être envisagé à un autre point de vue. La formation des cellules, des fibres, ne donne lieu qu'au façonnement des matériaux destinés à la construction de l'édifice. Ces matériaux, à mesure qu'ils se préparent à leur place marquée, doivent s'associer, s'agencer pour donner les tissus musculaires, fibreux, cartilagineux, osseux, etc. Puis ces tissus doivent constituer les organes, les appareils, le squelette, les viscères creux, les glandes, etc.

Considérée à ce point de vue, la nutrition est régie par des lois rigoureuses qui déterminent la forme des organes, leur situation précise, leurs connexions, leur composition chimique, etc.

Par la première, chaque partie se développe avec une configuration particulière, invariable, dans des proportions limitées, et en conservant avec les autres des connexions définies. Par la seconde, chaque partie se produit et s'entretient avec des matières de nature déterminée.

La forme que prend la matière qui s'organise, en passant de l'état fluide à l'état solide, ne paraît nullement dépendre de causes analogues à celles qui donnent lieu aux modes si variés d'agrégation et de cristallisation des substances minérales : elle porte à la fois et sur la partie prise dans son ensemble, et sur ses éléments les plus petits. La forme globulaire, la plus simple de toutes, se dessine avant que les matériaux du sang se convertissent en tissus, car il se développe spontanément des globules dans le chyle, dans la lymphe et dans le plasma

---

1. C'est la thèse que j'ai défendue dans mon travail de physiologie végétale, *Recherches expérimentales sur la croissance des arbres*, Comptes rendus de l'Acad. des sc., 1868, t. LXV, p. 654.

sanguin. La forme vésiculaire ou cellulaire est, pour ainsi dire, la forme typique de la matière qui s'organise, aussi bien chez les plantes que chez les animaux. Elle appartient au tissu adipeux, aux épithéliums de la peau, des muqueuses, des membranes séreuses, et se retrouve dans les éléments de certains tissus, comme les cartilages, les os. La forme de fibre creuse ou pleine, dérivée de la précédente, est celle de la substance des nerfs, du tissu cellulaire, des tendons, etc. Elle est déterminée d'une manière précise et invariable pour chaque tissu. La fibre du nerf ne ressemble pas à celle du muscle, celle du tissu cellulaire à celle du tissu nerveux. De même, la cellule adipeuse diffère des cellules propres aux glandes, et dans les glandes, celle de chacune a des caractères particuliers. Les cellules épithéliales ont aussi des caractères diversifiés suivant la nature des membranes que l'épithélium tapisse. Les micrographes distinguent parfaitement celles qui constituent l'épithélium de la peau des autres cellules épithéliales des muqueuses et des séreuses. Les variations morphologiques vont même si loin que, dans un organe tel que l'estomac, une partie de la muqueuse a un épithélium qui diffère totalement de celui de l'autre partie.

La forme des organes, pris dans leur ensemble, n'est pas moins constante et moins bien déterminée que celle des parties primaires. Chaque muscle a sa configuration propre qu'il conserve toujours. Chaque os, chaque viscère est dans le même cas, avec quelques variations sans importance. Les parties les moins vivantes, celles mêmes qui dérivent plutôt d'un travail de sécrétion que de nutrition, ont une forme rigoureusement déterminée. Voyez, par exemple, la plume de l'oiseau. Son tuyau a sa courbure toujours disposée de la même manière, ses barbules inégales, ses couleurs si variées, mais d'une association si uniforme. Ne semble-t-il pas que tout, dans cette production, soit exécuté d'après un modèle invariable, où chaque coup de pinceau a sa place marquée ? Considérez les parties les moins importantes de l'économie, les écailles d'un poisson, la coquille d'un mollusque, le pelage d'un mammifère sauvage : la forme, l'étendue, les rapports, les teintes de chaque détail semblent souvent fixés comme s'il s'agissait des organes les plus essentiels à la vie.

Tout, dans l'organisme, est soumis à cette loi d'après laquelle chaque partie a sa forme déterminée, par l'ensemble comme par les plus petits détails, son heure de développement, ses phases d'évolution. Rien n'est laissé indécis, abandonné en quelque sorte aux caprices des forces qui travaillent en mercenaires à la construction des machines vivantes. Il n'est pas jusqu'aux aberrations, connues sous le nom de monstruosités, qui n'aient aussi leur législation spéciale.

La loi d'après laquelle la situation des parties est déterminée ainsi que leurs rapports et leurs connexions, n'est pas moins remarquable. Elle fixe la place exacte, et mesure l'espace où chaque organe, chaque fraction d'organe doit évoluer, de telle sorte que le muscle, par exemple, prend toujours naissance et s'insère aux mêmes points, reçoit des rameaux de nerfs déterminés. Aussi, ce muscle a-t-il toujours le même rôle et s'associe-t-il toujours aux mêmes combinaisons d'actions locomotrices. Dans l'encéphale, les paires nerveuses naissent toujours dans le même ordre et à la même place, pour sortir par les mêmes pertuis et parcourir les mêmes trajets, hors du crâne, car une interversion dans l'origine entraînerait des modifications dans les propriétés et dans le rôle fonctionnel. Il n'est pas jusqu'aux situations presque indifférentes qui ne soient fixées, sauf de très rares exceptions. Le foie, qui est à droite comme le cœur est à gauche, pourraient sans inconvénient se trouver du côté opposé, ainsi que le prouvent les faits, d'ailleurs très rares, de transposition. Mais tout cela est aussi exactement réglé que dans la plante l'est l'insertion staminale, ici épigynique, là hypogynique ou périgynique.

La loi de composition est, dans le travail de la nutrition, non moins évidente que les précédentes. Chaque partie y est soumise, d'une manière rigoureuse et invariable. L'os, le muscle, la fibre nerveuse, le parenchyme de la glande, le tissu de la peau et des membranes, se forment toujours aux dépens des mêmes éléments. L'os, à sa première phase d'évolution, est muqueux ou cartilagineux, puis il devient osseux ; sa trame organique est toujours formée de la même substance, et cette trame s'imprègne toujours aussi des mêmes sels ; le cartilage, le tendon, la fibre musculaire, la fibre nerveuse, se constituent aux dépens d'éléments invariables. Jamais, à l'état normal, l'os ne se nourrit de la matière constitutive du muscle, le muscle de celle du nerf. De même, nous verrons plus tard chaque glande fabriquer un produit spécial, mais jamais l'une d'elles ne donnera le produit qu'une autre est chargée de séparer.

Le rhythme du travail nutritif a des caractères spéciaux aux diverses phases de la vie fœtale et de la vie extra-utérine ; il en a d'autres qui appartiennent à chaque tissu, à chaque organe.

Pendant la vie embryonnaire, ce travail jouit d'une extrême activité, surtout dans les parties nécessaires au développement des autres et dans celles qui doivent entrer en fonction de très bonne heure, soit avant, soit seulement après la naissance. Mais il y a formation simple, assimilation prompte sans désassimilation corrélative bien manifeste pour le plus grand nombre des organes. Néanmoins, le phénomène de la décomposition fait disparaître quelques parties transitoires à mesure qu'elles cessent d'être utiles, creuse peu à peu le canal médullaire des os longs, etc. Plus tard, après la naissance, le mouvement d'assimilation reste longtemps prépondérant et donne lieu à un accroissement rapide. On voit la résorption active seulement dans quelques organes : elle fait peu à peu disparaître le thymus, amincit les parois des vaisseaux ombilicaux, creuse les sinus des os de la tête, agrandit le canal médullaire des os. À l'âge adulte, l'équilibre s'établit entre l'activité de l'assimilation et celle des déperditions, de telle sorte que l'organisme reste à peu près stationnaire. Enfin, sur le déclin de la vie, les phénomènes de la décomposition tendent à prédominer sur ceux de l'assimilation, et insensiblement l'amaigrissement général fait des progrès, le système musculaire s'atrophie, etc.

L'activité de la nutrition, qui semble, jusqu'à un certain point, en rapport avec le degré de vascularité des tissus, est beaucoup plus grande dans les muscles, le tissu adipeux, que dans les cartilages, les ligaments, les tendons, les os, le cerveau, la moelle épinière. Tout le monde sait avec quelle rapidité la graisse se dépose dans les tissus, diminue et disparaît sous l'influence des maladies ou seulement de l'abstinence. Les muscles s'amaigrissent aussi à un haut

degré dans les affections qui conduisent au marasme, tandis que dans les mêmes
conditions les os, les cartilages, les tendons, les centres nerveux semblent toujours conserver le même volume.

Les lois qui président à la conversion des fluides en solides organiques, deviennent uniformes pour toutes les variétés du travail nutritif ; elles paraissent être,
pour l'accroissement, la reproduction et la régénération des parties, ce qu'elles
sont pour leur formation et leur entretien.

L'accroissement des solides s'effectue aux dépens des parties fluides, que la
circulation dissémine dans tous les points de l'économie. Ces fluides donnent
naissance à des cellules à l'intérieur desquelles se trouve un noyau qui n'est lui-
même qu'une cellule plus petite. L'agrégation de ces cellules, leur allongement,
la formation de nouvelles cellules à l'intérieur et à l'extérieur de celles déjà
développées, les métamorphoses qu'elles sont susceptibles d'éprouver, sont les
moyens que la nature emploie pour accroître la masse des parties vivantes, de
même que pour en créer pendant la vie embryonnaire. Plus tard, nous étudierons avec plus de détails les belles observations qui ont été faites à cet égard.

La reproduction des tissus divisés ou détruits s'opère aussi, soit aux dépens du
fluide plastique, fibrino-albumineux, exhalé à la surface des solutions de continuité, soit par la prolifération des éléments anciens. La régénération des parties
détruites, celle des tentacules des gastéropodes, des pattes des crustacés, de la
queue des salamandres, met en évidence, comme le font les autres phénomènes
nutritifs, l'unité du mode d'après lequel s'organise la matière vivante.

Dans tous les actes du travail nutritif, on voit donc intervenir deux ordres de
forces : des forces vitales qui tracent le plan, assignent les limites, les formes,
les rapports, et tous les autres caractères des parties ; des forces chimiques qui
opèrent l'arrangement moléculaire et les transformations des principes aux
dépens desquels se constituent les tissus. Les premières déterminent l'ordre
d'évolution de chaque partie, hâtent le développement des organes qui doivent
fonctionner de bonne heure, arrêtent celui des parties dont le rôle transitoire ou
momentané est accompli ; elles règlent l'évolution des dents, des productions
cornées ou épidermiques, la mue périodique, la chute des bois des ruminants,
la disparition des cartilages épiphysaires, et une foule d'autres particularités plus
ou moins importantes. Les forces chimiques font le reste ; elles exécutent leurs
opérations dans un sens rigoureusement déterminé par les premières : tout se
borne pour elles à remplir un rôle dont les moindres détails sont réglés à l'avance.

Considérée dans son ensemble, la nutrition est influencée par plusieurs causes
qui agissent d'une manière plus ou moins directe, à la longue, ou avec une certaine rapidité. Les plus remarquables tiennent au climat, au régime, à l'hérédité,
à l'exercice, etc.

Ainsi le climat exerce sur elle une action puissante, continue, qui donne aux
animaux et à leur diverses races des caractères très saillants, et cette action
porte sur la taille, les formes, le développement proportionnel des parties,
notamment sur celles qui ont le moins d'importance. Sous les plus froides
latitudes, comme dans les régions équatoriales, les animaux domestiques conservent une petite taille ; il n'acquièrent tout leur développement que dans les

régions tempérées. Dans les pays chauds le tissu cellulaire est peu abondant, le pelage clair, la peau de plusieurs espèces est nue. Dans les pays froids les animaux ont une fourrure épaisse et fine : la chèvre a un duvet fin qu'elle perd dans les lieux tempérés ; l'éléphant antédiluvien avait dans les régions du Nord la peau couverte de poils, et il l'a complétement nue sous les latitudes où il vit actuellement. Les pays humides produisent des animaux massifs, leur donnent des formes empâtées, une constitution lymphatique, et rendent les productions pileuses abondantes et grossières.

Le régime, suivant qu'il est pauvre ou abondant, réduit ou développe la taille, ralentit ou accélère l'accroissement ; il allonge l'intestin, augmente la capacité des réservoirs digestifs et l'étendue de la muqueuse qui les tapisse, si le carnassier reçoit les aliments de l'herbivore ; il donne une prédominance excessive au système adipeux, s'il est très abondant : il rend les animaux rachitiques, s'il ne fournit pas une quantité suffisante de matières minérales au système osseux. L'exercice développe le système musculaire, restreint la production de la graisse, enfin l'hérédité ou la transmissibilité, par la voie de la génération, des modifications imprimées à l'économie, influence profondément ce travail. Par son secours et par celui des agents divers que l'homme peut utiliser, les lois de la nutrition sont modifiées d'une manière étonnante. On augmente considérablement la taille des races domestiques ; on change les proportions du squelette. Au point de vue de la consommation, les parties qui sont sans utilité, comme la tête et les extrémités, se rapetissent ; les masses musculaires prennent un volume énorme ; la toison des bêtes ovines devient plus serrée et plus fine ; les cornes disparaissent ; l'évolution des dents a lieu avant le temps fixé par la nature ; la disparition des épiphyses est hâtée ; en un mot l'animal arrive plus promptement à l'âge adulte que s'il était resté dans les conditions ordinaires.

Enfin le travail de la nutrition, suivant qu'il s'accélère ou se ralentit dans tel ou tel système, dans telle ou telle partie, peut modifier considérablement les formes générales et les proportions du corps. On sait que dans les races bovine et porcine précoces le tronc prend un développement rapide et que, comme le fait remarquer Baudement[1], la poitrine y acquiert une ampleur considérable liée à un grand volume des muscles et du tissu adipeux, tandis que les membres tendent à se raccourcir et à se rapetisser. Aussi le développement exagéré du tronc qui caractérise les races destinées à produire la viande entraine-t-il, s'il a lieu dans le jeune âge, une réduction notable dans celui des extrémités.

CHAPITRE LXV

STATIQUE CHIMIQUE DE LA NUTRITION

Le travail morphologique qui a pour objet la genèse, la multiplication, la régénération des cellules, des fibres et des autres éléments anatomiques a pour facteurs des actions chimiques nombreuses que le physiologiste est intéressé à étudier. Ces actions consistent soit dans des modifications de l'état moléculaire

1. Baudement, *Annales des sciences naturelles*, 4ᵉ série, Zoologie, t. XV, 1861.

des matières nutritives, soit dans des phénomènes d'hydratation, de déshydra-
tation, d'oxydation, de dédoublement de combinaisons, de dissociation, de
décomposition, d'une analyse extrêmement difficile, actions qui ont toutes pour
résultat ce qu'on appelle l'assimilation et la désassimilation.

Les matériaux dans lesquels s'accomplissent ces actions ont une composition
partout à peu près uniforme. Ils sont apportés à l'organisme par l'aliment complet qui passe à de l'état de chyle et de sang, avant d'arriver à l'état d'éléments
anatomiques ou de tissus. Dans l'œuf ils n'ont pas une autre nature puisque
cet œuf offre à l'embryon ce qui est nécessaire à la constitution de toutes ses parties. Cet œuf n'est, en définitive, qu'un aliment complet élaboré qui sert d'emblée
à la constitution des tissus, sans passer par les états intermédiaires :

Dans l'œuf où l'organisme se crée et dans l'organisme achevé les matières qui
jouent le rôle le plus important, le rôle capital, sont les matières azotées ou albuminoïdes. Or on sait que ces matières représentées dans le sang par l'albumine,
la plasmine, la globuline, la fibrine ont une composition à peu près identique.
Chacun de ces principes, traité par la potasse, donne une matière homogène,
transparente, jouissant de propriétés nouvelles, tout en conservant la composition des principes dont elle dérive. Cette matière, connue sous le nom de protéine, est associée à une certaine quantité de soufre et de phosphore. Or, comme
les tissus dérivent du sang, il faut rechercher comment ces deux principes peuvent donner naissance aux solides organiques.

La protéine dont la formule est représentée par 48 atomes de carbone,
72 d'hydrogène, 12 d'azote et 14 d'oxygène, doit être considérée comme le point
de départ de toutes les formations organiques, et pour qu'elle éprouve sa conversion en tissus musculaire, fibreux, cartilagineux, elle n'a besoin que de fixer de
l'oxygène atmosphérique ou les éléments de l'eau. Ainsi, d'après les analyses dues
à Mulder et à Scherer[1], le tissu cartilagineux, constitué par la chondrine, la corne,
les poils et les autres productions épidermiques, tout en conservant la proportion
de carbone et d'azote des substances protéiques, fixeraient, en plus quelques
atomes d'hydrogène et d'oxygène. Les tissus gélatineux comme ceux des tendons,
des tuniques artérielles fixeraient, toujours en conservant le chiffre de leur carbone,
quelques atomes d'hydrogène, d'oxygène et d'azote. Ces changements de composition se trouvent indiqués par les nombres du tableau suivant, emprunté à Liebig.

PRINCIPES IMMÉDIATS ET TISSUS	CARBONE	AZOTE	HYDROGÈNE	OXYGÈNE
Protéine	48	12	72	11
Albumine	48	12	72	13
Fibrine	48	12	72	14
Caséine	48	12	72	14
Tissus à base de chondrine	48	12	80	20
Poils, corne	48	12	78	16
Tissus gélatineux	48	15	82	18
Tissus fibreux jaune des artères	48	14	78	15

1. Liebig, *Chimie organique appliquée à la physiologie animale*, p. 124.

Ces matières albuminoïdes que l'organisme des végétaux a préparées passent, comme nous l'avons vu en traitant de la digestion, dans celui des herbivores sous forme de peptones ou de composés d'une diffusion et d'une absorption faciles. Et elles reparaissent sous une nouvelle forme dans les liquides nutritifs de l'animal pour se métamorphoser une troisième fois en devenant éléments anatomiques des tissus. Leur nombre, en tant qu'espèces ou variétés, est très considérable. Elles peuvent probablement dériver les unes des autres. Il en est au minimum d'oxydation comme la musculine qui s'assimilent facilement et d'autres oxygénées comme l'osséine, la chondrine qui sont beaucoup moins assimilables. Elles diffèrent par leur degré de solubilité, leur plus ou moins grande aptitude à la précipitation et à la coagulation ; mais converties en albuminates alcalins ou en protéine elles deviennent incoagulables par la chaleur et solubles dans les acides dilués. Hoppe-Seyler d'après leur solubilité et quelques autres propriétés en a fait des groupes assez nombreux : 1° les albumines proprement dites, comme celles de l'œuf et du sérum du sang solubles dans l'eau et non précipitables par les acides très dilués, 2° les globulines, comme la vitelline, la myosine, les matières fibrinogènes, insolubles dans l'eau, solubles dans les acides dilués qui les convertissent en syntonine, 3° les fibrines dont les caractères sont très connus, 4° la caséine et les autres albuminates alcalins, 5° la syntonine, 6° la substance amyloïde, 7° les peptones.

Ces matières albuminoïdes sont susceptibles d'éprouver des modifications nombreuses en dehors de l'organisme, comme dans l'organisme. En s'oxydant elles donnent naissance à des acides très divers, notamment aux acides acétique, formique, butyrique, benzoïque, à l'ammoniaque, diverses aldéhydes. Dans certaines conditions déterminées leur décomposition produit la leucine et la tyrosine, reconnaissables par leurs propriétés physiques et la forme de leur cristaux.

Par le fait du travail d'assimilation ces matières azotées donnent une foule d'éléments liquides, amorphes ou figurés dans le sang, le chyle, la lymphe, les sérosités, un grand nombre d'éléments de tissu, le musculaire, le tendineux, l'élastique, le cartilagineux, etc. Elles peuvent, comme l'expérimentation le prouve, engendrer des corps gras, même du sucre. En effet, Pettenkofer a vu des chiens nourris de chair dépouillée de graisse, arriver à un certain degré d'obésité.

Dans chacun des tissus qu'elles contribuent à constituer, les matières albuminoïdes éprouvent des modifications, et des transformations spéciales. Chaque espèce d'élément anatomique les assimile à sa manière, aussi bien au point de vue chimique que sous le rapport histologique.

Celui de tous les systèmes qui en emploie la plus forte masse est évidemment le musculaire. Ce tissu est imprégné d'un suc de nature essentiellement albuminoïde qu'on appelle le plasma musculaire et chaque élément du muscle, la fibre, le sarcolemme, le tissu connectif, les lames aponévrotiques, les tendons, dérivent des albuminoïdes. Le plasma des muscles obtenu par la pression et à une basse température immédiatement après la mort est un liquide coagulable à la manière du plasma sanguin, liquide dont le caillot laisse échapper du sérum. Il contient la myosine. Dans l'extrait aqueux les chimistes ont trouvé un albuminate alcalin et plusieurs matières albuminoïdes distinctes mêlées nécessairement aux produits de désassimilation ; créatine, xanthine, inosite, sels, avec plusieurs ferments.

Le système nerveux en emploie une certaine quantité associée à la cholestérine, et à d'autres principes. Aussi il donne par le fait de son activité de l'urée en assez forte proportion. Le tissu cartilagineux, les tissus fibreux, osseux, connectifs en emploient aussi et leur font subir les modifications d'où résultent la chondrine, l'osséine, la gélatine, etc. La chimie ne nous a pas encore appris comment la mucine si abondante dans les tissus du fœtus, dans les glandes salivaires de l'adulte, dans les tendons, etc., dérive des albuminoïdes, ni comment la gélatine des os, des tissus fibreux, des dents, comment la kératine de l'épiderme des poils, des crins, de la laine, des ongles et des sabots dérivent des modifications de ces mêmes matières, modifications qui ont pour but l'assimilation, tandis que d'autres opérées dans la désassimilation aboutissent à la production des matières cristallisables rejetées par différentes voies d'excrétion.

Les matières albuminoïdes, en s'assimilant, ne paraissent pas toujours conserver leur état de matières azotées ou protéiques. L'expérimentation prouve quelles peuvent donner, sans doute par dédoublement, des graisses, du sucre, de l'inosite, puisque les animaux à l'engrais déposent plus de corps gras dans leurs tissus qu'ils n'en tirent des aliments et qu'ils fabriquent du sucre avec des substances dépourvues d'hydrates de carbone. C'est là un fait important qui montre l'aptitude des matières nutritives à se suppléer dans certaines limites.

Il faut remarquer aussi que les matières azotées provenant d'une première désassimilation comme celles qui se trouvent dans les muscles et qui passent dans les extraits aqueux ne paraissent pas dépourvues de la faculté de servir encore à titre de matériaux nutritifs. La créatine, l'inosite et les autres substances que la cuisson des muscles fait passer dans l'eau sont encore, probablement, à un titre indéterminé, des matières alimentaires, quoiqu'elles soient, presque à mesure de leur entrée, éliminées par la sécrétion urinaire.

Les matières albuminoïdes qui sont toutes oxydables, lorsqu'elles sont surabondantes, préservent les graisses de la combustion : elles leur permettent de s'accumuler à titre de réserves en vue des besoins éventuels de l'organisme.

Il est possible, par le secours de l'expérimentation et de l'analyse chimique, de déterminer le mode de circulation dans l'organisme de l'azote qui y apportent les albuminoïdes alimentaires. M. Reiset, dans ses savantes recherches, a vu qu'à une première période de l'alimentation pendant laquelle les moutons diminuaient de poids, l'animal prenait 28 centièmes de l'azote des aliments et rendait les 72 autres avec les déjections solides ou liquides. Les 28 centièmes qui ne se retrouvaient point dans les déjections ne pouvaient alors avoir été fixés dans les tissus, car l'animal avait un peu perdu de son poids : ils avaient dû s'éliminer à l'état gazeux par la respiration. Les 72 autres centièmes représentant l'azote non absorbé, non assimilé et l'azote qui après sa désassimilation s'éliminait sous forme

1. J. Reiset, *Recherches pratiques et expérimentales sur l'agronomie.* Paris, 1863, p. 72 et suiv.

d'urée, d'acique urique. Dans une seconde période pendant laquelle les moutons commençaient à augmenter de poids et à s'engraisser, l'organisme ne rejetait plus que 57 centièmes de l'azote élémentaire avec excréments et urine, les 47 autres étaient partie exhalés et partie retenus dans les tissus. Dans une troisième période 56 centièmes seulement passaient dans les déjections et dans une quatrième 49 centièmes M. Reiset conclut de ces résultats que la force d'assimilation pour l'azote va croissant avec les progrès du développement et de l'engraissement et que, en moyenne, pour 100 d'azote mis en circulation par les aliments, 13,7 se fixent sous forme de chair, de graisse, de produits divers, 28 sont exhalés par la respiration, et 58,3 s'éliminent avec les résidus digestifs et les urines. Cette dernière fraction représente la partie non absorbée de l'azote et la partie désassimilée.

Par la désassimilation ces matières, en s'oxydant ou en se dédoublant, donnent, comme on le sait depuis longtemps, l'urée : mais, d'après les chimistes les plus éminents, elles ne la donnent pas directement ; elles passeraient d'abord à l'état d'acide urique, hippurique, de leucine, tyrosine, créatine, créatinine etc., et en même temps mettraient en liberté une certaine quantité d'azote à l'état gazeux dont le dégagement a été démontré dans les célèbres expériences de MM. Regnault et Reiset. En tous cas les produits ultimes de la désassimilation des matières azotées sont éliminées à l'état d'urée, par la sécrétion urinaire, à mesure qu'ils sont formés L'homme en donne 30 à 35 grammes en 24 heures, et trois ou quatre fois autant avec le régime animal qu'avec l'alimentation non azotée.

Les principes hydro-carbonés ou hydrates de carbone représentés par le sucre, les gommes, les fécules, la pectine, la cellulose et qui arrivent dans l'organisme en grande masse ne s'assimilent point à la manière des albuminoïdes, puisqu'ils n'entrent pas dans la constitution des tissus animaux et ne s'y assimilent que pour un temps très court en raison de leur rôle relatif à la production de la chaleur. L'amidon, qui est digestible en totalité, parvient au sang et aux tissus sous la forme de dextrine et de sucre. La cellulose, si abondante dans les aliments des herbivores, se transforme aussi en glycose comme les amylacés.

Ils se divisent en trois parts : l'une qui brûle ou se dédouble, l'autre qui se convertit en graisse, comme le prouvent les expériences sur les abeilles et les animaux à l'engrais, enfin une troisième qui, d'après Payen et Liebig servirait à la production des substances azotées. Pendant la période de croissance ces hydrates de carbone paraissent surtout donner de la chair, tandis que, à l'âge où le développement est achevé, ils contribuent plutôt à la production de la graisse.

Les graisses, si elles ne sont pas offertes toutes formées à l'organisme par les aliments, y prennent naissance aux dépens des matières féculentes et sucrées, car Persoz, a constaté que l'oie à l'engrais amasse dans ses tissus une quantité de graisse s'élevant au double de celle qui est offerte par les aliments. On sait d'ailleurs que les féculents en donnent au porc une grande masse. D'après Liebig ce serait en perdant l'oxygène que la fécule et le sucre éprouveraient cette transformation.

Les corps gras dont la composition est si compliquée paraissent, en s'assimilant, se modifier pour prendre dans chaque animal des caractères spéciaux. L'huile la plus fluide donne le lard chez le porc, le suif dur chez les ruminants, et c'est déjà dans le chyle, comme je l'ai constaté avec M. Bérard, que la modification s'effectue en grande partie. Leurs variétés peuvent tenir au nombre et à la proportion des acides qui entrent dans leur composition et à la quantité de glycérine qui s'y trouve associée. Elles s'expliquent moins bien dans l'hypothèse suivant laquelle ces corps résulteraient de la combinaison d'un radical triatomique avec un acide gras monoatomique.

Les corps gras peuvent encore dériver, d'après Liebig, des matières albuminoïdes dédoublées en acides gras et en produits azotés, car, inversement, ces matières albuminoïdes seules paraissent contribuer, pour une bonne part, à l'engraissement. Leur désassimilation qui s'opère par oxydation ou combustion donne, disent les chimistes, à peu près deux fois et demie autant de chaleur que les amylacés.

La désassimilation des matières grasses et hydro-carbonées les transforme en produits assez simples, parmi lesquels, en dernier lieu, figurent l'eau et l'acide carbonique.

Les corps des trois grandes séries de matières nutritives, susceptibles d'oxydation, de dédoublement et de transformations diverses ne se bornent pas à remplir chacun leur rôle spécial ; ils se suppléent dans une certaine mesure. Les matières azotées, d'une part, s'assimilent et d'autre part, dans une certaine proportion, servent de combustibles ; en excès elles paraissent contribuer à l'engraissement. Les hydro-carbonées permettent aux premières de se consacrer entièrement à leur fonction essentielle en donnant tout le combustible nécessaire et, de plus, en se métamorphosant en corps gras, elles mettent le combustible en un état qui le rend apte à une longue conservation dans des lieux de dépôt pour les besoins futurs et éventuels de l'organisme ; enfin les graisses, en outre de ce rôle de combustible, seraient des éléments précieux pour la constitution des liquides et des tissus où les matières azotées jouent le rôle capital.

Les matières minérales à des états variés jouent un rôle des plus importants dans la nutrition. Le soufre, le phosphore sont intimement associés à l'albumine, à la fibrine, et en font partie intégrante. Le fer est en solution dans le plasma sanguin, dans le chyle, aussi bien qu'attaché à la matière colorante des globules. Les sels alcalins partout abondants, doivent donner leur réaction au sang, à la plupart des liquides et des tissus. Les carbonates, les phosphates servent à constituer les pièces solides de l'organisme, le squelette, le test, les coquilles. D'autres sels, notamment le chlorure de sodium si abondant dans le liquide nutritif, deviennent éléments constants de tous les produits de sécrétion. Ces matériaux, par leur solubilité, se répandent, se diffusent partout ; ils s'associent, se combinent entre eux et aux matières organiques. Sans cesse en circulation ils se fixent et deviennent matériaux stables, quelquefois d'une durée indéfinie en passant à l'état de combinaisons insolubles.

D'ailleurs, les matières minérales s'adaptent à des rôles divers ; les sels dits organiques dont la dissociation est si facile, servent par leurs acides combustibles à l'entretien de la chaleur animale. Quel que soit leur office, elles s'échangent, comme les autres matériaux de la nutrition ; elles sortent sans cesse, proportionnellement à leur importation.

Avec cet ensemble de matériaux sur lesquels nous venons de jeter un coup d'œil l'organisme a de quoi se construire, s'entretenir et se réparer. Il les emploie en les conservant en partie à l'état sous lequel ils entrent et en les modifiant par le fait d'une série d'actions chimiques compliquées, oxydations, ou combustions lentes ou rapides, hydratations, déshydratations, dédoublements, fermentations, etc. Ce laboratoire organique fonctionne avant d'être constitué, c'est même par son fonctionnement qu'il se crée, mais ses opérations ne sont pas toutes connues ni toutes également susceptibles d'analyse. Les plus simples paraissent être celles qui aboutissent directement à la conversion des principes du fluide nutritif en tissus.

Les tissus animaux produits par suite des mutations des principes du sang, c'est-à-dire de la fibrine et de l'albumine, sont plus oxygénés que les principes desquels ils dérivent. En se formant, ces tissus s'emparent, disent les chimistes, des éléments de l'eau, et certains d'entre eux fixent de l'azote et de l'hydrogène dans les proportions de l'ammoniaque, On peut donc se rendre compte du travail intime de la formation organique : 1° par la fixation de certains éléments en proportions définies sur les principes qui passent de l'état fluide ou de la forme sanguine à celle d'un tissu quelconque ; 2° par la soustraction d'éléments faisant partie constituante des principes qui se métamorphosent ; 3° enfin, par le dédoublement de ces principes.

Les phénomènes si importants de la respiration ont évidemment pour but essentiel de faire parvenir dans le sang l'oxygène atmosphérique nécessaire à l'accomplissement de ces mutations diverses, et de débarrasser le fluide nutritif des divers produits résultant de l'action de l'oxygène sur les principes du sang et des tissus. En effet, l'oxygène absorbé par le sang à son passage dans les capillaires du poumon, va se mettre en contact, dans le système capillaire général, avec les principes protéiques qui sortent du torrent circulatoire pour être bientôt assimilés à la propre substance du tissu où ils se déposent. Le gaz oxygène, en vertu de son affinité pour le carbone et l'hydrogène, contracte avec les éléments du sang et des solides organiques des combinaisons variées. Par suite la composition des principes immédiats du tissu change. La soustraction d'un certain nombre d'atomes à la somme de certains éléments fait prédominer ceux des éléments que l'oxygène a respectés. Dès lors, l'équilibre est rompu ; la composition moléculaire une fois modifiée, les principes prennent des propriétés nouvelles, et par ces mutations incessantes ils ne tardent pas à revêtir une forme incompatible avec leur vitalité normale ; ils donnent naissance à des produits dont le sang se débarrasse peu à peu par la voie des sécrétions dépuratives, notamment par celle des organes urinaires.

Quant à expliquer pourquoi les mêmes principes protéiques, les mêmes éléments du sang se transforment en produits si variés par le travail de la nutrition, c'est une tâche fort difficile. D'abord il suffit que le groupement moléculaire d'un corps change pour que celui-ci revête une autre forme et prenne de nouvelles propriétés. Et souvent même ces changements, quoiqu'ils se produisent sous nos yeux, ne peuvent être appréciés que par le résultat, comme le dédoublement de la plasmine, dans le sang tiré des vaisseaux, dédoublement qui donne naissance à la fibrine. Dans beaucoup de cas ils ne semblent impliquer aucune modification dans la composition des matières qui les subissent, et, sous ce rapport, ils ont leurs analogues en dehors de l'organisme : on sait, en effet, que certains produits, tout en conservant la même composition chimique, peuvent se convertir en d'autres produits ayant de nouveaux caractères et de nouvelles propriétés. Les chimistes citent par exemple, l'acide cyanurique qui, dans un vase fermé, sans l'intervention d'aucun corps étranger, se transforme soit en acide cyanique soit en cyanélide, et réciproquement. De même l'aldéhyde, qui est un liquide inflammable ayant une grande affinité pour l'oxygène, ne tarde pas à se décomposer en deux autres produits, l'un solide et l'autre liquide, possédant chacun des propriétés spéciales et offrant néanmoins l'un et l'autre la composition chimique du principe dont ils dérivent.

Si, déjà, une simple modification dans l'état moléculaire d'un corps lui donne des propriétés nouvelles, une modification dans les proportions suivant lesquelles ses éléments sont combinés, doit, à plus forte raison, le transformer plus complétement ; or, les oxydations à divers degrés, les dédoublements sont des causes incessantes de ces mutations. L'oxygène apporté partout avec le sang devient le grand transformateur, la fée qui métamorphose toutes les matières vivantes, liquides ou solides, pour les approprier à leur destination, les fixer ou les déplacer. C'est sous son influence que, dans la plante comme dans l'animal, s'accomplissent les actions nutritives les plus importantes. Il préside à la germination comme à l'incubation ; fait passer les matières insolubles à l'état soluble ; produit la chaleur. Sous son influence, pendant l'incubation, l'albumine donne à la fois naissance au sang, aux muscles, aux os, aux plumes, en un mot, à toutes les parties de l'animal ; celles-ci se forment toutes, dès ce moment, aux dépens d'un principe unique dont les mutations, quant à l'ensemble et aux détails, donnent une image saisissante de celles qui doivent s'opérer pendant toute la durée de la vie.

Le travail chimique de la nutrition est fort complexe. Commencé dans l'intestin pour rendre soluble les matières qui ne sont point endosmotiques, dissoudre la fibrine, l'albumine, changer celle-ci en albuminose, convertir en peptones toutes les matières protéiques ; il se continue dans les vaisseaux absorbants, dans les organes respiratoires, dans les systèmes capillaires, s'achève enfin dans le plasma épanché, au contact de la cellule et de la fibre, dans l'élément lui-même qui doit s'user et se détruire par le fait de son propre fonctionnement.

Ce travail, considéré dans son ensemble et au point de vue des résultats, comprend deux ordres de phénomènes parfaitement distincts : les uns, par lesquels la matière étrangère se convertit en substance vivante pour faire partie du sang ou des tissus ; les autres par lesquels la substance de ce sang ou de ces tissus cesse de vivre et sort de l'économie ; en d'autres termes, il y a dans la nutrition un acte d'assimilation et un acte de désassimilation ou de décomposition.

Le travail d'assimilation, généralement le plus manifeste, semble même s'effectuer seul pendant la période de formation ; il conserve pendant toute la durée de l'accroissement, une prééminence marquée sur l'autre, du moins dans la plupart des tissus. Il augmente alors, suivant une proportion rapide, la masse du sang, le volume du squelette, des muscles et des autres parties du corps, excepté celles dont le rôle transitoire est accompli, comme le thymus, les corps de Wolf, la veine et les artères ombilicales ; mais, une fois que l'organisme est parvenu à son développement complet, ce phénomène d'assimilation perd sa prééminence à mesure que l'animal avance en âge ; il finit par n'avoir plus assez d'activité pour réparer les pertes de l'économie.

Le travail de décomposition s'opère aussi d'une manière incessante et parallèlement au premier. Il est toujours extrêmement rapide dans les liquides ; c'est par lui que sont enlevés au sang l'eau des sécrétions, la graisse qui brûle ou qui se dépose dans les tissus, l'albumine, la fibrine, que s'assimilent les muscles et les divers tissus, les éléments des produits de sécrétion. Ce travail enlève les couches intérieures des os et agrandit peu à peu le canal médullaire, creuse les sinus de la tête, use et déprime les racines des dents caduques, réduit peu à peu le volume du cal, fait disparaître les exostoses, creuse la surface des os soumis à la pression d'un anévrysme, résout les tumeurs anciennes, rapetisse les cicatrices. C'est cette décomposition qui, sous l'influence de l'alimentation insuffisante, de l'abstinence, de la maladie, détermine l'amaigrissement et le marasme, résorbe la graisse déposée par tout le corps, atrophie le système musculaire et met bientôt la machine animale dans l'impossibilité de fonctionner.

Ces deux actes sont intimement liés l'un à l'autre ; le second est même une conséquence nécessaire du premier. Les métamorphoses incessantes qu'éprouvent les principes constitutifs des liquides ou des tissus finissent bientôt par altérer tellement leur composition, que ces principes perdent leur propriétés normales et l'aptitude à remplir leur rôle. Ces tissus ou plutôt ces principes constitutifs des tissus auxquels l'oxygène a enlevé insensiblement du carbone et de l'hydrogène, ces principes enfin, qui eux-mêmes ont été oxydés à divers degrés, cessent peu à peu de réunir les conditions requises ; ils sont convertis en urée, en acide urique, en acides cholique, choloïque, puis séparés du sang par les reins, le foie, et, finalement, expulsés de l'organisme, dont ils ne peuvent plus faire partie. Par le fait de cette décomposition, les matières altérées et transformées sont isolées du reste pour être éliminées définitivement : elles constituent ce que les anciens physiologistes appelaient les matériaux usés, comme si la fibrine, l'albumine, la graisse, les sels, étaient susceptibles, en servant pendant un certain temps à la formation d'un organe, d'éprouver une usure réelle.

Dans ce travail, obscur en apparence, chaque élément venu du dehors joue son rôle défini : chacun a son emploi momentané, réglé par des lois qu'il nous est permis pour la plupart d'entrevoir. Ainsi le principal de ces rôles, dans les actions nutritives, revient à l'albumine telle qu'elle se trouve dans le sang. Elle forme une grande partie du plasma de ce liquide, de celui du chyle, de la lymphe, entre dans la composition des globules, prend part à la formation du tissu conjonctif, du tissu glandulaire, du tissu nerveux, et se transforme en syntonine dans le tissu musculaire, dont la masse représente presque la moitié du poids total du corps. Ce principe existe dans les produits de sécrétion qui ne doivent pas être éliminés, comme les sérosités, les liquides de l'œil, et le lait destiné à l'alimentation des jeunes animaux. Il est probable, comme le dit Lehmann, qu'elle se convertit en fibrine dans le sang, en chondrine dans le cartilage, en mucus à la surface de certaines membranes et dans divers parties du fœtus. Le dernier terme de ses modifications est l'urée, l'acide urique, hippurique, qui deviennent des produits excrémentitiels.

Les hydrates de carbone, dextrine, sucre, inosite, apportés en si grande abondance avec les aliments, se transforment continuellement, se détruisent et s'éliminent à mesure qu'ils pénètrent, comme s'ils ne devaient point faire partie de l'organisme. Ils servent à l'entretien de la chaleur animale, en donnant de l'eau et de l'acide carbonique. Les graisses peuvent résister à l'action de l'oxygène, se déposer momentanément dans les tissus ; mais, en définitive, elles brûlent ou s'éliminent après s'être converties en acide acétique, butyrique, etc.

Les matières salines et minérales ne sont pas moins indispensables que les substances organiques. Il faut du fer pour la constitution des globules sanguins, des carbonates et des phosphates pour la solidification des os, des alcalis pour saponifier les graisses, favoriser l'oxydation des matières organiques, des sels alcalins et à acides organiques, avides d'oxygène, capables de se transformer en carbonates. Le chlorure de sodium, si abondant dans le sang, les tissus, où les cellules sont en grande quantité, et dans les produits de sécrétion, est l'un des plus nécessaires ; il s'y maintient en proportion déterminée et constante (4 à 5 grammes par litre), soit que l'économie en reçoive en excès, soit qu'elle n'en tire pas du dehors pendant l'abstinence. Il dissout les substances albuminoïdes, et peut précipiter la syntonine de leurs dissolutions acides. Le tableau suivant indique la proportion de ces matières dans les divers aliments.

Silice, Acide phosphorique, Chaux des aliments d'une vache pleine, âgée de 4 ans, pesant 600 kilogr.				
ALIMENTS	Substances minérales contenues.	Silice.	Acide phosphorique.	Chaux.
	kil.	gr.	gr.	gr.	gr.
Betteraves.	108	8,52	66,6	49,9	58,2
Paille....	18	1360	665,3	42,9	167,6
Foin.....	30	19,6	373,6	107,6	252,5
Somme...	...	....	1094,6	200,4	407,3

Silice, Acide phosphorique, Chaux des produits rendus par cette vache.				
PRODUITS	Substances minérales contenues.	Silice.	Acide phosphorique.	Chaux.
	kil.	gr.	gr.	gr.	gr.
Excrém. secs	13,80	1711	1112,1	102,0	184,8
Lait......	24,73	123	»	34,4	29,3
Urine (extr.)	5,69	1512	»	»	19,3
Sortis.....	...	...	1112,1	136,4	233,6
Entrés.....	...	...	1094,6	200,4	407,3
Différence pour 4 jours	...	...	+26,5	—64,0	—174,7
Différence par jour.	...	...	+3,1	—16,0	—43,5

L'eau doit entrer en masse énorme, car elle est un élément de tous les solides, comme elle est un élément du sang, du chyle, de la lymphe et des divers produits de sécrétion ; c'est le véhicule de tout ce qui entre comme de tout ce qui sort. Il en faut, avec chaque kilogramme d'aliment supposé sec, de 2 à 3 kilogrammes au mouton et au cheval ; 4 à 5 au bœuf, 5 à 6 à la vache, 7 à 8 au porc.

Il n'est pas jusqu'aux substances de passage, éliminées presque à leur entrée, et à certains produits de dénutrition qui ne doivent remplir quelque office, comme les acides dans les muscles, dans la rate, les capsules surrénales, lesquels, en se combinant avec des phosphates, donnent lieu à des sels acides très abondants dans le sang.

Lorsque l'organisme est constitué, son ensemble se compose d'environ 50 centièmes d'eau et d'autant de matières sèches, sur lesquelles il y a 15 à 16 centièmes de matières azotées, 25 à 30 centièmes de graisse, et le reste de sels ou de matières minérales.

Au point de vue purement chimique, on peut dire que les matériaux nécessaires à l'organisme sont apportés par l'air, les aliments et les boissons. S'il y a accroissement du corps, une partie de ces matériaux sont retenus ; si l'état est stationnaire, les matériaux importés se retrouvent en quantité équivalente dans l'air expiré, les déjections solides ou liquides ; s'il y a dépérissement, l'exportation est supérieure à l'importation.

Quoique le travail de la nutrition comprenne toujours les mêmes actes chimiques essentiels, il présente, surtout au point de vue des résultats, des différences essentielles dans trois conditions, savoir : 1° lorsque le corps est stationnaire, sans augmentation ni diminution appréciables ; 2° lorsque la masse s'accroît par le développement de toutes les parties ou par l'engraissement ; 3° lorsque son poids diminue, les pertes n'étant qu'imparfaitement réparées. Dans le premier cas, les acquisitions de l'organisme sont égales à ses pertes ; dans le second, il y a, par le fait de la prédominance des apports sur les déperditions, formation de nouveaux éléments musculaires, osseux, adipeux et autres ; enfin, dans le dernier, il n'y a plus que des apports insuffisants ou nuls ; la désassimilation prend le dessus ; les tissus s'usent ; la masse du corps se réduit dans une proportion plus ou moins considérable. Il faut considérer à part et successivement chacun de ces trois cas.

1. Nutrition à l'état d'équilibre.

Si nous considérons d'abord un animal complètement formé, adulte, dont le poids demeure sensiblement stationnaire, la balance de la nutrition est en équilibre : ce qui entre dans l'organisme compense exactement les pertes. Dans cet état, voici ce qui se passe :

En ce qui concerne l'homme, l'équilibre entre les entrées et les sorties est indiqué, d'après Vierordt, dans les deux tableaux suivants :

Entrées.

	CARBONE	HYDROGÈNE	AZOTE	OXYGÈNE	TOTAL
Oxygène inspiré	»	»	»	744,11	744,11
Albuminoïdes	64,18	5,00	15,58	78,34	120,0
Graisses	70,20	10,26	»	9,54	30,0
Amidon	146,82	20,33	»	162,85	330,0
Eau	»	»	»	»	2818,00
Sels	»	»	»	»	32,00
	281,20	35,19	18,88	944,81	4134,11

Sorties.

EXCRÉTIONS	Eau	Carbone	Hydrogène	Azote	Oxygène	Sels	TOTAL
Respiration	630	248,8	»	»	651,15	»	1229,9
Eau	680	2,6	»	»	7,2	»	609,8
Urine	1700	9,8	4,3	15,8	11,1	26	1766,0
Fèces	128	20,0	3,0	3,0	12,0	6	172,0
Eau formée	»	»	32,89	»	263,41	»	296,3
	2818	281,2	39,19	18,8	944,86	32	4134,0

Les apports nécessaires à la nutrition de l'homme adulte sont à peu près réalisés avec 1 kilogr. de pain et 300 gr. de viande, car 1 kilogr. de pain renferme, d'après Payen, 300 gr. de carbone et 10 gr. d'azote ; 300 gr. de viande donnant 30 gr. de carbone et 9 gr. d'azote.

L'animal, c'est le cheval adulte que nous prenons pour terme de comparaison, perd par la respiration 2 200 grammes de carbone, 20 à 25 kilogrammes d'eau par la transpiration pulmonaire et cutanée, la sécrétion urinaire, 100 grammes d'azote dans ses déjections diverses ; enfin, environ 600 grammes de matières minérales et salines. Or, cet animal doit trouver et prendre dans ses aliments ou ses boissons une masse de matière équivalente à la quantité perdue : il la trouvera effectivement dans 7 kilogrammes et demi de foin et 2 kil. 2 d'avoine. Les 2 200 grammes de carbone seront fournis par la fécule, le sucre, la gomme, la graisse ; les 100 grammes d'azote par le gluten, l'albumine, la caséine ; les 600 grammes de sels par le fourrage et la boisson ; enfin, les 20 kilogrammes d'eau par celle-ci, et en partie par le fourrage, s'il est donné à l'état vert.

S'il s'agit d'une vache laitière de la taille du cheval qui, outre les déperditions équivalentes à celles du solipède produit 12 à 15 litres de lait renfermant jusqu'à 2 kilogrammes de matières protéiques, grasses, salines et autres à l'état sec ; elle devra donc, pour conserver son poids, trouver, par rapport à la ration du cheval, un excédent de 13 kilogrammes d'eau et de 2 kilogrammes de matières nutritives supposées sèches.

Dans le cas où notre animal travaillerait, ses pertes en carbone, en azote, en eau, pouvant augmenter d'un tiers ou même de la moitié du chiffre des pertes normales, il devrait recevoir un supplément de ration égal au tiers ou à la moitié de celle qui l'entretient dans l'inaction ; de plus, comme la capacité et les forces de son appareil digestif sont limitées, il faut que ce supplément lui soit offert en aliments de facile digestion et très nutritifs sous un petit volume.

L'équilibre, dans ces conditions diverses, n'est donc obtenu qu'autant que la restitution des matériaux par les ingestions est égale quantitativement et qualitativement aux dépenses ou aux pertes. En outre, il ne suffit pas que la somme de carbone et d'azote se trouve dans la ration, il faut qu'elle y soit sous certaines formes et dans certaines matières. Le carbone doit y être offert, non par la cellulose, mais par la fécule, par le sucre, la gomme, d'une absorption facile. S'il l'était sous forme de matières albuminoïdes, il faudrait de celles-ci une quantité énorme. En outre, si l'animal travaille, ce combustible doit être pris en partie dans les matières grasses, dont l'oxydation produit autant de chaleur que celle de 2 parties et demie de fécule ou de sucre.

En somme, dans les conditions normales, chez l'animal adulte qui conserve sensiblement le même poids, la nutrition est stationnaire. Les aliments et les liquides ingérés dans l'organisme remplacent exactement ce qui est éliminé par les déjections, les sécrétions diverses, la transpiration cutanée, l'exhalation pulmonaire ; aussi, il doit se trouver dans la somme de ces produits chassés de l'économie une quantité de carbone, d'oxygène, d'hydrogène, d'azote, de soufre, de phosphore, de sodium, de potassium, de fer, etc., précisément égale à la quantité de ces mêmes corps introduits par les aliments et les boissons. Les belles recherches analytiques de M. Boussingault donnent de cette loi une démonstration péremptoire. Le savant expérimentateur opérait sur des animaux adultes, entretenus à un régime uniforme et dont l'état stationnaire avait été préalablement constaté par des pesées faites pendant un mois. Ces animaux étaient enfermés dans des stalles dont le sol, convenablement disposé, permettait de recueillir sans perte les fèces et les urines ; les aliments et les liquides consommés étaient pesés et analysés, et, d'un autre côté, les excréments, l'urine, le lait, étaient soumis aux mêmes épreuves. La différence entre la somme des matières ingérées et la somme des produits recueillis exprimait celle des produits de la transpiration cutanée, pulmonaire, et de la combustion respiratoire. D'après ces expériences, on voit : 1° que les déjections renferment, pour le cheval et la vache, de 23 à 27 grammes d'azote de moins que les aliments ; 2° qu'il manque à ces déjections 2 465 grammes de carbone pour le cheval, 2 221 pour la vache, 153 pour le mouton, ou la somme brûlée par la respiration.

Dans cet état d'équilibre parfait entre les acquisitions et les pertes que fait l'organisme, la somme des principes perdus par le sang, les muscles, les os, est remplacée par une somme égale des mêmes principes, extraits des aliments et des boissons dans le travail de la digestion. L'albumine, la fibrine, la caséine des aliments remplacent l'albumine, la fibrine qui ont été enlevées aux tissus ; la graisse de ces aliments remplace celle que le tissu adipeux a fournie à la combustion ; le sucre, les gommes, la fécule, renouvellent la masse des matières brûlées pour la production de la chaleur animale ; enfin, l'eau et les sels des substances ingérées se substituent à l'eau et aux sels perdus par la sécrétion urinaire, la transpiration cutanée, pulmonaire, les exhalations intestinales. Quant aux matières minérales elles jouent, dans le travail de la nutrition, un rôle très important, surtout en ce qui concerne les jeunes animaux, chez lesquels l'accroissement en général, et particulièrement l'ossification, jouissent d'une grande activité. Il en est de même à l'égard des femelles adultes pendant la gestation et tant que dure la sécrétion du lait. Sans une dose suffisante de ces matières, la mère ne peut subvenir aux besoins de la nutrition du fœtus et de la lactation ; sans elle, l'ossification chez les jeunes animaux ne suit pas sa marche régulière ;

il y a tendance manifeste au rachitisme. Cette insuffisance de matières minérales amène aussi, à la longue, des altérations des os et détermine des troubles graves chez les animaux adultes, comme l'ont montré les recherches dont j'ai parlé à l'article *du Régime*. L'équilibre établi, à l'âge adulte, entre la masse de matière que s'assimile l'organisme et celle qu'il perd, n'est possible que dans des conditions de régime parfaitement réglées et en harmonie avec le rhythme du travail nutritif. Il n'a lieu ni pendant la période de la vie employée à l'accroissement ni pendant celle de la détérioration de l'économie ; il est rompu toutes les fois qu'il y a engraissement ou amaigrissement, le premier sous l'influence d'une alimentation abondante, le second par le fait de l'alimentation insuffisante, de l'abstinence, du travail excessif, de la maladie ou d'autres causes analogues.

Les trois tableaux suivants, qui résument les expériences de M. Boussingault, donnent, pour le cheval, le mouton et la vache, la balance des apports et des pertes dans une période de vingt-quatre heures. Les compensations ne sont pas absolument exactes, mais elles se rapprochent de celles qui peuvent être effectuées dans un état de parfait équilibre.

	Poids à l'état humide.	Poids à l'état sec.	MATIÈRE ÉLÉMENTAIRE DANS LES ALIMENTS				
			Carbone.	Hydrogène.	Oxygène.	Azote.	Sels et terres.
Aliments consommés par le cheval en 24 heures							
	gr.	gr.	gr.	gr.	gr.	gr.	gr.
Eau..................	15000						13
Foin.................	7300	6405	2961	328	2739	97	582
Avoine..............	2270	1927	977	131	707	42	77
Somme..............	25770	8392	3938	446	3209	139	672
Produits rendus par le cheval en 24 heures							
Urine...............	1330	302	109	11	34	38	110
Excréments	14250	3525	1364	180	1329	78	575
Somme..............	15580	3827	1473	191	1363	116	585
Somme de la matière des aliments.	25770	8392	3938	446	3209	139	672
Différence..........	10190	4565	2465	255	1846	23	13
Sens de la différence	—	—	—	—	—	—	+

EAU REÇUE PAR LE CHEVAL EN 24 HEURES.

	kil.
Avec le foin..................	1,035
Avec l'avoine................	0,418
Bue directement.............	16,000
Eau entrée..................	17,484

EAU RENDUE PAR LE CHEVAL EN 24 HEURES.

	kil.
Avec l'urine.................	1,028
Avec les excréments.........	10,725
Eau sortie..................	11,753
Eau entrée..................	17,483
Eau sortie par la transpiration pulmonaire et cutanée.........	5,730

	Poids à l'état humide.	Poids à l'état sec.	MATIÈRE ÉLÉMENTAIRE DANS LES ALIMENTS.				
			Carbone.	Hydrogène.	Oxygène.	Azote.	Sels et terres.
Aliments consommés par la vache en 24 heures.							
	gr.	gr.	gr.	gr.	gr.	gr.	gr.
Pommes de terre............	15000	4170	1839	242	1831	50	208
Regain de foin............	7500	6315	2974	354	2201	152	632
Eau......................	60000	»	»	»	»	»	50
Somme................	82500	10485	4813	596	4035	202	890
Produits rendus par la vache en 24 heures.							
Excréments............	28413	4000	1712	268	1508	92	480
Urine..................	8200	961	261	25	254	37	384
Lait....................	8539	115	628	49	321	46	55
Somme................	45152	6112	2601	332	2083	175	919
Somme de la matière des aliments........	82500	10485	4813	596	4035	202	890
Différence............	37348	4373	2212	264	1952	27	29
Sens de la différence........	—	—	—	—	—	—	+

Eau reçue par la vache en 24 heures.

	lit.
Avec les pommes de terre....	10,830
Avec le regain..............	1,185
Bue directement............	60,000
Eau entrée................	72,015

Eau rendue par la vache en 24 heures.

	kil.
Avec les excréments........	24,413
Avec l'urine..............	7,239
Avec le lait..............	7,388
Eau sortie................	39,040
Eau entrée................	72,015
Eau sortie par la transpiration pulmonaire et cutanée....	32,975

	Poids à l'état humide.	Poids à l'état sec.	MATIÈRE ÉLÉMENTAIRE DANS LES ALIMENTS.				
			Carbone.	Hydrogène.	Oxygène.	Azote.	Sels et terres.
Aliments consommés par le mouton en 24 heures.							
	gr.	gr.	gr.	gr.	gr.	gr.	gr.
Eau bue................	1276,9	»	»	»	»	»	51,6
Foin....................	887,2	767,3	355,3	39,1	303,9	14,3	54,5
Produits rendus par le mouton en 24 heures.							
Excréments............	971,7	412,0	181,3	21,8	140,7	7,0	55,2
Urine..................	476,7	64,2	20,4	2,5	13,1	6,2	22,0
Somme des produits........	»	476,2	201,7	24,3	159,8	13,2	77,2
Dans les aliments........	»	767,3	355,3	39,1	303,9	14,5	56,1
Différence............	»	»	-153,6	-14,8	-144,1	-1,3	+21,1

	Poids à l'état humide.	Poids à l'état sec.	MATIÈRE ÉLÉMENTAIRE DANS LES ALIMENTS				
			Carbone.	Hydrogène.	Oxygène.	Azote.	Sels et terres.
Aliments consommés en 24 heures par un porc âgé de neuf mois, pesant 60 kilogr.							
	gr.	gr.	gr.	gr.	gr.	gr.	gr.
Pommes de terre...	7000	1687	742,3	97,8	754,1	25,3	67,5
Déjections rendues par le porc en 24 heures							
Excréments........	1300	208	57,1	8,1	48,9	9,2	84,4
Urines............	3050	63	7,6	1,9	16,3	6,9	6,2
Principes rendus..	1350	271	65,0	9,1	65,2	16,1	90,6
Principes reçus...	7000	1687	742,3	97,8	754,1	25,3	67,5
Différence........	»	»	677,3	88,7	688,9	9,2	23,1

D'après les recherches de M. Müntz[1], un cheval d'omnibus parcourant en 24 heures 15 à 16 kilomètres avec une ration du poids de 18733 grammes composée de paille, foin, avoine, maïs, son et féverolles, reçoit en :

Eau	9k,906
Matières minérales.....................................	1,063
Matières azotées.......................................	1,595
Matières grasses.......................................	0,451
Amidon et analogues....................................	6,281
Sucre..	0,151
Matières pectiques.....................................	0,129
Cellulose brute..	3,132
Substances indéterminées...............................	3,018

Cette ration, pour 1 kilogr. du poids du corps, est de :

Matières azotées.......................................	2gr,01
Matières grasses.......................................	0,82
Extraits non azotés....................................	17,18
Cellulose brute..	5,71

En admettant que l'animal soumis à l'usage de cette ration d'entretien et de travail n'augmente ni ne diminue sensiblement de poids, les quantités de matières azotées, de graisse, de matières hydrocarbonées, qui sont assimilées, représentent à peu près les quantités des mêmes matières désassimilées et rejetées à l'extérieur. La détermination quantitative et qualitative des unes équivaut à la même détermination en ce qui concerne les autres. Ces matières rejetées se divisent en deux groupes : 1er les azotées et les minérales, qui passent dans les déjections intestinales, et les urines et, de là, dans le fumier ; 2e les hydro-

1. *Recherches sur l'alimentation, etc., in Annales de l'Institut agronomique*, n° 2, 1877-1878.

carbonées, qui sont versées au dehors par la peau et les poumons comme résidus de combustion, sous forme d'acide carbonique et de vapeur d'eau.

D'après M. Müntz la moitié ou même seulement les 5/12 de cette ration représentent la ration d'entretien, et l'autre moitié la ration de travail. Or, un cheval dans l'inaction, avec la moitié de la ration totale chiffrée plus haut, digérait et assimilait pour 100 d'aliments ingérés :

Graisse	78,9
Amidon et analogues	83,4
Matières azotées	65,0
Cellulose brute	59,1
Substances indéterminées	36,5

Les quantités de matières nutritives assimilées, par kilogramme de poids vif, ont varié suivant les individus. Pour deux chevaux dans l'inaction et recevant seulement la ration d'entretien, elles ont été :

	1er CHEVAL.	2e CHEVAL.
Matières azotées	1gr,26	0gr,88
Corps ternaires	9 ,28	7 ,48
Graisse	0 ,33	0 ,16

Lorsque le cheval travaille, le mouvement nutritif double d'activité à tous ses degrés. L'animal consomme ou peut consommer deux rations d'entretien et même une fraction en sus représentée par le douzième des deux réunies. Alors l'expérimentation démontre qu'il n'y a pas excès dans les apports, car si on vient à les réduire, l'amaigrissement commence et la perte des forces s'accentue. Seulement pour que cette ration de travail ajoutée à l'autre puisse être ingérée et digérée, elle doit avoir un petit volume et être d'une élaboration facile. D'autre part, elle doit, pour produire le maximum d'effets utiles, avoir une action excitante et tonique, tant sur l'ensemble de l'organisme que sur l'appareil digestif. Or tous les équivalents mis sur la même ligne, d'après l'analyse, sont loin de posséder le même degré de digestibilité et le même pouvoir dynamique. Il en est qui réparent les pertes en donnant de l'énergie, d'autres qui les réparent en fatiguant les animaux et en les rendant mous.

Ceux que réclament les animaux à l'engrais sont loin, le plus souvent, de convenir aux animaux, dont le rôle est de déployer des efforts de traction ou de vitesse. Aussi les différentes substitutions d'un aliment à un autre, basées sur l'équivalence chimique seule, ne sont-elles pas absolument rationnelles au point de vue physiologique. Et telle de ces substitutions qui peut convenir à un animal à l'engrais ou à un animal inactif, peut devenir préjudiciable à un animal qui travaille. La convenance de la substitution est établie surtout par les résultats constatés dans la pratique.

Si les animaux employés à des services un peu pénibles ne reçoivent pas la ration de travail, ou s'ils ne la digèrent ni ne l'assimilent complètement, ils maigrissent promptement, car ils prennent dans leur propre substance ce qui ne leur est point donné par l'alimentation. Ainsi M. Müntz a vu que le cheval d'omnibus, qui faisait son service ordinaire avec la moitié de la ration totale indiquée plus haut, c'est-à-dire avec la ration d'entretien seulement, perdait par jour 12 à 14 kilogr. de son poids initial ; mais cette perte énorme, constatée seulement pour une période de deux jours, porte, pour une bonne partie, sur le lest de l'appareil digestif ; quoiqu'elle paraisse très forte, elle est en réalité beaucoup moindre.

Les choses se passent alors comme dans le cas de l'alimentation insuffisante dont il sera bientôt question.

En ce qui concerne l'homme adulte faisant un exercice modéré, la ration d'entretien et de travail est de 19 à 20 grammes d'azote, 310 à 330 grammes de carbone contenus dans 1 kilogr. de pain, et 300 grammes de viande consommés en 24 heures. D'après M. de Gasparin, il faudrait pour l'homme 12 gr. 5 d'azote en ration d'entretien et autant en ration de travail, avec 265 grammes de carbone pour la première et seulement 45 grammes du même corps pour la seconde.

Il faut noter cependant que l'organisme ne fait pas toujours, à beaucoup près, les dépenses que semblent indiquer ces rations. L'homme, comme l'animal, pour exécuter un travail donné, fait de violents efforts, s'échauffe et transpire abondamment ; il a besoin d'un supplément de nourriture considérable, sans lequel il maigrit ; mais s'il exécute ce travail avec aisance et sans grands efforts, il n'exige qu'un faible supplément alimentaire. Celui-ci est réduit dans la même proportion que les pertes. On voit, en effet, le paysan se livrer à un labeur soutenu presque avec son alimentation ordinaire, mais mieux digérée et assimilée qu'elle ne l'est dans l'inaction.

2. Nutrition avec assimilation prédominante.

Pendant l'évolution embryonnaire, presque tous les matériaux nutritifs sont empruntés à l'œuf ou à la mère, et ils sont à peu près intégralement employés à la formation des éléments anatomiques. La désassimilation est alors rudimentaire et les combustions respiratoires sont extrêmement faibles. Dans le germe, la prédominance de l'assimilation persiste à un degré qui va s'affaiblissant, et elle a pour but le développement plus ou moins rapide de l'organisme.

Dans cette nouvelle condition que nous avons maintenant à examiner, celle de l'accroissement de la masse du corps, soit sur les animaux qui se développent, soit sur ceux qu'on engraisse, il y a excès d'acquisitions, hypergenèse d'éléments, formation de nouveaux tissus et mise en réserve de matières combustibles.

L'accroissement, dans quelque espèce qu'il soit considéré, ne peut avoir lieu que par suite d'un apport de matériaux supérieur au chiffre des dépenses. Depuis le moment de la naissance jusqu'à celui de son complet développement, l'animal fixe plus de matière qu'il n'en laisse échapper, et cet excès des substances qui entrent sur celles qui sortent, en s'ajoutant à la masse initiale, donne lieu à un accroissement plus ou moins rapide. Cet accroissement possède le maximum d'activité dans les premiers temps de la vie, et en particulier pendant la période de l'allaitement ; il devient de moins en moins rapide à mesure qu'on s'approche de l'âge adulte. Les observations faites par divers agronomes, en ce qui concerne les principales espèces domestiques, donnent à ce sujet des indications intéressantes.

En prenant l'espèce humaine pour point de départ, on trouve que l'enfant est peut-être de tous les animaux, celui dont la croissance s'opère avec le moins de rapidité. S'il naît avec un poids de 3 kilogr., il lui faut une année, d'après les observations de Quételet, pour arriver au triple de ce poids, qui est quadruplé à la fin de la troisième année, quintuplé à la cinquième, décuplé à la treizième, deux fois décuplé à la trentième. Le triple du poids que l'enfant met une année à acquérir, le chien l'acquiert en une semaine. Le décuple auquel cet enfant n'arrive qu'à 13 ans, peut être acquis en moins d'un mois par le carnassier, et dans des délais plus courts encore par de petits animaux à évolution extrêmement rapide, comme les rongeurs et les passereaux.

Des poulains pesant en moyenne, à la naissance, 51 kilogrammes, augmentent, d'après les expériences de M. Boussingault, pendant un allaitement de trois mois, dans le rapport de 100 à 278, par conséquent, par jour et par tête, de 1 kilogr. 04. Depuis le sevrage jusqu'à l'âge de six mois, l'accroissement n'est plus que de 0 kilogr. 6 ; il est de 0 kilogr. 5 vers la troisième année, et, plus tard, il descend à peu près à 0 kilogr. 3. Ces résultats sont exprimés dans le tableau suivant avec leurs divers éléments :

	1re POULICHE.	2e POULICHE.	3e POULICHE.
Date de la naissance.............	25 mai 1812.	12 juin 1842.	12 juin 1812.
Poids lors de la naissance........	50 kil.	51^k,50.	51^k,50.
Époque du sevrage...............	20 août 1842.	7 sept. 1812.	7 sept. 1812.
Poids lors du sevrage............	131 kil.	130 kil.	161 kil.
Jours d'allaitement.............	87 jours.	87 jours.	87 jours.
Accr. total pendant l'allaitement.	81 kil.	78^k,05.	109^k,05.
Accroissement par jour..........	0^k,97.	0^k,90.	1^k,26.
Poids du 11 novembre 1842......	180 kil.	163 kil.	195 kil.
Âge lors de la pesée précédente.	5 mois 18 jours.	5 mois	5 mois
Gain pendant cette 1re période...	46 kil.	33 kil.	31 kil.
Gain par jour..................	0^k,57.	0^k,53.	0^k,55.
Pesée du 22 mai 1844...........	410 kil.	395 kil.	438 kil.
Pesée du 24 septembre 1844.....	460 kil.	449 kil.	497 kil.
Pesée du 19 avril 1845..........	483 kil.	465 kil.	520 kil.
1er juillet 1845................	470 kil.	500 kil.	548 kil.
Âge lors de la pesée précédente.	3 ans 32 jours.	3 ans 15 jours.	4 ans 15 jours.
Gain total depuis le sevrage.....	336 kil.	370 kil.	387 kil.
Gain par jour..................	0^k,32.	0^k,36.	0^k,38.

L'accroissement des grands ruminants suit sensiblement la même progression que celui des solipèdes. Les expériences de MM. Boussingault et Perrault montrent qu'il jouit, pendant la durée de l'allaitement, de son maximum d'activité, et qu'à partir de cette époque il se ralentit d'autant plus qu'on se rapproche davantage de l'âge adulte. Pendant l'allaitement, les veaux, qui consomment, terme moyen, de 9 à 10 litres de lait, augmentent par jour de 1 kilogr. 13 ; — depuis le sevrage jusqu'à trois ans, de 0 kilogr. 72.

NUMÉROS des veaux	Poids du veau à la naissance	Poids à 8 jours	Augmentation de poids en 8 jours	Augmentation par jour	Poids du veau à ?? jours	Augmentation du poids pendant les ?? jours	Augmentation par jour	Augmentation en ?? jours	Augmentation par jour depuis le début de l'accroissement total
	kil.	kil.	kil.	kil.	kil.	kil.	kil.	kil.	kil.
1	12	11,35	9,25	1,16	52,75	11,30	1,28	20,75	1,22
2	18	19,75	11,75	1,47	45,25	7,50	0,83	19,25	1,13
3	16,75	19,00	12,25	1,53	58,25	11,25	1,25	21,50	1,25
Nombre moy.	15,58	16,67	11,08	1,30	56,08	10,08	1,12	20,50	1,20

Dans le tableau suivant se trouvent les observations faites par le savant chimiste et agronome sur l'accroissement d'une génisse à partir de l'âge de six mois.

DATES DES PESÉES	POIDS	GAIN entre les pesées	TEMPS écoulé	Augmentation en 24 heures	ÂGE de la génisse lors des pesées			REMARQUES
					ans	mois	jours	
	kil.	kil.	jours.	kil.				
5 septembre 1841	168,0	1,0	3	0,63		6	23	Nourrie au
9 septembre 1841	170,0	9,0	11	0,64		6	28	foin et
24 septembre 1841	174,0	16,0	11	0,19		7	12	racines.
3 novembre 1841	195,0	18,1	25	0,74		8	22	
23 novembre 1841	214,0	36,6	62	0,9		9	17	
29 janvier 1842	250,0	58,0	82	0,71		11	17	
21 avril	308,0	91,0	79	1,19	1	2	10	A été mise
9 juillet	367,0	30,0	25	1,19	1	1	28	au trèfle vert
1 août	414,0				1	5	22	à discrétion.

Le veau qui pèse, en moyenne, à la naissance, 30 à 40 kilogrammes ou du $\frac{1}{15}$ au $\frac{1}{20}$ gr. du poids de la mère, éprouve, dans le cours de la première année, avec une bonne nourriture, une augmentation diurne de 800 à 1200 grammes.

D'après les expériences de M. de Torcy, l'accroissement du veau, en vingt-quatre heures, est de 650 à 790 grammes dans la première année; de 660 à 737 dans la seconde; de 655 dans la troisième, et de 584 à 628 dans la quatrième.

L'accroissement des bêtes ovines est plus rapide encore. L'agneau, s'il est de belle venue, peut en dix jours gagner 50 p. 100 de son poids initial; son poids est déjà double à la fin du premier mois, triplé à la fin du second, décuplé au bout de la première année.

Quant au porc, il éprouve une augmentation supérieure à celle de l'agneau, soit 20 p. 100 par jour pendant la première semaine. S'il pèse en naissant 1 kilogr. 2 ou 1 kilogr. 3, cette augmentation diurne pendant ces premiers moments est de 240 grammes. A compter du sevrage jusqu'à la fin de la première année, elle est encore de 100 à 200 grammes.

L'accroissement de ce pachyderme a été assez exactement calculé sur plusieurs animaux pris au moment de la naissance et suivis jusqu'à l'âge adulte. De jeunes animaux de cette espèce, pesant en moyenne, à la naissance, 1 kilogr 25, ont augmenté, pendant l'allaitement et par jour, de 0 kilogr. 24, et de 0 kilogr. 25 vers la fin de cette période. L'accroissement a atteint son activité maximum du cent cinquantième au deux centième jour; il n'a été que de 0 kilogr. 15 à 0 kilogr. 18 du treizième mois jusque vers la fin de la troisième année, comme le montrent les deux tableaux suivants, donnés, le premier, par M. Boussingault, le second, par M. Parent :

Nombre des gorets	Poids de la portée	Poids par tête	TOTAL Poids des gorets après 10 jours d'allaitement	Poids par tête	Gain par tête	Gain par jour	OBSERVATIONS
	kil.	kil.	kil.	kil.	kil.	kil.	
5	6,25	1,25	39,50	7,90	6,25	0,18	Race du pays.
10	12,25	1,23	115,50	11,53	10,02	0,29	Croisée avec les Hampshire.
2	1,50	0,75	12,75	6,37	5,62	0,16	Race du Hampshire.
7	7,88	1,13	71,00	10,14	9,01	0,25	Race croisée.
2	2,00	1,00	23,00	11,50	10,50	0,29	Id.
7	9,00	1,29	75,5	10,79	9,50	0,26	Id.
7	10,05	1,13	»	»	»	»	Id.
5	5,25	1,05	»	»	»	»	Id.
8	8,80	1,10	52,00	6,50	5,40	0,15	Race du pays.
3	3,60	1,20	21,50	7,17	5,97	0,17	Id.
	Moyenne	1,11		9,71	8,57	0,21	

AGE	RACE DU POITOU		RACE ANGLAISE		MÉTIS		RATIONS ÉQUIVALENTES PAR JOUR		
	Poids moyen.	Augment. diurne.	Poids moyen.	Augment. diurne.	Poids moyen.	Augment. diurne.	Seigle.	Son.	Pommes de terre.
jours.	kil.	kil.	kil.	kil.	kil.	kil.	kil.	kil.	kil.
1	1,30	0,305	1,20	0,188	1,25	0,222	»	»	»
20	7,10	0,292	1,96	0,245	5,70	0,235	»	»	»
50	16,15	0,329	12,00	0,310	12,75	0,375	1,00	2,08	1,80
100	32,60	0,384	27,53	0,389	30,55	0,386	1,13	2,35	5,43
150	49,00	0,492	47,00	0,650	49,80	0,584	1,71	3,62	8,36
200	71,10	0,171	80,50	0,247	78,00	0,288	1,90	3,95	9,13
250	79,80	0,174	92,85	0,248	89,40	0,210	2,10	4,37	10,09
300	88,50	0,192	105,25	0,217	99,90	0,198	2,30	4,78	10,65
400	108,75	0,142	130,00	0,155	119,70	0,196			
500	123,00	0,155	145,70	0,156	139,30	0,168			
600	138,50	0,075	161,30	0,175	156,10				
700	146,00	0,026	196,85	0,146					
800	148,60	0,013	191,50	0,180					
900	149,90	0,011	203,50						
1000	150,40								

Les animaux carnassiers domestiques dépassent les précédents par la rapidité de leur croissance. Quoiqu'ils naissent souvent en grand nombre dans la même portée et que, par conséquent, leur part de lait soit souvent très réduite, ils ne laissent pas que d'éprouver chaque jour une augmentation considérable. J'ai constaté dans mes expériences que dix chiens d'une seule portée, nés avec un poids total de 5 029 grammes, arrivaient à la fin du premier mois à peser 21 215 grammes, c'est-à-dire plus que le quadruple de leur poids initial.

En ce qui concerne le lapin, la rapidité de l'accroissement varie beaucoup suivant l'état de la mère et les soins qu'elle donne à ses petits. J'ai constaté plusieurs fois que le poids initial doublait en 10 jours, — triplait en 18, — quadruplait en vingt-trois, — sextuplait à la fin du premier mois, et qu'il arrivait à la fin du deuxième à 15, même à 16 fois le poids initial.

La rapidité du développement des petits mammifères est dépassée de beaucoup par les oiseaux, notamment par ceux de petite taille. J'ai vu que le merle, 8 à 10 jours après sa sortie du nid, où il ne passe pas trois semaines, arrive au poids de 75 à 80 grammes, c'est-à-dire presque au poids moyen de l'adulte, qui est d'une centaine de grammes. En un mois il fait le chemin que l'homme met 20 ans à franchir. Les jeunes rossignols au nid, sur lesquels j'ai pu expérimenter sans que la mère les abandonnât, avaient leur évolution d'une rapidité égale, sinon supérieure à celle des merles. D'autres petits chanteurs de cette espèce, nés depuis 48 heures, et pesant ensemble 10 gr. 8, soit 2 gr. 7 chacun, acquièrent individuellement, huit jours après, le poids moyen de 14 grammes, de sorte qu'ils augmentaient chaque jour d'une quantité supérieure à la moitié de leur poids initial.

Il est clair que l'accroissement si rapide des jeunes animaux exige qu'ils consomment, relativement à leur poids, beaucoup plus de nourriture que les adultes.

Le veau du Gâtinais, par exemple, absorbe environ 10 litres de lait par jour, donnant 1 kil., 13 de chair ; — le jeune porc consomme, toujours d'une manière relative, le double de ce qu'absorbe le porc adulte ; — les poulets trois fois plus pour 100 que les poules ou les coqs. D'ailleurs, cette nourriture doit renfermer, en quantité suffisante, les éléments nécessaires à l'augmentation de poids simultanée de toutes les parties de l'organisme. Or, les auteurs dont je rapporte ici les travaux ont constaté qu'il faut à un veau, dont l'accroissement diurne est de 0 kil., 96, 7 lit., 17 de lait, et à un porc qui augmente par jour de 0 kil., 24 une quantité proportionnelle de ce liquide, c'est-à-dire 1 lit., 7. Le cheval, le bœuf, la vache, consomment, en général, pendant l'accroissement, 3 kil. 08 de foin pour 100 kilogrammes de poids vivant ; mais il y a à cet égard quelques variations qui dépendent de l'âge des animaux, du travail et des produits que l'on veut en retirer. M. Boussingault, après avoir rassemblé les données de plusieurs expérimentateurs, trouve que 100 kilogrammes de poids vivant de bétail exigent, par tête et par jour, 3 kil.,08 de foin pour les animaux en pleine croissance, — 3 kil.,15 pour les jeunes taureaux, — de 2 kil.,73 à 3 kil.,12 pour les vaches laitières, — 2 kilogrammes pour des bœufs d'attelage, et seulement 0 kil.,75 pour le simple entretien des animaux qu'on ne fait pas travailler et qui ne donnent pas de lait. On a trouvé aussi que 100 kilogrammes de foin donnaient lieu à une augmentation de 7 kil.,34 pour les poulains, — de 6 kil.50 pour les veaux de quarante jours à deux ans. De même on a constaté qu'il fallait, en moyenne, pour produire 50 kilogrammes de porc, 208 kilogrammes de seigle, ou 240 kilogrammes d'orge, ou 1 000 kilogrammes de pommes de terre.

Il est de toute évidence que la somme de lait, de foin, de céréales, ou de pommes de terre, nécessaire pour produire une augmentation déterminée de chair, doit renfermer : 1° la quantité de carbone, d'hydrogène, d'oxygène, d'azote et de matières minérales qui entre dans la constitution de la quantité de chair à obtenir ; 2° les autres éléments appelés à remplacer ceux que les déjections et les sécrétions diverses expulsent de l'économie. C'est encore ce que les analyses établissent d'une manière incontestable.

Elles ont permis de déterminer, d'un côté la quantité des éléments assimilés, et de l'autre celle des éléments rejetés. Ainsi, pour un accroissement diurne de 120 grammes, le porc, d'après M. Boussingault fixe 16 grammes de carbone et 4 grammes 8 d'azote. Il brûle, dans le même temps, 661 grammes de carbone et 4 gr., 4 d'azote. Un autre, pour une augmentation de 165 grammes par jour, devait fixer 22 grammes de carbone, 6 gr., 6 d'azote et brûler 351 grammes de carbone.

Il est évident aussi que le travail de la nutrition, pour donner lieu à un accroissement rapide doit exiger une alimentation surabondante. Une ration de croissance en rapport avec les forces digestives imprime à ce travail une suractivité d'autant plus grande que l'animal est plus jeune et elle permet, dans de court délais, l'élévation de la taille, ainsi que le façonnement des races précoces de bœufs, de moutons, de porcs etc. Dès les premiers jours qui suivent la naissance, l'impulsion nutritive peut arriver à son maximum d'énergie. On sait que les chiens, les lapins de portées peu nombreuses se développent beaucoup plus vite que ceux dont la part de lait est réduite en raison du nombre des co-partageants. J'ai vu un chien, né seul, doubler de poids au bout de cinq jours, — tripler le huitième, — quadrupler le onzième, alors que ses yeux commençaient à s'ouvrir, — quintupler le treizième, — sextupler le seizième. Il arrivait à huit fois son poids initial le dix-huitième jour, — à neuf fois le vingt-troisième, — à dix fois le vingt-sixième, — à onze fois le trentième, — à vingt fois le soixantième, conséquemment, dans les deux premiers mois, son augmentation diurne moyenne était égale au tiers du poids le jour de la naissance. De trois en trois jours, il ajoutait à son poids celui qu'il avait au moment de la naissance. Dans les portées peu nombreuses, les jeunes lapins croissent plus vite aussi que je ne le disais tout à l'heure. Les petits pesant 50 grammes à la naissance, triplent le douzième jour, — quintuplent le vingt quatrième. Ils pèsent souvent à la fin du premier mois huit fois leur poids initial, — vingt fois à la fin du deuxième, — vingt cinq fois à la fin du troisième. Le jeune chien peut donc, en une semaine, éprouver un accroissement proportionnel égal à celui de l'enfant en une année.

Pendant la première période de l'allaitement la suractivité de la nutrition, chez les petits, tient à l'abondance de la sécrétion lactée de la mère et cette abondance ne s'entretient que par une grande consommation d'aliments ou par le fait d'un amaigrissement progressif de celle-ci. Si l'alimentation est très copieuse la mère peut augmenter de poids en même temps que les petits. J'ai vu une chienne de 28 kilogrammes et ses petits augmenter ensemble de 4620 grammes en sept jours. Cette augmentation représente une quantité de chair produite, de part et d'autre, égale au sixième de la masse de la mère.

L'alimentation abondante, en rendant la croissance plus rapide, ne produit pas, à beaucoup près, une élévation de la taille également considérable dans toutes les espèces et dans toutes les races. Elle grandit beaucoup les bœufs, les moutons et les porcs, mais moins les chevaux, moins encore les chiens et les individus de l'espèce humaine. Aussi, les animaux de certaines espèces ou de certaines races restent-ils petits dans les localités et dans les conditions où d'autres tendent à prendre des proportions gigantesques.

La suractivité acquise par la nutrition, sous l'influence d'une abondante et riche alimentation, a cependant des limites qu'elle franchit rarement et de très peu. Avant de les atteindre, la croissance a ses périodes de ralentissement, ses moments d'arrêt, même de recul. Elle les a extrêmement marquées et de longue durée dans les conditions les plus communes de la vie sauvage, surtout en hiver ou dans les autres saisons où l'alimentation des herbivores devient plus ou moins insuffisante.

Le développement rapide est un résultat qu'on cherche à obtenir souvent chez les animaux à cause de ses avantages économiques, car si un animal met un an ou deux de moins pour atteindre son développement complet on a gagné un ou deux ans de rations d'entretien. Mais ce développement rapide rend les sujets lymphatiques, les dispose à l'obésité, fait naître diverses prédispositions morbides. Il doit aussi tendre à abréger la vie, puisque la longévité des espèces animales est en raison directe de la durée de l'accroissement.

Une foule de causes peuvent activer ou ralentir la nutrition pendant la croissance. A partir d'un certain âge et non au début, l'exercice, le travail modéré exercent sur elle une influence salutaire. Le travail, les efforts agrandissent le thorax, développent les poumons, les muscles, rendent ceux-ci énergiques, augmentent l'appétit et la puissance digestive par une nécessité physiologique impérieuse, puisqu'une seconde ration souvent égale à celle d'entretien doit être élaborée, assimilée et désassimilée. Par contre, le travail combat l'obésité, use et tend à faire disparaître les matériaux de réserve, la graisse dont l'accumulation devient nuisible au fonctionnement de l'appareil locomoteur et au jeu de divers organes.

S'il est certaines maladies qui laissent prendre, après elles, une vive impulsion à ce travail d'assimilation pendant ou après la croissance, la plupart enrayent ce travail, soit momentanément, soit d'une manière durable. Les maladies chroniques sont surtout préjudiciables sous ce rapport. Elles donnent lieu à une perte de temps irréparable une fois que la soudure des épiphyses limite l'allongement des os ; elles rendent rabougris, chétifs, les jeunes sujets qu'elles frappent et elles en réduisent la longévité.

L'engraissement qui constitue le second résultat de la prééminence du travail d'assimilation sur celui de décomposition, va se montrer avec des caractères essentiellement différents de ceux qui appartiennent à l'accroissement. Dans celui-ci, il y a une augmentation de poids ou de masse pour toutes les parties de l'économie ; le squelette, le système musculaire, la peau, les viscères, etc. Dans celui-là, le système adipeux se développe suivant des proportions considérables, sans que les autres parties de l'économie, ou du moins la plupart d'entre elles, éprouvent une augmentation proportionnelle. Mais ces deux états sont compatibles l'un avec l'autre ; l'accroissement et l'engraissement peuvent marcher de front depuis le moment de la naissance jusqu'à l'âge adulte.

L'engraissement dérive de deux conditions essentielles : la première, est que l'alimentation fournisse, outre les matériaux nécessaires à la réparation des pertes incessantes de l'économie, les éléments de la graisse ; la seconde, est que la force d'assimilation de l'organisme puisse convertir en substance vivante une quantité de matière supérieure à celle qui est éliminée. Aussi, cet état de la nutrition exige-t-il, d'une part, qu'une ration supplémentaire ou de production soit ajoutée à celle que réclame l'entretien de l'organisme ; d'autre part, que les déperditions résultant du travail, de la lactation, etc., soient suffisamment réduites, afin de rendre d'autant plus prédominantes les acquisitions faites au profit de cet organisme.

L'abondance et la valeur nutritive de l'alimentation sont les conditions préliminaires de l'engraissement. Au bœuf, il faut donner l'équivalent de 4 à 5 kilogrammes de foin pour 100 kilogrammes du poids du corps, et l'on obtiendra de cette ration d'entretien et de production, sur un animal de taille moyenne, une augmentation diurne de 750 à 1 000 grammes. Le kilogramme de chair et de graisse produit en vingt-quatre heures exigera l'équivalent de 25 kilogrammes de foin.

Les aliments que consomme l'animal pour arriver à un certain degré d'embonpoint doivent renfermer non seulement le carbone, l'hydrogène et l'azote, qui sont rendus sous forme d'acide carbonique, d'eau et d'urée, mais encore, soit la graisse en nature, soit les principes dont cette substance peut dériver par le fait de métamorphoses spéciales.

Or, l'organisme trouve le plus souvent dans les aliments une certaine quantité de matières grasses. Le foin des graminées, des légumineuses, l'avoine, le maïs, les tourteaux des plantes oléagineuses en renferment des proportions plus ou moins considérables. Ces matières grasses sont modifiées dans l'intestin, sous le rapport de leur constitution, et absorbées par les chylifères qui les portent dans le sang. De là, elles peuvent être déposées dans les tissus, employées à la formation du lait et à la combustion respiratoire.

Les graisses contenues dans les matières alimentaires jouent le rôle capital dans l'engraissement. Les recherches expérimentales exécutées en Allemagne ont prouvé que dans la proportion d'une partie pour deux de matières azotées, elles produisent un engraissement très rapide. Leur présence accroît même l'assimilation des matières albuminoïdes au point de doubler l'effet nutritif de ces matières.

Mais les graisses n'existent pas toujours en quantité suffisante dans les aliments ; elles ne se trouvent qu'en proportions minimes dans le blé, le seigle, le riz, la pomme de terre, beaucoup de fruits, diverses racines, et cette faible quantité, fût-elle entièrement absorbée, ne représenterait pas la graisse qui est éliminée par la lactation, la sécrétion biliaire. Il faut donc que, chez les animaux qui s'engraissent ou qui donnent du lait sous l'influence d'un régime pauvre en matières grasses, la graisse soit formée dans l'économie aux dépens des autres matériaux alimentaires. Or, les observations de divers naturalistes ont appris que les abeilles nourries exclusivement avec du sucre produisent de la cire ; celles de M. Boussingault ont montré que les animaux entretenus avec des aliments féculents, ou azotés, mais pauvres en principes gras, fixent dans leurs tissus une quantité de graisse bien supérieure à celle que les aliments cèdent au travail digestif. D'après cela, on est naturellement conduit à admettre que la graisse s'est formée dans l'organisme par la transformation des autres principes alimentaires. Liebig pense que la fécule, le sucre, la gomme, en perdant une partie de leur oxygène, se métamorphosent en matières grasses, de la même manière que dans la sève des plantes oléagineuses, l'huile se substitue au sucre vers le moment où les graines arrivent à la maturité. Cette opinion paraît d'autant plus vraisemblable, que le sucre, dans certaines fermentations, donne naissance à des acides gras. M. Boussingault prétend, en outre, que les matières azotées, l'albumine, la caséine, concourent au même titre à la formation de la graisse, car l'albumine, dans certaines conditions, donne naissance à un principe très analogue, sinon identique, à l'acide butyrique. On sait, du reste, que les aliments azotés, quoique associés à très peu de graisse, conduisent cependant les animaux à un degré considérable d'embonpoint.

Si l'on réfléchit à l'ensemble des circonstances qui favorisent l'engraissement, comme une nourriture abondante et très substantielle, le repos, l'obscurité, etc., on s'explique, d'une manière satisfaisante, les modifications par lesquelles le travail nutritif le provoque ordinairement. D'une part, les produits que l'absorption fait entrer dans l'économie sont plus que suffisants pour compenser les pertes ; la respiration, peu active, consomme une petite quantité de ces produits non azotés, dont l'excédent peut se convertir en graisse ; la respiration trouvant ses combustibles dans les principes non azotés, respecte les principes azotés, qui peuvent être ainsi intégralement employés à la nutrition ou au développement du système musculaire et des autres tissus. De cette manière, l'accroissement peut marcher de pair avec l'engraissement, et lorsque le premier est achevé, les substances protéiques elles-mêmes peuvent encore, aussi bien que les autres, concourir à la formation de la graisse.

Les observations faites sur l'engraissement des animaux établissent qu'il y a un certain rapport entre la quantité d'aliments consommée et la quantité de graisse produite. Seulement, comme elles ont souvent trait à des sujets dont la croissance n'est pas achevée, l'augmentation de poids porte à la fois sur le tissu adipeux et sur les autres parties de l'économie qui se développent simultanément, suivant des proportions inégales. En ce qui concerne l'espèce bovine, un agriculteur anglais a trouvé que des bœufs de deux ans mis à l'engrais et entretenus avec des aliments variés, augmentaient par jour de 0 kil.,43 à 0 kil.,94, et en cent dix-neuf jours, de 51 à 112 kilogrammes. Pour ces animaux, 180 kilogrammes de foin ou leur équivalent donnaient une augmentation de poids vivant de 4 kil.,4 à 6 kilogrammes. L'augmentation de poids a été de 14 à 22 kilogrammes pour 100 du poids initial des ruminants soumis au régime de l'engraissement.

L'engraissement des bêtes bovines a une limite qui est atteinte, en général, au bout de 3 à 4 mois. Si l'animal, en bon état, au début, pèse par exemple, 600 kilogrammes il n'arrive guère, l'engraissement achevé, qu'à 750. Son gain total est égal à 1/4 du poids initial ou à 25 pour 100.

Le porc, qui possède une très grande aptitude à l'obésité, se charge d'une quantité de graisse supérieure à celle qu'il trouve dans son alimentation. D'après les recherches de M. Boussingault, un jeune porc du poids de 650 grammes au moment de la naissance, et recevant dans l'espace de huit mois 6 kil.,740 de graisse avec ses aliments, en donne 15 kil.,480 après cette période; par conséquent, 8 kil.,740 de plus qu'il n'en a reçu : cet excédent a dû nécessairement provenir des autres principes de l'alimentation. Neuf porcs ont donné, au bout de quatre-vingt-dix-huit jours, un excédent de 43 kilogrammes de graisse sur la quantité de cette substance prise avec les aliments consommés. Le porc, parvenu à un état d'embonpoint avancé, offre, en moyenne, de 30 à 35 pour 100 de graisse.

L'engraissement des autres animaux domestiques, de même que celui du porc, démontre, avec la dernière évidence, que toute la graisse qui s'accumule dans le tissu adipeux ne provient pas de celle des aliments. M. Persoz et M. Boussingault, par des expériences faites sur les oies et sur les canards, ont constaté que ces palmipèdes, dans un espace assez court, fixent une quantité de graisse à peu près double de celle qui est offerte par les aliments. M. Boussingault a pris onze oies de même âge, et d'un poids sensiblement le même. Cinq d'entre elles ont été tuées pour servir au dosage de la graisse; les six autres, pesant ensemble 20 kil.09, ont été pendant trente et un jours soumises au régime du maïs, dont elles ont consommé ensemble 71 kil., 89 contenant 5 kil., 032 de graisse. Au bout de ce temps, les six oies ont éprouvé une augmentation totale de poids de 11 kil.,02. D'après la composition des oies maigres prise pour terme de comparaison, les six autres, qui devaient avoir 1 kil.,752 de graisse initiale, en ont acquis pendant l'expérience 8 kil.,264, c'est-à-dire 3 kil.,190 de plus qu'il n'en existait dans les aliments. Chaque oie a trouvé 27 grammes d'huile dans son maïs : elle en a rejeté 3 avec les excréments, mais comme elle en a acquis par jour 41 grammes, elle a dû nécessairement en former 17 aux dépens des autres principes alimentaires. L'excédent de poids, indépendant de la graisse, et acquis par les oies, tenait à l'accroissement du système musculaire.

Il faut, pour arriver à saturer l'organisme de graisse, un temps variable suivant les espèces, les races et l'état initial des sujets soumis au régime de l'engraissement. Le porc, dont l'aptitude à l'engraissement est excessive, peut, en trois mois, arriver à un embonpoint moyen, et en quatre ou cinq atteindre le degré le plus élevé de l'obésité. Dès la fin de la première année ou vers le milieu de la seconde, qui est à peu près le moment où la croissance est achevée, il peut arriver à cet état. Le bœuf en quatre ou cinq mois, gagnant 1 kilogramme par jour, accroît sa masse initiale de 20 à 25 pour 100. Mais les volailles, et surtout les petits oiseaux, atteignent le maximum de l'engraissement en un temps beaucoup plus court : la caille, le rouge-gorge nous en donnent la preuve. A ce moment, la graisse peut représenter 35 à 38 pour 100 du poids du corps, sur le porc et même sur le mouton.

Il est donc incontestable, d'après toutes les données acquises sur l'engraissement, que l'organisme s'assimile, outre la graisse contenue dans les aliments, une quantité notable de graisse formée aux dépens des matières sucrées, féculentes, ou des principes azotés. Conséquemment, la formation de la graisse est un phénomène commun aux plantes et aux animaux, et non pas un phénomène propre aux premières, comme certains auteurs l'avaient prétendu. Le transport et le dépôt dans les tissus de celles qui proviennent des aliments n'a rien d'obscur. Les graisses, plus ou moins divisées et émulsionnées dans l'appareil digestif passent dans la veine porte et les chylifères, elles rendent le sérum du sang opalin, le chyle laiteux ; par le sang, elles sont ensuite dispersées dans tout l'organisme ; il suffit de quelques heures à ce liquide pour s'en débarrasser en grande partie et perdre son opalinité. Enfin, du sang elles passent dans les cellules du foie, où leurs gouttelettes restent souvent distinctes et peuvent être comptées, surtout dans les cellules dites adipeuses préparées spécialement pour leur servir de réceptacles. Elles gonflent alors ces cellules dont l'aspect change par le fait d'une extrême réplétion. Et, en cas d'insuffisance de ces petits réservoirs, il s'en constitue de nouveaux aux dépens des matières albuminoïdes.

La graisse qui se fixe dans l'organisme a des lieux particuliers d'accumulation quelque peu variables suivant les animaux. Bien qu'elle infiltre presque tous les tissus, muscles, os, elle se rassemble sous la peau, pour former un pannicule ou une doublure très épaisse, notamment chez les pachydermes, à la face interne des parois abdominales, dans les mésentères, les épiploons, autour des reins, etc., et dans certains organes, comme le foie qui en éprouve une véritable stéatose. La faible vascularité du tissu adipeux indique suffisamment qu'il est peu vivant et que son entretien occasionne peu de dépenses à l'organisme.

Les éleveurs et les zootechniciens ont à étudier, surtout au point de vue économique et gastronomique, la question de l'engraissement pour la solution de laquelle les données de l'observation, de la pratique agricole doivent servir de guide. Les anciens, notamment parmi les agronomes latins, nous ont fourni de précieux enseignements. Ils poussaient les raffinements de l'art d'engraisser à un point qui n'est guère dépassé aujourd'hui. Varron [1] nous le prouve en nous montrant comment, dans des volières ingénieusement disposées, les grives et les merles, recevaient le millet pilé et les figues, avec des baies de lentisque, de myrthe et de lierre, pour aromatiser leur chair en la rendant savoureuse et excitante.

3. Nutrition avec excès de désassimilation

Maintenant que nous avons vu les résultats de la prédominance du travail d'assimilation sur celui de décomposition, il faut examiner ceux qui caractérisent

---

1. Varron. Livre III, art. V.

l'état inverse de la nutrition, c'est-à-dire la prédominance du travail de destruction sur celui d'assimilation : deuxième état qui dérive de l'abstinence prolongée,
d'une alimentation insuffisante, de déperditions excessives, de diverses maladies,
d'une extrême vieillesse, etc.

Si les pertes éprouvées par la combustion respiratoire, la transpiration et les
excrétions diverses, ne sont pas réparées aux dépens des matières alimentaires,
ou si elles ne le sont qu'en partie, l'organisme se détruit peu à peu, le corps
diminue progressivement de poids jusqu'au moment où l'état des organes devient
incompatible avec l'entretien de la vie. Alors la masse du sang se réduit, la
graisse accumulée dans les tissus disparaît peu à peu, le système musculaire
s'atrophie et la masse de la plupart des organes éprouve une réduction plus ou
moins considérable. L'abstinence à laquelle on soumet les animaux permet de
suivre, dans toutes ses phases, cette altération du travail nutritif.

Le travail de la nutrition est tellement réglé dans l'organisme animal que si
l'alimentation n'apporte plus exactement, en quantité et qualitativement, ce qui
est nécessaire pour combler le déficit qui se produit sans cesse, la masse du corps
éprouve une réduction représentant très exactement la différence entre l'apport
et la dépense. Si l'apport est nul, la réduction sera énorme, comme nous le
verrons tout à l'heure.

Dans ces conditions, l'appoint des matériaux ou leur totalité, est empruntée,
à l'organisme : l'animal dévore en réalité sa propre substance, l'emploie au même
usage, et la détruit finalement de la même manière que la substance alimentaire
venue du dehors ; alors l'absorption interstitielle supplée l'absorption intestinale
à laquelle les matériaux du dehors cessent d'être offerts ; elle réclame exactement
à chaque partie une contribution proportionnée à sa masse : au système musculaire la fibrine et l'albumine destinées à réparer le plasma du sang ; aux tissus
blancs l'albumine seulement ; au tissu adipeux ce qui doit entretenir la chaleur
animale, aux viscères, aux glandes, à la peau, aux os eux-mêmes, des éléments
très divers qu'elle rapporte ensemble et mêlés. En même temps l'oxygène opère
sur place les diverses combustions qui maintiennent la température du corps à
peu près à l'état normal. Conséquemment, les phénomènes de la nutrition
pendant l'abstinence ne présentent rien d'exceptionnel et d'insolite. Ces phénomènes
qui ont, dans les circonstances ordinaires, une faible activité et marchent de
front avec ceux de l'alimentation, sont ici exagérés, isolés et les matériaux qui
se détruisent ne sont point remplacés. Au fond, la nutrition s'opère sur un plan
uniforme. Si la matière vivante qui se détruit est plus que compensée par la
matière extérieure, il y a accroissement ; si elle l'est exactement, il y a équilibre
ou état stationnaire ; si elle est incomplètement remplacée, il y a amaigrissement et atrophie ; enfin, lorsqu'elle ne l'est pas du tout, comme dans l'abstinence, l'usure arrive vite à son terme.

Bien qu'il y ait, en réalité, chez les animaux privés d'aliments, une véritable
nutrition intérieure, celle-ci n'a plus exactement son cachet normal. Dans la
nutrition ordinaire, il y a un double courant, l'un apportant à l'organisme les
matières du dehors, l'autre entraînant à l'extérieur les matières que la vie a
usées. Le premier est irrégulier et intermittent ; il a des périodes de ralentisse-

ment et des temps d'arrêt plus ou moins prolongés. Le second, au contraire, est continu et irrésistible ; diverses causes peuvent le ralentir, aucune n'est capable de l'arrêter. Dans la nutrition, lors de l'abstinence, le courant qui devrait apporter les matières du dehors est remplacé par un simulacre. La propre substance de l'organisme tient lieu d'aliments : elle est empruntée à toutes les parties ; puis elle leur est restituée sous une nouvelle forme avant d'être détruite et éliminée. Il en résulte que les organes se restaurent aux dépens de la masse commune. L'édifice menacé de ruine répare ses brèches avec ses matériaux mêmes. L'examen des résultats donnés par l'abstinence est nécessaire pour étayer ces propositions et caractériser toutes les particularités relatives à la dénutrition. Ces résultats ont été constatés dans mes expériences sur un grand nombre d'animaux solipèdes, bêtes bovines et ovines, porcs, chiens, chats, lapins, rats et oiseaux, (tels que coq, dindon, canard et moineaux), les uns jeunes, les autres, adultes placés dans des conditions, tantôt uniformes, tantôt variées, afin de rendre possible une appréciation comparative de l'influence de l'espèce, de la taille, de l'âge, de l'embonpoint, de la maigreur etc., sur le travail de désassimilation qui, à un certain moment, compromet l'existence et à un autre détermine fatalement la mort.

Toutes ces expériences, dont je citerai ici les principales, étaient nécessaires pour mettre en évidence les aspects divers de la dénutrition et montrer les dangers que cet état crée à des moments qu'il importe de connaître.

Tout d'abord, je ferai remarquer que la plupart des expériences dont on a tiré des conclusions générales, portent sur des animaux de petite taille et qu'elles sont très loin d'indiquer ce qui se passe sur les grands et dans l'espèce humaine. Pour trouver la grande loi des déperditions dues à l'abstinence il faut déterminer la proportion suivant laquelle elles s'effectuent dans les principaux groupes d'animaux et dans les espèces comprises entre les maxima et les minima de la taille, car, comme nous le verrons, il y a des différences énormes entre les pertes des grands animaux et celles des petits. Sous ce rapport j'examinerai successivement ce qui se passe sur le cheval, les grands ruminants, le mouton, le porc, le chien, le chat, le lapin, le rat, enfin sur les oiseaux de basse-cour, et sur quelques autres.

Un premier cheval, du poids de 405 kilogrammes, bien musclé et assez gras, en expérience, par les fortes chaleurs de l'été, supporta la privation complète d'aliments pendant trente jours, en consommant seulement en moyenne chaque jour 1 400 grammes d'eau. Il perdit seulement, en tout, 80 kilogrammes, ou 2 666 grammes par chaque période de vingt-quatre heures, soit 6 grammes 1/2 par kilogramme de poids vif.

Sur le solipède dont il s'agit les déperditions étaient réduites au minimum, soit par jour à un 151ᵉ du poids du corps ou 6 grammes 1/2 par kilogramme. Il demeurait calme, n'était soumis à aucune excitation, ni extérieure, ni intérieure. La température de juillet ne rendait pas nécessaire une calorification active. Mais, sur les suivants, les pertes, par des causes diverses, ont pris de plus grandes proportions. Elles se sont élevées à mesure que la température baissait ou que l'animal se trouvait excité par l'exercice, la fièvre ou un état morbide un peu grave.

Un second cheval, poney de très petite taille, pesant 163 kilogrammes ou un tiers du poids moyen des animaux de cette espèce fut, en novembre, soumis à une abstinence de 19 jours. Il perdit en somme 39 kilogrammes ou à peu près le quart de son poids initial, au lieu d'un cinquième, et par période de vingt-quatre heures, 2 057 grammes ou la 79ᵉ partie du poids du corps. Sa perte diurne était donc sensiblement double de celle du premier ou, 12 grammes 1/2 par kilogramme, au lieu de 6 grammes 1/2. Ce cheval était morveux.

Un troisième, du poids de 351 kilogrammes, un peu malade aussi, perdit en 18 jours d'abstinence, 89 kilogrammes, soit à peu près 5 kilogrammes par vingt-quatre heures ou la 70ᵉ partie du poids du corps. Il dépensait plus que le poney, probablement parce qu'il était très maigre. Celui-ci encore perdait, comme on le voit, le double du cheval dont le jeûne avait duré un mois.

Un quatrième cheval, énorme, morveux, avec fièvre, pesant 504 kilogrammes, perdait le premier jour 20 kil. 200, — le deuxième 13 kil. 800, — le troisième 16 kilogrammes, — le quatrième 15 kil. 500, en tout, pour ces quatre jours, 65 kil. 500. Sa perte absolue diurne de 16 kil. 375 était donc de 1/31ᵉ du poids du corps, ou de 32 gr. 49 par kilogramme. C'est la plus forte que j'aie constatée, et je pense qu'elle est rarement atteinte.

Un autre, enfin, de 193 kilogrammes, souffrant d'une légère opération chirurgicale perdait 8 kil. 350 par vingt-quatre heures, dans les deux premiers jours ou trois fois autant que deux des précédents et six fois 1/2, autant que le premier ou 43 grammes par kilogramme au lieu de 6 gr. 5, mais cette perte des deux premiers jours est constamment de beaucoup plus élevée que celle des jours suivants et elle ne doit pas être comparée à la moyenne obtenue dans les cas d'abstinence de longue durée.

Les grands ruminants peuvent perdre dans la même proportion. Une génisse d'un an pesant 146 kilogrammes, diminuait dans les premiers jours de 4 kil. 250 en vingt-quatre heures, 1/34ᵉ du poids du corps, soit 29 grammes par kilogramme.

Entre la perte diurne de 6 gr. 1/2 et celle de 43 grammes par kilogramme, c'est-à-dire entre une perte comme 1 et une perte comme 6 1/2 qu'éprouvent les solipèdes et les grands ruminants, tous les intermédiaires doivent se trouver pour les animaux de grande taille. Les pertes du mouton m'ont paru tenir presque exactement le milieu entre les pertes minima et maxima de ces premiers herbivores. En voici un exemple donné par un mouton du poids de 30 kilogrammes qui vécut 22 jours sans aliments ni boissons à une température constante de 15 à 16 degrés. Sa perte totale a été de 12 kil. 850 ou de 42 centièmes et sa perte moyenne diurne de 1/51ᵉ du poids du corps ou de 19 grammes 1/2 par kilogramme près de 3 fois celle de notre premier cheval.

Pertes d'un mouton de 30 kil. pendant une abstinence de 22 jours.

Jours de l'abstinence.	Poids chaque jour de l'abstinence.	Perte diurne absolue.	Perte diurne par kil. du poids de chaque jour.	Perte diurne par kil. du poids initial.
1	30k.	1164gr	48gr,80	48gr,80
2	28,536	1036	36,30	34,53
3	27,500	700	25,45	23,33
4	26,800	750	27,98	25,00
5	26,050	450	17,27	15,00
6	25,600	400	15,62	13,33
7	25,200	550	21,82	18,33
8	24,650	450	18,25	15,00
9	24,200	300	12,39	10,00
10	23,900	450	18,82	15,00
11	23,450	350	14,92	11,66
12	23,100	400	17,31	13,21
13	22,700	300	13,21	10,00
14	22,400	550	24,55	18,33
15	21,850	550	25,17	18,33
16	21,300	400	18,77	13,33
17	20,900	450	21,53	15,00
18	20,450	456	22,39	15,20
19	19,994	211	12,20	8,13
20	19,750	450	22,78	15,00
21	19,300	1100	56,99	36,66
22	18,200	1050	57,69	35,00
23	17,150	Mort.		
Pertes moyennes............		584gr,09	24gr,15	19gr,46

Le porc qui, en raison de l'abondance de sa graisse est dans d'excellentes conditions pour vivre à ses dépens pendant l'abstinence, la supporte très bien, même dans le jeune âge et assez longtemps pour employer à sa nutrition non seulement les 40 centièmes de sa masse, mais même plus de la moitié de cette masse. Celui qui fait le sujet du tableau suivant l'a soufferte 32 jours (abstinence sans boissons), à une température à peu près constante de 15 à 16 degrés, en perdant par jour 1/58° du poids du corps. Sa perte totale excédant la moitié fut de 55 centièmes.

Pertes d'un porc pendant un jeûne de 32 jours.

Jours de jeûne.	Poids du corps par chaque jour de jeûne.	Perte absolue de chaque jour.	Perte diurne par kil. du poids de chaque jour.	Perte diurne par kil. du poids initial.
1	15k,170	2070gr	134gr,67	134gr,67
2	13,300	600	45,11	39,93
3	12,700	500	39,37	32,53
4	12,200	500	21,50	19,51
5	11,900	290	24,36	18,88
6	11,610	160	13,78	10,40
7	11,450	400	34,93	26,02
8	11,050	100	9,04	6,50
9	10,950	450	41,09	29,27
10	10,500	300	28,57	19,51

Jours de jeûne.	Poids du corps par chaque jour de jeûne.	Perte absolue de chaque jour.	Perte diurne par kil. du poids de chaque jour.	Perte diurne par kil. du poids initial.
11	10 ,200	200	11 ,76	13 ,01
12	10 ,000	166	16 ,60	10 ,80
13	9 ,834	234	23 ,78	15 ,22
14	9 ,600	120	12 ,50	7 ,80
15	9 ,180	280	29 ,53	18 ,21
16	9 ,200	»	»	»
17	9 ,200	100	10 ,86	6 ,50
18	9 ,100	200	21 ,97	13 ,01
19	8 ,900	300	32 ,70	19 ,51
20	8 ,600	180	20 ,93	11 ,71
21	8 ,420	120	14 ,25	7 ,80
22	8 ,300	70	8 ,43	4 ,55
23	8 ,230	160	19 ,68	10 ,40
24	8 ,070	120	14 ,88	7 ,80
25	7 ,950	300	37 ,73	19 ,51
26	7 ,650	100	13 ,07	6 ,50
27	7 ,550	200	26 ,49	13 ,01
28	7 ,350	80	17 ,89	5 ,27
29	7 ,270	200	27 ,50	13 ,01
30	7 ,070	120	16 ,97	7 ,80
31	6 ,950	50	7 ,19	3 ,25
32	6 ,900	50	7 ,29	3 ,25
33	6 ,850	»	»	»
		266gr,25	25 ,43	17gr,32

L'activité de la dénutrition chez les chiens et les autres carnassiers est comparable à ce quelle est chez les herbivores et les omnivores, tous soumis, au même régime par l'autophagie. Le chien ne change pas en réalité de régime par le jeune qui doit lui être, ce semble, plus supportable qu'aux solipèdes et aux ruminants. Néanmoins, contrairement à l'opinion accréditée, il ne vit guère plus sans aliments que les animaux dont il vient d'être question et quelquefois il ne vit même pas autant, dans des conditions qui paraissent identiques des deux côtés. Voici quelques exemples des résultats du jeûne chez les animaux de cette espèce.

Un chien épagneul, en bon état est privé d'aliments, mais avec de l'eau à sa disposition, pendant 9 jours, après lesquels il est tué.

Il pèse au début, 18 550 grammes. Ses pertes sont :

	PERTE ABSOLUE.	PERTE PAR KIL.
Le 1ᵉʳ jour de................	880gr	47gr,12
Le 2ᵉ —	400	21 ,56
Le 3ᵉ —	330	17 ,78
Le 4ᵉ —	350	18 ,86
Le 5ᵉ —	290	15 ,63
Le 6ᵉ —	260	14 ,01
Le 7ᵉ —	240	12 ,93
Le 8ᵉ —	250	13 ,47
Le 9ᵉ —	230	12 ,45
Perte totale	3,230	174 ,12
Perte moyenne diurne absolue.....	359	18 ,70

Ce chien, pour user ses 40 à 50 centièmes avait encore de 12 à 18 jours à vivre. Il pouvait supporter, en somme, jusqu'à 28 jours de jeûne.

Un autre chien d'arrêt, du poids de 22 kil. 200, est soumis à une abstinence de 13 jours, en recevant de l'eau, après lesquels on le remet à son régime.

Il perdit :

Le 1er jour............................	200gr ou	9 millièmes.
Le 2e jour............................	280	12 —
Le 3e et le 4e jour (ensemble).....	950	42 —
Le 5e et le 6e jour (ensemble).....	650	29 —
Le 7e et le 8e jour (ensemble).....	100	4mm 1/2.
Le 9e jour...........................	220	10 millièmes.
Le 10e jour..........................	450	20 —
Le 11e jour..........................	400	18 —
Le 12e jour..........................	200	9 —
Le 13e jour..........................	200	9 —
Le 14e jour..........................	250	11 —
Le 15e jour..........................	300	13mm 1/2.

Perte totale, 4 200, soit 189 millièmes, par différence, entre le poids du premier et celui du quinzième jour. Perte diurne moyenne 280 grammes ou 1/79e du poids initial et 1/64 du poids réduit au quinzième jour.

Deux autres chiens sont soumis à l'abstinence complète, c'est-à-dire privés de boisson en même temps que d'aliments et laissés dans une niche ouverte, à la température de décembre.

L'un, terre-neuve du poids de 32 kil. 450, perd :

Le 1er jour...........................	800 ou	24 millièmes, 5.
Le 2e jour...........................	550	17 millièmes.
Le 3e jour...........................	780	24 —
Le 4e jour...........................	520	16 —
Total..............................	2,650, soit	81 millièmes, 5.

en moyenne par jour 664, ou 20 millièmes (20 grammes par kilogramme du poids initial).

Le froid a donc augmenté les pertes dans une proportion considérable. On sait en effet qu'il rend l'abstinence difficilement supportable.

Enfin un quatrième chien, terrier, de petite taille, très gras, soumis à l'abstinence complète (d'aliments et de boissons) tenu, du commencement à la fin, à la température extérieure de décembre dans une niche isolée est mort après 14 jours 1/2 de ce jeûne. Le tableau suivant résume l'expérience.

Pertes d'un chien soumis à une abstinence de 14 jours 1/2.

Jours de l'abstinence.	Poids de chaque jour.	Perte diurne absolue.	Perte par kilog. du poids de chaque jour.	Perte par kilog. du poids initial.
1er	7755gr	405gr	59gr,22	52gr,22
2e	7350	370	50,34	47,71
3e	6980	225	32,23	29,01
4e	6755	205	30,31	26,43
5e	6550	220	33,58	28,36
6e	6430	154	23,85	19,47
7e-10e	5725	129	22,53	16,63
11e-12e	5467	117	21,40	15,08
13e	5450	149	26,46	18,05
14e	5210	120	23,09	15,47
15e	5090	35	6,87	1,51
15e 1/2	5075	..	»	»
Moyennes		184gr,82	29,32	23gr,85

Sur d'autres animaux, les choses se sont passées à peu près comme sur le cheval, les ruminants, le porc, les chiens.

Un chat énorme et très gras, pesant 5 838 grammes, séquestré dans un vaste panier exactement fermé, n'a reçu ni aliments, ni boisson pendant vingt-neuf jours. Au bout de ce temps, il avait perdu 1 733 grammes, ou un peu plus du tiers de son poids, soit 59 grammes 7 décigrammes par chaque période de vingt-quatre heures. En conséquence, il consommait 10 grammes 22 de sa substance par chaque kilogramme de sa masse, au lieu de 6 grammes 58 comme le cheval. Moyennant cela, sa température n'éprouva pas un abaissement de plus d'un demi-degré. A l'autopsie, je trouvai beaucoup de graisse encore sous la peau, dans les interstices musculaires : il y en avait 100 grammes, tant sur les parois internes du ventre que dans les mésentères. Les cellules du foie en présentaient de grosses gouttelettes. Le sang conservait ses caractères normaux : il contenait 139 milligrammes de sucre pour 100, ou sensiblement la proportion ordinaire. La substance hépatique n'en avait pas moins de 2 grammes 800 milligrammes pour 100. Tout se passait donc là comme chez le cheval.

Un autre chat, du poids de 3 300 grammes, tenu enfermé sans aliments ni boissons à une température constante de 15 degrés, a vécu 30 jours, en perdant 1 480 grammes, bien près de moitié, ou en moyenne par jour 49 gr. 3, soit 44 gr. 8 par kilogr. du poids initial.

Un troisième chat adulte, du poids de 3 180, aussi sans aliments ni boissons, n'a vécu que 23 jours en perdant par vingt-quatre heures 46 gr. 5, en tout 1 070 grammes, environ le tiers de son poids initial, sans que rien ne parut expliquer sur celui-ci une moindre résistance à l'autophagie.

Mais, un chat plus jeune, privé aussi d'eau, est mort après 10 jours, en novembre, avec une perte de 53 grammes par jour, et en somme de 608 grammes pour un poids initial de 1700 grammes, encore le tiers du poids, usé plus vite, cette fois, en raison de l'âge. Ce jeune chat, a détruit en 10 jours la provision que le précédent n'a employée qu'en 23.

C'est particulièrement sur le lapin que toutes les variations des pertes par l'abstinence ont pu être étudiées avec précision, surtout à cause de l'exactitude des pesées qu'il est difficile d'atteindre pour les très grands animaux.

Voici pour 25 individus de cette espèce, de divers âges et dans des conditions variées, les résultats obtenus. Ils sont rangés dans l'ordre croissant de la durée du jeûne. On notera, d'une part, que les plus fortes pertes sont celles des animaux jeunes, et, d'autre part, que ces pertes pour les animaux soumis à une abstinence de courte durée, sont très supérieures à celles d'une abstinence prolongée aboutissant à la mort.

Pertes par l'abstinence chez les lapins.

N°.	Âge.	Poids initial.	Durée de l'abst. Jours.	Perte diurne absolue.	Perte diurne en millièmes.
1	Adulte	5760g	1	75g	13
2	5 mois	2915	1	80	27
3	2 mois	752	1	135	179
4	5 mois	3985	2	160	40
5	Jeune	1920	2	117	60
6	Jeune	423	2 3/4	44	104
7	Très jeune	348	3 1/2	35	98
8	Adulte	4325	1	114	26
9	Adulte	3410	3 2/3	170	11
10	Presque adulte	2700	5	137	50
11	Jeune	1335	5 1/2	86	64
12	Adulte	3440	7	90	26
13	Adulte	3590	9	96	29,5
14	Jeune	1625	9	66	40,5
15	Jeune	1885	10	77,5	41
16	Jeune	1825	10	70,5	38,5
17	Jeune	1865	10 1/2	74,7	40
18	Adulte	4015	11	114,5	27,75
19	Jeune	1907	12	64,7	33,5
20	Jeune	1777	14	54	30,5
21	Presque adulte	2290	16 1/2	70	30,5
22	Presque adulte	2965	29	55,7	18,5
23	Adulte	4540	30	59	13
24	Adulte	4220	36	61	15

La plus longue abstinence d'aliments et de boissons que j'aie observée jusqu'ici sur le lapin, est résumée dans le tableau suivant. L'animal qui l'a supportée était musclé et gras. Il a été tenu dans un local à température constante de 15 à 16 degrés.

Pertes par une abstinence de 36 jours (lapin).

Jours.	Poids de chaque jour.	Perte absolue par jour.	Perte diurne pour 1 kil. chaque jour.	Perte diurne pour 1 kil. du poids initial.
1	4220g	90g	21,32	21,32
2	4130	158	38,25	37,44
3	3972	62	15,60	14,69
4	3910	42	10,74	9,95
5	3808	38	9,82	9,004
6	3830	265	69,19	62,79
7	3565	105	29,45	24,88

Jours	Poids de chaque jour.	Perte absolue par jour.	Perte diurne pour 1 k. chaque jour.	Perte diurne pour 1 kil. du poids initial.
8	3460gr	77gr	22gr,25	18gr,21
9	3383	33	9 ,75	7 ,81
10	3350	105	31 ,34	24 ,88
11	3245	80	24 ,65	18 ,95
12	3165	62	19 ,58	14 ,69
13	3103	48	15 ,46	11 ,27
14	3055	65	21 ,73	15 ,40
15	2990	50	16 ,72	11 ,81
16	2940	65	22 ,10	15 ,40
17	2875	63	21 ,91	14 ,92
18	2812	62	22 ,04	14 ,69
19	2750	45	16 ,36	10 ,66
20	2705	55	20 ,33	13 ,03
21	2650	50	18 ,86	11 ,81
22	2600	50	19 ,23	11 ,81
23	2550	65	29 ,41	15 ,49
24	2485	50	20 ,12	11 ,81
25	2435	55	22 ,58	13 ,03
26	2380	55	23 ,10	13 ,03
27	2325	45	19 ,35	10 ,66
28	2280	55	24 ,12	13 ,03
29	2225	42	18 ,87	9 ,90
30	2183	53	24 ,27	12 ,55
31	2130	52	24 ,41	12 ,32
32	2078	66	31 ,76	15 ,68
33	2012	52	25 ,84	12 ,32
34	1960	57	29 ,08	13 ,50
35	1903	38	19 ,96	9 ,00
36	1865	58	31 ,09	13 ,74
37	1807	»	»	»
Perte moyenne diurne.........		67,02	27 ,77	15 ,88

On remarquera que les pertes éprouvées par les animaux, dans la période où l'excès du lest de l'appareil digestif est éliminé, sont parfois extrêmement irrégulières et que leurs oscillations ne s'expliquent pas entièrement par le travail des combustions et des sécrétions. Une des causes supplémentaires de ces grands écarts est relative à l'expulsion de l'urine qui, chez le lapin, peut n'être effectuée qu'à plusieurs jours d'intervalle ou après une accumulation de 150, même de 200 grammes et plus.

Les rats et les souris, parmi les mammifères, sont de ceux qui perdent le plus par l'abstinence ; aussi périssent-ils dans des délais très courts, souvent même en 24 ou 48 heures, surtout s'ils sont exposés à l'influence du froid. Les jeunes, notamment, n'ont aucune résistance. Ils perdent souvent en 24 heures, proportionnellement à leur masse, 10, 20, 30 fois et plus que les grands animaux, le cheval et le bœuf, par exemple. Le chiffre élevé de leurs pertes est en rapport avec l'énorme consommation d'oxygène et la non moins grande production d'acide carbonique observées chez ces animaux.

C'est parce que ces pertes sont énormes que la provision de matériaux susceptibles d'entretenir l'autophagie est épuisée en un temps extrêmement court. D'ailleurs, cette provision disponible est proportionnellement moindre que chez l'adulte. Elle ne représente le plus souvent que 20, 25 et à peine 30 pour 100 de la masse du corps. Jamais, chez eux, elle ne s'élève comme chez l'adulte à 50, ni même à 40 centièmes. Aussi, dans les conditions ordinaires, l'abstinence, même seulement l'alimentation insuffisante, deviennent, pour les rongeurs qui dévastent les champs, des moyens prompts et très sûrs de destruction.

Pertes de 30 rats par l'abstinence d'aliments et de boissons.

Nos des rats.	Poids initial des rats.	Durée de la vie en heures.	Perte totale absolue.	Perte diurne en millièmes.	Observations.
1	265	192	100gr	17.5	Temp. + 15.
2	218	96	48	55	—
3	195	120	53	55	—
4	175	116	63	71	—
5	108	108	51	67	—
6	157	132	52	60	—
7	152	108	45	65	—
8	150	81	52	100	—
9	143	117	40	57	—
10	142	60	41	283	Exp. à un froid intense.
11	138	41	33	130	Temp. basse.
12	103	126	38	38.5	Temp. + 13.
13	102	56	27	109	Temp. basse.
14	98	117	31	77.5	Temp. moyenne.
15	95	59	25	105	—
16	77	286	35	39	—
17-18 (ens.)	152	36	15	68.5	
19	72	72	26	115.5	—
20	65	15	14	139	Exp. à un froid intense.
21	55	16	10	279.5	—
22-26 (ens.)	157	51	18	127	
27-30 (ens.)	113	18	26	105	

L'abstinence entraîne chez les oiseaux des pertes proportionnellement beaucoup plus considérables que chez les mammifères, comme on peut le prévoir d'après la suractivité qui caractérise les fonctions de ces vertébrés. D'ailleurs, elles sont encore en rapport avec la taille, et si elles tuent les petits en deux ou trois jours, même dans des délais plus brefs, elles permettent aux grands de vivre 30, 40 jours et plus, ou aussi longtemps que les mammifères. En voici quelques exemples :

Une oie grasse, du poids de 4800 grammes, privée d'aliments, mais recevant de l'eau à discrétion, vécut quarante-quatre jours, au bout desquels elle avait éprouvé une perte totale de 2 475 grammes, ou la moitié de son poids primitif. La perte diurne moyenne fut donc de 56 grammes 27, soit 11 grammes 72 par kilogramme du poids vif. Dans les trente-cinq premiers jours, la température du corps fut maintenue à 41 degrés centigrades ; l'avant-dernier, elle se trouva à 40 degrés. Après la mort, je fis la statistique suivante :

1°	La peau, les muscles et le sang pesaient............	386gr
2°	Les viscères...................................	951
3°	Les os.......................................	419
4°	Les plumes et les produits cornés...............	179
5°	La graisse libre...............................	440
	Perte.......................................	11
	Total......................	2355

Ainsi, la graisse libre représentait encore, après la mort, le cinquième du poids du corps ; le système musculaire n'était point trop atrophié ; enfin, le foie conservait du sucre dans la proportion de 2 grammes 4 centigrammes pour 100.

Abstinence d'une oie grasse.

Jours.	Poids.	Perte absolue.	Perte diurne moyenne absolue.	Perte diurne par kilogr.
1er	4600gr (Poids init.)	»	»	»
6e	4290	310gr	102gr,»	21gr,25
13e	3970	320	45 ,7	10 ,63
17e	3865	105	26 ,25	6 ,61
21e	3642	223	55 ,7	14 ,41
25e	3490	152	38 ,»	10 ,13
28e	3395	145	65 ,»	18 ,62
31e	3300	105	35 ,»	10 ,59
35e	3080	120	30 ,»	9 ,27
41e	2615	165	77 ,5	27 ,16
44e	2325	290	97 ,»	37 ,09

Le coq, la poule, le dindon, qui n'ont pas une provision adipeuse de l'abondance de celle de l'oie, perdent plus en un temps donné, car il faut plus de muscle que de graisse pour produire la même quantité de chaleur. Ils meurent aussi dans des délais moins longs que le palmipède dont l'embonpoint est arrivé à son extrême limite. Le coq de l'expérience suivante vécut seulement 17 jours sans aliments ni boissons, en perdant plus de la moitié de son poids.

Pertes d'un coq soumis à une abstinence de 17 jours.

Jours.	Poids du chaque jour.	Perte absolue par jour.	Perte diurne pour 1 kil. du poids de chaque jour.	Perte diurne pour 1 kil. du poids initial.
1	1770gr	155gr	87gr,57	87gr,57
2	1615	89	49 ,53	45 ,19
3	1535	45	29 ,31	25 ,42
4	1490	45	30 ,20	27 ,42
5	1445	37	25 ,60	20 ,90
6	1407	35	24 ,87	19 ,77
7	1372	37	26 ,96	20 ,90
8	1335	35	26 ,21	19 ,77
9	1300	35	26 ,92	19 ,77
10	1265	42	33 ,20	23 ,72
11	1223	48	39 ,24	27 ,11
12	1175	43	36 ,59	24 ,29
13	1132	55	48 ,58	31 ,07
14	1077	50	45 ,49	28 ,25
15	1027	54	52 ,57	30 ,50
16	973	71	72 ,97	40 ,10
17	902	67	72 ,06	50 ,81
18	847	)	»	»
19	836	»	»	»
Moyennes..................		53,06	124gr,81	30gr

En regard de ces deux premiers sujets, voici les pertes éprouvées par quelques autres :

Oiseaux.

	Poids initial	Perte diurne moyenne absolue.	Perte diurne moy. en millièmes.	Observations.
Oie	4500gr	57,5	12	
Dinde	4500	178	39,5	
Oie	4930	47	9,5	
Canard	1670	56	33,5	
Coq	1777	53	30	
Poule malade	1473	23	16,5	
Poule	1610	55	33,5	
Coq	1300	36	27	
2 moineaux (ens.).	13	7gr en 18j	217	
Moineau	29	7 1j. 1/2	160,5	
2 moineaux (ens.).	48	8	166,5	
3 moineaux (ens.).	75	11,5	153	

La revue qui vient d'être passée nous montre que les animaux peuvent supporter l'abstinence pendant un temps très variable, entre 1 et 43 jours, et qu'ils la supportent en perdant par jour une partie de leur poids comprise entre 7 et 280 millièmes, c'est-à-dire entre 1 et 40[1].

La perte est à son minimum chez les grands animaux, et elle croît à mesure que la taille baisse, sauf dans l'espèce humaine, où cette perte paraît moins forte que ne le comporte la taille, car Merlati, du poids initial de 61 kilogr., ne perdait pendant les quatre premières semaines, en moyenne, que 361 grammes par 24 heures, ou à peu près 6 grammes par kilogr. du poids du corps. Cette perte représente la somme de matériaux que l'animal emprunte à sa substance et qu'il fait servir à l'accomplissement des différentes fonctions. Voyons comment il l'emploie, en analysant ce qui s'est passé sur quelques-uns de nos sujets d'expérience :

D'abord, notre cheval du poids de 405 kilogr. qui, sans aliments pendant un mois, absorbait 1 litre 4 d'eau par jour, subit une réduction totale de 80 kilogrammes ou de 2663 grammes par chaque période de vingt-quatre heures : en somme, tout juste un cinquième de sa masse initiale. Comme les animaux soumis à l'abstinence peuvent perdre presque les trois cinquièmes de leur poids, celui-ci en avait encore deux à user. Sa provision était donc loin d'être épuisée. Ce cheval a employé, pour son alimentation intérieure, une ration journalière de 2663 grammes de chair et de 1400 grammes d'eau. C'est pour chaque kilogramme de poids vif une ration de 6 grammes 58 centigrammes de chair et de 3 grammes 45 centigrammes d'eau. En admettant que, dans la chair consommée, la graisse entre pour un quart, la ration diurne de cet animal sera représentée par :

787gr,41 de carbone,
115 ,77 d'hydrogène,
75 ,05 d'azote,
21 ,15 de sels.

1. G. Colin, *Des effets de l'abstinence et de l'alimentation insuffisante chez les animaux* (*Bull. de la Société centrale de méd. vétér.*, 1862-1863).

Si ce cheval eût été nourri comme d'habitude, il eût consommé aisément 7 500 grammes de foin et 2 270 grammes d'avoine, représentant, d'après les analyses de M. Boussingault :

$$3,038^{gr} \text{ de carbone,}$$
$$445 \quad \text{d'hydrogène,}$$
$$139 \quad \text{d'azote,}$$
$$672 \quad \text{de sels.}$$

Mais, déduction faite de la partie de cette ration non absorbée et rejetée par les excréments, il n'aurait reçu en réalité que :

$$2,574^{gr} \text{ de carbone,}$$
$$266 \quad \text{d'hydrogène,}$$
$$61 \quad \text{d'azote,}$$
$$97 \quad \text{de sels.}$$

Conséquemment, le cheval à la diète usant 2 666 grammes de sa chair par jour, soit un quart de graisse et trois quarts de muscle, dépensait seulement à peu près le tiers du carbone, la moitié de l'hydrogène, le cinquième des sels qu'il eût pris dans sa ration extérieure, et sensiblement la même quantité d'azote : il vivait donc avec beaucoup d'économie. Avec cette somme de matériaux empruntés à sa substance, la température prise tous les jours se maintenait à l'état normal, à un degré près ; la masse du sang n'était pas notablement réduite, proportionnellement au poids total du corps. Ce sang analysé par M. Wurtz n'avait subi de réduction que dans le chiffre de ses globules ; ses matériaux plastiques étaient même en proportion supérieure à la moyenne de l'état normal. La lymphe devenait riche en matériaux albumineux et en sels. Au bout de trente jours, la résorption qui avait usé le cinquième du poids initial du corps avait laissé encore de quoi entretenir la nutrition pendant longtemps. Le corps pesait 335 kilogrammes ; il restait une forte couche de graisse dans l'abdomen, pesant, avec quelques masses de la poitrine, 14 kilogrammes ; enfin les diverses parties représentaient :

Le sang..	27,000ᵏ
La peau et les sabots.............................	16,000
Les os et cartilages..............................	15,000
Les muscles et les tendons........................	150,000
La graisse libre..................................	19,700
Les viscères......................................	25,570
Les matières gastro-intestinales..................	26,250
Perte...	6,480
Total.......................	325,000

Mais chez les animaux maigres, les choses ne se passent pas exactement de la même manière.

Je laisse d'abord à la diète un cheval maigre, mais vigoureux. Au bout de quelques jours, l'animal a la physionomie changée, le poil terne, le flanc creux ;

il perd ses forces, se tient debout avec peine ; sa marche est chancelante ; il se couche sur le sternum et bientôt sur le côté. La peau et les extrémités se refroidissent ; les sueurs surviennent, puis les convulsions de l'agonie. La vie ne peut s'entretenir longtemps, faute d'éléments pour la reconstitution du sang, la combustion et la calorification. À l'autopsie, on trouve un sang pauvre, sans sucre, à sérum clair et dépourvu de graisse, un foie noir dont les cellules n'ont ni sucre, ni matière grasse. Les muscles sont filandreux et flasques, et à la place de la graisse on ne voit plus qu'un peu de tissu infiltré de sérosité jaunâtre. La moelle des os elle-même a été remplacée par une matière visqueuse citrine. Si je soumets de même à l'abstinence des chiens et des chats amaigris, au lieu de vivre, comme les autres, quatre, cinq, six semaines, ils se refroidissent promptement et meurent en dix ou douze jours, souvent dans un plus bref délai. Un poulet ou une dinde sans graisse arrivent au terme de l'inanition en trois ou quatre jours.

Il est clair, d'après cela, que, toutes choses égales d'ailleurs, la durée de la vie chez les animaux à la diète est proportionnelle à leur provision intérieure capable de remplacer les aliments. Aussi la nature prend-elle des précautions pour prémunir les animaux sauvages contre les suites forcées de l'abstinence. En été et en automne, les animaux profitent de l'herbe abondante pour s'imprégner d'une graisse qui deviendra leur supplément de ration quand le sol aride ne leur offrira qu'une chétive pâture. Les chameaux prennent des bosses graisseuses énormes. Ceux que Pallas a vus dans les steppes de l'Asie réduits, en hiver, à brouter des roseaux desséchés, perdent leurs bosses et deviennent d'une incroyable maigreur. L'ours, avant de se retirer, pour s'y engourdir, dans les fentes des rochers, a pris de l'embonpoint avec le miel, les raisins, les fruits sucrés qu'a mûris l'automne. Ce n'est pas en se léchant les pattes, comme le disait Aristote, qu'il se nourrit durant sa torpeur, mais bien en léchant sa graisse, ses muscles et la substance de tous ses organes. De même, la marmotte, le hérisson, le loir, la chauve-souris, pourraient-ils hiverner, s'ils ne s'étaient bien engraissés avant de s'endormir ? C'est grâce à l'excès et à la qualité de la matière organique emmagasinée qu'ils ne meurent ni de froid ni de faim.

La durée de la vie chez les animaux n'est pas seulement proportionnelle à la masse des matériaux en réserve ; elle est aussi en rapport avec la lenteur avec laquelle ces matériaux sont consommés.

Nous avons vu plus haut un cheval gras vivre un mois sans aliments, conserver son sang à l'état normal et sa température, moyennant une perte diurne de 2666 grammes. Et, au bout de ce temps, après lequel il fut tué, il avait encore beaucoup de graisse, avec des muscles volumineux ; le faible chiffre de sa dépense était devenu la condition principale de sa longévité. Un autre cheval de trait, fortement musclé et passablement gras, qui pesait 24 heures après le dernier repas, 508 kilogrammes, en perdit 64 en quatre jours seulement, savoir : 17 le premier, 16 le deuxième, 16 le troisième et 15 le quatrième. Il mourut le cinquième, bien plus épuisé que ne l'était celui de l'expérience précédente au bout de trente jours. Eh bien, ce cheval, qui se consumait si vite, devenait morveux ; il avait la fièvre. Au lieu de brûler 6 grammes par chaque kilogramme de son poids, il en brûlait 31, c'est-à-dire cinq fois autant que le cheval sain. Avec ce qu'il dépensa en quatre jours, l'autre eût vécu près de trois semaines.

Un tel contraste entre le cheval sain, dont les fonctions s'exécutent avec calme et le cheval sous le coup d'une excitation morbide, est frappant. Les deux animaux vivent de la même manière, aux dépens de leur substance; mais l'un consomme une ration intérieure cinq fois égale à celle de l'autre. C'est là un fait d'une haute signification. Si nous décomposons la ration de notre cheval malade, d'après les données chimiques, et en admettant que la graisse se détruise dans la proportion de 1 partie pour 4 parties de muscle, nous verrons que cet animal usait par jour :

1,186gr	de carbone au lieu de............................	787
596	d'hydrogène au lieu de	115
470	d'azote au lieu de............................	75
135	de sels au lieu de............................	21
9,630	d'eau au lieu de..............................	3,500

Cette énorme consommation s'explique par le fait de l'excitation fébrile. Un cheval en repos qui, d'après les analyses de M. Lassaigne, brûlait 2241 grammes de carbone, n'en usait pas moins de 4887, c'est-à-dire plus du double, sous l'influence de l'exercice. La fièvre accroît la dépense du combustible pris à l'intérieur comme le travail accroît celle du combustible emprunté aux aliments ; le résultat chimique est le même dans les deux circonstances. Il est évident, du reste, que chez l'animal dont la combustion avait pris une si grande activité, les exhalations pulmonaires et cutanées devaient être fort abondantes pour restreindre l'élévation de la température ; il ne l'est pas moins, d'autre part, que les sécrétions biliaire et urinaire chargées d'évacuer les produits hydrocarbonés et azotés non détruits par la respiration, devaient, de leur côté, entraîner une forte proportion de matières fixes.

On voit, d'après cela, qu'il y a une énorme différence entre le cheval sain et le cheval en proie à une excitation fébrile. L'un est le foyer calme où la combustion s'effectue avec lenteur, l'autre est le foyer ardent où l'oxygène a un accès trop facile. Dans le premier, la vie peut s'entretenir longtemps, dans le second, elle est vite épuisée. Ce qui est arrivé à notre cheval malade se reproduit dans une foule de cas. On est frappé souvent de la rapidité avec laquelle certains sujets maigrissent, ils semblent fondre à vue d'œil ; en quelques semaines, en quelques jours, ils deviennent méconnaissables : l'économie se dévore avec une promptitude effrayante.

Les chiens, les chats, les oiseaux qu'on prive d'aliments ou qui ne peuvent plus manger, après certaines mutilations, maigrissent d'une manière infiniment plus rapide que ceux qui sont soumis à une simple abstinence. Les oiseaux surtout dépérissent avec une promptitude étonnante. En huit jours, j'ai amené une oie qui avait subi une petite opération à un degré de marasme bien plus avancé que chez celle qui mourut après une diète de quarante-trois jours. En moins d'une semaine, des pigeons sans graisse sont alors réduits à l'état de squelettes : leurs muscles pectoraux perdent les neuf dixièmes de leur épaisseur; ils deviennent, du côté de l'abdomen, minces comme des feuilles de papier.

Il ne suffit donc pas, pour que l'abstinence puisse être longtemps supportée, que l'animal possède une abondante réserve de matériaux; il faut qu'elle soit dépensée avec lenteur ou très économiquement. S'il l'use trop vite, il ne peut la supporter au delà de quelques jours. Dans le jeune âge, alors que les fonctions sont très actives, la diète fait maigrir avec une grande rapidité. Les enfants ne la supportent pas, surtout s'ils sont très vifs, disait Hippocrate. Les jeunes chiens séparés de leur mère perdent toute la graisse de leur foie en moins de quarante-huit heures. Les petits oiseaux qui voltigent sans cesse vivent souvent à peine une ou deux journées, s'ils ne prennent pas de nourriture. Aussi la nature, dans sa prévoyance infinie, prend soin d'éloigner toutes les causes d'excitation à l'égard des animaux qui doivent vivre longtemps de leur provision intérieure. Elle fait d'un animal à sang chaud presque un animal à sang froid; elle le pousse dans un repaire à l'abri des alternatives trop marquées de la température, ralentit la respiration, la circulation et les exhalations de toutes sortes; elle le plonge dans la torpeur et paralyse tous ses mouvements. Par cet artifice, qui affaiblit tout à la fois les excitations du dehors et celles du dedans, elle fait vivre un petit mammifère pendant toute la mauvaise saison avec ce qu'il userait aisément en un mois, s'il était actif et éveillé.

J'ai beaucoup étudié le hérisson, surtout pour comparer les déperditions de la veille avec celles de la période d'engourdissement. D'abord, si le hérisson n'est pas engraissé avant de s'endormir, il ne peut passer l'hiver. J'ai fait perdre à deux de ces animaux leur embonpoint, et bien qu'ils se fussent engourdis après, ils moururent au bout d'un mois. La petite quantité de combustible qu'ils avaient conservée ne pouvait les entretenir davantage. Mais le hérisson, qui a un panicule graisseux épais et des épiploons bien garnis, est en mesure de passer du mois de novembre au mois de mars sans rien prendre. A son réveil, il lui reste encore quelque chose, car il a besoin d'être prémuni contre les jours froids qui peuvent se prolonger d'une manière intempestive. Étant éveillé, un hérisson du poids de 1035 grammes perd par jour 8 gr. 6. C'est 8 gr. 3 par kilogramme de poids vif. Au bout de sept semaines, il est réduit, en mangeant quelquefois, au poids de 965 et dès lors il s'engourdit pour se réveiller au bout de quatre mois environ. Durant son sommeil de cent douze jours, il perd en somme 230 grammes, ou presque le quart de sa masse, soit 2 gr. 05 par chaque période de vingt-quatre heures. Par suite de son sommeil, sa perte journalière se trouvait donc réduite juste au quart de ce qu'elle était pendant la veille. C'était une économie considérable. Si l'animal eût dépensé engourdi ce qu'il dépensait éveillé, il eût en un mois consommé ce qui lui a suffi pour quatre; par conséquent, avant la fin de décembre, il eût épuisé la provision qui devait le nourrir et le chauffer jusqu'à la fin de mars.

Ce qui arrive au hérisson arrive également à la marmotte, au loir, à la chauve-souris, à tous les animaux dits hibernants. Quelque chose d'analogue se produit encore chez tous les reptiles et les invertébrés. En voici un exemple :

Chacun sait que l'escargot des haies et des vignes, à l'approche des froids, se cache dans des excavations humides, retire tout son corps au fond de sa coquille et en ferme exactement la porte au moyen d'un opercule solide sécrété par la peau ; il est ainsi préservé de l'action directe de l'air, de sorte qu'il respire et transpire seulement par les pores de son enveloppe calcaire. Cinquante escargots à coquille exactement close et bien essuyée pesaient ensemble 904 grammes. Du 12 novembre au 1er mars, ou en cent neuf jours, ils perdirent 42 grammes, soit 0 gr. 38 par chaque période de vingt-quatre heures. Au printemps, lorsqu'ils eurent fait sauter leur opercule, ils perdirent 1 gr. 15 par jour, c'est-à-dire trois fois autant que pendant l'engourdissement. C'est donc aussi par économie de nourriture et de combustible que l'escargot se calfeutre si exactement en hiver. En fermant sa porte il peut vivre trois mois avec la substance qu'il eût usée en un s'il l'eût laissée ouverte. Ne voit-on pas entre le cheval calme, qui use seulement 2 kilogr. 1/2 de sa substance par jour, et le cheval fiévreux, qui en brûle 15 à 16, le même rapport qu'entre le hérisson engourdi et le hérisson éveillé, ou entre l'escargot dont la porte est fermée et celui dont la porte est ouverte ?

Combien d'autres rapports trouverions-nous encore entre ces phénomènes et une foule d'autres, si nous voulions en chercher. Entre l'homme éveillé et l'homme endormi, il y a quelque chose du contraste qui existe entre l'hibernant actif et l'hibernant engourdi. Je me suis pesé fort souvent avant de m'endormir et à mon réveil afin de comparer les pertes du sommeil à celles de la veille, et j'ai constaté d'énormes différences. Ainsi lorsque je perdais, endormi, 28, 30, 35 grammes par heure, mes déperditions, une fois levé, arrivaient à 50, 60, 80 grammes ; elles s'élevaient à 100, à 130, si je venais à m'occuper de dissections ou d'opérations ; enfin elles atteignaient le chiffre de 200 grammes sous l'influence d'une promenade un peu rapide. Le sommeil est donc réparateur à double titre, et par lui-même et parce qu'il réduit, dans une proportion considérable, le chiffre des déperditions. Le malade qui ne dort plus est bien vite épuisé ; le malheureux qui souffre du froid et de la faim a grand avantage à dormir. Ici, comme en beaucoup d'autres choses, l'observation a devancé la démonstration scientifique.

Voyez aussi ce qui se passe chez les animaux à l'engrais. L'oie, immobile dans sa cage étroite et obscure, a bientôt le foie gras qu'elle ne prendrait jamais en liberté. Le bœuf acquiert difficilement de l'embonpoint s'il se donne trop de mouvement dans une étable éclairée et aérée, ou bien s'il y est inquiété par les insectes. Il faut fermer la porte, boucher les fenêtres, adoucir la température, provoquer l'assoupissement, la torpeur, éloigner, en un mot, tous les genres d'excitations capables d'activer les pertes de l'organisme.

Lors donc qu'un animal est soumis à l'abstinence, le travail de la nutrition s'effectue, au fond, d'une manière analogue à celle de l'état normal. Le sang se reproduit aux dépens des tissus et ceux-ci vivent aux dépens du sang comme dans les circonstances ordinaires ce sang et ces tissus se reproduisent et vivent de matières venant du dehors. La substitution se conçoit sans difficulté. Il importe peu que dans le travail chimique de la combustion, les matières carbonées ou hydrogénées soient puisées dans l'intestin ou empruntées au tissu adipeux et aux muscles. Seulement si ces matières sont du sucre et de la fécule, il en faut deux parties et demie pour produire autant de chaleur qu'une partie de graisse. Si c'est du muscle, il en faudra une masse énorme. En effet, comme un kilogramme de graisse contient six fois autant de carbone que 1 kilogramme de muscle, on conçoit que le poids de la ration intérieure consommée pendant l'abstinence soit très variable. Si un animal gras dépense, en un temps donné, un kilogramme de graisse et 2 kilogrammes de muscle, un animal maigre, de même taille et dans les mêmes conditions, dépensera forcément 8 kilogrammes de chair musculaire dépourvue de matière grasse : les deux rations seront équivalentes.

La ration intérieure de l'animal soumis à l'abstinence est donc bien réellement composée, comme celle de l'animal dans les conditions ordinaires, d'aliments plastiques (fibrine et albumine) et d'aliments respiratoires représentés par la graisse. Elle est d'autant moindre, quantitativement, que la graisse y prédomine davantage. Voilà pourquoi chez l'hibernant, chez l'animal qui doit souffrir de la faim, la provision alimentaire est formée surtout par de la graisse. Elle devrait être six fois plus grande, si elle était représentée par de la chair musculaire.

L'animal soumis à l'abstinence n'a pas seulement l'alimentation intérieure du carnassier, il en a encore les excrétions. La bile, l'urine versant au dehors des produits métamorphosés que la respiration ne peut détruire davantage, ressemblent alors, chez les herbivores, à la bile et à l'urine des carnivores. L'urine du cheval cesse d'être trouble et de déposer d'abondantes masses de carbonates calcaires et magnésiens ; elle devient acide et se charge d'acide urique.

Tant que, dans ces conditions, l'absorption et la calorification trouvent des matériaux en quantité suffisante, la température se maintient, le sang conserve sa constitution. C'est ce qui peut arriver pendant un mois sur le chien, le cheval même, pendant sept semaines sur l'oie, plus ou moins sur le hérisson. Mais, dès que la résorption cesse de recueillir la somme de matériaux nécessaire, et que, sur place, l'oxygène n'en trouve pas assez, la masse du sang diminue de moitié et même des deux tiers, le liquide s'appauvrit, surtout en globules et en fibrine, perd ses facultés stimulantes ; son sucre disparaît ; la lymphe et les cellules du foie se dépouillent de ce principe. Par suite, les sécrétions se tarissent, les sensations deviennent obtuses, les mouvements se ralentissent et la température baisse. Finalement l'animal meurt ; il meurt physiologiquement de la même manière qu'à la suite d'une longue maladie, et, sans doute, pour des raisons analogues.

Il y a donc dans l'abstinence deux périodes distinctes : l'une où l'animal se nourrit régulièrement aux dépens des matériaux qu'il puise en lui-même, l'autre pendant laquelle il cesse de trouver dans sa propre substance des matériaux suffisants pour entretenir sa température et renouveler son sang. Celle-ci a pour terme fatal la mort qui, d'après les belles recherches de Chossat[1], arrive, en général, pour les animaux à sang chaud une fois que la perte totale s'élève à 40

1. Chossat, *Recherches expérimentales sur l'inanition*. Paris, 1843, in-4°.

centièmes du poids initial du corps, à 20 centièmes seulement chez les animaux jeunes. Les vertébrés à sang froid, en raison du peu d'activité de la calorification mettent, pour arriver à ce déficit, un temps vingt-trois fois plus long que les mammifères et les oiseaux.

L'abstinence donne lieu à des modifications fonctionnelles et matérielles très importantes, qu'il faut indiquer. Voici les principales :

La respiration éprouve un ralentissement considérable chez tous les animaux. Le nombre de ses mouvements se réduit d'un quart, même d'un tiers, comme Chossat l'avait déjà noté sur les pigeons. Ces mouvements perdent de leur ampleur et semblent se rapprocher ainsi de ce qu'ils sont pendant le sommeil. Aussi il y a une moindre absorption d'oxygène et une moindre exhalation d'acide carbonique. Cet acide qui, à l'état normal, est, en poids, supérieur à l'oxygène absorbé, descend, d'après les chimistes allemands, au-dessous de celui-ci et d'autant plus que l'abstinence se prolonge davantage. Ces modifications indiquent un ralentissement des actions chimiques, qui a pour but d'économiser les matériaux combustibles du sang et des tissus.

Le sang, d'après quelques observateurs, devient plus aqueux, moins albumineux, perd une certaine proportion de ses globules ; mais ces modifications n'arrivent que très tard et sont très peu marquées sur les animaux dans de bonnes conditions pour supporter l'abstinence.

La calorification, comme les autres fonctions, se modifie pendant l'abstinence. La réduction qu'éprouvent les oxydations et les autres actions chimiques doit avoir évidemment pour conséquence une moindre production de chaleur animale, mais l'abaissement de la température dans l'inanition reste pendant longtemps très faible, presque insignifiant.

Si l'animal est vigoureux, bien musclé et riche en graisse, sa température se maintient, à un degré et quelques fractions près, à son chiffre normal, ce que j'ai constaté un grand nombre de fois, notamment sur le cheval, le chien et le lapin. Seulement, dans les derniers jours, elle baisse fortement, comme Chossat l'a vu sur les pigeons. Le refroidissement nocturne normal, correspondant à la période de sommeil, est surtout très accusé chez les petits mammifères et les oiseaux. Celui qu'on observe l'avant-dernier jour et le dernier, fait descendre généralement la température à 24 ou 25. Aussi le mammifère et l'oiseau, dans leurs derniers moments, sont-ils transformés, à demi, en animaux à sang froid. Si on les sacrifie alors, on voit que les contractions du cœur et l'irritabilité des muscles persistent fort longtemps bien au delà des limites où elles s'éteignent dans les conditions ordinaires.

Quoique, dans l'inanition, la température se maintienne à la normale, la production du calorique est très restreinte ; aussi l'animal ne supporte que très difficilement le froid. Sa vie est abrégée d'un tiers, de moitié et plus, s'il est tenu dans un milieu voisin de 0. De petits oiseaux, des mammifères de la taille du rat ou de la souris, périssent en hiver, par privation d'aliments, dans de très courts délais. Le chien même, qui vivrait en été un mois, meurt en hiver au bout de deux semaines. D'ailleurs, à ces basses températures extérieures, les pertes de l'organisme augmentent dans d'énormes proportions.

Les sécrétions et les excrétions éprouvent aussi de nombreuses modifications, dont beaucoup n'ont pas été suffisamment étudiées.

Du côté de l'appareil digestif, celles de la salive, des mucosités intestinales, sont très réduites. La sécrétion biliaire persiste avec une certaine abondance et transforme sur la fin, le test intestinal du porc, par exemple, en véritable méconium, de l'aspect de celui du fœtus. Les sécrétions cutanées des carnassiers sont fétides. L'urine, devenue acide dès le début, se charge d'une quantité d'urée qui représente la somme des matières albuminoïdes détruites. Aussi, on s'est attaché au dosage de ce principe pour déterminer approximativement la proportion des matières protéiques mises hors de service par la combustion ou les dédoublements. Voit a trouvé que l'urée diminue à mesure que l'abstinence avance, de telle sorte que si un chien, nourri de viande, donne pendant qu'il est alimenté 180 grammes d'urée, après un jour seulement d'abstinence, il n'en donne plus que 60. Au bout de huit jours, la quantité tombe de 60 à 10, c'est-à-dire au sixième de la quantité initiale. Cette réduction progressive si rapide indique, d'après cet expérimentateur que l'albumine du sang, non celle des tissus, éprouve une réduction proportionnelle, car, suivant lui, l'urée dériverait surtout de l'albumine du sang. Dans tous les cas, cette réduction du chiffre de l'urée n'indique pas une diminution parallèle du chiffre des matériaux organiques détruits, car la perte diurne du poids du corps peut se maintenir à peu près uniforme, quoique l'urée continue à baisser.

L'augmentation de la quantité d'urée a été constatée à une période avancée de l'abstinence, coïncidant avec la disparition à peu près complète de la graisse. Ce fait remarquable indique, sans aucun doute, que les combustions, après l'usure de la graisse, portent à peu près exclusivement sur les matières albuminoïdes.

Je ne reviens pas ici sur les exhalations pulmonaires dont il a été traité à propos de la respiration. Ces exhalations doivent être réduites en même temps que celle de l'acide carbonique et dans une énorme proportion. La transpiration pulmonaire s'effectue aux dépens de l'eau empruntée aux tissus, à mesure qu'ils sont détruits, et de celle qui résulte de la combustion des principes hydrogénés. Aussi, grâce à cette eau devenue libre et à celle qui se forme, l'animal peut-il supporter l'abstinence avec privation de boissons presque aussi longtemps qu'avec des liquides. En outre, les tissus qui restent fournissent l'appoint. Ils se déshydratent, d'une façon remarquable à première vue, si l'abstinence est très prolongée.

Le matériel de l'organisme, au point de vue anatomique et histologique, éprouve des modifications assez nombreuses par le fait d'une désassimilation poussée au delà de la normale. Tous les tissus tendent à se dessécher, notamment les muscles ; une partie de leurs capillaires se resserrent ou s'oblitèrent ; leurs principes extractifs disparaissent en grande partie ; aussi ils se dépouillent, dans une large mesure, de leurs propriétés nutritives. Tous les organes tendent à s'atrophier, mais dans une proportion inégale, que Chossat a essayé de déterminer en comparant le poids des parties, chez les animaux dans les conditions normales, avec celui des mêmes chez ceux qui arrivaient au terme de l'inanition.

D'après Chossat, les pertes subies par les parties suivantes ont été : pour le sang, de 75 pour 100 du poids initial de ce liquide; la rate de 74; le pancréas de 64, le foie de 52, le cœur de 44, l'intestin de 42, les muscles extérieurs de 42, la peau de 33, le squelette de 16 et les centres nerveux de 2 pour 100. Seulement, comme le terme de comparaison était pris sur des oiseaux qui ne pouvaient pas être absolument semblables de tous points à ceux qu'on soumettait à l'inanition, et comme, d'autre part, les pertes se chiffraient en quantités très minimes, 7 grammes pour le sang, 5 pour les os et des décigrammes pour le système nerveux, des erreurs ont dû se glisser dans ces déterminations.

Les expériences de Bidder et Schmidt ont donné des résultats analogues, sans être beaucoup plus précis. Un chat du poids de 2572 grammes, soumis à l'abstinence pendant dix-huit jours, fut réduit à 1241 grammes. Il perdit conséquemment plus de la moitié de son poids, soit, d'après les expérimentateurs, 927 grammes d'eau, 205 grammes de carbone et 30 grammes d'azote. La perte s'est répartie de la manière suivante pour 100 du poids initial de chaque partie, ce poids initial supposé égal à celui des mêmes parties sur un autre animal :

Sang	93
Pancréas	85
Graisse	80
Rate	72
Muscles et tendons	66
Foie	59
Axe cérébro-spinal	37
Poumons	25
Estomac, intestins	30
Os	14
Reins	6

Les pertes constatées sur les pigeons, par Chossat et sur un chien, par Bidder et Schmidt, ne doivent pas être considérées comme donnant une formule générale applicable à tous les animaux. Elles varient, dans des limites assez étendues, d'une part suivant les espèces animales, d'autre part suivant l'âge des sujets, l'état dans lequel ils se trouvaient au début de l'abstinence et la durée de celle-ci. Chez tel individu, le sang n'éprouve pas de réduction bien notable; chez tel autre, il reste une grande quantité de graisse non résorbée, etc. Voici, pour le cheval, le porc et le lapin, trois tableaux comme spécimens des nombreuses réductions que j'ai constatées. Mais il ne faut pas y attacher une trop grande importance, car les animaux que l'on met en regard l'un de l'autre, pour établir la quotité des pertes, ne sont jamais exactement comparables. Ils peuvent différer beaucoup par le poids du squelette, la musculature, les viscères, la masse du sang, etc. Il faudrait, pour avoir des termes de comparaison un peu exacts, opérer sur un grand nombre de sujets aussi semblables que possible, et mettre en parallèle seulement les moyennes obtenues.

	Cheval de 405 kil.	Cheval de 405 kil. réduit à 325 kil. après abstin. de 30 jours.	Perte totale en centièmes.
Sang	26k,500	27k,000	»
Peau et sabots	22,500	17,800	20,8
Muscles	198,000	159,000	19,6
Graisse libre	19,000	19,700	»
Squelette	61,500	45,000	26
Cerveau et moelle épinière	0,845	0,825	2,3
Cœur	3,200	2,640	17,8
Poumons	1,800	2,070	38,1
Foie	6,000	5,300	11,66
Rate	1,200	1,008	16
Pancréas	0,325	0,268	17,5
Reins	1,500	0,845	41,6
Estomac et intestins vides	18,000	11,600	35,5
Lest de l'estomac et de l'intestin	39,000	26,250	33,7
Parties non pesées et pertes	8,630	5,804	»

	Porc de 20 kil. (?)	Porc de 13 k. 3.. réduit à 6 k. 830.	Pertes en centièmes.
Sang	7170	2630	35,9
Peau	2941	1062	31,4
Muscles et annexes	13692	3278	68,4
Squelette	3492	1645	5,7
Graisse libre	2800	432	63,3
Cerveau et moelle	134	105	»
Cœur	178	52	11,5
Poumons	254	92	31,2
Foie	905	205	56,8
Rate	70	7	82,9
Pancréas	14	5	82,7
Reins	112	15	39,1
App. génit. fém.	303	10	71,3
Estomac et intestins vides	1384	425	18,9
Lest gastro-intestinal	723	7.	86,3
Pertes			

On a calculé le rapport entre ces deux animaux, en tenant compte de la différence de leur poids.

	Lapin gras. Poids 4200 gr.	Lapin gras mort après abst. de 35 jours. Poids initial 4220 réduit à 1807.	Pertes en centièmes.
Sang	1570	10	88
Peau	432	277	35
Estomac et intestins vides	229	160	27
Lest de l'appareil digestif	430	190	58
Muscles et annexes	1717	630	63
Squelette	392	300	08
Graisse libre	510	»	100
Cerveau et moelle	18	17	05

	Lapin gras. Poids 4200 gr.	Lapin gras mort après abst. de 36 jours. Poids initial 4200 réduit à 1807.	Pertes en centièmes.
Yeux	10	10	0
Cœur	12	5,3	55
Poumons	16	10	30
Foie	142	72	42
Rate	3	0,4	53
Reins (ens.)	22	19	13
Utérus, vessie	15	10	33
Urine	30	-	-
Déchets, pertes	65	30	54
Total	4200	1807	

Sur le lapin mort, on n'a pu prendre que le sang du cœur et des gros vaisseaux.

L'alimentation insuffisante, qui n'est en définitive qu'une abstinence partielle, fait éprouver au travail de la nutrition des modifications analogues à celles que la diète produit.

Pendant que les matériaux venus du dehors sont consommés, l'organisme prend en lui l'appoint de la nourriture. Comme il faut, pour l'exercice des fonctions et l'entretien de la chaleur animale, une certaine somme de matières organiques, l'animal tire de lui-même ce qui manque à la ration. Si celle-ci est d'un tiers, d'une moitié inférieure à ce qu'elle devrait être, l'appoint pris dans l'économie est équivalent au chiffre du déficit. Aussi l'amaigrissement est-il en raison directe du degré d'insuffisance de l'alimentation. Chez le bœuf, qui travaille dans ces conditions, le système musculaire éprouve des pertes énormes ; chez la vache laitière et toutes les femelles qui nourrissent des petits, les dépôts adipeux employés à la lactation réduisent d'un sixième, d'un quart même, le poids du corps en une période assez courte. Dans de telles conditions, l'existence est menacée et la mort peut survenir à la longue, comme à la suite de l'abstinence. L'organisme est alors une place assiégée dont la résistance peut être calculée avec une rigueur mathématique : elle tient en raison directe de ce qu'elle peut fournir, et en raison inverse de ce qui est réclamé ; ou, en d'autres termes, elle résiste d'autant plus que son approvisionnement est considérable, et que celui-ci est dépensé avec moins de rapidité. Il en a été déjà ainsi pour l'abstinence, et nous verrons que les deux états peuvent être facilement ramenés à la même formule physiologique.

L'alimentation insuffisante tient à une foule de causes qui ont, en définitive, des effets de même nature. Il y a insuffisante alimentation lorsque l'appareil digestif ne peut plus tirer des aliments, même les plus riches, l'équivalent des pertes. Les affections de l'estomac et de l'intestin, l'entérite violente, la tuberculisation intestinale, ont souvent ce résultat, qui se traduit par un amaigrissement presque aussi rapide que celui de l'abstinence complète. Ainsi un lapin paraplégique, à tuberculisation intestinale, du poids de 5 kilogr. 20, tout en recevant sa ration ordinaire, perdait en 16 jours presque le tiers de son poids initial.

Le	1ᵉʳ jour	86ᵍʳ
Le	2ᵉ —	81
Le	3ᵉ —	200
Le	4ᵉ —	200
Le	5ᵉ —	80
Le	6ᵉ jour augm. de	230
Le	7ᵉ jour perd	260
Le	8ᵉ —	150
Le	9ᵉ —	130
Le	10ᵉ —	80
Le	11ᵉ —	6
Le	12ᵉ —	85
Le	13ᵉ —	75
Le	14ᵉ —	90
Le	15ᵉ —	85
Le	16ᵉ —	85
	Perte totale..................	1546ᵍʳ

Sur un porc de 112 kilogr., affecté de la maladie aphtheuse et mangeant à peine le quart de sa ration, à de longs intervalles, la perte de poids fut en 22 jours de 13 kilogr. ou de 590 gr. par 24 heures, ou la 189ᵉ partie du poids initial du corps, soit 5 gr. 4 par kilogr., à peu près la perte minima diurne du cheval.

Sur un jeune taurillon du poids de 144 kilogr., souffrant de l'intestin, il y eut 26 kilogr. de perte en 15 jours, ou à peu près le sixième du poids initial, soit 12 grammes en 24 heures par kilogramme du poids du corps, par conséquent presque le chiffre de la perte due à l'abstinence.

Dans beaucoup de cas analogues, la dénutrition ou la désassimilation acquiert même une intensité qui dépasse celle de la désassimilation pendant l'abstinence. Il en est ainsi dans les paraplégies des petits animaux, qui s'accompagnent de fièvre et de diarrhée. La fièvre, en activant les combustions et l'état diarrhéique, en opérant une spoliation considérable, élève sensiblement le taux de la perte diurne. L'impulsion qu'ils donnent au travail destructeur le conduit bien au-delà des limites de l'amaigrissement. Aussi la réduction du poids du corps, au lieu de s'arrêter aux 40 centièmes, tombe à 50, à 55, à 60 et même au delà. Le marasme général, l'atrophie de la plupart des organes, arrivent à un degré que ne peut atteindre l'abstinence seule. Pendant que l'animal meurt d'inanition en conservant la graisse infiltrée dans le tissu des os, et intacte dans le canal médullaire, l'animal, émacié sous l'influence de certaines maladies chroniques, a ses os et ses autres organes complètement dépouillés de tissu adipeux.

Dans le plan de la nature, l'alimentation insuffisante est, par moments, pour beaucoup d'animaux, un accident fort ordinaire. Tous les herbivores des régions tempérées, et surtout ceux des climats froids, souffrent de la disette pendant l'hiver, lorsque la végétation suspendue ne laisse plus sur le sol que de chétifs débris. Forcés de se contenter souvent de quelques touffes d'herbes, de plantes desséchées et fanées, d'écorces et de minces arbustes, ils usent pour compléter leur insuffisante ration, la provision de graisse qu'ils ont amassée pendant la belle saison ; ils maigrissent alors, et sans doute quelques-uns périssent avant le retour du printemps. Les carnassiers eux-mêmes passent par des périodes de pénurie, dont ils ont plus ou moins à souffrir.

C'est pour se soustraire aux inconvénients de cette insuffisante alimentation qu'un grand nombre d'espèces de toutes les classes, mammifères, oiseaux, poissons, insectes même, éprouvent des migrations connues de tous les naturalistes. Les uns se contentent de descendre des montagnes dans les plaines, où la température plus douce n'a pas entièrement suspendu la végétation, et c'est à cela que se bornent ordinairement les déplacements des herbivores. Quelques antilopes africaines, chassées des plaines arides par la sécheresse, s'en vont en grandes troupes vers les régions où le sol est couvert de verdure. Les martes, les hermines, les lemmings, quittent à certains moments les froides montagnes de la Scandinavie pour se disperser dans les plaines voisines. Mais les oiseaux surtout effectuent des déplacements plus lointains. Il faut que les palmipèdes du Nord, les oies, les grues, marchent, à l'entrée de l'hiver, vers les régions tempérées, où les étangs, les marais et les cours d'eau ne sont point couverts de glace. Il faut que l'hirondelle, quand l'air se dépeuple d'insectes, s'en retourne dans les pays chauds ; que la bécasse fuie les hautes montagnes, de bonne heure couvertes de neige, pour se répandre dans nos forêts et nos plaines.

Il y a là une fatale nécessité à laquelle l'animal menacé de la famine ne peut se soustraire. Il doit partir, qu'il soit bon ou faible voilier, qu'il aime ou non les longs et rapides déplacements. Le rossignol, qui nous était arrivé à la floraison de l'aubépine, est contraint de partir sans bruit en septembre, bien qu'il y ait encore des larves dans nos bocages ; la fauvette de nos buissons, le petit rouge-gorge, bien engraissé, s'expatrient à la même époque, au risque de devenir en route la proie des rapaces ; la caille, lourde et enveloppée dans son manteau de graisse, doit trouver la force de traverser la Méditerranée. Les mauvais voiliers s'en tireront de leur mieux. La poule d'eau et le râle feront une partie de leurs étapes à pied ; les pingouins, les manchots, aux courtes ailes, émigreront à la nage, tant qu'ils trouveront des cours d'eau pour les transporter. Mais si quelque faible, quelque malade, quelque produit d'une tardive couvée n'obéit point, malheur à lui ; il voltigera isolé, de canton en canton, comme le font un petit nombre de cailles et de mésanges, en danger de mourir de faim. Le héron, qui aura voulu rester fidèle à ses marais, y passera de longues journées à se morfondre, en attendant que sa proie se dégage de la vase à demi-glacée, et ainsi de bien d'autres. Quant à ceux qui ne peuvent changer périodiquement de patrie, comme l'ours, le lent hérisson, la lourde marmotte, la taupe, les loirs et tant d'autres pour lesquels l'hiver est une saison de famine, il ne reste qu'une ressource : s'engourdir, afin de ralentir l'activité des pertes et de faire durer plusieurs mois une provision que la veille userait en quelques semaines.

Nos animaux domestiques, que la prévoyance de l'homme devrait soustraire aux inconvénients de la disette, en souffrent néanmoins fort souvent, surtout dans les pays où l'agriculture est arriérée, dans ceux où la provision d'hiver est naturellement ou forcément restreinte. Ils se trouvent dans les mêmes conditions que les animaux sauvages qui n'émigrent point.

Si un bœuf pèse 500 kilogrammes au commencement de novembre, il est réduit à 400 à la fin d'avril. Des cinq paires de bœufs à l'étable, il n'en reste plus, en réalité que quatre au printemps. Ces quatre paires restantes auront mangé la cinquième : c'est la reproduction vivante du songe de Pharaon. Sans doute, au printemps, les fourrages nouveaux répareront les pertes éprouvées pendant l'hiver ; mais ce qui remplace les 100 kilogrammes perdus aurait été ajouté au poids initial, s'il n'avait pas éprouvé de réduction. La perte, au point de vue économique, n'est pas réparée.

L'alimentation insuffisante est préjudiciable à l'organisme, sous plusieurs rapports. Elle l'est aux sujets débiles, aux femelles qui allaitent ; surtout aux jeunes animaux. C'est, en effet, dans le jeune âge, que l'alimentation exubérante devient le grand levier du développement de l'individu et le principal agent de l'amélioration des races. Tous les éleveurs savent que, pour produire des animaux de belle venue, il faut les laisser longtemps à la mamelle, et leur fournir en abondance, dès qu'ils peuvent manger, une nourriture substantielle et choisie. C'est en grande partie par elle qu'on réalise aujourd'hui ces merveilles dont le secret est demeuré inconnu des temps anciens. En nourrissant parcimonieusement le bétail, on ne façonne que des races chétives qui portent l'empreinte ineffaçable d'un travail organique incomplet, languissant, et souvent interrompu.

Voyez, en effet, ces jeunes ruminants qu'on sèvre au bout de quelques semaines, avant que leurs débiles organes aient acquis la force de digérer l'herbe et les fourrages grossiers. Tout en quittant la mamelle de leur mère, ils maigrissent, leurs flancs se creusent, leurs muscles s'amincissent, et la graisse à peine déposée se résorbe. A ce moment déjà, ils usent une partie de leur substance pour compléter une ration qui ne suffit pas, non comme quantité, mais faute d'être assez complètement élaborée. Chez eux, tout souffre d'une manière plus ou moins évidente, depuis la surface de l'être jusque dans la profondeur du plus caché des organes. Le poil se hérisse et devient terne, la peau sèche, les interstices musculaires se creusent ; tout ce qu'il y a de mou s'affaisse, se résorbe ; le foie se rapetisse et noircit. Quelques organes semblent seuls continuer leur évolution à ce moment d'arrêt, de détérioration précoce. Le squelette, dont l'accroissement se fait en grande partie aux dépens des matières minérales, semble moins souffrir que le reste. Seuls, l'estomac et l'intestin se dilatent très sensiblement, car leur expansion mécanique est indépendante de l'activité du travail nutritif. Pour peu que cet état de choses se prolonge, l'équilibre qui devrait exister dans le développement relatif des différents systèmes organiques est bientôt rompu ; le système cellulaire et le lymphatique prennent le dessus ; les germes de la débilitation se développent ; la faculté de résistance aux causes morbifiques s'affaiblit, et souvent l'animal devient subitement la proie des parasites et des helminthes ; ceux-ci achèvent ce que l'insuffisance de la nourriture avait préparé.

Mais, dans les conditions les plus communes, ces périodes de pénurie, si préjudiciables aux jeunes sujets, ne sont pas de longue durée ; elles sont suivies de moments d'abondance, pendant lesquels le dommage éprouvé par l'économie se répare dans certaines limites. L'accroissement se fait ici, chez les animaux domestiques, comme chez les animaux sauvages, par intermittences, par saccades. En été, l'herbivore prend de la taille et de l'embonpoint ; il engraisse ; puis l'hiver venu, il use une partie de sa substance musculaire, de sa graisse, pour compléter son insuffisante ration, en attendant des temps meilleurs. L'évolution est, en somme, entravée d'une manière plus ou moins considérable, car dans les temps d'arrêt et même de dépérissement le travail de l'ossification continue et, une fois les épiphyses soudées, l'élévation de la taille devient impossible. Si, dans ces conditions, le travail excessif, la maladie contribuent à la détérioration de la machine, l'atrophie fait des progrès effrayants, et bientôt arrive le moment où l'organisme ne peut plus rien céder : il n'y a plus, dès lors, de réparation possible. Cette extrême atrophie s'observe sur les animaux employés aux dissections, comme dans les amphithéâtres où s'étalent les derniers restes des misères physiques de l'humanité.

Voilà comment s'opère, d'une manière générale, la nutrition lorsque le travail de désassimilation n'est pas exactement compensé par le travail d'assimilation. Dans ce cas, comme dans tous les autres, les produits des mutations éprouvées par les tissus, c'est-à-dire l'eau, l'acide carbonique, l'urée, l'acide urique, l'acide cholétique, sont éliminés par les voies respiratoires, par la peau, les reins, le foie, qui sont autant de portes ouvertes aux produits de la dissolution des parties organisées. Tous dérivent de l'action fatale de l'oxygène qui a pénétré dans l'économie, où il est à la fois l'élément de la vie et celui de la destruction.

Ainsi s'opère le travail de la nutrition, considéré dans son ensemble, sorte de lutte perpétuelle entre l'assimilation et la destruction, la composition et la décomposition, comme si la vie devait résulter d'un antagonisme incessant et réglé entre les forces qui édifient et celles qui détruisent. Aussi le corps animal est-il bien réellement comparable au vaisseau des Argonautes, dont les avaries continuelles étaient réparées à mesure. Mais, il est impossible de savoir quel est le temps nécessaire à la rénovation complète de toutes les parties de l'économie, c'est-à-dire le temps au bout duquel l'admirable vaisseau de l'organisme ne conserve plus aucune des pièces qui le constituaient primitivement. Tout ce qu'on a dit à cet égard ne repose sur aucun fondement réel, et très probablement les bases manqueront toujours à une pareille détermination qui, du reste, n'a pas une grande importance. Mais, on peut, jusqu'à un certain point, déterminer la part d'usure éprouvée par les diverses parties de l'organisme, dans un temps donné.

Il est clair, comme il a été dit plus haut, qu'elle doit porter sur les matériaux liquides, aussi bien que sur les tissus. Le sang se détruit en bloc et dans chacun de ses éléments, et si au terme de l'inanition il représente encore un dix-huitième du poids du corps, réduit de moitié, il a dû éprouver lui-même une réduction de 50 pour 100, réduction en masse, inégalement répartie sur les matières plasmatiques et les globules.

En somme, ce qui se passe pendant l'abstinence et lors de l'alimentation insuffisante nous montre l'un des côtés de la nutrition, celui de l'usure ou de la désassimilation : usure par la combustion, le dédoublement des matériaux, leur conversion en produits qui seront éliminés avec l'air, la transpiration et l'urine. Comme nous avons antérieurement cherché à reconnaître les mutations que subit la matière pour s'organiser, se transformer en sang, en cellules, en fibres et en divers tissus, nous devons nous demander maintenant comment elle perd sa forme, comment elle change d'état et finalement se détruit.

Cette désassimilation se fait plus ou moins rapidement suivant les espèces, suivant l'âge des animaux, les conditions de repos ou d'activité dans lesquelles on les place.

Chez les jeunes animaux où l'assimilation est très rapide, l'usure l'est dans la même proportion. Déjà Chossat avait noté, sur les tourterelles, que la perte diurne était de 81 millièmes dans le jeune âge, de 52 à l'âge adulte et de 35 plus tard : aussi, tandis que les premières mouraient au bout de trois jours, les vieilles résistaient jusqu'au treizième jour. J'ai vu plusieurs lapins privés de leur mère au moment de la naissance, résister seulement trois jours, des chats dans les mêmes conditions quatre jours, un chien d'une semaine est allé jusqu'au neuvième jour, et des chats à la veille du sevrage ont supporté une abstinence de douze jours. Les adultes seuls vont jusqu'au vingt-cinquième, au trentième jour et plus. L'animal maigre, anémique, affaibli, résiste très peu : le gras peut supporter, comme je l'ai noté pour l'oie, une abstinence de plus de quarante jours, car sa graisse préserve de l'usure les matières azotées du muscle et des autres tissus.

Le travail de désassimilation qui réduit la masse de toutes les parties solides et liquides de l'organisme est surtout digne d'étude dans le système musculaire où il donne des produits très variés, aussi bien sous l'influence du travail que par le fait de l'alimentation insuffisante et de l'inanition. Là, il trouve, sauf la graisse, peu de matières hydro-carbonées susceptibles, par leur combustion complète, de donner de l'eau et de l'acide carbonique, mais il peut s'exercer sur une masse énorme de matières azotées ou d'albuminates qui s'oxydent incomplètement ou se dédoublent pour former la créatine, la créatinine, la leucine, l'acide urique, l'urée, etc. Il le fait pendant longtemps, puisque, d'une part, les muscles représentent près des $2/5^{es}$ du poids du corps, souvent davantage, et que, d'autre part, le tissu musculaire peut céder la moitié, même jusqu'aux 70 centièmes de sa substance.

L'usure du muscle, sous l'influence de l'inanition, a-t-elle lieu comme par le fait de la contraction et en donnant des produits identiques ? Cela est probable. Les corps albumineux en dissolution dans le suc qui imprègne les faisceaux primitifs, la syntonine, la myosine, doivent peu à peu s'y convertir en créatine, créatinine et acide urique, cependant avec une moindre activité, puisque ces dérivés sont en moindre proportion pendant le repos que lors de la contraction du muscle. La xanthine, l'hypoxanthine, dont la composition diffère peu de celle de l'acide urique, ont probablement la même source ; l'inosite, ce sucre non fermentescible et sans action sur les liqueurs cuivriques, est encore un m produit probable du dédoublement des matières azotées du tissu musculaire; l'acide lactique à son tour s'engendre aux dépens de l'inosite ou de la matière glycogène, par suite d'une fermentation spéciale.

L'usure des muscles, quoiqu'elle soit très active pendant l'abstinence, est bien moindre que par suite de l'exercice. Aussi la quantité d'urée éliminée par les reins diminue-t-elle alors dans une proportion considérable. Déjà sur l'homme, après vingt-quatre heures d'abstinence, la quantité d'urée est réduite presque de moitié; chez le chien, elle se réduit au quart, à la fin de la première semaine, et au quinzième à la fin de la troisième.

Les produits ultimes des oxydations et des dédoublements opérés dans les muscles sont donc l'acide carbonique et l'urée que le sang emporte pour exhaler le premier à la peau ou dans le poumon, et verser le second dans le parenchyme des reins. La quantité de ces produits baisse chaque jour, à mesure que les matériaux de l'organisme s'épuisent. Dans tous les cas, l'abstinence ne porte pas cette usure aussi loin que certaines maladies accompagnées de fièvre hectique.

Les pertes de l'organisme pendant l'abstinence, telles que nous venons de les voir, ne représentent évidemment que le minimum de la dépense. Les pertes normales et habituelles sont exprimées par la somme d'acide carbonique et d'urée qui s'éliminent chez l'animal dont la ration maintient stationnaire le poids du corps. Comme un homme de taille moyenne élimine en vingt-quatre heures 21 grammes d'azote sous forme d'urée et 230 grammes de carbone, il doit trouver au moins l'équivalent dans l'aliment consommé pendant cette période. Les pertes faites par un cheval de 400 kilogrammes au repos peuvent être compensées par une ration de 7 kilogr. 250 de foin. Si l'animal travaille, il lui en faut davantage, soit d'après les estimations de M. de Gasparin, 47 grammes d'azote pour 100 kilogrammes du poids du corps. Suivant M. Boussingault, l'azote nécessaire à l'entretien de 100 kilogrammes de cheval ou de bœuf se trouvent dans 200 à 225 grammes de matières albuminoïdes; conséquemment il faut 1 kilogramme de ces matières à un cheval de 500 kilogrammes et 1 200 grammes à une vache du poids de 600 kilogrammes.

On voit, d'après cela, qu'au point de vue de l'application, la question de la nutrition est une question d'analyse et de balance qui doit tenir une grande place parmi celles dont s'occupent l'éleveur et le zootechnicien.

CHAPITRE LXVI

DE LA NUTRITION DANS LES DIVERS TISSUS

Ce qu'il y a de plus merveilleux dans le travail nutritif, n'est pas le changement chimique par lequel un principe caractérisé se transforme en un autre principe jouissant de propriétés nouvelles; c'est le résultat même de la transformation, l'ordre suivant lequel celle-ci s'effectue, l'organisation particulière du produit et le rôle qu'il devient apte à remplir. Rien n'est en effet plus étonnant que de voir, dans l'économie animale, tant de parties si différentes par leur situation, leur aspect, leur texture, leur composition et leurs propriétés, se former, s'accroître, s'entretenir et se renouveler aux dépens du même fluide. C'est de ce liquide générateur que naissent la substance dure de l'os et de la dent aussi bien que la pulpe molle du cerveau et de la moelle épinière, la matière opaque de la choroïde, et la substance diaphane du cristallin, la membrane incolore, et le poil ou la plume reflétant les couleurs les plus variées ; la fibre qui sent et la fibre qui se contracte ; le nerf qui préside à la sensibilité et celui qui détermine le mouvement, celui qui est affecté par la lumière et celui qui perçoit les vibrations sonores. C'est de lui que dérivent le suc gastrique dissolvant, la bile âcre et le mucus, la synovie, la sérosité sans propriétés irritantes, le venin qui tue, le fluide séminal qui donne la vie, le lait qui nourrit. Enfin c'est à ce liquide que chaque partie organisée emprunte ce qui est nécessaire à sa nutrition et à sa sécrétion, comme c'est à lui que chaque partie rend ce qu'elle a usé ou ce qui ne lui convient plus.

Les diverses parties de l'économie, pour se former, empruntent au sang une masse de matériaux proportionnelle à leur poids respectif, mais, une fois constituées, elles lui soustraient une quantité d'éléments en rapport, soit avec la rapidité de leur accroissement et de leur rénovation, soit avec l'abondance de leurs sécrétions. Le système musculaire, par exemple qui, à lui seul, représente la moitié du poids du corps, absorbe sans doute à peu près autant que toutes les autres parties réunies. Les autres tissus mous, d'une vascularité analogue, lui enlèvent probablement chacun une quantité d'éléments proportionnelle à leur poids ; mais les parties peu vasculaires, comme les os, les cartilages, les tendons, les ligaments, lui en soustraient moins que les premières. C'est pour juger approximativement de la somme de matériaux nécessaires à la constitution et à l'entretien de chaque organe, que j'ai pesé les diverses parties du corps de nos espèces domestiques et de quelques animaux sauvages. Les résultats de ces pesées se trouvent dans les tableaux suivants :

Le tissu cellulaire, que l'on a longtemps considéré comme l'élément générateur de beaucoup d'autres, se développe d'après les recherches de Schwann, sous la forme de cellules ovales qui apparaissent dans le plasma. Ces cellules à noyaux s'allongent peu à peu, se découpent longitudinalement en fibres parallèles les unes aux autres, sur la longueur desquelles persistent, pendant un certain temps, le noyau des cellules primitives. Mais, suivant Virchow, les cellules nouvelles résultent uniquement de la prolifération des cellules plus anciennes, et ne se divisent point en fibrilles ; elles s'allongent simplement, deviennent fusiformes, quelquefois étoilées, et se dispersent dans une substance intercellulaire, amorphe, très abondante, qui constitue la plus grande partie du tissu. Un certain nombre de ces cellules sont anastomosées entre elles et paraissent constituer un ensemble de canaux destiné à conduire les sucs nutritifs dans les points éloignés des vaisseaux capillaires. Les fibres de ce tissu sont de deux espèces : les plus nombreuses, cylindriques, pleines, à contours lisses, décrivent des ondulations et se rassemblent en faisceaux entrecroisés ou en lamelles plus ou moins étendues ; les plus rares, enroulées autour des premières, présentent sur

CHEVAL DE TRAIT ADULTE, PESANT 501 KILOGRAMMES.

PARTIES DU CORPS.	POIDS des parties. (kil.)	RAPPORT des parties au corps.	PARTIES DU CORPS.	POIDS des parties (kil.)	RAPPORT des parties au corps.
Sang	29,500	1: 16,98	Foie	6,620	1: 75,67
Peau	39,135	1: 16,62	Rate	0,985	1: 508,62
Corne des sabots	2,760	1: 181,52	Pancréas	0,322	1:1555,90
Muscles et annexes	227,900	1: 2,19	Rein droit	0,777	1: 644,78
Os et cartilages frais	61,945	1: 8,08	Rein gauche	0,777	1: 644,78
Os et cartilages secs	45,100	1: 11,10	Capsules surr. (ens.)	0,051	1:9823,52
Encéphale	0,627	1: 779,04	Vessie vide	0,140	1:3578,57
Moelle épinière	0,280	1: 1789,28	Pénis, scrot., fourreau	1,725	1: 290,43
Langue	1,200	1: 417,50	Testicule droit	0,145	1:3455,17
Larynx	0,290	1: 1727,58	Testicule gauche	0,163	1:3073,61
Trachée	0,572	1: 875,87	Estomac vide	1,190	1: 421,00
Œsophage	0,420	1: 1192,85	Intestin grêle vide	4,775	1: 104,92
Parotide droite	0,202	1: 2480,19	Cæcum vide	2,258	1: 221,87
Parotide gauche	0,210	1: 2385,71	Côlon replié vide	5,599	1: 89,46
Maxillaire droite	0,042	1:11928,57	Côlon flottant et rect.	3,900	1: 129,51
Maxillaire gauche	0,047	1:10659,57	Matières de l'estomac	5,510	1: 90,92
Sublinguales (ensem.)	0,025	1:20040,00	Mat. de l'intestin grêle	4,925	1: 101,72
Corps thyroïdes (ens.)	0,030	1:16700,00	Matières du cæcum	6,342	1: 78,99
Cœur	3,750	1: 133,60	Matières du côlon	24,790	1: 20,20
Poumons	4,340	1: 115,43			

JUMENT DE TRAIT LÉGER ADULTE, TREIZE ANS, PESANT 509 KILOGRAMMES.

PARTIES DU CORPS.	POIDS des parties. (kil.)	RAPPORT des parties au corps.	PARTIES DU CORPS.	POIDS des parties (kil.)	RAPPORT des parties au corps.
Sang	19,836	1: 20,16	Poumons	6,350	1: 74,76
Peau	18,500	1: 21,62	Foie	5,225	1: 76,56
Corne des sabots	2,575	1: 155,33	Rate	0,967	1: 413,65
Muscles et annexes	153,500	1: 2,17	Pancréas	0,308	1:1298,70
Os et cartilages frais	57,300	1: 6,93	Rein droit	0,715	1: 559,44
Os et cartilages secs	36,300	1: 10,86	Rein gauche	0,704	1: 563,48
Encéphale	0,672	1: 595,23	Capsules surr. ensem)	0,063	1:6153,84
Moelle épinière	0,309	1: 1294,49	Vessie vide	0,120	1:3333,33
Langue	1,025	1: 390,24	Uterus, ovaires, vagin.	1,285	1: 311,28
Larynx	0,250	1: 1600,00	Estomac vide	1,330	1: 296,29
Trachée	0,569	1: 700,71	Intestin grêle	4,400	1: 90,90
Œsophage	0,317	1: 1264,98	Cæcum vide	2,600	1: 153,84
Parotide droite	0,172	1: 2325,58	Côlon replié vide	6,700	1: 59,70
Parotide gauche	0,178	1: 2303,63	Côlon flot. et rect. vides	5,500	1: 88,88
Maxillaire droite	0,044	1: 9090,90	Matières de l'estomac	2,505	1: 133,55
Maxillaire gauche	0,047	1: 8510,63	Mat. de l'intestin grêle	8,800	1: 45,45
Sublinguales (ensem.)	0,021	1:19047,61	Matières du cæcum	7,900	1: 59,63
Corps thyroïdes (ens.)	0,024	1:16600,66	Matières du côlon	44,900	1: 8,99
Cœur	3,950	1: 131,14			

BÉLIER DE QUATRE ANS, PESANT 55500 GR.

PARTIES DU CORPS	Poids des parties.	Rapport des parties au corps.
	kil.	
Peau	19,350	1: 5,36
Corne des sabots et de la tête	1,690	1: 32,84
Muscles et annexes	19,209	1: 2,83
Os et cartilages frais	5,810	1: 9,55
Os et cartilages secs	4,045	1: 13,72
Encéphale	0,136	1: 408,08
Moelle épinière	0,053	1:1047,16
Langue, larynx, trachée, œsophage	0,402	1: 138,05
Parotides (ensemble)	0,048	1:1156,25
Maxillaires (ensemb.)	0,032	1:1734,37
Cœur	0,210	1: 264,28
Poumons	0,917	1: 60,52
Foie	0,662	1: 83,83
Rate	0,058	1: 535,65
Pancréas	0,101	1: 956,89
Reins (ensemble)	0,136	1: 408,08
Testicules (ensemble)	0,416	1: 133,41
Estomac vide	,1361	1: 40,77
Intestins vides	1,160	1: 47,84
Mésentère et ganglions	0,237	1: 234,17
Matières de l'estomac	8,639	1: 6,42
Matières de l'intestin	1,413	1: 39,27

PORC JEUNE, PESANT 29177 GRAMMES.

PARTIES DU CORPS	Poids des parties.	Rapport des parties au corps.
	kil.	
Peau	2,941	1: 9,92
Corne des onglons	0,030	1: 972,56
Sang	0,777	1: 37,55
Muscles et annexes	13,250	1: 2,20
Os et cartilages frais	3,292	1: 8,86
Os et cartilages secs	2,220	1: 13,14
Graisse libre	2,800	1: 10,42
Encéphale	0,101	1: 288,88
Moelle épinière	0,033	1: 884,15
Langue, larynx, trachée, œsophage	0,269	1: 108,46
Parotides (ensemble)	0,138	1: 211,42
Maxillaires (ensemb.)	0,020	1:1458,85
Sublinguales (ensem.)	0,007	1:4168,14
Cœur	0,178	1: 163,91
Poumons	0,254	1: 114,87
Foie	0,905	1: 32,23
Rate	0,079	1: 369,32
Pancréas	0,056	1: 521,01
Reins (ensemble)	0,142	1: 205,47
Utérus et ovaires	0,303	1: 96,29
Estomac vide	0,355	1: 57,09
Intestin vide	1,247	1: 23,39
Matières de l'estomac Matières de l'intestin	0,725	1: 40,24

CHIENNE BRAQUE ADULTE, PESANT 12700 GR.

PARTIES DU CORPS	Poids des parties.	Rapport des parties au corps.
	kil.	
Sang du cœur et des gros vaisseaux	0,110	1: 115,45
Peau	1,525	1: 8,32
Muscles et annexes	6,022	1: 2,10
Os et cartilages frais	1,723	1: 7,37
Os et cartilages secs	1,218	1: 10,42
Graisse libre	0,785	1: 16,17
Encéphale	0,082	1: 154,87
Moelle épinière	0,017	1: 745,85
Langue, larynx, trachée, œsophage	0,162	1: 78,39
Parotides (ensemble)	0,086	1: 147,67
Maxillaires (ensemb.)	0,013	1: 976,92
Cœur	0,110	1: 115,45
Poumons	0,310	1: 40,96
Foie	0,568	1: 22,35
Rate	0,040	1: 317,50
Pancréas	0,050	1: 254,00
Reins (ensemble)	0,086	1: 147,67
Estomac vide	0,124	1: 102,41
Intestin vide	0,381	1: 33,33
Matières de l'estomac et de l'intestin	0,485	1: 68,64

LÉVRIER DE RUSSIE, 3 ANS, PESANT 20760 GR.

PARTIES DU CORPS	Poids des parties.	Rapport des parties au corps.
	kil.	
Peau	1,350	1: 15,37
Muscles et annexes	12,260	1: 1,69
Os et cartilages frais	2,638	1: 7,86
Os et cartilages secs	2,050	1: 10,12
Graisse libre	0,340	1: 61,05
Encéphale	0,092	1: 225,65
Moelle épinière	0,027	1: 768,88
Langue et larynx	0,118	1: 175,93
Trachée	0,033	1: 629,09
Œsophage	0,067	1: 309,85
Parotides (ensemble)	0,010	1:2076,00
Maxillaires (ensemble)	0,014	1:1482,85
Cœur	0,271	1: 76,60
Poumons	0,371	1: 55,93
Foie	0,897	1: 23,13
Rate	0,177	1: 117,28
Pancréas	0,085	1: 243,23
Reins (ensemble)	0,209	1: 99,33
Vessie et prostate	0,035	1: 577,45
Testicules (ensemble)	0,036	1: 576,66
Estomac vide	0,133	1: 156,09
Intestin vide	0,460	1: 45,13
Matières de l'estomac et de l'intestin	0,097	1: 214,02

LIONNE, PESANT 51 240 GRAMMES.

PARTIES DU CORPS.	POIDS des parties.	RAPPORT des parties au corps.
	kil.	
Peau.	5,028	1: 10.19
Muscles et annexes...	28,240	1: 1,81
Os et cartilages frais...	8,574	1: 5,97
Os et cartilages secs,..	6,070	1: 8,44
Graisse libre.........	0,300	1: 170,80
Encéphale...........	0,200	1: 256,20
Moelle épinière......	0,053	1: 883,44
Langue, larynx, trachée, œsophage....	0,785	1: 65,27
Gl. parotides (ensemb)..	0,020	1: 2562,00
Gl. maxillaires (ens.).	0,034	1: 1507,05
Glandes molaires.....	0,004	1:12810,00
Cœur....	0,337	1: 152,04
Poumons.	0,595	1: 86,11
Foie.	2,000	1: 25,62
Rate.	0,115	1: 445,56
Reins (ensemble). ...	0,402	1: 127,46
Capsules surr. (ens.)..	0,016	1: 3202,50
Pancréas...........	0,073	1: 701,92
Utérus, ovaires, vessie.	0,095	1: 539,36
Estomac vide.........	0,536	1: 95,59
Intestin vide........	1,244	1: 41,18

HYÈNE RAYÉE, PESANT 20 150 GRAMMES.

PARTIES DU CORPS.	POIDS des parties.	RAPPORT des parties au corps.
	kil.	
Sang du cœur et des gros vaisseaux.....	0,100	1: 201,50
Peau....	2,560	1: 7,87
Muscles et annexes..	8,900	1: 2,26
Os et cartilages frais..	3,137	1: 6,42
Os et cartilages secs..	2,250	1: 8,95
Graisse libre	2,915	1: 6,91
Langue et larynx. ...	0,125	1: 161,20
Trachée..	0,030	1: 671,66
Œsophage..	0,060	1: 335,83
Gl. parotides (ensemb.).	0,016	1:1259,37
Gl. maxillaires (ens.).	0,016	1:1259,37
Cœur...........	0,155	1: 130,00
Poumons...........	0,286	1: 70,45
Foie.	0,483	1: 41,29
Rate.............	0,035	1: 575,71
Pancréas...........	0,029	1: 694,82
Reins (ensemble).....	0,140	1: 143,92
Utérus, ovaires, vessie.	0,019	1:1060,52
Estomac vide........	0,233	1: 86,48
Intestin vide........	0,369	1: 54,60
Matières de l'estomac.	0,200	1: 100,75
Matières de l'intestin.	0,100	1: 201,50

LIÈVRE ADULTE, PESANT 3122 GRAMMES.

PARTIES DU CORPS.	POIDS des parties.	RAPPORT des parties au corps.
	gr.	
Sang du cœur et des gros vaisseaux....	15	1: 228,13
Peau...............	220	1: 15,55
Muscles et annexes..	1,077	1: 2,04
Os et cartilages frais..	294	1: 11,63
Os et cartilages secs.	212	1: 16,14
Encéphale...........	12	1: 285,16
Moelle épinière......	6	1: 570,33
Langue, larynx, œsophage, trachée. ...	22	1: 155,54
Gl. parotides (ensemb.).	10	1: 342,20
Gl. maxillaires (ens.).	2	1: 1711,00
Gl. sous-zygom. (ens.).	5	1: 684,40
Gl. de Harderus.......	3	1: 1140,66
Cœur.............	49	1: 87,74
Poumons...........	62	1: 55,19
Foie.	135	1: 25,34
Rate.	2	1: 1711,00
Pancréas...........	8	1: 427,75
Reins (ensemble).....	20	1: 171,10
Mésentère et ganglions.	7	1: 488,85
Utérus et ovaires.....	40	1: 85,55
Estomac vide.	21	1: 162,95
Intestin vide.	138	1: 24,75
Contenu de l'estomac.	127	1: 26,94
Contenu de l'intestin.	270	1: 12,67

POULE ADULTE, PESANT 1362 GRAMMES.

PARTIES DU CORPS.	POIDS des parties.	RAPPORT des parties au corps.
	gr.	
Peau et plumes......	339	1: 5,69
Muscles et annexes...	637	1: 2,13
Os et cartilages frais..	154	1: 8,84
Graisse libre........	59	1: 23,08
Os et cartilages secs..	107	1: 12,72
Encéphale...........	4	1:340,50
Moelle épinière......	3	1:454,00
Langue............	3	1:454,00
Larynx et trachée....	2	1:681,00
Yeux.............	4	1:340,50
Poumons...........	10	1:136,20
Cœur.............	8	1:170,25
Œsophage, jabot. ...	19	1: 71,68
Gésier vide.........	32	1: 42,56
Intestin vide.......	41	1: 33,21
Foie.	48	1: 28,37
Rate.............	3	1:454,00
Pancréas...........	3	1:454,00
Reins.............	15	1: 90,80
Ovaire et oviducte....	7	1:194,57
Contenu du gésier....	14	1: 97,28
Contenu de l'intestin..	15	1: 90,00

leur trajet des noyaux bien distincts, et offrent des contours obscurs qui donnent à supposer qu'elles sont creuses. Ces derniers finissent d'après quelques micrographes, par perdre les noyaux qui les distinguent.

Le développement de ce tissu commence à s'effectuer dès les premiers temps de la vie embryonnaire ; il continue pendant toute la durée de la vie fœtale ; plus tard, il devient un phénomène très général dans le travail de la cicatrisation et de la reproduction des tissus ; alors le tissu cellulaire formé peut, en se modifiant légèrement, donner naissance au tissu fibreux et au séreux, dont les éléments sont analogues, sinon à peu près identiques, à ceux du tissu générateur. Ce tissu paraît de nature albumineuse. Il donne de la gélatine par la coction, et se dissout à la longue dans l'eau bouillante, surtout avec addition d'un acide ou d'un alcali. Le tannin ou le bichlorure de mercure le transforme en un composé imputrescible.

La nutrition des muscles, qui emploie, à elle seule, à peu près la moitié de la masse totale du sang, offre, dans son ensemble, quelques traits remarquables propres à la différencier de celle des autres tissus.

Les fibres musculaires, d'après les recherches des micrographes, notamment celles de Valentin, dérivent de cellules qui se sont allongées, tout en conservant leur contenu et le noyau de leurs parois. Leurs faisceaux sont généralement lisses dans les muscles de la vie organique et striés transversalement dans ceux de la vie animale. Les faisceaux primitifs ont une enveloppe ou sarcolemme de nature conjonctive et un contenu où les noyaux apparaissent sous l'influence de l'acide acétique. Les fibrilles, qui dérivent probablement de cellules fusiformes très allongées, sont striées, et présentent de fins granules au niveau des stries. L'acide acétique fait pâlir les faisceaux et les dilate, en rendant les stries plus apparentes ; l'acide chlorhydrique les rompt en segments transverses très courts. Leur substance constitutive, appelée syntonine, se dissout dans l'acide chlorhydrique étendu et dans les alcalis ; leurs noyaux sont plus réfractaires et de nature spéciale ; enfin les granules semblent constitués par de la graisse. Le sarcolemme n'est point apte à se convertir en gélatine par l'ébullition, comme le fait le tissu cellulaire commun. D'après Lehmann, le liquide opalin et acide qui imprègne le muscle contient de la graisse, de l'albumine, de la caséine, de la créatine, de l'inosite, des acides lactique, acétique et formique, qui semblent en partie résulter du travail de désassimilation, enfin des phosphates et des sels potassiques.

Dans les muscles lisses des viscères, les fibres sont formées par des cellules longues, fusiformes, à noyau homogène, que l'acide acétique rend très apparent. Elles sont alors constituées par la syntonine soluble dans l'acide chlorhydrique et précipitable en flocons dans le liquide neutralisé. Le suc de ces muscles est acide, chargé de matière albumineuse et d'un peu de créatine. Lorsque le muscle s'accroît, il se forme de nouvelles fibres et de nouveaux fascicules entre les fibres et les fascicules anciens, comme Schwann l'a vu pour la matrice, pendant la gestation.

Dans le jeune âge, les muscles sont pâles, mous, peu énergiques ; mais peu à peu leur consistance augmente et leur couleur se fonce : d'abord ils paraissent plus gélatineux, leur tissu semble moins pénétré de fibrine, les divers muscles sont peu distincts et un peu grêles ; plus tard, les masses musculaires prennent du volume, leurs saillies se dessinent, les membres s'arrondissent. A l'âge adulte, la fibre est flexueuse ; elle durcit et devient coriace à mesure que les animaux vieillissent, surtout s'ils sont employés à des travaux pénibles ; mais tous les muscles n'ont ni la même couleur ni la même consistance dans une espèce donnée. Les peauciers, le sterno-huméral, le sterno-aponévrotique, le demi-tendineux, le demi-membraneux, sont moins rouges que la plupart des autres ; ceux des pattes du coq et de plusieurs gallinacés ont une teinte assez vive, tandis que ceux du bréchet et du tronc sont très pâles. Les psoas, le pectiné, le biceps, sont d'une texture extrêmement délicate ; au contraire, le mastoïdo-huméral, le splénius, la plupart des muscles cervicaux, ceux de l'avant-bras, de la jambe, ont une consistance et une dureté qui tiennent en grande partie aux lames aponévrotiques qui les recouvrent, aux intersections qui sillonnent leur substance et aux tendons qui les terminent.

Ces organes sont loin de prendre les mêmes caractères dans tous les animaux. On les voit très pâles chez le lapin et très rouges chez le lièvre, moins colorés, en général, chez les herbivores que chez les carnassiers, moins chez les animaux gras, chez les sujets dont l'accroissement a été rapide, que chez ceux qui sont maigres et qui ont travaillé.

La nutrition de ces organes acquiert de l'activité par le fait d'un exercice modéré, qui donne, du reste, à la chair des animaux un goût plus agréable que chez les sujets élevés dans une inaction à peu près absolue. Les progrès de l'âge, les travaux excessifs, une alimentation insuffisante, diverses maladies, telles que la phthisie des bêtes bovines, déterminent, à la longue, une atrophie générale du système, poussée souvent à un degré extrême sur les vieilles vaches laitières. Les pressions extérieures, les lésions des nerfs produisent souvent une décoloration et une atrophie notables de quelques muscles, comme celles des droits de la tête et de plusieurs muscles laryngés du cheval. L'état de vacuité de l'utérus, après la parturition, détermine l'amincissement des faisceaux musculaires, des ligaments larges et de la membrane contractile du viscère ; l'inanition diminue le poids du cœur comme celui des muscles du squelette.

La composition chimique du muscle varie, d'ailleurs, suivant les espèces, l'âge et l'état des animaux, dans des limites très étendues. Sur certains sujets, ce tissu contient beaucoup de graisse, de principes solubles ; sur d'autres, il en est presque dépouillé, au point que sa faculté nutritive en est considérablement affaiblie.

Le tissu élastique, que l'on considère comme un dérivé du tissu conjonctif, résulte d'une modification dans les propriétés des parois des cellules qui s'épaississent et perdent leur contenu : ces fibres, au lieu de demeurer parallèles, deviennent spirales et inégalement sinueuses, fréquemment anastomosées entre elles. Leur matière constituante résiste à une ébullition très prolongée ; elle demeure inaltérable dans l'acide acétique, qui rend invisible le tissu cellulaire ; mais elle donne par l'acide sulfurique étendu, de la leucine au lieu de gélatine. C'est donc une matière distincte de celle du tissu conjonctif.

Le tissu fibreux blanc ou jaune est constitué par des fibres dérivées de cellules

qui se sont allongées ou qui ont pris la disposition fusiforme. En outre, les corpuscules plus ou moins ramifiés qui existent dans ces tissus paraissent être des
des cellules en communication les unes avec les autres, et qui ont probablement
pour office la distribution des sucs nutritifs, car les tendons, souvent d'un
volume considérable, n'ont de vaisseaux sanguins que dans leur gaine générale
et dans les gaines secondaires ou tertiaires qui enveloppent les faisceaux ou les
fascicules. Néanmoins ces parties se cicatrisent, sans trop de difficulté, dans certaines circonstances.

Toutes les parties fibreuses prennent peu à peu de la consistance, acquièrent
de la ténacité et deviennent de moins en moins réductibles en gélatine par l'action
de l'eau bouillante. Il y a une très grande différence, sous ce rapport, entre les
tendons du fœtus et ceux de l'animal adulte, entre les artères ombilicales, si faciles
à déchirer, et les vaisseaux artériels d'un animal arrivé à son complet développement.

Les tissus fibreux s'ossifient quelque fois en plusieurs points, soit normalement, soit accidentellement. Leur ossification est normale dans les tendons des
muscles des pattes de beaucoup d'oiseaux, surtout parmi les gallinacés, dans
ceux des muscles du cou et du dos de certains oiseaux, et elle y commence de
très bonne heure. Elle est accidentelle en d'autres points, comme on le voit dans
les poches anévrysmales, dans la dilatation ovoïde de la grande mésentérique du
cheval, le tendon terminal du moyen fessier, celui du fléchisseur profond des
phalanges, au niveau du carpe et de la région digitée, dans la corde du ligament
cervical, près de la nuque et au-dessus du garrot, dans l'aponévrose du fascia-lata
et dans la couche élastique qui recouvre les ischio-tibiaux, dans la dure-mère
rachidienne du chien, etc.

Mais ces tissus ne se transforment jamais en tissu musculaire, de même que
le second ne se convertit pas en la substance des premiers. La bride fibreuse qui,
chez le cheval, forme quelquefois un petit faisceau musculaire à la face interne
du coude, représente l'un des supinateurs du carnassier, mais n'est nullement
un ligament transformé en muscle. Le ligament sésamoïdien supérieur ou sus-
penseur du boulet, dans l'épaisseur duquel on trouve, chez les solipèdes et les
ruminants, des fibres charnues, représente les interosseux du pied des carnassiers : mais il est tel à tous les âges de la vie fœtale et de la vie extra-utérine.
D'autres muscles sont, de même, réduits chez certains animaux à l'état de simples
ligaments : mais ce changement d'état entre dans le plan général de l'organisation et ne dérive d'aucune métamorphose opérée pendant la vie.

Les cartilages qui paraissent dépourvus de vaisseaux propres, ou qui en
possèdent très peu, et dont la nutrition s'effectue aux dépens des fluides charriés par les vaisseaux de leur enveloppe fibreuse, sont constitués par une substance homogène, transparente, lorsqu'elle est réduite en lames minces. Au milieu
de cette gangue amorphe, se trouvent disséminées des cavités inégales, irrégulièrement sphéroïdales ou elliptiques qui, elles-mêmes, sont remplies de cellules
à diverses phases d'évolution. Valentin et Schwann prétendent que la substance
homogène se forme la première, et qu'ensuite les cellules s'y développent et
s'y agrandissent en donnant naissance aux cavités, à l'intérieur desquelles sur-

gissent ultérieurement d'autres cellules. Dans les premiers temps de la vie fœtale les cavités des cartilages sont très nombreuses ; mais, plus tard, elles le deviennent beaucoup moins, tout en acquérant des proportions supérieures à celles qu'elles avaient primitivement.

Les fibro-cartilages, tels que ceux qui forment les ménisques de l'articulation fémoro-tibiale ou temporo-maxillaire, quoiqu'ils renferment une quantité considérable de tissu fibreux, sont aussi, d'après quelques observateurs, absolument dépourvus de vaisseaux. Ils sont parcourus seulement par des canaux cellulaires très fins et anastomosés comme dans les tendons. La figure donnée plus haut, page 649, les représente sur les ménisques de l'articulation fémoro-tibiale.

Au point de vue chimique, la constitution de ces parties est extrêmement curieuse. Lorsque le cartilage est soumis à une ébullition prolongée, sa substance intercellulaire se dissout et se transforme en chondrine : sa matière cellulaire demeure insoluble. Le fibro-cartilage, au lieu de donner de la chondrine fournit une sorte de gélatine que le tannin précipite difficilement. Les divers réactions auxquels on le soumet tendent à démontrer que la substance homogène, les cellules et les noyaux ont chacun une composition propre.

Le travail nutritif paraît extrêmement obscur dans ces tissus : aussi, lorsqu'ils ont été usés ou détruits partiellement, ils ne montrent le plus souvent aucune marque évidente de régénération. Il est fort commun de voir, sur le cheval, des sillons profonds creusés dans les cartilages diarthrodiaux, sur les surfaces articulaires de l'astragade, de l'extrémité inférieure du tibia, de la rotule, de la trochlée fémorale, même sur les surfaces de l'articulation huméro-radiale. Alors, la destruction partielle ou totale des cartilages est accompagnée d'une transformation éburnée des surfaces osseuses. Néanmoins, lorsque les cartilages se rompent, ce qui est assez rare, ou lorsqu'ils sont divisés, ils se cicatrisent par l'intervention de leurs enveloppes fibreuses, s'ils en sont pourvus.

La nutrition, en changeant de caractère dans les cartilages, par le fait de l'âge, y détermine une ossification partielle ou quelquefois presque complète. La cloison nasale s'ossifie peu à peu, pour prolonger la lame médiane de l'ethmoïde : les cartilages laryngiens du cheval et des ruminants, ceux de la trachée, celui du scapulum, sont fréquemment le siège d'ossifications qui débutent sous forme d'îles dont le diamètre augmente progressivement. Enfin, les cartilages costaux et les fibro-cartilages de l'os du pied du cheval sont souvent envahis par une ossification toute particulière et bien connue. Mais dans toutes ces conditions, les cartilages et les fibro-cartilages commencent par devenir vasculaires, et ce n'est qu'à partir de l'apparition des vaisseaux que le travail d'ossification s'établit, comme dans les os qui passent de l'état cartilagineux à l'état osseux proprement dit.

Le travail de formation, d'accroissement et de nutrition des os est fort complexe, parce que, à une de ces périodes, il résulte d'une transformation de tissu et à une autre de l'intervention d'éléments étrangers.

Au début, l'ossification peut s'opérer dans ce qu'on appelle le tissu muqueux, et, un peu plus tard, dans le cartilage : dans les deux cas, on a affaire à des éléments cellulaires qui doivent se modifier. Lorsque le cartilage de l'embryon va s'ossifier, ses éléments prennent de l'extension, ses noyaux se fractionnent ; il apparaît des groupes cellulaires entourés d'une membrane dont les prolongements internes séparent les cellules les unes des autres. Une fois, d'après Virchow, que les groupes se sont très multipliés, les cellules comprimées perdent leurs caractères primitifs, se plissent, s'étirent par places, et se transforment en corpuscules osseux qui demeurent pourtant toujours de véritables cellules. C'est par petits îlots, et dans les noyaux dits d'ossification, que ce travail s'effectue. Alors le noyau contient de nombreux vaisseaux sanguins qui s'irradient progressivement du point déjà ossifié à ceux qui s'ossifieront plus tard. Dans ce travail les cellules du cartilage se transforment donc simplement en cellules osseuses ou en corpuscules étoilés. Elles peuvent également, dit-on, se transformer en cellules médullaires qui, après avoir passé par cette seconde forme, ne perdent pas leur aptitude à devenir des cellules osseuses ou des corpuscules étoilés. Le dépôt des sels calcaires est, jusqu'à un certain point, une opération indépendante du travail de mutation cellulaire. Ces sels existent déjà, en amas considérables, autour des groupes de cellules de cartilage, avant la formation des corpuscules étoilés. Et une fois que ceux-ci se constituent, il reste dans leurs interstices une substance fondamentale, homogène, dépourvue de vaisseaux, qui doit s'imprégner de sels.

Dans ces phénomènes successifs de la conversion du cartilage en os, les cellules du cartilage paraissent donc devenir des cellules osseuses ou des corpuscules étoilés dont la cavité et le noyau se conservent ; la partie hyaline homogène du cartilage devient substance intermédiaire, et s'imprègne de sels qui substituent à la souplesse du tissu cartilagineux la dureté et la grande résistance propres au tissu osseux. D'après cela, l'os ne semble donc pas se développer dans un blastème. C'est un tissu de transformation, comme dans l'arbre le tissu ligneux dérive du tissu herbacé. Son développement se fait au début par le cartilage, comme plus tard il se continuera à la fois par les disques épiphysaires et par le périoste, et toujours il conserve le caractère d'une transformation. Celle-ci s'étend même à la nature chimique du tissu, car la chondrine qui existait dans le cartilage se change en osséine ou en gélatine.

Pendant que débute le travail de l'ossification, le corps de l'os est plein ; les éléments du cartilage ou du tissu osseux sont appliqués sur les vaisseaux. Mais, bien avant qu'il soit achevé, l'os se creuse d'un canal qui doit s'agrandir pendant longtemps : c'est par résorption que cette cavité se forme ; suivant les histologistes, c'est par transformation du tissu osseux en tissu médullaire. La vie de l'os, dès le début, est entretenue par les vaisseaux sanguins qui le parcourent en tous sens, anastomosés d'une part avec ceux du périoste, et de l'autre avec ceux du tissu médullaire. Les prolongements des corpuscules étoilés qui paraissent creux ou tubuliformes, peuvent encore servir au transport des sucs nutritifs, car ils paraissent communiquer avec les cavités des cellules et avec la cavité médullaire.

Une fois formés, les os s'accroissent dans tous les sens : en largeur, par l'addition de nouvelles couches à la surface des parties déjà existantes ; en longueur, par la juxtaposition d'autres couches entre le corps de l'os et ses extrémités épiphysaires ; leur canal médullaire s'agrandit par la résorption progressive des couches les plus internes. C'est ce que font entrevoir quelques expériences de Duhamel[1] de J. Hunter[2], et ce que démontrent les recherches de M. Flourens[3].

L'accroissement des os en diamètre dérive manifestement de la superposition de nouvelles couches à l'extérieur de celles qui existaient primitivement. L'anneau d'argent dont Duhamel entoura l'os d'un jeune pigeon se retrouva plus tard dans le canal médullaire : les anneaux de fil de platine que M. Flourens a engagés, sous le périoste de plusieurs os, sur le chien, le lapin, le cochon d'Inde, ont été bientôt recouverts d'une mince couche osseuse, puis de couches de plus en plus épaisses, et enfin se sont retrouvés à l'intérieur du canal médullaire. Les petites lames d'or ou de platine insérées de même sous le périoste ont été peu à peu recouvertes et ont fini par arriver dans le canal. Enfin la garance donnée à de jeunes animaux, a teint leurs os à l'extérieur et par couches distinctes. Un porc âgé de six semaines reçut, pendant un mois, de la garance avec ses aliments ; puis il fut remis pendant les six semaines suivantes à son régime primitif et tué. Les os des membres sciés transversalement laissaient voir autour du canal médullaire une première zone blanche, formée primitivement, une seconde zone rouge à l'extérieure de la première, formée pendant le régime de la garance, et une troisième, blanche, tout à fait excentrique produite pendant les six semaines qui suivirent l'usage de la matière colorante. Un autre animal âgé de deux mois, fut soumis à l'usage de la garance pendant trente jours, puis remis au régime ordinaire et enfin plus tard à l'usage de la manière colorante. Ses os offraient alternativement deux couches blanches et deux couches rouges, correspondant chacune, les blanches au régime ordinaire, les rouges à celui de la garance.

La signification des résultats donnés par la garance n'a, malgré les objections de Serres, de Brullé et de Doyère, rien d'équivoque. D'une part, les couches rouges sur l'ensemble de l'os, sont bien des couches de nouvelle formation produites pendant l'usage de la matière colorante. D'autre part, les couches rouges que le microscope fait voir à la face interne des canalicules, ne sont pas nécessairement des couches colorées par imbibition, car les canalicules, vus sur la coupe, présentent des couches qui indiquent une formation successive de zones concentriques, dont les plus internes sont les plus récentes ; or, celles-ci peuvent très bien, comme les couches sous-périostiques, correspondre à l'alimentation colorée.

En même temps que des couches nouvelles s'ajoutent successivement en dehors des couches primitives, celles-ci se résorbent ou disparaissent les unes après les autres. La couche la plus ancienne ou la plus rapprochée du canal médullaire, disparaît la première, puis, après celle-là, la couche placée un peu en dehors. Lorsque l'anneau de platine dont on a entouré l'os est retrouvé dans le canal médullaire c'est que tout ce qui était formé au moment de l'application de l'anneau a disparu, et tout ce qui est en dehors de l'anneau s'est formé à partir du moment où celui-ci a été appliqué ; conséquemment, l'os primitif, l'os ancien a été résorbé pendant que s'est formé l'os nouveau.

1. Duhamel, *Mémoires de l'Acad. des sciences* de 1741 à 1743.
2. Hunter, *Œuvres complètes*, traduction française de Richelot, t. I, p. 291; t. IV, p. 469.
3. Flourens, *Théorie expérimentale de la formation des os*, Paris, 1847, in-8 avec fig.

L'accroissement en longueur s'effectue par le développement de couches nouvelles entre le corps de l'os et les épiphyses de ses extrémités, c'est-à-dire dans la couche cartilagineuse qui unit le corps aux épiphyses. Hunter, ayant pratiqué deux trous sur la longueur d'un tibia de porc, retrouva ces deux trous, quand l'animal fut arrivé à son développement complet, à la même distance l'un de l'autre qu'au moment où ils furent percés et remplis de grains de plomb. Flourens a implanté des clous d'argent sur le tibia de jeunes lapins ; ces clous sont toujours restés à la même distance que primitivement, quoique la longueur totale de l'os eût augmenté d'un tiers. Tout l'accroissement en longueur s'est fait entre le clou et l'extrémité de l'os, car, entre chaque clou et la lame cartilagineuse de l'épiphyse correspondante, la distance primitive a doublé, triplé ou quadruplé, suivant la durée de l'expérience. Une autre preuve de ce mode d'accroissement en longueur est donné par le régime de la garance, que l'on fait suivre par le régime ordinaire avant de sacrifier les animaux. Flourens a vu la partie moyenne de l'os teinte en rouge, et aux extrémités, vers les cartilages épiphysaires, une couche blanche formée après la cessation du régime de la matière colorante. Cet accroissement continue tant que les cartilages épiphysaires persistent, même il cesse une fois qu'ils ont disparu.

Pendant l'accroissement, il y a dans les os formation et destruction parallèles. Le développement d'une couche nouvelle s'accompagne de la destruction d'une couche ancienne ; l'os se renouvelle complètement, la matière qui le formait primitivement disparaît peu à peu, à mesure qu'elle est remplacée par une matière nouvelle, la forme seule se conserve ; seulement, comme la formation prédomine sur la destruction, l'os augmente sensiblement de volume et de poids.

Dans ce travail de formation, le périoste et le tissu médullaire jouent un rôle capital, que les expériences nous permettent d'apprécier avec exactitude.

Duhamel avait été conduit, d'après ses propres observations, à considérer le périoste comme l'organe générateur de l'os. L'ossification progressive des lames du périoste suffisait, dans son opinion, à l'accroissement en diamètre des os. Flourens est arrivé à établir expérimentalement que la formation de l'os a lieu dans cette membrane. Il a réséqué sur le chien un segment de côte en conservant le périoste au niveau de la partie détruite ; les extrémités de la côte ayant été maintenues à distance, le périoste s'est tuméfié et épaissi ; il s'est développé dans ce périoste, devenu comme cartilagineux, un ou plusieurs petits noyaux bien distincts et sans rapport de contiguïté avec les extrémités de la côte. Peu à peu les noyaux ont pris de l'extension ; ils ont comblé l'espace résultant de la résection, en un mot, reconstitué la portion osseuse détruite et rétabli la continuité entre les deux bouts de l'os costal. Les os longs dont la membrane médullaire a été détruite sont morts, et un os nouveau, de même forme que l'ancien, a été reproduit par le périoste laissé intact ; l'extrémité scapulaire de l'humérus, l'extrémité inférieure du radius, enlevées, se sont régénérées. À la suite de ces opérations, le périoste s'est tuméfié et a montré dans son épaisseur des noyaux osseux dont l'accroissement graduel a reconstitué les parties détruites. Enfin le périoste détruit se régénère, et, après s'être régénéré, il reproduit les portions d'os enlevées ; c'est lui aussi qui, d'après Flourens, forme le cal : « Quand un os est fracturé, le périoste commence par se tuméfier, se gonfler, envoyer des prolongements entre les bouts d'os rompus, et ceci est pour le périoste le premier progrès ; le second progrès est de s'attacher à ces bouts et de s'unir à la membrane médullaire, puis il paraît dans le périoste un ou plusieurs noyaux osseux ; ces noyaux osseux se développent, s'étendent, touchent de chaque côté à chaque bout d'os rompu, et la fracture est remise. » Conséquemment, le cal se formerait de la même manière que les couches osseuses destinées à accroître l'os en longueur ou en largeur.

Il est incontestable que le périoste remplit un rôle important dans le travail formateur de l'os, puisque, une fois détruit, l'os meurt totalement ou dans ses couches superficielles seulement ; mais il ne me semble pas encore bien démontré que la formation de la substance osseuse ait lieu dans l'épaisseur même de cette membrane, car le tissu osseux peut s'organiser en dehors de celle-ci et aux dépens des matériaux fournis par les nombreux vaisseaux qui, de la face interne du périoste, pénètrent dans l'os.

Mais comment le périoste contribue-t-il à la formation des feuillets osseux qui enveloppent successivement les parties anciennes ? Est-ce simplement en fournissant du sang ou du blastème ? Est-ce en donnant une couche proliférante ou enfin, en se transformant, comme quelques-uns l'ont pensé, en substance osseuse à mesure qu'il se régénère ?

Pendant le jeune âge et tant que l'accroissement de l'os jouit d'une grande activité, le périoste est épais et très vasculaire : il présente à sa face interne une couche molle, proliférante, de nature cellulaire ou conjonctive, qui me paraît comparable au cambium intermédiaire à l'écorce et au corps ligneux des arbres. Cette couche est continue à la fois au périoste et à l'os : elle a une substance intercellulaire homogène et des éléments très petits en voie de prolifération mêlés à quelques corpuscules étoilés, constitués récemment. Si l'on met sous ce périoste une lame métallique, il se forme en dehors de cette lame une couche d'os qui prend peu à peu la structure normale ; si l'on détache une bandelette de périoste tenant au reste par l'une de ses extrémités et si on l'enroule autour d'un muscle ou d'une région musculaire, elle donne aussi à sa surface interne une lamelle osseuse. Si même on la transporte, comme l'a fait M. Ollier, en un point où elle puisse se greffer : à l'aine, au milieu du bras et de la cuisse, elle donne encore des productions osseuses. Enfin, si l'on résèque le cubitus ou le radius, un métacarpien, un métatarsien, en respectant le périoste, il reproduit l'os à peu près avec sa forme et ses dimensions normales. Dans tous ces cas ce n'est pas le périoste qui se convertit en os c'est sa couche profonde, ce sont les cellules de cette couche qui éprouvent la conversion osseuse. D'après M. Ollier[1], cette couche interne représenterait un blastème sous-périostal formé d'une matière liquide avec des cellules, des noyaux et de fines granulations. En l'enlevant par le raclage, on rend le périoste, tant qu'il n'est pas reconstitué, impropre à la reproduction de l'os et en disséminant ses débris détachés on obtient partout la formation de granulations osseuses.

_____

1. Ollier, *Rech. sur la prod. artific. des os : Journal de la physiol. de l'homme*, 1859.

La part que prend la membrane ou plutôt le tissu médullaire à la formation ou à la nutrition de l'os se rapporte aux couches internes : elle tient aux vaisseaux nombreux dispersés dans l'épaisseur de ces couches. Aussi, lorsque ce tissu est détruit par suite de l'introduction d'un corps étranger dans la cavité interne de l'os, celui-ci meurt, et le périoste, demeuré intact, forme un os nouveau qui enveloppe complètement l'os ancien. A l'intérieur de l'os nouveau apparaît un nouveau tissu médullaire qui résorbe peu à peu l'os ancien, devenu libre et tout à fait privé de vie. Ce rôle de résorption que la substance médullaire remplit manifestement, aussi bien à l'état normal que dans diverses conditions accidentelles, ne la rend pas impropre à former ou à reproduire l'os en diverses circonstances. L'expérimentation apprend, en effet, comme l'a fait voir M. Flourens, que, si l'on détruit totalement le périoste d'un os, celui-ci meurt, sinon en totalité, du moins dans les couches extérieures, et que la membrane médullaire produit un os nouveau à l'intérieur de l'os ancien.

Le périoste et le tissu médullaire, tout en jouant chacun leur rôle respectif dans l'évolution et la régénération de l'os, sont liés par une connexité fonctionnelle intime : ils sont solidaires l'un de l'autre et en mesure de se suppléer dans une foule de cas.

D'abord on les voit agir parallèlement, chacun de son côté, dans le travail de la consolidation des fractures. Pendant que le tissu médullaire organise, durcit, puis résorbe le cal interne, le périoste organise, solidifie et finalement résorbe le cal externe, et cela au moment où le tissu de l'os ancien n'éprouve aucune modification appréciable et ne prend aucune part sensible au travail de régénération. Il en est ainsi encore lorsque le tissu médullaire est remplacé par une lame fibreuse faisant l'office de périoste interne. En effet après la trépanation du crâne on voit, sur les animaux dont l'accroissement est déjà avancé, se former en dedans du crâne un cercle osseux ou une auréole sur la dure-mère pendant qu'il s'en produit une semblable au dehors et les deux, en resserrant leur ouverture, finissent par fermer celle du trépan. Mais le plus souvent l'os ancien, par les bords de l'ouverture ajoute son tribut d'éléments nouveaux à ceux du double périoste et l'ouverture, rapidement rétrécie, se trouve bientôt fermée.

Le tissu médullaire, dans beaucoup de cas, semble avoir, par rapport au périoste, un rôle prépondérant. Si, comme je l'ai fait plusieurs fois sur le chien, l'agneau, le mouton, le taureau, on introduit, par une ouverture étroite de foret, un stylet métallique dans le canal d'un os long on constate, après quelques semaines, que l'os est le siège d'un triple travail : 1° d'une hyperplasie dans l'intérieur du canal dont les produits de plus en plus denses représentent l'analogue du cal interne dans les fractures ; 2° de la formation de couches solides nouvelles à l'extérieur de l'os, rappelant le cal externe ou les plaques surajoutées à l'os dans le cas d'irritation du périoste ; 3° enfin du gonflement, de l'expansion de la partie ancienne de l'os. Dans ce cas la solidarité des divers éléments essentiels et annexes de l'os sur laquelle Gosselin[1], a tant insisté, trouve une démonstration irréfutable. La solidarité fonctionnelle est mise en jeu à des degrés inégaux et parfaitement

1. Gosselin, *Dictionnaire de médecine et de chirurgie pratiques*, art. Os, Paris, 1879, tome XXV.

distincts. Si l'irritation du tissu médullaire est faible, comme dans le cas où un

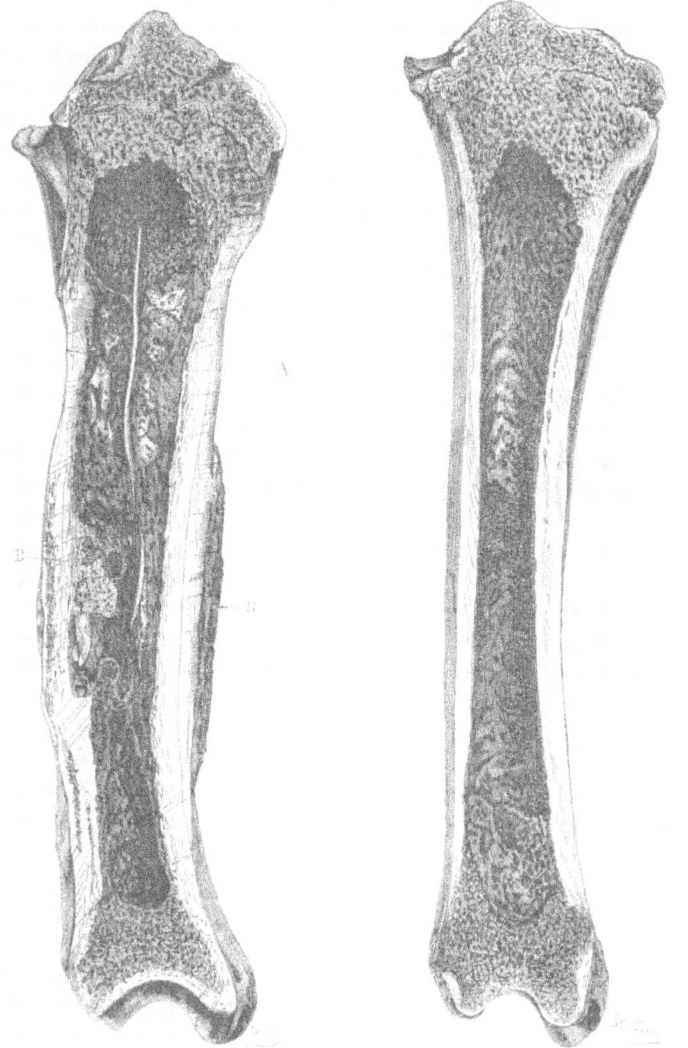

FIG. 187. — Tibia de taureau avec stylet   FIG. 188. — Tibia du même animal, côté
fin dans le canal médullaire (*).   opposé, pour terme de comparaison.

stylet fin est engagé par une simple ouverture (fig. 187) il se forme seulement des

(*) A, stylet; B, productions osseuses nouvelles dans le canal médullaire; B, plastron sous-périostique.

masses osseuses dans le canal et un plastron dans le périoste sans que les parois

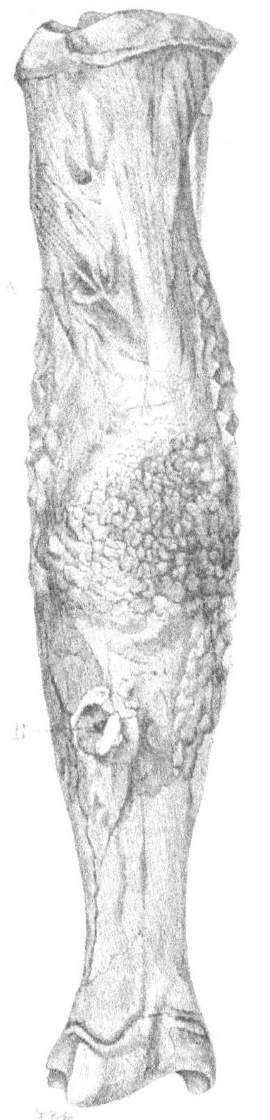

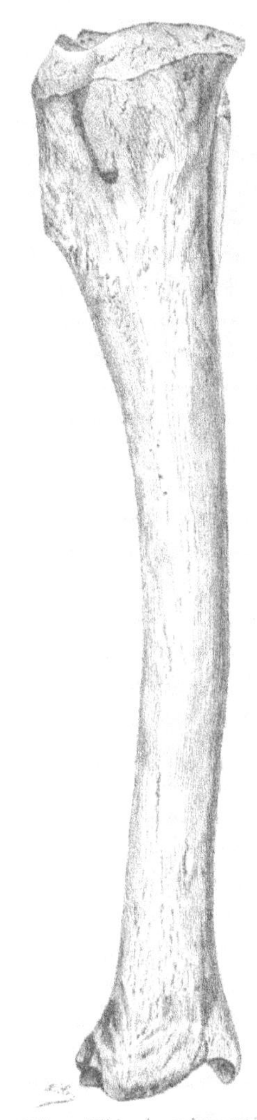

Fig. 189. — Tibia boursoufflé à la suite de l'introduction d'un stylet dans le canal médullaire (*).

Fig. 190. — Tibia du même animal côté opposé.

du canal se boursoufflent et s'hypertrophient. Mais lorsque le stylet introduit par

(*) A, ouverture supérieure ; B, ouverture inférieure.

une extrémité de l'os parcourt toute l'étendue du canal et laisse sortir sa pointe à l'autre extrémité, l'irritation est plus violente, et indépendamment des productions osseuses nouvelles intramédullaire et sous-périostique, il y a un boursouflement et un épaississement énorme de l'os dont le corps devenu fusiforme dépasse de beaucoup en diamètre le corps de l'os opposé pris pour terme de comparaison.

A leurs divers degrés ces modifications dans l'état de l'os (fig. 187 et 189), par suite de l'irritation du tissu médullaire, ne consistent pas dans un déplacement d'éléments déjà formés, elles résultent d'une addition considérable d'éléments de nouvelle formation comme le montre l'excès de poids de l'os irrité sur le congénère pris pour terme exact de comparaison. Elles ne montrent pas seulement la solidarité entre le tissu de l'os et les tissus médullaire et périostique, solidarité établie par les connexions vasculaires ; elles montrent, ou au moins elles semblent montrer que le rôle du tissu médullaire, contrairement à l'opinion commune, a de la prépondérance sur celui du périoste, car l'irritation de celui-ci est loin de provoquer des formations nouvelles équivalentes à celle dont il vient d'être question.

Dans le cas où l'os est malade à l'intérieur, on peut par l'évidement, que Sédillot a si souvent pratiqué[1], enlever les couches internes, jusqu'à transformation de l'os en une véritable coque. Et l'os se conserve, se régénère par la face interne, à l'aide des matériaux provenant du périoste. C'est ainsi qu'on a pu guérir des lésions graves du tibia, du calcanéum, des condyles du fémur.

En somme, il est démontré : 1° que l'accroissement des os en diamètre dépend de l'addition de nouvelles couches à l'extérieur des couches anciennes ; 2° que leur accroissement en longueur tient à la juxtaposition de couches analogues développées aux extrémités, dans l'épaisseur des cartilages épiphysaires ; 3° qu'il y a dans la cavité médullaire résorption progressive des couches anciennes.

Les phénomènes de la nutrition dans les couches osseuses formées et dans les os dont le développement est achevé sont assez obscurs ; ils ne peuvent être mis en évidence comme ceux de l'accroissement. Cependant, certains faits sont de nature à en donner une idée vague : d'abord le travail nutritif est plus actif dans les os des jeunes animaux que dans ceux des adultes ou des vieux sujets. On sait que les os des premiers sont plus mous, plus faciles à diviser et plus riches en vaisseaux : aussi se colorent-ils avec une rapidité étonnante sous l'influence de la garance. Duhamel a vu des os devenir couleur de chair en vingt-quatre heures, d'un rose vif en trente-six heures et d'un rouge intense en trois jours M. Flourens a constaté qu'il suffit de trois à cinq heures pour donner une coloration sensible aux os de jeunes pigeons et de vingt-quatre pour les teindre complètement dans toutes leurs parties les plus déliées, sans que les tendons, les ligaments, les cartilages ni aucun des autres tissus de l'économie prenne la moindre teinte rougeâtre ; au contraire, en dix-huit à vingt jours, c'est à peine si les os des vieux pigeons acquièrent une coloration appréciable. Il est très probable, par conséquent, que, dans le jeune âge, le plasma sanguin est plus abondamment distribué à la trame osseuse qu'il ne l'est plus tard ; en outre il est

1. Sédillot, *De l'évidement sous-périoste des os.* 2° édition. Paris, 1867.

certain que ce plasma se convertit plus rapidemment en substance osseuse à cette première période que dans les âges subséquents. Quoi qu'il en soit, les os, en vieillissant, augmentent de consistance, de dureté et de pesanteur spécifique ; leur vascularité diminue considérablement, ainsi que la quantité et le diamètre des canalicules osseux servant d'étuis aux vaisseaux ; leur surface change d'aspect : les lignes y deviennent plus saillantes, les rugosités plus âpres, les excavations plus profondes ; la cavité médullaire s'agrandit beaucoup, les cellules des os courts s'élargissent, l'ampleur des sinus augmente, la forme de certains os du crâne et de la face se modifie.

La nutrition des os emploie une quantité considérable de matériaux plastiques ; elle exige d'abord une subtance azotée insoluble dans l'eau froide, et à laquelle on a donné le nom d'*osséine*, substance qui se réduit en gélatine par l'action de l'eau bouillante, et présente constamment les mêmes caractères à toutes les périodes de l'ossification, à tous les âges de la vie et dans tous les animaux. Elle exige ensuite, pour un certain nombre d'espèces, une autre matière azotée, blanche, transparente et très soluble dans les acides ; enfin, d'après les intéressantes recherches de M. Frémy[1], du phosphate, du carbonate de chaux, du phosphate magnésie, du phosphate ammoniaco-magnésien, du chlorure de calcium, en faible quantité, et des sels solubles, sulfates, phosphates, fluorures alcalins. Ces divers sels ne sont point combinés, mais simplement mélangés à la matière organique.

Si les sels nécessaires à la constitution du tissu osseux ne sont pas offerts, en quantité suffisante par l'alimentation, la croissance est entravée ; il se manifeste des tendances au rachitisme que Chossat a vu se développer complètement sur les pigeons. Le même observateur a, en outre, observé que les pigeons nourris au blé riche en phosphate de magnésie, mais pauvre en chaux, mouraient, à 8 ou 10 mois diarrhéiques, avec des os minces et très fragiles. Le rachitisme dont les degrés sont fort nombreux peut arriver au point de rendre les os flexibles comme les cartilages. Mais il suffit d'un faible degré de cet état pour que des os se courbent comme ceux de l'avant-bras du lapin, ou ceux de la plupart des rongeurs comme chez le basset à pattes torses (fig. 191).

D'après les analyses de M. Frémy, les os renferment en général une quantité de phosphate de chaux qui s'élève tout au plus à 64 pour 100, — à 10 pour 100 de carbonate calcaire, et à 2 centièmes de phosphate de magnésie. Leur composition est à peu près identique dans toutes les classes de vertébrés, et parmi les animaux les plus éloignés les uns des autres, sous le rapport de leur organisation de leur régime et des régions où ils sont appelés à vivre ; elle est la même dans l'homme, le lion, l'éléphant, le veau, le lapin, le cachalot, l'autruche et la tortue, etc. Néanmoins, les os des herbivores contiennent plus de sels calcaires que ceux des carnivores ; ceux des oiseaux ont un peu plus de ces sels que les mammifères carnivores ; ils ne renferment plus qu'une très faible quantité d'éléments calcaires dans les poissons cartilagineux.

Dès que les os commencent à se former, ils offrent la constitution chimique

---

1. Frémy, *Recherches chimiques sur les os* (*Annales de chimie et de physique*, 3ᵉ série, t. XLIII, janvier 1855, p. 47).

qu'ils doivent conserver pendant tout le reste de la vie. Les points osseux qui apparaissent dans les cartilages du fœtus ont tout d'abord les mêmes sels, et ceux-ci sont associés dans les mêmes proportions qu'à l'âge adulte avec la

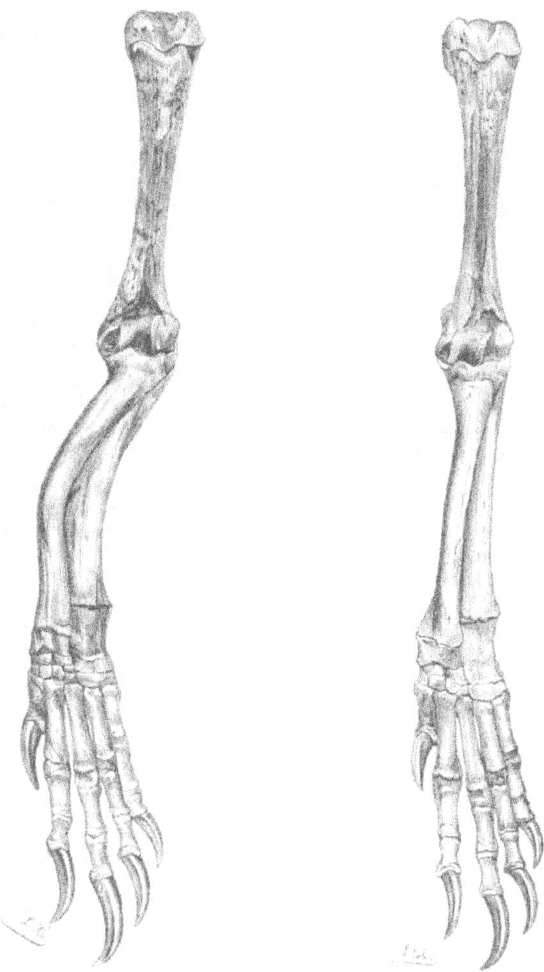

Fig. 191. — Membre ant. d'un lapin de descendance rachitique (avant-bras en faucille).

Fig. 192. — Membre antérieur d'un lapin de conformation ordinaire.

matière organique dont la quantité demeure également à peu près invariable. Les parties osseuses de nouvelle formation, le cal, dès qu'il est arrivé à l'état solide, présentent aussi la composition normale ; enfin les différentes couches concentriques des os, c'est-à-dire les plus rapprochées du périoste et les plus voisines du canal médullaire, ou les couches qui viennent d'être formées et celles qui sont à la veille d'être résorbées, sont chimiquement identiques : seulement la substance spongieuse a plus d'osséine et moins de sels que la substance compacte.

Dans le travail de l'ossification, il se forme donc un os solide à la place de l'os cartilagineux. La gélatine, qui ne précipite ni par l'alun ni par l'acide acétique et le sulfate de plomb, remplace la chondrine qui, au contraire, est précipitée par ces réactifs, et immédiatement, dans chaque point où naît le noyau osseux, se trouvent déposés tous les sels précédemment indiqués. Chacun de ses points a ses vaisseaux, ses canalicules, ses corpuscules osseux caractéristiques, et constitue dès lors un os parfait. Toute la partie qui reste cartilagineuse conserve sa chondrine, ses cavités avec leurs cellules, sa proportion fort minime de substances minérales. Les cartilages épiphysaires eux-mêmes se maintiennent tels jusqu'à l'âge adulte, où ils disparaissent complétement.

Les différences d'aspect, de dureté ou de fragilité que les os présentent suivant les animaux et aux divers âges de la vie, paraissent donc tenir à la constitution physique de ces parties, c'est-à-dire au degré de densité de leur substance compacte, aux proportions du canal médullaire, à l'épaisseur de ses parois, à la quantité de sang ou d'eau qui peut imprégner leur tissu et non à leur composition chimique, qui reste identique avec elle-même, comme le montre le tableau suivant, extrait du mémoire de M. Frémy :

Nom des animaux et des os analysés.	Cendres.	Phosphate de chaux.	Phosphate de magnésie.	Carbonate de chaux.
Fœtus (sexe masculin, 1 mois), fémur.	61,7	60,2	»	»
Homme de 40 ans.............fémur.	61,2	56,9	1,3	10,2
Femme de 97 ans.............fémur.	61,9	57,0	1,2	9,3
Momie égyptienne (femme).....fémur.	65,0	58,7	1,7	5,9
Chienne...................fémur.	62,1	59,6	1,2	6,1
Jeune homme...............fémur.	64,7	60,0	1,5	6,3
Morse...................	63,1	53,9	1,5	9,3
Lapin....................	66,3	58,7	1,1	6,3
Éléphant des Indes..........	66,8	62,2	1,2	5,6
Rhinocéros de Java..........	65,3	60,0	2,3	5,2
Veau mort-né.............fémur.	61,4	59,4	1,7	5,2
Veau de 5 mois...........fémur.	69,9	61,2	1,2	8,4
Vieille vache.............fémur.	71,3	62,5	2,7	7,0
Bœuf..................humérus.	70,1	61,1	1,7	8,6
Taureau................fémur.	69,3	59,8	1,5	8,4
Agneau.................fémur.	67,7	60,7	1,5	8,1
Mouton................fémur.	70,0	62,9	1,3	7,7
Chevreau...............fémur.	68,0	58,3	1,2	8,4
Cachalot................	62,9	51,9	0,5	16,6
Aigle...................	70,5	60,6	1,7	8,4
Poulet..................	68,2	64,4	1,1	5,6
Dindon.................	67,7	63,8	1,2	5,6
Tortue de terre (carapace).....	61,9	56,6	1,2	10,7
Crocodile...............	64,0	58,3	0,5	7,7
Brochet.................	66,9	64,2	1,2	4,7
Raie (cartilages)...........	30,0	27,7	traces.	4,3

Il est quelques parties de l'organisme, telles que l'épiderme, les épithéliums, la corne, les poils, les plumes et les dents, dont la formation et le renouvellement tiennent à la fois de la nutrition et des sécrétions. Ces parties, complètement privées de vaisseaux et de nerfs ne paraissent le siège d'aucun travail moléculaire et interstitiel qui leur soit propre, et leur accroissement résulte de l'addition de nouvelles couches qui se développent entre les couches anciennes et les parties vivantes d'où elles tirent leurs éléments formateurs. En elles, la nutrition va se montrer sous un aspect qu'elle n'avait dans aucun des tissus que nous avons rapidement passés en revue.

L'épiderme de la peau et l'épithélium des muqueuses sont constitués par plusieurs couches de cellules réunies les unes aux autres, d'une manière plus ou moins intime. Dans les couches profondes ou de formation récente, les cellules régulières, pleines de liquide, ont un noyau bien distinct, et beaucoup d'entre elles renferment de la matière colorante. Dans les couches superficielles, les cellules à parois plus épaisses semblent avoir perdu leur contenu ; beaucoup ne conservent plus leur noyau, et la plupart ont pris une configuration différente de celle qu'elles possédaient dans le principe. Les premières forment à la peau ce qu'on appelle le corps muqueux de Malpighi ; les secondes constituent l'épiderme proprement dit. Aux muqueuses, le nombre des couches de cellules épithéliales est généralement peu considérable ; quelquefois même il n'y en a qu'une seule, et les cellules qui la forment, étant faiblement unies entre elles, se dissocient ou se désagrègent avec une extrême facilité.

La formation de l'épiderme et des autres produits épithéliques est extrêmement simple. Suivant les partisans de la doctrine de Schleiden et de Schwann, dans le blastème exhalé par les vaisseaux du derme, des noyaux se forment en grand nombre, puis s'entourent d'une membrane, et les cellules épidermiques se trouvent achevées. Au contraire, d'après Virchow, on ne voit jamais ni blastème, ni noyaux libres : les cellules nouvelles sont produites par la division, la scission des cellules précédemment formées, tant qu'elles demeurent molles, et celles-ci l'ont été, soit par des cellules antérieures soit par le tissu conjonctif avec lequel elles se trouvent en contact. Dans les points où des pressions, des frottements sont exercés, la prolifération devient très active ; le noyau des cellules encore molles se divise, puis la cellule a de nouveaux noyaux, les nouvelles cellules ne tardent pas à se diviser à leur tour. La peau devient ainsi calleuse. Dans les couches extérieures, les cellules sont aplaties et sans noyaux ; grandes dans les moyennes et avec un noyau très distinct, mais dans les profondes, elles restent petites et cylindriques. Nulle part on ne voit de démarcation entre le réseau de Malpighi et l'épiderme ; le premier est destiné à se convertir insensiblement en épiderme. Cette formation s'effectuant continuellement, le nombre des couches cellulaires augmenterait dans une proportion illimitée, si les couches superficielles ne devaient pas se détruire. Mais comme il s'use à l'extérieur une couche de cellules en même temps qu'il s'en développe une autre à la surface du tégument, l'épaisseur totale de l'épithélium reste à peu près invariable. Les feuillets, naguère profonds et récents, deviennent bientôt superficiels et anciens, remplacés par d'autres qui, à leur tour, ne tarderont pas à être amenés à l'extérieur.

Les cellules épithéliales, une fois formées, ne conservent pas toujours leurs caractères primitifs ; elles éprouvent dans la série de leurs âges successifs des changements très appréciables, qui portent principalement sur leur forme et leur contenu. Dans le principe, elles sont sphéroïdales et gonflées par des liquides, même par du sang, si l'on s'en rapporte à l'assertion de Henle. Peu à peu elles deviennent polygonales en se serrant les unes contre les autres ; leurs parois s'épaississent ; leur noyau devient moins distinct et disparaît même dans un certain nombre ; enfin leur contenu se perd. Une fois arrivées à la surface, elles s'enlèvent, réunies en petites lames furfuracées. Tous ces changements sont étrangers aux vaisseaux, puisque l'épiderme et les épithéliums en sont dépourvus ; ils tiennent à l'action des agents extérieurs.

Les différentes formes que prennent les cellules épithéliales en s'organisant, les divers caractères de leur contenu, ne s'auraient s'expliquer d'une manière satisfaisante. Rien ne donne la raison pour laquelle on voit se développer ici l'épithélium pavimenteux, là l'épithélium à cylindre, plus loin l'épithélium vibratile. Rien ne nous montre la cause du développement de cellules pigmentaires en certains points, de leur absence en d'autres points très voisins des premiers. Les forces vitales s'enveloppent d'un mystère aussi impénétrable dans les productions les plus simples que dans les plus compliquées ; mais elles conservent ici, comme partout, les caractères d'après lesquels elles organisent la matière en vue d'une destination définie et rigoureusement déterminée.

Les épithéliums pavimenteux de la peau, de la muqueuse buccale, œsophagienne, de celle de l'estomac d'un certain nombre d'animaux, jouissent d'une fixité que n'ont pas les épithéliums de l'intestin grêle, des conduits excréteurs des glandes, dont la mue est, pour ainsi dire, continuelle ou opérée à de fréquents intervalles ; ils se constituent aux dépens d'une substance gélatineuse, associée, d'après les analyses de M. Frémy, à environ 3 centièmes de matières minérales, comme on le voit surtout chez les reptiles dont l'épiderme, épaissi, est devenu écailleux. Aussi l'on doit admettre que, dans le travail de formation des cellules épithéliales, au sein du plasma qui s'est échappé du réseau des capillaires muqueux, les éléments non utilisés à la constitution des cellules sont résorbés insensiblement par les vaisseaux dont ils émanent.

Le tissu corné qui forme des enveloppes résistantes au pied des animaux, des armes à certains d'entre eux, des ornements à quelques-uns, se produit par un mécanisme analogue à celui qui donne naissance à l'épiderme, dont la corne n'est qu'une simple modification physique.

Ce tissu est constitué, d'après les observations de Gurlt[1] et celles de Delafond[2], par des tubes cylindriques légèrement évasés à leur origine pour emboîter les papilles du tissu sécréteur. Ces tubes, vides dans une grande partie de leur étendue, remplis souvent vers leur extrémité libre d'une substance spongieuse, sont parallèles les uns aux autres, formés de couches concentriques résultant de la superposition de cellules épithéliales plus ou moins déformées.

1. Henle, *Anatomie générale*, t. I, p. 289 et suiv.
2. Delafond, *Recueil de médecine vétérinaire*, t. XXII.

unies par une matière amorphe, comme le sont les cellules épidermiques. La corne des sabots du cheval et des autres animaux, celle des appendices frontaux des ruminants présente cette structure simple avec quelques modifications dans la forme, le diamètre, l'arrangement des tubes et le degré d'altération des cellules qui entrent dans leur constitution.

Quoique, à première vue, le tissu corné diffère du tissu épidermique, il a, comme lui, une texture cellulaire. En le traitant par la soude ou un autre alcali concentré, on le ramollit et on rend ces cellules distinctes, quelquefois pres-

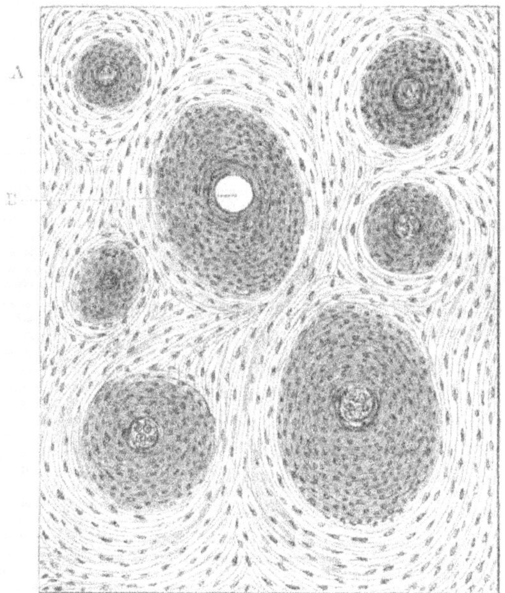

Fig. 195. — Coupe transverse de la paroi du sabot du cheval (*).

que transparentes, cellules qui, suivant les cas, sont arrondies, aplaties, polygonales, etc. Elles se trouvent unies entre elles par une matière intermédiaire, amorphe, plus ou moins abondante.

Au point de vue histologique, la corne du sabot a une organisation analogue à celle des os. Ses tubes, destinés à loger les papilles vasculaires, remplacent les canalicules osseux et servent à charrier les fluides nutritifs, même dans les points où la papille cesse de se prolonger ; ils se rétrécissent par des formations intérieures emboîtées les unes dans les autres comme celles que l'on voit sur la coupe des canalicules osseux ; enfin, dans ses couches sont disséminés des cor-

(*) A, un des tubes cornés encore rempli par sa papille injectée ; B, un des tubes débarrassé de sa papille. — Autour des tubes stries circulaires indiquant des couches emboîtées et portant un semis de corpuscules, rappelant ceux du tissu osseux.

puscules qui rappellent, jusqu'à un certain point, ceux du tissu des os, et distincts des corpuscules de pigment. Aussi me semble-t-il que le tissu corné est l'analogue du tissu osseux dépouillé de ses sels et devenu souple par l'action d'un acide. J'ai déjà indiqué ces vues [1] que je me propose de développer ultérieurement d'après des préparations récentes.

Les productions cornées, quelles que soient leur forme et leurs propriétés physiques, sont composées d'une matière hygrométrique, flexible, élastique, insoluble dans l'eau, soluble dans les acides et dans les alcalis, matière dont la nature est la même que celle des substances protéiques, c'est-à-dire de l'albumine, de la fibrine et de la gélatine, comme l'ont fait voir les analyses de Scherer et de M. Fremy. Cette matière, isomérique à celle qui forme la trame organique des os, est associée, à de la graisse, des sels, du soufre, et à des traces de fer.

D'après Lehmann, outre la substance agglutinative, la corne serait constituée par trois substances différentes, celle des cellules, peu soluble dans les alcalis, celle du contenu des cellules et du noyau, assez soluble, enfin celle des granules réfractaires à la dissolution. Cette distinction me paraît fondée, car l'étude microscopique de la corne montre dans ce tissu plusieurs substances inégalement perméables, et se colorant diversement par le carmin, même dans ce qu'on appelle les lames kéraphylleuses.

La corne se forme et s'accroît comme l'épithélium des muqueuses et l'épiderme cutané, à la surface externe de la peau, plus ou moins modifiée dans son aspect, son épaisseur et son degré de vascularité. Au pied des solipèdes et des ruminants, la peau, arrivée à la naissance de l'ongle ou du sabot, se renfle et se dispose en un bourrelet circulaire, épais et hérissé de volumineuses papilles coniques ; au-dessous de ce bourrelet, sur toute l'étendue de la face antérieure de la troisième phalange, le tégument aminci offre une infinité de petites lamelles parallèles les unes aux autres, dont la face externe est dépourvue de prolongements papillaires ; enfin, à la face inférieure de cet os, le tégument reprend des papilles semblables à celles du bourrelet. De même, la cheville osseuse du frontal qui supporte chaque corne est recouverte d'un prolongement cutané très vasculaire, riche en papilles ; la peau qui produit la châtaigne des solipèdes, les ergots d'un grand nombre de mammifères ongulés, a, au-dessous de la corne, la structure veloutée et papillaire qui, en définitive, n'est que l'exagération de la structure que cette membrane offre dans tout le reste de son étendue. Ce sont ces portions tégumentaires modifiées qui deviennent les organes générateurs de la corne : elles n'ont pas, dans leur épaisseur, de glandes particulières chargées de fournir la matière cornée. Les vaisseaux laissent seulement exhaler à leur surface le plasma dans lequel se développent spontanément les cellules cornées, et ces cellules, par l'ordre de leur évolution successive, par l'agencement forcé que leur impriment les papilles ou les lamelles du tissu vivant, prennent, suivant les points, la forme de tubes, ou conservent celle de lames, de plaques, d'écailles irrégulières. Le mécanisme de cette formation, exactement le même que celui des épithéliums, n'en diffère que par plusieurs particularités accessoires.

---

1. G. Colin, *Bulletin de la Société centrale de médecine vétérinaire*, 1867, p. 212.

Sur le pied des solipèdes, par exemple, toutes les parties du tégument, en rapport avec le sabot, jouissent de la propriété de fournir le plasma qui se transforme en matière cornée : c'est ce que les opérations les plus simples démontrent tous les jours. Dès qu'une partie du tissu sous-jacent à l'ongle a été mise à découvert, elle se tapisse d'une couche de matière jaunâtre, molle, dont l'épaisseur et la consistance augmentent graduellement, matière cornée de nouvelle formation, destinée à remplacer provisoirement celle qui a été enlevée. Mais toutes les parties du tégument sous-corné ne prennent point une part égale et uniforme à la production de la corne nouvelle, et par conséquent, à celle de l'ongle dans l'état normal. Les expériences de MM. Renault et H. Bouley ont montré que les parties pourvues de papilles, c'est-à-dire le bourrelet, le tissu villeux de la sole et de la fourchette possèdent seules la propriété de donner naissance à la corne fibreuse, pourvue de tubes, tandis que les parties lamelleuses, sans papilles, comme le tissu podophylleux, ne produisent qu'une corne homogène sans fibres et sans tubes, bien qu'elle soit, comme la première, constituée par des cellules. Ainsi, le bourrelet donnerait naissance à la paroi dont les couches profondes, lamelleuses, proviendraient du tissu podophylleux qui tapisse la face antérieure de la troisième phalange. Le tissu villeux qui recouvre la face inférieure de cet os et du coussinet plantaire sert à la formation de la sole et de la fourchette.

Dans le travail générateur de la corne, les parties tégumentaires sous-jacentes à l'ongle ne paraissent nullement jouer le rôle d'organes de sécrétion ; elles ne préparent point dans leur tissu la matière cornée ; cette matière n'y est formée ni par des follicules ni par des glandules ; elle se produit à leur surface soit par les cellules du derme, soit aux dépens du plasma exhalé par les capillaires, comme l'épiderme se produit à la surface du derme dans le plasma qui s'échappe des vaisseaux de ce dernier, comme la substance osseuse se forme à la face interne du périoste aux dépens des matériaux dérivés des vaisseaux de cette membrane fibreuse. Toutes les parties de la surface extérieure du tégument sous-corné y concourent proportionnellement à leur degré de vascularité. Aucune d'elles n'a, à cet égard, de privilège exclusif. Les papilles doivent y prendre part, de même que les lamelles, et ces parties proéminentes partagent cette propriété avec les espaces interpapillaires et interlamellaires qui en jouissent d'une manière incontestable ; car la formation de la corne s'opère encore sur les surfaces où les papilles et les lamelles ont été excisées, et avant qu'elles se soient régénérées. Seulement, ces appendices servent, en outre, de moules à la matière cornée, comme on l'a dit avec tant de justesse. Ce sont les papilles qui donnent à la corne la forme tubuleuse, ce sont elles qui déterminent le nombre, la direction, la forme des tubes, de même que la papille du bulbe pileux entraîne la forme du poil et sa cavité centrale ; de même encore que la proéminence osseuse du frontal, tapissée par un prolongement dermoïde, donne forcément à l'étui corné la forme d'un tube conique ; enfin, ce sont les lames podophylleuses qui font reproduire à la corne, en dedans du sabot, la disposition qu'elles affectent elles-mêmes.

L'accroissement des productions cornées s'effectue sans interruption dans celles dont l'usure est continuelle, et il se continue seulement jusqu'à une certaine limite dans celles qui ne doivent pas éprouver d'usure bien sensible ; il a lieu, comme dans l'épiderme, par une formation de substance cornée à la surface du tissu générateur, de telle sorte que les parties les plus profondes sont les plus récentes ; mais la disposition des parties vivantes apporte quelques modifications au sens de cet accroissement. Dans le sabot des solipèdes, l'accroissement de la paroi a lieu du bourrelet vers le bord inférieur du pied ; car si une ligne transversale est tracée près du bourrelet, elle descend peu à peu et finit par arriver au bord inférieur de la paroi. A ce moment, toute la corne qui, dans le principe existait depuis la ligne jusqu'à la partie inférieure du pied, se trouve usée, et toute celle qui est supérieure à la ligne s'est formée pendant l'usure de la première. La corne de la sole et de la fourchette s'accroît aussi de haut en bas, c'est-à-dire de la face adhérente vers la face libre ou inférieure. Si l'usure du sabot compense exactement l'accroissement, l'enveloppe cornée conserve ses proportions normales. Si, au contraire, le sabot ne peut s'user suffisamment, comme chez les animaux privés d'exercice, condamnés à une inaction absolue, ou chez ceux dont l'ongle est protégé par le fer, le sabot s'allonge et prend peu à peu des proportions qu'il n'acquiert jamais dans les conditions où la nature a placé les animaux.

La rapidité de la croissance de la corne est à peu près exactement comme pour le cheval. Un trait fait à un ou deux centimètres du bourrelet, ou une pointe courte implantée à ce niveau descend, terme moyen, de 1 à 2 centimètres par mois ; aussi le pied étant paré, à mesure qu'il s'allonge, le trait ou la pointe parvient au niveau du fer en 10 à 12 mois tout au plus. C'est ce qui est arrivé sur deux chevaux de trait commissionnaires de l'École, sur lesquels j'en ai fait l'expérience. Il m'a semblé que cette pousse n'était point uniforme, qu'elle avait des périodes de ralentissement et d'accélération comparables à celles, de la pousse des poils et autres productions analogues.

D'ailleurs cette croissance de la corne du sabot n'est pas uniforme dans tous les points, ni dans toute l'épaisseur des couches. La paroi semble pousser plus vite au contour externe de son bord inférieur qu'à son contour interne joignant la sole. Aussi dans le cas où un fer étroit est appliqué en retrait du contour externe on voit, au bout de quelques semaines, la paroi descendre en enveloppant le bord externe du fer. Sous le fer, la croissance est moindre, comme si elle était entravée par la pression. Il en résulte que, en quelques semaines, ce fer se trouve encastré dans une rainure de plusieurs millimètres de profondeur. Nous avons vérifié ce fait en 1867 dans des expériences exécutées avec MM. Magne et Baillet pour répondre à des questions d'expertise posées par le tribunal de la Seine.

La rapidité de la croissance des cornes frontales est d'une détermination facile. Elle se mesure, chez les bêtes bovines par la longueur du premier cône, produit en trois ans et pour les années suivantes, en se rapprochant de la base, par l'étendue des intervalles que circonscrivent les anneaux. Cette croissance, subordonnée à l'activité de la nutrition, peut être très lente dans certaines races à développement hâtif, car beaucoup d'entre elles, à évolution rapide, sont remarquables par la brièveté de ces productions.

Il est à noter, que les productions cornées des pieds, du bec ou du front peuvent changer de teinte de la jeunesse à l'âge adulte ou à un âge plus avancé. L'étui corné des mandibules des oiseaux est dans ce cas. Celui des jeunes merles mâle qui est d'abord châtain ou brun comme celui des femelles, devient, vers 5 à 6 mois, tout à fait jaune, alors que disparaissent les dernières traces de la livrée du plumage. Et il demeure tel jusqu'à la fin de l'existence.

Les productions cornées éprouvent quelques variations sous le rapport de leurs propriétés physiques et de leur accroissement aux divers âges de la vie. Elles apparaissent dès les premiers mois de la vie fœtale sur le cheval et les ruminants, d'abord sous forme d'une substance pâle, jaunâtre, très molle, ayant beaucoup d'analogie avec la corne de nouvelle formation qui se produit à la surface des tissus dénudés. Le pigment noir ne s'y montre pas dès le début ; mais dès qu'il s'y fait observer, les parties du tégument sous-jacentes à la corne noire possèdent la même couleur dans leur couche superficielle : au niveau des parties colorées, les cellules qui se forment se remplissent de corpuscules pigmentaires. Les cornes frontales des ruminants se développent seulement après la naissance, à partir du moment où une saillie de l'os du front se dessine pour soulever la peau, jusqu'alors couverte de poils. La portion du tégument qui enveloppe la proéminence se modifie ; ses papilles s'hypertrophient, et bientôt cette portion se trouve recouverte d'un petit cône de matière cornée tenant lieu d'épiderme et de poils. A mesure que l'animal avance en âge, le support osseux augmente de volume, et il se forme à la surface du tégument modifié qui le recouvre de nouvelles couches qui chassent devant elles les plus anciennes. Aussi, la corne frontale résulte-t-elle réellement d'une succession de cornets emboîtés les uns dans les autres, cornets dont le premier est à la pointe, et le dernier, ou le plus récent, en contact avec le support osseux. Ainsi, l'accroissement de la corne ne procède pas seulement, comme on l'a dit, du bourrelet qui existe à sa base, il s'opère simultanément dans tous les points du tégument qui tapisse le support osseux [1].

La corne quoique dépourvue de vaisseaux et de nerfs n'en est pas moins une partie vivante. Elle se nourrit par imbibition. Les liquides qui lui viennent des parties vasculaires la pénètrent par endosmose, entretiennent sa flexibilité, sa souplesse, son élasticité, sa demi-transparence, le brillant de sa surface. Sans que l'espèce de nutrition qui en résulte cesse de s'effectuer, les productions cornées deviennent ternes, opaques, cassantes et constituent à la longue des corps étrangers dont l'organisme doit se débarrasser par le fait d'une usure irrégulière ou d'une disjonction.

La régénération des parties cornées détruites s'effectue aisément si les téguments sous-jacents sont intacts ; elle peut même se faire encore si ces téguments ont été détruits eux-mêmes, du moins en partie, dès que leur reproduction préalable a pu s'opérer.

Les poils de différentes sortes qui se trouvent à la peau, ceux qui existent à la

---

1. Voy. Duverney, *Observations sur la végétation des cornes. Œuvres anatomiques*, t. I, p. 569. — Numann, d'Utrecht, *Considérations anatomo-physiologiques sur les cornes frontales de l'espèce bovine* (*Bibliothèque vétérinaire*, 1817).

muqueuse buccale de plusieurs rongeurs, à la muqueuse intestinale des solipèdes, enfin, ceux qui se développent accidentellement sur la conjonctive et sur d'autres membranes muqueuses, ont, par leur mode de formation, d'accroissement, et par leur nature, la plus grande analogie avec la corne et les productions épithéliales. Ils sont formés d'une couche corticale extérieure très dense, d'aspect fibreux, et d'une substance médullaire centrale, spongieuse, granulée. La première constitue une sorte de tube très fin dans la cavité duquel la seconde est déposée. Toutes les deux résultent de l'agrégation de cellules plus ou moins modifiées, cellules très allongées dans la couche extérieure, et à peine déformées dans la partie médullaire où se trouve, quand les poils sont colorés, une certaine proportion de cellules pigmentaires. En effet, si le poil est traité à chaud par l'acide sulfurique, la substance corticale se divise en fibres plus ou moins longues qui se fractionnent en plaques à noyau représentant les cellules déformées. Cette substance tout entière, à l'exception de ses noyaux, est soluble à la longue dans la potasse. Les cellules de la substance médullaire sont très distinctes sans le secours des réactifs.

La base du poil, incluse dans un follicule, se trouve implantée sur une papille conique, analogue à celles qui se voient au bourrelet et au tissu villeux de la face plantaire du pied des animaux ongulés. C'est ce bulbe, énormément développé à la base des longs poils de la moustache du cheval, du lion, de l'hyène, du chat, qui devient l'organe sécréteur du poil, et qui fournit à cette production les matériaux d'accroissement et de régénération.

La formation et l'accroissement des poils a lieu aux dépens du plasma exhalé dans la cavité folliculaire. Les cellules qui en naissent s'allongent et s'unissent très intimement pour former la couche corticale; elles se modifient moins dans la partie centrale ou médullaire, au milieu de laquelle les cellules pigmentaires sont parfaitement reconnaissables. Les substances qui constituent chimiquement la production pileuse sont assez nombreuses : la principale d'entre elles, de nature protéique, paraît être isomère avec celle de l'épiderme, de la corne, avec l'osséine, et enfin avec la fibrine et l'albumine, dont elle se distingue cependant, d'après Scherer, par un léger excès d'azote et d'hydrogène. Le reste, d'après les analyses de Vauquelin, est une huile blanche et une huile brunâtre, auxquelles on a attribué les diverses nuances de ces productions : du phosphate et du carbonate de chaux, de l'oxyde de manganèse, de l'oxyde, du sulfure de fer, de la silice et du soufre; mais on n'a pas encore examiné comparativement les productions pileuses dans les animaux, où elle se montrent avec tant de caractères différents. M. Chevreul a trouvé la laine brute de mérinos composée ainsi qu'il suit : matière terreuse qui se dépose dans l'eau avec laquelle on la lave, 26,06 ; — suint soluble dans l'eau froide, 32,74 ; — graisses particulières, 8,57 ; — matière terreuse fixée par la graisse, 1,40 ; — laine proprement dite, 31,23.

L'accroissement des poils dérive de la juxtaposition de nouvelles cellules à la partie incluse dans le follicule, de telle sorte que chaque segment d'un poil est d'autant plus récent qu'il est plus éloigné de l'extrémité libre. Cet accroissement est continu, mais rapide ou lent suivant les conditions. Ses matériaux étant fournis plus abondamment dans telles circonstances que dans telles autres, on

voit chez quelques animaux, le mouton notamment, le diamètre du brin de
laine offrir des inégalités considérables : ainsi, toute la partie du brin qui s'est
formée pendant une maladie ou pendant une période d'insuffisante alimentation
est plus étroite que celle qui est au-dessus et plus étroite aussi que la partie
produite ultérieurement. La même particularité, si elle se reproduit plusieurs
fois, donne l'image de ces cercles, alternativement en relief et en creux, que
présente le sabot des chevaux affectés de fourbure.

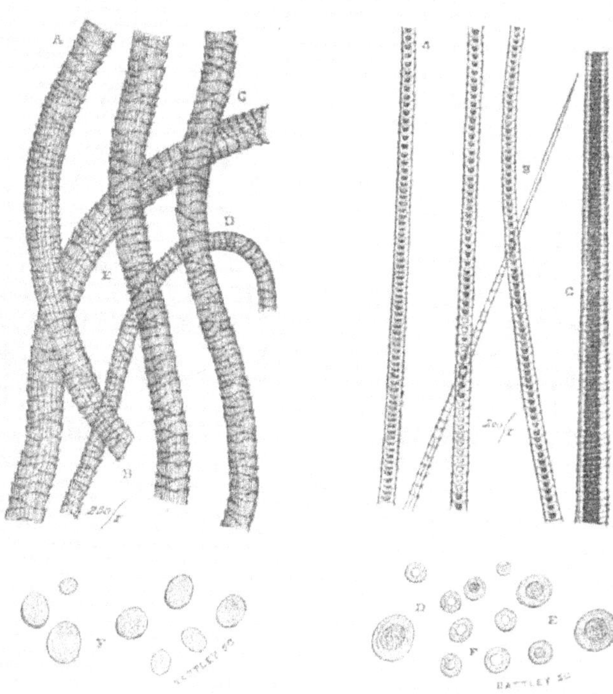

Fig. 194. — Laine du mouton (*).   Fig. 195. — Poils du chat (**).

Quelquefois les crins du cheval, à la queue et même à l'encolure, semblent
formés de segments alternativement minces et épais, articulés entre eux comme
les segments des équisétacées. Les segments minces peuvent se répéter 5, 6 fois
et plus sur la longueur du même crin, soit à des intervalles à peu près égaux,
soit tantôt plus près, tantôt plus loin du follicule que de l'extrémité libre.

Cet accroissement, une fois parvenu à un certain degré, paraît s'arrêter,
comme on le voit surtout aux longs poils des paupières, aux cils et aux mous-
taches du chat, à celles du cheval, ainsi que divers observateurs, Duverney entre
autres, en ont fait la remarque. Au contraire, la tonte l'accélère à tel point

qu'en six semaines à deux mois, sur certains animaux, tels que le lapin, les poils rasés sont revenus à la longueur des poils demeurés intacts. La pousse des premiers a été de 2 centimètres 1/2, 3 centimètres et quelquefois davantage, pendant que celui des seconds n'a été à peine que de 2 ou 3 millimètres.

Les parties du poil qui sont formées, bien qu'elles n'aient ni vaisseaux ni nerfs, ne sont pas tout à fait dépourvues d'une sorte de vitalité obscure que plusieurs faits semblent démontrer. Tout le monde sait que, dans beaucoup de maladies, le poil du cheval devient terne et piqué, et qu'il reprend peu à peu, avec le retour de la santé, sa souplesse et son brillant, tant par suite des changements apportés à la sécrétion des produits qui entretiennent sa souplesse et son brillant que par la modification probable des courants établis dans sa cavité médullaire. Dans certains cas, le poil perd sa résistance, devient cassant ; il se brise, par exemple, à une certaine distance de la peau lorsque des cryptogames ont envahi la cavité de la portion intrafolliculaire. On sait que ces parties peuvent éprouver d'assez brusques changements de coloration ; leur blancheur, produite quelquefois en un temps très court, dépend, dit-on, de la présence d'une très grande quantité d'air dans leur tissu ; leurs couleurs diverses, dues aux pigments des cellules de la substance corticale, sont indépendantes, suivant Lehmann, des proportions de fer ou d'autres substances minérales qu'ils peuvent contenir.

La coloration des poils éprouve des variations remarquables, suivant les parties du corps, les âges de la vie et les saisons. Chez les chevaux, les porcs, les bœufs, les chiens tachetés de noir et de blanc, les poils sont noirs dans les places où la surface externe de la peau est noire, et ils ont d'autres couleurs sur tous les points qui ne sont pas noirs. Le pigment noir apparaît dans le poil comme dans la corne, au niveau des points où la surface dermoïde est elle-même recouverte de pigment. Chez certains animaux, au lieu d'offrir une teinte uniforme dans toute leur longueur, ils se montrent sous des nuances différentes aux divers points de leur étendue, ce qui s'explique par les différences de teintes des pigments qui se forment aux diverses périodes de l'accroissement. Plusieurs d'entre eux portent dans leur jeune âge un pelage différent de celui qu'ils devront avoir plus tard, comme on le voit pour le faon, le marcassin, les jeunes porcs, entretenus par grandes troupes dans quelques parties de l'Amérique ; d'autres, et le nombre en est considérable, prennent, en vieillissant, une robe un peu différente de celle qu'ils avaient à l'âge adulte, comme on le voit sur les chevaux gris clair, qui finissent par devenir presque blancs, et sur ceux de certaines robes, chez lesquels apparaissent de nombreux poils blancs aux tempes et au voisinage des yeux. Enfin beaucoup sont remarquables par les changements de couleur que la robe éprouve suivant les saisons : on cite à ce sujet le lièvre variable, des contrées du Nord ; le renne, qui est brun en été, blanchâtre en hiver ; le cerf de nos pays, dont le pelage brun perd son brillant en automne ; le cerf de Virginie, qui devient cendré en hiver, de brun jaunâtre qu'il était auparavant ; le daim, qui abandonne sur la fin de la belle saison son pelage fauve, tacheté de blanc, pour une robe brune uniforme. Nos animaux domestiques eux-mêmes n'ont pas leur pelage d'hiver d'une nuance exactement semblable à celle de leur robe d'été ; néanmoins, quelques espèces entretenues dans les ménageries, notamment celles qui viennent des contrées chaudes, conservent un pelage d'une nuance invariable [1].

La plupart des productions pileuses éprouvent une mue périodique au retour de la belle saison, aussi bien chez les animaux domestiques que chez les espèces qui vivent à l'état sauvage ; celles qui ne tombent point sont, sur les solipèdes, les crins de la queue, de la crinière, du toupet, les poils des lèvres, des ailes du nez, de la plus grande partie de la face et ceux de l'extrémité inférieure des membres, à partir du genou et du jarret.

Cette mue périodique peut être prévenue par une tonte opérée périodiquement. Les chevaux qu'on prend l'habitude de tondre en hiver ne semblent plus éprouver leur mue habituelle, et c'est probablement par le fait de cette opération que le mouton fait exception à la règle ordinaire à la généralité des mammifères ; car, au rapport de Roulin [2], la laine des moutons américains, qui ne sont pas tondus au moment convenable, se feutre, se détache par places et se trouve bientôt remplacée par un poil court, brillant, analogue à celui de la chèvre, et qui, pour toujours, tiendra la place de la laine.

Le travail de formation, de croissance et de renouvellement des poils est modifié à un haut degré par les influences extérieures, surtout celles qui tiennent au climat. Plusieurs espèces propres aux contrées chaudes, comme l'éléphant, l'hippopotame, le rhinocéros et les tapirs, ont la peau nue ; d'autres espèces, qui vivent dans ces mêmes contrées, ont le pelage moins long, moins serré que les analogues qui habitent les régions du Nord. Le bœuf américain qui, sur les hautes montagnes, est couvert d'un poil serré très long, n'a plus qu'un poil rare et fin dans les plaines voisines de l'équateur, et s'y trouve même quelquefois à peu près nu. Le porc, dont les soies sont si rares et si rudes, acquiert sur les Andes un poil crépu, serré et même parfois, à la base de celui-ci, « une espèce de laine. » Les races de chevaux ont, dans les pays humides, des poils longs et grossiers aux extrémités, de la bourre en Sibérie et dans le nord de l'Asie, des poils plus courts, plus fins dans les contrées chaudes, ce qui, du reste, est en parfaite harmonie avec l'état des productions cornées.

La plupart des modifications relatives au développement, à la chute, à la reproduction des poils, aux variations que peuvent éprouver leurs propriétés physiques, dépendent du degré et du mode de vitalité de la peau en général et du bulbe en particulier. Les changements produits avec rapidité dans la partie du poil déjà formée résultent sans doute des modifications que subissent les sécrétions cutanées et de l'imprégnation de la substance du poil par les fluides qui paraissent parvenir et se déplacer dans sa partie centrale ou médullaire. Les changements de couleur dans une partie du poil peuvent tenir à ce que, pendant une certaine période de l'accroissement, il se forme dans le bulbe plus ou moins de cellules pigmentaires, ou de ce que le poil fixe ou non des matières grasses colorées.

1. Voy. Et. Geoffroy Saint-Hilaire et Fr. Cuvier, *Histoire naturelle des mammifères.* Paris, 1820-1842.
2. Roulin, *Mémoires des savants étrangers*, 1825, t. VI, p. 319.

Les plumes, si remarquables par la variété de leurs formes et de leurs couleurs, sont produites suivant un mode analogue à celui des poils, mais beaucoup plus compliqué.

Dans les premiers temps de sa formation, la plume est incluse tout entière dans un follicule cutané, oblique et fermé. A l'intérieur du follicule existe une gaine allongée, tapissée par deux membranes striées et renfermant une pulpe molle, demi-fluide, aux dépens de laquelle doivent se former successivement les diverses parties de la plume. Peu à peu la gaine et son contenu s'allongent, cette gaine perce l'épiderme, devient exubérante à la surface de la peau ; bientôt elle s'ouvre à son tour pour laisser sortir la pointe de la plume ; celle-ci croît continuellement à sa base par addition de nouveaux éléments qui se juxtaposent à ceux dont la formation est plus ancienne. Quand la tige qui supporte les barbes a acquis toute sa longueur, le tuyau se forme, acquiert de la consistance et une longueur de plus en plus considérable ; lorsqu'il vient à se rétrécir à sa base, la pulpe, jusqu'alors très vasculaire, se resserre, perd sa teinte rougeâtre, devient jaune ; sa partie fluide disparaît, laissant au centre du canal une membrane transparente divisée par des cloisons transversales en une série de larges cellules. A ce moment, la gaine est unie à la face externe du tuyau, et le développement de la plume est achevé[1].

L'évolution de la plume, assez compliquée quant à la forme, est au fond à peu près semblable à celle des poils. Schwann a vu que les matériaux dérivés de la pulpe s'organisent en cellules dont les plus extérieures s'allongent et se transforment en fibres, alors que les plus intérieures, celles de la substance médullaire de la tige, conservent même leur noyau pendant un certain temps.

Les plumes, de même que les poils, éprouvent une mue périodique dont les caractères offrent quelques variations parmi les diverses familles d'oiseaux : il y a d'abord une première mue dans le jeune âge, qui substitue le plumage caractéristique de l'espèce au plumage de livrée ; puis il y a, chaque année, en automne et au printemps, un renouvellement d'un certain nombre de plumes, quelquefois même de la presque totalité de ces productions, comme on le voit sur nos oiseaux de basse-cour. La régénération des plumes, spontanément tombées, s'opère comme celle des plumes arrachées aux diverses époques de leur développement : il se forme d'abord une nouvelle gaine et une nouvelle pulpe, puis la plume s'y produit et s'y accroît absolument comme celle qui l'avait précédée.

La régénération devient rapide comme la pousse du poil coupé, aussi l'oie, le canard plumé par la ménagère ont repris en quelques mois des plumes de la longueur de celles qu'on leur a arrachées.

Au moment de ces mues et dans leurs intervalles, la couleur du plumage change très notablement, comme les naturalistes en ont fait depuis longtemps la remarque. En hiver, dit Aristote[2], le merle devient roux, de noir qu'il était ; la grive, qui, en été, porte des taches autour du cou, prend vers la saison froide

1. Voy. Fr. Cuvier, *Mémoires du Muséum*, 1826, t. XIII ; Dutrochet, *Mémoires anatomiques et physiologiques sur les végétaux et les animaux*. Paris, 1837, t. II.
2. Aristote, *Histoire des animaux*, livre IX, p. 637 et suiv.

la couleur de l'étourneau ; la huppe a aussi le plumage changeant, comme le témoignent les vers d'Eschyle ; le lagopède, fauve en été, devient blanc en hiver. De même aussi beaucoup d'oiseaux prennent, à l'âge adulte ou dans la vieillesse, un plumage différent de celui qui leur appartenait d'abord : le jeune cygne, d'abord gris dans sa jeunesse, devient d'une blancheur remarquable ; le goéland à manteau noir, qui, dans le jeune âge, est tacheté, devient blanc ; le grèbe huppé ne prend sa huppe noire qu'à un certain âge ; le pygargue, l'autour de Cayenne, plusieurs vanneaux, le petit plongeon, les mouettes et beaucoup d'autres oiseaux éprouvent de tels changements dans le plumage, que souvent on a pris pour des espèces différentes des individus aux divers âges de la vie.

Les dents sont d'autres productions qui, sous beaucoup de rapports, se rapprochent de la corne, des poils et des plumes.

Elles se développent chacune dans un follicule qui, primitivement, s'ouvre à la surface de la muqueuse buccale, et qui, plus tard, se ferme complètement. Ce follicule porte sur son fond une papille molle, pulpeuse, diversement configurée, très riche en vaisseaux et en nerfs, papille destinée à former la substance éburnée ou tubuleuse de la dent, qui se moule exactement à sa surface. Toute la face interne du follicule est tapissée d'une pellicule mince ou membrane émaillante qui offre des saillies et des creux analogues à ceux que présentera la dent une fois formée : c'est cette couche membraneuse qui est affectée à la production de l'émail. Lors de la formation de la dent, la pulpe donne naissance, de dedans en dehors, à des couches de substance éburnée, qui répètent exactement la configuration extérieure de la pulpe ; en même temps la surface interne du follicule verse, à l'extérieur de la masse d'ivoire, des couches d'émail dont l'épaisseur augmente d'une manière progressive. Les micrographes pensent que la partie principale de la dent dérive des cellules à noyaux et à nucléoles, dont la pulpe dentaire est composée dès le principe.

L'ivoire de la dent, dérivé de la papille, est formé de petits tubes ou de fibres tubuleuses à peu près parallèles les uns aux autres, et ouverts, d'une part, dans la cavité dentaire, d'autre part, en dessous de la couche d'émail. Ces fibres, souvent divisées vers leur extrémité périphérique, laissent entre elles des espaces remplacés par une substance intermédiaire dans laquelle se montrent quelques corpuscules rayonnés, analogues à ceux des os, mais moins bien caractérisés.

L'émail est constitué seulement par de petites aiguilles tubuleuses, prismatiques, disposées en plusieurs couches perpendiculaires à la surface externe de l'ivoire, à peu près comme les filaments du velours sur la trame de ce tissu.

Noms des parties de la dent	Centres.	Phosphate de chaux.	Phosphate de magnésie.	Carbonate de chaux.
Dent d'un bœuf (ivoire)	74,8	70,3	1,3	2,2
Dent d'un bœuf (émail)	96,9	90,5	trace.	2,2
Dent d'un bœuf (cément)	67,1	60,7	1,2	2,9

Enfin le cément, disposé en couches plus ou moins épaisses, en dehors des racines, dans leurs intervalles, en divers points de la partie libre, et dans la cavité encore plus ou moins remplie de pulpe, paraît avoir, d'après les observations de

Retzius, la texture intime de la substance osseuse ; il a, comme l'os, des canalicules et des corpuscules étoilés.

Ces trois parties constitutives de la dent ont, d'après les analyses de Lassaigne, de Berzelius et de M. Frémy, à peu près la même composition chez les animaux que chez l'homme. Ce dernier savant a reconnu, comme ses prédécesseurs : 1° que l'émail des dents, sans analogie avec la substance osseuse, renferme seulement 2 à 3 centièmes de matière organique, 3 à 4 centièmes de carbonate calcaire, une forte proportion de phosphate de chaux, du fluorure de calcium, de la magnésie et des sels alcalins ; 2° que l'ivoire est à peu près semblable aux os, dont il diffère seulement par un faible excédent de phosphate de chaux et de magnésie ; 3° que le cément a, dans le bœuf, par exemple, exactement la même composition que l'os.

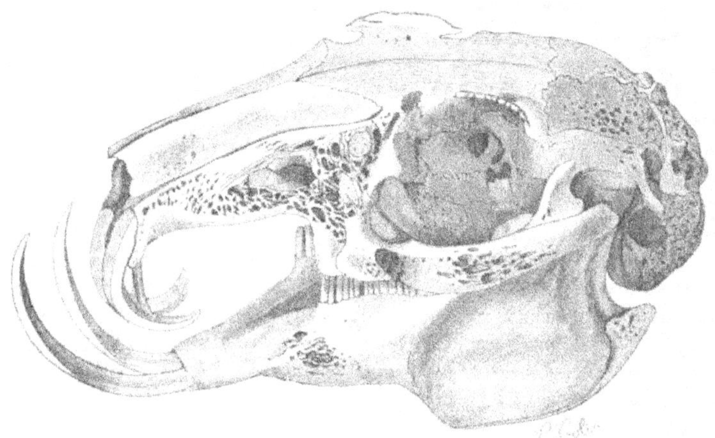

Fig. 196. — Tête de lapin à incisives démesurément allongées et contournées, par pousse continue, sans usure correspondante.

L'accroissement de la dent a lieu, de même que celui des poils, de la base vers l'extrémité libre, mais il ne s'effectue que dans des limites assez restreintes. Dans les incisives et les canines, dont la racine simple est cylindrique ou légèrement conoïde, les parties de nouvelle formation ne changent point la forme primitive de la dent. Dans les molaires, au contraire, la configuration de la partie enchâssée se modifie très sensiblement. Chez les solipèdes, la dent, au lieu de conserver à sa base la forme primitive d'un prisme quadrangulaire, cannelé sur ses faces, se découpe en trois ou quatre racines coniques creuses recevant chacune un prolongement de la pulpe. Dans ces trois espèces de dents, dont la racine se rétrécit à son extrémité, la pulpe est progressivement resserrée et éprouve une sorte de compression qui, à la longue, devient un obstacle à l'accroissement : aussi celui-ci finit par s'arrêter, bien que l'usure continue. Il n'y a d'exception à cet égard que pour les incisives des rongeurs, particulièrement des lapins, incisives dont l'accroissement continue pendant toute la durée de la vie, comme l'ont démontré les recherches de M. Oudet[1], et cela, en raison du diamètre uniforme de l'incisive dans tous les points de sa longueur.

Cet accroissement est extrêmement rapide car, si, comme je l'ai fait, on scie sur le cochon d'inde, le lapin et le rat soit les incisives supérieures, soit les inférieures, à ras de la gencive, ces dents, au bout de quelques semaines, se retrouvent aussi longues qu'elles l'étaient avant la section.

Le renouvellement des dents s'opère par la formation d'un nouveau germe ou d'une nouvelle capsule, de même structure que celle qui avait donné naissance à la dent caduque. Cette capsule, placée en arrière de la dent primitive pour les incisives, en dessous pour les molaires, prend peu à peu du développement, et à mesure que la dent nouvelle qu'elle contient augmente de volume, la pulpe et la

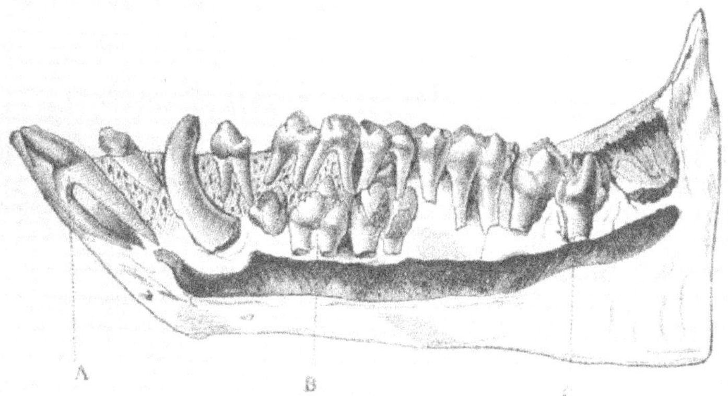

FIG. 197. — Mâchoire inférieure de sanglier (*).

racine de la première éprouvent une compression qui en détermine l'atrophie graduelle. Une fois que la dent nouvelle a acquis une certaine longueur, elle sort de sa capsule percée et vient se montrer à l'extérieur, soit en perforant la maxillaire et la muqueuse buccale, comme le font les incisives, soit en soulevant par sa face libre la dent ancienne, qui ne tarde pas à tomber, comme cela a lieu aux dents molaires. Cependant, ce mode d'éruption des dents nouvelles n'est pas le même chez tous les animaux. Chez l'éléphant, par exemple, qui n'a, à la fois, que quatre molaires de chaque côté, deux en haut, deux en bas, les molaires nouvelles se développent en arrière des anciennes, qu'elles poussent obliquement en avant à mesure qu'elles arrivent au niveau de la table de frottement, et leur

1. Oudet, *De l'accroissement continu des incisives chez les rongeurs et de leur reproduction.* Paris, 1850, in-8°.

(*) Pour montrer les deux dentitions en présence, la seconde se préparant au remplacement de la première, d'après Ch. Rousseau.

éruption est tellement réglée qu'il n'y a jamais plus de quatre molaires pour les deux mâchoires du même côté[1].

La dent, quoiqu'elle soit privée de vaisseaux et tout à fait insensible, n'en est pas moins une partie vivante. Les tubes ou les canalicules de l'ivoire, signalés pour la première fois par Leeuwenhoeck, sont des conduits destinés à transmettre des sucs de la pulpe dans toute l'étendue de l'organe : le fait de leur coloration par la garance prouve leur perméabilité. Ils s'ouvrent dans la cavité de la pulpe et arrivent jusqu'aux canaux du cément dans les points où l'ivoire n'est pas recouvert par l'émail, aux racines par exemple. Le suc qu'ils contiennent est transparent et de nature encore inconnue. D'ailleurs, dans le cas de carie, si la lésion s'arrête, les canalicules dentaires se remplissent par la substance appelée dentine, et le tissu de l'ivoire devenant plus dense, moins perméable, offre une plus grande résistance à l'action des agents destructeurs. Il peut même se former, dans la cavité centrale de la dent, de petites masses ou de petits osselets de dentine qui témoignent aussi de la vitalité des éléments constitutifs de la dent[2].

INFLUENCE DU SYSTÈME NERVEUX SUR LA NUTRITION.

Le système nerveux exerce une influence plus ou moins manifeste, mais toujours incontestable sur les divers actes de la nutrition, soit pendant la durée de l'évolution ou du développement des organes, soit lorsque les parties n'ont plus qu'à demeurer stationnaires.

Pendant la vie embryonnaire, l'intervention nerveuse dans la nutrition est, au début, extrêmement obscure, puisque le travail de formation s'établit et fait de rapides progrès avant que les centres nerveux et leurs parties périphériques soient constituées. Ce travail semble suivre ses phases ordinaires dans les cas où le cerveau et les autres parties encéphaliques manquent plus ou moins complètement ; mais alors il peut être subordonné à l'action de la moelle épinière, des nerfs qui en émanent et à celle du grand sympathique. Mais, comme dans ces conditions le travail formateur marche parallèlement au sein d'un grand nombre de parties ou dans la plupart des organes, aussi bien que dans le système nerveux lui-même, et que d'ailleurs il est déjà très avancé au moment où le système nerveux paraît apte à agir, on doit admettre que pendant les premières périodes de l'évolution organique, les actions nutritives ne sont pas encore intimement subordonnées à l'intervention nerveuse.

L'influence du système nerveux sur la nutrition ne paraît pas directe. Elle semble s'exercer par l'intermédiaire de la circulation. Les nerfs, en réglant la contraction des vaisseaux, augmentent ou diminuent leur capacité, rendent plus

1. Consultez, pour les détails sur ce point, G. Cuvier, *Leçons d'anatomie comparée*, 2e édit. Paris, 1836-1846. — Fr. Cuvier, *Des dents des mammifères*. Paris, 1825. — E. Rousseau, *Anatomie comparée du système dentaire*. Paris, 1834. — Oudet, *Recherches anatomiques, physiologiques et microscopiques sur les dents*. Paris, 1862.

2. Voyez à ce sujet les intéressantes études de M. Magitot, *Du développement et de la structure des dents humaines*, 1857; *Recherches sur la carie dentaire*. Paris, 1866, etc.

ou moins rapide et considérable l'apport des matériaux nutritifs dans les tissus. Ils excitent même plus ou moins le travail nutritif par l'intermédiaire de son stimulant et de son aliment, en outre ils le facilitent par la plus ou moins grande rapidité avec laquelle ils débarrassent les tissus des matériaux que la désassimilation rend inutiles.

Les éléments nerveux sont les premiers, dans certaines conditions, à éprouver des modifications nutritives très remarquables. Lorsque les nerfs sont coupés, ces modifications s'opèrent avec une grande rapidité, dès le second jour même, d'après les observations de M. Ranvier. Les noyaux des segments de la gaine de Schwann se gonflent et finissent par interrompre la continuité du cylindre-axe. Vers le sixième jour, la myéline se trouble, les noyaux de la gaine de Schwann se multiplient ; le protoplasma devient granuleux, la myéline se résout en gouttelettes, sa gaine se resserre et le cylindre-axe disparaît ; par suite le nerf perd vite sa motricité, puis sa sensibilité.

Les troubles de la nutrition du nerf ne se produisent pas dans tous les points du cordon coupé. Le bout qui tient à la moelle conserve sa texture et ses propriétés ; le périphérique les perd toutes. Si, comme Waller l'a vu le premier, on sectionne les racines supérieures ou sensitives du nerf, le segment central de ces racines s'altère, tandis que le segment périphérique tenant au ganglion conserve intactes sa texture et ses propriétés, de même que le reste des fibres sensitives jusqu'à leur terminaison dans les organes. Si on coupe la racine sensitive en dehors du ganglion le bout central attaché à celui-ci reste intact, tandis que le périphérique s'atrophie en perdant ses propriétés. Dans ces deux cas, comme tout ce qui tient au ganglion conserve sa texture et ses propriétés, le reste s'atrophiant, on en conclut que ce ganglion est le centre nutritif ou trophique des fibres sensitives. D'autre part, si on sectionne la racine inférieure ou motrice les troubles se produisent dans un autre sens : le segment de racine qui tient à la moelle reste sain, c'est-à-dire conserve sa texture et ses propriétés, tandis que le segment périphérique tenant seulement au ganglion les perd. Aussi on en conclut que le centre nutritif des filets moteurs est dans la moelle. La non activité du nerf, son inertie fonctionnelle ne paraissent jouer aucun rôle appréciable dans ces résultats. C'est, à ce qu'il semble, par le défaut d'excitation du travail nutritif, de la part du ganglion, pour les fibres sensitives, et de la moelle, pour les fibres motrices, que se produisent l'atrophie des fibres et la perte de leurs propriétés.

La section du trijumeau, dans le crâne, donne lieu, comme l'ont appris les expériences de Magendie, à des troubles nutritifs graves : l'inflammation de l'œil, le trouble des humeurs, l'injection de la conjonctive, l'ulcération de la cornée, cela à compter de vingt-quatre heures après l'opération, et pendant les cinq ou six jours qui suivent. Cependant, il n'est point sûr que ces troubles soient bien, en totalité, la conséquence de la section de la cinquième paire, car si en couvrant l'œil on le soustrait à l'irritation qui résulte des frottements de l'action des poussières, de la diminution de la sécrétion des larmes, la cornée conserve à peu près sa transparence et son intégrité. D'ailleurs, si la section est faite entre le ganglion et la protubérance annulaire, elle ne produit pas les mêmes effets qu'en deçà du ganglion de Gasser ; seulement, au premier point, d'après

Longet, elle n'entraîne pas la section du filet sympathique provenant du ganglion cervical supérieur par l'intermédiaire du rameau carotidien.

La section du filet cervical du sympathique ou l'ablation du ganglion cervical supérieur donne lieu, comme on le sait depuis les observations de Pourfour du Petit, au resserrement de la pupille et à des troubles dans la nutrition de l'œil. Cette section sur le dindon produirait d'après Legros et Schiff, dans le délai de six à dix jours la décoloration et l'atrophie des caroncules. Cependant M. Brown-Séquard n'a pas vu d'atrophie appréciable se produire au cou et à la tête dans ces conditions. Je n'en ai pas noté non plus sur des animaux, chiens, béliers que j'ai conservés plusieurs mois après ces opérations. Il peut se faire, néanmoins, que, à la longue, les troubles de la circulation dus à ces sections, contribuent à déterminer les atrophies faciales assez communes dans l'espèce humaine. Celles qu'on voit se produire dans les cas de névralgies de longue durée pourraient aussi dépendre, comme le pense M. Vulpian,[1] de lésions des centres nerveux.

Les lésions nerveuses qui entraînent la paralysie, à un degré quelconque, portent une atteinte plus ou moins grave à la nutrition des muscles. Ainsi lorsqu'il survient, chez les enfants, dans le cas d'affections à forme convulsive, une hémiplégie, on voit, à la longue, s'établir et persister des différences notables entre le développement des parties droites et celui des parties gauches du corps. Le côté malade ne se développe pas au même degré que l'autre ; les muscles y acquièrent moins de volume et y demeurent flasques ; les os qui peuvent être mesurés facilement, comme ceux des phalanges, restent plus grêles ; la peau de ce côté même est plus mince et plus délicate, ses poils sont plus fins que du côté sain.

Dans les cas de lésions nerveuses circonscrites qui entraînent la dégénérescence, on voit souvent, pour peu que l'affection soit ancienne, les muscles animés par les nerfs paralysés, devenir mous, flasques, se décolorer, en un mot s'atrophier à un certain degré. L'altération est sensible aux muscles cervicaux, chez les solipèdes qui ont eu l'encolure fléchie latéralement ; elle l'est également et peut-être plus encore aux muscles du bras, de l'avant-bras, de la cuisse, lorsque quelques divisions du plexus brachial ou du lombaire ont été gravement lésées.

Après la section de ses nerfs, le muscle privé de la faculté d'obéir aux excitations venues des centres ne perd pas immédiatement sa contractilité. Il peut la conserver quelques jours et se contracter énergiquement sous l'influence d'une stimulation mécanique, galvanique ; mais peu à peu cette contractilité qui, au début, pouvait être mise en jeu à travers la peau ne l'est plus que par des excitations portant directement sur son tissu ; elle se conserve ainsi, en s'affaiblissant, pendant des mois, presque des années, jusqu'au moment où l'atrophie s'empare des fibres. On a constaté que cette atrophie commence très vite chez le lapin, le cochon d'Inde, par exemple, après deux, trois semaines. Elle se traduit par la diminution de volume, la décoloration, la flaccidité du tissu. Les noyaux à l'intérieur du sarcolemme se gonflent et se multiplient, les faisceaux musculaires se rapetissent, la striation tend à s'effacer et à être remplacée par des granulations

____

1. Vulpian, *Leçons sur l'appareil vaso-moteur*, t. II.

graisseuses ou protéiques ; à la longue des faisceaux disparaissent et le tissu conjonctif devient plus abondant ; les vésicules adipeuses s'accumulent dans les faisceaux et dans leurs interstices. Néanmoins ces modifications peuvent disparaître si elles ne sont pas anciennes, dans le cas où l'influence nerveuse se rétablit par la réunion des bouts du nerf divisé.

C'est surtout lorsque la paralysie porte sur des nerfs volumineux, comme le sciatique, le fémoral antérieur que les lésions musculaires se produisent dans de grandes proportions et s'accompagnent de troubles nutritifs variés. S'il s'agit du sciatique, le membre traîne sur le sol, l'extension des phalanges est impossible, l'appui se fait sur les parties antérieures de la région digitée qui se blesse, saigne et s'ulcère, le membre entier s'œdématie, les ongles tombent quelquefois, même les phalanges et les métatarsiens. M. Brown-Séquard qui, l'un des premiers a constaté ces derniers effets, a montré qu'ils sont conjurés si le membre est soustrait à la pression, aux percussions, aux frottements sur le sol, pressions et frottements que l'animal ne cherche pas à éviter ou à amortir à cause de l'insensibilité du pied. J'ai vu, sur un cheval, dans un cas de paralysie du fémoral antérieur qui portait le membre postérieur fortement fléchi en avant, la hanche abaissée avec appui sur la pince, le boulet en avant, les muscles rotuliens affaissés, mous, flasques d'un jaune pâle. Ces muscles ne pesaient plus ensemble que 2 210 gr. pendant que ceux du côté opposé, demeurés parfaitement sains, pesaient 5 425 gr. ; différence 3 215 gr. Les muscles paralysés avaient donc perdu plus de la moitié de leur poids, mais ils n'étaient pas tous atrophiés au même degré ; le muscle du fascia-lata l'était fort peu et il conservait sa consistance normale ; le long adducteur au contraire, l'était au plus haut degré, il se trouvait réduit à un tiers de son poids, car il ne pesait plus que 115 gr. au lieu de 380 comme son homologue de l'autre membre.

Ces atrophies musculaires peuvent dépendre de lésions plus éloignées. MM. Charcot, Roger, etc. ont constaté que, dans la paralysie atrophique, les cornes antérieures de la substance grise de la moelle étaient lésées et qu'un certain nombre de leurs cellules se trouvaient atrophiées, même détruites. Dans l'atrophie musculaire progressive, on a également noté des lésions médullaires. M. Brown-Séquard a reproduit expérimentalement sur les petits animaux les ulcérations de la peau, les vastes eschares qu'on a observées dans l'espèce humaine, consécutivement à certaines lésions de la moelle.

Les troubles de la nutrition des muscles et, en fin de compte, l'atrophie de ces organes, paraissent bien résulter du défaut de l'influence nerveuse, car l'inertie fonctionnelle à laquelle ces troubles ont été attribués ne donne point les résultats de la section des nerfs ; elle rend bien les muscles mous, ralentit leur accroissement, jamais elle ne les atrophie, au delà d'un certain degré, surtout dans les courts délais qui suffisent à la réalisation de l'atrophie par cause nerveuse.

L'influence du système nerveux sur la nutrition des divers tissus et des divers organes n'est pas toujours aussi évidente que sur celle de la nutrition des muscles, soit parce que le travail nutritif est souvent très lent, soit parce que les nerfs des organes ont un rôle complexe dont toutes les parties peuvent être à la fois troublées ou supprimées.

Quand il s'agit, par exemple, de voir si les nerfs vagues président à la nutrition du poumon, leur section, faite dans ce but, a des effets multiples qui s'additionnent et réagissent les uns sur les autres : stase sanguine dans le poumon, œdème plus ou moins prononcé, emphysème, modification de la sécrétion muqueuse, chute des aliments et des liquides dans les bronches, paralysie des vaso-moteurs. L'attribution de chacun de ces effets à sa cause offre certaines difficultés.

Si on veut constater cette influence sur le rein, le testicule et quelques autres glandes, on n'arrive pas à des résultats aussi nets que pour les glandes salivaires. La section des nerfs rénaux entraînant des délabrements considérables, l'exposition de l'organe au contact de l'air, des froissements, la néphrite à un certain degré, il est fort probable que les modifications dans l'aspect, la couleur, la consistance du tissu rénal ne dérivent pas seulement d'un défaut d'excitation nerveuse nutritive. L'atrophie du testicule est un résultat beaucoup plus vraisemblablement dû au défaut de stimulation nerveuse de l'organe.

Quelquefois les lésions nerveuses portent manifestement atteinte à la nutrition dans un ensemble de parties fort différentes. Dans ce qu'on appelle chez l'homme le mal perforant, l'insensibilité de la région inférieure du pied, le travail d'ulcération ont coïncidé avec des lésions nerveuses, et aussi des lésions artérielles. La section des nerfs plantaires, opérée des deux côtés sur le cheval, dans le but de faire cesser la douleur et la boiterie, détermine quelquefois le décollement et la chute du sabot, accidents imputables aussi à la violence des percussions que l'animal ne cherche plus à amortir, faute d'en avoir conscience. On sait, par des observations nombreuses sur les grands animaux, que la résection des nerfs des membres donne lieu à des atrophies multiples, qu'elle ralentit le travail de la cicatrisation des plaies et leur donne de la tendance à la gangrène.

Étant admise l'influence des nerfs sur la nutrition, il faut chercher à quelle partie des centres ils l'empruntent.

D'abord, il est certain que les nerfs tirent leur activité trophique des centres, puisque, en cela, comme en tout le reste de leurs fonctions, ils n'ont aucun pouvoir par eux-mêmes : ils sont de simples conducteurs. Mais l'activité qu'ils empruntent à ces centres vient-elle de points déterminés, localisés ou est-elle empruntée, comme la sensibilité et la motricité des nerfs rachidiens, à un ensemble d'éléments comparables à ceux des cordons supérieurs et inférieurs de la moelle.

Les racines motrices et les fibres de même nature, qu'elles restent isolées ou qu'elles entrent dans la constitution des nerfs mixtes, empruntent leur activité nutritive à la moelle épinière puisque elles s'atrophient une fois qu'elles cessent d'être en communication avec elle. D'autre part, la racine sensitive et les fibres de même nom, semblent emprunter la leur aux ganglions, puisque après la section le bout qui tient au ganglion conserve son intégrité comme le reste du nerf jusqu'à sa terminaison, tandis que le segment attaché à la moelle s'atrophie et perd ses propriétés physiologiques.

En ce qui concerne les paires nerveuses encéphaliques, d'après Waller, les fibres sensitives auraient aussi leurs centres dans les ganglions situés sur leur trajet et les motrices dans la protubérance annulaire et la moelle allongée. Les nerfs du système sympathique auraient leurs centres trophiques dans les ganglions de ce système et peut-être aussi dans le mésencéphale. D'après M. Brown Séquard, ceux-ci pourraient avoir au contraire quelque influence sur la nutrition de l'encéphale s'il est vrai que la section du sympathique dans la région du cou donne lieu, à la longue, à une réduction de volume dans la moitié correspondante des centres encéphaliques.

CHAPITRE LXVII

DE LA RÉGÉNÉRATION DES TISSUS

Le travail par lequel se forment et s'entretiennent les diverses parties de l'organisme peut, en se modifiant dans certaines conditions normales ou accidentelles, reproduire les parties détruites et opérer la réunion de celles qui ont été divisées. Tout en conservant alors ses caractères essentiels, il donne lieu à des phénomènes remarquables dont l'étude peut jeter de vives lumières sur le mécanisme de la formation primitive des tissus et des organes.

Chez les animaux inférieurs, la régénération des parties détruites s'effectue dans des limites infiniment plus étendues que chez ceux qui occupent les rangs élevés de la série zoologique. Le polype, divisé en deux moitiés, donne naissance à deux polypes dont chacun reproduit la moitié qui lui manque. La planaire, fractionnée en plusieurs segments, donne lieu à autant de planaires dont chacune régénère ce qui lui fait défaut pour constituer un individu complet. Les annélides, divisées transversalement, peuvent rendre un assez grand nombre des anneaux enlevés. Les astéries reproduisent leurs rayons ; les mollusques, une partie de leur tête ; les crustacés, les arachnides, leurs pattes ; les lézards et les salamandres, leur queue, une partie des doigts.

Chez les poissons il y a encore une régénération possible de parties à structure complexe, telles que les nageoires. Broussonnet a vu les diverses nageoires, pectorales, ventrales, dorsales et caudales se reproduire, avec leurs nombreux rayons, à la condition toutefois que les os, leur servant de support, étaient conservés. Cette reproduction se faisait dans l'ordre suivant : 1° enveloppe membraneuse ; 2° cartilages ; 3° os segmentés en rayons à peu près comme à l'état normal. J'ai eu l'occasion de constater cette reproduction intégrale sur de jeunes cyprins dorés, mutilés dans un aquarium où ils étaient mêlés à des axolotls. Rien ne manquait à ces nageoires régulièrement reconstituées. Mais chez les oiseaux et les mammifères, la régénération extrêmement bornée, ne porte plus que sur des parties simples et tout à fait élémentaires, comme sur des parties plus ou moins grandes d'os, de muscles, de nerfs, de peau, etc., soit à la suite d'une destruction spontanée, soit par le fait d'une lésion accidentelle.

Dans le tissu osseux, la régénération s'effectue avec assez de rapidité. Lorsque

les bois des ruminants sont tombés, le tubercule frontal où la séparation s'est
effectuée offre une surface grenue qui laisse exsuder une lymphe coagulable.
Bientôt cette surface se recouvre d'une peau noirâtre qui se continue avec celle
du bourrelet circonscrivant la base du tubercule. Au-dessous de cette peau de
nouvelle formation, à la face interne de laquelle se développerait, d'après Cuvier,
un périoste très vasculaire, il s'élève un prolongement osseux, d'abord mou,
dont la consistance augmente graduellement. Ce prolongement s'accroît très-vite,
se divise pendant que la peau qui le recouvre suit un accroissement proportionnel
et qu'elle se recouvre de poils semblables à ceux des autres parties du corps.
Une fois le bois arrivé à son développement complet, la peau se fendille, se
détache en lanières qui se dessèchent et finissent par tomber, en laissant à nu
un ornement, dont la substance a exactement la constitution chimique de tous
les autres os, bien qu'il n'en ait pas l'aspect ni les autres caractères extérieurs.
Mais plus tard cette excroissance osseuse, mise à découvert, se ramollit au point
où s'arrête le bourrelet cutané, et elle tombe vers la fin de l'hiver ; puis il se
forme des bois nouveaux qui prennent déjà en avril de 1 à 2 décimètres, et au
commencement de juin 3 à 4 décimètres de longueur ; ces bois, au mois d'août,
se dénudent complétement, un peu plus tôt ou un peu plus tard, suivant l'âge,
l'espèce des animaux et les conditions de leur existence. Les mâles qui ont subi
la castration conservent toujours les bois qu'ils possédaient alors, comme F. Cuvier
en a fait l'observation sur le renne. La mortification, par suite, l'exfoliation et
la chute complète de la peau qui recouvre le bois pendant toute la durée de la
croissance, résultent, d'après Cuvier, de la compression et de l'oblitération des
vaisseaux par les saillies osseuses développées à la base du bois, au niveau du
bourrelet. Mais la chute de la peau n'est point la cause prochaine ou éloignée de
la chute du bois, car celui-ci peut, sans tomber, demeurer dénudé pendant
plusieurs années, même pendant toute la vie de l'animal ; cette cause réside
uniquement dans le travail de ramollissement qui, à la fin de l'hiver, s'établit au
niveau du bourrelet cutané entre le bois et le tubercule frontal qui le supporte,
travail analogue jusqu'à un certain point, à celui qui opère la séparation d'une
partie mortifiée de celles qui demeurent vivantes.

La reproduction des parties osseuses, accidentellement détruites, s'opère aussi,
dans certaines limites, avec assez de facilité. Les expériences de M. Flourens
ont appris que, sur de jeunes animaux, des portions de côtes, la tête de l'humérus, l'extrémité inférieure du radius se reproduisent, pourvu que le périoste soit
laissé intact ; elles ont montré que ces parties se régénèrent même, mais avec
plus de lenteur, après la destruction du périoste ; car celui-ci doit, dans ce
dernier cas, se régénérer d'abord pour opérer la reproduction de l'os. Les os
longs dont la membrane médullaire a été détruite, meurent, et autour de l'os
ancien privé de vie, le périoste produit un os nouveau. Enfin, lorsqu'un os est
fracturé, le périoste et le tissu cellulaire environnant se gonflent, laissent exsuder
autour de la fracture un plasma qui s'épaissit, devient cartilagineux, puis osseux,
tandis que dans le canal médullaire un pareil épanchement s'effectue et éprouve
les mêmes transformations. Le cal provisoire, ainsi constitué, permet aux
extrémités osseuses de se réunir à leur point de contact, puis, cette réunion

définitive consolidée, le cal provisoire, tant externe qu'interne, se résorbe peu à peu, pour rendre à l'os sa configuration primitive, si toutefois la coaptation des parties a été parfaite.

Tous ces phénomènes de régénération des os sont remarquables en ce que le travail par lequel ils s'opèrent est essentiellement le même que celui de l'ossification normale ou de la formation primitive des os ; car toutes les parties osseuses de nouvelle formation passent par les phases de l'ostéogénie fœtale et acquièrent tout à fait les propriétés physiques, la composition chimique, la structure intime qui appartiennent au tissu osseux[1].

La régénération des parties osseuses détruites ne s'opère pas seulement dans les points où le périoste a été conservé : elle a lieu aussi dans ceux où le périoste a été enlevé avec la partie d'os qu'il recouvrait. Dans le cas de trépanation, comme dans ceux d'ablation d'une moitié de frontal ou de pariétal, les ouvertures se rétrécissent et se ferment à la longue par un triple travail ostéogène : 1° par les bords de l'ouverture qui bourgeonnent comme les lèvres d'une plaie de tissus mous ; 2° par ceux de la plaie du périoste qui marchent vers le centre de l'ouverture ; 3° enfin par le tissu cellulo-fibreux qui unit la paroi interne du crâne à la méninge. J'ai vu de nombreux exemples de ce mode complexe de régénération dans mes expériences sur le cerveau.

La régénération des vertèbres à l'arc supérieur s'effectue à peu près de la même façon. Les deux lames vertébrales enlevées, avec l'apophyse épineuse, pour la dénudation de la moelle se sont reconstituées par la base : elles ont marché à la rencontre l'une de l'autre et ont fini par se rejoindre. Un rudiment d'épine s'y est ajouté sur les jeunes sujets.

Dans tous ces cas le périoste a joué son rôle ordinaire. Détruit dans une certaine étendue, il s'est reproduit pour régénérer les parties osseuses enlevées. On sait que sa puissance ostéogène se conserve, d'après les expériences de Flourens, bien qu'il soit déplacé et d'après celles d'Ollier, lorsque, après son déplacement il a réussi à se greffer dans une région quelconque, c'est à dire à y contracter des connexions vasculaires.

Mais si les os, ou de grandes portions d'os, peuvent se régénérer, il n'en est pas de même des articulations qui sont des parties fort complexes. Jusqu'ici, dans les cas chirurgicaux et dans les expériences physiologiques, on n'a pas réussi à reconstituer les surfaces articulaires, cartilages, synoviales et ligaments représentant à peu près les articulations normales, néanmoins les extrémités des os, mises en jeu par les muscles, ont donné quelques fausses articulations.

Les cornes frontales, les ongles, les sabots, les châtaignes et les ergots des solipèdes, les poils, les plumes, l'épiderme, détruits ou arrachés, se reproduisent aisément. La matière épidermique, exhalée à la surface du derme, y prend très vite l'organisation propre aux couches détachées ; les tissus sous-cornés, mis à nu, se recouvrent promptement d'une couche nouvelle, très molle, constituée par les mêmes éléments que la corne ancienne ; le poil et la plume arrachés

<hr>

1. Voyez à ce sujet Cuvier, *Anatomie comparée*, t. I, p. 125. — Flourens, *ouv. cit.*, p. 6, 37, 50, 66 et suiv. — Lebert, *De la formation du cal* (*Annales de la chirurgie*, 1844, t. X, p. 129, etc.), et *Physiologie pathologique*, Paris, 1845.

ne tardent pas à être remplacés par un nouveau poil ou une nouvelle plume formée dans le follicule ancien demeuré intact.

On sait que les oiseaux palmipèdes privés de leur duvet et de leurs petites plumes, même de celles des ailes, par les mains de la ménagère, s'en retrouvent pourvus dans des délais assez courts, bien que l'arrachement violent de ces productions lèse à un certain degré et même fortement les follicules. Lors de la mue, la reproduction est souvent plus rapide encore. Le merle qui, en automne de sa première année a souvent la tête et le cou entièrement nus, montre sa tête entièrement regarnie au bout de deux à trois semaines. Si le follicule est mutilé, la plume peut se reproduire sous une forme irrégulière et incomplète avec une fausse direction, et peu de solidité d'implantation. J'ai vu un merle maltraité par des chats pendant les premières semaines, arriver à l'âge d'un an sans qu'aucune des grandes plumes des ailes, souvent reproduites, aient pu se maintenir en place. Aussi l'oiseau est-il demeuré incapable de voler, même de s'élever un peu au-dessus du sol.

Tous les tissus qui ont éprouvé une perte de substance peuvent la réparer, et tous les tissus divisés peuvent se réunir par l'intermédiaire d'un tissu de nouvelle formation plus ou moins analogue, sous le rapport de la texture et des propriétés, à celui des parties qu'il réunit. Dans cette circonstance, comme dans le travail ordinaire de la production des tissus, les éléments nouveaux naissent directement des anciens ou se développent dans le plasma. S'ils naissent directement des anciens, c'est par une prolifération des éléments de ceux-ci, particulièrement du tissu conjonctif, prolifération dont le mécanisme a été exposé, d'après Virchow, au chapitre de la nutrition en général. S'ils naissent dans un blastème représenté par la lymphe plastique échappée des lèvres de la plaie, c'est par un mode plus intelligible encore. Dans ce liquide jaunâtre, coagulable, que les vaisseaux resserrés laissent suinter, les cellules et les vaisseaux semblent se développer de la même manière que dans l'albumine de l'œuf lors de l'incubation. Si la plaie suppure, sa surface, recouverte de bourgeons charnus, donne moins vite les éléments régénérateurs; et elle les donne d'une façon un peu différente de celle qui caractérise la réunion immédiate.

Dans le tissu cellulaire, la puissance de reproduction est portée à son plus haut degré, comme le démontre l'observation de tous les jours, aussi la cicatrisation y est-elle très facile. Dans les séreuses, qui sont cependant si peu vasculaires, elle y jouit d'une activité non moins remarquable, mise en évidence par les adhérences qui s'établissent fréquemment entre les feuillets correspondants du péritoine, de la plèvre, et au niveau des plaies qui intéressent le sac de ces membranes. Les tissus fibreux blancs et jaunes, quoique analogues sous plusieurs rapports avec le cellulaire et le séreux, réparent plus difficilement leurs pertes, comme on le voit par la lenteur de la cicatrisation des plaies que l'opérateur fait aux expansions tendineuses du pied des animaux; néanmoins, la cicatrisation des tendons fléchisseurs coupés transversalement se fait encore assez vite, bien qu'il y ait un écartement considérable entre les parties divisées.

Divers tissus, tels que les ligaments, les muscles et les nerfs, réparent leurs pertes accidentelles par l'intermédiaire de parties nouvelles qui n'acquièrent jamais la structure et les propriétés de ces tissus. Ainsi, la muqueuse de la langue, souvent divisée chez le cheval, avec la moitié supérieure de l'organe, par l'action de la longe ou par celle de liens passés dans la bouche, ne présente point sur sa cicatrice les papilles qui se voient ailleurs. La muqueuse des canaux salivaires, biliaire, pancréatique, cicatrisée à la suite de fistules, et même de section transversale complète du conduit, ne semble pas offrir exactement les mêmes caractères au niveau de la cicatrice que dans le reste de son étendue. La muqueuse utérine des ruminants, dans les points où des cotylédons ont été accidentellement détruits, montre des cicatrices luisantes sans follicules. Enfin, nulle part on n'a constaté la régénération des papilles, des villosités ni des follicules dans les parties de muqueuse détruites. Cependant, nous verrons que la muqueuse utérine de certains animaux se trouve, à cet égard, dans des conditions tout à fait exceptionnelles. Le tissu de la peau, de même que celui des muqueuses, ne se régénère point par des parties similaires. Ses cicatrices diffèrent des autres parties du tégument par leur aspect, leur couleur, leur degré de vitalité; le pigment ne s'y montre pas, si ce n'est au bout de longues années, et on n'y voit ni follicules sébacés, ni productions pileuses. La peau modifiée du bourrelet et du tissu villeux du pied reproduit pourtant ses papilles lorsqu'elles ont été excisées ou détruites par les caustiques, et ces papilles nouvelles jouissent, comme celles qu'elles remplacent, de la propriété d'engendrer la substance cornée.

Les muscles divisés se réunissent par un tissu qui n'a rien de contractile, c'est-à-dire par une sorte de tissu fibreux blanc qui forme une véritable intersection si le muscle est coupé en travers, intersection qui ne modifie en rien la fonction du muscle; en aucun cas, il ne semble se former dans son épaisseur des fibres musculaires pour rétablir la continuité des fibres divisées.

La substance des centres nerveux, enlevée en certaines proportions, ne se reproduit pas avec ses caractères normaux, bien que les plaies s'y guérissent aisément et que les solutions avec perte se remplissent d'une matière de nouvelle formation; mais le tissu du nerf paraît, jusqu'à un certain point, susceptible de se régénérer. D'abord, il n'est pas douteux que les nerfs divisés transversalement et d'une manière complète, se réunissent même quand il y a perte de substance, pourvu toutefois que les bouts se trouvent assez rapprochés l'un de l'autre. Tiedemann, après avoir coupé toutes les branches du plexus brachial du chien, dans la région axillaire, a vu la sensibilité et le mouvement se rétablir peu à peu dans le membre paralysé, si bien, qu'au bout de vingt mois, l'animal pouvait se servir de ce membre comme auparavant. Schwann a noté que les grenouilles auxquelles il avait coupé les nerfs sciatiques vers le milieu de la cuisse, pouvaient, au bout de quelques mois, sauter aussi bien que dans les conditions normales. Waller [1], dans ses études remarquables dont les résultats ont été confirmés par un grand nombre d'expérimentateurs, a prouvé que, lors de la cicatrisation du nerf, il y a régénération des fibres

1. Waller, *Comptes rendus de l'Acad. des sciences*, 1851.

nerveuses. Après la section, le nerf, qui est devenu le siége d'une altération profonde, appelée dégénération, revient à sa constitution primitive et le tissu de nouvelle formation, qui réunit les deux bouts, prend tous les caractères et acquiert toutes les propriétés des fibres nerveuses ; il se forme dans le tissu cicatriciel des tubes nerveux, grêles au début, variqueux plus tard, qui se continuent avec ceux des bouts du nerf. A ce moment, le nerf redevient apte à transmettre de la périphérie aux centres les impressions sensitives et de ceux-ci aux muscles les incitations motrices ; en un mot, sa fonction est rétablie par suite de la régénération de son tissu. Nous nous sommes déjà expliqués sur ce point en traitant des fonctions nerveuses.

La régénération des organes entiers, ou des parties à éléments plus ou moins complexes, ne s'observe que dans les animaux inférieurs.

On a annoncé il y a quelques années le fait de la reproduction de la rate sur les rongeurs à la suite de son extirpation complète, mais le fait n'est point exact. Peyrani l'a nié avec raison, d'après des expériences sur le mulot et le lapin, et plusieurs années avant lui j'avais reconnu que, sur les chiens dératés, sous les yeux du professeur Bérard, même dans les premiers mois de la vie, l'ensemble des vaisseaux et des nerfs demeurant attaché à l'épiploon, il n'y avait aucune régénération de l'organe. Ce résultat m'a paru si naturel et si prévu que je n'ai pas jugé utile de le publier. Après l'ablation partielle, quoiqu'on en dise, la portion restante ne régénère pas le tout. Ce qui fait croire à une régénération dans ce cas, c'est que la partie non extirpée, remise dans l'abdomen, recevant encore la plupart des vaisseaux spléniques, se gonfle un peu plus qu'elle ne l'aurait fait dans la rate intacte ; et cela se conçoit bien dans une partie qui jouit des propriétés des tissus érectiles. D'ailleurs, l'augmentation de volume de la partie non extirpée est en même temps le résultat de l'accroissement, si l'on a opéré sur un jeune animal. En somme, ce que j'ai vu dans mes expériences inédites me porte à nier formellement toute régénération totale ou partielle de la rate.

Certaines parties d'organes plus ou moins complexes sont susceptibles de régénération, quoique l'organe en masse ne puisse se reconstituer.

Dans l'œil, la conjonctive, la cornée peuvent quelquefois se reproduire sur une certaine étendue. Le cristallin tout entier, avec sa forme, sa transparence peut aussi, d'après divers expérimentateurs, se régénérer, lorsqu'il a été enlevé, à la condition que la capsule cristallinienne a été conservée.

Dans les centres nerveux, la régénération des parties enlevées est moins évidente. Après l'ablation des circonvolutions cérébrales ou de la couche externe des hémisphères, dans une étendue plus ou moins considérable, sur les oiseaux, le chien, je n'ai pas vu dans le tissu nouveau de cellules ni de fibres nerveuses. Chez les poules sur lesquelles j'ai pratiqué l'ablation des lobes cérébraux, il n'y a pas eu un commencement de régénération même après plusieurs mois. Cependant on dit avoir constaté sur le pigeon, privé de son cerveau depuis plusieurs mois, dans la masse blanche formée à sa place, des cellules nerveuses et des fibres à double contour.

Dans la moelle épinière, les tissus de cicatrices paraissent se charger d'éléments nerveux. Après sa section, M. Brown-Séquard a vu reparaître le mouvement et la sensibilité en arrière de la section, ce qui semble indiquer ou la transmission des courants sensitifs et moteurs à travers les cicatrices ou la réapparition des cellules et des fibres entre les deux segments. En tout cas la cicatrisation des cordons médullaires supérieurs et inférieurs, se fait promptement et est suivie du retour à la sensibilité normale et à l'excitabilité, ainsi que je l'ai noté plusieurs fois dans mes expériences sur le chien et le porc.

Mais chez les animaux inférieurs, même chez les vertébrés ovipares, des parties d'une certaine étendue et fort hétérogènes peuvent se reproduire en bloc, après leur destruction. La nageoire coupée du poisson se régénère souvent ; la queue du jeune lézard ou de la salamandre se reconstitue avec ses os, ses muscles, ses nerfs, après son excision, comme un grand nombre d'expérimentateurs l'ont noté ; les pattes des salamandres se reproduisent avec leurs rayons distincts, leurs articulations, leurs doigts, ainsi que Spallanzani l'a constaté dans de nombreuses expériences, non point avec une régularité parfaite, mais sous une forme qui rappelle la normale. M. Philippeaux [1], répétant ces expériences, a vu que la régénération du membre antérieur cesse de s'opérer si le rayon scapulaire se trouve compris dans la résection.

Les greffes animales, les restaurations du nez, des paupières, des oreilles donnent encore des exemples curieux de la régénération des parties osseuses, vasculaires et nerveuses. Lorsqu'un lambeau de peau détaché du front et du bras vient combler une brèche du nez ou des paupières, les vaisseaux de ce lambeau ne se mettent en communication avec ceux de la partie que par l'intermédiaire de tissus de nouvelle formation, et une fois la communication établie on peut détruire la continuité entre le lambeau et la partie qui l'a fournie. Lorsque l'ergot du coq est greffé sur la crête du même animal, lorsque le testicule d'un oiseau pendant la castration tombe dans le péritoine, il s'établit des connexions vasculaires dans les points de contact, et la partie déplacée continue à vivre indéfiniment, absolument comme le rameau ou l'œil dans les greffes végétales.

Ce qu'il y a de très remarquable dans ces greffes dont la nature donne des exemples quand le fœtus et ses annexes tombent dans la cavité péritonéale, c'est que les parties ainsi déplacées ne continuent pas seulement à vivre par les vaisseaux qui les mettent en rapport avec de nouvelles régions ; elles suivent leur évolution commencée, si elle n'est pas achevée : l'os rudimentaire prend sa forme typique, le périoste produit des couches osseuses, les épiphyses se soudent comme si les parties conservaient leur situation et leurs connexions normales. C'est ce que Bert a reconnu dans ses recherches sur les greffes animales, notamment celles de la queue du rat.

Dans ces derniers temps on a cru obtenir des greffes de parties très complexes. Des dents fraîchement arrachées ont été transplantées, dit-on, avec succès, dans des alvéoles vides. L'os a pu se resserrer directement sur elles, et la gencive s'y appliquer comme à l'état normal. Mais est-il sûr que la pulpe ait repris ses

---

1. Philippeaux, *Comptes rendus de l'Acad. des sciences*, 11 mars 1867.

connexions avec les restes du follicule ? L'œil avec ses muscles, ses nerfs moteurs, son nerf optique, immédiatement après avoir été extrait, aurait pu, d'après divers opérateurs, être greffé dans une orbite transformée en plaie simple et récente. On s'est fait sans doute illusion, car après quelques semaines l'œil transplanté prenait un aspect cadavérique indiquant la perte de sa vitalité.

Tous ces faits prouvent que les éléments jouissent d'une existence individuelle, d'une activité propre, qui se maintient et donne toute la série de ses effets à la condition que, par des connexions vasculaires quelconques, ces éléments reçoivent les matériaux nécessaires aux actions vitales qu'ils sont aptes à accomplir.

Il se pourrait que certains éléments anatomiques déplacés par une cause quelconque ou introduits par inoculation dans divers tissus sur des sujets étrangers conservassent l'aptitude à vivre et à proliférer dans leur nouvel habitat. Les divers éléments figurés du tubercule sont peut-être dans ce cas, comme je l'ai dit il y a fort longtemps.

On ne sait rien de précis de l'influence que le système nerveux peut exercer sur la régénération des tissus et la reproduction des parties détruites. Todd affirme qu'après la section des nerfs à la base de la patte des salamandres, il n'y a plus de régénération des rayons terminaux. D'autre part le travail de la cicatrisation s'accomplit dans les formes et les délais ordinaires, chez les individus paralysés. Celui de la formation du cal, dans les membres abdominaux, d'après quelques observations de MM. Ollier et Ranvier ne serait point entravé par la section des sciatiques. Mais il importe de remarquer que, dans ces derniers cas, l'influence nerveuse n'est pas complètement éteinte et qu'elle peut être entretenue par des nerfs spinaux de provenance diverse comme par les rameaux sympathiques satellites des artères.

LIVRE NEUVIÈME

DES SÉCRÉTIONS

Quelques organes de l'économie jouissent de la faculté de former, aux dépens du sang, des produits très variés, destinés, soit à maintenir en équilibre la constitution normale de ce fluide, soit à jouer un certain rôle dans l'accomplissement des fonctions. L'acte qui donne naissance à ces produits, et qui les sépare du sang, porte le nom de sécrétion. Il faut envisager ses caractères généraux avant de l'étudier dans chacune des parties où il s'effectue.

CHAPITRE LXVIII

DES SÉCRÉTIONS EN GÉNÉRAL

La sécrétion, réduite à ses phénomènes essentiels, constitue un acte qui a beaucoup d'analogie avec la nutrition, mais qui en diffère cependant sous plusieurs rapports. Dans l'acte de la nutrition, chaque tissu attire des matériaux de même nature que les siens, et leur donne la forme propre à ses divers éléments. Dans l'acte de la sécrétion, le tissu glandulaire ne s'empare point exclusivement de matériaux semblables aux siens ; car il n'y a ni identité, ni même analogie de composition entre l'organe sécréteur et le produit sécrété. D'ailleurs, ces deux actes sont tellement distincts l'un de l'autre, qu'ils s'opèrent à la fois sans se confondre, dans chaque organe sécréteur ; en effet, la glande fabrique, aux dépens du plasma sanguin, des éléments semblables à ceux dont elle est déjà composée, et de plus elle forme aux dépens de ce même plasma des produits nouveaux destinés à être éliminés.

La sécrétion est un acte complexe qui résulte du concours de trois agents : le sang, la glande et le système nerveux.

I. — DU RÔLE DU SANG DANS LA SÉCRÉTION.

Le fluide sanguin distribué aux organes sécréteurs leur donne tous les éléments nécessaires à la confection des produits sécrétés. Son plasma, c'est-à-dire sa solution fibrino-albumineuse et saline épanchée hors des vaisseaux et mise en dehors de la circulation, sert à la sécrétion comme il a servi à la nutrition.

Une partie de ses éléments est séparée du reste, puis métamorphosée en un produit spécial, variable suivant l'espèce d'organe où il se forme ; mais ce plasma ne contient pas tous les principes qui se retrouvent dans les fluides sécrétés. Il renferme, par exemple, la cholestérine, qui doit être éliminée par le foie ; les graisses et la caséine, que doivent séparer les mamelles ; l'urée, que sépare le rein ; la matière colorante jaune qui teint le fluide des séreuses, du tissu cellulaire ; et enfin toutes les matières minérales et salines qui font partie intégrante des produits de sécrétion. Peut-être renferme-t-il beaucoup d'autres principes que l'analyse chimique n'a pu encore y découvrir à cause de leur faible quantité.

Il ne faudrait pas croire pour cela que le sang doive contenir tout ce que séparent les organes glanduleux ; il ne renferme ni le mucus, ni le lait, ni le sperme, ni la bile ; car ces produits complexes dérivent de métamorphoses qui s'accomplissent dans les glandes. D'ailleurs, s'il les contenait tout formés, il ne serait lui-même qu'un mélange hétérogène impropre à entretenir la vie.

Le sang, distribué aux organes sécréteurs, est évidemment identique à lui-même dans toutes les parties du système artériel. Depuis longtemps on a vu le néant de cette opinion des anciens, d'après laquelle le sang serait plus aéré près du cerveau, plus écumeux au voisinage des glandes salivaires, plus chargé de graisse et de principes âcres vers le foie, de sels vers le rein. Ce fluide est toujours, à un moment donné, semblable dans les diverses parties du système artériel ; mais comme sa composition et la proportion de ses éléments varient suivant une foule de circonstances, il devient par là une cause de modifications sensibles dans les résultats du travail sécrétoire. Ainsi, ce fluide contient moins d'eau à la suite d'une transpiration abondante et d'un repas composé de fourrages secs ; il possède plus de graisse pendant la digestion, plus d'urée sous l'influence d'un régime azoté, plus ou moins de fer, de phosphates, de carbonates, de lactates, suivant la nature et l'abondance de l'alimentation ; enfin, il peut, par le fait d'un traitement, se charger d'alcool, d'huiles essentielles, d'alcaloïdes végétaux, de mercure, d'iode, etc., dont l'élimination est réservée aux organes sécréteurs.

Les matériaux des fluides sécrétés, de même que ceux des tissus, proviennent du sang artériel à son passage dans le système capillaire ; mais ils peuvent quelquefois aussi dériver du sang veineux, comme le foie de tous les animaux et les reins des ovipares nous en donnent un exemple. Alors le sang veineux est distribué dans les capillaires de ces glandes de la même manière que le sang artériel ; son plasma, qui a la même nature que le plasma du sang vermeil, s'échappe également bien à travers les parois vasculaires, et peut éprouver des métamorphoses semblables à celles qu'éprouve celui du sang artériel. Toutes les dissertations des anciens physiologistes sur la question de savoir si le sang veineux peut ou non servir aux sécrétions, sont sans portée ; car le plasma sanguin employé au travail sécréteur est le même dans les deux sangs, et il s'échappe à travers les capillaires dans lesquels il passe de l'état artériel à l'état veineux.

Le sang agit diversement sur les organes sécréteurs suivant le degré d'excitation que leur communiquent l'abondance et la rapidité de son afflux, enfin, suivant sa composition actuelle. Ainsi, lorsque la masse sanguine est considérable, toutes les sécrétions sont plus actives, et lorsqu'elle est diminuée par le fait de l'abstinence ou de toute autre cause, elles deviennent languissantes. Quand le sang est porté en abondance à la muqueuse gastrique, à la muqueuse intestinale, à la peau, les exhalations de ces membranes augmentent d'activité. Dès que sa pression est accrue, soit dans un organe sécréteur tel que le rein, soit dans l'ensemble de l'économie, elle tend à rendre la sécrétion plus abondante. Hales a fait voir, en effet, que la distension outrée des vaisseaux par l'injection de l'eau rend les sécrétions cellulaires, séreuses, si abondantes, qu'en quelques heures l'animal devient hydropique[1].

Mais il ne faudrait pas regarder l'excès de pression sanguine comme une cause efficiente de la sécrétion. La sécrétion de la salive, par exemple, s'opère tantôt en présence d'une pression sanguine très faible, tantôt, comme Ludwig l'a constaté, lorsque la tension de la salive dans ses canaux excréteurs dépasse de beaucoup celle du sang dans la carotide. Il est vrai que ces rapports de tension ne peuvent être exactement déterminés, puisque les manomètres ne s'adaptent pas aux artérioles dans lesquelles, au moment du travail sécréteur, la tension du sang est augmentée en raison directe de la dilatation vasculaire. D'ailleurs, la congestion, l'hyperhémie dans diverses glandes peut se produire à un haut degré sans que le fonctionnement de ces organes s'exagère et sans même qu'il soit mis en jeu.

Le rôle du sang est en somme très complexe. Ce liquide est : 1° l'excitant des cellules et de tous les autres éléments anatomiques de la glande; 2° Il est le véhicule, l'agent d'importation de tous les matériaux du travail glandulaire ; 3° il apporte l'oxygène qui opère les combustions et enlève l'acide carbonique. C'est le sang artériel qui stimule, non le veineux, car d'après Cl. Bernard sur l'animal curarisé la sécrétion qui s'opère lors de la respiration artificielle se suspend dès que la respiration est arrêtée et que le sang est devenu noir.

Lorsque des principes étrangers sont introduits dans le sang, l'activité des organes sécréteurs redouble pour en déterminer l'évacuation ; les voies aériennes donnent issue aux spiritueux ; la muqueuse intestinale aux gaz fétides; la muqueuse gastrique au prussiate de potasse ; le rein aux résines, à la cantharidine, au nitre ; les glandes salivaires au mercure, etc.

Le mode suivant lequel les artères distribuent le sang aux organes sécréteurs peut avoir une influence réelle sur le travail de la sécrétion. Il est à croire, comme on le pense généralement, que la longueur et les flexuosités des artères testiculaires, la brièveté des artères rénales, ne sont pas sans importance ; mais on ne sait en quoi peut consister l'influence de telles dispositions.

II. — DU RÔLE DES GLANDES DANS LES SÉCRÉTIONS.

L'une des actions les plus merveilleuses de l'organisme est, sans contredit, celle qui forme aux dépens d'un même fluide un grand nombre de produits très

---

1. Hales, *Statique des animaux*, exp. XIV.

différents les uns des autres par leurs propriétés physiques, leur constitution chimique, et le rôle qu'ils sont appelés à remplir dans l'accomplissement des fonctions. Pour se faire une idée du mode suivant lequel s'opère ce travail intime de la sécrétion, il importe tout d'abord de saisir ce qu'il y a d'essentiel et de général dans la texture des organes sécréteurs. Sans cette connaissance préalable, il est impossible de concevoir nettement ni le mécanisme des sécrétions, ni même les conditions dans lesquelles elles peuvent s'effectuer.

Il est dans l'organisme un très grand nombre de parties qui jouissent de la faculté de sécréter. La peau, les muqueuses, les séreuses, le tissu cellulaire, les vésicules adipeuses, les glandes salivaires, le foie, le pancréas, les reins, les testicules, les mamelles, le poumon, les corps thyroïdes, le thymus, la rate, les capsules surrénales, sont les agents de sécrétions très variées. Ces parties qui paraissent très différentes les unes des autres par leur texture, avaient été divisées autrefois en trois groupes comprenant, le premier, les exhalants, le second, les follicules, et le troisième, les glandes : néanmoins elles ont toutes, en dernière analyse, une organisation commune qui devient évidente quand on les considère dans les divers degrés de la série animale, ou lorsqu'on étudie au microscope leurs éléments essentiels.

L'organe sécréteur le plus simple est la lamelle mince et transparente du tissu cellulaire, libre sur toutes ses faces, et continuellement humectée du fluide qu'elle exhale. Cette membranule, très mince, qu'elle soit constituée par une matière amorphe, ou qu'elle résulte de la réunion de fibres ou de cellules, peut, en se modifiant, donner naissance à tous les autres organes sécréteurs. Que cette membranule soit repliée sur elle-même de manière à constituer une petite vésicule close, elle formera les cellules adipeuses, les cellules pigmentaires, les cellules du foie, du thymus, de la rate, des corps thyroïdes, lesquelles sécrètent et rassemblent dans leur cavité de la graisse, des matières colorantes, de la bile ou des matières de nature encore indéterminée. Que l'on dilate par la pensée ces vésicules, qui sont de véritables séreuses microscopiques, on obtiendra les synoviales, tendineuses, articulaires, et enfin les grandes séreuses splanchniques, telles que la plèvre et le péritoine. D'autre part, que si, au lieu de plier la membranule en une cellule fermée, on la roule sur elle-même de manière à lui donner la forme d'un petit tube, on composera le rudiment d'un autre ordre d'organes sécréteurs, car si ce tube, ouvert à l'une de ses extrémités, est allongé indéfiniment, ramifié en divers sens et replié, on obtiendra la glande la plus compliquée, c'est-à-dire une glande telle que la parotide, le rein, le foie ou le testicule.

L'étude comparative des divers organes glanduleux de l'économie, soit dans la série animale, soit aux diverses phases de la vie embryonnaire, démontre en effet que la glande est une cellule ou un tube. La cellule est plus ou moins grande et de forme variée ; elle est ici complètement close, là quelquefois percée d'une ouverture ; le tube est tantôt simple et court comme les tubes glanduleux de l'estomac et de la muqueuse intestinale ; tantôt allongé comme les cæcums pylotiques des poissons ; enfin, il peut être ramifié comme les tubes des insectes, ramifié et pelotonné comme ceux des testicules et du rein des animaux supérieurs.

Toutes les différences qui existent entre les cellules et les tubes glandulaires tiennent aux formes, aux dimensions de ces parties élémentaires et aux variétés qui résultent de leur association avec le tissu conjonctif, les vaisseaux sanguins ou lymphatiques, et avec les nerfs. Leur étude sommaire fait voir clairement qu'elles ne portent que sur des dispositions accessoires.

En envisageant les glandes uniquement au point de vue de leur structure, on peut les diviser en trois ordres : 1° les vésiculaires, 2° les tubuleuses, et 3° les mixtes, ou celles qui sont à la fois formées de cellules et de tubes.

Les glandes vésiculaires sont l'ovaire, le corps thyroïde, la rate et le thymus.

Leur substance propre est constituée par des cellules complétement closes, de forme variable. Ces cellules se rompent comme celles de l'ovaire pour donner issue à leur contenu, ou bien, restant toujours fermées, elles le laissent échapper par une sorte de transsudation. La complication apparente de la plupart des glandes de cette catégorie tient à l'association de cellules sécrétoires avec des éléments étrangers, conjonctifs, vasculaires et nerveux.

Les glandes tubuleuses sont les glandes de Galeati dans l'estomac et l'intestin, les glandes sudoripares, les prostates, le pancréas des poissons, les reins, les testicules, et la plupart des glandes des invertébrés, notamment celles des insectes. Ces tubes sont simples, droits ou légèrement sinueux dans la muqueuse gastro-intestinale, où ils forment chacun une petite glande distincte ayant un orifice particulier. Ils sont en cæcums dans beaucoup de glandes chez les insectes, ramifiés, arborisés et pelotonnés sur eux-mêmes dans d'autres glandes de ces invertébrés ; ils sont en partie droits et en partie sinueux dans les reins, anastomosés les uns avec les autres sous forme de réseaux dans les testicules.

Enfin, les glandes mixtes, telles que les glandes salivaires, le foie et les mamelles, sont constituées par des tubes annexés à des vésicules qui forment, soit des dilatations en cul-de-sac des canaux les plus déliés, comme à la parotide, soit des amas plus ou moins considérables en dehors des canaux ou à leur face interne.

Quelles que soient leurs formes, les glandes possèdent, dans leurs acini, aux origines de leurs canaux excréteurs des cellules considérées comme leurs éléments les plus importants. Ces cellules qu'on dit épithéliales sont presque toujours sphériques, subglobulaires, tandis que celles des gros canaux sont cylindriques ou pavimenteuses. Les premières qui sont remplies du produit de sécrétion paraissent le fabriquer et non le recevoir des autres éléments glandulaires. Elles sont distinctes physiologiquement des cellules épithéliales, quoiqu'elles semblent anatomiquement de même nature que celles-ci.

Les rapports qui peuvent exister entre les éléments glandulaires et les vaisseaux sanguins qui leur apportent les matériaux de la sécrétion sont très variés, suivant l'espèce de glande et la disposition propre de ses tubes ou de ses cellules. Ruysch, s'appuyant sur ses inimitables injections, avait cru que les artères déliées se terminaient par des bouches béantes à la surface des membranes sécrétantes ou dans l'intérieur des canalicules sécréteurs, de telle sorte que, d'après ses idées, les canaux excréteurs communiqueraient directement avec les vaisseaux apportant les matériaux des produits sécrétés, et beaucoup d'auteurs, considérant que les matières injectées dans les artères intestinales viennent sourdre à la surface de la muqueuse, que celles de l'artère hépatique passent souvent dans les canaux biliaires, celles des artères rénales dans le bassinet du rein et dans les tubes urinifères, beaucoup d'auteurs, dis-je, ont cru à cette communication, dont les hémorrhagies glandulaires semblaient encore indiquer l'existence ; mais ces communications n'existent nulle part. Partout le système vasculaire forme un ensemble de voies parfaitement closes. Dans toutes les parties, les dernières artérioles se continuent avec les premières veinules, par l'intermédiaire d'un réseau capillaire. Nulle part on n'a vu à ces artérioles, à ces veinules, ni à ces capillaires, aucune ouverture susceptible de laisser échapper le sang. Si les matières sont poussées avec force dans certains vaisseaux, c'est en les déchirant ou en transsudant à travers leurs parois qu'elles pénètrent dans les canaux excréteurs, comme le font la cire et le suif, qui, teints par le noir de fumée et injectés par les artères, viennent remplir les bronches et la trachée, après avoir filtré et s'être décolorés à travers les vaisseaux pulmonaires et les membranes des canaux aériens. Enfin, si, dans certaines circonstances, le sang est exhalé dans le rein et dans l'intestin, c'est en se frayant des passages à travers les parois des petits vaisseaux. En un mot, il n'y a nulle part de communication entre les vaisseaux sanguins et les cellules ou les tubes des organes sécréteurs. Conséquemment, les matériaux des produits de sécrétion ne peuvent être versés directement dans l'intérieur des cavités glandulaires.

Les organes sécréteurs ne sont donc, en dernière analyse, que des membranules minces et déliées formant de petites cavités vésiculaires ou tubuleuses. Les parois des vésicules ou des tubes sont les agents de l'élaboration des liquides, et la cavité de ces petits organes est destinée à recevoir les fluides modifiés, jusqu'au moment de leur élimination. Comme les vaisseaux sanguins forment de simples réseaux qui enlacent ou entourent les éléments glandulaires, ils se comportent à l'égard de ces parties comme il le font pour toutes les autres. Le plasma s'en échappe à travers des porosités invisibles ; il vient baigner extérieurement chaque cellule et chaque tube glandulaire de la même manière qu'il baigne chaque cellule, chaque fibre ou chaque particule de la substance des autres tissus. Or, ce même plasma, aux dépens duquel chaque partie prend pour sa nutrition les éléments de nouvelles cellules ou de nouvelles fibres, ce plasma pénètre par imbibition les parois des vésicules ou des tubes glandulaires ; puis ces parois, en vertu de leur activité propre, le modifient, le métamorphosent, et fabriquent à ses dépens des produits nouveaux.

Il suffit de réfléchir un peu à la constitution des organes sécréteurs et à la nature de leurs rapports avec les vaisseaux sanguins pour voir que dans tous les animaux, depuis les plus simples jusqu'au plus compliqués, ces organes sont dans des conditions identiques. En effet, chez les animaux inférieurs, qui n'ont pas de vaisseaux ou qui ont seulement des vaisseaux incomplets, les cellules ou les tubes glandulaires simples ou ramifiés baignent dans le fluide nutritif, qui imprègne toutes les parties et en remplit les interstices. Chez les animaux parfaits, ces cellules et ces tubes, que les vaisseaux viennent enlacer, baignent également, non pas dans le fluide nutritif tout entier, mais dans son plasma, que les vaisseaux ont laissé échapper. Dans les deux cas, les parois des cellules et des tubes, en vertu d'une activité spéciale, se laissent pénétrer par tels principes plutôt que par tels autres; elles les associent dans un certain ordre, les métamorphosent enfin en un produit particulier qui, après s'être accumulé dans leur cavité, est définitivement versé à l'extérieur.

Nous savons donc maintenant que tous les organes sécréteurs, si variés dans leurs formes, si compliqués dans les détails de leur structure, ne sont en définitive, que des membranules disposées en tubes ou en petites vésicules, représentant par leur ensemble une immense surface. Ce sont ces tubes et ces vésicules qui métamorphosent les éléments du plasma dont ils sont imprégnés, et en fabriquent un produit de sécrétion versé dans leur cavité pour être ultérieurement éliminé; mais par quel mécanisme et sous l'influence de quelles forces s'effectue cette transformation?

Descartes admettait que la sécrétion s'opérait par une sorte de filtration à travers les organes sécréteurs, qu'il supposait disposés comme des cribles; Boerhaave prétendait que cette fonction résultait du passage des éléments du sang dans une série de vaisseaux successivement décroissants; Haller l'attribuait à une transsudation, Hamberger à une précipitation des fluides effectuée dans l'ordre de leur pesanteur spécifique; Wollaston et Berzelius à un travail de décomposition électrique; mais ce sont là de pures hypothèses que l'on discutait autrefois, et sur lesquelles il est inutile aujourd'hui de s'arrêter. Il faut se borner à reconnaître les conditions dans lesquelles s'effectue le travail sécrétoire, à constater ses résultats immédiats, puisque la nature intime, les causes premières du travail doivent demeurer pour nous un mystère impénétrable.

La sécrétion, envisagée en elle-même, n'est autre chose qu'une double opération de séparation et de métamorphose : séparation de certains éléments du sang d'avec le reste, puis métamorphose de ces éléments en un produit spécial plus ou moins compliqué. Cette double opération est effectuée par les cellules et par les tubes qui entrent dans la constitution des organes sécréteurs.

D'une part, les cellules élémentaires des glandes, baignées par le plasma qui s'échappe continuellement des réseaux capillaires, jouissent de la propriété d'emprunter à ce fluide complexe des éléments variés qui pénètrent dans leur intérieur par endosmose ou par simple imbibition. Ces cellules, suivant l'épaisseur, le degré de cohésion et la nature de leurs parois, admettent certains principes et ne donnent point accès à d'autres, comme s'il y avait une affinité particulière entre la cellule d'une espèce de glande et les matériaux formateurs du produit qu'elle doit fournir. Le fait de l'admission de certains éléments, à l'exclusion de tels autres, dans des cellules d'une espèce déterminée, est incontestable; il est des cellules qui se remplissent de graisse, ou de sérosité, d'autres de matières colorantes, ou encore des matériaux de la bile, du lait, etc. La cause de ce fait est absolument inconnue.

D'autre part, dans les cellules ainsi remplies, les matières admises se métamorphosent, soit d'elles-mêmes, en vertu de forces inconnues, soit par l'intervention de l'activité propre de la cellule. Ces métamorphoses peuvent être, du moins un certain nombre d'entre elles, accessibles à l'observation microscopique. Le contenu de la cellule augmente ou diminue de consistance ; il se concrète dans certaines circonstances, se divise en granulations, cristallise de diverses manières ou se dissout ; il demeure fluide le plus souvent, bien qu'il change de nature et de propriétés. Les recherches de divers micrographes ont appris que les cellules adipeuses n'ont pas constamment un contenu d'apparence identique ; elles ont fait voir que les cellules du foie se montrent sous des aspects variés, suivant leur âge, l'état de la digestion et les conditions de l'organisme. Les cellules spermatiques, à un certain moment, deviennent le siège d'un travail particulier, duquel résulte la formation de cellules plus petites à l'intérieur des anciennes, cellules nouvelles où se développent des filaments qui deviendront plus tard des spermatozoïdes.

La cause de ces mutations des substances que les cellules ont admises dans leur intérieur, et la raison pour laquelle s'effectue telle métamorphose dans la cellule hépatique, telle autre dans la cellule spermatique, telle autre encore dans celles d'une glande muqueuse, sont choses actuellement introuvables. Les affinités moléculaires mises en jeu dans ces conditions nous échappent, et pourtant elles agissent sur une quantité de matière infiniment petite, enfermée dans une membranule et mise en contact avec un noyau de cellule.

Une fois que les mutations du contenu de la cellule glandulaire sont opérées, cette cellule doit restituer le produit qui s'est formé dans sa cavité ; elle doit l'échanger contre de nouveaux éléments destinés à subir les mêmes transformations, ou bien, si cette cellule ne déverse pas son contenu, en conservant sa constitution propre, elle se détache, se rupture, laissant à d'autres cellules, qui se formeront après elle, le soin de continuer le travail de la sécrétion.

En effet, les cellules adipeuses restituent de la graisse lorsque le combustible respiratoire n'est plus fourni en quantité suffisante par l'alimentation ; les cellules des glandes gastriques versent de la pepsine pendant la digestion, celles des glandes mucipares cèdent du mucus, etc. Et ainsi, ces cellules, qui avaient admis par endosmose les éléments du produit sécrété, les laissent échapper par exosmose, en persistant indéfiniment avec leur caractères particuliers. Dans plusieurs glandes, comme le testicule, les follicules sébacés, les mamelles, d'après Henle, les cellules groupées à la face libre des canaux excréteurs se détachent et sont entraînées, soit qu'elles s'ouvrent par une rupture analogue à la déhiscence des fruits, soient qu'elles demeurent intactes au milieu du fluide sécrété. Le travail qui s'effectue ainsi dans les cellules peut de même se concevoir pour les canalicules des glandes tapissés constamment par des cellules, et pour les diverses membranes, car celles-ci sont recouvertes au moins d'une couche de cellules épithéliales, et d'ailleurs leur tissu n'est qu'un dérivé de cellules plus ou moins modifiées.

Les cellules et les tubes des organes sécréteurs sont donc les agents d'une opération complexe, qui consiste : 1° à admettre dans leur intérieur les éléments du produit de sécrétion, éléments puisés dans le plasma qui les baigne ; 2° à associer ces éléments, à les métamorphoser en un produit particulier; 3° à restituer le produit qui doit être résorbé, ou éliminé par la voie des canaux excréteurs.

De quoi peuvent dépendre ces phénomènes, moins remarquables encore par eux-mêmes que par leurs résultats? La pénétration dans les cellules de certaines substances, à l'exclusion de telles autres, tient-elle à l'épaisseur des parois et à la nature de la cellule? Les mutations subies par le contenu des cellules résultent-elles d'une sorte d'action catalytique exercée par le noyau ou par l'enveloppe cellulaire, ou bien sont-elles spontanées et uniquement dépendantes des affinités chimiques? La restitution de matière effectuée par la cellule n'est-elle qu'une conséquence forcée de l'admission de nouvelles molécules qui chassent au dehors les premières, ou une dialyse soumise aux lois de l'osmose et des affinités moléculaires qui intervenaient dans les phénomènes de l'absorption? Évidemment on ne peut présenter à cet égard que des conjectures; car au lieu d'une opération toujours la même, quant au résultat, on a une infinité d'opérations dont les produits sont très différents les uns des autres. Ici, comme dans les combinaisons chimiques ordinaires, l'ordre suivant lequel les corps s'unissent ou se dissocient dépend d'une foule de conditions. Le mercure se combine avec l'oxygène à la température de l'ébullition du métal, et, au contraire, il s'en sépare à une température plus élevée. Le carbonate calcaire, calciné à l'air libre, se décompose, et, en vase clos, il ne subit pas d'altération. L'oxygène, qui forme avec l'azote cinq composés différents, donne dans certaines conditions du deutoxyde d'azote, par exemple, dans d'autres de l'acide azotique. De même aussi, dans l'organisme, les mêmes éléments s'associent en telles proportions plutôt qu'en telles autres, et donnent ou du sucre ou de la graisse, etc., suivant les conditions où ils se trouvent lors de leur association.

Or, c'est précisément en variant les conditions dans lesquelles peuvent s'effectuer les associations et métamorphoses des éléments, que les forces vitales obtiennent des affinités moléculaires des résultats si variés; c'est en déterminant telles conditions parfaitement définies pour chaque glande qu'elles obligent ces affinités à donner perpétuellement naissance à des produits dont les propriétés et la composition sont d'une remarquable fixité. Ainsi, en réglant les conditions du travail sécrétoire, en limitant la sphère d'action des affinités, les puissances vitales se subordonnent les forces chimiques; elles les enchaînent, tout en les laissant effectuer librement leurs opérations dans le cercle tracé. Quand ces conditions viennent à changer par le fait de modifications apportées à l'état du sang, de la glande, ou à l'intervention du système nerveux, la sécrétion éprouve des modifications correspondantes.

Du reste, en beaucoup de circonstances, les phénomènes intimes de la sécrétion se réduisent à une plus grande simplicité, car si les glandes ne font que remplir un office de dépuration, en séparant du sang des principes déjà tout formés dans le liquide, comme l'urée, la cholestérine, la caséine, les sels, etc., il suffit alors que, par suite de leur nature et de leurs propriétés spécifiques, les cellules ou les canalicules glandulaires admettent ces principes à l'exclusion des autres.

Mais, le plus souvent, le travail de la sécrétion paraît très complexe, surtout au point de vue chimique, même chez les plantes où le fluide nutritif a une constitution plus simple en présence de cellules moins variées que dans l'animal. Le plus élémentaire des végétaux, produit par les cellules, ici du sucre, de la gomme, du mucilage, de la cire, des huiles essentielles, des résines, du camphre, des principes extractifs, des alcaloïdes, même en grand nombre : dans le pavot, par exemple, la morphine, la codéine, la thébaïne, la papavérine, etc., dans tels autres des composés à propriétés variées, les toxiques les plus diversifiés. Il semble que chez eux la puissance de la cellule soit sans bornes.

Dans l'animal le pouvoir de la cellule semble plus limité à certains égards, notamment quant à la production des principes capables de modifier les propriétés des tissus et d'exercer une action toxique : mais ce pouvoir existe. La vipère et d'autres reptiles fabriquent des poisons dans leur glandes salivaires ou autres. M. A. Gautier[1] a fait voir que l'organisme animal produit en petite quantité des alcaloïdes toxiques semblables ou analogues à ceux qui se forment dans les tissus privés de la vie.

Ce fait semblerait indiquer que certains produits dans l'organisme, prennent naissance par le jeu des affinités sans la participation active des éléments anatomiques qui joueraient seulement le rôle des capsules, des ballons et des tubes dans les laboratoires du chimiste.

La participation des cellules au travail sécréteur dans les acini des glandes est très appréciable. Les unes après s'être remplies du produit qu'elles ont formé ou simplement reçu se déchirent, éprouvent une desquammation ou une fonte qui les entraîne avec lui et dont elles font partie intégrante. Les autres et c'est le plus grand nombre, stables, au moins pour un certain temps, laissent sortir ce produit par transsudation et par conséquent n'entrent point dans sa constitution.

Ce travail des cellules glandulaires paraît se faire d'une manière continue. A la période d'inaction apparente, la cellule fabrique, dit-on, par son protoplasma, aux dépens du sang, la matière albumineuse, muqueuse ou autre qu'elle doit tenir en réserve ; puis à la période d'activité elle laisse échapper ce produit en le délayant dans l'eau et dans ce qu'elle emprunte à ce moment au sang. C'est en raison de ces particularités que la sécrétion devient l'analogue de la nutrition. La préparation du produit a été comparée à l'assimilation et son départ, ou son excrétion à la désassimilation. Il est difficile de savoir quel est, dans ce travail la part exacte de la paroi, celle du noyau et du protoplasma. Mais le rôle essentiel semble appartenir à ces deux derniers. En tout cas la cellule se modifie considérablement par le fait de ce travail. Si elle est volumineuse et transparente au début, elle se rapetisse et s'épuise à la longue, souvent elle change de forme, son noyau se gonfle, se déplace, ses nucléoles deviennent apparents, le protoplasma prend un aspect granuleux. Les cellules dont l'existence est temporaire se montrent en voie de rénovation. A côté des grandes qui vont disparaître, se préparent les petites, les jeunes destinées à succéder aux anciennes, Haïdenhain, Ranvier et d'autres observateurs ont constaté ces changements soit sur des pré-

---

1. A. Gautier. *Recherches sur les alcaloïdes dérivés des tissus animaux. Bulletin de l'Académie de médecine*, 12 et 19 janv. 1886.

parations faites à divers moments du travail, soit directement sur les parties transparentes des glandes de petits animaux.

Il ne faut pas s'exagérer l'importance du travail qui a lieu dans la cellule ou dans les autres éléments glandulaires pendant le repos. Sans doute, lors de l'abstinence, les glandes à pepsine renferment du suc gastrique et les salivaires de la salive ; mais c'est en quantité très limitée comme on le voit en retirant ce liquide par l'infusion du tissu. Il ne peut en être autrement ; les cellules ne sauraient se vider entièrement ni s'éliminer quand la sécrétion se suspend. Leur produit se concentre certainement lors de la suspension de l'excrétion. Mais à ce moment de repos il ne peut être préparé en quantité assez grande pour toute la période, souvent très longue de la sécrétion ostensible et de l'excrétion.

Ce serait aussi, à ce qu'il semble, une grande erreur de croire que tout le travail sécréteur est le fait des cellules épithéliales des acini et des petits conduits glandulaires. La cellule est déjà un organe de perfectionnement ; elle n'est point un instrument indispensable. La pie-mère qui sécrète le liquide sous arachnoïdien, le tissu cellulaire, les membranes telles que la plèvre et le péritoine, les synoviales n'ont pas de cellules sécrétantes, ces organes n'en sont pas moins des glandes. C'est dans le sens très large indiqué plus haut qu'il faut voir l'organe sécréteur.

Il est à noter, comme je l'ai observé le premier dès 1856, sur le pancréas, que, la glande qui cesse de fonctionner par le fait de l'oblitération de son canal s'atrophie et que, dès lors, ses éléments perdent leur pouvoir sécréteur. Celui-ci, tout à fait caractéristique, paraît donc subordonné à la conservation pleine et entière du pouvoir nutritif.

Ce n'est pas seulement chez les animaux supérieurs que la cellule donne des produits extrêmement complexes. Elle a un pouvoir de fabrication non moins grand chez les animaux les plus simples. Reinke a trouvé dans le protoplasma d'un mycomycète, l'*Æthalium septicum* les matières suivantes : plastine ou matière albuminoïde insoluble, vitelline, myosine, pepsine, lécythine, sarcine, xanthine, glycogène, cholestérine, acides gras, stéarates, oléates, etc., en tout une quarantaine de substances différentes.

III. — DU RÔLE DU SYSTÈME NERVEUX DANS LES SÉCRÉTIONS.

Bordeu[1], s'affranchissant des vieilles idées qui avaient eu cours jusqu'à lui, reconnut très nettement l'influence du système nerveux sur l'action des glandes. Il fit remarquer que l'excitation des nerfs provoque les sécrétions, que leur section la suspend et qu'enfin les troubles qui peuvent survenir dans l'action nerveuse modifient le travail des organes sécréteurs. D'après lui, l'intervention nerveuse aurait pour résultat d'activer considérablement l'afflux du sang dans les glandes pendant la sécrétion, en augmentant la force contractile des vaisseaux. De plus, les nerfs donneraient une sensibilité particulière aux orifices, qu'il suppose à l'origine des canaux excréteurs, et ces petits orifices, pourvus d'un sphincter contractile, s'ouvriraient ou se fermeraient, admettraient les éléments

---

1. Bordeu, *Recherches anatomiques sur les glandes*. Paris, 1751, § XCVIII et suiv.

en rapport avec leur sensibilité, avec leur goût, et repousseraient les autres. Bichat[1] adopta ces idées. Il ne vit dans les glandes que la sensibilité qui choisit les éléments destinés à la constitution du produit de sécrétion, et la contractilité des excréteurs qui leur ouvre ou leur ferme les portes. Depuis, Brodie, Krimer, Brachet, Müller, Ludwig et Cl. Bernard, ont apporté des preuves directes de l'influence exercée par les nerfs sur les sécrétions. Cette influence dérive du système cérébro-spinal et du système ganglionnaire.

Le système cérébro-spinal exerce une action incontestable sur diverses sécrétions qu'il est facile d'étudier. On sait que l'imagination suffit chez l'homme pour faire couler les larmes et faire affluer en plus grande abondance la salive dans la bouche. Cl. Bernard[2] a constaté que l'irritation du nerf lingual met en jeu l'activité des glandes sous-maxillaires, et j'ai fait plusieurs fois la même observation sur le cheval. J'ai vu aussi que l'irritation des filets du trifacial, accolés à ceux du facial sur le trajet du canal de Sténon, fait couler la salive parotidienne, dont la sécrétion était auparavant suspendue. Cette influence sur les glandes salivaires résulte de l'impression que les aliments et les substances sapides produisent sur la muqueuse buccale; pour les glandes qui sécrètent le suc gastrique, de l'action des aliments sur la membrane interne de l'estomac. L'intervention nerveuse est moins marquée en ce qui concerne les reins, les glandules intestinales et les autres organes sécréteurs qui ne reçoivent pas de nerfs cérébro-spinaux; néanmoins elle y est encore incontestable, comme le prouve la surexcitation rapide des sécrétions intestinales par le fait d'une vive frayeur. Dans tous les cas, l'influence nerveuse cérébro-spinale s'exerce, soit directement, soit par action réflexe: directement, quand les impressions partent des centres eux-mêmes, et par action réflexe dans la majorité des autres circonstances. Alors l'impression reçue à la bouche, par exemple, par les nerfs de la sensibilité générale ou de la sensibilité gustative, est transmise par eux à l'encéphale, qui la renvoie ou la réfléchit sur les glandes salivaires par le moyen des filets destinés à ces organes.

L'action du système cérébro-spinal sur les sécrétions est une action excitatrice et régulatrice très importante pour beaucoup de glandes, mais elle n'est point absolument indispensable au maintien de la fonction. Tous les expérimentateurs ont constaté qu'après la section des nerfs vagues les sécrétions muqueuses de la trachée et des bronches continuent à s'effectuer. Plusieurs praticiens ont noté la persistance de la sécrétion spermatique dans les paralysies de la partie inférieure de la moelle épinière. J'ai vu, ainsi que M. Longet, la sécrétion du suc gastrique continuer, d'une manière sensible, après la section des nerfs vagues, quoique le fait ait été nié par plusieurs physiologistes; j'ai observé qu'après cette section et la ligature du pylore, une énorme quantité de liquide visqueux s'accumule dans l'estomac; enfin, j'ai reconnu maintes fois sur les solipèdes à fistules biliaires, que la sécrétion de la bile persiste avec ses caractères habituels après la résection des nerfs pneumogastriques.

<hr>

1. Bichat, *Anatomie générale*, édition P. A. Béclard et Blandin. Paris, 1831.
2. Bernard, *Comptes rendus de l'Académie des sciences*, 1852, t. XXXIV, p. 236 et *Leçons sur les liquides de l'organisme*. Paris, 1859, t. II, p. 205.

L'action des nerfs ganglionnaires paraît être plus immédiatement nécessaire à la sécrétion que celle dont nous venons de parler. D'abord, c'est la seule qui puisse s'exercer sur les glandes qui reçoivent exclusivement des nerfs du sympathique, comme les reins, les follicules intestinaux ; ensuite c'est la seule qui persiste quand on a coupé les nerfs cérébro-spinaux des glandes qui reçoivent à la fois les deux espèces de nerfs. Les expériences tentées jusqu'ici, quoiqu'elles laissent beaucoup à désirer, montrent néanmoins suffisamment que la sécrétion est sous la dépendance immédiate des nerfs ganglionnaires.

Krimer a vu, après la section des filets ganglionnaires qui se rendent au rein, l'urine se charger d'albumine et de matière colorante, et après celle du cordon cervical du sympathique, devenir alcaline et albumineuse, deux résultats assez peu importants quand on se rappelle que la suspension du travail digestif modifie la réaction de l'urine, et que l'état de souffrance où se trouvent les animaux à la suite de l'incision des parois abdominales et des manipulations nécessaires pour mettre à découvert les nerfs rénaux suffisent pour changer considérablement l'aspect, la consistance et les autres propriétés du produit de la sécrétion urinaire.

Brachet[1] en rétablissant, au moyen d'un tube, la continuité entre les deux bouts de l'artère rénale coupée transversalement, ainsi que tous les nerfs environnants, a vu le rein suspendre sa sécrétion, ou du moins ne donner qu'un fluide rougeâtre, sanguinolent. Müller est arrivé au même résultat par un moyen analogue. Après avoir lié les vaisseaux du rein de manière à déterminer « la mortification des nerfs compris dans la ligature », il enleva celle-ci, afin que le cours du sang pût se rétablir, et adapta un tube à l'uretère attiré au dehors par une plaie à l'abdomen. La sécrétion fut abolie complétement, excepté sur une brebis, où il y eut un écoulement de liquide sanguinolent contenant de l'acide uro-benzoïque. D'après cela, il semble évident que la sécrétion ne puisse se faire sans la participation des nerfs ganglionnaires ; mais de nouvelles expériences seraient nécessaires pour bien établir ce point important, car les précédentes ne sont pas très concluantes, puisqu'il suffit d'une irritation mécanique un peu forte exercée sur les reins pour diminuer considérablement leur sécrétion et même pour la suspendre momentanément. D'ailleurs les physiologistes qui ont répété l'expérience de Müller avec des variantes de perfectionnement ou de simplification n'en n'ont pas obtenu les mêmes résultats.

Les nerfs ganglionnaires exercent sur la sécrétion de la sueur une action très évidente. Pourfour du Petit[2] avait déjà vu les larmes devenir plus abondantes chez les chiens auxquels il avait enlevé le ganglion cervical supérieur. Lorsque le filet cervical du grand sympathique est coupé, ou lorsque le ganglion cervical supérieur est enlevé chez le cheval, toute la moitié de la tête et de l'encolure du côté de la lésion se couvre d'une sueur abondante coïncidant avec une élévation considérable de température. Dupuy[3] fit le premier cette curieuse remarque

---

1. Brachet, *Recherches expérimentales sur les fonctions du système nerveux ganglionnaire*, 2ᵉ édit., p. 326.
2. Pourfour du Petit, *Histoire de l'Académie des sciences*, 1727.
3. Dupuy, *De l'affection tuberculeuse*. Paris, 1817, p. 95 et 96.

en 1806 sur un cheval auquel il enleva les ganglions gutturaux, sous les yeux de Dupuytren. Chez cet animal, dit-il, « la température de la tête était plus élevée que celle du corps, et la peau de cette partie était continuellement mouillée ». On sait maintenant que cet écoulement de larmes, ces sueurs abondantes, tiennent à l'abord et à la stase d'une très grande quantité de sang dans les vaisseaux relâchés à la suite de la section du filet cervical.

On a cherché à déterminer cette action sur les sécrétions intestinales, et sur la plupart des autres, même sur les exhalations des séreuses et du tissu cellulaire, mais les résultats de ces tentatives sont très équivoques.

L'action des nerfs en général sur les sécrétions est-elle exercée directement ou par l'intermédiaire de la circulation, en d'autres termes l'est-elle par des nerfs spéciaux ou par les vaso-moteurs ?

Il est certain que les vaso-moteurs influencent les sécrétions en réglant la dilatation des vaisseaux et par conséquent en activant ou en ralentissant l'apport des matériaux, en exagérant ou en atténuant l'excitation produite par le sang, excitation subordonnée à la quantité comme à la violence de son afflux. L'hyperémie précède, ou accompagne presque toujours le fonctionnement exagéré des glandes ; elle en paraît souvent la cause, comme on le voit pour la sueur, et pour la sécrétion salivaire, la pancréatique ; mais quelquefois elle manque comme à la peau qui s'anémie lors de l'apparition de certaines sueurs dites froides.

L'hypothèse d'une action directe des nerfs sur les glandes indépendante de la circulation, est appuyée, en apparence, sur certains faits à signification équivoque, entre autres sur la sueur qui est provoquée par l'électrisation des pelotes digitales d'une patte de chien séparée du corps, sur l'écoulement de salive provoqué par le même moyen à la tête d'un animal décapité, car il s'agit dans ces cas bien plus d'une excrétion que d'une sécrétion. En effet, les courants électriques qui mettent en jeu la contractilité des vaisseaux et celle des canaux excréteurs peuvent provoquer l'expulsion de quelques gouttes de salive, à l'orifice de ces canaux qui en sont constamment remplis à l'état de repos ; ils pourraient même, pour un court instant, pousser vers les éléments sécréteurs ce qui reste de sang dans les petits vaisseaux.

Dans cette hypothèse on admet, comme le fait M. Vulpian, des nerfs spéciaux, des nerfs sécréteurs même de deux espèces : les uns qui présideraient à la formation du produit aux dépens du protoplasma pendant le repos apparent de la glande, — les autres qui stimuleraient l'élimination, pendant la période d'activité, en appelant l'eau destinée à délayer les matières antérieurement préparées. Ainsi, pour la glande sous-maxillaire, le sympathique serait le nerf du repos, le tympanico-lingual, le nerf de la sécrétion ou de l'excrétion ; — la salive du sympathique serait épaisse, — celle du lingual et de la corde du tympan très aqueuse. Ces vues ne sont nullement démontrées ; elles sont basées, pour la plupart, sur des illusions. La salive, comme le suc pancréatique, est épaisse lorsque sa sécrétion est suspendue ou simplement ralentie ; elle prend de la fluidité à mesure qu'elle devient abondante. D'ailleurs ces vues impliquent des contradictions. La section du filet sympathique rend la sueur et les larmes très abondantes et cette même section tend à diminuer la salivation.

En cherchant à reconnaître les nerfs de la sécrétion, Pflüger a cru voir dans les glandes des filets qui, arrivés aux cellules, perdaient leur myéline, tandis que leur cylindre axe pénétrait dans ces cellules et se subdivisait en filaments ténus au milieu du protoplasma ; mais cette particularité histologique n'a été vue par aucun des observateurs qui, depuis, ont voulu la constater. Son existence impliquerait de singulières modifications aux extrémités nerveuses dans les cellules sécrétantes qui se détruisent d'une manière incessante pour former aux dépens de leur substance et de leur contenu le produit de sécrétion. Dans celles-ci il faudrait, à ce qu'il semble, admettre la destruction des extrémités nerveuses ; puis leur régénération dans les cellules de remplacement.

On s'est demandé, surtout dans ces derniers temps, si les nerfs des organes sécréteurs avaient des centres d'activité directe ou réflexe dans l'encéphale, la moelle et les ganglions du sympathique.

Le bulbe a paru un centre pour le foie et le rein, depuis que Bernard a montré que les piqûres au plancher du quatrième ventricule donnent lieu au diabète sucré, à la polyurie ; mais la lésion de cette partie n'a pas ce résultat chez toutes les espèces d'animaux et le diabète, la polyurie peuvent, comme les pathologistes en ont donné la preuve, résulter, de lésions de beaucoup d'autres parties des centres nerveux. La moelle épinière a été considérée comme un centre d'activité des nerfs des glandes sudoripares parce que la destruction de la moelle supprime la sueur dans les membres postérieurs, mais cette destruction donne lieu, entre autres, à des troubles de la circulation et à des modifications si considérables dans l'état du système musculaire qu'il est difficile de rattacher cette suppression à sa cause essentielle.

Les ganglions du grand sympathique depuis l'expérience si frappante de Cl. Bernard sur le ganglion sous-maxillaire ont été considérés comme des centres d'actes réflexes absolument indépendants du système cérébro-spinal, quoique cette expérience ne soit pas d'une interprétation facile.

Dans les conditions normales si on vient à irriter le nerf lingual la glande maxillaire qui reçoit des divisions du facial, par la corde du tympan, entre en action et sécrète abondamment ; l'action réflexe est opérée par l'encéphale qui reçoit l'impression du premier nerf sensitif et renvoie l'excitation par le second qui est moteur. Mais si on supprime toute communication entre l'encéphale et les parties périphériques de ces deux nerfs en les coupant tous deux au-dessus de la glande et du ganglion sous-maxillaire on voit néanmoins la glande entrer en action dès qu'on irrite le lingual entre la section et les parties terminales. Dans ce cas le courant centripète qui ne paraît plus arriver au bulbe s'arrête au ganglion qui renvoie en apparence son excitation à la glande par le facial. L'action réflexe du ganglion serait incontestable s'il n'y avait aucune anastomose entre le lingual et le facial ; elle ne l'est pas en raison des filets moteurs récurrents que le facial envoie au lingual et des filets sensitifs que le premier possède dès son origine et qui lui donne physiologiquement, dans une certaine mesure, le rôle d'un nerf mixte ; aussi on pense que, en présence de la stimulation exercée sur le lingual, la corde du tympan a en elle et par elle ce qui est nécessaire pour agir sur la glande comme s'il y avait action réflexe soit de l'encéphale, soit du ganglion. En conséquence cette action du ganglion qui paraissait d'abord si clairement établie est maintenant plus que douteuse.

En somme, suivant les uns l'action nerveuse sur les glandes s'exercerait seulement par l'intermédiaire de la circulation. Elle serait une action médiate vaso-motrice ; il y aurait antagonisme entre l'action des nerfs rachidiens et celle des nerfs ganglionnaires, la dernière relâcherait les vaisseaux et rendrait l'afflux sanguin très abondant dans la glande : c'était là l'opinion de Cl. Bernard. Suivant les autres, l'action nerveuse serait directe, elle s'exercerait sur les cellules glandulaires, par des nerfs spéciaux, distincts des vaso-moteurs et puisant leur puissance de stimulation dans des centres multiples, à l'encéphale, à la moelle épinière et peut-être aux ganglions. Vulpian appuie cette manière de voir sur des arguments d'une grande valeur. Les deux opinions ne s'excluent pas. Loin de là, et tout bien considéré, il semble très logique d'admettre que l'influence nerveuse s'exerce à la fois directement et par l'intermédiaire de la circulation, en outre qu'elle peut avoir, suivant la complication du rôle des glandes, des points de départ plus ou mois nombreux. Dans certaines d'entre elles, comme les salivaires dont l'action est mise en harmonie avec la gustation et avec une série d'actes digestifs, les nerfs ont une origine cérébro-spinale et ganglionnaire ; ailleurs ils procèdent tous du système sympathique. Dans celles-ci il n'y a pas d'antagonisme possible entre les deux systèmes et le travail intime de la glande est moins compliqué qu'il ne le paraît : il y est peut être aussi simple que dans les plantes.

Le système nerveux doit intervenir d'ailleurs pour régler les sécrétions et les excrétions dans leurs rapports si nombreux avec les autres fonctions. C'est par son influence que s'expliquent une foule de particularités dont les causes ne sont pas toujours saisissables à première vue. Voyez par exemple, ce qui se passe dans la sécrétion pancréatique des animaux. L'expérimentateur saisit-il le pancréas au moment où sa fonction est en pleine activité, il voit couler des flots de liquide ; au contraire, établit-il la fistule pendant les longues périodes d'inaction de cette glande délicate et capricieuse, il faut qu'il attende souvent plusieurs jours avant de voir le tube, adapté au canal, verser une seule goutte de fluide ; prend-il même la glande à une période de sécrétion, il la voit cesser d'agir pour peu que les manipulations opératoires exercées sur elles soient douloureuses et prolongées. Voyez aussi l'admirable physionomie de l'action des glandes salivaires : toutes ces glandes fonctionnent pendant le repas, et les parotides cessent d'agir aussitôt qu'il n'y a plus d'aliments dans la bouche, tandis que les glandes à salive visqueuse continuent à fournir de quoi humecter la muqueuse buccale. Voyez les parotides en repos pendant l'abstinence chez les solipèdes, et toujours en fonction chez les ruminants : elles se reposent chez le cheval pendant que les autres versent de la salive sous l'influence d'une impression gustative ; au contraire, leur action redouble chez le bœuf lors de la rumination, pendant que les maxillaires sont plongées dans une inertie à peu près complète ; elles alternent l'une avec l'autre, suivant que la mastication se fait sous les molaires droites ou sous les molaires gauches. Prenez ces parotides au moment d'une inaction complète, même de plusieurs jours de durée, et à peine une parcelle d'aliment aura-t-elle impressionné la muqueuse buccale, qu'elles donneront de la salive ; irritez un filet du lingual, et aussitôt des gouttelettes de salive visqueuse s'échapperont du canal de Warthon. Enfin, comparez ces sécrétions salivaire et pancréatique intermittentes, susceptibles de tant de modifications, à la sécrétion biliaire continue, dont l'activité résiste à toutes les tortures éprouvées par l'animal, à tous les troubles de l'organisme, et vous acquerrerez la conviction que toutes ces manifestations diverses de l'activité des glandes, si bien mises en harmonie avec le rôle départi à chacune d'elles, résultent de l'intervention régulatrice du système nerveux.

Il importe, en outre, de remarquer que l'influence nerveuse exercée sur les sécrétions est d'une espèce toute particulière, différente de celle qui, dans les mêmes organes, régit la nutrition, car le travail nutritif de la glande est continu, tandis que le travail de la sécrétion est très souvent intermittent, comme si, à certains moments, l'action nerveuse se trouvait suspendue. Il suffirait du seul fait de l'intermittence dans la sécrétion pour avoir une preuve irréfragable de la puissante influence exercée sur elle par le système nerveux. Qui saura jamais, en présence de ce fait, pourquoi la glande, constamment en rapport avec les nerfs et constamment abreuvée du sang, demeure pourtant plongée pendant de longues périodes dans une inertie complète dont elle sort si subitement à la moindre excitation.

L'action encore un peu obscure du système nerveux sur les glandes peut être accrue, ralentie ou modifiée en divers sens par certains agents que l'absorption introduit dans l'organisme. En général les matériaux étrangers qui doivent être éliminés excitent le travail d'un ou de plusieurs organes sécréteurs, les uns activent la sécrétion salivaire, les autres celle du rein, de la muqueuse intestinale : ils sont par là sialogogues, diurétiques, purgatifs, sudorifiques. Quelques-uns comme la pilocarpine stimulent à la fois les nerfs d'une foule de glandes et donnent lieu en même temps à une salivation et à des sueurs d'une extrême abondance ; d'autres comme les narcotiques, la morphine, l'atropine, les ralentissent au point de les suspendre. L'action excitante ou paralysante porte peut-être à la fois sur les centres nerveux et sur les nerfs des organes sécréteurs. L'action paralysante des narcotiques qui se produit d'après Heidenhain pendant que la vascularisation de l'organe sécréteur est accrue, semble montrer que la seconde n'a pas une importance prépondérante.

IV. — DES CARACTÈRES GÉNÉRAUX DES SÉCRÉTIONS.

L'activité des organes sécréteurs, considérée d'une manière générale, peut être continue, rémittente ou intermittente : continue, dans les glandes dont la sécrétion n'a pas d'interruption normale, comme celle des reins et du foie ; rémittente dans les glandes dont la sécrétion, sans jamais cesser complétement, est plus ou moins abondante, comme celle des sublinguales, des maxillaires, des glandes sudoripares ; intermittente dans les glandes telles que les parotides de la plupart des animaux, les mamelles, les glandules du suc gastrique, dont la sécrétion se suspend complètement à des intervalles plus ou moins rapprochés.

Les sécrétions continues sont les sécrétions chargées d'un rôle de dépuration qui ne peut souffrir d'interruption sans danger pour l'organisme ; elles se maintiennent dans les conditions les plus diverses avec leurs caractères ordinaires. Ainsi, la sécrétion biliaire et l'urinaire persistent chez les animaux épuisés par la souffrance, les fatigues, l'abstinence prolongée ; les grandes plaies faites à l'abdomen dans un but expérimental, la péritonite, les troubles qui font cesser la sécrétion du suc gastrique, du fluide pancréatique, ne peuvent les arrêter. L'inanition prolongée qui tarit la plupart des sécrétions leur laisse, surtout à celle du foie, une activité remarquable que prouvent les déjections biliaires des animaux épuisés par une longue abstinence.

Les sécrétions rémittentes et intermittentes sont les sécrétions à usages momentanés, périodiques. Il ne faut du suc gastrique que pendant la digestion stomacale, du lait que pendant la période où la mère nourrit ses petits, du sperme qu'à l'âge où il y a aptitude à la reproduction, etc. Les glandes qui en sont chargées ont besoin, pour entrer en action, pour se réveiller, comme le disait Bordeu, d'être excitées, et d'autant plus vivement que leurs sécrétions doivent être plus abondantes. Il faut aux glandes salivaires, l'impression de l'aliment ou d'une substance sapide sur l'organe du goût ; aux glandules gastriques, le contact de l'aliment avec la membrane interne de l'estomac ; au pancréas, aux mamelles, des excitations d'une autre nature. Ces excitations sont parfaitement réglées, quant à leur degré d'intensité et à leurs périodes de retour, d'après le rôle que les produits secrétés doivent remplir. Leur effet est tantôt immédiat, tantôt extrêmement lent à se manifester. La salive, par exemple, afflue à la bouche, le suc gastrique coule dans l'estomac aussitôt que les aliments parviennent à ces cavités ; au contraire, quelques glandes, longtemps inactives, ne peuvent reprendre leur action qu'après une longue préparation, comme on le voit aux mamelles qui se développent peu à peu, bien avant le moment de la parturition.

Les sécrétions, à quelque espèce qu'elles appartiennent et à quelque rôle que puisse être employé leur produit, entretiennent entre elles des relations plus ou moins intimes. Elles sont, jusqu'à un certain point, solidaires les unes des autres, car elles prennent les matériaux de leur produit dans le sang, et tirent le principe de leur action du système nerveux. Or, comme d'une part, la quantité du sang, sa composition, ses propriétés stimulantes, sont réglées, et comme, d'autre part, l'action du système nerveux est plus ou moins vive et forte, régulière ou diversement modifiée, les sécrétions, dans leur ensemble, sont toutes en rapport avec les divers états du sang et du système nerveux. Elles s'affaiblissent simultanément quand le sang s'appauvrit, ou que l'action du système nerveux est languissante ; elles acquièrent un surcroît d'activité lorsque le sang est abondant et riche, et que l'influx nerveux est proportionné à l'état du fluide nutritif ; elles s'altèrent, quant à leurs caractères et à la composition de leur produit, quand la composition du sang est elle-même altérée, ou que l'action nerveuse est plus ou moins troublée.

L'ordre suivant lequel le système nerveux met en jeu l'activité des diverses glandes, pour les besoins de l'organisme, a pour résultat d'exalter d'une manière successive l'action de la plupart d'entre elles, comme Bichat en avait déjà fait la remarque. Pendant la mastication, toutes les glandes salivaires sécrètent en abondance ; puis, le repas achevé, elles ne donnent plus que ce qui est nécessaire pour humecter la bouche, et les glandes gastriques versent le suc dissolvant ; enfin, à mesure que les aliments passent dans l'intestin, ils provoquent le déversement de la bile, du fluide pancréatique et des sucs intestinaux. Il semble, suivant les expressions de Bichat, qu'il y ait une somme de vie pour tout le système des glandes, et que le surcroît d'activité de quelques-unes ne puisse exister sans un affaiblissement dans celle des autres. Cette particularité se conçoit très bien, quand on se rappelle les énormes quantités de fluides et de matières fixes que les glandes salivaires, par exemple, soustraient à la masse du sang dans un temps très court, car de pareilles soustractions diminuent rapidement la quantité totale du liquide nutritif, et font varier d'une manière sensible la proportion de ses principes constituants.

Les glandes à sécrétion continue ne peuvent, pas plus que les autres, jouir toutes à la fois d'une grande activité. La prépondérance de quelques unes d'entre elles n'est acquise qu'aux dépens des autres, dont l'action se ralentit. Ainsi, dès que la transpiration cutanée augmente, la sécrétion urinaire diminue, et vice versa ; quand les exhalations du tissu cellulaire et des séreuses deviennent abondantes, c'est au détriment des sécrétions cutanées et muqueuses ; lorsque celle du lait tarit, celle de la graisse devient rapide. Cet antagonisme entre les sécrétions normales, les unes relativement aux autres, se produit également pour les sécrétions morbides spontanées ou provoquées dans un but thérapeutique. Aussi est-ce d'après la connaissance de ce fait que, dans le traitement des maladies, on active une sécrétion pour en tarir une autre : celle de l'intestin pour affaiblir celle des mamelles, celle des reins ou de la peau pour ralentir les exhalations séreuses ; c'est dans le même but aussi qu'on détermine des sécrétions factices, des exutoires, pour combattre les hyperémies. Alors, cependant, ce moyen de dérivation ne devient efficace qu'autant que la sécrétion surexcitée ou la sécrétion nouvelle est effectuée par un tissu ou un organe d'une autre nature que celui de la sécrétion qui doit être diminuée ; il ne faut pas exciter la sécrétion d'une muqueuse pour tarir celle d'une autre membrane de ce genre ; il faut encore moins provoquer une sécrétion dans une partie de la peau pour suspendre celle d'une autre du même tégument, car chaque muqueuse a des sympathies avec toutes les autres, et chaque partie de la peau avec les autres parties de l'enveloppe cutanée. D'ailleurs la révulsion ne saurait devenir bien efficace, si la sécrétion nouvelle ne soustrait à la masse du sang plus de matériaux que celle que l'on doit modifier ou suspendre.

Les divers organes sécréteurs, bien qu'ils aient entre eux de nombreux rapports, n'en conservent pas moins, chacun, leur individualité fonctionnelle. Chacun a sa vie propre, nettement caractérisée, c'est-à-dire son mode d'action et son rôle spécial. Chacun a, pour mettre en jeu et pour régler sa sécrétion, des excitants propres ; le rein ne fonctionne pas comme le testicule, et celui-ci comme les mamelles ; la parotide même n'agit pas comme la maxillaire, la maxillaire comme la sublinguale ; les glandes salivaires d'un animal n'agissent point comme celles d'un animal d'espèce différente. Les glandes d'un côté peuvent ne pas fonctionner de la même manière que celles du côté opposé.

Chaque glande fabrique un produit spécial caractérisé, et les glandes presque semblables peuvent fournir des liquides très différents. Le produit des tubes de la muqueuse intestinale n'a aucune analogie avec celui des tubes de la muqueuse gastrique, la salive de la parotide n'a ni les caractères ni la composition de la salive des maxillaires ; celle de la sublinguale diffère aussi des deux précédentes ; la salive de la glande molaire supérieure des ruminants n'est point identique à la salive de la molaire inférieure : aussi chaque organe sécréteur se distingue-t-il mieux par la spécialité de son produit que par sa structure anatomique. Jamais une glande ne sépare le fluide d'une autre glande mise dans l'impossibilité de fonctionner. Seulement, certaines d'entres elles peuvent rejeter des principes tout formés dans le sang quand les glandes chargées de l'élimination de ces principes suspendent leur action : ainsi, la peau élimine l'urée mêlée à la sueur, lorsqu'il y a obstacle à l'écoulement de l'urine.

Les produits sécrétés peuvent être rattachés à deux catégories : les uns ont un point de départ circonscrit et un usage local, comme la diastase formée dans les glandes salivaires, la pepsine dans l'estomac, la pancréatine, la spermatine, la butyrine ; d'autres ont une origine diffuse, naissent partout et se rattachent à des fonctions générales, comme l'acide carbonique, l'urée, l'acide urique, le sucre, etc.

Les diverses glandes ont chacune leur sensibilité propre, leur affinité particulière pour telle ou telle substance introduite dans l'économie. Au plus léger froissement, à la moindre irritation vive, le pancréas cesse de fonctionner, tandis que la péritonite, les contusions, les blessures profondes, l'inflammation du foie, laissent persister la sécrétion biliaire. Telle glande est impressionnée par une cause qui reste sans action sur une autre. La sécrétion du lait est modifiée sous l'influence des passions, de l'amour, celle de l'urine éprouve le contre-coup de divers états nerveux. Certaines d'entre elles se chargent d'éliminer des produits que d'autres ne rejettent pas. Les salivaires entraînent, comme on le sait depuis longtemps, les préparations mercurielles, les reins expulsent les principes résineux, les huiles essentielles, beaucoup de sels, le nitrate de potasse, le cyanure ferrico-potassique ; les mamelles éliminent plusieurs substances purgatives, etc.

L'action des glandes en général, et celle de chaque glande prise en particulier, si bien caractérisée qu'elle soit, est susceptible d'un grand nombre de modifications relatives aux divers états du sang, du système nerveux, aux âges, au sexe, au climat, aux saisons, aux maladies et à d'autres causes.

Suivant les âges, les sécrétions présentent des modifications remarquables qui tiennent à l'état de la nutrition générale et au caractère particulier des fonctions. Pendant la vie fœtale, la plupart des sécrétions qui se rapportent à la digestion ne sont pas encore mises en jeu. Les canaux des glandes salivaires sont seulement remplis de mucus ; l'estomac, au lieu de suc gastrique, exhale un fluide visqueux très abondant. La muqueuse des voies aériennes sécrète du mucus qui remplit les cavités nasales, le larynx, la trachée et les bronches. La peau, chez beaucoup d'animaux, reste nue, tandis que chez d'autres elle se recouvre de poils assez abondants. Ses productions cornées, chez les solipèdes, sont jaunâtres et très molles. Les sécrétions dépuratives, et quelques sécrétions propres à la vie fœtale, y jouissent seules d'une activité remarquable. Dès la fin du premier tiers de la gestation, la bile est fabriquée en quantité assez considérable, elle continue à s'accumuler et à se concentrer dans l'intestin, qu'elle remplit plus tard sous la forme de méconium. L'urine est sécrétée en petite quantité, et ses caractères ne paraissent pas être ceux qu'elle présente après la naissance. Les produits des cellules du thymus doivent être alors assez abondants, si l'on en juge par le volume de cet organe pendant la vie intra-utérine. Au moment de la naissance, toutes les glandes endormies, excepté celles de l'appareil reproducteur, entrent subitement en action. Les glandes salivaires envoient la salive dans la bouche aussitôt que le petit saisit la mamelle de sa mère; le suc gastrique est exhalé dès que le lait parvient à l'estomac; enfin les diverses sécrétions intestinales qui, jusqu'alors, paraissent n'avoir donné que du mucus, entrent en exercice et prennent les caractères qu'elles conserveront plus tard. La bile, outre son rôle précédent de dépuration, prend une part au travail digestif. L'urine, qui n'avait encore emporté que des matériaux inutiles à la nutrition, entraîne de plus l'excédent des produits utiles que la digestion fournit à la constitution du sang. La muqueuse respiratoire commence à exhaler l'acide carbonique, et la peau des animaux, nue en naissant, se couvre peu à peu de poils ; la corne nouvelle prend progressivement plus de consistance pour remplacer les productions fœtales, qui éprouvent très vite une chute partielle. Pendant le cours de la vie, les sécrétions cutanées prennent de nouveaux caractères vers l'âge où se développe l'aptitude à la reproduction ; il apparaît des spermatozoïdes dans le fluide séminal. A la même époque se prépare dans l'ovaire le travail de la déhiscence des ovules. Enfin, à un âge avancé, l'accroissement de certaines productions est arrêté, la couleur des poils modifiée, la sécrétion de la graisse ralentie ; l'ovaire ne donne plus d'ovules qui puissent être fécondés, le sperme n'a plus d'infusoires.

Suivant les divers états de l'organisme, les sécrétions peuvent éprouver des modifications très nombreuses, dont les principales se rattachent à la composition du sang et aux lésions matérielles ou dynamiques des parties. Ainsi, aussitôt que les qualités et la composition du sang sont changées, les diverses sécrétions travaillent pour ramener ce fluide à sa constitution normale. Les sécrétions dépuratives surtout prennent alors des caractères nouveaux, et la plupart des autres sont plus ou moins altérées. Le rein élimine un très grand nombre de substances étrangères qui ont pénétré dans le torrent circulatoire ; les huiles essentielles, les matières résinoïdes, les matières colorantes, le fer, le mercure, l'arsenic et une foule de sels ; la peau donne issue au soufre sous forme d'acide sulfhydrique, au mercure, à l'iode, à l'iodure de potassium, à l'azotate d'argent, à plusieurs substances volatiles entraînées aussi par la transpiration pulmonaire et les exhalations intestinales. Les mamelles éliminent également de l'iode, des préparations mercurielles, des purgatifs, des principes amers, des matières colorantes. Il n'est pas jusqu'aux sécrétions dont les produits doivent demeurer dans l'organisme qui ne soient influencées par les variations du fluide nutritif.

L'état du sang, modifié par le régime, réagit sur les sécrétions. L'urine de l'herbivore, qui est alcaline, saturée de carbonates, sans acide urique, devient acide, se charge de phosphates et prend tous les caractères de celle des carnivores, quand le premier est nourri de substances animales ou soumis à une abstinence un peu prolongée. Le lait change à l'infini, quant à sa couleur, à son goût, à la proportion respective de chacun de ses éléments, suivant le caractère de l'alimentation ; celui des femelles carnivores, peu coagulable, presque dépourvu de sucre, devient plus coagulable et plus sucré dès qu'elles sont entretenues avec des aliments végétaux.

Les divers états pathologiques de l'organisme, et ceux des glandes en particuliers, impriment des modifications remarquables aux sécrétions. En général, au début d'une phlegmasie dans un organe sécréteur, la sécrétion diminue ou se suspend, comme on le voit pour l'estomac, le rein, le pancréas et les diverses membranes muqueuses ou séreuses ; bientôt elle s'y rétablit et, peu à peu, y devient très abondante en donnant à ses produits de nouveaux caractères. La salive que fournit une glande dont l'irritation se calme, est trouble et chargée d'épithélums des canaux excréteurs ; le suc pancréatique a le même aspect dans ces conditions, et ne renferme qu'une faible proportion d'albumine ; aussi sa propriété émulsive est-elle alors considérablement réduite ; le lait est trouble, grumeleux, souvent sanguinolent. Lorsque la sécrétion se rétablit à la surface des séreuses enflammées, son produit y prend une teinte roussâtre, son albumine augmente, et il s'y montre de la fibrine qui possède une grande tendance à s'organiser. La synovie, les larmes, les matières sébacées, la sueur, le mucus lui-même changent aussi plus ou moins de caractères sous l'influence des parties qui les sécrètent. Quelques produits de sécrétion acquièrent des propriétés virulentes : la salive, par exemple, chez les animaux hydrophobes, les mucosités des voies génitales dans quelques rares maladies contagieuses. Un certain nombre d'entre eux, notamment l'urine, le lait, la sueur, éprouvent des altérations considérables, consécutives à diverses affections générales. La plupart des sécrétions sont ralenties lorsqu'il y a débilité et épuisement, et quelques unes se suspendent.

Enfin les sécrétions se modifient plus ou moins sous l'influence d'un grand nombre de conditions extérieures, celles de la température, de l'état hygrométrique de l'atmosphère, du climat, des saisons, etc. D'abord, toutes les sécrétions s'activent par suite des irritations extérieures, celle des larmes par les frottements exercés sur les paupières, par les émanations ammoniacales ; celle de la peau par les frictions sèches, celle du suc gastrique même par le contact de la muqueuse de l'estomac avec des corps inertes tout à fait insolubles. La chaleur et la sécheresse activent la transpiration pulmonaire et la transpiration cutanée ; le froid et l'humidité rendent plus abondantes les sécrétions séreuses et urinaires ; l'humidité favorise la sécrétion de la graisse ; la lumière celle des productions pigmentaires. On sait que, dans les saisons chaudes, la sécrétion biliaire, les sécrétions cutanées, prennent un surcroît d'activité ; que dans les saisons froides,

au contraire, ce sont celles du tissu cellulaire, des séreuses, des membranes
muqueuses et des reins. Tout le monde connaît l'influence remarquable des divers
climats sur la coloration de la peau et de ses appendices, sur l'abondance et
l'état des productions pileuses. Les nombreuses modifications qui en dépendent
sont autant d'empreintes laissées par les agents extérieurs sur les produits des
opérations les plus mystérieuses de l'organisme.

CHAPITRE LXIX

DES SÉCRÉTIONS EN PARTICULIER

Les nombreuses sécrétions effectuées dans l'organisme diffèrent beaucoup les
unes des autres, relativement à la structure des organes sécréteurs, au mode
d'action de ces organes, à la nature et aux usages de leurs produits. En égard à
la constitution des organes sécréteurs, Bichat les a divisés en trois classes : les
sécrétions perspiratoires, les sécrétions folliculaires et les sécrétions glandulaires.
Sous le rapport des usages de leur produits, la plupart des physiologistes les
partagent en trois séries : les récrémentitielles, les dépuratives et les mixtes.
Sans nous attacher à aucune de ces deux classifications, nous passerons successivement en revue : 1° les sécrétions interstitielles effectuées par le tissu cellulaire et le tissu adipeux ; 2° les sécrétions superficielles des séreuses, de la peau
et des muqueuses ; 3° les sécrétions glandulaires, dont les produits sont entraînés
par des canaux excréteurs, c'est-à-dire celles des glandes lacrymales, des salivaires, du foie, du pancréas, des reins, des mamelles, des testicules ; 4° les sécrétions glandulaires dont les produits entrent dans les vaisseaux, faute de voies
d'excrétion, comme celles qui ont lieu dans la rate, les corps thyroïdes, les
capsules surrénales et le thymus.

Avant de procéder à cet examen, arrêtons-nous un instant sur le tableau suivant qui nous montre la masse des principaux organes sécréteurs, et les rapports de poids qu'ils ont, soit entre eux, soit avec le corps. Nous jugerons ainsi
approximativement de la quantité de sang que chacun d'eux peut recevoir, ou de
la somme de matériaux sur laquelle il peut opérer.

Poids des principales glandes du cheval et du chien comparé au poids du corps.

N° d'ordre	ANIMAUX	Poids du corps	GLANDES SALIVAIRES		FOIE		RATE		PANCRÉAS		REINS	
			Poids (2 cotés)	Rapport avec le corps	Poids	Rapport avec le corps	Poids	Rapport avec le corps	Poids	Rapport avec le corps	Poids	Rapport avec le corps
1	Cheval hongre (effusion de sang)...	313,000	519	::1:603,08	3204	::1: 97,65	487	::1:642,71	265	::1:1181,1?	970	::1:322,64
2	Cheval hongre de selle, 11 ans (id.).	342,000	658	::1:573,64	4190	::1: 75,55	966	::1:397,84	325	::1:1021,51	535	::1:340,51
3	Cheval hongre très-maigre (sans eff.).	470,000	453	::1:856,58	5006	::1: 73,95	1230	::1:305,78	410	::1: 902,45	1156	::1:521,73
4	Cheval hongre élancé (id.)........	396,000	564	::1:688,28	5800	::1: 67,23	1470	::1:268,96	340	::1:1137,0?	1025	::1:380,48
5	Jument de trait léger, effus. de sang.	708,000	472	::1:845,33	5224	::1: 76,35	967	::1:313,65	308	::1:1298,7?	1410	::1:281,88
6	Cheval hongre de trait (id.).......	538,000	790	::1:567,08	7760	::1: 63,24	878	::1:500,57	415	::1:1055,42	1600	::1:263,85
7	Cheval entier de trait, musclé (id.).	445,600	596	::1:746,64	5950	::1: 74,78	1375	::1:323,63	325	::1:1569,23	1525	::1:291,80
8	Cheval entier, 15 ans (id.)........	455,000	681	::1:965,20	5850	::1: 77,77	704	::1:646,30	282	::1:1613,47	1360	::1:325,00
9	Cheval entier très musclé........	484,000	714	::1:677,87	6?00	::1: 88,0?	932	::1:519,31	312	::1:1541,28	1654	::1:459,20
10	Cheval de gros trait (effus. de sang).	591,000			6090	::1: 73,67	985	::1:568,82	322	::1:1555,90	1554	::1:322,39
	Moyennes........			::1:713,95		::1: 84,93		::1:457,53		::1:1268,83		::1:330,94
1	Chien de chasse, 2 ans, eff. de sang.	15,860	23	::1:666,83	374	::1: 42,40	32	::1:495,62	29	::1:576,89	69	::1:229,85
2	Chien de montagne, bon état (id.)...	28,500	56	::1:506,41	455	::1: 47,12	80	::1:256,25	37	::1:554,05	187	::1:191,58
3	Chien de garde, bon état (id.)......	27,210	44	::1:618,40	546	::1: 49,92	85	::1:320,11	52	::1:523,26	125	::1:217,68
4	Dogue maigre (id.).............	29,765	72	::1:413,40	890	::1: 30,29	63	::1:472,46	58	::1:513,48	172	::1:173,00
5	Chien maigre (id.).............	30,737	54	::1:561,79	690	::1: 47,96	65	::1:466,72	65	::1:166,72	153	::1:198,28
6	Chien de Terre-Neuve (id.)........	32,537	81	::1:401,69	779	::1: 42,15	87	::1:376,79	70	::1:464,81	160	::1:203,35
7	Chien maigre, danois (id.)........	34,780	74	::1:469,45	980	::1: 35,44	137	::1:253,57	87	::1:399,31	205	::1:169,46
8	Dogue adulte (id.).............	35,700	72	::1:495,83	635	::1: 56,22	53	::1:673,58	58	::1:615,51	158	::1:244,21
9	Chien de basse-cour, très-vieux (id.).	36,000	76	::1:473,68	870	::1: 41,37	67	::1:537,31	87	::1:413,79	202	::1:178,21
10	Chienne de Terre-Neuve, grasse (id.).	39,160	94	::1:416,59	990	::1: 39,55	65	::1:602,46	88	::1:445,00	162	::1:241,73
	Moyennes........			::1:540,81		::1: 43,74		::1:445,47		::1:493,25		::1:204,43

EXHALATION DE LA SÉROSITÉ CELLULAIRE.

Les aréoles que laissent entre elles les fibrilles et les lamelles du tissu cellulaire contiennent une très petite quantité de sérosité liquide, suffisante pour humecter les éléments de ce tissu, faciliter leurs déplacements réciproques et ceux des parties qu'ils réunissent, mais trop peu considérable pour devenir libre et s'accumuler dans les régions déclives.

Cette sérosité, qui se réduit en vapeur lorsqu'on vient à mettre à nu le tissu cellulaire sur l'animal vivant, est légèrement jaunâtre, sans viscosité sensible ; néanmoins, elle est susceptible de mousser par l'agitation. Sa réaction est alcaline. Sa densité variable est le plus souvent de 1002 à 1012. Elle contient de 5 à 7 millièmes d'albumine ; aussi donne-t-elle un précipité blanc par l'alcool, l'acide azotique et un coagulum par l'action de la chaleur, quelquefois des traces de fibrine, du chlorure de sodium, du carbonate de soude, des phosphates sodique, calcique, et dans quelques cas de l'urée, des urates. La plupart des données que l'on possède sur sa composition se rapportent à la sérosité des œdèmes. Dans tous les cas elle est moins riche en matières animales et en sels que le plasma du sang.

La sécrétion de ce fluide devient très abondante à la partie inférieure des membres chez les chevaux à complexion molle, des pays humides, chez ceux qui séjournent longtemps dans les écuries sans prendre d'exercice ; elle le devient également dans la région sous-glossienne des bêtes ovines affectées de la cachexie aqueuse. C'est elle qui constitue les œdèmes au voisinage des contusions ou des plaies, sous la peau rubéfiée, au fourreau à la suite de la castration, sous le ventre lors de certaines affections chroniques. C'est elle enfin qui détermine l'infiltration générale connue sous le nom d'*anasarque*, qui se manifeste dans les maladies du cœur, des vaisseaux, où la circulation est languissante.

Le tissu cellulaire sous-arachnoïdien sécrète abondamment, comme l'ont appris les recherches de Magendie, un fluide séreux, limpide, non visqueux, qui remplit les mailles de la pie-mère et baigne la surface extérieure des centres nerveux, notamment de la moelle épinière. Lassaigne lui a trouvé, pour le cheval, une densité de 1,005, et la composition suivante sur 100 parties : eau, 98,180 ; osmazôme, 1,104 ; albumine, 0,035 ; chlorure de sodium, 0,610 ; souscarbonate de soude, 0,060 ; phosphate de chaux et trace de carbonate de la même base, 0,009. On y a trouvé encore des lactates de soude. Dans mes observations il a offert constamment du sucre et des traces de fibrine, quoiqu'il parût très pur.

Le liquide ventriculaire, à l'état normal et dans le cas d'hydrocéphalie, a présenté une composition analogue.

La quantité de ce fluide paraît varier d'une manière sensible, surtout dans les maladies de la moelle épinière. D'après Renault, elle est, chez le cheval, de 160 à 430 grammes. J'en ai trouvé, tant pour la pie-mère encéphalique, qui en contient fort peu, que pour la pie-mère rachidienne, 336 grammes sur un cheval de taille moyenne ouvert immédiatement après la mort par effusion du sang ; 305 grammes sur un second ; 295 grammes sur un troisième.

Le fluide si limpide des chambres de l'œil, ou l'humeur aqueuse, et celui qui, sous le nom de *corps vitré*, remplit les cellules de la membrane hyaloïde, ont une faible densité et renferment beaucoup moins de matières organiques que la sérosité du tissu cellulaire. D'après Berzelius, le premier est formé de : eau, 98,10 ; traces d'albumine ; chlorure de sodium et lactate, 1,15 ; soude et matière animale, soluble dans l'eau, 0,75. Le second contient : eau 98,40 ; albumine 0,16 ; chlorure de sodium et lactate 1,42 ; soude et matière animale 0,02. Il tient en suspension, dans quelques cas, des corpuscules ou des filaments capables de troubler la vision. Ces deux fluides, s'accumulant dans la cavité de l'œil en plus grande quantité qu'à l'état normal, augmentent la tension des membranes de cet organe ; elles y deviennent souvent troubles et le siège d'un dépôt particulier à la fin des accès de l'ophthalmie périodique des solipèdes. Leur régénération se fait assez promptement à la suite des ponctions de la cornée. D'après Haller, il se forma 23 grains d'humeur aqueuse en 12 minutes chez un chien dont les cavités oculaires avaient été vidées.

La sérosité du tissu cellulaire et celle de la pie-mère paraissent être plutôt un produit de la perspiration des vaisseaux qui traversent ce tissu, qu'un résultat d'un travail sécrétoire opéré par les éléments conjonctifs ; mais les fluides des cavités oculaires sont probablement sécrétés par les membranes qui les renferment.

Dans une foule de circonstances, notamment lors d'une gêne de la circulation qui rend difficile le retour du sang veineux au cœur, comme dans la plupart des affections cardiaques, dans la péricardite, la pleurésie avec épanchement considérable, il se produit un œdème dont le liquide est moins albumineux et plus pauvre en sels que le sérum du sang. Cet œdème est provoqué aussi comme l'a démontré M. Bouillaud par une oblitération des veines qui augmente la tension sanguine et rend la résorption plus difficile. On le développe expérimentalement, dans une certaine étendue, par la ligature des veines, à la condition que cette ligature crée un barrage suffisant pour gêner considérablement le retour du sang vers le cœur et mieux encore, comme l'a vu M. Ranvier, si on ajoute à la ligature des veines la section des nerfs qui paraît entraîner la paralysie des vaso-moteurs.

Les œdèmes des sinapismes, des trochisques, ceux qui forment une atmosphère liquide aux phlegmons et aux divers foyers inflammatoires sont riches en leucocytes, et même en globules rouges.

Ceux qui se développent à la suite de l'insertion dans le tissu cellulaire des produits de la péripneumonie bovine, contagieuse, sont très chargés de plasmine et de fibrine concrète. Ils ressemblent aux exsudats interlobulaires du poumon.

Les œdèmes charbonneux montrent de très grandes quantités de bactéridies.

SÉCRÉTION DE LA GRAISSE.

La graisse, l'un des produits les plus abondants de l'organisme, est déposée dans de petites vésicules sphéroïdales, devenant polyédriques par suite de leurs pressions réciproques, et entourées de réseaux capillaires.

Les vésicules adipeuses, dont le diamètre s'élève tout au plus à 6 centièmes de millimètre, sont groupées en masses plus ou moins considérables dans le tissu cellulaire de la plupart des régions du corps ; tantôt sous la forme de couches continues, comme au-dessous de la peau et des séreuses ; tantôt sous celle de réseaux ou de rubans, comme dans l'épaisseur de l'épiploon et des mésentères ; quelquefois en pelotes ou en coussinets bien circonscrits, comme à l'orbite, à la fosse temporale et autour de certaines articulations ; enfin, souvent en amas irréguliers dans les espaces intermusculaires ou viscéraux.

Le tissu adipeux qui résulte de l'agglomération des cellules graisseuses se trouve réparti dans un grand nombre de points, et en général sous la peau, dans les interstices musculaires, en dehors des membranes séreuses, dans l'épaisseur de leurs replis, dans le canal vertébral, autour des reins dans les scissures du cœur, au pourtour des capsules articulaires. Il existe toujours, quel que soit le degré de maigreur des animaux, dans la gaîne fibreuse de l'œil, dans la fosse temporale, à la base de la conque, dans les scissures du cœur, autour de la dure-mère rachidienne et dans le canal médullaire des os. Au contraire, il manque dans l'encéphale et la moelle

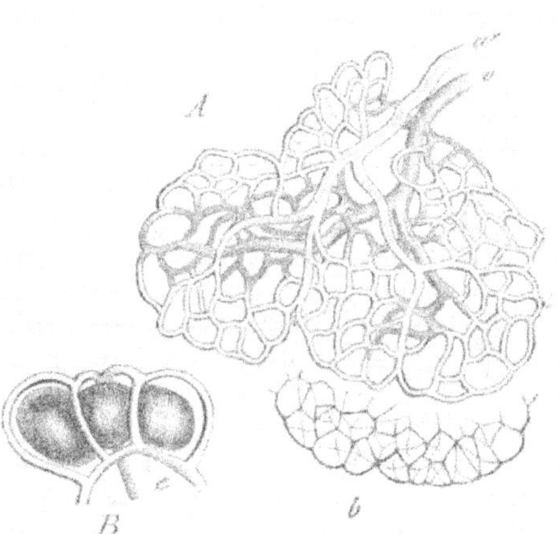

FIG. 198. — Vésicules et vaisseaux sanguins de la graisse (*).

épinière, dans le tissu du foie, de la rate, des reins, des testicules, des corps thyroïdes, des capsules surrénales, dans l'œil, dans l'épaisseur des parois cardiaques, dans les tendons, les parois vasculaires. Il manque aussi, à peu près complètement, aux lèvres, aux paupières, aux naseaux, au scrotum et au sphincter de l'anus, dans l'épaisseur de l'utérus et de la vessie. Il y en a fort peu sur le trajet des vaisseaux qui rampent entre les tuniques de l'estomac, de l'intestin, si ce n'est chez les solipèdes et les ruminants très gras.

La graisse a, suivant les animaux, des lieux d'élection où elle s'accumule en grande quantité. Chez les bêtes bovines, il y en a toujours beaucoup sous le sternum, surtout à la partie antérieure, à la région scrotale, à la base de la queue, au voisinage de la rotule, sur les côtes. Elle forme dans ces régions, chez les sujets engraissés et appartenant aux races perfectionnées, des dépôts considérables, saillants parfois sous la peau, elle s'y rassemble en masses énormes autour des reins, dans l'épiploon et sous le péritoine qui tapisse les parois intérieures de l'abdomen. Chez les moutons de Barbarie, chez ceux du cap de

Bonne-Espérance et de la Turquie asiatique, elle donne à la queue un volume extraordinaire et un poids de plusieurs kilogrammes. C'est elle qui forme, en s'unissant à du tissu fibreux, la bosse des zébus, celle du dromadaire et les deux bosses du chameau, l'épaisse couche de lard du porc et du sanglier, le spermaceti des sinus de la tête du cachalot et de la baleine.

La graisse a, chez les divers animaux, une couleur, une consistance, une odeur et une saveur variables, suivant la quantité respective de chacun de ses éléments, la proportion du tissu cellulaire et fibreux, et la nature des principes avec lesquels elle peut être associée. Elle est presque liquide chez les poissons, les cétacés; très molle chez les oiseaux aquatiques, molle, jaunâtre chez les solipèdes, blanche et plus consistante chez les porcs, plus ferme encore chez les ruminants, où elle se solidifie par le refroidissement cadavérique. Néanmoins, quelque épaisse que puisse être sa consistance après la mort, elle est toujours molle et souple pendant la vie.

Les principes qui entrent dans sa composition sont, outre la substance protéique qui forme les parois des vésicules, la stéarine, la margarine et l'élaïne. La première, solide, blanche, fusible à + 44 degrés, est insoluble dans l'eau, soluble dans l'alcool bouillant, dont elle se sépare ensuite par le refroidissement sous l'aspect de longues aiguilles brillantes; par l'action des alcalis, elle se dédouble en acide stéarique et en glycérine. L'élaïne, soluble dans l'alcool froid, est incolore, fluide à la température ordinaire, solidifiable seulement à — 7° centigrades, et susceptible d'être aussi dédoublée par les alcalis. La margarine, qui existe dans la graisse des ruminants et dans celle du porc, est un peu moins fusible que la stéarine, dont elle ne se distingue guère que par une plus grande solubilité dans l'éther. Elles sont associées à la glycérine, principe non azoté, et forment des stéarates, margarates, oléates de glycérine. On y trouve, en outre, une petite quatité d'acide palmitique, myristique et cocinique. D'après M. Chevreul, elles ont la composition suivante :

	Graisse de porc.	Graisse de mouton.
Carbone............	79,098	78,996
Hydrogène..........	11,146	11,700
Oxygène............	3,756	9,304

La sécrétion de la graisse est opérée par les vésicules de nature protéique qui la renferment, vésicules qui sont entourées par des lacis réguliers de vaisseaux sanguins destinés à fournir d'abord la graisse provenant des aliments, puis celle qui s'est formée dans l'économie par suite des mutations de certaines substances, et peut-être enfin les matériaux propres à constituer de la graisse dans les vésicules elles-mêmes. Les vaisseaux ne déposent pas ce produit dans les parois mêmes des vésicules, car celles-ci n'ont pas de capillaires dans leur épaisseur ; ils le versent à la surface extérieure des vésicules, qui s'en pénètrent et s'en remplissent à divers degrés. Lorsque l'alimentation est abondante, elles paraissent entièrement pleines de matières grasses. Quand elle l'est moins, elles reçoivent, à défaut d'une suffisante quantité de graisse, une certaine proportion de fluides séreux constituant une sorte d'atmosphère à la graisse. Celle-ci, d'après Bowman, est même quelquefois séparée en deux zones, une extérieure, formée par l'élaïne, et une centrale, étoilée, formée par la stéarine. Il peut arriver que, dans le marasme, comme l'ont vu Gurlt et Kölliker, les cellules, ne recevant plus de graisse, se remplissent de sérosité, et deviennent de véritables cellules séreuses. On sait, en effet, que la moelle des os, chez les animaux émaciés, est, en grande partie, constituée par un liquide jaunâtre, visqueux. On sait de même que le lard des porcs mal nourris ou entretenus avec des aliments peu nutritifs est mou, comme infiltré. Mais il n'est pas parfaitement démontré qu'une partie des vésicules adipeuses ne disparaissent pas en même temps que leur contenu, lors de l'amaigrissement, pour être remplacées par des cellules de nouvelle formation,

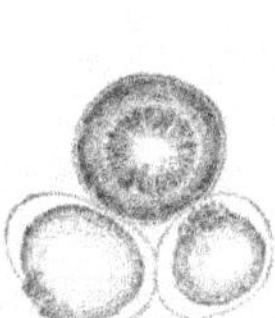
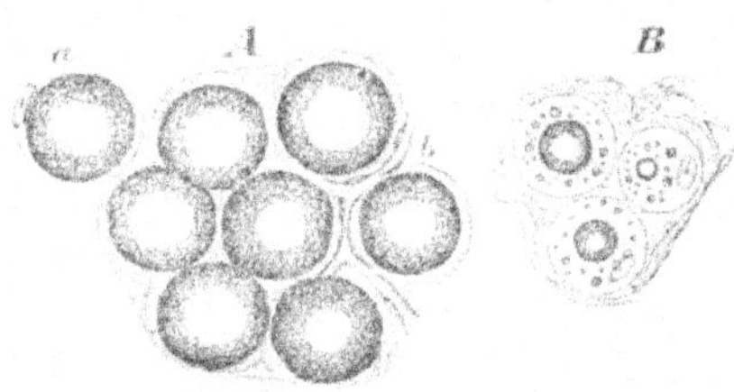

FIG. 199. — Vésicules adipeuses.   FIG. 200. — Vésicules adipeuses sous-cutanées (*).

au retour de l'embonpoint : cette disparition semble s'opérer manifestement en beaucoup de points.

Cette sécrétion graisseuse ne présente pas, chez tous les animaux et dans toutes les parties de l'organisme, les mêmes caractères. Chez un certain nombre d'entre eux, les ruminants, par exemple, la quantité de stéarine qui se dépose dans les vésicules adipeuses est très considérable ; aussi la graisse y devient-elle très consistante et fusible seulement de 45 à 50 degrés centigrades. Chez les solipèdes, l'élaïne étant prédominante, la graisse se maintient fluide à la température ordinaire. Enfin, chez les poissons, les cétacés, et en général chez les animaux aquatiques, la proportion d'élaïne est encore plus grande, et par suite la graisse plus fluide. Dans certaines régions, comme autour des reins, dans les épiploons, le tissu adipeux contient plus de stéarine que sous la peau et dans les espaces intermusculaires, d'après les analyses de M. Lassaigne faites tout récemment sur le mouton. Très probablement aussi le travail de formation du tissu adipeux éprouve quelques autres variantes, suivant les âges, les espèces, la nature de l'alimentation, car la saveur, la couleur, l'odeur des graisses, changent d'une manière sensible dans ces différentes conditions.

La sécrétion de la graisse, qui commence à s'effectuer vers la fin de la première moitié de la vie fœtale, prend peu d'activité avant la naissance, si ce n'est à l'orbite, à la fosse temporale, dans le canal vertébral et dans l'épiploon, sur le trajet des vaisseaux où il s'en développe déjà des quantités notables. Pendant la durée de l'allaitement, elle augmente d'une manière sensible, mais depuis la naissance jusqu'à l'époque où l'accroissement du corps est achevé, elle met le tissu adipeux dans une juste proportion de développement avec les autres parties de l'organisme. Néanmoins, grâce à une alimentation abondante, les animaux domestiques peuvent, bien avant l'âge adulte, arriver à un embonpoint des plus remarquables, puisque, à trois ans, les bœufs Durham et ceux de nos belles races françaises pures ou croisées peuvent peser de 900 à 1000 kilogrammes, et les porcs de race normande atteindre, à un an, un poids de 300 à 350 kilogrammes. A un âge avancé, l'engraissement devient difficile, surtout chez les animaux qui ont beaucoup travaillé, et chez ceux qui ont, les moutons notamment, éprouvé des alternatives de maigreur et d'embonpoint. Il est à remarquer que, chez les jeunes sujets, la graisse se dépose en plus forte proportion à l'extérieur du corps que dans l'abdomen, comme si alors la nature réservait aux viscères le plus d'espace possible, tandis que, chez les vieux animaux, elle se concentre davantage sous le péritoine, autour des reins et dans les cavités médullaires des os. D'ailleurs cela varie beaucoup suivant les races, car, d'après Yvart, il y a un contraste frappant entre les races ovines anglaises qui, dès les premières années, amassent sous la peau une couche de graisse aussi épaisse que le lard des porcs, et les mérinos soyeux qui ne s'engraissent guère qu'à partir de trois ans, et chez lesquels le tissu adipeux s'accumule surtout dans l'abdomen.

Parmi les nombreuses conditions qui favorisent la formation de la graisse, il faut placer en première ligne une alimentation abondante, riche en matières grasses et en principes féculents, le repos, le calme intérieur, une température douce et humide, l'extinction des désirs vénériens, par suite de l'état de plénitude chez les femelles et de la castration pour les deux sexes : aussi les animaux que l'on veut engraisser sont-ils préalablement châtrés et les femelles fécondées. Ces animaux, enfermés dans des étables sombres, étroites et humides, condamnés à un repos absolu, reçoivent en abondance des aliments peu excitants, très nutritifs, de digestion facile. En quelques mois, les ruminants, déjà en bon état, acquièrent un embonpoint considérable, dont on peut juger par les masses de graisse formées dans l'abdomen, et s'élevant à elles seules jusqu'au dixième du poids de l'animal vivant. Le porc prend très vite de 30 à 40 pour 100 de graisse ; le belier anglais peut, d'après les observations de A. Yvart, donner un poids de graisse égal à celui de sa chair, et l'oie maigre, après un engraissement d'un mois, fournir une masse de ce produit représentant la moitié du poids du corps, et même quelquefois plus.

La quantité totale de matière grasse qui peut s'accumuler dans l'organisme est énorme. D'après Lawes et Gilbert, il y a déjà dans le mouton maigre, sur 39 centièmes de matière sèche, 20 centièmes de graisse. Dans le mouton gras, sur les 54 centièmes de matière sèche qui forment le corps, 37 sont représentés par la graisse. Sur les 57 centièmes de matière sèche du porc, il n'y en a pas moins de 44 en graisse, de telle sorte que, chez cet animal, presque la moitié du poids du corps est donné par la graisse. Il est facile d'ailleurs, au premier coup d'œil jeté sur un bœuf gras de concours, de juger de l'énorme proportion de graisse ajoutée aux autres parties. Indépendamment des masses qui entourent les muscles ou qui sont disséminées dans leurs intervalles, il se trouve encore à la région lombaire et dans le mésentère, 7, 8, 10, 12 et même jusqu'à 16 pour 100 de suif, soit par exemple 118 kilogrammes pour un bœuf de 850 kilogrammes, et 159 kilogrammes pour un autre du poids de 1 085. Des proportions analogues ont été constatées souvent sur les animaux primés au concours de Poissy.

Les animaux sauvages, ayant à passer alternativement de la disette à une nourriture abondante, passent aussi périodiquement de la maigreur à l'embonpoint. Les herbivores et les insectivores s'engraissent en été; les granivores et les frugivores en automne. Ceux qui, comme les hérissons, les marmottes, les loirs, les serpents, doivent s'engourdir pendant la saison froide, sont chargés de graisse aux approches de l'hiver; ceux qui ont une subsistance assurée pendant toute l'année, comme beaucoup d'oiseaux et de mammifères aquatiques, les phoques, les cétacés, l'hippopotame, conservent un certain embonpoint dans toutes les saisons. Il en est qui, soit à cause de leur subsistance précaire, comme les carnassiers, soit en raison de leur constitution particulière, comme les lièvres, les lapins, les cerfs, demeurent toujours maigres, ou prennent proportionnellement moins de graisse que les autres. Dans tous les cas, ceux qui sont susceptibles de s'engraisser le font aussi très vite, comme les cailles, les grives, les rouges-gorges, nous en donnent des exemples dans les temps humides.

La graisse déposée dans les tissus provient en partie des matières grasses diverses contenues dans les aliments, et en partie d'autres principes alimentaires métamorphosés dans l'organisme. Aussi les aliments conviennent-ils d'autant mieux à l'engraissement qu'ils contiennent plus de matières grasses et de principes susceptibles de se transformer en graisse; cela, toutefois, dans des proportions mises en harmonie avec les forces digestives et avec la puissance d'assimilation.

Les matières grasses, apportées en nature dans l'organisme par l'alimentation, sont, pour les herbivores, la cire, les huiles qui existent dans les tiges, les feuilles et les graines des plantes; pour les carnassiers, la substance adipeuse associée à la chair et les divers principes gras contenus dans le sang dont celle-ci est imprégnée. Elles se trouvent en proportion notable dans la généralité des aliments végétaux. Les foins des prairies naturelles ou artificielles en renferment, terme moyen, de 3 à 4 centièmes; les pailles, l'avoine, le son, de 2 à 5 centièmes; le maïs, 7 centièmes; les tourteaux de colza et d'œillette, si utilement employés, de 8 à 10 centièmes. Or ces graisses, tant végétales qu'animales, parvenues dans les voies digestives, sont divisées et émulsionnées par le suc pancréatique et les fluides intestinaux; elles passent dans le chyle, qu'elles rendent plus ou moins trouble et lactescent, ainsi que dans la veine porte; de là elles sont disséminées dans le torrent circulatoire, enfin déposées dans les vésicules adipeuses. Celles des aliments végétaux éprouveraient dans le corps des herbivores, d'après d'habiles chimistes[1], sous l'influence de l'oxygène, un commencement d'oxydation qui les transformerait en acides stéarique et oléique. En passant plus tard

---

1. Dumas, Boussingault et Payen, *Comptes rendus des séances de l'Académie des sciences*, 1843, t. XVI, p. 348.

dans l'organisme des carnivores, elles seraient oxydées de nouveau, et donneraient de l'acide margarique qu'on trouve dans leur tissu adipeux, puis par une oxydation plus complète encore, elles passeraient à l'état d'acides gras volatils connus sous les noms de *caprique*, *hircique* et *butyrique*.

Mais les matières grasses contenues dans les aliments ne sont pas toujours en quantité suffisante pour subvenir aux besoins de l'engraissement et à la sécrétion du lait; de plus, ces matières, surtout la cire verte et la cire blanche des plantes herbacées, ne s'y trouvent pas sous une forme qui en permette, à beaucoup près, l'absorption intégrale dans les voies digestives; car Liebig dit même, ce qui est du reste fort contestable, qu'une vache nourrie avec du foin et des pommes de terre peut fournir une grande quantité de lait, tout en rendant avec les excréments à peu près la totalité des principes gras contenus dans les aliments. Aussi est-il nécessaire que des graisses se forment dans l'organisme aux dépens des autres principes de l'alimentation.

En effet, Huber, et plus tard Gundlach, ont vu les abeilles nourries exclusivement soit avec du sucre, soit avec du miel, donner pendant longtemps de la cire. Boussingault a constaté, par des expériences analytiques habilement exécutées, que des porcs fixaient dans leurs tissus une quantité de graisse presque double de celle qu'ils prennent dans leurs aliments. Enfin M. Persoz, par des expériences analogues faites sur les oies, a démontré également que la quantité de graisse acquise dans un temps donné, par ces palmipèdes, était très supérieure à celle que le travail digestif puisait dans leurs aliments.

Or, cette graisse nouvelle, de formation animale, provient indubitablement des métamorphoses des autres principes introduits dans l'économie par les aliments. D'après Liebig elle dériverait de la fécule, du sucre et des gommes qui se transforment en graisse, en perdant une certaine proportion de leur oxygène, lequel serait éliminé de l'économie après avoir servi à la formation du sucre et de l'acide carbonique. L'engraissement serait la conséquence de la disproportion entre la masse des substances ingérées riches en carbone et celle de l'oxygène absorbé par la respiration. Enfin, d'après Boussingault, ces matières grasses pourraient en outre provenir des substances azotées, telles que l'albumine, la fibrine, le caséum, la légumine, puisqu'il est démontré qu'en dehors de l'organisme ces substances peuvent, dans certaines conditions, donner naissance à des acides gras. Toutefois, quelle que puisse être la nature des changements par lesquels ces divers principes se convertissent en graisse, le fait de cette conversion est incontestable, et c'est là le point capital de la question.

Il ne faudrait pas croire que la faculté que possède l'organisme de former de la graisse aux dépens de divers principes alimentaires soit illimitée. L'observation démontre clairement que cette puissance a des bornes qu'elle ne peut dépasser. Ainsi, les animaux nourris exclusivement avec des racines ou des tubercules très pauvres en graisse, n'acquièrent de l'embonpoint qu'avec une extrême lenteur et n'arrivent jamais à un engraissement avancé. Dans ce cas, les femelles donnent un lait peu butyreux et maigrissent pendant la durée de la lactation, car une partie de leur graisse paraît être employée à la formation du fluide sécrété par les mamelles. C'est peut-être en vue de cette utilisation possible de la graisse à la sécrétion lactée que la nature, toujours si intelligente, prédispose à l'engraissement les femelles pendant le cours de la gestation.

Les usages de la graisse sont assez variés. Le premier et le plus intéressant d'entre eux est relatif à l'utilisation de cette substance dans les phénomènes respiratoires. Autrefois on regardait cette matière comme un aliment mis en réserve dans l'organisme, pour subvenir aux besoins de la reconstitution du sang et du renouvellement des tissus lorsque l'alimentation devient insuffisante ; mais comme la graisse est dépourvue d'azote, elle ne saurait se métamorphoser ni en albumine, ni en fibrine, ni en aucune autre matière protéique, même en admettant que les vésicules, qui sont de nature albuminoïde, soient résorbées en même temps que leur contenu. A défaut de cet office, la graisse en remplit un autre qui est incontestable, celui de servir à la respiration et à l'entretien de la chaleur animale. Toutes les fois que la quantité d'oxygène introduite dans l'économie est trop considérable, relativement à la proportion des matières carbonées et hydrogénées fournies par l'alimentation, ce gaz brûle la graisse, s'empare de son carbone et de son hydrogène pour en former de l'acide carbonique et de l'eau. Cette combustion paraît s'effectuer, au moins en partie, sans que la graisse soit préalablement résorbée et amenée avec le sang dans les organes respiratoires. Elle peut s'opérer sur place d'abord, un peu partout indistinctement, puis plus tard avec activité dans certains points, très lentement dans d'autres ; finalement, elle fait disparaître complètement la graisse sous-cutanée, intermusculaire, sous-péritonéale, en respectant celle de l'œil, de la fosse temporale, du canal vertébral, des scissures cardiaques dont la conservation est importante ; néanmoins celle de ces derniers points éprouve aussi une diminution notable et un changement d'aspect. La substance médullaire des os longs devient plus fluide, et une partie de la matière grasse y est remplacée par de la sérosité ; le coussinet de la fosse temporale, dans les solipèdes, prend une teinte rougeâtre et laisse voir plus distinctement ses vaisseaux ; la graisse des scissures du cœur est comme infiltrée. Dans tous les cas, il n'est pas facile d'expliquer pourquoi ces quelques parties du système adipeux jouissent d'un privilège que ne partagent pas les autres.

La graisse accumulée dans l'organisme, sous l'influence d'une alimentation abondante, est ainsi peu à peu brûlée, pendant la saison rigoureuse, chez les herbivores qui ne trouvent plus qu'une chétive nourriture, chez tous les mammifères hibernants, les reptiles, ainsi que chez les animaux inanitiés. Dans ces conditions, les animaux peuvent arriver souvent à un état voisin du marasme. La bosse du dromadaire, si volumineuse à l'état normal, se réduit alors au poids de 1 500 grammes ; mais les couleuvres et les vipères, après cinq ou six mois d'abstinence, conservent encore dans la cavité abdominale des masses de graisse assez volumineuses. On ne saurait trop admirer ces heureuses combinaisons par suite desquelles ce produit surabondant de la digestion est mis en réserve dans les points où il facilite le mouvement, embellit les formes, et dans ceux où sa présence ne peut nuire, pour être utilisé plus tard, une fois que l'économie vient à souffrir du défaut d'aliments ou d'une alimentation insuffisante.

Les graisses sont donc des combustibles précieux, puisqu'elles peuvent préserver les matières azotées d'une destruction qui, sans elles, serait inévitable et prompte. Celles qu'apporte la digestion, dès leur entrée, sont aptes à remplir le même office ; ce qui le prouve, c'est qu'en donnant une certaine quantité de cette matière à un animal soumis à l'abstinence, on voit diminuer immédiatement dans l'urine la proportion de l'urée ou du principe qui résulte de la combustion des matières protéiques.

La graisse paraît, en outre, jouer un rôle important dans le travail chimique de la nutrition. Elle existe dans tous les liquides qui concourent à cette fonction, et dans la plupart, sinon dans tous les produits nouveaux. On suppose, avec fondement, qu'elle concourt à la formation des cellules et à la plupart des mutations des tissus. Peut-être ses granules, si abondants dans le sang, le chyle, la lymphe, sont-ils, comme on l'a dit, les premiers éléments du noyau cellulaire

Indépendamment de ces offices de premier ordre, la graisse a encore d'autres usages accessoires et la plupart mécaniques. Elle comble le vide des cavités médullaires et des spongiosités des os, régularise et embellit les formes, concourt à la formation des coussinets élastiques du pied, constitue des pelotes souples et molles autour des articulations, à la base de l'oreille, dans l'orbite, etc.

À titre de corps mauvais conducteur du calorique, la graisse, sous forme de panicule, d'expansions épiploïque, de doublure péritonéale, conserve la chaleur des viscères, si utile au travail digestif, et atténue, pour ces organes, les effets des brusques changements de température.

SÉCRÉTION DU LIQUIDE DES SÉREUSES.

Les membranes séreuses splanchniques, le péritoine, les plèvres et l'arachnoïde, la membrane interne du péricarde, constituées par du tissu cellulaire condensé recouvert d'un feuillet épithélial, exhalent par leur surface libre un fluide séreux analogue, sinon identique, avec celui qui humecte le tissu cellulaire.

La sécrétion de ce liquide est opérée dans toute l'étendue de ces membranes, soit dans les parties où elles tapissent les cavités, soit dans celles qui revêtent les organes, soit enfin dans celles qui forment des replis, des ligaments, des franges ou de petites saillies récemment qualifiées du titre de glandes projetées, comme si toute la membrane séreuse elle-même n'était pas une vaste glande. Elle n'a d'autre agent que le tissu de ces membranes, car on sait depuis Ruysch qu'il n'y a pas de petits organes glandulaires dans leur épaisseur. Son activité paraît peu considérable à l'état normal, mais il n'est pas possible de l'apprécier exactement, puisqu'une résorption incessante fait antagonisme à la sécrétion.

La sérosité des membranes dont nous parlons y est versée à l'état liquide et s'y maintient sous cette forme, et non à l'état de vapeur, comme le disent la plupart des auteurs ; il est facile de s'en assurer, sur les petits ruminants, par une expérience très simple, qui consiste à enlever avec soin, dans une certaine étendue des parois inférieures de l'abdomen, la tunique élastique et les muscles, de manière à mettre à nu le péritoine. On voit alors, à la faveur de la transparence du péritoine, la sérosité accumulée au niveau de la partie dénudée, pourvu que celle-ci soit dans une situation déclive. De plus, on se convainc par là que cette sérosité ne résulte point d'une vapeur condensée par l'action de l'air, puisque le sac péritonéal n'est point ouvert. L'opinion d'après laquelle cette sérosité serait à l'état de vapeur sur l'animal vivant ne repose d'ailleurs sur aucune preuve ; elle n'a eu sans doute d'autre point de départ que cette observation, faite depuis longtemps, de la vapeur qui s'échappe d'une cavité séreuse ouverte.

Ce liquide n'est pas seulement en quantité rigoureusement nécessaire pour humecter la face interne de la membrane, il y est encore assez abondant pour s'accumuler en proportion notable dans les parties déclives. J'en ai toujours trouvé sur les chevaux, les moutons, les porcs ouverts immédiatement après la mort, celle-ci déterminée avec ou sans effusion du sang. J'en ai trouvé de même dans le péritoine, les plèvres et le péricarde des animaux ouverts vivants pour des expériences diverses, quelles que fussent, du reste, les conditions dans lesquelles se trouvaient placés ces animaux. Jamais je ne l'ai vue manquer dans l'une de ces membranes. C'est donc bien à tort que divers auteurs très estimables, et tout récemment encore Lacauchie, ont regardé comme un produit de transsudation cadavérique celle qu'elles renferment après la mort. Évidemment la transsudation et l'imbibition peuvent en augmenter ou en diminuer la proportion suivant les circonstances, l'état des organes, le temps qui s'est écoulé depuis l'instant de la mort, mais il serait ridicule de considérer ces variations, dans les quantités de sérosité trouvées sur les cadavres, comme une preuve de la non-existence de ce liquide pendant la vie. En général, chez le cheval ouvert immédiatement après la mort par effusion de sang, j'ai trouvé de 80 à 110 grammes de sérosité dans le péricarde, de 100 à 200 dans les plèvres, de 300 à 1000 grammes dans le péritoine, et de 5 à 8 grammes dans les ventricules encéphaliques. Cette proportion devient, pendant un certain temps, de plus en plus considérable à mesure qu'on s'éloigne du moment de la mort, car une nouvelle quantité de sérosité produite par transsudation s'ajoute à celle qui existait sur l'animal vivant ; mais plus tard elle diminue d'une manière notable.

La sérosité, quelle que soit sa proportion, remplit les petits espaces des membranes qui ne sont point occupés par les viscères. Il ne reste pendant la vie, et même après la mort, aucun vide ni dans le péricarde, ni dans la plèvre, ni dans le péritoine. Si, en quelques points, les viscères ne se touchent pas ou ne sont pas en contact avec les parois de leur cavité, c'est dans ceux qu'occupe la sérosité. Aussi, dès qu'on vient à faire une ouverture au péritoine, à la région du flanc, par exemple, l'air s'y engouffre avec bruit et fait un peu descendre la masse intestinale ; il s'infiltre, en quelque sorte, entre les diverses circonvolutions, de manière à ne pouvoir plus sortir qu'avec difficulté et extrême lenteur. De même, après la mort par effusion de sang, le péricarde est affaissé et appliqué avec force sur le cœur ; dès qu'on y fait une petite ouverture, l'air y pénètre bruyamment, le dilate et l'éloigne de la surface externe de l'organe.

La sécrétion des membranes séreuses éprouve quelques variations remarquables, dérivant soit d'un état général de l'organisme, soit d'une modification apportée à leur vitalité. Elle est plus abondante qu'à l'état normal, surtout dans le péritoine, chez les animaux à complexion molle, qui ont le tissu cellulaire de la partie inférieure du ventre et des extrémités un peu infiltré. Elle le devient excessivement dans l'hydrothorax, dans l'ascite, l'hydrocéphalie, l'hydropisie des bourses. J'en ai trouvé récemment vingt-trois litres dans les plèvres d'un cheval atteint de pleurésie lente, savoir : un litre et demi dans la plèvre gauche et vingt et un et demi dans la droite, les deux sacs sans communication entre eux.

Au contraire, elle se suspend au début de l'inflammation des séreuses, pour se rétablir plus tard avec une grande activité, en donnant à leur produit des caractères nouveaux.

La sérosité des membranes séreuses est un fluide alcalin, clair, d'une teinte légèrement citrine, d'une densité de 1 012 à 1 020 ; elle n'est point coagulable comme Hewson, Lower et d'autres observateurs disent l'avoir constaté ; cependant j'ai vu celle du péricarde du bœuf récemment tué se coaguler après avoir été extraite. Les analyses démontrent qu'elle a une composition analogue au sérum du sang, c'est-à-dire qu'elle renferme de l'albumine, des chlorures, du carbonate, du phosphate de soude ; elle se charge, en outre, dans les inflammations, d'une proportion notable de fibrine, qui lui donne une grande tendance à développer les fausses membranes. J'ai noté la présence normale du sucre dans la sérosité du péricarde, des plèvres, etc.

Ces sérosités présentent ordinairement des traces de plasmine susceptible de se dédoubler, une matière albuminoïde coagulable par le sulfate de magnésie, signalée sous les dénominations de parasyntonine.

Aussi ces sérosités sont-elles plus ou moins coagulables. Une des plus fluides celle du péricarde recueillie immédiatement après la mort donne presque toujours un caillot si elle n'est point agitée. La sérosité des plèvres recueillie pendant la vie sur le cheval pleurétique donne très rapidement un coagulum très ferme.

Dans les conditions pathologiques, la sérosité éprouve des modifications remarquables. Produite sous l'influence de l'irritation, elle renferme beaucoup de plasmine qui se dédouble, même pendant la vie, dans le sac séreux, où elle donne les exsudats connus sous le nom de fausses membranes. Alors elle peut fournir presque autant de fibrine que le sérum du sang si l'irritation est vive, et très peu dans le cas d'irritation faible ou chronique ; de telle sorte que le degré d'acuité de l'irritation devient appréciable par la plus ou moins grande coagulabilité du liquide et l'abondance des exsudats qui s'y forment.

Dans ces cas, elle renferme des leucocytes à vacuoles et à granulations graisseuses, analogues aux globules purulents, leucocytes, dont quelques-uns sont, d'après Robin, dépourvus de noyaux ; il ne se comportent point au contact de l'acide acétique comme les leucocytes ordinaires. Si la sérosité est roussâtre ou brunâtre, elle le doit à la présence d'une certaine proportion de globules rouges, et dans le cas où elle est très jaune ou verdâtre, on y trouve beaucoup de biliverdine.

Il est à noter que, dans certaines séreuses irritées les sérosités ont une grande tendance surtout à devenir purulentes dans les plèvres, comme chez l'homme et le chien, plastiques ou à fausses membranes comme chez le cheval, soit en demeurant citrines, soit en prenant une teinte sanguinolente.

D'habitude, les différentes sérosités ne se ressemblent pas exactement. Celle du péricarde est de teinte très citrine et riche en matériaux coagulables. La sérosité péritonéale est plus fluide et souvent verdâtre ; elle peut dans le cas de péritonite offrir des cellules épithéliales en grande quantité, des leucocytes, des hématies, des débris de fausses membranes et des globules purulents ; on a trouvé souvent dans celle de la gaîne vaginale beaucoup de matières coagulables et des paillettes de cholestérine.

Les usages du fluide séreux paraissent être uniquement relatifs au jeu ou au déplacement des viscères contenus dans les cavités splanchniques. Il permet au cœur de se mouvoir librement dans la cavité du péricarde, au poumon, de glisser à la face interne des parois costales ; à l'estomac, aux circonvolutions intestinales, de changer aisément de position et de rapports.

SÉCRÉTION SYNOVIALE.

Les petites séreuses articulaires et tendineuses, comme celles qui existent aux articulations diarthrodiales, au passage du coraco-radial dans la coulisse humérale, au sommet de l'olécrâne, à celui du calcanéum, dans les arcades carpienne et tarsienne, en avant du ligament capsulaire du carpe, entre les fléchisseurs du pied dans la région digitée, sont destinées à la sécrétion d'un fluide onctueux qui facilite le jeu des surfaces articulaires, ou celui des parties devant glisser les unes sur les autres.

Ces membranes, en rapport extérieurement avec de petites pelotes adipeuses appelées *glandes de Havers*, portent à leur face interne de petites saillies, sortes de houppes plus ou moins irrégulières connues sous le nom de *franges synoviales*, et regardées autrefois comme les conduits excréteurs des prétendues glandes synoviales de Havers. Ces franges, bien développées dans les synoviales scapulo-humérale, huméro-radiale, coxo-fémorale, fémoro-tibiale, etc., sont analogues aux replis permanents des membranes muqueuses, et ont comme eux pour usage d'augmenter la surface sécrétante d'une manière d'autant plus avantageuse qu'elles sont plus vasculaires que le reste. Elles se trouvent en grande quantité vers les marges articulaires et dans les culs-de-sac formés en plusieurs points par la membrane synoviale, comme de chaque côté de la partie postérieure de l'articulation huméro-radiale, en avant du genou, sur les côtés de la rotule, en arrière du jarret ; mais elles manquent ou sont peu marquées dans la plupart des synoviales tendineuses.

La synovie qui est sécrétée par ces membranes est un fluide jaunâtre, épais visqueux, de consistance oléagineuse, faiblement alcalin. Celle du cheval, d'après John, est formée de : eau, 92,9 ; — albumine, 6,4 ; — matière extractive, 0,08 ; — chlorure et carbonate sodiques, 0,6 ; — phosphate de chaux, 0,1. Celle de l'éléphant a donné à Vauquelin, et celle de l'homme à M. Lassaigne, à peu près les mêmes éléments, de plus, une ou deux matières animales particulières qui, très probablement, communiquent à ce liquide, plutôt que l'albumine, la viscosité qui le caractérise, et qui est l'une de ses propriétés les plus essentielles.

Ce liquide diffère donc des produits des autres séreuses par la très forte proportion de matières fixes, de chlorure de sodium qu'il contient. La matière albuminoïde, la *synovine*, qui le caractérise et lui donne la viscosité, peut être isolée, redissoute dans l'eau, à laquelle elle donne l'aspect d'un mucilage ou d'une solution de gomme.

La synovie peut se modifier par le fait du repos ou de l'exercice. Frerichs a constaté que sur les veaux et les bœufs dans l'inaction, elle est peu colorée, à peine visqueuse et riche en sels, tandis que, au contraire, sur les bœufs qui ont marché, elle devient très épaisse, donne une quantité de synovine et de matières extractives presque double de celle qu'elle contient dans le premier cas. Sous l'influence de l'inflammation, elle peut devenir trouble, très épaisse, roussâtre, prendre une consistance plus considérable qu'à l'état normal, se charger de débris épithéliques, de leucocytes et enfin de plasmine. Celle-ci donne naissance alors à des dépôts fibrineux d'aspect variable.

La quantité de ce fluide dans toutes les articulations est constamment plus que suffisante pour lubrifier les surfaces articulaires. Je l'ai trouvée sur un cheval de taille moyenne en bonne santé, et examiné immédiatement après la mort, de 6 grammes dans l'articulation de l'épaule, de 7 grammes dans celle du coude, de 6 grammes dans l'articulation coxo-fémorale, de 8 grammes dans la fémoro-tibiale, de 7 grammes dans la tibio-tarsienne. Lorsque les synoviales offrent des dilatations anormales, comme on en voit si fréquemment au genou et au jarret du cheval, elles peuvent se remplir d'une énorme quantité de ce liquide, 500,600, 800 grammes, et quelquefois plus encore ; mais elle n'a pas ses propriétés habituelles. Dans les circonstances ordinaires, comme les surfaces articulaires sont en coaptation parfaite, la synovie ne peut que mouiller les parties qui se touchent : aussi s'échappe-t-elle en dehors des marges articulaires, dans les culs-de-sac de la membrane, qui devient par là plus ou moins boursouflée, ou bien, elle s'amasse en partie dans ces fossettes synoviales irrégulières, où le cartilage semble rongé comme celles de l'échancrure sygmoïde des solipèdes, de l'extrémité supérieure du radius, de la surface articulaire intérieure du tibia, etc.

La sécrétion de la synovie est opérée dans toute l'étendue de la membrane séreuse, suivant le mécanisme de la sécrétion des séreuses splanchniques.

La synovie ne paraît avoir d'autre usage que de faciliter les mouvements des parties dont elle enduit les surfaces, comme le fait l'huile sur les rouages des machines.

TRANSPIRATION CUTANÉE.

Le tégument qui enveloppe le corps est le siège d'une exhalation plus ou moins abondante qu'on appelle *transpiration insensible*, quand elle est peu appréciable, et *sueur*, lorsque son produit se répand sous forme liquide à la surface de la peau. Il y a, en outre, à l'extérieur de cette membrane, comme Edwards en a fait la remarque, une évaporation simple, tout à fait physique, analogue à celle qui s'opère sur toutes les surfaces chaudes et humides exposées au contact de l'air, évaporation qui emporte avec les fluides sécrétés une partie des liquides imprégnant le tissu cutané.

Les glandes chargées de la sécrétion de la sueur sont situées dans la couche profonde du derme, et quelquefois dans le tissu cellulaire sous-jacent. Elles se composent de deux parties distinctes : le glomérule glandulaire, arrondi, résultant de l'enroulement d'un tube à peu près uniforme dans toute son étendue, et le canal excréteur, sinueux, s'ouvrant à la surface de l'épiderme par un orifice très étroit. Ces glandes sudoripares, assez peu connues encore en ce qui concerne les animaux, ne sont constituées, en définitive, que par un long tube qui serait pelotonné sur lui-même pour former la petite masse désignée sous le nom de *glomérule*, tube dont les parois fibreuses et même quelquefois musculaires sont tapissées intérieurement par une couche de cellules épithéliales.

Les glandes sudoripares, décrites par Breschet et Roussel de Vauzème, par Gurlt, et plus tard par Duvernoy, existent chez tous les mammifères domestiques dans l'épaisseur du derme ou dans la couche cellulaire sous-jacente. Elles sont très développées chez le cheval, notamment à la région inguinale, et chez le mouton; mais

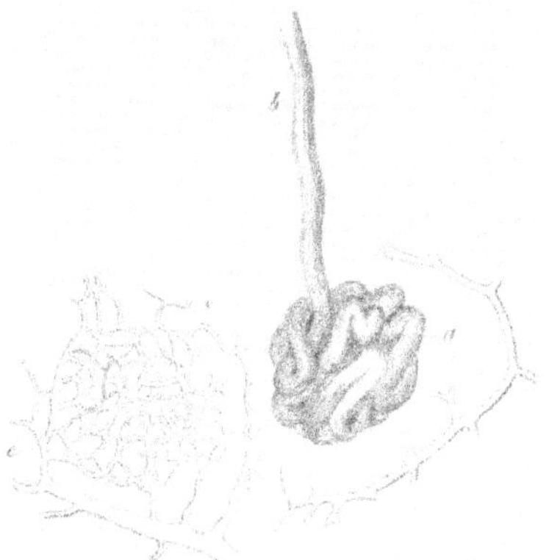

Fig. 291. — Glande sudoripare (*).

fort petites chez le chien, si ce n'est à la peau qui recouvre les pelotes ou les coussinets plantaires. Le glomérule est très allongé chez le mouton, ovale au scrotum du cheval et à la face plantaire du pied du chien ; il constitue, au lieu d'une pelote, une petite capsule ovoïde dans le bœuf et sur la plus grande partie de la peau des carnivores. Le canal excréteur, très sinueux dans le porc et le mouton, serait presque rectiligne dans le cheval. Ces glandes renferment, pour la plupart, un liquide clair, parfaitement transparent, sans aucune trace de matière solide. Celles de quelques régions possèdent, suivant les observations de MM. Kolliker et Ch. Robin, un contenu plus ou moins épais, au sein duquel on

(*) *a*, peloton glandulaire ; *b*, canal excréteur ; *c*, vaisseaux d'un glomérule, d'après Todd et Bowman

peut reconnaître des granulations plus ou moins fines, des cellules, des noyaux cellulaires, de la protéine et de la graisse. Dans ces dernières, l'hétérogénéité du contenu résulterait d'une mue et d'une dissolution partielle des cellules épithéliales qui tapissent le tube sinueux des glomérules sudoripares.

La transpiration cutanée, si faible qu'elle paraisse dans les conditions ordinaires, n'en constitue pas moins l'une des sources les plus actives des grandes déperditions qu'éprouve l'organisme. Les caractères de cette exhalation, la quantité, la nature et les propriétés de son produit, le rôle qu'elle joue relativement à la dépuration du fluide nutritif et à l'équilibration de la chaleur animale exigent ici quelques développements.

Cette exhalation paraît très restreinte chez les animaux inférieurs dont la peau est recouverte, comme chez les échinodermes, les crustacés et les mollusques à coquilles, d'enveloppes solides à peu près imperméables, et chez ceux qui ont l'épiderme épais, écailleux ou corné, comme les serpents, les lézards, les tortues, etc.; elle devient, au contraire, très active chez les mammifères et les oiseaux, où la peau a pour revêtement un épiderme d'une épaisseur peu considérable; encore, parmi ces derniers, doit-elle être plus ou moins active, suivant le degré de souplesse, de vascularité de la peau, d'abondance ou de rareté des productions pileuses qui recouvrent cette membrane. Très probablement, elle l'est plus chez les pachydermes et les autres quadrupèdes à peau nue des climats chauds, que chez les animaux à fourrure épaisse des pays du Nord. Elle l'est plus chez le cheval, qui sue abondamment à la suite d'une course rapide ou d'un exercice pénible, que chez le bœuf, surtout que chez le porc et le chien, dont on ne voit jamais la peau mouillée de sueur.

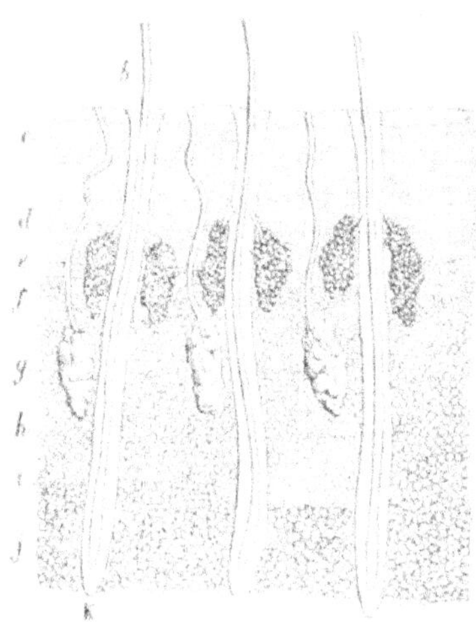

Fig. 202. — Glande sudoripare dans ses rapports avec les parties constituantes de la peau (*).

La quantité des produits éliminés par la transpiration a été très rarement déterminée à part. Presque toujours on a obtenu en bloc la somme des pertes dues : 1° à la transpiration cutanée, 2° à la transpiration pulmonaire, et 3° à l'exhalation de l'acide carbonique. Encore ces déterminations n'ont été tentées que sur l'homme et quelques petits animaux.

En ce qui concerne l'homme, Sanctorius [1] le premier, dans des expériences

1. Sanctorius, *De medicina statica aphorismi*. Venetiis, 1614.

(*) c, canal excréteur de la glande sudoripare ; g, glande sudoripare ; f, glandes sébacées s'ouvrant dans les follicules pileux (Gœtt).

célèbres a constaté, en pesant exactement, d'une part, ses aliments et ses boissons, d'autre part, toutes ses excrétions pondérables, que les $5/8^{es}$ des matières ingérées étaient éliminées par la peau et le poumon. Ces $5/8^{es}$ comprennent conséquemment l'eau et l'acide carbonique. Lavoisier et Séguin, au moyen d'un sac de taffetas gommé qui enveloppait le corps entier, même la tête, et qui, collé autour de la bouche et du nez, laissait échapper seulement les produits de la transpiration pulmonaire, ont reconnu que la perte, par les deux transpirations réunies, représentait, terme moyen, 3 livres en vingt-quatre heures. La perte maximum pendant cette période a été de 5 livres, et la plus faible de 1 livre 11 onces 4 gros, soit en moyenne la cinquante-cinquième partie du poids du corps.

Dans la masse totale des deux exhalations, la part de la transpiration cutanée paraît la plus forte et en même temps la plus variable. Suivant Lavoisier et Séguin, si la perte totale en vingt-quatre heures est de 45 onces, la part de la peau est de 30 et celle des voies respiratoires de 15, ce qui porte la transpiration cutanée au double de la pulmonaire.

La quantité d'eau perdue par la transpiration pulmonaire a pu être déduite encore de la perte totale, d'après les résultats des expériences où l'expiration se faisait, soit dans une vessie, soit dans un ballon contenant une poudre absorbante. Hales et Dalton ont cru pouvoir ainsi l'évaluer pour vingt-quatre heures à 21 onces, quantité qui se rapproche beaucoup de celle que Séguin avait obtenue en se servant de son sac de taffetas ciré (15 à 18 onces).

Les pertes dues aux deux transpirations réunies sont assez variables suivant la température, le climat, la saison, le repos, l'exercice, etc. Mais à cet égard les résultats des divers expérimentateurs sont peu concordants. Sanctorius, à Padoue et à Venise, les a trouvées égales à 80 onces ou 5 livres. D'après Dodart, elles sont, en France, terme moyen, de 24 onces par jour, de 33 d'après Sauvages dans le climat de Montpellier, de 31 en Angleterre, suivant Keill. Elles seraient, suivant Gorter, de 49 en Hollande, de 54 dans la Caroline méridionale, d'après les recherches de Lining. Il résulte des expériences que j'ai faites sur moi-même pendant plusieurs années[1], qu'elles ont varié en général de 1000 à 2000 grammes, suivant les saisons et les conditions physiologiques, soit de la 75e à la 38e partie du poids du corps. Elles étaient par heure de 28, 30, 35 grammes, pendant la nuit ; de 50, 60, 80 pendant le jour et s'élevaient à 100, 200 grammes sous l'influence de la marche ou d'un exercice un peu pénible pendant les fortes chaleurs de l'été. Les expérimentateurs anciens avaient trouvé à l'âge adulte la perte de 1/70 à 1/50 et de 1/21 dans l'enfance.

En ce qui concerne les animaux, peu de recherches ont été faites. M. Boussingault[2], par sa méthode indirecte, a trouvé que le cheval devait perdre 5 kil. 7, pendant que la vache en perdait 32,9, de sorte que la perte du premier serait égale à 1/88 du poids du corps et celle de la seconde à 1/15, ce qui est peu admissible. W. Edwards[3] a constaté que la perte s'élevait à 1/12 pour le

1. Recherches inédites exécutées en 1859, 1860, 1861 et 1862.
2. Boussingault, *Économie rurale*, t. II, p. 380, 383.
3. W. Edwards, *De l'influence des agents physiques sur la vie*, Paris, 1824.

cochon d'Inde, à 1/9 pour les lézards et les crapauds, 1/4 pour les moineaux, 1/3 pour la souris. Sace [1] dit qu'en vingt-quatre heures l'exhalation par la peau et les poumons est à peu près égale à celle des reins, ou de 9 à 11 kilogr. pour le cheval, de 6 à 7 1/2 pour le bœuf et de 0 kil. 8 pour le mouton, quand ces animaux sont tenus dans l'inaction et à l'étable, tandis qu'elle devient moitié plus forte que la sécrétion urinaire si les animaux prennent du mouvement. Mais je ne sais si ces évaluations sont basées sur des recherches expérimentales.

La transpiration cutanée, au point de vue quantitatif, varie suivant une foule de conditions propres à l'organisme et de conditions extérieures.

Par les fortes chaleurs de l'été et dans la moitié ou les deux tiers les plus chauds de la journée, elle s'est élevée et maintenue, dans mes expériences de 150 à 200 grammes par heure, sous l'influence de la marche et même de simples occupations exigeant de fréquents déplacements.

Sous l'influence d'un exercice modéré, comme celui des opérations chirurgicales par les fortes chaleurs, la perte peut être plus grande encore. En effet, j'ai constaté que deux de nos élèves, du poids de 60 kilogrammes, perdaient chacun dans les six heures les plus chaudes de la journée par les deux transpirations, de 1400 à 1700 grammes, soit de 233 à 283 grammes par heure. Sanctorius s'est trompé grandement en affirmant que l'exercice fait moins transpirer que le sommeil ; du moins s'il a constaté ce fait, c'est qu'il se livrait à des exercices bien légers.

D'après mes expériences, la transpiration nocturne représente, toutes choses égales d'ailleurs, le minimum dans toutes les saisons. Dans les nuits chaudes de juillet et août, elle a été de 27 à 30 grammes par heure, soit pour une période de sept heures, 189 à 210 grammes. Néanmoins, elle s'est élevée à 36, à 38 dans celles où la chaleur devenait accablante et tendait à provoquer la sueur.

Dans les saisons à température moyenne, en octobre, novembre, la perte pour les deux transpirations a été en général de 800 à 1000 grammes en vingt-quatre heures, ou de 33 à 41 grammes par heure. Alors la sécrétion urinaire fait à peu près équilibre à la transpiration. Comme les pertes dans ces moments de l'année représentent les moyennes générales, je crois pouvoir évaluer la perte totale due par jour à la transpiration au 85° du poids du corps égal à 76 kilogrammes. Stark a trouvé cette perte égale au 70e, Séguin, du 57° au 54°. Lining, au 48°, dans la Caroline du Sud. Chez des enfants, d'après les expériences de Van Marum, elle a pu atteindre le 21° du poids du corps.

Relativement à l'urine, la masse des deux transpirations s'est montrée très variable suivant les saisons. Sauvages a trouvé qu'en moyenne les transpirations étaient à la sécrétion urinaire comme 33 est à 22 ou 3 est à 2. Mais, en Angleterre, Keill a trouvé la proportion de l'urine plus forte que celle de la transpiration. Lining a constaté que, dans les mois chauds, le produit de la transpiration l'emporte sur l'urine dans le rapport de 5 à 3, tandis qu'en hiver, la première devient à la seconde comme 2 est à 3. Dans mes expériences à une température moyenne, les deux sécrétions donnent à peu près la même somme de produits. En été, il y

---

1. Sace, *Précis élémentaire de chimie agricole*, 2e édit., p. 348.

avait toujours prédominance de la transpiration ; en hiver, la sécrétion urinaire l'emportait le plus souvent, mais d'un très léger excédent.

Relativement au poids de la peau et à sa surface, la masse de liquide exhalé est peu considérable, si on la compare à la plupart des sécrétions par les membranes étalées. Le tégument cutané, évalué à $1^m,6$ chez l'homme, ou 15 pieds, n'a pas moins de 5 à 6 mètres carrés chez nos grands herbivores domestiques. Il représente en poids, d'après nos observations, 1/21 du poids du corps sur le cheval fin, 1/16 sur le cheval adulte, 1/9 chez le porc, 1/15 à 1/8 chez le chien, 1/6 chez le mouton et les volailles. Or, dans aucun cas, la peau ne donne son son poids de liquide, tandis qu'un grand nombre de glandes produisent une masse de liquide représentant plusieurs fois le poids de leur tissu.

Dans l'eau, la transpiration paraît se continuer, mais très réduite. D'après W. Edwards, sur une couleuvre où elle était dans l'air du 26° du poids du corps en vingt-quatre heures elle descendit dans l'eau à 1/288.

Chez les plantes, la transpiration est en général infiniment plus considérable que chez les animaux, relativement à la masse de l'organisme et à l'étendue des surfaces exhalantes, surtout dans les herbacées. J'ai constaté, par exemple, qu'un ricin dont les feuilles offraient une surface totale de $1^m,13$ carrés pouvait transpirer en une journée très chaude de l'été jusqu'à 2480 grammes. Comme la plante pesait 425 grammes, elle versait dans l'air en une journée environ 6 fois son poids d'eau, soit 456 fois plus que le corps humain dans les conditions ordinaires. Le colocasia, le nénuphar perdent dans les proportions analogues, mais les plantes ligneuses, le chêne, l'oranger, le figuier élastique éprouvent des déperditions beaucoup moindres. Je n'ai pas à insister ici sur ces détails que j'ai indiqué ailleurs [1].

Lorsque la transpiration verse à la surface de la peau une quantité trop considérable de liquide, celui-ci ne se vaporise pas à mesure qu'il est exhalé et le tégument se couvre de sueur.

La chaleur extrême de l'air, son état électrique, la diminution de pression, les exercices pénibles, les courses rapides, les efforts de toute espèce, tendent à la provoquer. La sueur est beaucoup plus abondante, comme chacun le sait, pendant les saisons chaudes que pendant l'hiver, par les temps lourds et humides, qui signalent l'approche des orages, que dans les moments où le baromètre indique une pression atmosphérique très forte. C'est surtout pendant les moments où l'air chaud exerce une faible pression que le cheval et le bœuf suent abondamment, et que la sueur est enlevée difficilement par l'air ; au contraire, elle diminue par les temps froids. Lorsque l'air devient très humide, elle ne se volatilise qu'avec une très grande lenteur. Si elle se produit trop facilement, elle est un indice de faiblesse et de lymphatisme. Celle qui survient dans les maladies a différentes significations, suivant les cas : tantôt elle annonce une réaction salutaire, une crise ; d'autres fois, une aggravation des troubles morbides.

Le produit de la transpiration cutanée est assez complexe : il est formé par de

1. G. Colin, *Études expérimentales sur la transpiration des végétaux et sur le rôle des stomates* (Mémoire adressé à l'Acad. des sciences, mai 1868).

l'acide carbonique, de l'eau, un autre acide, des matières animales et des sels.

La partie gazeuse de l'exhalation contient d'abord de l'acide carbonique. Spallanzani, après avoir excisé les poumons à des grenouilles et à des salamandres, ou après avoir lié la trachée à des couleuvres, a vu l'exhalation de ce gaz continuer pendant un certain temps, à peu près comme à l'état normal. Edwards a fait la même observation sur des batraciens auxquels la trachée avait été également liée. L'exhalation de l'acide carbonique par la peau a été constatée sur l'homme par divers observateurs, en maintenant la main et une partie du bras, sous une cloche, sur la cuve à mercure. L'exhalation gazeuse cutanée contient ensuite, d'après Collard de Martigny, de l'azote en proportions variables ; enfin, quelquefois de l'hydrogène et de l'acétate d'ammoniaque.

La partie fluide de la transpiration, celle qu'il est facile de recueillir à peu près pure en faisant condenser sur les parois d'une cloche ou d'un cylindre de verre la vapeur qui s'exhale d'une partie vivante enfermée dans ce vase, ne contient que de l'eau et quelques matières volatiles. La sueur proprement dite, celle qui se dépose à l'état liquide sur la peau, a été analysée par Thénard, Berzelius et Anselmino [1]. Les deux premiers y ont trouvé de l'eau, des acides acétique et lactique, une matière animale, des chlorures de sodium et de potassium, des phosphates terreux et de l'oxyde de fer. Le second a trouvé dans ce liquide de 3 à 14 millièmes de parties fixes, et dans 10 parties de celles-ci : osmazôme, acide acétique libre et acétate de soude, 29 ; — osmazôme, chlorure de potassium et de sodium, 48 ; — matière animale soluble dans l'eau, 21 ; — matière animale insoluble dans l'eau et l'alcool, phosphate de chaux et oxyde de fer, 2. M. Favre, en 1853 [2], a recueilli de grandes quantités de sueur provenant d'un homme dont le corps avait été très soigneusement lavé à plusieurs reprises et qu'on tenait dans un appareil chauffé à l'étuve. Ce sujet en donnait en une heure et demie environ 2 litres et quelquefois plus ; un échantillon de 14 litres analysé en totalité a donné pour 10000 grammes :

Chlorure de sodium	42.305
Chlorure de potassium	2.437
Sulfates alcalins	0.115
Phosphates alcalins	traces.
Albuminates alcalins	0.050
Phosphates alcalins terreux	traces.
Lactates alcalins	3.171
Sudorates alcalins	15.623
Urée	0.128
Matières grasses	0.137
Eau	9955.733

D'après cette analyse, on voit qu'il y a dans la sueur une grande quantité de chlorure de sodium, de l'acide sudorique dont la formule se rapproche de celle de l'acide urique, et enfin de l'urée. Les sulfates et phosphates alcalins ne s'y trouvent qu'à l'état de traces. La sueur du cheval, examinée par Anselmino, a la

1. Voy. J. L. Lassaigne, *Abrégé élémentaire de chimie*, t. II.
2. P. A. Favre, *Recherche sur la composition chimique de la sueur* (*Archives générales de méd.*, 1853).

même composition que celle de l'homme; elle en diffère seulement par une plus forte proportion de matière animale et de phosphate calcaire. Mais il est fort difficile de la recueillir pure sur les animaux, car, à la surface de la peau, elle dissout des matières fixes que la transpiration ancienne y a laissées et des principes de l'épiderme; de plus, elle entraîne de la matière sébacée, quelquefois même des substances étrangères qui peuvent adhérer à la peau ou aux poils.

Quelle que soit sa composition, la sueur a été trouvée acide par tous les auteurs, et ce fait n'est mis en contestation par personne. Néanmoins, j'ai toujours vu neutre ou alcaline celle qui ruisselle à la surface de la peau du cheval exercé, ou de celui auquel on a coupé dans la région cervicale les filets du grand sympathique. Cette particularité tient peut-être à ce que la sueur dissout à la surface cutanée les matières salines qui s'y déposent continuellement, faute de pouvoir se volatiliser avec l'eau de ce produit. Celle qui ruisselle sur le visage des personnes travaillant par les fortes chaleurs a toujours bleui le papier rouge de tournesol. Et j'ai répété vingt fois l'expérience sur les élèves pendant les exercices pratiques de chirurgie; cela se conçoit si on se rappelle que l'acide libre de la sueur est très volatil, acide formique, acide valérique, dit-on, et qu'il disparaît une fois que l'évaporation de la sueur commence. M. Favre a constaté aussi que si, pendant une sudation abondante, on recueille la sueur donnée dans des périodes successives, elle se montre neutre ou alcaline dans la seconde, alcaline dans la troisième. L'acidité n'appartient qu'au produit de la première période. L'alcalinité paraît due à la soude; quelques auteurs l'attribuent non à la sueur, mais à la matière sébacée qui s'y mêle.

Le produit de la transpiration cutanée paraît différer suivant les parties du corps et suivant les animaux. Les différences relatives aux régions tiennent autant au mélange de la sueur avec le produit des glandes sébacées, que des variétés dans la nature des glandes sudoripares. Celles qui ont trait aux espèces reconnaissent probablement pour cause la présence de matières animales particulières, généralement odorantes et souvent caractéristiques, matières qui servent si bien au chien et aux carnassiers à reconnaître la piste de l'homme et des herbivores. Peut-être ces matières sont-elles, comme le pensait Barruel, les mêmes que celles qui donnent au sang et à plusieurs parties du corps de chaque animal une odeur spéciale.

La sueur est modifiée aussi dans plusieurs circonstances, notamment par le fait de la maladie et de l'ingestion de substances étrangères dans l'économie. Les physiologistes ont constaté que le sang prend une odeur urineuse lors des rétentions d'urine, une odeur fétide dans quelques maladies, une autre odeur chez les chiens qui se nourrissent exclusivement de matières animales. Elle entraîne avec elle un certain nombre de matières introduites accidentellement dans le sang. On a constaté qu'elle élimine du sucre chez les diabétiques, de la matière jaune de la bile chez les ictériques. Elle peut se charger d'iode, d'iodure de potassium, de gaz sulfhydrique, d'alcool, de sulfate de quinine, de divers acides organiques sur les sujets médicamentés. Dans quelques cas constituant ce qu'on appelle la chromhidrose, la sueur s'est trouvée mêlée à une matière colorante violette, bleue ou ardoisée; dans d'autres, dont le cheval a donné quelques exemples, elle présente en quelques points, un aspect sanguinolent dû à des lésions vasculaires spontanées peu connues.

La transpiration cutanée joue un rôle important relativement à la dépuration du sang et au maintien de l'équilibre de la température du corps; aussi ne peut-elle être diminuée ou supprimée sans danger pour l'organisme.

Sous le rapport de la dépuration du fluide nutritif, cette exhalation a un but analogue à celui de la respiration; de même que cette dernière, elle rejette de l'économie de l'eau, de l'acide carbonique et de l'azote. La peau qui en est le siège est une véritable surface respiratoire chargée, chez les animaux inférieurs, d'absorber l'oxygène, et d'éliminer les produits auxquels il donne naissance, mais appropriée seulement à ce dernier usage chez les animaux supérieurs. Cette membrane constitue un véritable poumon par lequel s'échappent continuellement des produits que l'autre, à lui seul, ne parviendrait pas à expulser.

En ce qui concerne l'équilibration de la chaleur animale, la transpiration effectuée par le tégument est un moyen précieux qui se met en parfaite harmonie avec les conditions diverses dans lesquelles peut se trouver l'organisme. Elle augmente à mesure que la chaleur extérieure s'élève, et soustrait à la masse du corps le calorique qui dépasse le degré propre à chaque animal. Par là elle permet à l'homme et aux animaux de résister à de hautes températures, et de conserver une chaleur à peu près uniforme dans les saisons chaudes comme sous les latitudes tropicales.

Investie de ce double office, la perspiration cutanée ne peut être supprimée sans qu'il survienne des troubles fonctionnels très graves, incompatibles avec la vie. On sait, en effet, depuis longtemps, que les arrêts momentanés de cette exhalation peuvent déterminer la pleurésie, la pneumonie, les flux intestinaux, les hydropisies, etc. On a remarqué que les brûlures très étendues, les exanthèmes, les éruptions avec phlegmasie très vive, déterminent souvent des inflammations dans d'autres muqueuses, par suite de la suspension du travail perspiratoire sous l'influence de l'inflammation du tissu cutané. Becquerel, Breschet, Foucault[1], en appliquant à la surface de la peau du chien et de divers animaux de petite taille une couche imperméable de substances emplastiques, ont vu la mort survenir au bout de quelques jours, même quelquefois de quelques heures seulement. Enfin H. Bouley[2] a obtenu les mêmes résultats en répétant ces expériences sur le cheval. Les sujets, dont la peau préalablement rasée avait été enduite de goudron, ne tardaient pas à ressentir les effets d'une véritable asphyxie lente; ils perdaient leur impressionnabilité; leur respiration devenait lente et profonde; le pouls de plus en plus faible. Bientôt se manifestaient des tremblements musculaires, un refroidissement sensible du corps et de l'air expiré; les muqueuses apparentes, la conjonctive, la pituitaire, prenaient une teinte violacée. Un premier cheval ainsi goudronné mourut le dixième jour; un deuxième, le neuvième; un troisième, recouvert d'huile empyreumatique, succomba le septième jour; un dernier, recouvert d'abord d'une couche de colle forte, puis d'une

1. Foucault, *Comptes rendus de l'Académie des sciences*, t. VI, XII, XVI.
2. Bouley, *Recueil de médecine vétérinaire*, 1850, p. 5, 805.

couche de goudron, périt dans la neuvième heure qui suivit cette double application. A l'autopsie de ces animaux, les muqueuses gastro-intestinales étaient gorgées de sang noir, le tissu cellulaire sous-jacent souvent infiltré, les poumons très congestionnés, les bronches pleines de spumosités, la membrane interne du cœur ecchymosée ; en un mot, on observait les lésions d'une asphyxie complète, d'une asphyxie par la peau, pour me servir de la qualification très juste que lui donne M. Bouley. J'ai observé tout récemment ces effets sur le lapin ; mais plusieurs chiens, couverts de goudron et de poix, ont parfaitement résisté à l'asphyxie.

La transpiration cutanée dont le rôle se rapporte à différentes fonctions est, dans une foule de cas, manifestement influencée par le système nerveux, soit directement, soit par l'intermédiaire de la circulation.

Elle l'est par la circulation quand certains filets ou ganglions du sympathique sont coupés ou extirpés, témoins la sudation au cou et à la tête après la section du filet cervical ou l'ablation du ganglion cervical inférieur.

Elle paraît l'être directement dans les cas d'émotions, d'impressions pénibles qui font couvrir le corps d'une sueur froide.

MATIÈRE SÉBACÉE.

Sous ce titre sont comprises ici, avec la sécrétion onctueuse qui s'opère généralement à la surface de la peau, celles qui sont effectuées en différents points des téguments où elles ont des caractères particuliers, comme celle des larmiers, de l'espace interdigité des ruminants, de l'aine, des régions anales et préputiales de plusieurs animaux, etc.

Les glandes qui sécrètent la matière sébacée, situées dans l'épaisseur du derme, quelquefois à sa face profonde, constituent tantôt des utricules simples renflés à leur base et pourvus d'un orifice assez large ; tantôt des follicules rameux, à deux, trois ou quatre branches irrégulières, dont le fond, terminé en cul-de-sac, est souvent très irrégulier. Une partie d'entre elles s'ouvrent dans les follicules pileux, et les autres ont des ouvertures propres, notamment dans les régions dégarnies de poils. Les plus volumineuses de ces glandes se voient à la région mammaire, au périnée, autour de la vulve et de l'anus, sous la peau du fourreau du cheval, notamment à sa lame interne et au scrotum. Leydig en a trouvé de fort compliquées au prépuce des rats. M. Alibert en a indiqué de volumineuses dans le pli du carpe du porc, et j'en ai moi-même vu d'énormes à la face interne de la peau qui recouvre le dessous du ventre de ce pachyderme.

Le contenu de ces glandes consiste, d'après les recherches de Kölliker, en cellules de forme et d'aspect variés possédant rarement un noyau. Ces cellules, arrondies ou ovoïdes, accolées les unes aux autres, contiennent une plus ou moins grande quantité de gouttelettes graisseuses. Ce sont elles qui, en se détachant, forment la matière molle qui est versée à la surface de la peau, laquelle a donné à l'analyse : de l'albumine, de la caséine, de la graisse, des matières extractives et du phosphate calcaire. A mesure qu'elle est emportée, il se forme de nouvelles cellules par scission de celles qui restent dans les glandes. Ces cellules récentes, d'abord pâles, à parois minces, prennent peu à peu les caractères de celles de formation ancienne. Enfin, elles sont éliminées à leur tour, intactes ou en partie dissoutes.

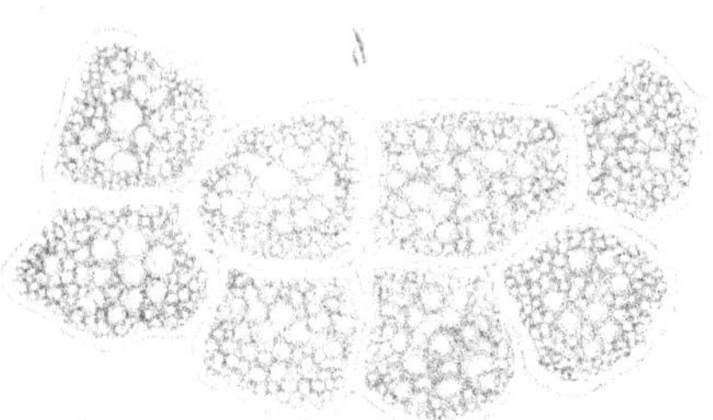

Fig. 203. — Cellules de matière sébacée, d'après Ch. Robin.

La matière sébacée a pour office d'assouplir la peau, de la revêtir d'un enduit gras propre à la préserver de l'action irritante des corps qui peuvent se mettre en contact avec cette membrane ; elle donne à la peau du scrotum, des lèvres de la vulve, un luisant particulier chez les solipèdes. C'est elle qui contribue, pour la plus grande part, à rendre les poils lisses et souples dans l'état de santé ; c'est aussi elle qui, sous le nom de *suint*, imprègne la toison des bêtes ovines. Lorsqu'elle est sécrétée abondamment en certains points, elle peut y former des dépôts considérables, tels que ceux du fourreau du cheval, de la fossette située au-dessous de l'ouverture uréthrale de cesolipède, et de l'entrée du prépuce du bœuf. On a trouvé, dans celle du fourreau du cheval, de l'acide hippurique, de l'acide benzoïque, du carbonate et de l'oxalate de chaux.

La matière sébacée offre sans aucun doute des différences notables, suivant les espèces et les conditions physiologiques de l'organisme. Son odeur particulière dans chaque animal, de même que celle de la transpiration, devient l'un des moyens principaux par lesquels les carnassiers reconnaissent l'approche ou les traces de leurs victimes ; les modifications qu'elle subit au moment du rut permettent aux mâles de distinguer la femelle apte à être fécondée de celle qui n'est point en chaleur.

En divers points de la peau les glandes sébacées se modifient et forment des amas considérables dont le produit n'a pas toujours des usages faciles à déterminer ; ainsi les larmiers, les pores inguinaux, les sinus interdigités des ruminants, les poches préputiales des rats, les poches anales des chiens, du lion, de l'hyène et de la généralité des carnassiers, les glandes temporales de l'éléphant, les faciales des chauves-souris, etc.

Les larmiers qui existent chez les cerfs et les antilopes forment au-dessous de l'œil une poche plus ou moins profonde, logée dans une lacune du maxillaire et du lacrymal. Cette poche, dont l'entrée représente généralement une fente étroite, est formée par une peau mince au-dessous de laquelle se trouve une couche de glandes dont le produit est versé dans la cavité du larmier, où il peut s'accumuler en quantité considérable. Ils sont inégalement développés dans les divers ruminants ; mais ils ne constituent plus qu'une simple fossette peu profonde chez le mouton. E. Rousseau[1], qui a donné sur ces cryptes des détails très intéressants, signale des prolongements de l'orbiculaire des paupières disposés de manière à en ouvrir ou à en fermer l'ouverture.

La matière onctueuse, légèrement musquée, du larmier sert à assouplir la peau au voisinage de l'œil ; peut-être sert-elle à préserver cette partie du tégument de l'action irritante des larmes, qui tendent à descendre dans la fosse larmière lorsqu'elles coulent en dehors des paupières.

Les pores inguinaux forment au pli de l'aine, et de chaque côté, une excavation plus ou moins profonde où la peau, mince, privée de poils, possède dans son épaisseur et à sa face adhérente des follicules très développés, qui sécrètent une matière onctueuse molle et odorante. Ils sont très profonds chez les gazelles, moins profonds chez le mouton et le lièvre. Dans les bêtes ovines, on y trouve une matière jaunâtre comme du miel, très molle, d'autant plus abondante que la laine est plus chargée de suint.

Les glandules interdigitées et les sinus du même nom existent chez plusieurs espèces de ruminants. Dans le mouton, le sinus qui existe à chaque patte a la forme d'une petite poche recourbée, s'ouvrant par un orifice très étroit, au-dessous de la commissure des deux doigts. Cette poche, dans laquelle se trouve toujours une certaine quantité de matière sébacée blanche ou jaunâtre, est constituée par une peau pourvue de nombreuses glandules et de poils qui sortent en une petite touffe par l'ouverture précitée. D'après E. Rousseau, ces sinus existent aux quatre pieds dans le lama, le cerf de la Guyane, le cerf de Virginie, l'antilope corine, le kevel, le chamois, l'antilope de Nubie, l'antilope à quatre cornes ; aux pieds de derrière seulement dans le cerf-cochon, l'axis, le renne, le chevreuil, l'antilope bubale, et aux pieds antérieurs dans le bouc du Népaul. Leur produit varie un peu suivant les animaux. Il est brunâtre et grenu chez le chevreuil, l'antilope bubale, très pâle chez le mouton ; son odeur est quelquefois très forte.

Les poches qui se trouvent au voisinage du prépuce, au périnée et auprès de l'anus, sont généralement formées par un cul-de-sac de la peau amincie, garnie à sa face adhérente d'une couche plus ou moins épaisse de glandules. Celle du chevrotain qui produit le musc est située en avant du prépuce ; celle du castor, qui fournit le castoréum, aboutit également dans ce diverticule. La poche de la civette, placée entre la vulve et l'anus, est très profonde et s'ouvre à l'extérieur par une longue fente. Celle qui existe chez l'hyène est très large, circonscrit l'anus et la vulve. De chaque côté elle présente deux excavations au fond desquelles la peau est percée d'un grand nombre de petites ouvertures ; en dehors de la poche se trouve une couche de glandules jaunâtres d'au moins un centimètre d'épaisseur, couche qui est elle-même recouverte d'un muscle analogue à celui qui entoure les petites prostates des solipèdes. La matière qui s'en échappe est blanchâtre, assez consistante, d'une odeur peu prononcée. Les cavités de ce

---

1. E. Rousseau, *Revue et magasin de zoologie*, 1854, n° 1.

genre, qui se voient chez le blaireau, les mangoustes, l'ichneumon, le cochon d'Inde, offrent des dispositions analogues.

Les poches anales qu'on trouve chez le chien, le chat, le lion, le putois, la généralité des carnassiers, et certains rongeurs doivent être bien distinguées des précédentes, avec lesquelles elles n'ont rien de commun que la structure. Les poches anales sont de véritables diverticules du rectum ou de petits sacs arrondis s'ouvrant dans le rectum, tout près de la marge de l'anus, par un orifice très étroit. La muqueuse qui les constitue est recouverte d'une couche de glandules jaunâtres, en rapport avec une petite expansion musculaire. Elles renferment une matière jaune très fluide qui s'en échappe en partie lors des efforts de la défécation, matière très fétide dans quelques carnassiers, le putois notamment.

La glande temporale de l'éléphant, située sous la peau, verse par un canal oblique ouvert entre l'œil et l'oreille, une matière onctueuse très abondante au moment du rut. La glande musquée du crocodile, placée sur le côté du maxillaire, verse son produit dans une petite poche voisine. Les petites glandes que l'isard présente en arrière des cornes, celles de la poche dorsale du pécari, des flancs de la musaraigne, de la queue du cerf et des rats, du croupion des oiseaux, etc., sécrètent également une matière sébacée dont il serait très difficile de préciser toujours les usages[1].

Indépendamment de ces glandes volumineuses et localisées, il y a des follicules sébacés simples ou rameux dans la plupart des régions du corps, distincts ou annexés aux follicules pileux et versant d'abord leur contenu dans ceux-ci. Le suint qui imprègne la toison du mouton et qui en double le poids dans les races mérinos, contient, d'après les analyses de M. Chevreul, beaucoup de graisse et de sels alcalins.

SÉCRÉTION DU MUCUS.

Le fluide visqueux, filant, généralement incolore, connu sous le nom de *mucus*, est versé, en plus ou moins grande quantité, à la surface libre de toutes les membranes muqueuses, dans les cavités nasales, le larynx, la trachée, les bronches, dans la bouche, l'estomac et l'intestin, dans le bassinet du rein, l'uretère, la vessie, l'utérus, le vagin, etc.

Il est sécrété par des follicules spéciaux, très nombreux en quelques points, et par toute la surface de la muqueuse, quand celle-ci est dépourvue de ces petits organes. La plupart des micrographes, Kölliker entre autres, pensent que les cellules épithéliales qui tapissent la muqueuse et ses plus petits follicules opèrent cette sécrétion, dont le produit résulterait d'une destruction continuelle de cellules remplacées continuellement aussi par des cellules de nouvelle formation.

Les mucus sont constitués essentiellement par une matière visqueuse, la mucosine ou mucine, matière qui se gonfle dans l'eau, prend un aspect strié par l'action

<hr>

[1]. Voy. G. Cuvier, *Règne animal*, Paris, 1829. — G. Cuvier, *Leçons d'anatomie comparée*, Paris, 1835-1846. — Dugès, *Traité de physiologie comparée*, Montpellier, 1838.

de l'acide acétique, et qui précipite en flocons plus ou moins abondants. Elle est également coagulable par l'alcool et l'acide azotique. Ils tiennent en suspension une énorme quantité de cellules épithéliales, de globules muqueux ou cytoïdes qui sont une variété de leucocytes, des granulations indéterminées et fort souvent des infusoires, des bactéries et diverses productions cryptogamiques.

Le mucus qui, d'après Fourcroy et Vauquelin, serait un fluide partout identique, est considéré par Berzelius comme une matière dont la composition varie suivant les points où elle est déposée. Ce dernier y a trouvé une très grande proportion d'eau, de la matière muqueuse, des matières animales, un peu d'albumine, des chlorures de sodium et de potassium, de la soude libre. Le mucus est incolore et presque transparent à l'état de pureté, légèrement alcalin, incoagulable sous l'influence de la chaleur, peu miscible à l'eau, soluble dans les alcalis et les acides affaiblis ; il se modifie un peu en se mêlant aux autres matières que sécrètent les membranes muqueuses ou qui se mettent en contact avec elles.

Ces mucus sont, suivant les cas, acides ou alcalins. Ils sont toujours chargés de matières minérales, environ sept centièmes, d'une forte proportion de chlorure de sodium, de carbonates, sulfates et phosphates alcalins.

Leur sécrétion s'effectue quelquefois, comme dans l'utérus, lors de la vacuité, sans l'intervention des excitants extérieurs, mais généralement elle est provoquée par le contact d'agents extérieurs, comme l'air pour les voies respiratoires, les aliments, le suc gastrique et la bile pour les voies digestives, l'urine pour les voies urinaires. Elle devient, en général, d'autant plus abondante, que cette stimulation extérieure acquiert plus de vivacité ; son activité est accrue également par l'action des causes susceptibles d'entretenir l'irritation des membranes muqueuses. Ainsi elle augmente considérablement dans l'estomac après la ligature du pylore, dans le duodénum compris entre deux ligatures, dans le vagin pendant la durée des chaleurs ; elle forme la masse glaireuse qui obstrue le col de l'utérus pendant la gestation, et produit les masses de liquide qui sont éliminées au déclin des affections catarrhales.

Les mucus présentent des variétés nombreuses d'aspect, de consistance, de coloration, de viscosité et même de composition, suivant les membranes qui les produisent. Celui de la conjonctive s'épaissit et devient opalin par son mélange avec l'eau. Le nasal est très clair sur les solipèdes, à l'état normal ; celui des bronches est chargé d'épithéliums prismatiques et ciliés, et souvent de beaucoup de leucocytes ; il prend de l'opacité dans la bronchite et montre parfois des bactéries. Le buccal est analogue à la salive visqueuse. Il peut être chargé de filaments de leptothrix, etc. Le mucus gastrique est très visqueux, toujours alcalin dans les intervalles de la digestion. L'intestinal a un aspect variable suivant les points ; il est semblable au blanc d'œuf dans quelques parties de l'intestin grêle du cheval et dans les régions glandulaires de l'intestin des rongeurs. Le mucus du côlon flottant et du rectum s'attache fortement aux mains. Dans la vessie, il est pâle, opaque, quelquefois jaunâtre. Dans le vagin des femelles des ruminants, il est clair et filant. Au col de l'utérus, il devient très consistant et adhérent pendant la gestation.

Les mucus présentent des altérations diverses dans les maladies. Celui des cavités nasales devient jaune verdâtre dans le cas de morve, blanc dans la gourme et l'angine, rouillé, chargé de leucocytes et d'hématies dans la pneumonie. Ils deviennent opaques, grisâtres, blanchâtres en se chargeant d'épithéliums nucléaires et de leucocytes dans la plupart des phlegmasies des muqueuses.

Le mucus a des usages importants : il entretient la souplesse des membranes muqueuses et les protège contre l'action des corps avec lesquels elles peuvent être en contact. Il forme à ces membranes un revêtement liquide qui les isole suffisamment des matières étrangères, et ne permet pas de contact immédiat entre elles et ces dernières. Sans lui, le suc gastrique qui séjourne dans l'estomac pourrait corroder la membrane interne de ce viscère ; sans lui, la bile produirait une irritation trop vive sur la membrane délicate de l'intestin, et l'urine sur celle de la vessie. Faute d'être miscibles à l'eau et à la plupart des liquides, ils deviennent des obstacles à l'absorption, par exemple, à celle des venins, du curare, dans l'appareil digestif.

Sans doute, chaque muqueuse, chaque partie d'une muqueuse possède une sensibilité en rapport avec le genre et l'intensité des excitations qu'elle doit recevoir : la membrane interne de l'estomac destinée à se mettre en rapport presque incessant avec un suc dissolvant et des aliments hétérogènes, la muqueuse de la vésicule biliaire, celle de la vessie, toujours baignées par des fluides irritants, ne devaient pas être douées de la sensibilité exquise de la conjonctive ; car avec une telle sensibilité elles auraient éprouvé une impression douloureuse des agents qui ne font naître en elles aucune sensation appréciable. Néanmoins, cette sensibilité rendue obtuse ne suffisait pas encore pour prévenir l'irritation des muqueuses, il fallait un moyen direct de protection, un enduit susceptible de se renouveler à mesure qu'il se détruit, et c'est le mucus qui remplit cet office ; il sert en outre, dans la bouche, le pharynx et l'œsophage, à faciliter la déglutition dans l'estomac et l'intestin, à rendre plus libre la progression des matières alimentaires, etc.

Ce produit étant sécrété par toutes les muqueuses et entraîné peu à peu, doit se mêler à beaucoup de fluides et en modifier plus ou moins les propriétés physiques. Il entre, en effet, pour une bonne part dans la composition de la salive maxillaire, de la salive sublinguale, auxquelles il donne leur viscosité caractéristique ; il communique au fluide des glandes de Brunner, au suc intestinal, la consistance que ces liquides possèdent.

Le mucus, généralement produit par les membranes muqueuses, est quelquefois sécrété par la peau. Il fournit alors au tégument externe un revêtement protecteur, comme on le voit chez la plupart des mollusques nus, chez les batraciens, beaucoup de poissons, les anguilles, entre autres. Dans la classe des poissons, il a pour organes sécréteurs des tubes disposés obliquement en divers points de la tête et sur toute la longueur du corps. Ses usages spéciaux sont évidemment de former à la peau un enduit qui la protège contre l'action immédiate de l'eau et des autres agents extérieurs.

SÉCRÉTION LACRYMALE.

Les larmes sécrétées par la glande lacrymale, lobulée, aplatie, située au-dessus du globe de l'œil, sont versées continuellement, par des canaux très fins, à la face interne de la paupière supérieure. De là elles se répandent sur la conjonctive, dans toute l'étendue de la cornée, reviennent vers l'angle nasal et s'engagent par les points lacrymaux dans le petit sac qui forme l'origine évasée du canal lacrymal ; enfin ce dernier les amène dans les cavités nasales.

La sécrétion des larmes s'effectue toujours chez les animaux dans la mesure strictement nécessaire à la lubrifaction de la cornée transparente. Néanmoins elle paraît souvent plus abondante chez quelques animaux, le bœuf et le cerf notamment, que chez la plupart des autres. Elle est, chez tous, notablement activée par les frottements exercés sur les paupières, par les coups portés sur l'œil, l'impression des vapeurs très irritantes, le contact des corps étrangers sur la conjonctive, la piqûre du nerf lacrymal, comme Magendie l'a constaté dans ses expériences ; enfin elle devient fort abondante, presque continue, et prend des caractères particuliers dans les ophthalmies, surtout pendant les accès de la fluxion périodique des solipèdes.

Les larmes se présentent sous l'aspect d'un fluide limpide, dépourvu de viscosité, alcalin, faiblement salé, dans lequel Vauquelin et Fourcroy ont trouvé un peu de mucus, de la soude libre, du chlorure de sodium et du phosphate calcaire ; mais leur composition semble se modifier un peu dans certaines ophthalmies, si l'on en juge par l'irritation qu'elles provoquent sur les points de la peau où elles coulent.

Les larmes ont pour usage d'entretenir le brillant, la transparence de la cornée, d'humecter la conjonctive, la face interne des paupières, et de faciliter par là les mouvements du globe oculaire.

Un certain nombre de mammifères et d'oiseaux ont encore dans la gaîne fibreuse de l'œil une glande particulière connue sous le nom de *glande de Harderus*. Elle est blanchâtre, lobulée et très grande dans le lièvre, le lapin, où elle s'ouvre, d'après Cuvier, par un petit orifice sous le rudiment de la troisième paupière ; on l'a trouvée dans le porc, l'éléphant, les paresseux, les carnassiers, mais chez les solipèdes je n'en ai vu qu'une trace sous forme de granulations serrées, adhérentes à la base du corps clignotant. Elle sécrète une matière visqueuse assez épaisse et blanchâtre, dont l'usage n'est pas déterminé.

Les serpents, dont l'œil est recouvert par la peau amincie et transparente, possèdent cependant, d'après les observations de J. Cloquet, un appareil lacrymal complet, dont le produit est versé entre la peau et la conjonctive qui tapisse la face antérieure du globe oculaire. Mais, suivant G. Cuvier, cet appareil manque complètement chez les cétacés et les poissons.

SÉCRÉTION SALIVAIRE.

Les fluides salivaires versés en différents points de la cavité buccale dérivent des glandes parotides, sous-maxillaires, sublinguales, molaires et de diverses glandules sous-muqueuses. Ils se distinguent les uns des autres par leur mode de sécrétion, leurs propriétés physiques, leur composition chimique, et le rôle qu'ils sont appelés à remplir dans les actes préparatoires de la digestion.

Les glandes qui sécrètent ces fluides agissent chacune suivant un mode particulier, dans des conditions déterminées et par suite d'excitations spéciales. L'action de chacune d'elles diffère suivant les espèces, et leur action collective ne reste point la même pendant le repas, la rumination et l'abstinence. Les expériences que j'ai exposées en traitant de l'insalivation montrent assez nettement la physionomie propre à la fonction de chaque glande salivaire, pour qu'il ne soit pas nécessaire de donner de nouveaux développements à cet égard ; néanmoins, je ne puis m'empêcher de rappeler ici la diversité si remarquable que présente le mode d'action de la même glande suivant les animaux où on la considère.

Ainsi la parotide qui, chez les solipèdes, sécrète seulement pendant le repas et par exception lorsque certaines substances sapides sont mises en contact avec la muqueuse buccale, sécrète d'une manière continue chez l'homme pendant la veille et pendant le sommeil, d'après les observations de Mitscherlich, chez les ruminants d'après mes expériences. Cette même glande, dont la sécrétion n'est nullement impressionnée lorsque l'animal affamé voit et flaire des aliments, sécrète au contraire assez abondamment chez l'homme placé dans des conditions semblables. Cette parotide, que la plupart des substances sapides ne font point entrer en action chez les solipèdes, sécrète abondamment chez le porc qui a du sel ou du poivre dans la bouche, et éprouve chez l'homme un surcroît d'activité par suite d'une stimulation de même nature. Enfin cette glande, à laquelle les mouvements des mâchoires ne font pas verser une goutte de salive chez les solipèdes, donne, d'après Mitscherlich, plus de salive pendant que l'homme parle ou chante que dans les moments où les mâchoires sont immobiles.

La sécrétion, pour toutes les glandes salivaires, est mise en jeu par une action réflexe des centres nerveux. L'impression produite sur la muqueuse buccale par les aliments ou les autres substances sapides, est transmise à l'encéphale qui réagit aussitôt et envoie à ces glandes, par l'intermédiaire des nerfs qui s'y distribuent, l'excitation provocatrice de leur travail sécrétoire ; mais il est fort remarquable que cette action réflexe se modifie considérablement suivant les circonstances. Si c'est un aliment qui impressionne le sens du goût, l'action réflexe est répartie uniformément sur toutes les glandes qui y répondent par une sécrétion très abondante ; — si cet aliment revient de l'estomac, lors de la rumination, pour être broyé et insalivé de nouveau, l'action réflexe qu'il provoque ne porte que sur les parotides, les sublinguales, les glandules diverses, et laisse en repos les maxillaires ; — si ce même aliment, venu du dehors ou des réservoirs gastriques, est broyé sous les molaires droites, l'action réflexe détermine une sécrétion beaucoup plus abondante sur la parotide de ce côté que sur celle du côté opposé. Enfin, si l'action réflexe vient d'une substance sapide, elle met en jeu la sécrétion dans les maxillaires, les sublinguales et les glandules à salive visqueuse ; elle produit un résultat analogue dans la parotide de telle espèce animale, et reste, au contraire, sans effet sur celle d'un animal de telle autre espèce.

Dans toutes les glandes salivaires, et plus particulièrement dans celles qui donnent de la salive visqueuse, la sécrétion est entretenue souvent par une action directe des centres nerveux. C'est ainsi qu'est sécrétée la salive qui humecte continuellement la bouche, celle qui est déglutie à des intervalles plus ou moins rapprochés pendant l'abstinence. Alors, les glandes salivaires rentrent dans les conditions communes à toutes celles qui, comme le foie, les reins, fonctionnent sans le secours de stimulants extérieurs.

La sécrétion salivaire peut, d'ailleurs, être surexcitée par des causes diverses, parmi lesquelles il faut signaler celles qui mettent en éveil les organes de la génération. Tous les auteurs, disent que, dans notre espèce, les désirs vénériens augmentent la salivation; plusieurs assurent que les dromadaires accouplés salivent abondamment; j'ai vu un long filet de salive visqueuse s'échapper de la bouche d'un jeune taureau à l'approche de la femelle en rut; souvent les chevaux vieux et exténués salivent beaucoup sans cause appréciable un ou deux jours avant la mort. Enfin, on sait que diverses substances introduites dans l'économie, le mercure entre autres, produisent une excitation continuelle plus ou moins prolongée de tout le système salivaire, comme le font durant quelques instants l'émétique, le sulfate de zinc, etc., injectés dans les veines à dose assez forte.

Il est à noter que les sialagogues n'agissent pas également sur toutes les glandes salivaires. Les uns semblent plus spécialement exciter les glandes à salive visqueuse les autres celles qui donnent la salive aqueuse. La pilocarpine qui les stimule à un si haut degré, n'a pas sur celles des deux côtés une action égale. J'ai vu, par exemple, sur le cheval, la droite donner 150 grammes de liquide pendant que la gauche en donnait seulement 100. A d'autres moments la différence était en sens inverse, puis l'égalité s'établissait pour un instant.

Les substances qui tendent à tarir la sécrétion salivaire comme la morphine, l'atropine et d'autres narcotiques paraissent avoir une action étendue même aux petites sous ou intramuqueuses.

En traitant de la digestion, nous avons suffisamment exposé ce qui se rapporte à la sécrétion salivaire et à ses produits.

SÉCRÉTION BILIAIRE.

L'organe sécréteur de la bile paraît être la première glande distincte chez les animaux inférieurs, celle qui prend le plus de développement, et arrive parmi les vertébrés au plus haut degré de complication.

Dans le principe, le foie est constitué par des cellules plus ou moins volumineuses, diversement colorées, fixées à la surface interne du tube digestif, surtout à la partie dilatée qui tient lieu d'estomac, et dans les parties qui suivent. Ces cellules, pleines du fluide biliaire qu'elles ont élaboré le laissent échapper peu à peu dans la cavité digestive, soit en se rupturant, comme divers auteurs le pensent, soit tout simplement par une sorte de transsudation. C'est ainsi qu'elles se présentent chez les hydres, les planaires, et quelques annélides.

Chez les animaux plus complexes, il se développe sur les côtés du tube digestif des conduits plus ou moins fins, simples ou ramifiés, à la face interne desquels se trouve une couche de cellules hépatiques colorées, de même nature que celles qui tapissent une partie de la cavité digestive des animaux les plus inférieurs. Ces cellules versent d'abord leur contenu dans les tubes qui, à leur tour, le conduisent dans l'estomac ou dans l'intestin. Le nombre, la situation, la forme, les rapports, le mode et le lieu d'insertion des tubes hépatiques, offrent une foule de variétés. Ils sont arborescents dans la plupart des insectes, disposés en grappes dans les astéries, irrégulièrement étalés sur l'intestin dans divers articulés, groupés en faisceaux chez les écrevisses, étalés en réseau autour de l'estomac des annélides, ou enfin, rassemblés en une petite masse chez les scorpions. Ce deuxième état conduit tout naturellement à la forme compliquée que prend le foie des mollusques et des vertébrés.

Dans ces derniers, l'organe hépatique se présente sous l'aspect d'une masse volumineuse, compacte, qui semble résulter de la réunion de petites granulations formées elles-mêmes par des cellules, des canaux excréteurs, des vaisseaux de divers genres, des nerfs et du tissu cellulaire; mais, en dernière analyse, la composition du foie peut être ramenée aux éléments essentiels qui le forment primitivement.

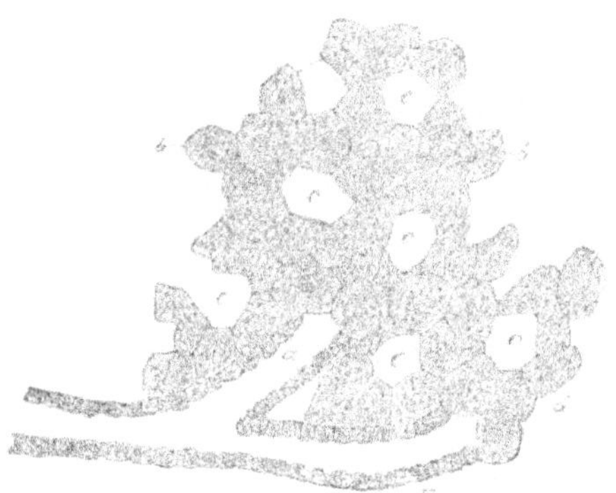

Fig. 204. — Cellules et canalicules hépatiques (*).

Les cellules hépatiques, pourvues d'un noyau et d'un nucléole, sont inégalement polygonales, serrées les unes contre les autres, disposées en réseaux ou groupées en petites séries linéaires plus ou moins sinueuses : elles contiennent des corpuscules ténus, de la graisse et les divers éléments de la bile. Suivant les uns, ces cellules seraient placées à la face interne des canalicules sécréteurs les plus déliés et leur formeraient une sorte d'épithélium ; elles disparaîtraient, pour faire place à de véritables cellules épithéliales, une fois que les canaux biliaires, devenus volumineux, sont exclusivement affectés à l'excrétion de la bile. D'après les micrographes qui partagent cette manière de voir, la membrane des

(*) a, canaux les plus fins ; b, amas de cellules ; c, lacunes pour le passage des vaisseaux, d'après Kœlliker.

conduits, tapissée par les cellules, est mince, transparente, homogène, et si difficile à reconnaître, qu'elle a échappé aux recherches de beaucoup d'observateurs. Suivant d'autres anatomistes, Müller, Dujardin, Kölliker, les cellules seraient disposées en réseaux ou en séries, mais en dehors des canalicules biliaires, et elles laisseraient entre elles des espaces libres, pour le passage de ces canalicules et pour celui des vaisseaux. D'après ce dernier, les canalicules biliaires, destinés à recevoir la bile qui s'échapperait par transsudation des cellules, prendraient naissance au milieu des réseaux cellulaires : ils seraient seulement, à leur origine et dans leurs parties les plus déliées, formés par un simple épithélium, en dehors duquel se développeraient, au niveau des parties plus larges, une tunique muqueuse, une fibreuse, et plus tard encore, une membrane musculaire.

Quoi qu'il en soit, ces cellules constituent l'élément essentiel, primordial du tissu hépatique ; ce sont elles qui élaborent le fluide biliaire et le versent peu à peu dans les canalicules excréteurs. Ceux-ci, à leur origine, ont un diamètre de 2 à 6 centièmes de millimètre : ils sont constitués par une membrane très mince et s'anastomosent entre eux de manière à former un réseau, dans les mailles duquel seraient groupées les cellules hépatiques. Par suite de cette remarquable disposition réticulée des canaux biliaires, analogue à celle des capillaires sanguins, le foie se présente comme le type d'une classe de glandes à part dont les canaux excréteurs, plus ou moins sinueux, simples ou ramifiés, se terminent tous en cul-de-sac.

Les cellules hépatiques, les canalicules excréteurs, en s'associant par le moyen du tissu cellulaire aux branches afférentes et efférentes de la veine porte, c'est-à-dire aux veines sous-hépatiques, et enfin, aux divisions artérielles, forment les granulations du foie ou les lobules hépatiques. L'association de ces divers éléments a fait le sujet de nombreuses études micrographiques, dont les plus récentes concordent assez bien entre elles, du moins quant aux points principaux.

D'après ces recherches, les branches afférentes de la veine porte, ou veines sous-hépatiques, arriveraient à la circonférence du lobule, l'entoureraient d'un cercle dont les divisions pénétrant dans l'intérieur de ce lobule, s'y réduiraient en un réseau capillaire ; les artères, très déliées à l'extérieur du lobule, s'y perdraient bientôt, surtout sur les parois des veines et des canaux biliaires. Au centre de ce lobule, naîtrait la veine sus-hépatique, dont les radicules font suite aux ramuscules de la veine extérieure. Dans toute l'étendue de la petite masse glanduleuse se trouverait le réseau des canalicules excréteurs dont les branches deviendraient très fortes vers la circonférence. Enfin, dans les mailles du réseau des canalicules biliaires et des capillaires sanguins, seraient disséminées les cellules hépatiques, si l'on en croit les observateurs, qui ne les admettent pas à l'intérieur même des canaux biliaires. Le lobule, ainsi constitué, renferme tout ce que contient le foie considéré en masse ; c'est un petit foie indépendant, d'un volume et d'une forme variables, plus ou moins distinct suivant les espèces, généralement jaunâtre au centre, occupé par le réseau des canalicules biliaires, et rouge à la circonférence sur laquelle s'étalent les plus gros vaisseaux sanguins.

La sécrétion, effectuée dans le tissu du foie, puise ses matériaux dans le sang de la veine porte et dans celui de l'artère hépatique, car le foie jouit du privilége de recevoir à la fois du sang veineux et du sang artériel, privilége singulier que le rein semble seul partager chez les vertébrés ovipares. La question de savoir si la sécrétion biliaire se fait aux dépens de l'un de ces sangs ou aux dépens des deux, a été depuis longtemps, et est encore actuellement le sujet de vaines disputes parmi les physiologistes ; elle peut être résolue maintenant sans difficulté, d'après les connaissances précises que la science possède sur le mode suivant lequel les matériaux du sang sont distribués aux tissus pour leur nutrition ou leurs sécrétions ; enfin, elle peut l'être, dans certaines limites, par la voie expérimentale.

D'abord, l'artère hépatique fournit incontestablement une partie des éléments de la bile, mais elle ne peut en fournir qu'une proportion assez minime, en raison de son faible volume. Le sang artériel qui donne les matériaux de toutes les autres sécrétions, ne se trouve placé ici dans aucune condition qui l'empêche de prendre part à la formation de la bile. Il est dans le foie distribué de la même manière que dans tous les autres organes sécréteurs ; car les petites artérioles se terminent par des capillaires dans les lobules hépatiques, et ces capillaires se continuent avec les radicules des veines sus-hépatiques. Le plasma de ces capillaires s'échappe à travers leurs parois, comme il le fait dans les autres glandes ; il baigne de toutes parts les cellules et les parties les plus déliées des canalicules excréteurs ; il imprègne les parois des cellules et des canaux qui l'élaborent et forment à ses dépens le fluide biliaire. Ce plasma a dans le foie la composition et les propriétés qu'il possède ailleurs, il se mêle à celui qui vient de la veine porte et se trouve employé en même temps que ce dernier à la sécrétion biliaire. Ces propositions sont tellement évidentes qu'elles n'exigent pas de démonstration directe ; mais celle-ci est donnée par les anomalies dans lesquelles le sang artériel seul se distribue au foie. Plusieurs fois on a vu, en effet, la veine porte se terminer dans la veine cave sans traverser le foie. Le cas le plus remarquable de ce genre a été observé, par Abernethy, chez une petite fille de dix mois, sur laquelle la veine porte s'ouvrait dans la veine cave postérieure près des émulgentes ; la vésicule biliaire renfermant de la bile, et le contenu de l'intestin était teint en jaune. J'ai essayé de reproduire expérimentalement l'anomalie que je viens de rappeler ; car la ligature de la veine porte, s'opposant au retour vers le cœur de tout le sang apporté dans les viscères digestifs, est promptement mortelle. Dans ce but, j'ai lié le tronc de la veine porte, puis adapté à ce tronc, immédiatement en arrière de la ligature, l'une des extrémités d'un tube recourbé, dont l'autre s'abouchait dans l'une des veines émulgentes du côté de la veine cave. Les trois chiens sur lesquels l'expérience a été pratiquée n'ont guère vécu plus d'une heure et demie, soit que le tube ne fût pas assez large et ne s'entretînt pas parfaitement libre, soit que le tronc de la veine cave postérieure ne pût à lui seul donner intégralement passage au sang qu'il charrie et à celui du système de la veine porte. Mais le brusque changement apporté dans la vitalité du foie par la suspension subite de la circulation veineuse, a arrêté la sécrétion : le petit appareil fixé au canal cholédoque n'a reçu, pendant le temps qui s'est écoulé depuis la ligature de la veine porte, que quelques gouttes de bile qui peut-être se trouvaient déjà dans les canaux au moment de l'opération, et qui ne pouvaient venir de la vésicule dont le col avait été préalablement lié. Un tel résultat ne prouve rien contre la participation du sang de l'artère hépatique à la sécrétion biliaire ; il n'ôte rien non plus à la vraisemblance de l'exception signalée par Abernethy, car dans ces deux cas, semblables en apparence, les conditions sont loin d'être identiques : dans le premier, qui dérive d'une aberration de développement, l'artère hépatique a pris peu à peu un volume proportionnel à celui du foie ; dans le second, produit brusquement et compatible seulement pendant quelques instants avec la vie, le foie éprouve une soustraction brusque d'une énorme quantité de sang que l'artère ne peut fournir seule, en raison de son petit calibre.

Quant à la veine porte elle donne aussi, incontestablement, une partie, et la plus grande, des matériaux de la bile, car elle distribue au foie une quantité de sang égale à celle que les artères gastrique, splénique et intestinales envoient aux viscères digestifs. Elle se ramifie dans le tissu du foie de la même manière que l'artère hépatique ; ses branches afférentes donnent naissance à un système capillaire, auquel succèdent les veines sus-hépatiques qui vont se jeter dans le tronc de la veine cave à son passage dans la scissure antérieure ; le plasma qui s'échappe de ses capillaires baigne les cellules et les tubes excréteurs ; il se mêle avec celui qui provient des divisions dernières de l'artère hépatique ; il est employé là indistinctement avec le dernier, mais en plus forte proportion, parce qu'il est le plus abondant et parce qu'il renferme une plus grande somme de principes propres à la formation de la bile.

L'expérience démontre d'ailleurs clairement la participation du sang de la veine porte à la production de la bile, et cela de deux manières : ou par les effets de la ligature, soit de la veine, soit de l'artère hépatique. Ainsi, d'une part, la ligature de la veine porte suspend tout à fait ou à peu près la sécrétion de la bile. Simon a vu cette suspension se produire immédiatement sur les pigeons. Je l'ai vue aussi moi-même à peu près complète sur des chiens dont j'avais lié simplement la veine porte, ou sur d'autres chez lesquels j'avais fait passer dans la veine cave, par l'une des émulgentes, le sang de la porte, car dans les deux cas les animaux peuvent vivre une heure, une heure et demie et quelquefois plus à la suite de l'opération ; la fistule établie au canal cholédoque, après la ligature préalable du col de la vésicule, ne donnait alors que quelques gouttes de bile. D'autre part, lorsque le sang de la veine porte est seul distribué au foie, l'artère hépatique étant liée, il entretient parfaitement la sécrétion. Malpighi, le premier, a constaté ce fait ; Simon l'a reproduit récemment sur des pigeons, et j'ai pu, à mon tour, en reconnaître l'exactitude sur le cheval ; j'ai vu la sécrétion continuer pendant douze heures et jusqu'au moment de la mort, sur un cheval auquel j'avais lié l'artère près de son origine et ensuite près de son immergence dans le foie, afin qu'elle ne pût rien recevoir par l'intermédiaire de ses anastomoses. Une sonde adaptée au canal cholédoque et amenée hors de l'abdomen laissait couler, sous mes yeux, le fluide produit uniquement aux dépens du sang de la veine porte.

Dès l'instant que la sécrétion de la bile cesse, ou à peu près, quand la veine porte ne donne plus de sang au foie et qu'elle continue, lorsque le sang de cette veine seul y est distribué, il est clair qu'il prend part à la sécrétion, comme le professent, du reste, Bérard et tous les physiologistes judicieux. Ce sang y contribue beaucoup plus que celui de l'artère hépatique, et parce qu'il est en plus forte proportion que ce dernier, et parce qu'il a une composition mieux appropriée à la constitution de la bile. Ce sang, qui a été chargé par l'absorption gastrique et intestinale d'une foule de matières hétérogènes, n'arrive au cœur et au poumon qu'après avoir traversé le système vasculaire du foie, où il éprouve une filtration d'une espèce particulière, une dépuration plus ou moins complète. Le foie semble placé là comme une barrière sur la voie que prennent les matières étrangères pour parvenir au foyer de la sanguification ; il opère parmi elles une espèce de triage et les modifie peu à peu, puis les élimine sous forme de bile.

On pourrait juger du changement que le foie a fait subir au sang de la veine porte, si les chimistes avaient examiné comparativement le sang qui pénètre dans cet organe et celui qui en sort ; malheureusement l'attention n'a pas encore été bien fixée sur ce point. Simon a trouvé dans le sang de la veine porte du cheval un peu moins d'eau, de fibrine que dans le sang artériel du même solipède ; il y a trouvé plus de graisse, plus d'albumine, de matière colorante, de matières extractives et de sels, comme le montre l'analyse suivante :

	Sang de la veine porte.	Sang artériel.
Eau	724,972	760,084
Résidu solide	257,020	239,952
Fibrine	8,370	11,200
Graisse	3,086	1,856
Albumine	92,00	78,850
Hématosine	4,600	1,827
Matières extractives et sels	11,880	6,900

M. Lehmann [1] a analysé comparativement le sang de la veine porte des chevaux et des chiens à son entrée dans le foie et celui qui sort de cet organe par les veines sus-hépatiques ; il a trouvé que le sang, après avoir traversé le foie, a perdu toute sa fibrine, une partie de son albumine, de sa matière colorante, de son fer et de sa graisse ; en revanche, ce sang aurait plus de globules blancs, de globules rouges et de matières extractives. Ces différences, fort remarquables, n'ont pas la signification que leur attribue le chimiste allemand. Elles résultent en partie des conditions dans lesquelles on a recueilli le sang, après l'application de ligatures qui l'ont obligé à stagner dans le foie. Si réellement le sang de la veine porte a 141 millièmes de globules pendant que le sang sus-hépatique en contient 317, la différence peut être non absolue, mais relative à la proportion d'eau, car le premier sang en a donné 770 millièmes, le second 680. D'autre part, si le sang sus-hépatique ne donne pas de fibrine, il n'en renferme pas moins une grande quantité de plasmine qui se précipite par le chlorure de sodium et se redissout dans l'eau pour se précipiter de nouveau par le sulfate de magnésie ; seulement cette plasmine est peu susceptible de se dédoubler et

<hr>

1. Lehmann, *Comptes rendus des séances de l'Académie des sciences*, 12 mars 1855. — Cl. Bernard, *Leçons de physiologie expérimentale*. Paris, 1855, p. 162 et suiv.

ne donne que de la fibrine liquide. D'ailleurs, si l'on opère rapidement, sans le secours de ligatures, on trouve, comme je l'ai constaté souvent sur divers animaux, que le sang sus-hépatique se coagule presque aussi bien que celui des autres veines. Quoi qu'il en soit, Lehmann conclut de ses analyses que la fibrine est employée dans le foie à la formation du sucre, et la matière colorante à la production de la bile.

Le mécanisme du travail formateur de la bile est un point encore très difficile à éclaircir, malgré les découvertes dont la micrographie et l'analyse chimique ont enrichi la science. D'abord on ne sait pas positivement si ce sont à la fois les cellules et les canalicules biliaires qui sécrètent ce liquide, ou si ce rôle n'appartient qu'à l'un des deux éléments du tissu hépatique ; ensuite on ignore si ces cellules, dont la participation au travail sécréteur est indubitable, se détruisent à mesure qu'elles se remplissent pour être remplacées par des cellules nouvelles, ou bien si, étant persistantes, elles laissent simplement exsuder à travers leurs parois le fluide qu'elles ont élaboré.

Dans l'hypothèse où les cellules du foie des animaux supérieurs seraient placées à la face interne des canalicules biliaires, comme elles le sont chez les animaux inférieurs, à la face interne des tubes ou des cœcums biliaires, il est rationnel d'admettre que les parois des canaux séparent un fluide plastique, et l'exhalent à leur intérieur. Aux dépens de ce plasma s'organiseraient des cellules qui se rempliraient de liquide, et, par suite de leur action propre, transformeraient celui-ci en bile ; ces cellules, arrivées à leur maturité, entreraient en dissolution, laisseraient échapper leur contenu, et à leur place se développeraient des cellules nouvelles destinées à se détruire à leur tour. Les choses se passeraient ainsi dans le foie, comme elles se passent évidemment, d'après les observations de Henle et d'autres micrographes, dans les testicules et certaines glandes sébacées, par exemple. De cette manière, la sécrétion serait dans les animaux les plus parfaits ce qu'elle est, suivant Goodsir, dans les animaux inférieurs.

Si, au contraire, les cellules sont en dehors des canalicules et en rapport seulement avec la surface extérieure de ceux-ci, il semble plus logique d'admettre, avec Kölliker, que ces cellules, baignées de toutes parts par le plasma épanché hors des vaisseaux, attirent, en vertu d'une sorte d'affinité élective spéciale, les éléments de la bile qu'elles modifient pour les laisser échapper ensuite par une sorte de transsudation dans les canalicules les plus déliés, d'où ils sont portés peu à peu vers le canal excréteur principal. Alors les mêmes cellules permanentes formeraient continuellement de la bile et en laisseraient échapper aussi d'une manière incessante. Il faut espérer que les progrès ultérieurs de la science ne tarderont pas à dire auquel de ces deux modes on doit rapporter le travail formateur de la bile.

Quel que puisse être son mode, la sécrétion biliaire a des caractères particuliers, une physionomie spéciale qui la rapprochent des sécrétions dépuratives. Le premier de ces caractères est sa continuité : la formation de la bile est incessante. Déjà, pendant la vie fœtale et à partir d'une époque assez rapprochée de la conception, le foie entre en exercice ; il continue à agir sans aucune interruption dans les conditions les plus diverses. Sa sécrétion n'augmente pas considérablement pendant la digestion gastrique ou intestinale ; elle conserve une grande activité pendant l'abstinence, persiste jusqu'aux derniers moments de la vie chez les animaux inanitiés ; elle s'entretient pendant les vives douleurs de la congestion intestinale et de la péritonite, qui se développent surtout chez les solipèdes, à la suite des délabrements que nécessite l'établissement d'une fistule biliaire ; enfin elle ne cesse pas, même quand le foie prend part à la vive irritation de tous les viscères intestinaux.

Cette sécrétion est lente et peu abondante relativement au volume énorme du foie, qui représente en moyenne de la soixante-quinzième à la quatre-vingt-cinquième partie du corps dans le cheval, de la trente-cinquième à la quarantième partie dans le chien ; elle l'est peu aussi relativement à la masse de sang qui traverse ce viscère : la parotide, dont le tissu est moins vasculaire que celui du foie, sécrète en une heure, pendant le repas, dix fois son poids de salive, tandis qu'en vingt-quatre heures le foie produit tout au plus un poids de bile de une à deux fois égal au sien propre. Ce dernier organe, s'il avait une sécrétion proportionnellement aussi active que les parotides, donnerait de 120 à 240 fois autant de bile qu'il en fabrique réellement. Une telle lenteur indique sans aucun doute que la bile ne se forme que par une longue élaboration, et elle se concilie très bien avec le fait connu depuis longtemps, du long séjour dans le tissu hépatique des poisons et des substances étrangères qui y ont été apportées par les vaisseaux. On conçoit parfaitement, du reste, qu'un fluide aussi complexe que la bile, demande pour sa préparation un temps plus long que beaucoup de produits qui renferment seulement de l'eau, quelques sels et certains principes du sang.

La continuité de la sécrétion biliaire, l'abondance de son produit pendant les intervalles de la digestion, même chez les animaux où l'absence de vésicule empêche que ce fluide soit mis en dépôt pour s'écouler lors du travail digestif ; la persistance de cette sécrétion pendant l'abstinence prolongée et pendant le cours des maladies, lui donnent la physionomie d'une sécrétion dépurative. Aussi, plusieurs physiologistes ont-ils considéré la bile comme un produit purement excrémentitiel et sans aucune utilité pour la digestion. Blondlot[1] a surtout défendu cette idée en s'appuyant le premier sur des expériences ingénieuses ; mais ce savant, trop préoccupé du rôle important que la sécrétion biliaire joue relativement à la dépuration du sang, a un peu négligé la part, encore très obscure il est vrai, que la bile doit prendre au travail de la digestion intestinale.

Les modifications que peut présenter la sécrétion biliaire, quant à ses caractères, aux propriétés et à la composition de son produit, sont encore peu connues, faute d'études expérimentales tentées sur divers animaux et d'analyses comparatives. Les modifications relatives au mode de sécrétion, si elles peuvent être nombreuses dans les diverses classes d'animaux, le sont très peu parmi nos espèces domestiques, si j'en juge par les expériences que j'ai pu exécuter sur le

---

1. Blondlot, *Traité analytique de la digestion considérée particulièrement dans l'homme et dans les animaux vertébrés.* Paris, 1843. — *Essai sur les fonctions du foie et de ses annexes.* Paris, 1846. — *Inutilité de la bile dans la digestion.* Paris, 1851. — *Recherches sur la digestion des matières grasses.* (Thèse de la Faculté des sciences de Paris, 1855).

cheval, l'âne, le taureau, le veau, le bélier, le porc et le chien, car chez tous la sécrétion est continue, sans oscillations bien sensibles dans les différentes conditions physiologiques. On pense généralement que cette sécrétion est plus abondante en été qu'en hiver, plus dans les climats chauds que dans les pays froids ; quelques auteurs la disent accrue par la nourriture animale, l'usage des substances grasses ou résineuses. La bile m'a paru d'autant plus épaisse et plus visqueuse, que la sécrétion se trouvait moins abondante ; sa couleur est vert-olive chez le cheval et le bœuf, d'un vert teinture d'iode chez le porc, d'un beau vert d'émeraude chez le mouton. Gmelin a trouvé proportionnellement plus de sucre que de résine dans la bile du chien comparée à celle du cheval. Celle des poissons contient, d'après le même chimiste, beaucoup de parties fixes, beaucoup de mucus et pas de graisse ; celle d'un serpent indien, examinée par Berzelius, ne contenait pas de mucus ni de cholestérine. Dans quelques cas, la bile se charge des substances étrangères injectées dans les veines ou de celles que l'absorption puise dans l'estomac, l'intestin, etc. C'est ainsi que Tiedemann, Gmelin et Jacobson y ont retrouvé le cyanure ferrico-potassique administré par des voies diverses, observation que nous avons faite aussi sur le cheval, H. Bouley et moi, dans des circonstances où une très petite quantité de ce sel avait pu pénétrer dans le torrent circulatoire. Une tache bleue apparaissait quand on versait sur la muqueuse du canal cholédoque une goutte de persulfate de fer. Il est probable qu'on aurait trouvé dans la bile aussi bien que dans l'urine un grand nombre de substances accidentellement introduites dans l'économie, si la composition compliquée et les propriétés de ce fluide ne rendaient la présence de ces substances très difficile à déceler. Je suis persuadé que le foie, placé sur la route que suivent les matières si hétérogènes puisées dans l'appareil digestif pour se rendre au foyer de l'hématose, arrête, sinon en totalité, du moins en partie, un grand nombre d'entre elles et les élimine avec la bile, soit en nature, soit après les avoir plus ou moins transformées. Il paraît très probable que la matière colorante jaune du sérum du sang, de la lymphe, de la sérosité des séreuses, de la synovie, est simplement séparée du sang par le foie, qui l'élimine avec la bile ; il semble aussi que cette matière colorante jaune, qui probablement donne naissance à celle de la bile, peut, quand elle n'est plus séparée par le foie malade, devenir prédominante, se déposer dans les tissus, et donner naissance à l'ictère.

L'influence du système nerveux sur la sécrétion biliaire n'est pas encore bien déterminée. Comme elle est exercée par les nerfs ganglionnaires et les filets du pneumogastrique, qui pénètrent pour la plupart dans le tissu du foie en enlaçant l'artère hépatique, il est rationnel de croire que la section des nerfs vagues, d'une part, et d'autre part l'application d'une ligature très serrée sur l'artère hépatique et sur son plexus ganglionnaire, peuvent éteindre, sinon complètement, du moins en très grande partie, l'action excitatrice de ces nerfs. C'est dans cette vue que j'ai réséqué les vagues sur plusieurs chevaux auxquels j'avais pratiqué la trachéotomie et établi une fistule au canal cholédoque, tandis que sur un autre j'ai placé, en outre, sur l'artère hépatique, deux ligatures très serrées, à quelques centimètres de distance, afin de priver les nerfs du plexus hépatique de leur action conductrice. Or, dans le premier cas, où l'influence des nerfs vagues était seule éteinte, je n'ai pas remarqué que la sécrétion biliaire fût sensiblement moins abondante qu'elle ne l'est d'habitude sur les sujets à fistules; dans le second, où l'influence des vagues et des nerfs ganglionnaires était à la fois annihilée, la sécrétion a également continué; mais, dans cette dernière circonstance, les nerfs très fins qui entourent la veine porte pouvaient suffire au travail sécréteur de la glande.

La bile, indépendamment de ses usages relatifs à la digestion, paraît jouer un grand rôle en ce qui concerne la dépuration du sang et l'entretien de la chaleur animale. Ce fluide, que Laebig considère comme dérivé, chez les herbivores et les omnivores, des principes non azotés, tels que la fécule, le sucre, les graisses, et d'une matière azotée protéique des aliments, du sang ou des tissus transformés, contient des produits très carbonés associés à de la soude. A mesure qu'elle est versée dans l'intestin, elle se mêle aux divers fluides que contient cet organe, et s'étale sur une immense surface qui en opère peu à peu l'absorption. Une fois revenue dans le torrent circulatoire, elle y serait insensiblement brûlée pour l'entretien de la chaleur animale; son carbone serait rejeté par la peau et les voies pulmonaires sous forme d'acide carbonique, et son hydrogène formerait de l'eau destinée à être éliminée par les mêmes voies.

Un tel rôle dévolu à la bile semble, à première vue, peu conciliable avec ce qu'on sait sur le mode d'élimination des produits des sécrétions dépuratives. L'esprit éprouve quelque répugnance à admettre qu'un fluide à composition très compliquée, et sécrété très lentement, soit destiné à rentrer dans la masse du sang dont il provient, pour être consumé peu à peu, notamment dans les systèmes capillaires. Cependant, à y bien réfléchir, on voit qu'en principe la résorption progressive de la bile qui s'étale sur l'immense surface intestinale et sa combustion graduelle, après résorption, n'ont rien d'invraisemblable. D'ailleurs, l'analyse chimique démontre que la bile est résorbée, sinon en totalité, du moins en très grande partie. Les excréments des carnivores, d'après le savant chimiste que je viens de citer, ne contiennent ni soude ni bile. Ces matières, de quelque espèce qu'elles proviennent, contiennent seulement un peu de chlorure de sodium et de sulfate de soude, sans trace d'aucune autre combinaison sodique. La soude est donc résorbée avec le reste, et plus tard, quand elle est dégagée de sa combinaison avec les principes biliaires, s'élimine par les urines sous forme de carbonates et de phosphates. Toutefois, il reste dans les matières excrémentitielles une petite proportion de bile qu'on a évaluée, pour l'homme, à 10 grammes en vingt-quatre heures, d'après les analyses de Berzelius; il en reste aussi une petite quantité dans celles du cheval, du bœuf et du mouton, ainsi que l'ont fait voir les recherches de plusieurs expérimentateurs.

S'il en est ainsi, la bile pourrait jouer un triple rôle : servir à la digestion, à la dépuration du sang et à la combustion respiratoire. Elle serait versée à l'entrée de l'intestin pour s'y mêler immédiatement aux matières chymifiées qui sortent de l'estomac, et avoir le temps d'être saisie peu à peu par les absorbants qui prennent à la fois les boissons, les matériaux du chyle, enfin, les produits des sécrétions gastrique et intestinale, dont l'office est rempli.

Cependant, il est certains faits qui semblent peu favorables à l'hypothèse d'une résorption active de la bile. Dans ces derniers temps, on a cru trouver à ce liquide des propriétés toxiques très prononcées. M. Bouchard[1] a vu que 4 à 6 centimètres cubes de bile en injection intraveineuse tuent un lapin de 1 kilogramme. Les sels biliaires, glycocholate et taurocholate de soude tuent à la dose de $0^{gr},5$ par kilogramme d'animal. La bilirubine, plus toxique encore, tuerait à celle de $0^{gr},05$. D'après ce savant, l'extrait de tissu hépatique jouit également d'une certaine toxicité. L'homme produit en un jour assez de bile pour s'intoxiquer en huit heures, si cette bile était introduite dans le système sanguin.

Le foie, indépendamment du travail qui produit la bile, paraît être le siège d'autres opérations se rattachant, soit aux sécrétions, soit à la sanguification.

Les dédoublements des matières azotées desquels résulte l'urée doivent sans doute s'opérer dans cet organe, si volumineux et si vasculaire, avec une grande activité, d'une part, parce que les matériaux de ces actions chimiques y sont apportés en grandes masses et que d'ailleurs les mêmes actions s'accomplissent partout, même à l'origine du système chylifère. La production de l'urée, comme celle de l'acide carbonique, est un fait commun à tous les tissus. On dit même, d'après Schroeder, que ce principe, ainsi que l'acide urique, peuvent être formés dans le foie aux dépens de l'ammoniaque, mais ce n'est là qu'une déduction tirée du fait des urines devenues très ammoniacales chez les oiseaux, après l'extirpation du foie.

C'est surtout en arrêtant les poisons minéraux, les alcaloïdes toxiques que son intervention est importante. Il fait plus, il paraît modifier, altérer, détruire certains de ces poisons, de ces alcaloïdes qu'il reçoit nécessairement en forte proportion dès qu'ils ont été introduits dans l'organisme par les voies digestives. Schiff, M. Bouchard, M. Roger[2] croient cette action bien certaine, parce que, disent-ils, une dose d'agent toxique, capable de tuer, si elle est injectée dans les veines, ne tue pas si elle passe par le foie, soit en y pénétrant par injection dans la veine porte, soit en y arrivant par absorption intestinale. Mais la différence d'action, dans ces deux cas, n'implique pas nécessairement la destruction, l'altération des poisons portés dans le foie. Il suffit que ces agents soient retenus un certain temps dans le tissu hépatique et déversés peu à peu dans le torrent circulatoire pour qu'ils ne puissent plus tuer et qu'ils deviennent même inoffensifs, car, dans ce dernier cas, ils se comportent comme s'ils étaient introduits à doses fractionnées et successives qui s'éliminent à mesure. Ce qui n'est pas déversé insensiblement dans la circulation est éliminé probablement avec les produits de la sécrétion biliaire. D'ailleurs, d'après divers expérimentateurs, le foie ne jouirait de la faculté de modifier ou de détruire les poisons qu'à la condition d'être suffisamment chargé de glycogène.

Le foie n'est pas seulement un organe hématopoïétique, parce qu'il débarrasse le sang des résidus de la désassimilation, il l'est encore en accumulant dans son tissu, pour un certain temps, des matières qui seraient nuisibles par leur forte proportion. Il paraît retenir momentanément, pour s'en débarrasser ensuite par

1. Ch. Bouchard, *Leçons sur les auto-intoxications*, Paris, 1887.
2. Roger, *Action du foie sur les poisons.*

petites fractions, les matières sucrées, les albuminoïdes, les peptones, les matières grasses, un grand nombre de substances salines et minérales. Sous ce rapport, il joue le rôle de la couche de charbon sur les filtres à clarifier les liquides ou des masses de sable, de terre dans lesquelles on fait arriver les eaux dont on veut obtenir l'épuration.

GLYCOGÉNIE HÉPATIQUE ET GLYCOGÉNIE GÉNÉRALE.

Dans les actes de la végétation, les plantes forment, aux dépens des éléments du sol et de l'atmosphère, un grand nombre de principes immédiats, parmi lesquels le sucre se trouve en abondance. Ce sucre, que les herbivores prennent en grande quantité avec leurs aliments, passe dans le sang avec celui qui résulte de la métamorphose des matières amylacées ; mais, de plus, il se produit dans le foie, d'après les recherches de Cl. Bernard [1], une proportion notable de ce principe, aussi bien chez les carnassiers, qui n'en trouvent pas dans leurs aliments, que chez les herbivores, qui en prennent une masse souvent supérieure à celle des matières azotées.

Le foie de la plupart des animaux, de l'homme, des singes, des carnassiers, des rongeurs, des ruminants, des solipèdes, des oiseaux, des reptiles, des poissons et des mollusques, renferme du sucre, ou du moins une matière qui se comporte comme le glucose, le sucre de lait et celui des fruits. Le décoctum de tissu hépatique filtré, brunit par l'action des alcalis, réduit le sel de cuivre du réactif cupro-potassique, dévie à droite la lumière polarisée, et enfin donne naissance, par la fermentation, à de l'alcool et à de l'acide carbonique. Le foie de tous les animaux contient cette matière sucrée, soit chez les carnassiers exclusivement nourris de chair, soit chez les herbivores pendant la vie fœtale comme pendant la vie extra-utérine, durant l'abstinence aussi bien que dans les conditions normales de l'alimentation. Sa quantité, soumise à quelques variations, paraît s'élever jusqu'à quatre centièmes du poids du foie, mais en général elle est de 1 1/2 à 2 pour 100 chez les mammifères et les oiseaux ; elle a été de 41^{gr},87 dans le foie d'un bœuf pesant 5,300 grammes. Aucun tissu, aucun organe, ni le poumon, ni la rate, les reins, les muscles, ne donnent de matière sucrée, et aucun des fluides animaux n'en contiendrait, suivant Cl. Bernard, excepté le lait, le liquide céphalo-rachidien à l'état normal, et l'urine des diabétiques.

Il y a donc dans le foie du sucre, ou une matière qui donne les réactions du glucose. Cette matière sucrée est-elle formée dans le foie même ou bien est-elle amenée à cet organe par la veine porte, qui l'aurait prise dans l'appareil digestif ? C'est par les expériences suivantes que Cl. Bernard prétend démontrer que ce sucre se produit entièrement dans le foie.

Des chiens nourris exclusivement de chair dépourvue de sucre pendant six à huit mois, et des oiseaux de proie pris dans leurs nids, puis nourris pendant plusieurs mois avec de la chair crue de bœuf, possèdent encore dans le foie, au

1. Cl. Bernard, *Leçons de physiologie expérimentale faites au Collège de France*, semestre d'hiver 1854-1855, Paris, 1 vol. in-8, avec figures.

bout de ce laps de temps, une quantité de sucre à peu près égale à celle qui s'y trouve à l'état normal ; le foie des premiers en contenait 1gr,90, et celui des seconds 1gr,50 pour 100. Ce fait remarquable suffirait donc déjà à prouver qu'il se produit du sucre dans l'économie, puisque le foie en renferme de grandes quantités, bien qu'il n'en puisse pas recevoir par l'alimentation. Il serait déraisonnable d'admettre que le sucre qui existe alors dans le tissu hépatique provient d'une alimentation antérieure, car un principe si soluble et si destructible ne pourrait y demeurer fixé si longtemps et en proportion si considérable.

De plus, et ceci est une expérience décisive, des chiens soumis pendant longtemps au régime exclusif de la chair et sacrifiés trois à quatre heures après le repas, auraient du sucre dans le sang qui sort du foie et non dans celui qui aborde à cet organe. Pour mettre le fait en évidence, M. Bernard tue l'animal en lui enfonçant un stylet dans la moelle épinière, en arrière de l'occipital, puis, par une petite incision à l'abdomen, il lie le tronc de la veine porte en arrière du foie, ouvre ensuite largement le ventre et le thorax pour appliquer une seconde ligature à la veine cave postérieure en arrière du cœur, et une semblable sur la même veine immédiatement en avant des émulgentes. Alors on recueille séparément le sang de la veine porte, en arrière de la ligature qui est appliquée sur elle, et celui que les veines sus-hépatiques versent dans la grande scissure antérieure du foie. De ces deux sangs jetés chauds sur un filtre de charbon qui les décolore, l'afférent n'exerce aucune réduction de la liqueur cupro-potassique, et par conséquent ne contient pas de traces de sucre ; le sus-hépatique, au contraire, détermine une réduction abondante et fermente lorsqu'on le met en contact avec la levûre de bière. Donc si le sang amené au foie par la veine porte est dépourvu de sucre tandis que le sang emporté de cet organe par les veines sus-hépatiques en contient, il faut bien admettre que ce sucre vient du foie lui-même.

La production du sucre dans le foie parait, d'après Bernard, indépendante de la sécrétion de la bile. Au lieu de marcher parallèlement, elles semblent alterner l'une avec l'autre ; l'une s'arrête, jusqu'à un certain point, lorsque l'autre jouit de toute son activité. Le chien, sur lequel on a établi une fistule biliaire à la vésicule, après ligature préalable du canal cholédoque, donne très peu de bile pendant la digestion, mais la fistule en laisse écouler de grandes quantités six à sept heures après le repas, une fois la digestion entièrement achevée. Au contraire, le sucre est charrié par les veines sus-hépatiques en grande proportion trois ou quatre heures après le repas, lorsque la digestion intestinale est très active, et il y est versé en quantité de moins en moins considérable à mesure que le travail digestif se ralentit. Chez les limaces, l'espèce d'antagonisme qui semble exister entre ces deux sécrétions devient extrêmement manifeste quelque temps après le repas, et aussitôt que les aliments ont été poussés de l'estomac dans l'intestin. Alors le premier viscère se remplit peu à peu d'un liquide clair et sucré qui y est amené par le canal cholédoque ouvert tout près du pylore ; puis une fois la digestion intestinale à peu près achevée, le fluide sucré versé dans l'estomac se résorbe, et le canal cholédoque laisse couler dans l'intestin un fluide brun dépourvu de sucre et présentant tous les caractères de la bile.

La production du sucre éprouve des oscillations nombreuses en rapport avec l'activité de la digestion, l'abondance ou la privation des aliments, l'état du tissu hépatique, l'état général de l'organisme et en particulier du système nerveux. Elle est très abondante chez les animaux bien nourris et pendant la digestion, diminue progressivement à mesure que la fonction devient languissante ; enfin elle cesse de s'effectuer dans les trois ou quatre derniers jours qui précèdent la mort par inanition. Il suffit de trente-six à quarante-huit heures d'abstinence pour que le foie des chiens ait perdu environ la moitié du sucre qu'il renferme dans les conditions ordinaires. Le foie des rats et des lapins en est privé du quatrième au huitième jour de l'abstinence, et en deux jours celui des petits oiseaux en est complètement dépourvu ; mais les reptiles en conservent encore cinq à six semaines après leur dernier repas, et une marmotte engourdie, privée d'aliments depuis trente-neuf jours, en présentait encore à peu près autant qu'à l'état normal. La nature de l'alimentation influe très sensiblement sur la production du sucre dans le tissu hépatique. Des chiens, préalablement soumis à l'abstinence, afin de débarrasser l'intestin du résidu des digestions antérieures, furent nourris les uns avec du lard et de l'axonge, les autres avec des pieds de mouton et d'autres encore avec de la fécule ; ceux qui reçurent de la graisse n'avaient dans le foie, après quelques jours de ce régime, que de 0,57 à 0,88 pour 100 de sucre ; les chiens qui furent nourris avec des pieds de mouton en donnèrent de 1,33 à 1,65, enfin ceux qu'on nourrit de fécule en fournirent de 1,25 à 1,88. Les matières grasses laisseraient donc la production du sucre à peu près ce qu'elle est pendant l'abstinence ; elles ne contribueraient en rien à la formation du sucre ; mais les matières albuminoïdes seules seraient destinées à la formation de ce principe.

La quantité de sucre dans le foie devient plus abondante lorsqu'on irrite la moelle allongée par une piqûre faite vers l'origine des nerfs pneumogastriques ; elle le devient même alors à un degré tel, que le sucre ne pouvant être brûlé dans le poumon à mesure qu'il y arrive, ni détruit d'une manière quelconque, se répand dans le sang et s'élimine par les urines, comme cela arrive dans le diabète. Cette quantité diminue sous l'influence de causes très diverses. Ainsi elle devient très faible chez les lapins douze à quinze heures après la section des nerfs vagues, elle diminue rapidement pendant le cours des affections aiguës, surtout de celles qui s'accompagnent d'une vive réaction fébrile, et, après la mort qui termine ces maladies, le foie est totalement dépourvu de sucre. Les opérations douloureuses, les souffrances très vives ont le même résultat ; enfin le froid auquel on expose les animaux, la température très élevée, l'hyperthermie, les enduits appliqués à la surface de la peau dans le but de suspendre la transpiration cutanée, font disparaître souvent le sucre en quelques heures.

Le sucre du foie versé dans les veines sus-hépatiques vient se mêler à celui de la veine cave postérieure, à son passage dans la scissure antérieure du foie, et de là il se rend au cœur droit, où il est mêlé à celui de toutes les parties du corps ; enfin, il est porté dans le poumon, où il se détruit par le fait de la respiration. Peut-être est-il également détruit par une fermentation donnant l'acide lactique lequel se combinerait avec la soude pour former un lactate soluble. D'après cela,

il est facile de comprendre que le sang pris dans les veines hépatiques mêmes
soit le plus sucré de tous, puis celui de la veine cave, entre le foie et le cœur, où
le sang hépatique est mêlé seulement à celui des parties postérieures du corps ;
enfin, celui des cavités droites du cœur, où ce sang hépatique sucré est venu se
mélanger à celui des diverses parties de l'organisme. C'est, en effet, ce que l'expérience démontre.

Suivant M. Bernard si, en général, on ne trouve de sucre qu'entre le foie et le
poumon, c'est-à-dire entre l'organe qui le produit et celui qui en opère la destruction, il arrive, dans certaines circonstances, qu'il se répand en plus ou moins
grande proportion dans toute l'étendue du système vasculaire. Ainsi, quelques
heures après que le travail de la digestion s'est établi, la quantité de sucre qui
est versée dans la circulation étant trop considérable pour être détruite à mesure,
se dissémine dans toutes les parties du système vasculaire et y persiste encore
plusieurs heures après l'achèvement de la digestion. A part ces moments, il y a
équilibre entre la production et la destruction : le sucre, constamment fourni par
les veines hépatiques, disparaît une fois parvenu à l'organe respiratoire. Aucun
fluide de sécrétion ne l'élimine, sauf le fluide céphalo-rachidien. En se formant,
ce principe servirait à la production de la chaleur animale, qui, d'après M. Cl.
Bernard, est plus élevée à l'abouchement des veines hépatiques dans la scissure
antérieure du foie que partout ailleurs, et aussi plus élevée dans les cavités
droites du cœur que dans les cavités gauches. Il se détruirait non par une oxydation ou une combustion, mais par une simple transformation en acide lactique.

Chez le fœtus comme sur l'animal qui jouit d'une existence indépendante, il
y a production de sucre. Dans les premiers temps de la vie utérine, à deux
mois par exemple chez les veaux, il n'existe pas encore de sucre dans le foie ;
mais ce principe s'y trouve en quantité notable vers le quatrième ou le cinquième mois, et en général à mi-terme dans les autres animaux. Il y augmente
à mesure qu'on s'approche de l'époque de la parturition. Le poumon et les
muscles en contiennent également, mais dès les premiers temps, pour le perdre
peu à peu, à mesure que le développement de ces parties avance. L'urine, les
liquides de l'amnios et de l'allantoïde en renferment aussi de très bonne heure,
et bien avant qu'on en trouve dans l'organe hépatique. Toutefois, la peau, le
cerveau, les nerfs, les glandes, etc., en paraissent totalement dépourvus.

D'après Bernard [1], le sucre qu'on trouve dans le tissu du foie et dans le sang
des veines sus-hépatiques serait donc produit dans cet organe, et il le serait aux
dépens d'une matière spéciale appelée *glycogène*. Celle-ci s'obtient en traitant
par l'ébullition dans l'eau pendant trois quarts d'heure une certaine quantité de
pulpe du foie. La décoction filtrée la donne, soit par l'alcool, soit par l'acide
acétique cristallisable, sous forme de précipité blanc, floconneux. Cette matière
glycogène se redissout dans l'eau, qu'elle rend opaline. Elle a la saveur de
l'amidon, se colore en violet par l'iode, mais ne peut ni fermenter, ni réduire
les liqueurs cuivriques. L'ébullition dans les acides minéraux étendus, le contact

---

1. Cl. Bernard, *Comptes rendus de l'Académie des sciences*, 23 mars 1857 et 29 juin
même année, et *Leçons sur le diabète et la glycogenèse animales*, 1877.

de la diastase salivaire, de la pancréatine, la transforment en sucre. Pour M. Bernard, cette matière ou cet amidon animal se formerait dans le foie, puis s'y convertirait en sucre, pendant la vie, aux dépens d'un ferment fourni par les cellules hépatiques, en passant par l'état intermédiaire de dextrine.

Les faits dont l'ensemble vient d'être exposé établissent qu'il y a dans le foie, suivant les moments et les conditions physiologiques, une plus ou moins grande quantité de sucre et de matière glycogène, mais ils ne prouvent pas que ces deux matières soient produites exclusivement dans cet organe.

L'expérience de Moleschott qu'on cite pour prouver que tout le sucre de l'organisme provient du foie a très peu de valeur. Si après l'extirpation du foie sur la grenouille on ne trouve plus de sucre dans le sang, au bout de deux ou trois semaines, la disparition de ce principe peut être attribuée à une foule de causes se rattachant à l'état pathologique qui résulte de l'opération.

D'abord il est certain, malgré les dénégations réitérées de M. Bernard, que des matières sucrées ou en voie de transformation sucrée sont apportées dans le foie en proportion plus ou moins considérable par la veine porte, tant sur les herbivores que sur les carnassiers, au régime exclusif de la chair. M. Figuier[1] a observé, le premier, que la veine porte des chiens nourris de viande charrie du sucre pendant la digestion et qu'elle en verse, par conséquent, dans le système vasculaire du foie. Le fait est incontestable, et dès lors, en admettant qu'il se produise du sucre dans le foie, on ne peut plus affirmer que la totalité de ce principe est produite dans cet organe.

D'autre part, le sang artériel qui contient aussi du sucre va en porter une certaine proportion dans le foie. Ce sang en contient comme celui de l'ensemble des vaisseaux, sur le cheval, le mouton, le chien, dans les conditions ordinaires, même lorsque la digestion est suspendue, pendant des journées entières, sous l'influence d'une cause quelconque. Enfin, en même temps que le sang apporte du sucre au foie par diverses voies, il doit lui apporter de la dextrine, peut-être de la matière glycogène. Toutefois, comme les quantités de sucre amenées au foie sont faibles, et que les quantités qui en sortent sont énormes, tout semble indiquer qu'il s'accomplit dans cette glande un travail glycogénique très actif. Vouloir le contester, c'est lutter contre des faits dont la signification est très nette.

Ce foyer glycogénique étant admis, faut-il renoncer à en chercher d'autres et à voir si la production du sucre n'est pas un phénomène général comme la production de l'urée, de l'acide carbonique et la série des dédoublements éprouvés par les matières organiques dans les différents tissus ? Loin de là. Le travail glycogénique acquiert d'autant plus d'intérêt qu'il se généralise davantage. Or, tous les faits semblent lui donner ce caractère de diffusion.

En effet, si l'on considère un animal carnassier au régime exclusif de la chair et qui ne tire pas de sucre du dehors, nous en trouverons cependant non seule-

---

1. L. Figuier, *Mémoire sur l'origine du sucre contenu dans le foie et sur l'existence normale du sucre dans le sang de l'homme et des animaux* (Annales des sciences naturelles, 4e série, t. III) — *Deuxième mémoire à propos de la fonction glycogénique du foie* (Comptes rendus de l'Académie des sciences, 26 mars 1852).

ment dans le foie et dans le sang, mais encore dans le chyle, la lymphe, la sérosité des cavités closes, le liquide céphalo-rachidien. Ce sucre a dû prendre naissance dans l'organisme, puisqu'il n'y est pas entré tout formé. Une partie de ce principe a pu naître dans le foie, où une énorme quantité de liquide est apportée avec une grande masse de produits de la digestion. Voilà le foyer le plus évident et en apparence le plus actif.

Dans l'intestin est un second foyer où le travail glycogénique se dessine avec une incomparable netteté. Chez l'animal carnassier, entièrement nourri de chair, même en voie de putréfaction, aucun atome de sucre n'est apporté par l'aliment, et, de plus, les moyens d'analyse les plus délicats n'en font encore découvrir aucune trace ni dans l'estomac, ni dans l'intestin ; mais dès que les produits de la digestion entrent dans les chylifères, le sucre y apparaît en grande quantité : il se montre tout formé dans la première goutte de chyle saisie par les vaisseaux blancs, et, à partir de ce moment, c'est un sucre achevé qui réduit les liqueurs cuivriques, qui fermente en donnant de l'acide carbonique et de l'alcool. Ce sucre ne fait jamais défaut dans le chyle ; il s'y trouve depuis l'origine des lactés jusqu'à la terminaison du canal thoracique, en deçà comme au delà des ganglions, et dans les ganglions eux-mêmes. Il ne manque pas plus chez le bouc, le bélier et le taureau nourris de viande, que chez l'animal le plus carnassier [1].

C'est ce que j'ai vu sur ces herbivores entretenus pendant plusieurs semaines de viande crue ou cuite. Afin de permettre à l'appareil digestif de se débarrasser plus vite des résidus végétaux du régime antérieur une ouverture était établie à la panse pour en retirer le contenu dès le début de l'expérience.

Le système lymphatique est un troisième foyer de la production glycosique, foyer vaste, immense, car les lymphatiques ont des racines et des réseaux dans la plupart des tissus et des organes de l'économie. La lymphe la plus pure, prise dans les vaisseaux de la tête, du cou, de l'entrée du thorax, de l'abdomen et des membres, offre du sucre, un sucre fermentescible, que rien ne distingue de celui du chyle ; elle s'en charge dès les premiers moments ; elle n'en montre pas moins avant qu'après son passage à travers les ganglions ; enfin, elle en a plus que le sang de la circulation générale.

En présence de ces faits, qu'on a eu tant de peine à admettre, mais que personne ne conteste plus aujourd'hui, quelles raisons invoquerait-on pour localiser

---

1. G. Colin, *De la formation du sucre dans l'organisme* (*Comptes rendus de l'Acad. des sciences*, 11 juin 1855, et 1re édition de ce livre, t. II, p. 466). — *De la formation du sucre dans l'intestin et de son absorption par les chylifères* (*Bull. de l'Acad. de méd.*, 1er avril 1856, et *Moniteur des hôpitaux*, même année). — *Sur l'origine du sucre du chyle* (*Comptes rendus de l'Acad. des sciences*, 28 juin 1858, et *Journal de l'anatomie et de la physiol. des animaux*). — *De la glycogénie animale dans ses rapports avec la production et la destruction de la graisse* (*Comptes rendus de l'Acad. des sciences*, 10 décembre 1859). — *Recherches sur la glycogénie du fœtus* (*Comptes rendus*, 2 avril 1860). — *De la production du sucre dans ses rapports avec la résorption de la graisse et la chaleur animale pendant l'abstinence et l'hibernation* (*Comptes rendus de l'Académie des sciences*, 5 novembre 1860). — *Sur la production du sucre chez les animaux à foie gras* (*Comptes rendus de l'Acad. des sciences*, 15 avril 1861). — *Nouveau coup d'œil sur les phénomènes de la glycogénie animale* (*Recueil de médecine vétér.*, 1863, p. 850).

dans un seul organe de formation d'un produit combustible si universellement répandu ! La ligne de circonvallation que l'on a tracée autour du foie est imaginaire. Il est antiphilosophique, et contraire à toutes les données de la chimie organique moderne et de la physiologie, de vouloir confiner au sein d'un organe une mutation de matière aussi simple que celle d'où résulte le sucre : c'est comme si l'on voulait localiser dans une partie quelconque la métamorphose des matières protéiques en fibrine, en albumine, la conversion de certaines matières neutres en graisse, etc.

Chez les plantes, il en est, ou du moins il paraît en être de même ; le sucre prend naissance en diverses parties, tantôt aux dépens des matières que l'absorption vient de saisir, tantôt aux dépens de celles que le travail de la nutrition ou de la sécrétion a déposées en divers organes. Si, en effet, au printemps, alors que la vigne n'a encore aucune partie verte, je fais une entaille à un cep, les pleurs de cette entaille, c'est-à-dire la sève ascendante qu'elle verse en dehors est sucrée, et elle ne l'est pas moins au niveau du sol, tout près du collet de la racine, que dans les parties les plus élevées. Le sucre est là un produit de l'absorption qui ne préexistait pas dans le sol, un produit qui se constitue avec la sève aussitôt que les éléments de celle-ci passent dans le système chylifère du végétal, à peu près comme le sucre qui ne préexistait pas dans l'aliment de l'intestin s'est constitué à l'origine des vaisseaux lactés. C'est là, pour le dire en passant, un des nombreux traits d'analogie que l'expérimentation moderne fait découvrir entre les actions élémentaires de la vie animale et celles de la vie des plantes.

En présence de cette détermination du travail glycogénique, on peut se demander s'il n'est pas en relation avec des mutations qui porteraient sur des matières présentes partout et ayant, comme la graisse, une composition analogue à celle du sucre.

Lorsque je commençai à étudier les effets de l'abstinence sur la production et la destruction du sucre, je fus surpris de voir que, parmi les animaux placés dans des conditions en apparence identiques et soumis à un jeûne d'égale durée, les uns avaient le sang, la lymphe et le tissu du foie très sucrés, tandis que les autres n'offraient plus, dans ces liquides et dans ce tissu, que des traces de glycose. En cherchant la raison de ce contraste si frappant, je remarquai bien vite que les sujets qui conservaient leur sucre pendant une abstinence prolongée étaient les animaux gras ou ceux qui, sans avoir de l'embonpoint, offraient encore une notable provision de graisse interstitielle ; tandis que les sujets sans sucre étaient les animaux maigres, dépourvus de graisse dans les interstices musculaires et dans les cavités splanchniques. Ce fait si remarquable me fit soupçonner des rapports intimes entre les phénomènes glycogéniques et ceux de la production ou de la destruction de la graisse. Je soumis à une abstinence complète chiens, chats, herbivores, et j'obtins constamment les mêmes résultats. Chez les animaux pourvus de graisse, le sang, la lymphe et le foie se montrèrent toujours chargés de sucre ; la température se maintint à son degré normal, ou à peu de chose près, et la privation d'aliments put être supportée pendant un temps très long. Au contraire, chez les animaux sans graisse, le sucre disparut vite du sang, de la lymphe et du foie, la température descendit non moins vite à un degré assez faible, et la mort fut infiniment plus prompte.

Voici, du reste les détails de ces résultats dans toute leur simplicité. Une fois connus, il ne me sera pas nécessaire d'entrer dans de longs développements pour mettre en évidence l'intime connexité qui existe entre les fonctions du tissu adipeux et les phénomènes glycogéniques ; on jugera si, d'après ces faits et d'après ce qui se passe pendant l'engourdissement hibernal de certains animaux, la graisse, qui est un dérivé de la fécule et du sucre, ne peut pas à son tour, pour les besoins de la respiration et l'entretien de la chaleur animale, revenir plus tard à sa première forme, celle de matière sucrée. Commençons par ce qui arrive chez les sujets maigres.

Les herbivores, qui passent aisément de l'embonpoint à la maigreur, nous donnent un excellent terme de comparaison. Les chevaux, surtout ceux d'un âge avancé, qu'on a mal nourris et soumis à un travail pénible, sont fort souvent sans graisse libre, bien qu'ils aient encore le système musculaire assez développé. La graisse a disparu sous la peau, dans les interstices musculaires, sous le péritoine, dans les replis épiploïques et autour des reins ; il ne reste plus que les coussinets de l'oreille, de la fosse temporale, ceux des articulations, des scissures du cœur et du canal rachidien ; mais le tissu de ces petites agglomérations a une teinte jaune particulière, rappelant celle de la sérosité du sang ; ses cellules, gorgées d'un liquide albumineux, ne contiennent plus que des quantités minimes de principes gras devenus à peu près réfractaires à la résorption. Le foie est noir, ferme, difficile à écraser ; ses cellules n'ont plus aussi qu'un peu de graisse et de sucre. Par suite de cette atrophie générale du système adipeux, l'animal n'a plus de provision en réserve, ni à titre d'aliment, ni à titre de combustible ; il est obligé de vivre uniquement des matériaux que la digestion apporte chaque jour à l'économie ; sa température, sa vigueur, l'activité de ses fonctions dépendent de ce contingent éphémère, qui se dissipe à mesure qu'il arrive. Dans ces circonstances, le sang du cheval contient de 30 à 100 milligrammes de glycose pour 100, ou en moyenne 70 milligrammes ; le foie en a de 100 à 600 milligrammes pour 100 grammes. C'est par exception que les chiffres des dosages s'éloignent de ceux-ci.

Or, chez les chevaux placés dans de telles conditions, les phénomènes glycogéniques se montrent, de la manière la plus nette, étroitement et exclusivement subordonnés à l'action de la digestion. A la suite d'un bon repas, surtout si les aliments sont riches en matières amylacées, la proportion de glycose augmente très sensiblement, tout à la fois dans le chyle, la lymphe, le sang et le foie ; la fécule donne dans l'intestin de la dextrine et du sucre, tant aux veines mésaraïques qu'aux chylifères ; puis la dextrine apportée dans le foie continue à se transformer en sucre.

Mais si l'on met à la diète ces mêmes chevaux maigres pendant deux, trois, quatre jours, la scène change complétement ; alors la petite masse de matière sucrée qui s'était introduite dans le foie et dans les fluides nutritifs, par la voie de la digestion, diminue rapidement ; bientôt elle se réduit presque à rien ; l'organisme se débilite ; la température baisse ; et, si l'abstinence se prolonge un peu, la mort ne tarde pas à y mettre un terme. Je me suis assuré un grand nombre de fois qu'après une diète de quelques jours, il ne reste plus dans le foie de ces animaux que des traces insignifiantes de sucre.

Il en est tout autrement chez les chevaux gras, ou chez ceux qui, sans avoir de l'embonpoint, ont conservé une notable quantité de graisse. Le sang renferme, pour 100 grammes, de 100 à 250 milligrammes de glycose, ou en moyenne 150 milligrammes, c'est-à-dire plus du double de ce qu'il en contenait chez les chevaux maigres. Le foie en a de 1 à 3 grammes pour 100, et jusqu'à 4 grammes et demi, comme cela arrive surtout chez les bœufs et les moutons engraissés pour la boucherie. Il peut donc y présenter de deux à quarante-cinq fois autant de matière sucrée que sur les sujets maigres dont il vient d'être question.

Chez nos chevaux gras, la forte provision de glycose contenue dans le foie, le sang et la lymphe a manifestement une double origine : elle vient en partie de la digestion, en partie d'un travail intérieur lié à la présence de la graisse au sein des divers tissus et des cellules hépatiques. Ces deux sources peuvent être isolées, car elles sont indépendantes l'une de l'autre.

Si, en effet, nous mettons à la diète un cheval gras, le glycose cessera d'être apporté au sang, à la lymphe et au foie par la voie de l'extérieur ; mais comme ce principe continuera à se produire aux dépens de la provision intérieure, sa quantité se maintiendra à un chiffre élevé, tant qu'il restera de la graisse dans les divers tissus et dans les cellules hépatiques. En voici la preuve :

Un cheval de douze ans, en bonne santé et gras, fut privé de tout aliment : on ne lui donna que de l'eau, dont la quantité fut mesurée. Il supporta cette abstinence pendant un mois entier sans que sa température, constatée tous les jours, eût baissé d'un degré ; mais il perdit dans ce laps de temps 80 kilogrammes ou 2.666 grammes par jour. On le tua le trentième jour. A ce moment, il y avait pour 100 : 78 milligrammes de glycose dans le sang, 134 milligrammes dans la lymphe, et 1 gr. 200 milligr. dans le foie. Cet organe, qui pesait 5.300 grammes, renfermait pour toute sa masse 63 gr. 6 de glycose. Malgré une abstinence si prolongée pour un herbivore, la graisse existait encore en abondance sous la peau, dans les interstices musculaires, au bord supérieur de l'encolure, autour du cœur, dans les épiploons et les mésentères. La cavité abdominale seule en renfermait des masses pesant en somme 15 kilogrammes. Les os suintaient la graisse et une graisse ayant l'aspect qu'elle présente sur les sujets obèses. Le foie était énorme, et son tissu jaune, mou, friable comme il l'est sur les animaux très gras ; ses cellules étaient pleines encore de gouttelettes graisseuses fort distinctes. Le sang, en quantité à peu près normale, était lui-même si chargé de graisse que son sérum jaune, opaque et laiteux, ressemblait au chyle bien émulsionné des solipèdes à la mamelle. Ainsi, grâce à sa graisse, ce cheval a pu vivre un mois en conservant une vigueur qu'on n'aurait pas attendue, sa chaleur normale, à quelques dixièmes de degré près, une quantité de sang peu inférieure à la quantité habituelle ; enfin, beaucoup de sucre dans le sang, le double dans la lymphe, et autant dans le foie que sur bon nombre de solipèdes d'un embonpoint moyen. Cela est significatif.

Il en a été de même chez les carnassiers. Sur plus de 12 chiens ou chats soumis à une abstinence absolue, le contraste observé précédemment s'est reproduit avec toutes ses particularités.

Les sujets maigres (et ils sont, dans ces espèces, difficiles à trouver, si ce n'est parmi les individus encore jeunes qui ont perdu leur embonpoint par suite d'affections catarrhales, vermineuses ou cutanées) ne supportent guère la privation des aliments au delà de 8 à 10 jours sans se refroidir, et devenir presque exsangues. Au bout de ce temps, il ne reste dans leur sang que des traces de glycose qu'on ne saurait doser. Ainsi, par exemple, sur un chat fort maigre, mais en bonne santé, la température du corps était descendue le 10ᵉ jour à + 26° centigrades, le sang ne conservait que de faibles traces de glycose, et le foie n'en avait plus pour toute sa masse que 92 milligrammes.

Les animaux gras, au bout d'un temps double, triple, quadruple même, ont encore beaucoup de sucre, et ils possèdent une température qui est, à un degré près, leur température ordinaire. Ainsi : un chien, après une abstinence de 12 jours, avait pour 100 : 133 milligr. de glycose dans le sang, et 1 gr. 5 dans le foie. Un second, après une abstinence de 7 jours, en avait 111 milligr. pour 100 dans le sang, et 2 gr. 820 dans le foie. Un chat, au bout de 11 jours, en avait dans le sang 197 milligr., et 2 gr. 261 pour 100 dans le foie. Un chien, après 15 jours, 127 milligr. dans le sang, et 1 gr. 07 pour 100 dans le foie. Un autre, après une privation d'aliments d'égale durée, 60 milligr. dans le sang, et 1 gr. 357 dans le foie. Un chat, au bout d'une période de 22 jours, 256 dans le sang, et 1 gr. 310 dans le foie. Un autre, après un jeûne de 29 jours, 139 milligr. dans le sang, et 2 gr. 794 dans le foie. Enfin, sur un dernier qui était presque à l'agonie au bout de 37 jours d'une abstinence complète d'aliments et de boissons, il restait 81 milligr. pour 100 de glycose dans le sang, et 326 dans le foie. Ce dernier allait, par suite de son émaciation extrême, rentrer dans la catégorie des sujets maigres.

Toutes ces données n'ont-elles pas une signification bien nette ? Un animal privé d'aliments est-il gras ? Avec sa graisse, il aura du sucre dans la lymphe, le sang et le foie ; sa chaleur s'entretiendra à son degré normal, et il supportera fort longtemps l'abstinence. Est-il maigre, ou réellement sans graisse, il sera sans sucre, se refroidira vite et ne pourra supporter la diète qu'un temps très court. Il y a donc des rapports intimes et comme une sorte de filiation entre la graisse, la production du sucre, l'entretien de la chaleur animale et la faculté de supporter une longue abstinence. Ce n'est pas tout. Les phénomènes de l'engourdissement chez certains animaux, ou ce qu'on appelle l'hibernation, reproduisent les mêmes résultats, sous une nouvelle forme et avec de remarquables particularités.

A l'époque où commence leur sommeil, les hibernants, la marmotte, le hérisson, sont gras, et à leur réveil ils se montrent considérablement amaigris. La graisse qu'ils perdent alors sert évidemment à l'entretien de la chaleur animale. Comme leur provision serait bien vite épuisée, s'ils conservaient leur vigueur et leur température habituelles, les fonctions se ralentissent de manière à diminuer les déperditions de toutes sortes et surtout la consommation de combustible ; la respiration devient très faible ; ses mouvements se réduisent à 5 ou 6 par minute.

et la chaleur intérieure descend à 15, 20, 25 degrés au-dessous de son chiffre normal. Aussi la graisse, qui se serait brûlée en un mois ou six semaines, chez l'animal éveillé, dure-t-elle deux ou trois fois autant par le fait du ralentissement imprimé aux phénomènes respiratoires. Et pendant que cette graisse se détruit le sucre continue à se régénérer, en certaines proportions, comme on va le voir.

Pour avoir un point de départ, je tuai, vers la fin de juillet, un hérisson qui venait d'être pris dans des broussailles, et qui sans doute n'était point à jeun. Cet animal pesait 680 grammes ; son sang 20 grammes et son foie 33 grammes. Ce foie était rosé, mou et d'une grande friabilité. Il contenait du glycose à raison de 950 milligrammes pour 100 grammes.

Un autre hérisson, tué le 2 mars, après avoir passé l'hiver dans un jardin d'abord, puis dans un lieu habité, mais froid, pesait, au moment de sa mort, 635 grammes, son sang 12 grammes et son foie 17^{gr},5. Ce foie contenait du sucre à raison de 1^{gr},058 pour 100.

En comparant ces deux hérissons qui ont sensiblement le même poids, nous voyons que le second a moitié moins de sang et moitié moins de foie que le premier. Le hérisson engourdi, en perdant par jour 1^{gr},8 de son poids, usait en même temps son sang, sa graisse et les matériaux déposés dans le tissu hépatique ; néanmoins, à la fin de son long sommeil, son foie ne se montrait pas moins riche en sucre qu'au début : ce principe avait dû se régénérer dans la mesure exacte de sa destruction.

Voilà donc chez l'animal hibernant la reproduction fidèle de ce qui a lieu chez tous les autres pendant l'abstinence. Des deux côtés, disparition graduelle ou plutôt combustion lente de la graisse, atrophie progressive du foie et renouvellement du sucre. Tout est semblable de part et d'autre, avec une légère différence dans l'intensité des phénomènes, ou si l'on veut dans la rapidité avec laquelle ils s'accomplissent. D'autre part, chez l'animal soumis à l'abstinence ordinaire, la respiration, la circulation, les actions musculaires et la calorification, avec leur activité ordinaire, consomment vite la graisse déposée dans les cellules hépatiques ; de là l'émaciation, l'épuisement rapide et la mort au bout de quelques semaines. D'une part, chez l'animal hibernant plongé dans la torpeur, la respiration, la circulation ralenties, les mouvements suspendus, la chaleur affaiblie n'épuisent qu'avec une extrême lenteur la provision de l'économie ; la vie languissante s'entretient pendant plusieurs mois et tant que dure la saison froide. Entre les deux, l'inégalité de la dépense du combustible se traduit par la différence de température, et par celle de la durée de l'abstinence.

En présence de ces faits si curieux, peut-il subsister encore quelques doutes sur la réalité de la double source du sucre animal : l'une tout extérieure dans la digestion, l'autre intérieure dans la provision de graisse des différentes parties du corps ; la première apportant à l'organisme des matériaux sans cesse renouvelés, la seconde modifiant des principes que la nature a mis en réserve pour les moments de pénurie, deux sources qui se complètent l'une par l'autre, et qui se suppléent quand les besoins de l'économie l'exigent ?

Mais ce n'est pas assez de montrer, d'une manière générale, les phénomènes qui indiquent la production du sucre aux dépens des matières grasses ; il faut préciser davantage, chercher à saisir quelque part cette transformation, et, s'il se peut, la prendre sur le fait, dans les organes où elle s'effectue de la façon la plus évidente.

Tout à l'heure, je faisais connaître les différences essentielles qui distinguent le foie de l'animal maigre de celui de l'animal plus ou moins gras; ces différences, qui avaient passé inaperçues et auxquelles on pouvait n'attacher aucune signification, en ont pourtant une de premier ordre; c'est par elles que nous arriverons à la solution cherchée. Le foie noir et sans graisse de l'animal maigre est incapable de produire du sucre en dehors de l'alimentation; le foie jaunâtre, à cellules gorgées de graisse de l'animal gras, donne, au contraire, du sucre jusqu'à épuisement de la matière génératrice; puis, quand celui-ci cesse de produire du sucre, il est dépouillé de sa graisse, ramené à l'état de foie noir. Deux chevaux soumis à une abstinence complète suffiront pour rendre le contraste manifeste.

Si nous considérons d'abord le cheval gras, nous trouverons dans ses cellules hépatiques deux matières très différentes, qu'un grossissement de 3 à 400 diamètres permet de distinguer avec la plus grande netteté, savoir : 1° de fins corpuscules de bile tous semblables entre eux, et apparaissant sous forme de points noirs entre le noyau et les parois de la cellule; 2° des gouttelettes de graisse inégales, plus ou moins volumineuses, et surtout si pressées qu'elles semblent étouffer les autres corpuscules. Or, de ces deux sortes d'éléments, les premiers ne font jamais défaut et ne paraissent point diminuer, tandis que les seconds s'usent peu à peu, à mesure que le foie continue à donner du sucre. Tant qu'il reste de ceux-ci, l'organe fournit de la matière sucrée; dès l'instant que les gouttelettes disparaissent, le travail de la glycogénie hépatique s'arrête : aussi les animaux dont le foie a éprouvé la dégénérescence graisseuse donne du sucre pendant une abstinence très prolongée. Celui de notre cheval blanc, après un jeûne de trente jours, en contenait encore 1^{gr},2 pour 100, c'est-à-dire 63 grammes environ pour toute sa masse, pesant 5.300 grammes. Il en est de même pour d'autres espèces. Une oie grasse de Strasbourg, à foie hypertrophié, donnait encore, après quarante-quatre jours d'abstinence, 3 décigrammes pour 100 de sucre hépatique. Un hérisson, après avoir passé tout l'hiver sans manger, n'en offrit pas moins qu'un individu de son espèce pris au milieu de l'été, et presque en pleine digestion.

Si, d'un autre côté, nous considérons le cheval maigre, les choses se présentent sous un tout autre aspect, et nous donnent la contre-épreuve de ce qui vient d'arriver. Chez celui-ci, les cellules hépatiques ont encore leur noyau avec les fins corpuscules, que l'on considère comme les matériaux de la bile; mais elles n'ont plus de gouttelettes de graisse, ou elle n'en ont qu'un très petit nombre. Or, dès que l'animal vient à jeûner, ces restes de gouttelettes s'en vont. Vingt-quatre, quarante-huit heures, ou tout au plus quelques jours, suffisent pour les faire disparaître, et tout travail glycogénique se suspend dans le foie; il faut prendre alors des masses énormes de tissu de cette glande pour y trouver des traces de matière sucrée.

Il y a donc dans le foie une relation manifeste entre la présence de la graisse et la production du sucre. La cellule chargée de gouttelettes d'huile, la cellule grasse, donne du sucre en abondance; la cellule maigre est privée de cette faculté; la première en donne parce qu'elle renferme la matière d'où le sucre semble dériver; la seconde n'en donne pas parce qu'elle est privée de la substance capable d'éprouver la mutation saccharine.

Eh bien, si dans les cellules du foie le sucre naît en présence de la graisse; si, dans ces cellules, la graisse s'use à mesure que le sucre se produit; si, une fois qu'elle a disparu, la cellule cesse de fabriquer ce principe, la métamorphose n'est-elle pas assez évidente pour être acceptée sans autre démonstration? Ce que nous voyons s'accomplir dans le foie est pour nous un trait de lumière; l'analogie nous porte à le généraliser. Pourquoi la graisse du sang, celle de la lymphe, du chyle et des divers tissus de l'économie, ne pourrait-elle pas, comme celle des cellules hépatiques, donner naissance au sucre?

En remontant à l'origine de la graisse qu'on trouve dans l'organisme, la transformation dont il est ici question devient plus compréhensible encore. Or, il est indubitable aujourd'hui, depuis les expériences de Persoz sur les oies, et celles de Boussingault sur de jeunes porcs, qu'une bonne partie de la graisse déposée dans les tissus résulte de la modification des matières amylacées ou sucrées; car il s'accumule chez les animaux nourris de maïs et de pommes de terre une quantité de graisse de beaucoup supérieure à celle qui a été offerte toute formée par ces aliments. Les abeilles que Milne-Edwards a nourries de sucre ont donné de la cire et du miel; chez elles aussi, comme chez les mammifères ou les oiseaux, la graisse a été un produit de la transformation saccharine. Est-il donc étonnant que cette graisse, dérivée du sucre, reprenne plus tard sa première forme et redevienne du sucre? Nullement; car, d'après l'analyse chimique, il n'y a qu'une légère différence entre ces deux principes neutres.

Mais dans quel but, dira-t-on, ces formes successives des mêmes matières? Évidemment, c'est pour des besoins fonctionnels dont plusieurs sont manifestes, s'il en est quelques-uns d'insaisissables. La fécule, pour entrer dans les vaisseaux, ne doit-elle pas être soluble, et elle le devient en passant à l'état de dextrine ou de glycose? Cette dextrine, ce glycose, ne peuvent ensuite se fixer dans les tissus, en restant à l'état de principes solubles, endosmotiques, diffusibles, car ils seraient sans cesse entraînés de tous côtés avec les liquides qui imprègnent la trame organique ou avec ceux qui circulent dans les vaisseaux. C'est pour devenir aptes à êtres mis en réserve et en dépôts; c'est pour acquérir la faculté de se conserver indéfiniment, qu'ils se changent en acides margarique, stéarique, oléique, en glycérine, c'est-à-dire en graisse, laquelle, une fois dans les cellules closes, réunit les conditions les plus favorables aux substances susceptibles d'êtres mises en dehors du tourbillon qui entraîne continuellement les molécules de toutes sortes. Dès lors, pourquoi deviendrait-il donc plus tard impossible à ces matières de reprendre leur première forme, leur état initial, une fois qu'arrive pour elles le moment d'être dispersées de nouveau et utilisées à l'entretien de la chaleur animale? La graisse qui commence à brûler ne pourrait-elle donc pas donner du sucre comme les matières protéiques en brûlant donnent de l'urée? Et parmi les éléments des graisses, pourquoi la glycérine, leur principe doux, ne serait-elle pas la première à subir cette transmutation?

En généralisant ainsi le travail glycogénique, je n'entends pas dire que la transformation de la graisse en sucre se traduit partout d'une manière identique et qu'elle s'effectue avec une égale activité dans les diverses parties de l'organisme. Il est évidemment des points où les conditions sont plus favorables à cette mutation qu'elles ne le sont dans d'autres. Le foie, qui rassemble et centralise les matières absorbées par le système de la veine porte; qui se gorge à chaque digestion de dextrine, de graisse puisées dans l'intestin, est admirablement placé sous ce rapport. Il a d'ailleurs une grande aptitude à se charger de graisse, et sa capacité de saturation pour ce principe est illimitée, tandis qu'elle est restreinte pour le sucre. Ses cellules en reçoivent tant que dure l'absorption intestinale; elles s'en remplissent même si bien qu'elles peuvent prendre chez l'homme l'aspect de cellules adipeuses, ainsi que Kölliker et d'autres micrographes l'ont déjà remarqué. Là, les mutations de la graisse sont liées à la sécrétion de la bile qui, comme on le sait, renferme beaucoup de matières grasses modifiées. Tout porte à croire que là aussi, comme ailleurs, elles sont dues à des phénomènes d'oxydation ou de combustion lente. Si l'oxydation est ralentie par l'inaction, pendant que le travail digestif envoie à l'organe une abondante provision de matières, la dégénérescence graisseuse marche à grands pas, et, par suite, la production du sucre, au lieu de suivre une progression ascendante, demeure stationnaire ou semble même quelquefois diminuer; car les oies de Strasbourg et les poulardes à foie gras n'ont souvent que 5 à 8 décigrammes de sucre hépatique pour 100. Mais que, dans ces conditions, on vienne à soumettre l'animal à l'abstinence, à activer les fonctions respiratoires, à laisser pénétrer des masses d'oxygène, la provision de graisse diminue vite, et le travail glycosique, prenant le dessus, persiste jusqu'à émaciation complète.

S'il faut encore d'autres arguments pour corroborer ce qui n'est qu'une simple déduction de faits incontestables et bien nettement dessinés, je vais les emprunter au règne végétal, aux phénomènes ordinaires les plus simples de la vie des plantes; car, ici, l'analogie peut être légitimement invoquée par des transformations d'ordre chimique.

Parmi les mutations si admirables qui s'accomplissent dans les tissus élémentaires des plantes, celles qui donnent naissance au sucre et à ses dérivés offrent plus d'un trait de ressemblance avec la genèse glycosique des animaux. Dans les végétaux, on voit le sucre, ici, se former de toutes pièces aux dépens des matières empruntées au sol; là, résulter d'une légère modification de la fécule; ailleurs, de l'altération des acides; puis, plus loin, on le voit disparaître, laissant à sa place de l'amidon, de la graisse ou d'autres principes moins répandus.

Et ce qu'il y a de bien remarquable, dans ces mutations, c'est qu'elles s'accomplissent en vue de nécessités fonctionnelles évidentes. De la fécule est emmagasinée dans le périsperme ou l'amande d'un fruit; c'est un principe insoluble qui se conserverait indéfiniment, un principe non susceptible d'être absorbé; le premier effet de la germination est de le saccharifier, en le rendant ainsi propre à se dissoudre dans la sève et à servir au développement de toutes les parties de la jeune plante. Ainsi disparaît la vaste provision amylacée des cotylédons des légumineuses, des bulbes des liliacées, des tubercules et des racines d'une foule de plantes. Si alors de l'huile ou une graisse quelconque est associée à la fécule, elle diminue ou disparaît de même, comme on le voit dans la germination de la noix, de la noisette, de l'amande, du chènevis et de toutes les graines oléagineuses.

A une autre période de la végétation, celle qui suit la disparition des matières amylacées, des matières grasses, on voit le sucre prédominer et déborder de toutes parts. Dans la céréale verte, dans le maïs, dans la canne, avant la floraison et surtout avant la formation du grain, les feuilles, les tiges et toutes les autres parties sont extrêmement sucrées ; elles le sont de moins en moins à mesure que le grain commence à se remplir de fécule. La même chose arrive sous un aspect plus saisissant encore et dans des conditions semblables, sur les palmiers. Le *Cocos butyracea* a, d'après Boussingault, la sève tellement sucrée, à certains moments, qu'elle se convertit en une liqueur alcoolique dont on peu recueillir jusqu'à 18 litres en vingt-quatre heures, pendant dix à quinze jours. Le bananier, si commun en Amérique, après avoir eu une sève très sucrée, produit un fruit féculent, où la fécule finit par disparaître, pour être remplacée par du sucre. Et, chose plus curieuse encore, le *Cocos mauritia*, des savanes de l'Orénoque, donne des fruits sucrés au début, farineux un peu plus tard, et extrêmement huileux sur la fin de leur maturation. L'olive elle-même, de nos provinces méridionales, riche en mannite au début, perd ce principe sucré, à mesure que son huile devient prédominante.

Dans tous ces cas, les principes qui disparaissent ne sont point détruits : ils sont métamorphosés. Celui qui suit résulte de la transformation de celui qui précède ; car le premier venant à manquer, les autres font défaut. Le palmier auquel l'Indien a pris la sève sucrée ne donne plus de noix : la récolte du sucre a supprimé celle de l'huile.

Sans doute, la question de savoir au juste quelle est ou quelles sont les matières susceptibles de se convertir en sucre est la plus difficile, et il faut se garder de la trancher sans de nouvelles recherches. Bernard avait soutenu d'abord que le sucre du foie venait directement des matières albuminoïdes ; plus tard, il a admis qu'il résultait de ces matières transformées d'abord en glycogène. M. Ch. Rouget[1] pense qu'il dérive d'un principe amyloïde ou zoamyline apporté par les aliments dans l'économie, principe très abondant dans les tissus du fœtus et dans ses annexes, et capable de se déposer dans les cellules des tissus les plus divers. Quoique l'opinion de M. Rouget se rapporte à la mienne, publiée antérieurement, elle en diffère par la nature de la matière d'où paraît provenir le sucre. Si elle s'applique sans difficulté aux herbivores et aux omnivores, elle ne s'adapte pas aussi bien aux carnassiers, dont les aliments doivent contenir bien peu de matière amyloïde, surtout, s'ils ont éprouvé un commencement de décomposition ; et l'on sait que, dans ce cas, d'après mes observations, le sang et le chyle renferment encore les proportions habituelles de sucre.

---

1. Ch. Rouget, *Journal de la physiol. de l'homme et des animaux*, 1859.

En somme, pour nous, la production du sucre a des foyers multiples dans l'organisme. C'est une action générale comme la production de l'acide carbonique et de l'urée. Il ne peut rester d'incertitudes que sur la nature des substances qui éprouvent la mutation glycosique. J'ai, à compter de 1855, exécuté un grand nombre d'expériences et publié une série de faits qui me conduisent à cette conclusion.

Les dissidences qui subsistent encore aujourd'hui relativement à la glycogénie, malgré les nombreux travaux dont elle a été l'objet portent, d'une part, sur la question de savoir si la production du sucre est exclusivement localisée dans le foie, comme le prétendait Bernard, ou si elle s'opère à la façon des oxydations, des dédoublements, etc., dans l'ensemble de l'organisme, notamment dans l'intestin, à l'origine des chylifères et dans les vaisseaux lymphatiques. Elles portent, d'autre part, sur le point de savoir aux dépens de quelles matières se forme le sucre du foie, du sang et des divers liquides où il se trouve.

En ce qui concerne le premier point, l'opinion que j'ai déduite de mes expériences, à dater de 1855, est admise aujourd'hui par divers physiologistes, notamment par Schmidt. Ceux qui la combattent sont obligés de tomber dans des contradictions flagrantes ou de se rabattre sur des hypothèses. D'un côté, ils nient la présence du sucre dans le sang, pour montrer que ce liquide n'en apporte pas au foie ; et de l'autre, ils en admettent dans ce liquide lorsqu'ils veulent le faire passer au chyle et à la lymphe. Ils font venir le sucre du canal thoracique des lymphatiques du foie, le sucre du chyle de la lymphe intestinale, sans s'apercevoir que si le chyle avait seulement ce qu'il peut recevoir de la lymphe il serait deux, trois ou quatre fois moins sucré que cette lymphe.

D'ailleurs un argument capital, en faveur de la glycogénie chylifère ou lymphatique, a été apporté récemment par l'histologie. M. Ranvier[1] a signalé dans les globules de la lymphe la présence du glycogène, à l'état de diffusion, glycogène que le sérum iodé fait sortir de la cellule sous forme de petites gouttelettes. Ce glycogène persiste encore dans les cellules lorsqu'elles arrivent au système sanguin et qu'elles prennent le nom de globules blancs du sang.

Au surplus, la présence du glycogène signalée depuis quelques années dans un grand nombre de cellules animales appartenant aux tissus les plus divers, même aux épithéliums tend à confirmer mes vues anciennes sur la production diffuse du sucre dans l'organisme. Pourquoi, en effet, le glycogène contenu dans une cellule lymphatique ou autre ne pourrait-il s'y convertir en sucre comme il le fait dans la cellule hépatique ?

Sur le second point ou celui de la détermination des matières aux dépens desquelles se forme le sucre la chimie organique ne s'est pas prononcée. Les partisans de Bernard font dériver tout le sucre des matières azotées et ils s'appuient sur ce fait que les chiens nourris à la gélatine continuent à présenter du sucre en proportion considérable dans le foie. Suivant eux, ces matières azotées donneraient du glycogène qui, en fermentant sous l'influence d'un ferment fourni par le tissu du foie, se convertirait en glycose. Lehmann appuie cette

1. Ranvier, *Traité d'histologie*, 1875, 1882.

manière de voir sur ce fait, d'ailleurs contestable, que le sang, en traversant le foie, perd une grande quantité de sa fibrine. D'autres, y mettant plus de précision, soutiennent que les matières azotées se dédoublent dans le foie en glycogène et en urée, car, dans beaucoup de cas de glycosurie, l'augmentation de l'urée marche parallèlement à celle du sucre.

D'après M. Bouchard, qui s'est beaucoup occupé de la question, les matières azotées employées à la glycogénie hépatique proviendraient du travail de désassimilation des divers tissus et elles donneraient, chez un homme de poids moyen, près de deux kilogrammes de sucre, qui serait consommé intégralement par l'organisme sans s'éliminer, à l'état normal, pour une part quelconque. L'élimination, par la voie urinaire, aurait lieu seulement lorsque ce sucre ne serait plus entièrement employé et transformé par les actes nutritifs et respiratoires ralentis.

C'est aux chimistes surtout qu'il appartient de dire si, comment et dans quelle proportion les matières azotées peuvent se saccharifier dans l'organisme.

En admettant, avec un commencement de preuves, la production du sucre aux dépens des matières azotées, on n'est point fondé à exclure de cette production les autres matières neutres, notamment les graisses. Les expériences que j'ai faites dès 1855, montrent que la production du sucre se ralentit, se restreint sur l'animal maigre, qu'elle reste très longtemps active pendant l'abstinence sur l'animal gras et qu'alors le travail glycogénique s'atténue à mesure que les gouttelettes de graisse des cellules du foie disparaissent. La graisse a une composition voisine de celle du sucre ; sa glycérine est déjà presque du sucre. D'ailleurs ma théorie de la formation du sucre aux dépens des corps gras s'appuie sur un assez grand nombre de faits ; même de ceux que Bernard a cités en les interprétant autrement. Les injections d'éther dans le foie et dans l'estomac peuvent très bien activer la glycogénie par la raison que l'éther, le dissolvant par excellence des graisses, les entraîne et les offre aux tissus sous l'état le plus favorable à leur transformation. Les injections d'huile d'olives dans le foie faites plus tard par Salomon ont augmenté la proportion du glycogène. L'injection de la glycérine dans l'intestin a eu entre les mains de Veiss les mêmes résultats. Enfin Schmidt, dont les travaux indiquent une grande compétence en matière de chimie, admet aujourd'hui cette formation de sucre par dédoublement des matières grasses et il va jusqu'à en donner les formules, en outre il la considère aussi comme un phénomène général, au même titre que la production de l'urée et de l'acide carbonique.

Tout bien considéré la production du sucre aux dépens des graisses est, au point de vue physiologique comme au point de vue chimique, très acceptable mieux encore que cette production par les matières azotées. D'ailleurs rien ne s'oppose à ce qu'elles marchent de pair, avec une activité égale, ou avec prépondérance, soit d'un côté, soit de l'autre, suivant l'abondance des matériaux des deux espèces offerts aux tissus.

La glycogénie, qu'elle soit localisée dans un certain nombre d'organes ou étendue à tout l'organisme, doit être, à un certain degré, subordonnée à l'influence du système nerveux, soit directement, soit par l'intermédiaire de la circulation.

L'expérience frappante de la production du diabète, en quelques heures, par la piqûre du bulbe, au plancher du quatrième ventricule, a paru montrer à Cl. Bernard que l'excitation du travail glycogénique partait de cette partie du centre nerveux. Mais cette expérience n'a pas un sens bien précis. D'une part la piqûre, suivant qu'elle porte sur un point un peu plus ou un peu moins élevé, donne une glycosurie faible ou intense, ou simplement une polyurie, et elle n'a pas ce résultat sur le cheval comme sur le chien ou le lapin ; d'autre part la piqûre des pédoncules cérébraux, celle des faisceaux supérieurs ou inférieurs de la moelle, la section des sciatiques, l'ablation du ganglion cervical supérieur ou du semi-lunaire ont le même résultat, d'après Schiff, et divers autres expérimentateurs. D'après cela il devient difficile de dire si ces lésions nerveuses agissent en augmentant la production du sucre ou en limitant sa destruction dans les tissus : ce qui est bien établi c'est que la glycosurie commence à compter du moment où le sang contient pour 100 grammes plus de 300 milligrammes de glycose, soit le double ou le triple de la proportion normale.

L'excitation émanée du bulbe paraît se transmettre au foie par les filets du grand sympathique.

SÉCRÉTION URINAIRE

La sécrétion urinaire, l'une des plus importantes de l'économie, est destinée à l'élimination de la plupart des matières superflues que l'absorption a fait pénétrer dans le système circulatoire, et à celle des produits résultant des métamorphoses des tissus.

Les reins, qui sont chargés de cette sécrétion, paraissent avoir, dans le règne animal, une existence aussi générale que le foie, bien qu'ils ne soient pas très faciles à reconnaître parmi les classes inférieures. Ils se montrent chez les insectes sous la forme de tubes plus ou moins allongés et ouverts dans l'intestin, tubes dans lesquels on a trouvé de l'acide urique ; ils constituent chez beaucoup de mollusques un sac ou une poche ouverte au voisinage de l'anus ; mais c'est seulement chez les vertébrés qu'ils s'offrent à l'état de glandes compactes.

Chez les poissons myxinoïdes, les reins ont une structure des plus simples, que Müller a fait connaître. Sur la longueur de l'uretère de ces poissons existent, de distance en distance, de petits sacs séparés par un rétrécissement d'une capsule à l'intérieur de laquelle pend une petite pelote vasculaire. Chez les autres poissons et chez les reptiles, ils sont composés de canaux déliés, plus ou moins divisés, terminés en cul-de-sac avec ou sans renflement vésiculaire. Enfin, chez les oiseaux et les mammifères, les canalicules urinifères, sinueux dans la partie corticale, droits dans la partie rayonnée du rein, sont terminés en cul-de-sac ou anastomosés entre eux à leur extrémité centrale dans la cavité du bassinet, qui est simple chez la plupart des mammifères, multiple chez ceux qui ont les reins lobulés, comme le bœuf, l'éléphant, l'ours, la loutre, les phoques, les marsouins et les autres cétacés.

Les vaisseaux sanguins forment dans le tissu du rein des réseaux capillaires à

mailles très fines. Dans la substance corticale, entre les sinuosités des tubes urinifères, ils se rassemblent en petits pelotons, sortes de réseaux admirables très
déliés, qui ont depuis longtemps reçu la dénomination de corpuscules de
Malpighi, lesquels sont renfermés dans une capsule membraneuse très déliée,
continue aux canalicules urinifères.

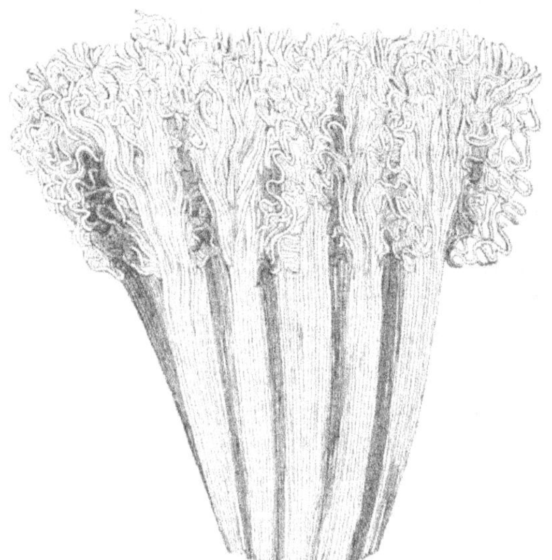

Fig. 205. — Canalicules urinifères.

Chez les reptiles et les poissons, les reins reçoivent, outre le sang qui leur est
fourni par l'artère rénale, du sang noir provenant des parties postérieures du
corps. Les veines de la queue et des extrémités postérieures, au lieu de se joindre
entièrement au tronc de la veine cave postérieure, donnent des branches qui
semblent se distribuer, les unes au rein, les autres au foie, de manière à constituer des veines portes rénales et hépatiques ; mais, ainsi que le pense Cuvier,
il pourrait bien se faire que ces divisions, au lieu d'être afférentes, fussent efférentes ; c'est-à-dire destinées à emmener hors du rein le sang que les artères
apportent à cet organe.

La sécrétion urinaire a lieu dans les canalicules urinifères ; ceux-ci commencent, comme Bowman l'a fait voir, par un cul-de-sac renflé ou par une vésicule qui
renferme le peloton vasculaire connu sous le nom de corpuscule de Malpighi.
Il en résulte que le sang apporté là donne au canalicule les matériaux de l'urine.
Ce canalicule, d'abord sinueux, devient droit plus tard. Il est constitué par une
membrane propre, transparente, amorphe, tapissée par un épithélium à cellules
polygonales. C'est à l'extrémité renflée de ces tubes, et probablement dans toute
leur étendue que les matériaux de l'urine, en partie tous formés dans le sang,

sont extraits, Bowman pense que l'eau sort du glomérule, et que l'urée, l'acide urique, les sels passent dans les radicules des veines, de là dans les parois des canalicules, et particulièrement dans leurs cellules épithéliales, d'où un travail de dialyse et d'exosmose les verse dans la cavité des canalicules urinifères. Cette filtration doit probablement s'opérer en bloc. Dans tous les cas, elle se fait sans que les épithéliums se détachent ou se déchirent, car l'urine ne renferme pas d'éléments figurés, sauf quelque débris épi- théliques, avec des globules muqueux. La pression sanguine a une très grande influence sur le travail de filtration.

Le mode suivant lequel s'effectue la sécrétion urinaire a une grande analogie avec celui des autres sécrétions dépuratives. Cette sécrétion est continue, l'excrétion de son produit seule est intermittente. Pour s'en convaincre, il suffit, comme je l'ai fait sur le cheval, d'adapter à l'uretère, sans ouvrir le péritoine, un tube qui sort à l'extérieur à travers une plaie du flanc. On voit, par ce moyen, que l'urine s'échappe lentement et

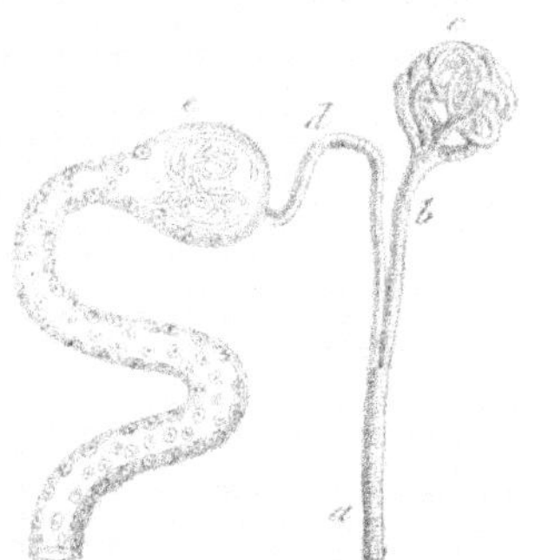

Fig. 206. — Glomérule rénal (*).

goutte à goutte, plus abondamment dans certaines circonstances que dans d'autres. La sécrétion devient très active lorsque l'absorption fait pénétrer dans le système vasculaire une grande quantité de liquide ; elle diminue, au contraire, à mesure que la proportion des principes aqueux du sang devient moins consi- dérable ; cependant elle ne se suspend jamais d'une manière complète, et s'entretient même alors que les animaux sont privés d'aliments et de boissons. Comme la sécrétion biliaire, celle de l'urine a une rémittence manifeste qui est subordonnée aux époques de la digestion, de l'absorption, et à l'activité de la transpiration cutanée. Tout le monde sait qu'il y a un antagonisme remarquable entre l'action des reins et celle de la peau, que la première est plus abondante dans les saisons froides et humides, la seconde dans les saisons chaudes, et que les causes qui surexitent l'une d'elles produisent généralement sur l'autre un effet opposé. Dans les conditions qui tiennent le milieu entre ces extrêmes, cette sécrétion fournit, terme moyen, chez le cheval, de 10 à 20 litres d'urine en vingt- quatre heures, d'après les observations que j'ai pu recueillir.

La sécrétion de l'urine s'effectue uniquement aux dépens du sang artériel apporté en grande quantité au rein par son artère courte et volumineuse. Les prétendues communications directes entre l'estomac et les voies urinaires n'ont jamais existé, et le reflux, dans le rein, du sang de la veine porte et de la veine cave, supposé tout récemment pour expliquer la rapidité avec laquelle les liquides sont éliminés par les urines, est une pure fiction que repoussent a la fois les notions les plus élémentaires de la physiologie et des expériences déjà fort anciennes, expériences dans lesquelles Chirac, Helvétius, Astruc, Vestrumb,

(*) a, artère glomérulaire ; b, artériole du glomérule ; c, glomérule ; d, artériole d'un corpuscule de Malpighi ; e, réseau capillaire.

Krimer, ont vu la sécrétion urinaire se suspendre après la ligature des artères rénales.

La quantité d'urine produite en vingt-quatre heures par les divers animaux est très variable. Becquerel l'a évaluée pour l'homme, terme moyen de 1 200 à 1 300 grammes, Boussingault l'a trouvée de 7^k,2 pour la vache, et de 3 kilogrammes pour le porc âgé de neuf mois. Sace[1] dit qu'elle s'élève de 9 à 12 kilogrammes pour le cheval, de 7 à 9 pour le bœuf et de 0^k,9 pour le mouton. D'après Lehmann, elle serait, en vingt-quatre heures, par kilogramme du poids du corps, de 26 grammes chez l'adulte, et de 47 grammes chez l'enfant. Cette quantité, suivant mes évaluations, serait, pour le cheval, terme moyen, de 22 à 44 grammes. Les matières salines qui se trouvent dans la masse totale du liquide, pèsent, chez l'homme adulte, de 40 à 80, et chez le cheval à peu près de 108 à 135 grammes.

La quantité d'urine augmente considérablement chez les herbivores mis au pâturage ou au régime du vert, comme chez ceux qui reçoivent des pulpes, des racines. Le froid qui survient brusquement, l'humidité, l'ingestion de divers sels et de la plupart des diurétiques, l'accroissent dans une proportion considérable. Au contraire, elle est plus ou moins réduite par les influences qui activent l'exhalation de la peau, par les maladies aiguës, la fièvre, les affections du cœur, l'irritation des reins, etc.

L'urine est un liquide jaunâtre chez la plupart des animaux; d'un jaune citron sur les solipèdes, plus pâle chez les bœufs, plus foncée chez les carnassiers. La nature de l'alimentation et divers états de l'organisme en modifient la nuance.

Son odeur a quelque chose de particulier dans chaque espèce. Elle est extrêmement prononcée chez les carnassiers, notamment chez le chat. Quelque temps après l'extraction, elle devient généralement ammoniacale. Sa saveur est salée, amère; elle devient sucrée dans le cas de glycosurie très prononcée. Sa densité oscille généralement entre 1,014 à 1,037. Sa réaction est variable suivant les espèces et les conditions dans lesquelles se trouvent les animaux. Elle est alcaline chez les herbivores, et acide chez les carnassiers, suivant la remarque déjà ancienne de Reid et de Burdach. Chez l'homme, dans une journée, elle peut être tour à tour acide, neutre ou alcaline; mais l'acidité s'observe en général pendant les deux tiers d'une période de vingt-quatre heures. Comme cette réaction dépend de la nature des aliments, ses variations sont réglées. L'urine de tous les jeunes mammifères est acide pendant la période de l'allaitement. Celle des herbivores, habituellement alcaline, devient acide si on les soumet à l'usage de la chair, comme je l'ai constaté sur le taureau et plusieurs petits ruminants. Elle passe à l'alcalinité chez les carnassiers dès qu'ils sont nourris de substances végétales; enfin l'urine de tous les animaux, quel que soit leur régime antérieur, est acide dès que la digestion est suspendue par la maladie ou par l'abstinence, car alors les matériaux de l'urine sont empruntés à la propre substance de l'organisme. L'alcalinité est due au bicarbonate de potasse, aux phosphates de soude et de

1. Sace, *Précis élémentaire de chimie agricole*, 2e édit., p. 348.

potasse. L'acidité paraît tenir non à l'acide urique, qui n'agit pas sensiblement sur le papier bleu de tournesol, mais aux phosphates acides de chaux et de soude.

L'urine, examinée lors de son émission, est généralement transparente : elle peut néanmoins présenter alors des cellules épithéliales, des globules de mucus, des corps cylindriques provenant d'une desquamation des tubes urinifères, même quelquefois des globules de sang et des cryptogames. Si elle a été exposée au contact de l'air elle a pu donner un dépôt grisâtre ou rougeâtre formé par différents sels, notamment l'urate de soude, l'urate d'ammoniaque, le phosphate ammoniaco-magnésien, les carbonates et phosphates calcaires, et exhaler une odeur ammoniacale résultant d'un commencement de décomposition. Le tableau suivant donne sa composition chimique chez l'homme, le cheval, le bœuf, le veau, le porc et les carnivores :

Urine de l'homme[1], d'après Lehmann.

Urée	32,91
Acide urique	1,07
Acide lactique	1,55
Extrait aqueux et extrait alcoolique	10,10
Lactate d'ammoniaque	1,96
Mucus	0,10
Sulfates alcalins	7,29
Phosphate de soude	8,66
Phosphates de chaux et de magnésia	1,18
Chlorure de sodium et d'ammoniaque	3,66
Eau	931,11
	1000,00

Urine du cheval[2], de la vache[3], du porc[4], d'après Boussingault.

	CHEVAL.	VACHE.	PORC.
Urée	31,0	18,5	4,9
Hippurate de potasse	4,7	16,5	0,0
Lactates alcalins	20,1	17,2	indét.
Bicarbonate de potasse	15,5	16,1	10,7
Carbonate de magnésie	4,2	4,7	0,9
Carbonate de chaux	10,8	0,6	traces.
Sulfate de potasse	1,2	3,6	2,0
Chlorure de sodium	0,7	1,5	1,3
Silice	1,0	traces.	0,1
Phosphate	0,0	0,0	1,0
Eau et matières indéterminées	910,8	921,3	979,1
	1000,0	1000,0	1000,0

1. Régime indéterminé.
2. Trèfle vert et avoine.
3. Au régime du regain et des pommes de terre.
4. Au régime des pommes de terre cuites.

Urine du veau d'après **Braconnot**[1].

Urée, matière urinaire	2,36
Chlorure de potassium	3,92
Chlorure de sodium	traces.
Sulfate de potasse	0,14
Phosphate ammoniaco-magnésien	0,17
Oxyde de fer, chaux, silice	traces.
Eau	993,80
	1000,00

Urine du lion et du tigre d'après **Hérouvini**.

Urée, extrait alcoolique, acide lactique	132,20
Acide urique	0,22
Mucus	5,10
Sulfate de potasse	1,20
Sel ammoniaque et chlorure de sodium	1,16
Phosphate terreux	1,76
Phosphate de potasse et de soude	8,02
Phosphate d'ammoniaque	1,02
Lactate de potasse	3,30
Eau	846,10
	1000,00

La composition moyenne des urines, d'après les analyses ci-dessus et quelques autres, a été exprimée comme il suit par Is. Pierre.

ÉLÉMENTS DU LIQUIDE	BÉLIER	CHEVAL	BŒUF	VACHE	HOMME	CHÈVRE	PORC	VEAU
Eau	891	965	911	911	952	982	982	994
Matières organiques	80	55	55	55	35	9	5	2,5
Matières minérales	26	40	31	31	13	9	13	3,5

Des principes qui entrent dans la composition de l'urine, les uns sont communs à la généralité des animaux, les autres sont propres à quelques-uns d'entre eux; ce sont : l'urée, l'acide urique, des matières animales extractives et divers sels.

L'urée est un des éléments les plus importants de l'urine de l'homme et d'un grand nombre d'animaux. Cette matière très azotée, cristallisable en aiguilles prismatiques, provient des mutations des matières protéiques des aliments et des tissus. Elle se forme dans les muscles et dans les autres organes, peut-être même aussi dans le sang où elle existe constamment en certaine proportion. Le rein, étranger à sa production, ne fait que l'éliminer, puisque, comme l'ont démontré Prévost et Dumas, elle existe dans le sang après l'extirpation des

1. Veau de huit jours, allaité par la mère.

reins : sa quantité y augmente dans les cas où la sécrétion urinaire devient incomplète par suite d'une dégénérescence. L'homme en produit, d'après Lehmann, en moyenne, 32 grammes en vingt-quatre heures. Sous l'influence d'un régime très azoté, sa quantité peut s'élever à 58 grammes ; elle descend à 15 dans le cas où les aliments sont pauvres en azote. Néanmoins, pendant l'abstinence, elle est encore sécrétée en proportion très notable, comme Lassaigne l'a constaté sur un aliéné privé de tout aliment pendant dix-huit jours.

La quantité d'urée éliminée par l'urine est proportionnelle à la masse de ce liquide. On a constaté sur l'homme et quelques animaux que, dans le cas où la quantité d'urine est doublée, celle de l'urée est accrue d'environ un tiers en sus de la proportion normale, de sorte que l'animal qui donnait 33 grammes d'urée par litre d'urine en donnera 42 avec deux litres. Frerichs a trouvé que le chien au régime mixte donne en vingt-quatre heures quatre fois autant d'urée que pendant l'abstinence, et six fois autant sous l'influence de l'alimentation animale. L'urée se produit assez rarement dans les maladies en proportion supérieure à la normale, mais dans beaucoup de cas, comme dans la maladie de Bright, les hydropisies, les affections dérivées de l'anémie, sa quantité est plus ou moins réduite. Elle peut augmenter dans les cas où les animaux viennent à recevoir certaines matières, tel que la gélatine et le sel marin. La gélatine, qui ne paraît point assimilable, se convertit totalement en urée, et le sel marin se combine avec celle-ci pour sortir par les voies urinaires.

D'après M. Bouchard, dans le cas d'abstinence il y a chez l'homme, pour chaque kilogramme du poids du corps en vingt-quatre heures, élimination de $0^{gr},20$ d'urée. Avec la ration d'entretien l'élimination monte à $0^{gr},33$, même à $0^{gr},36$. À un âge avancé il y a moins d'urée, d'après lui, qu'à l'âge adulte, moins chez les individus obèses que chez ceux d'un embonpoint moyen. En revanche chez les obèses la quantité d'acide urique augmente. Au-dessus de 26 grammes d'urée, en vingt-quatre heures, il y aurait azoturie.

Certains animaux ont l'urine très pauvre en urée. M. Yvon n'en a trouvé que 8 grammes par litre dans celle de la truie. Celle du chat, au contraire, en contient une proportion énorme, 82 grammes par litre. Sa quantité augmente dans la morve chronique, d'après les analyses de A. Robin. Très probablement il en est ainsi dans toutes les maladies avec amaigrissement ou dénutrition exagérée.

L'acide urique trouvé d'abord par Scheele dans les calculs vésicaux existe en grande quantité dans l'urine des carnivores, des animaux ovipares, et au contraire en proportion très faible dans celle des herbivores. À l'état de pureté, cet acide est blanc, pulvérulent, inaltérable à l'air, à peu près insoluble dans l'eau, décomposable par la chaleur, qui le convertit en carbonate d'ammoniaque, cyanhydrate de la même base et en divers produits analogues à ceux qui résultent de la décomposition des matières animales azotées. Il contient plus de carbone que l'urée, mais moins d'hydrogène et d'azote. Cet acide augmente dans les urines, d'autant plus que les animaux font un usage exclusif d'aliments azotés, et dans celles des animaux affectés de maladies inflammatoires ; il apparaît en quantité notable dans les urines des herbivores soumis à l'abstinence ou nourris de substances animales, dans celle des veaux pendant le régime de la lactation. Au contraire, d'après les analyses de M. Chevreul, il disparaît totalement, de même que les phosphates, dans l'urine des carnassiers soumis à la diète exclusivement végétale. On le rencontre à l'état de pureté ou en combinaison avec l'ammoniaque dans les calculs urinaires de l'homme et des carnivores. C'est lui qui, à l'état d'urate de chaux ou de soude, concourt à former les concrétions arthritiques de la goutte. L'acide urique se trouve habituellement combiné avec la soude et se précipite quand on fait agir l'acide azotique sur l'urine.

L'acide hippurique ou uro-benzoïque, dont la présence a été constatée à l'état normal dans le sang du bœuf par M. Verdeil, se trouve dans l'urine du cheval et des autres herbivores en combinaison avec la soude. Il est blanc, peu soluble dans l'eau, cristallisable en prismes quadrangulaires, fusible et facilement décom-

Fig. 207. — Acide urique précipité par l'acide acétique (Ch. Robin).

posable par l'action de la chaleur. Il contient beaucoup plus de carbone que l'urée et l'acide urique, mais il ne renferme qu'une très faible proportion d'azote. Sa production éprouve des oscillations subordonnées au travail musculaire ou à

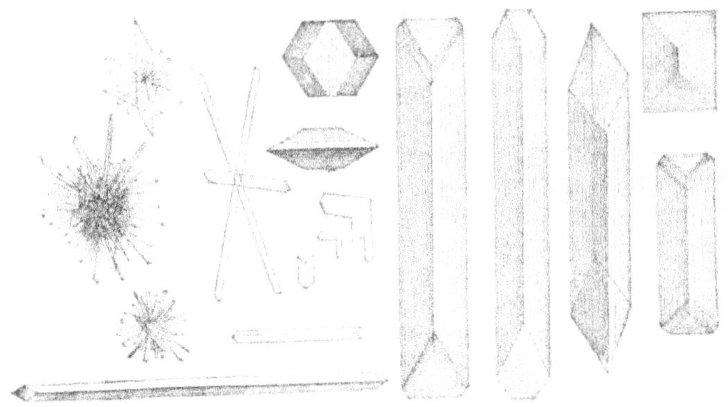

Fig. 208. — Acide hippurique (Ch. Robin).

l'inaction. M. Roussin[1] en a toujours trouvé beaucoup sur les chevaux qui travaillent, et peu ou point sur les sujets inactifs et bien nourris. Les premiers donnent en même temps que beaucoup d'acide hippurique peu d'urée. Les chevaux d'omnibus et de troupe après le travail et la course ont donné de 7 jusqu'à 14 grammes d'acide hippurique par litre d'urine ; au contraire, il a manqué chez

1. Z. Roussin, Recueil de mémoires de médecine et de pharmacie militaires, 1856.

les chevaux de troupe inoccupés, qui donnaient de 6 à 17 grammes d'urée par litre. Aussi ce chimiste pense que l'activité respiratoire accrue par le travail transforme chez les solipèdes l'urée en acide hippurique.

Cet acide provient aussi de la transformation d'autres matières apportées normalement ou accidentellement dans l'organisme, notamment de l'acide benzoïque et des benzoates des fourrages. L'huile d'amandes amères administrée au lapin, l'éther benzoïque, le baume du Pérou, au chien, ont paru lui donner naissance. L'acide hippurique a été trouvé en petite quantité dans l'urine de l'homme soumis à une alimentation végétale ou mixte.

La créatine et la créatinine, que l'on trouve dans le liquide des muscles et dans le sang, existent en faible proportion dans l'urine. Ces deux substances azotées, excrémentielles, comme l'urée et ses dérivés, paraissent provenir principalement de la désassimilation du tissu musculaire.

Diverses matières extractives, à composition inconnue et de provenance incertaine, se trouvent aussi dans l'urine, particulièrement dans le jeune âge, pendant les maladies et lors de l'abstinence ou de l'inanition. Ce sont, à ce qu'il semble, des matières usées que la résorption a versées dans le sang.

Les matières minérales et salines de l'urine représentent une partie considérable de ce liquide. Les sels minéraux y figurent pour 12 à 18 grammes par litre, et les sels à acides organiques pour 4 à 6 grammes. Leur proportion varie suivant les animaux et les conditions physiologiques. D'après les données rassemblées jusqu'à ce jour, c'est l'urine de cheval qui en renferme le plus, soit en tout et en moyenne 40 grammes par litre, puis dans l'ordre décroissant celle du bœuf 31, — du mouton 26, — des carnivores 15, — de l'homme, du porc 13, de la chèvre 9, — du veau 3. De tous ces sels, le chlorure de sodium est le plus abondant, il existe dans la proportion de 3 à 8 grammes sur 1 000 chez l'homme, mais seulement de 1 à 2 grammes chez les herbivores. Le chlorure de potassium y est également en grande quantité. Ces deux sels représentent souvent pour vingt-quatre heures 40 à 60 grammes ; mais leur quantité est subordonnée à la composition des eaux et des aliments. Dans tous les cas, ce qui en entre est éliminé surtout par l'urine. Parmi les sels organiques, les lactates alcalins sont très abondants et figurent souvent, chez les grands herbivores, dans la proportion de 20 grammes pour 1 000. L'hippurate de potasse peut s'y trouver dans la proportion de 4 à 16 grammes ; enfin les urates de soude dans celle de 1/2 gramme chez l'homme.

Le bicarbonate de potasse est extrêmement abondant dans l'urine du cheval, de la vache et du porc, il s'y trouve dans la proportion de 10 à 16 grammes par litre, le carbonate de chaux peut chez les solipèdes arriver au chiffre de 10 grammes. Après lui se place le sulfate de potasse. Le phosphate de chaux, le phosphate de magnésie n'y sont qu'en faible proportion. Le biphosphate de soude donne au liquide sa réaction acide dans les conditions précédemment indiquées.

Lorsque l'urine dépose, après son émission, son sédiment est formé par le phosphate ammoniaco-magnésien, le phosphate de chaux, le carbonate calcique et magnésien, quelquefois par divers urates, notamment l'urate d'ammoniaque. Ces dépôts peuvent présenter de la cystine en tables hexagonales, de l'oxalate de chaux en cristaux octaédriques. Ces divers sels ou quelques-uns d'entre eux constituent les calculs du rein, des uretères, de la vessie, dont j'ai décrit ailleurs les caractères et le mode de développement chez les animaux domestiques [1].

Divers gaz se trouvent en solution dans l'urine, en la proportion de 2 volumes 1/2 pour 100 volumes de liquide. Ces gaz sont formés de 65 centièmes d'acide carbonique, 31 d'azote et 2.7 d'oxygène.

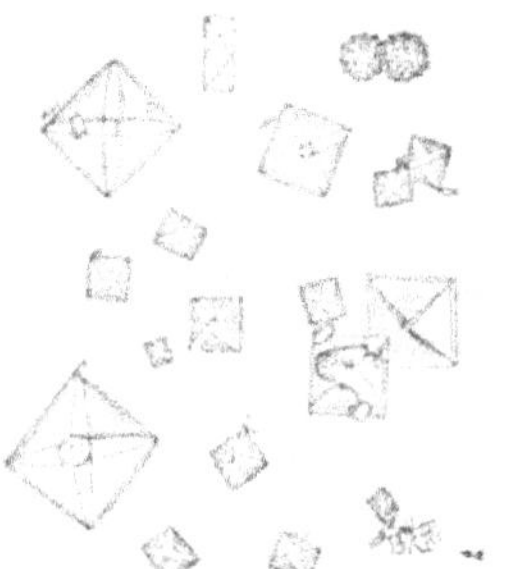

Fig. 209. — Oxalate de chaux.

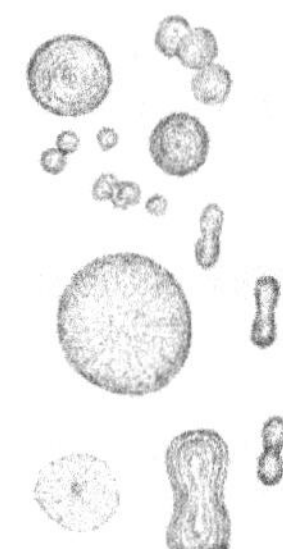

Fig. 210. — Carbonate de chaux.

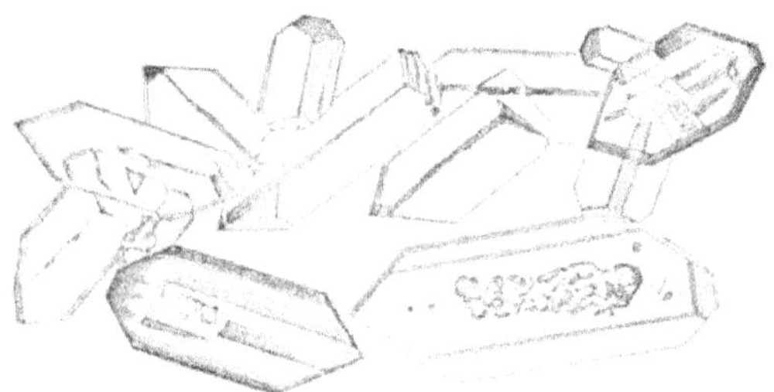

Fig. 211. — Phosphate ammoniaco-magnésien.

La composition de l'urine présente des différences remarquables, suivant les espèces animales, le mode d'alimentation et les diverses conditions normales ou morbides dans lesquelles les animaux peuvent se trouver. Celle des carnivores, qui est claire et acide, contient beaucoup d'urée, d'acide urique, de phosphates. L'urine des herbivores, trouble, chargée souvent, et en particulier sur les solipèdes, d'une grande quantité de mucus, ne contient pas ou ne renferme que des traces d'acide urique. Les phosphates y sont remplacés par des carbonates qui lui donnent la propriété de faire effervescence par les acides. Elle renferme de l'acide hippurique que Vauquelin et Fourcroy avaient déjà trouvé chez le cheval, le mouton, le rhinocéros, l'éléphant et le castor. Celle du veau à la mamelle ren-

1. G. Colin, *Recherches sur les calculs et sur les maladies calculeuses des animaux.* Mémoire couronné par la Société centrale d'agriculture, 1861.

ferme de l'urée, de l'acide urique, de l'allantoïne et beaucoup de phosphate de magnésie.

L'urine du porc tient le milieu entre celle des carnassiers et celle des herbivores. Elle est alcaline, contient de l'urée, mais point d'acide urique ni d'acide hippurique.

Les analyses qui ont été données pour différents mammifères indiquent quelques variantes assez notables. John a trouvé de la silice et de l'oxyde de fer dans l'urine du cheval. Vogel a rencontré ces deux substances sur le rhinocéros, et M. Chevreul sur le chameau. Si l'on en croit Vogel, l'acide hippurique manquerait chez l'éléphant.

L'urine des oiseaux, généralement versée par les uretères dans le cloaque où elle se mêle aux matières fécales, est peu abondante et très riche en substances fixes, notamment en acide urique. Celle de l'autruche, reçue dans un réservoir particulier analogue à la vessie des autres animaux, est rendue sans se mélanger avec les matières excrémentitielles. Vauquelin a pu ainsi l'analyser séparément. Il y a trouvé de l'eau, de l'acide urique, de très grandes proportions de chlorhydrate d'ammoniaque, des sulfates de potasse et de chaux, du phosphate calcaire, du mucus et une matière grasse. D'après Coindet, l'urine des oiseaux herbivores, blanche, onctueuse, contient de l'acide urique, du phosphate de chaux, de l'ammoniaque, mais pas d'urée. Celle des oiseaux carnivores, plus fluide, susceptible même d'être rejetée à part, contient de l'urée, de l'acide urique, du phosphate calcaire, de l'ammoniaque, et, de plus, des sulfates, des phosphates de soude et de potasse. C'est à la forte proportion de ces matières fixes que les urines des oiseaux doivent la propriété de former des masses blanches faciles à réduire en poussière.

Chez les reptiles, l'urine est tantôt épaisse, demi-solide, rendue à de rares intervalles, comme chez les serpents et les lézards, tantôt fluide et très abondante, comme chez les tortues et les batraciens. Prout, qui a examiné celle d'un boa, y a trouvé : acide urique, 0,9016 ; — potasse, 0,0345 ; — sulfate de potasse et chlorure de potassium, 0,0095 ; — phosphate et carbonate de chaux et de magnésie, 0,0080 ; — mucus et matière colorante, 0,0294.

Enfin l'urine des mollusques et des insectes a donné de l'acide urique, de l'urate d'ammoniaque, une matière organique et divers sels.

Le régime auquel on soumet les animaux modifie d'une manière très remarquable les caractères et la composition de l'urine. Il suffit de donner à un herbivore l'alimentation du carnassier, pour que les urines du premier deviennent semblables à celles du second, et réciproquement. C'est ce que MM. Chevreul et Magendie ont constaté depuis longtemps sur des chiens, dont l'urine n'offrait plus d'acide urique ni de phosphates, lorsque ces animaux étaient entretenus avec des substances végétales ou avec des principes non azotés, comme le sucre, la gomme, les graisses. J'ai vu aussi des porcs, nourris de pommes de terre et de farine, donner une urine alcaline faisant effervescence par les acides, et d'autres porcs, vivant de chair, présenter des urines claires et acides.

L'urine éprouve des modifications remarquables sous l'influence des maladies. En général, elle devient alors moins abondante, plus chargée de sels et de mucosités, qui la rendent épaisse et visqueuse, surtout chez les solipèdes, et chez la jument en particulier. Elle est épaisse, trouble, et laisse quelquefois déposer un sédiment jaune grisâtre chez les sujets calculeux ; elle se charge d'albumine, quelquefois de graisse, dans la maladie de Bright, dans quelques maladies du cœur, les hydropisies, — de glycose dans le diabète, — de biliverdine dans l'ictère, — de sels ammoniacaux dans le typhus et quelques maladies éruptives graves, — de sang dans l'hématurie, — de sang avec sérum opalescent et gras dans la piarrhémie, la galacturie ou hématurie graisseuse, — de pus dans diverses affections des voies urinaires, — d'algues, de bactéries, dans certaines affections catarrhales de la vessie. Ces modifications ont été peu étudiées sur les animaux. John a trouvé dans celle d'un cheval diabétique : eau, 948,50 ; — extrait aqueux et alcoolique, 33,30 ; — urée, 33,30 ; — mucus et carbonate de chaux, 0,80 ; — acide hippurique, 1,40 ; — chlorure de potassium, traces ; — urate de chaux et de potasse, 0,14 ; — phosphate de chaux, 0,70 ; — carbonates de chaux et de magnésie, 3,92 ; — oxydes de fer et de manganèse, traces ; — sulfates, phosphates et chlorures alcalins, 11,40 ; — sulfate de potasse,

Dans quelques maladies on a suivi, du début à la fin, les modifications éprouvées par l'urine. Ainsi dans l'hématurie de la vache, A. Robin a trouvé, au début, de l'urate d'ammoniaque avec peu d'hippurates, et sur la fin il a vu reparaître l'oxalate de chaux, le carbonate de la même base, les hippurates. Dans les affections dites typhoïdes du cheval, le même observateur a vu augmenter l'acide urique, l'oxalate de chaux, pendant qu'il y a diminution de l'acide hippurique, des chlorures, des phosphates et du carbonate de chaux.

Dans un cas de polyurie au début, sur le cheval, le même observateur constate une augmentation sensible des matériaux solides de l'urine, matières extractives et sèches avec abaissement du chiffre de l'urée et de l'acide hippurique ; plus tard les matériaux solides diminuent ; pas de sucre.

Il résulte de mes observations, en nombre considérable, que dans cette affection, chez les solipèdes, le sucre fait toujours défaut, sauf des traces insignifiantes. Aussi la polyurie du cheval reste une affection parfaitement distincte de la glycosurie.

Dans les différentes formes de glycosurie la proportion de sucre éliminée est variable. Le sucre devant entraîner sept fois son poids d'eau ou son équivalent de diffusion, l'eau augmente dans le sang à mesure que la quantité de sucre s'élève ; aussi l'activité de la sécrétion urinaire croît-elle proportionnellement à l'augmentation du sucre et de l'eau dans le liquide nutritif. L'augmentation de la quantité de sucre est telle que par litre d'urine elle peut atteindre le chiffre de 140 grammes.

Cette glycosurie, d'après M. Bouchard, résulte le plus souvent de ce que les tissus, dont la nutrition est diminuée, ne peuvent plus transformer le sucre normalement produit dans la proportion énorme de 1850 grammes, dit-il, en vingt-quatre heures.

Les substances étrangères introduites dans l'économie, par une voie quelconque, notamment par l'appareil digestif, sous forme de médicaments ou avec les aliments, les boissons agissent sur la sécrétion urinaire et sur les qualités de son produit. Cette sécrétion, essentiellement dépurative, est alors surexcitée pour en opérer plus vite l'élimination et ramener ainsi le sang à sa constitution normale. Divers observateurs ont retrouvé dans l'urine de l'iode, du soufre, de l'arsenic, de l'antimoine, du mercure, du fer, du sulfure de potassium, du cyanure ferrico-potassique, du sulfo-cyanure de potassium, des sulfates de soude, de potasse, de magnésie, du sulfate de quinine, de l'azotate et du carbonate de potasse, du chlorure de baryum, de potassium, des acétates, oxalates, lactates, etc., des matières résineuses et des matières colorantes. La gomme-gutte, la rhubarbe, la chélidoine, la rendent jaunâtre, la teinture d'indigo lui fait prendre une teinte bleuâtre; les merises, les mûres, les baies de sureau, le bois de campêche, une teinte rouge. Elle prend une odeur de violette sous l'influence de l'essence de térébenthine, l'odeur de la myrrhe par la valériane et le castoréum, une odeur fétide par l'asperge. Les diurétiques, en excitant l'action des reins, sont éliminés avec l'urine, soit en nature, soit après avoir éprouvé quelques légères modifications.

Woelher n'a pu retrouver dans l'urine, ni le fer, ni le plomb, ni l'alcool, non plus que l'éther, le musc, le camphre, la teinture de tournesol.

Parmi les substances éliminées par les reins, les unes le sont à titre de substances solubles, comme les matières colorantes, odorantes, l'alcool, et y passent sans modification; les autres sont oxydées et y passent sous une forme nouvelle: le sulfure de potassium, après s'être converti en sulfate de potasse, l'acide tannique en acide gallique, l'acide benzoïque en acide hippurique, l'acide urique en urée, acide oxalique, etc., la salicine en saligénine. Les citrates, tartrates, y passent convertis en carbonates, les acides oxaliques, tartrique, à l'état d'oxalates, de tartrates, l'iode à l'état d'iodure, le soufre sous la forme de sulfate et de sulfure.

L'élimination des substances étrangères par les voies urinaires commence à s'effectuer peu de temps après que l'absorption les a fait pénétrer dans le système vasculaire. Les expériences de Stehberger, celles de Héring et de beaucoup d'autres physiologistes démontrent qu'elle est, en général, très rapide, mais non au même degré pour toutes. Le cyanure de fer et de potassium, injecté dans les veines, se montre déjà dans le rein au bout de une à deux minutes, et dans l'urine de la quatrième à la dixième minute; la teinture de safran, versée dans la trachée, a teint l'urine en vert au bout de huit minutes; l'essence de térébenthine, inspirée, lui a donné une odeur de violette après quinze minutes; l'indigo, administré par l'estomac, se montrait dans ce fluide après un quart d'heure; l'acide gallique après vingt minutes; la garance au bout d'un temps variable, de vingt à vingt-cinq minutes.

L'élimination de ces substances continue plus ou moins longtemps, suivant la quantité qui en a pénétré dans l'organisme, leur nature et leur aptitude à être entraînées par divers émonctoires. L'indigo, donné en petite quantité par les voies digestives, ne fut complètement éliminé qu'après cinq heures dans les expériences de Stehberger, l'acide gallique après quatre heures, la rhubarbe après vingt-quatre heures, le cyanure de fer et de potassium après quelques jours. Cette élimination se prolonge pendant des mois entiers pour certaines substances, qui se déposent momentanément dans les tissus, ou qui passent dans des fluides résorbés en partie ou en totalité, comme le suc gastrique, la bile, la salive, les sérosités des membranes, etc.

C'est en opérant ces diverses éliminations que la sécrétion urinaire joue le premier rôle dans la dépuration du sang. Aussi l'animal ne peut-il survivre qu'un temps très court à l'ablation des reins ou ce qui revient au même physiologiquement à la suppression de leur fonction.

Lorsque le rein, par le fait de lésions de son tissu cesse de jouer ce rôle d'élimination, le sang reste vicié, et il devient toxique une fois que les matériaux nuisibles sont accumulés en quantité considérable. Et ces matériaux sont fort nombreux, l'urée, l'acide urique, les différents déchets de la nutrition et des combustions. Il n'est donc pas étonnant que l'urine normalement chargée de ces matériaux toxiques, devienne elle-même toxique. Sa toxicité est telle, d'après M. Bouchard, que la quantité de poison urinaire produite par l'homme, en cinquante-deux heures, suffirait pour le tuer à la fin de cette courte période, si elle était retenue ou réintroduite dans le sang.

La toxicité de l'urine, d'après ses recherches, varie suivant une foule de conditions : elle est plus grande pendant la veille que pendant le sommeil, plus, pendant l'abstinence qu'en présence de l'alimentation ordinaire ; très considérable dans certaines affections hépatiques ; elle est due à des principes extractifs encore indéterminés, à la potasse plutôt qu'à l'urée et à l'acide urique.

Toutefois, comme la toxicité est déduite des effets qui résultent de l'injection de l'urine ou de ses éléments constitutifs dans les veines, elle se montre dans les conditions expérimentales à un degré qu'elle ne saurait atteindre lorsque la rétention ou la rentrée de ces éléments a lieu comme à l'état normal et qu'elle marche parallèlement à leur élimination.

La composition de l'urine et les variations qu'elle éprouve, suivant le régime des animaux et une foule de circonstances diverses, font pressentir le rôle de la sécrétion urinaire.

Cette sécrétion et celle de la bile ont pour but essentiel l'élimination des produits résultant des métamorphoses des éléments du sang et des tissus, produits qui, étant dépouillés d'une grande partie de leur carbone et de leur hydrogène, ne sont plus aptes à éprouver de nouvelles mutations. Les uns, très riches en carbone, s'associent à la soude, et s'en vont sous forme de bile ; les autres, très azotés, donnent l'urée, l'acide urique et l'ammoniaque de l'urine. La soude de la bile qui a été brûlée finit même, d'après Liebig, par revenir dans l'urine, associée à des acides, c'est-à-dire sous la forme de phosphates, de carbonates et d'hippurates.

Chez les herbivores, dont les urines sont alcalines, l'acide urique est remplacé par l'acide hippurique et par l'ammoniaque. Les carbonates alcalins y existent en très grande proportion, parce qu'ils abondent dans les aliments, tandis que les phosphates y manquent ou ne s'y montrent qu'en proportion insignifiante. Chez les carnivores, au contraire, qui ont une urine acide, on voit prédominer l'acide urique, et avec lui les phosphates et les sulfates provenant à la fois des aliments et des tissus, puis du soufre, ainsi que du phosphore, des matières protéiques métamorphosées, soufre et phosphore acidifiés peut-être, comme le pense le savant chimiste de Giessen, par l'oxygène que la respiration a introduit dans l'organisme. Enfin, chez tous les animaux indistinctement, quel que soit leur régime antérieur ou habituel, sous l'influence de l'abstinence, l'urine prend des caractères uniformes, devient acide, offre de l'urée, de l'acide urique, des phosphates et des sulfates provenant des tissus qui se détruisent. Alors, dans l'urine, l'eau ne vient plus ni des aliments ni des boissons; l'urée, l'acide urique et les sels ne dérivent plus que des principes du sang ou de la substance des tissus attaqués par le travail de désassimilation.

La sécrétion urinaire a donc pour office d'éliminer une grande partie de l'eau superflue provenant des boissons et des aliments, une foule de matières étrangères que l'absorption a fait pénétrer dans l'organisme, enfin les produits azotés et salins provenant des mutations des tissus. Par la grande quantité de liquide qu'elle soustrait au sang elle devient, comme on l'a dit avec raison, un grand agent modérateur de la tension vasculaire.

L'excrétion de l'urine s'opère suivant un mode à peu près uniforme, quant à ses caractères essentiels, chez la généralité des mammifères. Le fluide qui suinte par les petits orifices des pyramides malpighiennes s'accumule dans le bassinet en petite quantité, et coule lentement dans l'uretère qui, en vertu de sa contractilité, le pousse goutte à goutte dans la vessie, où il ne saurait pénétrer sans une impulsion capable de vaincre la résistance résultant du trajet oblique décrit par le canal entre la muqueuse et la tunique charnue du réservoir. Une fois parvenue à la vessie, l'urine ne peut refluer dans l'uretère, à cause de l'obliquité de l'insertion du conduit, comme Galien en a fait la remarque. À mesure que de nouvelles quantités de liquide arrivent à la vessie, elle cède passivement, éprouve une dilatation graduelle; sa membrane charnue s'amincit, ses faisceaux s'écartent les uns des autres; les plis de sa muqueuse diminuent et finissent par s'effacer; le réservoir, refoulé en arrière du bassin lors de sa vacuité, se porte en avant, de manière que sa moitié antérieure dépasse le pubis, et vienne reposer directement sur les parois inférieures de l'abdomen. Quand la distension approche de son terme, la vessie a reçu jusqu'à 6 à 800 grammes d'urine chez les chiens de grande taille; 3, 4 litres et plus chez le cheval et les grands ruminants. Cet état fait naître le besoin d'uriner, qui est une sensation interne du genre de celles dont nous avons déjà parlé dans plusieurs endroits. L'impression produite sur les nerfs spinaux que reçoit la vessie est transmise aux centres nerveux, lesquels, par une action réflexe, en partie soumise à la volonté, font cesser la contraction du sphincter du col vésical, et mettent en jeu le diaphragme et les muscles abdominaux. Alors, de même que pour l'expulsion des matières fécales, il se produit un effort qui est, pour beaucoup d'animaux, incompatible avec la marche, la course, et la plupart des exercices musculaires un peu pénibles.

L'urine est expulsée de diverses manières, suivant les animaux. Les solipèdes mâles ou femelles se campent, c'est-à-dire écartent les membres postérieurs des antérieurs, redressent les jarrets et les articulations métatarso-phalangiennes. Le mâle entier sort en partie le pénis du fourreau, et lance l'urine avec force par un jet continu. Les dernières portions seules sont rejetées par saccades, coïncidant chacune avec une forte contraction des muscles abdominaux et du muscle accélérateur, dont l'action achève de débarrasser le canal de l'urine qui s'y trouve sur la fin de l'émission. Chez les femelles, on voit, dans les derniers moments, de vives contractions des lèvres de la vulve qui s'écartent et se rapprochent alternativement, et un mouvement particulier du clitoris encore mouillé d'urine. Le bœuf, le taureau, le bélier, le bouc, ne se campent pas sensiblement ; leur urine tombe par un filet assez peu considérable. La vache se campe, en rapprochant fortement le train de derrière de celui du devant ; la croupe proémine en arrière, et la colonne dorso-lombaire se vousse en contre-haut ; l'urine est lancée sous forme d'un large jet, très fort. Le verrat urine par saccades, et son urine, en sortant du canal de l'urèthre, passe dans une vessie préputiale à parois musculaires, qu'elle distend, pendant toute la durée de l'émission. Cette vessie, découverte par Lacauchie, achève de se vider par l'action de ses muscles propres. Le jeune chien fléchit les membres, écarte les postérieurs des antérieurs, de même que la chienne, mais vers l'âge de dix mois, il tient une patte de derrière levée, tant que dure l'expulsion de l'urine.

D'autres animaux urinent encore autrement que nos espèces domestiques. L'éléphant femelle écarte les deux membres postérieurs, et lance une urine claire en large nappe souvent conique. Le rhinocéros mâle fait sortir la verge du fourreau, et projette le fluide par saccades très fortes, complètement interrompues. La girafe mâle reporte fortement en arrière les membres postérieurs, et rend son urine par un mince filet non saccadé. Le dromadaire mâle se campe, comme la vache, et précisément en sens inverse du cheval. L'ouverture de son fourreau, déjà recourbée en bas et en arrière, se courbe encore davantage dans ce sens. Sa verge, qui reste cachée, éprouve avec le fourreau, tant que dure l'excrétion, et même assez longtemps après, des mouvements très répétés ; le jet d'urine est dirigé en arrière entre les cuisses. Le buffle, si rapproché de notre bœuf domestique, n'urine pourtant pas comme lui ; il rejette le fluide en saccades séparées par des intervalles pendant lesquels rien n'est expulsé. Sa femelle urine quelquefois étant couchée.

L'excrétion de l'urine se renouvelle plus ou moins fréquemment suivant l'âge, l'espèce des animaux, les habitudes contractées, etc. Elle se produit souvent chez les jeunes animaux, chez les femelles en chaleur, chez ceux dont les voies urinaires sont irritées. La peur et quelquefois la joie la provoquent chez le chien. Les exercices continus s'opposent à son accomplissement chez les bœufs et les chevaux employés à des travaux pénibles ; aussi doit-on les interrompre de temps en temps, afin qu'elle puisse s'effectuer. Lorsqu'elle s'opère très rarement, le travail de résorption qui a lieu dans la vessie fait disparaître une certaine proportion d'eau, et donne au reste une teinte plus foncée.

GLANDES THYROÏDES.

Les glandes ou les corps thyroïdes que l'on a considérés comme des diverticulums sanguins du larynx, du cerveau, et même de l'axe cérébro-spinal tout entier, n'ont rien dans leur volume ni dans leurs connexions avec ces parties qui puisse justifier le rôle dont on les suppose chargés.

Ces corps existent, chez tous les mammifères, sur les côtés du larynx ou des premiers cerceaux de la trachée-artère, rarement isolés l'un de l'autre, mais le plus souvent réunis par une bandelette de même nature que le reste de leur substance. Cuvier et Duvernoy n'en trouvent pas de traces dans les vertébrés ovipares, si ce n'est chez les serpents, où ils semblent remplacés par une glande à larges cellules située en avant du cœur.

Lobuleux dans quelques animaux, l'éléphant entre autres, ces corps se présentent généralement sous l'aspect de masses compactes, homogènes, riches en vaisseaux sanguins et lymphatiques ; mais leur structure intime est celle de glandes vasculaires sans canaux excréteurs. Le microscope y fait découvrir des cellules complètement closes, plus ou moins grandes, pourvues d'un noyau, cellules qui, d'après Henle, en renferment d'autres plus petites, pleines de liquide et de granulations. Suivant Kölliker, ces cellules ont une paroi propre, transparente, homogène, paroi qui est tapissée intérieurement d'un épithélium à cellules polygonales. Leur contenu est fluide, visqueux et albumineux ; conséquemment elles ont les caractères des organes glandulaires. Depuis longtemps Cuvier et Meckel y ont signalé l'existence de vésicules, visibles à l'œil nu dans beaucoup d'animaux, et hypertrophiées dans le goître. Cuvier les a vues polygonales et pleines d'une gelée transparente, jaunâtre, chez les singes ; arrondies et renfermant une matière blanche, demi-transparente chez les ophidiens. Steller y a reconnu, chez le lamantin du Nord, deux fluides différents par leur couleur et leur consistance : l'un lactescent, contenu dans les petites vésicules ; l'autre épais, amer, renfermé dans un sac membraneux au centre de la glande.

La structure vésiculaire m'a paru très marquée dans la glande thyroïde du dromadaire. Les vésicules, du volume d'un grain de chènevis à celui d'une petite lentille, étaient jaunâtres, arrondies, très rapprochées les unes des autres, formées par une membrane translucide : elles contenaient un liquide jaunâtre, visqueux. Les vésicules de la thyroïde du bœuf, qui habituellement sont assez petites, peuvent devenir très volumineuses, et donner à cette glande l'aspect d'un ovaire de truie ou de jument, dont les vésicules sont hypertrophiées inégalement. J'ai eu l'occasion d'étudier, sur un bœuf parfaitement sain, un curieux exemple de cette modification, que personne, je crois, n'a encore signalée chez les animaux. La glande, trois à quatre fois plus volumineuse que dans les circonstances ordinaires, était irrégulière et bosselée. A sa surface, comme dans son épaisseur, se montraient des cellules arrondies à parois demi-transparentes, grosses, les unes comme des pois, les autres comme des noisettes, et deux d'entre elles comme une petite noix. Ces vésicules, complètement closes, sans communication les unes avec les autres, renfermaient un liquide jaunâtre, translucide, d'un aspect analogue à celui du contenu des mélicéris des lèvres du cheval. Ce liquide visqueux, mêlé à l'eau, produisait une émulsion blanchâtre épaisse. Soumis à l'action de la chaleur, il laissait précipiter quelques légers flocons albumineux. Traité par le réactif cupro-potassique, il prit une belle teinte violette semblable à celle du manganate de potasse, teinte que prennent du reste d'autres liquides, notamment les fluides albumineux. Enfin ce liquide opéra une légère réduction de l'oxyde de cuivre, indice de la présence du sucre au nombre de ses éléments constitutifs ; malheureusement l'analyse ne put en être faite.

La structure anatomique des corps thyroïdes montre donc clairement que ces organes sont de véritables glandes, dont les produits ne peuvent être éliminés par la voie ordinaire des canaux excréteurs, mais qui doivent sortir des vésicules par transsudation et rentrer dans la masse du sang. Ce sont des glandes vasculaires dans lesquelles les veines font l'office de canaux excréteurs. Leur produit est évidemment le contenu des vésicules, contenu dont il reste à trouver la composition et surtout les usages.

Il était naturel de penser que le sang veineux, chargé du fluide sécrété par les cellules thyroïdes, pût offrir une composition un peu différente de celle du sang artériel qui arrive à la glande. Pour voir si cette différence serait sensible, j'ai adapté un tube d'argent à la veine thyroïdienne d'un cheval, tout près du point où elle se dégage de la glande. Le sang recueilli, analysé par M. Berthelot, comparativement avec le sang de la carotide et avec celui de la jugulaire retirés au même moment, a présenté la composition suivante :

	Artère carotide.	Veine thyroïdienne.	Veine jugulaire.
Eau..........	83,36	82,61	76,58
Albumine...	9,72	8,25	9,24
Globules....	6,87	8,81	10,92
Fibrine.....	0,05	0,33	0,26

Il semble donc, d'après cette analyse, que le sang qui sort de la thyroïde a perdu un peu d'eau et d'albumine, gagnant, par compensation, des globules et de la fibrine, mais ce sont là des différences légères, dont il est difficile de préciser la signification.

L'importance du rôle des thyroïdes dans l'économie ne paraît pas très grande, si l'on en juge par l'innocuité de leur extirpation, déjà faite par divers expérimentateurs. Cependant la présence du goitre dans l'espèce humaine, les rapports qui existent entre cet état de la thyroïde et l'état général de l'économie ; la relation qui se manifeste entre le développement de l'affection et certaines conditions de climat, de régime, etc., portent à croire que les fonctions de cette partie ne sont pas tout à fait accessoires. Très probablement, les modifications éprouvées par la glande dans cette circonstance, au lieu de constituer une dégénérescence, comme les médecins le pensent, ne tiennent qu'à une augmentation de volume coïncidant avec l'exagération du travail fonctionnel de l'organe. Il serait curieux de suivre les effets de l'ablation des thyroïdes sur les goitreux et de l'opérer sur de jeunes animaux, sur des chiens, par exemple, que l'on observerait avec soin pendant toute la durée de l'accroissement, et cela en suivant parallèlement des animaux de la même portée pris pour terme de comparaison.

THYMUS.

Le thymus est, comme la thyroïde, une glande vasculaire sans canal excréteur. Les lobules dont il se compose sont formés de petites cellules sphéroïdales contenant un fluide lactescent, et au centre de chacun se trouve, d'après divers observateurs, une cavité plus ou moins spacieuse renfermant un liquide de même aspect, et probablement aussi de même nature que celui des petites cellules. Le contenu de ces dernières est coagulable par la chaleur et les acides ; comme les fluides albumineux, il donne des chlorures et des phosphates alcalins, mais pas de fibrine. La substance même du thymus du veau a offert à Morin de l'eau, de l'albumine, de l'osmazôme, de la gélatine, de la fibrine, une matière animale particulière, une graisse acide, du lactate de potasse, du chlorure de potassium, des phosphates de potasse, de soude et de chaux. D'après les études plus récentes de Friedleben, le thymus renfermerait, de plus, du sucre, de l'acide lactique et de la matière pigmentaire en proportion variable suivant les âges.

Quant à ses usages, ils sont inconnus. Les uns ont pensé que le produit de ses cellules passe dans les veines et sert, à la manière du chyle, à la nutrition du fœtus. D'autres ont prétendu qu'après la naissance il fournit au sang des matériaux utilisés pour le développement du jeune sujet. Quelques observateurs, considérant son grand volume chez les hibernants, lui ont fait jouer un rôle indéterminé dans les actes de la respiration.

Il est à noter que cet organe ne s'atrophie pas avec la même rapidité dans toutes les espèces et chez tous les sujets d'une même espèce. Je l'ai vu souvent assez volumineux sur les chevaux adultes. Tout récemment sur un vieux cheval : il avait ses cellules hypertrophiées et pleines de dépôts blanchâtres.

Sur une jeune vache bretonne âgée de un an et demi, il pesait encore 140 grammes et 25 grammes sur un chien d'un an, du poids de 10 kilogrammes. Il est fort commun de le trouver encore assez volumineux sur les lapins aptes à la reproduction. Tout porte donc à croire qu'il continue, dans certaines limites, à jouer son rôle pendant la vie extra-utérine jusqu'à une période plus ou moins rapprochée de l'âge adulte.

Il sera question de cet organe au chapitre de l'embryogénie.

RATE.

La rate, dont nous avons déjà examiné le rôle comme diverticulum du système de la veine porte, est une glande vasculaire sans canal excréteur, analogue aux deux précédentes.

Elle existe chez tous les vertébrés, à part peut-être les cyclostomes et les myxinoïdes parmi les poissons. Sous le rapport de sa forme, de son volume, de sa consistance et de ses connexions avec l'estomac, elle offre beaucoup de variétés chez ces animaux. D'après Cuvier, son volume serait, en général, proportionné à celui du foie parmi les mammifères. Elle serait plus petite chez les herbivores que chez les carnassiers, plus petite encore chez les espèces à estomac multiple, dont le foie est peu volumineux, que chez les espèces monogastriques. Habituellement simple, elle se montre multiple dans la plupart des cétacés, notamment chez les dauphins et les marsouins ; mais alors il y a toujours une rate principale qui a pour satellites de petites rates surnuméraires, dont le nombre peut aller jusqu'à sept, et dont le volume maximum ne dépasse par celui d'une châtaigne. La présence des rates accessoires est assez rare chez la plupart de nos animaux domestiques, le cheval excepté, où elle est commune. Elles sont situées vers le bord adhérent de la rate principale. Leur forme est celle d'un disque aplati, de même couleur et de même aspect que la grande. Chacune a une petite artère entourée de filets nerveux ganglionnaires et se trouve accompagnée d'une ou plusieurs veinules qui se jettent dans la grande veine splénique.

La structure de cet organe est des plus remarquables. Au-dessous de son enveloppe péritonéale très adhérente se trouve une membrane propre, résistante, extensible, élastique, qui envoie dans la substance de l'organe de nombreux prolongements entrelacés dans tous les sens. Cette enveloppe et ses prolongements, connus sous le nom de trabécules, sont formés par des fibres blanches, des fibres jaunâtres et des fibres contractiles de nature musculaire, auxquelles Kölliker a donné la qualification de fibres-cellules. Ces dernières ont été vues dans l'enveloppe et les trabécules chez l'âne, le porc, le chien, et seulement dans les trabécules chez le mouton, le bœuf, le cheval, le lapin. Elles donnent à la rate la faculté de se resserrer d'une manière très évidente en plusieurs circonstances, comme Magendie l'avait déjà observé, notamment sous l'influence de l'air froid, de l'électricité, du sulfate de quinine. A l'intérieur de l'enveloppe et dans les mailles du tissu spongieux formé par ses prolongements, se ramifient une artère volumineuse entourée de nerfs énormes, surtout chez les solipèdes, des veines à larges sinus tapissés par une membrane mince et des vaisseaux lymphatiques. Enfin dans les interstices vasculaires se trouvent disséminés les corpuscules ou les éléments glandulaires de l'organe.

Ces corpuscules, décrits par Malpighi dans la rate des animaux ruminants, sont sphéroïdaux, réguliers, et d'un diamètre qui ne dépasse pas un demi-milli-

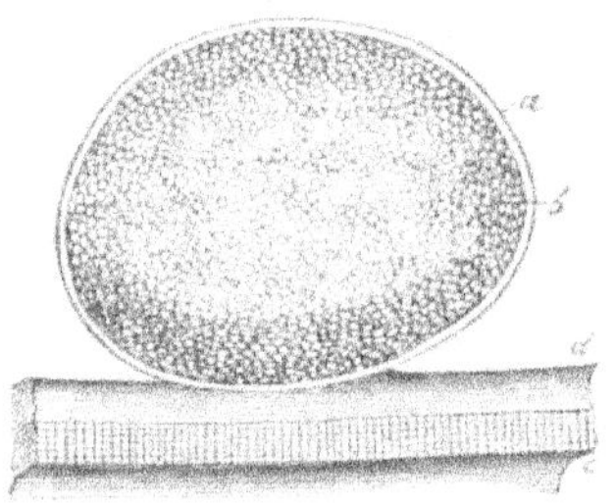

Fig. 212. — Corpuscule de Malpighi de la rate du bœuf, grossi 150 fois (*).

mètre. Ils forment de petites capsules creuses dont les parois sont dépourvues intérieurement d'épithélium et extérieurement de la membrane amorphe des glandes. Leur cavité est remplie d'un liquide transparent, albumineux, de cellules arrondies à un seul noyau, de noyaux libres, et quelquefois d'un certain nombre de globules de sang. Ces corpuscules sont, comme on le voit, très analogues aux follicules clos des glandes lymphatiques et des glandes de Peyer. Ils y ressemblent encore en ce que des capillaires sanguins les pénètrent quelquefois. Leur contenu doit être considéré comme un produit de sécrétion.

La pulpe splénique, disséminée dans les interstices laissés entre les vaisseaux et les prolongements trabéculaires, est constituée par des cellules spéciales mêlées

---

(*) a, parois du corpuscule; b, son contenu; c, paroi de l'artère sur laquelle il repose; d, sa gaîne (Kölliker).

à des globules de sang, à des filaments et à des capillaires microscopiques. Ces cellules de la pulpe sont, d'après Kölliker, pour la plupart, tout à fait semblables à celles que contiennent les vésicules de Malpighi; quelques-unes sont très grosses, à deux noyaux, et pourvues de granulations graisseuses. Entre les cellules existent des noyaux libres et des globules sanguins diversement modifiés. Cette pulpe a donné à Scherer une substance cristallisable azotée qu'il a appelée *liénine*, une matière albuminoïde associée à du fer, une matière pigmentaire, de l'hypoxanthine, des acides lactique, acétique, formique, butyrique et urique. D'autres y ont signalé en outre la leucine, la tyrosine, l'oxyde xanthique, qui sont aussi des dérivés des matières protéiques, et évidemment des produits de désassimilation.

Le système vasculaire de la rate semble constitué habituellement comme celui des autres organes. Il ne paraît pas y avoir entre les artères et les veines de sinus où le sang pourrait stagner. Néanmoins, suivant Kölliker, les veines seraient pourvues d'un certain nombre de petits orifices qui, par places, transformeraient leurs parois en une sorte de crible. En outre, chez le cheval, le bœuf et le mouton, les petites veines, suivant le même micrographe [1], n'ont pas de parois; elles forment de simples trajets creusés dans la pulpe et tapissés de cellules épithéliales. Aussi, sous l'influence d'une pression sanguine un peu forte, le sang peut-il s'épancher dans les aréoles de l'organe et se mêler à la pulpe.

D'après tout ce qui a été observé jusqu'à ce jour, on peut considérer la rate à deux points de vue : 1° comme un diverticulum plus ou moins érectile ; 2° comme une glande vasculaire sanguine.

La rate est certainement, dans des limites plus ou moins étendues, un organe érectile qui se gonfle ou s'affaisse suivant les quantités de sang qui y stagnent. On la voit se tuméfier rapidement quand la respiration est gênée ou quand, par le fait d'une cause quelconque, le retour du sang veineux au poumon est entravé. Elle grandit dans les congestions pulmonaires, les pneumonies, se tuméfie plus encore pendant les accès de fièvre intermittente et dans les maladies charbonneuses; puis, après s'être gonflée, elle revient même très vite sur elle-même, soit par suite de sa contractilité, soit par la disparition des obstacles à la dispersion générale du sang. On a cru, non sans quelque raison, qu'elle servait particulièrement de diverticulum pour le sang des organes digestifs. Il resterait, sous ce rapport, à faire la part des exagérations et à déterminer dans quelles limites elle fonctionne comme corps érectile.

D'autre part, la rate doit être envisagée comme une glande vasculaire sanguine, comme un organe hématopoïétique dont les fonctions se rattachent à la production, aux transformations et à la destruction des globules. Pour juger de ses fonctions sous ce rapport, les physiologistes ont été très bien inspirés en cherchant à comparer le sang afférent et le sang efférent, car les différences entre les deux doivent résulter du travail intime de l'organe. Mais, si la méthode est excellente en principe, ses résultats peuvent être faussés par une application défec-

---

1. Kölliker, *Histologie humaine*, p. 503.

tueuse. Néanmoins voici, à titre provisoire, ceux qu'elle a donnés et desquels on a déduit les fonctions spléniques.

Déjà, en examinant la pulpe splénique et les modifications que ses globules ont éprouvées, on peut entrevoir le résultat des élaborations accomplies dans la rate. Les globules sanguins de cette pulpe sont rapetissés, jaunes bruns ou noirs, rassemblés par petits groupes qui se recouvrent d'une enveloppe membraneuse ou d'une véritable paroi cellulaire commune. Ces amas se convertissent, dit-on, en cellules pigmentaires. D'après Kölliker, ces modifications tendent à prouver une destruction des globules dans la rate, destruction qui d'ailleurs serait plutôt un phénomène anormal qu'un acte physiologique. Au contraire, d'après Funke, Ecker, elles indiqueraient une formation nouvelle de globules hématiques.

La comparaison du sang sortant de la rate avec le sang artériel afférent, me paraît plus significative que l'examen de la pulpe, si elle est faite dans des conditions qui ne troublent point la circulation. Or, d'après les divers observateurs qui se sont occupés de ce parallèle, il y a entre les deux sangs des différences considérables qui portent sur les quantités de fibrine, de globules rouges et blancs et sur les caractères de ces globules.

D'une part, suivant Béclard et suivant Gray, le sang de la veine splénique contient plus de fibrine et moins de globules que le sang artériel, ce qui, à leurs yeux, prouve une destruction des globules rouges dans le parenchyme splénique. Mais ces différences sont contestées par Funke qui, au lieu de trouver une augmentation de fibrine, a constaté des traces seulement de ce principe dans le sang de la veine splénique.

D'autre part, le sang de la veine splénique a paru très riche en globules blancs d'un énorme volume. Hirtl en a trouvé 1 sur 60 rouges ou 30 fois plus que dans le sang afférent : d'autres en ont compté même 1 sur 4 ou 5. Depuis longtemps Donné, Kölliker, Virchow avaient signalé l'énorme quantité de globules blancs dans le sang de la rate et, dans la pulpe splénique, la présence de globules à tous les degrés de développement et en voie de multiplication fissipare. Aussi, pour beaucoup de ces observateurs, la rate est un foyer producteur de globules blancs. Mais les faits observés à cet égard sont si contradictoires, si équivoques que, pour les uns, la rate détruit les globules rouges et forme des globules blancs, tandis que, pour d'autres, elle produit et détruit en même temps ou alternativement ces globules ; et qu'enfin, suivant quelques-uns, Remak par exemple, elle n'a ni l'un ni l'autre de ces offices. Dans tous les cas, les données de la pathologie et les analyses chimiques jettent peu de lumière sur la question. On sait que la rate se tuméfie dans les fièvres intermittentes, les maladies charbonneuses, les empoisonnements miasmatiques et paludéens, dans la leucémie et d'autres états où les glandes lymphatiques s'hypertrophient.

Quant aux effets de l'extirpation de la rate, ils n'ont encore jusqu'ici jeté aucune lumière sur le rôle de cet organe. La rate a pu être enlevée sur l'homme et les animaux sans inconvénients graves : elle l'a été maintes fois sur le chien par divers expérimentateurs qui ont signalé quelques troubles fonctionnels à la suite de l'opération, troubles qui, pour la plupart, résultent des délabrements nécessités par l'extirpation. Les animaux privés de rate deviennent, dit-on, plus voraces ; ils ont le chyle plus clair, moins coagulable, la bile plus épaisse, plus sédimenteuse ; ils sont plus portés à la reproduction, mais moins féconds ; ils ressentent du malaise quelques heures après les repas ; les glandes lymphatiques augmentent de volume, les thyroïdes se tuméfient, la sécrétion urinaire devient plus abondante. Mais tout cela est loin d'être établi. Bardeleben, qui a enlevé la rate à plusieurs chiens, a reconnu que les corps thyroïdes, les capsules surrénales, les ganglions lymphatiques, n'éprouvaient pas de changements de volume, et qu'à la suite de l'extirpation simultanée de la rate et des thyroïdes, « les globules du sang et la quantité du caillot étaient absolument les mêmes qu'à l'ordinaire. »

Il y a pourtant quelques effets de l'extirpation de la rate qui me paraissent significatifs. Denis[1] a noté que des chiens privés de rate prenaient un grand appétit, une grande tendance à l'engraissement. Van Deen et Strinstra ont aussi constaté cette tendance à l'obésité, qui résulte soit d'une plus grande activité digestive, soit d'une moindre somme de déperditions. Ludwig a cru voir que l'ablation de la rate donnait lieu à l'hypertrophie des ganglions mésentériques ; — Maggiorani, qu'elle diminuait l'intensité de la couleur du sang et la proportion de fer dans ce liquide ; — Moleschott, qu'elle rendait, au contraire, l'animal pléthorique. Mes expériences, très multipliées à compter de 1856, montrent simplement que cette extirpation ne ralentit point la croissance des jeunes sujets, qu'elle leur laisse une grande activité digestive, et enfin favorise d'une manière marquée l'engraissement. C'est grâce au procédé de ratissage des vaisseaux sans ligature que j'ai pu constater nettement ces résultats, car les animaux souffraient peu de l'opération et guérissaient parfaitement en quelques jours. Les chats opérés par ce procédé dès l'âge de quinze jours et remis sous la mère ne maigrissaient point, leur plaie se cicatrisait en moins d'une semaine ; ils avaient bon appétit, et se développaient régulièrement après le sevrage. Les chiens dératés à l'âge d'un mois paraissaient remis dès le troisième jour, et mangeaient comme ceux de la portée laissés pour terme de comparaison. Dix jours après l'opération ils avaient augmenté de près d'un tiers de leur poids initial, et dans les décades suivantes, ils égalaient et même distançaient leurs frères. Le tableau ci-dessous montre ces résultats dans une des expériences, où ils ont été constatés comparativement à l'aide de la balance.

	Poids total des non-dératés.	Poids total des dératés.	Poids moyen des non-dératés.	Poids moyen des dératés.	Augmentation totale	
					des non-dératés.	des dératés.
1ᵉʳ juin, jour de l'opération.	6465	6570	2150	2123	..	..
10 jours après l'opération..	8615	7110	2870	2370	2145	740
20 jours après............	10780	10910	3593	3410	2170	1140
30 jours après.......... ...	13470	12930	4190	4317	2690	2710
40 jours après..	15560	15550	5243	5183	2290	2600
50 jours après............	18150	18970	6250	6257	2990	3220

[1] Denis, *Journal des savants*, août 1672.

CAPSULES SURRÉNALES.

Les corps surrénaux, que les anciens appelaient capsules atrabilaires, existent dans la généralité des animaux vertébrés avec un développement plus ou moins considérable, mais toujours inférieur à celui des reins pendant la vie extra-utérine.

Ils semblent composés de deux substances : une extérieure corticale plus brune, l'autre intérieure jaunâtre et assez molle. Les vaisseaux sanguins très nombreux, y affectent une disposition très remarquable, et les veines y présentent des dilatations ou des sinus assez marqués dans quelques animaux.

La substance corticale des capsules est formée de cellules qui contiennent des granulations graisseuses et une matière azotée. La médullaire est granuleuse et parsemée de cellules pâles qui ont beaucoup d'analogie avec les cellules nerveuses ; elle est pénétrée d'une prodigieuse quantité de filets nerveux ganglionnaires. D'après la structure de ces deux substances, Kölliker est porté à regarder l'externe comme glandulaire et l'interne comme un appareil dépendant du système nerveux.

Les capsules surrénales paraissent être des glandes qui produisent ou sécrètent une matière colorante. Dès 1835, j'ai indiqué [1] que le persulfate de fer colore en bleu la substance médullaire de la capsule surrénale et le suc qui l'imprègne, comme s'il s'y trouvait un cyanure. Ce fait significatif a été reproduit l'année suivante, et plus tard sans mention de son origine. Les observations d'Addison sur la maladie bronzée ont rendu ce rôle très probable. Addison a constaté que les individus affectés d'anémie avec coloration brune de la peau avaient le tissu des capsules surrénales dégénéré, imprégné de graisse, de matière tuberculeuse ou cancéreuse. A compter de ce moment furent entreprises d'assez nombreuses expériences, desquelles on crut pouvoir conclure que ces capsules surrénales sont indispensables à l'entretien de la vie. Malheureusement, ces expériences ont été interprétées d'une façon singulière. Elles n'ont pas l'importance et la signification qu'on leur a attribuées.

M. Brown-Séquard, qui a expérimenté sur les lapins, les cochons d'Inde, a vu les animaux mourir en moyenne au bout de neuf heures, même après l'extirpation d'une seule capsule. Gratiolet ne les a vus mourir qu'en partie, et seulement après quarante-huit heures, notamment à la suite de l'ablation de la capsule droite ; et les adultes sont morts plus vite que les jeunes. Dans les vivisections de M. Philipeaux, les rats opérés ainsi ont vécu plus longtemps, mais ils sont morts aussi pour la plupart après quelques semaines. Dans toutes ces expériences, la mort des petits animaux n'a dû être qu'un simple résultat des délabrements que nécessite l'opération : de la péritonite, de l'hépatite, de la néphrite, de la dégénérescence du rein, et enfin des lésions éprouvées par le plexus solaire où se fait un épanchement sanguin plus ou moins considérable. Ces complications sont presque inévitables, même sur des animaux de grande taille, et elles

____

1. Première édition de ce livre, t. II, p. 453.

entraînent assez souvent la mort aussi bien sur le chien, comme je l'ai observé dans mes propres expériences, que sur les petites espèces.

Quoi qu'il en soit, après l'extirpation des capsules, on dit avoir trouvé du pigment dans le sang, et l'on a pensé que, dans la maladie d'Addison, ce pigment, dérivé d'une matière que les capsules n'étaient plus en état de modifier, allait se déposer dans le tissu de la peau.

J'ai plusieurs fois trouvé sur le cheval l'hypertrophie, la dégénérescence des capsules, la compression de leur tissu par des tumeurs sanguines, sans qu'il y eût une modification dans la coloration de la peau. Elles ne m'ont offert, en général, rien de particulier chez les chevaux à mélanose généralisée, sauf quelques petits dépôts qui se forment dans leur tissu, comme dans la plupart des organes.

LIVRE DIXIÈME

DE LA GÉNÉRATION

Les fonctions que nous avons examinées jusqu'ici ayant toutes pour but le développement et la conservation de l'animal, lui donnent les éléments d'une vie individuelle complète. Celles qu'il nous reste à analyser, agrandissant la sphère d'activité de l'organisme, donnent à chaque être isolé la faculté de produire des êtres semblables à lui pour perpétuer son espèce.

CHAPITRE LXX

DES DIVERS MODES DE GÉNÉRATION DANS LE RÈGNE ANIMAL

À part quelques êtres très simples, qui paraissent se développer spontanément au sein des matières organiques, les animaux se reproduisent ou par la division de l'individu en plusieurs parties, ou par la formation de gemmes qui se détachent, ou enfin par celle d'œufs dont l'évolution s'effectue hors de l'individu producteur quand ils renferment tous les éléments nécessaires à la constitution du nouvel être, et dans son intérieur lorsqu'ils n'ont pas en eux-mêmes tous les matériaux formateurs de ce dernier.

I. — GÉNÉRATION SPONTANÉE.

Toute l'antiquité a cru que beaucoup d'animaux pouvaient se développer spontanément, dans la terre, les eaux, les matières en décomposition. Les naturalistes, Aristote, Pline ont partagé cette croyance avec les philosophes, Épicure, Lucrèce, les poètes et le vulgaire. Mais, dès le commencement du dix-septième siècle, Redi montra que ce mode de génération ne s'appliquait point aux insectes et aux larves qui vivent dans les matières en putréfaction. Plus tard, Vallisnieri, Swammerdam, Réaumur apportèrent de nouveaux faits propres à faire tomber l'opinion ancienne; néanmoins celle-ci conserva des partisans à l'égard des infusoires, des cryptogames microscopiques, et même d'un assez grand nombre d'entozoaires.

On sait depuis Leeuwenhoek et Needham que dans les eaux croupissantes et dans les matières organiques humectées il se développe, sous l'influence de l'air et de la chaleur, des myriades d'infusoires excessivement petits, de forme très variées, qui se meuvent avec une grande rapidité. Ce dernier observateur[1], qui fit plusieurs de ses recherches de concert avec Buffon, plaça dans des vases de verre bien fermés des infusions de diverses semences, et au bout d'une quinzaine de jours il trouva dans ces matières une quantité prodigieuse d'animalcules microscopiques. Ensuite, pour s'assurer que ces infusoires ne provenaient pas de germes contenus soit dans l'air, soit dans l'eau ou dans les matières organiques, il versa dans un flacon, dont il scella l'ouverture, du suc de chair cuite et de l'eau bouillante. Au bout de quatre jours, il y reconnut la présence d'infusoires nombreux et de dimensions très variées. Enfin, par des expériences comparatives faites sur un grand nombre de substances animales ou végétales séparées, il arriva à des résultats identiques, soit que les vases fussent ouverts ou fermés, soit que leur contenu eût ou n'eût pas été soumis à l'ébullition. Buffon, trompé par ces expériences où se glissaient des erreurs inévitables à son époque, admit la génération spontanée des animaux inférieurs par un groupement de *molécules organiques* opéré sous l'influence d'affinités spéciales comparables aux affinités chimiques ou à celles qui donnent naissance aux cristallisations de substances minérales.

Spallanzani, dans une série d'expériences mieux combinées que celles de Buffon, fit bouillir ses infusions de matières organiques de manière à tuer les organismes déjà formés et à priver les germes de la faculté de se développer. Il vit des myriades d'animaux microscopiques naître dans les infusions laissées en communication avec l'air, et au contraire, fort peu de ces êtres dans celles qu'il tint en vase clos; néanmoins, il se prononça contre l'idée de la génération spontanée.

Depuis Spallanzani, divers observateurs ont constaté que les infusoires ne se développent ni dans les matières organiques bouillies mises dans des flacons exactement remplis, ni dans celles qu'une couche d'huile soustrait au contact de l'air, ni même, comme Milne Edwards l'a vu, dans des tubes où il reste de l'air, tubes fermés à la lampe et soumis également à l'action de la chaleur[2]. Mais ici l'air manque, ou le peu d'oxygène qui existe peut disparaître par le fait de la décomposition des matières organiques; par conséquent, une condition d'existence essentielle fait défaut.

Évidemment ces expériences ne pouvaient trancher définitivement la question. Si d'un côté il se développe des infusoires dans les matières bouillies et tenues en vase clos, c'est, peut-on dire, parce que tous les germes n'ont pas été tués ou parce que, faute d'une occlusion hermétique, il en est rentré de nouveaux. Si, de l'autre, il ne s'en produit pas, c'est que l'air manque ou se trouve en quantité insuffisante. Pour se placer dans de bonnes conditions, il faut tuer les germes préexistants du milieu sur lequel on opère, s'opposer à l'entrée de nouveaux germes, enfin laisser à ce milieu les conditions de température, de composition et d'oxygénation compatibles avec la vie animale et végétale. Or c'est ce qu'on a finalement tenté. Schultz a fait arriver l'air dans ses infusions après l'avoir lavé à travers un bain d'acide sulfurique; Schrœder l'a tamisé à travers un filtre de

1. Needham, *Nouvelles observations microscopiques*, Paris, 1750, p. 192 et suiv.
2. Milne Edwards, *Leçons sur la phys. et l'anat. comp.*, t. VIII, p. 260.

coton arrêtant les corpuscules et les germes de toutes sortes ; Bernard l'a amené dans ses appareils à travers un tube chauffé au rouge, etc. ; tous ces expérimentateurs n'ont vu se développer ni infusoires, ni végétations microscopiques.

M. Pasteur[1] est allé plus loin. Il a, dans des expériences fort remarquables et très habilement conduites, constaté que le développement des infusoires et des végétaux microscopiques est subordonné à l'apport dans les matières organiques de germes aériens. En enfermant hermétiquement des solutions albumineuses et sucrées dans des ballons qu'on chauffe ensuite à 100 degrés pour tuer tous les germes, il n'a jamais vu se développer ultérieurement ni globules de ferment, ni infusoires, quoiqu'il fît arriver dans ces ballons de l'air purifié par son passage à travers des tubes rougis, ou de l'air dont les corpuscules avaient été arrêtés par un filtre de coton. Au contraire, dans les mêmes solutions, les êtres organisés se sont développés dès qu'il y a porté des poussières aériennes, et ils s'y sont produits dans les points mêmes où les poussières ont été déposées. Dans toutes les expériences faites par ce savant, l'évolution des êtres organisés dans les solutions a été proportionnelle à la masse de germes contenus dans l'air de ses appareils. La plupart des solutions mises dans les ballons pleins d'air pris soit dans les caves profondes de l'Observatoire de Paris, soit sur les sommets du Jura ou sur les flancs du mont Blanc, à la hauteur des glaciers, ne se sont peuplés d'aucun être organisé.

Des expériences instituées avec cette rigueur seraient démonstratives si elles donnaient constamment les résultats obtenus par M. Pasteur, et s'il était démontré que l'ébullition ne rend pas les matières impropres à donner des organismes végétaux et animaux. Mais les résultats ont varié suivant les expérimentateurs. MM. Pouchet et Houzeau ont vu les végétations cryptogamiques et les infusoires se développer dans un appareil renversé sur le mercure, où ils faisaient arriver l'air et la matière organique préalablement chauffée à 100 degrés. D'autre part, MM. Joly et Musset[2] ont obtenu, dans l'air pris sur les pics pyrénéens, ce qu'on obtient dans l'air des régions ordinaires. La difficulté est donc de savoir si dans ces dernières expériences tous les germes de l'air et des matières organiques étaient détruits, et si les précautions étaient bien prises pour mettre obstacle à l'entrée de germes nouveaux. Le fait du développement d'êtres organisés dans l'air pris à de grandes hauteurs n'a aucune importance, puisqu'aux altitudes où l'on s'est élevé l'air peut et doit encore contenir des germes.

En somme, cette question tant controversée des générations spontanées, qui peut se trancher d'après les résultats d'une expérience de physique bien faite, est encore indécise aux yeux de quelques physiologistes, en ce qui concerne les infusoires et les végétaux microscopiques ; néanmoins elle semble bien près d'être jugée dans le sens des conclusions de M. Pasteur.

D'ailleurs, les êtres inférieurs, les végétaux cryptogamiques, les seuls pour

---

1. Pasteur, *Expériences relatives aux générations dites spontanées* (*Comptes rendus de l'Académie des sciences*, 1860. — *Mémoire sur les corpuscules qui existent dans l'atmosphère et examen de la doctrine des générations spontanées* (*Ann. des sciences nat.*, 1861).

2. Joly et Musset, *Comptes rendus de l'Académie des sciences*, 1864, t. LVII.

lesquels l'hétérogénie puisse avoir quelque probabilité, ont des organes reproducteurs. Les infusoires les plus petits et les plus simples possèdent d'après les belles observations d'Ehrenberg, confirmées par celles de M. Balbiani, des organes reproducteurs; ils s'accouplent, pondent des œufs dont on peut suivre le développement; ils se multiplient même ainsi avec une telle rapidité qu'en une dizaine de jours un seul individu peut produire un million de descendants. Le cryptogame, qui se développe dans le bulbe pileux, dans la cavité médullaire de la racine du poil, a aussi des spores. Il est vrai que l'argument tiré de l'existence des organes générateurs n'est pas décisif, puisque, dans les degrés inférieurs de l'échelle des êtres, une même espèce peut avoir plusieurs modes de génération. De même que la scissiparité n'exclut point, par exemple, l'oviparité, l'homogénie ne doit pas nécessairement exclure l'hétérogénie.

L'hétérogénie, qui paraissait naguère encore appartenir à un certain nombre d'entozoaires, ne peut plus être aujourd'hui attribuée à une seule espèce de ces êtres. On a reconnu l'origine de la plupart. Ils viennent de l'extérieur, et sont apportés par l'air, les aliments, les boissons à l'état d'œufs, d'embryons, de larves, ou sous des formes transitoires.

Ainsi la larve d'œstre, qui vit dans l'estomac des solipèdes, provient d'œufs pondus par un insecte parfait dans les points du corps où le cheval peut porter la langue. L'œstre des sinus du mouton, du larynx du cerf, dérive d'une autre espèce d'œstride, qui pond ses œufs à l'entrée des narines. La larve d'hypoderme appartient encore à un insecte du même genre, qui perfore la peau pour déposer ses œufs dans le tissu cellulaire sous-jacent. Les helminthes de l'intestin, tels que les ascarides, les scléro-stomes, l'échinorrhynque, dont les organes sexuels sont très développés, dérivent d'œufs pondus dans le tube digestif, expulsés et réintroduits. Les distomes des voies biliaires proviennent de cercaires, lesquelles dérivent de sporocystes, et ceux-ci de larves ciliées vivant dans les eaux douces. Le tænia, ainsi que l'ont démontré MM. Küchenmeister, Van Beneden, Siebold[1], vient d'un cœnure ou d'un cysticerque, lequel venait d'œufs de tænias dont les embryons, mis en liberté dans l'intestin, s'introduisent dans les tissus jusqu'aux centres nerveux, au foie, où ils trouvent des conditions de développement. Le petit pentastome agame des ganglions mésentériques, provient d'œufs pondus dans le nez du chien et avalés par les herbivores. Le pentastome ténioïde du nez du chien et du loup résulte à son tour du développement de celui des ganglions, lequel s'attache aux lèvres des carnassiers qui déchirent les entrailles des petits ruminants. Le strongle des bronches du veau, celui des poumons du mouton, ont leur origine dans les embryons que les strongles adultes pondent au milieu des mucosités bronchiques, embryons qui vivent des semaines et des mois dans les eaux en attendant l'occasion de rentrer sur un nouvel hôte[2].

---

1. Voyez particulièrement Siebold, *Exper. sur la transformat. des vers vésiculaires en cysticerques* (*Ann. des sc. nat.*, 1852). — Van Beneden, *Mémoire sur les vers intestinaux* (*Suppl. aux Comptes rendus de l'Acad. des sciences*, 1858).

2. J'ai mis ces faits hors de doute dans divers mémoires : 1° *Sur la présence d'une linguatule dans les ganglions mésentériques du mouton, et sur sa transformation, dans le nez du chien, en pentastome ténioïde* (*Comptes rendus de l'Acad. des sc.*, 24 juin 1861, et *Recueil de méd. vétér.*, 1863) ; 2° *Du mode de contagion des maladies vermineuses des*

Les helminthes qui vivent au sein des tissus, dans les muscles, dans les reins, le cerveau, les cavités de l'œil, les séreuses, le cœur, le système vasculaire, et, en un mot, dans les parties sans communication avec l'extérieur, s'y sont introduits mécaniquement pendant leur vie embryonnaire, et les naturalistes de ce temps ont pu les suivre dans leurs migrations diverses. Ceux de ces animaux qui n'ont pas d'organes reproducteurs sont parasites sous une forme transitoire, comme les filaires des insectes, puis sortent du corps pour prendre des organes sexuels, et pondre dans la terre des œufs dont les embryons viendront s'installer dans des insectes nouveaux. Quelques-uns même, sans quitter l'animal qui les héberge, passent d'un organe dans un autre, comme la trichine de l'intestin dans les muscles, et offrent une génération sexuée dans le premier organe et une génération agame dans les seconds.

Enfin, les helminthes, qui s'échangent d'espèce à espèce, vivent, dans certains animaux, à l'état de larve ou sous une toute autre forme transitoire, et dans d'autres à l'état parfait, comme les échinocoques, les cysticerques, les cœnures des ruminants qui deviennent des ténias chez l'homme ou les animaux carnivores, les tétrarhynques agames des poissons osseux, qui passent à l'état adulte et sexué chez les poissons cartilagineux.

Certainement si l'origine de quelques animaux d'une organisation un peu compliquée devait être attribuée à la génération spontanée, c'était bien celle de ces espèces à migrations, à métamorphoses, avant que leurs diverses formes fussent rattachées les unes aux autres. Comment, en effet, au premier abord, voir la filiation entre le distome hépatique du canard et l'embryon cilié vivant dans les eaux des marécages, entre cet embryon cilié libre et le sporocyste installé dans les cavités respiratoires de la limnée des étangs, puis entre le sporocyste et la cercaire qui sort des organes respiratoires pour rentrer dans les tissus sous-cutanés du même mollusque, enfin entre la cercaire et le distome qui apparaît une fois que le mollusque est mangé par un palmipède. Et pourtant, malgré les difficultés du sujet si bien débrouillé par Siebold, tout soupçon d'hétérogénie s'est évanoui.

En résumé, la génération spontanée, l'hétérogénie, la spontéparité, n'est plus qu'une hypothèse à examiner encore par la voie expérimentale, en ce qui concerne les infusoires et les végétations microscopiques. Quoiqu'elle ait contre elle un ensemble de faits parfaitement constatés, il est sage de ne pas la rejeter définitivement, sans un nouvel et rigoureux examen.

II. — GÉNÉRATION SCISSIPARE.

Quelques animaux inférieurs jouissent de la faculté de se séparer spontanément en plusieurs parties, dont chacune peut devenir un animal complet. Ils possèdent également cette propriété lorsque leur division est artificielle. Ce mode appartient aux infusoires, aux hydres, aux planaires, aux naïdes : il y présente plusieurs variétés remarquables.

Chez les infusoires, la division spontanée d'un animal complet en deux parties s'effectue soit longitudinalement, soit transversalement et par degrés insensibles. D'abord on voit apparaître, d'après Ehrenberg, sur l'animal simple une petite fente qui devient de plus en plus profonde ; il se forme des cils nouveaux, une bouche de chaque côté : les deux moitiés s'écartent l'une de l'autre, et le pédicule qui les unit finit par se rompre ; c'est ce qu'on observe chez les paramécies, les vorticelles, les kolpodes, les stentors. Chez ces animaux, pendant que la division se prépare à l'extérieur, soit par un étranglement de plus en plus prononcé, soit par une fente, les organes internes, ceux de la génération notamment, se modifient de manière à donner à chaque moitié ce qui appartient à l'individu complet. Chez les hydres, d'après Laurent, et chez quelques planaires, d'après Dugès, il s'effectuerait une division analogue de même que chez les naïdes, suivant les observations déjà anciennes de O. F. Müller. Ainsi, chez la jeune naïde proboscidienne, qui possède quatorze segments, on voit se développer à l'extrémité caudale du corps de nouveaux segments, dont un certain nombre commence bientôt à se séparer du reste par un resserrement circulaire ; et, avant même que ces segments, qui formeront une nouvelle naïde, se soient tout à fait isolés, il s'en produit d'autres entre l'étranglement et la naïde primitive.

Cette fissiparité spontanée et naturelle n'est pas fort commune, même parmi les animaux les plus inférieurs ; mais celle qui est accidentelle s'observe sur un plus grand nombre d'espèces, et s'opère souvent avec une très grande rapidité, notamment chez les hydres et les planaires. Elle peut avoir lieu transversalement, longitudinalement et dans tous les autres sens ; car on sait, depuis les observations de Trembley, que le polype d'eau douce, divisé irrégulièrement en plusieurs parties, donne naissance à autant d'individus qui régénèrent chacun ce qui lui manque pour devenir un polype complet.

L'hydre fendue en travers produit deux individus. La moitié qui porte la bouche et les bras s'allonge, puis se ferme dans le point correspondant à la section ; la moitié postérieure montre bientôt une bouche, et autour de cette bouche des tubercules qui s'étendent et forment des bras. Le même animal divisé longitudinalement, donne deux moitiés qui, en quelques heures, reconstituent deux polypes. Les bords de chaque moitié se replient l'un vers l'autre, et circonscrivent une cavité digestive complète dont l'entrée s'entoure de bras. Lorsque le polype est partagé irrégulièrement en plusieurs parties, chacune d'elle se creuse une cavité digestive à l'entrée de laquelle apparaissent des bras. Dans le cas d'une division incomplète, chaque découpure produit un polype ayant une cavité digestive, une bouche, des bras, et ces polypes demeurent réunis entre eux. Enfin, si l'on vient à couper l'hydre en deux moitiés, que l'on remet en contact, elles se réunissent si vite, qu'au bout d'un jour seulement, la proie avalée passe de l'un dans l'autre segment sans difficulté.

Il en est encore ainsi des planaires. Suivant Dugès, lorsqu'elles sont divisées, quels que soient le sens de la division et la forme des parties, chacune d'elles reproduit tout ce qui lui manque pour être une planaire complète, pourvu cependant que chaque fragment n'ait pas moins de la dixième partie de l'animal entier. Si la planaire est coupée en travers, il se forme une trompe à celle qui en est dépourvue. Si elle est partagée en un grand nombre de fragments, chacun d'eux forme tout ce que possédait la planaire intacte. Dans le cas de division incomplète, il se produit des planaires à plusieurs bouches et à plusieurs queues.

Cette puissance reproductrice se montre encore, mais en s'affaiblissant chez d'autres animaux plus élevés. L'astérie reproduit ses rayons, les insectes, les crustacés régénèrent leurs pattes, leurs mandibules, leurs yeux ; les annélides, un certain nombre de leurs anneaux ; les salamandres, l'extrémité de leur queue et de leurs doigts, même plusieurs rayons de leurs pattes. La régénération chez les animaux supérieurs, ne porte plus que sur de petites parties des tissus, comme la peau, les tendons, les membranes séreuses, etc.

La reproduction fissipare, spontanée ou accidentelle, n'exclut pas la génération par les œufs ; ces deux modes coexistent au contraire presque toujours d'une manière évidente. Ainsi, chez les polypes, il existe des organes sexuels, tantôt réunis sur le même individu, tantôt portés sur des individus différents. Les œufs sont renfermés dans des cellules spéciales, et le sperme avec ses spermatozoïdes est contenu dans d'autres cellules. Les planaires possèdent également des organes sexuels bien caractérisés ; leurs œufs éclosent même quelquefois avant d'être expulsés, de sorte qu'elles sont tantôt vivipares, tantôt ovipares.

La reproduction scissipare est, chez les plantes, sous le nom de bouture, un mode de multiplication qui appartient à tous les types, même aux plus élevés. Mais il est beaucoup plus simple chez elles que dans le règne animal, puisqu'il se borne généralement à la formation des racines sur les parties implantées dans le sol.

La régénération des parties divisées dont il a été question au sujet de la nutrition s'opère suivant un mode qui a beaucoup d'analogie avec la scissiparité.

III. — GÉNÉRATION GEMMIPARE.

Dans ce mode, qui établit une transition entre la fissiparité et la génération ovipare, il se développe à l'extérieur ou à l'intérieur du corps une excroissance qui prend peu à peu de l'extension, se creuse d'une cavité digestive et acquiert toutes les parties constitutives d'un animal semblable à celui aux dépens duquel elle a pris naissance. L'individu nouveau, ainsi formé sur un individu ancien, y demeure fixé plus ou moins longtemps, mais finit en général par s'en séparer, pour vivre d'une existence indépendante.

La reproduction par gemmes appartient aux polypes dont la génération se fait déjà par la fissiparité et par les œufs, à quelques infusoires, à certains acalèphes, aux helminthes cystiques, à plusieurs annélides. Elle présente dans chaque groupe de ces animaux des particularités fort intéressantes au point de vue physiologique.

Chez les infusoires désignés par les naturalistes sous les noms de vorticelles et de vorticellines, on voit apparaître en un point de la surface extérieure du corps, notamment vers le pédicule, un petit bourgeon qui augmente progressivement de volume, prend une bouche, des cils, et arrive aux proportions de l'individu sur lequel il s'est développé et dont il se sépare par la suite.

Chez les hydres, les gemmes se montrent sur toute l'étendue du corps, principalement vers le pied, jamais sur les bras. Ils se présentent sous l'aspect de petites élevures arrondies, à l'intérieur desquelles la cavité digestive se prolonge. Au sommet de ces élevures, qui deviennent de plus en plus saillantes, se creuse une bouche et autour d'elle se forment des bras, dont l'extension va en croissant progressivement. Lorsque l'hydre nouvelle qui résulte du bourgeon né à la surface de l'hydre ancienne a acquis un certain volume, sa cavité digestive, d'abord en continuité avec celle de l'hydre mère, s'isole de cette dernière ; la partie qui unit ces deux êtres s'étrangle peu à peu, et enfin les deux individus se séparent complétement : le fait annoncé par Trembley a été vérifié par Laurent et par d'autres observateurs. Dans certains zoophytes, tels que les coraux, les gorgones, les alcyons, les individus nouveaux résultant du développement des gemmes demeurent attachés aux anciens, et forment avec eux des agglomérations souvent remarquables par leur élégance et leur régularité.

Les syllis, étudiées par M. de Quatrefages, se reproduisent d'après un mode de gemmation différent de celui des hydres. Lorsque l'annélide est parvenue à un certain degré de développement, il se forme à l'extrémité postérieure de son corps plusieurs anneaux dont l'ensemble se sépare en masse de la syllis ancienne. Les premiers anneaux de nouvelle formation s'étant modifiés de manière à constituer une tête, la syllis récente devient un animal complet semblable à la première ; de plus, elle a concentré en elle les organes générateurs dont la syllis mère reste privée ; aussi celle-ci devient-elle impropre à la reproduction.

Une autre annélide, la myrianide à bandes, peut, d'après Milne Edwards[1], produire jusqu'à six annélides nouvelles, composées chacune d'un assez grand nombre de segments. Le premier individu de nouvelle formation se développe entre les deux derniers anneaux de l'individu primitif ; le second se produit entre le premier individu nouveau et l'individu mère ; le troisième entre celui-ci et le second, de telle sorte que le plus récent fait toujours suite à la myrianide mère, le plus ancien restant à l'extrémité postérieure de la série.

Dans les volvoces, les pandorines et les acéphalocystes, la gemmiparité est interne. À l'intérieur d'une grande vésicule se développent des vésicules plus petites, et dans celles-ci d'autres vésicules encore plus étroites. Les échinocoques du foie, par exemple, présentent à la face interne de leur grande enveloppe vésiculaire d'autres vésicules fixées par un pédicule bientôt rompu, lesquelles continuent à vivre à l'intérieur de la grande vésicule morte ; puis dans les secondes vésicules il en existe d'autres, et ainsi de suite ; si bien que, par suite de cet emboîtement, les générations nouvelles d'échinocoques ont d'autant plus d'enveloppes qu'elles sont plus multipliées ; et suivant l'expression de Müller, les générations vivantes se trouvent incluses dans les générations mortes.

De même dans le cœnure cérébral, si commun chez les bêtes ovines, à la face interne d'une grande vésicule sont implantées des têtes qui représentent des individus distincts, destinés à se séparer et à se compléter plus tard.

Il importe de remarquer que dans tous les animaux à reproduction gemmipare

---

[1] Milne Edwards, *Obs. sur le développ. des annélides* (*Ann. des sc. nat.*, 1845).

il y a en même temps reproduction par des œufs. Les hydres, les syllis, la myrianide possèdent des œufs et des spermatozoïdes ; il n'en est pas de même pour les acéphalocystes, tels que les cœnures et les échinocoques, qui doivent seulement se reproduire en passant dans l'intestin d'autres espèces et en prenant la forme de tænias.

IV. — GÉNÉRATION OVIPARE.

Ce mode, propre à la généralité des animaux, est celui qui s'opère à l'aide d'œufs vivifiés sous l'influence d'un fluide chargé de spermatozoïdes. Il se montre avec une foule de variétés chez les radiaires, les articulés, les mollusques et les vertébrés. Les organes qui concourent à son accomplissement sont de deux ordres : les uns mâles, destinés à la formation et à l'excrétion du fluide fécondant ; les autres femelles, préposés à la production et à l'expulsion des œufs.

Les organes mâles, réduits à leur plus grand état de simplicité, se présentent sous la forme de cellules ou de petites capsules plus ou moins nombreuses, remplies d'un liquide dans lequel nagent les spermatozoïdes. Chez les polypes, ces cellules, analogues à celles des œufs près desquels elles sont situées, se trouvent à la base des tentacules. Les glandes spermagènes constituent déjà, dans quelques échinodermes et certains acalèphes, des canaux plus ou moins longs et flexueux. Elles prennent, dans les helminthes et dans la généralité des articulés, la forme de longs tubes simples ou ramifiés, plus ou moins flexueux. Elles revêtent l'aspect de glandes compactes dans beaucoup de mollusques et dans tous les vertébrés, bien qu'elles continuent à n'être que des canaux repliés sur eux-mêmes. A ces glandes qui sécrètent le sperme, s'ajoutent, à mesure que l'organisme se complique, des réservoirs dans lesquels ce fluide se met en dépôt, des cryptes dont le produit facilite l'émission de la liqueur séminale, et un organe résistant, souvent érectile, qui peut projeter celle-ci dans les cavités génitales de la femelle. Mais dans tous les cas, l'appareil sexuel du mâle reste essentiellement le même ; il produit un fluide variable quant à ses propriétés physiques, et dont le caractère constant est de renfermer des spermatozoïdes, fluide qui doit se mettre en rapport avec les œufs et en opérer la vivification, soit dans les cavités génitales de la femelle, soit en dehors de ces cavités.

L'appareil génital femelle, dans beaucoup d'animaux inférieurs, ne diffère pas sensiblement, pour la forme, de l'appareil spermagène. Comme ce dernier, il est constitué par des cellules, des groupes de capsules, des tubes plus ou moins longs et repliés, dans lesquels se produisent des œufs qui se reconnaissent par un certain nombre d'éléments essentiels, la membrane vitelline, le vitellus et la vésicule germinative. Lorsque cet appareil est arrivé à son dernier terme de complication, ces différentes parties se caractérisent très nettement. L'ovaire se montre sous l'aspect d'un groupe d'œufs inégalement volumineux, simplement accolés entre eux ou réunis par une gangue intermédiaire. A la suite, un canal, l'oviducte, est destiné à transmettre l'œuf au dehors, ou dans une cavité spéciale, l'utérus, dans lequel il doit contracter des adhérences vasculaires et suivre toutes les phases de son développement. Enfin, à la suite de cet utérus, un canal sert à la fois à l'expulsion du fœtus et à la réception du fluide séminal fourni par le mâle.

Les organes mâles et les organes femelles, toujours distincts les uns des autres, se trouvent tantôt réunis sur le même sujet, tantôt portés par deux individus, dont le rapprochement devient nécessaire à la fécondation.

La réunion des organes sexuels mâles et femelles sur le même individu, ou l'hermaphrodisme, s'observe dans les infusoires, les rotifères, les polypes, les échinodermes, les helminthes cestoïdes, les mollusques et même dans quelques vertébrés. La fécondation peut alors être ou individuelle, ou réciproque, ou sériale.

La première variété de l'hermaphrodisme s'observe chez les rotatoires, les polypes, les distomes et certains échinodermes, les synaptes, par exemple. Chaque animal porte à la fois des organes mâles et des organes femelles. Les œufs et le sperme se mettent en contact dans les voies de leur élimination, ou tout à fait en dehors de l'animal. Quelquefois, comme on l'a vu pour le tænia, l'animal se féconde en s'accouplant avec lui-même.

La seconde variété appartient à un certain nombre de mollusques, notamment parmi les acéphales et les gastéropodes, et à divers helminthes. L'animal, quoique pourvu à la fois d'organes mâles et d'organes femelles, ne peut être fécondé sans s'unir à un autre animal de son espèce. Mais, lors de l'accouplement, il y a réciprocité entre les deux individus, qui jouent en même temps chacun le rôle de mâle et celui de femelle : chacun reçoit et fournit du sperme, féconde et se trouve fécondé. Néanmoins, quelquefois, dans cet accouplement réciproque, l'un des deux seulement serait fécondé, et l'autre ne le serait que plus tard, par suite d'un rapprochement ultérieur. Cette exception paraîtrait résulter de ce que, à certains moments ou à une certaine époque de la vie, les organes mâles d'un individu seraient seuls aptes à fonctionner, tandis qu'à un autre moment ou à une autre époque de la vie les organes femelles acquerraient ce privilège.

La troisième variété, la moins commune, a lieu chez les lymnées, qui s'accouplent en longues chaînes, de telle sorte que le dernier de la série féconde l'avant-dernier, celui-ci l'antépénultième, et ainsi de suite.

L'hermaphrodisme, quel qu'en soit le mode, n'implique pas une organisation plus simple dans le règne animal que la distinction des sexes ; car, en exceptant les espèces les plus inférieures, on le voit exister dans un même embranchement, dans une même classe, sur des espèces voisines de celles dont les sexes sont distincts. Néanmoins, il est à remarquer que l'hermaphrodisme est plus rare parmi les articulés que parmi les mollusques. Il n'existe que par une exception fort curieuse, signalée par plusieurs naturalistes et étudiée récemment par M. Desfossé, chez quelques poissons du genre Serranus de Cuvier. Dans ces poissons, les organes mâles communiquent avec l'oviducte et y versent le sperme sur les œufs.

La réunion des deux sexes avec leurs organes complets sur le même animal ne paraît pas avoir été observée ni sur les mammifères, ni sur l'espèce humaine. L'hermaphrodisme par monstruosité n'est ordinairement qu'apparent et imparfait. Chez le mâle, les testicules peuvent rester dans l'abdomen ou demeurer cachés dans le trajet inguinal, le prépuce peut être imperforé, le pénis recourbé en arrière et terminé sous l'anus, dans une sorte de vulve, le canal de l'urèthre offrir une fente vulvaire à la région périnéale, les mamelles s'hypertrophier et donner du lait. La coexistence de ces particularités anormales suffit pour donner au mâle des apparences féminines. Quelques-unes d'entre elles seulement peuvent simuler, à première vue, un sexe équivoque ou deux sexes réunis sur le même individu.

L'hermaphrodisme vrai se concevrait dans les monstres doubles résultant de la coalescence d'un mâle et d'une femelle.

La séparation des sexes commence à s'opérer déjà dans les classes inférieures, comme parmi les polypes et les échinodermes ; elle existe dans une grande partie des mollusques, dans la généralité des articulés, notamment chez les arachnides, les crustacés et les insectes, enfin chez les vertébrés. Elle entraîne de toute nécessité le concours de deux individus de sexe différent pour la reproduction ; mais ce concours, qui a pour but unique de mettre le sperme en rapport avec les œufs, s'effectue de trois manières bien distinctes. Par la première, qui est celle des poissons, le mâle et la femelle répandent dans le milieu ambiant les œufs et le sperme, dont la rencontre fortuite donne lieu à la fécondation ; par la seconde, qui appartient aux batraciens, le mâle se fixe à la femelle et en arrose les œufs à mesure qu'ils sont pondus ; par la troisième, qui s'observe chez la généralité des animaux, il y a accouplement : le mâle introduit dans les cavités sexuelles de la femelle le fluide qui féconde les œufs avant leur élimination.

Chez les animaux dont la fécondation résulte d'un accouplement, l'œuf se développe : 1° ou après avoir été éliminé ; 2° ou en parcourant ses voies d'élimination, soit sans y contracter des connexions vasculaires, soit en tirant de la mère, à l'aide de rapports vasculaires, les matériaux formateurs du nouvel être ; dans le premier cas, les animaux sont ovipares ; dans le second, ovo-vivipares, et dans le troisième vivipares.

CHAPITRE LXXI

DES SENSATIONS RELATIVES AUX ACTES REPRODUCTEURS.

Chez tous les animaux à sexes séparés, et chez la plupart de ceux où les sexes sont réunis sur le même individu, la condition préliminaire indispensable à la reproduction consiste dans l'action du fluide séminal sur l'œuf. Cette action, qui nécessite pour la généralité des espèces le rapprochement du mâle et de la femelle, n'est pas laissée à la volonté et à l'arbitraire des animaux. La nature, toujours si admirable dans ses combinaisons, en a soumis l'accomplissement à une impulsion instinctive, irrésistible, qui se fait sentir à certaines époques de la vie, et qui se renouvelle périodiquement tant que l'animal jouit de la faculté de se reproduire.

L'aptitude à la propagation de l'espèce se développe parmi les animaux, de même que chez l'homme, bien avant avant que l'individu ait atteint le terme de sa croissance, comme si l'activité propre de l'individu devait s'essayer à la procréation avant même d'avoir achevé l'être commencé. L'époque à laquelle elle se montre, appelée l'âge de la puberté, quoique très variable dans le règne animal, est à peu près fixe pour chaque espèce ; elle est soumise à quelques lois relatives à la durée de la gestation, de l'accroissement et de la vie.

En général, notamment parmi les mammifères, les animaux acquièrent d'autant plus vite la faculté de se reproduire que leur gestation est plus courte et leur vie plus brève. La souris, le cochon d'Inde, l'écureuil, le lapin, qui portent de vingt à trente jours, arrivent plus tôt à la puberté que le porc, le sanglier, la brebis, la chèvre, le mouflon, le chevreuil, le lama, dont la gestation est de quatre à six mois ; ceux-ci se reproduisent plus tôt que le daim, le cerf, l'élan, la vache, qui ont une gestation de huit à neuf mois ; ces derniers ont le pas sur les solipèdes, qui portent onze mois ; sur la girafe, le chameau, qui portent un an ; sur l'hippopotame qui porte quatorze mois ; sur le rhinocéros, qui porte seize mois, et l'éléphant, deux ans.

L'aptitude à la reproduction se montre généralement avant l'époque à laquelle les animaux arrivent à l'âge adulte ou au terme de leur accroissement. On sait que la lapine et la truie peuvent concevoir à l'âge de quatre à cinq mois ; la brebis et la chèvre, à celui de dix à douze mois ; la vache, à un an et demi ; la jument de la deuxième à la troisième année. Les espèces dont les gestations sont courtes et fréquemment renouvelées peuvent se reproduire ainsi plusieurs fois de suite avant l'époque de leur développement complet.

L'organisme, au moment de la puberté, éprouve chez les animaux, dans les deux sexes, des modifications remarquables qui, pour la plupart, varient à l'infini suivant les espèces.

D'abord, c'est vers cette époque que se dessinent les différences physiques, intellectuelles et instinctives, qui, dans la généralité des animaux supérieurs, se manifestent entre le mâle et la femelle. Pendant la première jeunesse, les deux sexes, à peu près semblables par leur conformation, présentent sensiblement un caractère, des mœurs, des instincts et des habitudes uniformes. A mesure que se développe la faculté reproductrice, chaque sexe se modifie dans le sens du rôle qu'il est appelé à remplir. Le mâle, qui doit subjuguer ses rivaux par la force, se rendre souvent maître de la femelle par la violence, et devenir en quelque sorte le chef ou le dominateur de l'espèce, prend des formes plus rudes, une taille généralement avantageuse ; il devient plus fort, plus courageux ; sa voix acquiert une gravité qu'elle n'avait pas auparavant. La femelle, au contraire, destinée aux paisibles soins de l'éducation des petits, conserve des mœurs plus douces ; sa conformation féminine est encore, jusqu'à un certain point, celle du jeune âge ; elle ne prend pas les ornements qui semblent la marque extérieure de la prééminence et de la souveraineté du mâle ; la physionomie, l'expression générale de tout son être ont un cachet caractéristique. Parmi ces changements, les plus remarquables tiennent à la conformation, à la taille des animaux, à l'état des organes sexuels, aux instincts et à diverses particularités très variables, suivant les espèces.

Relativement à la conformation, à la taille et à la physionomie, les changements, qui dans chaque sexe se manifestent vers l'époque de la puberté, sont généralement les plus saillants. Le mâle, parmi les mammifères et les oiseaux polygames, prend des proportions plus avantageuses : dans l'espèce du cheval, l'encolure devient plus forte et plus épaisse, la crinière plus fournie, les naseaux plus amples et plus dilatables, le larynx et la trachée plus larges ; dans l'espèce bovine, le taureau a la peau plus épaisse que la femelle, les articulations plus larges, l'encolure plus massive, la tête plus lourde, les cornes plus fortes, le fanon plus long ; chez les cerfs, la tête du mâle s'orne d'un bois que ne porte pas la femelle ; l'éléphant mâle prend des défenses bien plus longues que la femelle ; le lion possède une crinière épaisse dont la lionne est dépourvue. Parmi les oiseaux, l'âge de la puberté se montre par un changement dans le plumage ; le coq prend une crête, une queue à longues plumes, des ergots plus ou moins développés. Les caroncules du dindon, le plumage du faisan, celui de la plupart des oiseaux sauvages, offrent chez le mâle, soit des nuances particulières, soit des marques qui les distinguent de ceux de la femelle. Parmi les poissons, les reptiles, et jusque chez les invertébrés, il y a des différences de taille, de conformation. Beaucoup d'insectes mâles sont plus petits que leurs femelles, et un grand nombre d'helminthes, les filaires, les ascarides, les linguatules entre autres, sont dans le même cas.

Les organes sexuels éprouvent des modifications remarquables à l'âge auquel les animaux acquièrent l'aptitude à la reproduction. Chez le mâle, les testicules deviennent plus volumineux, et dans quelques espèces seulement ils sortent de la cavité abdominale ; le sperme est secrété en abondance, et les animalcules y apparaissent ; ce fluide s'accumule dans les vésicules séminales jusqu'alors petites et resserrées ; l'érection devient complète et fréquente ; les émissions spermatiques commencent à s'opérer même quelquefois à l'approche des femelles sans qu'il y ait accouplement. Chez celles-ci, les mamelles prennent du développement et les ovaires se gonflent ; il s'y développe des vésicules de de Graaf. La ponte périodique commence à s'effectuer avec les caractères qu'elle conservera pendant le reste de la vie. Enfin, une foule de modifications surgissent dans le caractère, les instincts, les mœurs et les habitudes des animaux ; la plupart des traits de ressemblance qui, dans le jeune âge, existaient entre les mâles et les femelles, s'effacent plus ou moins complétement.

Mais, lorsque les animaux sont privés des organes essentiels à la reproduction, ils n'éprouvent plus, à l'âge auquel apparaît la fécondité, les changements qu'amène avec elle la puberté. Les formes, les proportions, la vigueur, le caractère et les habitudes des animaux se modifient d'une manière sensible. Privés jeunes de leurs testicules, le cheval et le bœuf, tout en arrivant au degré de développement propre à leur espèce, prennent des formes dont l'ensemble diffère notablement de la conformation générale de l'étalon et du taureau ; ces animaux deviennent moins lourds, moins massifs. Leur tête est moins forte, leur encolure plus droite, plus longue, plus mince ; leur poitrine plus étroite ; leurs épaules moins musclées, leur croupe plus légère, leurs articulations moins épaisses, leurs membres plus déliés. La peau paraît plus mince, la crinière moins touffue, l'ossature plus légère, le système musculaire moins développé, et par suite peu énergique. La moindre ampleur des voies aériennes, du larynx, du thorax, fait perdre à la voix de sa gravité. Les parties de l'appareil génital qu'ils ont conservées, la verge, les prostates, les vésicules séminales, n'acquièrent pas leurs dimensions ordinaires. L'animal, n'étant plus dominé par les instincts de la reproduction, devient plus doux, plus facile à instruire et à gouverner. Mais si la castration est opérée vers l'âge adulte, elle ne fait qu'éteindre ou affaiblir les instincts génésiques. L'animal ayant alors pris son développement à peu près complet, conserve la plupart de ses caractères. Les proportions du corps, le volume des masses musculaires, l'ampleur de la poitrine ne peuvent plus éprouver de modifications considérables. On sait que l'eunuque est dans le même cas que les animaux. Il prend, s'il a été mutilé jeune, des formes féminines, son corps reste glabre et son pubis dénudé. Néanmoins, s'il a subi très tard la castration, les parties conservées ne s'atrophient pas, ce qui, suivant la remarque de Juvénal, n'était point indifférent aux esclaves des dames romaines. Les animaux privés des attributs de leur sexe acquièrent une grande aptitude à l'engraissement; leur chair est plus molle, d'une saveur plus agréable; elle a perdu l'odeur souvent repoussante que possède celle des mâles arrivés à l'âge adulte.

La castration produit, du reste, des effets variables, suivant les animaux. Sous son influence, les cornes des ruminants deviennent plus saillantes, plus effilées; les bois de plusieurs ne tombent plus, ou, s'ils étaient tombés lors de la mutilation, ne se renouvellent point. Le coq ne prend plus d'ergots robustes; sa crête n'arrive pas à son développement ordinaire; sa queue, son plumage, perdent leur aspect habituel; sa voix ne vibre plus comme celle du maître de la basse-cour. Sans courage, sans énergie, il essuie les mauvais traitements du mâle qui jouit de la plénitude de ses facultés.

Les animaux parvenus à l'âge de la fécondité éprouvent périodiquement, et même quelquefois d'une manière continue, une excitation particulière qui les porte à perpétuer leur espèce.

Cet état que l'on appelle le rut chez les animaux sauvages, et les chaleurs dans les espèces soumises à la domesticité, est caractérisé par une excitation générale qui reflète celle des organes génitaux, excitation coïncidant, comme nous le verrons, chez les femelles, avec le travail de l'ovulation. Les phénomènes et les signes qui l'annoncent sont les uns communs aux deux sexes, les autres propres au mâle ou à la femelle.

Dans les deux sexes, l'appareil génital éprouve une turgescence plus ou moins vive, qui en augmente la sensibilité et y détermine des sécrétions abondantes. Cette stimulation de l'appareil reproducteur réagit sur toute l'économie : une sorte de fièvre s'empare de l'animal; sa sensibilité s'exalte, il perd l'appétit, éprouve une soif très vive; on le dirait en proie à une vague inquiétude; les instincts génésiques, jusqu'alors assoupis, poussent les sexes à se rechercher et à se rapprocher. Le carnassier solitaire revient momentanément en société; l'animal sauvage erre à travers les forêts, parcourt des déserts immenses à la rencontre d'un animal d'un autre sexe. Les troupes sauvages se désunissent; l'amour, comme le dit Aristote, sépare les herbivores qui paissaient ensemble. Ceux qui viennent à se rencontrer, s'ils sont rivaux, se livrent souvent des combats terribles ; ils montrent un courage et une persévérance inusités à vaincre les obstacles qui s'opposent à la satisfaction de leurs désirs. Certains animaux domestiques, emportés par la fougue de leurs désirs, méconnaissent la voix de leur maître et deviennent intraitables.

Les mâles, dans la généralité des espèces, entrent périodiquement en rut, quoiqu'ils soient toujours disposés à couvrir leurs femelles, dès que celles-ci sont en chaleur. Pour ceux qui vivent à l'état sauvage, ce rut coïncide avec celui des femelles, et il est même déterminé par ce dernier, car la seule présence d'une femelle en chaleur suffit pour exciter au plus haut degré l'ardeur génésique du mâle. Néanmoins, en l'absence de la femelle, le rut du mâle se montre avec une certaine intensité, même chez les animaux qui ne se reproduisent pas en captivité, comme on le voit chez les éléphants et les rhinocéros de nos ménageries. Sous l'influence de cette excitation, le cheval hennit fréquemment, s'agite sans cesse, trépigne, porte les oreilles dans toutes les directions. Il entre souvent en érection, éprouve quelques pertes séminales ; la contraction des crémasters maintient les testicules rapprochés de la région inguinale, et leur imprime parfois des mouvements très marqués. Le taureau a la bouche pleine d'écume, mugit à des intervalles très rapprochés, parcourt les prairies, flaire toutes les femelles qu'il rencontre, livre des combats terribles à ses rivaux. L'âne devient méchant, intraitable ; les béliers se battent entre eux avec fureur ; le dromadaire le plus doux est alors dangereux pour son conducteur. Parmi les espèces sauvages, le moment du rut est celui des combats, car c'est par la force et la violence que le vainqueur satisfait ses désirs, usurpant pour lui seul un droit que la nature a donné à tous. L'odeur de la transpiration et des sécrétions sébacées devient plus forte et prend des caractères particuliers, comme le bouc nous en offre un exemple remarquable, et cette odeur, chez les espèces sauvages, donne à la chair, au moment de rut, un goût désagréable. Chez certaines espèces, il s'établit des sécrétions sébacées abondantes, comme celles des glandes temporales de l'éléphant et du dromadaire. Ce dernier animal éprouve des sueurs au commencement et à la fin du rut, un appendice de son voile du palais sort souvent de la bouche vers la commissure des lèvres, et, une fois le rut calmé, la mue commence à s'effectuer. Les bois des cerfs, des chevreuils, des daims, qui servaient de parure nuptiale, ne tardent pas à tomber aussitôt que le moment des amours est passé.

Les femelles, à l'époque du rut, éprouvent une excitation générale non moins vive que celle des mâles. Elles ressentent une ardeur fébrile qui leur fait perdre l'appétit et les jette dans une agitation presque continuelle. Elles recherchent les mâles, les suivent à distance, les provoquent souvent par des caresses, qu'elles sont, suivant l'expression de Dugès, habituées à recevoir ; elles montent sur eux, sur les mâles privés d'organes sexuels, de même que sur d'autres femelles ou sur des animaux d'espèces différentes. Elles font de fréquents efforts pour uriner, mais elles urinent peu à la fois ; il y a dans quelques-unes, notamment chez les solipèdes, des mouvements très répétés du clitoris et des lèvres de la vulve; les mamelles se gonflent; la sécrétion du lait, si elle est active, diminue sensiblement; la muqueuse vaginale est injectée; il s'écoule par la vulve tuméfiée un fluide visqueux, parfois sanguinolent, analogue à celui de la menstruation chez la femme, fluide qui provient, en forte proportion, chez la vache, non de l'utérus, mais des glandes énormes placées en avant des lèvres de la vulve, et dont j'ai constaté la turgescence et l'hypersécrétion pendant la période du rut[1]. Cet écoulement sanguinolent n'est pas, à beaucoup près, général parmi les mammifères; néanmoins il a lieu dans un assez grand nombre d'espèces. Buffon, G. Cuvier, F. Cuvier, Geoffroy Saint-Hilaire l'ont observé sur divers quadrumanes, notamment sur les femelles des macaques, des guenons, des cynocéphales. Plusieurs auteurs l'ont vu chez certains carnassiers, tels que les chauves-souris, les genettes, les chattes, les chiennes; sur des ruminants, et entre autres la buffflesse et la biche. Le fluide, qui s'écoule en quantité variable au moment du rut, est très odorant; son odeur attire les mâles souvent à de grandes distances, et leur donne le moyen de distinguer les femelles en chaleur de celles qui ne le sont pas. Qu'il soit simplement muqueux, ou roussâtre, ou sanguinolent, il devient pour le mâle qui flaire la femelle un excitant très énergique.

L'époque du rut n'est pas la même pour toutes les espèces animales, mais elle est fixée assez exactement pour la plupart d'entre elles. Les animaux domestiques et ceux qui, sans être réduits à un état de servitude, trouvent un abri et une subsistance assurée dans nos habitations, jouissent presque constamment, suivant l'observation de Fr. Cuvier, de la faculté reproductrice. Les animaux sauvages, au contraire, n'ont de tendance à la reproduction que dans certaines saisons et à des époques semblables pour tous les individus de la même espèce.

D'après les observations de Fr. Cuvier[2], les époques du rut sont assez bien déterminées pour les carnassiers, les rongeurs et les ruminants. Les premiers, comme on le savait déjà pour un grand nombre d'entre eux, sont en chaleur pendant l'hiver : les loups, de décembre à février; les renards, l'isatis, la chienne, à peu près au même moment; le hérisson, à la fin de l'hiver, en sortant de son engourdissement. Les ours font exception à la règle, très probablement à cause de la torpeur dans laquelle ils sont plongés pendant la saison froide; ils n'entrent en rut qu'en été. Toutefois, les carnassiers en captivité ne sont pas tous soumis à la loi; le lion, le tigre et les autres chats n'entrent en chaleur qu'à des époques variables et à des intervalles très éloignés; le loup ne devient en rut qu'au mois de mars, sous l'influence de la même cause.

Parmi les rongeurs, le lièvre est en rut surtout en février et en mars; le hamster, à la fin d'avril; l'ondatra et l'écureuil au printemps. Plusieurs d'entre eux, faisant plusieurs portées par an, comme les rats et les campagnols, ont aussi nécessairement d'autres saisons que la fin de l'hiver pour se livrer à la reproduction.

Quelques pachydermes, comme les sangliers et plusieurs ruminants, le dromadaire entre autres, sont en rut pendant l'hiver, de janvier à mars au plus tard,

1. G. Colin, *Description des glandes vaginales de la vache* (Recueil de méd. vét., 1864).
2. F. Cuvier, *Du rut* (Ann. du Muséum, 1807, t. IX, p. 118).

mais la plupart sont en chaleur en automne : les brebis et les chèvres en septembre, les rennes à la fin du même mois, les cerfs, les daims, les chevreuils en octobre et novembre.

On sait que pour les oiseaux la saison des amours est la fin de l'hiver et le commencement du printemps. Alors la mue les a revêtus de leur plumage de noces, ils se rassemblent en troupes, font entendre les chants les plus harmonieux ; le mâle ne quitte plus la femelle dans les espèces monogames, comme les pigeons, qui préludent, comme le dit Pline, par des baisers à des caresses plus intimes.

La plupart des espèces domestiques entrent en rut toute l'année, à des intervalles très rapprochés, de même que les animaux qui supportent, sans trop en souffrir, les ennuis de la captivité. Les singes, l'éléphant, le rhinocéros, le buffle, le zèbre sont dans ce cas. Les mâles sont, du reste, toujours disposés à couvrir les femelles dès que celles-ci entrent en chaleur, comme on le voit pour le cheval, le taureau, le dromadaire, le bélier, le porc, le chien.

La durée du rut est plus ou moins longue, suivant les âges, les espèces et quelques autres circonstances. Elle ne dépasse pas un, deux ou trois jours chez la vache et la brebis, trois jours chez la chèvre, dix à douze chez la chienne ; souvent elle n'est que de douze à vingt-quatre heures chez les femelles non fécondées dont les chaleurs se sont déjà renouvelées plusieurs fois.

Le rut reparaît chez les mâles isolés et chez les femelles qui ne portent point, à des époques assez variables. La vache revient en chaleur toutes les trois semaines ou tous les mois, quelquefois à des intervalles beaucoup plus rapprochés ; la femelle du buffle et celle du zèbre, à peu près tous les mois, d'après F. Cuvier ; les singes du vingtième au trentième jour ; les truies et les brebis, du quinzième au trentième, mais le plus généralement tous les mois. Le rut cesse après la fécondation, et il ne reparaît point pendant toute la durée de la gestation. Néanmoins, il n'est pas rare de voir des truies et des juments pleines redemander et recevoir le mâle. Un assez grand nombre de femelles n'entrent pas en rut avant que la période de la lactation soit passée ; mais beaucoup d'autres, telles que la vache et l'ânesse, redemandent le mâle peu de jours après l'accouchement ; c'est même alors que l'ânesse conçoit le plus aisément, suivant la remarque d'Aristote reproduite par Buffon.

Le rut peut, chez les animaux, se renouveler à peu près pendant tout le cours de la vie. Aristote en avait déjà fait l'observation pour la jument, l'ânesse, la vache, la chienne et les mâles de ces espèces ; il cite même un étalon qui pouvait encore effectuer la monte à l'âge de quarante ans. S'il est vrai que les animaux domestiques peuvent se reproduire jusqu'à un âge très avancé, il est certain que leur fécondité finit par s'épuiser au déclin de la vie, surtout chez les sujets affaiblis par le travail, quelquefois par les privations et les maladies. Alors quelques parties de l'appareil reproducteur, notamment les ovaires, peuvent éprouver un commencement d'atrophie, et d'autres devenir le siège de dégénérescences, comme celle du col utérin de la brebis. Les femelles devenues stériles peuvent quelquefois prendre certains attributs de l'autre sexe, telles les biches, dont la tête peut, dit-on, se charger de bois.

L'excitation qui caractérise le rut et les phénomènes qui l'accompagnent ont leur point de départ, non dans les centres nerveux, comme Gall l'avait pensé, mais dans les organes génitaux. Nous verrons bientôt que, chez les femelles, le travail essentiel qui s'opère au moment des chaleurs est la déhiscence spontanée d'un ovule arrivé à sa maturité. Chez le mâle, l'excitation part d'abord, soit du système nerveux, soit des organes génitaux : du système nerveux, pour réagir sur ces organes lorsque le mâle est impressionné par la présence et les émanations de la femelle ; et, au contraire, des organes génitaux pour réagir sur les centres sensitifs, lorsque les fluides élaborés dans les premiers, n'étant point éliminés, y déterminent une irritation plus ou moins vive. Quant à la périodicité de cette excitation, elle est réglée par la nature en vue de la conservation des espèces. Aristote, si profond observateur, avait bien remarqué que l'époque du rut et de l'accouplement est celle qui permet aux jeunes animaux de naître dans les saisons où ils trouvent une nourriture assurée[1]. Seulement, dans les pays chauds, où l'alimentation ne fait jamais défaut, les animaux tels que les cerfs et les antilopes, l'hippopotame, entrent en rut à toutes les époques de l'année, privilège qui, dans tous les climats, appartient aussi à l'espèce humaine.

CHAPITRE LXXII

DES ACTES SEXUELS PRÉPARATOIRES A LA FÉCONDATION

La procréation d'un nouvel être exige, comme conditions préliminaires, la sécrétion d'un fluide animateur, la production d'un œuf apte à être fécondé, et enfin la mise en contact de ce fluide avec cet œuf. Nous examinerons donc successivement : 1° la sécrétion spermatique, 2° l'ovulation, 3° l'accouplement.

I. — DE LA SÉCRÉTION SPERMATIQUE.

Le fluide destiné à aviver les ovules est sécrété par deux glandes situées soit dans la cavité abdominale, soit à l'extérieur, même quelquefois alternativement en dedans et en dehors de l'abdomen. Ces glandes spermagènes, connues sous le nom de testicules, se montrent sous l'aspect de tubes plus ou moins longs, flexueux, simples ou ramifiés, chez les insectes, les crustacés et un grand nombre de mollusques. Elles deviennent compactes dans les poissons, les reptiles, les oiseaux et les mammifères ; mais elles y sont encore constituées par des canaux très fins, fréquemment anastomosés entre eux, et donnant naissance, en dehors de la masse glanduleuse, à un canal unique. Celui-ci, d'abord peu volumineux, mais de plus en plus large, décrit un grand nombre de circonvolutions dont l'ensemble forme l'épididyme auquel succède le canal déférent, qui va s'ouvrir dans

---

1. Aristote, *Histoire des animaux*, traduction française, liv. VI, p. 381.

l'urèthre à l'orifice des vésicules séminales lorsqu'elles existent. Cette texture est des plus évidentes chez divers rongeurs, le rat notamment, chez lequel on reconnaît à l'œil nu que toute la masse du testicule résulte de l'enroulement d'un canal blanchâtre et plein de sperme. Au contraire, dans divers poissons, les testicules celluleux semblent formés d'un amas de petites loges pleines de sperme, qui est versé dans la cavité abdominale par le fait de la rupture des parois de ces dernières.

Les glandes spermagènes demeurent constamment dans la cavité abdominale chez les invertébrés, chez les vertébrés ovipares et quelques mammifères, tels que les cétacés, les carnassiers amphibies, l'éléphant, le daman, l'échidné, l'ornithorhynque. Ils demeurent aussi enfermés dans l'abdomen, d'après Cuvier, pour en sortir à l'époque du rut, chez les chauves-souris, la taupe, la musaraigne, le hérisson, le cochon d'Inde, le castor, l'écureuil et quelques autres. Enfin, ils se trouvent en dehors de l'abdomen, à moins d'un arrêt de développement, chez la généralité des mammifères, soit en arrière de l'ischium, comme dans les carnassiers, le porc, le sanglier, le dromadaire, soit en avant du pubis et au-dessous de l'anneau inguinal dans les solipèdes, la plupart des ruminants. Je les ai aussi toujours trouvés à l'extérieur chez les rats adultes, bien que le trajet inguinal y soit assez large pour leur permettre de rentrer aisément dans la cavité abdominale. Dans tous les animaux chez lesquels les testicules sont extra-abdominaux, ceux-ci ont pour enveloppes la peau amincie, le dartos dérivé de la tunique abdominale, une membrane fibreuse tapissée en partie par le crémaster, une gaine séreuse, continuation du péritoine, et enfin une capsule albuginée très résistante.

Les glandes spermagènes ont pour appareil excréteur le canal déférent qui s'ouvre dans l'urèthre et auquel se trouvent annexées généralement deux vésicules séminales, une grande et deux petites prostates.

Le canal déférent, prolongement de l'épididyme, est plus ou moins large, suivant les animaux ; très étroit dans les ruminants, assez ample dans les solipèdes. Parvenu sur les côtés de la vessie, il offre généralement une dilatation allongée, à parois très épaisses. Cette dilatation, extrêmement prononcée chez le cheval et les autres solipèdes, est tapissée par une muqueuse dont la surface libre présente de nombreuses cellules glanduleuses pleines d'un fluide visqueux. Vers l'insertion du canal, se trouvent le plus souvent deux poches, très variables sous le rapport de leur forme, de leurs dimensions et de leur structure, faisant à la fois l'office d'organes sécréteurs et de réservoirs spermatiques.

Ces vésicules séminales, allongées, ovoïdes chez le cheval, où elles acquièrent parfois une capacité de 5 à 10 décilitres, ne contiennent jamais une très grande quantité de liquide. Elles sont, d'après Cuvier, ovalaires, très grandes et pourvues d'un muscle chez l'éléphant ; allongées, lisses à la surface, effilées à la pointe et représentant à elles deux, chez le cochon d'Inde, un utérus bicorne ; aplaties et découpées en avant comme la crête d'un coq chez les rats. Dans quelques animaux elles sont celluleuses, épaisses et à parois glandulaires ; leur cavité est remplacée par de petites loges plus ou moins étroites, de telle sorte qu'on ne sait plus positivement si elles sont des vésicules séminales ou des prostates.

Ainsi, dans le bœuf et le bélier, elles sont bosselées à la surface et pourvues de parois très épaisses. Au centre de chaque bosselure existe une petite cavité qui communique avec un sinus commun assez étroit, s'ouvrant à l'insertion du canal déférent, et plein, de même que les petites cavités, d'une gelée épaisse. Divers auteurs les considèrent comme de véritables vésicules séminales ; mais Cuvier, ayant égard à leur texture glanduleuse, en fait des prostates, non sans quelque raison, car leur contenu n'offre pas les caractères du fluide spermatique, et Duvernoy n'y a pas trouvé de spermatozoïdes. Chez le porc et le sanglier, les deux vésicules séminales sont énormes, d'un tissu rose pâle. Dépourvues de cavité commune, elles forment une infinité de cellules d'un diamètre de plusieurs millimètres, pleines d'un fluide blanchâtre, lactescent, qui s'en écoule en grande quantité lorsqu'elles sont incisées. Elles sont découpées en plusieurs grands lobes, et également celluleuses chez le hérisson, où Cuvier les décrit comme de grandes prostates.

Les vésicules séminales, quelles qu'en soient la configuration et la structure, n'ont pas pour unique usage de tenir en réserve le sperme que leur apportent les canaux déférents. Elles constituent, en outre, de véritables organes glanduleux, qui sécrètent un liquide généralement blanchâtre, très consistant, prenant souvent l'aspect d'une gelée élastique très ferme, avec laquelle le sperme ne se mêle qu'en faible proportion ; néanmoins, ce fluide s'y rend en assez grande quantité chez certains animaux, tels que le cheval, si l'on en juge par le grand nombre de spermatozoïdes que présente leur contenu.

Le liquide des vésicules séminales, dont les caractères varient suivant les animaux, est un mélange du produit versé par les parois de ces poches, et par les canaux déférents avec le sperme. Il est chargé de cellules épithéliales, de mucus, d'un plus ou moins grand nombre de spermatozoïdes, qui s'atrophient et meurent pendant les maladies chroniques de longue durée, et enfin quelquefois de concrétions diaphanes dans lesquelles les spermatozoïdes englobés deviennent tout à fait immobiles. La présence de ces grumeaux est constante toutes les fois que la rareté des émissions a prolongé le séjour du sperme dans les vésicules ; mais ils sont, en général, beaucoup plus petits chez les animaux que chez l'homme.

Le fluide sécrété par les testicules est blanchâtre, plus ou moins épais, suivant les animaux ; il est épais, d'un blanc de lait dans l'épididyme, et le canal déférent, devient grisâtre dans les renflements pelviens de ces canaux, et enfin tend à prendre l'aspect d'un mucus transparent, gélatiniforme, plus ou moins épais à son arrivée dans l'urèthre. Ces changements successifs résultent de son mélange avec les produits des voies qu'il parcourt et des glandules qui y sont annexées. Sa densité est plus grande que celle de l'eau. Il est plus ou moins miscible à ce liquide, suivant la proportion de mucus dont il est chargé. Il a une odeur particulière, caractéristique, une réaction faiblement alcaline. Il est coagulable par l'alcool. Par le refroidissement, il laisse déposer des cristaux qui ont la forme de pyramides quadrangulaires. D'après Vauquelin, il est composé, dans l'espèce humaine, sur 1000 parties, de : eau, 900 ; substance mucilagineuse appelée spermatine, 10 ; soude, 10 ; phosphate de chaux, 30. Berzelius y a trouvé aussi les mêmes éléments. Lassaigne[1] a reconnu, il y a déjà longtemps, que le sperme du cheval, pris dans les vésicules séminales, contient beaucoup d'eau, une grande quantité de spermatine, du mucus, de la soude libre, du chlorure de sodium et du phosphate de chaux. Il serait à désirer qu'on analysât comparativement le sperme dans les divers groupes d'animaux, aux divers âges de la vie, à l'époque du rut et dans les intervalles des périodes de cette excitation, chez les sujets stériles et chez ceux qui jouissent de leur fécondité. Il ne serait pas moins intéressant de l'examiner successivement dans le testicule, l'épididyme, les canaux déférents, les vésicules séminales, et après son émission, afin de juger des changements qu'il éprouve, surtout par suite de son mélange avec les fluides qu'il rencontre dans les voies d'excrétion.

Le sperme, examiné au microscope, montre des granulations d'une nature particulière, des globules muqueux, des leucocytes, des cellules épithéliales, des corpuscules graisseux et enfin des spermatozoïdes ou zoospermes. S'il est refroidi ou desséché, il peut offrir des cristaux de phosphate de magnésie.

Ce liquide, donné par le taureau, lors d'une pollution spontanée, ou de l'approche d'une femelle en rut, ou enfin lors d'une tentative d'accouplement, ne tarde pas à se séparer en deux parties, l'une inférieure, dense, laiteuse, opaque, l'autre supérieure, incolore et transparente. La première est le sperme proprement dit, contenant des spermatozoïdes tellement tassés qu'ils peuvent à peine se mouvoir ; la seconde est du fluide prostatique à peu près pur dans lequel un petit nombre de zoospermes exécutent les évolutions les plus rapides.

Les spermatozoïdes, découverts par Ham en 1677, et décrits d'abord avec

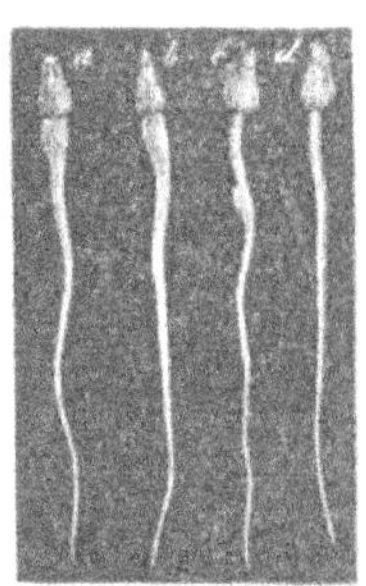

beaucoup de détails par Leuwenhoeck, ont fait le sujet des études d'un assez grand nombre d'observateurs modernes. Ils existent dans le fluide séminal de tous les animaux qui jouissent de la faculté de se reproduire, et il s'y meuvent avec une grande rapidité. Ils se présentent le plus souvent sous l'aspect de filaments cylindriques ou fusiformes, un peu renflés à l'une de leurs extrémités, et terminés à l'autre par un prolongement effilé. Ils ont, d'après Wagner, le corps ovale, aplati et la queue mince dans l'espèce humaine comme dans la plupart des singes ; le corps piriforme chez le chien, le lapin, le chevreuil ; ovoïde chez le taureau, oblong chez les solipèdes. Ils ont un corps presque cylindrique et un appendice caudal très délié, souvent contourné en spirale chez les oiseaux. Leur configuration offre d'assez nombreuses variétés dans les reptiles, les poissons et les diverses classes d'invertébrés.

Fig. 213. — Spermatozoïdes du lapin[*].

Ces spermatozoïdes, dont la longueur, chez les mammifères, varie d'un dixième à un vingtième de millimètre, ont un mode de développement très remarquable, que les observations de R. Wagner, de Lallemand et de Kölliker ont mis en

1. Lassaigne, *Abrégé élémentaire de chimie*, 2ᵉ édit., t. II.

[*] a, b, spermatozoïdes du testicule ; c, spermatozoïdes du canal déférent ; d, spermatozoïdes des vésicules séminales.

évidence. D'après le premier de ces micrographes, le testicule des paresseux ne contient, pendant l'hiver, que des granulations assez petites qui, vers la saison des amours, se dilatent et montrent à l'intérieur un certain nombre de globules au milieu desquels se forme un faisceau de spermatozoïdes. Ceux-ci deviennent libres par la destruction ou la rupture de la vésicule qui les a renfermés pendant leur développement. Lallemand a vu chez les raies, à l'époque du frai, se dessiner dans le testicule des ampoules qui, d'abord transparentes, offraient bientôt un contenu granuleux, et plus tard des faisceaux d'animalcules spermatiques. Kölliker, qui a vérifié ces particularités en leur donnant une grande précision, a constaté le développement dans les cellules épithéliales des canaux séminifères d'autres vésicules qui ne tardent pas à devenir libres par la destruction de la cellule épithéliale. Dans ces vésicules apparaissent plusieurs globules, et à l'intérieur de chaque globule se développe un spermatozoïde roulé sur lui-même. Ceux-ci, devenant libres à leur tour par la dissolution des parois des globules, se disséminent inégalement ou se rassemblent en faisceaux dans la cavité vésiculaire. Enfin, lorsque la vésicule vient à se rompre, elle met en liberté les spermatozoïdes encore rassemblés en faisceaux dont la dissociation s'opérera dans le trajet des voies séminales. Dès ce moment, les zoospermes ne subissent plus dans l'épididyme, le canal déférent et les vésicules, que des modifications de formes assez peu importantes, dont la figure ci-dessus donnera une idée, d'après Kölliker, en ce qui concerne le lapin.

Les spermatozoïdes, qu'il faut considérer comme l'élément essentiel et caractéristique du sperme, n'existent pas constamment dans ce fluide. On n'en trouve aucun avant l'époque à laquelle les animaux acquièrent la faculté de se reproduire, et ils disparaissent totalement lorsque les mâles perdent cette faculté par les progrès de l'âge, par le fait de la maladie, ou d'autres causes analogues. Chez les mâles qui sont constamment en chaleur, comme ceux de nos espèces domestiques, ils ne manquent jamais dans la liqueur séminale; au contraire, chez ceux dont le rut est périodique, ils n'apparaissent qu'à l'époque de cette excitation. D'après Lallemand, on les voit en nombre variable, plus ou moins incomplétement développés, et même remplacés par des globules, chez les sujets malades ou affaiblis.

La nature et l'organisation de ces filaments si remarquables ne sont point encore déterminées. Les premiers observateurs qui les ont étudiés les regardaient comme des infusoires, surtout en raison des mouvements qu'ils exécutent. Buffon en faisait des molécules organiques. Ehrenberg les a classés parmi les infusoires. Aujourd'hui on ne croit plus guère à leur animalité, car ils ne paraissent ni absorber, ni digérer, ni se reproduire comme le font même les infusoires les plus simples.

La vitalité des zoospermes peut être maintenue pendant longtemps, soit dans l'organisme, soit à l'extérieur, à la condition que le sperme n'éprouve pas de décomposition. Les spermatozoïdes portés dans les voies génitales de la femelle y vivent plusieurs jours, qu'ils servent ou non à la fécondation, car Prévost, Dumas, Bischoff, et après eux divers observateurs, les y ont trouvés vivants sept à huit jours après l'accouplement. Ils vivent des mois entiers dans les bourses copulatives des ovipares, et j'ai vu dans mes recherches sur le développement de pentastomes, que ceux que la femelle reçoit à l'âge de deux mois environ, lors des premiers accouplements, vivent dans les poches copulatives une année entière et en sortent à mesure pour féconder les œufs qui passent dans la portion sinueuse de l'oviducte pendant cette longue période. J'en ai trouvé dans les renflements pelviens des canaux déférents du cheval huit jours après la castration, et de ce fait découle la possibilité de la fécondation par l'eunuque récemment opéré.

D'après les observations de R. Wagner, les mouvements des spermatozoïdes ne se conserveraient guère que pendant vingt-quatre heures. Mais, d'après les miennes, ils persistent bien au delà de ce terme dans le sperme du taureau recueilli au moment de l'éjaculation et laissé à l'air, au fond d'un verre à réactif. J'ai vu ainsi très souvent les spermatozoïdes conserver leur mobilité durant deux ou trois jours, à la température ordinaire. Plusieurs fois ils sont demeurés vivants jusqu'au sixième et au septième jour à une température de 10 à 12 degrés. Dans les cas où ils sont morts plus tôt, le liquide était en décomposition. Ils ont vécu seulement un ou deux jours dans les tubes fermés, et maintenus à la température du corps. Godard a constaté que les spermatozoïdes du sperme humain soumis à la congélation se trouvaient immobiles lors du dégel, puis reprenaient, en certain nombre, leurs mouvements dès que le liquide venait à être réchauffé.

La longue persistance de la vie des spermatozoïdes me paraît impliquer la possibilité de la fécondation médiate et à grandes distances, dans les cas où les rapprochements sexuels ne peuvent s'opérer.

Les mouvements des spermatozoïdes peuvent s'éteindre par l'action d'une foule de causes. On a noté depuis longtemps que les décharges électriques, le froid, la chaleur très élevée, l'acide cyanhydrique, les acides étendus, l'opium, la strychnine, divers poisons, l'alcool, l'ammoniaque, produisent ce résultat. J'ai constaté que les liquides les moins irritants, l'éther, la glycérine, déterminent cet effet presque instantanément. J'ai vu aussi chez les animaux dont le sperme a peu de viscosité, comme les solipèdes, les ruminants, les carnassiers, que l'eau ordinaire ou l'eau légèrement acidulée, et en quantité suffisante, tue rapidement les zoospermes. Aussi, d'après les résultats obtenus sur les animaux, je ne doute pas qu'une injection d'eau dans le vagin, assez abondante pour délayer ce qui est projeté sur le col utérin et à son orifice, ne rende le coït infécond. Un tel moyen, s'il était employé, conduirait à l'extinction de l'espèce.

Il est probable que chez les animaux aquatiques le sperme est associé à des matières qui le rendent moins miscible à l'eau. Néanmoins, Coste a constaté que les spermatozoïdes des poissons osseux cessent de se mouvoir après quelques minutes de contact avec le liquide.

Il est à noter que diverses modifications éprouvées par les produits de sécrétion du vagin et de l'utérus rendent ces liquides toxiques pour les spermatozoïdes. Suivant Donné, l'acidité trop prononcée du mucus vaginal et la trop forte alcalinité du liquide de l'utérus amènent ce résultat qui explique l'infécondité dans une foule de cas. Néanmoins, le sang, pour eux, n'est pas délétère : en grande proportion même, il laisse persister leurs mouvements.

Dans le cas de cryptorchidie, qui toujours coïncide avec un arrêt de développement du testicule, cet organe, s'il est dans l'abdomen, ne donne pas de sperme ou du sperme sans spermatozoïdes. Le fait signalé par M. Goubaux [1], d'abord sur le cheval, puis par Follin et Godard, sur l'homme, est très exact dans la plupart des cas, mais il ne l'est pas toujours, car l'absence de spermatozoïdes dépend non de ce que le testicule est retenu dans l'abdomen ou dans le trajet inguinal, mais de l'atrophie concomitante de cette glande. Or, cette atrophie ne va pas toujours au point d'annuler la sécrétion du sperme. J'ai vu, en effet, sur un porc dont les deux testicules retenus près des reins pesaient ensemble 130 grammes, le sperme présenter dans les canaux séminifères et dans les déférents, outre des cellules en voie d'évolution et des spermatozoïdes avortés, quelques spermatozoïdes complètement formés. Sur un cheval disséqué en 1860, dont les deux testicules non apparents étaient retenus dans les trajets inguinaux, j'ai trouvé les épididymes et les canaux déférents pleins de sperme très blanc, avec une quantité prodigieuse de spermatozoïdes parfaits. En conséquence, sauf quelques exceptions, les cryptorchides sont de véritables castrats, glabres, faibles et timides dans l'espèce humaine; mais ordinairement ardents et aptes à l'accouplement, quoique stériles dans l'espèce du cheval. Les cryptorchides féconds par l'un ou par les deux testicules doivent être rares.

A la suite de maladies graves de longue durée qui conduisent les animaux au marasme et à la mort, j'ai trouvé des spermatozoïdes vivants dans l'épididyme et les canaux déférents. E. Godard avait fait déjà sur l'homme, dans diverses affections chroniques, les même observations.

Les diverses sécrétions dont les produits s'associent au sperme sont, jusqu'à un certain point, indépendantes les unes des autres, puisque, suivant la remarque de Galien, les eunuques peuvent éjaculer du fluide prostatique; elles s'opèrent simultanément, et l'excrétion de leurs produits est réglée d'après des sympathies spéciales. Cette excrétion se fait de telle sorte que le fluide prostatique, extrêmement abondant chez les solipèdes, les ruminants et le chien, précède le sperme, et peut pendant longtemps couler seul ou à peu près. C'est seulement sur la fin de l'éjaculation et au moment où le spasme génital est très vif, que le sperme proprement dit coule en forte proportion. Mais comme celui-ci ne se régénère qu'avec lenteur, le produit de l'éjaculation, au bout d'un certain nombre d'accouplements, dans une même journée, finit par n'être plus que du fluide prostatique avec peu de spermatozoïdes. Aussi les saillies qui se répètent cinq à six fois par jour chez les étalons et les taureaux sont-elles souvent infécondes. Il faut en excepter cependant celles de certains animaux lascifs et très prolifiques, comme le bouc.

Chez les hybrides ou les mulets, quoique les testicules soient volumineux et de conformation normale, le produit de la sécrétion testiculaire ne renferme pas de spermatozoïdes. Au moins Donnet, Gleichen, Prévost et Dumas, E. Godard, dont l'attention a été fixée sur ce point, n'en ont pas trouvé sur le mulet, même pendant les chaleurs; seulement Wagner a vu chez les oiseaux hybrides

1. A. Goubaux, *Recueil de médecine vétérinaire*, 1847, p. 131.

des filaments rudimentaires, indiquant des spermatozoïdes arrêtés dans leur développement, c'est là la règle ; mais comme les hybrides sont quelquefois féconds, ils doivent présenter alors des spermatozoïdes. M. Arloing en a vu dans le léporide, qui passe pour un hybride authentique.

II. — DE L'OVULATION.

Pendant que, dans le mâle, les glandes spermagènes préparent un élément essentiel à la production d'un être nouveau, les ovaires, dans la femelle, sont le siège d'un travail par lequel se forme un second élément contenant le germe de ce nouvel être, c'est-à-dire un œuf dont le développement pourra s'opérer sous l'influence vivifiante du fluide séminal.

L'ovulation et la sécrétion spermatique sont deux phénomènes parallèles et corrélatifs dans tous les animaux, à sexes réunis ou à sexes séparés. Tous les deux sont spontanés, et coexistent à partir de l'âge de la puberté jusqu'à celui où cesse l'aptitude à la reproduction. Tous les deux jouissent de leur maximum d'activité à l'époque du rut dans toutes les classes animales.

L'ovaire, appelé par les anciens le testicule de la femelle, avant que Sténon et de Graaf eussent reconnu sa nature et soupçonné l'identité de sa structure dans la généralité des animaux, se compose chez les mammifères d'une gangue cellullo-fibreuse pénétrée de vaisseaux, et au milieu de laquelle sont disséminées des vésicules qui elles-mêmes contiennent les ovules. La gangue ou le stroma, plus abondant pendant le jeune âge et dans les intervalles du rut, existe en proportion variable suivant les espèces. Dans quelques-unes, comme la vache, la lapine, la hase, elle y est en telle quantité que l'ovaire semble à première vue compact et homogène. Dans d'autres, au contraire, suivant la remarque de Cuvier, le stroma est peu abondant, tandis que les vésicules de de Graaf sont nombreuses et très grandes, ce qui donne à l'ovaire, non plus l'aspect d'une glande parenchymateuse, mais la forme d'une grappe analogue à l'ovaire des oiseaux : ainsi, chez la civette, le hérisson, la truie, la sarigue et les monotrèmes.

Les vésicules de de Graaf, pleines d'un fluide jaunâtre, albumineux, transparent, dans lequel j'ai signalé la présence du sucre, sont formées par trois membranes distinctes : la première celluleuse, assez mince ; la seconde ou tunique propre, très vasculaire, constituée par des cellules microscopiques, adhérant très intimement les unes aux autres ; la troisième, très mince, résultant aussi de l'association de cellules, mais de petites cellules sphériques faciles à séparer et pleines de granulations. L'ovule se développe, suivant la plupart des observateurs, dans l'épaisseur de cette dernière membrane, ou, d'après F. A. Pouchet, entre celle-ci et la tunique propre. Il est logé là au milieu d'un amas de cellules granuleuses auquel de Baer a donné le nom de *cumulus* ou de *disque proligère*. Son diamètre est d'environ un dixième de millimètre. C'est dans la partie extérieure du stroma ou sous-jacente à la membrane d'enveloppe que se forment les œufs en quantité prodigieuse. Ils s'entourent d'une vésicule de de Graaf qui les protége et facilite ultérieurement leur expulsion. La figure 214, montre leurs divers états successifs avec assez de netteté.

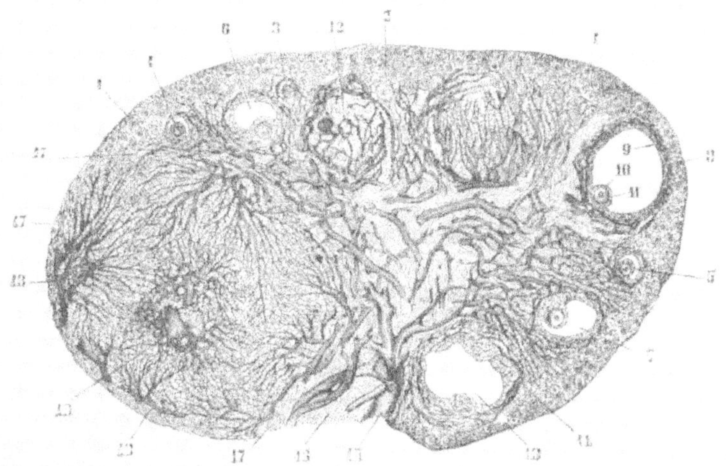

Fig. 214. — Coupe de l'ovaire, d'après Schroen (*).

Chez les oiseaux, parmi les ovipares, l'ovaire, quoique plus simple que celui des mammifères, a essentiellement la même composition. Le stroma, très peu abondant, y est seulement représenté par un tissu cellulaire fin, mêlé à des vaisseaux. Les œufs, remarquables par leur nombre et le volume qu'ils peuvent y acquérir, donnent à l'organe la forme d'une grappe. Chacun d'eux est renfermé dans un calice sphérique, correspondant à la vésicule de de Graaf des mammifères, et s'ouvrant pour laisser échapper l'œuf qui doit s'engager dans l'oviducte (fig. 215).

L'ovaire des autres animaux ovipares consiste essentiellement en une agglomération d'œufs, développés, soit dans une trame cellulo-vasculaire, soit dans l'épaisseur des membranes. Il ressemble, chez les lézards, à une grappe analogue à celle des oiseaux. Chez les serpents, il a la forme d'un long canal contenant les œufs. Il constitue, chez la plupart des poissons, un sac allongé, plissé en divers sens, présentant à sa face interne des lames dans l'épaisseur desquelles se produisent les œufs; quelquefois même, il n'y est constitué que par une simple expansion membraneuse servant de gangue ou de stroma.

L'ovule ou l'œuf proprement dit, tel qu'il se présente dans l'ovaire, offre une constitution remarquable par son uniformité dans les diverses classes animales,

(*) 1, 2, vésicules corticales; 3, vésicules entourées de la membrane granuleuse; 4, 5, 6, 7, 8, follicules à divers degrés de développement; 9, membrane granuleuse; 10, ovule; 11, cumulus proligère; 12, follicule non ouvert; 13, 14, stroma; 15, vaisseaux; 17, enveloppe d'un corps jaune; 18 et 19, vaisseaux de ce corps.

et surtout parmi celles de l'embranchement des vertébrés. Il se compose chez les mammifères, où il n'a qu'environ un dixième de millimètre de diamètre, de trois parties essentielles qui sont la membrane vitelline, le vitellus et la vésicule germinative (fig. 216).

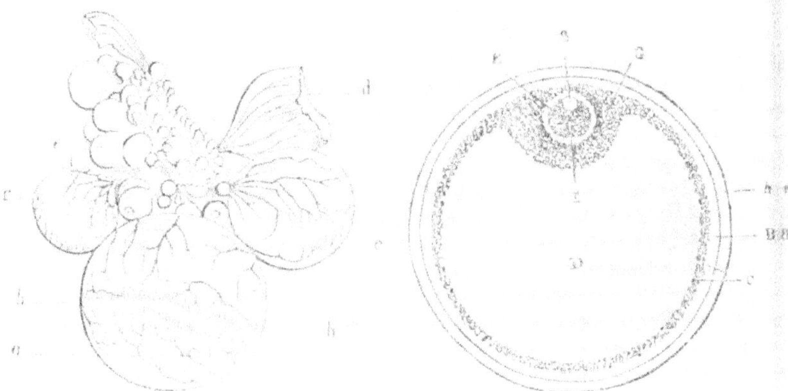

Fig. 215. — Ovaire de poule d'après Wagner[*].

Fig. 216. — Ovule renfermé dans la vésicule de de Graaf[**].

La *membrane vitelline*, désignée par de Baer sous le nom de *zone transparente*, forme à l'ovule, d'après Bischoff[1], une enveloppe membraneuse épaisse, hyaline, transparente, élastique, sans texture déterminée. Ses contours externe et interne ont l'aspect de deux lignes circulaires entre lesquelles se dessine un un anneau diaphane. Quelques observateurs la croient constituée seulement par une couche d'albumine déposée à la surface de l'ovule, mais la résistance qu'elle présente lorsque l'œuf est soumis à une pression assez forte, et l'apparence de sa déchirure quand l'ovule a été dilacéré, éloignent l'idée d'un simple enduit albumineux.

Le *vitellus* ou sphère vitelline, l'analogue du jaune dans l'œuf des oiseaux, est contenu dans l'enveloppe transparente dont il vient d'être question. C'est un fluide épais, visqueux, mêlé à une grande quantité de granulations fines, et, chez beaucoup d'animaux, ce n'est qu'une masse de granules avec fort peu de liquide dans son épaisseur. Celui des oiseaux est constitué, d'après Pouchet, par des vésicules polygonales pleines d'un liquide dans lequel oscillent avec rapidité des granules très ténus, granules qui sortent lentement des vésicules, lorsque celles-ci

1. Bischoff, *Traité du développement de l'homme et des mammifères*. Paris, 1843, p. 9.

[*] a, jaune arrivé à maturité dans son calice; bb, stigmate du calice ou ligne par laquelle s'opérera la déchirure destinée au passage du jaune; cc, jaunes incomplètement développés; d, calice vide après la sortie d'un œuf descendu dans l'oviducte; e, cicatricule des jaunes qui n'ont pas encore atteint leur maturité.

[**] A, feuillet externe de la vésicule; B, deuxième feuillet; C, membrane granuleuse; G, disque proligère; D, liquide de la vésicule; E, ovule; 1, membrane vitelline; 2, vitellus; 3, vésicule germinative.

éprouvent dans leur paroi une solution de continuité ; mais cette dernière organisation, qui paraît assez générale parmi les ovipares, n'appartient pas à l'œuf des mammifères.

La *vésicule germinative*, découverte par Purkinje dans l'œuf des oiseaux, et par Coste dans celui de la femme et des mammifères, est une petite vésicule hyaline, à parois minces, occupant dans le principe à peu près le centre du vitellus, mais se rapprochant insensiblement de la circonférence de celui-ci à mesure que l'ovule parvient à maturité.

Elle renferme un liquide incolore dans lequel on trouve souvent des granules plus ou moins fins, qui manquent dans beaucoup d'oiseaux et de poissons. Ces corpuscules, en s'accumulant en un point de la face interne de la vésicule, y forment une tache que Wagner a appelée germinative. Cette tache, très variable aussi, quant à son étendue et à son aspect, a été trouvée multiple dans divers animaux, notamment chez la brebis et la lapine.

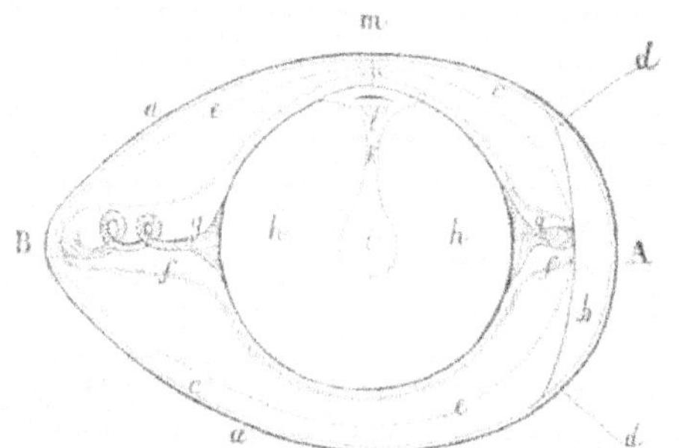

Fig. 217. — Coupe idéale de l'œuf de poule, d'après de Baer (*).

Elle semblerait ne pas avoir, d'après les recherches de Coste [1], l'importance qui lui a été attribuée par les premiers observateurs.

L'œuf des oiseaux, pris comme type des ovipares, présente, tant qu'il est dans l'ovaire, les mêmes parties essentielles que celui des mammifères. En partant de la circonférence vers le centre, il offre : 1° une membrane mince, pellucide analogue à la membrane vitelline ou zone transparente de l'ovule des mammifères ; 2° le vitellus ou le jaune contenu dans l'enveloppe précédente, et composé de cellules pleines d'un fluide granuleux ; 3° en un point de la surface du vitellus un petit amas de granulations, au milieu desquelles se trouve la vésicule germinative. Le cumulus, formé par les granulations et la vésicule germinative, constitue ce qu'on appelle depuis longtemps la cicatricule.

Lorsque cet œuf, déjà très volumineux, quitte l'ovaire, il parcourt lentement le trajet de l'oviducte, s'y recouvre d'abord d'une couche albumineuse dont l'épaisseur augmente progressivement, puis d'une membrane blanche, et enfin d'une coquille de nature calcaire. Il s'annexe ces nouveaux éléments accessoires, afin de fournir au nouvel être tous les matériaux de son développement, puisque cet être doit parcourir toutes les phases de son évolution embryonnaire sans rien

---

1. Coste, *Histoire générale et particulière du développement des corps organisés.* Paris, 1847.

(*) A, pôle obtus ; B, pôle aigu ; a, coquille ; b, chambre à air ; c, membrane testacée qui en dd, se divise en deux feuillets pour circonscrire la chambre aérienne ; ee, limites du blanc épais ; ff, limites du blanc très épais qui tient aux chalazes gg ; hh, jaune ou vitellus ; i, apparence de cavité dans le jaune ; k, apparence de canal ; l et m, cicatricule ou la vésicule germinative a déjà disparu, et dans laquelle se développeront les premiers linéaments du poulet.

recevoir de la mère. Il est facile de concevoir que l'œuf des mammifères qui doit se greffer dans l'utérus, et y puiser tout ce qui est nécessaire à la formation et à l'accroissement du fœtus, reste si petit et dépourvu des annexes propres à celui des animaux ovipares.

L'œuf des invertébrés a la même constitution essentielle que celui des animaux supérieurs. Il se forme dans des ovaires tubuleux, et débute par une vésicule germinative qui s'entoure de granulations vitellines. Chez les insectes à métamorphoses, on le voit se constituer déjà chez la larve, puis continuer son évolution chez la nymphe. Aussi l'animal, dès qu'il arrive à sa forme définitive, est apte à la reproduction.

L'œuf dont nous venons de voir les caractères essentiels ne se produit pas dans l'ovaire, comme on pourrait le croire, seulement à l'âge de la puberté et à l'époque du rut. Cet œuf se développe de très bonne heure, indépendamment du rapprochement des sexes, et il préexiste à la fécondation dans toutes les classes animales. C'est par la vésicule germinative qu'il commence à se constituer. Autour d'elle se déposent ensuite les granulations vitellines qui, finalement, s'entourent d'une membrane transparente; c'est du moins ce qui paraît résulter des travaux de la plupart des embryologistes.

Sa composition chimique est parfaitement appropriée à son rôle. Le blanc ou la couche albumineuse est formée par de l'albumine associée à des matières grasses, à du sucre et à des sels. Le jaune ou vitellus renferme 17 centièmes d'albumine et de vitelline, et 29 centièmes de matières grasses, oléine, margarine, graisse phosphorée, enfin du sucre, des sels et du fer. D'après les recherches de MM. Frémy et Valenciennes, la vitelline n'existe que dans l'œuf des oiseaux et de quelques reptiles; elle est remplacée par des matières analogues, l'émydine chez les tortues, l'ichthine chez les poissons.

On sait depuis fort longtemps que les ovaires des oiseaux, des reptiles, des poissons, et ceux des divers invertébrés, contiennent des œufs à un âge antérieur à celui de la fécondité, et que, par conséquent, ils doivent s'y former sans l'intervention du mâle. Il y a plus, Duvernoy a même constaté la présence des œufs dans les ovaires des fœtus de poissons. Divers observateurs les ont vus dans les ovaires des jeunes filles peu après la naissance, et Carus en a trouvé jusque dans un fœtus de vache arrivé au terme de la vie utérine; depuis on a vu ces vésicules ovariennes chez les veaux, les porcelets, les chiens, chats nouveau-nés. Enfin, un certain nombre de ces œufs, formés de très bonne heure, peuvent parvenir à maturité avant l'âge de la reproduction ou avant le moment de la fécondation, en laissant sur l'ovaire les corps jaunes qui deviennent la marque de leur chute. Des corps de ce genre ont été reconnus par Malpighi, Vallisnieri, Brugnone et, depuis, par beaucoup d'autres observateurs, dans l'ovaire de filles vierges, et dans celui de plusieurs femelles mammifères qui n'avaient jamais eu de rapports avec les mâles.

Il est à noter que le nombre des œufs développés dans l'ovaire est infiniment plus grand que celui des œufs destinés à être pondus ou fécondés. Coste[1] a

---

1. Coste, *Histoire générale et particulière du développement des corps organisés.* t. I.

reconnu, il y a longtemps déjà, que chez la femme et les femelles de mammifères ce nombre est fort considérable. On a cru pouvoir le porter à des centaines de mille, et même à des millions par pouce carré dans l'ovaire de la vache. Toutefois, les œufs qui s'entourent d'une vésicule de de Graaf sont les seuls qui puissent sortir de l'ovaire et qui deviennent aptes à la fécondation.

Bien que la formation des œufs dans l'ovaire s'effectue à partir de la vie embryonnaire, cet organe est loin de présenter, dès le principe, les caractères qu'il offre à l'époque de la puberté et au moment du rut. Chez les fœtus des mammifères et les très jeunes femelles de cette classe, l'ovaire est mou, très vasculaire, en apparence homogène. Ainsi, l'ovaire du fœtus de jument est énorme, d'une mollesse extrême, riche en vaisseaux ; son stroma, d'une teinte brune, foncée, rappelle la couleur de la substance testiculaire du cheval, et, au milieu de cette gangue, les vésicules de de Graaf ne semblent pas apparentes à l'œil nu. Il présente encore ces caractères quelque temps après la naissance, mais peu à peu le stroma prend de la densité, perd de sa vascularité primitive ; les vésicules augmentent de volume, atteignent un diamètre de 2, 3, 4, 5 millimètres, de 1, 2 centimètres de diamètre. Enfin, à l'âge adulte et dans la vieillesse, un certain nombre d'entre elles, notamment les plus superficielles, acquièrent un volume énorme, proéminent à la surface de l'ovaire, et se transforment en véritables kystes.

Les œufs renfermés dans l'ovaire des jeunes femelles, quelle que puisse être l'exiguïté des vésicules de de Graaf, n'en contiennent pas moins toutes les parties qui caractérisent l'œuf de la femelle parvenue à l'âge de fécondité. Aux approches de la puberté, quelques vésicules de de Graaf subissent des changements remarquables, arrivent à maturité, et, au moment du rut, se rompent, laissent échapper leurs ovules. C'est à ces phénomènes, dont la découverte est toute moderne, qu'on a appliqué les noms de ponte périodique ou d'ovulation spontanée.

D'abord il est incontestable que, chez les invertébrés et les vertébrés ovipares, les œufs formés avant la fécondation, sans l'intervention du mâle, peuvent se détacher spontanément de l'ovaire et être pondus également sans le concours de l'autre sexe. Ainsi, Rœsel, Pallas, Treviranus, et plusieurs observateurs modernes, ont vu que les femelles d'insectes, sans jamais avoir eu de rapports avec les mâles, pondent des œufs ayant les caractères ordinaires. Les poissons osseux, chez lesquels il n'y a jamais d'accouplement, pondent les leurs à une époque déterminée, et ceux-ci sont fécondés lorsqu'ils viennent à rencontrer le sperme que le mâle a répandu dans les eaux. Les batraciens émettent aussi spontanément leurs œufs, que le mâle, cramponné sur la femelle, féconde à mesure qu'ils sortent des voies génitales. Enfin les femelles d'oiseaux privées de mâles, peuvent pondre même autant d'œufs que dans les conditions ordinaires. Le fait, devenu vulgaire en ce qui concerne la poule, est attesté, pour divers oiseaux, par les observations de Buffon, Cuvier, Et. Geoffroy Saint-Hilaire, C. Duméril, etc.

Cette émission spontanée des œufs, tout à fait indépendante du concours du mâle et de la fécondation, a lieu aussi bien chez les mammifères que chez les animaux ovipares ; seulement, comme elle est assez peu manifeste dans les premiers, elle n'y a été constatée qu'à la suite de longues investigations.

La présence des corps jaunes observée chez des jeunes filles encore vierges, et dont l'hymen restait intact, de même que dans l'ovaire de femelles qui n'avaient point porté, le fait de la ponte périodique chez les oiseaux séparés des mâles, et chez les ovipares où il n'y a pas rapprochement des sexes, avaient fait soupçonner à plusieurs physiologistes l'existence de l'émission spontanée des ovules chez les mammifères. Coste[1] émit, en 1837, l'idée que les œufs peuvent sortir de l'ovaire indépendamment de la fécondation. Négrier reproduisit la même opinion, d'après des observations dans lesquelles il avait vu les corps jaunes se former chez les femmes à l'époque de la menstruation. Mais c'est à un naturaliste français très distingué, F.-A. Pouchet[2], que la science est redevable d'avoir clairement établi, dans toute sa généralité, le phénomène de l'ovulation spontanée, en montrant « que l'œuf est toujours produit à une époque fixe en rapport avec l'une des phases du rut, et qu'il est constamment émis au dehors indépendamment de la fécondation. » Peu après, Bischoff[3] ajouta, par de belles expériences, des preuves nouvelles à la loi précédente, et en donna ainsi une démonstration irréfragable. Il enleva d'abord à des lapines, à des chiennes et à des truies, soit l'utérus tout entier, soit l'une des cornes de cet organe. Après la guérison des femelles, le rut survint ; il y eut accouplement ; les vésicules de de Graaf se rompirent ; il se forma des corps jaunes ; et les œufs détachés de l'ovaire furent retrouvés dans les trompes de Fallope demeurées intactes. Puis, sur d'autres femelles de même espèce, après la ligature ou l'extirpation de l'utérus, il ne permit pas l'approche du mâle, néanmoins, la ponte eut lieu également à l'époque du rut, on retrouva des vésicules rompues ou à la veille de se rompre, et des ovules dans les oviductes.

Les phénomènes préparatoires de la ponte périodique ou de l'ovulation spontanée, chez les mammifères, consistent en une surexcitation plus ou moins vive de l'appareil génital, surtout en une turgescence de l'ovaire, dont quelques vésicules doivent se rompre pour laisser échapper leur contenu.

À la surface de l'ovaire, légèrement gonflé, du moins dans un certain nombre d'animaux, on voit des vésicules de de Graaf plus volumineuses que ne le sont toutes les autres ; elles soulèvent les enveloppes de l'ovaire, font une saillie plus ou moins circonscrite à la surface de cet organe qu'elles rendent bosselé ; l'enveloppe albuginée de l'ovaire s'amincit peu à peu au niveau des vésicules proéminentes, et autour de ces vésicules, les vaisseaux sanguins, devenus plus visibles, et le stroma congestionné, attestent une irritation locale assez vive. D'après les observations de Pouchet, les parois de la vésicule s'épaississent considérablement, et il s'opère peu à peu dans l'intérieur de celle-ci un épanchement sanguin qui se substitue au fluide séro-albumineux. Le sang fourni par les vaisseaux de la membrane propre de la vésicule ovarienne, d'abord fluide et à globules libres,

1. Coste, *Cours sur le développement de l'homme et des animaux*. Paris, 1837, p. 455.
2. Pouchet, *Théorie positive de l'ovulation spontanée et de la fécondation dans l'espèce humaine*. Paris, 1842, p. 169.
3. Bischoff, *Annales des sciences naturelles*, 1844, 3e série, t. II, p. 105.

tout à fait isolés, se perd en un caillot consistant : du moins, c'est ainsi que les choses se passent chez la truie.

Une fois que la vésicule de de Graaf a éprouvé ces remarquables changements, elle se trouve très distendue, et ses parois, injectées, ont perdu leur résistance primitive. Bientôt celles-ci cèdent dans un point superficiel ; il se forme une fente irrégulière plus ou moins étendue, à travers laquelle s'échappe l'ovule, entraînant avec lui les débris de la membrane granuleuse.

Chez les femelles qui font un seul petit, on ne voit qu'une vésicule subir ces modifications et se rompre à chaque époque du rut ; mais chez les femelles multipares, plusieurs vésicules arrivent simultanément à maturité pour laisser échapper autant d'ovules qu'il se développera de fœtus. Ainsi, chez la truie, d'après F.-A. Pouchet, chaque ovaire donne de quatre à six vésicules qui se rompent (fig. 218 et 219), et chez la lapine (fig. 220) à peu près le même nombre.

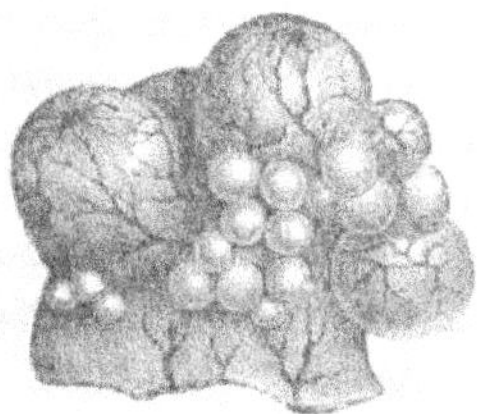

Fig. 218. — Ovaire de truie d'après Pouchet (*).

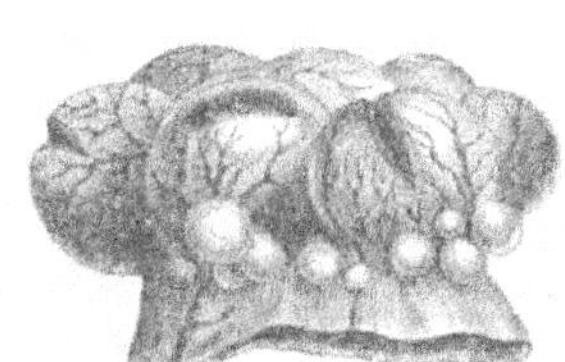

Fig. 219. — Ovaire de truie dont plusieurs vésicules ont acquis tout leur développement (id.) (**).

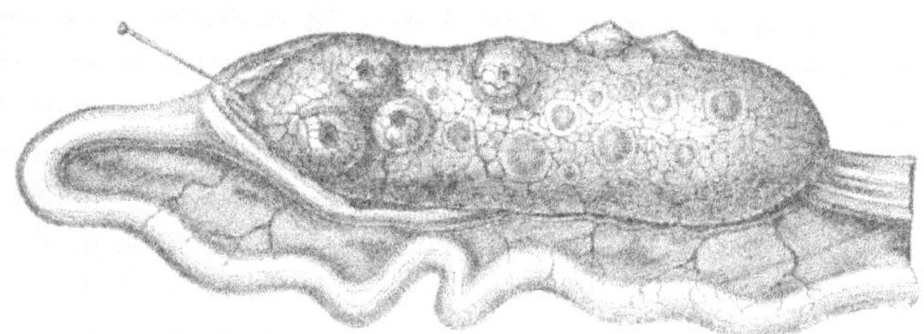

Fig. 220. — Ovaire de lapine grossi trois fois (***).

Le mode suivant lequel la vésicule de de Graaf se rompt et laisse échapper l'ovule n'est pas encore parfaitement déterminé, si l'on en juge par les dissidences qui règnent sur ce point entre les observateurs les plus habiles. M. F.-A. Pouchet pense que la rupture de la vésicule ovarienne dérive de l'épanchement sanguin qui s'y opère au moment du rut. D'après lui, le sang qui se dépose peu

(*) Deux vésicules de de Graaf arrivées à maturité commençant à s'ouvrir pour laisser échapper l'œuf.

(**) Trois d'entre elles, largement ouvertes, ont laissé échapper l'ovule. Un œuf se trouve encore entre les lèvres de l'une d'elles.

(***) Plusieurs vésicules ne sont pas encore arrivées à leur complet développement. Quelques-unes ont déjà émis leur ovule.

à peu dans la vésicule, et qui est fourni par une exhalation des vaisseaux de la membrane propre, finit par distendre outre mesure les parois de cette vésicule. L'épanchement sanguin commencerait d'abord dans la partie la plus profonde de la vésicule, et, en augmentant, il amènerait l'ovule dans le point le plus superficiel, c'est-à-dire à l'endroit où s'opère la déchirure, lorsque la distension est portée à son terme. Mais Coste prétend que la déchirure de la vésicule ovarienne dérive seulement d'une augmentation de la quantité du fluide séreux qui la remplit, et il assure que l'ovule, au lieu d'être situé à la région profonde de la vésicule, est, au contraire, placé dans un des points les plus rapprochés de la superficie de l'ovaire, situation qui en rend nécessairement l'émission plus facile.

Les vésicules de de Graaf s'ouvrent indifféremment dans tous les points de la surface de l'ovaire, chez la plupart des animaux où le pavillon de la trompe est assez large pour envelopper à peu près complètement l'ovaire ; mais il ne semble pas en être ainsi chez les solipèdes, dont l'ovaire, très volumineux, ne peut être entièrement recouvert par le pavillon. Il est probable que, dans ces animaux, la déchirure des vésicules s'opère dans le fond du hile ou de l'échancrure de l'ovaire, du moins, c'est là que j'ai rencontré une fois une vésicule pleine de sang et commençant à se déchirer et une autre fois une vésicule portant une large fente par laquelle s'était échappé l'ovule. Jamais je n'ai vu, en d'autres points de la surface de la glande, ni vésicules semblables ni corps jaunes récents, bien caractérisés.

Chez les femelles qui font plusieurs petits à chaque portée, tous les ovules quitteraient à la fois l'ovaire, d'après Bischoff et Barry ; leur ponte serait tellement simultanée qu'il n'y aurait pas même une heure d'intervalle entre la chute de l'un d'eux et celle d'un autre, mais ce fait est très contestable. F.-A. Pouchet le nie en se fondant sur ce que les ovaires des femelles en chaleur présentent, à un moment donné, des vésicules de de Graaf déchirées, tandis que d'autres sont seulement à la veille de se rompre. Je partage volontiers l'opinion de ce dernier observateur ; car, en pratiquant la castration sur une truie, pour des démonstrations chirurgicales, j'ai trouvé, à la surface de l'un des ovaires, deux vésicules de de Graaf ouvertes et saignantes, et, près d'elles, deux autres pleines de sang, mais non encore déchirées.

L'ovule que laisse échapper la vésicule de de Graaf ouverte est recueilli par le pavillon de la trompe plus ou moins exactement appliqué à la surface de l'ovaire, puis il descend dans la trompe, parvient à l'utérus où il se développe, s'il a été soumis à l'action vivifiante du fluide séminal. Il est recueilli d'autant plus sûrement que le pavillon enveloppe plus complètement l'ovaire. Sous ce rapport, on sait que les carnassiers sont dans les meilleures conditions, puisque le pavillon forme une capsule qui coiffe exactement la glande ovigène.

Une fois que les vésicules ovariennes déchirées ont laissé échapper l'ovule, elles éprouvent des modifications remarquables à la suite desquelles elles sont transformées en corps jaunes. Après leur déhiscence, les vésicules de de Graaf conservent d'abord leur volume et restent saillantes à la surface de l'ovaire ; leur cavité est complètement remplie par un caillot sanguin, rouge, brunâtre, et leur ouverture, plus ou moins resserrée, forme une légère excavation vers le milieu de la vésicule. La membrane propre de celle-ci, constituée par des cellules, augmente d'épaisseur ; elle se plisse, d'après les observations de Pouchet, et ses cellules augmentent de volume. Peu à peu le caillot sanguin se résorbe ; le diamètre du corps jaune diminue. Ce corps s'affaisse, perd sa teinte rouge sanguine, devient rosé, puis jaunâtre, pâlit progressivement, et bientôt ne se distingue plus nettement du stroma de la glande ovigène. Son volume, au début, est très variable suivant les espèces. Dans la brebis et la vache, ce corps a les dimensions d'une petite fève et demeure longtemps saillant à la surface de l'ovaire. Chez la femme il est tellement volumineux, suivant la remarque de Haller, qu'il représente la moitié et plus de la masse de la glande. Au contraire, il est fort petit chez la truie et les rongeurs.

Les corps jaunes persistent assez longtemps après la déchirure de la vésicule dont ils dérivent. De Graaf avait déjà observé que, chez les vaches et les brebis, où ils sont énormes, ceux de ces corps formés à la suite de la fécondation restent apparents pendant toute la durée de la gestation, et s'effacent seulement après le part. J'ai pu, en examinant un assez grand nombre de vaches et de brebis pleines, m'assurer de l'exactitude de cette remarque. Le *corpus luteum*, chez ces femelles, reste assez distinct à toutes les périodes de la gestation pour qu'on puisse dire avec certitude lequel des deux ovaires a fourni l'œuf fécondé ; de plus l'ovaire qui a donné cet œuf reste habituellement, au moins dans la brebis, plus volumineux que l'autre, et renferme un stroma abondant, rosé, tandis que l'autre ovaire, plus petit, pâle intérieurement, en a très peu.

Le travail par lequel s'effectuent au sein de l'ovaire la maturation et la chute de l'œuf coïncide avec l'état d'excitation, qu'on appelle le rut chez les animaux sauvages, ou les chaleurs chez les femelles domestiques ; il correspond chez la femme à la menstruation. L'uniformité de ses phénomènes caractéristiques montre clairement que les mammifères sont soumis à la loi générale de la ponte périodique chez les ovipares.

Un seul des phénomènes liés à l'ovulation semble propre à l'espèce humaine ; mais nous avons vu qu'il s'observe aussi, dans certaines limites, chez les animaux ; je dis dans certaines limites, car il est incontestable que l'exhalation sanguine, à l'époque du rut, est à peine appréciable chez un très grand nombre de femelles mammifères. Évidemment, depuis Aristote, beaucoup d'auteurs, Stahl, Linné, entre autres, sont allés trop loin en disant que la vache, la jument, par exemple, éprouvent un flux cataménial semblable à celui de la femme. Le plus souvent à l'époque des chaleurs, il ne s'écoule par la vulve que des mucosités jaunâtres ; quelquefois seulement ces mucosités sont très légèrement sanguinolentes, surtout à la suite des approches du mâle. Néanmoins, les observations de F.-A. Pouchet faites sur les truies, les chiennes, les chattes en chaleur, démontrent que la muqueuse utérine, alors fortement congestionnée, exhale à sa surface un fluide dans lequel le microscope permet de reconnaître des débris d'épithélium, des globules muqueux et quelques globules sanguins.

Toutefois, il est hors de doute que les femelles des singes, notamment celles des macaques et des cynocéphales dont l'utérus se rapproche de celui de la femme par son exiguïté, offrent un écoulement périodique très analogue à celui de la menstruation humaine. Chez ces femelles, l'irritation des parties sexuelles est même tellement vive qu'elle se propage aux parties voisines ; car, ainsi que l'ont vu Cuvier et Geoffroy Saint-Hilaire, le gonflement et la rougeur s'étendent du pourtour de la vulve à l'anus, à la face intérieure de la queue et aux callosités ischiales.

L'ovulation, dont nous venons de voir les principaux caractères, se reproduit périodiquement pendant toute la durée de la vie, depuis l'époque de la puberté jusqu'au moment où s'éteint l'aptitude à la reproduction. Elle se renouvelle plus ou moins fréquemment dans les intervalles de la gestation, suivant les espèces et leurs conditions d'existence. Chez certaines femelles, la lapine par exemple, elle paraît s'opérer à des époques fort rapprochées, car cette dernière, suivant la remarque de Buffon, est toujours disposée à la fécondation. Du reste, la présence du mâle est, pour beaucoup d'espèces, une cause d'excitation qui accélère considérablement la ponte. Les expériences de Coste ont fait voir que, chez la lapine qu'on laisse s'accoupler, les œufs ont déjà quitté les ovaires dix à quinze heures après le rapprochement des sexes, tandis que chez la femelle séparée du mâle, les œufs se trouvent encore dans leurs capsules intactes quarante-cinq heures après l'invasion du rut. Ces expériences ont montré que, dans quelques cas même, la chute des œufs ne s'opérait pas sans le secours de l'accouplement.

Du reste, plusieurs causes extérieures, notamment celles qui tiennent aux climats, aux saisons, à la nourriture et aux influences de la domesticité, peuvent modifier considérablement les phénomènes de l'ovulation. Nos gallinacés et nos palmipèdes pondent presque toute l'année, tandis que les gallinacés et les palmipèdes sauvages font seulement une ou deux nichées par an. Si on ne leur prodigue pas de très grands soins, la ponte se suspend pendant la mue et au moment des grands froids ; au contraire, si on les soustrait à la rigueur des saisons, et si on leur distribue une abondante nourriture, ils continuent à donner des œufs. Le lapin sauvage, qui fait deux portées par an, peut en donner le double et plus dans nos habitations. Enfin la vache, la truie se reproduisent presque indifféremment dans toutes les saisons, bien que les époques de la génération soient rigoureusement fixées pour les espèces analogues vivant à l'état sauvage.

Maintenant que nous connaissons l'élément que chaque sexe fournit pour la reproduction, c'est-à-dire le sperme et l'œuf, il faut rechercher comment ces deux éléments sont mis en rapport l'un avec l'autre.

III. — DE L'ACCOUPLEMENT

L'union des deux sexes, nécessaire à la fécondation chez un grand nombre d'animaux, s'effectue par la pénétration d'un organe mâle, érectile, dans les voies génitales de la femelle où doit être lancée la liqueur séminale. Cet acte, qui n'exige de la femelle qu'une participation à peu près passive, nécessite de la part du mâle d'abord l'érection du pénis, puis l'intromission de cet organe dans le vagin, enfin l'émission du sperme.

Le pénis, si variable chez les animaux sous le rapport de sa direction, de sa forme et de son volume, doit, pour pénétrer dans les voies génitales de la femelle et y darder le fluide séminal, éprouver une turgescence particulière qui en augmente les dimensions et lui donne une certaine rigidité. Cette turgescence, connue sous le nom d'*érection*, a été attribuée à une foule de causes : à la compression des veines par Krause, à la contraction des fibres musculaires des trabécules des corps érectiles par Valentin, contraction commençant du côté des vésicules séminales ; Ch. Rouget la suppose due au relâchement de ces mêmes fibres trabéculaires. Eckhard l'a fait dériver de la dilatation des artères des tissus érectiles produite par l'excitation des nerfs érecteurs du plexus sciatique.

Le mécanisme de cet acte n'est pas aussi simple qu'il le paraît au premier abord. On voit bien qu'il consiste en une sorte de congestion du tissu aréolaire à larges lacunes qui constitue la masse de la verge. Mais cette congestion est-elle active ou passive et comment dans l'une ou l'autre hypothèse, la pression sanguine peut-elle distendre à un si haut degré des canaux qui se dégorgent librement dans les veines ?

En étudiant avec soin le phénomène sur les animaux où le corps caverneux est très développé, on croit reconnaître qu'il résulte de deux causes, la première est un afflux plus abondant de sang artériel, soit par des artérioles dilatées, soit par des artérioles qui se contractent plus énergiquement, et elle suffit pour donner lieu à une turgescence très marquée ; la seconde consiste dans l'obstacle apporté par la compression des veines au dégorgement du tissu érectile. L'afflux plus grand du sang artériel est dû à une influence nerveuse ; la gêne dans le départ du sang vient de la contraction de quelques muscles. Dans le corps caverneux, la compression des veines est due à l'ischio-sous-pénien, ou ischio-caverneux, comme Krause l'a dit avec raison, et dans le tissu spongieux de l'urèthre, elle résulte, ainsi que Kobelt[1] l'a fait remarquer, de l'action du balbo-caverneux ou accélérateur. Le premier de ces muscles, tout en comprimant les veines dorsales de la verge, entre le corps caverneux et l'ischion, pousserait aussi le sang des racines de ce corps vers les parties antérieures, et l'accélérateur chasserait de son côté le sang du bulbe de l'urèthre vers la tête du pénis qui est une expansion du tissu de l'urèthre. L'observation semble donner la preuve de cette compression, car si l'on explore le périnée d'un chien pendant l'accouplement, on sent très bien les contractions saccadées et rythmiques des muscles précités ; on les sent de même dès qu'on vient à provoquer l'érection de cet animal en appliquant les doigts sur les tumeurs érectiles de la base de la verge ; on les voit, même sur le taureau, dès le début de l'érection, avant que la verge sorte du fourreau, et elles persistent tant que dure la turgescence. Il est bien difficile de concevoir l'érection complète sans le concours de ces deux

1. Kobelt, *De l'appareil du sens génital des deux sexes dans l'espèce humaine et quelques mammifères*. Strasbourg, 1851, p. 17.

causes réunies ; mais la part d'influence de chacune d'elles est difficile à préciser. Celle de la compression des veines s'opposant au dégorgement du corps caverneux est peut-être la plus grande. Ceux qui l'ont niée, sous prétexte que la contraction des muscles ne peut être continue et parce que cette compression donnerait lieu à l'arrêt de la circulation, se sont étrangement trompés. Des contractions très rapprochées et saccadées suffisent, et une compression qui réduit fortement la lumière des veines conduit mieux au but qu'un affaissement complet qui arrêterait la circulation et ne permettrait point à l'érection d'avoir une longue durée.

Quoique l'érection s'opère simultanément dans toutes les parties de la verge, elle ne s'y développe pas d'une manière uniforme. L'érection du corps caverneux, qui doit permettre à l'organe de pénétrer dans les voies génitales de la femelle se produit la première et acquiert vite son maximum d'intensité ; l'érection du corps spongieux de l'urèthre et de la tête ou du gland, se fait à demi avant l'intromission ; elle s'achève dans le vagin sous l'influence des frottements, et a pour but de rendre possible, sous forme de jet, l'émission du sperme.

L'érection ne peut s'opérer que par suite d'excitations nerveuses venues des centres. Elle est impossible, comme Gunther l'a montré, dans le cas où les nerfs péniens sont rompus. Effectivement, après cette section que j'ai faite sur un cheval entier, très vigoureux, la verge est devenue flasque. En présence d'une jument en rut, il y a eu des hennissements, des tentatives réitérées d'accouplement, mais la verge est demeurée molle, et n'a pu se dégager du fourreau sur une longueur de plus de 20 centimètres.

Ce qui se passe au moment de la mort par compression, section du bulbe, commotion cérébrale ou simplement par hémorrhagie, n'éclaire pas beaucoup le mécanisme de cet acte. Alors, même dans les cas où elle n'est qu'incomplète, elle s'accompagne de contractions très vives des ischio-sous-péniens, de l'accélérateur et d'une éjaculation abondante. C'est ce que l'on voit tous les jours sur les chevaux entiers tués d'une manière quelconque. Certains d'entre eux donnent des nappes de sperme. Dans le cas où la respiration artificielle est établie sur ces animaux, on voit une nouvelle éjaculation se produire une fois que l'insufflation vient à se suspendre et que la circulation s'arrête.

Chez quelques animaux, notamment le taureau, il y a des érections périodiques accompagnées d'éjaculations en dehors des rapprochements sexuels. Ceux des ruminants qui n'ont pas de saillies à effectuer éprouvent ordinairement le matin, lorsqu'ils se relèvent, et après l'expulsion des fèces, des contractions des muscles péniens, suivies de la projection de la verge hors du fourreau, et de l'émission d'une certaine quantité de fluide prostatique et de sperme.

A mesure que la turgescence du corps caverneux fait des progrès, le pénis éprouve un redressement de ses courbures et une élongation qui le font sortir du fourreau. Son diamètre augmente, sa forme se modifie quelquefois de même que sa direction, et enfin sa rigidité devient très considérable, notamment chez les espèces pourvues d'un os pénien, comme les chiens, les martes, les ours, et quelques autres mammifères. Il se présente alors sous une foule de formes diverses, suivant les espèces, et appropriées sans doute à la disposition des voies génitales de la femelle et à leur degré de sensibilité. On le voit cylindrique et renflé à son extrémité libre chez les solipèdes ; grêle et effilé dans la plupart des ruminants ; terminé par un long prolongement vermiforme chez le bélier ; cylindrique et légèrement tordu à la pointe chez le porc ; conique et couvert de rudes papilles chez les chats ; pourvu, à la base de sa partie libre, de deux renflements énormes chez les chiens.

L'élongation du pénis et sa projection hors du fourreau ou de la gaîne préputiale dérivent le plus souvent, à la fois, du redressement des courbures de l'organe, de sa turgescence, et enfin de l'action de certains muscles qui agissent, soit sur lui, soit sur son enveloppe. Chez les solipèdes et l'éléphant, l'élongation de la verge tient au redressement des légères sinuosités que l'organe relâché décrit sous la symphyse pubienne, surtout à la turgescence du corps caverneux. Chez les ruminants, elle a uniquement pour cause l'effacement de l'S que forme habituellement l'organe à la région scrotale, effacement produit d'une manière toute mécanique par l'accumulation du sang dans les aréoles du corps caverneux. La projection de la verge hors du fourreau y est facilitée par le relâchement des muscles blancs insérés au niveau des courbures, et par la rétraction qu'opèrent sur le fourreau lui-même les deux bandelettes musculaires émanées du voisinage du pubis.

Une fois que l'érection est complète, souvent même avant qu'elle soit portée à son plus haut degré, le pénis peut pénétrer dans les voies sexuelles de la femelle et y verser le sperme. Cette action s'effectue plus ou moins facilement, et dans une attitude variable, suivant les animaux. En général, elle exige, chez les mammifères, que le mâle s'élève sur les membres postérieurs, et se maintienne sur la croupe de la femelle à l'aide de ses membres antérieurs. Le cheval flaire préalablement la jument au pourtour de la vulve, aux cuisses et au flanc ; il hennit, relève spasmodiquement la lèvre supérieure, dilate fortement les naseaux et la fausse narine, mord quelquefois la femelle ; sa respiration, extrêmement saccadée, met en une sorte de convulsion les muscles du thorax et de l'abdomen. Le dromadaire, d'après F. Cuvier, « saisit au cou la femelle avec les dents, et la force à se coucher sur ses quatre membres, malgré les cris qu'elle jette. » Le chat se cramponne sur la femelle en la mordant à la tête et en lui enfonçant les griffes dans la peau ; aussi la chatte fait-elle alors entendre des cris de douleur plus ou moins répétés. Les porcs, dont l'accouplement est très prolongé, écument souvent pendant cet acte, suivant la remarque de Pline, et, si l'on en croit Aristote, se couchent quelquefois pour l'accomplir lorsqu'ils arrivent à un âge avancé. L'ours prend aussi, dit-on, la même attitude. Aristote prétend que les hérissons se tiennent debout, ventre à ventre, et il assure que les animaux dont l'urine est rejetée en arrière se rapprochent en reculant et s'accouplent en arrière, le tigre et le lion, par exemple. Mais un tel mode n'est pas possible chez ces quadrupèdes, bien qu'ils aient le pénis très court et très rapproché de l'anus. Le chien peut, il est vrai, opposer directement sa croupe à celle de la femelle, quand, une fois l'intromission opérée, comme chez les autres mammifères, l'un des deux individus se porte brusquement de côté. Alors la verge, qui est peu gonflée en arrière des deux bulbes érectiles et à l'origine de l'os pénien, se replie sur elle-même en ce point, et permet aux animaux de prolonger encore la durée de leur union. La même chose arriverait, d'après Pline, au loup et aux phoques[1]. Aussitôt que l'accouplement est commencé, la sensation éprouvée par le mâle, à la suite du contact du pénis avec les parois du vagin, détermine des contractions spasmodiques dans toutes les parties génitales. Le crémaster tend le cordon testiculaire et rapproche quelquefois, comme chez le cheval, le testicule de l'anneau inguinal. Les canaux déférents se resserrent, et font monter le sperme vers les vésicules séminales. Celles-ci se contractent convulsivement, et expriment une partie de leur contenu dans le canal de l'urèthre. Les expansions musculaires rougeâtres qui enveloppent la prostate compriment ces glandes, en font sortir un fluide clair, légèrement visqueux, qui d'abord lubrifie la muqueuse uréthrale, et qui ensuite se mêle au sperme dont il a préparé les voies. Dès que le liquide est parvenu dans l'urèthre rétréci par le gonflement du tissu spongieux qui entoure ce canal et par la tension du corps caverneux, il est chassé avec force par les contractions d'un muscle rouge à fibres transversales tapissant toute la partie postérieure du canal. La partie supérieure de ce muscle agit spécialement sur la région pelvienne qu'elle entoure et sur les petites prostates qu'elle tapisse. La seconde exerce son action sur la partie pénéenne de l'urèthre. Dans les animaux domestiques, la première a été appelée muscle ischio-uréthral, et la seconde périnéo-uréthral ou accélérateur.

L'émission du sperme et des fluides prostatiques se fait très rapidement chez les solipèdes, chez le taureau, le bélier, le bouc, le lapin, les oiseaux, et chez beaucoup d'autres espèces où ces liquides ont peu de consistance et de viscosité. Chez ces animaux, le coït est de très courte durée. D'après mes observations il ne dure en général que dix à quinze secondes, pour les étalons vigoureux, mais il peut aller jusqu'à trente pour ceux qui sont un peu fatigués. L'émission est, au contraire, assez lente chez le chien, chez le porc, et plus encore chez le dromadaire. Aussi l'accouplement du porc se prolonge-t-il cinq à six minutes, et celui du dromadaire un quart d'heure, une demi-heure, même des journées entières, comme les anciens le savaient déjà[2]. Dans ce dernier cas, l'éjaculation se fait paisiblement, sans secousses de la part de l'animal, et sans spasme des organes génitaux. Les dromadaires accouplés dans des lieux retirés conservent le décubitus sternal et ruminent de même que dans les conditions ordinaires : l'éjaculation s'achève le plus souvent sans qu'aucun signe particulier en marque le terme. Mais il n'en est pas toujours ainsi. Le cheval éprouve des secousses répétées, fait trémousser sa queue ; puis, l'acte accompli, les oreilles tombent, il baisse la tête et semble éprouver un affaissement subit très prononcé.

Le fluide séminal, associé aux humeurs prostatiques, est dardé avec force dans les voies génitales de la femelle. Une partie de ce fluide est nécessairement versée dans le vagin, tandis que le reste paraît pouvoir être lancé directement dans la

<hr>

1. Pline, *Histoire naturelle*, liv. X, p. 396 (traduction Guéroult).
2. Aristote, *Histoire des animaux*, traduction Camus, livre V, p. 241 ; — Pline, livre X, p. 396, (traduction Guéroult).

cavité du col de la matrice. Plusieurs considérations indiquent la possibilité de cette projection du sperme dans la cavité utérine. D'abord, il existe une relation manifeste entre la longueur du conduit vaginal et l'étendue de la partie libre du pénis, de telle sorte que, chez les femelles dont le vagin est très long, la verge peut encore atteindre facilement le col utérin. Ensuite, il y a dans chaque espèce un rapport entre la configuration de la tête du pénis et celle du col de la matrice. Ainsi la verge du cheval, qui se termine par un renflement en pomme d'arrosoir, peut s'appliquer exactement sur le fond du vagin, et le petit prolongement uréthral saillant est bien disposé pour pénétrer dans l'ouverture de la fleur épanouie et s'y enfoncer d'autant plus que le mâle imprime à sa croupe des secousses plus énergiques. Celle du bœuf, grêle, à peu près cylindrique, mais rigide et terminée en pointe, peut s'engager dans le col utérin épais de la vache. La verge du bélier, plus grêle encore et continuée par un appendice vermiforme, avait besoin d'une telle configuration pour s'insinuer dans le col de la matrice très long et extrêmement resserré de la brebis. Du reste, le col de l'utérus n'est pas, pendant la vie, fermé ni resserré comme sur le cadavre, où la roideur cadavérique oppose une grande résistance à la dilatation. Il est facile, en explorant cette partie sur les femelles vivantes, de s'assurer que, sans effort, on peut y faire pénétrer le doigt, et très probablement, à l'époque du rut, sa dilatabilité doit être encore plus grande.

Dans le but de constater l'état de la matrice et du col utérin pendant l'accouplement, j'ai exploré et fait explorer ces parties sur la jument aussitôt après le coït. Sur deux ou trois de ces femelles qui étaient bien en rut, le col de la matrice s'est trouvé flasque et a laissé pénétrer sans efforts deux et même trois doigts. Sur l'une d'elles, tuée quelques heures après l'accomplissement de l'acte, le col de la matrice était injecté, et il y avait des spermatozoïdes en grand nombre dans le vagin, dans la cavité du col et dans le reste de l'utérus ; une autre qui avait rejeté plus d'un décilitre de matière blanchâtre après la descente de l'étalon, n'a presque pas montré d'infusoires ni dans l'utérus ni même dans le vagin.

On conçoit donc que le coït soit sans résultat, si la femelle fait immédiatement après de violentes contractions expulsives. Cependant si les efforts expulsifs sont faibles et limités à la région vulvaire, ils n'entraînent pas le sperme. La jument rend, quelques minutes après avoir reçu l'étalon, de l'urine souvent tout à fait dépourvue de spermatozoïdes. La truie peut même uriner plusieurs fois pendant l'accouplement sans rejeter des matières qui ressemblent au sperme.

Il est évident que si l'utérus est immobile et resserré, surtout dans la région du col, il rend les conditions de la fécondation très défavorables. Les Arabes le savent[1], et quand ils ont affaire à des juments qui ne retiennent pas, ils engagent le bras dans le vagin et le poussent jusque dans le col utérin. Elles sont fécondables à la suite de cette manipulation qu'on pratiquait déjà de diverses manières sur les femmes stériles, du temps d'Hippocrate.

Évidemment, l'utérus peut, puisqu'il a une tunique musculaire, surtout très épaisse au col, se mouvoir sensiblement, et participer au spasme de toutes les parties de l'appareil génital pendant l'accouplement. Il ne serait pas impossible,

---

1. Général Daumas, *Les chevaux du Sahara*, Paris, 1864.

comme le pensait Bartholin, que cet organe se mût en divers sens, s'ouvrît et se fermât pendant l'accomplissement de cet acte. Ces mouvements propres, dont les anciens avaient soupçonné l'existence, avaient fait dire à Platon et à Arétée, que l'utérus était un animal dans un autre animal.

La projection du sperme dans le fond du vagin et le col de l'utérus est fort rarement gênée chez les mammifères par la présence d'un repli analogue à celui qui, chez la femme, porte le nom d'hymen. Néanmoins, un ou plusieurs replis de ce genre existent quelquefois, même d'une manière constante, dans certains animaux. Duvernoy[1] en a signalé la présence sur un assez grand nombre de femelles. Il a vu qu'en général il y a, au niveau du méat urinaire, entre la vulve et le vagin proprement dit, soit un étranglement circulaire, soit des replis plus ou moins marqués. Dans l'ours, suivant lui, il y a au fond du conduit vaginal un large repli percé, au delà duquel se trouve cachée la fleur épanouie. Dans l'hyène, le daman, il a vu des replis analogues, que Steller a observés aussi dans une espèce de lamantin et Lobstein dans le phoque à ventre blanc. Chez la vache et la jument, il y a un resserrement circulaire au niveau du méat urinaire; en avant, jusqu'au col utérin, le vagin est amplement dilaté. Mais, dès que le canal vient à être dilaté mécaniquement, le resserrement disparaît, sans qu'il reste à sa place une trace de repli. Cependant, il n'est pas rare de trouver à ce point des replis ineffaçables, de forme plus ou moins bizarre. Dans un premier cas, c'était une duplicature muqueuse transversale découpée inégalement et comme frangée à son bord libre. Dans un second cas, il existait une cloison verticale percée de deux ouvertures, une de chaque côté; enfin, dans un dernier, il y avait un repli circulaire portant trois dentelures réunies par trois petites brides entre lesquelles se trouvaient naturellement trois ouvertures. Chez la femelle du cochon d'Inde, l'orifice du vagin est fermé si solidement, d'après Legallois, que le mâle mettrait quelquefois quinze jours d'efforts pour en opérer le décollement. Et comme, après chaque accouchement, l'adhésion se rétablit, le mâle jouit, dit cet observateur, de l'heureux privilège de trouver toujours à sa femelle les apparences de la virginité. Il en est de même chez la souris.

La quantité de sperme qui est éjaculée pendant un seul accouplement doit être considérable, surtout chez les animaux, tels que le porc, le chien et le dromadaire, où cet acte se prolonge beaucoup; mais elle n'a pas encore été appréciée. Le liquide, qu'on peut recueillir dans un vase, lorsque le taureau ou l'étalon se cabre sur la femelle, s'élève souvent de 50 à 60 grammes. Celui que le chien en érection perd est aussi parfois assez abondant; car un chien de berger de moyenne taille en donna dans ces conditions 50 grammes en vingt minutes. Seulement ce fluide renferme très peu de sperme; il est clair, à peine visqueux, c'est du suc prostatique presque pur.

Lorsque l'émission spermatique est arrivée à son terme, les animaux se désunissent, à moins de quelque obstacle mécanique, tel que celui du gonflement énorme qui, chez le chien, retient les deux bulbes érectiles du pénis en avant des lèvres de la vulve. Le sperme coule encore goutte à goutte au moment de la

---

[1] Cuvier, *Leçons d'anatomie comparée*, 2e édit., t. VIII, p. 360.

séparation, notamment chez le taureau et chez le cheval, dont la tête du pénis est beaucoup plus large qu'avant l'intromission. Enfin, l'érection cesse plus ou moins vite, et la verge rentre dans son enveloppe, soit par le fait seul de la cessation de la turgescence des tissus érectiles, soit en même temps par suite de l'intervention de certains muscles. Chez le taureau, il y a, outre les deux faisceaux musculaires grisâtres propres à la plupart des quadrupèdes, deux muscles dérivés de la région pubienne, qui font rentrer la verge dans le fourreau et l'y retiennent avec une grande force. Pour apprécier leur action, j'ai pratiqué à la peau de l'abdomen une incision en arrière de l'ouverture préputiale. Par cette ouverture, assez grande pour laisser passer la main, le pénis ayant été attiré au dehors, non sans le secours d'une traction énergique, a été ramené ensuite rapidement dans sa situation normale, dès qu'on l'a abandonné à lui-même. La verge étant retirée une seconde fois, les deux muscles furent coupés en travers; elle rentra lentement dans le fourreau, car il restait les deux faisceaux blancs qui émanent du rectum et de la face inférieure du coccyx. Enfin, elle fut tirée une troisième fois hors de sa gaîne, pendant que je coupais les faisceaux blancs, mais après cette dernière section elle demeura pendante et immobile; les piqûres, les pressions exercées sur elle, ne la firent point rentrer. Il est évident, d'après cela, que la verge est ramenée dans le fourreau, maintenue dans cette situation et rendue sinueuse à la région scrotale par les deux muscles rétracteurs rouges qui agissent avec rapidité, et par les deux faisceaux blancs, dont la contraction s'opère avec lenteur, comme celle des autres muscles de la vie organique.

Après l'accouplement, la femelle qui est restée à peu près passive, celle qui a cherché à se soustraire aux étreintes du mâle, ou celle qui a souffert en gémissant les caresses de ce dernier, éprouvent souvent des spasmes, et rejettent une grande partie, sinon la totalité, du fluide qu'elles ont reçu. Une réjection de cette nature s'observe particulièrement sur l'ânesse, dont la lascivité avait été reconnue par les anciens; aussi, du temps d'Aristote, on faisait courir, en les frappant, les ânesses aussitôt après l'accouplement. Cet usage s'est conservé, en se modifiant, car on a généralement l'habitude de soumettre à une course les femelles qui viennent d'être couvertes, et de leur jeter de l'eau froide sur les reins et la croupe. Par là, on apaise l'orgasme vénérien, et l'on prévient les efforts que l'animal peut faire pour l'expulsion des urines, efforts qui entraînent en même temps la liqueur spermatique mêlée aux mucosités vaginales, sécrétées abondamment sous l'influence du rut et à la suite de l'excitation causée par le contact des organes du mâle. Après l'accouplement, les femelles d'oiseaux, comme Aristote l'avait remarqué, frissonnent et secouent leurs plumes; le croupion, qui s'élève et s'abaisse, met en mouvement les plumes de la queue; le sphincter du cloaque éprouve des contractions répétées, qui souvent poussent au dehors la muqueuse de cette cavité.

L'accouplement, ne faisant pas cesser immédiatement le rut des femelles, peut être répété plusieurs fois à des intervalles fort rapprochés. Les animaux des deux sexes, surtout les mâles, se prêtent à cette répétition souvent avec ardeur, quelquefois même avec un emportement très remarquable. Parmi les espèces sauvages, les mâles, qui n'entrent en rut qu'à une seule époque de l'année, éprouvent des désirs génésiques plus impétueux que ceux dont l'aptitude à la reproduction est à peu près permanente. F. Cuvier[1] dit que le cerf, dont le rut a lieu en automne, poursuit ses femelles, et les tue quand elles lui résistent ; au contraire, l'axis, constamment disposé à se reproduire, ne maltraite nullement sa femelle. L'âne, qui est, suivant Aristote, après l'homme, le plus lascif des grands animaux, peut, quand il est libre, couvrir dix à quinze fois la même femelle en un jour, ou dix à quinze femelles différentes. Les chevaux, surtout quand ils sont fougueux, peuvent faire plus de vingt saillies dans une matinée. Le bélier, le bouc, si remarquables par leur grande vertu prolifique, renvoient jusqu'à trente fois par jour l'accouplement avec des femelles différentes. Toutefois, dans de telles conditions, les mâles ne tardent pas à s'épuiser : aussi a-t-on soin, dans l'intérêt de l'amélioration des races, de restreindre, pour chacun, le nombre des saillies qu'il doit effectuer et des femelles qu'on lui donne à féconder.

Mais une fois que les chaleurs de la femelle sont passées, le mâle, bien que les siennes persistent, se refuse à un rapprochement ; il flaire la femelle fécondée et s'en détourne : un accouplement pendant la gestation pourrait avoir pour conséquence l'avortement. L'homme, cet être intelligent, mais souvent non moins libidineux que les satyres de la Fable, se soucie peu des dangers auxquels il expose sa descendance en se livrant à des assauts auxquels la bête se refuse. Heureusement, dans son espèce, les rapprochements dans de telles conditions n'ont pas les mêmes inconvénients que chez les animaux.

En général, parmi les bêtes, on n'observe ni sympathies ni antipathies particulières entre les mâles et les femelles de la même espèce. Les premiers, comme le taureau nous en montre un exemple, couvrent indistinctement toutes leurs femelles, à mesure qu'elles entrent en chaleur. Et, à leur tour, celles-ci reçoivent, sans préférence marquée, les caresses de tous les mâles qui les approchent. Dans certaines espèces, appelées monogames, un mâle et une femelle contractent l'un pour l'autre un attachement réciproque, ne se séparent point, et vivent dans l'intimité de la famille, même alors que les besoins de la reproduction sont satisfaits. On voit quelquefois, comme le fait observer Huzard[2], de jeunes chevaux qui s'attachent à des cavales, délaissent les autres, et refusent même de les couvrir. Le bélier montrerait assez souvent, si l'on en croit les anciens, une préférence marquée pour les vieilles brebis.

D'ailleurs, les animaux n'établissent entre eux aucune distinction fondée sur la parenté ; ils ne reconnaissent point leur sang, même quand ils ont toujours vécu en famille dès leur jeunesse ; du moins, s'ils possèdent cette connaissance, elle n'est point pour eux un motif d'exclusion. Le frère s'allie à la sœur, le père avec la fille, le fils avec la mère, dès que les instincts génésiques s'éveillent. Tout ce qu'on a écrit sur l'éloignement prétendu que la parenté ferait naître parmi les animaux est dénué de preuves. S'il est vrai qu'un chameau, dont le voile se détacha pendant qu'on le forçait à s'accoupler avec sa mère, ait mis en pièces son conducteur, la violence commise par cet animal n'avait certainement pas pour

1. F. Cuvier et Ét. Geoffroy-Saint-Hilaire, *Hist. natur. des mammifères*, Paris, 1820-1842.

2. Huzard, *Des haras domestiques en France*, 2e édit., Paris, 1812.

cause le sentiment de l'inceste. Il est peu probable qu'un jeune cheval ait refusé de s'accoupler avec la jument dont il tenait le jour, tant qu'un voile ne l'eut pas empêché de la distinguer. Il est moins vraisemblable encore qu'après l'accouplement ce cheval soit allé se jeter dans un précipice, parce qu'il aurait reconnu son erreur[1]. Tous les jours, de pareils accouplements consanguins s'effectuent dans toutes nos espèces domestiques, et plus tard nous en verrons les heureux résultats sous le rapport de la conservation et du perfectionnement des races les plus précieuses.

Les animaux d'espèces différentes, réduits à la domesticité, s'ils sont pressés par le besoin, s'unissent quelquefois entre eux, et si les espèces sont du même genre et très voisines, ces unions illicites peuvent parfois devenir fécondes, comme nous le verrons bientôt. De telles alliances paraissent très rares parmi les espèces sauvages, qui peuvent, sans contrainte, satisfaire leurs désirs les plus impérieux. C'est sans aucune preuve que Pline nous dépeint l'accouplement qui se fait de gré ou force entre les mâles et les femelles de toutes espèces rassemblés par la soif sur le bord des rivières ou des fleuves. C'est aussi sans fondement certain qu'il prétend que les chiennes attachées par les Indiens dans forêts sont couvertes par les tigres ; car, selon toute probabilité, le tigre dévorerait plutôt la chienne que de lui prodiguer des caresses. Mais nos animaux domestiques s'allient souvent entre eux, d'espèce à espèce, ou avec des animaux sauvages apprivoisés. L'âne couvre la jument, lorsqu'il n'a pas d'ânesse à son service ; de même, le cheval, séparé de sa propre femelle, s'accouple avec l'ânesse en chaleur. On a vu des accouplements féconds entre le loup et la chienne, le chacal et le chien, etc. Parmi les oiseaux, de telles mésalliances sont fort communes. On les a observées entre le coq et la faisane, le canard commun et le canard musqué, le chardonneret et le serin des Canaries, le morillon et la sarcelle, le cygne et l'oie, etc.

Enfin, il arrive quelquefois que les animaux, pressés par des besoins qu'ils ne peuvent librement satisfaire, se livrent avec fureur à la masturbation, ainsi qu'on le voit assez fréquemment chez les singes, les chiens, le bouc, et même, dit on, chez le cheval. Certains animaux vont aussi jusqu'à simuler un accouplement contre nature avec des individus de même sexe. Aristote[2] dit cela des perdrix, des cailles et des coqs relativement aux mâles que les premiers ont vaincus. Buffon a vu des tourterelles de même sexe, soit mâles, soit femelles, enfermées dans des cages, se joindre ensemble, comme si elles avaient été de sexes différents. Dugès a fait des observations analogues sur des canards et des coqs, et Desmoulins prétend que, parmi les mammifères, les cobayes font subir ce traitement humiliant aux cobayes vaincus dans leurs combats amoureux.

<hr>

1. Aristote, *Histoire des animaux*, trad. française, livre IX, p. 63?.
2. Aristote, *Histoire des animaux*, livre IX, p. 539.

CHAPITRE LXXIII

DE LA FÉCONDATION

On appelle ainsi l'union intime des deux éléments reproducteurs, le sperme et l'œuf, à la suite de laquelle celui-ci acquiert l'aptitude à développer un individu nouveau. C'est une sorte d'impulsion communiquant à l'œuf la faculté d'éprouver les changements successifs dont le terme est la formation d'un animal semblable à ceux qui en ont donné le germe.

Étudions le siège, le mode et les lois de cette mystérieuse opération.

I. — DU SIÈGE ET DU MODE DE LA FÉCONDATION.

Le contact entre le sperme et l'œuf pouvant s'opérer dans plusieurs parties de l'appareil génital, même en dehors de l'organisme, la fécondation n'a pas de siège invariable chez les animaux. Elle a lieu à l'extérieur pour les batraciens, au moment même de l'émission du sperme et de la ponte des œufs ; elle se fait au sein des eaux pour les poissons, un certain temps après l'expulsion de ces deux produits ; enfin, elle peut s'effectuer chez les mammifères, soit dans l'utérus, soit dans les trompes, soit même à l'ovaire, suivant le point où le fluide séminal vient à rencontrer l'ovule. Il suffit à l'accomplissement de cet important phénomène que les deux éléments générateurs mâle et femelle, le sperme et l'ovule, puissent se mettre en rapport l'un avec l'autre. C'est ce qui va ressortir de l'exposition des recherches tentées à ce sujet par les physiologistes modernes.

D'abord est-ce le fluide spermatique qui va trouver l'œuf pour le féconder ? est-ce au contraire l'œuf qui descend dans les parties de l'appareil génital que le sperme occupe ? ou enfin ces deux éléments marchent-ils à la rencontre l'un de l'autre ?

Déjà nous savons que, lors de l'accouplement, le sperme est en partie lancé directement dans la cavité de l'utérus. Leeuwenhoeck a trouvé, sur une femelle qui venait de recevoir le mâle, des spermatozoïdes vivants dans le corps et les cornes de l'utérus. Prévost, Dumas, Wagner, et depuis beaucoup d'autres observateurs, ont constaté le même fait, notamment sur les chiennes, les lapines, la jument, etc. Quelques heures à la suite du rapprochement des sexes les spermatozoïdes se portent plus loin ; ils parviennent à l'extrémité des cornes utérines, à la partie inférieure des trompes de Fallope ; il se répandent même dans toute l'étendue de ces derniers canaux, à la surface du pavillon et jusque sur l'ovaire. Bischoff[1], a qui la science est redevable de nombreux travaux sur l'ovologie, a trouvé des spermatozoïdes vivants, doués de mouvements très vifs, non seulement dans le vagin, la matrice entière et les trompes d'une chienne tuée vingt

---

1. Bischoff, *Traité du développement de l'homme et des mammifères*, traduction française, Paris, 1843, p. 22.

heures après l'accouplement, mais encore il en a vu entre les franges du pavillon, dans la poche péritonéale qui entoure complètement l'ovaire de ce carnassier, et enfin sur l'ovaire. Depuis, le même observateur a rencontré deux fois un spermatozoïde mort à la surface de l'ovaire sur une chienne tuée vingt-quatre heures, et sur une autre trente-six heures après l'accouplement. Wagner a vu, quarante-huit heures après le rapprochement des sexes, des spermatozoïdes vivants, en grand nombre, dans toutes les parties de l'utérus, des trompes, et dans les franges du pavillon. Enfin, Barry a fait la même observation sur des lapines. Quoique l'arrivée des zoospermes jusqu'à l'extrémité libre des trompes et à l'ovaire ne soit pas généralement admise et que Pouchet[1] la nie formellement, en se fondant sur de nombreuses observations faites avec soin, rien ne s'oppose à ce qu'elle puisse s'effectuer. La présence d'un prétendu mucus infranchissable, à globules serrés dans le haut des trompes, n'est pas suffisamment démontrée, puisque l'ovule descend là où on suppose que le sperme ne peut monter.

Le transport du sperme, sa diffusion dans toutes les parties de l'utérus et des trompes de Fallope ont été attribués aux mouvements propres de l'utérus et des trompes, aux mouvements vibratiles de leur épithélium, enfin, aux propres déplacements spontanés des spermatozoïdes, mouvements qui peuvent leur faire parcourir un trajet de un centimètre en trois à quatre minutes. L'utérus, qui se contracte spontanément, à la manière de l'intestin, comme l'a reconnu Haller sur les femelles pleines, se meut aussi lors de sa vacuité. Vallisnieri a étudié ses mouvements dans cette dernière circonstance. Je les ai observés moi-même avec soin sur les brebis tuées dans la saison des chaleurs et à différentes époques de l'année. Ils deviennent bien sensibles dans le corps, dans les cornes, les trompes et et les ligaments larges six à huit minutes après que ces parties ont été mises au contact de l'air. Le corps se resserre et se dilate alternativement, soit dans son ensemble, soit dans une partie de sa longueur; les cornes se raccourcissent lentement, se contournent en spirale, se rapprochent l'une de l'autre; elles entraînent dans leurs déplacements les ligaments larges, les trompes et les ovaires. Après être demeurées ainsi un certain temps, elles s'amincissent, s'allongent, se redressent et reprennent leur situation normale. Les ligaments larges, dans l'épaisseur desquels il entre de beaux faisceaux musculaires, se meuvent aussi très énergiquement et entraînent dans leur déplacement les ovaires, les trompes, l'utérus même, qu'ils rapprochent et éloignent tour à tour de la colonne vertébrale. Ces mouvements, qui restent appréciables quarante à cinquante minutes après la mort sur les femelles décapitées, sont peut-être très vifs pendant l'accouplement et quelques moments après; ils opéreraient sur le sperme, suivant quelques auteurs, une sorte d'aspiration ou de succion qui l'attirerait du vagin dans l'utérus, et du corps de cet organe vers l'extrémité ovarienne de ses cornes. D'après Bischoff, les contractions s'effectuant du vagin vers l'ovaire, seraient très propres à diriger le sperme dans ce sens.

1. Pouchet, *Théorie positive de l'ovulation spontanée et de la fécondation dans l'espèce humaine et les mammifères*, Paris, 1857, p. 375 et suiv.

Le mouvement vibratile de l'épithélium de la muqueuse de l'utérus et des trompes ne saurait guère être considéré comme une cause du transport du fluide séminal vers les trompes, car ce mouvement, dont il n'y a pas de trace sur les femelles pleines, ni immédiatement après le part, se fait, d'après Purkinje et Valentin, de l'intérieur vers l'extérieur, c'est-à-dire du pavillon de la trompe vers le col utérin. Il paraît seulement destiné à favoriser la descente de l'ovule.

Quant aux mouvements propres des spermatozoïdes, ils semblent au premier abord suffisants pour opérer le transport de ces filaments dans toutes les parties où ils peuvent rencontrer l'ovule; mais ils n'ont pas lieu dans un sens déterminé; ils se font dans toutes les directions. D'ailleurs, d'après les calculs de Henle, ils ne feraient parcourir aux zoospermes qu'un pouce en sept minutes et demie, espace peu considérable, notamment pour les animaux dont les cornes utérines sont très longues, comme chez la truie, où elles ont un mètre et plus d'étendue. D'après Coste [1], ce serait par la capillarité que le sperme monterait dans l'utérus et les trompes, comme les liquides montent entre les lames de verre ou dans des tubes capillaires.

Quelles que puissent être les causes de la progression des spermatozoïdes, et la part de chacune d'elles à cette progression, il est certain que ceux-ci se répandent, après l'accouplement, dans toutes les parties de l'utérus, dans une partie, sinon dans la totalité de la longueur des trompes de Fallope; ils vont donc à la rencontre des ovules dans toutes les régions où ils peuvent descendre après leur chute de l'ovaire. On conçoit, d'après cela, que le sperme puisse arriver au lieu de la fécondation, quel que soit le point du vagin où il a été déposé, et le mode de son introduction. À la rigueur, la fécondation se ferait encore probablement, même quand le sperme serait simplement porté au centre de la vulve à l'aide d'un corps inerte quelconque.

Les ovules détachés de la glande ovigène, par le travail spontané et périodique que nous avons précédemment étudié, sont reçus par le pavillon frangé dont l'épithélium a des cils vibratiles, ils s'engagent dans l'ouverture supérieure de la trompe, et cheminent dans le canal, poussés par les contractions, probablement péristaltiques, de sa tunique musculaire, lesquelles ont pour auxiliaires du transport des ovules les mouvements vibratiles de l'épithélium dirigés de l'intérieur vers l'extérieur. C'est en parcourant ce canal étroit et sinueux, dont la longueur est souvent considérable, que l'ovule, dans les femelles unipares, et les ovules dans les multipares, rencontrent le sperme et s'en imprègnent. C'est alors, par conséquent, que s'effectue souvent la fécondation, laquelle peut également avoir lieu à l'orifice supérieur de la trompe, si le sperme y parvient avant que l'ovule y ait pénétré, ou dans l'utérus si cet ovule y est descendu avant que le fluide séminal ait eu le temps d'arriver aux conduits de Fallope.

Un grand nombre d'observateurs ont trouvé, en effet, à une époque plus ou moins éloignée de l'accouplement, des ovules entourés de spermatozoïdes dans les trompes ou dans l'utérus. Mais cette époque varie nécessairement suivant que

1. Coste, *Hist. générale et particul. du dével.*, t. II, p. 1859.

l'accouplement précède ou suit de quelques jours l'ouverture des vésicules de de Graaf, ou suivant qu'il coïncide exactement avec la déchirure de ces vésicules. Bischoff a vu, sur une chienne tuée aussitôt après l'accouplement, du sperme dans les cornes de la matrice, et cinq œufs déjà descendus de deux pouces dans la trompe. Sur une autre, vingt heures après le coït, les vésicules de de Graaf n'étaient point encore ouvertes. Sur une troisième, au bout de vingt-quatre heures, les vésicules venaient de s'ouvrir, et les ovules se trouvaient encore, les uns à la surface de l'ovaire, les autres dans les franges du pavillon ou à l'entrée des trompes. Après trente-six heures, dans un quatrième cas, les ovules se trouvaient vers le milieu des trompes de Fallope. Sur d'autres, du cinquième au huitième jour, les ovules n'étaient encore qu'à la partie inférieure des trompes ou au sommet des cornes utérines. Comme en plusieurs circonstances on a encore trouvé les vésicules de de Graaf fermées deux, trois, quatre, cinq jours et plus après l'union des sexes, il est impossible de fixer d'une manière certaine le temps qu'emploient les ovules pour passer de l'ovaire dans les trompes, parcourir le trajet de celles-ci et arriver à l'utérus. Il ne saurait en être autrement, puisque la chute de l'œuf, sa progression dans les trompes, sont des phénomènes indépendants de l'accouplement et de la présence du sperme.

Le contact matériel du sperme et de l'œuf étant la condition essentielle de la fécondation, celle-ci peut avoir lieu dès que ces deux éléments viennent à se rencontrer dans un point quelconque de l'ovaire, de la longueur des trompes ou de l'utérus lui-même. Aussi s'accorde-t-on généralement aujourd'hui à considérer l'ovaire, les trompes de Fallope ou la partie supérieure des cornes utérines comme pouvant être indifféremment le siège de l'imprégnation.

La fécondation à la surface de l'ovaire, admise autrefois par la plupart des physiologistes, se conçoit fort bien lorsque le fluide séminal est amené jusqu'à cet organe, et elle est d'ailleurs démontrée, pour quelques cas très rares, par les gestations ovariennes. Suivant Coste[1], la fécondation ne pourrait avoir lieu que dans cet organe et le haut des trompes : les ovules ne seraient plus fécondables dans la partie inférieure du conduit ni dans l'utérus. Il doit en être ainsi chez les oiseaux et beaucoup d'ovipares, pour diverses raisons anatomiques évidentes, mais on ne voit pas bien pourquoi les œufs ne pourraient être fécondés dans la partie inférieure des trompes et dans l'utérus de la plupart des mammifères. Coste pense que ces œufs, parvenus dans la matrice, non fécondés, commencent à s'y décomposer en moins de vingt-quatre heures, tandis que, suivant Bischoff, ils seraient fécondables huit à douze jours même après leur descente. Il est clair d'ailleurs que la fécondation à l'ovaire n'est possible qu'au moment où l'ovule sort de la vésicule de de Graaf, c'est-à-dire à l'instant où il tombe dans les franges du pavillon, dont les cils vibratiles ne tardent pas à l'entraîner à l'orifice de la trompe. Il est manifestement impossible, comme le fait observer F. A. Pouchet, que le sperme en nature, c'est-à-dire avec les spermatozoïdes, traverse la tunique péritonéale, la membrane fibreuse de l'ovaire et les différentes enveloppes de la vésicule de de Graaf ; et, à supposer que la partie fluide du sperme traversât ces

---

1. Coste, Histoire générale et particul. du dével., t. II, p. 79.

membranes, les spermatozoïdes ne passeraient point, car les expériences démontrent que les filtres de papier, à pores infiniment plus grands que ceux des membranes, ne sont point traversés par ces corpuscules.

Pour que la fécondation ait lieu facilement, il faut, comme l'a établi Pouchet, que l'accouplement coïncide avec l'émission des ovules, du moins, il faut que l'un de ces actes précède ou suive l'autre de très près. La coïncidence exacte n'est pas indispensable, puisque, d'une part, le sperme peut, dans les organes génitaux, conserver ses caractères et sa propriété fécondante pendant plusieurs jours, et que, d'autre part, l'ovule, après avoir quitté l'ovaire, conserve aussi plusieurs jours l'aptitude à être fécondé. En effet, les spermatozoïdes demeurent vivants très longtemps dans le vagin, l'utérus et les trompes après l'accouplement. Tous les observateurs les ont vus en grand nombre se mouvoir avec agilité trente-six et quarante-huit heures après le rapprochement des sexes. Bischoff les a trouvés encore vivants dans les trompes des lapines huit jours après ce rapprochement. Avant lui, Prévost et Dumas avaient fait la même remarque au bout de sept jours sur les chiennes ; ce que le célèbre Leeuwenhoeck avait déjà reconnu au commencement du siècle dernier.

Les ovules se trouvent dans le même cas que le sperme. Ce n'est qu'avec lenteur, et tous les observateurs sont d'accord sur ce point, qu'ils parcourent le trajet de l'ovaire à l'utérus. Cette lenteur est telle, d'après Pouchet, qu'il ne leur faudrait pas moins de deux à six jours pour passer de l'ovaire dans les cornes utérines, en suivant les nombreuses sinuosités des trompes de Fallope. Il suffit donc, pour que la fécondation s'accomplisse, que l'accouplement précède ou suive de très près l'émission de l'œuf, c'est-à-dire à un intervalle de douze, vingt-quatre heures, et même de quelques jours. Néanmoins, la fécondation est plus sûre quand il y a coïncidence exacte entre ces deux opérations.

La nature, dont les vues sont toujours si admirables, a su solliciter les sexes à se rapprocher, par une attraction irrésistible, lors de l'émission spontanée des ovules. Elle n'a pas voulu que la conservation des espèces dépendît d'unions qui auraient coïncidé fortuitement avec l'ovulation. Dans ce but, elle a fait surgir le rut à l'époque de cette ovulation, et elle lui a assigné une durée variable, mais toujours proportionnée à celle des phénomènes qui s'accomplissent au sein de l'ovaire. Elle a réservé pour ce moment, dont la durée varie entre douze à vingt-quatre heures, comme chez les brebis, et huit à dix jours, comme chez la chienne, toute l'ardeur du mâle ; aussi, dès que le rut commence à se manifester, le mâle, qui vivait indifférent auprès de la femelle ou qui s'en tenait éloigné, s'en approche, s'unit à elle avec une sorte de fureur, à des intervalles très rapprochés ; il la couvre, s'il est libre de satisfaire ses désirs, quinze, vingt fois dans la journée, et jusqu'à épuisement. Dès que le rut cesse, il s'en sépare et la voit avec la même indifférence qu'auparavant.

Il est peut-être un moment pendant la durée du rut auquel la fécondation doit s'opérer plus sûrement qu'à tous les autres, c'est celui même de l'émission des ovules ; mais on ne sait pas très positivement si cette émission a lieu au commencement, au milieu ou à la fin de la période du rut. F.-A. Pouchet, se fondant sur diverses considérations, pense que l'émission a lieu à la fin, car elle résulte d'un travail d'excitation dont le rut a été le reflet et le signe extérieur. Aussi pense-t-il que l'accouplement est alors plus souvent suivi de fécondation qu'à tous les autres moments. Il croit aussi que chez la femme, la chute des ovules se fait à la fin de la période menstruelle, c'est-à-dire lorsque le flux cataménial s'arrête. Et, comme ces ovules ne sont amenés à l'extérieur que dix à douze jours après avoir quitté l'ovaire, il prétend que, passé le dixième ou le douzième jour après la cessation des règles, la fécondation est matériellement impossible. L'observation avait, en effet, appris aux anciens que c'est dans les jours qui suivent les règles que les rapprochements sexuels sont féconds. De même les femelles dont les chaleurs ont cessé, surtout depuis quelques jours, ne peuvent plus être fécondées ; aussi le mâle, dans la plupart des espèces, notamment dans celles qui vivent à l'état sauvage, refuse-t-il alors de les couvrir. En cela l'instinct le guide et lui épargne une peine inutile. Il est clair, d'après les lois de l'ovulation et de la fécondation, que si, dans l'espèce humaine, les rapports sexuels étaient suspendus un nombre de jours suffisant avant et après la menstruation, tous les autres n'auraient pas de suite. Cette importante donnée physiologique devrait être prise en grande considération dans les familles où la multiplication de l'espèce dépasse, par trop, les bornes qu'indiquent la prévoyance et le souci de l'avenir.

Dans tous les cas, la fécondation ne peut avoir lieu, comme on l'a cru, au moment de l'accouplement, puisque le sperme n'est pas lancé jusqu'au point où se trouve l'ovule ; elle ne doit s'opérer que cinq à six heures, douze, vingt-quatre heures et même plus à la suite du rapprochement, c'est-à-dire après le temps que les spermatozoïdes doivent mettre pour arriver au lieu du dépôt du sperme jusqu'à l'ovule. Suivant M. Coste, elle ne peut guère se faire que quinze jours après l'accouplement chez certains crustacés. Chez divers animaux où un seul rapprochement doit féconder les œufs qui seront pondus pendant toute la durée de la vie, elle a lieu d'une manière continue, à compter de la maturité des premiers œufs. Ainsi, d'après mes observations sur le pentastome ténioïde du nez du chien, la fécondation se fait encore un an après l'accouplement ; car, à cette époque, il reste encore du sperme dans les bourses copulatives, et des œufs qui continuent à se détacher de l'ovaire.

Maintenant que nous savons en quel lieu et dans quelles conditions s'effectue la fécondation, il faut chercher à découvrir, s'il est possible, le mode d'après lequel cet acte mystérieux s'accomplit.

D'abord, la fécondation ne peut s'opérer s'il n'y a pas contact entre l'œuf et le sperme. Lorsqu'on empêche ces deux éléments de se mettre en rapport l'un avec l'autre, cette opération n'a pas lieu. En liant, soit les deux trompes, soit les deux cornes utérines, comme l'a fait Haighton, on voit que le sperme monte et que les ovules descendent jusqu'à la ligature, mais cela sans résultat. En liant l'une des cornes, ou en interrompant sa continuité d'une manière quelconque sur une femelle multipare, on rend impossible la fécondation des œufs qui se détachent de l'ovaire correspondant, tandis qu'elle continue à se faire dans la corne demeurée intacte et libre.

La nécessité, pour l'accomplissement de la fécondation, du contact du sperme avec l'œuf, est encore démontrée par d'autres faits, que l'observateur peut, à volonté reproduire sous ses yeux. Lorsque le poisson femelle a répandu ses œufs dans les eaux, ils sont fécondés par le sperme que le mâle verse autour d'eux ; quand la femelle du batracien pond les siens, le mâle, cramponné sur elle, les arrose de sa liqueur séminale, à mesure qu'ils sortent. Dans les deux cas, le mâle et la femelle ne concourent en rien à la fécondation ; celle-ci se produit sans eux et indépendamment de toute intervention de leur part. L'expérimentateur peut arriver au même résultat, en répandant du sperme sur les œufs pris sur la femelle. Ainsi, Spallanzani, Prevost et Dumas, ont opéré des fécondations artificielles. De même, tous les jours, dans des vases ou dans de petits bassins, on féconde des œufs de poissons, soit avec le sperme des mâles de la même espèce, soit par exception avec celui des mâles d'espèces voisines. Cette fécondation se fait dans les vases inertes comme dans l'utérus et dans les trompes ; l'habile physiologiste italien l'a même opérée sur des chiennes, dans le vagin desquelles il injectait du sperme à l'aide d'une seringue.

Ce contact, pour entraîner la fécondation, doit s'effectuer entre l'œuf et le sperme possédant tous leurs éléments constitutifs. Ce n'est pas une vapeur dégagée par ce fluide, une *aura seminalis*, qui va imprégner et vivifier les œufs. Spallanzani a fait voir que les œufs de grenouille, placés au-dessus du sperme s'évaporant lentement, n'étaient pas fécondés ; c'est le sperme en nature, pourvu de ses spermatozoïdes, et de ses spermatozoïdes vivants, qui féconde. Il jouit de cette merveilleuse propriété, tant qu'il conserve ces singuliers corps, même lorsqu'on l'a étendu d'eau : il la perd en les perdant. Le sperme des hybrides et des animaux non pubères, dépourvu de spermatozoïdes, est sans action sur les œufs ; celui qui en a été privé par la filtration ne féconde pas, non plus que le sperme dont les spermatozoïdes ont cessé de se mouvoir. La propriété fécondante du sperme réside donc dans les spermatozoïdes, mais en quoi consiste cette propriété, et comment ces corpuscules impriment-ils à l'œuf l'aptitude à se développer ?

Lorsque les spermatozoïdes viennent à rencontrer l'ovule, ils l'entourent et s'y attachent. Bischoff en a vu un grand nombre sur les ovules de la chienne dans les trompes de Fallope, comme le montre une des figures suivantes. Ces spermatozoïdes ne se mettent pas simplement en contact avec l'ovule ; ils s'enfoncent dans sa couche albumineuse, la traversent et arrivent à la membrane vitelline qu'ils doivent franchir également pour se répandre dans la substance du vitellus. Nelson, Newport, Bischoff, Coste, ont constaté ce fait sur l'œuf des ascarides, de divers crustacés, des insectes, des mollusques, des batraciens, des poissons et même sur le lapin. Ils y pénètrent en certain nombre. Seulement, suivant quelques-uns de ces observateurs, ils entreraient dans le vitellus par tous les points de la membrane vitelline ; tandis que, suivant les autres, ils y pénétreraient par une ouverture appelée le micropyle. Dans la fécondation des plantes, les choses se passent d'une manière analogue. Le boyau pollinique qui s'introduit dans le tissu conducteur du style arrive au nucelle en passant aussi par un micropyle ou pertuis de ses membranes ; puis il se met en contact avec la vésicule embryonnaire. Une fois que les spermatozoïdes ont pénétré dans l'œuf, l'impulsion est donnée au développement. L'œuf augmente vite de volume et change d'aspect, sa surface se couvre de villosités, sa vésicule germinative devient apparente, le vitellus se segmente, l'embryon se forme, etc.

Voilà donc les conditions générales et les conditions intimes de la fécondation, qui, pour être un peu mieux connue qu'autrefois, ne perd pas son caractère mystérieux. En effet, c'est par une goutte de sperme, et, dans cette goutte de sperme, c'est par un spermatozoïde infiniment petit, que le mâle concourt à la formation d'un être nouveau. C'est par cette parcelle microscopique de matière, et uniquement par elle, que le mâle communique à son produit sa taille, ses formes, son caractère et ses aptitudes diverses.

En résumé, la fécondation résulte donc de l'action du sperme sur l'œuf, œuf qui a été produit sans l'influence du mâle, mais qui ne peut donner un embryon sans l'impulsion du fluide spermatique. Dans quelques espèces animales pourtant, l'œuf paraît pouvoir produire un embryon capable de se développer sans le secours de la fécondation ; c'est la parthénogenèse constatée sur les pucerons.

Ces insectes, comme on le sait, depuis les observations de Bonnet, pondent en automne des œufs fécondés qui éclosent au printemps suivant. Mais ces œufs donnent une première génération exclusivement composée de femelles qui produisent, sans accouplement, une génération nouvelle de petits vivants également femelles. Celles-ci se reproduisent de la même manière, de telle sorte qu'à la fin de l'été dix générations de femelles se sont succédé sans le concours du mâle, la dernière seule donne des mâles et des femelles qui s'accouplent. Dans ce cas, qui a été diversement interprété, il se développe, dans l'œuf même, suivant M. Balbiani [1], une matière qui joue le rôle de fluide fécondant.

Quelques autres insectes, les abeilles notamment, paraissent aussi pouvoir, dans certains cas, se reproduire sans accouplement et, par conséquent, sans fécondation. Ainsi, d'après les observations de Dzierzon, confirmées par des naturalistes très compétents, l'abeille reine mère, si elle est dans l'impossibilité de s'accoupler, pond des œufs, desquels résultent seulement des mâles ; mais si elle a été fécondée dans les vingt et un jours qui suivent sa sortie de la cellule, ses œufs produisent des neutres, des femelles reines et des mâles. Dans ce cas, qui est le normal, Leuckart a trouvé des œufs d'ouvrières et de reines imprégnés de spermatozoïdes ; mais il n'en a pas vu dans les œufs qui doivent donner des mâles, d'où il semble qu'à l'état normal encore les œufs destinés à produire des mâles se développent sans l'action de la liqueur fécondante [2].

Le degré de fécondité des animaux est excessivement variable, suivant les espèces et suivant les classes, mais les lois d'après lesquelles il est réglé ne sont pas encore bien déterminées.

Parmi les vertébrés, les ovipares sont généralement plus féconds que les vivipares, et, chez les premiers, les poissons, qui pondent, comme on le sait, un nombre d'œufs si considérable, doivent être placés en première ligne ; après eux

<hr>

1. Balbiani, *Notes sur la reproduction des pucerons* (*Comptes rendus de l'Académie des sciences*, 1866, t. LXII.

2. Voyez pour plus de détails à ce sujet, H. Milne Edwards, *Leçons sur la physiologie et l'anat. comp.*, t. VIII, p. 375, t. IX, p. 222.

les reptiles, et après les reptiles les oiseaux. La fécondité dont les mammifères jouissent est le plus souvent inférieure à celle des oiseaux. Parmi eux, elle n'est en rapport ni avec l'ordre et la famille, ni avec le régime. Cependant les quadrumanes ne font qu'un ou deux petits, de même que les solipèdes, les grands pachydermes et les ruminants, tandis que les carnassiers, les rongeurs, les didelphes, en font généralement un grand nombre.

Cette fécondité paraît être, suivant la remarque de Buffon, en raison inverse de la taille des animaux. Tous les grands mammifères, l'éléphant, la girafe, le dromadaire, le cheval, le bœuf ; tous les grands oiseaux, l'autruche, le casoar, l'aigle, le vautour, produisent peu ; mais le porc, parmi les animaux de moyenne taille, fait exception. Tous les petits sont d'une fécondité remarquable, tels le chien, la sarigue, le lapin, le cochon d'Inde les rats, les souris, etc.

En ce qui concerne les mammifères, on sait que l'éléphant, le rhinocéros, l'hippopotame, le chameau, le dromadaire, les paresseux, les fourmiliers, font un seul petit à chaque portée. La vache, la brebis, la biche, le lama, la jument, l'ânesse n'en font qu'un seul aussi, et deux par exception : — la chèvre, le chevreuil, le chamois, un, deux ou trois ; — le chat, le renard, le chacal, les martres, le blaireau, le tigre, le lion, l'ours, l'écureuil, le hérisson, de deux à six ; — le chien, le loup, le cochon d'Inde, de cinq à dix ; — le sanglier et le porc domestique jusqu'à douze et même quatorze ; enfin, le surmulot porterait quelquefois jusqu'à dix-neuf petits d'après Buffon.

Un assez grand nombre de ces animaux ne font qu'une seule portée par an, et parmi eux se trouvent nécessairement tous ceux dont la gestation dure plus de six mois, comme les grands pachydermes, les solipèdes et les ruminants de grande taille. Les autres font deux portées et plus, tels le porc, le sanglier, le lièvre, le lapin, le furet, la souris, le loir, les rats. On sait que le lapin et le cochon d'Inde donnent aisément de quatre à six portées annuelles.

Parmi les oiseaux, les espèces les plus fécondes sont, en général, les plus petites. Les oiseaux de proie font un petit nombre d'œufs. L'aigle, la pygargue, le vautour, la buse, en pondent deux ou trois ; l'épervier, quatre ou cinq, le faucon, la crécerelle, l'émerillon, de quatre à six. Beaucoup de passereaux, le corbeau, la corneille, la pie, le geai, l'étourneau, la grive, le moineau, la linotte, le pinson, le verdier, le chardonneret, le bouvreuil, l'alouette, le rossignol, en pondent cinq ou six. Les gallinacés sont encore plus féconds. La pintade dans les pays où elle vit à l'état sauvage, fait dix à douze œufs, le coq de bruyère huit, neuf et plus, le petit tétras de six à vingt, la perdrix de quinze à vingt-cinq, la caille de treize à vingt, le faisan, une vingtaine. Ceux des oiseaux de cet ordre, qui sont domestiques, pondent, comme on le sait, à peu près tous les jours, excepté pendant la saison de la mue et celle des grands froids. Plusieurs espèces de divers ordres, notamment de celui des passereaux, font plusieurs pontes par an ; ainsi le pigeon, le ramier, la grive, le moineau, le bruant, etc.

La fécondité départie à chaque espèce animale est évidemment mise en harmonie avec les lois générales de la multiplication des animaux à la surface du globe. Les espèces qui vivent de substances végétales sont les plus nombreuses, et celles qui comprennent chacune le plus grand nombre d'individus : d'abord, parce qu'elles vivent aux dépens de la masse alimentaire énorme, représentée par les plantes herbacées, ensuite, parce qu'elles doivent devenir l'unique aliment des animaux carnassiers. Il faut donc que ces espèces soient assez nombreuses en individus, pour que, la part des carnassiers étant faite, elles constituent encore une population considérable en rapport avec ses moyens d'existence. D'un autre côté, les espèces carnassières ne doivent se multiplier que dans une proportion très restreinte, surtout dans les parties du globe où l'homme, en étendant sa domination à la presque totalité de l'espace, y a fait disparaître la plupart des animaux herbivores sauvages. Aussi est-ce seulement dans les contrées à immenses déserts ou à vastes forêts, que les grands carnassiers sont, pour la plupart, relégués depuis longtemps.

La fécondité des animaux est d'ailleurs proportionnée à la brièveté de la vie et à la multiplicité des causes de destruction auxquelles ils sont exposés. Aussi les petites espèces, qui vivent peu et qui peuvent être souvent décimées par suite des intempéries des saisons, de la disette d'aliments, se reproduisent-elles avec une prodigieuse rapidité, comme on le voit, dans certaines années, chez les souris, les mulots, les rats, qui dévastent les campagnes. Cette multiplication est telle, même parmi les animaux de taille moyenne, d'après les calculs de Vauban, qu'une truie et les générations qui en dérivent, pendant une période de douze années, peuvent produire plus de six millions d'individus.

Il est à remarquer que les cas de stérilité sont, parmi les animaux, infiniment plus rares que dans l'espèce humaine ; néanmoins, beaucoup d'animaux sauvages, une fois en captivité, cessent de se reproduire, comme l'éléphant, la girafe, le lion, les singes, nous en donnent des exemples, ou s'ils produisent quelquefois, c'est par exception. Quelques individus appartenant aux espèces domestiques perdent aussi, sans cause appréciable, leur aptitude à la reproduction. Il n'est pas rare de voir devenir stériles les femelles dont l'engraissement est porté à un haut degré, aussi bien chez les mammifères que chez les oiseaux de basse-cour. On croit généralement que lorsque les femelles unipares donnent deux petits dans une portée, l'un mâle, l'autre femelle, celui-ci est frappé de stérilité. Le fait est inexact en ce qui concerne les brebis, mais il est quelquefois vrai pour l'espèce bovine. Mon père a élevé, il n'y a pas longtemps, une génisse et un bœuf provenant de la même portée ; le mâle est devenu très beau ; la femelle, qui a été conservée jusqu'à l'âge de trois ans et demi, a éprouvé souvent, à partir de dix-huit mois, des chaleurs périodiques, mais elle n'a jamais conçu.

II. — DES LOIS DE LA FÉCONDATION.

Dans le règne animal, de même que dans le règne végétal, la fécondation n'a lieu habituellement qu'entre des individus de même espèce. Le pollen des organes mâles d'une plante, emporté dans les airs, reste sans action sur le pistil des autres plantes. Le sperme du poisson, versé dans les eaux, rencontre en vain les œufs d'une foule de poissons ; il ne féconde que ceux de son espèce. Parmi les animaux qui s'accouplent, les instincts génésiques ne sollicitent le rapprochement des sexes qu'entre des individus provenant de parents communs. C'est par là que la nature assure l'immutabilité et la perpétuité des espèces.

L'espèce, considérée à un point de vue philosophique, se caractérise nettement par la génération, c'est-à-dire par l'aptitude des êtres organisés à produire entre eux des individus jouissant d'une fécondité indéfinie. Elle est, suivant les expressions de G. Cuvier, « la réunion des individus descendus les uns des autres ou de parents communs, et qui leur ressemblent, autant qu'ils se ressemblent entre eux. » Cette collection d'êtres semblables est une unité, un type, qui ne dérive point d'un type analogue, et qui ne donne point naissance à des types nouveaux ; elle ne se perfectionne ni ne dégénère ; elle reste indéfiniment ce qu'elle était à son origine.

L'immutabilité de l'espèce est prouvée par une foule de faits dont la valeur est incontestable. Les animaux sauvages de la même espèce, qui vivent dans les climats les plus divers, depuis l'équateur jusqu'aux pôles, en éprouvant l'action si diversifiée du sol, de la nourriture, de la température, conservent leurs caractères, à part quelques variations de la taille, de la couleur de la peau, de l'aspect des productions épidermiques, et quelques détails des formes extérieures. Les animaux domestiques, soumis en partie aux mêmes influences que les premiers, et placés de plus sous l'empire de conditions nouvelles, créées par l'intervention de l'homme, maintiennent leur individualité spécifique à travers les siècles et dans toutes les parties du monde. On sait, en effet, depuis les immortels travaux de Cuvier, que le loup et le renard d'Afrique sont essentiellement les mêmes que le loup et le renard des pays du Nord ; que l'hyène de Perse est semblable à celle de l'empire du Maroc ; que les crocodiles, les ibis, les oiseaux de proie, les chiens, les chats, embaumés dans les monuments égyptiens depuis vingt-cinq à trente siècles et plus, ne diffèrent pas sensiblement des crocodiles, des ibis, des chats, des chiens, qui vivent aujourd'hui.

Telle n'est point l'opinion de l'école du transformisme, représentée en ce moment par Ch. Darwin[1], et qui admet la mutabilité de l'espèce. Dans cette opinion, la nature travaillant sans cesse au perfectionnement des êtres, choisit parmi les variations produites celles qui peuvent être utiles à son but ; elle tend à les conserver pour donner à ses types des caractères nouveaux. Et comme elle procéderait d'après le même principe dès l'origine des temps, elle aurait réussi à tirer les types si diversifiés que nous connaissons aujourd'hui de quatre ou cinq types primitifs, peut-être même d'un seul. D'une ascidie elle aurait fait à la longue un poisson, de celui-ci un reptile. Le reptile aurait pu arriver à un didelphe, puis aux quadrumanes. En perfectionnant le singe, elle aurait pu, sans grand effort, faire l'homme. C'était déjà l'idée de Lamarck, qui supposait l'homme dérivé de la monade, de l'infusoire, du polype.

Ce n'est pas ici le lieu de discuter ces idées de la transformation des espèces et des moyens qu'on prête à la nature pour les réaliser. Il suffit de dire qu'elles sont en contradiction avec les données positives de la science, qui n'a trouvé

1. Ch. Darwin, *De l'origine des espèces ou des lois du progrès chez les êtres organisés.* Paris, 1862.

jusqu'ici, à compter des temps historiques, aucune preuve de la transformation d'une espèce en une autre, aucune forme transitoire entre ces types dérivés, dit-on, les uns des autres.

Ce qui fait le caractère essentiel des espèces, c'est au contraire la fixité avec laquelle leurs attributs anatomiques et physiologiques se conservent et se transmettent par la génération : c'est l'invariabilité du type, mais avec des variations individuelles limitées, en sorte que les espèces, tout en se conservant indéfiniment, n'en éprouvent pas moins des modifications accessoires qui donnent ce qu'on appelle les variétés et les races.

La fixité de l'espèce et la variabilité des individus dérivent de deux causes : l'hérédité et la tendance à des déviations. Par l'hérédité, le type se copie et se répète indéfiniment ; par la variabilité, il donne des exemplaires qui, sous des traits communs, offrent des différences plus ou moins nombreuses, mais sans importance physiologique. Examinons donc successivement cette hérédité et cette tendance à la variabilité.

1° De l'hérédité.

Que la fécondation s'opère entre des animaux de même espèce et de même race ou entre des animaux d'espèces et de races différentes, il y a toujours transmission, aux êtres procréés, de l'organisation, des formes, de l'instinct, de l'intelligence, des aptitudes diverses propres aux êtres procréateurs. Par cette transmission, connue sous le nom d'hérédité, le descendant répète et reproduit l'ascendant, la génération nouvelle rend exactement la génération qui l'a précédée, de telle sorte que l'espèce, tout en se renouvelant indéfiniment, conserve les caractères distinctifs qui lui ont été imprimés originairement par la nature. Constatons ici avec soin l'étendue et les limites de l'hérédité dans le règne animal.

Ce qu'il y a de plus constant et de plus invariable dans la génération est d'abord la répétition fidèle de l'organisation propre à l'espèce. L'individu nouveau doit être un exemplaire exact de l'individu ancien, non seulement dans l'ensemble, mais encore dans les plus petits détails. Cet individu procréé doit rendre chaque système, chaque appareil, chaque organe, chaque partie d'organe avec les particularités de configuration et de structure qui appartiennent à l'individu procréateur. Il faut qu'il y ait, dans l'un comme dans l'autre, même nombre d'os, de muscles, de nerfs, de vaisseaux, de viscères, mêmes formes, mêmes rapports, même texture de ces différentes parties. Le temps, la multiplicité des générations successives, n'altèrent pas le type ou le plan de cette organisation ; le bœuf qui vit actuellement a encore le squelette exactement semblable à celui qui vivait il y a trente siècles, et dont les monuments égyptiens nous ont conservé des restes ; l'ibis qu'on trouve sur les bords du Nil a, de nos jours, le squelette semblable à celui de l'ibis du temps des Pharaons ; les ossements d'animaux enfouis depuis des siècles dans les tourbières ou dans les alluvions ne se distinguent pas de ceux des mêmes espèces vivantes. L'anatomiste qui compare maintenant entre eux les animaux d'une même espèce ne découvre que des différences légères, purement accidentelles, ou des monstruosités dues à des causes qui ont troublé le développement normal des organes.

En même temps que l'organisation se répète indéfiniment jusque dans ses moindres détails, l'ordre d'évolution et de développement des parties se perpétue avec la même constance et la même uniformité. C'est toujours à une époque fixe que tel organe apparait ou s'atrophie; c'est toujours au même moment que se forment tels noyaux d'ossification, que disparaissent telles épiphyses, que sortent ou que tombent les dents. C'est toujours suivant le même ordre que s'effectuent les métamorphoses des animaux inférieurs. Il y a sous ce rapport, à part quelques variations dues à des causes diverses, autant de fixité que dans la reproduction du plan organique.

L'hérédité porte sur tout ce qui constitue l'être, tant au point de vue de la structure que du dynamisme. Elle porte sur le physique, sur la conformation d'ensemble et sur celle des diverses parties, sur les proportions du corps, la couleur de la peau, des productions épidermiques, sur la force, la vigueur, les aptitudes diverses des animaux, l'activité et la perfection de leurs sens, sur leurs facultés intellectuelles, sur leurs instincts, leur caractère, leurs qualités, leurs défauts, leurs maladies, leurs prédispositions morbides.

D'abord l'ensemble de la conformation, avec tout ce qui s'y rattache, se transmet fidèlement chez les animaux sauvages, même chez les animaux domestiques quand l'intervention de l'homme et de diverses causes ne vient pas modifier le jeu de l'hérédité. Le produit a la taille, les proportions des ascendants, la forme de la tête, des yeux, du front, des membres, des pieds. Chaque particularité dans la disposition d'une partie se transmet comme l'ensemble. On reconnaît le cheval de course anglais à la forme de l'encolure, de la poitrine, de la direction de la croupe; — le bœuf Durham à la petitesse de la tête, à la minceur des cornes, à la largeur de la poitrine, du garrot et du dos, à la brièveté, à la finesse des régions inférieures des membres. Les races bovines de la Suisse, de la Franche-Comté, de l'Auvergne, du Poitou; les races équestres de l'Espagne, de certaines parties de l'Allemagne; les races de moutons de nos contrées; les races de chiens, malgré la facilité de leurs croisements réciproques, se distinguent encore; le lévrier, le mâtin, le dogue, le terre-neuve, l'épagneul, conservent assez nettement leurs caractères distinctifs.

La couleur de la peau et des poils, la longueur des crins, la finesse, le tassé et les ondulations de la laine se perpétuent également; les taches, les marques particulières, reparaissent; l'albinisme, si commun chez les lapins, persiste si le croisement ne vient pas l'effacer. Il en est de même dans l'espèce humaine. Le nègre, depuis les temps historiques, n'a pas blanchi en quelque lieu qu'on l'ait transporté, et le blanc est demeuré tel dans toutes les régions du globe où il a pénétré.

Les aptitudes diverses des animaux, celles de certaines races de chevaux pour la course, l'aptitude à produire du lait, à engraisser, à se développer rapidement; la fécondité, la stérilité momentanée et restreinte, sont dans le même cas. Telles races sont très prolifiques, telles autres donnent beaucoup de produits stériles. Dans telles familles l'aptitude aux gestations gémellaires ou aux portées très nombreuses se perpétue. La finesse des sens, celle de l'odorat, chez le chien, est héréditaire, comme on le sait.

L'hérédité s'étend au tempérament, à la constitution; elle transmet les vices de conformation, la longueur excessive des oreilles, la brièveté de la queue, le pouce du pied de derrière du chien, la fente du nez, les cornes supplémentaires, les déviations des membres, les défectuosités du pied; — chez l'homme, le strabisme, la myopie, l'aptitude à l'alopécie et à la calvitie précoces, la prédisposition à contracter telle ou telle maladie, même alors que les ascendants ne les ont point encore.

Cette transmissibilité, facile à concevoir en ce qui concerne l'organisation, s'explique, en ce qui a trait aux aptitudes, aux facultés intellectuelles, aux prédispositions morbides par l'intermédiaire de l'organisation. C'est parce que l'hérédité répète les formes de la tête, qu'elle répète les facultés cérébrales, c'est parce qu'elle donne telle constitution, telle particularité anatomique du poumon, des viscères, qu'elle transmet la prédisposition à tel mode vicieux de fonctionnement, à telle maladie, etc.

L'influence héréditaire, exercée sur les produits de la génération, n'est pas seulement celle des deux ascendants qui se trouvent en cause. C'est aussi, à un certain degré, celle des ascendants plus éloignés, celle des aïeux ou de la race. En façonnant les produits, la nature ne copie pas très exactement les producteurs immédiats; elle se souvient des ancêtres, et souvent de très loin; aussi elle reproduit fréquemment leurs traits. Un reproducteur bien conformé donne des animaux défectueux qui restituent l'aïeul ou le bisaïeul; des animaux à robe noire donnent des pies si parmi les ancêtres se trouvaient des blancs. J'ai vu plusieurs lapines blanches, accouplées avec des mâles noirs, donner constamment, dans chaque portée, parmi les petits de leur poil, des petits roux, ressemblant au grand-père qui avait ce pelage. Girou cite une chienne braque qui, accouplée avec un chien de même race, donna des épagneuls, car le grand-père était épagneul. Dans les races à laine fine reviennent de temps en temps des individus à toison grossière rappelant celle des ancêtres. C'est là ce qu'on appelle l'atavisme.

Cette hérédité de race, trop souvent méconnue, joue un rôle considérable au point de vue de l'amélioration des animaux. C'est par elle que les reproducteurs pris dans les races fixées d'ancienne date transmettent, avec leurs caractères et leurs qualités propres, les caractères et les qualités de leur race, tandis que les reproducteurs, améliorés de quelques générations seulement, ne fixent pas sûrement les leurs dans leur descendance.

La transmission des formes, des particularités de conformation, des aptitudes, des qualités des animaux, est simple quand elle résulte d'un seul ascendant, du mâle ou de la femelle, double si elle vient des deux. Elle peut être continue ou interrompue, suivant qu'elle a lieu dans toutes les générations qui se succèdent et sur tous les individus qui les composent, ou suivant qu'elle laisse passer une génération pour agir sur la suivante, etc.

La transmission du naturel propre à chaque espèce et à chaque race, de son caractère, de ses instincts et de son intelligence n'est pas moins remarquable.

Parmi les animaux sauvages, tout se perpétue sans la moindre altération sensible. Ce que les plus anciens naturalistes nous ont appris des mœurs, des habitudes de ces êtres, est encore vrai aujourd'hui. Chaque animal a toujours le même genre de vie, les mêmes moyens d'attaque et de défense, les mêmes ruses pour surprendre ses ennemis ou pour se mettre à l'abri de leurs agressions. L'abeille construit toujours sa ruche sur le même plan, le castor élève ses habitations d'après la même architecture; c'est toujours au même lieu et avec les mêmes matériaux que l'oiseau construit son nid; c'est toujours de la même manière qu'il nourrit, protège et élève ses petits. Une longue série de siècles n'a point adouci le naturel du lion ni des autres carnassiers; le voisinage de l'homme, l'influence de la domesticité, n'ont rien ajouté à l'intelligence obtuse de la brebis. Les modifications imprimées à certaines races sont devenues transmissibles au même titre que les dispositions innées et primitives. L'aptitude à reconnaître et à suivre la piste du gibier est devenue héréditaire chez le chien de chasse, et c'est par l'hérédité que l'animal domestique communique à ses descendants l'empreinte qu'il a reçue de la domination humaine. Les animaux souples et dociles transmettent à leurs produits un caractère analogue au leur.

Les bêtes jouissent donc de la faculté de communiquer à leurs descendants, par la voie de la génération, leur organisation, leurs formes, leur naturel, leurs instincts, leur intelligence, leurs aptitudes, leurs qualités et leurs prédispositions diverses. Mais cette transmission tient-elle à l'influence du mâle ou de la femelle, ou à celle des deux à la fois? La part d'action des deux facteurs est-elle la même dans toutes les espèces, dans toutes les races et dans toutes les conditions? C'est ce qu'il importe ici de rechercher.

Le mâle et la femelle paraissent exercer chacun une influence particulière sur le produit de la fécondation. Le mâle donne, dit-on, à ses descendants la vigueur, l'énergie, la conformation générale du corps, principalement celle de la tête, de l'encolure et des membres antérieurs; la femelle donne la taille et imprime ses formes à la partie postérieure du corps.

Pour apprécier exactement la part d'action de chacun des ascendants sur leur produit, il importe de l'étudier isolément dans les diverses conditions où elle devient saisissable: 1° lorsqu'il y a union entre les animaux sauvages de même espèce; 2° lorsqu'il y a accouplement entre les animaux, soit sauvages, soit domestiques, de même espèce, mais de races ou de variétés différentes; 3° enfin lorsqu'il y a alliance entre les animaux appartenant à des espèces voisines.

Dans la première condition, qui est la plus naturelle et la plus générale, l'influence du mâle se démêle difficilement de celle de la femelle, quand les deux sexes se ressemblent par leur taille, leur conformation, la couleur de la peau, des poils ou des plumes; et, dans le même cas, ces deux influences ne se distinguent guère mieux lorsque le mâle diffère considérablement de la femelle: le produit ressemble au père s'il est mâle, et à la mère s'il est femelle. Ainsi, dans l'espèce du lion, le jeune mâle prend la crinière et la physionomie du père, la femelle prend la robe et le caractère de la lionne. Dans l'espèce du cerf, le mâle et la femelle, après avoir présenté la même conformation et porté le même pelage, se différencient l'un de l'autre : le mâle devient semblable au cerf par la forme de la tête, par la présence des bois ; la femelle prend l'aspect de la biche. Il en est de même dans l'espèce du bœuf, dans celle d'un assez grand nombre de mammifères et d'oiseaux, dont les mâles diffèrent très notablement des femelles. Ce n'est donc pas dans cette première condition que l'influence particulière de chacun des ascendants devient manifeste.

Lorsqu'il y a alliance ou croisement entre des animaux de même espèce, mais de races ou de variétés différentes, l'influence de chacun des ascendants paraît plus distincte. Dans ce deuxième cas, le produit ressemble tantôt au père, tantôt à la mère, d'autres fois il tient le milieu entre ses ascendants, soit par une fusion de leurs caractères, soit par une association où ceux-ci restent distincts.

Ainsi, d'abord, il arrive que les produits ressemblent presque exactement à l'un des ascendants, au mâle ou à la femelle. C'est ce qu'on voit surtout chez les animaux multipares, notamment chez les carnassiers. Hartmann[1] cite le fait d'une chienne terrière qui, ayant été couverte par un levrier, mit bas deux levriers et deux bassets ou terriers. Geoffroy Saint-Hilaire rapporte qu'une chienne du Saint-Bernard fut couverte par deux mâles de son espèce, un chien de Terre-Neuve de sa taille et un chien de chasse plus petit. Elle fit onze petits : cinq mâles, semblables au chien de Terre-Neuve et deux fois grand comme les autres, et six femelles pareilles au chien de chasse. Souvent on voit, parmi les chiens d'une même portée, des individus qui ressemblent exactement au père, non seulement par la couleur de la robe, mais encore par la conformation extérieure, et d'autres qui rappellent la mère sous ce double rapport. On sait que les poulains et les veaux ressemblent tantôt au père, tantôt à la mère, par le pelage et ses marques particulières.

Le plus communément, cependant, les choses ne se passent point de cette manière : le produit est intermédiaire par sa conformation, la couleur de son pelage, et par ses autres caractères, à ses deux ascendants. Il peut y avoir en lui fusion des qualités et des défauts de ceux-ci, ou bien mélange sans fusion de ces caractères : en d'autres termes, il peut avoir du père la forme de la tête, les proportions de l'encolure, et tenir de la mère la forme de la croupe, de la poitrine, celle du pied, la couleur de la robe, etc. En alliant le cheval arabe ou le coursier anglais avec une jument de trait on obtient un produit qui n'est ni aussi svelte que le père, ni aussi massif que la mère ; il ne sera plus un lourd cheval de trait à tête volumineuse, à encolure épaisse, à large croupe, à extrémités robustes, mais il ne sera pas encore un cheval léger, à tête fine, à encolure mince, à pieds étroits. De même, allie-t-on le taureau suisse à la vache des montagnes du Jura, le métis, sans atteindre la taille du père, dépassera celle de la mère : sa tête perdra la légéreté de celle de la race maternelle sans prendre tout à fait le volume de la tête et des cornes du père : les proportions des diverses régions, l'épaisseur de la peau, la couleur des poils présenteront quelque chose

---

1. Hartmann, *Traité des haras*, traduction française, Paris, 1788, p. 18.

d'intermédiaire aux deux races ascendantes. Il en sera de même, chez les autres animaux, quant à la taille, à la conformation générale du corps, aux proportions de ses diverses parties, à l'aptitude à tel ou tel service, à l'engraissement, à la sécrétion du lait. Aussi c'est à l'aide de ces croisements qu'on crée des races intermédiaires à celles qui servent de souche. C'est par eux que les anglais ont produit leur belle race de course, et que tous les jours nous voyons se perfectionner nos bœufs, nos moutons, surtout ceux qu'on destine spécialement à l'alimentation ou à la production des laines.

Dans les cas d'alliance avec les animaux d'espèces différentes, l'influence particulière de chacun des ascendants sur leur produit devient encore plus distincte que dans celui du croisement des races ou des variétés. Ici, on a pour sujet d'étude le produit de l'âne avec la jument, celui du cheval avec l'ânesse, du bouc avec la brebis, et un assez grand nombre d'hybrides, moins bien connus, parmi les ruminants, les carnassiers, etc.

Le mulet, provenant de l'âne et de la jument, est beaucoup plus grand que le père, souvent presque de la taille de la mère. Il a communément le pelage uniforme, noir ou alezan brûlé. Il a la tête longue, volumineuse, les naseaux peu dilatés, les arcades sourcilières larges et proéminentes, les oreilles longues, vacillantes pendant la marche et rarement dressées. Son encolure est droite, presque horizontale, mince, dépourvue de crinière ; le garrot est bas, le dos droit ou convexe, la croupe étroite, inclinée de chaque côté ; la poitrine est resserrée, la côte un peu arrondie, le ventre assez ample, la queue dépourvue de crins à la base, les organes sexuels volumineux ; il a deux mamelons bien prononcés sur les côtés du fourreau, les membres secs, les articulations assez droites, le sabot étroit, aplati latéralement et les talons hauts ; les châtaignes de l'avant-bras forment des plaques grenues, minces, circulaires ; celles du jarret qui manquent fort souvent, ont le même aspect, mais sont plus petites. Cet animal a une expression peu intelligente et sombre ; il porte bas la tête, les oreilles inclinées ; il n'est pas apte à la course, aux exercices rapides ; il n'a ni le hennissement du cheval, ni le braiement de l'âne ; son caractère est têtu, revêche ; sa constitution nerveuse, irritable ; il est sobre, dur à la fatigue et très rarement malade.

Cet hybride tient donc plus de la nature et de la conformation de l'âne, son père, que de la jument. Il emprunte à l'âne le volume de la tête, la forme des arcades orbitaires, des dents, l'étroitesse des naseaux, la forme de la fausse narine, les proportions des oreilles, la forme de l'encolure, le défaut de crinière et de crins à la base de la queue, le peu de saillie du garrot, la direction du dos, la forme de la croupe, des pieds, des châtaignes, le développement des mamelons, la sécheresse des extrémités. Il tient encore de son père par le caractère, l'expression, les allures, la constitution, la rusticité, la sobriété, la vigueur, l'aptitude à conserver de la graisse intérieurement avec les apparences de la maigreur. Il ressemble à sa mère principalement par la taille, le développement de quelques régions et certaines proportions d'ensemble dont l'harmonie rappelle la gracieuse conformation de l'espèce maternelle. C'est un âne qui commence à se fondre dans le moule du cheval.

Le bardot, issu de l'ânesse et du cheval, tient encore beaucoup plus de l'espèce asine que de celle du cheval; il reproduit sa mère agrandie. Ses formes, quoique généralement plus belles que celles du mulet, sont encore celles de l'âne, reconnaissables, une à une, à travers l'heureuse modification qu'elles ont éprouvée sous l'influence du cheval. Le bardot, toujours moins grand que le mulet, à la tête fine, bien proportionnée, ressemblant beaucoup à celle du cheval; ses oreilles ne sont guère plus longues que celles de ce dernier et se tiennent redressées; les sourcils et les arcades orbitaires sont peu saillants; les naseaux assez dilatés, et la fausse narine est divertienlée. La crinière est passablement fournie et ses crins sont assez longs pour tomber sur un des côtés de l'encolure; le dos et les reins sont droits et tranchants, la croupe est étroite, effilée en arrière; la queue garnie dès la base de crins longs et touffus; les pieds ressemblent à ceux du mulet, mais ils sont un peu plus larges, toutes proportions gardées; les organes génitaux sont très développés et les deux mamelons du fourreau très longs. La peau est mince, les poils sont de couleur uniforme et foncée, rarement d'une teinte fauve; les châtaignes ont la forme de plaques minces et manquent rarement au tarse. Le naturel, la voix, la constitution, les qualités et les défauts sont à peu de chose près ce qu'ils étaient chez le mulet.

Le bardot tient donc de son père par la forme de la tête, des oreilles, par la crinière, les crins de la base de la queue. Il tient de sa mère par sa petite taille, la disposition des fausses narines, la forme du garrot, du dos, des membres, et en particulier, des pieds et des châtaignes. Il tient d'elle aussi par son caractère, son peu d'aptitude aux allures rapides, en raison de l'étroitesse des voies aériennes, par sa vigueur, sa rusticité, sa constitution. Il s'en rapproche d'autant plus que, comme cela arrive souvent, sa conformation devient parfois défectueuse et bizarre relativement à celle des autres solipèdes.

En somme, dans le produit des deux espèces, de l'âne et du cheval, c'est incontestablement l'influence de l'espèce asine qui prédomine et qui porte son empreinte à la fois sur les formes extérieures, la constitution, le naturel, c'est-à-dire sur ce qu'il y a de plus fixe, et, d'autre part, sur ce qu'il y a de plus fugace ou de moins stable sous le rapport de la transmission héréditaire.

Les hybrides des autres solipèdes, du zèbre avec le cheval, de l'âne avec le zèbre, de l'hémione avec l'âne, s'ils avaient été bien étudiés, permettraient d'établir, pour chaque croisement, l'influence particulière exercée sur le produit par chacun des ascendants. Malheureusement, on manque de détails précis à cet égard. Le produit actuellement vivant au Jardin des plantes, de l'hémione mâle et de l'ânesse, ressemble beaucoup plus à l'hémione qu'à l'espèce maternelle; il a la robe, la physionomie, le port, les proportions de la première; il en a la tête de forme gracieuse, les oreilles, les yeux, les naseaux, l'encolure, la croupe, la queue, les pieds. Cette fois, l'espèce asine a perdu la prééminence si remarquable qu'elle possède relativement à celle du cheval.

Les neuf hybrides que Buffon obtint de l'accouplement du bouc avec la brebis avaient plus de rapport avec l'espèce du père qu'avec celle de la mère. Ces neuf hybrides, dont sept étaient mâles, avaient les poils bruns, longs et rudes du bouc, surtout sous le ventre, près du fourreau, aux pieds de derrière. Le chanfrein était moins arqué, la queue plus courte, et les membres plus longs que chez les moutons. Ils avaient quatre mamelons, deux de chaque côté.

Les hybrides du chacal et de la chienne, obtenus par M. Flourens, ont, comme les animaux sauvages, un poil laineux et un poil soyeux. L'un d'eux est gris fauve comme le père; les deux autres ont le pelage noir, tirant sur celui de la mère. Ils ont les allures brusques, farouches. Leur première dentition marche plus vite que celle des petits chiens.

Les hybrides parmi les oiseaux ont tantôt plus de ressemblance avec le père et tantôt plus avec la mère. Ils offrent généralement un mélange des caractères propres aux ascendants. Un hybride de cygne mâle et d'oie, observé par F. Cuvier, avait plus d'analogie avec sa mère qu'avec les cygnes; il devint plus gros que l'oie.

C'est d'après les rapports de taille, de conformation, d'énergie et de caractère entre les mulets et leurs ascendants, qu'on a voulu, à l'exemple de Buffon, formuler l'influence du père et de la mère sur le produit de la conception. D'une part, c'est parce que le mulet ressemble à l'âne, son père, par l'ensemble du corps, et surtout par la forme de la tête, des membres antérieurs, par l'absence de la crinière, que l'on attribue au mâle la faculté de donner la conformation générale, et en particulier celle des parties antérieures. D'autre part, c'est parce que le mulet arrive à une taille très rapprochée de celle de la jument, qu'on regarde la mère comme donnant le volume du corps, l'aptitude à se nourrir et à se développer. Enfin, c'est en raison de la rusticité, de la vigueur, de la résistance du mulet, qu'on suppose au père la faculté de donner la force et l'énergie. Un parallèle un peu minutieux entre les caractères des diverses sortes de mulets et ceux de leurs ascendants, puis entre les animaux d'une espèce quelconque et leurs producteurs, prouve que les formules données sur l'influence particulière du mâle et de la femelle sont loin d'être exactes, ou au moins qu'elles sont trop absolues et ne peuvent être généralisées.

En effet, si nous considérons d'abord les hybrides solipèdes, nous voyons que si le mulet proprement dit ressemble à l'âne, son père, par les formes d'ensemble, par celles de la tête, de la crinière, du dos, de la queue, des membres, des pieds, le bardot qui, en somme, ne diffère pas beaucoup du mulet, ressemble à l'ânesse, sa mère, par un très grand nombre de parties, la tête et la crinière exceptées. Donc, s'il est vrai que le premier tienne ses formes du père, il ne l'est guère moins que le second les tienne de la mère, et si les ascendants impriment leur conformation aux parties antérieures du corps, ils le font à peu près de même pour les parties postérieures. Par conséquent, ce que le père donne au mulet, la mère le donne aussi, ou à peu près, au bardot. En second lieu, si le mulet emprunte à l'âne sa constitution particulière, sa force, sa vigueur, son caractère, le bardot emprunte les mêmes choses à l'ânesse, car sous le rapport de la constitution, de la force, etc., les deux hybrides se ressemblent plus encore qu'au point de vue des formes extérieures; enfin, si le mulet prend la taille à la mère, pourquoi n'est-il pas aussi grand qu'elle? et si le bardot tient cette taille ou le volume du corps de la sienne, pourquoi la surpasse-t-il? Il suffit de s'arrêter un peu sur le résultat de ce parallèle entre le produit de l'âne et de la jument et celui de l'ânesse et du cheval, pour voir que les formules exprimant l'influence du mâle et de la femelle sont loin d'être rigoureuses. Si elles ne sont pas vraies dans ce cas particulier, comment peuvent-elles être considérées comme l'expression de la loi générale, surtout en ce qui a trait, non plus aux produits issus d'animaux d'espèces différentes, mais à ceux des animaux de même espèce?

La question de l'influence du mâle et de la femelle sur leurs produits est donc une question à remettre à l'étude, car elle ne peut recevoir, en thèse générale, la solution indiquée par Buffon et acceptée depuis par tous les auteurs. On pourra aisément la résoudre en rapportant chaque caractère des produits à celui de leurs ascendants qui les possède ; et cela, en considérant les produits naturels du croisement des races, de même que ceux qui peuvent provenir du croisement des espèces voisines. Les données recueillies jusqu'ici par l'observation sont déjà de nature à fixer les points principaux de cette solution. Indiquons rapidement les plus remarquables en ce qui concerne les formes, la taille, le sexe, la constitution, la force, le caractère du produit.

Relativement à l'ensemble de la conformation et aux détails des formes, le produit ressemble tantôt au mâle, tantôt à la femelle ; le plus souvent il ressemble aux deux, mais plus à l'un qu'à l'autre. Tout le monde a remarqué que, dans une même famille, il est des enfants qui ressemblent d'une manière frappante à leur père, et d'autres, au contraire, à leur mère. Le mulet ressemble surtout à son père et le bardot à sa mère. La chienne terrière dont j'ai déjà parlé et qui fut couverte par un lévrier, mit bas deux terriers et deux lévriers. Il n'est pas rare de voir une chienne fécondée par un chien d'une autre race donner à la fois et des chiens semblables à elle et des chiens rappelant la forme et la race de leur père. Il en est de même pour le cheval, d'après Hartmann et d'autres hippologues. C'est principalement par les mâles qu'on cherche à maintenir ou à perfectionner les races ; mais c'est surtout par les juments que les Orientaux croient conserver la belle race arabe.

Sous le rapport de la taille, les produits tiennent, soit du père, soit de la mère ou des deux, mais plus de l'un que de l'autre. La stature du mulet se rapproche beaucoup de celle de la jument ; la taille du bardot tire quelque chose de celle du cheval, puisqu'elle est supérieure à celle de l'ânesse. Très souvent et chez divers animaux, les mâles de grande taille donnent des produits dont le volume devient supérieur à celui de la mère. En faisant couvrir les vaches de petite race par des taureaux de grande race, on augmente la taille des produits, souvent au point de rendre la parturition très laborieuse, notamment chez les femelles qui portent pour la première fois. Les petites chiennes couvertes par les dogues, les chiens de Terre-Neuve, meurent souvent sans pouvoir mettre bas les fœtus, dont le volume dépasse les dimensions du bassin.

Par la robe, l'état des poils, des crins, et des autres productions épidermiques, le produit tient indistinctement de l'un de ses ascendants ou des deux à la fois. Le métis du blanc et du nègre est mulâtre. « Les poulains provenant de deux chevaux de différents poils ont, dit Hartmann, presque aussi souvent le poil de la mère que celui du père, et il n'est pas rare qu'ils héritent du père une partie de leur robe et l'autre partie de la mère. » L'hybride du zèbre et du dauw avec une femelle solipède est marqué de longues bandes noires comme son père. Le métis d'hémione et d'ânesse a la robe paternelle. Il n'est pas rare de voir le pelage des veaux reproduire d'une manière frappante celui du taureau. Dans une portée de chiens ou de chats, une partie des petits ont la robe du père, l'autre celle de la mère. Des souris blanches accouplées avec des grises ont donné des petits blancs et d'autres gris, mais pas de robes mélangées. Des trois produits d'un chacal avec une chienne, l'un avait le pelage gris fauve du père, l'autre le pelage noir de la mère. L'un des hybrides du bouc et de la brebis, obtenus par Buffon, avait le pelage brun du père. Les taches de noir ou de blanc, si petites qu'elles soient, sur une robe uniforme, passent aux descendants. On a remarqué même que, chez les chevaux, elles deviennent habituellement plus grandes, de génération en génération, au point de donner des robes pies. Chose singulière, les taches des muqueuses donnent aux produits des taches à la peau, comme les anciens l'avaient observé sur le bélier. La nature, la longueur, la finesse des productions pileuses, se transmettent par l'un des ascendants. C'est surtout du bélier que les agneaux tirent la finesse de la laine, la beauté de la toison. Le mulet a le poil court et ras de sa mère sans en avoir la crinière; le bardot a le poil et la crinière de son père; les métis du bouc et de la brebis ont le poil droit, rude et grossier du père; ceux du chacal et de la chienne avaient, comme je l'ai rappelé, les deux poils du père, le laineux et le soyeux. L'aspect, la forme, la couleur, la constitution des productions cornées tiennent des deux ascendants, dans certains cas plus de l'un que de l'autre : le mulet a le pied et les châtaignes du père; le bardot a le pied et les châtaignes de la mère. La forme des cornes, si caractéristique dans certaines races, leur volume, leur couleur, se transmettent principalement par les mâles. En employant à la reproduction les animaux qui ont ces parties à l'état rudimentaire ou ceux qui en manquent, on finit par créer des races sans cornes, comme on l'a vu pour l'espèce du bœuf, et comme on le voit tous les jours pour celle du mouton. On sait que c'est seulement dans certaines races, celle de Barbarie entre autres, qu'on voit des moutons à quatre cornes dont parlent Oppien, Peyer et divers naturalistes.

Le sexe des produits paraît, d'après les observations de Leroy et celles de Girou de Buzareingues [1], dépendre de la prépondérance de l'un des reproducteurs dans la fécondation. Lorsque le mâle est adulte, bien constitué, plein de vigueur, il donne plus de petits de son sexe que de l'autre. J'ai, en ce moment, une chienne de chasse déjà vieille, qui, ayant été couverte par un énorme chien de Terre-Neuve d'un an, a mis bas six mâles, ressemblant tous à leur père. De même, quand la femelle est d'une constitution plus robuste que le mâle, elle donne plus de produits de son sexe que de celui du père. Ainsi, les brebis qui approchent de l'âge adulte, qui sont vigoureuses, bien nourries, donnent un nombre d'agnelles très supérieur à celui des agneaux. Au contraire, les brebis trop jeunes, mal constituées, affaiblies, épuisées, malades, laissent prédominer l'influence du bélier et donnent plus d'agneaux que d'agnelles. Les brebis adultes

---

1. Girou de Buzareingues, *De la génération.* Paris, 1828, p. 153.

saillies par des béliers de même âge et de même force qu'elles, produisent sensiblement autant de mâles que de femelles.

La vigueur, l'énergie, la solidité de la constitution, la rusticité, tiennent des deux ascendants, mais principalement du père. Tout le monde sait que les mâles trop jeunes, ceux qui sont épuisés par les fatigues de la monte, donnent des produits souvent mous, débiles, plus disposés à l'engraissement que propres au travail. Au contraire, les mâles vigoureux, appartenant aux belles races orientales, ceux qui ont déployé beaucoup d'énergie dans les courses, transmettent à leurs produits leur vivacité et leur force. Souvent aussi la femelle partage cette influence avec le mâle, car si le mulet tient de l'âne, son père, l'énergie de la constitution et une rusticité remarquable, le bardot tient de l'ânesse les mêmes qualités.

Le naturel, le caractère, les instincts, l'intelligence, les aptitudes diverses dérivent encore de l'un ou de l'autre des ascendants et principalement du père. Le mulet est irascible, têtu, comme son père; le bardot l'est aussi, comme sa mère. Des deux hybrides obtenus par de Spontin, du chien braque avec la louve, le mâle avait le naturel du loup, la femelle celui de la chienne. Pallas et Valmont-Bomare ont vu des hybrides de chien et de loup, sauvages, farouches, hurleurs comme des loups. Dans certains cas, ces hybrides avaient, au contraire, la douceur et la sociabilité du chien. Les métis du chacal et de la chienne ont les allures brusques et farouches du père. On sait que les animaux méchants, mâles ou femelles, comme ceux qui sont souples et dociles, donnent des produits qui leur ressemblent fort souvent sous ce rapport. L'histoire nous montre des exemples de personnages qui ont hérité du caractère pacifique, de la bonté ou des instincts despotiques et de la cruauté de leurs ascendants. Mais rien n'indique que la faculté de transmettre ces dispositions appartienne exclusivement à l'un des deux sexes [1].

La conformation, la robe, la taille, la constitution, le naturel et les diverses aptitudes des animaux dérivent souvent, en partie, des générations antérieures. C'est une notion vulgaire que les enfants ressemblent quelquefois plus à leur aïeul ou à leur aïeule qu'à leur père ou à leur mère. Il n'est pas rare, suivant la remarque de Hartmann, de voir des poulains dans lesquels reparaissent les beautés, les caractères, en apparence éteints dans le père, et qui avaient distingué le grand-père ou la grand'mère. Girou a vu reparaître dans les poulains mâles les poils de l'aïeul, et dans les femelles celui de l'aïeule, qu'on ne trouvait ni au père ni à la mère. Les agneaux issus de reproducteurs parfaitement blancs présentent parfois des taches noires que portaient les générations antécédentes. Il n'est pas rare de voir renaître sur les produits de nos animaux domestiques des défectuosités, des tares, qui avaient épargné une et même deux générations. Dans notre espèce, certaines maladies, certaines prédispositions demeurées latentes chez une génération, reprennent leur empire à la génération suivante.

1. Voyez à ce sujet l'intéressant ouvrage de P. Lucas, *Traité philosop. et physiol. de l'hérédité*, etc. Paris, 1847-1850, 2 vol.

Enfin, il paraît que certaines ressemblances de conformation et de pelage tiennent à l'influence des mâles qui auraient couvert une femelle à une portée antérieure. On cite une jument arabe qui, ayant produit un mulet, après avoir été saillie par un couagga, fit dans la suite plusieurs poulains dont la robe était marquée de bandes noires comme celle du solipède sauvage. Les brebis blanches, qui ont été une première fois couvertes par un bélier noir, donnent, dit M. Magne[1], lorsqu'elles sont ensuite fécondées par des mâles blancs, des agneaux pies ou ayant les paupières, les lèvres et les jambes noirâtres. Si le mâle peut réellement, en fécondant une femelle, exercer une action sur les œufs encore incomplètement développés que contient l'ovaire et qui serviront aux gestations ultérieures, cette influence est bien difficile à concevoir.

La part d'influence que chacun des reproducteurs exerce sur le produit de la conception est donc complexe et multiple, puisque, pour chacun, elle porte sur la taille, les formes, le pelage, la constitution, la vigueur, le naturel et les diverses aptitudes des animaux, c'est-à-dire à la fois sur la partie matérielle de l'organisme et sur ses manifestations dynamiques. Cette influence peut s'exercer dans toute sa plénitude, s'accroître, diminuer ou se modifier suivant plusieurs circonstances.

La première des conditions qui donnent à un animal la faculté de transmettre sûrement ses caractères à ses descendants, c'est qu'il appartienne à une race constituée et aussi ancienne que possible. L'empreinte que portent l'organisation et les facultés de chaque être vivant, pour être stable, pour avoir de la durée, doit être fixée déjà depuis une série de générations. Sans cela, elle ne représente pas un type permanent; elle est fugace, éphémère, se transmet difficilement et s'efface par l'action des moindres causes. En effet, c'est avec une constance remarquable que les caractères des races humaines des différentes parties du globe se perpétuent de génération en génération. C'est avec une fixité non moins évidente, sans être aussi absolue, que les races domestiques de chevaux, de bœufs, de moutons se maintiennent avec leurs attributs. Dans les contrées où l'on n'a pas l'habitude de croiser ces races avec des races étrangères, leurs beautés ou leurs défauts se conservent et se transmettent avec une égale sûreté. Il n'y a, sous ce rapport, aucun privilège en faveur des formes gracieuses et des aptitudes que l'homme a intérêt à conserver et à étendre. Les races les moins favorisées de la nature, si elles sont abandonnées à elles-mêmes, se conservent intactes au même titre que les races les mieux partagées sous tous les rapports; la pureté des unes se perpétue comme celle des autres, car, suivant la remarque judicieuse de Huzard, toutes les races non croisées, non mélangées, sont pures, les plus communes, les plus grossières aussi bien que les plus distinguées. La qualification de race pur-sang, donnée par les hippologues au cheval oriental et au coursier anglais, est incontestablement une épithète vide de sens en physiologie.

Les animaux qui se reproduisent lèguent donc à leurs descendants l'empreinte

[1] Magne, *Traité d'hygiène vétérinaire appliquée*. Paris, 1844, t. I, p. 206.

de leur race en même temps que celle qui leur est particulière. Ils transmettent aux êtres qu'ils procréent le type dont ils sont les représentants plus ou moins fidèles. Ils tendent à l'embellir s'ils en réunissent les attributs les plus parfaits, et, au contraire, à le faire dégénérer ou à le dégrader s'ils en possèdent un certain nombre de défauts ou d'imperfections. Cette empreinte, cette forme typique est si vivace dans quelques espèces qu'elle se conserve même dans les races dont le mélange s'opère très souvent. Aussi, n'est-il pas étonnant que, dans l'espèce du chien, dont tous les individus s'accouplent entre eux depuis des siècles, on distingue encore un grand nombre de types nettement caractérisés, ceux du dogue, du mâtin, de l'épagneul, du basset, du lévrier, etc. Quand on songe à la variété et à la fréquence des alliances entre ces divers types, on se demande comment il se fait que l'espèce tout entière ne soit pas exclusivement représentée par ce produit mixte, si heureusement appelé par Buffon le chien de rues, produit sans race particulière, parce qu'il dérive du mélange de toutes les races.

La tendance à la transmission du type de la race par les reproducteurs qui appartiennent à celle-ci, est tellement naturelle et conforme aux lois de l'hérédité que, dans les croisements qui ne sont pas poursuivis très longtemps, on voit après quelques générations les produits reprendre peu après les caractères de la race que l'on se proposait de modifier; et il reprennent d'autant plus vite ces caractères que les influences extérieures agissent dans le sens de l'hérédité.

L'influence des reproducteurs est aussi profondément modifiée par l'âge, l'état de la constitution et la vigueur du sujet. On a remarqué que les animaux très jeunes, mâles et femelles, alliés ensemble, n'ont pas, dès la première fois, des descendants aussi grands, aussi robustes que ceux qu'ils donnent dans la suite. Giron de Buzareingues a constaté que les béliers très jeunes, accouplés avec des brebis adultes et vigoureuses, laissaient à celles-ci une prédominance traduite par une production numérique de femelles supérieure à celle des mâles. Au contraire, l'union du bélier, dans la force de l'âge, avec des femelles vieilles, débiles ou malades, a, d'après lui, pour résultat de donner plus de mâles que de femelles. En général, un reproducteur imprime d'autant plus facilement et plus sûrement les caractères de sa race et ses qualités particulières, qu'il a plus de vigueur, d'énergie. La prééminence est pour le mâle, s'il se trouve le mieux dans ces conditions; elle est pour la femelle dans le cas opposé.

La transmission des caractères des espèces et des races par la génération est donc un phénomène constant qui a des lois fixes, invariables. C'est à cette transmission héréditaire que sont dues la perpétuité et l'immutabilité des espèces; c'est elle encore qui assure la conservation des races dans les limites tracées par les causes extérieures dont l'action permanente s'exerce sur les animaux. La transmission portant à la fois sur les qualités et les défauts, l'espèce et la race tendent également l'une et l'autre à conserver leurs caractères distinctifs.

L'observation démontre, en effet, que les races humaines, aussi bien que les races animales, tiennent de l'hérédité le principe de leur conservation indéfinie à travers les siècles. La race blanche, qui a toujours tenu le premier rang de la civilisation, la race mongolique, la nègre, ne se perpétuent-elles pas avec une fixité presque aussi grande que celle qui appartient aux espèces elles-mêmes ? En Europe, les races anciennes, quoiqu'elles ne soient pas demeurées sans mélange, conservent les grands traits qu'elles avaient il y a deux mille ans. Le Germain de Tacite se retrouvait hier dans les hordes qui ont envahi notre sol. La France montre dans ses provinces les descendants des Galls ou des Celtes et ceux de la race ibérienne[1]. Les types singuliers de physionomie qui s'observent dans telles régions doivent être physiologiquement rapportées, ici au sang des Burgondes venus des monts Hercyniens et des rives du Mein, là aux Visigoths sortant de la Scandinavie, aux Alains du Caucase, aux Suèves, etc, etc. L'atavisme doit rendre quelquefois les traits des hordes de Turcs, de Finnois, de Mongols versés des flancs de l'Oural et de la vallée du Volga sur l'Europe occidentale. La race arabe, parmi les races équestres ; les principales races de chiens, malgré la facilité et la fréquence de leurs croisements fortuits, ne conservent-elles pas la forme typique, l'empreinte plus ou moins accentuée qui les caractérise ? Dans chaque pays ne voit-on pas ces petites races de bœufs, de moutons, de porcs, confinés dans la circonscription étroite d'une province, se propager, se multiplier avec leur physionomie particulière ? Ne reconnaît-on pas, au premier coup d'œil, le bœuf auvergnat, le charolais, le normand, le breton ; le mouton flamand, celui du Berry, de la Sologne ? Et cependant, ces types ne sont-ils pas soumis à l'influence d'une foule de causes qui tendent à les modifier et à les fusionner ? Ils ne se conservent pas moins, et ils se conserveraient mieux encore si les éleveurs ne cherchaient par mille moyens à les modifier, à les perfectionner, c'est-à-dire à les mettre en rapport avec les exigences de l'époque.

Les races constituées, quelle qu'en soit l'origine, tendent-elles à se maintenir ou à se modifier ? Se fixent-elles ou bien tendent-elles à varier sans cesse, particulièrement dans le sens de la dégénération ?

Suivant Buffon et les hippologues de son temps, les races partageraient largement la tendance à la dégénérescence qui appartient aux espèces. Elles varieraient dans un sens quelconque et ordinairement dans celui de la dégénération. À cet égard, il n'y a rien d'absolu. La race, de même que l'espèce, tend, en vertu de la loi d'hérédité, à se maintenir dans ce qu'elle a d'essentiel, et en même temps elle produit des variétés individuelles qui reviennent toujours au type. Elle ne paraît pas avoir, par elle-même, de tendance au perfectionnement ni à la dégénération. Si elle se perfectionne, c'est que, d'une part, les influences extérieures de climat, de nourriture, modifient les individus et que les modifications imprimées sont héréditaires ; c'est que, d'autre part, l'homme en employant à la reproduction les sujets les plus parfaits ou les variétés individuelles qui se produisent de temps en temps, offre à l'hérédité les meilleurs modèles à rendre. Si elle se détériore, si elle dégénère, c'est que les conditions de climat, d'alimentation, de travail, de domesticité, deviennent moins favorables

____

1. Voyez à ce sujet : Amédée Thierry, *Histoire des Gaulois*, t. I, p. 1 à 116. — *Histoire d'Attila et de ses successeurs*, t. I.

et qu'on n'apporte pas assez de soin à écarter les reproducteurs nés défectueux ou devenus tels. Le cheval oriental dégénère vite dans les climats qui ne sont pas ceux de l'Arabie, du nord de l'Afrique, parce que les conditions nouvelles où il est placé tendent à changer ce que les conditions originelles ont produit. Le mérinos, le dishley, le durham, dégénèrent dans les pays arides, faute d'une nourriture suffisamment abondante, mais cela n'est point le résultat d'une tendance propre à la race ou d'une loi de dégénération. Il y a une loi de variation limitée dans la race comme dans l'espèce, mais pas de loi de dégénération. La race se maintient si les conditions qui lui ont donné naissance demeurent invariables ; elle se modifie si elles changent.

Dans le règne végétal, il en est de même. M. Naudin a constaté dans ses expériences que les caractères des races constituées, même tout récemment, ont toute la stabilité de ceux de l'espèce.

Le grand principe de la conservation des races est donc de maintenir les individus dans les conditions favorables et d'employer à la reproduction, seulement les animaux qui offrent au plus haut degré les caractères et les qualités de ces races. Le premier de ces moyens est du ressort de l'hygiène, le second constitue ce qu'on appelle l'appareillement. Il est employé suivant certaines règles déduites de l'observation, règles relatives à la taille, à la conformation, à l'âge et aux aptitudes des reproducteurs.

Relativement à la taille, on peut allier les femelles avec les mâles plus grands ou plus petits qu'elles, pourvu que la disproportion ne soit pas très considérable. Il y a avantage à employer des mâles plus grands que les femelles toutes les fois qu'on veut augmenter la taille des produits ; mais il est des limites qu'il convient de ne pas dépasser, afin d'obtenir des animaux bien conformés et de ne pas rendre le part laborieux ou impossible. Pline a fait remarquer que les mâles de grande taille, alliés à des femelles plus petites qu'eux, engendraient des produits auxquels la mère donnait un espace trop étroit et des matériaux insuffisants à leur complet développement fœtal ; mais il a exagéré les inconvénients d'une disproportion même assez restreinte, car on voit tous les jours, dans l'espèce du bœuf et dans celle du chien, des femelles couvertes par des mâles d'une taille très supérieure à la leur mettre bas, sans trop de difficultés, des petits bien constitués, d'une belle conformation, et susceptibles de se rapprocher beaucoup des proportions du père, pourvu qu'il reçoivent une abondante nourriture pendant la durée de leur développement.

Eu égard à la conformation, il faut choisir dans la race que l'on veut conserver les types les plus parfaits, ceux qui en réunissent le mieux tous les caractères. Il importe de s'attacher surtout aux mâles, puisqu'ils peuvent transmettre leurs qualités à une foule de produits, tandis que la femelle communique les siennes seulement à un très petit nombre. Quand l'un des reproducteurs a quelque chose de défectueux dans les formes, il faut, suivant les anciens préceptes, « chercher à réparer les imperfections de l'un par les perfections opposées de l'autre ». Il faut mettre en opposition la tête légère avec la tête lourde, l'encolure courte avec l'encolure trop longue, les pieds étroits, même un peu resserrés avec les pieds larges. Néanmoins, comme il peut arriver que l'un des deux reproducteurs, ayant une influence prédominante, donne à ses descendants les formes exagérées ou les défauts par lesquels on veut neutraliser certains vices de l'autre, il vaut mieux encore opposer à un reproducteur défectueux, à certains égards, un reproducteur bien conformé, aussi parfait que possible. On suit ainsi une règle beaucoup plus physiologique et plus sûre que celle des contrastes.

Lorsqu'il s'agit de corriger plusieurs défauts des animaux reproducteurs ou de transmettre à leurs produits diverses qualités, on ne doit pas, dit-on, s'attaquer à tous les défauts à la fois et chercher à communiquer simultanément toutes ces qualités : il faut d'abord combattre le vice le plus saillant, le plus préjudiciable, puis un autre quand le premier a disparu, et ainsi de suite ; de même en ce qui a trait aux perfectionnements à réaliser, aux qualités à transmettre, il convient ajoute-t-on, de chercher à les obtenir successivement, un à un. Mais c'est encore là une règle trop absolue. On peut en même temps corriger les défectuosités de la tête, du tronc et des membres, amincir l'encolure, élever le garrot, élargir la poitrine, régulariser les aplombs. Seulement, certaines qualités qui ne sont point très compatibles entre elles, ne sauraient s'obtenir parallèlement. L'expérience a démontré qu'il n'est guère possible de donner de la finesse à la toison des bêtes à laine et de rendre leur chair savoureuse, de communiquer aux bêtes bovines une grande aptitude à l'engraissement, avec une grande activité dans la sécrétion du lait. A part ces perfectionnements, plus ou moins incompatibles les uns avec les autres, la plupart, surtout ceux qui sont corrélatifs, peuvent être obtenus parallèlement : aussi est-il beaucoup plus avantageux de chercher à les réaliser collectivement, ou du moins en grande partie, que d'employer la méthode opposée, toujours très longue.

Lorsqu'on allie avec persévérance des animaux de même race présentant des formes ou des qualités qu'il est avantageux de conserver et d'exagérer, on finit, au bout d'un certain nombre de générations, par rendre constants et héréditaires des caractères primitivement accidentels : on crée des races nouvelles, dont la fixité ne tarde pas à être acquise. C'est ainsi que Backwell et d'autres éleveurs habiles ont façonné ces belles races de bœufs et de moutons si remarquables par leurs formes, leur précocité, leur aptitude à l'engraissement et la grande proportion de chair qu'ils fournissent.

Dans ce dernier cas, les alliances entre des parents rapprochés, entre l'ascendant et le descendant, entre le frère et la sœur ou ces unions consanguines, que la morale et les lois prohibent dans notre espèce, ne sont point, pour les animaux, contraires aux vues de la nature ; elles permettent à des races précieuses de se conserver pures, avec tous leurs caractères, pourvu qu'on ait le soin d'écarter de la reproduction les sujets défectueux, mal constitués, et ceux qui s'éloignent sensiblement du type à perpétuer. L'expérience a depuis longtemps démontré, notamment en ce qui concerne les belles races anglaises, que la consanguinité, au lieu d'amener la dégénération progressive des races, est un excellent moyen de les conserver. Les alliances consanguines n'ont de fâcheux résultats que dans les cas où on laisse se reproduire entre eux des animaux défectueux, et dans ceux où la race qui se perpétue par elle-même est soumise à l'action de causes tendant à la faire péricliter.

L'appareillement ou l'alliance des animaux de choix, appartenant à la même race, constitue donc le moyen le plus simple et le plus naturel non seulement de conserver les races, mais encore de les perfectionner à un degré tel qu'elles deviennent, à quelques égards, des races nouvelles.

2° Variabilité dans l'espèce. — Formation des races.

Quoique l'espèce soit fixe et que sa fixité dérive de la loi d'hérédité, elle tend, sans sortir de son cercle, à éprouver des variations, ou plutôt son plan se modifie dans certaines limites ; la génération crée ou laisse créer par les influences extérieures des déviations qui donnent naissance aux variétés individuelles et aux races. Suivant Darwin, la variation indique la tendance de l'espèce à se transformer, et la variété est une espèce naissante. Il n'en est rien en réalité : malgré la tendance à la variation l'espèce reste immuable ; toutes les modifications qu'elle éprouve ne donnent que des races, c'est-à-dire des formes secondaires de l'espèce.

Dans le règne végétal, l'espèce montre, à un haut degré, ces tendances à la variation. Decaisne[1] a prouvé par ses expériences sur le poirier qu'elles étaient très prononcées. Ce savant a semé des graines d'une première variété, et il en a obtenu trois autres variétés ; d'une seconde, il en a vu sortir quatre ; d'une troisième six ; d'une quatrième neuf, variétés se distinguant les unes des autres par le port de l'arbre, la forme des feuilles, le moment de la maturation des fruits. Ici la tendance à la variation semble propre à l'espèce, et non le résultat des influences extérieures de la culture, puisque les mêmes graines, en même temps, dans des conditions identiques, donnent spontanément les variétés.

Les races ont évidemment leur point de départ dans la variété individuelle. Dès que celle-ci est constituée, elle tend à se maintenir, à se conserver par le fait de l'hérédité. En se répétant sur une collection d'individus, la race est formée.

La théorie physiologique de la formation des races animales ou des races humaines est simple, elle repose sur deux faits : la variabilité, dans certaines limites, du type spécifique et la tendance à l'hérédité ou à la transmissibilité des variations produites. Elle se déduit tout entière de l'observation de ce qui arrive à une espèce donnée, dans les conditions ordinaires, à celle de l'homme, du bœuf ou du cheval. Chacune produit des variations individuelles ; un sujet est svelte, élancé, un autre lourd, trapu ; celui-ci a les jambes longues et droites, cet autre les a courtes et arquées ; l'un a la poitrine étroite, l'autre l'a large et bombée ; tel est glabre, tel autre velu. Des différences sans nombre s'observent dans la forme de la tête, du front, du nez, des oreilles. Ce sont là les variations individuelles. Ces variations, par l'hérédité, tendent à se conserver dans une famille qui est, en réalité, une petite race. Et, en effet, dans telle, tous les individus sont grêles, dans telle autre, ils ont des formes herculéennes ; dans l'une, ils sont vifs, dans l'autre, lourds, disposés à l'obésité, même dès leur jeunesse. La race n'est pas autre chose qu'un ensemble de familles présentant toutes les

---

1. Decaisne, *Comptes rendus de l'Académie des sciences*, t. LXII.

mêmes caractères essentiels. Et, par conséquent, il peut, à la rigueur, y avoir autant de races qu'il y a de types individuels représentant les variations de l'espèce.

Les races n'ont pas, au point de vue physiologique, une autre source ni un autre mode de formation que les variations individuelles. Que l'homme des champs, à la démarche lourde, aux reins larges, devienne citadin, si, dès sa jeunesse, ses habitudes, ses travaux, son régime, sont changés, il commence à s'affiner un peu. La première génération qui sort de lui dans ces conditions nouvelles a les allures plus dégagées, les mains moins fortes, etc. A la longue, si les alliances s'y prêtent, si le milieu est favorable, ses descendants se rapprocheront de ces types aristocratiques, à traits purs, à physionomie distinguée qui s'éloignent des types ordinaires. Il n'en est pas autrement pour les animaux ; la race se forme comme la famille ou la variété individuelle. En réalité, le nombre des individus ne fait rien ; et, dans une petite localité, même dans une ferme, peut se créer une race de bœufs ou de moutons, comme la race de Manchamp, de la Charmoise. La race créée peut être maintenue si, une fois fixée, les individus qui la forment s'allient constamment entre eux. Au contraire, elle se modifie, elle se perd si elle s'allie au hasard, comme cela arrive si souvent dans les familles humaines.

L'étude attentive de ce qui se produit chez les animaux sauvages, surtout chez les animaux domestiques, dans les conditions aussi rapprochées que possible de l'état de liberté, prouve que la formation des races est toute spontanée et qu'elle dépend, en grande partie, des influences extérieures.

Sous l'influence complexe du climat, la taille des animaux, la proportion des diverses parties du corps, la couleur, l'abondance et la finesse des poils, se modifient considérablement. Dans les régions tropicales comme dans les contrées les plus froides, le volume des animaux se réduit notablement, tandis qu'il atteint son maximum dans les pays tempérés. Dans les contrées chaudes, les animaux ont, en général, le pelage peu fourni, les productions cornées sèches ; dans les pays froids, ils ont des fourrures épaisses, très fines. Ces différences dans la taille des animaux, dans la couleur de la peau, la longueur et la finesse des poils, suffisent à elles seules, quand elles sont très prononcées, pour caractériser nettement des races ou des variétés.

Par le fait de l'alimentation plus ou moins abondante, plus ou moins nutritive, débilitante ou excitante, il se crée des races grandes ou petites, massives ou élancées. Enfin, par la domesticité, c'est-à-dire par l'intervention de l'homme, qui place les animaux dans de nouvelles conditions d'existence, les soustrait, dans de certaines limites, à l'action du climat, leur fournit des aliments variés, les soumet à des travaux pénibles, les mutile, leur impose des privations, dirige leur reproduction, il se forme encore des races plus ou moins caractérisées. Aussi avons-nous, dans les diverses parties du globe, un nombre prodigieux de races de bœufs, de chevaux, de moutons et de chiens.

Il est clair que l'homme, en s'emparant des variétés individuelles dérivées d'une cause quelconque, peut avec elles faire des races. Il lui suffit, pour cela, de choisir la variété qu'il a intérêt à conserver, et de l'employer à la reproduction.

La nature, d'après la loi d'hérédité, maintient la variété, et une fois que cette variété est étendue à un grand nombre d'individus, elle constitue une race. Dès que cette race est un peu ancienne, ses caractères non modifiés par l'atavisme sont plus ou moins fixes.

Or, c'est ainsi qu'on a procédé partout où l'on a voulu créer des races de chevaux de course, de trait, des bœufs de boucherie, de moutons, de porcs, de chiens, d'oiseaux de basse-cour. Lorsque, vers le milieu du dernier siècle, Backwell[1] voulut créer sa race ovine de Dishley, il choisit des béliers qui avaient de petits os, beaucoup de muscles, une conformation indiquant une grande aptitude à se développer rapidement et à engraisser. Parmi les produits obtenus, il choisissait ceux qui présentaient au plus haut degré les qualités qu'il voulait développer et fixer ; il les alliait entre eux, et, en moins de vingt-cinq ans, sa race si remarquable était en haute estime dans une grande partie de l'Angleterre. En même temps, il façonnait, par des procédés analogues, c'est-à-dire par la sélection, des reproducteurs ayant les qualités voulues et par les alliances consanguines, sa race Durham qui, depuis les perfectionnements qu'elle doit aux Colling, est devenue une merveille de précocité, d'aptitude à l'engraissement et de conformation réduisant aux proportions les plus restreintes toutes les parties qui ne peuvent être consommées. Graux en alliant un bélier qui présentait, par exception, une laine longue et soyeuse avec quelques agnelles, ses filles, auxquelles ces caractères de lainage s'étaient communiqués, a créé la fameuse race de Mauchamp. Dans tous ces cas, et dans bien d'autres, c'est ainsi qu'on a procédé. On profite d'une variété individuelle présentant la conformation, le pelage, les aptitudes, qu'on voudrait voir dans un grand nombre ; on les jette dans le moule générateur qui en rend un certain nombre d'exemplaires ; puis, parmi ceux-ci, on choisit les mieux réussis et l'on choisit toujours jusqu'à ce que l'hérédité ait réalisé un type durable. En cela l'intervention de l'homme consiste à donner à la nature le moyen de produire conformément à ses règles et à ses lois.

Il est donc incontestable, en principe et en fait, que les alliances consanguines, c'est-à-dire entre individus de même famille et de parenté rapprochée, entre ascendants et descendants, ou collatéraux à tous les degrés, produisent des races, de belles races, et cela dans toutes les espèces domestiques. Les faits ne laissent pas prise aux dissidences sur ce point. Mais cette consanguinité qui fait les races peut-elle les conserver indéfiniment sans dégénération ?

Huzard[2] dit avec beaucoup de sens que les alliances consanguines, qui font les races et qui les font vite, les conservent ; il en cite pour exemple la race mérine de Rambouillet, ou plutôt le troupeau qui, pendant quarante ans, s'est multiplié exclusivement par des béliers et des brebis, accouplés pères avec filles, frères avec sœurs. Or, comme pendant cette période quatre-vingts générations ont pu se succéder, autant que de générations humaines en deux mille ans, si la consanguinité avait pu produire des effets funestes, ils se seraient manifestés. Les races de bœufs, perfectionnées depuis un siècle par les Anglais, sont nées

1. David Low, *Histoire naturelle agricole des animaux domestiques de l'Europe*, Paris, 1842.
2. Huzard, *Revue et magasin de zoologie*, 1857.

et sont conservées par la consanguinité. Dans la race courtes cornes, elle a été employée avec constance. Ch. Colling pendant seize ans a accouplé le même taureau avec six générations de ses filles, et la dernière ne le cédait en rien à ses aînées [1]. D'ailleurs, dans les espèces sauvages monogames, où la consanguinité entre frère et sœur est de règle, les races ne paraissent point s'altérer.

Cependant, dans l'opinion d'un grand nombre d'observateurs, Hartmann, Bourgelat, la consanguinité est funeste aux races animales comme aux races ou aux familles humaines : elle leur ôte la vigueur, la santé, la fécondité, elle les détériore vite, et peut même les éteindre. Quelquefois il paraît en être réellement ainsi, si, par exemple, la race produite n'a pas assez de fixité, si les reproducteurs médiocres ne sont pas écartés, si les individus sont dans de mauvaises conditions, si enfin, les influences extérieures avec lesquelles la race n'est pas en harmonie tendent à la détruire, comme cela arrive aux animaux précoces dans les pays sans fourrages, aux chevaux fins dans des vallées humides, etc. Comme dans ces conditions les influences des milieux détériorent les individus, les détériorations se transmettent à la race et tendent à lui faire perdre les qualités qu'elle avait pu acquérir. Du reste, d'après les lois de l'hérédité, la consanguinité peut altérer une race toutes les fois que les milieux et les causes extérieures modifient les individus dans un sens défavorable, et dans ce cas elle étend à la race ce qui est borné aux individus ; elle vient en aide aux influences extérieures, reproduit les détériorations qu'elles provoquent, les additionne et les perpétue. Elle agit non moins activement et non moins vite alors dans le sens de la dégénérescence que dans les cas où on s'en servait pour la formation et le perfectionnement de la race.

La consanguinité dans la famille, ou la consanguinité éloignée, n'est pas le seul moyen de former les races. L'alliance de deux races, ou ce qu'on appelle le métissage, le croisement, peut aussi en produire.

Le croisement que, depuis Buffon, on considère comme nécessaire pour prévenir la dégénération des races, peut-il former des races nouvelles ? Sans aucun doute. Le croisement ou l'alliance de deux variétés, de deux races, dès l'instant qu'il donne un produit mixte, une variété individuelle, donne à celle-ci la faculté de s'étendre à un grand nombre d'individus. Le croisement a créé diverses races anglaises, la race de course, quoiqu'on ait prétendu qu'elle résultait de la substitution du cheval oriental à une race britannique indéterminée. Non seulement il crée des races, mais il constitue, comme le dit M. de Sainte-Marie, le moyen le plus simple et le plus expéditif de les perfectionner.

On ne s'explique guère comment des observateurs de mérite aient pu exprimer à l'égard de ce moyen des opinions absolument contradictoires. Le croisement qui, pour MM. Magne, Huzard, Gayot, crée des races, les détruit d'après Renault et Baudement. Il fait, suivant les cas, l'un et l'autre, où il ne fait ni l'un ni l'autre. Physiologiquement, rien n'est plus facile à expliquer.

Lorsque, dans une province, on importe une race étrangère qu'on allie à la

---

1. Lefebvre de Sainte-Marie, *De la race bovine à courtes cornes améliorée*. Paris, 1849, page 242.

race locale, on obtient, si les alliances entre les deux types sont suffisamment continuées, un type nouveau intermédiaire aux deux facteurs, et en même temps on modifie, on altère, on détruit, à proprement parler, la race locale. En introduisant le cheval arabe ou le cheval anglais dans le Limousin, la Normandie, on a produit le demi-sang, et dans ce demi-sang la race limousine, la race normande ancienne, ont été absorbées et se sont éteintes. Ce résultat a été obtenu une fois que le croisement s'est suffisamment prolongé et effectué sur l'ensemble de la population animale du pays. On a donc pu dire avec raison que le croisement avait détruit nos anciennes races locales. Il les a détruites, en effet, en les absorbant et en les remplaçant par des races mixtes plus ou moins caractérisées.

D'autre part, dans les pays où les croisements ont été opérés sur une fraction très restreinte de la population, trop peu de temps, sans suite, avec des animaux de diverses races, on n'a ni créé une race nouvelle et mixte, ni absorbé ou détruit la race locale ancienne ; on a produit des individus métis isolés ; ils ne sont pas devenus souche de race. S'il y a eu amélioration, elle a été imprimée aux individus et non à la race. Celle-ci s'est abâtardie en recevant les éléments étrangers, et elle donne des produits variés, comme la chienne de race en qui l'atavisme fait revivre les types anciens à côté des types nouveaux.

Le croisement ne peut substituer à la race ancienne une race nouvelle qu'autant qu'il est assez prolongé pour donner de la fixité aux caractères des nouveaux produits.

Au point de vue purement physiologique, les effets du croisement sont essentiellement variables, mais l'un d'eux est d'ôter à la race croisée sa fixité, et par conséquent d'en tirer des variétés individuelles plus ou moins nombreuses. Le croisement introduit, avec le sang nouveau, un nouvel élément de variabilité ; il ajoute la variabilité de la race qui intervient à celle de la race que l'on croise. Des produits mixtes se forment où l'atavisme tend à faire reparaître les caractères de celle dont le sang prédomine. Aussi, faut-il, si un type est suffisamment parfait, se garder de le mêler à un autre. L'Arabe craint la mésalliance de ses chevaux : elle est non moins redoutée de l'Anglais pour le cheval de course, le durham, le dishley, et des chasseurs pour les meutes de chiens, etc. Un sang étranger quelconque altère la fixité de la reproduction du type de la race. Un autre modèle est offert dont la nature copie quelques traits qu'elle associe à ceux du type ancien. L'observation, depuis les temps antiques, montre que les races seules qui ne sont point mêlées donnent des individus qui se ressemblent, tels les Scythes, dont parle Hippocrate. Les castes mêmes, chez les nations où les institutions sociales les ont conservées, comme dans l'Inde, se comportent à un certain degré comme les races proprement dites. Le croisement ou l'alliance entre des reproducteurs de races différentes est un moyen très expéditif, à l'aide duquel on communique à une race des qualités ou des aptitudes qu'elle n'a pas. Par son secours, celle que l'on se propose de modifier est, ou simplement améliorée, ou transformée en une race mixte plus ou moins rapprochée de l'une des deux composantes.

Les règles du croisement, quoiqu'elles se déduisent des lois de l'hérédité et des résultats constatés par l'expérience, se réduisent à un très petit nombre de formules qui doivent, dans certaines limites, servir de guides aux éleveurs.

Lorsqu'on veut modifier une race commune et lui imprimer de nouveaux caractères, il faut toujours, et d'une manière absolue, choisir pour la régénérer une race aussi ancienne que possible, vigoureuse, bien conformée; puis rechercher dans cette race les qualités et les aptitudes que l'on veut communiquer à la première. Ainsi, il convient d'exiger de la race régénératrice une taille élevée, des formes élégantes, de la légèreté, de la vitesse dans les allures, une constitution énergique, une belle toison, une aptitude à l'engraissement et à la production du lait quand on veut augmenter le volume, régulariser la conformation, modifier la constitution molle de la race commune, rendre celle-ci, et suivant les espèces, apte à la course ou au travail, etc. Mais, en cela, il importe de bien se fixer sur les caractères à donner au produit du croisement, car on ne saurait, par des combinaisons identiques, obtenir l'un et l'autre de ces deux résultats, savoir des produits se rapprochant autant que possible de la race type, ou des produits réunissant certaines qualités de l'une des races avec des qualités différentes appartenant à l'autre. Dans tous les cas, on doit se rappeler qu'une race choisie pour un croisement ne peut réunir toutes les qualités propres à l'espèce, car on ne voit jamais associées sur le même animal les beautés disséminées sur plusieurs, pas plus qu'on ne trouve rassemblés sur un seul tous ces défauts, dont l'imagination des anciens hippiatres s'est plu à représenter, dans les livres, le monstrueux assemblage.

En second lieu, il faut, dans le croisement, déterminer la convenance réciproque des races que l'on allie entre elles, donner à une race déjà fine et légère la race la plus distinguée, mêler à celle qui doit rester massive une race plus ou moins étoffée. Il est évident que, dans l'espèce du cheval ce qu'on appelle le pur sang ne convient point indifféremment à la régénération de toutes nos races et surtout des races communes de trait. L'expérience a démontré, au grand détriment des millions de l'État, que cette panacée universelle, si vantée par les haras, n'a donné souvent que de tristes résultats, quand elle n'a pas eu pour effet de dégrader nos bonnes races de travail.

Il ne suffit pas, sous ce rapport, de choisir des races qui se conviennent réciproquement, il importe de rechercher dans ces races les types les plus propres à conduire aux résultats attendus, et, pour cela, il convient de prendre à la fois en considération les formes, la constitution, les diverses qualités; on s'exposerait à se tromper souvent si l'on se servait exclusivement, comme pierre de touche, d'une seule de ces qualités, la vitesse des allures, par exemple. Ainsi, on a peine à concevoir comment un cheval de course amaigri, taré et souvent d'une défectueuse conformation, puisse être un reproducteur précieux, parce que, sur un hippodrome, il a parcouru un espace de 4 à 5 kilomètres en quatre ou cinq minutes.

Enfin, il faut, dans l'emploi et le choix des croisements, prendre en grande considération le but que l'on se propose d'atteindre et les conditions dans lesquelles on se trouve. Il faut se rappeler que tous les genres de perfectionnements ne peuvent être obtenus à la fois; que les combinaisons les plus habiles sont impuissantes à réunir des qualités qui s'excluent; que les mêmes sortes de croisements ne sauraient indistinctement donner, ou des animaux de luxe, ou des bêtes de travail, ou des sujets éminemment propres, soit à la boucherie, soit à la production du lait.

Les résultats que l'on peut obtenir des croisements dirigés avec habileté sont des plus remarquables. Par leur intermédiaire, on arrive très rapidement à augmenter la taille, à modifier la conformation, corriger les défauts de races indigènes, leur imprimer de nouvelles qualités ou de nouvelles aptitudes. Ainsi, par eux, on élève, dès la première ou la seconde génération, la taille des produits, si l'on a une nourriture suffisante à leur donner ; on régularise et on embellit les formes presque immédiatement, tandis que, suivant la remarque de Magne, on n'arrive au même résultat, à l'aide de simples appareillements, qu'après plusieurs générations. Il est facile, en les employant judicieusement, de faire des animaux aptes à divers services, au gros trait, à la cavalerie, à la course ; de donner aux ruminants de la précocité, une grande propension à l'engraissement, à la production du lait, de changer un lainage grossier en une toison abondante et fine, etc.

Mais, pour réaliser de telles améliorations, il faut infiniment d'habileté et de tact dans le choix des races régénératrices, dans la détermination des limites auxquelles il convient de s'arrêter une fois que le croisement a produit les effets qu'il importe d'en obtenir. Les célèbres éleveurs qui, à eux seuls, ont eu plus de génie que des administrations séculaires, nous ont appris à quels étonnants résultats ces moyens peuvent conduire. D'un autre côté, les mécomptes auxquels sont arrivés ceux qui ont agi sans principes et en dépit des lois déduites d'une expérimentation judicieuse, nous signalent les écueils à éviter dans l'art si complexe et si difficile du perfectionnement des animaux domestiques.

Le croisement est donc un moyen puissant, mais dangereux, qui améliore autant les races, s'il est employé avec discernement, qu'il les dégrade si son usage est intempestif. Il ne faut y recourir qu'avec ménagement et dans les cas où il est nécessaire. Ce serait un très grand tort de le considérer, avec Buffon et ses partisans, comme indispensable à la conservation des races. L'observation journalière démontre, contrairement à la théorie du savant naturaliste, que, sans le secours des croisements, plus d'une belle race dans l'espèce du cheval, dans celles du bœuf et du mouton, se conserve, sans éprouver de dégénération appréciable.

3° De la fécondation entre animaux d'espèces différentes.

La fécondation qui, habituellement, et dans le plan de la nature, a lieu seulement entre les animaux de la même espèce, peut quelquefois s'opérer entre des individus appartenant à des espèces différentes, mais voisines l'une de l'autre. Il résulte de cette alliance des hybrides généralement stériles ou d'une fécondité bornée à quelques générations.

Dans le règne végétal, l'hybridité, surtout parmi les plantes cultivées, est un fait fort ordinaire. Le pollen transporté par les vents, par les insectes, ou déposé par la main de l'expérimentateur sur le stigmate d'une plante de même genre, la féconde souvent et donne de véritables hybrides. Dans quelques plantes, l'espèce se féconde difficilement par son propre pollen, tandis qu'elle est fécondée aisément par celui d'une espèce voisine : les hybrides obtenus par Kœlhreuter et Gœrtner ont pu se reproduire par eux-mêmes pendant une dizaine de générations ; ils se sont reproduits aussi avec des individus des espèces ascendantes. Dans tous les cas, ils sont, à la longue, devenus stériles. Les hybrides que M. Naudin[1] a obtenus dans ses belles expériences ne sont demeurés féconds que pendant quelques générations, et ils ont, dès la seconde ou troisième, manifesté la tendance à revenir à l'un des types formateurs. Aucun hybride n'a paru tendre à se fixer et à devenir souche d'espèce nouvelle.

L'hybridité, qui s'observe très rarement parmi les animaux à l'état sauvage, à cause de la répulsion instinctive qu'éprouvent les individus d'une espèce pour ceux d'une autre, se voit souvent chez les animaux soumis à la domesticité. Elle peut avoir lieu entre les espèces appartenant au même genre, comme entre le cheval et l'âne, le bœuf et le bison, le bouc et la brebis, la brebis et le mouflon, le porc et le sanglier, le chien et le loup, etc. Aucun fait ne prouve que cette alliance soit possible entre les espèces de genres différents, fussent-elles d'ailleurs de la même classe, du même ordre et de la même famille.

Parmi les carnassiers, le loup produit avec le chien, le chien avec le chacal, le tigre avec le lion. Le croisement du chien avec le loup est assez commun. Pline dit que les Gaulois se procuraient pour la chasse certains métis, qu'ils obtenaient en faisant couvrir par des loups les chiennes attachées dans les forêts. Buffon, F. Cuvier, Flourens[2], en ont vu des exemples fréquents dans les ménageries : le chacal avec la chienne ou le chien avec la femelle du chacal ont produit plusieurs fois. Flourens a obtenu de ce croisement trois petits. L'un d'eux avait le pelage gris fauve du père, qui était un chacal, et les deux autres avaient la robe noire de la mère. Ils avaient tous les trois des poils soyeux et des poils laineux comme la généralité des animaux sauvages. Leurs allures étaient brusques et farouches.

Parmi les solipèdes, l'hybridation est très ordinaire. L'âne produit avec la jument le mulet, si remarquable par sa conformation intermédiaire à celle de ses ascendants, par sa rusticité et ses autres qualités comme bête de somme. Le cheval avec l'ânesse donne le bardot, moins répandu que le premier. Le zèbre produit avec le cheval ; il produit avec l'âne ; celui-ci avec l'hémione. Tous les solipèdes produisent entre eux, car ils appartiennent à un genre unique extrêmement naturel.

Un assez grand nombre de ruminants s'accouplent ensemble et donnent des hybrides. Le dromadaire produit avec le chameau des individus stériles ; le bœuf avec le bison ; le bouc avec la brebis produit, au Chili et au Pérou, des hybrides connus sous le nom de chabins, qui sont féconds pendant quelques générations et donnent, par leur croisement avec le bélier des peaux employées à divers

1. Naudin, *Comptes rendus de l'Académie des sciences*, 1862.
2. Flourens, *Leçons orales du Muséum d'histoire naturelle*, 1851.

usages. Le lièvre et le lapin, qui n'ont rien produit dans les expériences de Buffon, de Flourens et dans quelques-unes qui me sont personnelles, ont donné à M. Gayot des léporides dont la fécondité est allée jusqu'à la huitième génération ; la brebis avec le mouflon donne des produits féconds.

Les oiseaux nous montrent aussi des exemples d'unions fécondes entre les espèces voisines. On en connaît entre le coq et le faisan, entre le faisan commun et le faisan de la Chine, entre le canard commun et le musqué, entre l'oie domestique et l'oie du Canada, entre l'oie de Chine et l'oie commune. Ceux-ci sont, dit-on, très nombreux et vivent en grandes troupes dans plusieurs parties de l'Inde. Il y en a aussi entre l'oie et le cygne chanteur, le morillon et la sarcelle, le serin et le chardonneret.

Les espèces éloignées les unes des autres ne produisent jamais entre elles, et cela dès qu'elles ne sont point du même genre. Buffon, F. Cuvier, Flourens n'ont pu parvenir à déterminer des alliances, des alliances fécondes, entre la chienne et le renard, ni entre la renarde et le chien, quoique Aristote dise que les chiens de Laconie viennent du renard et de la chienne. Personne n'a encore vu un solipède produire avec un ruminant, un ruminant avec un pachyderme. Tout ce que les auteurs rapportent des prétendus jumarts issus du cheval et de la vache ou de la jument et du taureau ou de celui-ci avec l'ânesse, est faux ou s'applique à des animaux difformes, plus ou moins monstrueux. Déjà, dans le siècle dernier, les naturalistes éclairés, Buffon, Bonnet, révoquent en doute leur existence. Les exemples cités par Sténon, Blasius, Adanson, Bourgelat, Bredin, Grognier, sont loin de porter la conviction dans les esprits. Bourgelat cite d'abord le produit d'un étalon navarrin, plein d'ardeur, qui couvrit une vache : le jumart vécut quatre mois ; il ressemblait beaucoup plus à la mère qu'au père et portait sur le front deux proéminences comme le veau naissant. Ce n'était évidemment qu'un veau. Le savant fondateur des écoles vétérinaires parle d'un autre jumart femelle dont la dissection fut faite sous ses yeux. Celui-ci avait le front et le mufle, la langue et la rate du taureau ; mais il avait pour tout le reste la conformation du cheval : même nombre de molaires et d'incisives ; même disposition des muscles ; même forme de l'estomac, de l'utérus et du foie que dans les solipèdes. C'était encore là un mulet ou un bardot un peu difforme, comme on peut en juger, du reste, par les figures qu'en donne Tupputi et par la tête qui est conservée dans les collections d'Alfort. Le jumart observé par Bredin avait le pied, la tête, le nez, les oreilles, la crinière, les dents, les organes génitaux de l'âne ; il avait seulement la croupe plus arrondie, le ventre plus volumineux et le front plus large que ce dernier ; mais c'était encore un solipède, un âne, un mulet ou un bardot. Les jumarts nés dans les montagnes du Dauphiné, et vus par Grognier, avaient, à quelques légères différences près, la conformation des mulets ou des bardots [1].

Les produits résultant de l'alliance de deux espèces sont généralement stériles. Lorsque, par exception, ils jouissent de la faculté de se reproduire, leur fécondité est bornée à la première, à la seconde et, au plus, à la troisième ou à la

---

1. L. F. Grognier, *Notice historique sur Bourgelat*, Paris, 1805, p. 187.

quatrième génération. En frappant de stérilité ces produits, ou en ne leur laissant qu'une fécondité limitée et bien vite éteinte, la nature a voulu éviter le mélange, la fusion des espèces ou la formation d'espèces intermédiaires à celles qui peuvent contracter entre elles des alliances illicites. Ce qui se passe depuis un grand nombre de siècles entre l'âne et le cheval, deux espèces qui se ressemblent tant par leur conformation extérieure et par leur structure anatomique, prouve que la fusion des espèces ou la formation d'espèces mixtes est chose impossible. « Assurément, dit Flourens, si jamais on a pu imaginer une réunion complète de toutes les conditions les plus favorables à la transformation d'une espèce en une autre, cette réunion se trouve ici. Et cependant y a-t-il eu transformation ? L'espèce de l'âne s'est-elle transformée en celle du cheval, ou celle du cheval en celle de l'âne ? Ne sont-elles pas aussi distinctes aujourd'hui qu'elles l'aient jamais été ? Au milieu de toutes ces races presque innombrables qu'on a tirées de chacune d'elles, y en a-t-il une seule qui soit passée de l'espèce du cheval à celle de l'âne, ou réciproquement [1] ? »

La stérilité dont se trouve frappée la plupart des hybrides ne tient pas à des causes faciles à apprécier. Les anciens l'attribuaient à une trop grande fluidité du sperme et à un vice de conformation de la matrice. Aujourd'hui, en ce qui concerne les mulets, on sait, depuis Bonnet, Habenstreit, Gleichen, Prevost et Dumas, que leur sperme manque de spermatozoïdes ou n'a que des spermatozoïdes incomplets, à l'état rudimentaire ; mais les femelles, les mules, par exemple, n'ont rien d'anormal dans la disposition et la structure de l'appareil génital ; le vagin et l'utérus ressemblent exactement aux mêmes parties de la jument et de l'ânesse ; le col de l'utérus est ouvert, les trompes sont libres : les ovaires, quoique un peu petits, possèdent des vésicules de de Graaf et des ovules ; néanmoins, d'après Coste, de qui je tiens cette observation, les vésicules et les ovules y sont en faible proportion ; ces femelles, enfin, ont aussi leur rut périodique, et très probablement leur ponte ou leur ovulation spontanée, car j'ai vu dans la collection du savant ovologiste un ovaire de mule portant un corps jaune bien caractérisé.

On conçoit donc, d'après cela, que la stérilité des hybrides ne soit pas absolue ; et, en effet, il arrive que des mules soient fécondées par le cheval et que d'autres hybrides se reproduisent à peu près régulièrement, pendant les deux ou trois premières générations. Aristote dit qu'on a vu la mule être fécondée sans pouvoir amener son fruit à terme ; mais ce qu'il dit des mules fécondes d'une partie de la Syrie peut se rapporter à l'hémione. Buffon, Charles Bonnet, ont recueilli des exemples bien connus de cette fécondité des mules, et tout récemment, M. de Nanzio et d'autres vétérinaires en ont cité de nouveaux, enfin divers observateurs ont constaté une fécondité assez commune parmi les carnassiers et les oiseaux hybrides.

La fécondité est donc un moyen sûr de reconnaître l'identité de l'espèce. C'est une sorte de pierre de touche, à l'aide de laquelle on peut s'assurer que tels et tels animaux appartiennent à la même espèce, au même genre, ou à des

1. Flourens, *Histoire des travaux de Cuvier*, p. 290.

espèces et à des genres différents. Toutes les fois que des animaux produisent entre eux des individus jouissant d'une fécondité continue et indéfinie, ils sont de la même espèce. Le blanc produit avec le nègre, le nègre avec le mongol, des individus indéfiniment féconds, et c'est là une preuve certaine de l'unité de l'espèce humaine. Le mouflon de Corse ou d'Espagne donne avec la brebis domestique des produits féconds, que Pline connaissait déjà : la brebis et le mouflon, si différents de prime abord, ne forment donc qu'une seule espèce. Le zébu et le bœuf de nos contrées produisent également ensemble des individus jouissant d'une fécondité illimitée ; ils ne sont encore que deux races appartenant à la même espèce.

Au contraire, l'âne produit avec le cheval, l'âne avec l'hémione, le dromadaire avec le chameau, le bœuf avec le bison, le bouc avec la brebis, le chacal avec le chien, le chien avec le loup, des individus généralement stériles ou des individus possédant par exception une fécondité qui s'éteint dès la première, la seconde ou la troisième génération. L'âne n'est donc pas de la même espèce que le cheval, l'hémione de la même que l'âne, etc. Ces animaux ont beau se ressembler par leur organisation, la configuration de leur squelette, de leurs muscles, de leurs viscères, et jusque par leur conformation extérieure, ils appartiennent chacun à une espèce distincte ; mais ces espèces qui produisent entre elles sont du même genre.

Dès que des espèces en apparence voisines ne s'allient point ensemble, il devient extrêmement probable qu'elles n'appartiennent point au même genre. Le chien ne produit pas avec le renard, ni avec l'hyène : ces trois animaux sont de trois genres différents. L'hyène ne doit pas davantage produire avec la lionne, ni la chienne avec le tigre, quoi qu'en dise Pline, car l'hyène, la lionne, la chienne, sont encore des carnassiers de trois genres distincts. A plus forte raison, le taureau ne doit-il pas produire avec la jument ou avec l'ânesse, car ces animaux non seulement ne sont point du même genre : ils appartiennent à des familles et à des ordres différents.

La stérilité des hybrides, leur fécondité, soit exceptionnelle, soit normale, mais bornée à quelques générations, est donc un obstacle à ce qu'ils deviennent souches d'espèces nouvelles. La descendance de ces hybrides s'arrête par une génération stérile ou elle retourne à l'une des deux souches mères avec lesquelles elle s'allie. En tout cas, la stérilité ou la réversion met un terme à la déviation qui ne sort guère des limites des plantes cultivées et des espèces domestiques.

CHAPITRE LXXIV

DU DÉVELOPPEMENT DE L'EMBRYON

Nous avons vu précédemment suivant quel mode les deux éléments de la reproduction sont élaborés, expulsés de leurs organes formateurs et mis en rapport l'un avec l'autre. Il faut maintenant rechercher les changements successifs par lesquels l'œuf fécondé donne naissance à l'embryon, puis suivre celui-ci dans toutes les phases de son développement. L'ordre naturel de cette étude nous conduira à examiner : 1° Les premiers changements que l'œuf éprouve dans les trompes de l'utérus ; 2° la formation des enveloppes et des autres annexes du fœtus ; l'évolution des divers appareils organiques et des tissus qui les composent.

I. — PREMIERS CHANGEMENTS QUE L'ŒUF ÉPROUVE DANS LES TROMPES ET DANS L'UTÉRUS.

L'œuf parvenu à la maturité, sorti d'une vésicule ovarienne et reçu dans les trompes utérines, y subit, à mesure qu'il avance vers l'utérus, des changements très remarquables, mais fort difficiles à saisir.

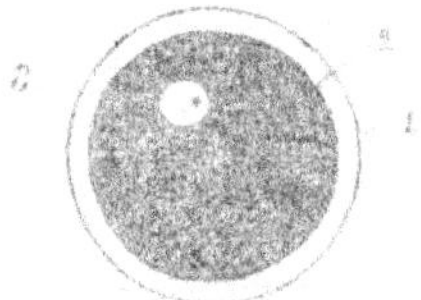

Cet œuf, que quelques observateurs anciens, Malpighi, de Graaf, Vallisnieri, avaient cru reconnaître dans les oviductes chez la femme et plusieurs femelles de mammifères, présente d'abord à peu près les mêmes caractères que dans la vésicule de de Graaf au moment de sa rupture. Il a la même forme sphéroïdale, sensiblement le même volume, 1/10° à 1/20° de millimètre ; il est encore constitué par la zone transparente ou membrane vitelline, par le vitellus ; seulement il ne présente plus de vésicule germinative et à sa surface extérieure adhèrent des granulations provenant du disque proligère. La vésicule germinative, à laquelle Purkinje et de Baer avaient attribué un rôle important dans le développement du germe, a même disparu au moment où l'œuf s'échappe de la vésicule : c'est par exception qu'elle s'est montrée encore intacte sur l'œuf descendu dans les trompes, et sa disparition a lieu aussi chez les ovipares avant que l'œuf se soit détaché de l'ovaire. Le vitellus s'est un peu condensé et il s'est accumulé entre lui et la zone transparente une petite quantité de liquide. Cette zone s'est légèrement gonflée : les granulations qui étaient restées adhérentes à sa surface, s'en détachent, et il s'y dépose souvent une couche de matière visqueuse qui paraît représenter l'albumen de l'œuf des oiseaux. L'enveloppe albumineuse dont nous parlons est formée de plusieurs couches successives, entre lesquelles Bischoff a trouvé des spermatozoïdes morts et souvent en nombre considérable.

A mesure que l'œuf descend dans la trompe de Fallope, le vitellus devient le siège d'une modification très remarquable qu'on appelle la segmentation vitelline. Vers la partie inférieure de ce conduit, alors que le vitellus apparaît comme un point blanc, opaque, au centre de l'œuf entouré d'albumen, ce vitellus cesse de former une masse homogène : il se divise, d'après Bischoff, d'abord en deux sphères, puis en quatre, en huit, en seize, de plus en plus petites. La scission s'opère assez lentement et paraît arriver à un degré qui n'est pas le même dans toutes les espèces. L'habile observateur que je viens de citer a trouvé dans la

<hr>

(*) Zone pellucide ; 2. vitellus ; 3. vésicule et tache germinatives (Kölliker).

trompe d'une chienne qui avait reçu le mâle, cinq œufs, dont un avait le vitellus entier, tandis que celui des autres était déjà divisé en deux parties. Chez une seconde chienne, l'une des trompes contenait quatre œufs, dont un avait le jaune divisé en deux parties et dont les trois autres avaient le leur partagé en quatre. L'autre trompe du même animal, enlevée vingt-quatre heures après l'ablation de la première, présentait trois œufs ayant leur jaune segmenté en plus de douze sphères. Le temps nécessaire à l'accomplissement de ce phénomène n'est guère susceptible d'une détermination exacte, car sur des chiennes couvertes depuis deux à trois jours, le vitellus était déjà réduit en vingt à trente-deux sphères,

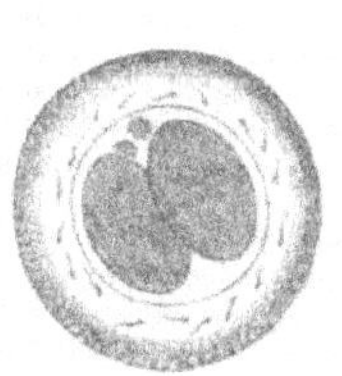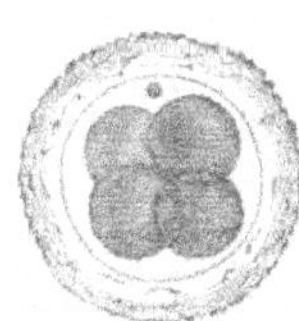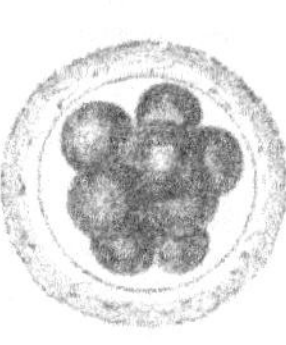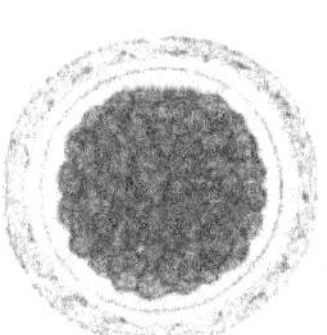

Fig. 722. — Segmentation du vitellus (*).

tandis que sur d'autres, couvertes depuis huit jours, il n'était encore partagé qu'en huit.

La segmentation du jaune paraît être un phénomène très général dans les diverses espèces d'animaux, car Prévost, Dumas, Rusconi, Reichert, et après eux beaucoup d'observateurs l'ont constaté dans l'œuf des batraciens, des poissons, des crustacés, des entozoaires, je l'ai étudié moi-même dans celui des ascarides dont le développement a lieu à l'extérieur et chez d'autres helminthes. On l'a observé même dans celui des polypes; mais il n'a pas encore été reconnu, si ce n'est par Coste, dans le jaune de l'œuf des oiseaux; son mécanisme a été diversement interprété par les embryologistes. Schwann, à qui la science est redevable de belles recherches sur le développement cellulaire des tissus, considère l'œuf comme une cellule dont la vésicule germinative représenterait le noyau; le vitellus en serait le contenu au sein duquel se développeraient ultérieurement de nombreuses cellules. Reichert, qui partage à peu près les mêmes idées, ne voit dans le jaune qu'une série de cellules incluses les unes dans les autres. Le vitellus, avec sa membrane transparente, serait la cellule mère, renfermant deux cellules plus petites, qui deviendraient libres par la dissolution de la première; les deux cellules, se dissolvant à leur tour, mettraient en liberté d'autres cellules plus petites encore, et ainsi de suite. Bischoff admet qu'après la dissolution de la vésicule germinative, la tache germinative se transforme en une vésicule graisseuse, bientôt divisée en deux portions, devenant chacune un centre autour duquel s'agglomèrent les globules vitellins; puis ces deux masses primaires se divisent chacune en deux masses secondaires, et ainsi de suite,

---

(*) 1, ovule à vitellus divisé en deux sphères. — 2, ovule à vitellus divisé en quatre sphères. — 3, vitellus divisé à huit sphères. — 4, ovule à segmentation vitelline très avancée (Bischoff). — Tous ces ovules ont leur membrane pellucide couverte de spermatozoïdes.

de telle sorte qu'en somme, il se forme successivement des cellules aux dépens des matériaux vitellins, et ces cellules, en se groupant suivant un certain ordre, entrent dans la constitution des premiers rudiments embryonnaires.

Un second phénomène s'opère dans l'œuf dès que la segmentation du vitellus est achevée, c'est celui de l'apparition du blastoderme. Cette membrane nouvelle se développe à la face interne de la zone transparente, par suite de la soudure des cellules les plus excentriques des différentes sphères vitellines ; mais nous reviendrons bientôt sur ce point avec quelques détails.

Enfin, d'après Bischoff, le vitellus, dans les premiers moments qui suivent la fécondation, éprouverait un mouvement rotatoire particulier, une sorte de torsion lente et continue, mouvement qui serait dû à des cils vibratiles de la surface externe du jaune, et qui rappelleraient les mouvements de l'embryon observés dans l'œuf des invertébrés par Leeuwenhoeck, Swammerdam et par d'autres micrographes de nos jours. Mais cette rotation du jaune, déjà mise en doute par Reichert, ne paraît avoir été vue de personne depuis qu'elle a été signalée sur l'œuf des mammifères.

La disparition des derniers restes du disque proligère demeuré adhérent à la surface de l'œuf, le dépôt à la circonférence de celui-ci, au moins dans quelques animaux, d'une couche albumineuse, le gonflement de la zone transparente, la segmentation progressive du vitellus, et enfin, la formation du blastoderme, constituent l'ensemble des premiers changements que l'œuf subit après avoir quitté l'ovaire, et ces changements, il les éprouve pendant qu'il traverse les trompes, c'est-à-dire pendant deux, trois, quatre, cinq jours, et même plus, car on a trouvé des œufs qui, huit et jusqu'à quinze jours après l'accouplement, avaient à peine franchi le trajet étroit et sinueux de ces conduits.

Avant que l'œuf montre les premiers rudiments de l'embryon, il éprouve dans l'utérus quelques modifications faisant suite à celles qu'il vient de subir en parcourant les trompes de Fallope. Il se présente, en arrivant dans cet organe, sous la forme d'une vésicule transparente pleine de liquide. De Graaf, qui déjà le saisit sous cet état du troisième au septième jour après l'accouplement, chez la femelle du lapin, le trouva encore libre et crut y reconnaître deux enveloppes distinctes. Harvey l'aperçut du douzième au quatorzième jour sous la forme d'un sac plein de liquide et sans aucune trace d'embryon sur les biches que la munificence de Charles Iᵉʳ avait destinées à ses expériences. Enfin, Prévost, Dumas, de Baer, Bischoff et Coste ont déterminé avec précision les caractères que cet œuf a acquis depuis le moment de son arrivée dans l'utérus jusqu'à celui de l'apparition des premiers linéaments de l'embryon. D'après leurs observations et notamment d'après celle des deux derniers, l'œuf de la lapine, ayant de une demi-ligne à une ligne et demie de diamètre, est à peu près sphérique et entièrement libre, et sans aucune adhérence avec la muqueuse utérine. Il est entouré de deux membranes transparentes, enclavées l'une dans l'autre et susceptibles de se séparer. La première, qui est homogène et assez ferme, a été considérée par divers auteurs comme la membrane vitelline un peu épaissie ; la seconde est composée de cellules polygonales pleines de granulations très fines. Celle-ci, développée aux dépens des matériaux du jaune, constitue le *blastoderme* ou la vésicule blastodermique dans l'épaisseur de laquelle on voit apparaître, d'après Coste, vers le septième jour chez le lapin, le huitième chez la chienne et le quinzième chez la brebis, la tache germinative ou l'*area germinativa*, arrondie et blanchâtre, qui est la première trace de l'embryon. Dès que celle-ci est devenue distincte, la vésicule blastodermique résulte de l'adossement de deux feuillets, tous les deux formés de cellules, l'un externe, appelé feuillet *séreux*, l'autre interne ou *muqueux*, dont l'étendue, d'abord limitée à la circonscription de la tache germinative, devient de plus en plus considérable.

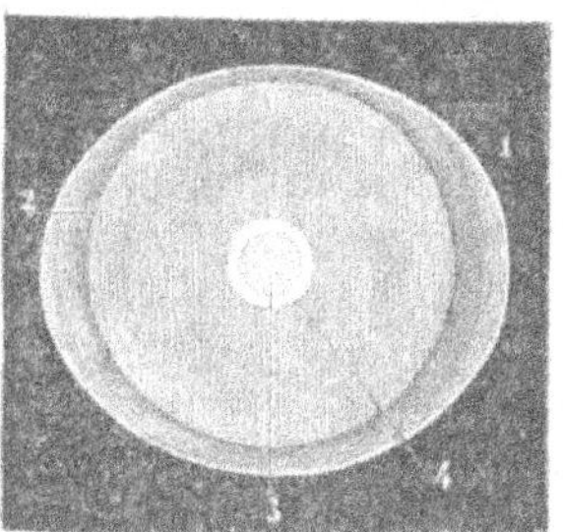

Fig. 223. — Œuf avec sa tache embryonnaire (¹).

Peu à peu l'œuf grossit : il atteint un diamètre de 6 à 8 millimètres, perd sa forme sphéroïde et devient elliptique; sa surface extérieure prend un aspect grenu, comme villeux; la tache germinative, primitivement circulaire, s'agrandit, devient oblongue en se rétrécissant fortement vers sa partie moyenne. Le contour de cette tache reste obscur, et dans son milieu se dessine une ligne. A ce moment, l'œuf commence à contracter une adhérence intime avec la muqueuse de l'utérus au moyen de l'épithélium, dont elle est tapissée.

Pendant la période dont il vient d'être question, la muqueuse utérine serait, d'après quelques auteurs, le siège d'une exsudation donnant naissance à ce que, depuis Hunter, on a appelé la membrane *caduque*. L'exsudation commençant avant que l'œuf ait quitté les trompes, celui-ci, en arrivant dans l'utérus, refoule devant lui une partie de la membrane nouvelle dont il se fait une enveloppe; il y a une caduque *vraie*, qui tapisse la muqueuse utérine, et une caduque *réfléchie*, continuation de la première entourant l'œuf. Les observations les plus récentes, faites à ce sujet par Weber, Sharpey et Coste, tendent à démontrer que la caduque, composée de cellules aplaties, de fibres et de vaisseaux sanguins très déliés, résulte d'un développement considérable, d'une sorte d'hypertrophie de la couche glanduleuse superficielle de la muqueuse utérine, car elle présente tous les éléments anatomiques et les ouvertures des glandes diverticulées de cette membrane; mais Bischoff n'a jamais pu reconnaître l'existence de la caduque ni chez la chienne, ni chez la lapine, ni chez aucune des femelles domestiques. Son développement pourrait bien être chez la femme lié à quelques particularités exceptionnelles dans la structure de la membrane muqueuse utérine. Chez cette dernière, elle se détache par exfoliation et est éliminée par suite de l'accouchement.

(¹) La membrane vésiculeuse à blastoderme. — La tache embryonnaire, le point où le blastoderme est divisé en deux feuillets (Bischoff).

II. — DÉVELOPPEMENT DES ANNEXES DE L'EMBRYON.

Amnios. — Jusqu'ici l'œuf s'est montré sous une forme très simple. Il n'a encore présenté que deux membranes, une extérieure vitelline, et une intérieure blastodermique constituée par un feuillet séreux dans lequel se dessine la tache germinative et un feuillet muqueux. La première trace embryonnaire n'a été représentée que par une ligne longitudinale au centre de la tache. Cette première phase est de courte durée. A peine l'embryon est-il ébauché dans la partie du feuillet séreux du blastoderme occupé par la tache, que le reste du feuillet se soulève et se plisse autour de l'embryon, principalement vers les deux extrémités ; puis, les parties soulevées, se rapprochant peu à peu du côté où sera le dos du fœtus, finissent par se rencontrer et s'unir ; alors celui-ci se trouve inclus dans sa première enveloppe propre, connue sous le nom d'amnios ou de sac amniotique.

Cette membrane dont le mode de formation est le même dans les mammifères et les oiseaux, ainsi que Baer l'avait reconnu, paraît se développer souvent en un espace de vingt-quatre heures. D'abord exactement appliquée sur l'embryon, elle s'en éloigne progressivement à mesure qu'il se dépose du liquide dans sa cavité. Insensiblement elle change d'aspect ; de séreuse qu'elle était au commencement, elle prend les caractères d'une membrane vasculaire ; ses vaisseaux, d'ailleurs assez peu considérables, se ramifient dans sa couche externe ; sa couche interne se recouvre même de bonne heure dans quelques animaux, en particulier dans les ruminants, d'écailles épidermiques particulières, dont le volume est très considérable vers les derniers temps de la gestation. Le sac qu'elle représente, primitivement sphéroïdal, devient elliptique à mi-terme, et plus tard il se déprime vers l'extrémité périphérique du cordon ombilical ; enfin, vers la fin de la gestation, l'une de ses extrémités, celle qui correspond aux membres postérieurs du fœtus, s'étire chez les solipèdes en une corne mousse très courte.

Le liquide de l'amnios, d'autant plus limpide et moins visqueux que la gestation est peu avancée, est alcalin et mêlé à des cellules épithéliales, à des noyaux de cellules. Vauquelin, Berzelius, en ont donné l'analyse. Lassaigne y a trouvé chez la vache, probablement dans la dernière période de la gestation, de l'albumine, du mucus, une matière jaune analogue à celle de la bile, de la soude, des chlorures de sodium, de potassium et du phosphate de chaux. Cl. Bernard y a signalé la présence normale du sucre, aussi bien chez les carnassiers que chez les herbivores. La composition de ce liquide paraît devoir changer notablement vers le terme de la gestation, car alors il devient peu abondant, extrêmement visqueux, adhère à la peau, agglutine les poils et prend souvent une teinte jaune très prononcée due au méconium qui s'échappe des voies digestives du fœtus.

Vésicule ombilicale. — Après que l'amnios s'est formée aux dépens du feuillet externe ou séreux du blastoderme, l'embryon, en se repliant à ses extrémités et sur les parties latérales, vers le centre de la vésicule blastodermique, enferme en lui une partie du feuillet interne ou muqueux de cette dernière, destinée à la formation de l'intestin. Le reste de ce feuillet, en dehors de l'embryon, constitue la vésicule ombilicale qui, d'abord, communique largement avec l'intestin auquel elle ne tient plus tard que par un pédicule creux appelé conduit omphalo-mésentérique, dont le rétrécissement progressif entraîne bientôt l'oblitération.

Une fois que la vésicule ombilicale est constituée, elle prend un développement rapide, et il s'établit entre elle et le fœtus des communications vasculaires au moyen de deux veines qui aboutissent au cœur et de deux artères émanées de l'aorte en commun avec la grande mésentérique.

Chez les oiseaux, son mode de formation est à peu près le même que dans les animaux vivipares. Cette vésicule, qui renferme le jaune de l'œuf, y persiste avec un grand développement, pendant toute la durée de l'incubation, et finit par se trouver incluse dans la cavité abdominale au lieu d'être en dehors de l'embryon.

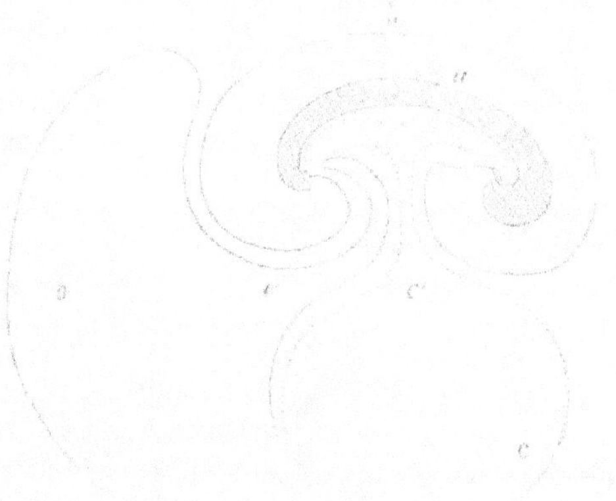

Fig. 224. — Embryon et ses annexes (*).

La vésicule ombilicale prend un accroissement très rapide ; dès qu'elle est formée, sa partie moyenne la plus renflée s'allonge dans les solipèdes, le porc et les ruminants, et donne naissance, d'après de Baer, à deux cornes qui se portent une de chaque côté de l'embryon. Bientôt, ces cornes s'atrophient et disparaissent ; la partie moyenne se rétrécit peu à peu et le réseau vasculaire s'efface. Dans les embryons de vache, longs de six lignes, son développement, d'après Bischoff, était déjà arrêté ; ses appendices avaient disparu ; le pédicule par lequel elle communiquait primitivement avec l'intestin était oblitéré et réduit à l'état de filament. Peu après on n'en rencontrait plus aucune trace.

Mais chez beaucoup d'animaux la vésicule ombilicale persiste plus longtemps avec des formes variables et même pendant toute la durée de la vie fœtale. Chez les solipèdes, comme Lecoq[1] le montrait dans ses leçons, elle se voit jusqu'au terme de la gestation sous la forme d'un cordon rougeâtre fixé par une de ses extrémités au chorion et adhérent par l'autre au sommet de la cavité conoïde, dans laquelle elle est libre sur tout le reste de son étendue. Chez les fœtus de

1. Lecoq, *Des annexes du fœtus dans les principales espèces d'animaux domestiques* (*Journal de médecine vétérinaire de Lyon*, 1845, p. 165).

(*) a, la partie dorsale de l'embryon ; b, l'amnios ; c, la vésicule vitelline ; o, l'allantoïde ; a', l'ouraque, d'après Müller.

trois à quatre mois, elle a encore, d'après le savant professeur que je viens de citer, une cavité qui, étant insufflée, donne à la vésicule une configuration pyriforme. Deux vaisseaux omphalo-mésentériques aboutissant à cette vésicule, persistent également à toutes les époques de la vie fœtale et même encore quelque temps après la naissance. Dans les carnassiers, la vésicule persiste aussi, suivant divers observateurs, pendant toute la vie fœtale. De la forme sphéroïdale et bientôt ellipsoïde, elle passe à celle d'un cylindre ou d'un tube plus ou moins allongé, dont les parois demeurent très vasculaires ; elle persiste également jusqu'à la naissance dans les rongeurs, le lapin entre autres.

Allantoïde. — Le sac membraneux, qui doit par la suite se placer en dehors de l'amnios et se continuer avec la vessie urinaire, paraît naître, d'après la plupart des observateurs, de la dernière partie de l'intestin avec laquelle elle communique primitivement, ainsi qu'avec les canaux excréteurs des corps de Wolff. Néanmoins, Serres la fait dériver chez les oiseaux de deux petites élévations qui apparaissent à l'extrémité des corps de Wolff, et Coste la regarde comme un prolongement creux de la vésicule blastodermique.

Fig. 225. — Embryon de taupe long de 3 lignes, d'après Wagner (*).

Dès que l'allantoïde est formée et que l'abdomen se ferme au niveau de l'ombilic, cette vésicule se divise en trois parties : l'une qui reste incluse dans la cavité abdominale où elle se métamorphose en vessie ; l'autre qui se rétrécit, devient tubuleuse et constitue l'ouraque dans le cordon ombilical ; enfin la troisième, de forme et d'étendue variables, qui vient se déployer entre l'amnios et le chorion. Mais ce sac affecte des dispositions très variables suivant les animaux.

Dans les ruminants, l'ouraque, parvenu vers l'extrémité périphérique du cordon ombilical, se dilate et s'évase en infundibulum, duquel naissent deux longs prolongements, dont l'un s'engage dans la corne utérine occupée par l'embryon, tandis que l'autre descend vers le corps de la matrice et se recourbe sur lui-même pour venir s'insinuer dans la corne utérine opposée à celle qui renferme l'embryon. L'allantoïde se trouve en rapport, d'une part, avec l'amnios et le chorion, d'autre part, avec le chorion seulement dans la partie rétrécie des cornes de l'utérus. L'extrémité de chacun de ses prolongements perce même le chorion et vient se mettre en contact immédiat avec la muqueuse utérine.

(*) a, le chorion ; b, le cordon ombilical ; c, la vésicule ombilicale ; d, son pédicule ou conduit omphalo-mésentérique ; e, partie antérieure ; f, partie postérieure de l'intestin ; h, arcs branchiaux qui commencent à s'effacer.

Chez les solipèdes, comme Fabrice d'Acquapendente l'avait déjà vu, l'allantoïde constitue un vaste sac dont la forme extérieure est exactement la même que celle du chorion et de l'utérus. Du pourtour de l'orifice évasé de l'ouraque, elle donne un premier feuillet qui s'étale à la surface externe de l'amnios et la tapisse complètement. D'un côté de cet orifice, elle se continue autour des vaisseaux qui viennent de quitter le cordon ombilical et leur forme une sorte de gaîne à l'intérieur de laquelle se trouve la vésicule ombilicale ; puis, arrivée au chorion, elle se répand à la face interne de celui-ci par un deuxième feuillet beaucoup plus étendu que le premier.

L'allantoïde est une membrane mince, pellucide, transparente, sans vaisseaux sanguins visibles à l'œil nu : aussi paraît-elle offrir l'aspect d'une véritable membrane séreuse. Dans les premiers temps de sa formation, elle est, d'après les recherches de de Baer, composée de deux feuillets : l'un externe, très vasculaire, s'unissant très intimement au chorion ; l'autre interne, dépourvu de vaisseaux, et constituant, à proprement parler, le sac entier de cette membrane. Le premier feuillet disparaît, dit-on, de très bonne heure chez les ruminants, de sorte qu'il ne reste plus que le sac à deux prolongements, dont la disposition générale est si remarquable.

Le sac de l'allantoïde se développe dès les premiers temps de la vie embryonnaire, et avec une très grande rapidité dans nos divers animaux domestiques. Il se remplit d'un liquide qui, d'abord parfaitement limpide et incolore, devient jaunâtre et proportionnellement de moins en moins abondant à mesure qu'on se rapproche du terme de la gestation. Lassaigne y a trouvé, chez la vache, de l'albumine, de l'osmazôme, une matière mucilagineuse azotée, de l'acide allantoïque, de l'acide lactique, du lactate de soude, du chlorhydrate d'ammoniaque, du chlorure de sodium, du sulfate de soude, des phosphates de soude, de chaux et de magnésie. Celui du fœtus de jument est dépourvu d'acide allantoïque, et le sulfate de soude y est remplacé par du sulfate de potasse. Les deux contiennent, en outre, un principe particulier, l'allantoïne, qui paraît être de l'urate d'urée, et enfin du sucre, dont la présence a été signalée par Cl. Bernard.

Dans le liquide allantoïdien, on trouve toujours chez les solipèdes et les ruminants une ou plusieurs concrétions discoïdes, jaunes ou brunâtres, élastiques, dont la nature et le mode de formation sont encore indéterminés. Chez les fœtus des solipèdes un certain nombre de ces hippomanes sont encore fixés chacun par un pédicule plus ou moins grêle au feuillet allantoïdien qui tapisse la face interne du chorion : mais ces derniers ne sont peut-être pas identiques avec les autres et ne se montrent pas dans l'allantoïde des ruminants.

Chorion. — Dans les premiers temps qui suivent l'arrivée de l'œuf au sein de l'utérus, la membrane externe de cet œuf, c'est-à-dire la membrane vitelline recouverte ou non, suivant les animaux, d'une couche d'albumine, devient, d'après Coste, un premier chorion dont la surface ne tarde pas à se recouvrir de villosités. Puis, peu à peu, la portion du feuillet externe de la membrane blastodermique qui n'a point servi à la formation de l'amnios, s'accole au premier chorion. Bientôt celui-ci disparaît par résorption, et le feuillet externe du blastoderme, resté seul, devient le deuxième chorion. Enfin, lorsque l'allantoïde est venue s'étaler entre l'amnios et le revêtement externe de l'œuf, entraînant en dehors les vaisseaux ombilicaux, ceux-ci déterminent la formation d'un chorion définitif vasculaire et hérissé de nombreuses villosités. Il y aurait donc ainsi trois chorions successifs, dont deux provisoires et sans vaisseaux, devant disparaître aussitôt que l'allantoïde a porté les vaisseaux ombilicaux à toute la périphérie de l'œuf. Suivant Bischoff, qui est assez bref à cet égard, le chorion résulterait simplement de la fusion de la zone vitelline avec toute la partie du feuillet séreux du blastoderme qui est restée libre après la formation de l'amnios. Tout cela s'opère avec une telle rapidité qu'il suffit d'une période de vingt-quatre heures pour voir s'achever la formation du chorion et de ses villosités.

Le chorion, définitivement constitué et examiné dans un œuf assez volumineux, se présente sous l'aspect d'un sac qui, chez les femelles multipares, comme chez les unipares, a exactement la forme de l'utérus avec lequel il se met en rapport par toute l'étendue de sa surface externe. Ses cornes, dans les rumi-

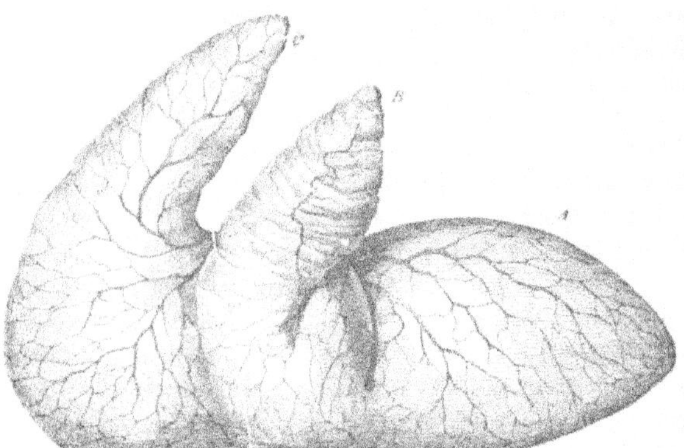

Fig. 226. — Chorion insufflé du fœtus de jument à mi-terme (*).

nants, sont percées tout près de leur extrémité pour laisser sortir le petit prolongement de celles de l'allantoïde. Son sac, unique dans les ruminants, est multiple dans les carnassiers et les autres animaux dont l'utérus contient plusieurs fœtus. Dans ce dernier cas, chaque fœtus a le sien sans communication avec celui des autres.

À la face interne du chorion qui est en rapport, soit entièrement avec l'allantoïde, soit partie avec celle-ci et l'amnios, suivant les espèces, se ramifient les artères et les veines ombilicales dont les petites divisions traversent la membrane et viennent à sa face extérieure former les villosités placentaires.

Cordon ombilical. — Dès que la vésicule ombilicale est constituée et que l'allantoïde sort de l'abdomen accompagnée des vaisseaux ombilicaux, le cordon ombilical est formé. Il se compose, dans la plupart des animaux : 1° de deux veines

(*) A, partie postérieure du chorion occupant le corps de l'utérus ; B, corne gauche bosselée et plissée ; C, corne droite plus longue renfermant une partie du fœtus.

qui se réunissent en une seule à leur entrée dans l'abdomen pour se jeter dans le foie ; 2° de deux artères provenant des iliaques internes ; 3° du pédicule creux de l'allantoïde, ou autrement, de l'ouraque ; 4° du pédicule de la vésicule ombilicale et des vaisseaux omphalo-mésentériques, le tout enveloppé dans une gaine cylindrique fournie par l'amnios, à partir de sa jonction avec les parois abdominales au pourtour de l'ombilic.

Lorsque le développement de l'œuf est assez avancé, le cordon ne présente plus tout à fait sa constitution primitive : la vésicule ombilicale s'atrophie et disparaît totalement, comme chez les ruminants, où elle persiste, mais après s'être oblitérée et avoir pris la forme d'un cordon. Ainsi qu'on le voit dans les ruminants, la veine et l'artère omphalo-mésentériques disparaissent avec la vésicule, ou bien, ce qui arrive presque toujours s'il reste un vestige de celle-ci, elles persistent avec ce vestige ; enfin, le pédicule de l'allantoïde se rétrécit tellement qu'il devient très difficile ou impossible de faire passer de l'air de la cavité allantoïdienne dans celle de la vessie.

Les dimensions du cordon varient sensiblement suivant les espèces. Ce cordon est très long dans le fœtus humain ; il l'est proportionnellement beaucoup moins chez les solipèdes, les ruminants, et demeure très court dans le lièvre et le lapin. La torsion des artères sur les veines ombilicales qui restent droites dans l'espèce humaine, ne se voit pas chez les grands animaux. La torsion du cordon sur lui-même, et un grand nombre de fois, n'est qu'accidentelle : elle dépend des mouvements du fœtus vers les derniers temps de la gestation ou des déplacements qu'on a fait subir à celui-ci lorsque l'utérus a été extrait du sein de la mère. Il ne faudrait donc pas croire, comme on serait tenté de le faire, en voyant les dessins de fœtus d'animaux donnés par Fabrice d'Acquapendente et d'autres, que les torsions spirales sont normales et constantes. L'étude du fœtus non déplacé prouve qu'elles manquent dans la très grande généralité des cas.

Placenta. — Lorsque l'œuf a pris une forme elliptique et acquis dans l'utérus un diamètre de 5 à 6 millimètres, son enveloppe extérieure devient grenue ; il s'élève à sa surface de petites saillies qui sont de véritables villosités provisoires. Mais, plus tard, à mesure que l'œuf prend de l'extension et que le chorion arrive à sa constitution définitive, il se développe de nouvelles villosités dont la structure est manifestement celluleuse et vasculaire.

Celles-ci, formées indistinctement dans tous les points de la superficie du chorion, continuent à y prendre uniformément de l'extension dans certains animaux, les solipèdes entre autres, et à y développer un immense placenta recouvrant exactement l'enveloppe externe et s'engrenant avec la totalité de la muqueuse utérine. Au contraire, dans la plupart des espèces, ces villosités s'hypertrophient seulement en un ou plusieurs endroits pour former un placenta simple comme celui de la femme, de la chienne, de la chatte, de la plupart des carnassiers et des rongeurs, ou un placenta multiple, tel que celui des animaux ruminants. Néanmoins les petites villosités qui se trouvent disséminées sur le chorion, dans les intervalles des amas placentaires, persistent en parties plus ou moins clair-semées, quelquefois jusqu'au terme de la gestation, comme Weber en a fait la remarque. On peut donc, d'après cela, distinguer deux espèces de placentas :

un placenta *disséminé* et un placenta *aggloméré*, et dans cette dernière espèce on peut établir deux variétés : l'une, qui est celle du placenta aggloméré *simple*, l'autre, celle du placenta aggloméré *multiple*.

Le placenta disséminé existe chez les solipèdes, chez le dromadaire, le chameau, le lama et le porc. Il y est formé par des papilles courtes, assez rapprochées et à peu près régulièrement éparpillées à la surface du chorion, si ce n'est chez le porc où elles se rassemblent déjà en petites touffes, entre lesquelles les autres papilles sont plus clairsemées, comme pour marquer la transition entre le placenta régulièrement disséminé et le placenta aggloméré des ruminants à cornes ou à bois.

Cet organe est aggloméré et unique dans le fœtus humain, dans celui des carnassiers et des rongeurs : il y revêt deux formes bien distinctes, celle d'un disque ou d'un gâteau et celle d'une ceinture. La première appartient au fœtus humain, à celui des singes, de la lapine, de la hase, de la taupe, des rats et des souris. Ce placenta discoïde est très épais, nettement circonscrit à sa circonférence et hérissé de papilles rameuses à sa surface, séparées les unes des autres par des enfoncements irréguliers, parfois disposés en séries linéaires. Il reçoit généralement vers son centre, du côté du chorion, les faisceaux vasculaires du cordon ombilical. La seconde forme du placenta simple est propre à quelques carnassiers, notamment à la chienne et à la chatte : c'est celle d'une large et épaisse ceinture qui entoure l'œuf dans son milieu et perpendiculairement à son grand axe.

Le placenta aggloméré est multiple dans la plupart des ruminants, tels que les ruminants à bois et ceux à cornes creuses. Les plus grands correspondent au corps de l'utérus, et à la base des cornes, les autres deviennent de plus en plus petits et de plus en plus rapprochés à mesure qu'on les considère plus près de la pointe des cornes utérines. Ils ont tous une forme arrondie ou oblongue, très rarement irrégulière ; leur surface utérine est convexe dans la brebis et la chèvre ; elle est, au contraire, concave dans la vache.

Chez les ruminants, la muqueuse utérine présente en regard de chaque placenta un disque épais, pédiculé, désigné sous le nom de *cotylédon*. Ces cotylédons sont des appendices muqueux qui, déjà, se montrent à l'état rudimentaire dans l'utérus du fœtus, prennent quelque peu de développement après la naissance, s'hypertrophient pendant la gestation et persistent durant toute la vie. Ceux de la vache ont une surface convexe et sont recouverts chacun par un placenta disposé en large cupule ; ceux de la brebis, au contraire, sont fortement concaves et forment la cupule à ouverture étroite qui reçoit le placenta.

Le mode d'union des papilles placentaires avec la muqueuse utérine est à peu près le même dans tous les animaux, quelle que soit, du reste, la forme du placenta. Chaque papille, qui, isolée, se présente sous l'aspect d'une petite saillie conique, a, en sa réalité, la forme d'un petit panache, duquel se détachent un grand nombre de filaments, ou, si l'on veut, d'une petite racine portant un chevelu abondant, comme on peut, du reste, le voir en faisant plonger cette villosité dans l'eau. Sa forme conique, qu'elle reprend en sortant du liquide résulte de ce que tous les filaments papillaires se rapprochent et s'appliquent les uns sur les autres. Du côté de l'utérus, la membrane muqueuse offre, d'après les belles observations de Berres et celles de Weber, plusieurs sortes de follicules : les uns larges et peu profonds paraissent destinés à la sécrétion, les autres, très longs (fig. 227), à une seule entrée et à ramifications nombreuses, destinés à recevoir chacun une papille placentaire et ses divers filaments. Ces follicules ont, chez les ruminants, des ouvertures énormes, et au delà de leur ouverture, un très grand nombre de petits diverticulums terminés en cul-de-sac. Chaque orifice reçoit une papille placentaire en masse, et chaque petit embranchement du follicule engaîne un filament de cette dernière. Il y a ainsi un engrènement intime (fig. 227) qui rend, chez les ruminants, l'adhérence du placenta avec le cotylédon très difficile à détruire, si ce n'est après que l'œuf a éprouvé un commencement de décomposition. Alors, la séparation est facile, et, pendant qu'elle s'opère, on voit chaque papille sortir sous la forme conique de son follicule de réception.

Un engrènement de ce genre, mais beaucoup plus simple, se voit déjà chez quelques poissons vivipares, notamment, d'après Cuvier et Müller, dans ceux du genre *Carcharias*. La muqueuse de l'utérus de ces poissons offre des plis très saillants entre lesquels se trouvent des sillons profonds où s'enfoncent des plis sinueux et irréguliers du placenta fœtal. Il y a là, de part et d'autre, un agencement qui multiplie les points de contact et établit une adhérence très intime.

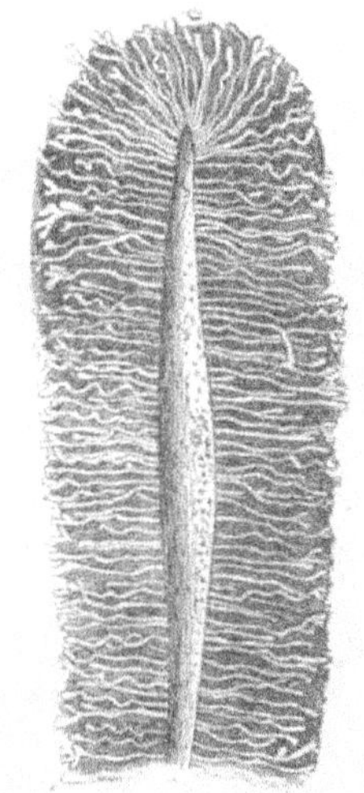

Fig. 227. — Section de la membrane interne d'un utérus de femme au commencement de la gestation. — Glandes de la muqueuse utérine (*).

La structure du placenta et le mode de connexion de cet organe avec la muqueuse utérine méritent la plus grande attention, car c'est par eux que l'on peut arriver à la connaissance des communications intimes établies entre le fœtus et la mère.

Dans les placentas à papilles comme ceux de la plupart des mammifères, et en particulier des ruminants, les papilles ou les villosités représentent chacune, comme je l'ai déjà dit et comme les observations de Weber l'ont établi, une racine dont l'axe supporterait un chevelu abondant ou un arbuscule pourvu de ramifications nombreuses et déliées. L'axe de la villosité renferme un tronc de l'artère et un autre tronc de la veine ombilicale ; chaque division de cet axe ou chaque filament de la villosité reçoit un ou plusieurs rameaux veineux et d'autres rameaux artériels qui, après s'être réduits à l'état capillaire, s'infléchissent les uns vers les autres et s'anastomosent entre eux sous forme d'arcade, les veinules avec les artérioles, au sommet des filaments de la villosité. Il n'y a aucun orifice libre à l'extrémité des vaisseaux de cette dernière, et ici, comme partout ailleurs, le sang apporté par les artères revient dans les veines, en passant dans des capillaires intermédiaires aux deux ordres de vaisseaux. C'est ce que démontrent de la manière la plus évidente les injections fines et colorées des placentas de la vache et de la brebis, où les papilles s'offrent avec des dimensions très considérables. La même disposition vasculaire se trouve dans les placentas de la chienne et de la chatte, où les papilles sont remplacées, ainsi que l'a fait voir Eschricht, ar des lamelles très minces, sinueuses, légèrement denticulées.

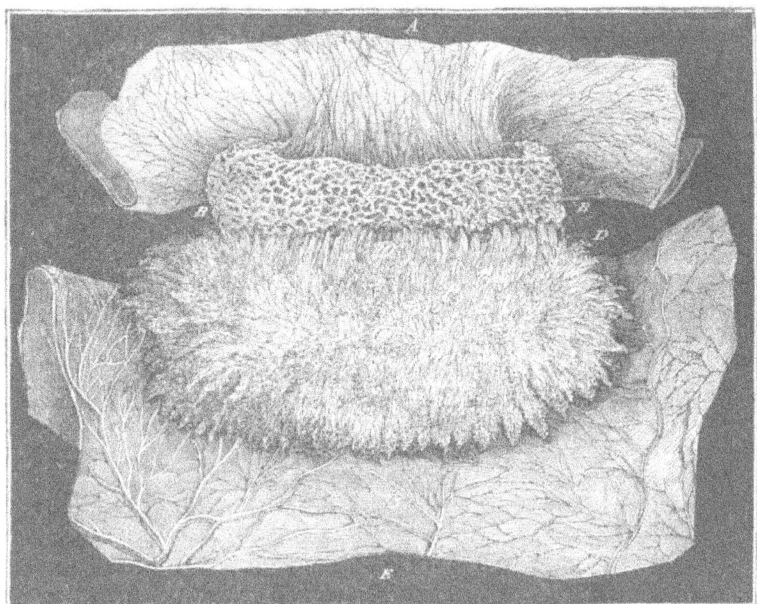

Fig. 225. — Placenta, à moitié séparé de son cotylédon, chez la vache (*).

Du côté de l'utérus, les artères de la muqueuse plus ou moins modifiée se continuent aussi directement avec les veines de la même membrane, mais suivant un mode particulier entrevu par Hunter et bien précisé par Weber. Les artères, au lieu de se ramifier en canaux de plus en plus ténus qui deviennent capillaires pour s'anastomoser avec les veines, conservent un assez grand volume et viennent directement se joindre avec les racines fort larges des veines, de sorte qu'il y a, entre les deux ordres de vaisseaux, des espèces de lacunes ou de cellules dans lesquelles peut s'accumuler une grande quantité de sang utérin.

(*) A, pédicule du cotylédon ; B, cotylédon ; C, placenta ; D, papilles placentaires ; E, portion du chorion.

D'après ces dispositions fort remarquables, il devient évident qu'il ne peut y avoir de communication directe entre le fœtus et la mère. La communication ne peut se faire qu'à travers les parois vasculaires, dans les points où les vaisseaux des papilles placentaires se trouvent en contact avec ceux de l'utérus. Or, comme, d'une part, les villosités placentaires s'enfoncent avec toutes leurs ramifications, déliées dans les follicules utérins ramifiés et représentant en creux ce que les villosités figurent en relief, comme, d'autre part, ces follicules qui engainent les

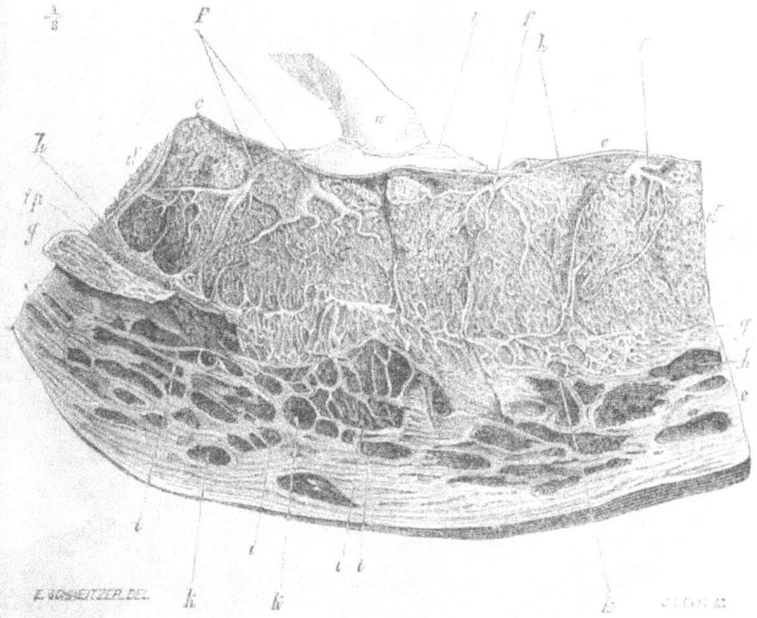

Fig. 229. — Connexions utéro-placentaires de la femme (*).

papilles sont entourés par les réseaux des vaisseaux utérins à parois extrêmement minces, il est évident que l'échange des fluides nutritifs entre la mère et le fœtus doit avoir lieu à travers les parois vasculaires au point de contact entre les papilles placentaires et les follicules utérins dans lesquels ces papilles sont reçues. Les intéressantes recherches de Sharpey et celles de Weber ne laissent pas de doute sur ce point, dont il sera encore question à propos de la circulation fœtale.

Voilà donc les enveloppes et les autres annexes du fœtus constituées. Après les avoir suivies dans leur évolution et les changements qu'elles éprouvent, nous

(*) a, cordon ombilical; dd, partie fœtale du placenta; gg, membrane caduque ou portion maternelle du placenta; ff, vaisseaux placentaires; hh, prolongement de la caduque dans le placenta; cc, paroi de l'utérus; n, artères utérines spiralées; o, rameau de ces artères destinés au placenta; kk, sinus veineux utérins (Eck)r).

pouvons nous les représenter tels qu'elles sont vers le milieu et pendant tout le
reste de la gestation chez les ruminants, où leur étude est des plus faciles. Ainsi,
dans l'œuf de vache à mi-terme, la matrice A étant ouverte par sa face gauche,
nous voyons le fœtus occuper la corne droite du viscère, qui est aussi la plus
développée, CC, les placentas ; DD, l'allantoïde ; E, l'évasement de l'ouraque ;
F, l'amnios ; G, le cordon ombilical (fig. 230).

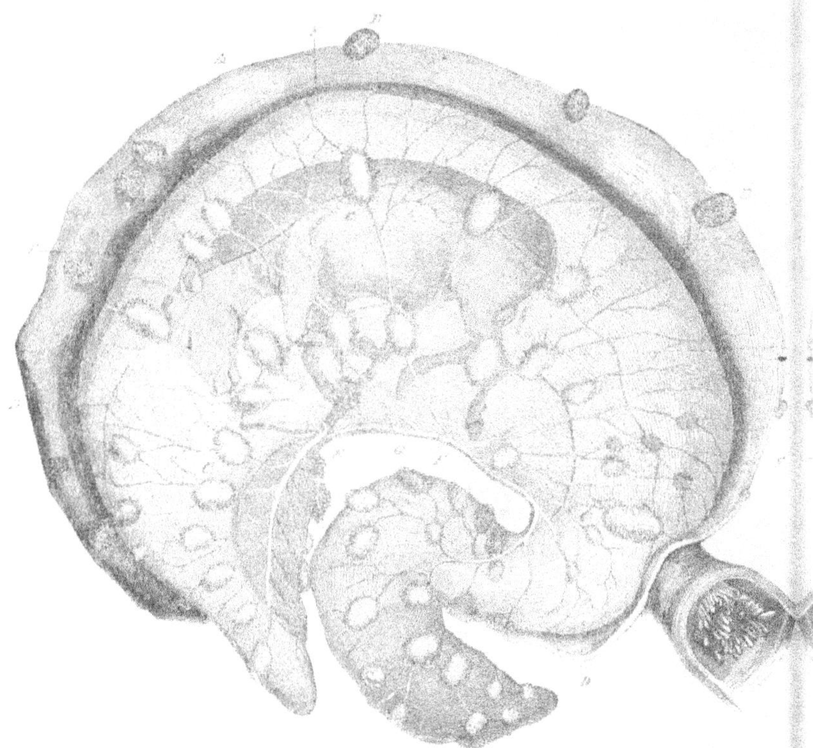

Fig. 230. — Fœtus de vache dans ses enveloppes.

Lorsque l'utérus de ruminant contient deux fœtus, l'un occupe la corne
droite, l'autre la corne gauche, comme le montre l'œuf de chèvre à terme
(fig. 233). Chaque fœtus a ses enveloppes spéciales et indépendantes, à cela près
que les deux chorions sont réunis en G au niveau du col de l'utérus : A, le col
de la matrice ; B, sa corne gauche ; C, sa corne droite ; D, l'allantoïde de l'un
des fœtus ; E, l'amnios de celui-ci ; F, bandelette des parois de la matrice laissée
au milieu du corps au point de contact des deux fœtus.

On peut se demander si, chez les femelles unipares, le fœtus se trouve indifféremment dans la corne droite ou dans la gauche, et si, chez les multipares, les fœtus sont uniformément répartis dans les deux cornes.

Or, sur 43 vaches ou brebis, j'ai trouvé 25 fois le fœtus à droite et 18 fois à gauche. Au premier abord on pourrait voir la raison de cette inégalité dans ce fait que la corne droite, chez les ruminants, étant moins gênée que l'autre par la masse gastrique donne au développement du fœtus plus de facilité que ne lui en laisse l'autre ; mais cette différence ne peut nullement influencer le travail de l'ovaire, et la véritable cause de l'évolution dans l'une des cornes est la déhiscence d'une vésicule de de Graaf dans l'ovaire correspondant.

Chez les femelles à fœtus très nombreux, ceux-ci ne sont pas uniformément répartis dans les deux cornes utérines. Il peut se faire que d'un côté on en

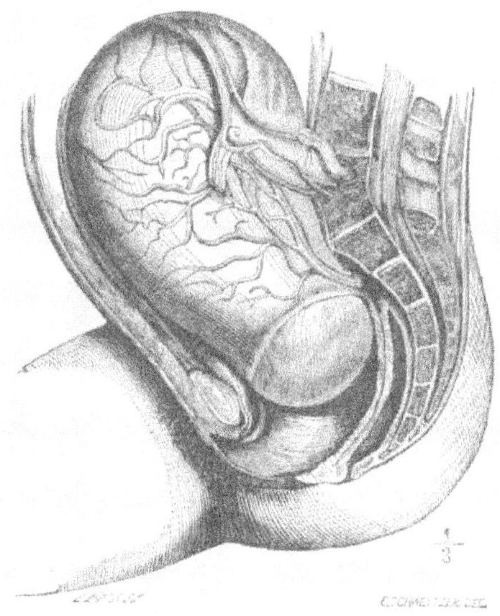

Fig. 231. — Fœtus humain dans ses enveloppes (*).

trouve deux ou trois, et sept ou huit de l'autre. L'égalité est assez rare ; mais, chez la plupart des femelles multipares, aucun côté n'a davantage sur l'autre. Sur 20 femelles de rat, par exemple, dont les utérus contenaient 210 fœtus, 103 existaient à droite, 107 à gauche ; ils y étaient, sur chaque femelle, répartis de la manière suivante :

(*) Le col de la matrice est dilaté et commence à laisser sortir la poche des eaux. Nægele.

Dans la corne droite.	Dans la corne gauche.	Total.
6	5	11
6	5	11
4	8	12
2	8	10
5	8	13
3	3	6
6	8	11
9	4	13
6	7	13
3	5	8
50	61	111

Dans la corne droite.	Dans la corne gauche.	Total.
Report, 50	61	111
4	6	10
7	4	11
2	2	4
1	7	21
8	4	12
5	1	9
5	3	8
5	1	9
8	8	16
5	4	9
103	107	210

III. — DÉVELOPPEMENT DES APPAREILS ORGANIQUES ET DES TISSUS DE L'EMBRYON.

Par l'examen rapide que nous venons de faire des changements qui surviennent dans l'œuf à la suite de la fécondation et du développement des annexes de l'em-

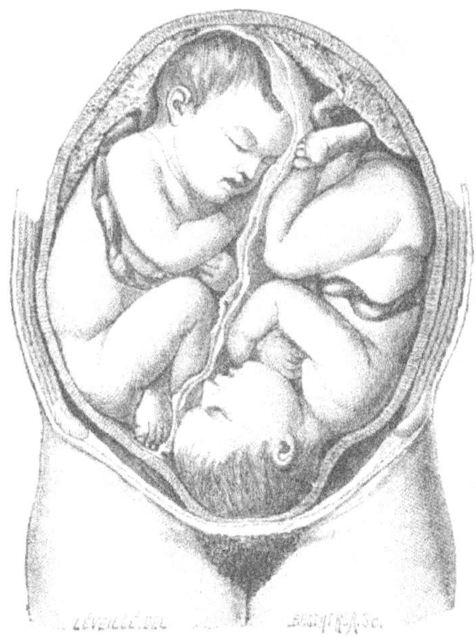

Fig. 252. — Gestation humaine gémellaire, d'après Nægelé.

bryon, nous avons dû pressentir que les diverses parties de l'être nouveau résultaient d'une série de formations successives dans un ordre et suivant des lois déterminées. L'œuf qui, dans l'ovaire et les trompes, se composait seulement

d'une zone transparente, d'un vitellus et d'une vésicule germinative, ne tarde
pas, une fois arrivé dans la matrice, à acquérir une organisation plus complexe.
La zone transparente s'épaissit, se recouvre d'une couche albumineuse, se hérisse
de villosités et se transforme en chorion ; à sa face intérieure, se développe la
vésicule blastodermique, et cette vésicule se sépare en plusieurs feuillets ; le
vitellus se segmente ; dans l'épaisseur du feuillet externe du blastoderme apparaît la tache embryonnaire ; autour de cette tache, qui est le premier vestige de
l'embryon, s'élèvent des plis du feuillet blastodermique externe destinés à former
l'amnios, puis surgissent la vésicule ombilicale et ses vaisseaux, l'allantoïde et
les siens, etc. Il n'y a donc pas là évolution, extension de parties déjà toutes
formées dès le principe, parties qui se trouveraient en miniature dans l'œuf, ainsi
que le supposaient Haller, Bonnet, et les autres partisans de l'*évolution* ou de
l'emboîtement des germes.

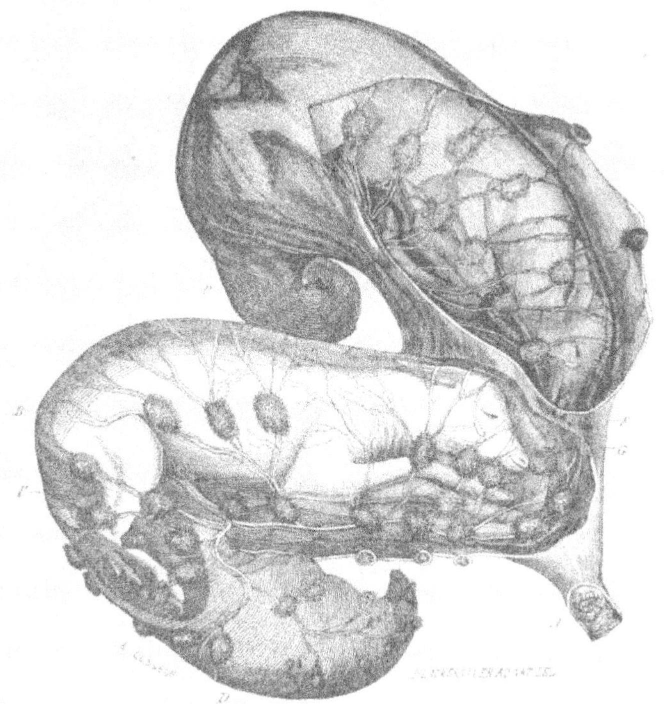

Fig. 293. — Gestation gémellaire de la brebis.

L'étude même la plus superficielle du développement embryonnaire nous
démontre que dans l'œuf, chaque partie, qui n'existait point auparavant, se forme
et devient apparente à une époque fixe, et que tout dans l'embryon est le produit

d'une série de formations nouvelles et successives aux dépens de la matière de l'œuf. Ce mode de développement constitue l'épigénèse, que Harvey avait déjà nettement reconnue, d'après ses belles observations faites sur les biches et les daims. L'illustre physiologiste, sans le secours des moyens précieux d'investigation employés aujourd'hui, avait pu voir néanmoins se former de toutes pièces les principaux organes du fœtus. Et ce qui le frappa davantage fut l'apparition

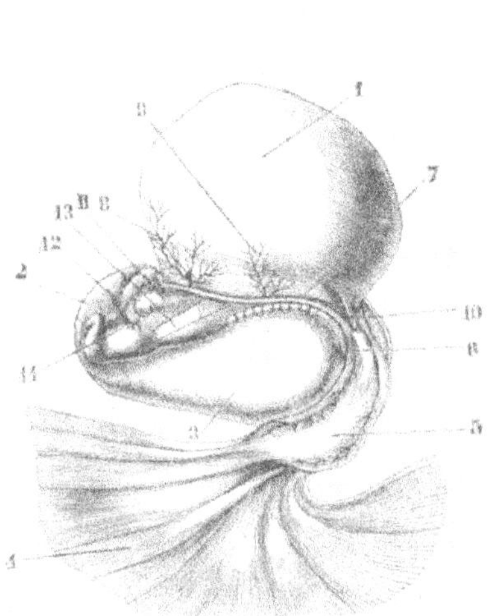

Fig. 234. — Œuf humain de 15 à 18 jours (*). (M. Coste.)

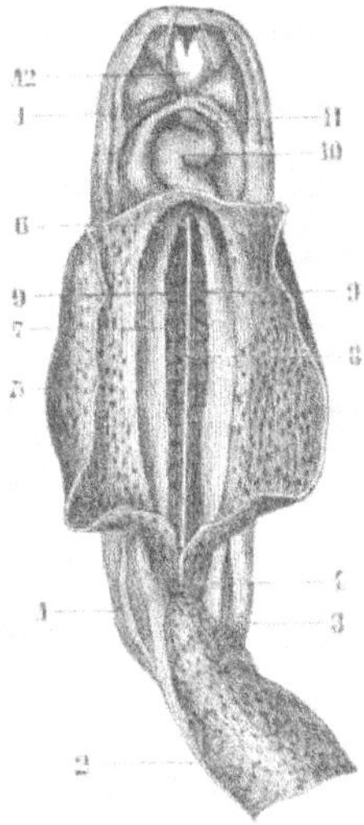

Fig. 235. — Embryon de même âge (**). (M. Coste.)

du cœur au milieu de la masse gélatiniforme de l'embryon, nageant dans les eaux de l'amnios, alors que ce cœur était une simple cellule, un *punctum saliens*, qu'il montra encore mouvant à Charles Ier, comme il lui avait fait voir les mouvement du cœur de l'adulte sur ce jeune homme dont le thorax était ouvert, par la destruction d'une partie du sternum[1].

Dans ce mode de développement, nous verrons les cellules jouer un très grand rôle, comme elles l'ont fait dès le principe; car, suivant l'heureuse idée de Schwann, l'œuf microscopique contenu dans l'ovaire n'est qu'une cellule dont la zone transparente est la paroi, le vitellus le contenu, et la vésicule germinative le noyau. Le contenu vitellin de la grande cellule n'est autre chose qu'un

1. Harvey, *Exercitationes de generatione animalium*, LIX, p. 211. Lugdun. Batav., 1737.

(*) 1, vésicule ombilicale; 2, 3, amnios; 4, chorion; 5, allantoïde; 6, ouraque; 7, bords de l'ouverture du ventre; 8, 9, veine et artère omphalo-mésentériques; 10 partie postérieure du tube intestinal; 11, cœur; 12, aorte; 13, œsophage; 14, arcs pharyngiens.

(**) 1, amnios; 2, allantoïde et cordon; 3, ouraque; 4, partie de l'intestin; 5, vésicule ombilicale; 6, ouverture de l'intestin dans la vésicule omb.; 7, plaques proto-vertébrales; 8, corde dorsale; 9, aortes primitives; 10, cœur; 11, aorte; 12, bourgeon frontal.

amas de cellules plus petites destinées à s'agrandir et à se multiplier ultérieurement suivant les lois du développement cellulaire. Nous suivrons pas à pas, mais très rapidement, l'admirable travail qui ébauche, achève et perfectionne chaque partie de l'embryon, comme le sculpteur qui, d'un bloc informe, fait sortir successivement chacun des membres de la statue et leur donne peu à peu le fini d'une œuvre d'art. Il nous sera facile de juger, par cet examen, de la direction du travail, et de voir que celui-ci est exécuté d'après un plan rigoureusement tracé à l'avance, en vue d'un type à réaliser; nous nous assurerons ainsi que l'embryon, avant d'arriver à son développement complet, ne passe point, comme on l'avait cru, d'après de vagues analogies, par les formes transitoires successives du zoophyte, de l'articulé, du mollusque, du poisson et du reptile.

Lorsque l'œuf est arrivé dans l'utérus et bien avant qu'il contracte avec cet organe aucune connexion vasculaire, il éprouve les modifications desquelles résultent les premiers linéaments de l'embryon. Après que la segmentation du vitellus est opérée, le blastoderme se développe à la périphérie de celui-ci et à la face interne de la zone transparente qui s'épaissit. Cette production nouvelle, dérivée des cellules vitellines, se dédouble bientôt en feuillet externe, séreux ou animal et en feuillet muqueux, interne ou végétatif, entre lesquels apparaîtra plus tard un troisième feuillet vasculaire. Dans la lame externe se dessine la tache germinative obscure, formée par une agglomération de cellules. Cette tache, d'abord petite et circulaire, devient oblongue, lyriforme et s'agrandit; sa circonférence s'obscurcit, prend l'aspect d'un anneau foncé; sa partie centrale pâlit et semble acquérir de la transparence; dans celle-ci se creuse la *ligne primitive*, sorte de sillon perpendiculaire à l'axe longitudinal de l'œuf devenu elliptique. Le sillon lui-même est circonscrit par deux rebords légèrement dentelés, qui se réunissent en arcade à l'extrémité où se montrera plus tard la tête de l'embryon, et à angle aigu, au contraire, à l'extrémité caudale.

Sur les parties latérales de la ligne primitive se dessinent, sous forme de deux lignes saillantes, les deux moitiés du système nerveux central. Sous le sillon primitif se montre une série de granulations constituant la corde dorsale, autour de laquelle se développera le rachis. De chaque côté des moitiés de l'axe nerveux, se montrent des plaques quadrangulaires et obscures, qui deviennent le rudiment des vertèbres. A ce moment, l'embryon se présente sous la forme d'un écusson épais, proéminent à la surface de la vésicule blastodermique, et convexe du côté de la circonférence de l'œuf. Les deux extrémités de cet écussson, la caudale et la céphalique, s'incurvent l'une vers l'autre de manière à lui donner quelque ressemblance avec un croissant; enfin les parties latérales de ce même écusson embryonnaire se renversent vers le centre de l'œuf ou du vitellus, se rapprochent l'une de l'autre, tendent à se rencontrer sur la ligne médiane pour former les parois du thorax et de l'abdomen. C'est en cela que consistent, d'après les observations les plus exactes, les premières ébauches de la forme embryonnaire, aussi bien dans les mammifères que dans les oiseaux, où elles sont beaucoup plus faciles à suivre.

Il est à noter, avant de reprendre et de poursuivre chaque détail de ces formations primordiales, que chacun des feuillets du blastoderme devient le point de départ d'une série déterminée d'organes et de systèmes organiques. Les recherches de Baër, de Wagner, de Valentin et de Bischoff, ont établi que la plupart des organes de la vie animale, le système nerveux, l'appareil locomoteur, dérivent du feuillet séreux ou superficiel du blastoderme ; que l'estomac, l'intestin, les glandes, les organes génitaux, émanent du feuillet interne ou muqueux, qu'enfin le cœur et les gros vaisseaux ont leur point de départ dans un feuillet intermédiaire aux deux premiers, et connu sous le nom de feuillet vasculaire. Au quinzième jour, dans l'espèce humaine, il est constitué avec des annexes, comme le montrent les figures de Coste, page 954.

Système nerveux. — Le système nerveux, qui s'est montré dans le principe sous la forme de deux petits cordons placés sur les côtés de la ligne primitive, se développe très rapidement. Les deux cordons s'aplatissent, se recourbent l'un vers l'autre, constituent bientôt un tube dilaté en trois points à son extrémité céphalique, et en un seul à son extrémité caudale. Les trois premières dilatations sont les cellules cérébrales qui donneront naissance aux renflements encéphaliques, la dernière correspond au point d'où se détacheront plus tard les plexus lombaire et sacré, ou à ce qu'on appelle le sinus rhomboïdal.

La cellule antérieure du tube nerveux primitif ne tarde pas à se diviser en deux compartiments, l'un antérieur pour les lobes ou les hémisphères cérébraux, l'autre pour les couches optiques. La seconde cellule prend peu d'extension et forme les tubercules bigéminés, enfin, la troisième se subdivise en deux parties situées l'une en avant de l'autre ; la première est le point de départ du cervelet, la seconde, celui du mésocéphale et de la moelle allongée. Tout cela est visible dès le quatrième jour de l'incubation sur l'œuf de la poule, d'après les observations de de Baër, et sur l'embryon humain de sept semaines, d'après celles de Tiedemann.

Les cellules cérébrales, après avoir été creuses et à parois minces, se remplissent peu à peu ; le septum lucidum s'élève pour diviser en deux la cavité des grands ventricules ; la grande scissure qui sépare les deux hémisphères cérébraux et les circonvolutions apparaissent à la surface de ceux-ci, sur la fin du premier tiers de la vie utérine ; les pédoncules cérébraux, les tubercules bigéminés, se dessinent promptement ; le cervelet un peu plus tard, et d'abord sans trace de circonvolutions, puis sur la moelle allongée qui reste ouverte en arrière du quatrième ventricule, se prononcent les pyramides, les corps olivaires et restiformes.

La moelle épinière, dont les deux moitiés se sont vite réunies du côté du corps des vertèbres, reste longtemps ouverte du côté de leur partie spinale, sous la forme d'une gouttière profonde ou d'un demi-canal qui se continue avec les ventricules cérébraux par l'intermédiaire du calamus scriptorius. Cependant les bords du demi-canal se rapprochent peu à peu et finissent par se joindre ; la cavité qu'ils circonscrivent se resserre progressivement par le dépôt de substance grise à sa face interne, mais ce dépôt s'arrêtant laisse persister une petite cavité qui, sur l'adulte, porte le nom de canal central de la moelle épinière. Chez les oiseaux, les deux bords du cordon rachidien ne se rapprochent jamais au niveau du sinus rhomboïdal; aussi, reste-t-il là, à tous les âges de la vie, une cavité qui ne se voit point chez les mammifères.

Les nerfs se dessinent à la fois dans la plupart des régions de l'organisme, mais sans que leur développement marche du centre vers la périphérie, comme on le croyait autrefois, ni de la périphérie vers l'encéphale et la moelle épinière. Leurs fibres, qui sont tubuleuses, résultent de la fusion sériale de cellules primitives pourvues de noyaux, cellules dont les parois se résorbent dans les points où elles se touchent, et les canaux de ces fibres, d'abord très larges, se rétrécissent, d'après Schwann, par le dépôt de substance blanche à leur face interne. Les globules de la substance grise auraient aussi, de même que les fibres, pour point de départ, des cellules éprouvant des modifications particulières.

Les organes des sens se développent manifestement comme des dépendances du système nerveux. L'œil, qui apparaît de très bonne heure, dérive d'un prolongement creux émané de la première cellule cérébrale, prolongement qui se dilate et devient vésiculeux à son extrémité périphérique, c'est-à-dire au point où il est bientôt transformé en globe oculaire. L'oreille dérive aussi, suivant les uns, d'un prolongement de la troisième cellule cérébrale, et, suivant les autres, Bischoff en particulier, d'une vésicule primitivement isolée qui n'entrerait que consécutivement en communication avec la troisième cellule. Les autres organes sensoriels n'ont rien d'exceptionnel dans leur mode d'évolution.

Appareil locomoteur. — La première formation qui se rattache au squelette de l'embryon se dessine sur la ligne médiane au-dessous de l'axe nerveux, sous la forme d'une série de cellules bientôt entourées d'une gaine transparente. Cette série, connue sous le nom de côte dorsale, devient l'axe autour duquel se développe la colonne vertébrale, mais elle reste étrangère à la constitution de celle-ci, s'efface plus tard, excepté chez quelques vertébrés, notamment les poissons myxinoïdes et quelques poissons cartilagineux, où elle persiste pendant toute la vie. De chaque côté de la corde dorsale et de l'axe nerveux apparaissent des plaques quadrangulaires dont le nombre s'accroît à la fin vers l'extrémité caudale et vers la céphalique. Ces plaques s'agrandissent et s'incurvent en dessus et en dessous, les droites vers les gauches, de manière à venir se rencontrer sur la ligne médiane et à former une série d'anneaux. Vers le dos elles s'accolent l'une à l'autre, mais à la face opposée du rachis il s'interpose entre elles une pièce impaire qui représente le corps des vertèbres ; les prolongements latéraux des pièces annulaires donnent lieu aux apophyses trans-verses, et leur prolongement supérieur aux apophyses épineuses, auxquelles s'ajoutent dans quelques régions des noyaux supplémentaires.

A l'extrémité céphalique de la corde dorsale, les rudiments du cerveau s'entourent d'une capsule cérébrale à la base de laquelle se développe un cartilage. Dans celui-ci, sur la ligne médiane, paraissent trois pièces analogues à des corps de vertèbres, l'une pour l'occipital, l'autre pour le sphénoïde postérieur, la troisième pour le sphénoïde antérieur. Sur les côtés de ces rudiments des trois vertèbres crâniennes se forment les pièces qui achèvent l'occipital, les deux sphénoïdes, les frontaux et les pariétaux.

Sur les côtés du cou et de la tête qui manque encore de face, c'est-à-dire de mâchoires, de bouche et de cavités nasales, sont abaissées des lames membraneuses analogues à celles qui forment les parois du thorax et de l'abdomen, et réunies comme elles sur la ligne médiane inférieure de l'embryon. Ces lames, connues sous le nom d'arcs *branchiaux* ou *viscéraux*, sont séparées par des fentes analogues à celles des branchies des poissons. La mâchoire supérieure, la bouche et les cavités nasales, c'est-à-dire les maxillaires, les os du nez, les palatins, se développent aux dépens de la première lame viscérale. D'après Reichert, la plus grande partie de l'appareil hyoïdien se forme dans la seconde, et les grandes branches dans la troisième. La quatrième lame admise par de Baër et Rathke, et qui se détache sur les côtés des vertèbres cervicales, concourt au développement des parties molles de l'encolure.

Les parois du thorax et de l'abdomen se trouvent naturellement formées de très bonne heure par le ploiement latéral de l'écusson embryonnaire dont les bords, en prenant de l'extension, finissent par se rejoindre sur la ligne médiane à une certaine distance du rachis. Dans l'épaisseur de ces parois se montrent bientôt, à la région thoracique, les arcs costaux qui semblent des languettes ou des prolongements des apophyses vertébrales transverses. Elles sont, après le rocher, les pièces du squelette les premières ossifiées. A la région cervicale des oiseaux, il se développe des noyaux analogues à ceux des côtes et qui deviennent de véritables arcs costaux au niveau des dernières vertèbres du cou. La même chose arrive aussi parfois aux vertèbres lombaires des mammifères. La première de celles-ci porte toujours chez le porc un rudiment de côte articulé à son apophyse transverse, et chez le cheval cette même vertèbre présente souvent, d'un seul côté ou des deux à la fois, une côte articulée ou une côte continue à l'apophyse transverse.

Le sternum, qui clôt intérieurement la cavité thoracique, se développe, d'après les observations de Rathke, par deux moitiés latérales, aussi bien chez les mammifères que chez les oiseaux. Ces deux moitiés, d'abord assez éloignées l'une de l'autre, se voient déjà, à l'état muqueux, sur l'embryon de porc long de 14 lignes. Il offre encore, chez ce pachyderme, une division médiane irrégulière longtemps après la naissance. Dans tous les animaux, son ossification commence très tard et s'achève avec une extrême lenteur.

Les membres n'existent pas encore à l'état de vestiges, lorsque déjà la colonne vertébrale, la tête et les cavités viscérales sont constituées, mais bientôt apparaissent quatre petites languettes dont une pour chaque côté du thorax et du bassin. Chacune de ces languettes se renfle à son origine et s'aplatit à son extrémité libre, tout en conservant un léger étranglement dans son milieu. A mesure que cet appendice s'allonge, il se découpe à sa région digitale ou reste indivis, suivant les animaux ; enfin on voit se produire les inflexions qui indiquent la segmentation du membre. Mais, jusqu'à ce moment, l'évolution des membres s'est effectuée de la même manière dans tous les animaux vertébrés. C'est au milieu de la masse homogène de cellules qui constitue ces appendices que se dessinent plus tard les vaisseaux, les nerfs, les os et les muscles. Les grands rayons commencent à s'ossifier dans leur diaphyse avant qu'il paraisse des noyaux osseux dans les pièces cartilagineuses du carpe, du tarse et des dernières phalanges.

Les os en général, avant d'arriver à leur état définitif, passent préalablement par les formes muqueuses et cartilagineuses. Ils se développent, soit aux dépens d'un cytoblastème homogène, comme le pense Schwann, soit dans la masse des cellules primaires de l'embryon, qui sont les mêmes pour toutes les parties de l'organisme. Ces cellules primaires se transforment en cellules ou corpuscules de cartilage. Celles-ci, pourvues d'un noyau et d'un contenu fluide ou demi-solide, diaphane ou opaque, suivant les cas, s'entourent d'une nouvelle membrane très épaisse et se lient les unes aux autres par une substance intermédiaire tellement peu cohérente dans le principe, qu'elle laisse les cellules se dissocier sous l'influence de la moindre pression. A mesure que l'accroissement de l'embryon fait des progrès, la matière intercellulaire prend de la consistance et s'unit plus intimement aux cellules pour former avec elles un cartilage résistant. De nouvelles cellules se développent à la fois, d'après Schwann, à l'intérieur des premières et dans la matière amorphe qui les unit. C'est dans ce cartilage que se forme le tissu osseux, d'après le mécanisme indiqué au sujet de la nutrition.

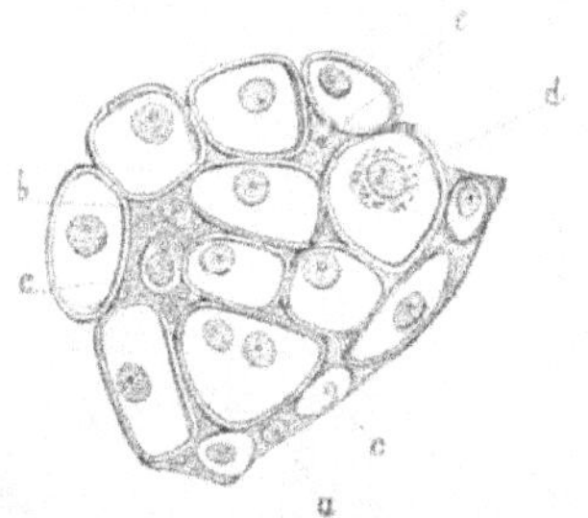

Fig. 236. — Extrémité d'un cartilage branchial de la grenouille, d'après Schwann.

Le système musculaire se développe autour des os et commence à devenir distinct bien après que ceux-ci se sont nettement dessinés. Il ne prend pas naissance dans les lames dorsales et ventrales qui, émanées du feuillet séreux du blastoderme sur les côtés de l'embryon, viennent se joindre à la ligne médiane inférieure. D'après les observations de Rathke, citées par Bischoff, ce système naîtrait, de même que le squelette, dans une couche de nouvelle formation émanée des parties latérales de la ligne primitive ou de l'axe embryonnaire, couche dont les deux moitiés ne tarderaient pas à se joindre sur la ligne médiane du futur sternum et de la future ligne blanche.

Les fibres musculaires se forment dans un blastème diaphane muqueux ou gélatiniforme, comme celui dans lequel se développent les autres tissus de l'embryon. Les cellules à noyaux se groupent en séries linéaires, s'allongent, et il se dépose de fines granulations autour de leur noyau; la paroi des cellules se résorbant dans leur point de contact, la fibre devient un tube creux qui finit par se remplir d'une matière hétérogène, devant éprouver ultérieurement une modification fibroïde. Schwann, qui a indiqué ce mode de formation, a, sur un fœtus de trois mois, long d'environ un décimètre, vu les fibres musculaires présenter un bord sombre circonscrivant une partie interne claire, et, à des intervalles à peu près fixes, se distinguaient les noyaux et leurs nucléoles; mais plus tard la fibre devenait uniformément sombre.

Les observations de Valentin, sensiblement différentes de celles de Schwann, tendraient à démontrer que, sur les parois du tube musculaire, composé de cel-

lules rangées en séries, il se produit des fibres longitudinales dont le développement est suivi de la résorption de la membrane des cellules primitives. Ces fibres
ou ces filaments continueraient à circonscrire, mais à eux seuls, un tube renfermant les noyaux des cellules détruites.

Tégument. — L'enveloppe cutanée est encore, de même que le squelette et
les muscles, une production dérivée du feuillet animal ou extérieur du blastoderme.
Elle devient distincte de très bonne heure, quoique dans le principe elle soit très
molle et à peu près transparente. Les fibres du derme naissent comme celles du
tissu cellulaire dans la masse des cellules primaires. Les cellules à noyaux qui
doivent les former s'allongent et se divisent en fibrilles très ténues, sur les
faisceaux desquelles les noyaux persistent quelque temps, et enfin disparaissent.

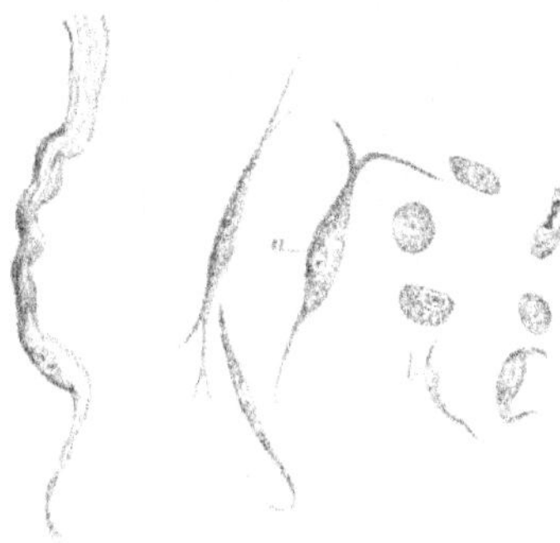

Fig. 277. — Cellules primaires, se transformant, d'après Schwann, en fibres de tissu
cellulaire, sur un fœtus de porc, long de
sept lignes (*).

Les fibrilles une fois entièrement isolées,
deviennent plus ou moins flexueuses. C'est
ce que démontrent les recherches de
Schwann, de Valentin, de Kölliker, etc.

Le derme cutané, ainsi constitué par
des fibres de même nature que celles du
tissu cellulaire, perd peu à peu sa transparence, s'épaissit, et présente, surtout à
partir du troisième mois, chez le fœtus de
vache, des vaisseaux sanguins très développés. Les glandes sébacées et les glandes
sudoripares commencent à s'y montrer à
partir de la seconde moitié de la vie fœtale, et les taches de pigment noir sont
à ce moment déjà parfaitement marquées, notamment chez les fœtus de ruminants.

L'épiderme, d'abord mince et parfaitement transparent, paraît de très bonne
heure. Dans le blastème qu'exhalent, à la surface cutanée, les capillaires du derme,
se forment des noyaux granuleux autour desquels se dépose la paroi de la cellule.
Ce revêtement protecteur éprouve déjà pendant la vie embryonnaire une desquamation marquée, car de Baer a trouvé des écailles épidermiques en très grande
quantité dans cet espèce de vernis qui recouvre le corps du fœtus.

Les poils qui apparaissent déjà dans l'embryon humain à la fin du premier
tiers de la vie fœtale, se montrent même plutôt encore chez les animaux, car
Simon a reconnu des follicules pileux sur des embryons de porc qui avaient à
peine 4 centimètres et demi de longueur. D'après Kölliker, les bulbes pileux sont
des prolongements pleins, « en forme de bouteille, qui dérivent d'un bourgeon-
nement de la couche muqueuse de l'épiderme vers les parties profondes du
derme ». Les cellules qui forment ces prolongements sont d'abord toutes à peu
près semblables entre elles; mais bientôt les plus internes s'allongent et se
montrent sous l'aspect d'un petit cône, qui est le premier vestige du poil; les

(*) a, b, noyaux des cellules allongées.

plus externes, au contraire, restent molles et servent à constituer la paroi du follicule. Plus tard, la papille se distingue de la base du poil, et celui-ci vient faire
effort sous l'épiderme et se recourbe en anse avant de traverser cette pellicule ;
du moins c'est sous cette forme que Simon a vu les soies du fœtus de porc avant
leur exsertion.

Les poils proprement dits ne sortent pas du tissu de la peau dans toutes les
parties à la fois. Chez les fœtus de vache, ceux des sourcils, des cils, des lèvres,
du voisinage du coude, du pourtour des régions phalangiennes, commencent à
se montrer et à acquérir une longueur déjà considérable pendant que le reste de
la peau est entièrement nu. Au commencement du dernier tiers de la vie fœtale,
la peau est complètement velue, et déjà une certaine quantité de poils tombent
dans les eaux de l'amnios et sont déglutis avec elles par le fœtus, qui en conserve
très souvent dans son estomac. Cette première mue ne porte cependant que sur
un petit nombre de poils, car on n'en trouve que très peu ou pas du tout dans le
sac de l'amnios avant les derniers moments de la gestation, et ceux qui se voient
dans l'estomac sont en faible proportion.

Chez quelques animaux, notamment ceux dont la vie utérine est très courte,
la peau est nue au moment de la naissance, ou simplement couverte d'un duvet
fin et clairsemé ; les rats et les souris, par exemple.

Les productions cornées, les ongles, les sabots, les ergots et les châtaignes,
commencent à se montrer de très bonne heure. Dès la fin du deuxième mois,
sur le fœtus de vache, on aperçoit à l'extrémité de chaque doigt un petit tubercule conique, pâle, translucide, qui est le rudiment de l'onglon. Au commencement du quatrième mois, ou à peu près, le sabot, mieux dessiné, est devenu
ferme, opaque, et a pris une belle teinte jaunâtre. A mi-terme les taches
brunes ou noires s'y montrent si le bourrelet est pourvu de plaques pigmentaires. Ce n'est que vers la fin de la gestation que l'onglon commence à prendre
vers le bourrelet le reflet verdâtre propre à la corne dépourvue de pigment ; mais
le reste de cette production, surtout la partie inférieure, conserve sa couleur
jaune au moment de la naissance. Chez les solipèdes, les châtaignes se montrent,
à mi-terme, sous forme de plaques minces, brunâtres, qui ne tardent pas à se
foncer davantage.

La substance cornée se développe suivant les uns aux dépens du blastème que
les capillaires du derme modifié versent à la surface de ce dernier. Suivant les
autres elle dérive de la prolifération des cellules du derme. Les cellules à noyau
qui se pressent les unes contre les autres, deviennent polygonales, s'aplatissent,
perdent peu à peu leur noyau et se confondent entre elles. Plus tard, les cellules
de nouvelle formation se moulent sur les papilles du bourrelet, du tissu villeux
de la face plantaire du pied des solipèdes, des ruminants, et donnent à la corne
la texture tubuleuse si évidente pendant la vie extra-utérine.

Ces productions cornées sont en partie sujettes à une mue analogue à celle de
l'épiderme et des poils. Ainsi, le premier onglon ou le premier sabot, très petit,
pâle, translucide, poussé par une corne nouvelle et jaunâtre, se détruit ; l'onglon
ou le sabot jaunâtre qui, à la naissance, forme l'extrémité libre du pied, est
aussi bientôt à son tour ébranlé et détaché, soit en totalité, soit le plus souvent

par lambeaux irréguliers qui laissent à nu la partie cornée, ferme, dont la croissance continue.

Système vasculaire. — Les canaux qui distribuent le sang aux diverses parties de l'embryon, ne présentent pas, dans leur ensemble, la même disposition à tous les âges de la vie embryonnaire. Ils forment, dans le principe, un appareil circulatoire très simple qui entre en fonction pendant qu'un autre appareil plus compliqué se développe pour agir pendant le reste de la vie fœtale.

Dès que l'embryon, qui s'est dessiné dans l'épaisseur du feuillet séreux blastodermique, a commencé à se soulever, et que ses parties latérales sont arrivées

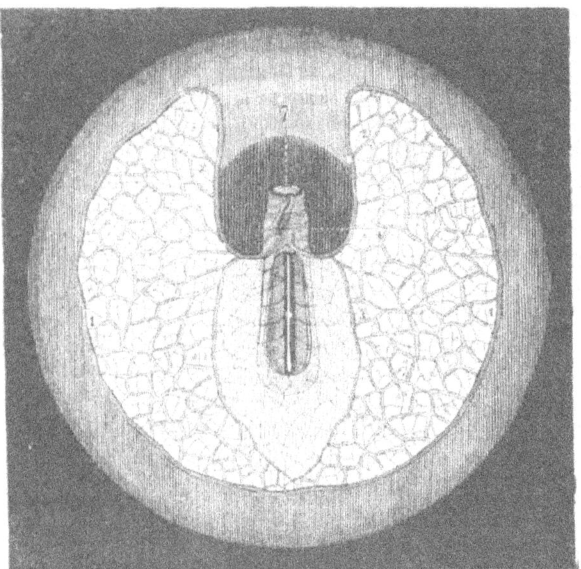

FIG. 238. — Première circulation (Bischoff) (*).

à la rencontre l'une de l'autre, il se développe entre les deux feuillets primitifs du blastoderme, l'externe et l'interne, une couche de cellules bientôt réunies en une membrane nouvelle appelée *feuillet vasculaire*. Dans l'épaisseur de ce feuillet de nouvelle formation, apparaît au-dessous de la partie antérieure de l'embryon un cylindre qui est le premier rudiment du cœur. De l'extrémité antérieure de celui-ci, partent deux branches qui se rendent à l'embryon où elles deviendront les deux premiers arcs aortiques, et de son extrémité postérieure, se détachent de même deux autres branches qui sont les futures veines omphalo-mésentériques. C'est là ce que Bischoff a vu sur les embryons de chien et de lapin dont la longueur ne dépassait pas deux lignes. A ce moment, le cœur et

(*) Aire germinative de l'embryon du lapin; 1, sinus terminal; 2, 3, veine omphalo-mésentérique; 4, cœur; 5, aortes primitives ou artères vertébrales; 6, 7, artères omphalo-mésentériques; 8, vésicules oculaires.

les vaisseaux que l'on aperçoit dans l'*area vasculosa*, autour de l'embryon, sont formés par des cellules peu adhérentes entre elles ; ils n'ont point encore de cavité. Mais bientôt les cellules extérieures du cœur et des vaisseaux se rapprochent et s'unissent entre elles pour former des parois à l'intérieur desquelles se creuse une cavité ; puis, dans cette cavité, les cellules restées libres se mettent en mouvement, se modifient, et ne tardent pas à faire place aux globules sanguins.

Par les progrès ultérieurs, extrêmement rapides, de ces formations vasculaires, les voies de la première circulation se complètent. Les deux branches antérieures du canal cardiaque ou du cœur prennent l'aspect de deux arcs aortiques qui s'incurvent sous l'embryon d'avant en arrière et le longent dans toute son étendue au-dessous de la tête et de la colonne vertébrale futures. De ces arcs aortiques s'échappent des ramifications collatérales qui sortent de l'embryon et viennent s'étaler dans le blastoderme. Parmi ces dernières, il s'en trouve deux plus grandes que les autres constituant les artères omphalo-mésentériques. Toutes ces divisions émanées des arcs aortiques passent de l'embryon dans le blastoderme, dont une partie deviendra la vésicule ombilicale et aboutissent à la veine terminale qui limite circulairement l'aire vasculaire, à une certaine distance de l'embryon. Enfin, de la veine terminale et des divers points du blastoderme, partent des canaux veineux qui se réunissent en deux troncs pour former les futures veines omphalo-mésentériques destinées à ramener le sang au cœur.

Cette première forme du système vasculaire est portée à son plus haut degré de développement chez les oiseaux où la vésicule ombilicale renferme le jaune de l'œuf. La circulation qui en dépend a, chez tous les ovipares, une importance capitale à toutes les périodes de la vie fœtale ; mais elle devient accessoire chez les mammifères dès que la circulation utéro-placentaire ou des vaisseaux ombilicaux est établie. Elle persiste jusqu'à la naissance chez le chien, le chat, les autres carnassiers et les rongeurs ; car chez ces animaux, la vésicule ombilicale et ses vaisseaux ne s'atrophient point pendant la vie fœtale. Seulement il n'y a plus qu'une artère omphalo-mésentérique qui dérive du tronc de la mésentérique, et une veine qui va se joindre à la veine porte en arrière du foie. Elle persiste peut-être encore pendant la première moitié de la vie utérine dans les solipèdes, mais elle cesse, comme on le sait, de très bonne heure dans les ruminants, où la vésicule ombilicale disparaît promptement.

Le premier système circulatoire paraît se développer simultanément en plusieurs points. Le cœur qui devient distinct avant tout le reste à cause de ses proportions et de ses mouvements, n'est nullement un point de départ pour le développement des artères, ni un aboutissant pour celui des veines. Peu après sa formation, alors qu'il se montre encore sous la forme d'un tuyau cylindrique plus ou moins court, il éprouve des resserrements et des dilatations qui se succèdent d'abord à de rares intervalles, puis à des intervalles de plus en plus rapprochés. C'est sous ce premier état de *punctum saliens* qu'il a été aperçu dans le poulet par Aristote, plus tard, par Fabrice d'Acquapendente, Harvey, Haller, et une foule d'observateurs. Ce cœur devient bientôt sinueux, il s'inflechit en S et se dilate en trois points : l'une de ses dilatations forme les ventricules; l'autre, les oreillettes; et la troisième, le renflement ou bulbe de l'aorte. Le renflement ventriculaire qui, d'abord, n'a qu'une seule cavité, présente bientôt une trace de division. D'après Hausmann, il paraît à sa surface externe, dès le dix-neuvième jour sur l'embryon de la brebis, et dès le vingt-cinquième, sur celui de la jument, un sillon très prononcé, et en même temps il s'élève du fond de la cavité ventriculaire simple une cloison qui, plus tard, arrive au niveau de la scissure coronaire, et donne lieu, par sa présence, à la formation de deux ouvertures auriculo-ventriculaires : l'une, pour le ventricule droit, l'autre, pour le gauche. Le renflement auriculaire montre, comme première trace de division, deux saillies extérieures, qui ne sont autre chose que les auricules, puis, lorsque la cloison interventriculaire est achevée, celle des oreillettes se forme, mais cette dernière reste incomplète. Son ouverture, connue sous le nom de *trou de Botal* ou de *trou ovale*, est garnie d'une valvule dont nous parlerons plus tard. Enfin, le troisième renflement cardiaque formant le bulbe aortique se rétrécit peu à peu : dans son intérieur, se forme une cloison qui divise le cylindre primitif en deux cylindres secondaires, dont l'un devient l'aorte proprement dite, l'autre, l'artère pulmonaire, une fois que la cloison médiane des ventricules est achevée.

Les parois du cœur, d'abord formées de cellules semblables à celles des parties environnantes, se recouvrent très vite d'une couche musculaire dont l'épaisseur augmente progressivement. Les fibres contractiles de cet organe résultent, comme celles des muscles du squelette, de la métamorphose des cellules primaires, métamorphose dont les variantes indiquées par Valentin, Lebert, etc., sont peu importantes.

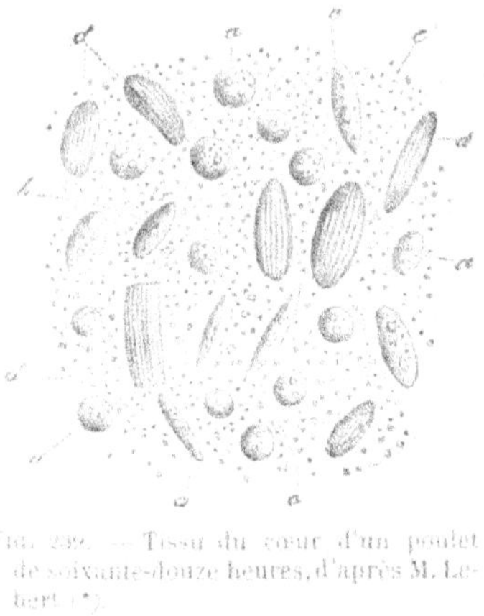

Le cœur passe ainsi, comme on le voit, avant d'arriver à sa disposition définitive, par des formes qui appartiennent aux vertébrés inférieurs. Primitivement, alors qu'il a un seul ventricule, une seule oreillette et un bulbe aortique, il est un véritable cœur de poisson; plus tard, lorsque ses cloisons se développent, il est semblable au cœur de certains reptiles ; enfin, quand les cavités droites sont entièrement séparées des cavités gauches, et que le bulbe aortique est effacé, il devient cœur d'oiseau et de mammifère.

Fig. 232. — Tissu du cœur d'un poulet de soixante-douze heures, d'après M. Lebert (*).

Le système artériel passe, dans plusieurs de ses parties, par des formes successives avant d'arriver à celle qui lui appartient aux dernières périodes de la vie fœtale. A l'époque à laquelle le cœur est un simple canal cylindrique, ses

(*) a a, noyaux des globules organo-plastiques; b b, noyaux allongés ; c c, corps fusiformes; d d, faisceaux rudimentaires ; e e, substance intercellulaire grenue.

deux branches antérieures se recourbent sous l'embryon et se portent de son extrémité céphalique vers son extrémité caudale, après s'être réunies en un seul tronc aortique qui, plus tard se divise de nouveau : ce sont là les deux arcs aortiques primitifs donnant naissance aux artères omphalo-mésentériques. Plus tard, lorsque les arcs branchiaux ou viscéraux, qui donneront naissance aux différentes parties de la face et de l'appareil hyoïdien, se sont développés, il part du renflement cardiaque supérieur (bulbe aortique) deux nouveaux arcs ; l'un à droite, l'autre à gauche : puis, encore en arrière de ceux-ci, d'autres arcs qui ceignent la cavité pharyngienne et se réunissent en deux troncs communs, un de chaque côté, et desquels naît la crosse de l'aorte. Ces arcs qui seraient au nombre de cinq, d'après de Baer, chez les mammifères et les oiseaux, et de trois seulement suivant Reichert, se développent successivement d'avant en arrière et s'effacent dans le même ordre, de telle sorte que les premiers ont disparu au moment où les derniers se dessinent. Mais les trois derniers, au lieu de s'effacer comme ceux qui les ont précédés éprouvent des métamorphoses spéciales, d'après de Baer [1], chez les mammifères. « les deux arcs antérieurs se convertissent en artères carotides et en sous-clavières ; le second de gauche devient l'aorte ; celui de droite s'oblitère ; le troisième se convertit de chaque côté en artère pulmonaire. »

En ce qui concerne le développement des artères du corps, il importe de noter que l'artère vitelline ou omphalo-mésentérique naît de l'aorte par un tronc commun avec la grande mésentérique, et que celle-ci, d'abord la plus petite, dépasse de beaucoup la première pendant les périodes subséquentes de la vie embryonnaire. De même les deux artères ombilicales naissent chacune de l'aorte par un tronc commun avec l'iliaque interne correspondante qu'elles dépassent en volume pendant très longtemps.

Le système veineux présente, comme celui des artères et dans les parties centrales, des formes successives diverses avant d'arriver à son état définitif. Primitivement, l'embryon possède deux troncs veineux antérieurs et deux postérieurs. L'antérieur et le postérieur de chaque côté se confondent ensemble en un seul appelé *canal de Cuvier*. A leur tour les deux canaux de Cuvier, le droit et le gauche, s'anastomosent entre eux, par un conduit très court, ouvert dans l'oreillette, alors sans trace de cloison. Cette forme transitoire, qui persiste pendant toute la vie chez les poissons, a dans l'embryon du mammifère une courte durée. L'anastomose des deux canaux de Cuvier se confond avec les oreillettes dès que celles-ci se séparent l'une de l'autre, et ces derniers s'ouvrent tous les deux dans l'oreillette droite. Le canal droit résultant de la jonction de la veine cave antérieure et de l'azygos, persiste constamment plus ou moins modifié. Le gauche, qui primitivement était semblable au premier, s'oblitère en partie ou se confond avec lui.

La veine vitelline ou omphalo-mésentérique, dont la formation remonte à l'origine des premières parties du système vasculaire, vient se terminer isolément à l'oreillette entre les canaux précités ; mais lorsque le foie est constitué,

---

1. Bischoff, *Traité du développement de l'homme et des mammifères.* Paris, 1843, p. 264.

la veine vitelline lui donne des divisions et en reçoit à son tour de cet organe. Plus tard apparaissent la veine porte et la veine cave postérieure, qui se rendent au cœur par un tronc unique résultant de la dilatation de la veine vitelline primitive.

Enfin la veine ombilicale, dont le développement est en corrélation avec celui de l'allantoïde et du placenta, va primitivement se joindre à la veine vitelline. Plus tard, lorsque les vaisseaux dont nous parlons sont profondément modifiés, la veine ombilicale se continue sans nulle démarcation avec le tronc de la veine porte ; de plus, entre le tronc anastomotique de ces deux veines et de la veine cave postérieure, une large communication est établie par le canal veineux d'Aranzi, qui existe dans la plupart des animaux mais qui, d'après mes observations, manque chez les solipèdes, au moins pendant la dernière moitié de la vie fœtale.

Appareil respiratoire. — D'après de Baer, Valentin, Müller, les poumons se développeraient comme une dépendance du canal intestinal, sous forme de deux petits tubercules creux ouverts dans l'œsophage, tubercules se continuant avec un canal commun qui sera la trachée-artère. Ce mode de formation, que divers observateurs n'ont pu reconnaître, pourrait peut-être trouver un argument en sa faveur dans une disposition anormale que j'ai constatée sur un veau presque à terme, savoir, une large communication entre le pharynx et l'œsophage d'une part, le larynx et la trachée de l'autre. L'œsophage et la trachée formaient à eux deux un canal complet dont la moitié postérieure était constituée par le premier, l'antérieure par la seconde.

Suivant Reichert et Bischoff, les poumons dérivent d'une petite masse de cellules ou de deux tubercules placés à la surface externe du tube intestinal, au-dessus du point où se développera ultérieurement l'estomac. Dans ces deux tubercules, formés d'un blastème cellulaire homogène, se creusent d'abord deux cavités qui deviendront les deux tuyaux bronchiques principaux, puis ces deux cavités s'étendent de plus en plus en se ramifiant dans la masse pulmonaire à mesure qu'elle augmente de volume, enfin, plus tard, les vésicules pulmonaires paraissent comme des culs-de-sac des divisions bronchiques les plus déliées.

La trachée se développe aussi suivant un mode qui n'est pas encore fixé. Rathke prétend qu'elle paraît sous la forme d'une couche muqueuse d'abord pleine, étendue à la partie antérieure de l'œsophage depuis le futur larynx jusqu'aux poumons, couche à l'intérieur de laquelle se creuse une cavité. Reichert croit que la trachée dérive de deux languettes blanchâtres qui, élevées des poumons, se réunissent plus tard sur la ligne médiane.

Le thymus, qui a des rapports topographiques intimes avec l'ensemble des organes de la respiration, est une glande qui procède, d'après Arnold, de la muqueuse respiratoire. Elle se montre primitivement au point où se développe le larynx et, à mesure qu'elle croît, descend sur le trajet de la trachée jusque dans la cavité thoracique. Bischoff l'a vue sur un embryon de vache long d'un peu plus de 2 centimètres, sous la forme de deux larges languettes accolées l'une à l'autre en avant de la trachée. Le développement de ses cellules glandulaires est sans doute analogue à celui des cellules des autres glandes sans canaux excréteurs.

Canal intestinal et ses annexes. — La formation du tube digestif dans l'embryon des oiseaux, même dans celui des mammifères, est une des formations les plus simples et les mieux étudiées, quoiqu'elle ait lieu à une époque très reculée. Wolff, Pander, de Baer et Bischoff l'ont exposée avec détail. Ce dernier observateur l'a décrite avec une grande clarté.

Le canal intestinal commence à se former après l'apparition des premiers linéaments des centres nerveux et de l'appareil vasculaire, alors que l'embryon, encore à peu près plat et discoïde, ne s'est pas détaché du blastoderme. A ce moment, les deux extrémités de l'embryon se soulèvent et se recourbent sur elles-mêmes vers le centre de la vésicule pour constituer le capuchon céphalique et le caudal. L'amnios naît des plis qui se détachent du feuillet externe ou animal du blastoderme. Les feuillets vasculaire et muqueux de celui-ci se séparent du premier et s'en éloignent sensiblement sur les côtés. Ces deux derniers, accolés l'un à l'autre et isolés de la face antérieure de l'embryon, vont s'insinuer au fond de chaque capuchon, puis ils se ploient d'un côté à l'autre sous forme d'une gouttière longitudinale largement ouverte par en bas. Sur la ligne médiane les deux feuillets restent adhérents à l'embryon, mais ils s'écartent un peu l'un de l'autre, et le vasculaire, en s'accolant avec lui-même, forme le mésentère, puis, après la formation de ce repli, il se réappliquent de nouveau l'un sur l'autre. Les deux bords de la longue gouttière qu'ils constituent, continuant à se rapprocher, se soudent ensemble, peu à peu, des extrémités vers la partie moyenne, de sorte que le demi-canal se convertit en canal complet. Mais, en un point de la longueur de l'intestin, les deux bords opposés à l'attache du mésentère ne s'unissent pas ensemble, c'est là qu'ils se continuent avec le reste des deux feuillets blastodermiques formant la vésicule ombilicale, sorte d'appendice ou de diverticule de la cavité digestive. La portion des feuillets vasculaire et muqueux, qui établit cette continuité entre l'intestin et la vésicule vitelline, prend l'aspect d'un canal de plus en plus étroit appelé omphalo-mésentérique, dont l'oblitération, puis la disparition complète auront lieu plus tard et seront suivies, à un intervalle variable, de l'oblitération des vaisseaux omphalo-mésentériques.

Le tube intestinal, dans les premiers temps, est à peu près d'un calibre uniforme et d'une longueur égale à celle de l'embryon lui-même ; plus tard il s'allonge, décrit des sinuosités, s'éloigne de la future colonne vertébrale ; la portion qui s'étend depuis la tête jusque vers le conduit omphalo-mésentérique devient la bouche, le pharynx, l'œsophage et l'estomac ; la portion moyenne devient l'intestin grêle, et la dernière le gros intestin et le rectum, d'où naîtra l'allantoïde. Cette série de métamorphoses a été suivie, dès son début, sur l'œuf des oiseaux par Wolff, Pander, de Baer, et d'une manière moins complète sur l'embryon des mammifères par ce dernier observateur, par Bischoff, Coste, etc.

Les différentes parties du tube digestif se dessinent peu à peu et avec plus ou moins de rapidité. La bouche, représentée d'abord par une grande ouverture, devient étroite, une fois que les mâchoires et les autres parties de la face sont développées aux dépens des arcs branchiaux. L'œsophage, au début, réuni à la trachée, s'en sépare bientôt ; l'estomac se prononce sous forme d'une dilatation longitudinale, qui augmente progressivement de volume, se courbe sur elle-même et devient transversale. Celui des ruminants, d'après Bischoff, est « d'abord simple, et ses divisions s'annoncent par des échancrures qui deviennent graduellement de plus en plus profondes ». L'intestin, qui naît tout d'une venue, ne tarde pas à se montrer avec ses régions distinctes. Le cæcum commence à paraître de bonne heure, suivant de Baer, sur les animaux à sabots, sous la forme d'une petite saillie très rapprochée du conduit omphalo-mésentérique. Le rectum laisse voir à une époque reculée l'allantoïde se détacher de lui comme un appendice qui s'isolera complétement dans la suite.

Tout ce qui, dans le tube intestinal, se rapporte à la structure, passe par les phases d'un développement progressif. Les tuniques de l'estomac et de l'intestin se montrent de bonne heure avec leurs caractères définitifs ; la membrane péritonéale se produit aux dépens d'un blastème transparent, riche en cellules et en noyaux de cellules. Le plan musculaire paraît aussi naître de cellules qui se métamorphosent et non, comme le pense Valentin, de fibres se produisant immédiatement dans un plasma homogène. La muqueuse est, dans le principe, très épaisse et composée de deux couches, l'une profonde, vasculaire, de laquelle s'élèvent les villosités ; l'autre superficielle, épithéliale, qui se détruit ultérieurement par desquamation. Les plis muqueux de la caillette des ruminants, ceux du feuillet, les cellules du réseau, les papilles de la panse des mêmes animaux, se distinguent de très bonne heure. Les glandules de l'intestin grêle et du gros intestin sont parfaitement caractérisées vers le milieu de la vie embryonnaire.

Les organes glanduleux annexés à l'appareil digestif, les glandes salivaires, le foie, le pancréas, paraissent, d'après la plupart des micrographes, avoir pour point de départ le canal intestinal lui-même. Suivant Bischoff, qui a fait de nombreuses observations sur de très jeunes embryons de vache, de chien et de rat, la première chose qu'on remarque au point où se trouvera la glande future, est une petite bosselure de la membrane interne qui se porte peu à peu au dehors, poussant devant elle la membrane externe ; alors, on voit un petit tubercule saillant à l'extérieur. Celui-ci n'a d'abord aucune trace de cavité, mais à mesure qu'il augmente de volume, sa masse se creuse de canaux diversement ramifiés, et cela, soit par une condensation des cellules sur les lignes des futures parois, soit par une dissolution ou une liquéfaction de ces cellules dans les trajets qui deviendront conduits excréteurs.

Ce mode de développement n'appartiendrait pas, d'après quelques micrographes, à toutes les glandes. Certaines d'entre elles, les salivaires par exemple, au lieu de naître d'un refoulement au dehors ou d'une exsertion des parois de la partie supérieure du canal digestif, se formeraient, comme beaucoup d'autres parties, aux dépens d'un blastème homogène, dans lequel se creuseraient ultérieurement des canaux excréteurs. Mais la dissidence entre ces deux manières de voir n'est pas très considérable, puisque les masses qui doivent servir à la formation des glandes font corps avec les parois du tube digestif à mesure qu'elles se développent.

Les glandes salivaires, que Rathke fait dériver de tubercules élevés sur la paroi externe de la partie supérieure du tube digestif, ont, suivant Müller, leur point de départ dans le blastème commun. Primitivement, leurs canaux sont pleins; plus tard ils se creusent de cavités et se dilatent en petites ampoules à l'extrémité de leurs ramifications les plus ténues. Parmi elles, la sous-maxillaire est la première qui se dessine entièrement sur un embryon de vache de douze lignes. Bischoff a déjà aperçu des renflements aux extrémités des canaux excréteurs qui n'avaient point encore de cavité.

Le pancréas commence, d'après Reichert, à poindre avant les glandes salivaires, sous la forme d'un bourgeon plein, à la surface externe de l'intestin. Sur un embryon de vache long de huit lignes, Bischoff a vu le blastème du pancréas se confondre avec celui de la rate. Le conduit excréteur, qui n'avait encore qu'une seule branche, portait sur les côtés douze à quatorze renflements arrondis.

Le foie est un des organes qui se distinguent le plus tôt et qui se développent le plus vite chez les embryons de toutes les classes de vertébrés. Cependant l'époque de son apparition est postérieure à celle des centres nerveux, du cœur, du tube digestif, des corps de Wolff, etc. Depuis longtemps, on le considère comme dérivant d'une exsertion ou d'un refoulement en dehors des parois de l'intestin. Au début, c'est-à-dire au troisième jour, dans l'embryon des oiseaux, ses rudiments deviennent apparents, d'après les observations de de Baer. Suivant Bischoff, qui a étudié l'évolution de cet organe dans le fœtus du chien et dans celui du lapin [1], il paraît à quelque distance de l'estomac sous la forme de deux petites bosselures résultant du soulèvement de la couche interne du tube intestinal; ces bosselures, qui deviendront les deux principaux lobes du foie, sont au nombre de cinq chez l'embryon du rat et s'étendent dans le blastème commun. Primitivement, les éminences sont pleines, et ce n'est que plus tard qu'il se creuse, dans leur intérieur, des canaux excréteurs.

L'accroissement du foie s'opère avec une très grande rapidité, par le fait des nombreuses connexions qui s'établissent entre lui et le système vasculaire. Dans les premiers temps de sa formation, cet organe entoure le tronc de la veine omphalo-mésentérique, en reçoit des divisions et lui en donne à son tour. Plus tard, lorsque la circulation placentaire s'établit, la veine ombilicale va, dans sa substance, s'anastomoser avec la veine porte et s'unir par un système capillaire comme par le canal veineux avec le tronc de la veine cave postérieure. Alors le foie, reconnaissable à sa couleur rouge et à travers les parois abdominales transparentes, remplit la plus grande partie de la cavité qui loge les viscères digestifs.

Organes urinaires et génitaux. — Après que l'intestin est formé et avant qu'on aperçoive encore aucune trace des organes génito-urinaires, il apparaît sur les côtés de la colonne vertébrale, à partir du cœur, jusqu'à l'extrémité caudale de l'embryon, un organe énigmatique pair que G. F. Wolff a découvert, et auquel il a donné son nom. Ce double organe, encore appelé les *reins*

[1] Bischoff, *Traité du développement*, 2e partie, p. 528 et suiv.

primordiaux, procède, d'après de Baer et Rathke, du feuillet vasculaire du blastoderme. Il se montre au début, suivant Bischoff, sous la forme de deux baguettes de blastème, une à droite, l'autre à gauche de la colonne vertébrale. Dans ces languettes se montrent de petits cylindres creux, ou de petits tuyaux parallèles entre eux et perpendiculaires à l'axe de l'embryon. Les tuyaux se mettent en communication avec un canal excréteur assez large qui longe le côté externe de l'organe. Plus tard, ces canalicules, qui étaient primitivement sans cavités, deviennent sinueux et quelquefois se pelotonnent sur eux-mêmes, et dans leurs intervalles se montrent des vaisseaux sanguins parallèles aux petits canaux.

Les corps de Wolff ont bien évidemment une structure glandulaire. Leurs petits canaux, ou canalicules transversaux, que l'on est parvenu à injecter, même sur les embryons de 5 à 6 centimètres de longueur, communiquent avec leur canal excréteur longitudinal plein d'un fluide blanchâtre, canal ouvert dans le cloaque chez les oiseaux et chez

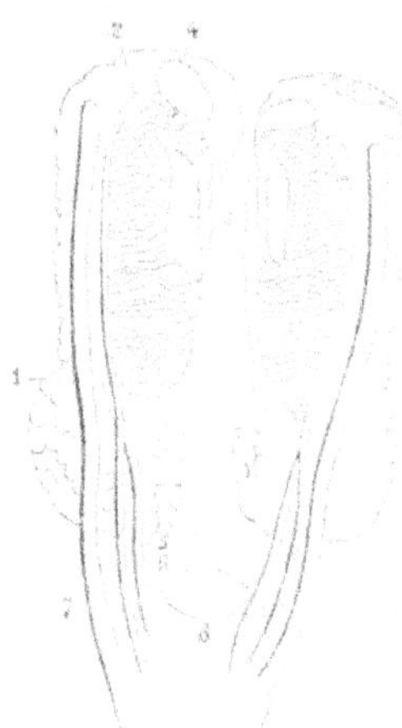

Fig. 240. — Corps de Wolff et organes génito-urinaires d'un embryon mâle de poulet d'après Müller [*].

les mammifères dans la partie de l'allantoïde qui se transforme en vessie urinaire.

Les reins primordiaux éprouvent de grandes modifications pendant le cours de la vie embryonnaire. D'abord ils se raccourcissent beaucoup et se retirent dans la cavité abdominale, couvrent les reins et prennent la forme d'un haricot, quelquefois celle d'une pyramide triangulaire. Bientôt, ils cessent de croître et s'atrophient. Déjà, au deuxième mois, il n'en reste plus que des traces chez le fœtus humain. Ils subsistent plus longtemps chez les embryons de mammifères, comme on peut le voir par la figure 240 qu'en a donnée Follin chez le cochon d'Inde. On les trouve pendant toute la vie fœtale chez les oiseaux et la plupart des reptiles. Enfin, chez les poissons, ils continueraient à fonctionner toute la vie et tiendraient lieu des reins que possèdent les autres vertébrés.

Les corps de Wolff laissent des vestiges de leur existence chez les femelles des mammifères après la naissance et pendant toute la durée de la vie. Chez la femme, les restes des canalicules attachés au ligament de l'ovaire forment l'organe de Rosenmuller, qui est énorme dans la jument. Il part de leur canal excréteur commun, ou du point qu'il occupait, un ligament signalé par Müller, et se dirigeant vers l'anneau inguinal. Ce ligament, fort distinct chez les femelles solipèdes, est un tube péritonéal creux, analogue au *gubernaculum testis*, tube dans lequel est enfermé un faisceau musculaire délié, rappelant le crémaster, et dérivant comme lui de l'ilio-abdominal. Les canaux excréteurs des corps de Wolff sont regardés par quelques anatomistes comme constituant les canaux

[*] 1, reins; 2, corps de Wolff; 3, testicule; 4, capsule surrénale; 5, uretère; 6, conduit du corps de Wolff; 7, oviducte; 8, cloaque.

de Gaertner, souvent si développés chez la vache, où chacun d'eux peut quelquefois être suivi, sur une assez grande étendue des parois du vagin et de l'utérus, à partir du niveau du méat urinaire.

Les reins dont la formation est postérieure à celle des corps de Wolff, se développent dans le feuillet séreux du blastoderme, sur les côtés de la colonne vertébrale ; mais, d'après Bischoff, au lieu de dériver de ce feuillet, ils naissent d'un dépôt secondaire en arrière des corps de Wolff, qui les masquent complétement. Valentin les a aperçus déjà sur des embryons de porc longs de 5 lignes et Rathke, sur un embryon de cheval de 6 lignes de longueur. Ces organes, d'abord lisses et ovoïdes, présentent plus tard chez le fœtus de vache et de quelques autres animaux, des sillons qui leur donnent l'aspect d'une petite grappe de raisin.

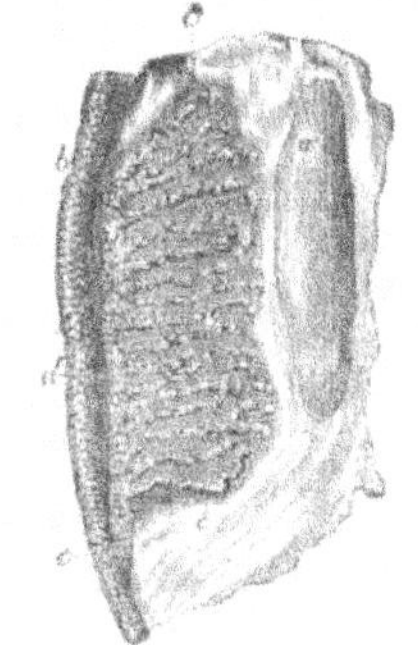

Fig. 241. — Corps de Wolff d'un cobaye femelle à mi-terme (*).

La texture glandulaire se développe progressivement dans les reins comme dans les autres organes sécréteurs. Rathke dit qu'à l'origine ils se montrent sous l'aspect de renflements claviformes qui, plus tard, se creusent de canalicules urinifères. Plus tard, dans chaque lobule, se forme un petit bassinet chez les animaux qui ont les reins lobulés. Enfin, ces organes se mettent en rapport avec les uretères, qui, d'après quelques observateurs, n'existaient pas encore au moment de la formation des reins.

La vessie résulte de la métamorphose de la portion abdominale de l'allantoïde, ainsi qu'il a été dit précédemment. La vésicule allantoïde, née de la partie anale de l'intestin avec laquelle elle communique d'abord, et de laquelle elle s'isole bientôt, se trouve étranglée à l'ombilic lorsque les lames ventrales rapprochées viennent clore la cavité abdominale. La partie incluse dans l'abdomen, ou la future vessie, reçoit les canaux excréteurs des corps de Wolff, les uretères ; elle se revêt de plusieurs couches membraneuses, et bientôt acquiert un orifice particulier à la région périnéale, au-dessous de l'anus. Jusqu'à ce moment et tant que la vessie demeurait en communication avec l'intestin, l'embryon de mammifère était, suivant la remarque de Bischoff, pourvu d'un cloaque transitoire, analogue au cloaque permanent des vertébrés ovipares.

Les testicules ne peuvent être, d'après Bischoff, considérés comme des produits immédiats du feuillet vasculaire blastodermique. Ils apparaissent après les corps de Wolff, et avant les reins, sous la forme de deux languettes oblongues dans un blastème blanchâtre composé de petites cellules et de noyaux de cellules. La glande, située au côté externe des corps de Wolff, parallèlement à l'axe du rachis, montre de très bonne heure, suivant Valentin, les premiers rudiments des conduits séminifères. Ceux-ci seraient déjà distincts sur des embryons de porcs longs de deux pouces à deux pouces et demi. Peu après se développent la tunique albuginée et l'enveloppe péritonéale, pendant que le testicule est renfermé dans la cavité abdominale.

(*) a, ovaire ; b, trompe de Fallope ; c c, canalicules du corps de Wolff ; d, leur canal extérieur commun.

Le testicule, primitivement placé à la région sous-lombaire, et bientôt fixé au flanc vers l'entrée du bassin par un long repli péritonéal, finit, à une époque variable de la vie fœtale ou seulement après la naissance, par s'engager dans le trajet inguinal et descendre dans les bourses. Cette migration, sur le mode et les causes de laquelle on a beaucoup écrit depuis Hunter, peut être facilement comprise en comparant ce qui se passe chez le fœtus de la plupart des animaux avec ce qui existe pendant toute la vie chez quelques-uns d'entre eux.

Or, chez le hérisson et le cochon d'Inde qui ont les testicules dans l'abdomen, il n'y a pas de bourses extérieures. Le testicule est fixé dans la cavité abdominale par deux replis continus l'un à l'autre : le premier, qui est très long, part du bassin et de la région sous-lombaire, comprenant, entre ses deux lames, les vaisseaux testiculaires et le canal déférent ; le second, qui est plus court et plus épais s'étend du pourtour de l'anneau inguinal à la queue de l'épididyme. Celui-ci a la forme d'un tube creux, d'une sorte de cornet un peu plissé transversalement dont la partie évasée s'ouvre dans le trajet inguinal, la partie étroite restant fixée au testicule ; l'intérieur de ce cornet est tapissé par le muscle crémaster plus ou moins développé, et par un tissu cellulaire fibreux, très abondant au voisinage de la queue de l'épididyme. Ce cylindre creux, qui s'allonge et devient rectiligne quand on tire le testicule vers la région sous-lombaire, n'est autre chose que la gaine vaginale encore renfermée dans l'abdomen. En poussant le testicule dans l'anneau inguinal, le tube péritonéal est entraîné devant lui, traverse l'anneau et vient faire hernie dans la région scrotale. La face lisse et externe du tube devient interne ; par contre, sa face interne, tapissée par le crémaster, devient externe. En ramenant ensuite le testicule et sa gaine séreuse dans l'abdomen, on rétablit les choses dans l'état où elles se trouvaient auparavant.

Dans le fœtus, la disposition du testicule et de la gaine vaginale est transitoirement ce qu'elle est d'une manière permanente chez le hérisson et le cochon d'Inde, et l'inversion que nous produisons artificiellement sur ces derniers se produit spontanément, soit pendant la vie fœtale, soit quelque temps après la naissance.

En effet, chez les fœtus de solipèdes à mi-terme, ou à peu près, et qui n'ont point la peau velue, les testicules ne sont pas encore descendus dans les bourses ; ils flottent librement dans l'abdomen à l'extrémité d'un long ligament. Un peu plus tard ils se rapprochent de l'orifice supérieur du trajet inguinal ; vers la fin de la gestation, le trajet se creuse et les bourses débutent sous la forme d'un doigt de gant ouvert du côté de l'anneau, fermé inférieurement, tapissé en dedans par le péritoine, en dehors par le crémaster. Elles ne contiennent que les premières sinuosités de l'épididyme attachées à un renflement cellulo-musculaire adhérent au fond des bourses, et qui est, comme ces dernières, revêtu d'un feuillet séreux, renflement dont la contraction lente paraît prendre une grande part à la descente du testicule. L'épididyme commence à se former par quelques flexuosités du canal déférent analogues à celles des trompes utérines, très loin du testicule. Or, les choses étant ainsi disposées, si l'on refoule la gaine vaginale de dehors en dedans, de manière à la faire rentrer dans l'abdomen, on a exacte-

ment ce qui existe chez le hérisson, le cochon d'Inde, et ce qui existait aussi
chez le fœtus très jeune. La gaine vaginale, dans l'abdomen, forme un tube creux
ayant le testicule à son extrémité fermée, et l'anneau inguinal à son extrémité
béante, sa face externe libre et sa face interne tapissée par le muscle crémaster.
A ce moment, si l'on refoule de dedans en dehors l'épididyme, la gaine se renverse sur elle-même, franchit l'anneau inguinal, et ainsi le crémaster, précédemment à l'intérieur de cette gaine se retrouve à l'extérieur. A l'âge auquel on fait
ces observations, c'est-à-dire à peu près à mi-terme, il y a impossibilité matérielle à la sortie du testicule hors de l'abdomen : le testicule, dont le poids est

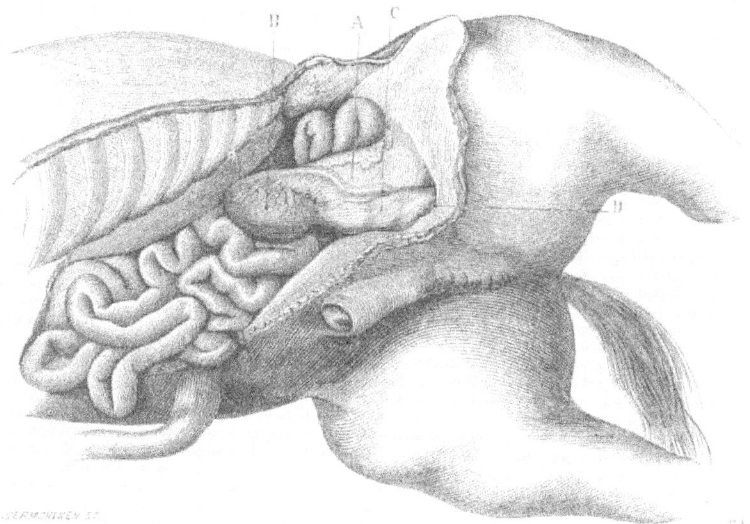

Fig. 212. — Testicule flottant dans l'abdomen (*).

alors de 35 à 40 grammes, a un diamètre transversal trois fois aussi grand que
celui de l'anneau inguinal.

D'après cela, il est facile de concevoir le mécanisme de la descente du testicule et de la formation de la gaine vaginale. En effet, lorsque, par les progrès
de l'accroissement, le repli péritonéal dans lequel est renfermé le testicule avec
ses vaisseaux et son canal excréteur est devenu assez grand pour amener les
organes près des parois inférieures de l'abdomen, le crémaster commence à agir.
Ce muscle tire sur la gaine, la plisse, la renverse de dedans en dehors, en
entraînant d'abord la queue de l'épididyme, et plus tard le testicule lui-même
qui se rapproche de l'épididyme dont la condensation est progressive.

Mais dans ce mécanisme, il faut bien se garder de tout rapporter à l'inter-

(*) A, ligament péritonéal du testicule venant de la région lombaire ; B, testicule ; C, gubernaculum
testis ; D, anneau inguinal.

vention du crémaster. Avant que ce muscle puisse agir, le travail nutritif a allongé le large frein péritonéal qui attache le testicule aux parois de l'abdomen, et a amené cette glande vers l'entrée du bassin et de l'anneau inguinal, puis les fibres musculaires lisses du gubernaculum ont attiré l'épididyme dans le trajet. Le crémaster vient achever le déplacement, une fois qu'il a acquis assez de force pour remplir ce rôle. La meilleure preuve à donner de la participation du travail d'accroissement à cette migration est que, chez les grands ruminants, le testicule est déjà entièrement dans les bourses à la fin du premier tiers de la gestation : il y est même alors tellement enfermé, qu'il est fort difficile, en raison de l'étroitesse de l'anneau inguinal, de le faire rentrer dans l'abdomen. Jusqu'à cette époque, le crémaster est pâle, extrêmement mou, et fort difficile à distinguer.

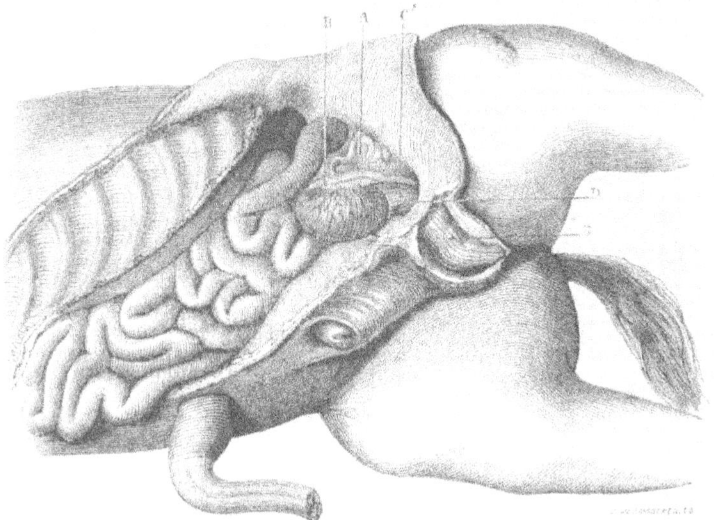

Fig. 213. — Testicule attiré près de l'anneau inguinal (*).

Quelquefois il arrive chez les solipèdes, chez le chien et d'autres animaux, que les deux testicules, ou un seul d'entre eux, restent pendant toute la vie dans l'abdomen. Alors on remarque, du moins je l'ai vu plusieurs fois, que le tube creux intra-abdominal est réduit à un petit cordon très grêle, sans trace de cavité, ou avec une cavité très étroite, dans laquelle on reconnaît avec peine quelques fibres pâles du muscle crémaster atrophié. Dans ce cas, c'est évidemment à l'étroitesse de cette gaine vaginale non renversée, et à l'atrophie du crémaster, qu'est due l'impossibilité de la descente du testicule.

En réfléchissant à ce que je viens de dire, on voit sans peine que le gouver-

(*) Mêmes lettres que dans la précédente; C'. portion interne du gubernaculum testis; C. portion du gubernaculum devenue externe en s'invaginant sur elle-même au-dessous de l'anneau inguinal.

naïl, le *gubernaculum testis* décrit par Hunter, est bien, comme le croyait ce
savant anatomiste, un repli péritonéal creux dans lequel le testicule est entraîné
hors de l'abdomen, sinon exclusivement, du moins en partie par le muscle crémaster.

Les canaux déférents, qu'on a considérés comme résultant d'une métamorphose des conduits excréteurs des corps de Wolff, se développent, d'après Bischoff,
dans un blastème accolé à ces derniers canaux. La partie la plus voisine du testicule n'a d'abord que de légères flexuosités. Ce n'est que par la suite qu'elle se
plisse pour former l'épididyme ; ce plissement a lieu, même assez tard, chez les
fœtus des solipèdes, comme je l'ai observé, et, dès qu'il a formé, à une certaine
distance du testicule, un commencement d'épididyme, celui-ci est entraîné dans
la gaîne vaginale où le testicule parviendra longtemps après lui.

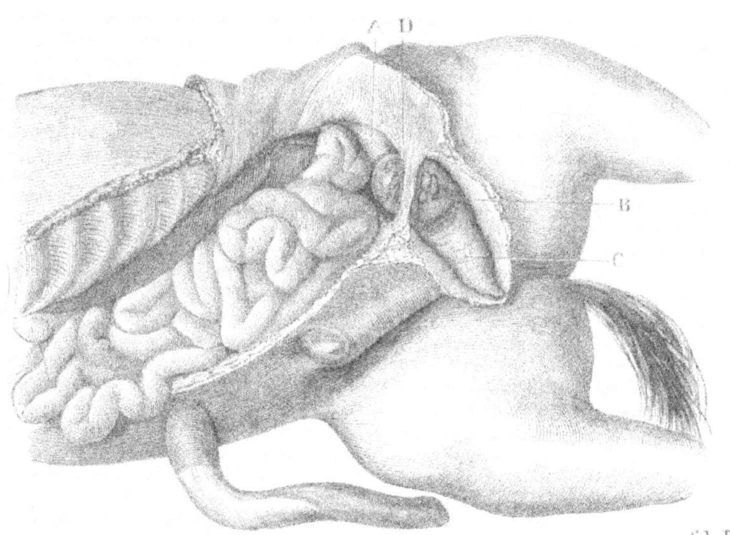

Fig. 244. — Testicule engagé dans l'anneau inguinal (¹).

Au point de jonction des voies génitales avec les voies urinaires, ou à ce qu'on
appelle le *sinus uro-génital*, il se développe, d'après Rathke, sur la portion d'allantoïde, qui deviendra la vessie, deux petites bosselures coniques qui se creusent
d'une cavité et s'ouvrent au même point que les canaux déférents ; elles doivent
constituer les vésicules séminales.

Le pénis, ses enveloppes et celles des testicules ne se montrent que très tard.
Leurs premiers rudiments apparaissent sous forme d'un tubercule saillant creusé
d'un sillon à son bord inférieur, lorsque l'intestin et les voies génito-urinaires se

(¹) Le ligament du testicule n'est plus visible, la gaîne vaginale s'est formée par le renversement du
gubernaculum au-dessous du trajet inguinal.

confondent dans un véritable cloaque. L'extrémité de ce tubercule se renfle pour
pour former le gland ; les plis qui s'élèvent sur ses côtés deviennent le fourreau
et le scrotum ; enfin, les deux bords de la fente inférieure, en se soudant,
se transforment en canal de l'urèthre. Jusqu'à ce moment, ces parties sexuelles
ont montré la plus grande ressemblance avec celles de la femelle : le pénis rap-
pelait le clitoris, et les deux replis placés sur ses côtés figuraient les lèvres de la
vulve.

Le développement des organes reproducteurs femelles a une très grande analogie avec celui de l'appareil génital du mâle.

Les ovaires se forment, comme les testicules, au voisinage des corps de Wolff ;
mais ils s'éloignent peu à peu de la région sous-lombaire enveloppés dans un
repli péritonéal plus ou moins allongé suivant les espèces. D'après Valentin, il
apparaîtrait d'abord dans le tissu de l'ovaire de petites languettes qui se décom-
poseraient en d'autres plus petites donnant naissance à des tubes, dans l'intérieur
desquels on ne tarderait pas à reconnaître les follicules primitifs : ceux-ci, formés
d'une membrane transparente et d'un contenu granuleux, donneraient naissance
aux ovules : c'est ainsi que les choses se passeraient dans l'embryon de la vache
et de la brebis. Cependant Bischoff n'a pu parvenir à reconnaître dans l'ovaire
les languettes et les tubes, dont l'existence temporaire est d'ailleurs très courte ;
mais il a vu se former les follicules par une agrégation de cellules primaires se
confondant en une membrane transparente, à l'intérieur de laquelle se dépose
une couche de cellules épithéliales. C'est dans cette vésicule glandulaire très
grande que ce dernier observateur a vu, un peu plus tard, se développer une
seconde vésicule plus petite, qu'il regarde comme la vésicule germinative ; puis,
autour de celle-ci, les granulations vitellines : et, enfin, la zone transparente,
c'est-à-dire, en un mot, les diverses parties constituantes de l'œuf.

Dans quelques animaux, les solipèdes par exemple, l'ovaire est énorme pendant la vie embryonnaire, surtout à partir du milieu de la gestation : son stroma
y est rougeâtre et d'une mollesse extrême, tandis que chez d'autres animaux, en
particulier les ruminants, cet organe n'est pas alors proportionnellement beaucoup plus volumineux qu'il ne le sera dans la suite.

Les trompes de Fallope se développent sur le trajet des canaux excréteurs des
corps de Wolff, à peu près comme les canaux déférents auxquels ils correspondent.

La matrice procède, d'après les observations de Rathke, d'une petite bosselure située en haut du sinus uro-génital, au point d'abouchement des deux
trompes de Fallope. La dilatation de la bosselure devient le corps de l'utérus ;
celle de l'extrémité inférieure des trompes constitue les cornes. Si le développement de la bosselure médiane a une très grande prédominance, on a un utérus
simple comme celui de la femme et des singes. Si, au contraire, la prédominance
appartient aux trompes, il se produit un utérus à deux cornes plus ou moins
longues.

La vulve et le clitoris apparaissent en arrière du sinus uro-génital sous la
forme d'un appendice saillant, bordé de deux replis, entre lesquels se trouve
l'orifice du vagin.

Quant aux mamelles, elles se forment de très bonne heure, et le mamelon est déjà perforé sur de très jeunes fœtus. Celui-ci se voit aussi très distinctement dans le premier mois de la vie embryonnaire des fœtus mâles, en même nombre et aux mêmes régions que chez les fœtus femelles.

Voilà, à grands traits, comment s'opère le développement des principaux organes. Cet aperçu général suffit pour nous donner une idée de l'admirable travail de formation, suivi dans tous ses détails par les observateurs habiles qui, de nos jours, ont porté à une perfection si étonnante la science de l'embryogénie. Avant de rechercher comment la machine en construction s'essaye à fonctionner, jetons encore un coup-d'œil d'ensemble sur les progrès successifs de son développement.

Ce qui frappe le plus dans l'étude générale de l'évolution embryonnaire, c'est la lenteur du travail aux premiers moments qui suivent la fécondation, et la rapidité qu'il acquiert peu de temps après. Déjà Harvey, qui ne pouvait suivre les premiers changements éprouvés par l'œuf fécondé, avait fait cette remarque. Il avait vu qu'après des débuts fort lents et après la première apparition du cœur, quelques jours suffisaient à toutes les parties du corps pour devenir distinctes. Haller avait aussi constaté que, jusque vers le dix-huitième jour, le fœtus de brebis n'était qu'une petite masse gélatiniforme noyée dans le fluide amniotique, laquelle ne tardait pas à laisser voir les principales parties du petit animal. La lenteur de l'évolution, aux premières périodes de la vie embryonnaire, s'explique en partie pour les mammifères, par la petitesse de l'œuf, aux dépens duquel doivent se faire les premières formations, et par le défaut de connexions directes entre l'embryon et les vaisseaux utérins.

Les parties qui, dans l'œuf des mammifères, prennent l'accroissement le plus rapide dans les premiers temps de la gestation sont les membranes et les liquides qu'elles renferment. Dans l'œuf de la brebis, vers la fin du premier quart de la gestation, les membranes pèsent à elles seules de cinq à neuf fois autant que le fœtus, et à la même époque, les fluides allantoïdien et amniotique réunis ont un poids huit à dix fois aussi considérable que ce dernier. La masse des liquides de l'œuf augmente d'une manière absolue du commencement à la fin de la gestation, excepté peut-être aux derniers jours. Mais cette augmentation, extrêmement rapide dans les premiers temps, se ralentit beaucoup vers l'époque moyenne de la gestation. Et comme à partir de ce moment le développement du fœtus devient très actif, la proportion des fluides diminue d'une manière relative. Vers la fin du quatrième mois ils représentent environ le tiers du poids du fœtus ; puis un sixième au moment de la naissance de l'agneau, c'est-à-dire quelques jours après la fin du cinquième mois.

Le développement du fœtus est si lent pendant les premières périodes de la gestation, que l'agneau, au bout de quarante jours, c'est-à-dire à peu près à la fin du premier quart de la vie embryonnaire, a à peine la trois-centième partie du poids qu'il a acquis au moment de la naissance. A deux mois, il n'a encore qu'un soixantième de son accroissement utérin. Mais à partir du milieu de la gestation, et surtout à la fin du second tiers de celle-ci, il se développe très vite. A l'expiration du quatrième mois, l'agneau n'a plus à gagner qu'un tiers de son poids total. En jetant un coup d'œil sur les deux tableaux suivants, que j'aurais

Tableau de l'accroissement du fœtus de brebis et de chèvre.

Numéros d'ordre.	Age du fœtus.	Poids de la mère.	Poids total de l'utérus et de son contenu	Poids de l'utérus.	Poids des enveloppes fœtales.	Poids du fœtus.	Poids du liquide allantoïdien.	Poids du liquide amniotique.	OBSERVATIONS
	Fœtus de brebis.								
	jours.	gr.	gr.	gr.	gr.	gr.	gr.	gr.	
1	42	55000	542	196	93	1er 9 2e 5	10 10	98 36	deux fœtus.
2	43	54000	267	86	66	10	78	27	
3	43	49000	254	95	53	9	52	41	
4	47	56000	426	126	95	14	60	79	
5	49	55500	330	153	56	16	22	74	
6	50	57000	501	167	104	18	120	80	
7	50	51000	1155	283	360	1er 21 2e 19	155 120	90 76	57 gr. de suc cotyléd.
8	51	56000	1270	313	316	1er 27 2e 28	212 96	109 97	40 gr. de suc cotyléd.
9	51	49000	632	230	120	25	133	101	
10	57	63000	1702	407	453	1er 50 2e 47	164 245	192 202	
11	120	53000	3185	368	308	1910	435	143	
12	129	58000	7200	875	915	3970	675	357	
13	130	55000	3900	475	992	2515	375	305	
14	134	51000	5420	624	326	3310	730	204	
15	137	64000	6420	580	447	3710	850	578	
	Fœtus de chèvre.								
16	à terme		10282	3045	517	1er 3530 2e 3685	135 115	405 615	suc cotyléd. 285 gr.
17	à terme		7035	810	325	1er 2640 2e 2680	perdu 130	560 500	

Tableau de l'accroissement du fœtus de vache.

Numéros d'ordre.	Poids total de l'utérus et de son contenu.	Poids de l'utérus.	Poids des enveloppes fœtales	Poids du fœtus.	Poids du liquide allantoïdien.	Poids du liquide amniotique.	OBSERVATIONS
	Fœtus de vache.						
	gr.	gr.	gr.	gr.	gr.	gr.	
1	1665	790	312	84	167	275	
2	7870	2300	850	1347	1100	2660	
3	7020	1515	845	1505	1010	2120	
4	13100	2470	825	3550	1050	5220	
5	14200	3080	1100	3830	2450	3670	
6	15700	4040	2290	5800	2250	1140	765 gr. de suc coty-lédonaire.
7	19765	3935	1730	9604	2770	1725	
8	51000	»	»	14000	»	»	L'utérus, les enve- loppes et les li- quides pèsent 37000 gr.
9	50600	6735	7820	31500	6700	2500	
10	71000	14000		28500	28000		
	Fœtus de jument.						
11	18650	2893	2000	7450	4600	1650	Le fœtus est déjà couvert de poils; la mère est très petite.

voulu voir plus complets, on pourra se faire une idée générale de l'accroissement de l'œuf à plusieurs périodes de la gestation. Le premier se rapporte à des brebis dont la date de la fécondation est exactement connue ; le second, au contraire, donne seulement des pesées de fœtus de vache, dont l'âge inconnu peut se déduire approximativement du poids du fœtus et de ses annexes.

Le développement des diverses parties du corps du fœtus n'est pas, ainsi que nous avons pu le pressentir, également rapide pour toutes. Il en est d'une évolution précoce, d'autres d'une évolution tardive. Dans certaines d'entre elles l'accroissement est prompt, dans d'autres, il est plus ou moins lent ; les centres nerveux, le cœur, le foie et les organes qui doivent entrer en fonction de bonne heure acquièrent très vite des proportions considérables.

L'encéphale est, comme on le sait, la partie du système nerveux qui acquiert le plus tôt une prédominance marquée sur les autres organes de l'embryon. Burdach a trouvé qu'au cinquième mois le poids du cerveau est égal à la huitième partie du corps chez le fœtus humain de cinq mois, tandis qu'il est égal au quarantième de ce poids chez l'adulte. J'ai constaté que cette proportion de l'encéphale entier est à celle du corps comme 1 est à 15 chez le fœtus d'agneau de 57 jours, comme 1 est à 63 au soixante-dixième jour, et comme 1 est à 53 ou comme 1 est à 61, ou encore comme 1 est à 63 chez le même ruminant à la naissance. A mi-terme, chez le veau, son poids est à celui du corps comme 1 est à 53, et à terme, comme 10 est à 120.

La molle épinière ne suit pas tout à fait la même progression dans l'accroissement. Chez le veau à mi-terme, elle représente en poids la quatre cent vingt et unième, et, à terme, la quatre cent soixante-dixième partie du corps : elle égale la trois cent quarantième partie de ce poids chez l'agneau au moment de la naissance. Chez le fœtus humain au troisième mois, elle égale la dix-huitième partie du poids du corps d'après les observations de Meckel.

Le cœur, dont l'apparition est si précoce, est sensiblement plus volumineux chez le très jeune embryon que vers la fin de la gestation et après la naissance. Meckel dit que celui du fœtus humain au troisième mois représente le cinquantième du poids du corps et le cent-vingtième à la naissance : il en est à peu près de même chez les ruminants. Le cœur d'un veau à mi-terme égalait un cent-vingt-cinquième du poids du corps, celui d'un agneau à terme le cent-vingtième, celui d'un autre encore le cent-dix-huitième. Le même organe représentait seulement la deux cent soixante-quatrième partie de ce poids chez un bélier adulte.

Le poumon a, relativement à la masse de l'embryon, un poids variable suivant les âges. Il égalait la vingtième partie du poids du corps chez un fœtus de brebis de cinquante-sept jours, la trente-troisième chez un veau à mi-terme, la trente-quatrième chez un autre de huit mois, la trente-cinquième, la cinquante-cinquième chez deux autres veaux à terme ; la trente-troisième chez un poulain ayant à peu près de huit à neuf mois, et de la vingt-quatrième à la soixante et onzième chez des agneaux et des chevreaux à terme.

Le développement du thymus varie considérablement suivant les âges et suivant les espèces. Le poids de cet organe était la cent trente-septième partie du corps sur un veau à mi-terme, la quatre-vingt-dix-septième sur un veau pouvant avoir sept mois, la deux centième sur un poulain à terme, la cent treizième sur un chevreau à la naissance, la deux cent vingt-huitième partie sur un agneau huit jours après la naissance. Il est toujours proportionnellement plus volumineux chez les ruminants que chez les solipèdes.

Le foie, extrêmement volumineux dans les premiers temps de la vie embryonnaire, décroît proportionnellement à mesure qu'on se rapproche du terme de la gestation. Il est dans le fœtus humain, d'après Meckel, le dix-huitième du poids du corps, et le trente-cinquième ou le trente-sixième chez l'adulte. Je l'ai trouvé égal au sixième chez un fœtus d'agneau de cinquante-sept jours, au vingt-neuvième chez des veaux à mi-terme et à terme, au vingt et unième chez un poulain au moment de la naissance, et au vingt-quatrième chez un agneau à la même époque. Nous avons vu cet organe représenter la soixante-quinzième partie du poids du corps chez le cheval adulte, et la quatre-vingt-troisième chez le bélier.

Le tableau suivant donne quelques-uns des éléments qui m'ont servi à établir les rapports précédents; mais il est trop incomplet pour fournir une base à des moyennes à peu près exactes.

ESPÈCES DE FŒTUS	Poids du corps	Poids de l'encéphale	Poids de la moelle épinière	Poids des glandes salivaires	Poids du thymus	Poids des poumons	Poids du cœur	Poids du foie	Poids de la rate	Poids du pancréas	Poids des reins	Poids des testicules
	gr.	gr.	gr.	gr.	gr.	gr.	gr.	gr.	gr.	gr.	gr.	gr.
Poulain à terme	32500	»	»	»	162	1110	»	1500	207	»	85	»
Veau	29000	119	14	»	19	175	17	200	21	»	25	»
Veau	31300	233	36	64	275	»	»	»	»	»	151	8
Veau	25500	»	»	64	127	732	»	866	100	14	162	»
Agneau de 57 jours	47	19	»	»	»	2	»	8	»	»	»	»
Agneau à terme	3210	»	»	»	18	45	27	68	9	»	15	»
Agneau à terme	3160	52	10	»	41	138	28	137	9	»	23	»
Chevreau à terme	3100	51	11	»	30	87	24	140	6	»	31	»
Chevreau à terme	308.	60	11	»	27	77	27	»	8	»	25	»

L'intestin, pendant la vie fœtale, ne croît pas en longueur pour arriver à atteindre, relativement au corps, la proportion qu'il présente pendant l'âge adulte. À huit ou neuf mois de la vie fœtale, un poulain avait 4m,55 d'intestin grêle, 17 centimètres de cæcum et 1m,38 de gros intestin, en somme, 6m,10; c'est-à-dire à peu près le cinquième de la longueur que cet organe présente à l'âge adulte. Peu après la naissance, il atteint le tiers de la longueur qu'il a au terme du développement de l'animal. Sur le veau à mi-terme il n'a encore que le dixième du total futur de l'intestin de l'adulte et il a seulement seize fois la longueur du corps au lieu de vingt. L'agneau et le chevreau, à l'époque de la naissance, ont le tiers de leur intestin complet, et ce tube n'a encore que dix-sept à dix-huit fois la longueur du corps au lieu de vingt-sept fois, comme au terme de l'accroissement extra-utérin.

Les proportions générales du corps, en particulier celles du squelette, ne sont point encore ce qu'elles deviennent après la naissance. Les os sont, relativement aux autres parties, plus volumineux dans leur ensemble, notamment à leurs extrémités, que chez l'adulte. Les membres en particulier, surtout chez les solipèdes et les ruminants, ont une longueur qui n'est nullement proportionnée à celle de ces parties une fois leur accroissement achevé. Aussi, plusieurs os des membres, tels que le radius, le tibia, le métacarpien et le métatarsien, n'ont plus guère à acquérir pour arriver à leurs dimensions définitives, comme on peut le voir, du reste, en jetant un coup d'œil sur le tableau suivant, dont je dois une partie[1] à M. le professeur Goubaux.

ANIMAUX	LONGUEURS EN MILLIMÈTRES															
	Région cervicale	Région dorsale	Région lombaire	Région sacro-coccygienne	Scapulum	Humérus	Radius	Carpe	Métacarpe	Région digitée	Coxal	Fémur	Tibia	Tarse	Métatarse	Région digitée
Poulain à terme.....	315	390	130	383	195	188	243	53	238	130	227	232	262	60	271	175
Poulain à terme.....	370	350	135	226	190	205	250	40	210	131	215	245	280	62	275	174
Poulain 2 jours.....	»	»	»	»	159	170	224	»	218	»	»	223	218	»	255	»
Cheval adulte de grande taille.....	»	»	»	»	370	310	36	45	210	170	450	390	360	70	280	180

La durée totale du développement du fœtus, ou celle de la gestation chez les vivipares, et de l'incubation chez les ovipares, paraît être, suivant la remarque de M. Flourens[2], en raison directe de la taille des animaux, c'est-à-dire d'autant plus longue que les animaux en naissant ont un plus grand volume.

Ainsi l'éléphant, qui est le plus grand des mammifères, porte de vingt à vingt et un mois, d'après Corse ; le rhinocéros, seize mois ; la girafe et le chameau, un an ; la jument, l'ânesse, l'hémione et les autres solipèdes, onze mois ; — la baleine et le cachalot, neuf à dix mois, suivant Lacépède ; — la vache, neuf mois ; — le cerf, l'élan, de huit à neuf mois, d'après F. Cuvier ; — le lama, l'alpaca, les ours, six mois ; — le chevreuil, cinq à six mois ; — la brebis et la chèvre, environ cinq mois ; — la laie et la truie, un peu moins de quatre mois (cent quinze jours) ; le castor, quatre mois ; — le lion, trois mois et demi, d'après M. Flourens ; — le cochon d'Inde, soixante-quinze jours, d'après Legallois ; — la chienne, de soixante à soixante-quatre jours ; — l'isatis, neuf semaines ; — la chatte, cinquante-six jours ; — le furet, six semaines ; — l'écureuil, le lièvre, le lapin, un mois ; — la souris, trois semaines.

1. Les chiffres relatifs au premier fœtus.
2. Flourens, *Leçons orales de physiologie comparée au Muséum d'histoire naturelle,* 1851.

Parmi les oiseaux, l'incubation du cygne est de quarante-cinq jours, — celle de l'oie, de trente à trente-cinq jours, — du dindon, de vingt-huit jours, — du faisan, de vingt-six, — de la pintade, de vingt-cinq, — de la poule, de vingt et un, — du moineau, du serin, de treize, — du colibri, de onze ou douze jours.

La durée de la gestation est quelquefois abrégée, même suivant une proportion considérable, chez les animaux qui naissent ébauchés, comme les petits des didelphes, et aussi ceux qui ont les yeux fermés et la peau nue. Lorsqu'elle est suffisamment longue, elle permet un développement plus complet et donne aux jeunes animaux la force de se tenir debout, de suivre leur mère, comme on le voit pour la plupart des herbivores, des solipèdes et des ruminants.

La durée de la gestation n'est pas absolument fixe pour chaque espèce; elle est augmentée ou diminuée dans des limites assez considérables. La jument, qui porte, terme moyen, trois cent quarante-cinq jours, met bas souvent à partir du trois cent trentième jusqu'au trois cent soixante-quinzième, quelquefois jusqu'au trois cent quatre-vingtième. La vache dont la gestation est en moyenne de deux cent quatre-vingts à deux cent quatre-vingt-cinq jours, met bas du deux cent cinquantième au trois centième jour, et même plus tard encore. La brebis, qui porte cent cinquante et un à cent cinquante deux jours, met bas du cent quarante cinquième au cent soixantième jour. Chez les autres femelles il y a aussi quelques variations, mais très peu considérables en raison de la brièveté même de la durée normale. Indépendamment de ces variations, qui ne sont pas rares, il en est d'autres propres aux femelles qui, d'habitude, devancent ou dépassent le terme ordinaire; mais ces dernières sont tout à fait exceptionnelles, et celles qui se rapportent à une gestation très abrégée ne sont que des avortements.

En terminant je donne d'après Gurlt[1], dans le tableau suivant, les dimensions du fœtus aux sept périodes de son évolution.

Première période.

Dans les deux premières semaines, l'œuf a......   2 mill. 2

Deuxième période.

3e et 4e semaines, le fœtus de jument a.........	13 millimètres.
3e et 4e — vache....................	9
3e et 4e — brebis et chèvre............	10
18 jours.......... chienne.....................	4

Troisième période.

5e à 8e semaine, jument.....................	54 millimètres.
5e à 8e — vache....................	48
5e à 7e — brebis et chèvre...........	34
4e à 6e — truie....................	48
4e — chienne....................	25

1. F. Leyh, *Anatomie des animaux domestiques*, Paris, 1870, p. 356.

Quatrième période.

9e à 13e semaine,	jument	162	millimètres.
9e à 12e	— vache	149	
7e à 9e	— brebis	91	
6e à 8e	— truie	81	
5e	— chienne	68	

Cinquième période.

13e à 22e semaine,	jument	352	millimètres.
13e à 20e	— vache	325	
10e à 13e	— brebis et chèvre	162	
8e à 10e	— truie	135	
6e	— chienne	94	

Sixième période.

23e à 31e semaine,	jument	650	millimètres.
21e à 32e	— vache	650	
13e à 18e	— brebis et chèvre	325	
11e à 15e	— truie	189	
7e à 8e	— chienne	135	

Septième période, finissant à la naissance.

35e à 48e semaine,	jument	1 137	millimètres.
33e à 40e	— vache	812	
19e à 21e	— brebis et chèvre	490	
15e à 17e	— truie	270	
9e	— chienne	162	

Il faut remarquer que, chez les femelles multipares, le développement des fœtus n'est pas toujours uniforme ou égal. Dans la même corne j'ai vu alterner des fœtus volumineux avec des fœtus plus petits. L'inégalité de volume tient souvent, dans l'espèce canine, à ce que la chienne fécondée par plusieurs mâles donne des petits de races différentes, les uns de grande, les autres de moindre taille. Lorsque l'inégalité ne tient pas à cette cause, j'ai constaté que les fœtus les plus rapprochés de l'ovaire étaient souvent les plus petits. Ce sont ceux qui paraissent provenir des derniers ovules pondus ; ou ceux qui se trouvent greffés sur la matrice dans des points où la muqueuse offre son minimum de vascularité. Si les ovules de ces fœtus ont été fécondés un ou plusieurs jours après le premier, ce retard explique le moindre développement des petits placés en haut des cornes et qui, pour cette raison, naissent les derniers.

Maintenant que nous avons suivi le développement de l'embryon, étudions sommairement les manifestations de son activité propre ou les premiers essais du jeu de ses organes.

CHAPITRE LXXV

DE LA VIE EMBRYONNAIRE

Le jeu de la machine animale, si compliqué qu'il soit, lorsqu'elle est achevée, est loin d'être aussi merveilleux que celui de la machine qui se crée d'elle-même et dont chaque rouage fonctionne progressivement d'après une série de modes, en rapport avec les états transitoires, par lesquels il passe avant d'arriver à sa forme définitive. Le physiologiste, habitué à considérer seulement les manifestations dynamiques des appareils et des organes dont le développement est complet, se trouve aux prises avec des difficultés nouvelles, dès qu'il est en face de cette activité à l'état naissant, dans un organisme en voie de formation. Ce ne sont plus les simples résultats des dispositions matérielles de l'organisme qui s'offrent à ses yeux. Pour la première fois il est appelé à analyser des phénomènes d'un ordre élevé dont le but est la création, le perfectionnement successif de ce qui, plus tard, sera le point de départ, la condition matérielle de toutes les manifestations propres à l'activité vitale.

Or, de même que nous avons précédemment cherché à reconnaître le mode suivant lequel chaque organe se forme et l'ordre de ses développements successifs, nous devons aussi maintenant tenter de saisir les premiers essais de l'activité de ces rouages qui, d'abord imparfaits, deviennent de mieux en mieux appropriés à leur destination future.

Fonctions nerveuses. — L'embryon se forme et se développe sans l'intervention nerveuse de la mère, chez les mammifères et les autres vivipares, aussi bien que chez les ovipares. Il n'y a aucune communication entre les nerfs de l'utérus et les enveloppes fœtales ; il n'y a pas de nerfs dans celles-ci non plus que dans le cordon ombilical. L'animation progressive du nouvel être ne saurait donc dériver d'une propagation immédiate, d'une sorte d'extension directe de de l'activité nerveuse de la mère à son produit. Cette animation a son point de départ dans l'embryon ; elle se développe spontanément en lui sous l'influence de causes insaisissables.

Le système nerveux qui, dès le commencement de la vie extra-utérine, tient sous sa dépendance la généralité des actions de l'organisme, paraît dès le début du développement sans aucune influence possible sur les phénomènes de la vie embryonnaire. D'abord les premiers changements qui surviennent dans l'œuf, la disparition de la vésicule germinative, la segmentation du vitellus, le dépôt d'une couche albumineuse autour de la zone transparente, la formation du blastoderme, la séparation de ses feuillets, l'apparition de la ligne primitive, sont antérieurs à la formation des premiers linéaments des centres nerveux. Ensuite, pendant que les rudiments du système nerveux se forment, ceux de plusieurs autres parties se développent aussi parallèlement. Enfin, alors que ce système est déjà passablement développé, il ne paraît pas encore réunir les conditions qui lui permettent d'agir dès le début de la vie embryonnaire. On voit dans le plasma homogène de l'œuf, dans le blastème commun, se former en même temps ou successivement mille parties différentes. Ces parties se développent les unes indépendamment des autres, comme si chacune avait en soi la raison de sa formation et de ses perfectionnements ultérieurs. Le système nerveux paraît lui-même soumis aux lois communes; il ne dépend d'aucune autre partie de l'embryon, comme aucune ne dépend de lui. Ce n'est pas seulement au début que les phénomènes de la vie embryonnaire s'accomplissent sans l'intervention d'une influence nerveuse excitatrice; plus tard, alors que le système nerveux est entièrement constitué, les opérations de la plasticité paraissent encore s'effectuer sans son intervention. Du reste, on sait que les monstres sans cerveau et sans moelle épinière peuvent arriver même au terme de leur développement fœtal.

Cependant, certains faits ont paru démontrer que le développement des parties était dépendant de l'action nerveuse. Tiedemann a vu, sur les monstres, les organes manquer lorsque les nerfs qui devaient se distribuer à ces organes ne s'étaient point développés, et il a vu plusieurs organes se souder entre eux quand leurs nerfs se confondaient ensemble, et un même organe éprouver une division, un fractionnement correspondant à la division accidentelle de son nerf. Alessandrini a constaté que les muscles de la moitié postérieure du corps manquaient chez les fœtus de vache et de truie dont la partie correspondante de la moelle était avec ses nerfs très imparfaitement développée. Mais ces faits ne prouvent nullement que l'absence des nerfs ait été la cause du non-développement des muscles. Il y a dans ces cas une corrélation entre la non-formation du nerf et celle du muscle : la cause qui a empêché le nerf de se former dans telle partie de l'économie a aussi mis obstacle à la constitution du muscle. Il en est de même, jusqu'à un certain point, des vaisseaux relativement aux parties dans lesquelles ils se distribuent. Primitivement, dans le plasma homogène se développent les éléments divers d'un organe en même temps que ses vaisseaux; la force qui crée la fibre cellulaire, la nerveuse, la musculaire crée aussi les éléments du vaisseau, ceux de l'artère, de la veine, des capillaires. Ces formations diverses sont liées entre elles, elles marchent de pair. Si les vaisseaux n'apportent plus une quantité suffisante de matériaux plastiques, le travail de développement des parties languit, et, par contre, si celles-ci n'emploient pas ces matériaux, si elles s'atrophient, les vaisseaux cessent d'en apporter ou en apportent moins; ils s'atrophient ou ils ne continuent pas à croître.

Le système nerveux, une fois arrivé à un certain degré de développement, entre peu à peu en action : mais les premières manifestations de son activité sont très obscures. Les impressions qu'il est susceptible d'éprouver de bonne heure sont de simples impressions tactiles qui se traduisent par des mouvements plus ou moins appréciables. On sait que, chez les vaches et les juments, après l'ingestion d'une grande quantité d'eau froide, le fœtus, dès la fin du second tiers de la gestation, et surtout dans les derniers mois, exécute des mouvements parfois assez prononcés pour être reconnus en appliquant la main sur les parois abdominales. Ces mouvements réflexes ou automatiques peuvent déterminer des torsions du cordon ombilical et devenir même une cause prédisposante de l'avortement. Ayant eu l'occasion d'ouvrir vivante une jument, deux à trois mois avant le terme de la gestation, j'ai vu, aussitôt après l'incision des parois abdominales de la mère, le fœtus se débattre vivement dans l'utérus sans qu'il y fût sollicité par des excitations extérieures; il se déplaçait en masse et agitait la tête ou les membres dès qu'on venait à lui pincer quelques parties du corps à travers l'utérus et ses enveloppes; mais il cessa d'exécuter aucun mouvement un quart d'heure après avoir été séparé de sa mère et dégagé de ses membranes. Wrisberg avait déjà vu un embryon humain de cinq mois qui, hors de la matrice, ployait et allongeait les membres.

Les mouvements du fœtus doivent être certainement très marqués, même assez énergiques à l'époque du part, car à ce moment le fœtus change de position pour se préparer à franchir les détroits du bassin. Aussi le fœtus des solipèdes qui, pendant toute la durée de la gestation, a eu l'abdomen tourné en haut et les membres postérieurs logés dans la plus grande des deux cornes utérines, se retourne de manière à avoir le ventre, les membres en bas, et le cordon ombilical sur l'un des côtés du corps.

Du reste, le fœtus, à partir d'une époque assez reculée, peut exécuter des mouvements de déglutition, car il avale les poils tombés dans les eaux de l'amnios, poils qu'on retrouve souvent en quantité notable dans son estomac.

Absorption. — Les phénomènes de l'absorption jouent un rôle considérable dans le développement de l'œuf des ovipares et des mammifères. Dès que l'œuf microscopique des mammifères est parvenu dans l'utérus, son enveloppe vitelline ou sa zone transparente se hérisse de prolongements déliés, de villosités sans vaisseaux, qui s'imprègnent des fluides exhalés par la muqueuse utérine et les transmettent de proche en proche aux feuillets du blastoderme. A cette première période, la surface absorbante est infiniment petite, aussi l'accroissement de la masse de l'œuf est-il très lent. Cependant cette légère absorption suffit pour augmenter de quarante à cinquante fois le volume de l'œuf avant que les feuillets de la membrane blastodermique et l'aire germinative soient entièrement formées.

Plus tard, lorsque la vésicule ombilicale s'est constituée au dépens des feuillets muqueux et vasculaire du blastoderme, les vaisseaux de cette vésicule absorbent des matières dissoutes qui viennent s'ajouter à la masse des éléments nécessaires à l'accroissement de l'embryon, matières prises à la fois dans la vésicule même, surtout dans les ovipares, où elle renferme le jaune, et en dehors d'elle chez les mammifères, où le contenu vitellin n'a, au début, que des proportions très exiguës.

Enfin, une fois que le chorion définitif est organisé avec ses myriades de papilles vasculaires, dont l'ensemble forme les placentas disséminés ou agglomérés, l'absorption prend une nouvelle activité: elle va puiser sur toute l'étendue de la muqueuse utérine et dans l'épaisseur de son tissu tous les éléments de la nutrition du fœtus. Ceux-ci sont immédiatement recueillis par les vaisseaux des villosités placentaires, transformés en fluide nutritif, en véritable sang, puis transmis à l'embryon par les veines ombilicales.

A ces trois phases successives, l'absorption saisit en dehors de l'œuf tout ce

qui doit être ajouté à la masse primitive de ce dernier pour subvenir aux besoins
des diverses formations embryonnaires. Aux deux premières, l'absorption étant
très restreinte, elle ne peut qu'entretenir un développement très lent; mais à la
dernière, qui embrasse presque toute la durée de la vie utérine, elle emprunte
à la mère une masse énorme de matériaux, autant qu'il peut en être employé par
le travail de plasticité.

Outre cette absorption, qui s'opère, pour ainsi dire, en dehors de l'œuf, il en
est encore d'autres qui s'effectuent dans les enveloppes pleines de liquides,
dans l'amnios, l'allantoïde, au sein des organes et des tissus de l'embryon lui-
même.

Circulation. — Nous avons vu, en jetant un coup-d'œil sur le développement du système vasculaire de l'embryon, que la circulation doit s'effectuer, à
l'origine, suivant un mode bien différent de celui qui lui appartient pendant tout
le reste la vie fœtale.

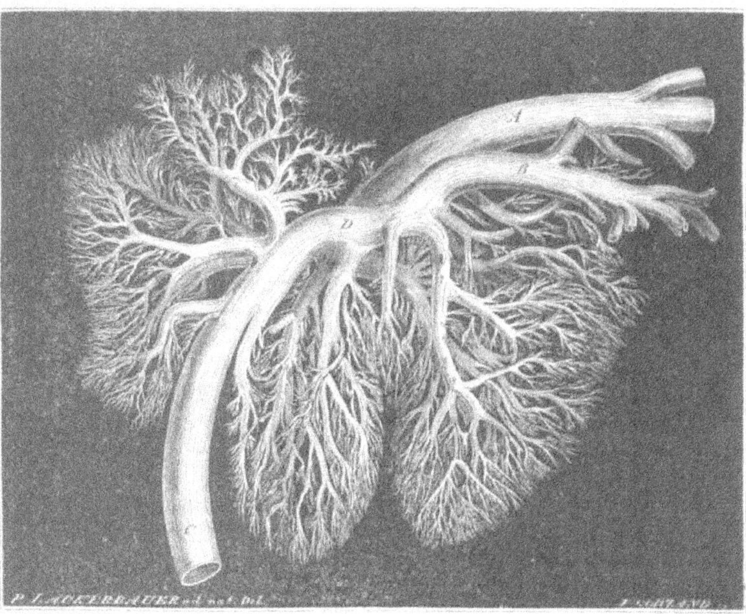

Fig. 245. — Vaisseaux du foie d'un fœtus de jument à mi-terme (*).

Aux premières périodes du développement embryonnaire, toute la circulation
est confinée dans l'aire vasculaire. Le cœur, placé sous la partie antérieure de

(*) A, veine cave postérieure; B, veine porte; C, veine ombilicale; D, anastomose du tronc de la veine
ombilicale avec celui de la veine porte.

l'embryon, reçoit le sang par deux troncs veineux, et il le lance par deux troncs artériels. Les veines le puisent dans l'embryon et dans le sinus terminal qui borde l'aire vasculaire ; les artères le distribuent également en partie à l'embryon, en partie à cette aire, aux dépens de laquelle se formeront le canal intestinal et la vésicule ombilicale. Une fois que ces deux organes sont constitués, le sang, chassé du cœur par les arcs aortiques et leurs divisions, se distribue à toutes les parties, puis il parvient à la vésicule vitelline par l'artère omphalo-mésentérique née en commun avec le tronc artériel de l'intestin. Il revient de la vésicule par la veine omphalo-mésentérique, qui, au niveau du foie, se joint à une partie des veines de l'embryon pour former le tronc de la veine cave inférieure. Cette première forme de la circulation est antérieure à l'établissement des connexions vasculaires entre l'œuf et la mère ; mais elle persiste plus tard comme une annexe à la suivante tant que la vésicule ombilicale n'a pas disparu.

La seconde forme de la circulation, qui doit durer jusqu'à la naissance, n'est qu'une simple extension de la première, sur laquelle elle se greffe en quelque sorte, et avec laquelle elle peut coïncider encore très longtemps. Son origine est liée au développement de l'allantoïde et des vaisseaux satellites de ce vaste réservoir membraneux. En effet, lorsque l'allantoïde se détache du tube intestinal et se porte à la face interne du chorion, en sortant par l'ouverture ombilicale, il naît des troncs iliaques internes deux artères qui l'accompagnent et envoient à travers le chorion une infinité de divisions dans les papilles placentaires. A côté de ces artères se développent deux veines qui se rendent au foie par un tronc commun, et de là dans la veine cave postérieure. De cette manière, le champ de la circulation prend une étendue considérable : il y a, d'une part, des vaisseaux qui prennent dans le placenta les matériaux fournis par la mère, les conduisent à l'embryon ; et,

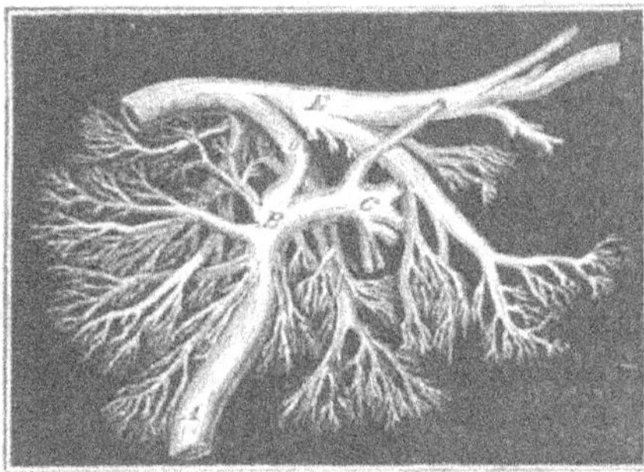

FIG. 240. — Foie d'agneau à terme (*).

d'autre part, des vaisseaux qui rapportent du fœtus dans le placenta l'excédent de ces mêmes matériaux. Mais suivons avec soin cette circulation telle qu'elle s'opère pendant la plus grande partie de la vie fœtale.

Le sang que les radicules des veines ombilicales puisent dans le placenta progresse de la périphérie de l'œuf vers son centre, du chorion vers le fœtus ; il arrive dans le tronc unique de la veine ombilicale, de là dans le foie, où cette veine va se plonger. Là, il se mêle à celui que la veine porte, ramène des viscères digestifs, car chez tous les mammifères le tronc de la veine ombilicale s'anastomose à plein canal avec celui de la veine porte, ou, en d'autres termes, ces deux vaisseaux, en entier s'abouchent l'un dans l'autre, comme on

(*) A, veine ombilicale ; B, anastomose de cette dernière avec la veine porte ; C, veine porte ; D, canal veineux ; E, veine cave postérieure.

le voit par la figure 245, représentant l'appareil vasculaire hépatique d'un
fœtus de solipède.

Parvenu dans le foie, le sang veineux ombilical ne se mêle pas seulement à
celui de la veine porte provenant des viscères intestinaux, il se mêle encore à
celui de la veine cave postérieure dérivé de toute la moitié correspondante du
corps, et ce nouveau mélange s'opère de deux manières : directement, par le
canal veineux étendu (fig. 246) entre la jonction de la veine ombilicale avec la
veine porte et le tronc de la veine cave postérieure ; indirectement par le système
capillaire qui unit les veines sous-hépatiques avec les sus-hépatiques ouvertes
dans le tronc de la veine cave. Cette dernière voie, assez longue, oblige le sang
qui la suit à traverser par mille canaux déliés la substance du foie ; elle existe
chez les fœtus de solipèdes, où
je n'ai jamais trouvé trace de
canal veineux ; néanmoins, celui-
ci doit y exister dans les premiers temps de la vie embryonnaire, puisqu'il est formé par la
veine omphalo-mésentérique elle-
même.

De la veine cave postérieure,
le sang placentaire, déjà deux
fois mêlé au sang veineux d'une
grande partie du fœtus, arrive
dans l'oreillette droite du cœur,
où il se mêle à celui de la veine
cave antérieure et de l'azygos
dont il était demeuré jusqu'ici
isolé ; et ainsi ce sang placentaire
ou ombilical se trouve complètement confondu avec celui des
veines de toutes les parties du
fœtus.

De l'oreillette droite du cœur,
où tout le sang est amené, il
passe en partie dans l'oreillette
gauche par le trou de Botal (fig.
247) dont la cloison interauri-

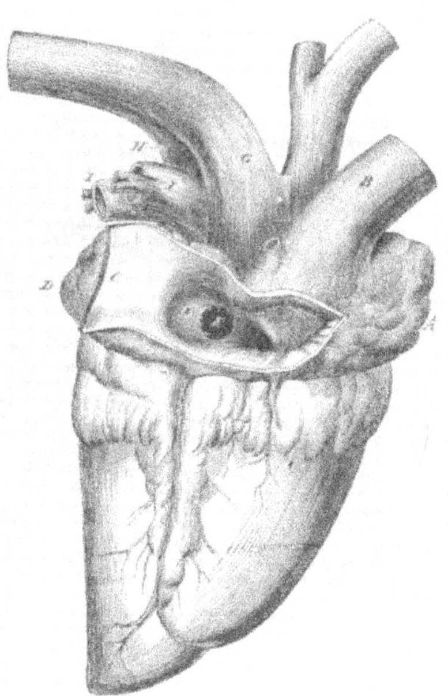

Fig. 217. — Cœur de fœtus de vache
vu à droite (*).

culaire est percée, et il y passe sans que la valvule qui borde les deux tiers de la
circonférence de cette ouverture y mette obstacle, car cette valvule mince, souple
et fort large s'ouvre de l'oreillette droite vers la gauche, comme aussi de la gauche
vers la droite, mais beaucoup mieux et plus complètement dans le premier
sens. Lorsque les deux oreillettes sont remplies, le contenu de chacune d'elles

passe dans le ventricule correspondant au moment de leur resserrement simultané et dès que les ventricules viennent à effectuer leur systole, le sang du droit s'engage dans l'artère pulmonaire, et celui du gauche dans l'aorte primitive; mais comme les branches de l'artère pulmonaire sont très petites et que le tissu du poumon, qui ne fonctionne pas encore, est peu perméable, le sang qui est entré dans l'artère pulmonaire passe en grande partie dans l'aorte, en traversant le *canal artériel* étendu entre le tronc de l'artère pulmonaire et l'aorte, canal énorme, plus large même que le premier des deux troncs qu'il fait communiquer ensemble.

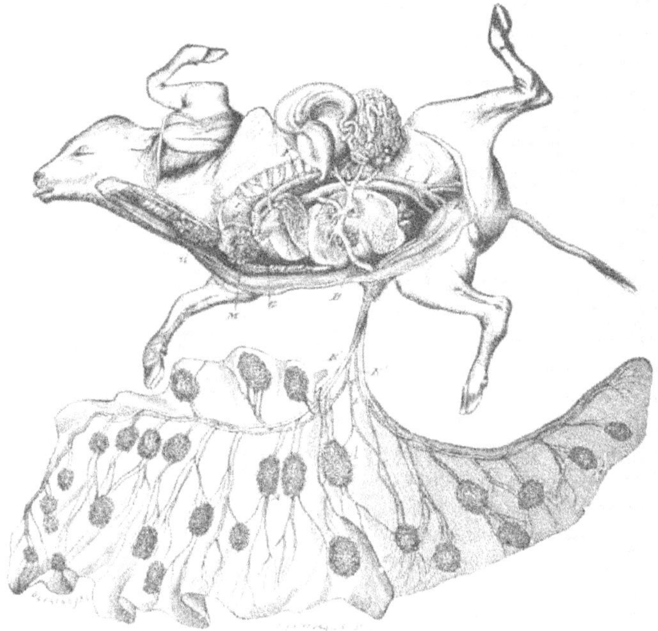

Fig. 248. — Circulation du fœtus.

Une fois dans le tronc aortique, le sang en parcourt les branches et les rameaux; il va par l'aorte antérieure dans les membres thoraciques, le cou et la tête; par l'aorte postérieure dans tout le reste du corps. De plus, une partie du sang de l'aorte postérieure parvenu dans les iliaques internes, s'engage dans les deux artères ombilicales qui longent la vessie et l'ouraque, puis il est ramené par les divisions de ces artères dans le placenta d'où il était parti.

Cet itinéraire du cours du sang, déjà indiqué par Harvey pour le fœtus comme pour l'adulte, a fait le sujet de quelques difficultés parmi des anatomistes célèbres, mais seulement en ce qui concerne le rôle du trou de Botal et du canal artériel. Duverney[1], dans sa dispute avec Méry, soutenait avec raison que la

1. Du Verney, *Mémoires de l'Académie des sciences*, 1699, p. 253 et suiv.

valvule du trou ovale était disposée de manière à donner un libre passage au sang

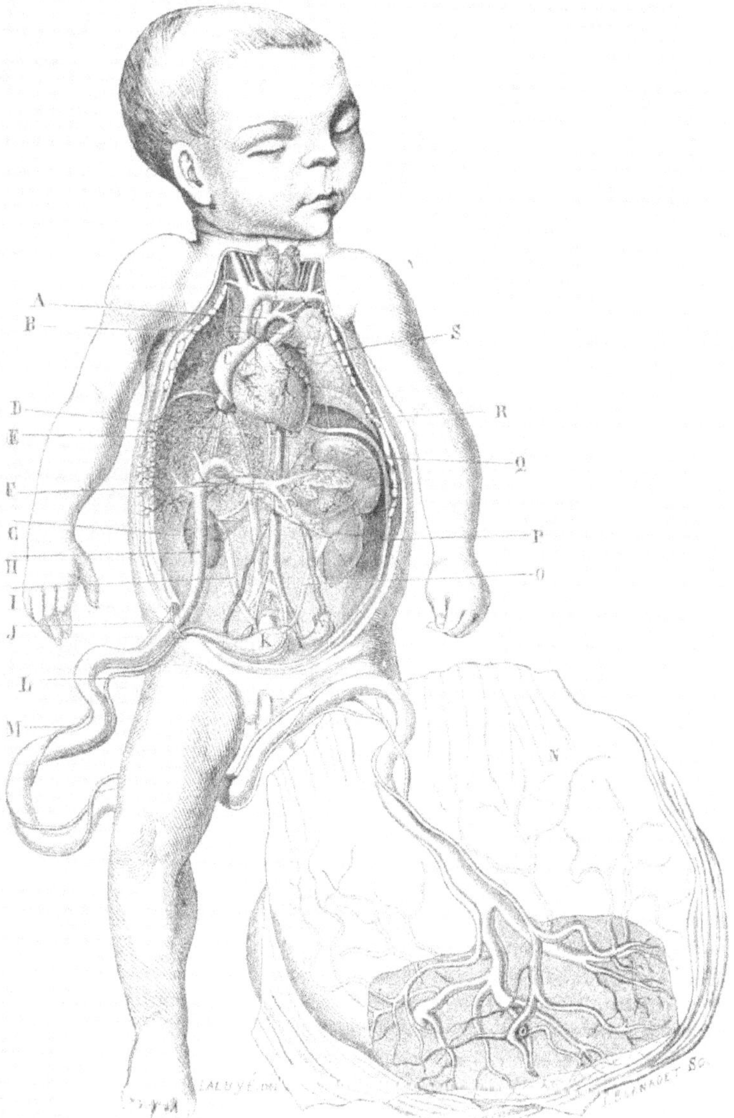

Fig. 249. — Circulation du fœtus humain (Martin Saint-Ange) (*).

(*) H, veine ombilicale se terminant aux veines sous-hépatiques D et à la veine porte F ; E, veine cave inférieure ; B, artère pulmonaire ; A, aorte ; L M, artères ombilicales se rendant au placenta N ; K, vessie.

de la veine cave dans l'oreillette gauche; mais il avait tort en prétendant que la valvule empêche complétement le sang de cette oreillette de revenir dans la droite. Depuis, Bertin, Sabatier, Bichat, qui sont revenus sur ce point, n'ont signalé aucune disposition anatomique qui soit de nature à modifier le cours du sang dans les diverses cavités du cœur.

Ainsi, le sang puisé dans les placentas A (fig. 248) est amené par les deux veines ombilicales B B', qui se réunissent en un tronc commun B pour pénétrer dans le foie. Dans cet organe, le sang se mêle à celui de la veine porte D, par l'anastomose C, qui a lieu entre ces deux vaisseaux ; de là, une partie de ce sang passe par le canal veineux E, dans la veine cave postérieure F, l'autre passe dans cette dernière par l'intermédiaire des veines hépatiques ; il arrive directement dans l'oreillette droite, et indirectement dans la gauche par le trou de Botal, descend dans le ventricule droit G, qui le lance dans l'artère pulmonaire H et dans le gauche, qui le chasse dans l'aorte JJ. Une grande partie de celui de la première passe dans la seconde par le canal artériel I ; enfin, de l'aorte, il est renvoyé au placenta par les artères ombilicales K, qui s'anastomosent en L à l'extrémité périphérique du cordon.

D'après cela, il est manifeste que le sang placentaire se mêle plusieurs fois avec celui du fœtus : une première fois à l'anastomose de la veine ombilicale avec la veine porte ; une seconde fois, à l'abouchement du canal veineux et des veines hépatiques dans le tronc de la veine cave postérieure ; une troisième fois, dans les oreillettes par l'intermédiaire du trou ovale ; et une quatrième dans le tronc de l'aorte et de l'artère pulmonaire par le canal artériel. Ce mélange si répété est intime et il a lieu entre le sang placentaire et celui de toutes les parties du fœtus sans exception : dans le foie entre le sang placentaire, celui de la veine porte dérivé des viscères digestifs, et celui de la veine cave postérieure émané de la moitié postérieure du corps ; dans le cœur entre ce sang déjà mixte et celui de la veine cave antérieure recueilli dans la moitié antérieure du corps ; enfin, dans l'aorte et l'artère pulmonaire. La circulation fœtale est donc une circulation de reptile exagérée, car, chez le reptile, le sang artériel se mêle seulement une fois au sang veineux, et en un seul point de son trajet, c'est-à-dire dans les cavités du cœur.

Ainsi circule le sang du fœtus et de ses annexes. Mais cette circulation est-elle continue à celle de la mère ou en est-elle isolée? Est-ce le sang des artères utérines qui passe dans les vaisseaux du fœtus pour revenir de ceux-ci aux veines utérines? Vieussens, Haller, Sénac et la plupart des anciens physiologistes croyaient que le sang de la mère était le même que celui du fœtus, et qu'il passait directement des vaisseaux de l'une dans ceux de l'autre : cela paraissait si naturel et si simple qu'on ne songeait pas à en chercher des preuves. Cependant, tout démontre que la circulation de la mère n'est pas continue à celle du fœtus et que le sang maternel ne passe pas à l'embryon.

Flourens[1], en cherchant à élucider cette question, avait cru pouvoir diviser les mammifères en deux grandes classes, l'une comprenant la femme, les ron-

---

1. Flourens, *Cours sur la génération, l'ovologie et l'embryologie*, Paris, 1836, p. 131.

geurs, les carnassiers à placenta unique, chez lesquels il y aurait une communication évidente entre les vaisseaux du fœtus et ceux de la mère ; l'autre renfermant les animaux à placenta multiple, les pachydermes, les solipèdes et les ruminants, où il n'y a nulle trace d'une telle communication. Cette distinction se fondait : 1° sur ce que, suivant les animaux, les injections fines passeraient ou ne passeraient pas des vaisseaux utérins à ceux du fœtus ; 2° sur ce que le décollement artificiel du placenta serait ou ne serait pas accompagné d'hémorrhagie. Or, les injections ne passent pas de la mère au fœtus, ou si elles passent en partie, c'est par transsudation, à travers les parois vasculaires, ou par déchirure de celles-ci ; ensuite si l'on sépare, sur l'animal vivant, le placenta d'avec l'utérus, il y a effusion sanguine, quelque précaution que l'on prenne, aussi bien sur les animaux à placenta unique que sur les autres, comme je m'en suis assuré sur la chienne et la vache. Du reste, les observations anatomiques de Weber, de Bischoff, de Wagner, d'Eschricht, et d'autres micrographes habiles démontrent, du côté de l'utérus, que les artères se continuent avec les veines sans offrir d'orifices

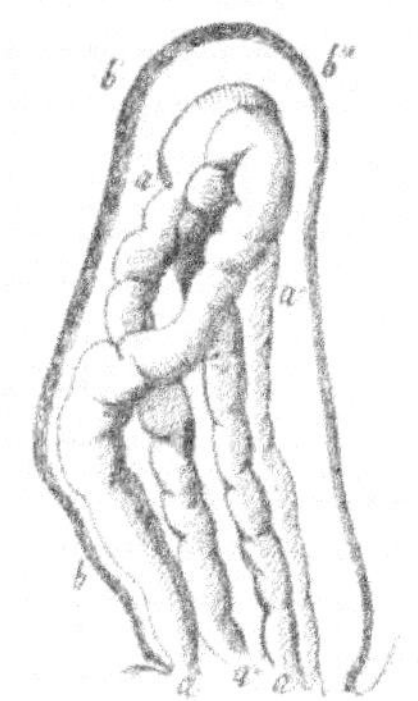

Fig. 250. — Villosité placentaire (*).

libres à leurs extrémités, et du côté du placenta, que les artères ombilicales, arrivées au sommet des villosités (fig. 250), se recourbent en arcades et se continuent avec les veines ombilicales. Il n'y a donc nulle continuité, nulle communication directe entre les vaisseaux de la mère et ceux du fœtus ; par conséquent, le sang de la mère ne passe point au fœtus, et celui du fœtus ne revient point à la mère.

C'est donc à travers les parois des vaisseaux de l'utérus et du placenta, à leurs points de contact, que doivent passer de la mère au fœtus les matériaux nécessaires au développement de ce dernier ; c'est à travers ces parois minces et très perméables que le fœtus renvoie à sa mère les matériaux qui ne lui conviennent plus ; enfin, c'est à travers ces vaisseaux que s'opère un échange indispensable au maintien de la constitution normale du sang fœtal.

Mais sous quelle forme les matériaux nutritifs fournis par la mère passent-ils au fœtus, et à quel état se trouve ce que le fœtus rend à la mère ?

Évidemment, le sang en nature, avec son plasma et ses globules, ne peut traverser les vaisseaux, soit pour passer de l'utérus au placenta, soit pour revenir du placenta à l'utérus. Le plasma seul est susceptible de s'échapper ainsi de ses vaisseaux les plus fins, comme il le fait, sans exception, dans tous les tissus de l'organisme pour les besoins de la nutrition et des sécrétions. Or, comme ce plasma renferme la fibrine, l'albumine, les matières grasses, les matières solides du sang, et même une certaine quantité de fer, il peut, en entraînant avec lui de l'oxygène, donner aux placentas tous les éléments à l'aide desquels ces organes reconstitueront immédiatement un sang nouveau. Ce plasma, par lui-même, renferme tout ce qu'exige le travail d'assimilation : c'est du sang auquel il manque seulement des globules dont la formation peut fort bien avoir lieu dans le tissu placentaire.

Le plasma sort des vaisseaux utérins tapissés d'épithélium pour rentrer dans ceux du placenta qui possèdent un revêtement de même nature. Ce double passage se fait probablement comme pendant la vie extra-utérine, dans le travail ordinaire de la nutrition, malgré la difficulté qu'éprouvent les matières albuminoïdes à traverser les membranes vasculaires ou autres. Rien n'indique que l'albumine, pour passer, prenne la forme de peptones comme l'ont supposé certains observateurs allemands.

Cependant, à en croire quelques physiologistes, les choses se passeraient d'une manière bien différente. Déjà, d'après Duverney[1], les cotylédons utérins seraient de véritables glandes destinées à séparer un suc particulier que le placenta absorberait pour la nutrition du fœtus. Eschricht dit que les glandes utriculaires ou les follicules de la matrice sécrètent un fluide blanchâtre un peu épais, dont l'absorption est effectuée par les vaisseaux du placenta et du chorion. Prévost et Morin, qui partagent cette opinion, ont analysé ce prétendu suc provenant des cotylédons de ruminants : ils y ont trouvé de l'albumine, de la fibrine, de la matière colorante du sang, une matière caséiforme, une matière gélatineuse, de l'osmazôme, de la graisse et différents sels. Une telle manière de voir ne repose que sur une illusion : le prétendu suc utérin ou cotylédonaire est simplement un produit de décomposition cadavérique.

En effet, le suc blanchâtre, épais, qu'on voit dans certaines conditions chez la truie, la jument, la vache, la brebis, entre l'utérus et le chorion, entre les cotylédons et les placentas, ne s'y trouve pas pendant la vie, ainsi que je m'en suis assuré, de la manière la plus évidente, en ouvrant l'utérus d'une jument et d'une vache pleines ; ce suc ne s'y trouve pas même immédiatement après la mort, comme je l'ai constaté maintes fois sur les vaches et les brebis sacrifiées dans les abattoirs à toutes les périodes de la gestation. Enfin, on n'y en rencontre pas six, douze, vingt-quatre heures et quelquefois plus après la mort, quand la température ambiante n'active pas la décomposition. Mais, au contraire, et ceci a une signification très nette, dès que les placentas se désengrènent spontanément, ou sous l'influence de la moindre traction, c'est-à-dire vingt-quatre, quarante-huit heures après la mort, plus ou moins, suivant la température extérieure, on voit le suc blanchâtre ou jaune rosé en grande quantité entre le chorion et la muqueuse utérine, baignant les faces correspondantes de ces membranes ; de plus, en pressant les placentas et cotylédons, on en exprime une grande quantité de ce suc, et d'autant plus que la décomposition a fait plus de progrès. On voit même, à un certain moment, surtout chez la chèvre et la brebis, la substance propre des cotylédons se résoudre en cette bouillie, si bien qu'il ne reste plus rien de ces organes, auparavant fermes et très épais. Tout cela prouve clairement, si je ne me trompe, que le suc utérin, le suc cotylédonaire, est un produit du ramollissement, de la dissolution pro-

1. Du Verney, *Œuvres anatomiques*, t. I, p. 538.

gressive de la muqueuse utérine, de ses cotylédons et des placentas eux-mêmes. Aussi n'est-il pas étonnant qu'on trouve dans ce produit de l'albumine, de la caséine, des matières grasses, des sels et autres substances qui entrent dans la composition des tissus utérins, placentaires, et dans celle du sang dont ceux-ci sont imprégnés. Le suc placentaire ou le lait fœtal dont j'ai toujours nié l'existence avant le début du travail de décomposition est maintenant considéré par tout le monde comme une fiction sur laquelle il n'y a pas lieu de s'arrêter. A coup sûr, si la muqueuse utérine sécrète un suc pour la nutrition du fœtus, ce n'est pas celui dont il vient d'être question.

Quelles que puissent être la nature et la forme des matériaux donnés par la mère au fœtus, il est certain que ces matériaux, dès qu'ils sont saisis par les villosités placentaires, sont transformés par elles immédiatement en un sang homogène dont les caractères et la composition n'ont pas encore été déterminés avec soin, et comparativement avec les caractères et la composition du sang maternel. C'est ce sang qui, après avoir été distribué au fœtus, employé partiellement à sa nutrition et à ses diverses sécrétions, revient au placenta se charger de nouveaux matériaux et se revivifier en absorbant de l'oxygène au sang de la mère.

Puisque le système vasculaire du fœtus est parfaitement distinct et isolé de celui de la mère, il faut que la circulation fœtale soit déterminée et réglée par les contractions du cœur du fœtus. C'est en effet ce qui a lieu. Le cœur, dès le moment de son apparition, sous la forme d'un canal cylindrique, au début de la vie embryonnaire, se dilate et se resserre alternativement pour recevoir le sang des veines et le chasser dans les artères. Les observations très intéressantes de Nægelé ont appris qu'il n'y a nul rapport entre le nombre des battements cardiaques du fœtus et celui de ces mêmes battements chez la mère. Ce savant est arrivé par l'auscultation, c'est-à-dire en appliquant l'oreille sur l'abdomen de la mère, à reconnaître les deux bruits du cœur du fœtus, celui de la diastole et celui de la systole; il a constaté qu'en moyenne le cœur du fœtus bat 135 fois par minute, jamais plus de 180 fois ni moins de 90; enfin il a remarqué que le nombre des battements de cet organe est sensiblement le même depuis l'âge auquel ils sont perceptibles (quatre mois et demi) jusqu'au moment de la naissance.

Ayant eu l'occasion d'ouvrir vivantes une jument pleine de neuf à dix mois et une vache dont la gestation pouvait dater de trois mois, j'ai pu faire quelques observations à cet égard. Lorsque l'utérus de la jument eut fait hernie à travers la longue incision pratiquée à la ligne blanche de la mère, j'ouvris l'utérus, le chorion, l'allantoïde et l'amnios pour mettre à découvert le fœtus. Celui-ci, qui se déplaçait avec vivacité, se mit à respirer profondément et à de rares intervalles; les artères ombilicales et la veine du même nom donnèrent du sang par de petites piqûres faites à leurs parois; les premières battaient avec une certaine force et leurs pulsations étaient fort rapprochées. Une fois que le cordon fut coupé en travers et lié, le fœtus parut mort; il n'y eut plus de mouvements spontanés et la respiration cessa. J'ouvris à ce moment le thorax et la cavité abdominale. Le cœur se contractait spontanément, avec force, et l'on sentait très distinctement les pulsations de l'aorte et des artères ombilicales. D'abord,

les contractions des oreillettes alternaient régulièrement avec celles des ventricules, comme à l'état normal ; mais bientôt, ainsi que cela arrive sur les animaux expirants, les oreillettes se contractaient plusieurs fois de suite avant qu'il
s'effectuât une contraction des ventricules ; on eût dit qu'il fallait plusieurs
systoles des oreillettes pour remplir les cavités des ventricules ; à chaque contraction, les oreillettes diminuaient beaucoup de volume, se vidaient à peu près
complétement et devenaient très pâles ; elles reprenaient leur teinte rouge violacée lors de leur diastole. Sur la fin, le rhythme des mouvements de l'organe se
pervertit tout à fait : les ventricules et les oreillettes éprouvèrent simultanément
des contractions fibrillaires très rapprochées, mais de plus en plus faibles. Elles
cessèrent une demi-heure après que l'on eut ouvert le thorax.

La vache sur laquelle je pus étudier la circulation fœtale eut le flanc largement incisé et une corne utérine attirée hors de l'ouverture. Quelques placentas
furent séparés très difficilement de leurs cotylédons et saignèrent ensuite de
même que ces derniers. Lorsque le cordon ombilical eut été mis à découvert,
on sentait très distinctement les pulsations de ses artères fortement tendues : la
compression de celles-ci les faisait gonfler entre le fœtus et le point comprimé,
remarque autrefois faite par Walens et indiquée dans une lettre à Bartholin.
Lorsque le fœtus fut retiré de la matrice, il ne fit, comme avant, aucun mouvement appréciable, mais il n'avait que de trois à quatre mois. La poitrine ayant
été ouverte, laissa voir les mouvements du cœur avec les caractères qu'ils présentaient sur le fœtus de jument. Il y eut 31 pulsations dans la première minute
qui suivit l'ouverture du thorax, 18 à la troisième, 11 à la quatrième, 21 à la
cinquième ; elles cessèrent au bout de vingt-cinq minutes.

Dans ces deux expériences, et dans d'autres faites sur de petits animaux, il
m'a été impossible de reconnaître une différence de coloration entre le sang des
artères et celui des veines ombilicales qui, tous les deux, m'ont paru présenter
une teinte intermédiaire à celle du sang veineux et du sang artériel de l'adulte.
Cette différence, qui semble devoir exister et que Hérissant, Swammerdam,
Blumenbach, ont cru reconnaître, peut-être sur des animaux qui avaient déjà
fait quelques inspirations, n'a pu être appréciée par Haller, Hunter, Bichat,
Muller, et d'autres observateurs habiles. Si la différence existe, elle doit être
très légère et pour ne pas se faire d'illusion à cet égard il importe de recueillir
en même temps les deux sangs sur des fœtus qui n'ont encore fait aucune inspiration dans l'air et de les comparer sur-le-champ ; car celui des deux sangs
recueilli le premier devient sensiblement plus vermeil que l'autre dès qu'il est
laissé quelques instants au contact de l'oxygène atmosphérique.

Respiration. — Il est hors de doute que l'embryon, à toutes les phases de
son développement absorbe et consomme de l'oxygène ou, en d'autres termes,
qu'il respire. On sait, en effet, depuis les expériences de Spallanzani, que l'œuf
des oiseaux absorbe de l'oxygène et dégage de l'acide carbonique. L'absorption
de l'oxygène augmente à mesure que l'incubation avance. Preyer a constaté que,
dans l'œuf de poule, le dégagement d'acide carbonique est quadruple à la
deuxième semaine de ce qu'il était à la première et décuple, à l'éclosion, de ce
qu'il était au début.

L'absorption d'oxygène et le dégagement d'acide carbonique ne sont point chez les mammifères, des actes isolés comme chez les ovipares. L'oxygène arrive au fœtus avec le sang maternel et l'acide carbonique est renvoyé à la mère avec le sang fœtal. Le sang du fœtus a de l'hémoglobine comme celui de l'adulte et cette matière passe à l'état d'oxyhémoglobine sans doute en vertu d'affinités mises en jeu comme elles le sont pendant la vie extra-utérine. La respiration fœtale est une respiration placentaire qui a quelque analogie avec la respiration branchiale, en ce sens que les produits gazeux absorbés et exhalés sont à l'état de dissolution. Habituellement elle n'est pas assez active pour modifier sensiblement la teinte du sang, rendre le sang de la veine ombilicale beaucoup plus rouge que celui des artères de ce nom. Néanmoins on dit avoir vu, dans les cas où la respiration fœtale est entravée, le sang redevenir plus foncé. On prétend aussi qu'il noircit par le fait des mouvements augmentant sensiblement la production de l'acide carbonique dans le système musculaire.

On conçoit que le fœtus s'asphyxie lorsque les emprunts au placenta cessent ou lorsque le sang de la mère ne lui apporte plus une quantité suffisante d'oxygène ou encore lorsque le sang lui cède de l'oxyde de carbone, comme on l'a vu, dit-on, dans certaines conditions expérimentales.

Nutrition. — La nutrition de l'embryon et de ses annexes a lieu incontestablement aux dépens du sang placentaire chez les mammifères et du sang formé avec les matériaux de l'œuf chez les ovipares ; cependant on a prétendu que le fœtus trouvait ailleurs les matériaux de son développement.

Les anciens, et à leur suite beaucoup de modernes très célèbres, Harvey, de Graaf, Boerhaave, Heister, Haller, pensaient que le fœtus se nourrissait des eaux de l'amnios ingérées dans les voies digestives par suite d'une véritable déglutition. Vienssens, Buffon, Löbstein, attribuaient aussi le même usage au fluide amniotique absorbé par la peau au lieu d'être pris par la bouche. Cette opinion s'était étayée de plusieurs faits qui n'ont pas une grande valeur, comme le mouvement de déglutition que l'on aurait vu effectué par des fœtus encore dans leurs enveloppes, la présence d'un glaçon étendu depuis les eaux de l'amnios jusqu'à l'estomac, sur des fœtus que Heister avait soumis à la congélation ; la présence de poils dans les liquides gastriques ou intestinaux, dernière particularité fort commune chez les animaux. Mais tout cela est loin de prouver suffisamment la nutrition du fœtus aux dépens du fluide amniotique. Il peut très bien se faire que cette liqueur soit déglutie en certaine proportion par le fœtus parvenu à un certain âge, car j'ai trouvé souvent de petites touffes de poils dans les liquides de l'estomac de fœtus pendant le dernier tiers de la gestation, et même du méconium quelque temps avant l'époque de la naissance. Ce liquide peut être dégluti dans le but de dilater le tube intestinal, d'atténuer l'action de la bile accumulée dans l'intestin, et même de céder certains principes à l'assimilation. C'est à cela, probablement, que se borne le rôle du fluide dégluti. Ce fluide contient trop peu de principes nutritifs pour remplir la destination qu'on lui prête, et d'ailleurs les fœtus qui sont, comme ceux privés de bouche, dans l'impossibilité de l'avaler, ne se développent pas moins.

Quel que puisse être le rôle de la petite quantité de fluide amniotique reçue dans les voies digestives du fœtus, il n'en est pas moins certain que le développement si rapide du fœtus se fait aux dépens des matériaux placentaires.

Tous ces matériaux entrent par absorption chez les mammifères dont l'œuf greffé sur l'utérus, se nourrit à peu près comme le végétal implanté dans le sol. Et, en définitive, ils n'ont rien de particulier, puisqu'ils sont empruntés au sang qui les offre aux tissus et aux liquides du fœtus, comme il les offre aux tissus et aux liquides de l'animal pendant la vie extra-utérine. Il les donne d'abord pour constituer le sang qui représente de la dixième à la treizième ou quatorzième partie du poids du fœtus, puis le sang les emploie à la constitution des éléments anatomiques et des tissus, suivant les modes et les lois dont il a été question plus haut. La nutrition embryonnaire suppose nécessairement des échanges incessants et des actions chimiques analogues à celles qui s'accomplissent chez l'adulte, oxydations, combustions incomplètes, dédoublements, actions dont les produits s'accumulent en partie dans le fœtus et ses annexes ou sont renvoyés à la mère par l'intermédiaire de la circulation placentaire. Les carbures éliminés par le foie s'emmagasinent dans le tube digestif, les matières azotées, urée, acide urique expulsées par les reins, tombent dans le sac allantoïdien ou dans l'amnios.

Avec les matériaux indispensables à sa nutrition, le fœtus peut en emprunter éventuellement d'autres à la mère, utiles ou nuisibles. Toutes les substances solubles, diffusibles, dialysables sont dans ce cas ; ainsi, les médicaments, les poisons, les anesthésiques tels que le chloroforme. Les matières susceptibles de transformation peuvent se comporter comme sur l'adulte, et, par exemple, l'acide benzoïque se convertir en acide hippurique.

Sécrétions. — Beaucoup d'organes glanduleux jouissent déjà de très bonne heure, pendant la vie fœtale, d'une très remarquable activité : les glandes de l'estomac et de l'intestin, le foie, les muqueuses des voies aériennes, les reins, rentrent dans cette catégorie.

Parmi les glandes annexées à l'appareil digestif, celles des premières voies sont peu actives ; elles se bornent à fournir des mucosités qui enduisent la muqueuse de la bouche et de l'œsophage ; mais de très bonne heure l'estomac se remplit d'un fluide blanchâtre, ou plutôt incolore, visqueux, dans lequel il y a une grande proportion de cellules épithéliales et de noyaux de cellules. J'en ai trouvé 229 grammes dans l'estomac d'un poulain à terme, et 150 à 180 grammes dans celui des agneaux, à la même époque, 200 à 300 grammes dans l'estomac des veaux, vers le milieu de la gestation, et 500 à 600 grammes dans celui des veaux à terme, quelquefois même davantage. Ce fluide a cela de remarquable qu'il est neutre ou faiblement alcalin, et qu'il renferme, chez les fœtus de solipèdes et de ruminants, surtout pendant les deux derniers mois de la gestation, une très grande quantité de sucre, comme je l'ai annoncé le premier dans une communication à l'Académie des sciences.

Ce fluide doit être considéré, non comme un simple produit de la sécrétion gastrique, mais comme un mélange, en proportion indéterminée, de ce produit et du liquide amniotique qui peut être dégluti par le fœtus.

La plupart des organes sécréteurs de l'appareil digestif se préparent même de bonne heure, pendant la vie fœtale, au rôle qui leur est dévolu plus tard.

Langendorff dit avoir trouvé de la pepsine dans la muqueuse de l'estomac des fœtus d'herbivores, dès le troisième ou le quatrième mois ; mais le fait a été contesté par d'autres observateurs. Les glandes salivaires, bien avant la naissance, renferment déjà le ferment qui convertit la fécule en sucre.

Ces glandes, d'ailleurs, sont aptes, pendant la vie fœtale, à remplir leur rôle d'organes d'élimination. Le ferrocyanure de potassium, absorbé dans le sac amniotique, a été retrouvé très vite dans l'intestin et en quantité plus considérable qu'ailleurs.

La sécrétion biliaire s'établit aussi de très bonne heure chez l'embryon, et y devient d'une abondance remarquable. Elle ne paraît pas, dans le fœtus humain, entrer en activité avant la naissance ; mais, à cette époque, on rencontre déjà, dans la vésicule des fœtus de vache, une petite quantité de bile claire ayant un léger reflet verdâtre. Au quatrième mois, le gros intestin de ces fœtus et de ceux des solipèdes est déjà plein de méconium reconnaissable, à travers les parois de l'intestin, par sa teinte verdâtre.

La bile du fœtus, d'autant plus épaisse et plus colorée qu'on se rapproche davantage de la naissance, est fade et alcaline. M. Lassaigne, qui a analysé celle d'un fœtus de vache de six mois, y a signalé la présence de deux matières colorantes, du mucus, du carbonate et du chlorure sodiques, du phosphate de chaux, mais il n'y a point trouvé de picromel. Mêlée aux fluides exhalés par l'intestin et à ceux qui parviennent dans cet organe, elle y forme la matière connue sous le nom de *méconium*, laquelle est composée, suivant Simon, cité par Bischoff, de : cholestérine, 16,00 ; matière extractive et résine biliaire, 10,40 ; matière caséeuse, 34,00 ; picromel, 6,00 ; matière verte, 4,00 ; cellules, mucus, albumine, 26,00. Ce méconium, peu abondant aux premières époques de la vie fœtale, a été trouvé blanc chez les fœtus dont le foie manquait, et chez d'autres dont l'intestin était oblitéré au-dessous de l'insertion du canal cholédoque. Il se trouve en forte proportion dans l'intestin au moment de la naissance et y présente une assez grande consistance. Un poulain à terme, dont l'estomac contenait 229 gr. d'un fluide visqueux, blanchâtre, m'a présenté 246 grammes de méconium grisâtre dans l'intestin grêle, et 559 grammes de méconium vert dans le gros intestin. Ce produit est souvent expulsé en certaine proportion pendant les derniers moments de la gestation dans les eaux de l'amnios, qu'il colore en jaune, et il est même alors délayé et retrouvé en petites masses dans l'intérieur de l'estomac.

La sécrétion biliaire paraît remplir, chez le fœtus, un rôle de dépuration sur lequel on n'est pas fixé ; mais cette sécrétion n'est peut-être pas le seul produit de l'activité du foie.

La sécrétion urinaire jouit aussi d'une certaine activité pendant la vie intra-utérine ; elle paraît même s'effectuer par les corps de Wolff avant que les reins soient développés et aptes à fonctionner, car Jacobson a reconnu de l'acide urique dans le fluide allantoïdien des oiseaux avant l'apparition des reins, observation faite aussi par Prevost et Leroyer dans des conditions analogues. Mais ce n'est que vers la fin de la gestation qu'on trouve une quantité notable d'urine dans la vessie, et, d'après Dulong, de l'urée dans le liquide allantoïdien de la vache.

Les connexions de la vessie avec l'allantoïde ont fait regarder celle-ci comme servant de réservoir à l'urine du fœtus. Mais il est certain que le fluide allantoïdien n'est point l'urine du fœtus, car sa proportion est relativement d'autant plus grande que le fœtus est plus jeune, et la communication entre la vessie et l'allantoïde devient d'autant plus étroite et moins perméable que le terme de la gestation approche davantage.

Néanmoins, on conçoit que l'allantoïde puisse recevoir une certaine quantité d'urine, laquelle peut être également versée dans l'amnios de tous les animaux, surtout chez le fœtus humain, dont l'allantoïde disparaît de très bonne heure.

Les reins jouent déjà, pendant la vie fœtale, le rôle d'organes éliminateurs. Ils versent, avec l'urine, des matières qui ne peuvent servir ni à la constitution du sang ni à celle des tissus. Wiener (de Breslau), en injectant à travers les parois abdominales de la chienne ou de la lapine, une solution colorée sous la peau du fœtus, a vu la matière entrer dans le rein, colorer, en passant, les épithéliums des canaux urinifères et aussi l'urine.

Le ferrocyanure de potassium, injecté dans le sac amniotique, a été aussi éliminé par les organes urinaires.

Quant aux corps thyroïdes, au thymus, à la rate, aux capsules surrénales, il est actuellement impossible de rien présenter de satisfaisant sur leurs fonctions pendant la vie fœtale, fonctions déjà si énigmatiques à l'âge adulte.

En ce qui concerne le thymus dont le développement est si considérable, le rôle dont Hewson croyait cet organe chargé est peut-être le moins hypothétique parmi tous les usages qui lui ont été attribués. Néanmoins, suivant la remarque de Bischoff, si le thymus prend quelque part à la formation des globules du sang, ceux-ci peuvent se former sans lui, puisqu'ils apparaissent avant qu'il soit constitué.

Calorification. — Il est incontestable que les actions chimiques accomplies dans les liquides et les tissus des fœtus doivent produire de la chaleur ; mais cette chaleur, en s'ajoutant à celle que le fœtus emprunte à la mère par la conductibilité et par le sang doit-elle lui donner une température propre ? Wurster dit avoir trouvé au fœtus cinq dixièmes de degré de plus qu'en dehors de la matrice. Mais cette différence légère peut fort bien tenir à ce que, par sa situation, l'embryon se rapproche des parties centrales dont la température est toujours nécessairement plus élevée que celle des superficielles.

En tout cas, il est certain que la température de l'œuf des oiseaux demeure supérieure à celle de l'air ambiant, et que l'excès doit augmenter à mesure que l'incubation avance, car, d'après les observations de Preyer, la quantité d'acide carbonique produite augmente dans d'énormes proportions vers le terme de l'incubation.

CHAPITRE LXXVI

DE LA PARTURITION

Le fœtus parvenu à un certain degré de développement, fixe dans chaque espèce, doit se séparer de ses annexes et sortir de l'utérus pour jouir d'une vie nouvelle très différente de celle dont il vient de parcourir toutes les phases. L'acte par lequel il est expulsé du sein maternel constitue l'accouchement, le part ou la parturition.

L'époque de l'élimination du fœtus correspond, en général, au moment où l'animal peut vivre à l'extérieur aux dépens du lait maternel. Elle est réglée, à quelques jours ou à quelques semaines près, pour la plupart des espèces, mais elle peut être avancée ou retardée dans des limites considérables. On voit, en effet, dans l'espèce humaine, des accouchements prématurés donner à six mois un produit qui peut être viable ; mais, chez les animaux, le fœtus n'est apte à vivre qu'à une époque très rapprochée du terme normal. La cause de la parturition à époque fixe dans les divers animaux n'est pas déterminée. On a cru la voir récemment dans le retour du travail de l'ovulation, retour qui, par sympathie, entraînerait le relâchement du col et les contractions utérines de l'accouchement.

La parturition est précédée, chez toutes les femelles, de changements plus ou moins sensibles dans l'état général de l'organisme et dans celui des parties sexuelles. A partir du moment de la fécondation, le rut n'a plus reparu, l'excitation générale de la femelle s'est calmée. Celle-ci a perdu peu à peu de son ardeur ; il s'est manifesté une grande tendance à l'engraissement ; la vie végétative ou de nutrition a acquis une prédominance marquée sur la vie de relation ; les mouvements sont devenus de plus en plus lents, le ventre a pris un grand volume et s'est abaissé, le flanc s'est creusé. L'utérus, en augmentant de volume, a rempli une grande partie de la cavité abdominale ; il a déplacé une partie des viscères digestifs et s'est déplacé lui-même ; ses ligaments, allongés et devenus très musculeux, lui ont permis de descendre sur les parois inférieures de l'abdomen, et de se rapprocher plus ou moins du diaphragme, suivant les animaux. Dans les derniers moments, les mamelles se gonflent et commencent à donner un lait jaunâtre, séreux ; la vulve et son pourtour s'œdématient, des mucosités s'écoulent par son orifice ; le col de l'utérus perd de sa fermeté et commence à s'ouvrir. Chez quelques femelles, celle du cochon d'Inde, d'après Legallois, la symphyse pubienne se gonfle, acquiert de la mobilité, et enfin ses deux moitiés s'écartent l'une de l'autre au point de permettre au doigt de passer entre elles ; mais rien de semblable à cette dernière modification ne paraît s'observer chez les ruminants et les solipèdes, car, chez les femelles adultes de ceux-ci, la symphyse est ossifiée et on la trouve à son état ordinaire sur celles qui meurent pendant ou après le travail de la mise bas.

Lorsque le part est près de s'opérer, les femelles éprouvent un vague sentiment d'inquiétude et de malaise qui les porte à fuir le voisinage de l'homme, celui des animaux, à se retirer dans des lieux écartés et sombres. Beaucoup d'entre elles font entendre des cris plaintifs et étouffés, d'autres conservent un mutisme absolu. La plupart des femelles carnassières cherchent à se faire un nid dans un lieu sombre, dans des feuilles, sur la paille ou sur le fourrage ; celles qui font des petits nus et aveugles, comme la lapine, les rats et d'autres rongeurs, mettent plus de soins encore à préparer le nid de leur progéniture ; la lapine le garnit même de poil qu'elle s'arrache sous le ventre et sur le trajet des mamelles. Ces préparatifs se font d'ailleurs souvent, chez les femelles, au moment où elles doivent mettre bas, si elles avait été fécondées ; c'est presque la règle chez la lapine. Mais les grandes femelles de solipèdes et de ruminants, même lorsqu'elles sont laissées en liberté, ne paraissent guère s'inquiéter à cet égard.

A des intervalles d'abord éloignés, la femelle éprouve des douleurs qui se traduisent par l'expression de la physionomie, par des déplacements sans but apparent, des plaintes sourdes et étouffées, des mouvements de la queue, des changements de situation des membres postérieurs. Ces douleurs s'accompagnent de contractions utérines plus ou moins énergiques, d'efforts expulsifs de la part du diaphragme et des muscles abdominaux. Ces efforts poussent l'utérus en arrière vers le bassin, dilatent peu à peu le col de cet organe, font proéminer momentanément en arrière l'anus et la vulve. Insensiblement l'amnios et l'allantoïde, pressés par l'utérus et les parois abdominales, déchirent le sac du chorion et s'engagent en partie dans l'ouverture du col utérin pour y former ce qu'on appelle la poche des eaux ; cette poche finit par franchir le vagin et sortir entre les lèvres de la vulve où elle se rompt après un temps plus ou moins considérable.

Le fœtus ne tarde pas à se montrer en partie une fois que les enveloppes se sont déchirées, et même, comme cela arrive fort souvent, pendant qu'elles sont encore intactes. Sa position est alors, dans plusieurs animaux, très différente de celle qu'il a conservée dans l'utérus jusqu'aux derniers moments de la gestation. Pendant les premiers temps, le fœtus avait une situation peu définie en raison de la facilité de ses déplacements et du petit espace qu'il occupait dans la cavité utérine au milieu des fluides abondants de l'amnios. Plus tard, chez les solipèdes, il avait le ventre en haut, les membres postérieurs engagés dans la plus longue des cornes utérines, et les membres antérieurs, avec la tête, dirigés vers le col de l'utérus. Dans les ruminants, son ventre se trouvait tourné en bas, car, toujours cette région regarde la concavité des cornes, et la tête se trouvait également dirigée en arrière. Enfin, chez les femelles multipares, telles que la chienne, la chatte, la truie, tous les fœtus ont la tête dirigée du côté du col de l'utérus et l'abdomen vers la partie concave des cornes de cet organe, c'est-à-dire vers le bord qui donne attache aux ligaments larges et entrée aux vaisseaux. Néanmoins, Rainard[1] dit que chez ces derniers, il arrive que les fœtus aient une position inverse de la précédente. Dans ce dernier cas, l'inversion n'est pas complète ; la tête, au lieu de regarder le col utérin, est tournée vers l'extrémité ova-

---

1. Rainard. *Traité complet de la parturition des principales femelles domestiques,* Lyon, 1845, t. I, p. 285.

rienne des cornes, mais l'abdomen et les membres correspondent toujours au
bord concave des cornes, car c'est là que se trouve le placenta. C'est donc seu-

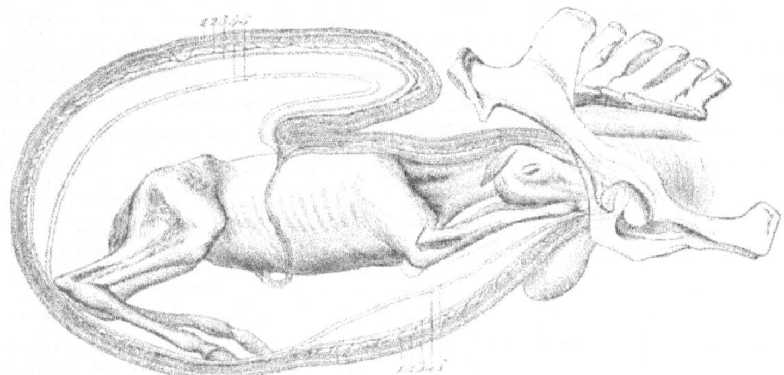

Fig. 251. — Coupe verticale de l'utérus de la jument à l'époque du part (*).

lement dans quelques espèces, et notamment les solipèdes, que le fœtus est
obligé, à l'époque du part, de changer sa position antérieure, de manière à

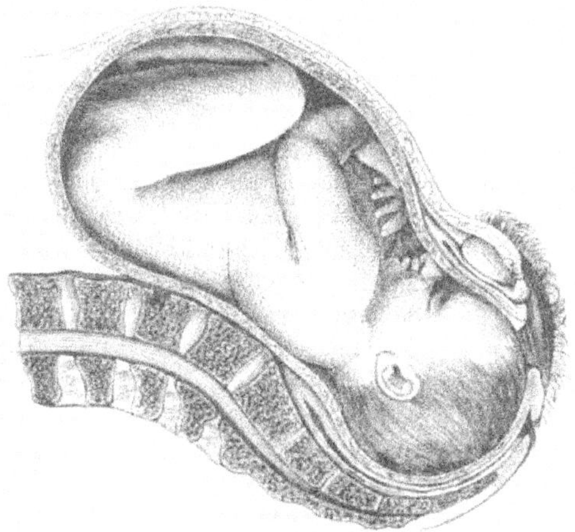

Fig. 252. — Coupe de l'utérus de la femme au moment de l'accouchement (**).

présenter les membres et le ventre en bas. Il est très probable que ce changement résulte plutôt des mouvements propres du fœtus que de ceux des parois
utérines.

(*) 1, utérus; 2, chorion; 3, feuillet externe de l'allantoïde; 4, feuillet interne de cette dernière; 5, amnios.
(**) Présentation du crâne en position occipito-postérieure. Tête dans l'excavation (rotation en arrière)
(Nægele, *Accouchements*, p. 150).

La position du fœtus sortant des voies génitales est très variée. Le plus souvent, c'est la tête qui sort la première, appuyée sur les membres antérieurs étendus l'un à côté de l'autre (fig. 251). Plus rarement ce sont les membres postérieurs et la croupe qui sortent en premier lieu. Les autres présentations sont plus ou moins anormales et rendent la parturition plus ou moins laborieuse, parfois même impossible sans une intervention étrangère. Ainsi, la présentation de la tête repliée latéralement, en haut ou en bas sur le cou, celle des membres fléchis sur eux-mêmes, celle de tous les membres rassemblés en un faisceau, celle du cou, du dos, du poitrail, de la croupe, etc.

La position que prennent les femelles pendant la parturition est assez variable. La vache et la jument se tiennent ordinairement debout ; elles se couchent si elles sont affaiblies, soit sur le côté, soit dans l'attitude sternale. La truie, la chienne, la chatte, se couchent, ployées en demi-cercle, comme dans les circonstances ordinaires. Lorsque la femelle se tient debout, le fœtus, en sortant du vagin, glisse sur les jarrets de sa mère et tombe sans secousse sur le sol ; pendant sa chute, le cordon ombilical se rompt plus ou moins près de l'abdomen. Dans les autres cas, les efforts que le fœtus ou la mère fait pour se déplacer, en amènent la rupture, ou bien encore celle-ci le coupe avec les dents, comme on le voit parmi les femelles carnassières et même la vache et la jument. Sans ce secours instinctif de la part de la mère, souvent le cordon ne se déchirerait qu'avec difficulté. J'ai vu une chienne qui après s'être accroupie pour mettre bas un petit, fut obligée de fuir, lorsque l'expulsion du fœtus s'achevait ; elle franchit rapidement un assez long trajet, le fœtus restant suspendu par le cordon ombilical et heurtant les jarrets de sa mère à chaque déplacement des pieds de derrière.

L'expulsion du fœtus est un acte qui résulte de la coopération de l'utérus, du diaphragme et des muscles abdominaux.

L'utérus a, comme on le sait, une tunique musculaire qui, à mesure que la gestation avance, s'hypertrophie dans tous les points de son étendue, au col, au corps, aux cornes et jusque dans l'épaisseur des ligaments larges. Ses faisceaux dirigés, les uns longitudinalement, les autres transversalement, sont très bien disposés pour rétrécir la cavité utérine dans tous les sens, notamment suivant la direction même de ces faisceaux. Leurs contractions évidentes sur l'utérus vide sont encore plus marquées pendant la gestation. Déjà Haller[1], sur des chattes, des chiennes et des lapines pleines, avait vu les cornes utérines se mouvoir spontanément et d'un mouvement péristaltique égal à celui des intestins, lequel persistait même lorsque l'organe était détaché du corps. Chez ces petites femelles l'électrisation les ravive, surtout dans les intervalles des fœtus, et exagère, par conséquent, l'aspect moniliforme des cornes de l'organe. J'ai vu aussi ces mouvements extrêmement marqués sur une chatte pleine dont l'utérus contenait 5 fœtus, 3 dans une corne et 2 dans l'autre : ils avaient surtout une grande énergie au niveau des espaces intermédiaires aux fœtus. Ils étaient très prononcés sur des brebis à diverses périodes de la gestation, resserraient et dilataient alternativement les cornes, les rapprochaient et les éloignaient tour à tour l'une de

1. Haller, *Mémoires sur les parties sensibles et irritables du corps animal*, t. I, p. 293.

l'autre ainsi que du col de l'organe ; on les voyait persister quelquefois jusqu'à
quarante à cinquante minutes après la mort. Sur une vache pleine et ouverte
vivante, ils avaient un caractère analogue et devenaient plus vifs et plus étendus
sous l'influence d'une légère irritation ; les cornes changeaient de forme en se
contractant ; elles se raccourcissaient sensiblement et se tordaient sur elles-
mêmes à leur extrémité antérieure ; enfin, ces contractions n'étaient pas moins
évidentes sur la jument dont j'ai parlé. Du reste, tous ceux qui ont eu l'occasion d'engager la main dans l'utérus pour remettre le fœtus dans une position
convenable, ou dans tout autre but, ont été étonnés de la violence avec laquelle
le bras est étreint au niveau du col dès qu'il s'opère le moindre effort expulsif.
Ainsi, les mouvements propres de l'utérus ne peuvent être mis en doute ; ils ont
une grande énergie ; leur rhythme, sans être parfaitement défini, est, selon toute
probabilité, analogue à celui de l'intestin ; ils sont péristaltiques, de l'extrémité
fermée des cornes vers le col utérin, surtout chez les femelles qui, comme la
chienne et la truie, ont les cornes utérines très longues, et qui ont, dans celles-
ci, les fœtus disposés les uns à la suite des autres.

Si ces contractions n'étaient pas successives et bien réglées, si, par exemple,
elles commençaient vers l'ovaire, chez les femelles multipares, elles auraient souvent pour résultat de décoller les placentas ; par conséquent, d'en suspendre la
circulation et de déterminer l'asphyxie des fœtus qui doivent sortir les derniers.
Leur rhythme, d'ailleurs, doit être souvent interverti, en raison de l'inégale répartition des fœtus. Elles doivent être, dans beaucoup de cas, insymétriques et
épuiser une corne plus que l'autre ou avant l'autre. C'est ce qui arrive notamment chez les petites femelles comme celles du rat où l'une des cornes a une
portée double ou triple de l'autre comme 4 à gauche, 9 à droite, 4 à droite, 8 à
gauche, même 2 dans celle-ci pour 8 dans celle-là.

Le vagin jouit, à certains moments, de contractions très énergiques au niveau
du col, destinées à prolonger l'action expulsive de l'utérus.

On a prétendu récemment que les mouvements réflexes de l'utérus avaient un
centre au-dessus de l'atlas, mais le fait n'est pas encore démontré, car, après
la section de la moelle en arrière de l'occipital ou après la décapitation au milieu
du cou, l'excitation portée sur le ganglion mésentérique postérieur d'où émanent la plupart des nerfs de l'utérus, continue à provoquer des contractions dans
cet organe.

L'action de l'utérus a évidemment pour auxiliaires puissants le diaphragme et
les muscles abdominaux, qui agissent ici de la même manière que dans le vomissement et l'émission des urines. Leur participation est toujours indispensable ;
mais elle est surtout très utile dans les cas où la tunique musculeuse est frappée
d'atonie, soit par suite de contractions trop répétées, soit par le fait de la prostration générale de la mère. L'effort que ces puissances accomplissent coïncide
toujours avec celui de la membrane charnue de l'utérus.

L'expulsion du fœtus nécessite un léger agrandissement du bassin, et, dans
quelques sens, une réduction de volume du fœtus lui-même, qui, habituellement, a des proportions trop considérables pour franchir aisément les détroits
de cette cavité.

Le bassin est susceptible de s'agrandir dans deux sens : suivant son diamètre vertical et suivant son diamètre transversal. Il augmente verticalement par l'aplatissement et la projection de la vessie en avant du pubis, par la dépression du rectum à la face inférieure du sacrum, et enfin par une élévation sensible de l'extrémité inférieure du sacrum et de la base de la queue. Il augmente transversalement par suite d'un léger écartement des deux coxaux, à leurs articulations sacro-iliaques, écartement comparable, bien qu'il soit peu sensible, à celui des branches d'un arc commençant à se détendre ; enfin, il s'agrandit, surtout dans ce dernier sens, et en arrière, par la projection en dehors des ligaments sacro-ischiatiques.

Ces modifications dans l'état du bassin résultent de l'effort que le fœtus exerce sur les parois de cette cavité. Celui-ci, pour franchir un passage étroit, se resserre, se déprime dans tous les sens. La tête s'étend sur le cou et sur les membres antérieurs ; les courbures de la colonne vertébrale s'effacent autant que possible, et, par suite, les longues apophyses des vertèbres dorsales s'inclinent les unes sur les autres ; le sternum se rapproche du rachis ; les parois costales s'aplatissent et se rapprochent également ; les deux épaules, au lieu de rester sur la même ligne transversale, se portent l'une en avant de l'autre, et glissent, en quelque sorte, sur les parties au niveau desquelles le diamètre transverse du thorax a le moins d'étendue. Le reste du corps du fœtus cède encore avec plus de facilité.

Lorsque le part est multiple, son mécanisme présente quelques particularités qui méritent d'être notées.

Si l'utérus des femelles, normalement unipares, contient deux fœtus, comme cela arrive souvent à la brebis, plus rarement à la vache, plus rarement encore à la jument, les deux cornes de l'utérus ont sensiblement le même volume, et chacune d'elles contient un fœtus ayant la même position que s'il était seul. Alors, les contractions utérines s'effectuent, vraisemblablement d'une manière simultanée, dans les deux cornes qui sont réunies entre elles postérieurement sur une assez grande étendue ; mais comme les deux fœtus ne peuvent s'engager à la fois dans le col de l'utérus, le plus avancé s'y insinue et se trouve expulsé le premier. Le fœtus qui se trouve en arrière, étant sollicité à sortir, pousse mécaniquement celui qui l'a devancé. Lorsque le nombre des fœtus est plus considérable, ils sont aussi expulsés successivement, à des intervalles de quelques heures. Ainsi, on a vu plusieurs fois des vaches donner, en une seule portée, deux, trois et quatre veaux. Rainard en cite des exemples, et Baron avait même signalé à Réaumur un part quintuple chez cette femelle. On a vu également des brebis mettre bas dans la même portée trois, quatre, et jusqu'à sept petits.

Chez les femelles habituellement multipares, la truie, la chienne, la chatte, les fœtus sont expulsés les uns après les autres à des intervalles de dix, quinze minutes, d'une demi-heure, d'une heure et plus. Après la naissance de chacun d'eux, la mère coupe le cordon, lèche le petit, l'essuie, l'approche de ses mamelles, se délivre des enveloppes du fœtus qui vient de sortir, les dévore, puis elle met bas un autre petit, et ainsi de suite. C'est surtout chez les femelles multipares que les contractions utérines doivent avoir, suivant la judicieuse observation de Rainard, un rhythme péristaltique très régulier : il faut que chaque fraction de l'utérus correspondant à un fœtus se contracte à son tour, d'abord le segment de l'une des deux cornes le plus rapproché du col, puis le segment qui précède, et ainsi jusqu'au plus voisin de l'ovaire, de manière à amener l'élimination successive de tous les fœtus et à faire alterner ceux de l'une des cornes avec ceux de la corne opposée. Ce qui se passe chez ces femelles est tellement bien réglé, qu'on a là toutes les preuves de l'existence d'un rhythme propre aux contractions utérines, rhythme qui, sans doute, se retrouve chez les femelles unipares, à utérus simple ou à utérus bicorne.

Dans les cas de superfétation, s'il en existe réellement ailleurs que chez les femelles dont chaque corne utérine aboutit au fond du vagin par un orifice distinct, il faut aussi que les contractions utérines soient limitées à la corne contenant le fœtus parvenu au terme de la gestation : car autrement le fœtus le moins avancé serait éliminé à la même époque que le premier : il y aurait à la fois une parturition normale et un avortement.

Mais il faut noter ici que les cas de superfétation sont excessivement rares. On a souvent pris pour tels des cas de gestation double ou triples dans lesquels les fœtus ne se ressemblaient point, ou bien se trouvaient expulsés à un intervalle considérable. Ainsi, les exemples de juments ayant mis bas le même jour, ou à quelques jours de distance, un poulain et un mulet, ne sont point des cas de superfétation : car, à une même période du rut, ou dans un même espace de vingt-quatre à quarante-huit heures, la jument a été couverte successivement par un cheval et par un âne : des deux ovules qui se trouvaient détachés, l'un a été fécondé par le sperme du cheval, l'autre par celui de l'âne. Il n'y a là pas plus superfétation que chez la chienne ou la chatte couverte à des périodes de rut par plusieurs mâles différents. Ici encore, parmi les nombreux ovules qui descendent à la fois dans les trompes utérines et dans l'utérus, tel est fécondé par les spermatozoïdes du premier mâle, tel autre par ceux du second, si bien que, dans la même portée, il se trouve des petits très différents les uns des autres par la taille, les formes, la couleur de la robe, mais ressemblant chacun à son père respectif.

Du reste, lors même que, dans une gestation multiple, il s'écoulerait plusieurs semaines ou plusieurs mois entre la naissance d'un premier et celle d'un second petit, on ne serait pas encore certain d'avoir affaire à une véritable superfétation. On sait, en effet, d'après les observations de Tessier, de Brugnone, de Numann et d'autres, qu'il peut y avoir une différence de quatre-vingts à quatre-vingt-dix-huit jours, chez la vache et la jument, entre le part prématuré et le part retardé. Or, il me semble que, dans le cas dont je parle, l'un des fœtus pourrait naître longtemps avant le terme ordinaire, et l'autre à ce terme même, ou bien l'un pourrait naître à terme et l'autre à une époque retardée de un à deux mois.

Enfin, les différences dans la taille des fœtus et dans leur degré apparent de développement ne suffisent pas toujours pour indiquer avec certitude que des fœtus d'une portée unique sont d'âges différents ; car, d'une part, parmi ceux de la même portée, il en est de grands et de petits ; d'autre part, on a vu des fœtus de vache au nombre de trois ou quatre, qui, quoique à terme, n'avaient pas encore de poils sur toute l'étendue du corps, comme cela arrive à la fin du second tiers de la gestation. Il n'y a que des saillies suffisamment éloignées et suivies, chacune, d'une parturition à terme, ou à peu près à terme, qui puissent établir sûrement la superfétation.

Quelque temps après la parturition, les enveloppes fœtales qui étaient restées dans l'utérus avec le placenta et une partie du cordon ombilical se détachent et sont expulsées à la suite de nouveaux efforts.

Les femelles multipares rendent l'arrière-faix à mesure qu'elles font leurs petits. La naissance du premier fœtus est suivie, au bout d'un temps assez court, de l'expulsion de ses annexes ; à celle-ci succède la sortie du second petit, puis celle de ses annexes, et ainsi en alternant jusqu'à la fin. Cette succession est nécessaire pour permettre au fœtus de passer librement dans les parties des cornes utérines occupées précédemment par ceux qui sont déjà sortis. L'élimination du délivre se fait très facilement chez ces femelles ; la chienne va s'accroupir dans un coin comme elle le fait pour uriner et souvent même pour accoucher, et aussitôt que l'arrière-faix est sorti, elle le dévore, puis revient auprès des petits qui sont nés. Les femelles unipares, lorsqu'elles ont, par exception, des portées doubles ou triples, rendent aussi, souvent, l'arrière-faix de chacun des fœtus à mesure que ceux-ci naissent, à moins que le délivre de l'un ne soit un obstacle à la sortie du suivant. Ainsi, dans le part double de la vache ou de la brebis, les fœtus étant logés chacun dans une corne, le second peut sortir sans que le délivre du premier ait été expulsé.

Les grandes femelles unipares, la vache, la jument, rendent l'arrière-faix, le plus souvent, dans la journée de la parturition, ou le lendemain ; mais il est fort commun de voir la délivrance se faire attendre trois, quatre jours, et même plus encore. Dans cette dernière circonstance, il faut que l'art vienne au secours de la nature. On attache à ce qui reste du cordon ombilical, ou à la partie du délivre qui sort de la vulve, un poids plus ou moins lourd, ou bien on exerce, de temps en temps, une légère traction sur ce délivre. Si cela est sans résultat, on doit engager le bras dans l'utérus et détacher, par une douce pression des doigts, chaque placenta du cotylédon correspondant, d'abord dans une corne, puis dans l'autre, en procédant graduellement du col de l'utérus vers le fond des cornes. Il importe de recourir à ce moyen, quand, après quatre ou cinq jours, la délivrance n'a pu s'effectuer ; autrement, la femelle est exposée à la métrite avec complication d'accidents putrides.

La désunion et l'expulsion de l'arrière-faix, lorsqu'elle est spontanée, nécessite des efforts peu considérables ; elle n'est accompagnée d'aucune effusion sanguine appréciable, même dans les cas de délivrance laborieuse.

Les femelles herbivores, aussi bien que les carnivores, ont l'habitude de dévorer l'arrière-faix aussitôt qu'il est sorti, si on le laisse à leur disposition. Quelquefois ces dernières l'arrachent à mesure qu'il sort et se délivrent ainsi elles-mêmes très rapidement. L'instinct qui les pousse à cet acte a un but facile à concevoir : les femelles carnivores mangent ces débris comme elles mangent, pendant la durée de l'allaitement, les fèces de leurs petits, afin de tenir propre leur nid et de ne pas attirer le mâle ; les femelles herbivores mangent aussi le délivre pour ne point appeler autour d'elles les animaux carnassiers.

Après le part et la délivrance, il survient des modifications remarquables dans l'état de l'utérus et de ses diverses membranes. En général, l'utérus se resserre peu à peu, ses vaisseaux se plissent, deviennent sinueux et de moins en moins perméables au sang ; le col, relâché, revient peu à peu à son degré habituel de constriction ; les ligaments larges se raccourcissent, remontent l'utérus vers la région sous-lombaire et le retirent du côté du bassin ; leurs faisceaux musculaires s'atrophient, etc.

La membrane muqueuse des femelles dont le placenta est disséminé, comme chez la jument et la truie, reprend les plis qu'elle avait avant la gestation, et ses follicules qui recevaient les papilles placentaires se rapetissent dans tous les sens. Chez la chatte, la chienne, les femelles des rongeurs et chez la femme, il paraît, d'après Coste, Weber, Eschricht, que toute la partie de la muqueuse qui correspondait à l'insertion du placenta éprouve une véritable exfoliation : sa couche superficielle se détache à cet endroit et se trouve éliminée. Chez les ruminants, tels que la vache, la brebis et la chèvre, les cotylédons qui avaient acquis progressivement, pendant la gestation, un volume énorme, se rapetissent, leurs follicules de réception se resserrent au point de devenir à peine visibles à l'œil nu. Mais ces cotylédons ne disparaissent point, bien qu'ils se réduisent à de faibles proportions ; ils persistent pendant les intervalles de la gestation et s'hypertrophient de nouveau à chacune des portées ultérieures, de sorte que les mêmes, dont la présence était déjà évidente avant l'âge de la fécondité, servent pendant toute la durée de la vie. Quand une partie d'entre eux viennent à être détruits, sous l'influence de causes accidentelles, ceux-là ne se régénèrent point et il ne s'en développe pas d'autres pour les remplacer. De même, quand une femelle unipare vient à porter deux petits, le nombre des cotylédons ne double pas ; il n'augmente pas même sensiblement, car alors il n'y en a pas plus, en moyenne, que sur les femelles portant un seul fœtus. Seulement, dans le cas de part double, le volume de chaque cotylédon devient plus considérable que dans celui de gestation simple.

Le fait de la non-régénération des cotylédons détruits est clairement démontré par l'état de l'utérus qui a perdu une partie de ces organes à la suite d'une gestation antérieure. M. Goubaux a signalé, le premier, le cas d'un utérus qui, pendant la gestation, était dépourvu de cotylédons dans l'une de ses moitiés, et dont la muqueuse offrait, sur cette moitié, des cicatrices blanches indiquant les places où ils se trouvaient autrefois. Depuis, j'ai observé plusieurs fois des exemples analogues. Dans un cas, toute la partie antérieure de la corne opposée à celle occupée par le fœtus, déjà volumineux, ne présentait que des cicatrices allongées, luisantes ; vers la jonction de cette corne avec le corps de l'utérus, les cotylédons apparaissaient, et ils étaient dans l'autre corne disposés comme à l'ordinaire, seulement, au nombre total de 92, dont 11 extrêmement petits et presque sans connexions vasculaires avec les placentas. Dans un autre cas, l'utérus renfermant un veau à mi-terme en manquait entièrement dans la moitié qui n'était pas occupée par le fœtus. La muqueuse de cette moitié offrait une cinquantaine de cicatrices parfaitement distinctes, disposées dans l'ordre qu'affectent habituellement les cotylédons ; elle était parfaitement saine dans les intervalles des cicatrices, et n'y présentait pas la moindre trace de cotylédons nouveaux ou en voie de formation ; toute la portion correspondante du chorion était lisse, à peine vasculaire et sans trace de placentas. L'autre moitié de l'utérus avait 52 cotylédons très volumineux et 12 autres très petits, c'est-à-dire, en somme, à peu près la moitié du total ordinaire. Dans un troisième cas, la corne droite, contenant un veau à terme, en avait 62 ; la gauche offrait des cicatrices sans trace de végétation cotylédonaires. Enfin, dans deux autres cas, l'utérus renfermait des fœtus momifiés, et sa muqueuse, parfaitement lisse dans toute son étendue, ne montrait plus aucun vestige des organes dont je parle. Or, puisque, d'une part, les cotylédons ne se régénèrent point et ne sont pas remplacés par des cotylédons nouveaux, et que, d'autre part, les connexions du fœtus avec la matrice s'établissent uniquement par leur intermédiaire, une femelle dont l'utérus a perdu la totalité, ou seulement la plus grande partie de ces organes, doit être frappée de stérilité.

Quant à la réduction de volume et de poids éprouvée progressivement par l'utérus à la suite de la parturition, elle est considérable. Un utérus de brebis pesant, au terme de la gestation, 600 à 700 grammes, revient bientôt au poids de 50 à 55 grammes, c'est-à-dire à une masse douze à treize fois moindre. Un utérus de vache du poids de 6 à 7 kilogrammes au moment de la parturition, se réduit à 500 ou 600 grammes par la suite ; ses cotylédons, qui, à cette époque, pesaient à eux seuls environ 2 à 3 kilogrammes, ne représentent plus, pendant les intervalles de la gestation, qu'une masse insignifiante.

CHAPITRE LXXII

DE L'ALLAITEMENT

Le fœtus des mammifères, en sortant de la matrice, n'a pas encore assez de force pour chercher sa nourriture, ni des organes assez énergiques pour digérer celle dont il fera usage par la suite. Aussi la mère lui présente, dans le produit de la sécrétion de ses mamelles, un aliment qui renferme tous les principes nécessaires à l'accroissement du corps pendant la première période de la vie.

Les mamelles sont des glandes lobulées, généralement peu volumineuses avant l'âge de fécondité et aux époques de leur inaction. Elles sont constituées par des amas de vésicules appendues sous forme de grappe (fig. 253 et 254) à l'extrémité de canaux très fins, se réunissant de proche en proche pour donner naissance à des canaux galactophores dont l'ampleur augmente à mesure qu'ils s'avancent vers le sinus commun creusé à la base du mamelon et dans le mamelon lui-même. Dans quelques animaux, tels que les monotrèmes, ces glandes résultent simplement de l'agglomération de cæcums sinueux, dilatés à leur fond, et réunis ensemble avant de s'ouvrir à l'extérieur.

Dans toutes les espèces, les mamelles sont paires et à peu près constamment symétriques. Celles du côté droit se trouvent placées à une certaine distance de celles du côté gauche, ou bien elles sont accolées ensemble, par l'intermédiaire

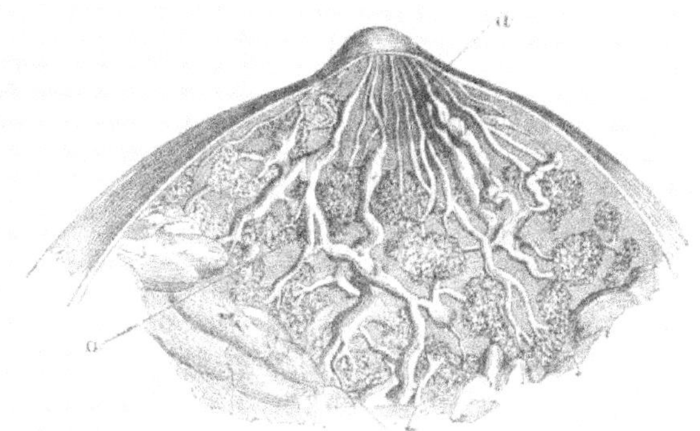

Fig. 253. — Structure de la mamelle de la femme (*).

d'un septum membraneux, comme on le voit chez les solipèdes et les ruminants. Lorsqu'il y en a plusieurs de chaque côté, elles se trouvent placées les unes à la

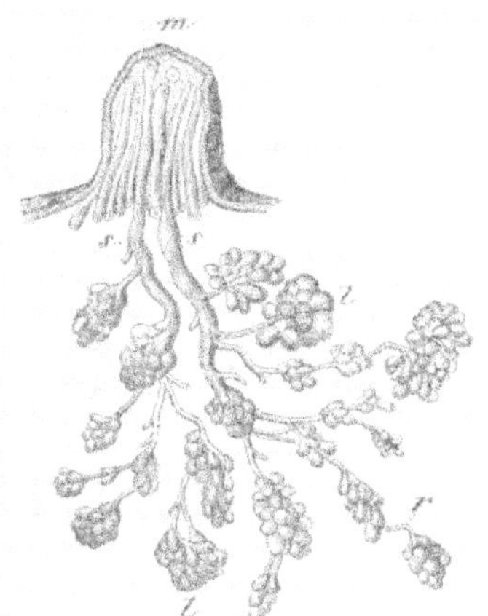

Fig. 254. — Structure de la mamelle
de la femme (**).

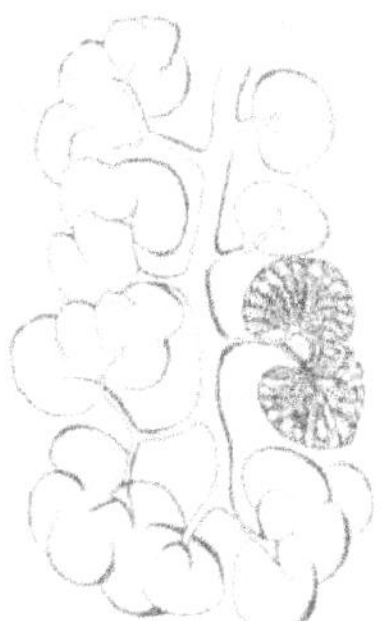

Fig. 255. — Mamelle de lapine,
d'après J. Muller.

suite des autres, parallèlement à la ligne médiane du corps, et bien qu'alors celles de la même série latérale soient continues ensemble, pour ne former qu'une

(*) a a, conduits galactophores avec leurs ampoules (Verheyen).

(**) L.lobules mammaires; m, mamelon; c, canalicules; s, sinus galactophores; n, acini (Cloquet).

seule masse, chacune a ses canaux propres, sans communication avec les autres et s'ouvrant dans le mamelon correspondant.

Les mamelles, toujours situées à la partie inférieure du thorax ou de l'abdomen, afin d'être à la portée des petits, sont pectorales chez les singes, les chauves-souris, les paresseux et les cétacés herbivores ; elles sont abdominales chez le tapir, le rhinocéros, l'hippopotame, d'après Cuvier ; inguinales chez les solipèdes et les ruminants ; enfin, elles occupent à la fois ces trois situations dans les espèces où elles sont très nombreuses, comme chez la chienne, la chatte, la lapine, et un grand nombre de carnassiers et de rongeurs. On sait qu'elles se trouvent renfermées dans une poche spéciale, sous le ventre, chez les didelphes.

Le nombre de ces glandes est généralement proportionné à celui des petits ; il est de deux dans les singes, l'éléphant, le rhinocéros, les solipèdes, la brebis, la chèvre, le cochon d'Inde, les cétacés ; de quatre dans la vache, la lionne, la panthère ; de six dans l'ours, le blaireau ; de huit dans le chat ; de dix dans la truie, la chienne, la lapine, le hérisson. Cuvier dit qu'il est de douze à quatorze dans l'agouti et quelques autres rongeurs ; mais il varie quelquefois, surtout chez les femelles où il est considérable. Daubenton a déjà noté que la chienne n'a souvent que quatre mamelles d'un côté et cinq de l'autre ; et tout le monde sait que les vaches ont fréquemment trois mamelons de chaque côté, dont le dernier est souvent imperforé.

La sécrétion lactée ne s'établit, dans les mamelles, qu'à la suite d'un travail préparatoire. Quelque temps avant l'époque de la parturition, elles commencent à se gonfler, deviennent fermes et pendantes ; leur vascularité augmente, leur tissu change d'aspect, et les canaux galactophores acquièrent une ampleur considérable. Ces changements, liés à l'état de l'utérus, vers le terme de la gestation, peuvent néanmoins survenir spontanément ou sous l'influence de causes diverses. Harvey parle de lapines qui, n'ayant pas été fécondées, ont les mamelles actives au moment où le part devrait s'effectuer ; ces femelles peuvent alors allaiter des petits étrangers. Buffon cite l'exemple d'une chienne qui, sans avoir jamais reçu le mâle, éprouvait ce gonflement des mamelles à l'époque à laquelle elle aurait dû mettre bas si elle eût été fécondée au moment du rut précédent. Cette chienne donnait du lait et se chargeait de nourrir, avec une tendresse remarquable, les petits que l'on mettait auprès d'elle. Un fait analogue a été observé plusieurs fois par Rainard, et des chasseurs m'ont assuré qu'il n'était point très rare. Delafond[1] en a constaté plusieurs de ce genre. Le dernier, que j'ai pu suivre en partie avec lui, se rapporte à une chienne qui, sans avoir reçu le mâle, au moment du rut, éprouva un gonflement des mamelles une cinquantaine de jours après le rut ; elle donna du colostrum, puis du lait très blanc. Au soixantième jour, alors que la chienne qui n'avait pas été couverte présentait tous les signes de la parturition, on lui donna un petit étranger qu'elle adopta et nourrit pendant le temps accoutumé. Depuis, MM. Joly et Filhol[2] ont eu sous les yeux deux

---

1. Delafond, *Observations sur certains phénomènes physiologiques se rattachant à la parturition et à l'allaitement* (*Bulletin de l'Académie de médecine*, 19 mai 1857).

2. Joly et Filhol, *Recherches sur le lait* (*Mémoires de l'Académie de médecine de Belgique*, t. III.

de ces chiennes vierges qui donnaient du lait, et ils l'ont analysé sur l'une d'elles. Les chèvres du mont Œta, dit Aristote, bien qu'elles n'aient pas reçu le mâle, donnent du lait par suite de frictions aux orties faites sur leurs mamelles. J'ai vu, à la bergerie de l'École, une brebis de six mois qui n'avait point encore été couverte, donner une quantité fort notable de lait très blanc, crémeux, coagulable, comme celui qui est sécrété dans les conditions ordinaires. Il y a plus, on a vu des mules, des pouliches, dès les premiers jours après la naissance en sécréter, qui quelquefois coulait spontanément, sans succion ni compression. Les enfants nouveau-nés, des deux sexes, donnent habituellement quelques gouttelettes d'un liquide chargé de globules laiteux et de fines particules de graisse [1]. Enfin, chez les mâles adultes, les glandes mammaires peuvent également se développer sous l'influence d'excitations extérieures et sécréter du lait. Aristote cite un bouc de Lemnos qui en fournissait abondamment et transmit cette faculté à un de ses fils. Geoffroy Saint-Hilaire, en 1845, en a étudié un au Muséum, à mamelles volumineuses, qui donnait de deux à cinq décilitres par jour. Ce bouc, deux ans plus tard, a allaité un de ses produits. De Humboldt a cité le fait authentique d'un Indien qui allaita pendant cinq mois son enfant dont la mère était malade.

A part ces exceptions, fort rares, le développement des mamelles n'a lieu, et leur activité n'est mise en jeu que dans les derniers moments de la gestation. Ce développement, qui est progressif, s'opère avec une lenteur variable suivant les espèces; il est tel que les génisses commencent à donner un lait jaunâtre et séreux huit à dix jours avant la parturition. Les chiennes, d'après les observations d'Aristote, en donnent déjà cinq jours, quelquefois sept avant cette époque. Au moment du part, surtout quelques jours après, la sécrétion acquiert une grande activité.

La sécrétion du lait, essentiellement intermittente et subordonnée aux actes de la reproduction, n'est point très bien connue dans son mécanisme. Henle, Reinhardt, Kölliker et surtout Virchow, qui considèrent la mamelle comme un amas de glandes sébacées ayant acquis un grand développement, admettent que les cellules épithéliales se multiplient dans les culs-de-sac glandulaires au point de les obstruer entièrement et qu'elles se remplissent de granules de graisse. Une fois pleines elles se rompent ou se détruisent comme les cellules qui éprouvent la dégénérescence graisseuse. Il n'en reste que les gouttelettes de graisse ou ce qu'on appelle les globules du lait. Toutefois, tant que la mamelle ne donne que du colostrum, les corpuscules ou les corps granuleux de ce liquide, les cellules épithéliales s'altèrent peu et conservent leur contenu graisseux. Le lait est donc, selon eux, le résultat, soit d'une formation incessante de cellules spéciales, soit d'une multiplication continue de cellules épithéliales qui se détachent à mesure et se détruisent dans les canaux galactophores. Leur contenu, c'est-à-dire les globules graisseux et le sérum forment le lait proprement dit. Ce produit résulte, par conséquent, de la dissolution des cellules épithéliales de la glande dans son liquide alcalin.

---

1. Voyez Natalis Guillot, *Archives générales de médecine*, 1853. — Gubler, *Mémoires de la Société de biologie*, 1855.

L'excrétion du produit de la sécrétion des glandes mammaires a ceci de particulier, qu'elle n'est point spontanée comme celle des autres produits de sécrétion. L'orifice commun des canaux galactophores où les orifices plus ou moins nombreux sont entourés d'un mamelon rétractile qui les tient constamment fermés et qui ne leur permet de s'ouvrir que par le secours d'une pression exercée par les lèvres, les mâchoires du petit, ou par une main étrangère.

Le mamelon, quelles que soient, du reste, sa forme et ses dimensions, représente un tube évasé supérieurement, rétréci à son extrémité libre, tube dont les parois sont élastiques et rétractiles, de sorte qu'elles tendent toujours à se rapprocher et à tenir fermé l'orifice qui doit donner passage au lait. Chez la vache (fig. 256), où il a des parois fort épaisses, il faut exercer une assez forte pression

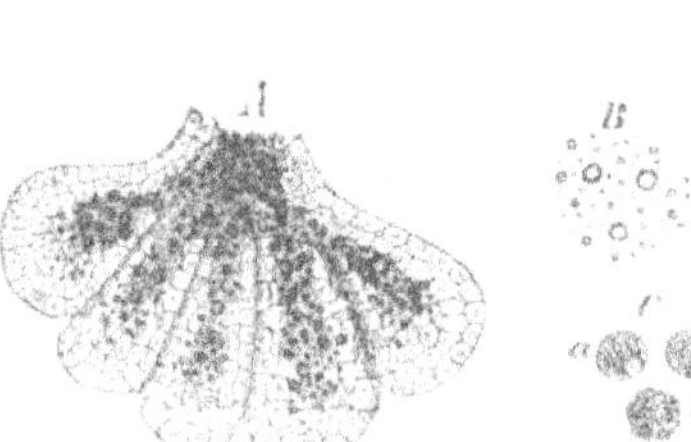

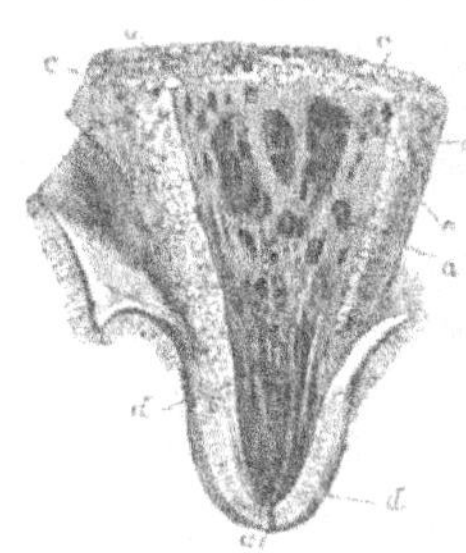

Fig. 256. — Glande mammaire pendant la lactation (*).

Fig. 257. — Mamelon ou trayon de vache ouvert, d'après Guilbourt (**).

sur sa partie supérieure pour forcer la résistance de l'orifice. Dans la chèvre, où ses parois sont minces, il forme un grand cornet très évasé supérieurement et pouvant recevoir jusqu'à 1 décilitre de lait.

Le petit, lorsqu'il veut téter, saisit le mamelon par les lèvres et l'extrémité des mâchoires, en ayant soin de le faire pénétrer assez avant dans sa bouche pour qu'il puisse presser la partie de la mamelle située immédiatement au-dessus du mamelon ; alors, il aspire, en faisant le vide dans la cavité buccale, à l'aide de sa langue dont la pointe reste appliquée sur les incisives inférieures, mais dont la base s'écarte et se rapproche alternativement du palais, sous l'influence de ses muscles propres et de ceux de l'appareil hyoïdien. Le vide qu'il produit par les mouvements de succion et la pression qu'il exerce sur la partie supérieure du mamelon font couler le lait.

Les petits des herbivores, en général, notamment ceux des solipèdes et des ruminants, se tiennent toujours, ainsi que leur mère, debout pour téter ; ils tirent sur le mamelon, l'allongent et le pressent tout à la fois. Quand ils ont à peu près épuisé un trayon, ils en saisissent un autre, secouant la tête et en donnant de temps en temps des coups sur les mamelles. Les petits des carnassiers sont

<hr>

(*) A, lobule de la mamelle pleine de lait ; B, globules du lait ; C, colostrum ; a, cellule dont le noyau est visible ; b, cellules dont le noyau a disparu (Virchow).

(**) Dans sa cavité, aboutissent en a a les principaux conduits galactophores.

couchés sur le ventre et la mère est un peu penchée, ou quelquefois entièrement
étendue sur le côté ; ils frappent les mamelles avec leurs pieds de devant, comme
les enfants le font avec leurs mains. Quand ils commencent à devenir forts et
que la mère se tient debout, ils s'accroupissent ou s'élèvent sur leurs membres
postérieurs et s'attachent aux mamelles, les bras élevés et appuyés sur elle dans
une attitude analogue à celle des cariatides qui semblent soutenir quelque partie
d'un monument.

La pression des doigts sur le mamelon fait sortir le lait, de même que la succion opérée par la bouche des petits. Pour traire, les doigts saisissent la partie
supérieure du mamelon, l'étreignent doucement, de manière à circonscrire
entre le point le plus comprimé et l'orifice du trayon le lait renfermé dans la
cavité de celui-ci ; puis, en maintenant la compression, les doigts descendent
un peu, et le lait qui ne peut refluer, du moins en totalité, vers la partie supérieure des conduits galactophores, force la résistance du petit sphincter et
s'échappe à l'extérieur : en un seul jet chez la vache, en deux ou trois chez la
jument, en quatre ou cinq chez la lapine et en huit à dix dans la chienne.
Cette action, pour être exécutée convenablement, exige une certaine habileté ;
car, suivant la réflexion de Bordeu, tout le monde saurait traire s'il suffisait de
comprimer le mamelon.

Il arrive assez communément que les femelles ne se laissent traire qu'avec difficulté et retiennent leur lait, comme on dit, surtout quand elles sont inquiètes,
contrariées, ou lorsqu'une main étrangère les trait pour la première fois. Elles le
retiennent aussi, souvent, quand elles ne voient pas leurs petits non sevrés, comme
Hunter en avait fait la remarque pour l'ânesse. De même, une femelle, fût-elle
privée de ses nourrissons, refuse presque toujours d'allaiter d'autres petits de
son espèce ou d'espèce différente. Cependant, il est très ordinaire de voir les
vaches, les chèvres et les brebis privées de leurs petits, en adopter d'autres auxquels elles s'attachent comme si elles leur eussent donné le jour. On a vu même
des chiennes allaiter de petits chats et d'autres des louveteaux. Mais ce qu'on
dit des vaches et des brebis qui se laissent traire par des serpents ne paraît pas
possible.

Le lait s'échappe quelquefois spontanément au dehors, c'est lorsque la sécrétion est très abondante et qu'on néglige de traire les femelles privées de leurs
petits. Dans ce cas, les conduits galactophores et le sinus du mamelon sont
tellement distendus, que la compression à laquelle le liquide est soumis force la
résistance de l'orifice de ce sinus. Un écoulement semblable a lieu d'une manière
continue si l'on engage dans le mamelon un tube qui maintient béant son orifice : alors le liquide s'échappe de la mamelle par son propre poids.

Lait. — Le produit de la sécrétion mammaire est un fluide blanc, opaque,
d'un léger reflet bleuâtre ou jaunâtre, dans quelques espèces, d'une saveur douce.
Il est généralement alcalin chez les herbivores, acide chez les carnassiers. Sa
densité moyenne est de 1 032.

Examiné au microscope, le lait se montre composé d'un liquide incolore,
transparent, dans lequel nagent des corpuscules arrondis ou légèrement polyédriques, inégaux, à contours nets, à centre brillant, qui donnent au liquide sa

teinte blanche et son opacité. Ces globules, déjà vus par Leeuwenhoeck [1], ont de 1 à 20 millièmes de millimètre de diamètre. Ils paraissent constitués par une matière grasse, revêtue d'une couche de matière protéique, probablement de caséine. Ce qui tend à le démontrer, c'est, d'une part, que l'acide acétique les déforme, en laisse sortir des gouttelettes de graisse et les agglutine entre eux, car il détruit leur enveloppe, et, d'autre part, que l'éther ne peut les dissoudre ni les séparer du sérum, tandis que l'éther, mêlé avec un peu de potasse ou d'acide acétique, transforme le lait en un fluide incolore et transparent. Alors la potasse ou l'acide dissout l'enveloppe du globule dont la graisse peut à son tour entrer en dissolution dans l'éther. Dans cette matière grasse du lait, au moment du refroidissement, Robin et Verdeil [2] ont vu se former des cristaux de de margarine. Les globules résultent de mélanges graisseux qui leur donnent des propriétés variables. Ils sont presque solides dans le lait de la vache. L'ébullition les réunit en gouttelettes plus ou moins volumineuses, mais ils se reforment par le refroidissement, ce qui, suivant Robin, éloigne l'idée d'une enveloppe albumineuse.

Le lait abandonné à lui-même, au contact de l'air ne tarde pas à perdre son alcalinité et à devenir acide par suite d'une formation d'acide lactique aux dépens de son sucre. Il se recouvre d'une couche onctueuse, dont l'épaisseur augmente peu à peu pendant que le reste, d'abord liquide, finit par se coaguler. La couche crémeuse est formée par les globules qui doivent à la graisse leur légèreté spécifique, par de la caséine et par du sérum qu'ils ont entraînés avec eux. Le sérum, qui tient en suspension la plus grande partie de la caséine et des principes solubles, se coagule lorsqu'il s'est formé une suffisante quantité d'acide lactique. Plus tard, le coagulum, qui est spongieux, laisse sourdre autour de lui, comme le fait le caillot sanguin, un fluide jaunâtre, chargé de sucre et de sels.

La coagulation spontanée, plus ou moins prompte du lait, est due, d'après M. Pasteur, à des microphytes analogues à ceux de la levûre de bière et dont les germes sont apportés par l'air, microphytes qu'une chaleur de 100 degrés tue. La coagulation produite par la présure peut s'opérer même en présence des alcalis.

La composition du lait a fait depuis longtemps l'objet des recherches des chimistes. Ce fluide, qui doit renfermer tous les principes nécessaires au développement des jeunes animaux, constitue un aliment complet. Il renferme de l'eau, des matières grasses, une matière azotée, du sucre et des sels.

La matière grasse, représentée par les globules, n'est point homogène. Elle résulte du mélange, en proportions variables, de divers principes, savoir : chez la vache, de 60 centièmes de margarine, 30 centièmes d'oléine et 2 centièmes de butyrine. Les deux premiers ont, dans le lait, les caractères qu'ils présentent dans les autres graisses de l'économie. La butyrine est une huile qui donne l'acide butyrique, dont l'odeur est caractéristique. A ces principes sont ajoutées, suivant les espèces, la caprine, la caproïne, l'hircine, qui paraissent des com-

---

1. Donné, *Cours de microscopie*, Paris, 1845, p. 347.

2. Robin et Verdeil, *Chimie anatomique et physiologique des principes immédiats normaux et morbides, etc.* Paris, 1853, pl. XLV.

combinaisons d'acides avec la glycérine. Il contient, en outre, de la caséine en
dissolution, coagulable sous l'influence de divers agents ; de la lactine ou sucre
de lait cristallisable et fermentescible dans la proportion de 4 à 5 centièmes ; de
l'albumine, dans la proportion de 2 à 3 millièmes chez la vache, d'après Vernois
et Becquerel ; enfin des sels dont les principaux sont : des chlorures de sodium et
de potassium, des phosphates alcalin, calcaire, magnésien. De plus, on y trouve
en volume 16 millièmes d'acide carbonique, 12 millièmes d'azote et 1 millième
d'oxygène.

La plupart de ces matériaux proviennent des aliments, quelques-uns seulement semblent résulter du travail chimique opéré dans la mamelle. Suivant
Dumas, Boussingault et Payen, si l'alimentation donne à la vache la somme
nécessaire de matières azotées et de matières grasses, la femelle produit du lait
sans maigrir, sinon elle en fabrique une partie aux dépens de sa propre substance. Les matières grasses, sauf la butyrine, dérivent du sang et du chyle qui
les ont tirées des aliments, mais elles peuvent résulter en partie d'une transformation des matières féculentes et sucrées, puisque, comme Playfair l'a prouvé,
la vache donne, dans une foule de conditions, beaucoup plus de beurre qu'elle
n'a trouvé de graisse dans ses aliments. La caséine, fort peu abondante dans le
sang, naît probablement dans la mamelle par une transformation des autres
albuminoïdes. Enfin, la lactine dont le sang ne contient pas de traces est forcément un produit des élaborations mammaires.

La composition chimique du lait, bien qu'elle soit essentiellement la même
dans tous les mammifères, y offre cependant des variations assez considérables.

Le lait de vache, d'après Vernois et Becquerel, a donné, pour une moyenne
de trente analyses :

```
Eau.................................  864,06
Caséum et matières extractives......   55,15
Sucre...............................   38,03
Beurre..............................   36,12
Sels................................    6,64
```

Tableau comparatif de la constitution du lait d'après Vernois et Becquerel[1].

	FEMME	VACHE	CHÈVRE	BREBIS	CHAMELLE	JUMENT	ÂNESSE	TRUIE	CHIENNE
Densité...............	1045,67	1033,38	1033,53	1040,08		1032,74	1034,57		1041,62
Poids de l'eau.......	889,08	867,00	844,90	832,32		904,30	890,12	834,90	772,08
Poids des parties solides.	110,92	133,94	155,10	167,68	135,00	95,76	109,88	115,10	227,92
Beurre...............	26,66	36,12	34,87	61,31	39,00	24,30	12,55	19,50	87,95
Caséum et mat. extrac-tives...............	39,21	55,15	55,44	69,78	40,00	33,33	55,65	84,50	116,88
Sucre...............	43,54	38,63	36,91	29,43	58,00	32,76	36,46	30,20	16,29
Sels (par incinération)..	1,34	6,64	6,16	7,40		1,29	5,21	15,90	7,59

1. Vernois et Becquerel. *Du lait chez la femme dans l'état de santé et dans l'état de
maladie*, p. 167.

Composition du lait d'après Doyère[1].

	FEMME	VACHE	CHÈVRE	BREBIS	LAMA	ANESSE	JUMENT
Eau	87,38	87,60	87,50	81,60	86,60	89,63	91,37
Beurre	3,80	2,20	1,40	7,50	3,10	1,50	0,55
Caséine	0,51	3,00	3,50	1,00	3,00	0,60	0,78
Albumine	1,30	1,20	1,6	1,70	0,90	1,35	1,10
Sucre	7,00	4,70	3,10	4,30	5,60	5,40	5,50
Sels	0,18	0,70	0,5	0,90	0,80	0,32	0,40

On voit, d'après ces analyses, que la composition du lait varie beaucoup suivant les espèces, puisque, pour 1 000 parties, ce liquide peut renfermer de 95 parties solides, comme dans la jument, à 227 comme dans la chienne ; de 18 à 87 de beurre, de 33 à 115 de caséum et de 15 à 50 de sucre. Le beurre prédomine chez la chienne et la chèvre, le caséum chez la vache, la jument, la brebis, le sucre chez les femmes et l'ânesse.

D'après leur richesse en partie fixes et dans l'ordre décroissant, les laits se classent dans l'ordre suivant :

Chienne.	Truie.	Femme.
Brebis.	Vache.	Anesse.
Chèvre.	Chamelle	Jument.

La sécrétion du lait éprouve des variations énormes quant à la quantité, à la qualité de son produit, à sa richesse, suivant les périodes de la lactation, le régime et une foule de conditions inhérentes à l'animal ou extérieures.

Quelques jours avant et après le part, le lait, dans toutes les espèces, est jaunâtre, d'une saveur peu agréable, d'une densité de 1 040 à 1 060 ; coagulable par la chaleur, chargé d'albumine qui remplace le caséum. Il forme alors le colostrum qui renferme, outre les globules laiteux ordinaires, beaucoup de gros globules et quelques leucocytes. Peu après le part, l'albumine diminue ou disparaît et la caséine en prend la place. Boussingault a trouvé dans celui de la vache : eau 75,8, albumine et caséum 15,0, beurre 2,6, sucre de lait 3,6, sels 3,0.

Le régime donne lieu à quelques modifications encore mal constatées. Celui auquel sont soumises les vaches pendant l'hiver rend le lait moins aqueux et plus riche en beurre.

Sous l'influence de l'alimentation verte, du regain, des betteraves, le lait devient très abondant et très sucré. La proportion de caséine et de beurre y est accrue, d'après Henry et Chevallier, beaucoup plus par l'usage de la carotte que par celui de la betterave ; celle du beurre chez l'ânesse est augmentée par les racines et les pommes de terre, diminuée par l'avoine et les légumes secs (Péligot). Doyère a constaté qu'une nourrice bien nourrie pendant les trois premiers jours de la semaine, donnait 7 1/2 de beurre pour 100 et seulement 5 les trois

1. Doyère, *Du lait au point de vue physiologique et économique* (*Annales de l'Institut agronomique de Versailles*, 1825). Voy. aussi Duclaux, *Le Lait. Études chimiques et microbiologiques*. Paris, 1887. (*Bibliothèque scientifique contemporaine.*)

derniers jours, pendant lesquels elle était réduite au pain et aux légumes. Le tableau suivant reproduit quelques-unes de ces variations.

ALIMENTS	NOMBRE de jours écoulés depuis le part.	CASÉUM	BEURRE	LACTINE	EAU	Substances sèches dans 100 de lait.
	jours					
Foin.	200	3,1	4,5	4,7	87,7	12,3
Foin, trèfle vert.	24	3,2	3,5	4,5	88,7	11,2
Trèfle vert.	35	3,4	5,6	4,2	80,8	13,2
Trèfle vert.	193	4,3	2,2	4,7	89,7	10,3
Trèfle vert.	204	4,9	4,5	6,2	87,4	12,6
Foin, pommes de terre.	178	3,6	4,8	5,1	86,5	14,5
Pommes de terre.	229	3,6	4,0	5,9	86,5	14,5
Betteraves.	215	3,6	4,0	5,3	87,1	12,9
Navets.	207	3,2	4,2	5,0	87,6	12,4
Topinambours.	200	3,5	3,5	5,5	87,5	12,5

D'autres conditions ont aussi sur cette sécrétion une influence notable. Le repos, la stabulation, comme Playfair l'a constaté, augmentent la quantité du lait et la proportion du beurre, mais diminuent celle de la caséine. Au contraire, l'exercice rend la proportion de la caséine plus forte, en faisant baisser celle de la matière grasse.

Suivant les saisons et même les heures de la journée, le produit de la sécrétion mammaire change de caractère. En hiver, suivant Boussingault et Dumas, il y a dans le beurre 185 de margarine pour 100 d'oléine, tandis qu'en été la proportion de margarine redescend à 66, ce qui explique la diminution de consistance du beurre dans cette dernière saison. On a constaté une différence entre la traite du matin et celle du soir, notamment sur les vaches qui passent la journée au pâturage et la nuit à l'étable. La première a, en général, donné moins de beurre que la seconde.

L'âge de la lactation a une influence marquée. Du premier au huitième mois, suivant Vernois et Becquerel, la densité du lait va croissant de 1 031 à 1 039 chez la vache, et les matériaux fixes augmentent en bloc dans le même rapport. Sur deux vaches dont la lactation durait depuis quatre ans, ces observateurs ont vu la quantité de caséum et de matières extractives diminuer de moitié pour l'une et d'un tiers pour l'autre. A la fin de la période, si la bête est pleine, il perd son caséum, son sucre, et devient très albumineux, par conséquent, coagulable sous l'influence de la chaleur.

La très grande activité de la lactation rend le lait très aqueux et diminue notamment la quantité de caséum et de beurre.

D'ailleurs la composition du lait n'est pas la même à tous les moments de la traite, comme Parmentier et Deyeux l'avaient remarqué. Le lait obtenu à la fin de cette opération contient presque une fois autant de beurre que celui du commencement. Et en divisant la traite en deux, la première moitié donne, d'après

Heynsius, 8 centièmes de matières fixes, et la seconde 12. Peligot [1], en divisant la traite en trois parties, a obtenu les chiffres suivants :

Composition.	Au commencement.	Au milieu.	A la fin de la traite.
Beurre.	0,95	1,02	1,52
Sucre de lait	6,50	6,48	6,45
Caséum	1,75	1,95	2,95
Matières solubles	9,22	9,45	10,92

Les différences constatées sur l'ânesse se montrent dans les autres femelles. M. Reiset les a observées sur la vache où elles sont également prononcées. Elles paraissent tenir, soit à ce que dans les sinus de la mamelle les éléments du lait se disposent dans l'ordre de leur densité, comme ils le font dans un vase inerte, soit, ainsi que le pense Milne Edwards, à ce que les parties butyreuses fournies par les culs-de-sac des canaux ne s'en échappent qu'après les parties plus aqueuses provenant des canaux plus volumineux.

Une fois que la sécrétion est bien établie, la condition essentielle qui entretient son activité et la porte à son maximum est l'évacuation de son produit répétée à des intervalles assez rapprochés. On pense généralement que pendant que le petit tette ou lorsqu'on trait une femelle, la sécrétion lactée est très abondante; mais l'expérience démontre que, dans ces deux conditions, l'excitation n'a pas d'effet immédiat bien sensible. Seulement l'évacuation du lait, en rendant les canaux et les sinus galactophores entièrement libres, est bientôt suivie d'un redoublement du travail sécrétoire. Pour m'assurer du fait, j'ai fait traire une vache pendant deux jours de suite, une fois le matin et une fois le soir, en alternant l'ordre suivant lequel les mamelons étaient privés de leur lait, et je n'ai pas vu, à part les différences d'activité des quartiers de la mamelle, que le second trayon donnât plus de lait que le premier, le troisième plus que le second, le quatrième plus que le troisième.

| I | | | II | | | III | | | IV | | |
| MATIN DU PREMIER JOUR | | | SOIR DU PREMIER JOUR | | | MATIN DU SECOND JOUR | | | SOIR DU SECOND JOUR | | |
Ordre de la traite.	Trayons.	Quantité de lait en grammes.	Ordre de la traite.	Trayons.	Quantité de lait en grammes.	Ordre de la traite.	Trayons.	Quantité de lait en grammes.	Ordre de la traite.	Trayons.	Quantité de lait en grammes.
1	antér. droit.	1040	1	poster. droit.	980	1	ant. gauche.	870	1	post.gauche.	1270
2	postér. droit.	950	2	antér. droit.	870	2	post gauche.	1060	2	ant. gauche.	940
3	post.gauche.	1050	3	ant. gauche.	760	3	postér. droit.	810	3	antér. droit.	1060
4	ant. gauche.	780	4	post.gauche.	870	4	antér. droit.	720	4	postér. droit.	860
Total		3820	Total		3480	Total		3460	Total		4130

1. Peligot, *Mémoire sur la composition du lait d'ânesse* (*Annales de chimie et de physique*, 1836, t. LXII).

2. J. Reiset, *Recherches pratiques et expérimentales sur l'agronomie*. Paris, 1863, p. 1.

L'activité de la sécrétion est à son maximum dans le premier et le deuxième mois qui suivent la parturition, puis elle diminue progressivement jusqu'à la fin de la période pendant laquelle l'action de traire entretient le travail des mamelles.

Cette période de lactation qui, d'après les lois de la nature, finissait au moment du sevrage, s'est prolongée par l'action de traire, plus dans certaines races que dans d'autres, et sa longue durée acquise s'est transmise par hérédité. Elle est très courte, de trois mois seulement après le sevrage, dans les races qui, comme la hongroise, se rapprochent de l'état sauvage; au contraire, elle est très longue chez les races bonnes laitières, la normande, la flamande, par exemple.

Le produit total de la sécrétion du lait augmente considérablement chez les femelles herbivores sous l'influence du régime vert, à l'étable ou au pâturage. Aussi, quand les vaches mettent bas à la fin de l'hiver, la nourriture abondante et aqueuse qu'elles reçoivent dans les mois qui suivent le part entretient la sécrétion à son taux initial, et même l'augmente parfois suivant une proportion fort sensible. Les conditions de régime étant les mêmes pour des femelles d'une espèce quelconque, l'abondance de la sécrétion est à peu près proportionnelle à la taille. D'après les évaluations les plus exactes de divers agronomes, de Dombasle, Thaër, Perrault, d'Angeville, Boussingault, entre autres, les vaches d'un poids moyen de 275 kilogrammes donneraient annuellement, c'est-à-dire pendant les huit à dix mois qui suivent le part, 900 litres de lait; d'autres, du poids de 400 kilogrammes, en donneraient 1700 litres; d'autres de 600 kilogrammes, 2500 litres; enfin, quelques-unes pourraient en fournir 3000, 4000, même 5000, c'est-à-dire de 12 à 14 litres par jour, proportion énorme relativement à celle que ces mêmes femelles produiraient dans l'état de nature pour élever leurs petits. Déjà, dans certaines parties chaudes de l'Amérique, elles ne donnent pas, dit Roulin, terme moyen, 2 litres de lait par jour. Le lait d'une vache emporte donc une somme énorme de matériaux; celui d'une vache hollandaise fraîchement vêlée peut rendre, par jour, jusqu'à 1 kilogramme de beurre, et le produit total de la lactation d'une flamande fournir 100 kilogrammes de cette substance par an. Chez les autres femelles, la lactation n'est pas moins abondante si on en juge par l'augmentation diurne des jeunes animaux. Néanmoins, chez la femme, son produit n'est évalué que de 1 à 3 litres par jour.

Le lait se modifie encore dans sa composition, et surtout dans ses caractères physiques, sa couleur, sa saveur, sa coagulabilité, sous l'influence de certaines plantes ou de certains principes alimentaires. On sait que les crucifères, le chou en particulier, le tourteau de navette, lui communiquent leur saveur désagréable; que la paille d'orge, les fleurs de châtaigniers, les feuilles d'artichaut, les marrons d'Inde, le rendent plus ou moins amer; que les labiées lui donnent un parfum particulier; l'ail, l'oignon, une odeur rappelant celle de ces liliacées. Le lait prend, d'après Parmentier, au bout de quelques jours, une teinte rougeâtre si la garance a été donnée avec les aliments; il devient, dit-on, jaunâtre sous l'influence du curcuma; un peu bleuâtre par celle de quelques euphorbiacées. Le safran donné aux vaches communique au beurre seulement une couleur jaunâtre très prononcée. Tout cela s'explique quand on se rappelle que les glandes mammaires sont, de même que les autres organes sécréteurs, des couloirs par lesquels s'éliminent, plus ou moins, les principes étrangers introduits dans l'organisme et impropres à l'assimilation ; en effet, l'iodure de potassium a été retrouvé dans le lait par Péligot ; le chlorure de sodium, le carbonate, le sulfate de soude, l'iodure de sodium, les sels de fer, par Chevalier et Henry ; les sels de plomb, par Taylor, etc.

Enfin, dans plusieurs états pathologiques de l'économie ou des mamelles, le lait change de couleur, de saveur, perd plus ou moins la faculté de se coaguler, ou se prend même, dans le sinus de la glande, en petits caillots dont la précipitation s'opère aussitôt que le lait est recueilli. Ces coagulums sont formés, d'après Delafond, par de la caséine, de la graisse et des débris de l'épithélium des canaux galactophores. Sur les vaches affectées de la maladie aphteuse, Donné a trouvé le lait altéré, chargé d'albumine au lieu de caséum, coagulable par la chaleur, semé de globules muqueux, purulents, et de globules butyreux agglutinés. Dans un cas de maladie indéterminée, Gerardin l'a vu devenir visqueux par le refroidissement et très chargé d'albumine ; on y a trouvé du carbonate d'ammoniaque sur une vache affectée d'une maladie des onglons.

Le lait paraît éprouver, en dehors des mamelles, quelques altérations remarquables. Dans ce qu'on appelle le lait bleu, il se développe sur la crème des taches bleuâtres couvertes de cryptogames. Cette altération, attribuée d'abord au *Byssus cærulea* puis au *Vibrio cyanogenus*, ne fait peut-être que donner à ces parasites des conditions de développement. Elle doit être distinguée du léger bleuissement que déterminent, dit-on, le saintoin, la buglose officinale, la mercuriale, les polygonées, etc.

Enfin, dans le cas de lésions des mamelles, des canaux galactophores ou des mamelons, le lait peut se charger de globules de sang qui lui donnent une teinte rosée ou de globules purulents ; ces dernières altérations sont très reconnaissables à l'aide du microscope.

Tel est l'aliment que les mamelles préparent pour la nutrition et l'accroissement du jeune animal. Cet aliment, le seul dont les petits des mammifères puissent faire usage dans les premiers temps de la vie extra-utérine, offre l'ensemble de tous les matériaux nécessaires à la formation des tissus et des liquides de l'organisme ; il fournit, par sa caséine, les principes protéiques du sang, de la peau, des muscles, du squelette ; par ses éléments minéraux et salins, les sels de toutes ces parties ; enfin, par sa matière grasse et son sucre, il donne, comme le pense Liebig, le combustible qui est employé, par la respiration, à l'entretien de la chaleur animale.

Dans les premières semaines ou les premiers mois qui suivent la naissance, le lait est l'aliment à peu près indispensable aux jeunes animaux ; il ne peut être remplacé alors par aucun autre, car aucun ne réunit, au même degré, les conditions de digestibilité et de composition. Seulement ce lait peut ne pas être pris directement par le jeune sujet et il peut être emprunté à des femelles d'espèces autres que celle du nourrisson. Dans ce dernier cas, l'allaitement est dit artificiel,

Il est hors de doute, pour tous ceux qui sont un peu au courant de la zootechnie, que l'allaitement artificiel entre les mains des éleveurs intelligents donne d'excellents résultats; et que, dans divers pays, on lui trouve même de la supériorité sur l'allaitement maternel. Mais si ces deux modes sont à peu près équivalents, c'est que le jeune animal est nourri au lait d'une femelle de son espèce, par conséquent, du lait qui lui convient le mieux et qu'il le reçoit sortant des mamelles, presque à la température du corps.

Évidemment, à ce premier point de vue, l'allaitement artificiel de l'enfant n'est pas l'équivalent de celui de l'animal, puisque l'enfant reçoit le lait d'une femelle d'espèce éloignée de la sienne, d'une femelle herbivore dont le lait n'a pas, à beaucoup près, la composition de celui de la femme. Ce lait d'emprunt animal est le plus souvent trop riche en caséine, en matières grasses, en principes minéraux et trop peu chargé de sucre. Si, par exemple, c'est le lait de vache qu'on emploie, il a souvent en excès un tiers de graisse, un tiers et plus de caséine, quatre fois trop de matières minérales ou salines, mais pas tout à fait assez de sucre. Il constitue ainsi un aliment trop nutritif pour l'enfant dont la puissance digestive, la force d'assimilation sont moindres et le développement plus lent que chez le jeune herbivore. Le lait de chèvre représente un aliment plus riche encore, surtout en beurre, car il en a une fois autant que le lait de femme. L'enfant qui vit de lait d'ânesse y trouve assez de sucre, mais une quantité insuffisante de beurre. Dans le lait de chienne il trouverait trois rations de caséine, trois de graisse et six de matières minérales.

D'après la composition chimique aucun lait d'origine animale offert à l'enfant n'est donc l'équivalent du lait normal de la femme. Aucun, tel qu'il est ne remplace exactement ce dernier; par conséquent l'allaitement artificiel de l'enfant par un lait de provenance étrangère à son espèce, ne peut valoir l'allaitement artificiel appliqué à l'animal. La raison physiologique de ce fait est très simple. Le lait préparé par la nature pour chaque espèce de mammifère est d'une richesse proportionnée à la rapidité que doit avoir l'accroissement du jeune sujet. Les petites espèces ont un lait d'une richesse extrême, parce qu'elles doivent se développer très promptement. En un mois, par exemple, d'après mes observations, le chien triple, quadruple son poids initial; il peut même le doubler dès la fin de la première semaine. Les grandes espèces l'ont même encore un peu trop riche, parce que chez toutes l'accroissement du corps marche plus vite que dans notre espèce.

Néanmoins l'infériorité de l'allaitement artificiel de l'enfant, par rapport à celui des animaux peut être facilement atténuée; cette infériorité se réduira à peu de chose si, par le secours de la chimie on amène le lait de l'animal à peu près à la composition de celui de la femme; par exemple, par l'addition d'une certaine proportion d'eau qui réduira le chiffre de sa graisse, de sa caséine, de ses sels et par l'addition d'une certaine quantité de sucre et de certain sucre. Or, dans un établissement modèle tel qu'une grande ville pourrait l'organiser, un chimiste serait là déterminant le titre des laits, indiquant de quelle façon ils doivent être coupés, appauvris ou enrichis. Il transformerait le lait de vache, le lait de chèvre, le lait d'ânesse, à peu près en lait de femme de bonne qualité. Il ferait un lait artificiel, d'après des principes dont la valeur ne saurait être contestée.

Dans une foule de cas, d'ailleurs, si le chimiste ne voulait pas modifier directement la composition et les qualités du lait, il obtiendrait ces modifications de l'animal même, par l'intermédiaire du régime; par les graines oléagineuses, il élèverait le chiffre de la graisse; par la farine, par les bonnes graminées vertes, il obtiendrait un lait très sucré; par telle ou telle nourriture, suivant les saisons, il ferait ces laits de choix qui donnent les beurres fins de la Normandie et de la Bretagne. Est-ce que tous ces laits ne vaudraient pas ceux de maintes nourrices fatiguées, échauffées, dont la constitution et la santé laissent si souvent à désirer?

Une seconde cause de l'infériorité de l'allaitement artificiel, celle de la difficulté de donner le lait à la température du corps et en dehors du contact de l'air, peut être évitée sans grande difficulté.

D'une part, rien n'est plus facile que d'obtenir, surtout dans un établissement spécial, la température convenable et d'autre part de faire absorber à l'enfant du lait non exposé à l'air et par conséquent moins apte à éprouver des altérations dans l'appareil digestif. On sait que, à l'aide de tubes d'ivoire dits tubes trayeurs, introduits et laissés à demeure dans l'orifice du mamelon, le lait s'échappe de lui-même d'une manière continue. Or, il ne semble pas qu'il y ait de grandes difficultés à adapter à ces tubes des prolongements de caoutchouc ou autres qui permettraient à l'enfant d'opérer la succion du lait à distance, à peu près comme l'aspiration de la fumée est opérée avec les longs tubes du narguilé des Persans ou des Turcs. Les physiciens à qui on ferait appel se chargeraient du perfectionnement de ces petits appareils. Si ce moyen ne réussissait pas ou ne s'appliquaient qu'à un petit nombre de cas, on s'en tiendrait au biberon ou à ses analogues dont le principe doit être conservé, car, chez l'enfant comme chez la plupart des très jeunes animaux, le mécanisme de la déglutition ne fonctionne parfaitement que par la succion; les autres modes de préhension sont pénibles tant que les mouvements de la langue et du pharynx ne s'y sont pas suffisamment adaptés.

Il n'y aurait pas lieu probablement de s'occuper de l'allaitement direct de l'enfant à la mamelle d'un animal, quoique ce mode réussisse très bien dans des cas isolés et dans des conditions presque primitives. Ses inconvénients seraient grands dans un vaste établissement.

Donc les premières difficultés que comporte l'allaitement artificiel, celles d'obtenir un lait se rapprochant autant que possible de celui de la femme et de faire consommer ce lait à une température convenable, avant toute altération, sont susceptibles d'être écartées.

Pour avoir ce lait toujours d'excellente qualité on choisirait les vaches dans les races les plus estimées et à l'âge où elles jouissent de la meilleure santé, car on sait que telles donnent un lait plus sucré, plus doux, et d'autres un lait fade, même amer; on rendrait stables ses qualités en faisant subir aux femelles la castration alors que les mamelles jouissent de leur maximum d'activité pour éviter le retour périodique de l'ovulation et du rut qui altèrent le produit de la sécrétion mammaire. Au reste, on entretiendrait les bêtes nourrices à la campagne, au grand air, dans l'établissement même où on aurait à cultiver le seigle vert, l'escourgeon pour le printemps, la luzerne, la minette dorée pour l'été, la betterave et d'autres racines pour la mauvaise saison. Les nourrices quadrupèdes pourraient être divisées en catégories d'après l'âge de la lactation et les qualités du lait. Les plus légers, les plus doux de ces laits seraient attribués aux nourrissons les plus délicats; les plus riches à ceux qui réclament une alimentation tonique. Dans certains cas on pourrait rendre les laits médicamenteux pour traiter sans danger les jeunes malades.

Toutes ces combinaisons auraient de grands avantages au point de vue économique, puisqu'une vache seule pourrait remplacer 10 ou 15 nourrices, quelquefois même un plus grand nombre.

L'allaitement artificiel par les nourrices animales aurait encore pour immense avantage de soustraire l'enfant aux dangers qui résultent de l'alimentation prématurée. Comme il est d'autant mieux supporté que le nourrisson grandit et se fortifie, celui-ci y étant habitué pourrait en user longuement, au-delà même des limites qu'aurait eues l'allaitement maternel. Rien ne forcerait à abréger cet allaitement ou à le remplacer trop tôt en partie par des aliments d'une digestion pénible pour le jeune sujet. Cet avantage me paraît tellement grand qu'il peut compenser à lui seul la somme des petits inconvénients de l'allaitement artificiel. Ceux qui ont eu l'occasion, comme moi, de constater sur les animaux les résultats de l'alimentation prématurée, apprécient cet avantage. L'alimentation prématurée enraye le développement, atrophie d'une manière durable le système musculaire, dilate outre mesure et affaiblit les viscères abdominaux, hypertrophie les ganglions mésentériques et diminue leur perméabilité, débilite l'économie, engendre le lymphatisme ou l'exagère, prépare un terrain favorable à la multiplication des helminthes, etc. Son influence n'est pas limitée au jeune âge pendant lequel elle multiplie les indispositions et accroît les chances de mortalité; elle peut s'étendre à tous les âges de la vie de durée ordinaire. L'alimentation prématurée qui fait souvent des animaux chétifs, malingres, scrofuleux, rachitiques, des reproducteurs sans ardeur, des femelles peu fécondes, devenant promptement stériles, doit avoir des effets analogues dans l'espèce humaine. Il ne peut en être autrement. Les lois physiologiques de la nutrition et du développement sont des lois auxquelles l'enfant ne se soustrait pas plus qu'aucun autre jeune mammifère.

Le physiologiste doit signaler les moyens de perfectionner l'allaitement artificiel par les nourrices animales, aujourd'hui que trop de femmes se contentent du plaisir de faire des enfants et se soustraient à l'obligation de les élever. Il le doit en attendant que le législateur songe à obtenir l'application des lois naturelles et à contraindre des légions de mamelles rebondies à un service dont elles voudraient toutes s'exonérer.

L'accroissement des jeunes animaux, pendant qu'ils vivent du lait de la mère, se fait avec une très grande rapidité, car de jeunes chiens peuvent doubler leur poids initial en six jours seulement. En trente jours, dix chiens d'une même portée, réduits à neuf le vingt-cinquième, et ne prenant que le lait de la mère, si ce n'est pendant les dix derniers jours, augmentèrent du poids total de 16 kil. 186. Ils pesaient ensemble, à la naissance, 5029 grammes; et, à la fin du premier mois, 24 215 grammes. Le poids initial a été, par conséquent, plus que triplé. Dans le tableau suivant se trouve indiqué pour chaque jour l'augmentation sur le précédent. Ce tableau montrera, au premier coup d'œil, de grandes différences individuelles, sous le rapport de l'activité de l'accroissement, parmi des animaux placés dans les mêmes conditions.

Pendant que l'accroissement s'opère avec rapidité, l'économie éprouve des changements remarquables dans la structure et le mode d'action des appareils organiques.

JOURS de l'expérience	1er CHIEN	2e CHIEN	3e CHIEN	4e CHIEN	5e CHIEN	6e CHIEN	7e CHIEN	8e CHIEN	9e CHIEN	10e CHIEN	POIDS TOTAL et augmentation totale
1er	520	525	400	562	515	578	495	115	475	511	5029
2e	85	77	60	73	57	62	42	65	50	56	627
3e	90	73	66	55	43	110	43	55	100	100	749
4e	105	40	5	45	115	79	75	12	37	»	194
5e	15	25	33	45	62	»	98	91	48	61	194
6e	90	55	19	40	92	90	64	9	35	95	510
7e	86	77	15	45	53	225	56	51	60	92	813
8e	19	43			32		67	34	10	30	765
9e	100	90	25	121	141	175	93	28	68	100	831
10e	55	»	12	12	170	45	70	50	10	»	454
11e	56	»	5	20	»	30	70	70	115	15	465
12e	110	35	55	95	65	170	147	20	70	102	679
13e	75	50	»	90	155	15	103	120	125	128	631
14e	60	»	»	75	160	58	5	100	50	55	578
15e	101	25	20	80	80	52	65	25	65	105	512
16e	10	39	10	80	70	»	130	25	80	40	525
17e	60	»	5	30	90	15	25	30	»	»	285
18e	60	»	»	90	40	85	44	40	70	30	479
19e	»	»	»	135	170	»	16	100	60	15	396
20e	100	8	»	»	100	17	65	35	125	57	527
21e	215	52	»	»	120	62	40	24	50	103	685
22e	20	20	25	115	135	40	»	110	10	55	590
23e	90	30	»	75	165	20	80	70	90	105	625
24e	5	60	»	130	40	180	190	110	105	310	1250
25e	70	10	(mort)	100	55	40	50	100	105	25	535
26e	15	»	»	140	5	130	140	55	56	65	539
27e	60	60	»	80	115	115	65	40	25	5	665
28e	250	40	»	»	155	125	105	25	180	200	1185
29e	70	60	»	30	75	105	»	15	100	90	565
30e	»	»	»	110	55	»	70	55	60	»	370
31e	110	»	»	105	»	»	10	20	115	10	470
Poids total	2900	1775	»	2630	3130	3060	2560	2000	2530	2360	21,685

Dans plusieurs autres portées de chiens, j'ai eu l'occasion de constater avec précision un accroissement plus rapide que celui du tableau précédent. La rapidité de cet accroissement est à son maximum lorsque les femelles ont un grand appétit, qu'elles reçoivent une abondante nourriture et donnent beaucoup de lait, trois circonstances qui ne se lient pas toujours. En voici un exemple remarquable, presque exceptionnel. Une chienne du poids de 25 kil., après la mise bas, élève sept petits pesant ensemble à la naissance 2870 gr. ou en moyenne chacun 410 gr. Ils furent pesés de 7 en 7 jours pendant cinq semaines. Au trente-cinquième jour, ils avaient sextuplé de poids ; par conséquent chacun avait ajouté à son poids initial le poids de cinq chiens pris au moment de la naissance.

Poids initial des 7, 2874ᵍʳ.

Poids final de la 1ʳᵉ sem.	4550. Augm.	1675ᵍʳ équiv. à	4 chiens à la naissance.
— 2ᵉ —	7420 —	2870 —	7 —
— 3ᵉ —	9700. —	2280 —	5 1/2 —
— 4ᵉ	13000. —	3300 —	8 —
— 5ᵉ —	17900. —	4900 —	12 —
Augm. totale.	15025ᵍʳ équiv. à 36 chiens 1/2.		

Et, chose remarquable, pendant que la mère produit la somme de lait nécessaire à la constitution de ces 15 kilog. de chair représentant 36 chiens du poids au moment de la naissance, elle fabrique encore pour son propre compte, c'est-à-dire s'assimile plusieurs kilogr. de chair qui s'ajoutent momentanément à la sienne ; ainsi, 3 200 gr. dans la première semaine, 1 750 dans la seconde, puis elle perd dans la troisième, alors que les forces digestives commencent à fléchir, forces qui, dans la semaine précédente, réussissaient à élaborer de quoi produire 4 620 gr. de chair, tant pour les petits que pour elle. Dès la quatrième, l'alimentation directe commence à apporter un appoint au lait maternel et cet appoint bien digéré rend l'accroissement continu et lui donne de grandes proportions, sauf dans les cas où le sevrage entraîne des pertes qui ne trouvent pas de compensation.

Chez les oiseaux, comme on l'a vu déjà au chapitre de la nutrition, l'accroissement est encore dans beaucoup d'espèces, plus rapide que chez les mammifères. Je puis en donner une nouvelle preuve relative à celui du merle. A partir de l'éclosion jusqu'au moment où il sort du nid, c'est-à-dire, dans la période qui correspond à l'allaitement chez les mammifères, cet oiseau augmente de 8 à 9 fois son poids initial, puis encore une à deux fois dans la première semaine qui suit sa sortie, une fois et demie dans la seconde, après laquelle son augmentation est insignifiante, car au delà de la troisième semaine, il a presque acquis son poids d'adulte.

Ainsi, quatre merles qui devaient peser ensemble en sortant de l'œuf 24 à 25 gr. pesaient au moment de quitter le nid, 222 gr. et demi, soit chacun 55 gr. 5. — 272 gr., ou chacun 68 gr. à la fin de la première semaine ; — 310 gr. ou chacun 77 gr. 5 à la fin de la seconde ; — 312 à la fin de la troisième. Il en résulte qu'à la fin du premier mois après la naissance, le merle pèse douze merles sortant de la coquille.

Tableau de l'accroissement d'un chien pendant les deux premiers mois.

N° DES JOURS	AUGMENTATION DIURNE	N° DES JOURS	AUGMENTATION DIURNE	N° DES JOURS	AUGMENTATION DIURNE	N° DES JOURS	AUGMENTATION DIURNE	N° DES JOURS	AUGMENTATION DIURNE	N° DES JOURS	AUGMENTATION DIURNE
1er	130	9e	195	17e	230	25e	220	33e	100	41e	80
2e	125	10e	175	18e	280	26e	110	34e	200	42e	»
3e	10	11e	210	19e	250	27e	165	35e	40	43e	200
4e	120	12e	200	20e	209	28e	65	36e	190	44e	20
5e	130	13e	280	21e	210	29e	50	37e	240	54e	1430
6e	115	14e	150	22e	140	30e	180	38e	160	64e	1740
7e	105	15e	180	23e	360	31e	210	39e	90	Poids	
8e	160	16e	120	24e	50	32e	160	40e	120	le 64e jours	10,440

Dès que le jeune animal est sorti du sein de sa mère, la respiration s'est établie, et avec elle la circulation s'est modifiée. Le cours du fluide nutritif s'est limité tout d'un coup au fœtus : le sang qui allait se vivifier dans le placenta est porté, dans le même but, au poumon pour s'y mettre en rapport avec l'air atmosphérique ; ce même fluide qui, jusqu'alors, avait emprunté des matériaux à la mère, par l'intermédiaire du placenta, va les puiser dans l'intestin où le premier aliment se digère avec une extrême facilité.

Par suite de ces premières modifications, les dispositions anatomiques qui réglaient le cours du sang pendant la vie intra-utérine s'effacent : le trou de Botal s'oblitère peu à peu, ainsi que le canal artériel, le canal veineux, la veine et les artères ombilicales. Le trou de Botal se ferme aux dépens de la valvule qui le circonscrivait en grande partie ; son oblitération est complète, d'après les observations de Flourens, au bout de douze jours sur le cochon d'Inde, de seize sur le lapin, de vingt-trois sur le chien ; mais elle ne l'est que de un à deux ans dans l'espèce bovine. Le canal artériel s'oblitère en moins d'un mois, et dès les premiers jours sa cavité est si rétrécie et ses parois sont si épaisses, qu'il cesse à peu près complètement de donner passage au sang. La veine ombilicale et le canal veineux s'affaissent très vite ; dès les premiers moments, le sang ne coule plus dans la première, bien que sa cavité puisse encore persister longtemps, même pendant six mois, comme j'ai vu sur le lion. Les artères ombilicales cessent aussi d'être parcourues par un courant sanguin, bien qu'elles restent encore un peu perméables au sang, surtout à leur partie supérieure, quelquefois pendant toute la vie, comme les injections le font voir souvent sur le cheval. Les vaisseaux omphalo-mésentériques, l'artère et la veine qui, déjà, avant la naissance, n'avaient plus de lumière, disparaissent totalement. Néanmoins, on les voit encore très bien sur les chiens de un à deux mois.

La rapidité de l'accroissement est bien moindre chez les jeunes animaux qui, au lieu de recevoir le lait de la mère, sont soumis à une alimentation peu en rapport avec les forces de l'appareil digestif. On a remarqué que les enfants sevrés prématurément deviennent chétifs, qu'ils prennent un abdomen volumineux et donnent des signes de rachitisme (J. Guérin). D'après les statistiques, la mortalité des nourrissons sevrés hâtivement est quelquefois de 20, 50, 60 pour 100, tandis qu'elle n'est que de moitié et souvent moins parmi les enfants élevés par leur mère. Les animaux sont à peu près dans le même cas : les agneaux, les veaux, les chiens qui ont reçu trop tôt, au lieu de lait, l'alimentation des âges ultérieurs, prennent un aspect misérable, un ventre énorme ; leurs muscles demeurent mous et grêles, etc.

La durée de l'accroissement, qui doit s'étendre bien au delà du sevrage, n'est pas, quoi qu'on en dise, proportionnelle à celle de la vie fœtale, puisque, chez l'homme, l'accroissement dure vingt-deux à vingt-trois fois la vie utérine, et cinq fois seulement chez le cheval. Mais cette durée se proportionne mieux avec celle de la vie totale ; car, suivant Buffon, la vie des mammifères est égale à six ou sept fois la durée de l'accroissement, et à cinq fois, d'après les calculs de Flourens[1], qui a pris pour mesure le temps écoulé entre la naissance et la soudure des épiphyses. Or, d'après ce principe, la durée de la vie humaine doit être de cent ans ; celle du chameau, de quarante ; du cheval, de vingt-cinq. La règle pourrait être vérifiée si l'on connaissait exactement, d'une part, l'âge auquel a lieu la soudure des épiphyses, et, d'autre part, la limite de la vie. Or, ces deux termes sont à peine connus pour les animaux que nous avons constamment sous les yeux.

Le thymus ne tarde pas à diminuer de volume relativement au reste du corps, mais il ne disparaît cependant pas très vite ; car, sur les chiens et les chats de deux à trois mois, il offre encore un développement considérable, et l'on en trouve, du reste, sur le bœuf et le cheval, jusque dans le cours de la deuxième année. La peau, chez les animaux nus au moment de la naissance, se couvre de poils. Les paupières des chats commencent à se décoller et à s'écarter l'une de l'autre à l'angle nasal le huitième ou le neuvième jour ; celles des chiens, le onzième ou le douzième, et quelquefois seulement le vingtième. Mais les yeux ne s'ouvrent pas tout d'un coup : en général, le premier jour il ne se fait qu'une petite fente ; le second, le décollement est à demi-effectué, et le troisième, il l'est entièrement ; du reste, dans la même portée, il est des petits qui sont deux ou trois jours en retard sur les autres. Sous ce rapport, il y a un contraste remarquable entre ces animaux si longtemps aveugles et les petits des solipèdes et des ruminants qui voient si bien et jugent des distances avec tant de précision tout en sortant du sein de la mère.

Peu à peu, les jeunes animaux prennent de la vivacité. Les petits carnassiers qui, d'abord, ne faisaient que ramper, commencent, au bout de quinze à vingt jours, à marcher, puis à se tenir assez bien debout. Alors, la mère n'est plus obligée de les emporter avec ses dents quand elle veut les faire changer de place. Mais, dès les premiers jours, les petits solipèdes et ruminants se tiennent bien debout et sont capables de suivre leur mère.

1. Flourens, *De la longévité humaine*. Paris, 1856.

A mesure que les jeunes animaux grandissent, leurs organes digestifs se préparent à élaborer une nourriture autre que le lait maternel dont la proportion n'est bientôt plus en harmonie avec les besoins de la nutrition ; ils cherchent à manger, tout en continuant à téter ; et, pour obéir à cette modification des instincts de conservation, ils commencent à s'éloigner de la mère à des intervalles de plus en plus prolongés. Celle-ci semble leur prodiguer moins de soins : sa sollicitude pour eux s'affaiblit ; parfois, elle cherche à s'éloigner quand ses petits viennent s'attacher à ses mamelles ; plus tard, elle fuit à leur approche, murmure dès qu'ils saisissent les mamelons. La chienne semble alors les menacer de quelques coups de dents, et la vache de coups de pied. Enfin, arrive le moment où la sécrétion mammaire tarit, et où les mamelons deviennent sensibles à la pression des mâchoires qui s'arment de dents aiguës, surtout chez les carnassiers. A compter de cette époque, l'animal est forcé de se sevrer : vers six semaines à deux mois chez le chien, le chat, et probablement chez d'autres carnassiers, vers cinq à six mois seulement chez les solipèdes et les ruminants que l'on ne sépare point de leur mère.

Dès lors, les relations entre la mère et ses petits changent considérablement. Aussitôt que ceux-ci cherchent à partager la proie qu'on jette à la première, elle les menace, les repousse même, et ne les laisse entrer en partage que de guerre lasse et pour ne pas perdre sa part. Enfin, les liens de famille se rompent par l'impérieuse nécessité de la conservation individuelle. La femelle, parmi les carnassiers, force sa progéniture à s'éloigner ; elle ne veut plus rien avoir de commun avec ses petits ; pas même la circonscription dans laquelle elle les a élevés. Ceux-ci ne voient plus en elle qu'une inconnue ; ils s'en séparent et se séparent les uns des autres. La séparation est le prélude de la lutte pour l'existence. Au contraire, parmi les herbivores, les liens de la famille ne se brisent point pour une pâture que chaque individu doit trouver en abondance et dont il peut jouir paisiblement. Loin de là, ces liens s'étendent à une espèce de société qui devient, pour tous une famille commune.

LIVRE ONZIÈME

DE LA CHALEUR ANIMALE

Les actions chimiques effectuées dans les tissus et dans les liquides de l'organisme donnent lieu, surtout chez les animaux supérieurs, à un dégagement considérable de calorique qui rend la température du corps à peu près indépendante de celle des milieux. C'est là ce qu'on appelle la chaleur animale.

Quoique la faculté de produire du calorique soit commune à tous les animaux, les vertébrés les plus parfaits, ou les mammifères et les oiseaux qui portent le nom d'animaux à sang chaud, sont les seuls chez lesquels elle soit portée à un haut degré. Elle leur permet de vivre sous toutes les latitudes et à des hauteurs où l'abaissement de la température rend toute végétation impossible.

Examinons successivement les moyens de mesurer la température des divers animaux, son mode de répartition, ses variations, ses conditions d'équilibre et ses sources.

CHAPITRE LXXVIII

DE LA DÉTERMINATION ET DE LA DISTRIBUTION DE LA CHALEUR ANIMALE

Des instruments propres à déterminer la température des animaux. — On se sert, pour mesurer la température de l'homme et des animaux, soit de thermomètres ordinaires très sensibles, marquant au moins les dixièmes de degrés, soit de thermomètres métastatiques à maxima et à échelle arbitraire, soit, enfin, d'appareils thermo-électriques d'une grande sensibilité.

Les thermomètres ordinaires, gradués sur tige, à réservoir très petit et à tube presque capillaire, conviennent parfaitement dans un grand nombre de circonstances. Ils se mettent très vite en équilibre de température avec les parties explorées sans leur enlever beaucoup de calorique, et indiquent, s'ils sont un peu sensibles, des cinquièmes, des dixièmes, même de plus faibles fractions de degré. Ils peuvent, s'ils ont une tige assez longue, être portés dans les cavités naturelles, sous la peau, dans les muscles, les viscères, le cœur des petits animaux, et permettre à l'observateur de lire leurs indications, pendant qu'ils sont en place ; mais il est impossible de s'en servir, sans les briser, pour prendre la température des parties profondes sur les grands animaux ; d'ailleurs, leur tige est généralement trop courte pour que leurs indications soient lisibles dès que leur boule parvient à une certaine profondeur.

C'est pour les observations à faire sur les grands animaux et dans les cavités

viscérales que les thermomètres *métastatiques* à maxima, imaginés par Walferdin sont indispensables. Ceux-ci ont un réservoir très petit et un tube à peu près
capillaire : un globule de mercure, séparé du reste par une bulle d'air, sert de curseur, et s'arrête au point correspondant à l'indication donnée ; celle-ci est notée lorsque l'instrument est retiré ; et, pour mettre le thermomètre en mesure de servir à une nouvelle observation, on fait descendre le curseur vers le réservoir au moyen d'une forte secousse ou d'un mouvement en fronde. La valeur des indications s'obtient en comparant le thermomètre métastatique à un thermomètre étalon.

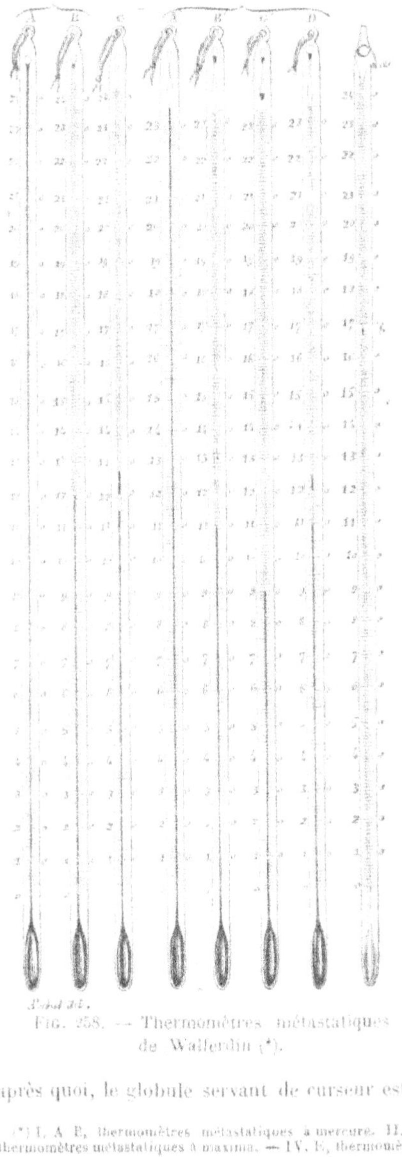

Les thermomètres métastatiques peuvent être aisément portés dans les parties profondes et dans les cavités viscérales, à l'aide de divers instruments que j'ai imaginés il y a longtemps. Le premier (fig. 259) sert à descendre le thermomètre dans les cavités du cœur. Il se compose d'un tube métallique de 45 centim. de longueur sur 7 à 8 millim. de diamètre, portant à son extrémité libre une cage elliptique à larges fenêtres ; le thermomètre s'y meut à l'extrémité d'une sorte de piston, et vient placer son réservoir dans la cage largement ouverte. L'appareil, préparé pour l'expérience, est descendu, soit dans le cœur droit, par une ouverture à la jugulaire vers la partie inférieure du cou, soit dans le cœur gauche, par la carotide. Au bout de deux à trois minutes il est retiré ; l'indication donnée est lue ;

FIG. 258. — Thermomètres métastatiques de Walferdin (*).

après quoi, le globule servant de curseur est rapproché du réservoir, et le tout

(*) I, A B, thermomètres métastatiques à mercure. II, C, thermomètre à maxima. — III, A' C' D, thermomètres métastatiques à maxima. — IV, E, thermomètre métastatique à alcool.

est disposé pour une nouvelle observation. Cet instrument est très convenable
encore pour obtenir la température des cavités nasales, de la trachée, du rectum,
du vagin, de l'utérus, de la vessie.

Lorsque l'appareil conducteur est composé de deux parties, l'une, *a*, qui
reçoit le thermomètre, l'autre, *c*, qui fait l'office de simple prolongement, la
partie *a* se meut angulairement sur l'autre, en *b*, à l'aide d'un fil métallique
rigide étendu depuis le bouton *d* jusqu'à l'articulation. Avec cette modification,
la boule du thermomètre peut être arrêtée dans la veine cave antérieure,
poussée dans la postérieure, tenue dans l'oreillette, ou descendue dans le ventricule.

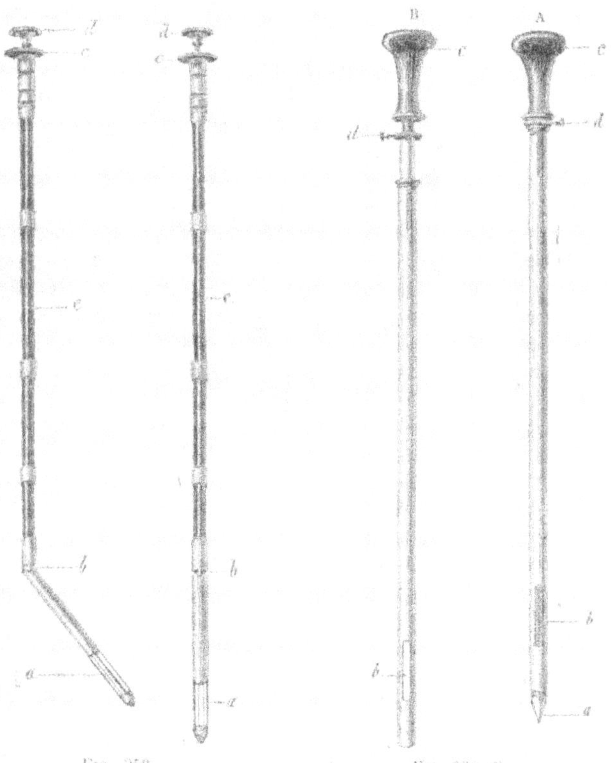

FIG. 259.   FIG. 260 (*).

Pour déterminer la température des viscères tels que l'estomac, le cœcum, les
diverses parties de l'intestin où le thermomètre ne peut être porté qu'à travers
des ouvertures artificielles, je me suis servi d'un autre appareil (fig. 260) ressem-

<hr>

(*) FIG. 260. — A. Appareil disposé pour porter le thermomètre dans les organes : *a*, pointe de trocart ;
b, fenêtre fermée en regard de la boule du thermomètre ; *d*, vis de pression maintenant immobiles les
diverses parties de l'appareil, *c*, poignée. — B. Appareil disposé pour l'observation : *b*, fenêtre ouverte.

blant, quant à la forme, au précédent, et constitué par deux tubes jouant à frottement l'un dans l'autre, tubes dont l'interne est terminé par une pointe de trocart. On l'enfonce dans les organes, comme on le ferait d'un trocart ordinaire ; puis, en imprimant un léger mouvement semi-circulaire au tube interne, on masque la pointe et l'on ouvre la fenêtre qui correspond à la boule du thermomètre. Une fois qu'il s'agit de retirer ce dernier, on ferme la fenêtre par un léger mouvement circulaire du tube interne, et dès lors on ne court aucun risque de laisser l'air s'introduire dans l'organe.

C'est à l'aide de ces appareils très simples que j'ai pu expérimenter sur les grand animaux, en conservant pendant longtemps des thermomètres précieux construits par Walferdin, et pour l'emploi desquels ce savant physicien a bien voulu me donner toutes les instructions nécessaires.

Les appareils thermo-électriques employés par Becquerel, pour obtenir, soit la température absolue d'une partie, soit les différences de température entre des parties plus ou moins éloignées, se composent d'aiguilles formées d'un segment de cuivre et d'un segment de fer soudés bout à bout. Par l'une de leurs extrémités, elles sont unies au moyen d'un fil métallique spiralé ; par l'autre, elles sont mises en rapport avec le fil d'un galvanomètre.

Lorsqu'on veut mesurer la température d'une partie, on y enfonce une des aiguilles, et l'on tient l'autre dans un milieu à température commune et constante, très voisine de celle qui s'agit de préciser. C'est par l'étendue de la déviation de l'aiguille du galvanomètre que l'on juge du degré de chaleur. S'il s'agit d'apprécier les différences de température qui peuvent exister entre deux parties plus ou moins éloignées, on implante une aiguille dans chacune, puis on note le sens et l'étendue de la déviation de l'aiguille du galvanomètre. Comme les aiguilles prennent très vite la température des parties, et qu'elles peuvent être introduites sans lésions notables dans les cavités naturelles, dans les organes et les vaisseaux, elles indiquent non seulement les températures avec précision, mais encore leurs variations les plus brusques, telles que celles résultant de la contraction musculaire. Mais ces appareils d'une grande sensibilité, que les physiciens seuls savent bien diriger, ne sont point commodes pour les physiologistes. Le milieu à température constante, très voisine de celle qu'il s'agit de mesurer, n'est pas facile à obtenir pour l'une des aiguilles. Dans beaucoup d'expériences même, on ne sait comment régler ce milieu, faute de savoir à peu près la température qu'il s'agit de constater ; de plus, comme le fait remarquer A. Wurtz[1] les plus légères variations du milieu et les actions chimiques développées au contact des liquides de l'économie avec les métaux des aiguilles suffisent pour induire l'observateur en erreur.

En somme, les thermomètres ordinaires très sensibles et les thermomètres métastatiques donnant les dixièmes ou les vingtièmes de degré, portés, soit directement dans les parties, soit à l'aide des appareils décrits plus haut, sont les instruments les plus convenables pour la plupart des recherches physiologiques sur la température animale.

1. A. Wurtz. *De la production de la chaleur dans les êtres organisés*, thèse d'agrégation, 1847.

Lorsqu'il s'agit de déterminer la somme de calorique produite ou dégagée par un animal, en un temps donné, on peut se servir soit du calorimètre à glace employé par Lavoisier et Laplace, dont la description et la figure se trouvent dans la plupart des traités de physique, soit du calorimètre à eau de Dulong, dont voici la figure. Ce dernier appareil se compose d'une chambre de fer-blanc BB, dans laquelle se trouve une cage contenant un petit animal. Cette chambre est

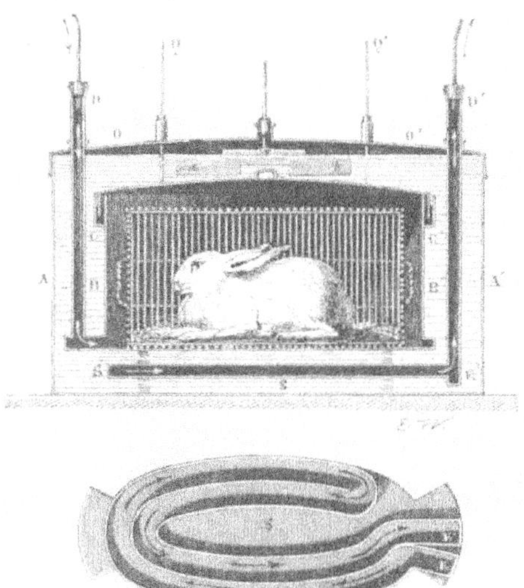

Fig. 261. — Calorimètre de Dulong.

renfermée dans une seconde AA', de même métal, et un peu plus grande, de telle sorte qu'entre elle existe un espace rempli d'une quantité connue d'eau. La chambre intérieure communique avec deux gazomètres, l'un fournissant l'air nécessaire à la respiration de l'animal, l'autre recevant les gaz expirés qui ont préalablement traversé un serpentin SS existant à la partie inférieure de l'appareil. Le calorique dégagé par l'animal enfermé dans le calorimètre est absorbé par l'eau comprise entre les deux chambres, et la température de ce liquide est constatée à chaque instant à l'aide des thermomètres QQ. On peut en comparer la somme à la quantité d'oxygène consommé et à la quantité d'acide carbonique produit pendant la durée de l'expérience.

Les moyens d'expérimentation nous étant connus, voyons quelles indications ils nous donnent chez les divers animaux.

Température des mammifères et des oiseaux. — Chez tous les vertébrés supérieurs, la calorification offre ce double caractère d'être très active et de maintenir la température du corps à un degré à peu près constant, quelle que soit celle des milieux où ils peuvent vivre. La température de l'homme et des animaux de sa classe est presque uniforme : elle oscille entre 37 et

40 degrés. L'homme donne, à l'âge adulte et dans les conditions ordinaires, 37 degrés, un demi-degré au-dessous ou un demi-degré au-dessus, d'après la moyenne résultant du plus grand nombre des observations. Les variantes nombreuses données par les expérimentateurs tiennent, les unes à des imperfections d'instruments, les autres à ce que les points où le thermomètre a été placé, l'aisselle, la bouche et les autres cavités, n'ont pas une température égale ; enfin, quelques unes sont dues aux conditions diverses dans lesquelles se trouvaient les sujets observés.

Pour les animaux domestiques, j'ai trouvé, terme moyen :

Cheval et âne	37°,5 à 38°	
Bœuf	38° à 38°,5	
Bélier	39°,5 à 40°	
Chien et chat	38°,5 à 39°	
Lapin	39°,5 à 40°	

Les animaux sauvages ont donné :

Renard arctique	36°,6 à 41°,5	Parry.
Chacal	38°,3	J. Davy.
Loup	40°,5	—
Panthère	38°,9	—
Tigre	37°,2	—
Élan	34°,4	—
Lièvre	37°,8	Delaroche.
Lamantin	39° à 40	Martins.
Baleine	38°,8	Scoresby.

Les oiseaux, qui jouissent d'une très grande activité fonctionnelle, et qui consomment plus d'oxygène que les mammifères, ont une température un peu plus élevée que ces derniers. J'ai trouvé, pour les oiseaux domestiques :

Pigeon	42°,0
Coq	42°,2
Canard	42°,0
Oie	41°,5
Dindon	42°,5

On a constaté les températures suivantes sur les espèces sauvages :

Faucon	40°,5 à 43°	J. Davy.
Chouette	41°,4	Despretz.
Corbeau	42°,9	—
Héron	41°,0	Prévost et Dumas.
Eider	42°,1	Martins.
Cygne	41°,0	—
Paon	40°,5 à 43°	J. Davy.
Pintade	43°,9	—

L'examen de ces chiffres montre, du premier coup d'œil, que la température des oiseaux est supérieure à celle des mammifères, ce que pouvait faire prévoir la prééminence de la respiration ou la consommation plus active d'oxygène chez les premiers ; mais, sauf cette différence bien sensible, on ne voit point que les variations constatées soient en relation avec la taille, le mode d'alimentation des animaux, ni avec quelque autre condition physiologique importante.

Température des animaux à sang froid. — Chez les animaux dits à sang froid, la température est toujours un peu plus élevée que celle des milieux. L'excès n'est souvent que de quelques dixièmes de degré ; il peut s'élever à plusieurs degrés suivant les espèces et les conditions soit physiologiques, soit extérieures. Ainsi celle des vipères, des couleuvres et des tortues, dans les expériences de Davy, a été en excès de 1 à 4 degrés ; celle des grenouilles, de 5 dixièmes seulement, dans les expériences de Becquerel, faites à l'aide du thermo-multiplicateur. La température des poissons est moindre encore : de 0,5 à 0,7 chez l'anguille et la tanche. Dans un petit nombre d'espèces seulement, elle a dépassé de plusieurs degrés celle de l'eau. Chez les mollusques de grande taille, elle s'est élevée quelquefois à plus d'un degré. Certains insectes, pris en masse, les hannetons par exemple, ont donné 2 degrés au-dessus de l'air dans les expériences de Regnault et Reiset, d'un demi-degré à 3 degrés et demi dans une des miennes. Les abeilles peuvent, d'après les observations de Huber, produire, par les temps froids, assez de chaleur pour porter à 30 degrés la température des ruches.

Tous les animaux jouissent donc, dans certaines limites, de la faculté de développer de la chaleur. Les uns en produisent assez pour se maintenir à une température constante, indépendante de celle des milieux ; les autres en dégagent fort peu, suivent celle des milieux, et les dépassent seulement de quelques degrés ou fractions de degré. Les plantes n'en produisent, d'une façon bien sensible, que dans certaines circonstances, par exemple dans le spadice des arum, dont la température, au moment de la fécondation, dépasse de 10 à 15 degrés celle de l'air. Cependant les parties vertes de diverses plantes peuvent, suivant Dutrochet, s'élever de 2 à 3 dixièmes de degré au-dessus de l'air ambiant. Les tiges des arbres auraient même encore, suivant Hunter, une température un peu supérieure à celle de l'air. Mais, sur ce dernier point, il reste des doutes qu'il est difficile de dissiper ; car l'arbre, en raison de sa masse et des propriétés de ses tissus mauvais conducteurs du calorique, emploie un temps très long à se mettre en équilibre de température avec l'air, et n'y arrive même pas si les variations extérieures se succèdent avec quelque rapidité. En hiver, l'arbre est souvent plus chaud que l'air, et d'autant plus qu'on s'éloigne davantage des couches superficielles. C'est avec une certaine lenteur qu'il descend dans les parties centrales à 8, 10, 12 degrés au-dessous de zéro, tandis que ses feuilles, ses rameaux, ses petites branches, y arrivent promptement[1]. Aussi peut-on conclure avec Becquerel, que la plante ne doit pas avoir une température très différente de celle des milieux, et que cette température est peu ou point influencée par les actions chimiques qui s'opèrent dans les tissus.

Distribution de la température dans les diverses parties du

---

1. De 1863 à 1870 j'ai fait à ce sujet sur l'orme, l'acacia, le marronnier, le cèdre, etc., un grand nombre d'observations que je publierai plus tard.

corps. — L'ensemble de l'organisme doit être considéré tout à la fois comme une agglomération de foyers d'inégale intensité et comme une masse inerte soumise aux lois générales de la conductibilité et du rayonnement. La température de cette masse est nécessairement inégale, quoique le sang tende à y disséminer la chaleur, comme le fait l'eau qui parcourt les tuyaux d'un calorifère. Elle est à son maximum dans les parties centrales et diminue à mesure qu'on se rapproche, soit des parties superficielles, soit des extrémités des membres et des autres appendices dont la surface est très grande relativement au volume. En thèse générale, l'intensité de la chaleur dans les parties animales est proportionnelle : 1° à l'intensité des actions chimiques qui la produisent ; 2° à l'activité de la circulation qui la dissémine ; 3° enfin, à l'exiguïté des pertes résultant du rayonnement et de la conductibilité.

Les expérimentateurs qui ont voulu juger de la distribution de la chaleur, ont porté le thermomètre dans la bouche, le vagin, le canal de l'urèthre, le rectum, sous l'aisselle, à l'ars, à l'aine, dans les plis des articulations, sous la peau, dans les muscles, etc. On a vu plus haut comment cet instrument peut être engagé dans le cœur et dans les différents viscères dont on tient à mesurer la température. Mais, jusqu'ici, les recherches tentées dans le but de déterminer la répartition de la chaleur n'ont point été exécutées avec rigueur et d'après des bases qui rendent leurs résultats comparatifs ; néanmoins, elles conduisent à des approximations qu'il faut enregistrer à titre provisoire.

Dans les expériences de J. Davy, qu'il faut d'abord rappeler, la température sur des moutons qu'on venait de tuer, s'est montrée notablement plus faible vers les extrémités et aux surfaces que dans les parties profondes. Cet observateur a trouvé, en engageant le thermomètre sous la peau ou dans les organes : au tarse, 32,22 ; — au métatarse, 36,11 ; — au genou, 38,89 ; — au haut de la cuisse, 39,44 ; — à la hanche, 40,00 ; — dans le cerveau, 40,00 ; — dans le rectum, 40,56 ; — à la base du foie, 41,11 ; — dans l'intérieur du foie, 41,39 ; — dans le ventricule gauche, 41,67.

Dans les miennes, sur les animaux, j'ai toujours cherché à déterminer la température, par zones, de la périphérie au centre. Au niveau du tronc, à la surface de la peau, la boule du thermomètre étant couverte par les poils, la température a varié sur le cheval de 27 à 33 degrés 1/2, — sur le cochon d'Inde de 33 à 36, — sur le lapin de 34 à 37, — sur le bélier de 34 à 38, — soit de 2 à 10 degrés au-dessous de la température des parties centrales. Tout à fait aux extrémités, par exemple dans les espaces interdigités des petits ruminants, elle a été bien moindre ou de 26 à 27 degrés. Au contraire, dans les plis où les membres touchent au tronc, comme à l'ars et à l'aine ou au fond de la conque, elle s'est élevée sur le lapin de 38°,5 à 39°,5, soit à un demi-degré près la température des parties intérieures.

La température des parties superficielles du corps des grands mammifères présente, d'une région à une autre, des différences plus grandes que dans l'espèce humaine. Prise à la surface de la peau, avec un thermomètre à réservoir très petit, qui se cache sous les poils, elle montre des différences énormes indiquées dans les tableaux suivants. Dans le premier, qui a pour objet un cheval à longs poils d'hiver, j'ai trouvé, à une température voisine de 0, les températures indiquées ci-dessous :

		Abaissement.
Au rectum	38	»
Sur les côtés de la poitrine	35,2	2,8
Sur les côtés du ventre	34,7	3,3
A la cuisse, face externe	34,6	3,4
Sur la croupe	34,2	3,8
Au bord supérieur du cou sous la crinière	34,2	3,8
A la nuque sous les crins	34,3	3,7
Au milieu de l'épaule	33,7	4,3
Fosse temporale	33,6	4,4
Front, joue	31,8	6,2
Pli de l'avant-bras	30,0	8,0
Garrot	29,6	8,4
Reins	27,8	10,2
Dos	27,2	10,8
Genou, face antérieure	18,5	19,5
Canon, face antérieure	16,0	22,0
Boulet	15,5	22,5
Paturon et couronne	13,5	24,5
Dessous du pied (lacune méd. de la fourchette)	11,5	26,5

Par un froid plus vif, la température extérieure du corps baisse encore d'une manière notable. Ainsi, par une température extérieure de 4 à 5 degrés, j'ai noté sur 2 chevaux :

1er cheval, de grande taille.

		Réduct.
Rectum	38	»
Région costale	30,2	7,8
Lacune de la fourchette, pied malade	10,2	27,8
Même point pied sain	6,6	31,4
Grasset	30,6	7,4
Avant-bras, face antérieure	27,7	10,3
Boulet, face antérieure	9,2	28,8

2e cheval.

Région costale	30,7	7,3
Croupe	31,7	6,3
Avant-bras, face antérieure	26,6	11,4
Boulet	9,2	28,8
Couronne	8,0	30,0
Lacune de la fourchette	4,2	33,8

Dans ces observations, le thermomètre étant sous les poils, on a bien réellement à peu près la température superficielle de la peau, car l'instrument, engagé dans le tissu cellulaire sous-cutané, ne donne que de 5 dixièmes de degré à un degré au-dessus de la température de la face extérieure du tégument.

Voici, pour d'autres animaux, les températures superficielles constatées :

Agneau d'Afrique, toison de 4 centimètres.

		Abaissement.
Température du rectum	39,3	»
— de l'aine	40,1	»
— de l'aisselle	38,2	1,1
Région costale	37,7	1,6
Région du flanc	38,7	0,6
Intérieur de l'oreille	35,2	1,1
Pli du jarret	21,2	18,1
Canon, face antérieure	20,2	19,1
Genou	22,2	17,1
Pied ant. espace interdigité	24	15,3
Dessous du pied	20,2	19,1

Chien gras, à poil court, après 24 heures d'exposition en plein air, à température inférieure à 0° :

		Abaissement.
Rectum	39,4	»
Aisselle	37,7	1,7
Aine	37,2	2,2
Côtes	34,2	5,2
Espace interdigité	34,2	5,2
Espace interdigité post.	23,7	15,7
Dessous du pied	21,2	18,2

Chat adulte, après exposition pendant 24 heures à une température inférieure à 0° :

		Abaissement.
Rectum	38,7	»
Flanc	36,7	2,0
Aisselle	39,2	»
Aine	39	»
Fond de l'oreille	33	5,7
Côtes	35,7	3,0
Patte antérieure	25,2	13,5
Patte postérieure	21,7	14,0

Sur un lapin adulte de grande taille, en digestion, sortant de sa cabane, mais mis en expérience à la température de + 3, les parties superficielles du corps ont donné :

Rectum	39,4
Aine	39,5
Aisselle	39,5
Région costale	38,5
Intérieur de l'oreille	39
Pattes de derrière	37,5
Pattes de devant	36,5
Bout de l'oreille	25
— après refroidissement	15

On voit, d'après ces tableaux, que les régions superficielles du corps sont refroidies proportionnellement à leur distance des parties centrales ou des grandes masses du tronc. Dans le tableau de Davy, relatif à l'homme, il y a seulement un écart de 4 degrés 1/2 entre l'aisselle et la plante du pied; chez le cheval, dans les miens, cet écart va jusqu'à 25 degrés, même quelquefois au delà. J'ai trouvé, en effet, dans une atmosphère à 0 sur des chevaux peu velus ou à peau dénudée, un abaissement de 28 degrés au genou, de 29 au boulet et de 32 à la face inférieure du pied, dans ce qu'on appelle la lacune médiane de la fourchette.

Les parties superficielles du corps ont donc une température inégale et une température variable : inégale en raison d'une foule de causes, et variable suivant les degrés de la température extérieure.

Dans les milieux à température moyenne le minimum est donné par la peau, d'abord à sa surface, surtout si elle est nue; ce minimum s'atténue à mesure qu'on se rapproche des parties profondes. Lorsqu'on parvient à la dédoubler en quelques points à l'aide d'un instrument mince, le thermomètre engagé entre les deux feuillets n'accuse pas une température beaucoup plus élevée qu'à l'extérieur. A sa face profonde il donne 1/2 degré, 1 degré, 1 degré 1/2 de plus qu'à sa face externe, rarement davantage. Mais, peu à peu, le tissu cellulaire sous-jacent, les réseaux veineux, le pannicule adipeux se rapprochent de la température centrale et perdent la variabilité thermique qui appartient à la peau plus qu'à tout le reste de l'organisme.

La température du tissu cellulaire sous-cutané, ou, si l'on veut, de la face intérieure de la peau, n'est guère plus élevée que celle de la face extérieure du tégument. Sur le cheval, elle varie de 33 degrés à 36°,5, par conséquent elle oscille entre 1 degré 1/2 et 4 degrés 1/2 au-dessous de celle des parties centrales. Elle varie dans des limites d'autant plus étendues que le tégument est moins protégé par les poils, la toison ou autres revêtements mauvais conducteurs du calorique.

Dans les muscles, à 2, 3 ou 4 centimètres de profondeur, il n'y a plus qu'un demi-degré à 1 degré au-dessous de la température des parties très profondes. On sait que Becquerel et Breschet ont trouvé la gaine celluleuse du biceps à 1,5 au-dessous de la température de l'intérieur du muscle. J'ai constaté un écart souvent plus grand encore sur le cheval, soit de 2 et même de 2 degrés 1/2 entre les muscles cruraux antérieurs, les muscles fessiers et leur enveloppe cellulaire sous-jacente à la peau. Toutefois, cette prééminence thermique si prononcée du muscle sur le tissu cellulaire doit être rapportée, non à la différence de nature des parties examinées comparativement, mais à une différence de profondeur ou de stratification se rattachant à la loi formulée plus haut.

D'ailleurs la température des muscles devient très variable suivant leur état d'inertie ou de contraction et l'énergie ou la durée de leur action. En plaçant un thermomètre très sensible sous la peau, en regard des muscles dits olécraniens, et un autre semblable pour terme de comparaison sous la peau des parois costales, j'ai vu, après 4 à 5 minutes, le premier thermomètre monter de 1 à 1 degré 1/2 pendant que celui des parties centrales demeurait stationnaire. Entre la peau de la joue et le masséter, l'instrument indiquait une augmentation de 2 degrés et demi à 3 degrés de la première à la cinquième minute, puis de 4 degrés et quelques dixièmes au bout d'un quart d'heure, pour peu que le jeu des mâchoires fût rapide.

Il en est de même pour toutes les autres parties. Le thermomètre engagé dans la saphène, la sous-cutanée thoracique, la jugulaire, y indique constamment une température plus basse qu'à la carotide, aux veines caves et au cœur. Dans les expériences de Hunter, l'instrument donnait à l'entrée de l'urèthre, au delà du gland, 33°,3, et au niveau du bulbe 36°,11. Sur le chien, le mouton, j'ai constamment trouvé la température du fourreau inférieure à celle du canal de l'urèthre, celle de l'entrée de ce conduit inférieure à la température de sa portion pelvienne.

La température de la verge et du canal de l'urèthre ne dépend pas seulement de sa situation exsertile ou de son retrait dans le fourreau, elle tient aussi à l'intensité de la congestion du tissu érectile. Il peut y avoir 10 degrés de différence entre l'état d'érection et celui de prolapsus. Ainsi sur un cheval dont l'érection venait de cesser, le thermomètre marquait dans l'urèthre, à 10 centimètres de profondeur, 36°,2, l'atmosphère étant à 26° Sur un autre à verge pendante 28, et sur un troisième 26°,5, dans un milieu à + 16.

Au tronc et dans les cavités viscérales, les différences thermiques ne sont plus simplement en rapport avec la profondeur des couches; elles le sont en même temps avec la nature et la fonction des organes. La température du bassin est habituellement la plus fixe; celle de la partie moyenne de l'abdomen est la plus élevée, mais avec des variations nombreuses subordonnées à l'ingestion des aliments, des boissons plus ou moins froides ou échauffées et au travail digestif; elle baisse chez les herbivores pendant les repas et après l'ingestion des boissons, pour se relever avec lenteur une fois que l'équilibre s'est établi entre les viscères abdominaux. Le contenu de l'estomac peut ne marquer que 18 à 20 degrés lorsque l'animal vient de s'abreuver d'eau fraîche à 15 ou 16 degrés, comme elle l'est à la plupart des sources, puis monter à 25, à 30 en dix minutes, et seulement atteindre le degré normal au bout de vingt-cinq à trente minutes. Celui de l'intestin grêle, sur une étendue de 15 à 20 mètres, peut se trouver longtemps à 5, même à 10 au-dessous du degré normal.

Mais en dehors des repas et des heures qui suivent l'ingestion des boissons froides, l'estomac, la masse intestinale, le centre de l'abdomen, atteignent un degré supérieur à celui du cœur. C'est ce que j'ai constaté dans un grand nombre d'expériences dont je cite quelques-unes : le thermomètre a été porté dans les organes abdominaux, soit directement, soit à l'aide de l'instrument figuré plus haut.

Sur un bélier dont la température du cœur oscillait entre 40°,55 et 40°,59, celle de l'estomac était à 40°,62. Sur un autre animal de la même espèce, dont le cœur donnait 39°,55 à 39°,59, l'estomac était à 39°,76. Sur un troisième bélier, le cœur marquant de 39°,08 à 39°,10, l'estomac indiquait 39°,17.

L'intestin lui-même peut communiquer de la chaleur au diaphragme et aux organes voisins, car sa température intérieure, comme celle de l'estomac, est souvent plus élevée que la température du cœur; d'ailleurs, toute la masse renfermée dans l'abdomen est, au moins dans ses parties centrales, comme l'a très bien démontré M. Bernard, plus chaude que le cœur. Ainsi le thermomètre qui, sur un premier cheval, marquait au cœur de 37°,06 à 37°44, donnait vers le centre de la cavité abdominale 37°,64. Sur un second, il donnait au cœur de 34°,43 à 34°,61, et à l'abdomen 34°,73 (l'animal était à jeun depuis vingt-quatre heures). Sur un troisième : au cœur 35°,39 et à l'abdomen 35°,66. Sur un quatrième : au cœur de 36°,55 à 37°,06, et à l'abdomen, en arrière du foie, 37°,52. Sur un cinquième : au cœur 34°,69, à l'abdomen 35°,08.

Le thorax, les organes qu'il contient et l'ensemble des cavités respiratoires ont, dans leurs diverses régions, une température très irrégulière subordonnée à la fois à leur distance des centres et à la température de l'air ambiant. Les cavités nasales sont à 10, à 15 degrés, et la trachée à 5 ou 6 au-dessous de la température centrale. Le tissu pulmonaire seul s'éloigne peu du degré de la plupart des organes internes.

Ainsi, sur un cheval vigoureux et en digestion, la température ambiante étant de + 4 degrés et demi, le thermomètre a donné 23°,40 dans les cavités nasales à 10 centimètres de profondeur ; 26°,8 dans ces mêmes cavités, à l'entrée du pharynx ; de 32°,40 à 34°,40 dans la trachée, vers le milieu du cou, à égale distance du larynx et de l'origine des bronches. Au niveau de tous ces points, le thermomètre oscillait dans les limites de 2 degrés ; les *minima* s'observaient lors des inspirations, les *maxima* pendant les expirations. Comme le thermomètre marquait 38°,40 dans le rectum (où la température est à peu près celle du cœur), nous devons conclure de ces résultats qu'au milieu de la trachée l'air est de 4 à 6 degrés moins chaud que le sang.

Sur un autre cheval, d'ailleurs assez faible, et à une température ambiante de 9 degrés au-dessous de zéro, le thermomètre donnait 16 à 20 degrés dans la partie antérieure des cavités nasales, 20 à 24 vers le milieu de ces cavités, de 20 à 26 et demi à l'entrée du pharynx, de 32 à 33 vers le milieu de la longueur de la trachée. A ce point, la température se montrait de 4 à 5 degrés au-dessous de celle du rectum prise comme terme de comparaison. A l'entrée des bronches, par conséquent vers le tiers supérieur de la cavité thoracique, sur un troisième cheval, le thermomètre ne donnait que 34°,46, alors qu'il marquait 37°,78 dans l'abdomen. Dans le tissu pulmonaire, au milieu de la masse du poumon, le thermomètre, introduit à frottement, ne marquait que 36°,63, après en avoir marqué 37°,17 au cæcum et 37°,04 au cœur ; différence : 41 centièmes au profit du cœur.

Les grandes cavités splanchniques, lorsqu'elles ne sont échauffées ni refroidies sensiblement par des agents extérieurs, sans avoir une température égale dans tous les points, diffèrent assez peu sous ce rapport.

J'ai trouvé, par exemple, sur un chien vigoureux, à jeun depuis vingt-quatre heures, dans une atmosphère à + 12° :

Au bassin	38,80
A l'abdomen région moyenne	38,90
Au thorax région moyenne	39,60

L'élévation de la température du thorax m'a paru tenir à la vive agitation de l'animal pendant la dernière observation. Sur un lapin à jeun depuis trente et une heure, dans une atmosphère à + 16, j'ai trouvé :

```
Au bassin..............................................    38,60
Sous la peau des côtes.................................    38,60
Au centre de l'abdomen.................................    39,50
Au thorax, entre le poumon et les côtes...............    39,30
```

Sur un autre lapin en digestion :

```
Au bassin..............................................    39,30
Sous la peau des côtes.................................    38,70
Dans l'abdomen, région moyenne........................    39,80
Dans l'abomen près des parois.........................    38,70
```

Enfin le sang, comme les parties solides de l'organisme, a une température variable suivant la situation des vaisseaux qui le contiennent. Il s'échauffe en empruntant du calorique, d'une part, aux tissus où se passent des actions chimiques, et, d'autre part, aux organes profonds; il se refroidit en parcourant les régions superficielles à basse température, les membres, les appendices où abondent les os, les tendons, les cartilages qui ne produisent pas de chaleur.

Depuis longtemps, les physiologistes se sont attachés à constater exactement la température de ce liquide, et surtout à mettre en parallèle celle du sang veineux avec celle du sang artériel, car cette détermination comparative a une grande signification au point de vue de la respiration et des sources de la chaleur animale. Mais souvent la comparaison a porté à faux. Par exemple, on a mis en parallèle le sang de la jugulaire, refroidi dans les couches superficielles de la tête et du cou, avec le sang de la carotide échauffé dans les parties centrales et représentant la température moyenne du liquide. Il est clair que la comparaison ne doit pas se faire entre le sang d'une zone superficielle et celui d'une zone profonde; elle doit porter sur des vaisseaux de départements limités, appartenant aux mêmes couches, aux mêmes zones, comme sur la carotide interne et la jugulaire profonde, sur les veines et les artères pulmonaires, sur l'artère rénale et la veine du même nom.

En général, les deux sangs n'ont pas le même degré de chaleur, ni dans les régions où les artères et les veines se juxtaposent, ni dans les deux cœurs, mais il est très difficile de les comparer entre eux d'une manière rigoureuse. Presque partout, si ce n'est dans les organes profonds, le sang de l'artère est plus chaud que celui de sa veine satellite. Le sang de la carotide, par exemple, l'est de 1/2, 1, 2 degrés de plus que celui de la jugulaire, et ainsi à peu près de l'artère fémorale comparée à la saphène, de l'artère radiale comparée à la sous-cutanée de l'avant-bras. D'ailleurs l'uniformité n'existe pas même dans l'ensemble de chaque système vasculaire pris à part. Dans l'artériel, la température va en décroissant très faiblement du tronc aortique vers les divisions terminales; dans le veineux, au contraire, elle s'élève très rapidement des radicules vers les parties centrales.

Dans le cœur, la comparaison est plus facile que dans les autres parties du système vasculaire. Néanmoins elle porte encore sur un sang artériel, homogène, sortant d'un seul organe, le poumon, dans lequel la température est uniforme, et sur le sang veineux, hétérogène, revenant partie des couches superficielles et des extrémités à basse température, partie des régions centrales où la chaleur est à son maximum. D'ailleurs, ce dernier est amené au cœur, en proportions inégales, par trois grands courants : 1° la veine cave supérieure ; 2° la veine cave inférieure ; 3° la veine porte, courants qui ont chacun leur température propre : le premier représente le *minimum*, le second le terme moyen, et le dernier le *maximum*. Mais, dans l'oreillette, les sangs des deux derniers arrivent mêlés ; le thermomètre n'indique plus qu'un *minimum* à l'orifice de la veine cave supérieure, et un *maximum* à l'embouchure de l'inférieure. En opérant avant la jonction des systèmes de la veine porte et de la veine cave inférieure, on constate nettement que les deux courants périphériques sont moins chauds que le courant central.

On conçoit, d'après cela, qu'il importe, dans les expériences faites sur le cœur, de soustraire l'instrument à l'action propre de ces courants, d'éviter, par conséquent, que le thermomètre demeure à l'orifice de la veine cave supérieure ou s'avance à l'embouchure de la veine cave inférieure ; il faut le placer et le maintenir dans une situation intermédiaire, c'est-à-dire à l'orifice auriculo-ventriculaire ou dans la cavité même du ventricule. On arrive à ce résultat en l'enfonçant à une profondeur préalablement déterminée d'après la taille du sujet, et en lui donnant, au risque de le briser, une obliquité qui croise l'axe de la poitrine et fasse incliner en bas sa boule. Si l'on poussait le thermomètre horizontalement, il s'engagerait tout naturellement dans la veine cave inférieure, ou au moins demeurerait à son orifice ; ainsi on obtiendrait, pour le cœur droit, une température trop élevée, qui, en réalité, ne serait pas la sienne. Les déterminations relatives aux sangs du cœur, pour avoir toute leur valeur, doivent donc être effectuées avec le plus grand soin, et très multipliées, afin que les causes d'erreur ne changent pas sensiblement les chiffres des moyennes. Voici celles que j'ai obtenues sur plus de quatre-vingts animaux : chevaux, taureaux, béliers et chiens, qui ont servi à cent deux observations thermométriques doubles. Elles sont réparties en trois séries. La première comprend vingt-neuf chevaux de divers âges, dans des conditions variées, sur lesquels la température a été prise dans les deux cœurs en commençant par le droit. La seconde porte sur vingt-quatre solipèdes, dans des conditions analogues, sur lesquels la température a été prise suivant un ordre inverse ou d'abord par le cœur gauche. La troisième série se compose de douze taureaux, vaches ou béliers, sur lesquels elle a été prise en premier lieu, tantôt dans le cœur droit, tantôt dans le cœur gauche. Enfin, dans la quatrième se trouvent vingt-quatre observations thermométriques doubles, faites sur quatre chiens de grande taille, en commençant alternativement par le cœur aortique ou par le pulmonaire. Les résultats des cent deux observations doubles de ces séries sont groupés dans les tableaux des deux pages suivantes.

1re SÉRIE. — Solipèdes.
Température du cœur droit pesé avant celle du cœur gauche.

NUMÉROS des expériences	CŒURS	TEMPÉRATURES (degrés)	EXCÈS DE TEMP. du cœur droit (cent)	EXCÈS DE TEMP. du cœur gauche (cent)
1.	C. droit...	37,95	8	
	gauche.	37,87		
2.	C. droit...	37,95		
	gauche.	38,10		15
3.	C. droit...	38,57		
	gauche.	38,57		
4.	C. droit...	37,52		
	gauche.	37,63		11
5.	C. droit...	37,64		
	gauche.	37,74		10
6.	C. droit...	36,10		
	gauche.	36,63		23
7.	C. droit...	37,40		
	gauche	37,40		
8.	C. droit...	37,56		
	gauche.	37,71		15
9.	C. droit...	37,64	8	
	gaurche.	57,56		
10.	C. droit...	35,47		
	gauche	35,17		
11.	C. droit...	37,25		
	gauche.	37,40		15
12.	C. droit...	36,26	41	
	gauche.	35,85		
13.	C. droit...	37,40	3	
	gauche.	37,37		
14.	C. droit...	38,52		
	gauche.	38,65		13
15.	C. droit...	38,18	16	
	gauche.	38,02		

NUMÉROS des expériences	CŒURS	TEMPÉRATURES (degrés)	EXCÈS DE TEMP. du cœur droit (cent)	EXCÈS DE TEMP. du cœur gauche (cent)
16.	C. droit...	35,54		
	gauche.	35,83		29
17.	C. droit...	38,18		
	gauche.	38,26		8
	C. droit...	37,56		
	gauche.	37,56		
18.	C. droit...	37,83	12	
	gauche.	37,71		
19.	C. droit...	39,58		
	gauche.	39,71		13
20.	C. droit...	37,10	15	
	gauche.	37,25		
21.	C. droit...	38,18		
	gauche.	38,18		
22.	C. droit...	36,94		
	gauche.	37,33		39
23.	C. droit...	37,06		
	gauche.	37,19		13
24.	C. droit...	37,31	7	
	gauche.	37,24		
25.	C. droit...	38,38		
	gauche.	38,38		
26.	C. droit...	37,40	7	
	gauche.	37,33		
27.	C. droit...	37,25	8	
	gauche.	37,17		
28.	C. droit...	36,32		
	gauche.	36,44		12
29.	C. droit...	36,16		
	gauche.	36,32		16

2e SÉRIE. — Solipèdes.
Température du cœur gauche pesé avant celle du cœur droit.

NUMÉROS des expériences	CŒURS	TEMPÉRATURES (degrés)	EXCÈS DE TEMP. du cœur droit (cent)	EXCÈS DE TEMP. du cœur gauche (cent)
30.	C. gauche.	37,74		
	droit...	37,70	5	
31.	C. gauche.	36,17		
	droit...	36,55	8	
32.	C. gauche.	37,11		
	droit...	37,00		38
33.	C. gauche.	34,43		
	droit...	34,38		5
34.	C. gauche.	35,39		
	droit...	35,39		
35.	C. gauche.	37,32		
	droit...	37,17		15
36.	C. gauche.	39,04		
	droit...	38,65		39
37.	C. gauche.	38,18		
	droit...	38,18		
38.	C. gauche.	39,27		
	droit...	39,19		8
39.	C. gauche.	37,06		
	droit...	36,55		51
40.	C. gauche.	34,60		
	droit...	34,60		
41.	C. gauche.	38,25		
	droit...	38,18		7

NUMÉROS des expériences	CŒURS	TEMPÉRATURES (degrés)	EXCÈS DE TEMP. du cœur droit (cent)	EXCÈS DE TEMP. du cœur gauche (cent)
42.	C. gauche.	38,34		
	droit...	38,34		
43.	C. gauche.	37,56		
	droit...	37,64	8	
44.	C. gauche.	36,78		
	droit...	37,09	31	
45.	C. gauche.	38,18		
	droit...	38,02		16
46.	C. gauche.	35,85		
	droit...	35,85		
47.	C. gauche	37,75		
	droit...	37,75		
48.	C. gauche.	37,60		
	droit...	37,60		1
49.	C. gauche.	37,34		
	droit...	37,38	4	
50.	C. gauche.	39,00		
	droit...	39,17	17	
51.	C. gauche.	38,62		
	droit...	38,66	4	
	C. gauche.	38,38		
	droit...	38,45	7	
52.	C. gauche.	37,25		
	droit...	37,40	15	

3e SÉRIE. — Ruminants.

Température prise en commençant tantôt par le cœur gauche, tantôt par le droit.

NUMÉROS des expériences	CŒURS	TEMPÉRATURES (degrés)	DIFFÉRENCES en faveur du dr. (cent.)	DIFFÉRENCES en faveur du g. (cent.)
53.	C. gauche	38,65		
	droit...	38,81	16	
54.	C. droit.,	37,71	7	
	gauche.	37,64		
55.	C. droit...	38,65		
	carotide	38,43		
56.	C. droit...	39,71		
	gauche.	40,02		31
57.	C. gauche.	39,95		
	droit...	39,95		
58.	C. droit...	40,17	30	
	gauche.	39,87		
59.	C. droit...	40,10	8	
	gauche.	40,32		
60.	C. droit...	40,32		
	gauche.	40,32		
	C. droit...	40,17	3	
	gauche.	40,11		
61.	C. gauche.	40,55		
	droit...	40,59	4	
	C. gauche.	40,59		
	droit...	40,59		
62.	C. droit...	40,68		
	gauche.	40,68		
	C. droit...	40,73		
	gauche.	40,77		4
63.	C. gauche.	39,55		
	droit...	39,55		
	C. gauche.	39,56		
	droit...	39,57	1	
64.	C. droit...	39,68		
	gauche.	39,68		
	C. droit...	39,70	2	
	gauche.	39,68		

4e SÉRIE. — Chiens.

NUMÉROS des expériences	CŒURS	TEMPÉRATURES (degrés)	DIFFÉRENCES en faveur du dr. (cent.)	DIFFÉRENCES en faveur du g. (cent.)
65.	C. gauche.	59,87		16
	droit...	39,71		
66.	C. droit...	39,52		
	gauche.	39,63		11
67.	C. droit...	39,12		
	gauche.	39,12		
68.	C. gauche	39,11		
	droit...	39,11		
69.	C. droit...	39,43		
	gauche.	39,62		19
	C. droit...	39,43		
	gauche.	39,59		16
70.	C. droit...	39,71	Il y a eu hémorrhagie.	
	gauche.	38,65		
	C. droit...	38,65		
	gauche.	38,65		
71.	C. droit...	38,95	3	
	gauche.	38,92		
	C. droit...	38,90		
	gauche.	39,10		20
72.	C. droit...	38,52		
	gauche.	38,57		5
	C. droit...	38,02		
	gauche.	38,52		50
72.	C. droit...	38,31		
	gauche.	38,61		27
73.	C. droit...	38,31		
	gauche.	39,04		70
	C. droit...	38,80		
	gauche.	39,04		24
	C. droit...	39,04	4	
	gauche.	39,60		
74.	C. droit...	38,57		
	gauche.	38,96		39
	C. droit...	38,73		
	gauche.	38,80		7
	C. droit...	38,80		
	gauche.	38,88		8
75.	C. droit...	39,11		
	gauche.	39,42		31
	C. droit...	38,80		
	gauche.	39,27		47
	C. droit...	38,80		
	gauche.	39,25		47
	C. droit...	38,95		
	gauche.	39,19		23
	C. droit...	38,77		
	gauche.	39,04		27

Il résulte clairement de l'ensemble de ces observations, que les températures des deux sangs, à leur arrivée au cœur ou à l'entrée des ventricules, ne présentent pas entre elles de rapports constants et invariables. Vingt et une fois sur cent deux, il y a une égalité entre les deux sangs, trente et une fois l'excès de température s'est montré dans les cavités droites, et cinquante fois dans les cavités gauches ou aortiques. Conséquemment, lorsque l'inégalité existe entre les deux sangs, c'est l'artériel qui, le plus souvent, se montre le plus chaud. Les différences entre les deux sangs sont là assez faibles, puisqu'elles oscillent, terme moyen, entre 1 et 5 dixièmes de degré. Néanmoins, elles s'élèvent dans quelques cas jusqu'à 6 à 7 dixièmes et plus, suivant les espèces et l'état des individus observés.

On comprend sans peine qu'il ne peut y avoir de rapport constant et invariable entre la température du sang veineux et celle du sang artériel, puisqu'il n'y a pas de rapport fixe entre les conditions de l'échauffement et celles du refroidissement des deux sangs. Lorsque la peau est nue, par conséquent notablement moins chaude que les parties profondes, son sang, celui des réseaux sous-cutanés et des parties voisines de la surface en arrivant au cœur, refroidissent le mélange provenant des parties centrales. Alors la totalité du sang veineux dans les cavités droites, descend au dessous de la température du sang artériel. Au contraire lorsque la peau est dans un état opposé au premier, c'est-à-dire pourvue d'un revêtement épais, et mauvais conducteur, pelage ordinaire, toison, fourrure, ou plumage, le sang qui en provient, et celui des parties sous-jacentes est presque aussi chaud que le sang des centres, aussi la température de la masse de ces sangs tend à se mettre en équilibre avec celle de l'artériel. Enfin, toutes les fois que le sang veineux est échauffé, surtout par la contraction musculaire, et il l'est beaucoup par cette action, le mélange dans les cavités droites tend à dépasser plus ou moins le sang artériel. L'expérimentation est ici d'accord avec la théorie, et elle met en évidence les variations successives dont il s'agit, dans des délais très courts.

J'en cite quelques exemples :

Le premier est relatif à une chienne vigoureuse, de grande taille, en digestion, mise en expérience dans une salle à la température de + 12. Au début, avant toute manipulation, la température du vagin, prise comme terme de comparaison, est 39,6. Après la mise à nu des vaisseaux à la partie inférieure du cou, elle s'élève à 40,9, ou de 1 degré 3, pendant que l'animal se débat avec violence et que sa respiration est considérablement accélérée. A ce moment le thermomètre introduit dans le cœur droit par la jugulaire marque 40° 9, puis dans le cœur gauche par la carotide 40,2, différence 6 dixièmes de degré en faveur du sang veineux qui s'est échauffé par l'agitation, les cris etc. Un peu plus tard, alors que l'excitation est encore vive et la respiration à 156, le thermomètre donne dans le cœur droit 40,3, et dans le cœur gauche 39,6, différences 0,7 en faveur du sang veineux. Cette différence s'atténue insensiblement à mesure que le calme se rétablit et que la respiration devient plus lente. Au moment où le nombre des mouvements respiratoires descend à 125, l'excès de température du cœur droit se réduit à 0,2. Puis lors d'un calme complet, 1 heure 1/2 après le début de l'expérience, les rapports changent : le thermomètre donne 38,3 dans le cœur droit, 38,7 dans le gauche, différence 0,4, au profit du sang artériel. A ce moment la température vaginale est de 5 dixièmes au-dessus de celle du sang artériel. Le lendemain l'animal étant très calme, 15 respirations à la minute, température vaginale 39,8, le thermomètre marque :

Cœur droit 38,75, cœur gauche 39,10 ; puis, un quart d'heure plus tard, cœur droit 38,80, cœur gauche 39,10.

Une demi-heure après, la peau ayant été mouillée dans toute son étendue par l'immersion.

Le cœur droit	38,85	le cœur gauche.	39,35
Après réaction	39,05		39,45
Après saignée de 300 gr.	39,05		39,35

Ainsi, on voit que, dans les moments de vive excitation avec accélération de la respiration, secousses musculaires, la température de l'ensemble du corps et du sang noir, dépasse celle du sang rouge, et que, une fois le calme rétabli, la respiration ramenée à l'état normal, la température du sang artériel redevient prédominante. En d'autres termes : 1° l'agitation, la contraction musculaire, l'accélération des fonctions respiratoires et circulatoires élèvent la température des deux sangs, mais plus celle du sang noir que celle du sang rouge : 2° l'inaction des muscles, le ralentissement de la respiration font baisser la température des deux sangs, mais plus celle du noir que celle du rouge. Entre ces deux conditions il y a un moment ou les deux ont une température sensiblement égale.

L'excès de température du sang artériel, à l'état normal, c'est-à-dire en dehors des conditions où il y a agitation, accélération de la respiration et de la circulation n'est pas un fait relatif, un résultat de l'abaissement de la température du sang veineux. Il tient à un échauffement réel du sang dans les poumons par les actions chimiques qui s'y accomplissent, échauffement, qu'il est impossible de considérer comme produit ailleurs, puisque la comparaison est établie entre le sang immédiatement à son entrée et le sang à sa sortie de cet organe. L'échauffement du sang veineux, au contraire, ne peut être le fait immédiat de la respiration, il est incontestablement le résultat des actions musculaires, ou des phénomènes chimiques accomplis dans les muscles en contraction. Ce qui le prouve, c'est que le muscle en contraction non seulement s'échauffe lui même, mais encore échauffe les parties qui l'entourent. Or, à fortiori il doit le faire pour les éléments qui le pénètrent, solides ou liquides.

Il importe, pour juger de la valeur des constatations relatives à la température des deux sangs, d'une part, de ne pas se borner à des animaux d'une seule espèce et, d'autre part, de bien tenir compte des conditions dans lesquelles ces constatations sont faites. Les variations doivent s'opérer dans le même sens sur tous les animaux, dans des conditions intérieures et extérieures semblables .C'est en effet ce qu'on observe.

Ainsi, sur un cheval vigoureux, j'ai noté des différences analogues à celles dont il vient d'être question sur le chien : 1° Avant l'exercice, pendant une inaction d'assez longue durée, la température était la même dans les deux cœurs. 2° Après un exercice de 10 minutes la température s'est élevée de 3 dixièmes de degré dans les deux. 3° Cette température du cœur a toujours été inférieure à celle de l'abdomen et du bassin.

Dans les cas où il n'y a pas de réactions violentes pendant les manipulations que réclame la dénudation des vaisseaux qui doivent donner accès aux thermomètres, on n'observe pas ces oscillations alternantes de la température des deux sangs. Ainsi sur un chien peu irritable qui ne s'est pas débattu pendant l'opération j'ai noté dans des temps successifs.

Cœur droit.			Cœur gauche.
38°,80	. . . .		39°,10
38°,90	. . . .		39°,00
38°,65	. . . .		38°,90
38°,75	. . . .		38°,97

La température du rectum qui était au début de ces constatations de 39.25, était à la fin de 39, c'est-à-dire toujours plus élevée que celle du cœur.

En résumé, il n'y a pas de rapports fixes entre la température du sang veineux et celle du sang artériel dans les cavités du cœur, ou, en d'autres termes, entre la température du sang à son entrée dans le poumon et celle du sang à sa sortie de cet organe. Nous aurons bientôt à chercher le sens de ce fait que mes expériences[1] ont mis hors de doute. D'ailleurs, deux ans après la publication de mon travail, deux observateurs, Jacobson et Bernhard[2], ont, en 1868, trouvé comme moi, et contrairement aux résultats annoncés par M. Bernard, que souvent la température du cœur gauche est plus élevée que celle du cœur droit.

CHAPITRE LXXIX

DES VARIATIONS DE LA TEMPÉRATURE ANIMALE ET DE LEURS CAUSES

Quoique la température des animaux paraisse à peu près constante, elle éprouve des variations nombreuses, assez étendues, qui dépendent de l'âge, de l'espèce, du sexe, des conditions physiologiques, telles que la digestion, le mode d'alimentation, l'abstinence, l'hibernation, le repos ou l'exercice, la veille ou le sommeil, comme aussi des conditions pathologiques, et, enfin, d'une foule de circonstances extérieures, telles que la saison et le climat, etc. Il importe de voir dans quelles limites chacune de ces causes ou de ces conditions peut modifier l'état thermique de l'organisme.

L'aptitude à produire de la chaleur n'appartient pas au même degré à tous les âges de la vie. Au moment de la naissance, l'organisme ne possède pas encore, dans toute sa plénitude, la puissance calorifique qu'il acquiert plus tard. Les très jeunes animaux produisent moins de chaleur que les animaux un peu plus âgés. Bien qu'après la naissance les petits des solipèdes, des ruminants, une fois essuyés et desséchés, paraissent avoir à peu près la température de la mère, ils ont un demi-degré à 1 degré de moins qu'elle, d'après quelques observations person-

---

1. G. Colin, *Expériences sur la chaleur animale et spécialement sur la température du sang veineux comparée à celle du sang artériel dans le cœur et les autres parties centrales du système vasculaire. Comptes rendus de l'Acad. des sciences*, 24 octobre 1865, et *Annales des sciences naturelles*, 5° série, ZOOLOGIE, t. VII, 1867).

2. Wunderlich, *De la température dans les maladies*, trad. française. Paris, 1872, p. 100.

nelles ; le chien, 1 à 2 degrés, d'après celles de W. Edwards. Elle est bien peu au-dessous de celle de la mère chez les enfants, d'après W. Edwards, Despretz, H. Roger, soit de 1 à 2 degrés suivant les cas. Mais ce sont surtout les animaux naissant les yeux fermés, comme les carnassiers, ou nus comme les lapins et d'autres rongeurs, qui ne possèdent pas à un si haut degré la puissance de calorification : aussi leur mère les tient rassemblés sous elle, dans un nid, ou encore les protège par des lits et des couvertures de duvet. Dès que ces derniers animaux sont éloignés de la mère, ils se refroidissent très vite si la température ambiante est un peu basse. En quelques heures, comme W. Edwards [1] l'a démontré, leur chaleur propre s'abaisse dans une proportion considérable. Le jeune chien d'un jour peut, à une température de 13 degrés, perdre 2 degrés en dix minutes après avoir été séparé de sa mère ; 12 degrés après trois heures ; 18 en quatre heures et 22 en treize heures. Les chats, les lapins non encore couverts de poils, se refroidissent beaucoup plus vite encore, et en quelques heures, s'ils sont tirés de leur nid garni de duvet, surtout lors des grands froids. Dans ce cas, ils ne tardent pas à se mettre au degré de la température ambiante. Je les ai trouvés froids au bout d'un quart ou d'une demi-journée, lorsque la mère malade ou mue par une perversion de l'instinct, les avait éparpillés loin d'elle. Les moineaux les fauvettes, les rossignols tirés du nid, se sont également refroidis avec une extrême rapidité. C'est à cause de cette particularité que les jeunes animaux, éloignés de leur mère, mal nourris, et soumis à un allaitement artificiel, périssent en si grand nombre pendant les saisons froides ou humides. Les enfants, les ânons, les faisans, les dindons, les petits poulets même se trouvent dans ce cas, et il périssent de la diarrhée, des bronchites, de la pleuro-pneumonie, de l'hématurie ou d'autres affections se développant facilement dans ces circonstances.

Les jeunes animaux dont la température s'est fortement abaissée, tombent pour quelque temps dans un état analogue à celui de la torpeur des animaux hibernants ou des reptiles qui s'engourdissent. Leur engourdissement est parfois un effet de mort apparente dont l'animal peut être tiré si on le réchauffe. Les très jeunes oiseaux, non encore couverts de plumes, sont dans ce cas, si on les tire du nid, par des temps un peu froids. Mais mis au soleil ils semblent ressusciter pour quelques heures, ou pour une demi-journée.

Les animaux très âgés retombent presque, jusqu'à un certain point, dans le cas des très jeunes : ils produisent peu de chaleur par suite de l'imperfection des fonctions digestives, de la réduction du chiffre des produits absorbés, qui peuvent servir aux combustions interstitielles, et aussi par le fait de la moindre consommation d'oxygène. Le ralentissement de leurs actions nutritives et de leurs mouvements ne doit pas être étranger à cette différence.

Toutes les espèces sont loin de posséder la même puissance de calorification ou d'être aptes à élever au même degré leur température normale. Parmi les oiseaux dont la chaleur s'élève à 42 et quelquefois plus, comme parmi les mammifères, qui vont rarement à 40, il est des espèces, telles que l'ours blanc, plusieurs martres, qui produisent beaucoup de calorique et peuvent vivre dans les climats

1. W. Edwards, *De l'influence des agents physiques sur la vie*, p. 613-615.

très froids ou à une altitude considérable, d'autres qui en produisent peu, comme les pachydermes, les ruminants des régions chaudes du globe. Les raisons de ces différences d'aptitude ne sont pas très saisissables, d'autant qu'elles s'observent entre les espèces les plus voisines, à organisation et à régime presque semblables, de part et d'autre.

Le sexe, parmi les animaux, n'est pas sans quelque influence sur la calorification. Chez les femelles en rut, les brebis, par exemple, la température du vagin a été trouvée, par M. Gavarret[1], d'un demi-degré à 1 degré au-dessus de celle du vagin des brebis dans les conditions ordinaires, et cela n'est point étonnant, puisque le rut, à son maximum d'intensité, donne lieu à une véritable réaction fébrile. Il est probable que, chez les oiseaux, une différence analogue existe, car M. Martins a trouvé, pour la température du canard mâle, 41°,9, et pour celle de la femelle, 42°,2.

La température des femelles, pendant l'incubation, s'accroît, au moins localement. Cependant Hunter n'aurait trouvé, au rectum, que 39°,4 à 40, comme chez les poules non couveuses ; mais Valenciennes a obtenu, sous le ventre de la poule et au milieu des œufs, de 45 à 56 degrés. Il y a plus, une femelle de python, qui se tint enroulée sur ses œufs pendant près de deux mois, dans une caisse chauffée entre 20 et 25 degrés, a présenté sous elle, entre ses plis ou au milieu des œufs, une température de 28 à 39°,5, c'est-à-dire dépassant de 4 à 18 degrés celle de la caisse. Cette femelle a paru éprouver un état fébrile qui s'est traduit, à plusieurs reprises, par une soif très vive. Mais l'élévation de température constatée dans ce cas est un résultat complexe, analogue à celui qui s'observe, à certains moments, dans la ruche pleine d'abeilles.

Au contraire, après le part, la température de la femme peut descendre de plus d'un degré ; elle arrive à 36°,2, d'après les observations de Bärensprung. Il paraît y avoir aussi un léger abaissement sur les femelles de l'espèce bovine ; car nous avons trouvé, M. Reynal et moi, 39°,5 sur une vache hollandaise qui avait vêlé depuis douze heures, et 39°,7 au même moment sur une autre de même race arrivée presque au terme de la gestation.

L'alimentation a une influence énorme sur la production de la chaleur. Les animaux abondamment nourris produisent beaucoup plus de calorique que ceux dont la ration est chétive ou insuffisante. J'ai noté fort souvent un déficit d'un demi-degré, et quelquefois de 1 degré sur les chevaux destinés aux études anatomiques ou chirurgicales, comparés aux sujets dans les conditions ordinaires. Un certain temps après le repas, alors que le travail de la digestion est en pleine activité, la température s'élève au moins de quelques dixièmes de degré, souvent d'un demi-degré, et même de 1 degré. Aussi, dans ces conditions, l'homme supporte-t-il mieux le froid en voyage ou à l'état d'immobilité que pendant le jeûne. Il en est de même de divers animaux, notamment du chien qui, pendant les froids, éprouve de la fièvre après un bon repas et des tremblements s'il est à jeun.

L'alimentation, pour produire beaucoup de chaleur, ne doit pas être seulement

---

1. Gavarret, *De la chaleur produite par les êtres vivants.* Paris, 1855, p. 307.

abondante, il faut qu'elle soit riche en principes aptes à la combustion. Or, les principes carbonés et hydrogénés sont ceux dont le pouvoir thermique est le plus considérable, savoir : 1° le sucre et l'amidon, qui contiennent 40 à 44 centièmes, ou presque la moitié de leur poids de carbone, avec de l'oxygène et de l'hydrogène dans les proportions nécessaires à la formation de l'eau ; 2° les matières grasses, qui donnent 79 pour 100 de carbone, matières dont le pouvoir thermogène est évalué au triple de celui des amylacées. Aussi, ces dernières sont indispensables à l'homme et aux carnassiers des climats glacés. Elles peuvent y être consommées en masses énormes.

L'alimentation peu abondante ou pauvre en matières combustibles tend à abaisser la température. Les canards qui vivaient seulement du produit de leur pêche ou de leurs courses sur le bord d'une petite rivière, ont donné à M. Martins 8 dixièmes de degré de moins que les palmipèdes entretenus dans les mêmes conditions, mais recevant en outre, matin et soir, une bonne ration de grains.

Les animaux soumis à une alimentation insuffisante ou à l'inanition ont une température bien moins élevée encore ; et ils souffrent beaucoup s'ils se trouvent exposés à l'influence d'un froid un peu vif. Chossat a noté ce fait qu'on a souvent mal interprété, car l'abaissement jusqu'à 24 degrés, constaté par cet expérimentateur, ne se produit qu'aux approches de la mort. Il résulte, en effet, de mes expériences sur le cheval, le chien, le chat et les oiseaux domestiques, que, pendant une période très longue d'abstinence, cinq, dix, quinze jours et plus, l'abaissement n'est que de 1 à 2 degrés au-dessous de la température habituelle. Et encore, si le cheval, le chat, l'oie, ont beaucoup de graisse en réserve, le chiffre normal se maintient presque pendant les cinq à six semaines que l'abstinence peut durer.

Dans tous les cas, un résultat constant de l'inanition est d'augmenter l'amplitude de l'oscillation quotidienne de la température. D'après Chossat, tandis qu'à l'état normal il n'y a, sur les pigeons, qu'une différence de 0°,7 entre la température de midi et celle de minuit, cette différence s'élève à 2°,3 pendant le premier tiers de l'inanition, à 3°,2 pendant le second tiers, et à 4°,1 pendant le dernier. En d'autres termes, la température du jour baisse peu, et celle de la nuit descend de plusieurs degrés au-dessous de la normale. Dans ces conditions, l'abaissement de la température coïncide avec une réduction notable dans la consommation d'oxygène et la production d'acide carbonique.

A la période ultime de l'inanition, la température baisse rapidement. Bien qu'elle soit encore, d'après Chossat, de 36 à 37 degrés, la veille de la mort, chez les cochons d'Inde et les lapins, de 39 à 41 degrés chez les petits oiseaux, tels que les pigeons, la corneille et les poules, elle tombe à 24 ou 25 degrés au moment de l'agonie.

L'hibernation [1] ou l'engourdissement de la chauve-souris, du hérisson, de la marmotte, du loir et de quelques autres mammifères, rend la calorification extrêmement faible. Chez ces animaux, dont la température éprouve déjà, à l'état

---

1. Voyez au t. 1er, p. 567, ce qui est relatif aux divers phénomènes de l'hibernation.

normal des variations considérables, subordonnées à celles de l'air, le refroidissement pendant la période de torpeur est progressif; néanmoins il n'arrive jamais à mettre l'animal en équilibre avec le milieu ambiant.

Cet état se produit à une température qui n'est point uniforme pour tous les animaux susceptibles de l'éprouver. Le hérisson, la chauve-souris, la marmotte, s'engourdissent les premiers dès que l'air descend à + 7 ou à + 6, le lérot à quelques degrés plus bas; néanmoins, la marmotte ne s'engourdit qu'à 6 ou 10 degrés au-dessous de zéro, si par le fait de l'apprivoisement elle est devenue moins sensible au froid.

Lorsque l'engourdissement va se produire, il est précédé d'un abaissement très notable de température; et, à mesure qu'il devient plus prononcé, l'abaissement est plus considérable. Dès qu'il est très complet, la température de l'animal ne reste supérieure à celle de l'air que de 1 à 2 degrés, d'après les observations de Prunelle. Ainsi, dans l'une de mes expériences, j'ai constaté, en janvier et février, sur un hérisson :

	Température ambiante	Température du hérisson
23 janvier	+ 7°	+ 9°
26 janvier	+ 6°	+ 8°
30 janvier	+ 7°	+ 8°,5
8 février	+ 5°,5	+ 7°
11 février	+ 7°,5	+ 8°,5
27 février	+ 9°	+ 8°,5

Dans le cas où l'hibernant est tenu, pendant l'hiver, à une température moyenne, et abrité par des corps mauvais conducteurs du calorique, il ne tombe pas dans un engourdissement complet et produit de la chaleur à un degré voisin de l'état normal. Ainsi, j'ai trouvé, sur un hérisson conservé dans un cabinet chauffé à peu près constamment à + 15° :

Le 10 novembre	32°,5	animal en boule, 18 respirations.
Le 12	33°,3	en boule, 18 respirations.
Le 27	35°,0	déroulé.
Le 9 janvier	35°,4	déroulé.
Le 19	36°,1	très agité.

Si l'hibernant passe d'un milieu froid dans un milieu à température moyenne ou élevée, il se réveille promptement et se réchauffe vite. Ainsi, au mois de janvier, un hérisson dont la température était de 10°,5 dans une pièce à + 9°,5, arriva à + 23°,5, une heure après avoir été transporté dans une pièce chauffée à + 15°. Il donna + 30° une heure et demie plus tard. A la fin de février, le même donnant + 8°,5, dans une pièce à + 9°, sortit de son engourdissement quelques heures après que la température de la pièce, ouverte au soleil, fut arrivée à 12°. L'animal, une heure après s'être déroulé, donna + 20°, ayant 52 respirations par minute : puis une heure plus tard, 32°,4. Dans cette circonstance, c'est par suite de l'accélération des mouvements respiratoires que l'animal réveillé parvient à se réchauffer, et avec une telle rapidité que, en quelques heures, il arrive à sa température normale, Saissy avait déjà vu qu'un lérot, réveillé par une excitation mécanique, remonte de + 3° à + 36° en une heure et quart, la chauve-souris de + à 4° à + 27° en une heure trois quarts, et le hérisson de + 3° à + 32° en deux heures.

Ce n'est pas seulement la chaleur qui réveille les hibernants engourdis, le froid très vif les surprenant brusquement, alors qu'ils sont endormis, les tire aussi très vite de la torpeur. D'après Mangili, la marmotte se réveille déjà à + 2° ou à + 3°, et Saissy a vu le hérisson et le loir se réveiller très promptement à — 4°. Au mois de février, j'ai tiré un hérisson d'une pièce où sa température était 8°,6, et l'ai exposé à un froid de — 5° : il s'est promptement déroulé. Au bout d'une heure, il respirait 27 fois par minute, et marquait 19 degrés ; remis dans la pièce à + 7°, d'où il avait été retiré, il demeura éveillé, et continua à s'échauffer, si bien qu'à la fin de la deuxième heure, il marquait 34 degrés ; conséquemment, il s'était réchauffé de 24 degrés et demi en deux heures.

Le réveil qui a lieu sous l'influence d'une très basse température permet à l'animal de lutter quelque temps contre un refroidissement capable de le tuer. Mais il ne peut durer très longtemps, et il est suivi, si le froid excessif continue, d'une nouvelle torpeur que Mangili a appelée léthargie du froid. Dans celle-ci, la respiration cesse : il n'y a plus d'absorption d'oxygène ni d'exhalation d'acide carbonique ; la circulation se suspend complètement, l'irritabilité musculaire s'éteint, puis la congélation s'empare des extrémités, et gagne peu à peu les parties centrales ; en mot, toutes les fonctions se suspendent. Cet état aboutit fatalement à la mort pour peu qu'il se prolonge ; néanmoins, l'animal peut en sortir sans se réveiller, en revenant à son engourdissement antérieur ou à l'hibernation proprement dite.

Lorsque la température extérieure s'élève à + 12° ou à peu près, les hibernants sortent momentanément ou définitivement de leur torpeur, d'après les observations de Mangili ; mais, avant, ils se réchauffent déjà très sensiblement, jusqu'à 20, 22 degrés, d'après divers observateurs.

Ainsi, l'hibernant est un animal à température essentiellement variable. Est-il éveillé, elle est à son maximum ; est-il engourdi, elle suit celle du milieu, en ne la dépassant que de 1 à 2 degrés. S'il s'engourdit et se réveille alternativement, à des intervalles rapprochés, elle s'abaisse ou s'élève proportionnellement au ralentissement ou à l'accélération des mouvements respiratoires. Enfin, lorsque celle du milieu descend très près de zéro ou au-dessous, la vivacité du froid réveille l'animal, qui se réchauffe pour un certain temps, puis s'engourdit de nouveau, ou tombe dans une léthargie profonde qui peut le conduire à la mort.

Le sommeil, qui ralentit la circulation, la respiration, et diminue la consommation de l'oxygène, doit faire baisser aussi la calorification. C'est, en effet, ce qui a lieu. Martins a noté ce fait. Hunter a trouvé, sur l'homme, 8 dixièmes de degré de moins pendant le sommeil que pendant la veille ; Chossat, sur les pigeons, un abaissement d'un peu plus de 7 dixièmes, de sorte que l'oscillation quotidienne, de midi à minuit, est, pour ces oiseaux, de 0°,74. Mes observations personnelles donnent des résultats analogues pour divers animaux. C'est à cause de cet abaissement de la calorification sous l'influence du sommeil, qu'on est plus sensible au froid et plus exposé à en ressentir les mauvais effets pendant la nuit que pendant la journée. D'ailleurs, lors même que pendant la nuit on n'est ni endormi, ni couché, la température baisse également, surtout à la fin de la période nocturne, celle qui est suivie d'une réaction. J'ai constaté plusieurs fois sur moi-même cette particularité qui se produit dans toutes les saisons, et qui se lie à d'autres phénomènes de périodicité dans les actions physiologiques. A cet égard, sans observations thermométriques, on peut se faire illusion, et croire que la douce chaleur de la peau de l'homme et des animaux, pendant le sommeil, est due à une calorification plus active : elle résulte seulement d'une déperdition restreinte par le lit, les litières ou les vêtements qui couvrent le corps.

L'exercice est incontestablement l'une des causes les plus actives de la calorification. Sous son influence, la consommation d'oxygène est considérablement accrue, plus que doublée, suivant Lavoisier, sur l'homme ; et la production de l'acide carbonique sur le cheval, suivant M. Lassaigne, serait augmentée dans le rapport de 68 à 75, même de 34 à 74. Enfin, dans le même cas, la transpiration, qui doit emporter une partie du calorique produit en excès, peut avoir son produit doublé, triplé, et même accru dans la proportion de 1 à 10, suivant mes propres expériences. La contraction musculaire est la principale cause de cet accroissement de calorification, comme le prouvent les aiguilles électriques et les thermomètres introduits dans les masses musculaires ou dans leurs interstices ; l'accélération concomitante de la circulation et de la respiration y contribuent aussi pour une large part.

Dans certaines conditions le travail musculaire, au lieu d'élever la température du corps, semble la faire baisser d'une manière notable. C'est ce qui paraît avoir été observé dans les ascensions sur les hautes montagnes. Lortet dit avoir noté un abaissement de 4 1.2 au sommet du mont Blanc et d'autres assurent que l'abaissement a été plus marqué dans les ascensions aérostatiques. Mais ces observateurs ont pris la température de la bouche qui baisse notablement en dehors de tout exercice dans un milieu très froid. D'ailleurs Forel, Calberla, dans les mêmes conditions, ont noté une élévation au-dessus de la normale dans le rectum. L'abaissement dans les cas où il a été constaté doit être rapporté tantôt à la perte que le corps éprouve par la conductibilité, tantôt à une moindre calorification résultant d'une hématose imparfaite dans l'atmosphère raréfiée.

L'exercice, en élevant la température de la totalité du corps, ne donne pas lieu à une augmentation uniforme : celle-ci est faible dans les parties centrales, dans le cœur, par exemple ; elle est peu marquée dans l'intestin, la vessie ; mais extrêmement prononcée dans les parties superficielles, à la peau, immédiatement avant l'apparition de la sueur et même pendant son évaporation ; elle l'est également à un haut degré aux extrémités, au pied des animaux revêtus d'un sabot épais. J. Davy a trouvé sur l'homme, entre la température du pied au repos et celle du pied pendant la marche, une différence de 16 degrés ; une différence de 8 entre celle de la main inactive et celle de la main pendant le travail ; alors la différence n'était que de 1 degré dans la bouche.

L'exercice augmente aussi, dans une proportion considérable, la température des insectes, surtout celle de l'atmosphère confinée où ils sont enfermés. Huber, Newport, Dutrochet, s'en sont assurés sur les abeilles et d'autres insectes. Dans une de mes expériences, faites sur des hannetons, remplissant une boîte cubique de la capacité d'un demi-litre, et fermée d'un papier grillagé, j'ai trouvé les différences suivantes : 1° à neuf heures du matin, la température étant 22 degrés, le thermomètre, dans la boîte, a marqué, au bout d'une minute, 31 degrés ; de deux minutes, 32, soit un excès de 10 degrés sur l'air ambiant, excès qui s'est maintenu tant que les coléoptères se sont agités ; 2° à huit heures du soir, les insectes étant dans un calme parfait, l'excès sur l'extérieur n'a été que de 3°,5 ; 3° le lendemain matin, à la vingt-quatrième heure de la réclusion et lors d'une immobilité complète, il s'est réduit à 0°,5. Il est clair que, dans ces conditions, comparables à celles des abeilles dans la ruche, la chaleur produite par l'agitation s'accumule et échauffe l'air confiné au delà du degré que pourrait atteindre le corps d'un insecte isolé. Toutefois, l'influence de l'exercice est saisissante, puisque, dans cette agglomération qui avait donné un excès de 10 degrés, cet excès s'est réduit à un demi-degré, alors que les insectes sont devenus calmes.

Les différents états morbides de l'organisme peuvent apporter de nombreuses modifications à la température animale, modifications qui ont été étudiées avec soin dans ces derniers temps sur l'homme[1]. Il faut, pour bien les apprécier, se rappeler que la température normale de l'homme est de 37 à 37°,5, et que ses oscillations physiologiques sont ordinairement d'un demi-degré, le maximum étant vers la chute du jour, et le minimum vers deux heures du soir, d'après quelques observateurs. Tant que ses fluctuations, dues à des causes diverses, ne dépassent pas 1 degré, elles sont sans importance ; mais, à 1 degré et demi, elles deviennent suspectes, d'après Wunderlich. Elles peuvent aller, dit-on, de 32 à 44 degrés et demi. Quelquefois elles sont bornées à certains points ; mais, le plus souvent, elles s'étendent à l'ensemble de l'organisme.

Dans la plupart des maladies aiguës avec réaction fébrile, il y a un accroissement thermique si marqué qu'il peut être constaté sans le secours des instruments. Il a lieu, même à la période du frisson, quoiqu'il y ait en même temps refroidissement de la peau et des extrémités ; son maximum s'observe au moment de la réaction. L'augmentation est de 1 à 2 degrés dans la réaction modérée, et de 3 degrés dans la réaction très intense. En d'autres termes, la température fébrile modérée est de 38°,5 à 39°,5 ; la fébrile forte, de 39°,5 à 40°,5 ; les températures pyrétiques excessives sont de 42 degrés et au-dessus. Dans les fièvres éruptives, typhoïdes, rémittentes, intermittentes, l'augmentation porte souvent la température à 40, 41, et même à 42 degrés, d'après les expérimentateurs qui ont fait des recherches suivies sur ce sujet.

Dans les maladies inflammatoires, l'augmentation de température est proportionnée à l'intensité de la fièvre. On a trouvé 39 à 40 degrés dans les pneumonies et beaucoup d'affections analogues. Mais, dans les parties enflammées

____

1. Voy. Wunderlich, ouvr. cité.

elles-mêmes, la température, quoique supérieure à celle de la peau à l'état normal, n'est pas toujours plus élevée que celle de l'aisselle ou du rectum ; si l'augmentation existe, elle est faible, d'après la plupart des observateurs. Suivant Hunter même, elle serait nulle dans les phlegmasies provoquées expérimentalement.

Dans quelques maladies graves, telles que le tétanos et les lésions de la moelle cervicale, l'élévation va jusqu'à 42 degrés. C'est le maximum observé sur l'homme, et Unterberger, de Dorpat, l'a également constaté dans le tétanos des animaux.

Au contraire, dans divers états anormaux ou morbides, un abaissement plus ou moins marqué a été noté, savoir : dans les paralysies, dans le sclérème, les hémorrhagies, les affections cancéreuses, dans les cas de grands traumatismes, de brûlures étendues, et, en général, sous l'influence de secousses violentes, de chocs nerveux très intenses. La dépression des fonctions cérébrales a aussi ce résultat, soit immédiatement, soit après quelques périodes de 24 heures. Une simple dénudation du cerveau sur le lapin fait descendre le lendemain la température à 35, quelquefois à 30, à 25, lorsque la prostration est extrême. Certaines altérations du sang, les infiltrations étendues, l'anasarque, l'œdème produiraient aussi un abaissement plus ou moins marqué. Au milieu des infiltrations, le tissu de l'œdème a une température inférieure à celle de la peau et à celle des muscles superficiels, du moins c'est ce que j'ai constaté sur le cheval. J'ai noté une dépression thermique très prononcée sur un cheval qui portait un sarcocèle monstrueux et de grandes masses cancéreuses dans la cavité abdominale. C'est surtout dans le choléra, à la période algide, que l'abaissement devient très considérable ; il descend alors dans les parties internes à 34, quelquefois à 33 degrés, comme Doyère l'a souvent noté ; il est peu considérable encore, proportionnellement, aux extrémités et dans toutes les parties superficielles du corps ; mais, au moment de la mort, la température remonte presque toujours à son chiffre normal, et quelquefois le dépasse. L'abaissement thermique, dans le choléra, coïncide avec une réduction de 2 cinquièmes dans la consommation de l'oxygène.

Une dépression thermique plus ou moins marquée s'observe encore dans divers états douloureux : dans la manie, dans les diverses formes d'asphyxie, notamment celle qui résulte de l'application d'enduits imperméables à la surface de la peau. Il en est de même, comme Duméril et Demarquay[1] l'ont constaté, sous l'influence de l'opium, de l'éther, du chloroforme. Quelquefois, cependant, j'ai vu l'injection dans les veines de la teinture d'opium, à haute dose, produire, avec une stimulation très vive et des sueurs abondantes, une élévation notable de la température des parties superficielles.

En ce qui concerne les animaux, peu de recherches ont été tentées sur la calorification dans les maladies. M. Gamgée et quelques observateurs anglais ont noté une élévation considérable de température sur les bêtes bovines à la période prodromique du typhus contagieux. Dans quelques expériences faites récemment

---

1. Duméril et Demarquay, *Comptes rendus de l'Acad. des sciences*, 1848.

aux hôpitaux de l'École d'Alfort, nous avons obtenu, M. Reynal et moi, les
chiffres suivants sur une dizaine de chevaux :

1. Cheval opéré du javart depuis 3 jours...... 38,6
2. Cheval opéré d'un sarcocèle depuis 8 jours...... 38,5
3. Jument farcineuse, à tumeurs cautérisées...... 38,8
4. Jument opéré du javart depuis 8 jours...... 38,5
5. Cheval opéré d'une seime dans la matinée...... 38,0
6. Cheval ayant subi plusieurs opérations depuis quelques heures. 39 1/2
7. Cheval à fracture du maxillaire...... 38,6
8. Cheval à phlébite...... 39,6
9. Cheval poussif...... 38,3
10. Cheval jetant pour cause indéterminée...... 39,1

L'hyperthermie fébrile a évidemment des causes multiples qui s'associent,
dans un certain ordre, au point de vue de la production du calorique et de sa
déperdition. La principale cause de l'élévation de la température du fébricitant
est, sans aucun doute, l'exagération du travail chimique qui produit la chaleur
animale. L'intensité même des combustions est prouvée par une plus grande
consommation d'oxygène et une plus forte production d'acide carbonique et
d'urée que dans les conditions normales ; elle l'est aussi, jusqu'à un certain
point, par l'exagération de la perte de poids éprouvée par le malade. En effet,
on dit que l'homme, pendant la fièvre, au lieu de perdre en moyenne 12 millièmes
par 24 heures, en perd 16 ou de 400 à 700 grammes par jour pour un poids
de 50 kilogrammes. J'ai vu, depuis longtemps, que le cheval affecté d'une maladie
avec réaction fébrile, au lieu de perdre 4 à 5 kilogr. par jour, en perd 8, 10, 15
et même plus. La perte de poids due à la transpiration exagérée est très considérable, car si on recueille ses produits comme l'a fait Leyden, en enfermant la
jambe d'un fébricitant dans un manchon métallique, on peut s'assurer qu'ils
s'élèvent au double et plus de la proportion normale. Ces pertes exagérées se
traduisent par la soif vive et l'amaigrissement.

Il est clair que si la déperdition de calorique par l'organisme du fébricitant
s'exagérait dans le même rapport que la calorification, la compensation serait
établie et la température se maintiendrait au degré normal. Mais, comme la
déperdition est restreinte, la température s'élève plus ou moins au-dessus de ce
degré. Elle se restreint, d'une part, par l'effet du spasme vasculaire, ou par le
resserrement des vaisseaux superficiels qui chasse vers le centre la chaleur avec
le sang ; d'autre part, par une réduction des sécrétions cutanées, au moins dans
le stade où la peau est sèche. L'irrigation sanguine, accrue dans les parties
centrales et diminuée d'autant dans les parties superficielles par suite du spasme
des vaisseaux extérieurs, est considérée par M. Marey comme la cause principale de l'hyperthermie fébrile. Cette hyperthermie est peut-être plus apparente
que réelle ; elle tient vraisemblablement, en grande partie, au déplacement du
calorique, à sa concentration dans les régions intérieures. Cette concentration a
pour conséquence inévitable de réduire les déperditions extérieures, puisque
d'après les lois de la physique un corps perd d'autant moins, par rayonnement
et évaporation, en un temps donné, que sa température se rapproche plus de
celle du milieu où il est plongé. Mais, comme la rétention du calorique à l'inté-

rieur n'est pas continue et que la réduction des pertes dues à la transpiration correspond seulement à la période de sécheresse de la peau, il faut bien admettre, surtout dans les fièvres de longue durée, comme cause principale de l'hyperthermie une calorification exagérée. Celle-ci se produit tantôt lentement, tantôt avec rapidité, et ses degrés ne peuvent être déterminés, même approximativement, d'après les sensations du malade, car la sensation de froid du stade du frisson est éprouvée après que la température s'est élevée bien au-dessus de son chiffre normal.

Il faut remarquer d'ailleurs, pour éviter les illusions relatives à la température dans les maladies, qu'il y a antagonisme entre la calorification centrale et la périphérique. Les parties centrales produisent beaucoup de chaleur et en perdent peu ; les superficielles, au contraire, en produisent peu et en perdent énormément. Entre les premières et les secondes les rapports sont extrêmement variables. Ils le sont non seulement par le fait des caractères si mobiles des réactions fébriles, mais surtout par suite de la constitution de foyers morbides simples ou multiples ayant chacun leur circulation plus ou moins indépendante et leur température propre.

Ces foyers s'établissent rapidement dans un grand nombre de circonstances qui s'éloignent à peine des conditions physiologiques. De simples modifications de la circulation les créent, en quelques instants, pour un temps variable. On peut se faire une idée de la rapidité avec laquelle ils s'établissent en pinçant l'oreille d'un lapin. Au bout de 2 à 3 minutes cette oreille donne 24 à 25 degrés étant repliée sur la boule du thermomètre, tandis que l'autre, non pincée, donne dans le même point 14 à 15 degrés ; différence, 10° centigrades. On sait dans quels délais se manifeste l'échauffement des régions dont les filets sympathiques sont sectionnés.

Au terme des maladies, lors de la dernière lutte de l'existence, dans la plupart des formes d'agonie on a constaté une élévation plus ou moins considérable de la température, laquelle se produit souvent avec rapidité et arrive, dit-on, chez l'homme jusqu'à 42 degrés. Mais cette hyperthermie agonique, qu'on attribue à une réduction des pertes dues à la respiration et aux sécrétions, est loin d'être constante. Dans beaucoup de maladies, loin d'un échauffement à l'agonie, il y a un refroidissement très prononcé. Il en est ainsi dans toutes celles qui se lient à la dénutrition extrême, à l'anémie, à certaines altérations du sang, aux troubles et à l'imperfection de l'hématose. L'agonie dans toutes les formes d'inanition, celle qui termine les affections cancéreuses, les maladies charbonneuses, coïncide avec un refroidissement très considérable ; il est de 8,10 degrés et plus dans les affections charbonneuses des divers animaux, d'après mes observations, de 15 à 18 degrés dans l'inanition, d'après les observations si souvent vérifiées de Chossat.

Il est à noter, enfin, que la température qui s'est élevée pendant l'agonie se maintient un certain temps et quelquefois continue à monter après la mort. Le fait s'explique par la concentration du sang à l'intérieur, la persistance momentanée des actions chimiques et la cessation des pertes résultant de l'arrêt des mouvements respiratoires.

Les climats et les saisons font quelque peu varier la température du corps. John Davy a constaté que des voyageurs, partis d'Angleterre, avaient, au delà du tropique, environ 1 degré de plus qu'au départ. D'autres ont noté une différence de 1 degré entre la latitude du cap Horn et celle de Calcutta. Cette adaptation entre le climat et la calorification animale a une utilité évidente. W. Edwards en a trouvé une de 3 degrés entre la température des moineaux en hiver et celle des moineaux pendant les fortes chaleurs de l'été. Letellier a vu les petits animaux et les oiseaux présenter une température sensiblement plus élevée dans une atmosphère chaude que dans une tempérée ou froide. Les jeunes chiens et les rats albinos surtout m'ont paru se trouver dans ces conditions. Aussi périssent-ils souvent par les froids excessifs. Leur refroidissement s'exagère particulièrement quand ils sont malades. Ainsi, sur une femelle de rat souffrant d'une ovarite hypertrophique, la température du rectum était à 35,4, pendant que celle d'un animal de même espèce, à côté du premier, était à 39,5. J'ai cru remarquer une différence dans le même sens sur les grands animaux, en comparant les moments chauds de l'été avec les temps froids survenus un peu brusquement; mais mes expériences comparatives ne sont pas suffisamment multipliées et faites sur les mêmes sujets. Dans tous les cas, il ne serait pas étonnant que la température des grands animaux fût d'un demi-degré à 1 degré plus élevée en été qu'en hiver.

CHAPITRE LXXX

DES CONDITIONS QUI MAINTIENNENT L'ÉQUILIBRE DE LA TEMPÉRATURE ANIMALE

La chaleur dégagée dans l'organisme tend sans cesse à se perdre par la conductibilité, le rayonnement, l'évaporation des liquides exhalés à la surface de la peau et de la muqueuse des voies aériennes. On attribue, dans la perte totale, 60 à 75 centièmes au rayonnement, 20 à 30 à l'évaporation des liquides, 4 à 8 à l'échauffement de l'air inspiré, 1 à 2 pour les excrétions et 2 pour les ingesta. Dans les milieux à basse température, l'organisme ne pourrait se maintenir à son degré normal, si, par divers artifices, le chiffre des déperditions n'était réduit à son minimum. Il doit jouir, à un certain degré, de la faculté de lutter contre le refroidissement ou de résister au froid, faculté plus ou moins développée suivant les espèces, résultant d'une foule de conditions physiologiques et de circonstances extérieures qu'il importe de passer en revue.

1° Conditions de résistance au froid.

D'abord cette faculté est limitée, car dans aucun cas la peau nue ne peut conserver la chaleur au degré des parties centrales. Toutes les fois que l'air est plus froid que le corps, la température de la peau baisse, surtout aux extrémités des membres et aux appendices qui ont une grande surface sous un petit volume.

J'ai, en effet, toujours trouvé la peau moins chaude que les parties intérieures. Sur le cheval, par des froids de 2 à 3 degrés au-dessous de zéro, la température de la peau couverte de poils a été de 26, 27, 30 à 33 degrés ; elle s'est élevée à 36 pendant les plus fortes chaleurs de l'été, alors que la température ambiante était de 30 degrés. Les petits animaux à poils longs, tels que le lapin, n'ont offert que de 33 à 37 ; le mouton seul, parmi les espèces domestiques, a donné de 34 à 37 et demi, l'air étant à zéro ou à plusieurs degrés au-dessous.

La détermination de la température de la surface de la peau lorsqu'elle est nue, exige quelques précautions. Il importe pour faire des observations exactes : 1° d'appliquer le thermomètre dans les régions à explorer tout en le sortant de la poche ou de la main, afin qu'il soit à une température voisine de celle qu'on veut déterminer et qu'il ne produise pas de sensation de fraîcheur ni de refroidissement local ; 2° de le maintenir exactement en contact avec la peau ; 3° d'éviter de souffler sur le réservoir en suivant ou en notant l'ascension de la colonne mercurielle ; 4° enfin d'appliquer sur le réservoir un disque de drap ou de flanelle disposé en cupule, de façon à ce que ce couvercle soustraie le réservoir à l'action de l'air sans le toucher. Dans les cas où la peau est pourvue de poils, l'opercule de laine est tout à fait inutile. Mais toujours les constatations doivent être faites très vite, par conséquent avec un instrument d'une grande sensibilité.

Il est clair que si on opérait avec lenteur, en appliquant sur le thermomètre des coussins épais ou en insinuant l'instrument dans des plis profonds, on obtiendrait non plus la température réelle de la surface cutanée, mais une température très voisine de celles des parties profondes, à peu près comme dans le cas où la température de la face palmaire de la main est prise sur la main fermée au lieu de l'être sur la main ouverte [1].

La peau n'est pas seulement moins chaude que le corps à la surface, elle l'est moins aussi dans son épaisseur et dans le tissu cellulaire sous-cutané. Ainsi, sur le cheval, alors que la température intérieure était à 38 degrés, j'ai trouvé 33 à 34 à la surface de la peau, et de 35 à 36 dans le tissu cellulaire sous-jacent.

Physiquement parlant, c'est surtout par la surface cutanée que le corps se refroidit. Cette surface, qui n'a pas moins de 5 à 6 mètres carrés sur le bœuf et le cheval de moyenne stature, doit rayonner très fortement dès qu'il y a une très grande différence entre la température animale et la température ambiante, et peu à peu le refroidissement doit s'étendre aux parties profondes, par exemple à celles des membres, puis aux parties centrales séparées du tégument par des tissus mauvais conducteurs du calorique. C'est, en effet, ce qui arrive très vite par les grands froids. Les productions épidermiques, poils, laine, plumes, duvet, prennent presque exactement la température de l'air, au point que quelquefois elles se couvrent de givre ou de cristaux microscopiques. La peau se refroidit

---

1. G. Cohn, *Sur la détermination de la température des parties superficielles du corps. Bulletin de l'Académie de médecine* 1880, p. 51. — *Des variations de la température de la peau ; du refroidissement et de l'échauffement du corps dans divers milieux. Bull., même année*, p. 93.

sur le dos, les parois pectorales, qui sont le plus exposées à la radiation, enfin les extrémités qui ont un petit volume pour une vaste surface, descendent vite à une température très basse. Ce refroidissement s'opère comme celui d'un corps inerte, irrégulier, et à constitution hétérogène. Cela est manifeste sur les animaux à sang froid dont la température suit celle de l'air, à quelques degrés ou à quelques fractions de degrés près, si bien que, dans certains cas, ils éprouvent même une véritable congélation ordinairement mortelle. En ce qui concerne les plantes, il n'y a aucun doute à cet égard : les feuilles, les rameaux, l'écorce d'un arbre, au moment des grands froids, descendent vite à zéro, puis le tronc, dans ses parties centrales arrive à 8, 10 degrés au-dessous de zéro en un temps assez court, comme je l'ai constaté dans de nombreuses expériences sur les températures végétales.

Lorsque la peau se trouve en contact avec des corps qui lui enlèvent plus facilement du calorique que l'air, le refroidissement du corps s'opère avec une extrême rapidité. Ainsi, le thermomètre introduit dans le tissu cellulaire sous-cutané et marquant 34°,7, descendit à 32°,9 quelques minutes après l'application d'un linge mouillé sur la région, puis à 29°,8 au bout de six à huit minutes. Dans ce cas, si toute l'étendue de la peau est en contact avec le liquide, le corps se refroidit peu à peu jusqu'aux parties centrales, et d'autant plus vite que sa masse est moindre. Le lapin, par exemple, d'après mes expériences, perd intérieurement 10, 12, 15 et jusqu'à 17 degrés en un quart d'heure d'immersion dans l'eau à + 15, puis de moins en moins, et meurt de froid en deux à trois heures. Le chien, dont la masse est plus grande relativement à la surface, met un temps un peu plus long pour éprouver les mêmes pertes. Un chien de 20 kilogrammes, plongé, sauf la tête, et tenu immobile dans l'eau à 16 degrés, se refroidit de 2 à 4 degrés par heure, et périt de froid au bout de sept heures. Avant l'immersion, il donnait 39°,6. Sa température décroissante constatée pendant les six premières, de demi en demi-heure, fut 37, 35, 34 degrés, 32°,6, 30 degrés, 28°,4, 26°,2, 24, 23, 22, 21, 20 degrés.

Chez l'homme, on a observé aussi que l'immersion dans l'eau fraîche, dans l'eau de rivière, donne lieu à un abaissement rapide de la température interne. Cet abaissement, dans une expérience de Currie, a été de 6 degrés après l'immersion d'un homme dans un bain à 4 degrés et demi. Dans celles de L. Fleury, à la suite de bains froids, la température serait descendue à 34 et même à 29 degrés. Les bains locaux, ceux de siège par exemple, pourraient même, d'après quelques observateurs, faire baisser la température générale de 2 degrés.

Il est clair, d'après cela, que chez les mammifères qui vivent constamment plongés dans l'eau à basse température, comme les baleines, les phoques, la puissance de calorification doit être très considérable, ou les moyens de réduire les déperditions bien combinés pour que la chaleur animale se maintienne dans un tel milieu à son degré normal. Les couches énormes de graisse et d'huile, qui forment à la masse du corps une atmosphère peu conductrice, jouent certainement un grand rôle sous ce rapport.

Les déperditions de calorique par la peau sont donc très considérables ; il y a nécessité de les restreindre autant que possible. Or, pour obtenir ce résultat, la nature a donné aux animaux un pelage plus ou moins épais, des fourrures fines, tassées, des toisons et du duvet ; elle a laissé à l'homme nu le soin d'en faire pour lui des imitations plus ou moins réussies. Ce sont les animaux du Nord et des régions glacées, ou des hautes montagnes, qu'elle a revêtus des fourrures les plus belles et les plus chaudes. Les martes, le renard arctique, l'ours blanc, la chèvre du Tibet, et parmi les oiseaux, l'oie, l'eider, nous en offrent des exemples. Dans les climats tempérés même, dès l'approche de l'hiver, le poil de la plupart des animaux devient long et serré, souvent il se feutre et prend l'aspect de la bourre ; celui des chevaux des Mongols et de la Sibérie devient alors, dit Pallas, semblable à la laine des agneaux ; sur beaucoup d'espèces il pousse, dans les intervalles du poil grossier, un poil plus fin, laineux ou soyeux, qui protège mieux la peau que le poil ordinaire ; chez les oiseaux, entre les plumes, se développe le duvet, si abondant sur l'oie, le canard et d'autres espèces voyageuses. Ce sont là les vêtements modèles. Aussi l'homme, dans les climats très rigoureux, n'a rien de mieux à faire que de se charger de ceux qu'il peut emprunter aux animaux des mêmes latitudes. Tous ces vêtements naturels sont composés de substances très légères qui conduisent mal le calorique et emprisonnent l'air chaud dans leurs interstices. J'ai expérimenté, souvent, en hiver, pour juger comparativement de leur influence sur divers animaux dont l'aptitude à résister au froid est très inégale, et les observations thermométriques m'ont démontré que, sauf quelques exceptions, la chaleur de la peau se conserve proportionnellement à l'abondance et aux qualités du pelage.

Ainsi le cheval dont le poil est court et assez grossier, a la peau à basse température, mais elle s'échauffe à mesure que le poil s'allonge. En janvier, par un froid extérieur de — 2 degrés, le thermomètre a marqué + 26, + 27 sous les poils des parties supérieures du corps des sujets tenus en plein air, plusieurs heures au moins avant l'observation. A la fin de décembre j'ai trouvé sur plusieurs chevaux qui avaient passé la nuit dans un local couvert, mais non fermé, à une température de — 3 à — 4 degrés, 27° à 27°.5, sur l'un d'eux à poil court, et 31°, 32°, 33° degrés, sur deux autres chevaux à long poil, placés exactement dans les mêmes conditions ; conséquemment la température de la peau était de 5 à 6 degrés plus élevée sur les chevaux à longs poils que sur ceux à poils ras. L'yach qui a le poil plus long, sans être tassé, a donné 33 à 34 degrés ; le bélier mérinos plus encore, jusqu'à 35 degrés et demi, après plusieurs heures de séjour dans un parc par un froid de — 5 ; mais le bélier poitevin à laine grossière, placé dans les mêmes conditions, avait plusieurs degrés de moins, et, chose remarquable, cette température était aussi élevée que celle des moutons dans la bergerie à température de — 4 à 5 degrés, car dans la bergerie chaude la température de la peau de ces ruminants peut aller à 37, même à 37°.5. Enfin, j'ai trouvé 36 degrés sur un lama au grand air et un ours de la ménagerie du Muséum[1], lors des froids les plus vifs de l'hiver.

Les animaux dont la résistance au froid est faible n'ont pas la peau aussi

____

[1] M. Milne Edwards avait bien voulu me donner l'autorisation d'expérimenter sur ses animaux.

chaude que les précédents, même dans les points où elle est passablement recouverte par un pelage serré. Le dromadaire, par les froids vifs, n'a donné dans les points les plus laineux que 29, 30, 31 degrés. Au contraire, ceux chez lesquels la puissance de calorification est portée au plus haut degré, ont la peau très chaude quoiqu'elle soit à peine cachée par les poils peu serrés ou en mèches souvent écartées. J'ai trouvé, en effet, 36 à 37 sur un bouc qui, par un froid de 7 à 8 degrés, semblait se promener et ruminer avec plaisir dans son petit parc, alors qu'il aurait pu s'abriter au fond de sa cabane ; cet animal donnait à la main une vive sensation de chaleur, et dans les points où le pigment cutané manquait, le tissu de la peau était rosé et très injecté.

Le pelage ou la vestiture animale, suivant l'expression des naturalistes, n'a pas seulement pour effet de maintenir la température de la peau à un degré si voisin de celui de l'intérieur ; il a encore pour résultat de restreindre, dans les limites les plus étroites, les variations de cette température dues aux causes extérieures. L'expérimentation nous donne la preuve de ce second fait qui est d'une grande importance physiologique. Entre 0 et 20 degrés, et même 25 degrés, dès que l'animal est passablement vêtu, sa température cutanée au tronc et dans les régions volumineuses des membres reste à peu près constante ; ses oscillations sont si peu prononcées que les moyennes prises en différentes saisons se distinguent à peine les unes des autres. Les grands écarts coïncident seulement avec les très grands froids ou les fortes chaleurs. Le tableau suivant, qui résume les observations faites à différents moments de l'année, dans les mêmes régions, montre que les températures constatées en hiver sont sensiblement les mêmes que les températures d'été. Elles sont toutes prises, pour plus de sûreté, avec le thermomètre introduit sous la peau du cheval, et en regard se trouve indiquée la température du milieu où l'expérience est faite.

Expériences d'hiver.		Expériences d'été.	
Température ambiante	Température sous-cutanée.	Température ambiante.	Température sous-cutanée.
21 novembre. + 5.	33,8.	23 mai..... + 22.	36,5.
21 novembre. + 5.	33,5.	24 mai..... + 17.	34,8.
21 novembre. + 5.	35,6.	24 mai..... + 17.	34,1.
27 novembre. + 4.	35,8.	6 juin.... + 21.	33,2.
27 novembre. + 4.	36,8.	6 juin.... + 25.	34,4.
27 novembre. + 4.	38,0.	7 juin.... + 24.	35,8.
28 novembre. + 2.	36,6.	7 juin.... + 20.	33,8.
28 novembre. + 2.	35,9	13 juin..... + 18.	33,7.
28 novembre. + 2.	36,4.	13 juin..... + 20.	36,2.
5 décembre. + 3.	35,0.	14 juin..... + 17.	33,7.
3 janvier... + 8.	34,0.	27 juin...........	34,6.
9 janvier... + 10.	35,0.	4 juillet.. + 20.	35,6.
16 janvier... + 11.	36,4.	4 juillet... + 20.	34,8.
31 janvier... + 7.	38,0.	4 juillet... + 20.	35,9.
31 janvier... + 7.	35,5.	4 juillet... + 20.	34,0.
31 janvier... + 7.	35,1.	11 juillet... + 21.	36,1.
7 février... + 6.	33,1.	11 juillet... + 21.	33,4.
7 février... + 6.	35,0.	13 juillet... + 27	35,2.

C'est seulement dans les cas de froids excessifs ou de très fortes chaleurs et au soleil, que la température de la peau des animaux vêtus éprouve des variations un peu notables ; néanmoins, elles restent minimes chez le bélier, le lapin, le chien de Terre-Neuve, etc. En décembre 1879, pendant le rude hiver de cette année, plusieurs lapins tenus pendant vingt-quatre heures dans des cages de fil de fer suspendues à des arbres ou déposées sur la neige, par conséquent sans abri, à une température qui oscillait de — 10 à — 16, donnaient les chiffres suivants : le premier, 36°,4 au pli de la cuisse ; un second, 35 degrés 1/2 sur le dos ; un troisième, 36 degrés 1/2 au flanc. Les mêmes ont donné deux fois 37 et 37 degrés 1/2 au pli crural vers le milieu de la journée. Leurs oreilles seules étaient très refroidies, car le thermomètre, au fond de la conque, ne dépassait pas 29 à 30 degrés.

Les fourrures, les toisons ou le simple pelage des animaux ne conservent la chaleur qu'à la condition d'être secs. Dès que ces enveloppes sont mouillées, elles accélèrent le refroidissement par l'évaporation des liquides dont elles sont imprégnées, évaporation qui se fait nécessairement à l'aide du calorique emprunté à la peau. Aussi le mouton, qui résiste parfaitement au froid sec le plus vif, contracte des affections des voies respiratoires par les temps humides ou pluvieux qui mouillent sa laine. Le cheval à long poil exposé par son service à la pluie, ou à la sueur, gagne à être tondu parce qu'il se sèche alors très vite, tandis qu'il doit mieux se trouver de sa bourre d'hiver sur les routes et dans les montagnes, si son travail lent et modéré ne le fait jamais suer.

Le pelage a, même sur les animaux où il s'éloigne de l'état des fourrures, une grande influence sur l'échauffement comme sur le refroidissement de la peau. En effet, si, après avoir introduit un thermomètre sous la peau du cheval, on vient à tondre la région explorée, on le voit baisser très rapidement, surtout pendant les temps froids, par le vent ou seulement dans un air agité. Ainsi, en janvier, l'air étant à 0, j'ai noté sur un cheval, avant la tonte partielle de la région costale, 35.

1 minute après....	34,4.	11 minutes....	30,2.
2	33,4.	12	30,
4	32,8.	14	29,6.
5	33,2.	16	29,2.
6	31,9.	18	29,
7	31,6.	20	28,8.
8	31,1.	25	28,3.
9	30,8.	30	27,6.
10	30,6.	35	27,3.
		40	27,1.

Le refroidissement par périodes de 5 minutes a été successivement de 2°,8, — 1,6, — 1,5, — 0,31, — 0,5, — 0,7, — 0,3, — 0,2, en somme de 8 degrés en 40 minutes. Du côté opposé où les poils étaient demeurés intacts, le thermomètre oscillait entre 34°,5 et 34°,6. Le refroidissement total de ce côté, dans cette atmosphère à 0, n'avait donc été que d'un demi-degré.

A une température plus basse, le refroidissement marche avec plus de rapidité, sans devenir beaucoup plus considérable. J'ai vu la température sous-cutanée baisser de 4 degrés, 6 dans les cinq premières minutes qui ont suivi la tonte de la région du thermomètre, l'animal dans une atmosphère à — 5, ciel brumeux, sol couvert de neige. Néanmoins l'abaissement de la température a une limite, quant à son degré et à sa rapidité. Un cheval, en sortant de l'écurie, fut attaché au pied d'un grand cèdre, l'air étant à — 5, ciel découvert, vent très froid, sol glacé et couvert de neige. A sa sortie, la température sous-cutanée était 35,4. Trois quarts d'heure après 34.2. A ce moment la région du thermomètre fut tondue. En 40 minutes l'instrument descendit à 28, refroidissement 7°,4 à compter du début, ou de 6,2 à partir de la tonte.

Ce refroidissement n'est pas momentané comme on pourrait le croire ; il dure fort longtemps sur les sujets chez lesquels la réaction n'a pas lieu ou n'acquiert pas une suffisante intensité. Ainsi, par un froid de — 3, le côté droit de la poitrine d'un cheval est tondu, le côté gauche demeurant comme terme de comparaison. La température sous-cutanée, prise dans l'écurie des deux côtés du thorax, a été :

	Du côté velu.	Du côté tondu.
Dans l'étable à 4 h. 1/2	35,0	32.
Au grand air à 5 h.	34,5	20,5.
— à 7 h. 1/2	35,0	26,6.
— à 8 h. 1/2	35,3	28,5.
— à 9 h. 1/2	35,6	29,5.

Donc, pendant les trois premières heures après la tonte, la température sous-cutanée a continué à baisser, de sorte qu'il y avait, à la fin de la troisième heure, une différence de 8 degrés 4 dixièmes entre la température de l'un et celle de l'autre côté. A compter de la quatrième, la réaction commençait à droite et à gauche. Le lendemain, dans l'écurie, à une température moins basse, + 5, une différence notable de température persistait encore : 36 du côté velu, 33 du côté tondu. Cette différence s'est accentuée une fois l'animal remis en plein air, à la température — 4. Alors on notait 36 du côté velu et 31 du côté rasé. La température intérieure de ce cheval pendant l'expérience était 38.

Je ne puis dire quelle est la durée de cette différence, mais il m'a semblé qu'elle devait être très prolongée, au moins dans certains cas, car j'en ai noté une de 4 degrés 2 entre un cheval tondu par tout le corps et un cheval velu, quoique les animaux fussent de même âge, de même taille et exactement dans les mêmes conditions, les thermomètres se trouvant dans les régions homologues. Le premier cheval, velu, donnait 35,2, le second 31, différence 4,2.

La grande influence des revêtements pileux, chez les animaux, se décèle même sur le cadavre en voie de refroidissement. Le lapin mort, très velu, met deux à trois heures à perdre 4 degrés à la température moyenne. La poule, dans une atmosphère à 21, perd seulement 2 degrés et quelques dixièmes par heure. Un de ces oiseaux morts a mis trois heures à perdre 7 degrés.

La faculté de résister au froid ne dépend pas seulement de l'état du revêtement de la peau ou des moyens de restreindre les déperditions, elle tient aussi en grande partie à l'aptitude à produire la plus grande quantité possible de calorique.

La faculté de produire une grande somme de calorique est due à l'activité de la digestion, à l'abondance et à la nature de l'alimentation, enfin à l'intensité des actions chimiques de la respiration. Elle est si bien proportionnée aux déperditions, que la température des animaux dans un milieu à 0 n'est inférieur que de 1 à 2 degrés à celle qu'ils présentent dans une atmosphère à + 30, d'après les expériences de W. Edwards, de Letellier et les miennes.

La plupart des animaux qui vivent dans les régions très froides sont des carnassiers dont la puissance d'assimilation est extrêmement développée ; l'homme de ces climats absorbe aussi des masses de poissons, d'huiles ou autres matières que ne pourrait consommer l'habitant des régions chaudes ou seulement tempérées, et c'est pendant le travail de la digestion qu'il est le moins sensible au froid. A jeun il y est extrêmement impressionnable. Aussi, lorsque la privation d'aliments dure depuis quelque temps, le refroidissement se produit surtout aux surfaces et aux extrémités et toute réaction devient lente et fort difficile. On sait que, par le fait de l'inanition, l'amplitude des oscillations quotidiennes augmente, et que, sur la fin, la température peut descendre à 23 degrés.

Le mouvement, qui accélère la circulation, favorise la réaction en portant le sang à la peau et aux extrémités, et enfin, produit du calorique par l'activité qu'il imprime aux actions chimiques du système musculaire ; il accroît ainsi la faculté de résistance au froid. Les voyageurs le savent et on peut le remarquer aussi sur les animaux utilisés aux transports dans les pays où l'hiver est très rude.

Enfin la suractivité des actions chimiques est, en dernière analyse, la cause immédiate de la production intense de calorique. Cette activité croît proportionnellement à l'abaissement de la température. Letellier a trouvé, en effet, que les gros oiseaux qui donnent par kilogramme et par heure $2^{gr},6$ d'acide carbonique à la température de 30 à 42 degrés, en produisent 7,1 à celle de 0 ; le cochon d'Inde qui en exhale 2 grammes à la première en donne $3^{gr},5$ à la seconde. Sans une respiration active le mammifère ne peut lutter contre les froids violents. L'homme, divers animaux domestiques, supportent dans les régions arctiques des froids de — 30 à — 40°. Le hérisson, la marmotte, engourdis par les froids modérés sont réveillés lors des froids très vifs, pour lutter contre l'abaissement de la température, mais ils périssent, comme Prunelle et Mangili l'ont observé, à — 12°, parce que, à ce degré, toute respiration est suspendue et avec elle tout dégagement de calorique.

La faculté de résister au froid ne s'acquiert qu'après un certain temps. On résiste mal à un abaissement brusque de quelques degrés, mais on supporte assez bien des froids très intenses qui arrivent graduellement, comme l'a vu Delisle dans les régions arctiques où la température descend à — 40°. La raison en est simple. A une température élevée, les actions de l'organisme sont réglées de manière à développer peu de chaleur. Si tout d'un coup le froid survient, elles ne peuvent acquérir immédiatement assez d'intensité pour parer aux déperditions ; la réaction se produit incomplètement, avec lenteur, et le refroidissement donne lieu à une série d'effets funestes.

Du reste, la résistance au froid n'est pas, à beaucoup près, également développée dans toutes les espèces. Le lapin et le cochon d'Inde, par exemple, diffèrent beaucoup sous ce rapport. J'ai suspendu en plein air pendant une nuit où la température fut de — 5° à — 10°, un lapin et un cochon d'Inde, chacun dans une cage de fil de fer. Le lendemain, après quinze heures d'exposition, le cochon d'Inde était mort, de bonne heure, car il avait de la glace dans l'estomac et dans le cœur ; et le lapin, très gai, non refroidi, n'éprouva, même ultérieurement, aucun effet fâcheux de son exposition au froid.

On sait que les animaux des pays chauds, les singes, la girafe, les gazelles, les grands pachydermes, transportés dans les régions tempérées, y supportent mal le froid, tandis que les animaux du Nord, le renne, l'ours blanc, éprouvent un bien-être visible dans les moments les plus rudes de l'hiver.

La résistance au froid est très faible chez les animaux jeunes, nés aveugles, chez les nerveux, les lymphatiques. Aussi les animaux, dans ces conditions, contractent-ils aisément des affections des voies respiratoires, des maladies des articulations, des séreuses, s'ils sont exposés à une très basse température. C'est sur eux que la réaction consécutive à l'impression momentanée du froid met le plus de temps à se produire, et l'on sait que dans l'air ou dans l'eau cette réaction est d'autant plus intense et met d'autant moins de temps à se développer que les sujets sont plus vigoureux.

Quoique la calorification soit très active et les déperditions restreintes, il y a des cas où les pertes l'emportent sur la somme de chaleur produite. Alors l'équilibre est rompu : le refroidissement commence à la peau, aux extrémités et tend à gagner les parties profondes.

Le rayonnement nocturne très actif est une des causes qui rompent le plus facilement cet équilibre. Il peut refroidir très vite les animaux comme il le fait des plantes, sans que la température soit très basse. A zéro et même un peu audessus, Bravais et Martins ont vu périr ainsi des lemmings en Laponie. Chez les Esquimaux qui vivent dans des huttes à parois de glace ou de neige, les chiens employés au transport des traîneaux ne résistent au froid que dans les huttes où le rayonnement est restreint, quoique la température y soit souvent à 15 ou 20 degrés au-dessous de zéro.

Dans les cas où au rayonnement s'ajoutent les déperditions dues à l'évaporation prompte de la sueur ou de l'eau qui mouille soit la peau, soit le pelage, le refroidissement marche avec une extrême rapidité et il peut entraîner les conséquences les plus graves. Il s'opère absolument comme dans les corps morts, en commençant par les parties superficielles et les appendices les plus éloignés des centres, et il marche peu à peu vers les parties centrales. Toutefois il ne saurait être très rapide à une certaine profondeur, car les productions épidermiques et les tissus sont assez mauvais conducteurs du calorique. Parry a trouvé, par exemple, 39 à 40 degrés dans le rectum d'un loup qu'on venait de tuer, la température extérieure étant — 32°, et Back 43° au lagopède par une température extérieure de — 32 à — 35°. Le refroidissement est très ralenti par la fourrure, le plumage, etc., même lorsque, comme après la mort, la chaleur cesse de se dégager dans l'organisme. Ainsi j'ai vu sur un jeune coq tué par effusion de sang, le thermomètre dans le cloaque baisser moyennement de 3°,3 par heure. Il fallut 3 heures pour faire descendre la température de 42° à 31°,4.

Le refroidissement du corps est loin de se produire avec une égale facilité et une égale rapidité, chez tous les animaux, à peu près de même taille, et de pelage semblable. Tel supporte l'abaissement de la température ambiante sans impression pénible et sans inconvénient, tandis que tel autre en souffre au point d'en contracter des affections graves, et même d'en périr assez promptement. La différence tient à ce que sur l'un, le froid extérieur ne réussit point à abaisser beaucoup la température de la peau, tandis qu'il la fait descendre notablement sur l'autre. En outre les différentes régions du corps étant indépendantes les unes des autres, chacune d'elles peut éprouver, en un temps très court, des variations très étendues sans que l'ensemble y participe, et inversement, l'ensemble ou la presque totalité du tégument peut se refroidir à un haut degré, sans qu'un certain nombre de ses parties aient leur température notablement modifiée. Mais cette indépendance peut ne pas être un fait constant, car si le système nerveux intervient dans une large mesure, l'ensemble se refroidira par l'une de ses parties, ou certaines de celles-ci se refroidiront par une action de l'ensemble.

Voici d'abord des expériences qui montrent l'inégale facilité du refroidissement chez divers animaux.

Refroidissement dans l'air. — Un chien terrier, à poil ras, tenu au milieu d'un jardin sans abri, sur le sol gelé, par un vent du nord, ciel découvert, température de — 7 à — 4, suivant les moments de la journée, donnait au début, 39,4; après 4 heures, 38,8; après 20 heures, 38,4, et à la 24ᵉ heure, 38,8. Son refroidissement intérieur n'avait donc oscillé que entre un demi-degré et un degré, à peu près comme dans les conditions physiologiques les plus communes. Un autre chien vigoureux, gras, très musclé, à poil ras, ne s'est pas refroidi davantage par une des journées et des nuits les plus froides de décembre 1879, en plein air, sur le pavé, température — 16 le matin, et — 10 dans l'après-midi. À la 24ᵉ heure, la température n'avait baissé que de 9 dixièmes, mais il avait perdu 2 kilogr., ou environ le douzième de son poids. Un troisième, petit bichon, habitué à la vie d'intérieur, tenu suspendu dans une cage de fil de fer pendant 3 jours et 3 nuits, dont les températures minima furent — 16, — 11 et — 15, n'éprouva à la 72ᵉ heure qu'un abaissement de 1 degré. Aucune indisposition ne fut observée pendant les trois semaines qui suivirent cette exposition à un froid tout à fait exceptionnel.

Le lapin brave mieux que le chien les froids les plus intenses, en conservant non seulement sa température intérieure, mais encore sa température cutanée presque au degré normal. On ne croirait pas à cette résistance en voyant ce rongeur se creuser des terriers où il semble chercher un abri. Je pourrais en citer un grand nombre d'exemples, mais je me borne aux deux suivants :

Un lapin de 6 mois suspendu à un arbre, dans une cage de fil de fer, par un froid de — 7 à — 8, en perdant un cinquième de son poids, donnait au bout de 24 heures, pendant lesquelles il n'avait rien reçu à manger, les températures normales, sauf à la pointe de l'oreille :

A la pointe de l'oreille....................................   14,2.
Au fond de l'oreille.......................................   37,2.
A la peau des côtes..   37,6.
A l'aisselle...   38,6.
A l'aine...   38,7.
Sous le pied antérieur.....................................   30,2.
Sous le pied postérieur ....   32,2.
Au rectum..   38,8.

Un autre, dans des conditions de refroidissement plus prononcées, car au lieu d'être suspendu à un arbre, était sur le sol les pieds dans la neige, à une température de — 14, — 16, et de — 17, le lendemain, donnait au rectum, 39, 38,2, au pli de l'aine, 30,7 au fond de l'oreille, à la 24ᵉ heure. Pendant ce temps, il avait perdu le quinzième de son poids initial.

Il en a été encore ainsi des lapins exposés à des froids d'une intensité exceptionnelle pendant 48 heures, même de l'un d'eux qui demeura pendant 5 jours exposé à ces froids de — 11 à — 16. Celui-ci se maintint dans l'attitude la plus favorable à la réduction des pertes. Il se tenait constamment accroupi, les pattes repliées sous le corps et les oreilles couchées sur le cou ; il demeurait immobile la nuit, sans éprouver de tremblements sensibles, bien que ses pieds fussent en contact avec la neige, et une partie de son poil couvert de cristaux de givre. Dans ces conditions si favorables au refroidissement, la température de l'animal n'a baissé en somme que de 1°,2. Elle était de 39° au début, 38°,4 le second jour, 38°,6, le troisième, 38°,4, le quatrième, 38°,2, le cinquième. La température des parties superficielles, sauf celle du bout des oreilles et des pieds, s'était si bien maintenue, que le jour du froid le plus intense, le pli crural donnait 36°,4, la peau des côtes, 35°,5, l'aine, 38°, et le fond de la conque, 31°. Mais l'exposition de cinq jours à un froid excessif, fut suivie d'une réaction vive pendant plus de 48 heures, qui éleva la température du fond de l'oreille à 39°, et celle de l'aisselle à 40°,5 ; cependant cette réaction ne fut suivie d'aucun trouble pathologique appréciable.

L'énergique résistance que le chien, le chat, le lapin, opposent au refroidissement à de très basses températures, appartient aussi à des animaux plus petits et moins bien vêtus que ceux-là, par exemple, un rat et à d'autres rongeurs de sa taille, bien qu'en apparence ils ressentent vivement l'impression du froid.

Ainsi, un rat albinos adulte, tenu dans une cage à fils métalliques, sans litière et sans abri, sur un toit, pendant quatre jours et autant de nuits, n'a éprouvé à la fin de cette longue période, qu'un refroidissement de 1°,5. Au début la température était 39°,5 ; à la fin du quatrième jour, 38°, quoique le pourtour de ses petites oreilles fut congelé. Le froid, pendant la durée de l'expérience, avait été d'intensité modérée, — 5 le premier jour ; — 6 le deuxième et le troisième ; — 7 le quatrième.

Il faut remarquer que la conservation de la chaleur extérieure et intérieure n'est pas entièrement subordonnée à l'état de revêtement de la peau. Elle dépend en partie de l'impression produite par le froid sur l'ensemble du système nerveux, par suite, sur la respiration et la circulation. Dès que cette impression entraîne la sédation à un degré un peu prononcé, l'animal, quoique bien couvert, s'engourdit et ne tarde pas à périr.

Ainsi, un lapin de quinze jours à trois semaines, déjà couvert de poils, exposé au grand air pendant une partie de la nuit, à — 6, se trouvait au bout de 10 heures mort et complètement congelé. Un autre de même âge, placé dans des conditions semblables, était déjà engourdi et somnolent au bout d'une heure et demie ; sa température, à ce moment, tombait à 20°. Une heure plus tard, ses membres étaient flasques, sa respiration suspendue. Le même effet se produit sur le cochon d'Inde à tous les âges. Un adulte de cette espèce, exposé en plein air, par une nuit froide, mourut avant le jour, dès le matin ; il se trouvait gelé avec de la glace dans l'estomac.

Le refroidissement du corps dans l'air, au contact ou au voisinage de la glace, présente peu de particularités à noter, quoique la glace pour fondre, en absorbant beaucoup de calorique, laisse, au contact ou au voisinage du corps, de l'eau à la température de 0. Pour en juger, j'ai construit au mois de janvier du rude hiver 1879-80, de petites maisonnettes avec les énormes glaçons que charriaient la Marne et la Seine à leur confluent. Pavés, murs, porte et toit étaient de glace ; les interstices des fragments servaient de fenêtres. Les animaux touchaient la glace non seulement par les quatre pieds et par toute la face inférieure du corps, mais encore par les côtés et par les deux extrémités. Ils se refroidissaient donc au moins par les trois quarts de leur surface. Le premier, au bout d'une heure, s'est refroidi de 1 degré à l'aisselle, de 6 aux pieds de devant, et de 18 aux pieds de derrière. Après 2 heures, le refroidissement arrive à 15 degrés aux pieds antérieurs et à 16 aux pieds postérieurs ; après la troisième heure, l'état thermique est stationnaire à peu près partout, sauf aux pattes de devant où la réaction les anime à 4 degrés au-dessus de la température de la deuxième heure. A la sixième heure, le refroidissement des pieds de derrière atteint 25 degrés, et est à l'aisselle de 4°,4 du côté mouillé, et de 0,8 seulement du côté sec. Après ce moment, jusqu'à la douzième et la quinzième heure, le refroidissement se maintient à peu près stationnaire. Il faut faire durer le séjour dans les chambres de glace, environ 24 heures, pour voir la température de l'aisselle, de l'aine, baisser de 1 à 2 degrés comme celle des autres régions dont la température est à peu près fixe.

Les deux expériences suivantes, d'une durée de 24 heures, montrent jusqu'à quel point l'organisme peut lutter contre un refroidissement qui semblerait devoir se produire avec une grande rapidité. Il faut, en effet, que la résistance de l'organisme aille bien loin dans les hivers rigoureux et dans les régions polaires, pour que les espèces animales résistent à la destruction, car elles n'ont pas toutes, pour s'abriter, des cabanes ou des grottes de glace. Deux lapins adultes sont tenus 24 heures dans des chambres de glace, de dimensions telles, que le corps touche à leurs parois par sa face inférieure, ses côtés et ses deux extrémités. Ils ne reçoivent pas d'aliments ; la glace fond lentement sous leurs pieds et sous le ventre qui se trouvent à la fin logés dans une sorte de cuvette où le corps s'enferme à demi. L'immobilité est à peu près complète. Le thermomètre donne :

1er lapin.

	Avant.	Après 24 heures.	Refroidissement.
Oreille.............	38,1.	36,0.	2,1.
Aisselle.............	38,6.	36,0.	2,6.
Aine.............	39,0.	35,8.	3,2.
Rectum.............	39,0.	37,3.	1,7.

2e lapin.

	Avant.	Après 24 heures.	Refroidissement.
Bout de l'oreille....	24,6.	11,8.	12,0.
Base de l'oreille....	38,4.	31,7.	6,7.
Peau des côtes.....	38,5.	38,0.	0,5.
Aine.............	39,2.	38,2.	1,0.
Aisselle.............	39,5.	38,2.	1,3.
Rectum.............	39,5.	38,1.	1,1.
Pieds de devant.....	36,2.	14,0.	22,2.
Pieds de derrière...	37,8.	14,5.	23,3.

Donc, la résistance au refroidissement est parfaite pour le lapin, dans la glace comme dans l'air, dans la glace sèche dont la fusion n'est provoquée que par la chaleur de l'animal. Il n'en serait pas ainsi dans un bain à 0.

Refroidissement dans la neige. — Sous la neige les choses se passent-elles comme dans l'air très froid ou dans des grottes de glace ? La question mérite examen puisque l'homme peut dans les montagnes ou ailleurs, se trouver à des températures très basses, enseveli assez longtemps sous des couches épaisses de cette eau cristallisée et feutrée.

On sait que le manteau de neige qui couvre les plantes et le sol pendant les rigueurs de l'hiver a pour effet de maintenir au-dessous de lui une température uniforme très modérée et très voisine de 0. Mais, ce manteau ne peut se comporter de la même manière, qu'à la condition de demeurer sec, au lieu de mouiller la peau ou les fourrures, à mesure que ses couches intérieures entrent en fusion. Or cette fusion se produit à peine, malgré le rayonnement du corps, si la température ambiante est très inférieure à 0, et si la peau velue des animaux est à peu près sèche.

Ainsi, un chien, par une des journées les plus froides du rude hiver 1879-80, tenu sauf la tête, pendant 24 heures, dans une caisse d'un mètre cube, pleine de neige, en sortit avec un simple refroidissement intérieur de 3 dixièmes de degré. Les lèvres, le nez, les pattes seuls avaient éprouvé un abaissement considérable. Mais, comme l'abaissement produit à un moment variable est suivi d'une réaction tantôt prompte, tantôt tardive, il faut juger de la marche de la température par des observations faites d'heure en heure, et en juger comparativement sur des sujets d'espèces différentes.

Deux animaux, un chien du poids de 7 kilogr. et demi, et un lapin de 2 kil., mis en observation, le premier dans un tonneau, et le second dans un grand baquet plein de neige, ne se sont refroidis, ni à partir du même moment, ni au même degré. Sur le lapin, l'abaissement de la température a commencé à la deuxième heure, sur le chien à la quatrième. Le refroidissement total a été de

4 degrés 1/2 sur le lapin après 3 heures, et de 4 dixièmes seulement sur le chien après 5 heures ; mais la réaction est promptement survenue sur l'animal le plus refroidi. Voici les chiffres notés :

	Chien.	Lapin.
Température initiale	38,4.	39,6.
— après 1 heure	38,4.	39,6.
— après 2 heures	38,4.	37,9.
— après 3 heures	38,5.	35,2.
— après 4 heures	38,2.	37,0.
— après 5 heures	38,0.	37,2.
— après 6 heures	38,0.	38,0.

Lorsque le séjour sous la neige est plus prolongé, le refroidissement intérieur demeure encore très restreint ; il est presque nul sur le chien et n'atteint ou ne dépasse pas 2 à 3 degrés sur le lapin, dont le poil se mouille à un degré très notable. Le refroidissement sur celui-ci s'opère comme il le ferait sur l'homme dont les vêtements seraient mouillés au contact de la peau. Les variations constatées parallèlement sur deux animaux, sur un chien à poil ras, du poids de 11 kilogr. 1/2, et sur un lapin de 2 660 grammes, pendant une période de 12 heures, ont été les suivantes :

	Chien.	Lapin.
Température initiale	38,5.	39,5.
— après 1 heures	38,5.	37,6.
— après 2 heures	38,2.	36,8.
— après 3 heures	39,0.	36,1.
— après 4 heures	39,0.	36,6.
— après 5 heures	38,6.	36,5.
— après 6 heures	38,2.	36,6.
— après 7 heures	38,5.	38,0.
— après 8 heures	38,6.	37,0.
— après 9 heures	38,2.	38,0.
— après 10 heures	38,0.	38,0.
— après 11 heures	38,1.	38,1.
— après 12 heures	38,4.	38,1.

L'abaissement maximum sous la neige pendant la période de 12 heures, n'a donc été pour le chien que de 1/2 degré, et pour le lapin de 3°,4 ; mais cet abaissement produit sur le premier à la dixième heure, et réalisé sur le second à la troisième, a été suivi d'une réaction, de sorte, qu'en définitive, à la fin de la journée, le refroidissement n'était que de 1 dixième de degré sur le chien, et de 1°,4 sur le lapin. Les choses se sont passées à peu près comme à l'air libre.

Il n'en est pas ainsi des jeunes animaux. Ceux-ci se refroidissent vite sous la neige comme à l'air libre et meurent dans de courts délais. Un petit chien de Terre-Neuve, âgé de trois semaines, et pris sous la mère, fut tenu sous la neige pendant 6 heures. Sa température qui, au début, était à 37 degrés, descendait à 35 au bout d'une heure ; puis il y eut réaction, et à la fin de la sixième heure, le refroidissement n'était plus que de 2°,8. Les jeunes lapins se refroidissent plus vite encore, et à un degré plus prononcé, sans qu'une réaction sensible se produise, aussi périssent-ils dans d'assez courts délais. Un de ces animaux, âgé de six semaines et pesant 800 grammes, tombait de 39 à 33 degrés, après une heure seulement de séjour sous la neige, à 21 après deux heures. Il mourut une demi-heure plus tard à 18 degrés, par conséquent, après s'être refroidi de 21 degrés en deux heures et demie. Un lapin de quinze jours, du poids de 140 grammes, pris sous la mère, s'est refroidi avec plus de rapidité encore. Au bout d'un quart d'heure, son engourdissement était déjà complet, et il expirait à la fin de la première heure.

Il est difficile, sans le secours du calorimètre, de savoir si dans la neige, les animaux perdent beaucoup plus de chaleur que dans l'air libre, dont la température serait voisine de 0. Tout semble indiquer que les pertes dans la neige l'emportent sur celles de l'air, car dans le premier milieu, les animaux se refroidissent un peu plus vite et plus fortement que dans le second ; toutefois, dans la neige, leur calorification acquiert, s'ils sont adultes, assez, ou à peu près assez d'activité pour compenser les pertes.

La conservation de la température des animaux sous la neige, est évidemment subordonnée à la présence d'une fourrure conduisant mal le calorique, et préservant la peau du contact immédiat de l'eau solidifiée. Cette fourrure demeurant froide du côté de la neige, ne la fait fondre qu'en proportion extrêmement faible ; aussi ni la peau ni les poils ne se mouillent d'une façon bien sensible. Comme les vêtements, ceux de laine surtout, sont pour l'homme les équivalents des fourrures ou des toisons animales, on conçoit que les voyageurs, ensevelis sous la neige, puissent résister pendant de longues périodes au refroidissement, pourvu que la situation de la tête laisse la respiration libre.

Refroidissement dans l'eau. — Il nous reste maintenant à examiner un dernier mode de refroidissement qui ne paraît pas avoir été suffisamment étudié jusqu'ici, celui qui résulte du contact de la peau avec l'eau, mode très complexe, car, sauf le cas d'immersion, l'eau agit à un double titre à la surface du corps ; d'une part elle lui soustrait du calorique pour se mettre en équilibre de température avec le corps ; d'autre part elle lui en emprunte pour se vaporiser. Quelle est la somme de ces deux soustractions, suivant la température du liquide, sa quantité, la rapidité ou la lenteur de la vaporisation ? En outre, jusqu'où peut s'étendre le refroidissement dans les parties profondes, et comment agit-il sur les organes où il produit des troubles pathologiques et même la mort dans des délais plus ou moins courts ?

Établissons d'abord une distinction entre le refroidissement partiel et le refroidissement général. Si, après avoir engagé un thermomètre sous la peau de la région costale d'un cheval et noté la température, pour avoir un terme de comparaison, nous venons à verser de l'eau froide sur la peau, en regard de l'instrument, nous verrons la température baisser subitement de 1, 2, 3 degrés, puis de 4, 5, 6 et plus, si l'ablution est prolongée.

Ainsi, sur un cheval dont la température intérieure était 38 degrés à 7 heures du matin, par une des dernières journées du mois de juillet, le thermomètre engagé sous la peau des côtes, donnait 35°. Un plumasseau imprégné d'eau à 15°, est appliqué en regard du réservoir de l'instrument dans une étendue de

2 décimètres carrés, et presque aussitôt on note 33°, 32°,4, 32°, 31°, 30°, 29°,4. A la huitième minute, à compter du début de l'application, l'abaissement est en somme de 5 degrés 1/2.

Si l'eau a une température plus basse que celle des puits ou des sources, elle peut, en un quart d'heure, produire une réfrigération d'une dizaine de degrés.

Sur un cheval à poils coupés, dans un milieu à + 10, le thermomètre sous la peau de la région costale marquait 33 degrés. Un plumasseau imbibé d'eau à 0 et arrosé pendant un quart d'heure, a fait descendre le mercure à 32 au bout d'une minute, — à 30 après cinq minutes, — à 27 à la dixième, — et à 24,5 à la quinzième, abaissement total 8,5 en un quart d'heure. L'abaissement total fut de 12 degrés sur un cheval à peau très fine.

Dans ces cas, où pour le dire en passant, l'action de la pluie est plus ou moins simulée, le refroidissement se trouve restreint et très retardé si la peau est protégée contre l'impression directe de l'eau par un vêtement qui s'imbibe difficilement, ou qui se tient un peu à distance du derme. Les poils jouent à merveille ce rôle pendant un certain temps, en raison de l'air emprisonné dans leurs interstices, et retenu par les attractions moléculaires et par la matière sébacée qui les rend difficiles à mouiller. Aussi, sur les animaux très velus, la peau n'éprouve qu'avec lenteur la réfrigération produite par l'eau ; et cette réfrigération peut demeurer insignifiante si les poils se mouillent seulement dans une partie de leur longueur en demeurant secs sur la base. L'expérience suivante donne les preuves de ce fait. L'arrosage de la peau est opéré avec de l'eau, entre 0 et + 1 dans une salle à + 11 au milieu de la journée. Les indications sont données par le thermomètre introduit sous la peau. Avant les affusions, l'instrument marque 35°,6 :

> Après la troisième minute d'arrosage..................... 34,7.
> —   sixième   —   .... 33,6.
> —   neuvième   —   .... 32,7.
> —   douzième   —   .... 32,2.
> —   quinzième   —   .... 31,6.
> Refroidissement total.......... .... 3,8.

La tonte de la région costale, après ce premier quart d'heure, rend l'abaissement de la température, sous cutanée, plus rapide et plus considérable.

> Avant l'arrosage...... .... 31,6.
> A la troisième minute. .... 18,2.
> A la sixième   —   .... 16,2.
> A la neuvième   —   .... 14,0.
> A la douzième   —   .... 12,7.
> A la quinzième   —   .... 11,7.
> Refroidissement total..................................... 19,9.

Les deux refroidissements additionnés, le premier, pendant que la peau était velue, le second après la tonte, représentent, pour une demi-heure, un abaissement de 23 degrés 9 dixièmes. A ce moment, la peau arrivée à 11°,7 était en équilibre de température avec l'air ambiant. Son état correspondait, par conséquent, à celui de la peau et de l'ensemble du corps d'un animal à sang froid.

Chez les animaux, dont le pelage onctueux se mouille difficilement, l'eau en aspersion sur la peau refroidit beaucoup moins et avec plus de lenteur. Ainsi, un chien soumis à l'épreuve dont il vient d'être question pour le cheval ne perdit à la région arrosée que 1°,3 en un quart d'heure au lieu de 4 ou de 19°. Mais ce même chien, après avoir été tondu, perdit dans un quart d'heure d'aspersion 19 degrés et demi, ou par minute, en moyenne, 1°,3.

L'office de protection du poil est encore mieux rempli par le plumage lisse et onctueux dont les échassiers et les palmipèdes sont revêtus, puisque ces oiseaux, à demi-immergés dans les eaux dont la température est voisine de zéro, ne s'y refroidissent guère plus que s'ils se trouvaient dans l'atmosphère, car l'eau en réalité ne se met pas en contact avec la peau. L'homme qui remplit en hiver les périlleuses fonctions de sauveteur pourrait très bien, sans le moindre danger, s'il le voulait, nager et plonger dans l'eau aux températures les plus basses, s'il savait se mettre dans les conditions où la nature place les animaux. Il arriverait à ce résultat en se couvrant d'un épais vêtement de laine moulé sur le corps et doublé extérieurement d'un enduit imperméable, de caoutchouc ou de gutta-percha, par exemple.

Le rôle du plumage, au point de vue dont il s'agit n'appartient pas à tous les oiseaux. Aussi ceux chez lesquels les plumes se mouillent facilement comme les poules, les dindons craignent l'eau et se mettent à couvert hors des plus petites averses. L'oie même, lorsque son plumage est en mauvais état et sali par une longue reclusion perd la faculté de supporter impunément le contact de l'eau ou de la neige. Un oiseau de cette espèce, que j'avais voulu tenir pendant l'hiver plongé dans la neige, commença à en souffrir au bout de cinq à six heures, une fois que son duvet fut imprégné d'eau ; dès lors sa température baissa de 6 degrés et demi et il mourut deux jours après.

On voit, d'après ce qui précède, que la peau des animaux a un refroidissement subordonné à la présence ou à l'absence de revêtements pileux, susceptibles ou non de se mouiller. Elle se refroidit très peu si le poil ou la plume ne laissent pas l'eau arriver au contact du derme, beaucoup et très vite si elle est nue, comme chez l'animal après la tonte ou chez l'homme.

On comprend très bien aussi que son refroidissement doit varier dans des limites très étendues suivant la température ambiante. Lorsque l'air est à zéro ou à quelques degrés au-dessous, la réfrigération par l'eau devient si rapide qu'en cinq minutes elle peut atteindre 10 à 12 degrés et tomber, dans un espace double, à son maximum, c'est-à-dire au point où elle détermine la mort lorsqu'elle s'étend aux parties centrales du corps.

Il est à remarquer que l'eau très froide, ou à quelques degrés au-dessus de zéro, refroidit à peu près comme la neige et la glace pulvérisée, parfois même un peu plus vite. Elle mouille plus aisément la peau que ces dernières et donne lieu à une évaporation très active. La neige et la glace, si elles empruntent beaucoup de chaleur pour entrer en fusion, font des emprunts avec une lenteur qui permet à la circulation de les compenser à mesure ; aussi le refroidissement ne marche guère plus vite par elles qu'avec l'eau à une température voisine de zéro. Sur un cheval le thermomètre introduit sous la peau de la région costale couverte d'une épaisse couche de neige, a donné :

```
Avant l'application...........................  31,0.
Après  3 minutes............................  30,5.
  —    6   —    .........................  27,0.
  —    9   —    .........................  25,6.
  —   12   —    .........................  23,6.
  —   15   —    .........................  23,6.
Refroidissement total........................  10,4
```

en un quart d'heure ou en moyenne par minute 0°,7. Sur un second cheval la neige fondant plus vite refroidissait aussi plus promptement et après un quart d'heure, le thermomètre était baissé de 13 degrés 1 dixième.

La rapidité avec laquelle la peau est influencée par le contact de l'eau est tellement grande que si un pinceau mouillé d'eau froide est promené sur cette membrane, le thermomètre introduit dans le tissu cellulaire sous-cutané peut baisser en deux minutes de 7 à 8 degrés, même de 9 à 10 si la peau est mince.

Étant connues la rapidité et l'étendue du refroidissement de la peau, nous pouvons nous demander à quelle profondeur il s'étend et quelle est sa durée ?

On s'imagine, en général, que la réaction consécutive à l'impression du froid s'opère vite, et qu'une fois effectuée elle ramène la peau à sa température initiale. S'il en est ainsi dans les cas de refroidissement modéré et de courte durée, il n'en est pas de même dans ceux d'un refroidissement intense et un peu prolongé. Dans ceux-ci, un long intervalle s'écoule entre la réfrigération et le retour à l'état normal, et pendant cet intervalle commence à se développer la série des effets du froid sur les organes internes. L'expérimentation montre dans quelle large mesure l'action du froid est persistante toutes les fois que la réaction n'est pas provoquée par des moyens artificiels.

En effet, si après avoir irrigué à l'eau froide la peau d'un cheval dans la région des côtes et après avoir constaté l'abaissement de température à l'aide du thermomètre tenu à demeure dans le tissu cellulaire sous-cutané, on vient à cesser brusquement l'irrigation, on voit le thermomètre reprendre d'abord très rapidement une marche ascensionnelle, puis, après deux ou trois minutes, ralentir son mouvement, de telle sorte qu'il emploie à monter trois à quatre fois autant de temps qu'à descendre. Sur un chien, dont la peau était descendue à 17 en un quart d'heure, la température tégumentaire n'était revenue à 33 qu'après une demi-heure, c'est-à-dire à 3 degrés et demi au-dessous du chiffre initial, pris avant l'irrigation. Sur un cheval dont la peau, avait perdu à la région costale environ 11 degrés en quinze minutes, par le contact de la neige, elle n'en reprenait que 8 en trois quarts d'heure ; sur un troisième dont la peau s'était refroidie de 19 degrés et demi en un quart d'heure, le réchauffement employait une heure et demie à réparer cette perte, à 1 degré près. Le réchauffement met souvent trois fois autant de temps à se produire que le refroidissement, mais, tout en demeurant plus lent que celui-ci, il suit la même progression. Sous ce rapport, l'organisme animal se comporte comme les corps inertes entre lesquels les échanges se font avec une rapidité proportionnelle à la différence de température. Ainsi, sur un cheval entr'autres, dont la peau, à la région costale, avait perdu 13°,8 en un quart d'heure, elle éprouvait, de cinq en cinq minutes, le réchauffement sous-indiqué.

5,9................	dans la première période de 5 minutes.
3,0................	dans la deuxième — —
2,1................	dans la troisième — —
1,3................	dans la quatrième — —
1,5................	dans la cinquième — —
0,7................	dans la sixième — —
0,4................	dans la septième — —

Ce fut seulement au bout de 1 heure 1/4 que la peau revint à sa température initiale. Elle avait mis 35 minutes pour perdre 18 degrés et 89 à les reprendre.

Une différence considérable se fait remarquer, au point de vue du réchauffement, entre l'animal très velu et l'animal à poil ras ou à peau presque nue. L'animal velu, refroidi par l'eau, ne se sèche qu'avec lenteur : il met deux, trois quatre fois autant de temps à se réchauffer que l'animal à peau nue. Aussi les averses ont-elles souvent sur le premier des suites plus graves que sur le second. La même différence s'observerait, sans aucun doute, entre deux hommes sortant de l'eau, l'un avec ses vêtements trempés, l'autre entièrement nu.

La lenteur n'est pas la seule particularité intéressante du réchauffement de la peau ; il en est une seconde qui ne l'est pas moins : c'est l'arrêt subi par le réchauffement, alors que la réaction semble à la veille de s'achever. En effet, presque toujours, si la réaction n'est point aidée par les frictions, par la chaleur ou d'autres moyens artificiels, la peau conserve longtemps une certaine fraîcheur qui est, en définitive, une sensation de froid très atténuée. Or, bien que dans cette seconde phase le refroidissement persistant ne soit que de 1 à 2 degrés, il peut avoir sur l'organisme, en raison de sa durée, une influence aussi prononcée qu'à ce moment de courte durée où il atteignait 12, 15 degrés et même davantage.

Il importe de tenir grand compte de l'impression persistante du froid sur la peau, surtout dans les cas où la température ambiante, loin de favoriser la réaction, y met obstacle ; car alors, non seulement cette impression est de longue durée, mais encore elle peut s'accuser plus fortement et devenir, à elle seule, le point de départ de troubles graves, comme affections des voies respiratoires, des séreuses, des articulations, etc. J'ai vu, dans mes expériences, des refroidissements partiels de la peau à 12 et 15 degrés, n'entraînant aucune espèce d'accidents si la réaction devenait rapide et parfaite : tandis qu'un refroidissement très faible, s'il était persistant, provoquait facilement sur les jeunes chiens le coryza, la bronchite, la raideur des articulations, etc. D'ailleurs, le refroidissement, une fois réalisé, a de la tendance à se maintenir à un certain degré. Ainsi la température d'une oie, abaissée de 6 degrés 1/2 dans la neige à demi-fondante, a persisté à ce chiffre réduit pendant plus de vingt-quatre heures dans l'air sec, presque tiède.

Si la peau se refroidit déjà très rapidement par le contact de l'eau dans une partie de sa surface ; si alors elle ne peut lutter contre le refroidissement en recevant de la chaleur, soit du sang qui vient l'arroser, soit des parties voisines ou des parties sous-jacentes dont la température n'est pas modifiée, à plus forte raison devra-t-elle se refroidir vite lorsqu'elle se mettra en rapport avec l'eau dans toute son étendue. C'est ce refroidissement général qui doit maintenant nous occuper, au point de vue de ses caractères et de l'enchaînement de ses effets.

Lorsque le corps, sauf la tête, est plongé dans l'eau très froide, par exemple dans l'eau dont la température est maintenue à 0, par une certaine proportion de neige ou de glace, la réfrigération de la peau et des parties sous-jacentes marche avec une extrême rapidité. Toutes les autres parties se refroidissent, couche par couche, et la mort arrive après un temps très limité, d'autant plus court que la masse de l'animal est moins considérable. Jamais alors l'organisme ne réussit à produire assez de chaleur pour faire équilibre aux pertes qu'il éprouve. Voici, pour quelques animaux, la marche du refroidissement et le degré qu'il a dû atteindre avant de déterminer la mort.

Une chienne du poids de 10 kilogrammes, plongée, en décembre, dans un réservoir plein d'eau, avec assez de neige pour tenir la température à 0, y vit un peu moins de 3 heures. La température interne de cette bête, avant le bain, est 38°,6 ; elle descend à 34 degrés après une demi-heure d'immersion ; — à 25 degrés après une heure ; — à 19 après 1 heure 1/2 ; — à 14 à la fin de la deuxième heure ; — à 11 après deux heures 1/2. Vingt minutes plus tard, elle ne donnait plus aucun signe de vie. Son refroidissement a donc été :

Dans la 1re 1/2 h. de	4,6,	et en somme après	1/2 h.	4,6,
— 2e —	9,0,	—	1 h.	13,6.
— 3e —	6,0,	—	1 h. 1/2	19,6.
— 4e —	5,0,	—	2 h.	25,6.
— 5e —	3,0,	—	2 h. 50	28,6.

À côté du chien, un lapin de 3 kilogr. plongé dans le même bain à 0, n'y vit que 2 heures. Sa température intestinale tombe de 39 degrés à 29°,2 à la fin de la première demi-heure ; — à 19 au bout d'une heure ; — à 12°,4 après 1 heure 1/2. Sa perte totale a été à peu près égale à celle du carnassier, avec cette différence qu'elle s'est effectuée un peu plus vite.

Dans l'eau à la température de + 10, 12, même 15, la marche du refroidissement est, comme on le devine, beaucoup plus lente que dans l'eau à 0. Néanmoins l'animal ne vit guère plus longtemps dans celle-là que dans celle-ci ; la mort, dans le bain à + 12, arrive bien avant que l'animal ait perdu la somme totale de chaleur qu'il perd dans la glace ou la neige fondante.

Ainsi, un jeune chien de 4 mois, du poids de 4 kil. 170 gr., tenu, sauf la tête, dans un réservoir à + 12, n'y a vécu que 35 minutes. Et dans ces 35 minutes, sa température intérieure est descendue à 25.

Un autre chien, du poids de 20 kilogr. 1/2, qui est le poids moyen du chien de chasse, plongé de même, sauf la tête, dans un réservoir d'eau à + 11, s'est refroidi de la manière suivante. La température initiale 40 a été réduite.

A 37 après	....	1/2 heure.
A 33,3 après	....	1 heure.
A 29,8 après	....	1 heure 1/2.
A 26,4 après	....	2 heures.
A 23,6 après	....	2 heures 1/2.
A 21,5 après	....	3 heures.

Il n'a perdu en tout que 18 degrés 1/2, alors que les autres chiens en perdaient 27 à 28 dans l'eau à 0. Il a expiré à 21 1/2, tandis que les animaux dans l'eau très froide succombent seulement à + 12, même à 10.

Il va sans dire que les petits animaux dont le refroidissement est très rapide, ne peuvent résister aussi longtemps que le chien dans le bain à + 12. Un lapin y a péri au bout d'une heure et quart, avec un abaissement de température de 20 degrés.

Dans l'eau au-dessus de 15 l'animal commence à lutter avec quelque avantage contre le refroidissement. S'il est de taille un peu forte, il peut y vivre 6 à 8 heures avant que sa température s'abaisse à 20, quelquefois à 18 ; mais s'il est petit sa résistance se trouve très abrégée.

Ainsi un animal de cette espèce tenu en juillet dans un bain à 15, périt après 7 heures, avec quelques lésions d'asphyxie et imparfaite coagulabilité du sang.

Un autre chien de la taille de l'épagneul tenu dans l'eau à 15 y vécut deux jours ou exactement 144 heures. Sa température initiale 38,5 n'avait pas baissé de 2 dixièmes de degré à la vingt-quatrième heure ; elle tombait à 26 au moment de l'agonie.

Ce n'est pas seulement par immersion totale du corps, sauf la tête, que l'animal périt dans ces délais si courts, il meurt encore de froid presque aussi vite ou en quelques heures de plus par une demi-immersion, ou par le bain à mi-corps. Le fait est assez étonnant pour réclamer une démonstration ; je la donne par les exemples suivants :

Un petit chien du poids de 4,100 grammes, tenu debout dans l'eau à 15° jusque vers la région moyenne du thorax et de l'abdomen y perdait environ 2 degrés par heure. Au bout de 6 heures et demie, sa température était tombée à 25, et il ne pouvait plus se tenir debout, ni marcher sans trébucher à chaque pas. Il mourait une heure plus tard.

Un autre d'un poids double du précédent, tenu également debout et à mi-corps dans l'eau à 14°, mourait au bout de 5 heures 7 minutes, à la température de 27 et avec les lésions dont je dirai, d'une manière générale un mot tout à l'heure.

Ce bain à mi-corps, toujours à une température voisine de 15, a tué avec une rapidité vraiment étonnante les animaux d'une taille inférieure à celle du chien : en une heure et quart un chat du poids de 2 kil. 200, après un refroidissement de 20 degrés 2 dixièmes et une poule en une heure seulement après un refroidissement de 11 degrés 1/2.

Le refroidissement du corps, opéré par la surface extérieure, qu'il soit rapide ou lent, est bien certainement dans tous les cas la cause de la mort, car si on réussit à la produire dans le bain à la température modérée, par exemple à 20, même à 25 il tue encore, seulement au bout de 24, 30, 36 heures. Et il tue de la même façon que dans les cas où il s'opère avec rapidité.

Toutefois, si les animaux sont tirés du bain, même au moment où ils cessent de se tenir debout et semblent à la veille de se noyer, on peut les sauver par un réchauffement très lent. J'ai vu des chiens amenés à la température de 24 après 5 à 6 heures d'immersion reprendre hors de l'eau 1 degré 1/2 à 2 degrés par heure, et se rétablir sans contracter la plus légère des affections que le froid détermine.

Le refroidissement général du corps, opéré par aspersion ou par douche est plus longtemps compatible avec le maintien de la température près de son degré normal et avec la vie que les modes dont il vient d'être question. Ainsi, un chien adulte du poids de 22 kil., accroupi dans une auge de pierre et recevant sur le dos un courant assez fort d'eau à + 21 ou à peu près, et complètement privé d'aliments, y vécut 6 jours et demi. La température du rectum au début était 38,7 ; elle baissa insensiblement. Après 5 jours, elle tombait à 32 en même temps que l'animal devenait paraplégique. A la fin du sixième elle arrivait à 20.

Un autre chien de la taille du précédent, placé dans les mêmes conditions, avec une température initiale de 39, se refroidissait de 7 dixièmes de degré après 3 heures. Le troisième jour la température remontait à 38,6, et se maintenait à peu près à ce chiffre jusqu'au cinquième. A la fin du septième, elle descendait à 36.

La résistance au refroidissement a pour cause une suractivité des actions chimiques qui produisent la chaleur et cette suractivité est indiquée, presque mesurée par le chiffre énorme des pertes. L'un de ces chiens, par exemple, du poids de 22 kil., perdit 4,900 en 6 jours 1/2 ou près du quart de son poids initial.

On voit, d'après les faits dont il vient d'être question, que le refroidissement du corps dans l'eau s'opère avec une grande rapidité et que ce refroidissement arrive bientôt à un point incompatible avec la vie. Ce point est variable. Dès que la température intérieure est tombée à 23, l'animal peut périr ; mais elle peut, suivant les cas, descendre à 20, à 18, même à 12 et à 10 avant que la mort s'ensuive. C'est dans l'eau la plus froide que la vie se maintient avec le plus grand abaissement de la température intérieure.

Ces faits sont d'un grand intérêt, et ils méritent l'attention du physiologiste, car si un animal tel que le chien ou le lapin supporte dans l'air sans se refroidir une température de 15 au-dessous de 0, on a lieu de s'étonner qu'il périsse souvent en quelques heures dans l'eau à + 15 même à + 20. Sans doute, puisque l'eau refroidit plus que l'air, l'animal doit périr plus vite dans le premier milieu que dans le second. Toutefois, on ne s'explique pas bien, d'après cela que les carnassiers amphibies et les cétacés dont la température est égale à celle des autres mammifères la conservent dans des mers plus froides que l'eau où périssaient si vite mes animaux d'expériences. En effet, si certains cétacés vivent dans la mer des Indes et dans les régions chaudes de l'Atlantique, la baleine fraye les côtes de la Norwège et le cap Nord ; le narval celles du Groënland ; plusieurs dauphins, le morse, le phoque à croissant, le phoque à capuchon habitent l'Océan glacial au delà du 70e degré de latitude. Et, à cette latitude dans les mois les plus doux, la température des eaux près de la surface est seulement de 5 à 7 degrés. Si les épaisses couches d'huile sous-jacentes à la peau peuvent bien contribuer à la conservation de la chaleur des parties centrales, elles ne peuvent préserver du refroidissement la peau elle-même. Sans doute le bain froid n'est que très prolongé pour les phoques et les morses qui sont des animaux de rivage, mais il est permanent pour la baleine et les autres cétacés.

Le refroidissement du corps plongé dans l'eau n'est pas tout à fait comparable à celui qui s'opère dans l'atmosphère. Il se fait suivant trois modes distincts. D'après le premier le corps perd de la chaleur par le rayonnement et la conductibilité, d'après le second il en perd par l'évaporation des liquides exhalés à sa surface et par le troisième il se refroidit faute de recevoir par le sang la somme de chaleur nécessaire pour compenser ses pertes. Les voies aériennes par lesquelles des déperditions considérables s'effectuent dans l'air ne jouent ici aucun rôle. De ces trois modes de refroidissement, le plus important est, sans conteste celui qui résulte de la conductibilité et du rayonnement. La peau de l'animal immergé touche par tous les points de sa grande surface un corps froid ; le corps animal est comme enfermé dans un moule liquide dont les parois sont sans cesse remplacées par des parois constamment froides à mesure qu'elles tendent à s'échauffer. On comprend que cette enveloppe dont l'étendue est de 5 à 6 mètres carrés sur le cheval et le poids égal au 18e ou au 20e de celui du corps puisse, en quelques minutes, éprouver d'énormes déperditions. Le sang qui vient se refroidir dans son tissu glacé par le contact de l'eau va ensuite emprunter aux parties profondes la chaleur qu'elles perdraient difficilement par la conductibilité. Il suffit donc de 18 à 20 tours de circulation pour que la masse totale du sang perde la chaleur que, à un moment donné, la fraction actuellement sous la peau a perdue. La somme de chaleur ainsi enlevée à l'économie, à chaque tour de circulation, aurait bientôt amené la température du corps au degré de celle de l'eau si la calorification intérieure ne remplaçait pas une partie des pertes.

La peau, pendant que le corps est plongé dans l'eau, dépense donc de la chaleur animale par le rayonnement opéré à sa surface. C'est d'abord la sienne propre qu'elle donne au milieu liquide et elle la lui donne très vite, comme on l'a vu dès les premières expériences dont j'ai parlé ; puis elle donne, tout à la fois, ce que les parties profondes lui cèdent par conductibilité et ce que lui apportent les courants sanguins. Ce double tribut, sans cesse renouvelé, a bientôt pour résultat un refroidissement incompatible avec l'entretien de la vie. En effet, au bout d'une heure et demie, ou de deux heures, sur des animaux de la taille du lapin et du chat, au bout de trois, quatre ou cinq heures sur ceux de la taille de gros chiens, l'organisme ne peut plus rien céder au milieu liquide et la réfrigération éteint toutes les actions vitales.

Mais, avant que le refroidissement ait atteint ses limites, si on l'arrête en replaçant l'animal dans son milieu atmosphérique, la totalité de l'organisme se trouve dans une situation qui mérite notre examen. Suivant le moment de l'arrêt, nous avons un animal dont la température intérieure est descendue tantôt à 32, à 30, tantôt à 28 ou à 25. Tout chez cet animal est refroidi et uniformément refroidi comme chez l'animal hibernant à ses divers degrés d'engourdissement. Or, c'est cet animal refroidi dans toute sa masse que nous devons considérer un instant pour nous expliquer comment le froid engendre un si grand nombre de troubles morbides[1].

Tous nos organes ne sont ni également sensibles, ni également contractiles, ni également vasculaires. Aussi, bien que, à un moment donné, ils se trouvent à un même niveau thermométrique, ils ne souffrent pas uniformément de la réfrigération. Ces organes, comme les animaux d'une ménagerie surpris par un froid brusque, ne le supportent pas de la même façon : les rustiques, le bravent ; les indifférents n'en éprouvent rien de fâcheux ; mais les délicats, les impressionnables en souffrent plus ou moins et en deviennent malades, et parmi ces derniers, sont le larynx, les bronches, le poumon, les séreuses, quelquefois les articulations, les muscles, etc.

Les différences d'impressionnabilité des organes ne sont pas d'une explication plus facile que celles des animaux. On ne voit pas bien, en effet, pourquoi tel cétacé vit dans l'océan Glacial et tel autre seulement dans la mer des Indes, telle espèce d'antilope dans les steppes de la Sibérie et telle autre dans les sables brûlants du Sahara.

En somme, c'est dans l'eau que le refroidissement du corps s'opère avec le plus de rapidité ; c'est dans ce milieu entre 0 et $+$ 15 que la calorification animale lutte avec le moins d'avantage contre les déperditions dues à la conductibilité et au rayonnement.

Dans tous les cas, quel que soit le mode de refroidissement et le milieu où il s'opère, lorsque ce refroidissement descend à 0 dans les appendices et les extrémités, la congélation s'empare des tissus et des liquides, et toute action vitale s'y éteint. Cependant elle n'entraîne pas nécessairement la mort des parties qui l'ont subie. Les oreilles du lapin, la crête du coq peuvent n'éprouver qu'une inflammation modérée et revenir à l'état normal, si le dégel s'en est opéré avec lenteur. Des hérissons à extrémités gelées et à fonctions suspendues ont pu, suivant Mangili, se réveiller ; des poissons, des crapauds complètement gelés et pris dans des blocs de glaces sont revenus à la vie, disent les voyageurs des régions du Nord. Des chenilles ont supporté sans périr, d'après Ross, des froids

---

1. G. Colin, *Sur le refroidissement du corps par l'eau. Action de la pluie, des aspersions et du bain froid. Bulletin de l'Académie de médecine*, 1889, p. 296.

de — 42°. Des œufs de vers à soie exposés par Bonnafous à — 25° n'ont pas perdu la faculté de se développer, ni d'autres à 30 degrés, d'après Spallanzani.

2° Conditions de résistance à la chaleur.

Chez les animaux à sang chaud, la faculté de produire du calorique est limitée de manière à maintenir, à un degré à peu près constant, la température du corps. Mais il faut que cette faculté puisse s'étendre ou se restreindre, s'étendre lorsque les milieux leur font subir des déperditions trop fortes, se restreindre lorsqu'ils tendent à les échauffer au delà de leur degré normal. Nous venons de voir comment l'organisation lutte contre le refroidissement, il faut rechercher maintenant par quels moyens il peut résister à la chaleur.

D'abord il est incontestable que la faculté de résister à l'échauffement est non moins nécessaire que celle de résister au refroidissement, car la vie ne peut plus s'entretenir dès que la température normale est dépassée d'un certain nombre de degrés, 4, 5, 7 au plus, suivant les animaux. Ainsi le cochon d'Inde meurt, d'après Berger et Delaroche, lorsque la température intérieure atteint 44 degrés ; mais on ne sait pas au juste à quel degré doivent périr les espèces de grande taille. Toutefois les cas de mort, parmi les animaux pris de chaleur pendant l'été, portent à penser que, probablement, il ne faut pas une température plus élevée pour tuer le cheval ou le bœuf que pour tuer un petit animal.

Lorsque les animaux sont exposés pendant un certain temps à une température supérieure à la leur, celle-ci s'élève insensiblement, d'abord à la peau, aux extrémités, puis de proche en proche, mais avec lenteur, dans les parties internes. Déjà, en été, où la température de l'air n'atteint pas à l'ombre la chaleur propre du corps, celle-ci dépasse la température d'hiver de quelques dixièmes de degré, de un demi-degré, 1 degré même. Les voyageurs qui passent d'une latitude tempérée à une latitude plus chaude, du climat de l'Angleterre à celui de l'Inde éprouvent une augmentation qui peut aller à un degré, d'après les observations de J. Davy ; les petits mammifères, les oiseaux qui passent d'un milieu tempéré dans un milieu chaud éprouvent aussi, comme Letellier l'a constaté, une augmentation de température analogue. D'ailleurs, il suffit que les animaux se trouvent dans des étables chaudes pour que leur chaleur propre s'élève, sinon dans la totalité de la masse du corps, au moins dans les parties superficielles, surtout à la peau qui représente la vingtième, la dixième, la huitième partie du tout, suivant les espèces.

Dans le cas où le corps est échauffé par l'insolation, les bains thermaux, etc., les choses se passent sur l'ensemble de la peau comme dans le cas d'échauffement partiel, et la chaleur absorbée par les parties superficielles se transmet, de proche en proche, aux parties profondes. Les courants sanguins surtout l'absorbent et la disséminent, de telle sorte que la température de la masse totale peut, par suite, s'élever sensiblement. J'ai vu, par exemple, la température d'un lapin exposé au soleil par une chaleur de 30 à 32 degrés monter à 43,2, puis à 44. Delaroche et Berger ont constaté que celle d'un ânon, après un séjour de deux heures cinquante minutes dans une étuve, avait éprouvé une augmentation de

6 degrés, ou de 37,4 à 43,4. Hoppe l'a vue sur un chien, dans une étuve chauffée de 60 à 70 degrés, augmenter de 1 degré en trente-cinq minutes et de 2° en quarante minutes.

L'échauffement de l'organisme ne se produit pas seulement par l'extérieur, comme le ferait un cadavre placé dans un bain ou dans une étuve. A l'ombre, dans les régions tropicales où l'air arrive à 40 degrés ; au soleil, dans nos pays, par les grandes chaleurs de l'été ; en Afrique quand, sous l'influence des vents chauds appelés simoun, chamsin, la chaleur arrive à 45, à 50 degrés, dit-on, les masses d'air introduites dans les voies respiratoires élèvent rapidement la température du sang à mesure qu'il passe dans le poumon. Aussi, dans de telles conditions, les animaux et les hommes des caravanes peuvent-ils périr par asphyxie. Cet accident peut même arriver dans nos pays par les fortes chaleurs de l'été sur les bœufs et les chevaux employés aux labours ou aux transports. On le reproduit aisément sur de petits animaux. Un lapin, attaché au soleil, est mort après avoir atteint la température de 46 degrés dans les expériences de Walker. J'en ai vu mourir un ainsi, au bout de trois heures et demie, quoiqu'il fût libre dans une cage de fils de fer.

L'insolation élève très rapidement la température de la peau et celle des parties sous-jacentes. En voici un exemple : Le thermomètre, introduit dans le tissu cellulaire sous-cutané, marquait 36,3 l'animal étant à l'ombre, puis les degrés suivants dès que cet animal eut été exposé au soleil, du côté où l'instrument se trouvait placé.

Température extérieure. . . . . 20.
Après la 1re minute d'insolation . . . . 37,8.
— 3e — . . . . 38,8.
— 5e — . . . . 39,5.
— 7e — . . . . 40,0.
— 9e — . . . . 40,7.
— 11e — . . . . 41,0.
— 13e — . . . . 41,4.
— 15e — . . . . 41,8.
— 17e — . . . . 42,6.
— 19e — . . . . 42,8.
— 21e — . . . . 42,8.
— 23e — . . . . 43,2.
— 25e — . . . . 43,2.
— 28e — . . . . 43,4.
— 30e — . . . .

L'augmentation a donc été de 7 degrés en moins d'une demi-heure.

Mais l'échauffement des parties sous-jacentes à la peau n'est pas toujours aussi considérable, ni aussi rapide. Il est lent et faible si le soleil est peu ardent, le ciel voilé à demi ou momentanément par des nuages. Ses variantes se sont fait observer dans les expériences suivantes des mois de mai, juin, juillet sur 17 chevaux ; elles ont paru aussi dépendre en partie de la couleur du pelage et de l'épaisseur de la peau.

COULEUR du pelage.	DATE de l'expé-rience.	TEMP. EXTÉRIEURE.	TEMP. initiale sous-cutanée.	TEMP. après 5 minutes.	TEMP. MAXIMUM
Bai.....	20 mai.	+ 20 soleil vif.	35,2	39	42 après 25 minutes.
Noir ...	23 mai.	+ 22 ciel nébuleux.	»	38	39,5 après 15 minutes.
Blanc...	23 mai.	+ 22 soleil.	36	38,1	»
Blanc...	6 juin.	+ 25 nébul. par m.	35	35,6	37,2 après 40 minutes.
Bai.....	6 juin.	+ 25 nébul. par m.	34,4	»	39,5 après 1 h. 1/2.
Alezan..	10 juin.	+ 27 soleil vif.	36	37,2	41,2 après 25 minutes.
Blanc...	15 juin.	+ 30 soleil vif.	35,6	37,2	40,6 après 30 minutes.
Bai.....	17 juin.	+ 50 soleil vif.	36,3	39,5	43,4 après 30 minutes.
—	25 juin.	+ 26 soleil peu vif.	38,4	39,8	40,8 après 1/4 d'heure.
Blanc ...	25 juin.	+ 26 soleil et nuages.	35,2	37,3	41 après 1/4 d'heure.
—	26 juin.	+ 26 soleil peu vif.	37,8	»	41,2 après 20 minutes.
Noir	11 juil.	+ 21 soleil et nuages.	31,8	37	40 après 15 minutes.
Blanc ...	11 juil.	+ 21 soleil et nuages.	33,8	34,3	35 après 3,4 d'heure.
Blanc ...	27 juil.	+ 26 soleil voilé.	38	39	39,2 après 10 minutes.
Bai.....	27 juil.	+ 26 soleil voilé.	36	38,3	40,8 après 20 minutes.
Bai cer.	30 juil.	+ 27 ciel pur.	31,1	36,4	40,9 après 1/2 heure.
Bai fonc.	30 juil.	+ 27 ciel pur.	35,4	36,7	41,2 après 25 minutes.

Si, sous l'influence de l'insolation la peau s'échauffe très vite avec les parties sous-jacentes, elle revient aussi très rapidement à sa température normale, une fois soustraite à l'action des rayons solaires. Son retour à la température initiale est d'abord très rapide, puis de plus en plus lent, absolument comme l'avait été l'échauffement. En voici un exemple. En outre, ce retour n'est pas complet. La peau conserve longtemps un peu de la chaleur acquise.

Le cheval du tableau précédent, dont la température sous-cutanée s'était élevée à 43°,4 au bout d'une demi-heure remis à l'ombre, l'air étant à 30 degrés, a donné successivement :

A la	2ᵉ minute d'ombre	.....	40,6
—	4ᵉ	.....	39,8.
—	6ᵉ	.....	39,2.
—	8ᵉ	.....	39,0.
—	10ᵉ	.....	28,7.
—	15ᵉ	.....	38,5.
—	20ᵉ	.....	38,2.
—	35ᵉ	.....	38,1.
—	50ᵉ	.....	37,9.

L'échauffement de 7°,1 s'était effectué en une demi-heure. Le refroidissement de 5°,5 a employé un temps presque double. C'est avec une lenteur extrême que plus tard la température serait revenue à son point de départ.

Les fourrures, les toisons ont une influence sur l'échauffement de la peau comparable à celle des vêtements. Le burnous et le turban des Orientaux agissent dans le même sens. Ils restreignent à la fois l'échauffement et le refroidissement. Ils ont le premier de ces effets sur l'animal immobile et non sur l'animal en action, dont la température tend à s'élever au-dessus du degré normal, car ils mettent obstacle au rayonnement et à l'évaporation qui doivent éliminer l'excès de la chaleur produite. Le Bédouin accroupi dans sa tente et le moine en contemplation peuvent trouver agréable de tels vêtements qui ne seraient pas supportés par un travailleur à la campagne et même à l'atelier. Les bêtes ovines dépouillées de leur toison supportent mieux la chaleur et ont, pendant la marche, la respiration moins haletante. Leur température centrale baisse aussi un peu. Ainsi, dans mes expériences, un bélier avant la tonte était à 39°,8, et trois heures et demie après, passées au soleil, descendait à 38°,8. Une brebis, dans les mêmes conditions, était à 39°,6 avant la tonte et à 39°,3 après.

Lorsque les fourrures et les toisons sont mouillées, elles limitent mieux encore qu'à l'état sec, l'échauffement qui résulte de l'insolation, puisque la chaleur extérieure que reçoit la peau est employée comme celle de l'intérieur à évaporer l'eau qui les imprègne. Dans ce cas, non seulement la température cutanée baisse, mais aussi celle des parties centrales. Ainsi :

Un bélier, avant le lavage.	39,3.	après le lavage............	37,6.
Une brebis —	39,0.	20 minutes après.........	38,3.
Un bélier —	39,1.	20 m. après, au soleil ...	39,2.
Une brebis —	40,0.	après...................	39,5.

Toutefois, la réaction se produit quelques heures ou une demi-journée après le lavage, et la température intérieure, non seulement revient à son chiffre initial, même le dépasse de 1 degré et quelques dixièmes, comme je l'ai vu sur un bélier et des brebis après une période de six heures. La réaction peut se maintenir pendant plusieurs jours, la toison demeurant humide ou légèrement mouillée.

Si, après le lavage, il y a tonte, suivant l'usage pour les bêtes ovines, la température intérieure peut baisser encore de quelques dixièmes et d'un degré, même dans les cas où les animaux sont exposés au soleil.

Il résulte d'une série d'autres expériences que la peau nue, mouillée, se réchauffe plus promptement que la peau velue. En un quart d'heure souvent elle revient à sa température initiale à un degré près. Au contraire, la peau à pelage intact met trois fois autant de temps que la sèche pour arriver seulement à deux ou trois degrés au-dessous de sa température normale. Elle ne la reprend qu'après s'être desséchée, ce qui est fort long, et elle ne se sèche qu'en empruntant du calorique au corps ; conséquemment elle refroidit le corps pour se sécher et se réchauffer.

On comprend, d'après cela, les dangers, par les temps froids, du pelage mouillé, qui se sèche en empruntant de la chaleur à la masse du corps. Il se passe alors sur l'animal ce qui arrive à l'homme qui laisse sécher sur lui ses vêtements trempés.

La chaleur extérieure, qu'elle provienne de l'insolation, d'un foyer circonscrit, d'une atmosphère d'étuve, du bain thermal ou de corps chauds mis en contact avec la peau, élève d'abord la température du tégument, puis s'étend aux parties sous-jacentes, comme le prouvent les expériences suivantes que j'ai faites il y a quelques années sur le cheval.

Après avoir engagé un thermomètre sous la peau des reins d'un cheval et noté la température qui était de 35 degrés, j'ai promené un cautère ordinaire sur la région, comme on le fait dans la cautérisation transcurrente. Au bout de cinq minutes, l'instrument marquait 37°,5, — d'un quart d'heure 40 degrés, — d'une demi-heure 41°,7, soit une augmentation de 6°,7 pour ce laps de temps pendant lequel le cautère passa quinze fois dans les raies. Sur un autre, où le thermomètre était engagé sous la peau de l'épaule, la cautérisation continuée pendant trois quarts d'heure fit monter la température à 50 degrés, soit une augmentation de 15 degrés ; mais cette température ne se maintint que pendant quelques instants et elle oscillait autour de 42 à 43 degrés.

Sur un cheval où le feu était mis à l'aide du cautère cultellaire, dans la forme ordinaire, à la région des reins, j'ai noté, le thermomètre étant sous la peau, en regard des lignes :

<pre>
        Après 2 minutes............................ 39.
          —   4   —   .... 40.
          —   6   —   .... 41.
          —   8   —   .... 43.
          —   10   —   .... 43,5.
          —   12   —   .... 44.
          —   14   —   .... 45.
          —   16   —   .... 45,5.
</pre>

Au début la température sous-cutanée ayant été à peu près à 35 degrés, s'est élevée de 10°,5 en un quart d'heure.

Dans ces cas, l'échauffement des tissus est assez limité en dehors de la circonscription du feu et en profondeur. Ainsi, sur un cheval cautérisé à la région costale, pendant cinq minutes le thermomètre a donné sous la peau, en regard des lignes, 41 degrés après cinq minutes ; un autre thermomètre ne marquait au même moment à 1 décimètre que 35 degrés. Au garrot, après dix minutes de cautérisation, le thermomètre indiquait 45 degrés, et seulement à trois centimètres du champ du feu, 38 degrés, et 34°,4 à vingt centimètres.

Si les courants sanguins n'absorbaient pas le calorique pour le disséminer, les parties du corps exposées à une haute température s'échaufferaient bien davantage. En effet, dans les expériences où la cautérisation actuelle fut pratiquée sur le cadavre, la température des tissus sous-jacents à la peau parvint très vite au chiffre de la coagulation de l'albumine. Ainsi, sur un cheval mort depuis six heures, la température de la peau des reins étant de 30 degrés, le thermomètre en vingt minutes monta à 50, puis à 60 degrés. En une heure, sur un cadavre dont la température initiale était de 31 degrés à la hanche, elle s'éleva à 34 en un quart d'heure, à 60 au bout d'une demi-heure, et à 70 dès la quarantième minute, soit une augmentation totale de 40 degrés en moins de trois quarts d'heure.

La chaleur extérieure agissant, soit sur l'ensemble de la masse du corps, soit sur quelques-unes de ses parties, peut donc élever plus ou moins la température de l'organisme, non pas comme elle le ferait dans une masse inerte et hétérogène, mais suivant un mode tout particulier et très favorable à la dissémination du calorique. C'est surtout par les courants sanguins échauffés dans les parties qui reçoivent un excès de calorique que la chaleur superflue se dissémine, qu'elle passe des régions superficielles dans les profondes. La conductibilité n'agit dans ce sens qu'avec beaucoup plus de lenteur.

Il serait intéressant de voir avec quelle rapidité les couches de plus en plus profondes s'échauffent, et l'on y arriverait en portant successivement le thermomètre dans des points de plus en plus éloignés de la surface. Il est hors de doute que la pénétration du calorique est lente, par la raison que les tissus sont fort mauvais conducteurs, ce que prouve la lenteur de l'échauffement des parties centrales d'un cadavre froid que l'on plonge dans un bain à température élevée.

Ce n'est pas seulement sous l'influence des sources extérieures de calorique que la température de l'organisme peut monter au-dessus du chiffre normal; elle s'élève aussi au-dessus de ce chiffre par le fait de diverses causes internes : 1° lorsque la digestion trop active fournit au sang et aux tissus des combustibles en quantité surabondante; 2° lorsque la respiration et la circulation suractivées donnent une trop forte impulsion aux actions chimiques; 3° quand le système musculaire fonctionne très énergiquement; enfin dans le cas où les enveloppes protectrices du corps, fourrures, toisons, ne laissent pas perdre l'excès de chaleur produite.

Il est donc bien établi, par ce qui précède, que la température du corps peut, sous l'influence de causes extérieures ou intérieures, s'élever partiellement ou dans l'ensemble, à plusieurs degrés au-dessus du chiffre normal. Comme cet excès de chaleur trouble les actions physiologiques et entraîne des conséquences graves, même mortelles, il importe à l'organisme de le restreindre dans des limites aussi étroites que possible. Or, c'est par deux moyens principaux que l'animal résiste à l'élévation de la température, savoir : 1° l'augmentation de la transpiration cutanée; 2° le ralentissement des actions thermogènes.

Le grand moyen de résistance à la chaleur est la transpiration, soit que le calorique se produise en excès dans l'organisme par les actions musculaires, par le travail fébrile ou par toute autre cause interne, soit qu'il vienne de sources extérieures. Dès que la quantité de calorique à dissiper est considérable, la transpiration ou la sueur devient tellement abondante qu'elle ruisselle à la surface de la peau et mouille même complètement les poils, les fourrures ou les toisons des animaux. Comme elle peut être accrue dans la proportion de 1 à 10, et plus encore, elle enlève à un homme du poids de 75 kilogrammes qui sue abondamment 300 grammes par heure; elle enlèverait à un cheval du poids de 400 kilogrammes, dans le même temps, s'il transpirait proportionnellement à sa masse, autant que l'homme, 10 000 grammes de liquide. Mais ce serait là un chiffre maximum auquel l'organisme n'arriverait que par une gradation en rapport avec l'élévation progressive de la température. Letellier a vu, en effet, que la tourterelle, qui perd par heure et par kilogramme $2^{gr},4$ entre $+ 15$ et $+ 20$ degrés, en perd $6^{gr},1$ à la température de 30 à 40 degrés. L'homme qui, à la température de 12 à 15 degrés et dans l'inaction perd par kilogramme $2^{gr},5$, en perd $2^{gr}5$, d'après mes expériences, à $+ 30$ ou 35 degrés, lorsqu'il se livre à un travail musculaire fatigant. Dans un milieu très chaud, comme celui d'une étuve, les pertes sont beaucoup plus grandes encore. Berger perdit 220 grammes en sept minutes dans une étuve chauffée à 109 degrés, — 310 grammes en douze minutes dans l'étuve humide à 53 degrés. Un malade dans des conditions analogues donnait à M. Favre environ 1 300 grammes de sueur par heure. Un ânon du poids de 18 kilogrammes et demi, perdit dans l'étuve chauffée de 60 à 76 degrés, 639 grammes en deux heures cinquante minutes, soit 12^{gr},4 par kilogramme et par heure. En prenant pour le minimum de la perte de l'homme 30 grammes par heure à + 15 degrés, dans l'inaction, et 1 300 grammes dans l'étuve, on voit que la déperdition de calorique due à la transpiration est quarante-trois fois plus considérable dans la seconde condition que dans la première.

La réfrigération due à la transpiration est proportionnelle non à la quantité d'eau versée, mais à la quantité évaporée, car ce n'est pas l'exhalation qui emporte le calorique, mais bien l'évaporation du liquide exhalé : aussi les fortes chaleurs sont-elles d'autant mieux supportées que l'air est plus sec. Cet air sec rafraîchit parce qu'il active l'évaporation. A 36 degrés il peut absorber sept à huit fois autant d'humidité qu'à 10 degrés. Au contraire, en été, lorsque, par le fait des nuages, de l'orage, des vents, l'air, humide, saturé, évapore moins activement les produits de la transpiration, la chaleur devient très pénible et semble même augmenter, quoiqu'elle demeure stationnaire.

Dans les cas où la transpiration est entravée, lors des fortes chaleurs, les animaux éprouvent un malaise considérable qui se traduit de diverses manières. L'ours blanc, couvert d'une épaisse fourrure, est haletant et cherche à s'étendre sur les pavés frais de sa grotte ; le mouton non tondu s'essouffle au moindre mouvement ; le chien qui transpire peu est haletant ; sa langue sort de la bouche pour perdre quelque peu de liquide. S'il est couvert d'enduits imperméables il ne peut, comme je l'ai vu, supporter la moindre course sans s'échauffer outre mesure et même sans tomber par moments dans des accès de suffocation. Toutefois les enduits ne produisent pas des effets identiques chez tous les animaux. Ils font baisser la température chez ceux où ils semblent entraver les actions d'hématose et la laissent presque à son degré normal chez ceux qui n'en souffrent pas sensiblement. Ainsi, sur une douzaine d'animaux, chiens, chats, agneaux et lapins goudronnés par les fortes chaleurs de juillet, le cinquième, le septième, le huitième jour la température intérieure normale s'était maintenue à un degré près. Un agneau donnait le quatorzième jour 39°,3 ; mais sur un lapin l'abaissement atteignait 2°,5 au bout de vingt-quatre heures, 6°,5 le quatrième jour, veille de la mort. C'est dans les conditions dont je viens de parler que les vêtements chauds paraissent lourds et qu'ils produisent des sensations désagréables. Les toisons, les fourrures, incommodent alors fortement les animaux. Aussi, ceux des pays chauds en sont dépourvus, et plusieurs mêmes s'y trouvent, comme l'éléphant, le rhinocéros, l'hippopotame, tout à fait nus. Dans les climats tempérés ils ont pris, pour l'été, un pelage plus court, très clair, sans poils laineux mêlés aux autres.

La transpiration pulmonaire concourt aussi, pour une certaine part, à la soustraction de la chaleur animale excédente ; mais elle n'a pas, à beaucoup près, un rôle aussi important que l'autre. La quantité d'eau qu'elle enlève est bien moins considérable que celle qu'exhale la peau, et elle ne peut augmenter ou diminuer, comme la transpiration cutanée, suivant la somme de calorique à soustraire. D'après M. Gavarret elle n'éprouverait aucune variation par le fait de la température. Dans tous les cas, l'exhalation des voies aériennes a pour résultat de restreindre l'échauffement de la muqueuse des vésicules pulmonaires et des bronches aussi bien que de contribuer à maintenir l'équilibre thermique général.

Les deux transpirations réunies soustraient, dit-on, chez l'homme, en vingt-quatre heures, 860 calories, ou le tiers de la somme de chaleur produite ; mais ce chiffre est aussi variable que celui même de l'eau évaporée, lequel peut être, suivant les conditions, de 800, 1000, 1500, 2000 grammes. La soustraction de l'eau, en épaississant le sang, fait naître chez l'homme et les animaux une soif très vive qui doit être satisfaite pour donner de nouveaux éléments à la transpiration, sinon la résistance à la chaleur devient extrêmement difficile.

Il est à noter ici que l'abondance de la double transpiration ne cesse pas brusquement, à compter du moment où l'organisme est soustrait à l'influence d'une température élevée. Elle persiste plus ou moins, en s'atténuant, par exemple, lorsque l'homme sort d'un bain thermal ou d'une étuve, parce que la chaleur absorbée en excès ne se dissipe qu'avec une certaine lenteur. Du reste, l'arrêt brusque de celle de la peau pourrait entraîner des conséquences très graves.

Le second moyen par lequel l'organisme résiste à la chaleur consiste dans le ralentissement des actions chimiques ou des combustions qui s'opèrent dans les tissus. L'économie produit peu de chaleur quand les milieux lui en enlèvent peu. Il y a alors moins d'oxygène absorbé, moins de carbone brûlé. W. Edwards a constaté qu'en été l'animal met à consommer un volume donné d'oxygène un temps beaucoup plus long qu'en hiver. La réduction peut s'élever à un cinquième, à un quart et plus, suivant les animaux et l'état des milieux. D'après Letellier, elle serait proportionnelle à l'élévation de la température extérieure. Le ralentissement des actions chimiques devient manifeste lorsque les animaux sont placés brusquement dans une atmosphère confinée très froide. A zéro, par exemple, des oiseaux adultes se refroidissent seulement de 0°,4 en hiver, tandis qu'en été où ils produisent moins de chaleur ils se refroidissent de 1°,6 à 3°,6.

Les deux moyens de résister à la chaleur, quoiqu'ils agissent de concert, ont chacun leur rôle. Le premier, qui est le principal, permet à l'organisme de parer à toutes les éventualités : il est constamment disponible et sert pour les besoins immédiats. Le second a une action plus lente, plus persistante, parce qu'il se lie à un état de l'organisme réglé en vue d'une calorification mise en harmonie durable avec les conditions extérieures. Mais, quelle que soit leur puissance d'action, ces deux moyens ne donnent à l'organisme qu'une résistance limitée à l'influence de la chaleur. Toutefois cette résistance va très loin, comme l'ont appris des expériences devenues célèbres. En effet, des jeunes filles observées par Duhamel et Tillet ont pu, sans inconvénient, séjourner tout habillées pendant dix minutes dans un four chauffé à 122 degrés. Blagden passa huit minutes dans une étuve à 127, et dix minutes à une température de 110 ; Berger, sept minutes dans une autre à 109; une chienne enveloppée d'une couverture put tenir 32 minutes dans une autre chauffée à 113. La température des individus qui avaient séjourné dans ces atmosphères échauffées, huit, dix minutes et plus, se maintint sous la langue de 37°,5 à 38°,8. Dans les étuves dont l'air est chargé de vapeurs, les hautes températures sont moins bien supportées. Berger ne put demeurer au delà de douze minutes dans une étuve de ce genre, chauffée seulement de 41 à 53 degrés.

Les petits animaux, qui s'échauffent nécessairement plus vite que ceux de grande taille, supportent beaucoup moins longtemps que l'homme les hautes températures à l'air sec ou humide. Un chien dont parle Haller mourut dans l'étuve au bout de vingt-huit minutes, sans suer, et rendant une grande quantité d'écume rouge très fétide par la bouche. Un chat périt, ruisselant de sueur, après dix-sept minutes de séjour dans une étuve à 146 degrés Fahr., et un moineau après sept minutes ; un bruant dans les expériences Tillet, fut pris de convulsions après quatre minutes dans une étuve à 76 et mourut quelques minutes après en être sorti. Il a été constaté que la température des animaux morts dans ces conditions s'était élevée de 6 à 7 degrés au-dessus de son chiffre normal.

Lorsque la température est moins élevée que dans les cas précédents, les animaux peuvent la supporter un temps beaucoup plus long, mais toujours assez limité. Dans une étuve chauffée de 56 à 65, le chat et le lapin n'ont pas vécu plus de quatre heures et le bruant au delà d'une demi-heure.

Dans l'eau, l'homme et les animaux supportent moins facilement les températures élevées. Il résulte des expériences faites sur l'homme que le bain chaud à 45 degrés ne peut être supporté au delà de six à sept minutes. L'eau qui refroidit vite le corps l'échauffe également avec une grande rapidité.

Les animaux à sang froid et à température variable n'ont aussi qu'une résistance limitée à l'action de la chaleur et ne peuvent supporter longtemps les températures élevées. Spallanzani et W. Edwards ont constaté que les poissons et les grenouilles périssent promptement dans l'eau à 42 ou 43 degrés, et il n'est pas bien avéré que les poissons qui vivent dans les eaux thermales se tiennent dans des régions dont la température dépasse 40. D'ailleurs, dans les conditions expérimentales, les vertébrés à sang froid meurent lorsque leur température interne arrive à 45 ou 46 degrés.

En somme, l'organisme jouit, dans des limites assez étendues, de la faculté de résister au froid et à la chaleur. A l'aide des moyens régulateurs, il maintient l'équilibre de sa température. Pendant les temps froids il produit beaucoup de chaleur et en restreint la déperdition; pendant les temps chauds il en produit peu et en perd l'excès par la transpiration. Il lutte dans toutes les conditions contre des variations intérieures qui deviendraient funestes. Mais peut-être lutte-t-il mieux contre le froid que contre la chaleur, car dans les régions polaires sa température ne baisse pas sensiblement, tandis que dans une atmosphère très échauffée elle peut s'élever de 4, 5, 6 degrés, et la mort s'ensuivre, souvent d'une façon foudroyante. En effet, si quelques observateurs n'ont pas vu la température de la bouche dépasser 38°,8 sur l'homme après un séjour de six à dix minutes dans des étuves à plus de 100 degrés, Delaroche et Berger ont noté, pour la même région, une augmentation de 4 à 5 degrés dans des étuves sèches, chauffées de 80 à 87, et une augmentation de 2 à 5 degrés après quinze à dix-sept minutes de séjour dans un bain de vapeur de 37 à 48 degrés.

CHAPITRE LXXXI

DES SOURCES DE LA CHALEUR ANIMALE

Maintenant que nous avons une idée de la répartition de la chaleur dans l'organisme, de son chiffre normal, de ses variations suivant les espèces et les circonstances, enfin des conditions qui en maintiennent l'équilibre, cherchons à déterminer ses sources et son mode de production.

D'après ce que nous avons vu en étudiant les actions chimiques de la respiration, il nous est facile de préciser les sources de la chaleur animale.

Les anciens, qui n'avaient aucune idée des actions chimiques, supposaient que la chaleur animale était innée, et qu'elle avait son point de départ dans le cœur. A l'époque de Van Helmont et de Sylvius, on l'attribua vaguement à des phénomènes chimiques dont on ne pouvait avoir une idée nette. Plus tard, avec Boerhaave et Hales, on la supposa le résultat d'actions mécaniques, et, en particulier, du frottement du sang sur les parois vasculaires. Ce fut Lavoisier qui, dès 1777, rapporta la production de cette chaleur aux phénomènes chimiques de la respiration. En 1783, il l'attribua très explicitement à la combustion du carbone et de l'hydrogène par l'oxygène de l'air, combustion effectuée dans le poumon. A l'aide de son calorimètre à glace, il crut reconnaître que la combustion du carbone donne les 96 centièmes de la somme de calorique perdue par le rayonnement et l'évaporation des produits de la peau et de la muqueuse pulmonaire; enfin, il établit que la combustion d'une certaine quantité d'hydrogène donne le reste de la chaleur. Lagrange chercha à démontrer, d'une part, que le poumon était seulement le siège de l'absorption de l'oxygène et du dégagement de l'acide carbonique, et que, d'autre part, les combustions d'où dérive la chaleur avaient lieu dans les capillaires généraux. Crawford et Spallanzani admirent aussi que l'acide carbonique ne se forme pas dans le poumon, et que le dégagement de la chaleur s'opère dans les systèmes capillaires. Dès lors on fut dans le vrai. Aujourd'hui, il n'y a plus aucun doute sur ces deux points, à savoir: que la chaleur résulte des actions chimiques entre l'oxygène et les éléments de l'organisme, et qu'elle se produit partout où l'oxygène peut se mettre en contact avec ces éléments solides ou liquides.

Il est facile de démontrer que c'est par la respiration et ses actions chimiques que la chaleur animale est produite, car si on pratique la respiration artificielle après la section du bulbe ou la décapitation, on voit la température baisser à mesure que l'absorption de l'oxygène diminue. Sur la génisse, par exemple, j'ai vu, dans ce cas, au bout de 30 à 40 minutes, la température intérieure descendre de 38 à 37°,2, puis arriver insensiblement à 36 en deux heures et demie. Ce qui prouve aussi la calorification par les actions chimiques, c'est l'élévation de la température dans les tissus après la mort, tissus dont chacun prend une température propre que la circulation ne tend plus à égaliser entre eux. Cette élévation est exprimée sur le cheval, par un excès de 5 dixièmes de degré, 1 degré 1/2, même 2 degrés. Aussi pourrait-on dire que la température d'un animal dépend du rapport qui existe entre la somme de calorique produite et la somme perdue en un temps donné.

L'expérimentation à l'aide des calorimètres et les calculs basés sur la quantité d'oxygène consommé et celle d'acide carbonique exhalé permettent de déterminer la somme de chaleur produite en une heure ou en vingt-quatre heures par les divers animaux domestiques. M. Gavarret, qui a rassemblé et discuté tous les documents propres à fixer ces déterminations, adopte les chiffres suivants :

Le cheval du poids de 412 kilogrammes, qui brûle en vingt-quatre heures, d'après Boussingault, 2465 grammes de carbone, 24 grammes d'oxygène, et qui perd par la peau et le poumon 7921 grammes d'eau, produit par kilogramme et par heure 2 calories 102 [1]. Il en perd par la transpiration cutanée et la pulmonaire, 0,459, reste 1 calorie 643 pour les besoins de l'organisme, et les autres pertes ; conséquemment, chaque kilogramme du poids du corps donne, en vingt-quatre heures, 50 calories 448, et la masse totale, 20 684 calories dans la même période. La perte par les deux transpirations est, pour la même période de 11 calories 016 par kilogramme, et, pour la masse totale du corps, de 4538 calories. Il reste donc 16 146 calories ou plus des trois quarts à perdre par d'autres voies. Cet excédent est nécessaire pour subvenir aux pertes occasionnées par le rayonnement, pertes qui sont, comme nous l'avons vu, des deux tiers environ de la chaleur produite.

À mesure que la taille se réduit, et que, conséquemment, les déperditions du calorique augmentent relativement à la masse, la production de chaleur devient plus active. L'homme donne 2 calories 300 par kilogramme et par heure ; — le mouton, 2 calories 601 ; — le chien, 3 calories 992 ; et les oiseaux davantage ; — le canard, 6 calories 002 ; — la tourterelle, 10 calories 194 ; — le moineau, 31 calories 926 ; — le verdier, 38 calories 502, ou 3 à 18 fois plus que le cheval.

La quantité de chaleur développée par un animal est donc assez considérable relativement à son volume. Celle que produit le cheval est capable d'augmenter de 1 degré une masse d'eau de 20 684 litres, ou 286 hectolitres, représentant 50 fois le volume du corps, sa densité étant supposée égale à celle de l'eau. Elle en porterait, de 0 à l'ébullition, un peu plus de 2 hectolitres. Toutefois, il ne faut regarder ces données que comme des approximations, car elles supposent que toute la chaleur produite dérive des actions chimiques. Or, on sait que les expériences de Despretz et celles de Dulong tendent à établir que les 90 ou 92 centièmes seulement de la chaleur dégagée dans le calorimètre ont cette source. D'ailleurs, si 500 grammes de carbone donnent 8 080 calories et si 500 grammes d'hydrogène en dégagent 34 462, cette somme n'est pas invariable, car les corps combustibles donnent plus ou moins de chaleur suivant les combinaisons dont ils font partie et suivant les produits de leur combustion.

1. On sait que la calorie est la quantité de chaleur nécessaire pour élever de 1 degré la température de 1 kilogramme d'eau.

Il n'est pas nécessaire maintenant d'entrer dans de longs détails pour préciser le siège des phénomènes calorifiques de l'économie. Il est clair que toutes les parties où s'accomplissent des actes nutritifs ou sécrétoires associés à des actions chimiques sont le siège d'un dégagement de chaleur. *A priori*, on peut dire que la production de chaleur est inégale suivant les parties, et qu'elle est proportionnelle à l'intensité des actions chimiques qui s'accomplissent en elles. Toutefois, en raison de la diffusion rapide du calorique par la conductibilité des tissus et par l'intervention des courants sanguins, il est difficile de démontrer expérimentalement la loi que le raisonnement établit. D'abord, il est manifeste que la calorification dans les parties y est en rapport avec l'activité de la circulation. Lorsque la peau pâlit, par l'affaissement de ses vaisseaux, lorsque les extrémités reçoivent peu de sang, elles se refroidissent si vite et si sensiblement qu'il n'est pas nécessaire de recourir aux instruments pour s'en assurer. Au contraire, elles s'échauffent dès que, par l'exercice, la marche, des frictions, le sang y est apporté en plus grande quantité. On sait que la simple section des nerfs ganglionnaires qui dilate les vaisseaux élève très rapidement et d'une manière persistante la température des parties où ces nerfs se rendent.

C'est dans les tissus très vasculaires auxquels l'oxygène est cédé en grande quantité que les phénomènes de la calorification acquièrent le plus d'intensité. Ces tissus empruntent l'oxygène au sang, comme nous l'avons vu en étudiant la respiration ; ils respirent à proprement parler. L'oxygène dont ils s'emparent se combine avec les matières carbonées et hydrogénées, et, de cette combustion lente, résulte à la fois la production de l'acide carbonique, de l'eau et de la chaleur. Le tissu musculaire est un de ceux où les actes d'oxydation s'effectuent avec le plus d'intensité ; et comme, en raison de sa masse, il représente plus du tiers de celle du corps, il est le plus vaste des foyers calorifiques. C'est surtout sous l'influence de la contraction qu'il produit beaucoup de chaleur. Il s'échauffe alors très vite d'un demi-degré, même de 1 degré, surtout si les efforts sont un peu violents, et, par suite, il échauffe le sang qui le traverse. La chaleur qui s'y développe, résulte uniquement, dit-on, d'une oxydation. Elle a, d'après les physiciens et les physiologistes partisans des idées de Mayer, le même point de départ que la lumière, l'électricité, le mouvement. Une force unique, en se transformant, donne l'une ou l'autre. Le mouvement musculaire serait un équivalent mécanique de la chaleur ; et, d'après Béclard, la contraction statique produirait plus de chaleur que la contraction qui a pour résultat un effet mécanique : la quantité de chaleur perdue dans le dernier cas correspondrait à l'effet mécanique produit. Mais cette transformation n'est nullement démontrée. Il est très possible, comme le pensait P. Bert, que les actions chimiques accomplies dans l'organisme, produisent à la fois chaleur, électricité et mouvement.

Qu'il y ait ou non transformation d'une partie de la chaleur en mouvement, que d'après le principe de l'équivalence des forces la partie d'oxygène non employée à produire de la chaleur serve ou ne serve pas à développer le mouvement, ce qui est certain, c'est qu'une augmentation thermique coïncide avec la contraction, et que ce phénomène correspond à une plus grande consommation d'oxygène, à une plus active production d'acide carbonique, à la formation d'une certaine quantité d'acide lactique qui fait passer le tissu musculaire de l'état alcalin à l'état acide.

Enfin, les organes respiratoires, les poumons, que les premiers partisans de la doctrine de Lavoisier inclinaient à regarder comme le foyer exclusif de la calorification, concourent aussi pour une part notable à la production de la chaleur animale. Les poumons ne sont pas seulement un lieu où le sang échange son acide carbonique contre l'oxygène de l'air, ils sont un foyer d'actions chimiques incessantes ; car l'oxygène, à compter du moment de son absorption, agit sur les éléments combustibles du sang et des tissus ; il tend à produire et produit en effet de l'acide carbonique et de l'eau dans le système capillaire pulmonaire comme dans les systèmes capillaires généraux. Aucune raison chimique ni physiologique ne justifie l'hypothèse d'après laquelle le poumon serait exclu de la faculté de participer à la calorification générale. Il est vrai que la démonstration expérimentale de la calorification pulmonaire n'est pas facile à obtenir. Le poumon est peut-être de tous les organes celui dont la température met le moins en évidence le rôle calorifique. Cette température essentiellement et inévitablement variable, est presque toujours inférieure à celle des viscères abdominaux ; elle tend sans cesse à s'abaisser par le fait de l'air qui circule dans les bronches et les vésicules comme par le contact de l'organe, dans une très grande étendue, avec les parois thoraciques, qui sont loin d'atteindre les degrés de chaleur des parties centrales. Néanmoins, le rôle thermique du poumon se dégage de diverses considérations et de divers faits à signification non équivoque.

En effet, s'il ne se développait pas de chaleur dans le poumon, le sang en sortirait plus froid et toujours plus froid, pour deux raisons : 1° parce qu'il a cédé de la chaleur pour amener l'air à une température très voisine de la sienne propre ; 2° parce qu'il a donné aussi au produit de l'exhalation pulmonaire une certaine somme de calorique employée à le transformer en vapeur. Or si, malgré cette double soustraction, non seulement le sang ne s'est pas refroidi dans un grand nombre de cas, mais s'est au contraire fort souvent réchauffé de 1, 2, 3, 4 dixièmes de degré et même davantage, c'est que tout le calorique produit dans l'organe pulmonaire n'a pas été dépensé pour échauffer l'air ou vaporiser l'eau de la transpiration, et qu'une partie en a été absorbée par le sang artériel, d'où résulte l'excès de température que l'expérimentation nous a si souvent fait reconnaître au sang rouge dans les cavités du cœur. Les preuves que j'ai données, dans un mémoire spécial, à l'appui de la calorification pulmonaire, me paraissent la mettre hors de toute contestation. J'y ajoute celle-ci, qui résulte de mes expériences récentes, c'est que si, après avoir pris pour terme de comparaison la température du tissu pulmonaire au centre de l'organe, on vient à tuer l'animal par la section du bulbe, on constate au bout de cinq, dix, quinze minutes, et souvent pendant une demi-heure, un accroissement de température dû aux actions chimiques qui continuent à s'effectuer dans le poumon aux dépens de l'air qu'il a retenu, air qui cesse d'emporter le calorique à cause de l'immobilité dont la section de la moelle a frappé les parois thoraciques.

De plus, tous les autres organes, tous les autres tissus pourvus de vaisseaux, les glandes, le système nerveux, sans avoir l'importance du système musculaire, deviennent, par le fait des phénomènes respiratoires et de leurs actions diverses, autant de foyers dont la participation à la calorification générale a été déjà quelquefois directement constatée. Quelques physiologistes ont même poussé leurs prétentions jusqu'à chiffrer en unités de chaleur ou en calories la part de chaque organe, même du cerveau, dans l'inaction ou pendant le travail intellectuel.

Quelque inégal que puisse être le rôle des divers foyers dans la calorification générale, il est facile, étant connues les lois de la conductibilité et l'influence des courants sanguins, de comprendre comment peut s'opérer et se maintenir l'équilibre de température entre les parties intérieures, équilibre dont nous avons vu plus haut les caractères et les variations.

Enfin, comme dans toutes les parties de l'organisme les actions chimiques sont diffuses ou accomplies à la fois dans le sang et dans les solides, la calorification, qui en est le résultat, doit s'opérer dans la totalité de la substance organisée.

Il est incontestable que cette calorification est subordonnée, dans certaines limites, à l'influence du système nerveux. Mais l'action nerveuse ne s'exerce sur elle que d'une manière indirecte, surtout par l'intermédiaire de la respiration et de la circulation. A ce sujet, faute de données précises, on a fait du roman physiologique. Des nerfs thermiques ont été admis, notamment par Cl. Bernard : les uns seraient calorifiques, comme la corde du tympan, les autres frigorifiques, comme le sympathique. L'excitation de celui-ci abaisserait la température, et sa section l'élèverait par influence directe, et non par des modifications imprimées à la circulation, par conséquent à l'activité du travail chimique opéré dans les tissus. D'autres distinctions encore ont été établies. On a cru voir, parmi les nerfs calorifiques, des filets modérateurs des combustions. On a indiqué, dans la protubérance annulaire, un centre modérateur de combustion, en se fondant sur ce fait que la section de la protubérance annulaire, en avant de la moelle allongée, fait monter la température de 2 à 3 degrés.

Le sympathique est certainement de tous les nerfs celui qui influence au plus haut degré la calorification ; et il paraît le faire seulement à titre de modificateur de la circulation. Lorsque deux thermomètres sont placés sous la peau des joues, l'un du côté droit, l'autre du côté gauche, si on vient à couper le filet cervical droit, on voit, au bout d'un temps assez court, le thermomètre du côté du nerf coupé dépasser de 1, 2, 3 degrés et plus celui du côté à nerf intact. Dans le cas de compression des filets du sympathique, il en est de même. J'ai vu, sur un cheval à tumeur volumineuse à l'entrée de la poitrine et comprimant le filet sous-costal, tout le membre antérieur du côté de la tumeur beaucoup plus chaud au toucher que le membre opposé. Le thermomètre sous la peau de l'épaule du côté des nerfs comprimés, marquait 2 degrés et demi de plus que le thermomètre mis au même point sur l'autre.

FIN DU TOME SECOND

TABLE DES MATIÈRES

CONTENUES DANS LE TOME SECOND

LIVRE CINQUIÈME

DE L'ABSORPTION

LIVRE SIXIÈME

DE LA RESPIRATION

LIVRE SEPTIÈME

DE LA CIRCULATION

LIVRE HUITIÈME

DE LA NUTRITION

LIVRE NEUVIÈME

DES SÉCRÉTIONS

LIVRE DIXIÈME

DE LA GÉNÉRATION

LIVRE ONZIÈME

DE LA CHALEUR ANIMALE

Paris. — Imp. E. CAPIOMONT et Cie, rue des Poitevins, 6.